OS Fundamentos DA Medicina Chinesa

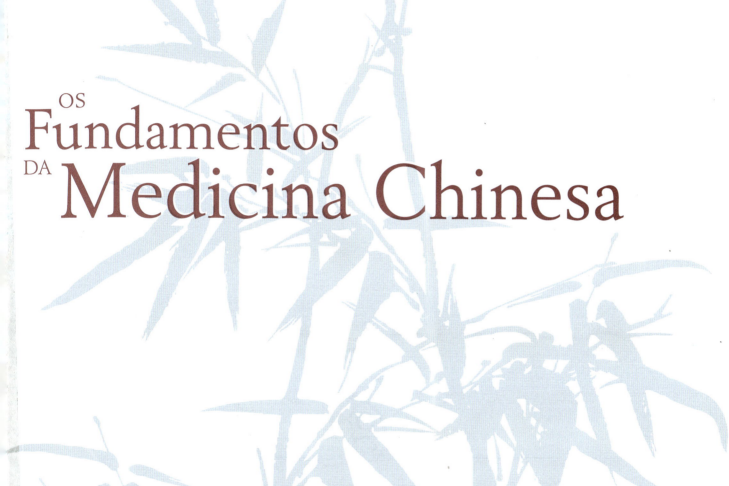

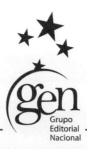

O GEN | Grupo Editorial Nacional – maior plataforma editorial brasileira no segmento científico, técnico e profissional – publica conteúdos nas áreas de ciências da saúde, exatas, humanas, jurídicas e sociais aplicadas, além de prover serviços direcionados à educação continuada e à preparação para concursos.

As editoras que integram o GEN, das mais respeitadas no mercado editorial, construíram catálogos inigualáveis, com obras decisivas para a formação acadêmica e o aperfeiçoamento de várias gerações de profissionais e estudantes, tendo se tornado sinônimo de qualidade e seriedade.

A missão do GEN e dos núcleos de conteúdo que o compõem é prover a melhor informação científica e distribuí-la de maneira flexível e conveniente, a preços justos, gerando benefícios e servindo a autores, docentes, livreiros, funcionários, colaboradores e acionistas.

Nosso comportamento ético incondicional e nossa responsabilidade social e ambiental são reforçados pela natureza educacional de nossa atividade e dão sustentabilidade ao crescimento contínuo e à rentabilidade do grupo.

- O autor deste livro e a editora empenharam seus melhores esforços para assegurar que as informações e os procedimentos apresentados no texto estejam em acordo com os padrões aceitos à época da publicação. Entretanto, tendo em conta a evolução das ciências, as atualizações legislativas, as mudanças regulamentares governamentais e o constante fluxo de novas informações sobre os temas que constam do livro, recomendamos enfaticamente que os leitores consultem sempre outras fontes fidedignas, de modo a se certificarem de que as informações contidas no texto estão corretas e de que não houve alterações nas recomendações ou na legislação regulamentadora.

- O autor e a editora se empenharam para citar adequadamente e dar o devido crédito a todos os detentores de direitos autorais de qualquer material utilizado neste livro, dispondo-se a possíveis acertos posteriores caso, inadvertida e involuntariamente, a identificação de algum deles tenha sido omitida.

- **Atendimento ao cliente: (11) 5080-0751 | faleconosco@grupogen.com.br**

- Traduzido de
  THE FOUNDATIONS OF CHINESE MEDICINE: A COMPREHENSIVE TEXT, THIRD EDITION
  Copyright © 2015 Elsevier Ltd.
  All rights reserved.
  This edition of *The Foundations of Chinese Medicine*, 3rd edition by Giovanni Maciocia is published by arrangement with Elsevier Inc.
  ISBN: 978-0-7020-5216-3

- Esta edição de *Os Fundamentos da Medicina Chinesa*, 3ª edição, de Giovanni Maciocia é publicada por acordo com a Elsevier Inc.

- Direitos exclusivos para a língua portuguesa
  Copyright © 2017 by
  EDITORA GUANABARA KOOGAN LTDA.
  Publicado pela Editora Roca, um selo integrante do GEN | Grupo Editorial Nacional
  Travessa do Ouvidor, 11
  Rio de Janeiro – RJ – CEP 20040-040
  www.grupogen.com.br

- Reservados todos os direitos. É proibida a duplicação ou reprodução deste volume, no todo ou em parte, em quaisquer formas ou por quaisquer meios (eletrônico, mecânico, gravação, fotocópia, distribuição pela Internet ou outros), sem permissão, por escrito, da EDITORA GUANABARA KOOGAN LTDA.

- Editoração eletrônica: Edel

- Ficha catalográfica

M114f
3. ed.

Maciocia, Giovanni
　　Os fundamentos da medicina chinesa / Giovanni Maciocia; tradução Maria de Fátima Azevedo, Carlos Henrique Cosendey. – 3. ed. – [Reimpr.]. – Rio de Janeiro: Roca, 2022.
　　il.

　　Tradução de: The foundations of chinese medicine: a comprehensive text
　　ISBN: 978-85-277-3174-4

　　1. Medicina chinesa. I. Azevedo, Maria de Fátima. II. Cosendey, Carlos Henrique. III. Título.

17-40774　　　　　　　　　　　　　　　　　　CDD: 610.951
　　　　　　　　　　　　　　　　　　　　　　CDU: 61(510)

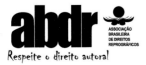

Os Fundamentos da Medicina Chinesa

Giovanni Maciocia C.Ac. (Nanjing)
Acupuncturist and Medical Herbalist.
Visiting Associate Professor at the Nanjing University of Traditional Chinese Medicine.

Revisão Técnica

Andrea Maciel Arantes
Técnica em Acupuntura pelo Centro de Estudos de Acupuntura e Terapias Alternativas (Ceata) e em Massoterapia Chinesa pelo Centro de Estudos de Medicina Tradicional e Cultura Chinesa (Cemetrac).
Pós-Graduada em Cuidados Integrativos pela Universidade Federal de São Paulo (Unifesp).
Graduada em Comunicação Social e Graduanda em Nutrição pela Universidade do Vale do Paraíba (Univap).
Docente na Sociedade Taoista do Brasil. Autora dos livros *Dietoterapia Chinesa* e *Saúde e Longevidade na Mesa*, publicados pela Editora Roca.

Tradução

Carlos Henrique Cosendey (Capítulos 1 a 49, 60 a 70, Apêndices 1 a 6)
Maria de Fátima Azevedo (Capítulos 50 a 59)

Terceira edição

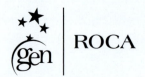

Agradecimentos

Minha primeira viagem à China, em 1980, quando fiz meu primeiro curso de acupuntura na Nanjing University of Traditional Chinese Medicine, foi um marco importante de meu desenvolvimento profissional. Nessa ocasião, meu primeiro professor foi o falecido Dr. Su Xin Ming, que desempenhou um papel importante no desenvolvimento de minhas habilidades em acupuntura. Sou grato a ele pela forma paciente com que me transmitiu suas habilidades.

Também quero agradecer ao Dr. Zhou Zhong Ying, da Nanjing University of Chinese Medicine, por me transmitir seus conhecimentos e habilidades de diagnóstico e fitoterapia. Também sou grato a muitos outros professores e clínicos da Nanjing University of Traditional Chinese Medicine.

Agradeço ao falecido Dr. J. H. F. Shen por transmitir-me suas excelentes habilidades, principalmente nos campos de etiologia e diagnóstico. O Dr. Shen foi uma das pessoas mais importantes em meu desenvolvimento profissional, especialmente com relação ao diagnóstico do pulso. Ele adaptou a medicina chinesa aos seus pacientes ocidentais, mas permaneceu fiel às suas raízes.

Alicerçado em sua ampla experiência clínica e de ensino, Peter Valaskatgis ajudou-me muito com seu *feedback* constante e suas sugestões extremamente valiosas, que engrandeceram este livro.

O Dr. J. D. Van Buren foi meu primeiro professor há mais de 40 anos: com ele aprendi a importância do diagnóstico e, principalmente, do diagnóstico do pulso. Agradeço por ter sido minha primeira fonte de inspiração em medicina chinesa.

Também sou grato a Jason Smith por seus comentários, leitura dos originais, sugestões e apoio.

Por fim, gostaria de agradecer a Claire Wilson, Alison Taylor e Barbara Simmons, da Elsevier Science, por seu profissionalismo e apoio.

Giovanni Maciocia
Santa Barbara

Prefácio

Há 27 anos, comecei a escrever a primeira edição do livro *Os Fundamentos da Medicina Chinesa*, que se tornou muito popular entre os estudantes e tem sido adotado como livro-texto em muitas escolas de acupuntura em todo o mundo. A edição atual é uma revisão da segunda edição publicada em 2005.

Como seu título sugere, este livro tem como objetivo apresentar noções fundamentais sobre os princípios da medicina chinesa: por essa razão, ele é apenas o início da jornada de aprendizagem dessa arte milenar. Evidentemente, existem muitas tradições diferentes de medicina chinesa e, especialmente, de acupuntura, então espero que esta obra possa oferecer os "fundamentos" a partir dos quais o profissional construa e avance em diferentes direções.

Minhas principais fontes (indicadas na Bibliografia) para este livro são os compêndios chineses modernos e alguns textos antigos, especialmente o *Clássico de Medicina do Imperador Amarelo – Questões Simples* (*Su Wen*) e *Eixo Espiritual* (*Ling Shu*) – e o *Clássico das Dificuldades* (*Nan Jing*). Procurei apresentar a teoria da medicina chinesa com base nos livros chineses, mas ocasionalmente também descrevi minha própria experiência acumulada ao longo de quase 40 anos de prática. Sempre que me reporto à minha experiência pessoal, coloco antes a frase *"em minha experiência"* ou *"em minha opinião"*.

É importante mencionar as principais alterações feitas na segunda edição:

- Descrição ampliada das funções do Pericárdio
- Descrição ampliada das funções e da natureza do Triplo Aquecedor
- Descrição ampliada dos fatores patogênicos externos, tanto como causas de doença quanto como padrões de desequilíbrio
- Seção ampliada sobre Diagnóstico (Parte 4)
- Seção inédita sobre Patologia (Parte 5)
- Revisão completa das manifestações clínicas dos padrões de desequilíbrio dos Órgãos Internos, com diferenciação mais clara entre deficiência de *Yin* e Calor-Vazio para cada órgão e acréscimo de prescrições fitoterápicas para cada padrão
- Descrição ampliada da Identificação de Padrões, de acordo com os 6 Estágios, os 4 Níveis e os 3 Aquecedores
- Descrição consideravelmente ampliada da natureza, das funções e da aplicação clínica dos 8 Vasos Extraordinários
- Descrição de categorias que não foram incluídas na edição anterior; por exemplo, pontos dos 4 Mares, pontos Janela do Céu, 12 pontos Estrela do Céu, pontos do Espírito segundo Sun Si Miao, pontos do Sistema Ocular e 5 pontos de Comando

- Revisão completa das funções dos pontos com novo título de "Manifestações clínicas" e acréscimo de alguns pontos que não foram incluídos na edição anterior
- Descrição ampliada dos princípios da combinação dos pontos de acupuntura.

Esta terceira edição apresenta as seguintes alterações e acréscimos em relação à edição anterior:

- Mais de 200 figuras inéditas
- Novas questões de autoavaliação para auxiliar os alunos em seus estudos
- Mais casos clínicos, com questões de autoavaliação
- Diagramas inéditos ilustrando os precursores e o desenvolvimento dos padrões de desequilíbrio dos Órgãos Internos
- Recomendações novas com figuras sobre como aprender os padrões de desequilíbrio dos Órgãos Internos de forma lógica e direta, evitando a simples memorização
- Mais notas clínicas distribuídas ao longo de todo o texto
- Mais combinações dos pontos de acupuntura com análise das ações dos pontos
- Localização dos pontos de acupuntura mencionados.

O leitor perceberá que não utilizei o termo "Medicina Tradicional Chinesa" (MTC) em meus livros porque, pessoalmente, não concordo com essa terminologia. MTC é um termo que passou a ser utilizado por acaso, quando estudantes ocidentais começaram a frequentar cursos em faculdades chinesas, conhecidas como "Faculdade de Medicina Tradicional Chinesa". Na China, a medicina chinesa é conhecida simplesmente como *Zhong Yi* (que significa "medicina chinesa") de forma a diferenciá-la da medicina ocidental (*Xi Yi*).

As faculdades da China não usavam o termo "tradicional" com o mesmo significado que a maioria dos acupunturistas usam no Ocidente. Infelizmente, esse termo é muito usado no Ocidente pelos seguidores de estilos específicos de acupuntura, cada qual afirmando ser mais "tradicional" ou "clássico" que os outros.

Especialmente no contexto da medicina chinesa, o termo "tradicional" pode significar qualquer coisa, dependendo da tradição à qual se refere. Uma tradição da dinastia Han é mais "tradicional" que outra da dinastia Song, simplesmente porque é mais antiga? E, acima de tudo, uma inovação introduzida após 1949 deveria ser descartada, simplesmente porque é "marxista-leninista" ou "maoista"?

À medida que as faculdades chinesas começaram a ser chamadas de "Faculdades de Medicina Tradicional Chinesa" e ministravam cursos de "medicina tradicional chinesa", o termo

MTC começou a ser usado para identificar a medicina chinesa e a acupuntura *como são praticadas e ensinadas na China moderna*.

Em minha opinião, os problemas principais associados à expressão "MTC" são dois. Primeiramente, implica que a medicina chinesa "como é praticada e ensinada na China moderna" é rigidamente monolítica e uniforme, sem qualquer espaço para divergências. Isso certamente não é verdade.

Existem tantos estilos de acupuntura na China quanto o número de províncias, distritos e faculdades. Embora seja desejável alguma "sistematização", a diversidade não é suprimida. Basta que alguém entre em uma livraria da China e procure a seção de medicina chinesa: sempre encontrará muitos livros intitulados *Coletânea de Experiências* de doutores de medicina chinesa moderna (separados das coletâneas das experiências de doutores do passado). Estaria errado fazer uma avaliação do estado da medicina chinesa praticada na China moderna simplesmente com base em alguns livros-textos traduzidos ao inglês e com base nos currículos dos cursos disponibilizados aos estrangeiros. O fato de que a diversidade não é suprimida também se evidencia pela reverência demonstrada pelos doutores antigos (*lao zhong yi*) e pela consideração por seus estilos e suas teorias especiais.

Em segundo lugar, o termo "MTC" é difícil de definir como um estilo específico de acupuntura no Ocidente. Sem dúvida alguma, também não há uniformidade na acupuntura da "MTC" praticada entre os profissionais ocidentais. Por exemplo, se o termo MTC for definido como "medicina chinesa e acupuntura como são ensinadas e praticadas na China moderna", então eu mesmo não praticaria "MTC" e nenhum dos meus colegas.

Existe um debate incessante sobre até que ponto o chinês moderno (após 1949) mudou, "sistematizou" excessivamente ou até mesmo corrompeu a medicina e a acupuntura chinesas. Essa questão é muito ampla e, na verdade, poderia ser tema de outro livro. Evidentemente, o regime chinês comunista moderno tem influenciado a medicina chinesa, da mesma forma que qualquer dinastia precedente também a influenciou. Sem dúvida, houve uma "sistematização" da medicina chinesa que, em minha opinião, foi determinada mais pela necessidade de treinar muitos doutores de medicina chinesa frente à situação dramática de saúde pública na década de 1950 do que pelo desejo de impor conscientemente uma ortodoxia marxista à medicina chinesa. Além disso, parte da "sistematização" na verdade começou antes de 1949.[i]

O governo comunista recém-instalado deparou-se com a enorme tarefa de prestar cuidados de saúde a uma população enfraquecida por incontáveis doenças infecciosas, desnutrição, 25 anos de guerra civil e períodos de fome: o novo governo tomou a decisão consciente de confiar na medicina chinesa e elevá-la a um novo patamar. Tinham pouca escolha além dessa. Na verdade, decidiram não com base na convicção do valor da medicina chinesa, mas por pura necessidade, tendo em vista que milhões de camponeses confiavam apenas na medicina chinesa para manter sua saúde.

Outro fator importante que motivou essa "sistematização" foi a necessidade de fazer com que a medicina chinesa parecesse mais "científica", de forma que pudesse ser mais facil-

mente aceita pelos doutores de medicina chinesa treinados no Ocidente. É importante entender que, na década de 1950, havia uma luta feroz no Ministério de Saúde Pública da China entre os defensores da medicina chinesa e os "modernizadores". Também nesse caso, a necessidade de tornar a medicina chinesa aparentemente mais "científica" começara antes de 1949. Na verdade, foi na década de 1930 e sob o comando do governo nacionalista (de Chang Kai Shek) que tentaram suprimir por completo a medicina chinesa.

Desse modo, a sistematização que ocorreu na China moderna foi resultado mais de uma necessidade de estabelecer faculdades conceituadas com um currículo comum, que pudessem treinar milhares de doutores em medicina chinesa de forma racional, do que de uma agenda marxista intencional elaborada para suprimir visões divergentes. Qualquer grupo de pessoas que decida fundar uma escola precisa estabelecer um programa de estudos que necessariamente represente uma "sistematização" de um tema e que obrigatoriamente inclua determinados indivíduos e exclua outros.

O fato de que os chineses modernos não tentaram sistemática e deliberadamente erradicar qualquer influência clássica da medicina chinesa é evidenciado por dois fatores principais, entre outros.

Primeiramente, os chineses modernos reimprimiram todos os clássicos antigos em caracteres simplificados, de forma a torná-los mais fáceis de estudar para a nova geração; esses clássicos fazem parte dos currículos das faculdades chinesas (todas as faculdades principais de Medicina Chinesa têm um departamento do *Nei Jing*).

Em segundo lugar, existem centenas de livros atuais que reúnem as experiências de doutores antigos e modernos famosos, dentre os quais um foi traduzido e tem como título *Fundamentos das Experiências Clínicas dos Acupunturistas Chineses Contemporâneos*: curiosamente, pouquíssimos colegas parecem ter lido esse interessante livro.[ii]

Além disso, parte da "sistematização" da medicina chinesa é bem-vinda. A forma lógica e estruturada de ensinar as funções e os padrões de desequilíbrio dos órgãos internos é muito útil na prática. Por exemplo, quando estudamos as funções dos órgãos internos, fazemos isso listando sistematicamente o órgão do sentido, o tecido e a substância fundamental influenciados por determinado órgão. Essa sistematização é útil, na medida em que as informações das quais se origina estão dispersas nos diferentes capítulos dos livros clássicos. Por exemplo, o Capítulo 9 do *Questões Simples* diz que o Fígado manifesta-se nas unhas e controla os tendões, enquanto o Capítulo 5 do *Questões Simples* e o Capítulo 17 do *Eixo Espiritual* afirmam que o Fígado se abre nos olhos etc.

Sem dúvida, a perspectiva marxista promovida pelos chineses modernos influenciou a medicina chinesa no sentido de eliminar ou realçar determinados aspectos da medicina chinesa que não se encaixavam na filosofia marxista "científica". Por exemplo, voltando às funções dos órgãos internos, os livros chineses dizem que o Fígado armazena Sangue, que se abre nos olhos e que controla os tendões, mas não que abriga a Alma Etérea (*Hun*), porque evidentemente um marxista não se sente confortável com o conceito de Alma Etérea. Entretanto, existem alguns livros modernos que mencionam a Alma Etérea no contexto das doenças mentais.[iii]

Por duas razões, pessoalmente não acredito que a influência marxista na medicina chinesa seja um grande impedimento: primeiramente, temos acesso a todos os clássicos da medicina chinesa (dos quais alguns foram traduzidos ao inglês) e, por essa razão, podemos recuperar quaisquer conceitos antigos que os chineses modernos tenham preferido desconsiderar.

Em segundo lugar, em minha opinião, a influência marxista na medicina chinesa é uma lâmina fina sob a qual há uma camada mais duradoura de influência neoconfucianista. Na verdade, seria interessante explorar até que ponto os pensadores neoconfucianistas das dinastias Song e Ming alteraram, sistematizaram ou até mesmo distorceram a medicina chinesa: em minha opinião, eles o fizeram de forma mais abrangente e duradoura que os marxistas jamais fariam.

Nossa tendência é pensar em *Nei Jing* como nossa "Bíblia", datando da dinastia Han ou até do Período dos Estados Combatentes (476-221 a.C.). Na verdade, o texto de que dispomos data de 762 d.C e das três revisões que ocorreram durante a dinastia Song (960-1279). É importante lembrar que a dinastia Song representou o triunfo do confucianismo em todos os sentidos: inclusive, inevitavelmente, na medicina. Por essa razão, não devemos classificar qualquer desenvolvimento ocorrido antes de 1949 como "bom" (ou "espiritual") e depois de 1949 como "mau".

Por fim, nesta revisão da segunda edição, nos capítulos que descrevem os pontos de acupuntura (Capítulos 54 a 67), acrescentei ao texto sua localização. Essa localização não foi incluída para substituir um bom livro de acupuntura, no qual há tanto a localização, como as instruções para localizar esses pontos e figuras. Foi inserida principalmente como lembrete rápido para o leitor, economizando o tempo necessário para localizar o ponto em outro livro, principalmente os pontos menos comuns, como o VB-17 *Zhengying*.

Giovanni Maciocia
Santa Barbara

Notas

i   Scheid V 2002 Chinese Medicine in Contemporary China, Duke University Press, Durham, p. 32.

ii   Chen Youbang and Deng Liangyue 1989 Essentials of Contemporary Chinese Acupuncturists' Clinical Experiences, Foreign Languages Press, Beijing.

iii   Wang Ke Qin 1988 Theory of the Mind in Chinese Medicine (Zhong Yi Shen Zhu Xue Shuo 中医神主学说), Ancient Chinese Medical Texts Publishing House, Beijing.

Considerações sobre a Tradução de Termos Chineses

A terminologia utilizada neste livro segue, em geral, a de sua edição anterior e a das obras *Obstetrícia e Ginecologia em Medicina Chinesa*, *Diagnóstico na Medicina Chinesa*, *A Prática da Medicina Chinesa* (2ª edição) e *The Psyche in Chinese Medicine*. Assim como nos livros citados, aqui optei por traduzir todos os termos médicos chineses, com exceção de *Yin*, *Yang*, *Qi* e *cun* (unidade de medida).

Também mantive o uso das iniciais maiúsculas de termos específicos da medicina chinesa. Por exemplo, "Sangue" indica uma das substâncias fundamentais da medicina chinesa, enquanto o termo "sangue" refere-se ao fluido que circula nos vasos sanguíneos; por exemplo, *"com a deficiência de Sangue, o fluxo menstrual de sangue pode ser pálido"*. Usei também iniciais maiúsculas para todas as qualidades do pulso e para as cores e as formas patológicas do corpo lingual.

Esse sistema tem atendido satisfatoriamente às necessidades dos leitores dos meus livros anteriores. Como a maioria dos professores (inclusive eu) utiliza termos chineses em suas aulas (p. ex., *Yuan Qi*, em vez de "*Qi* Original"), eu forneço cada termo em *pinyin*, especialmente quando é citado pela primeira vez no livro. Uma alteração que mantive da edição anterior (e das obras *A Prática da Medicina Chinesa* e *The Psyche in Chinese Medicine*) foi o uso mais frequente dos termos em *pinyin* ao longo de todo o texto e ao menos uma vez em cada capítulo, quando o termo chinês é introduzido pela primeira vez. O objetivo disso é reduzir a consulta do leitor ao Glossário de Termos Chineses ao final do livro.

Minha opção por traduzir todos os termos chineses (com exceção dos que foram citados) deve-se principalmente às questões de estilo: acredito que um texto bem escrito no idioma do leitor possa ser lido mais facilmente que outro salpicado de termos chineses em *pinyin*. Deixar os termos chineses em *pinyin* provavelmente é a opção mais fácil, mas não a ideal, porque uma única palavra em *pinyin* frequentemente pode ter mais de um significado: por exemplo, *jing* pode significar "canais", "períodos", "Essência" ou "choque", enquanto o termo *shen* pode significar "Rins", "Mente" ou "Espírito".

Estou ciente do fato de que não existe, uma tradução "correta" de um termo da medicina chinesa, e minha terminologia não é proposta com essa finalidade; na verdade, os termos da medicina chinesa são praticamente impossíveis de traduzir. A maior dificuldade de traduzir termos chineses provavelmente é o fato de um termo ter muitas facetas e significados diferentes nos diversos contextos; assim, seria impossível que uma tradução estivesse "certa" em todos os casos e contextos. Por exemplo, o termo *jue* (厥) tem alguns significados diferentes; uma tradução poderia ilustrar apenas um aspecto de um termo multifacetado. Na verdade, *jue* pode significar um estado de colapso com perda da consciência, mãos e pés frios, ou uma situação crítica de retenção da urina. Em outros contextos, o mesmo termo tem outros significados; por exemplo, *jue qi* (厥气), uma condição de *Qi* caótico; *jue xin tong* (厥心痛), uma condição de dor torácica violenta com mãos frias; e *jue yin zheng* (厥阴证), o padrão *Yin*-Terminal dentro da Identificação de Padrões de Seis Estágios, que se caracteriza por Calor em cima e Frio embaixo.

Alguns sinólogos admitem que os termos filosóficos são praticamente impossíveis de traduzir e que, no momento em que os traduzimos, distorcemos seu significado com uma cosmovisão que não é chinesa. Ames foi particularmente claro quanto à distorção intrínseca dos conceitos chineses quando são traduzidos. Ele oferece exemplos de termos chineses distorcidos quando traduzidos, inclusive *Tian* 天 ("Céu"), *You-Wu* 有无 ("Ser" e "Não Ser"), *Dao* 道 ("Caminho"), *Xing* 性 ("natureza humana"), *Ren* 仁 ("benevolência"), *Li* 理 ("Princípio"), *Qi* 气 ("substância primordial") etc.[i]

Ames foi especialmente enfático em rejeitar uma única tradução "termo a termo" de uma palavra chinesa para um idioma ocidental na introdução de seu livro *Focusing the Familiar* (uma tradução do texto confucianista *Zhong Yong*).[ii] Ela afirma: *"Nossos idiomas ocidentais são orientados por substância e, consequentemente, são mais relevantes às descrições de uma palavra definida por descontinuidade, objetividade e permanência. Esses idiomas não são propícios à descrição e à interpretação de um mundo como o dos chineses, que se caracteriza principalmente por continuidade, processo e transformação."*[iii]

Em seguida, Ames fornece alguns exemplos do que ele considera serem traduções inadequadas de termos filosóficos chineses. O aspecto importante é que essas traduções não são "inadequadas" porque os termos estão errados, mas em razão da diferença intrínseca entre as formas de pensar chinesa e ocidental e, consequentemente, devido à impossibilidade inerente de que os termos ocidentais transmitam ideias filosóficas chinesas.

De acordo com Ames: *"Por exemplo, 'You' 有 e 'Wu' 無 são frequentemente traduzidos sem qualquer crítica como 'Ser' e 'Não Ser'. Até pouco tempo atrás, tradutores influentes traduziam 'wu xing' 五行 como 'Cinco Elementos'. 'Xing' 性 é traduzido ainda mais comumente como 'natureza'. Todas essas traduções promovem caracterizações fixas e equivocadas de objetos ou essências emergentes de um idioma enraizado em uma perspectiva substancialista [nossos idiomas ocidentais]."*[iv]

Ames ressalta ainda que o uso de um "idioma de substâncias" (i. e., um idioma ocidental) para traduzir conceitos chineses para um mundo de processo e mudança tem acarretado interpretações gravemente equivocadas da sensibilidade chinesa. Ele afirma que é a diferença essencial entre as filosofias chinesa e ocidental que torna a tradução de termos chineses praticamente impossível. Segundo esse autor: *"Nas tradições clássicas do Ocidente, o ser tem precedência sobre o tornar-se e, consequentemente, esta última condição é basicamente irreal. Tudo o que se torna chega a realizar-se quando chega ao seu fim – isto é, quando chega a ser. No mundo chinês, tornar-se tem precedência sobre ser. 'Ser' é interpretado como um estado transitório marcado por transição adicional."*[v]

Em seguida, Ames afirma: *"O mundo chinês é um mundo fenomenal de continuidade, de tornar-se e de mudança. Nesse mundo, não há descontinuidade final. As coisas não podem ser entendidas como objetos. Sem essa noção de objetividade, pode existir apenas o fluxo de circunstâncias passageiras, nas quais as coisas dissolvem-se em fluxo e mudança. Um idioma progressivo impede o pressuposto de que objetos sirvam como referências das expressões linguísticas. O idioma referencial exato de denotação e descrição deve ser substituído por um idioma de 'deferência', no qual os significados aludem e deferem a outro campo de significado em mudança. Um idioma de referência [um idioma ocidental] caracteriza um evento, um objeto ou uma conjuntura por meio do ato de nomear significado para indicar uma coisa em especial. Por outro lado, o idioma de deferência [chinês] não utiliza nomes próprios simplesmente como indicadores de indivíduos ou coisas específicas, mas invoca indícios, sugestões ou alusões para indicar focos em um campo de significados."*[vi]

Como exemplo dessa impossibilidade intrínseca de traduzir um termo filosófico chinês a um idioma ocidental, Ames cita então a relutância de Steve Owen em traduzir *shi* 詩 como "poema". Segundo as palavras de Owen: *"Se traduzimos 'shi' como 'poema', isto é apenas por motivo de conveniência. 'Shi' não é um 'poema': 'shi' não é uma coisa feita da mesma forma como se faz uma cama, uma pintura ou um sapato. Um 'shi' pode ser trabalhado, polido e manipulado artesanalmente; mas isso não tem algo a ver com o que 'shi' fundamentalmente 'é'… 'Shi' não é o 'objeto' de seu escritor; é o escritor, o exterior de um interior."*[vii]

Ames cita várias traduções do termo *Li* 禮 (um conceito confucianista) como exemplo de como uma multiplicidade de termos pode aplicar-se a uma única palavra chinesa e como nenhum deles está "incorreto". O autor diz que *Li* tem sido traduzido de diversas formas, como "ritual", "ritos", "costumes", "etiqueta", "propriedade", "regras morais", "regras de comportamento adequado" e "adoração". De acordo com as palavras de Ames: *"No contexto apropriado, todos esses termos podem ser usados ocasionalmente para traduzir Li. Entretanto, no chinês clássico, o caractere transmite todos esses significados sempre que é utilizado."*[viii] Isso confirma claramente como, com a própria tradução, limitamos um termo chinês que é rico em diversos significados e atribuímos um único significado neste idioma.

Ames afirma que, nos textos clássicos de filosofia chinesa, o idioma alusivo e conotativamente rico é mais altamente valorizado que a clareza, a precisão e o rigor argumentativo. Esse contraste dramático entre os idiomas ocidentais e chinês com respeito à questão da clareza acarreta ao tradutor de textos filosóficos chineses um desafio peculiar.

Para os chineses, o contrário de clareza não é confusão, mas algo como *obscuridade* ou *indefinição*. As ideias vagas são realmente determináveis no sentido de que uma *variedade* de significados está associada a elas. Cada termo chinês constitui um campo de significados (campo semântico), que pode ser focalizado em qualquer um dos seus vários significados. Ames afirma que, no processo de traduzir textos chineses, precisamos evitar o que Whitehead chamou de "Falácia do Dicionário Perfeito". Com isso, o autor refere-se ao pressuposto de que exista um repositório semântico completo de termos, a partir do qual podemos caracterizar adequadamente a variedade e a profundidade de nossa experiência e que, em condições ideais, podemos buscar uma correspondência termo a termo entre palavra e significado.

Com essa "falácia" em mente, Ames e Hall afirmam: *"Questionamos a sabedoria e a precisão de propor equivalências 'termo a termo' na tradução de um idioma para outro. Propomos introduzir a noção de 'agrupamento linguístico' como estratégia alternativa à 'tradução literal', que nos permite determinar o valor semântico de um termo primeiramente analisando [descrição gramatical] sua gama de significados de acordo com o contexto, tendo o pressuposto de que uma gama de significados com uma configuração diferente de ênfase esteja presente em cada aparecimento do termo."*[ix]

Essas ideias não poderiam ser mais propícias para ilustrar os problemas encontrados na tradução dos termos da medicina chinesa. Evidentemente, precisamos nos esforçar por alcançar precisão e consistência, mas pensar que existe uma correspondência "certa" única entre um conceito de medicina chinesa e um termo ocidental é uma interpretação equivocada da própria essência da medicina chinesa.

Por exemplo, afirmar que a única tradução "certa" para o termo *Chong Mai* seria "Canal de Passagem" leva-nos a cair na armadilha que Whitehead chamou de "Falácia do Dicionário Perfeito". Evidentemente, *Chong Mai* pode ser traduzido como "Canal de Passagem", mas este é apenas um dos seus significados e é absolutamente impossível que um único termo ocidental transmita a riqueza de ideias incluídas no termo chinês *Chong Mai* (que eu traduzo como "Vaso Penetrador"): pensar que podemos reduzir um conceito da rica medicina chinesa a um único termo do idioma ocidental revela, em minha opinião, um entendimento equivocado da própria essência da medicina chinesa. Por essa razão, no exemplo citado anteriormente, eu não sugiro "Vaso Penetrador" como única tradução "correta" do termo *Chong Mai*.

Ames enfatiza claramente esse ponto. O autor diz: *"A Falácia do Dicionário Perfeito é, em grande parte, uma consequência de nosso viés analítico no sentido da univocidade. Poderíamos sugerir que esse viés não nos sirva bem quando nos aproximamos dos textos chineses. Além de haver possibilidade contínua de novas experiências que nos exigem recorrer a terminologias novas, raramente ou nunca há uma única tradução dos termos chineses para os idiomas ocidentais. A referencialidade do idioma chinês clássico dificilmente permite traduções inequívocas. Durante a tradução dos textos chineses aos idiomas ocidentais, poderíamos afirmar que é mais improdutivo buscar um único equivalente para um caractere chinês. Na verdade, em vez de tentar evitar ambiguidade por um uso obstinado de termos formalmente estipulados, o tradutor poderia entender que os caracteres frequentemente requerem um conjunto de palavras para fazer justiça à sua gama de significados – todos eles sugeridos em qualquer tradução atribuída ao caractere. Na verdade, qualquer tentativa de utilizar traduções inequívocas de termos chineses justificadas pela adesão aos critérios de clareza ou univocidade frequentemente reduz os conceitos filosóficos a termos sem sentido e a poesia a versos sem rima. Essa abordagem à tradução serve apenas para obscurecer aos leitores ocidentais o significado provocativo incorporado ao idioma extremamente vago e referencial dos textos chineses.*"[x]

Como exemplo da multiplicidade de significados de um termo chinês e, consequentemente, do fato de que é perfeitamente legítimo traduzir um único conceito chinês por mais de um termo, de acordo com os diferentes contextos, Ames afirma que, algumas vezes, ele traduz o termo *zhong* ("centro" ou "central") do título do texto confucianista como "foco", outras vezes como "focaliza" e outras como "equilíbrio". Em outros contextos, Ames também traduz *zhong* como "centro" ou "imparcialidade". O autor afirma enfaticamente: "*O idioma chinês não é logocêntrico. As palavras não denominam substâncias ou essências. Pelo contrário, elas indicam processos e eventos sempre transitórios. Por essa razão, é importante ressaltar o caráter gerúndico do idioma. O idioma do processo é vago, referencial e sugestivo.*"[xi]

Rosemont ressalta o mesmo ponto com relação à tradução do termo *Li* ("rituais"). O autor afirma que *Li* poderia ser traduzido como "costumes", "maneiras", "propriedade", "etiqueta", "ritos", "rituais", "regras de comportamento adequado" e "adoração". Segundo Rosemont: "*Se pudermos aceitar que, no contexto apropriado, cada um desses termos pode traduzir ocasionalmente o termo chinês 'Li', devemos concluir que o caractere chinês deve ter todos esses significados sempre que é utilizado e que escolher apenas um deles pode apenas fazer com que 'algo' seja perdido com a tradução.*"[xii]

De acordo com Ames, no campo filosófico, dois termos se destacam especialmente como exemplos de termos influenciados pelo pensamento ocidental quando são traduzidos: *Tian* 天 ("Céu") e *Ren* 仁 ("benevolência"). De acordo com o autor: "*Quando traduzimos 'Tian' como 'Céu', queiramos ou não, invocamos no leitor ocidental a noção de uma Deidade criadora transcendente, além dos conceitos de alma, pecado e vida após a morte... Quando traduzimos 'Ren' como 'benevolência', psicologizamos e tornamos altruísta um termo que originalmente tinha uma gama radicalmente diferente de conotações sociológicas. Por exemplo, ser altruísta implica ser magnânimo ou desapegado a serviço dos outros. Contudo, esse 'autossacrifício' inclui implicitamente uma noção de 'ser' que existe independentemente dos outros e que pode ser dominado – uma noção de 'ser' que, em nossa opinião, é estranha ao mundo dos Analectos [de Confúcio]: na verdade, essa leitura [do termo 'Ren'] transforma o que fundamentalmente é uma estratégia de autorrealização em uma estratégia de autoabnegação.*"[xiii]

Com relação à medicina chinesa, o termo *Xue* 血 ("Sangue") é um bom exemplo do problema mencionado por Ames. Quando traduzimos o termo *Xue* como "Sangue", imediatamente alteramos seu significado essencial e atribuímos a ele uma conotação médica ocidental; na verdade, em medicina chinesa, *Xue* é na verdade um tipo de *Qi*, que está diretamente ligado ao *Qi* Nutritivo (*Ying Qi*). De fato, o termo *mai* 脉 conforme aparece no texto do livro *Clássico de Medici-*

na do Imperador Amarelo geralmente é ambíguo, porque ora se refere claramente aos canais de acupuntura, ora aos vasos sanguíneos.

Depois de realçar os problemas de traduzir termos chineses, Ames confirma que um único termo chinês pode ter diferentes significados em diversos contextos. Por exemplo, o termo *shen* 神 em alguns casos pode significar "espiritualidade humana", e em outros tem o sentido de "divindade".[xiv] Como o autor considera apenas os significados filosóficos do termo *shen*, poderíamos na verdade acrescentar muitos outros significados no contexto da medicina chinesa; por exemplo, "mente", "espírito", "brilho" (no contexto diagnóstico), "numinoso" ou "numinosidade".

Graham afirma: "*Todo sinólogo ocidental sabe que não há um equivalente exato em seu próprio idioma para termos como 'Ren' 仁 ou 'de' 德 e que, quando ele entende que seja sinônimo de 'benevolência' ou 'virtude', o tradutor impõe preconceitos ocidentais ao conceito que está estudando.*"[xv]

Em seguida, Ames analisa as opções que são apresentadas ao tradutor e parece preferir a transliteração simples dos termos chineses, deixando-os sem traduzir em *pinyin*. De acordo com o autor: "*Para alguns, essa abordagem pode parecer simplesmente a forma mais preguiçosa para resolver um problema difícil. Contudo, 'ritual' tem um conjunto estreitamente circunscrito de significados em nosso idioma, enquanto o termo 'Li' está relacionado com um conjunto significativamente diferente e menos circunscrito de significados. Assim como nenhum erudito de indologia buscaria equivalente para traduzir os termos 'karma', 'dharma' etc., talvez seja hora de fazer o mesmo com os termos chineses clássicos, apesar da homonímia do idioma.*"[xvi]

Hall confirma que um único termo chinês pode ter vários significados. Segundo o autor: "*Tradicionalmente, os chineses têm baseado sua harmonia intelectual e institucional no reconhecimento da coexistência de uma pluralidade de significados, com os quais determinado termo poderia facilmente se assemelhar.*"[xvii]

Por fim, outro sinólogo – Yung Sik Kim – descreve a dificuldade apresentada pela pluralidade de significados de um único termo chinês. De acordo com esse autor: "*Adotei a norma de aderir a uma tradução para determinado termo em chinês sempre que seja possível... Evidentemente, não é possível evitar exceções em absoluto. Precisei recorrer a traduções diferentes para caracteres como 'xin' 心, que significa tanto 'coração' como 'mente'; e 'tian' 天, que significa 'céu' e 'firmamento'.*"[xviii]

Em outro trecho, Yung Sik Kim afirma que a transliteração de um termo chinês com diversos significados é a única alternativa: "*O termo 'Li' 理 é difícil de definir. É difícil até mesmo traduzi-lo, porque não há uma única palavra nos idiomas ocidentais que cubra todas as facetas que 'Li' significa para a mente chinesa tradicional. A existência de muitas traduções para o termo, que frequentemente deixa a transliteração como única opção viável, exemplifica claramente essa dificuldade.*"[xix]

Um exemplo de um termo de medicina chinesa com vários significados diferentes nos diversos contextos é *zhi* 志. *Zhi* pode ter no mínimo quatro significados diferentes. Pode significar "força de vontade" (o *Zhi* dos Rins), mas com relação aos Rins também indica "memória". Além disso, pode significar "emoção" (as 5 emoções são conhecidas comumente como *wu zhi*) ou "mente" (como no princípio de tratamento *an shen ding zhi* 案 神 定 志).

A tradução de um termo chinês por um termo de origem latina pode causar distorção do conceito chinês original. O termo *zheng* 政, geralmente traduzido como "governo", é um bom exemplo prático. O caractere chinês usa o termo *zheng* 正 como radical: esse termo significa "correto". Como seria esperado, essas duas palavras são cognatas e, por isso, têm em comum o mesmo som: "governar" significa fazer o que é "apropriado" e "correto". Na verdade, Confúcio diz exatamente isso nos Analectos: "*Governar eficazmente é fazer o que é apropriado. Se você liderar fazendo o que é apropriado, quem ousaria fazer o contrário?*"xx

Por essa razão, o termo chinês para "governo" transmite o conceito confucianista de que "governar" consiste em comportar-se adequadamente e com integridade e, desse modo, assegurar a harmonia social. Por outro lado, o termo "governo" origina-se do latim *gubernare*, que significa "dirigir para controlar": isso implica um conceito totalmente diferente, uma abordagem descendente na qual "governar" não significa seguir o mesmo código ético que qualquer outra pessoa, mas "dirigir" para "controlar" outras pessoas.

Embora a diversidade de traduções dos termos chineses possa ter seus problemas, estes são facilmente superados quando o autor explica a tradução em um glossário e, acima de tudo, explica o significado de determinado termo em chinês em seu contexto (em nosso caso, medicina chinesa).

Em meus livros, optei por traduzir todos os termos de medicina chinesa em vez de usar símbolos em *pinyin*, unicamente por motivos de estilo, porque uma sentença escrita metade em inglês e metade em *pinyin* seria por vezes embaraçosa. Além disso, se utilizássemos os termos em *pinyin* para escrever, alguém poderia argumentar que deveríamos ser coerentes e usar termos em *pinyin* para *todos* os termos de medicina chinesa; isso por certo não tornaria a leitura muito clara. Consideremos a seguinte sentença: "*Para tratar Pi-Yang Xu, adotamos zhi fa de bu pi e wen Yang*" ("Para tratar a deficiência de *Yang* do Baço, adotamos o princípio de tratamento de tonificar o Baço e aquecer *Yang*").

Além disso, o problema ocorre apenas na forma escrita porque, em minha experiência, a maioria dos palestrantes das faculdades de todo o mundo ocidental normalmente prefere usar os termos em *pinyin*, em vez de seus correspondentes em inglês (ou português, ou qualquer outro idioma ocidental). Desse modo, um palestrante falaria em *Jing* do Rim, em vez de "Essência do Rim". Na verdade, em minhas próprias aulas, geralmente uso os termos em *pinyin* em vez de suas traduções ao inglês. Novamente, a maioria dos palestrantes adota uma abordagem pragmática traduzindo alguns termos ao inglês (inclusive "princípio de tratamento" em vez de *zhi fa*), deixando outros termos em *pinyin* (p. ex., *Yuan Qi* ou *Chong Mai*).

Em minhas preleções, sempre procuro dar aos participantes uma noção do significado de determinado caractere chinês e seu significado e sua aplicação em medicina chinesa. Na verdade, o uso do *pinyin* durante as preleções torna a medicina chinesa realmente internacional, porque podemos falar na República Tcheca e mencionar *Jing, Yang Qiao Mai, Wei Qi* etc., sabendo que seremos entendidos por todos.

A diversidade de traduções dos termos chineses pode até ter um aspecto positivo, porque cada autor pode ressaltar uma faceta específica do termo chinês, de forma que a diversidade

realmente enriqueça nossa compreensão da medicina chinesa. Por exemplo, se alguém traduz *Zong Qi* 宗气 como "*Qi* Inicial", percebemos alguma coisa sobre a visão e o entendimento do autor sobre o que é *Zong Qi*; essa tradução não poderia ser tachada como "errada" (eu traduzo esse termo como "*Qi* Torácico" [*Gathering Qi*]). Outro exemplo: se alguém traduz *yang qiao mai* como "Vaso de Motilidade *Yang*", a tradução enfatiza um aspecto dessa natureza circulatória; novamente, essa tradução não poderia ser definida como "incorreta" (eu traduzo o nome desse canal como "Vaso *Yang* do Calcanhar, ou do Caminhar").

Tentar impor uma tradução "certa" padronizada aos termos da medicina chinesa pode resultar na supressão do debate saudável; por essa razão, espero que os leitores continuem a beneficiar-se da diversidade de traduções dos termos médicos chineses e sejam inspirados pela rica herança da medicina chinesa que eles representam.

Acredito sinceramente que o futuro não esteja em tentar estabelecer uma terminologia "certa" rígida, embalsamada e fossilizada com base em traduções únicas de conceitos chineses. Na verdade, entendo que isso seja uma tendência potencialmente perigosa porque, em minha opinião, poderia levar estudantes e profissionais a afastarem-se da riqueza do idioma chinês e da profusão de significados dos conceitos da medicina chinesa. A adoção de uma terminologia "aprovada" e padronizada para os termos da medicina chinesa pode, na verdade, com o tempo afastar os estudantes e os profissionais da essência da medicina chinesa. Se uma tradução padronizada "oficial" dos termos chineses fosse adotada, então os estudantes estariam menos inclinados a estudar esses termos de forma a explorar seus significados.

Ames e Hall ressaltam o mesmo ponto: "*Essas traduções têm sido 'legitimadas' por sua insinuação gradativa nos dicionários e glossários padronizados de chinês-inglês. Como reforçam o pressuposto acrítico nos que consultam essas obras de referência, de que essa fórmula de tradução fornece ao estudante significados 'literais' dos termos, esses léxicos têm se tornado cúmplices de um equívoco cultural arraigado, e devemos lutar para evitá-lo.*"xxi

Em seguida, esses autores ressaltam que a utilização de traduções singulares dos termos em chinês ignora o *background* cultural do qual se originam: "*Nosso argumento é que, na verdade, são essas aplicações pré-formuladas que são interpretações radicais. Em nossa opinião, transplantar consciente ou inconscientemente um texto de suas bases históricas e intelectuais próprias e replantá-lo em outro solo com cenários filosóficos decididamente diferentes é tomar liberdades com o texto e é radical no sentido de adulterar suas próprias raízes.*"xxii

Como disse anteriormente, uma tradução padronizada "oficial" dos termos chineses pode levar muitos estudantes e profissionais a sentirem-se menos inclinados a estudá-los com o objetivo de explorar seus significados com sua interpretação própria. Ames e Hall afirmam: "*Nosso objetivo não é substituir uma fórmula inadequada por outra. Nossas traduções têm como objetivo simplesmente funcionar como 'marcadores' sugestivos, que encaminhem os leitores de volta ao seu glossário de forma a negociar seu próprio significado, o qual, segundo esperamos, seja apropriado aos termos chineses propriamente ditos.*"xxiii

Além disso, impor uma terminologia "aprovada" em inglês revela uma cosmovisão anglocêntrica: para sermos coerentes, devemos então ter uma terminologia "aprovada" para todos os principais idiomas do mundo. Em minha opinião, parece ser melhor tentar entender o espírito e a essência da medicina chinesa estudando seus caracteres e seus significados *clínicos* e utilizando transliterações em *pinyin*, sempre que for apropriado.

A tentativa de fossilizar os termos da medicina chinesa em uma terminologia imposta fala contra a própria essência do idioma chinês, que, conforme Ames ressaltou, não é logocêntrico e não tem palavras para dar nome às substâncias: pelo contrário, as palavras indicam processos e eventos sempre transitórios. O idioma do processo é vago, relacional e sugestivo.

Como o idioma chinês é um idioma de *processo*, também nos perguntamos se praticar medicina chinesa realmente ajuda a entender a terminologia médica chinesa: em minha opinião, isso acontece em muitos casos. Por exemplo, acho que a experiência clínica ajuda-nos a entender a natureza de *Chong Mai* (Vaso Penetrador) e, desse modo, a compreender o termo *Chong* por "conhecimento prático" (conforme Farquhar o define),[xxiv] em vez de apenas teoricamente.

Evidentemente, um tradutor de livros chineses deve esforçar-se por manter a precisão e a consistência, mas precisamos aceitar que existe uma multiplicidade rica de significados para cada conceito determinado em medicina chinesa. O termo *Chong Mai* é um bom exemplo dessa multiplicidade, porque a partícula *Chong* poderia ser traduzida como "passagem", "cruzamentos estratégicos", "penetrar ou perfurar", "apressar", "irromper", "carregar", "atividade", "movimento" e "passagem livre". Qual dessas traduções estaria certa? Todas estão corretas, porque transmitem uma ideia da natureza e da função do termo *Chong Mai*.

Por essa razão, acredito que o futuro do ensino da medicina chinesa não esteja em tentar impor a camisa de força de uma terminologia rígida para as ideais ricas desta área, mas ensinar aos estudantes cada vez mais caracteres chineses, explicando a riqueza de significados associados a eles no contexto da medicina chinesa. Eu mesmo não gostaria que minha terminologia própria fosse "adotada" como "correta" ou "oficial": pelo contrário, gostaria de ver meus colegas ensinando cada vez mais chinês aos seus estudantes, ilustrando os ricos significados dos termos da medicina chinesa. Como mencionado anteriormente, minha razão principal para traduzir todos os termos é unicamente uma questão de estilo de um livro-texto em nosso idioma; quando faço palestras, geralmente uso os termos em *pinyin*, mas na maioria dos casos mostro aos estudantes os caracteres chineses e tento transmitir-lhes seus significados no contexto da medicina chinesa.

Por fim, gostaria de explicar minha persistência em traduzir *Wu Xing* como "Cinco Elementos". O termo "Cinco Elementos" tem sido utilizado pela maioria dos profissionais ocidentais de medicina chinesa há muitos anos (também em francês e outros idiomas europeus). Alguns autores consideram que essa tradução seja um entendimento equivocado do significado do termo chinês *Wu Xing* perpetuado ao longo de muitos anos. *Wu* significa "cinco" e *Xing* indica "movimento", "processo", "partir", "conduzir" ou "comportamento". Por essa razão, a maioria dos autores entende que o termo *Xing* não poderia indicar "elemento" como constituinte básico da Natureza, como supostamente significava em filosofia grega antiga.

Em minha opinião, isso é verdade apenas em parte, porque os elementos, conforme foram concebidos por vários filósofos gregos ao longo dos séculos, nem sempre eram considerados "constituintes básicos" da Natureza ou "substâncias fundamentais imóveis e passivas".[xxv] Alguns filósofos gregos concebiam os elementos como qualidades dinâmicas da Natureza, semelhantemente à filosofia chinesa.

Por exemplo, Aristóteles propôs uma interpretação dinâmica definitiva aos quatro elementos e chamou-os de "forma primária" (*prota somata*). Segundo suas palavras: *Terra e Fogo são opostos também em razão da oposição de suas respectivas qualidades que são reveladas aos nossos sentidos: Fogo é quente, Terra é fria. Além da oposição fundamental entre calor e frio, há outro tipo de oposição, isto é, seco e úmido: portanto, as quatro combinações possíveis de quente-seco [Fogo], quente-úmido [Ar], frio-seco [Terra] e frio-úmido [Água]... os elementos podem misturar-se entre si e podem até transformar-se um em outro... desse modo, Terra – que é fria e seca – pode gerar Água quando a umidade substitui a secura.*[xxvi]

Portanto, para Aristóteles, os quatro elementos tornaram-se as quatro qualidades básicas dos fenômenos naturais, classificadas como combinações das quatro qualidades: quente, frio, seco e úmido. Como se pode depreender da afirmação anterior, os elementos aristotélicos poderiam até se transformar um no outro e gerar um ao outro.

Essa interpretação é muito semelhante à chinesa, segundo a qual os elementos são *qualidades* da Natureza. Além disso, é interessante notar a semelhança com a teoria chinesa de *Yin-Yang*: os quatro elementos aristotélicos derivam-se da interação das qualidades *Yin-Yang* básicas de frio-calor e seco-úmido.

Desse modo, não estaria absolutamente certo dizer que os elementos gregos foram concebidos apenas como constituintes básicos da matéria – os "blocos de construção" da Natureza, que poderiam tornar o uso do termo "elemento" inapropriado para indicar *Xing*. Além disso, a palavra "elementos" não indica necessariamente isso – a não ser apenas em sua interpretação química moderna.

Concluindo, com base nas razões expostas, tenho mantido a palavra "elemento" como tradução do termo chinês *Xing*. De acordo com Wang, a expressão "Cinco Elementos" poderia ser traduzida de várias formas; por exemplo, "agentes", "entidades", "partidas", "conduto", "acontecimentos", "forças", "atividades" e "estágios de mudança".[xxvii]

Recentemente, a expressão "Cinco Fases" tem conquistado aceitação, mas alguns sinólogos discordam dessa tradução e propõem que se volte aos "Cinco Elementos". Friedrich e Lackner, por exemplo, sugeriram resgatar o termo "elementos".[xxviii] Graham usa o termo "Cinco Processos".[xxix] Provavelmente, eu admitiria que "processos" é a melhor tradução para *Wu Xing*. Na verdade, o livro *Shang Shu*, escrito durante a dinastia Zhou do Ocidente (1000-771 a.C.), diz: *Os Cinco Elementos são Água, Fogo, Madeira, Metal e Terra. Água umedece para baixo; Fogo queima para cima; Madeira pode ser curvada e retificada; Metal pode ser moldado e enrijecido; Terra permite semear, cultivar e colher.*[xxx]

Alguns sinólogos (p. ex., Needham e Fung Yu Lan) ainda usam o termo "elemento". Fung Yu Lan sugere que uma tradução possível para *wu xing* poderia ser "Cinco Atividades" ou

"Cinco Agentes".[xxxi] Embora a expressão "cinco fases" tenha conquistado alguma aceitação como tradução para *wu xing*, acho que esse termo é restritivo, porque se refere claramente a apenas um aspecto dos Cinco Elementos, isto é, fases de um ciclo (sazonal).

No final deste livro, há um glossário com termos em *pinyin*, caracteres chineses e termos traduzidos.

Notas

i   Ames R T, Rosemont H 1999 The Analects of Confucius – a Philosophical Translation, Ballantine Books, New York, p. 311.

ii   Ames R T and Hall D L 2001 Focusing the Familiar – A Translation and Philosophical Interpretation of the Zhong Yong, University of Hawai'i Press, Honolulu, pp. 6 to 16.

iii   Ibid., p. 6.

iv   Ibid., p. 6.

v   Ibid., p. 10.

vi   Ibid., p. 10.

vii   Ibid., p. 13.

viii   Ibid., p. 69.

ix   Ames R T and Hall D L 2003 Daodejing – 'Making This Life Significant' A Philosophical Translation, Ballantine Books, New York, p. 56.

x   Ibid., p. 16.

xi   Ibid., p. 16.

xii   Bockover M (editor) 1991 Rules, Ritual and Responsibility – Essays Dedicated to Herbert Fingarette, Open Court, La Salle, Illinois, p. 98.

xiii   The Analects of Confucius, p. 312.

xiv   Ibid., p. 313.

xv   Hall D L and Ames R T 1998 Thinking from the Han – Self, Truth and Transcendence in Chinese and Western Culture, State University of New York Press, New York, p. 238.

xvi   The Analects of Confucius, p. 314.

xvii   Thinking from the Han, p. 4.

xviii   Kim Yung Sik 2000 The Natural Philosophy of Chu Hsi, American Philosophical Society, Philadelphia, p. 11.

xix   Ibid., p. 19.

xx   Jones D (editor) 2008 Confucius Now, Open Court, Chicago, p. 19.

xxi   Daodejing – 'Making This Life Significant', p. 55.

xxii   Ibid., pp. 55-6.

xxiii   Ibid., p. 56.

xxiv   Farquhar J 1994 Knowing Practice – The Clinical Encounter of Chinese Medicine, Westview Press, Boulder, USA.

xxv   Needham J 1977 Science and Civilization in China, Vol 2, Cambridge University Press, Cambridge, p. 244.

xxvi   Lamanna E P 1967 *Storia della filosofia* (História da Filosofia), Vol. 1. Le Monnier, Florence, p. 220-221.

xxvii   Wang Ai He 1999 Cosmology and Political Culture in Early China, Cambridge University Press, Cambridge, p. 3.

xxviii   Friedrich M and Lackner M, 'Once again: the concept of Wu Xing' in 'Early China' 9-10, pp. 218-9.

xxix   Graham A C 1986 Yin-Yang and the Nature of Correlative Thinking, Institute of East Asian Philosophies, Singapore, p. 42-66 and 70-92.

xxx   *Shang Shu* (c. 659 a.C.) citado em 1980 Practical Chinese Medicine (*Shi Yong Zhong Yi Xue* 实用中医学), Beijing Publishing House, Beijing, p. 32. O livro *Shang Shu* é datado em torno do início da dinastia Zhou (portanto, c. 1000 a.C.), mas a opinião prevalente é que tenha sido escrito em alguma época entre 659 a.C. e 627 a.C.

xxxi   Fung Yu Lan 1966 A Short History of Chinese Philosophy, Free Press, New York, p. 131.

Sumário

Parte 1 Teoria Geral, 1

1 *Yin-Yang*, 3
2 Os Cinco Elementos, 15
3 As Substâncias Fundamentais, 34
4 As Transformações do *Qi*, 60

Parte 2 Funções dos Órgãos Internos, 75

Seção 1 Funções dos Órgãos *Yin*, 77

5 Funções dos Órgãos Internos | Introdução, 79
6 Funções do Coração, 86
7 Funções do Fígado, 94
8 Funções dos Pulmões, 103
9 Funções do Baço, 114
10 Funções dos Rins, 123
11 Funções do Pericárdio, 133
12 Inter-relações dos Órgãos *Yin*, 137

Seção 2 Funções dos Órgãos *Yang*, 147

13 Funções do Estômago, 149
14 Funções do Intestino Delgado, 155
15 Funções do Intestino Grosso, 158
16 Funções da Vesícula Biliar, 161
17 Funções da Bexiga, 165
18 Funções do Triplo Aquecedor, 168

Seção 3 Funções dos Seis Órgãos *Yang* Extraordinários, 179

19 Funções dos Seis Órgãos *Yang* Extraordinários (Os Quatro Mares), 181

Parte 3 As Causas de Doença, 191

20 Causas Internas de Doença, 194
21 Causas Externas de Doença, 207
22 Causas Diversas de Doença, 216

Parte 4 Diagnóstico, 231

23 Diagnóstico por Observação, 233
24 Diagnóstico por Interrogação, 259
25 Diagnóstico por Palpação, 289
26 Diagnóstico por Audição e Olfação, 306

Parte 5 Patologia, 309

27 Patologia das Condições de Cheio e Vazio, 311
28 Patologia do Desequilíbrio de *Yin-Yang*, 323
29 Patologia do Mecanismo do *Qi*, 327

Parte 6 Identificação dos Padrões, 339

Seção 1 Identificação dos Padrões de Acordo com os Oito Princípios e *Qi*-Sangue-Fluidos Corporais, 345

30 Identificação dos Padrões de Acordo com os Oito Princípios, 347
31 Identificação dos Padrões de Acordo com *Qi*-Sangue-Fluidos Corporais, 359

Seção 2 Identificação dos Padrões de Acordo com os Órgãos Internos, 369

32 Padrões do Coração, 374
33 Padrões do Pericárdio, 394
34 Padrões do Fígado, 405
35 Padrões dos Pulmões, 437
36 Padrões do Baço, 458
37 Padrões dos Rins, 477
38 Padrões do Estômago, 500
39 Padrões do Intestino Delgado, 520
40 Padrões do Intestino Grosso, 527
41 Padrões da Vesícula Biliar, 538
42 Padrões da Bexiga, 546

Seção 3 Identificação dos Padrões de Acordo com os Fatores Patogênicos, 553

43 Identificação dos Padrões de Acordo com os Fatores Patogênicos, 555

44 Identificação dos Padrões de Acordo com os Seis Estágios, 574

45 Identificação dos Padrões de Acordo com os Quatro Níveis, 584

46 Identificação dos Padrões de Acordo com os Três Aquecedores, 601

Seção 4 Identificação dos Padrões de Acordo com os 12 Canais, os Oito Vasos Extraordinários e os Cinco Elementos, 605

47 Identificação dos Padrões de Acordo com os 12 Canais, 607

48 Identificação dos Padrões de Acordo com os Oito Vasos Extraordinários, 616

49 Identificação dos Padrões de Acordo com os Cinco Elementos, 627

Parte 7 Os Pontos de Acupuntura, 631

Seção 1 Categorias dos Pontos, 633

50 Os Cinco Pontos de Transporte (Pontos *Shu*), 635

51 As Funções de Categorias Específicas de Pontos, 647

52 Os Oito Vasos Extraordinários | Introdução, 663

53 Os Oito Vasos Extraordinários, 679

Seção 2 Funções dos Pontos, 717

54 Canal do Pulmão, 722

55 Canal do Intestino Grosso, 731

56 Canal do Estômago, 740

57 Canal do Baço, 757

58 Canal do Coração, 766

59 Canal do Intestino Delgado, 773

60 Canal da Bexiga, 783

61 Canal do Rim, 811

62 Canal do Pericárdio, 823

63 Canal do Triplo Aquecedor, 829

64 Canal da Vesícula Biliar, 838

65 Canal do Fígado, 854

66 Vaso Concepção (*Ren Mai*), 861

67 Vaso Governador, 875

68 Pontos Extras, 885

Parte 8 Princípios de Tratamento, 893

69 Princípios de Tratamento, 895

70 Princípios da Combinação de Pontos, 909

Apêndice 1   Prescrições, 923

Apêndice 2   Glossário de Termos Chineses, 941

Apêndice 3   Cronologia das Dinastias da China, 951

Apêndice 4   Bibliografia, 952

Apêndice 5   Clássicos da Medicina Chinesa, 956

Apêndice 6   Respostas das Questões de Autoavaliação, 960

Índice Alfabético, 976

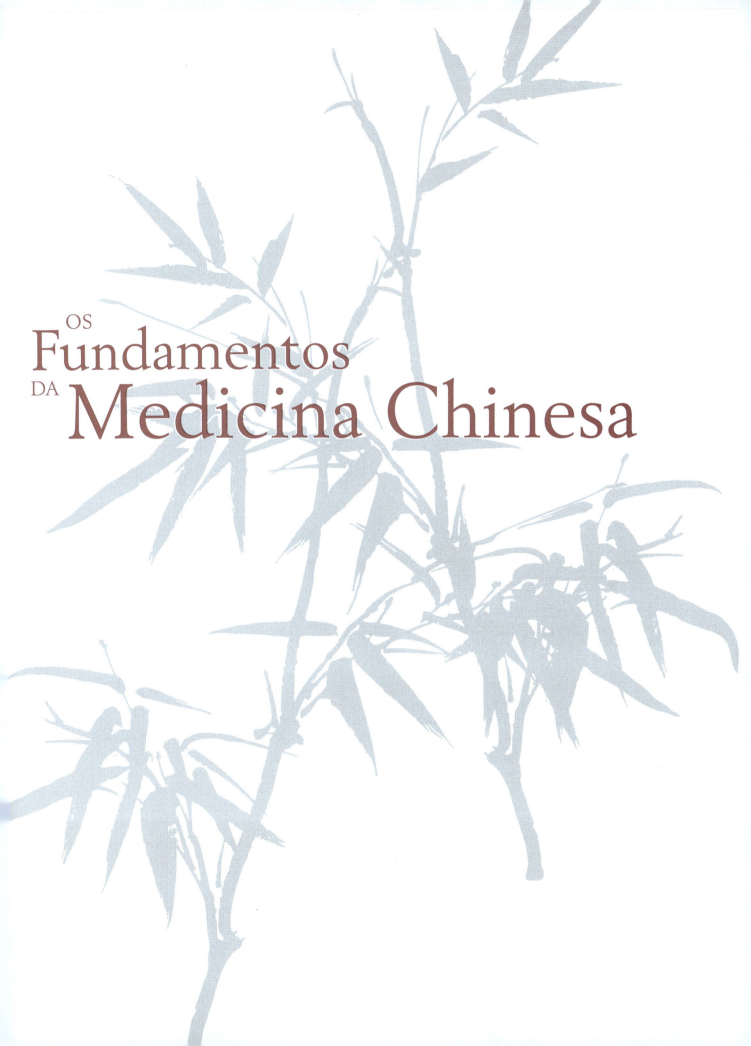

Os Fundamentos
da Medicina Chinesa

Encarte

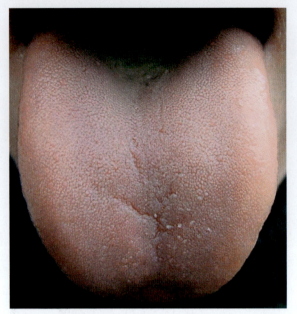

Figura 13.2 Língua com saburra normal.

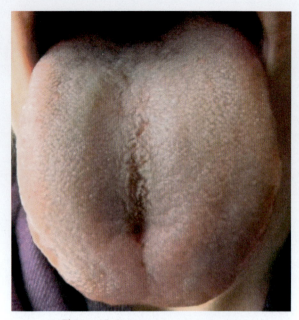

Figura 13.4 Língua com saburra grossa.

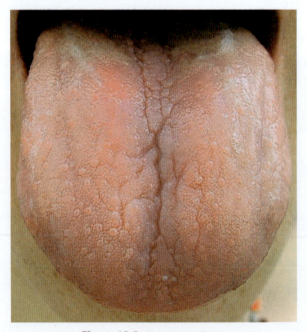

Figura 13.3 Língua sem saburra.

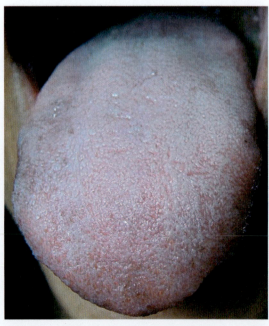

Figura 20.13 Condição da língua nos casos de estase do Sangue do Fígado.

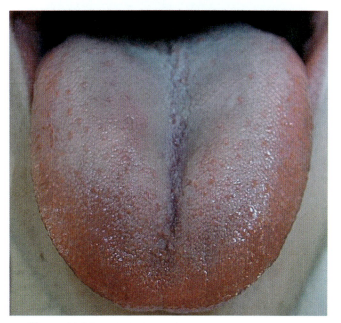

Figura 20.14 Condição da língua nos casos de Fogo de Fígado.

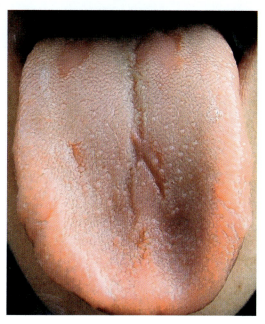

Figura 22.12 Língua parcialmente destituída de saburra (possivelmente em razão do uso de antibióticos).

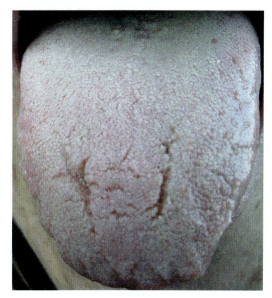

Figura 22.5 Rachaduras da língua (indicativas de constituição pulmonar fraca).

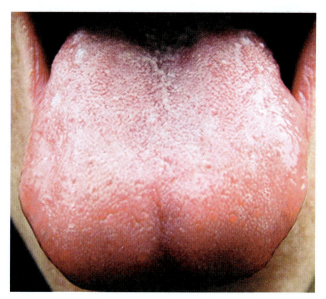

Figura 23.20 Áreas do tórax refletidas na língua.

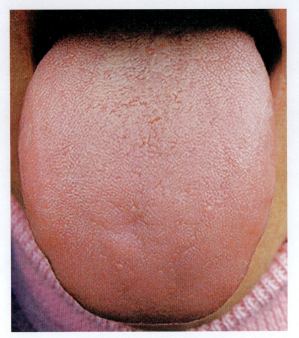

Figura 23.21 Cor clara do corpo da língua.

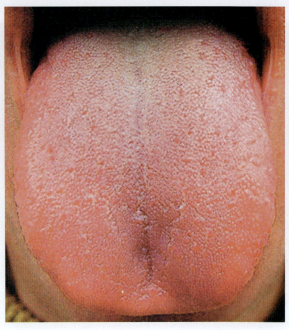

Figura 23.23 Pontos vermelhos nas superfícies laterais da língua.

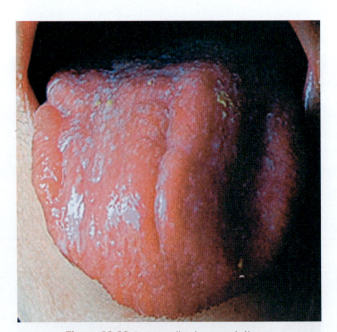

Figura 23.22 Cor vermelha do corpo da língua.

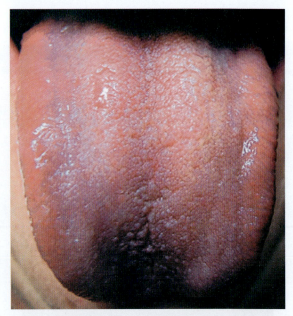

Figura 23.24 Língua Roxo-avermelhada.

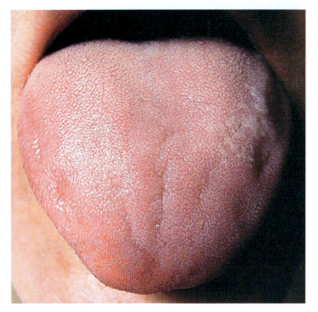

Figura 23.25 Língua Roxo-azulada.

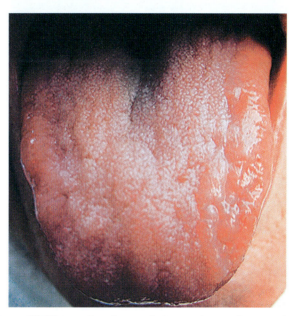

Figura 23.27 Superfícies laterais da língua edemaciadas (área do Fígado).

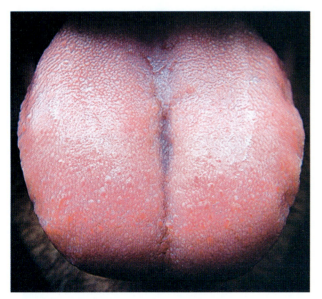

Figura 23.26 Língua edemaciada.

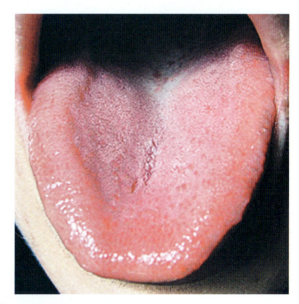

Figura 23.28 Superfícies laterais da língua edemaciadas (área do Baço).

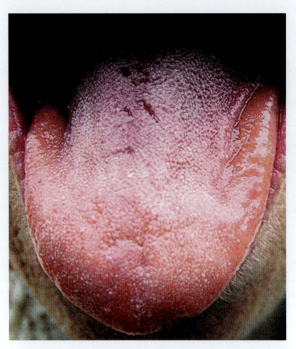

Figura 23.29 Edema da área dos Pulmões na língua.

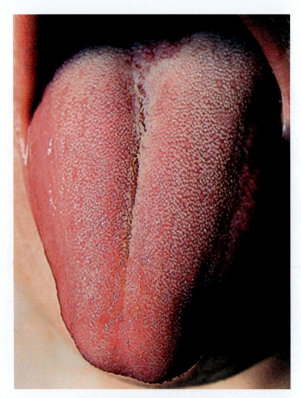

Figura 23.30 Língua endurecida.

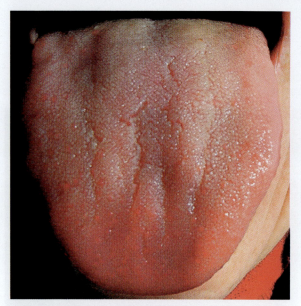

Figura 23.31 Rachaduras do Estômago.

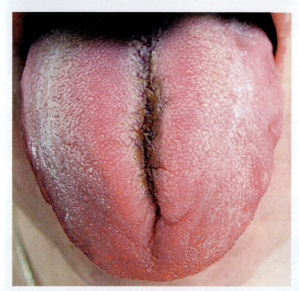

Figura 23.32 Rachadura do Coração.

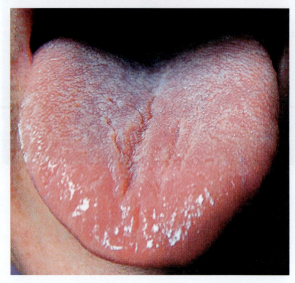

Figura 23.33 Rachadura do Estômago e saburra sem raiz.

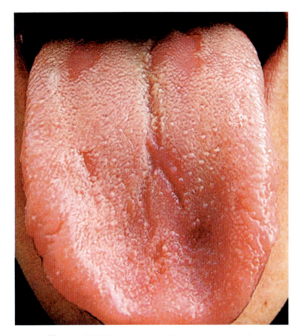

Figura 23.34 Língua parcialmente descamada.

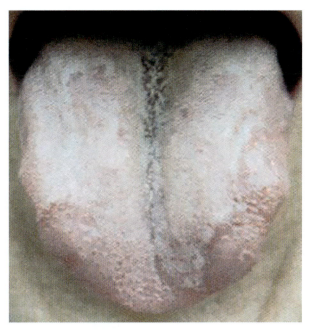

Figura 32.19 Língua ligeiramente Pálida e Arroxeada na região do tórax/mama à esquerda.

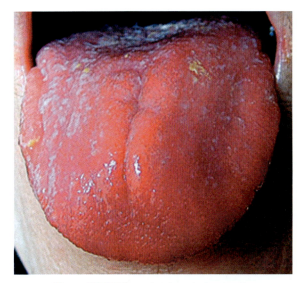

Figura 23.35 Língua totalmente descamada.

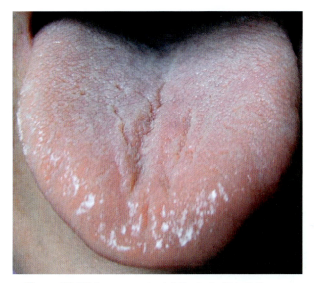

Figura 38.2 Saburra sem raiz: deficiência de *Qi* do Estômago.

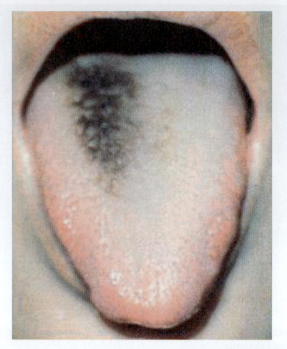

Figura 41.2 Saburra unilateral associada à patologia da Vesícula Biliar.

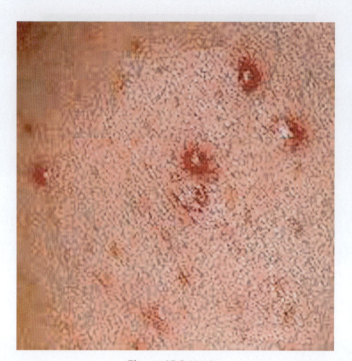

Figura 45.3 Pápulas.

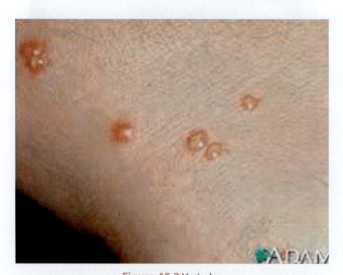

Figura 45.2 Vesículas.

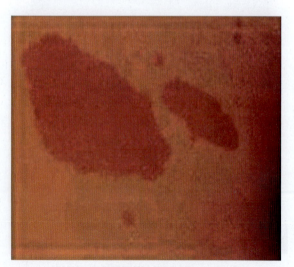

Figura 45.4 Máculas.

PARTE **1**

Teoria Geral

Introdução

A Parte 1 descreverá a teoria geral da medicina chinesa. Existem três pilares da teoria geral dessa prática médica chinesa:

- A teoria do *Yin-Yang*
- A teoria dos Cinco Elementos
- A teoria do *Qi*.

A teoria do *Yin-Yang* é muito antiga. No *Livro das Mutações* (*Yi Jing*, c. 700 a.C.), *Yin* e *Yang* são representados por duas linhas – uma interrompida e outra contínua, respectivamente. As combinações dos oito Trigramas (formados de três linhas) formam os 64 Hexagramas, que representam os incontáveis fenômenos do Universo.

A teoria do *Yin-Yang* foi elaborada sistematicamente por numerosos eruditos que, segundo se acredita, surgiram durante o Período dos Estados Combatentes (476-221 a.C.), isto é, a "Escola *Yin-Yang*", cujo pensador mais representativo foi Zou Yan (c. 350-270 a.C.). A aplicação da teoria do *Yin-Yang* à medicina foi desenvolvida com base nessa escola.

O primeiro registro aos Cinco Elementos (*Wu Xing*) data da dinastia Zhou (c. 1000-770 a.C.).[1] A teoria dos Cinco Elementos não foi aplicada à medicina chinesa ao longo de todo o seu desenvolvimento histórico: sua popularidade aumentava e diminuía com o transcorrer dos séculos. Durante o Período dos Estados Combatentes, essa teoria tornou-se extremamente popular e foi aplicada à medicina, à astrologia, às ciências naturais, ao calendário, à música e até mesmo à política.

Sua popularidade era tal que a maioria dos fenômenos era classificada em grupos de cinco.

Da dinastia Han em diante, a influência da teoria dos Cinco Elementos na medicina chinesa começou a diminuir. Entretanto, ela continuou a ser um dos seus pilares, como evidenciado em muitos aspectos desse sistema médico, a saber: as cinco cores patológicas da face, os cinco sabores das ervas, as cinco emoções, os cinco órgãos *Yin*, e muitos outros.

O conceito de *Qi* é absolutamente fundamental para o pensamento médico chinês. A natureza mutável do *Qi* entre uma substância material e uma força etérea sutil é essencial à concepção de corpo e mente como unidade integrada. A variedade infinita de fenômenos do Universo é resultante da contínua capacidade de reunião e dispersão do *Qi* para produzir fenômenos com variados graus de materialidade. Esse conceito de agregação e dispersão do *Qi* foi discutido por filósofos chineses de todas as épocas.

Qi é a própria base das manifestações infinitas da vida no Universo, inclusive minerais, vegetais e animais (entre eles, os seres humanos).

A Parte 1 inclui os seguintes capítulos:

- Capítulo 1: *Yin-Yang*
- Capítulo 2: *Os Cinco Elementos*
- Capítulo 3: *As Substâncias Fundamentais*
- Capítulo 4: *As Transformações do Qi*.

Nota

1. Needham J 1977 Science and Civilization in China, Cambridge University Press, Cambridge, vol. 2, p. 232–242.

Yin-Yang 1

PARTE 1

- Desenvolvimento histórico, 3
- Natureza do conceito de *Yin-Yang*, 4
  - *Yin-Yang* como duas fases de um movimento cíclico, 4
  - *Yin-Yang* como dois estados de densidade da matéria, 5
  - Quatro aspectos da relação *Yin-Yang*, 6
- Aplicação de *Yin-Yang* à medicina, 7
  - *Yin-Yang* e as estruturas do corpo, 7
- Aplicação dos quatro princípios de *Yin-Yang* à medicina, 9
  - Oposição de *Yin-Yang*, 9
  - Interdependência de *Yin* e *Yang*, 11
  - Consumo mútuo de *Yin* e *Yang*, 12
  - Intertransformação de *Yin* e *Yang*, 13
- Notas, 14
- Bibliografia e leitura complementar, 14

O conceito de *Yin-Yang* provavelmente é a teoria mais importante e característica da medicina chinesa. Poderíamos dizer que todos os aspectos da fisiologia, da patologia e do tratamento com base na medicina chinesa podem, essencialmente, ser reduzidos a *Yin-Yang*. O conceito de *Yin-Yang* é extremamente simples e, ao mesmo tempo, muito profundo, sendo possível entendê-lo de forma racional e, ainda assim, encontrar continuamente novas expressões dele na prática clínica e, por certo, também na vida em geral.

O conceito de *Yin-Yang* e a teoria do *Qi* – que têm permeado a filosofia chinesa ao longo dos séculos – são radicalmente diferentes dos sistemas filosóficos ocidentais. Em geral, a lógica ocidental baseia-se na oposição dos contrários – premissa fundamental da lógica aristotélica, de acordo com a qual um par de contrários (p. ex., "A mesa é quadrada" e "A mesa não é quadrada") não pode ser verdadeiro. Essa abordagem tem dominado o pensamento ocidental por mais de 2.000 anos. O conceito chinês de *Yin-Yang* é radicalmente diferente: eles representam qualidades opostas, mas complementares. Cada objeto ou fenômeno poderia ser ele próprio ou seu contrário. Além disso, *Yin* contém a semente de *Yang*, de forma que o primeiro pode transformar-se no segundo, e vice-versa.

Um excerto de um comentário sobre o *Zhuang Zi* ressalta esse pensamento quanto à complementaridade dos opostos: "Não existem duas coisas sob o céu que não tenham relações mútuas entre o 'eu' e o 'outro'. Tanto o 'eu' quanto o 'outro' desejam igualmente agir independentemente e, desse modo, opõem-se um ao outro de forma tão intensa quanto o Oriente e o Ocidente. Por outro lado, ao mesmo tempo, o 'eu' e o 'outro' mantêm uma relação mútua, como os lábios e os dentes... por essa razão, a ação do 'outro' em seu próprio interesse ajuda ao mesmo tempo o 'eu'. Assim, embora mutuamente opostos, ambos são incapazes de alcançar a negação mútua."[1]

Desenvolvimento histórico

A primeira referência a *Yin* e *Yang* provavelmente aparece no *Livro das Mutações* (*Yi Jing*), que data de uma época em torno de 700 a.C. Nesse livro, *Yin* e *Yang* são representados por duas linhas: uma interrompida e outra contínua (Figura 1.1).

A combinação das linhas interrompida e contínua em pares forma quatro conjuntos de diagramas, que representam o *Yin* máximo, o *Yang* máximo e dois estágios intermediários (Figura 1.2).

O acréscimo de outra linha a esses quatro diagramas forma, com combinações variadas, os Oito Trigramas (Figura 1.3).

Por fim, as diversas combinações dos trigramas formam 64 Hexagramas. Supostamente, esses hexagramas simbolizam todos os fenômenos possíveis do Universo e, por conseguinte, mostram como todos os fenômenos enfim dependem dos dois polos – *Yin* e *Yang*.

A escola filosófica que desenvolveu a teoria do *Yin* e *Yang* em seu mais elevado grau é conhecida como Escola *Yin-Yang*, embora Needham a denomine "Escola Naturalista".[2] Muitas escolas de pensamento (sistemas doutrinários) surgiram durante o Período dos Estados Combatentes (476-221 a.C.), e a escola *Yin-Yang* foi uma delas. Essa escola dedicou-se a estudar *Yin-Yang* e os Cinco Elementos, e seu expoente mais famoso foi Zou Yan (c. 350-270 a.C.). Em alguns contextos, essa escola é conhecida como Escola Naturalista porque começou a interpretar a Natureza de forma positiva e a usar as leis

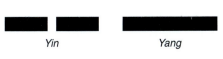

Figura 1.1 Diagramas *Yin-Yang*.

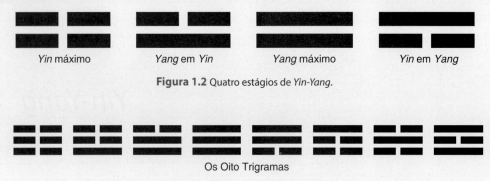

Figura 1.2 Quatro estágios de *Yin-Yang*.

Os Oito Trigramas

Figura 1.3 Os Oito Trigramas.

naturais a favor dos homens, ainda que não tentasse controlar e subjugar a Natureza (como ocorre com a ciência ocidental moderna), mas atuasse em harmonia com suas leis. Essa escola representa uma forma do que, hoje em dia, poderíamos chamar de ciência natural; as teorias de *Yin-Yang* e dos Cinco Elementos serviam para interpretar os fenômenos naturais, inclusive o corpo humano em saúde e doença.

Elaboradas sistematicamente pela Escola Naturalista, tais teorias mais tarde se tornariam herança comum dos sistemas doutrinários subsequentes, principalmente as escolas de pensamento neoconfucianistas das dinastias Song, Ming e Qing. Essas escolas combinavam a maioria dos elementos dos sistemas doutrinários precedentes para formar uma filosofia coerente de natureza, ética, ordem social e astrologia.[3]

A seguir, analisaremos primeiramente o conceito de *Yin-Yang* sob uma perspectiva filosófica geral e, em seguida, sob o ponto de vista médico.

Natureza do conceito de *Yin-Yang*

Os caracteres chineses para *Yin* e *Yang* estão relacionados com a imagem de uma montanha com um lado escuro e outro iluminado pelo sol. Os caracteres são:

陰
YIN

阝 representa uma "colina" ou "montanha"

云 representa uma "nuvem"

陽
YANG

日 representa o "sol"

旦 representa o "sol no horizonte"

勿 representa os "raios de luz"

Desse modo, o caractere para *Yin* indica o lado escurecido de uma montanha, enquanto o caractere para *Yang* ilustra o lado ensolarado da mesma montanha. Portanto, por extensão, ambos indicam "escuridão" e "luz" ou "sombrio" e "brilhante".

▶ *Yin-Yang* como duas fases de um movimento cíclico

A origem primordial dos fenômenos *Yin-Yang* deve ter começado com a observação da alternância cíclica do dia e da noite pelos camponeses. Assim, o dia corresponde a *Yang* e a noite, a *Yin*; por extensão, a atividade se relaciona a *Yang* e o repouso, a *Yin*. Isso levou à primeira observação da alternância contínua de todos os fenômenos entre dois polos cíclicos – um correspondente à luz, ao Sol, ao brilho e à atividade (*Yang*) e outro representativo da escuridão, da Lua, da sombra e do repouso (*Yin*). A partir dessa perspectiva, *Yin* e *Yang* são dois estágios de um movimento cíclico – um transmutando-se constantemente no outro, da mesma forma que o dia origina a noite, e vice-versa.

Consequentemente, o Céu (onde o Sol está) é *Yang* e a Terra é *Yin*. Os camponeses chineses da Antiguidade concebiam o Céu como uma abóbada redonda, enquanto a Terra parecia ser plana. Por essa razão, redondo é *Yang* e quadrado é *Yin*. Assim, o Céu, com o Sol, a Lua e as estrelas, nos quais os antigos chineses baseavam seu calendário, corresponde ao tempo, e a Terra, que se subdivide em campos, corresponde ao espaço.

Como o Sol nasce no Oriente e põe-se no Ocidente, o primeiro é *Yang* e o segundo é *Yin*. No hemisfério norte, quando estamos de frente para o sul, o Oriente está à esquerda e o Ocidente, à direita. De acordo com a cosmologia chinesa, as direções da bússola foram estabelecidas supondo-se que um indivíduo estivesse voltado para o sul. Isso também se refletia nas cerimônias imperiais, quando "*o Imperador ficava de frente para o sul, enquanto seus súditos voltavam suas faces para o norte… Desse modo, o Imperador abria-se para receber a influência do Céu, do Yang e do sul. Por essa razão, o sul é como o Céu ao alto; o norte é como a Terra abaixo… Quando se volta para o sul, o Imperador identifica seu lado esquerdo com o Oriente e seu lado direito com o Ocidente.*"[4]

Portanto, esquerda corresponde a *Yang* e direita, a *Yin*. O livro *Questões Simples* relaciona a correspondência entre *Yang*-Esquerda e *Yin*-Direita com a fisiologia: "*O Oriente representa Yang… o Ocidente representa Yin… No oeste e no norte há deficiência de Céu, daí o fato de que a orelha e o olho esquerdos ouve e vê melhor que os direitos; no leste e no sul, há deficiência de Terra e, por essa razão, a mão e o pé direitos são mais fortes que os esquerdos.*"[5]

Os caracteres para "esquerdo" e "direito" demonstram claramente suas relações com *Yin* e *Yang*, de forma que esquerda inclui o símbolo de trabalho (atividade = *Yang*) e direita inclui uma boca (que come os produtos da Terra, que é *Yin*).[6]

ESQUERDA   DIREITA

工 representa "trabalho"

口 representa "boca"

Portanto, temos as primeiras correspondências:

Yang	Yin
Luz	Escuridão
Sol	Lua
Brilho	Sombra
Atividade	Repouso
Céu	Terra
Redondo	Quadrado
Tempo	Espaço
Leste (Oriente)	Oeste (Ocidente)
Sul	Norte
Esquerda	Direita

Com base nesse ponto de vista, *Yin* e *Yang* são basicamente expressões de uma dualidade no tempo, uma alternância entre dois estágios opostos no tempo. Todos os fenômenos do Universo se alternam em movimentos cíclicos, com altos e baixos, e a alternância de *Yin* e *Yang* é a força motriz de sua mudança e de seu desenvolvimento. O dia alterna com a noite, o verão com o inverno, o crescimento com a decomposição, e vice-versa. Assim, o desenvolvimento de todos os fenômenos do Universo é resultante da inter-relação de dois estágios opostos simbolizados por *Yin* e *Yang*, e cada fenômeno contém em si próprio esses dois aspectos em diversos graus de manifestação. O dia pertence a *Yang*, mas, depois de chegar ao seu pico, ao meio-dia, o *Yin* em seu interior começa gradativamente a crescer e manifestar-se. Desse modo, cada fenômeno pode pertencer a um estágio *Yang* ou *Yin*, mas sempre contém a semente do estágio oposto em seu interior. O ciclo diário ilustra claramente isso (Figura 1.4).

Exatamente o mesmo acontece com o ciclo anual e, então, precisamos apenas substituir "primavera" por "alvorecer", "verão" por "meio-dia", "outono" por "crepúsculo" e "inverno" por "meia-noite" (Figura 1.5).

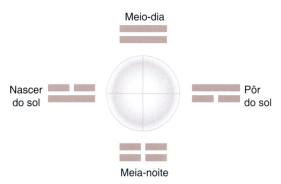

Figura 1.4 *Yin-Yang* no ciclo diário.

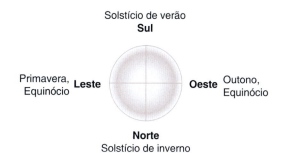

Figura 1.5 *Yin-Yang* no ciclo sazonal.

Desse modo:

- Primavera = *Yang* dentro do *Yin* = crescimento do Yang
- Verão = *Yang* dentro do *Yang* = *Yang* máximo
- Outono = *Yin* dentro do *Yang* = crescimento do *Yin*
- Inverno = *Yin* dentro do *Yin* = *Yin* máximo.

Os dois estágios intermediários (alvorecer-primavera e crepúsculo-outono) não representam estágios neutros entre *Yin* e *Yang*: eles ainda pertencem primariamente a um ou a outro (i. e., alvorecer-primavera pertence a *Yang* e crepúsculo-outono faz parte de *Yin*) e, desse modo, esse ciclo sempre pode ser reduzido a uma polaridade de dois estágios.

▶ *Yin-Yang* como dois estados de densidade da matéria

Sob uma perspectiva diferente, *Yin* e *Yang* representam dois estados do processo de mudança e transformação de tudo o que existe no Universo. Como já mencionamos, tudo passa por fases dentro de um ciclo e, nesse processo, sua forma também muda. Por exemplo, a água dos lagos e dos oceanos aquece durante o dia e é transformada em vapor. À medida que o ar esfria ao entardecer, o vapor se condensa em água novamente.

A matéria pode assumir diferentes estados de densidade. Por exemplo, uma mesa é uma forma densa de madeira e, quando é queimada, essa matéria se transforma em calor e luz – ou seja, formas menos densas de matéria. Sob esse ponto de vista, *Yang* simboliza os estados imateriais, mais rarefeitos da matéria, enquanto *Yin* simboliza os estados materiais, mais densos da matéria.

Nesses exemplos, a mesa representaria uma forma densa de matéria, que é *Yin*; a luz e o calor gerados quando a mesa é queimada representam uma forma menos densa de matéria, que é *Yang*. A água em seu estado líquido pertence a *Yin*, enquanto o vapor resultante do aquecimento faz parte de *Yang*.

Na China antiga, essa dualidade dos estados de condensação das coisas era simbolizada comumente pela dualidade "Céu" e "Terra". "Céu" simbolizava todos os estados imateriais rarefeitos, límpidos e gasosos das coisas, enquanto "Terra" representava todos os estados materiais sólidos e turvos das coisas. No Capítulo 2 do livro *Questões Simples*, encontramos: "Céu é uma acumulação de Yang, Terra é uma acumulação de Yin."[7] Desse modo, condensação ou "aglomeração" são estados *Yin* da matéria, enquanto dispersão ou evaporação são estados *Yang*.

O aspecto importante que precisa ser entendido é que os dois estados opostos de condensação ou dispersão das coisas não são independentes entre si, mas se transformam um no outro. *Yin* e *Yang* simbolizam dois desses estados opostos de agregação das coisas – o primeiro "denso" e o último "disperso". *Lie Zi*, um texto taoista (daoista) do século V a.C., diz que: "*Os [elementos] mais puros e leves tendem a subir e constituem o Céu; os mais grosseiros e pesados tendem a descer e constituem a Terra.*"[8]

Em sua forma mais pura e rarefeita, *Yang* é totalmente imaterial e corresponde à energia pura, enquanto *Yin*, em seu estado mais grosseiro e denso, é completamente material e corresponde à matéria. Com essa perspectiva, energia e matéria nada mais são que estados de um *continuum* com um número infinito de possíveis estados de agregação. No Capítulo 2 do livro *Questões Simples*, encontramos que: "*Yin é inativo, Yang é ativo. Yang dá vida, Yin faz crescer... Yang é transformado em Qi, Yin é transformado em vida material.*"[9]

Como *Yang* corresponde à criação e à atividade, naturalmente ele também corresponde à expansão e ao seu aumento. Como *Yin* corresponde à condensação e à materialização, naturalmente ele também corresponde à contração e ao seu decréscimo. Desse modo, podemos acrescentar algumas qualidades a mais à nossa lista de correspondências *Yin-Yang*:

Yang	Yin
Imaterial	Material
Produz energia	Produz forma
Gera	Faz crescer
Não substancial	Substancial
Energia	Matéria
Expansão	Contração
Aumento	Decréscimo
Acima	Abaixo
Fogo	Água

A relação e a interdependência de *Yin-Yang* podem ser representadas por um símbolo muito conhecido (Figura 1.6). Esse símbolo é denominado "Supremo Absoluto" (*Tai Ji*) e representa perfeitamente a interdependência de *Yin* e *Yang*.

Os pontos principais dessa interdependência são:

- Embora sejam estágios cíclicos opostos ou estados opostos de densidade da matéria, *Yin* e *Yang* formam uma unidade e são complementares
- *Yang* contém a semente de *Yin* e vice-versa. Isso é representado pelos pequenos pontos escuro e claro
- Nada é totalmente *Yang* ou *Yin*
- *Yang* transforma-se em *Yin* e vice-versa.

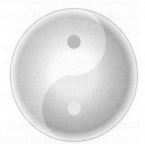

Figura 1.6 Símbolo de *Yin* e *Yang*.

▶ Quatro aspectos da relação *Yin-Yang*

Os aspectos principais da relação entre *Yin* e *Yang* podem ser resumidos em quatro:

- Oposição de *Yin* e *Yang*
- Interdependência de *Yin* e *Yang*
- Consumo mútuo de *Yin* e *Yang*
- Transformação mútua (intertransformação) de *Yin* e *Yang*.

Oposição de *Yin* e *Yang*

Yin e *Yang* são estágios opostos de um ciclo, ou estados opostos de agregação da matéria, conforme foi explicado antes. No mundo natural, nada foge a essa oposição. É essa própria contradição interna que constitui a força motriz de toda mudança, desenvolvimento e decomposição das coisas.

Entretanto, a oposição é relativa, não absoluta, na medida em que nada é totalmente *Yin* ou totalmente *Yang*. Tudo contém a semente do seu oposto. Além disso, a oposição de *Yin-Yang* é relativa, porque a qualidade *Yin* ou *Yang* de alguma coisa não é realmente intrínseca, mas apenas relativa a outra coisa.

Desse modo, em termos estritos, não é certo dizer que alguma coisa "é *Yang*" ou "é *Yin*". Tudo pertence a *Yin* ou *Yang* apenas com relação a alguma outra coisa. Por exemplo, como calor pertence ao *Yang* e frio ao *Yin*, poderíamos dizer que o clima de Barcelona é *Yang* com relação ao de Estocolmo, mas *Yin* em comparação com o da Argélia. Citando outro exemplo retirado dos princípios dietéticos chineses, os vegetais geralmente são *Yin* e as carnes, *Yang*. Contudo, dentro de cada categoria, existem graus de qualidade *Yin* ou *Yang*: desse modo, carne de galinha é *Yang* em comparação com alface, mas *Yin* em comparação com carne de cordeiro.

Embora tudo contenha *Yin* e *Yang*, eles nunca estão presentes em proporção estática de 50:50, mas em equilíbrio dinâmico e em mudança constante. Por exemplo, a temperatura do corpo humano é praticamente constante em uma faixa de variação exígua. A temperatura em determinado momento não é resultado de uma condição estática, mas de um equilíbrio dinâmico entre diversas forças contrárias.

Interdependência de *Yin* e *Yang*

Embora *Yin* e *Yang* sejam opostos, também são interdependentes: um não pode existir sem o outro. Tudo contém forças opostas e mutuamente excludentes, mas, ao mesmo tempo, dependentes umas das outras. O dia não pode começar senão depois da noite e vice-versa; não pode haver atividade sem repouso, energia sem matéria, ou contração sem expansão.

Um trecho do Capítulo 36 do clássico taoista *Dao De Jing*, de Lao Zi, ilustra bem esse ponto: "*Para contrair, é necessário primeiramente expandir.*"[13]

Consumo mútuo de *Yin* e *Yang*

Yin e *Yang* estão em um estado constante de equilíbrio dinâmico, que é mantido por adaptações contínuas de seus níveis relativos. Quando *Yin* ou *Yang* está desequilibrado, um afeta necessariamente o outro e, por alteração de suas proporções, alcançam um novo estado de equilíbrio.

Além do estado normal de equilíbrio de *Yin* e *Yang*, existem quatro estados possíveis de desequilíbrio:

- Predomínio de *Yin*
- Predomínio de *Yang*
- Fraqueza de *Yin*
- Fraqueza de *Yang*.

Quando *Yin* predomina, ocorre redução de *Yang* (i. e., o excesso de *Yin* consome *Yang*). Quando *Yang* predomina, verifica-se diminuição de *Yin* (i. e., o excesso de *Yang* consome *Yin*).

Quando *Yin* está fraco, *Yang* está em excesso aparente, ao passo que, quando *Yang* está fraco, *Yin* está em excesso aparente. Contudo, isso é apenas aparente, porque o excesso ocorre apenas com relação à qualidade deficiente, não em termos absolutos.

Essas quatro situações podem ser representadas pelos diagramas da Figura 1.7. Esses diagramas serão analisados novamente em detalhe quando abordarmos a aplicação de *Yin* e *Yang* à medicina chinesa. Embora o diagrama do estado normal de equilíbrio de *Yin* e *Yang* mostre proporções iguais das duas qualidades, isso não deve ser interpretado literalmente: o equilíbrio é conseguido por meio de variações dinâmicas das proporções de *Yin* e *Yang*.

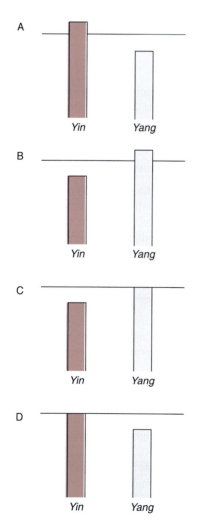

Figura 1.7 Predomínio e fraqueza de *Yin* e *Yang*.

É importante entender a diferença entre Predomínio de *Yin* e Fraqueza de *Yang*: essas duas condições podem parecer iguais, mas não são. A questão é o que é primário e o que é secundário. No caso do Predomínio de *Yin*, isso é primário e, consequentemente, o excesso de *Yin* consome *Yang*. No caso da Fraqueza de *Yang*, isso é primário e, consequentemente, *Yin* está em excesso aparente – "aparente" porque relativo à deficiência de *Yang*. O mesmo se aplica ao Predomínio de *Yang* e à Fraqueza de *Yin*.

Intertransformação de *Yin* e *Yang*

Yin e *Yang* não são estáticos; na verdade, transformam-se um no outro. *Yin* pode transformar-se em *Yang*, e vice-versa. Essa mudança não acontece ao acaso, mas apenas em determinado estágio de desenvolvimento de algo. O verão transforma-se em inverno, o dia, em noite, a vida, em morte, a felicidade, em infelicidade, o calor, em frio, e vice-versa. Por exemplo, a euforia extrema de uma bebedeira é seguida rapidamente do mau humor de uma ressaca no dia seguinte.

Existem duas condições para a transformação de *Yin* em *Yang*, e vice-versa. A primeira refere-se às condições internas. As coisas podem mudar apenas por meio de causas internas primariamente e causas externas secundariamente. A mudança só ocorre quando as condições internas estão prontas. Por exemplo, um ovo transforma-se em pinto com aplicação de calor apenas porque contém em si próprio a capacidade de transformar-se em pinto. A aplicação de calor a uma pedra não produz um pinto.

A segunda condição é o fator tempo. *Yin* e *Yang* podem transformar-se um no outro apenas em determinado estágio de desenvolvimento, quando as condições são propícias à mudança. No caso do ovo, o pinto nasce apenas quando o tempo é chegado.

Aplicação de *Yin-Yang* à medicina

Poderíamos afirmar que toda a medicina chinesa – sua fisiologia, patologia, diagnóstico e tratamento – pode ser reduzida em todos os seus aspectos à teoria básica e fundamental de *Yin* e *Yang*. Todos os processos fisiológicos e qualquer sinal ou sintoma podem ser analisados à luz dessa teoria.

 Atenção

Quanto ao tratamento, todas as estratégias resumem-se a quatro:
1. Tonificar *Yang*
2. Tonificar *Yin*
3. Eliminar *Yang* em excesso
4. Eliminar *Yin* em excesso.

Por esta razão, é crucial o domínio da aplicação da teoria *Yin-Yang* para a prática médica: pode-se afirmar que não há medicina chinesa sem *Yin-Yang*.

▶ *Yin-Yang* e as estruturas do corpo

Cada parte do corpo humano tem um caráter predominantemente *Yin* ou *Yang*, e isso é importante para a prática clínica. Contudo, é necessário enfatizar que tal predomínio é apenas relativo. Por exemplo, a região do tórax é *Yang* com relação ao abdome (porque se situa em posição mais alta), mas é *Yin* com relação à cabeça.

A seguir estão descritas, em termos gerais, as qualidades predominantes de diversas estruturas do corpo:

Yang	Yin
Superior	Inferior
Exterior	Interior
Superfície posterolateral	Superfície anteromedial
Dorso	Frente
Função	Estrutura

Em termos mais específicos, as qualidades *Yin* e *Yang* das estruturas, dos órgãos e das energias do corpo são as seguintes (Figura 1.8):

Yang	Yin
Dorso	Frente (tórax-abdome)
Cabeça	Corpo
Exterior (pele-músculos)	Interior (órgãos)
Acima da cintura	Abaixo da cintura
Superfícies posterolaterais dos membros	Superfícies anteromediais dos membros
Órgãos *Yang*	Órgãos *Yin*
Funções dos órgãos	Estruturas dos órgãos
Qi	Sangue/Fluidos Corporais
Qi Defensivo	*Qi* Nutritivo

É necessário explicar cada uma dessas características detalhadamente.

Dorso–frente

O dorso é a região por onde circulam todos os canais *Yang*. Eles levam energia *Yang* e têm a função de proteger o corpo dos fatores patogênicos externos. É da natureza de *Yang* estar no Exterior e proteger. É da natureza de *Yin* estar no Interior e nutrir. Desse modo, os canais do dorso pertencem a *Yang* e podem ser usados para fortalecê-lo e, portanto, aumentar nossa resistência aos fatores patogênicos externos e eliminar fatores patogênicos depois que já invadiram o corpo.

A frente (abdome e tórax) é a região pela qual circulam todos os canais *Yin*. Esses canais levam energia *Yin* e têm a função de nutrir o corpo. Em geral, são usados para tonificar *Yin*.

Cabeça–corpo

A cabeça é a área na qual todos os canais *Yang* terminam ou começam; portanto, esses canais intercomunicam-se na cabeça. A relação entre a cabeça e a energia *Yang* é demonstrada de diversas formas na prática médica. Primeiramente, a energia *Yang* tende a subir e, em condições patológicas, Calor ou Fogo tendem a subir. Como a cabeça é a parte mais alta do corpo, a energia *Yang* (fisiológica ou patológica) tende a subir para essa área. Em condições patológicas, isso causa rubor facial e ocular.

A cabeça também é facilmente afetada pelos fatores patogênicos *Yang*, inclusive Vento e Canícula.

Por fim, por ser o local de convergência de todos os canais *Yang*, os pontos localizados na cabeça podem ser usados para aumentar a energia *Yang*.

O restante do corpo (tórax e abdome) pertence a *Yin* e é facilmente afetado pelos fatores patogênicos *Yin*, inclusive Frio e Umidade.

Exterior–Interior

O Exterior do corpo inclui pele e músculos e pertence a *Yang*. Sua função é proteger o corpo contra os fatores patogênicos externos. O Interior do corpo inclui os órgãos internos e tem a função de nutrir o corpo.

Acima–abaixo da cintura

A região situada acima da cintura pertence a *Yang* e é facilmente afetada pelos fatores patogênicos *Yang* (p. ex., Vento), enquanto a região localizada abaixo da cintura pertence a *Yin* e pode ser facilmente alterada pelos fatores patogênicos *Yin* (p. ex., Umidade): essa regra geral básica frequentemente se aplica ao diagnóstico das doenças cutâneas.

Superfícies posterolaterais e anteromediais dos membros

Os canais *Yang* circulam nas superfícies posterolaterais dos membros, enquanto os canais *Yin* estendem-se nas superfícies anteromediais.

Órgãos *Yang* e *Yin*

Alguns órgãos pertencem a *Yang* e outros a *Yin*. Os órgãos *Yang* transformam, digerem e excretam produtos "impuros" do sangue e dos fluidos. Os órgãos *Yin* armazenam as essências "puras" resultantes do processo de transformação realizado pelos órgãos *Yang*. No Capítulo 11 do livro *Questões Simples*, encontramos que: "*Os cinco órgãos Yin armazenam... e não excretam... os seis órgãos Yang transformam e digerem, mas não armazenam.*"[10]

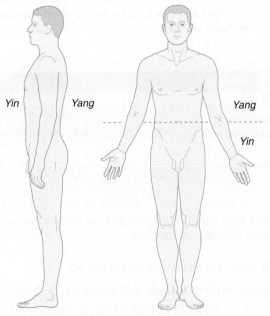

Figura 1.8 *Yin-Yang* e estruturas do corpo.

Desse modo, em conformidade com a correspondência de *Yang* com a atividade, os órgãos *Yang* estão constantemente enchendo e esvaziando, transformando, separando e excretando os produtos dos alimentos para produzir *Qi*. Esses órgãos estão em contato com o exterior, visto que a maioria dos órgãos *Yang* (estômago, intestinos, bexiga) comunica-se com o exterior por meio da boca, do ânus ou da uretra.

Por outro lado, os órgãos *Yin* não transformam, digerem ou excretam, mas armazenam as essências puras extraídas dos alimentos pelos órgãos *Yang*. Em especial, esses órgãos armazenam as Substâncias Fundamentais: *Qi*, Sangue, Fluidos Corporais e Essência.

Função-estrutura dos órgãos

Yang corresponde à função e *Yin* corresponde à estrutura. Nos parágrafos anteriores, dissemos que alguns órgãos "são" *Yang*, enquanto outros "são" *Yin*. Contudo, de acordo com o princípio de que nada é totalmente *Yang* ou *Yin*, cada órgão contém em si próprio um aspecto de *Yang* e de *Yin*. Em especial, a estrutura do próprio órgão e o Sangue, a Essência ou os Fluidos nele contidos pertencem a *Yin*, ou seja, esses são os seus aspectos *Yin*.

A atividade funcional do órgão representa seu aspecto *Yang*. Evidentemente, esses dois aspectos estão relacionados e são interdependentes. Por exemplo, as funções do Baço de transformar e transportar as essências extraídas do alimento representam seu aspecto *Yang*. O *Qi* extraído dos alimentos dessa forma é então transformado em Sangue que, por ser *Yin*, contribui para a formação da estrutura do próprio Baço. No Capítulo 5 do livro *Questões Simples*, vemos que: "*Yang transforma Qi, Yin forma a estrutura.*"[11] Essa relação pode ser representada por um diagrama (Figura 1.9).

Outro exemplo claro de função e estrutura dentro de um órgão é o Fígado. O Fígado armazena Sangue e isso representa seu aspecto *Yin* e é sua estrutura; por outro lado, o Fígado controla o fluxo de *Qi* para todas as partes do corpo e isso representa seu aspecto *Yang* e é sua função.

Qi–Sangue

Qi é *Yang* com relação ao Sangue. Por essa razão, o Sangue – que é uma forma mais material e densa de *Qi* – é mais *Yin*.

Qi tem as funções de aquecer, proteger, transformar e aumentar, ou seja, todas funções tipicamente *Yang*. O Sangue tem o papel de nutrir e umidificar, que são funções típicas de *Yin*. A natureza e as funções do *Qi* e do Sangue estão descritas com mais detalhes no Capítulo 3.

Qi Defensivo–*Qi* Nutritivo

Qi Defensivo é *Yang* com relação ao *Qi* Nutritivo. O *Qi* Defensivo circula na pele e nos músculos (uma região *Yang*) e tem a função de proteger e aquecer o corpo (uma função *Yang*). O *Qi* Nutritivo circula nos órgãos internos (estruturas *Yin*) e tem a função de nutrir o corpo (uma função *Yin*). A natureza e a função do *Qi* Defensivo e do *Qi* Nutritivo também estão descritas detalhadamente no Capítulo 3.

Aplicação dos quatro princípios de *Yin-Yang* à medicina

Vejamos agora em detalhe a aplicação dos quatro princípios da inter-relação *Yin-Yang* à medicina chinesa.

▶ Oposição de *Yin-Yang*

Em medicina, a oposição de *Yin-Yang* evidencia-se nas estruturas *Yin-Yang* oponentes do corpo humano; nas qualidades *Yin-Yang* oponentes dos órgãos; e, acima de tudo, na sintomatologia contrastante de *Yin* e *Yang*. Independentemente do seu grau de complexidade, todos os sinais e sintomas em medicina chinesa podem ser reduzidos à sua qualidade básica elementar de *Yin* ou *Yang*.

Para interpretar a natureza das manifestações clínicas em termos de *Yin-Yang*, podemos citar algumas qualidades básicas que nos ajudam na prática clínica:

Yang	Yin
Fogo	Água
Calor	Frio
Agitado	Quieto
Secura	Umidade
Duro	Macio
Excitação	Inibição
Rapidez	Lentidão
Não substancial	Substancial
Transformação/mudança	Conservação/armazenamento/sustentação

Fogo–Água

Em medicina chinesa, essa é uma das dualidades fundamentais de *Yin-Yang*. Embora esses termos se originem da teoria dos Cinco Elementos, existe uma interação dessa teoria com a do *Yin-Yang*.

O equilíbrio entre Fogo e Água no corpo é crucial. O Fogo é essencial a todos os processos fisiológicos: ele representa a chama que mantém vivos e ativos todos os processos metabólicos. O Fogo – fisiológico – contribui com o Calor em sua função de abrigar a Mente (*Shen*); fornece o calor necessário ao Baço para transformar e transportar; estimula o Intestino Delgado em sua função de separação; fornece o calor necessário à Bexiga e ao Aquecedor Inferior para transformar e excretar líquidos; e proporciona o calor necessário ao Útero para manter o Sangue em movimento.

Quando o Fogo fisiológico diminui, a Mente sofre de depressão; o Baço não consegue transformar e transportar; o Intestino Delgado não pode separar os líquidos; a Bexiga e o Aquecedor Inferior não conseguem excretar líquidos e acumula-se edema; e o Útero torna-se Frio, causando infertilidade.

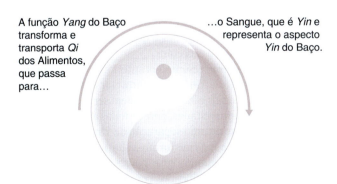

Figura 1.9 *Yin-Yang* com relação à função e à estrutura.

Esse Fogo fisiológico é conhecido como Fogo do Portão da Vitalidade (*Ming Men*) e provém do Rim.

> ### Nota clínica
>
> O Fogo fisiológico do corpo é essencial a todos os processos fisiológicos e à Mente. A deficiência de Fogo fisiológico causa depressão. Ele é estimulado pela aplicação de moxa em R-3 *Taixi* e VG-4 *Mingmen*.

A Água tem a função de umidificar e resfriar durante todas as funções fisiológicas do corpo e equilibrar a ação aquecedora do Fogo fisiológico. A Água também provém do Rim.

Desse modo, o equilíbrio entre Fogo e Água é fundamental para todos os processos fisiológicos do corpo. O Fogo e a Água equilibram e são mantidos sob controle mútuo em cada processo fisiológico específico. Quando o Fogo foge do controle e torna-se excessivo, há uma tendência de que o fluxo ascenda; por essa razão, as manifestações clínicas são evidenciadas na parte superior do corpo e na cabeça, inclusive cefaleias, olhos e face avermelhados ou sede. Quando a Água se torna excessiva, há uma tendência de que o fluxo desça, causando edema das pernas, micção excessiva ou incontinência.

Calor–Frio

O excesso de *Yang* evidencia-se por Calor, enquanto o excesso de *Yin* manifesta-se por Frio. Por exemplo, um indivíduo com excesso de *Yang* sente-se quente, enquanto outro com excesso de *Yin* tende a sentir sempre frio. As qualidades de quente e frio também podem ser observadas em determinados sinais clínicos. Por exemplo, um furúnculo volumoso, vermelho e quente ao toque indica Calor. Uma área lombar baixa muito fria ao toque indica Frio no Rim.

Vermelhidão–palidez

Compleição avermelhada indica excesso de *Yang* (ou deficiência de *Yin*), enquanto palidez sugere excesso de *Yin* (ou deficiência de *Yang*).

Agitação–quietude

Agitação, insônia, inquietação ou tremores indicam excesso de *Yang*. Comportamento quieto, desejo de estar imóvel ou sonolência indicam excesso de *Yin*.

Seco–úmido

Qualquer sinal ou sintoma de ressecamento, inclusive olhos e garganta secos, ressecamento da pele ou das fezes, indica excesso de *Yang* (ou deficiência de *Yin*). Qualquer sinal ou sintoma de umidade excessiva, inclusive lacrimejamento ocular, coriza, espinhas úmidas na pele ou fezes amolecidas, sugere excesso de *Yin* (ou deficiência de *Yang*).

Duro–macio

Quaisquer nódulos, inflamações ou massas duras geralmente são causadas por excesso de *Yang*, enquanto a consistência macia sugere excesso de *Yin*.

Excitação–inibição

Sempre que uma função está hiperativa, isso indica excesso de *Yang*; quando está hipoativa, sugere excesso de *Yin*. Por exemplo, frequência cardíaca acelerada pode indicar excesso de *Yang* do Coração, enquanto frequência cardíaca muito lenta pode sugerir excesso de *Yin* do Coração.

Rapidez–lentidão

Isso se evidencia de duas formas: nos movimentos do indivíduo e no tipo de início das manifestações clínicas.

Quando os movimentos de um indivíduo são rápidos e ele anda e fala rapidamente, isso pode indicar excesso de *Yang*. Quando os movimentos são lentos e ele caminha e fala lentamente, isso pode sugerir excesso de *Yin*.

Quando os sinais e sintomas começam repentinamente e mudam rapidamente, isso indica uma condição *Yang*. Quando se desenvolvem de forma gradativa e mudam lentamente, isso sugere uma condição *Yin*.

Substancial–não substancial

Conforme foi explicado antes, *Yang* corresponde a um estado sutil de agregação, enquanto *Yin* corresponde a um estado denso e grosseiro de agregação. Quando *Yang* está normal, as coisas são mantidas em movimento. O *Qi* flui normalmente e os líquidos são transformados e excretados. Quando há deficiência de *Yang*, o *Qi* fica estagnado, os líquidos não são transformados ou excretados e, consequentemente, há predomínio de *Yin*. Desse modo, *Yang* mantém as coisas em movimento e em um estado de fluidez ou "não substancialidade". Quando há predomínio de *Yin*, o movimento e a força de transformação de *Yang* diminuem, a energia condensa em formas materiais e torna-se "substancial".

Por exemplo, quando o *Qi* circula normalmente no abdome, a função intestinal de separação e excreção dos líquidos está normal. Quando *Yang* falha e *Qi* diminui, o poder *Yang* de movimentar e transformar é reduzido, os líquidos não são transformados, o Sangue não é circulado e, com o tempo, a estagnação de *Qi* causa estase de Sangue e, por fim, leva à formação de massas ou tumores.

Transformação/mudança–conservação/armazenamento/sustentação

Yin corresponde à conservação e ao armazenamento; isso se reflete na função dos órgãos *Yin*, que armazenam Sangue, Fluidos Corporais e Essência e os conservam como essências preciosas. *Yang* corresponde à transformação e à mudança: isso se reflete na função dos órgãos *Yang*, que são constantemente preenchidos e esvaziados e que continuamente transformam, transportam e excretam.

As diretrizes gerais apresentadas anteriormente nos permitem, com base na teoria *Yin-Yang*, interpretar as manifestações clínicas. Todos os sinais e sintomas podem ser interpretados à luz das diretrizes gerais citadas, porque todas as manifestações clínicas originam-se de uma separação de *Yin* e *Yang*. Em condições de saúde, *Yin* e *Yang* misturam-se harmoniosamente em equilíbrio dinâmico. Quando *Yin* e *Yang* estão assim equilibrados, não podem ser identificados como entidades separadas: por essa razão, o indivíduo não apresenta sinais ou sintomas.

Por exemplo, quando *Yin* e *Yang* e *Qi* e Sangue estão equilibrados, a face tem coloração rosa brilhante normal e não é pálida nem vermelha, nem muito embranquecida nem muito escura etc. Em outras palavras, nada pode ser observado.

Quando *Yin* e *Yang* estão desequilibrados, eles se tornam separados; o indivíduo terá muito mais de um ou de outro e a face será muito pálida (excesso de *Yin*) ou muito avermelhada (excesso de *Yang*). Por essa razão, *Yin* e *Yang* podem ser evidenciados quando não estão em equilíbrio. É possível imaginar o símbolo do Supremo Absoluto *Yin-Yang* (ver Figura 1.6) rodando muito rapidamente: nesse caso, o branco e o preto não podem ser identificados porque não são separáveis pelo olho humano. Do mesmo modo, quando *Yin* e *Yang* estão equilibrados e movendo-se harmoniosamente, eles não podem ser separados, não são visíveis, e o indivíduo não tem sinais e sintomas.

Todos os sinais e sintomas podem ser interpretados desta forma, isto é, como perda do equilíbrio de *Yin* e *Yang*. Outro exemplo: quando *Yin* e *Yang* estão em equilíbrio, a urina tem coloração amarelo-clara normal e o volume é normal. Quando há excesso de *Yin*, a urina torna-se muito pálida, quase parecida com água, e também profusa; quando há excesso de *Yang*, a urina torna-se muito escura e escassa.

Atenção

Essencialmente, todos os sinais e sintomas são causados por um desequilíbrio entre *Yin* e *Yang*.

Tendo em mente os princípios gerais das naturezas de *Yin* e *Yang* no que se refere aos sinais e sintomas, podemos listar as principais manifestações clínicas da seguinte maneira:

Yang	Yin
Doença aguda	Doença crônica
Início rápido	Início gradativo
Alterações patológicas rápidas	Doença insidiosa
Calor	Frio
Inquietude, insônia	Sonolência, apatia
Afasta as roupas de cama	Prefere estar coberto
Gosta de deitar-se com o corpo esticado	Prefere enrolar o corpo
Corpo e membros quentes	Corpo e membros frios
Face avermelhada	Face pálida
Aprecia bebidas geladas	Aprecia bebidas quentes
Voz alta, fala muito	Voz fraca, não gosta de falar
Respiração ruidosa	Respiração fraca e superficial
Sede	Nenhuma sede
Urina escura e escassa	Urina clara e profusa
Constipação intestinal	Fezes amolecidas
Língua vermelha com saburra amarela	Língua pálida
Pulso Cheio	Pulso Vazio

Por fim, depois da descrição da natureza *Yin* e *Yang* dos sinais e sintomas, é necessário enfatizar que, embora a distinção entre *Yin* e *Yang* nas manifestações clínicas seja fundamental, ela não é suficiente para ser usada na prática clínica. Por exemplo, quando a face está muito avermelhada, isso indica excesso de *Yang*. Contudo, essa conclusão é muito geral para dar qualquer indicação quanto ao que seria um tratamento adequado, porque a face, na verdade, poderia estar avermelhada em razão de Calor-Cheio ou Calor-Vazio por deficiência de *Yin* (ambos poderiam ser classificados como "excesso de *Yang*"). Se a face estivesse avermelhada em razão de Calor-Cheio, seria necessário definir mais claramente quais órgãos estão mais acometidos: a face poderia estar vermelha por causa de Fogo de Fígado, Fogo de Coração, Calor no Pulmão ou Calor no Estômago. O tratamento seria diferente para cada um desses casos.

Por essa razão, a teoria *Yin-Yang*, embora seja fundamental, é muito generalista para fornecer informações concretas quanto ao tratamento necessário. Como veremos mais adiante, essa teoria precisa ser integrada às teorias dos Oito Princípios e dos padrões de desequilíbrio dos Órgãos Internos, de forma que possa ser aplicada às situações clínicas reais (ver Capítulos 30 a 42). Apesar disso, a teoria *Yin-Yang* é o fundamento necessário ao entendimento dos sinais e sintomas.

▶ Interdependência de *Yin* e *Yang*

Yin e *Yang* são opostos, mas também mutuamente dependentes. Ambos não podem existir isoladamente, e isso fica muito evidente quando consideramos a fisiologia do corpo. Todos os processos fisiológicos resultam da oposição e da interdependência de *Yin* e *Yang*. Em medicina chinesa, as funções dos órgãos internos demonstram perfeitamente a interdependência de *Yin* e *Yang*.

Órgãos *Yin* e *Yang*

Os órgãos *Yin* e *Yang* são muito diferentes em suas funções, mas ao mesmo tempo dependem uns dos outros para o desempenho de suas funções. Os órgãos *Yin* dependem dos órgãos *Yang* para produzir *Qi* e Sangue a partir da transformação dos alimentos. Os órgãos *Yang* dependem dos órgãos *Yin* para sua nutrição originada do Sangue e da Essência armazenados por estes últimos.

Estrutura e função dos órgãos

Cada órgão tem uma estrutura representada pelo próprio órgão e pelo Sangue e líquidos contidos em seu interior. Ao mesmo tempo, cada órgão tem determinada função que afeta e é afetada por sua estrutura. Por exemplo, a estrutura do Fígado é representada pelo órgão propriamente dito e pelo Sangue armazenado em seu interior. Em especial, o Fígado tem a função de armazenar Sangue. Outra função do Fígado é garantir o livre fluxo do *Qi* para todo o corpo. Ao assegurar o livre fluxo do *Qi*, o Fígado também mantém o Sangue em movimento e, por essa razão, possibilita o armazenamento apropriado de Sangue em seu interior: este é um exemplo de como a função do Fígado colabora para sua estrutura. Por outro lado, o próprio Fígado precisa ser nutrido pelo Sangue: este é um exemplo de como a estrutura do Fígado colabora para o desempenho de sua função.

Sem estrutura (*Yin*), a função (*Yang*) não poderia ser realizada; sem função, a estrutura careceria de transformação e movimento.

No Capítulo 5 do livro *Questões Simples*, encontramos que: "*Yin está no Interior e é o fundamento material de Yang; Yang está no Exterior e é a manifestação de Yin.*"[12]

▶ Consumo mútuo de Yin e Yang

Yin e *Yang* estão em um estado constante de mudança, de forma que, quando um aumenta, o outro é consumido para preservar o equilíbrio. Isso pode ser percebido facilmente no fenômeno das marés e na transição do dia para a noite. À medida que o dia chega ao final, *Yang* diminui e *Yin* aumenta. Exatamente o mesmo pode ser observado no ciclo das estações. Quando chega a primavera, *Yin* começa a diminuir e *Yang* aumenta. Além da simples preservação do equilíbrio, *Yin* e *Yang* também se "consomem" mutuamente. Quando um aumenta, o outro precisa diminuir. Por exemplo, quando o clima se torna extremamente quente (*Yang*), a água (*Yin*) do solo resseca. Assim:

- Quando *Yin* é consumido, *Yang* aumenta
- Quando *Yang* é consumido, *Yin* aumenta
- Quando *Yin* aumenta, *Yang* é consumido
- Quando *Yang* aumenta, *Yin* é consumido.

No corpo humano, o consumo mútuo de *Yin* e *Yang* pode ser observado sob as perspectivas fisiológica e patológica.

Sob a perspectiva fisiológica, o consumo mútuo de *Yin* e *Yang* é um processo normal que mantém o equilíbrio das funções fisiológicas. Esse processo pode ser observado em todas as funções fisiológicas, como na regulação da transpiração, micção, temperatura corporal, respiração etc. Por exemplo, no verão, o clima é quente (*Yang*) e transpiramos mais (*Yin*); quando a temperatura externa é muito baixa (*Yin*), o corpo começa a tremer (*Yang*) na tentativa de produzir algum calor.

Sob a perspectiva fisiológica, o consumo mútuo de *Yin* e *Yang* também pode ser observado na sua alternância durante o ciclo menstrual, que pode ser dividido em quatro fases:

- Fase 1: fase de sangramento
- Fase 2: fase pós-menstrual (cerca de 1 semana após o fim do sangramento)
- Fase 3: meio do ciclo (cerca de 1 semana em torno da ovulação)
- Fase 4: fase pré-menstrual (cerca de 1 semana antes de começar o sangramento).

Nas fases 1 e 2, *Yang* diminui e *Yin* aumenta progressivamente, isto é, *Yin* aumenta e *Yang* é consumido. Nas fases 3 e 4, *Yang* aumenta e *Yin* diminui, isto é, *Yang* aumenta e *Yin* é consumido (Figura 1.10). Na perspectiva ocidental, as primeiras duas fases correspondem à fase folicular, enquanto as duas últimas, à fase lútea.

Sob o ponto de vista patológico, *Yin* ou *Yang* pode aumentar além dos níveis normais e provocar o consumo de sua qualidade oposta. Por exemplo, a temperatura pode aumentar (excesso de *Yang*) durante uma doença infecciosa. Isso pode causar ressecamento e exaustão dos fluidos corporais (consumo de *Yin*). Embora alguns ainda pudessem considerar isso como uma tentativa do corpo de manter o equilíbrio entre *Yin* e *Yang* (os fluidos corporais e a temperatura), tal equilíbrio não seria normal, mas um estado patológico originado do excesso de *Yang*. Poderíamos ir além e dizer que a própria temperatura alta seria uma tentativa do corpo de lutar contra um fator patogênico, mas isso não modifica o fato de que a elevação da temperatura representa um excesso de *Yang*, que resulta no consumo de *Yin*.

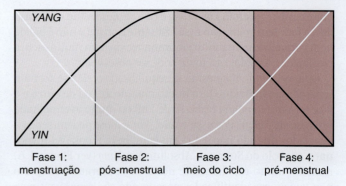

Figura 1.10 As quatro fases do ciclo menstrual.

Sob o ponto de vista patológico, pode haver quatro situações diferentes de excesso de *Yin* ou *Yang* resultando no consumo de *Yang* ou *Yin*, respectivamente, ou de consumo de *Yang* ou *Yin* resultando no excesso aparente de *Yin* ou *Yang*, respectivamente. É importante ressaltar que o excesso de *Yang* e o consumo de *Yin* não são equivalentes. Com o excesso de *Yang*, o fator primário é o aumento anormal de *Yang*, que resulta no consumo de *Yin*. Com o consumo de *Yin*, o fator primário é a deficiência de *Yin*, que ocorre espontaneamente e acarreta excesso aparente de *Yang*.

Cinco diagramas podem esclarecer esta questão (Figuras 1.11 a 1.15).

Equilíbrio de Yin e Yang

(Ver Figura 1.11.)

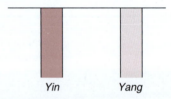

Figura 1.11 Equilíbrio de *Yin* e *Yang*.

Excesso de Yin

(Ver Figura 1.12.)

Um exemplo dessa condição ocorre quando o Frio (interno ou externo) do corpo consome *Yang*, especialmente o *Yang* do Baço. Esse estado é conhecido como Frio-Cheio.

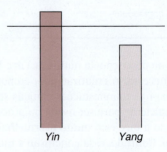

Figura 1.12 Excesso de *Yin*.

Excesso de Yang

(Ver Figura 1.13.)

Um exemplo dessa condição ocorre quando o Calor (que pode ser interno ou externo) consome fluidos do corpo (que pertencem a Yin) e causa ressecamento. Esse estado é conhecido como Calor-Cheio.

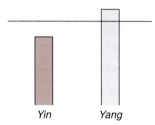

Figura 1.13 Excesso de *Yang*.

Consumo de Yang

(Ver Figura 1.14.)

Isso ocorre quando a energia *Yang* do corpo diminui espontaneamente. A redução da energia *Yang* causa frio, resfriamento e outros sintomas que, até certo ponto, são semelhantes aos acarretados pelo excesso de *Yin*. Entretanto, a situação é muito diferente porque, com o excesso de *Yin*, é o excesso dessa qualidade o fator primário que resulta no consumo de *Yang*. No caso do consumo espontâneo de *Yang*, a diminuição dessa qualidade é o fator primário, e o excesso de *Yin* é apenas aparente. Esse estado é conhecido como Frio-Vazio.

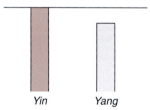

Figura 1.14 Consumo de *Yang*.

Consumo de Yin

(Ver Figura 1.15.)

Isso ocorre quando as energias *Yin* do corpo são esgotadas. A redução de *Yin* pode causar sintomas de excesso aparente de *Yang*, inclusive sensações de calor. Também aqui, a situação é muito diferente da que se observa com o excesso de *Yang*. Neste último caso, *Yang* é o fator primário. No caso da redução de *Yin*, esse é o fator primário, e o excesso de *Yang* é apenas aparente. Esse estado é conhecido como Calor-Vazio.

A diferenciação entre Frio-Vazio e Frio-Cheio e entre Calor-Vazio e Calor-Cheio é muito importante na prática: nos casos de Vacuidade, a medida necessária é tonificar; nos casos de Plenitude, é necessário expelir os fatores patogênicos (Boxe 1.1).

Boxe 1.1 Consumo mútuo de *Yin-Yang*: Calor e Frio

1. Excesso de *Yin* = Frio-Cheio
2. Excesso de *Yang* = Calor-Cheio
3. Consumo de *Yang* = Frio-Vazio
4. Consumo de *Yin* = Calor-Vazio.

▶ Intertransformação de *Yin* e *Yang*

Embora sejam opostos, *Yin* e *Yang* podem transformar-se um no outro. Essa transformação não ocorre aleatoriamente, mas é determinada pelo estágio de desenvolvimento e pelas condições internas.

Em primeiro lugar, a transformação ocorre quando as condições são adequadas em determinado ponto do tempo. O dia não pode transformar-se em noite a qualquer tempo, mas apenas quando houver alcançado seu ponto de exaustão.

A segunda condição para a transformação é determinada pelas qualidades intrínsecas de determinada coisa ou fenômeno. Madeira pode transformar-se em carvão, mas não uma pedra.

O processo de transformação de *Yin* e *Yang* um no outro pode ser observado em alguns fenômenos naturais, inclusive alternância de dia e noite, estações do ano, fatores climáticos etc.

O princípio da intertransformação de *Yin-Yang* tem muitas aplicações na prática clínica. O entendimento dessa transformação é importante para a prevenção de doenças. Se soubermos como alguma coisa pode transformar-se em seu oposto, então poderemos evitar isso e conseguir um equilíbrio, essência da medicina chinesa.

Por exemplo, trabalho excessivo (*Yang*) sem descanso causa deficiência extrema (*Yin*) das energias do corpo. Praticar corridas em excesso (*Yang*) causa pulso muito lento (*Yin*). Consumo exagerado de álcool provoca euforia agradável (*Yang*), rapidamente seguida de uma "ressaca" (*Yin*). Preocupação excessiva (*Yang*) esgota (*Yin*) a energia do corpo. Atividade sexual em excesso (*Yang*) consome a Essência (*Yin*).

Desse modo, o equilíbrio em nossas vidas, na dieta, no exercício, no trabalho, no estado emocional e na atividade sexual é a essência da prevenção em medicina chinesa; e compreender como *Yang* pode transformar-se em *Yin*, e vice-versa, pode ajudar-nos a evitar oscilações rápidas de um para outro, as quais são deletérias à nossa vida física e emocional. Evidentemente, nada seria mais difícil de alcançar em nossas sociedades ocidentais modernas – que parecem ser condicionadas para produzir variações máximas de um extremo ao outro.

A transformação de *Yin-Yang* também pode ser observada nas alterações patológicas encontradas na prática clínica. Por exemplo, o Frio externo pode invadir o corpo e, após algum tempo, transformar-se facilmente em Calor. Uma condição de

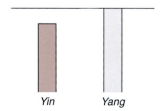

Figura 1.15 Consumo de *Yin*.

Excesso pode rapidamente se transformar em Deficiência. Por exemplo, Calor excessivo pode provocar depleção dos fluidos corporais e causar deficiência de fluidos. A condição de Deficiência também pode transformar-se em Excesso. Por exemplo, a deficiência de *Yang* do Baço pode resultar em Excesso de Umidade ou Fleuma. Por essa razão, é extremamente importante ser capaz de discernir a transformação de *Yin-Yang* na prática clínica, de forma a tratar a condição adequadamente.

Resultados do aprendizado

Neste capítulo, você aprendeu:
- Como compreender o conceito de *Yin-Yang*
- A classificação dos fenômenos de acordo com *Yin-Yang*
- Os quatro aspectos da inter-relação de *Yin-Yang*
- Como aplicar a teoria de *Yin-Yang* à medicina chinesa
- Como compreender os conceitos de deficiência de *Yin* ou *Yang* e o excesso de *Yin* ou *Yang*.

Questões de autoavaliação

1. O que representam os caracteres chineses para *Yin* e *Yang*?
2. Por que você acha que esquerda pertence ao *Yang* e direita ao *Yin*?
3. Por que redondo pertence ao *Yang* e quadrado ao *Yin*?
4. Como *Yin* e *Yang* relacionam-se com as estações do ano?
5. Você está à beira de um lago em um dia muito quente e observa o vapor subindo da superfície da água: como você interpretaria o que vê com base na teoria de *Yin-Yang*?
6. Quando *Yang* predomina, o que acontece com *Yin*?
7. Quando *Yin* está deficiente, o que acontece com *Yang*?
8. Explique a relação entre Fígado e Sangue e Fígado e *Qi* em termos de *Yin-Yang*.
9. Mencione no mínimo cinco exemplos de oposição de *Yin-Yang* na sintomatologia clínica.
10. Relacione o excesso de *Yin/Yang* e a deficiência de *Yin/Yang* com Calor e Frio (Cheio ou Vazio).

Ver respostas no Apêndice 6.

Notas

1. Needham J 1977 Science and Civilization in China, vol. 2, Cambridge University Press, Cambridge, p. 303.
2. Ibid.
3. A descrição mais detalhada do desenvolvimento histórico da teoria de *Yin-Yang* ao longo dos séculos estaria além dos propósitos deste livro. O leitor pode consultar as seguintes obras:
   - Fung Yu-Lan 1966 A Short History of Chinese Philosophy, Macmillan, New York.
   - Granet M 1967 La Pensée Chinoise, Albin Michel, Paris.
   - Moore CA 1967 The Chinese Mind, University Press of Hawaii, Honolulu.
   - Needham J 1956 Science and Civilization in China, vol. 2, Cambridge University Press, Cambridge.
   - Wing Tsit Chan 1969 A Source Book in Chinese Philosophy, Princeton University Press, Princeton.
4. Granet M 1967 La Pensée Chinoise, Albin Michel, Paris, p. 367.
5. 1979 The Yellow Emperor's Classic of Internal Medicine – Simple Questions (Huang Di Nei Jing Su Wen 黄帝内经素问), People's Health Publishing House, Beijing, p. 44.
6. É interessante comparar isso com a atitude cultural ocidental quanto à esquerda e à direita, de acordo com a qual esquerda é algo "ruim", enquanto direita é algo "bom". Por exemplo, veja algumas palavras como "sinistro" (relacionada etimologicamente com "esquerda") e "desastrado", ambas significando "canhoto" e "desajeitado"; ou "destro", que significa "que usa a mão direita" e "habilidoso".
7. Simple Questions, p. 31.
8. Science and Civilization in China, vol. 2, p. 41.
9. Simple Questions, p. 31.
10. Ibid., p. 77–78.
11. Ibid., p. 32.
12. Ibid., p. 42–43.
13. Lao Zi, Library of Chinese Classics, Foreign Languages Press, Beijing, 1999, p. 73.

Bibliografia e leitura complementar

Fung Yu Lan 1966 A Short History of Chinese Philosophy, Free Press, New York
Kaptchuk T 2000 The Web that has no Weaver – Understanding Chinese Medicine, Contemporary Books, Chicago
Moore CA 1967 The Chinese Mind, University Press of Hawaii, Honolulu
Needham J 1977 Science and Civilization in China, vol. 2, Cambridge University Press, Cambridge
Wang Bi 1994 The Classic of Changes (translated by RJ Lynn), Columbia University Press, New York
Wilhelm R 1967 The I Ching, Routledge and Kegan Paul, London
Wing Tsit Chan 1969 A Source Book in Chinese Philosophy, Princeton University Press, Princeton

Os Cinco Elementos 2

PARTE 1

Os Cinco Elementos na Natureza, 16

Os Cinco Elementos como qualidades básicas, 17

Os Cinco Elementos como movimentos, 17

Os Cinco Elementos como estágios de um ciclo sazonal, 18

Inter-relações dos Cinco Elementos, 18

Correspondências dos Cinco Elementos, 20

Os Cinco Elementos em medicina chinesa, 21

Os Cinco Elementos na fisiologia, 21

Os Cinco Elementos em patologia, 25

Os Cinco Elementos no diagnóstico, 27

Os Cinco Elementos no tratamento com acupuntura, 30

Os Cinco Elementos na fitoterapia e na dietoterapia, 31

Notas, 32

Bibliografia e leitura complementar, 33

Com a teoria de *Yin-Yang*, a teoria dos Cinco Elementos constitui a base da medicina chinesa. O termo "Cinco Elementos" tem sido usado pela maioria dos praticantes de medicina chinesa ocidentais há muito tempo. Alguns autores consideram que essa seja uma interpretação equivocada do termo chinês *Wu Xing*, que foi perpetuada ao longo dos anos. *Wu* significa "cinco" e *Xing* indica "movimento", "processo", "ir" ou "conduzir", "comportamento". Por essa razão, a maioria dos autores entende que o termo *Xing* não pode significar "elemento" como um dos constituintes básicos da Natureza, conforme supostamente tinha em mente a filosofia grega antiga.

Em minha opinião, isso é verdade apenas em parte. Primeiramente, conforme foram concebidos por vários filósofos gregos ao longo dos séculos, os elementos nem sempre eram considerados "constituintes básicos" da Natureza, ou "substâncias fundamentais passivas e imóveis".[1] Alguns filósofos gregos entendiam os elementos como qualidades dinâmicas da Natureza, algo semelhante à filosofia chinesa.

Os filósofos gregos usavam diferentes palavras para indicar os elementos, comprovando a inexistência de um conceito único para esses pensadores. Para Empédocles, eles eram "raízes" (*rhizomata*, ou ριζωματα), para Platão "componentes simples" (*stoicheia*, ou στοιχεια). Aristóteles propôs uma interpretação dinâmica definitiva aos quatro elementos e chamou-os de "forma primária" (*prota somata*, ou πρωτα σωματα). De acordo com esse pensador: *Terra e Fogo são opostos também em razão da oposição das qualidades respectivas com que eles são revelados aos nossos sentidos: Fogo é quente, Terra é frio. Além da oposição fundamental entre calor e frio, há outra oposição, isto é, seco e úmido: daí as quatro combinações possíveis de quente-seco [Fogo], quente-úmido [Ar], frio-seco [Terra] e frio-úmido [Água] ... os elementos podem combinar-se entre si e até mesmo se transformar uns nos outros ... deste modo, Terra – que é frio e seco – pode gerar Água quando umidade substitui secura.*[2]

Desse modo, para Aristóteles, os quatro elementos passaram a ser as quatro qualidades básicas dos fenômenos naturais classificados como combinações de quatro qualidades – quente, frio, seco e úmido. Como se pode perceber claramente na afirmação citada antes, os elementos aristotélicos poderiam até se transformar uns nos outros e gerar uns aos outros.

Essa interpretação é muito semelhante à chinesa, segundo a qual os elementos são qualidades da Natureza. Além disso, é interessante salientar a semelhança com a teoria chinesa de *Yin-Yang*: os quatro elementos aristotélicos originam-se da interação das qualidades *Yin-Yang* básicas de frio-calor e seco-úmido.

Desse modo, não estaríamos absolutamente certos ao dizer que os elementos gregos foram concebidos apenas como constituintes básicos da matéria, ou "blocos de construção" da Natureza. Além disso, a palavra "elementos" não significa necessariamente isto: esse significado é atribuído apenas com base na interpretação química moderna.

Por fim, não é absolutamente verdade que os elementos chineses não foram concebidos como constituintes básicos da matéria. Evidentemente, eles são fundamentalmente qualidades básicas dos fenômenos naturais, ou movimentos; contudo, também existem afirmações que poderiam sugerir que os elementos também sejam constituintes básicos da Natureza. Por exemplo: *Quando o Qi dos Elementos organiza-se, as coisas adquirem forma.*[3]

Em resumo, com base nos argumentos citados antes, tenho mantido a palavra "elemento" como tradução do termo chinês *Xing*. Alguns sinólogos (inclusive Joseph Needham e Fung Yu Lan) têm usado o termo "elemento". Fung Yu Lan sugeriu que uma possível tradução para *wu xing* poderia ser "Cinco Atividades" ou "Cinco Agentes".[4] Embora o termo "cinco fases" tenha conquistado alguma aceitação como tradução para *wu xing*, acho que este termo é restritivo porque se refere claramente a apenas um dos aspectos dos Cinco Elementos, ou seja, as fases de um ciclo (sazonalidade).

Por esta razão, embora não sejam constituintes básicos da Natureza, os Cinco Elementos – assim como *Yin-Yang* – têm significação multifacetária e podem ser descritos conforme está listado no Boxe 2.1.

A teoria dos Cinco Elementos não foi aplicada à medicina chinesa ao longo de todo o seu desenvolvimento histórico, na medida em que sua popularidade aumentava e diminuía com o passar dos séculos. Durante o Período dos Estados Combatentes (ver *Cronologia Chinesa*, Apêndice 3), essa teoria tornou-se extremamente popular e foi aplicada a medicina, astrologia, ciências naturais, calendário, música e até mesmo à política. Sua popularidade era tão grande que a maioria dos fenômenos era classificada em grupos de cinco.

Entretanto, a partir do início do século I, começaram a levantar-se vozes críticas. O grande filósofo cético Wang Chong (27-97 d.C.) criticou a teoria dos Cinco Elementos como uma estrutura muito rígida para interpretar todos os fenômenos naturais adequadamente. De acordo com Wang Chong: "*O galo pertence ao Metal e a lebre à Madeira: se Metal realmente conquista Madeira, porque o galo não devora a lebre?*"[5]

Da dinastia Han em diante, a influência da teoria dos Cinco Elementos na medicina chinesa começou a declinar. Por exemplo, o grande clássico da medicina chinesa da dinastia Han intitulado *Discussion of Cold-induced Diseases*, de autoria de Zhang Zhong Jing, sequer menciona os Cinco Elementos. Apenas na dinastia Song (960-1279 d.C.), a teoria dos Cinco Elementos reconquistou popularidade e foi aplicada sistematicamente ao diagnóstico, à sintomatologia e ao tratamento em medicina chinesa.

Da dinastia Ming em diante, a influência da teoria dos Cinco Elementos decresceu novamente, à medida que a medicina chinesa começou a ser dominada pelo estudo das doenças infecciosas a partir do Calor externo, para cujo diagnóstico e tratamento utilizava-se a identificação dos Padrões de acordo com os Quatro Níveis e os Três Aquecedores.

Se o leitor desejar a melhor análise crítica do significado da teoria dos Cinco Elementos na medicina chinesa, consulte *The Web That Has No Weaver* (sem tradução no Brasil).[6]

Boxe 2.1 Natureza dos Cinco Elementos

- Cinco processos básicos da Natureza
- Cinco qualidades dos fenômenos naturais
- Cinco fases de um ciclo
- Cinco possibilidades intrínsecas de mudança dos fenômenos

Os Cinco Elementos na Natureza

A teoria dos Cinco Elementos foi elaborada praticamente na mesma época da teoria do *Yin-Yang*. As primeiras referências a essas duas teorias datam da dinastia Zhou (cerca de 1000-771 a.C.).[7]

Algumas das referências mais antigas aos Elementos não os chamam absolutamente desta forma: pelo contrário, elemento é um "trono de governo", um "repositório de governo",

uma "mansão" ou "casa" (*Fu* 府), ou uma "habilidade, um talento ou um material" (*cai* 柴); em determinada época, os Elementos eram contados em seis, em vez de cinco. Na verdade, eles eram conhecidos como as "Cinco Habilidades" ou os "Seis Tronos de Governo". Um livro escrito no Período dos Estados Combatentes afirma que: "*o Céu envia as Cinco Habilidades e as pessoas utilizam-nas.*"[8] Também nesse livro encontramos que: "*os Seis Tronos de Governo ... são Água, Fogo, Metal, Madeira, Terra e Grão.*"[9] Desse modo, "Grão" era considerado o sexto "elemento".

Um livro da dinastia Han ocidental (206 a.C.-24) conhecido como *Great Transmission of the Valued Book* afirma que: "*Água e Fogo fornecem alimento, Metal e Madeira fornecem prosperidade e Terra fornece provisões.*"[10]

Poderíamos afirmar que as teorias de *Yin-Yang* e dos Cinco Elementos e suas aplicações à medicina marcam o início do que se poderia denominar de medicina "científica" e um afastamento do xamanismo. Os curadores não mais buscam uma causa sobrenatural para as doenças: agora eles observavam a Natureza e, com uma combinação dos métodos indutivo e dedutivo, buscavam encontrar padrões e, por extensão, aplicavam esses padrões à interpretação da doença.

Atenção

As teorias de *Yin-Yang* e dos Cinco Elementos representaram um salto histórico da medicina – a visão da doença como algo causado por espíritos malévolos deu lugar a uma visão naturalista das doenças como algo associado ao estilo de vida.

Por essa razão, não é por acaso que os números e a numeração começaram a ser aplicados progressivamente à interpretação da Natureza e do corpo humano: duas polaridades básicas (*Yin-Yang*), uma "estrutura" cosmológica trinitária (Céu, Indivíduo, Terra), quatro estações, Cinco Elementos, seis fatores climáticos da Natureza e cinco órgãos *Yin* e seis órgãos *Yang* no corpo humano. O número 5 e os Cinco Elementos estão associados aos fenômenos terrestres, enquanto o número 6 está relacionado com os fenômenos celestiais (os seis fatores climáticos). A classificação das coisas por números indica um método de pensar cada vez mais inquisitivo e analítico.

Curiosamente, mais ou menos o mesmo processo ocorria na Grécia antiga quase à mesma época, quando as teorias gregas dos Elementos foram elaboradas. Em seu ensaio *Da Doença Sagrada*, Hipócrates lança uma crítica detalhada à teoria sobrenatural da etiologia da epilepsia.[11]

O livro *Shang Shu*, escrito durante a dinastia Zhou ocidental (1000-771 a.C.), afirma que: "*os Cinco Elementos são Água, Fogo, Madeira, Metal e Terra. O fogo queima para cima, a Madeira pode ser dobrada e retificada, o Metal pode ser moldado e endurecido, a Terra permite semear, cultivar e colher.*"[12] Voltaremos a esse trecho mais adiante, porque nele estão alguns conceitos importantes sobre a natureza dos Cinco Elementos.

A teoria dos Cinco Elementos foi elaborada pela mesma escola filosófica que desenvolveu a teoria de *Yin-Yang* – a "Escola *Yin-Yang*", também conhecida como "Escola Naturalista". O expoente principal dessa escola foi Zou Yan (c. 350-270 a.C.). Inicialmente, a teoria dos Cinco Elementos tinha implicações políticas e naturalistas. Os filósofos dessa escola eram altamente reconhecidos e talvez, até certo ponto, temidos pelos governantes chineses da antiguidade, porque eles supostamente eram capazes de interpretar a Natureza à luz das teorias de *Yin-Yang* e dos Cinco Elementos e tirar conclusões políticas dessas teorias. Por exemplo, determinado governante era associado a um dos Elementos e todas as cerimônias precisavam conformar-se à cor e à estação (e outros aspectos) desse Elemento.

Além disso, esses filósofos afirmavam que podiam prever a sucessão de governantes com base nos vários ciclos dos Cinco Elementos: Zou Yan afirmou: *"Cada um dos Cinco Elementos é seguido por outro que não pode conquistar. A dinastia de Shun governou a Terra pela virtude, a dinastia Xia governou a Madeira pela virtude, a dinastia Shang governou o Metal pela virtude e a dinastia Zhou governou o Fogo pela virtude. Quando alguma dinastia nova começa a surgir, o céu exibe sinais auspiciosos às pessoas. Durante o florescimento de Huang Di [o Imperador Amarelo], surgiram grandes vermes da terra e formigas. Ele disse: 'Isso indica que o Elemento Terra está em ascendência e, por isto, nossa cor deve ser amarelo e nossos negócios devem ser colocados sob o sinal da Terra.' Durante o florescimento de Yu, o Grande, o céu produziu plantas e árvores que não murchavam no outono e no inverno. Ele disse: 'Isso indica que o Elemento Madeira está em ascendência e, deste modo, nossa cor deve ser verde e nossos negócios devem ser colocados sob o domínio da Madeira.'"*[13] Poderíamos afirmar que os filósofos da Escola Naturalista desenvolveram uma ciência natural primitiva e ocuparam uma posição social respeitada comparável à dos cientistas modernos da atualidade.

À parte de sua conotação política, a teoria dos Cinco Elementos tinha muitas outras facetas. As três principais estão descritas adiante nas seções sobre inter-relações e correspondências dos Cinco Elementos, isto é:

- Cinco qualidades diferentes dos fenômenos naturais
- Cinco movimentos
- Cinco fases do ciclo das estações
- Inter-relações dos Cinco Elementos
- Correspondências dos Cinco Elementos.

▶ Os Cinco Elementos como qualidades básicas

Nesse ponto, é importante repetir e ampliar o trecho citado antes do livro *Shang Shu*: *"Os Cinco Elementos são Água, Fogo, Madeira, Metal e Terra. A Água umidifica e desce, o fogo queima para cima, a Madeira pode ser dobrada e retificada, o Metal pode ser moldado e endurecido, a Terra permite semear, cultivar e colher. Aquilo que embebe e desce [Água] é salgado, o que queima para cima [Fogo] é amargo, o que pode ser dobrado e retificado [Madeira] é ácido, o que pode ser moldado e endurecido [Metal] é picante, o que permite semear e colher [Terra] é doce."*[14]

Essa afirmação demonstra claramente que os Cinco Elementos simbolizam cinco qualidades intrínsecas e estados diferentes dos fenômenos naturais. Também relaciona os sabores (ou aromas) aos Cinco Elementos e fica evidente que os sabores têm mais a ver com uma qualidade intrínseca de algo (como sua composição química em termos modernos) que com seu sabor real.

Desse modo, com base nessa afirmação, pode-se perceber claramente que os Cinco Elementos não são cinco tipos de matéria fundamental, mas cinco tipos de processos (Boxe 2.2). Needham traduz esses processos em termos modernos da seguinte forma:

Água: liquidez, fluidez, solução
Fogo: calor, combustão
Madeira: solidez, funcionalidade
Metal: solidez, congelação, maleabilidade
Terra: nutrição[15]

Boxe 2.2 Os Cinco Elementos como qualidades básicas

- Madeira: "pode ser dobrada e retificada"
- Fogo: "queima e sobe"
- Terra: "permite semear, cultivar e colher"
- Metal: "pode ser moldado e enrijecido"
- Água: "molha e desce".

▶ Os Cinco Elementos como movimentos

Os Cinco Elementos também simbolizam cinco direções diferentes de movimento dos fenômenos naturais. A Madeira representa movimento expansivo para fora em todas as direções, o Metal simboliza movimento contrativo para dentro, Água sugere movimento para baixo, Fogo, movimento para cima e Terra, neutralidade ou estabilidade (Figura 2.1).

O próprio termo *Xing* (traduzido como "Elemento") significa movimento: deste modo, os Cinco Elementos sempre eram representados por cinco tipos de movimento, em vez de substâncias fundamentais. Os cinco movimentos têm aplicações importantes em medicina. Por exemplo, o Fogo patológico queima claramente para cima (causando rubor facial e sensação de calor), a Madeira (*Qi* do Fígado) circula livremente em qualquer direção, o Metal controla a pele que reveste o corpo (contração), a Água (*Qi* do Rim) mostra claramente movimento para baixo (excreção de fluidos impuros) e a Terra está no centro e, consequentemente, é o ponto de referência (Boxe 2.3).

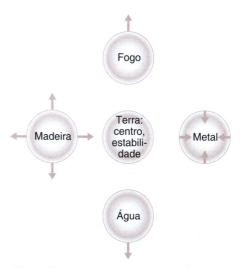

Figura 2.1 Os movimentos dos Cinco Elementos.

Boxe 2.3 Os Cinco Elementos como movimentos

- Madeira: expansão
- Fogo: ascensão
- Terra: centro, ponto de referência, estabilidade
- Metal: contração
- Água: descensão.

▶ Os Cinco Elementos como estágios de um ciclo sazonal

Cada um dos Cinco Elementos representa uma estação do ciclo anual. Madeira corresponde à primavera e está associada ao nascimento; Fogo corresponde ao verão e está associado ao crescimento; Metal corresponde ao outono e está associado à colheita; Água corresponde ao inverno e está associado ao armazenamento; Terra corresponde ao final da estação e está associada à transformação.

A posição da Terra requer algumas explicações. Terra não corresponde a qualquer estação porque é o centro, o termo neutro de referência ao redor do qual as estações e os outros elementos giram. O *Classic of Categories* (1624) de Zhang Jie Bin afirma que: "*O Baço pertence à Terra, que pertence ao Centro; sua influência manifesta-se por 18 dias ao final de cada uma das quatro estações e, por si própria, não pertence a qualquer uma das estações.*"[16] O *Discussion of Prescriptions from the Golden Chest* (c. 220), escrito por Zhang Zhong Jing, diz que: "*durante o último período de cada estação, o Baço é suficientemente forte para resistir aos fatores patogênicos.*"[17]

Desse modo, no ciclo das estações, a Terra realmente corresponde ao último estágio de cada estação. Em outras palavras, próximo ao final de cada estação, as energias celestiais voltam para a Terra para reabastecimento. Embora o elemento Terra geralmente esteja associado ao "final do verão" ou ao "verão indiano", ela também corresponde ao "final do inverno", "final da primavera" e "final do outono".

Esses conceitos (Boxe 2.4) podem ser representados graficamente como se observa na Figura 2.2.

Boxe 2.4 Os Cinco Elementos como ciclos sazonais

- Madeira: primavera
- Fogo: verão
- Terra: centro, ponto de referência; nenhuma estação
- Metal: outono
- Água: inverno.

▶ Inter-relações dos Cinco Elementos

Um elemento essencial ao próprio conceito de Cinco Elementos são as diversas interações entre eles. Diversos filósofos ressaltaram as diferentes relações entre os Cinco Elementos. Por exemplo, o principal expoente da Escola Naturalista – Zou Yan – escreveu apenas sobre as relações "controladoras" entre os Cinco Elementos (ver adiante). Matematicamente, é possível conceber 36 combinações (ou arranjos) diferentes dos cinco Elementos. As mais comuns são as cinco descritas a seguir.

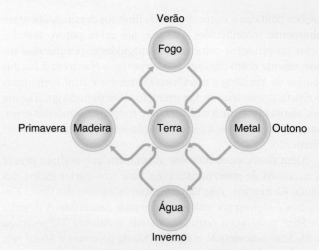

Figura 2.2 O ciclo sazonal dos Cinco Elementos.

O ciclo Cosmológico

Como foi mencionado antes, a referência mais antiga aos Cinco Elementos descreve-os da seguinte forma: "*Quanto aos Cinco Elementos, o primeiro é conhecido como Água, o segundo, Fogo, o terceiro, Madeira, o quarto, Metal e o quinto, Terra.*"[18]

A ordem na qual os Elementos são enumerados não é aleatória e está diretamente relacionada com sua numerologia. Quando atribuímos números a cada um dos Elementos na ordem em que são listados, temos o seguinte:

1. Água
2. Fogo
3. Madeira
4. Metal
5. Terra.

Se acrescentarmos cinco a cada um desses números, teremos:

6. Água
7. Fogo
8. Madeira
9. Metal
10. (ou 5) Terra.

Esses são os números geralmente associados aos elementos da lista de correspondência (ver adiante). Quando dispomos os Elementos no ciclo citado anteriormente, eles adquirem a configuração ilustrada na Figura 2.3. Nessa disposição, a Água assume um papel importante porque é a base, o início do ciclo. Tendo em mente a correspondência dos Rins com a Água, isso reflete o princípio importante de que os Rins são fundamentais a todos os outros órgãos.

Esse ciclo também leva em consideração a importância da Terra como centro, ou ponto de referência de todos os outros Elementos. Isso tem implicações importantes na prática médica e será descrito resumidamente adiante.

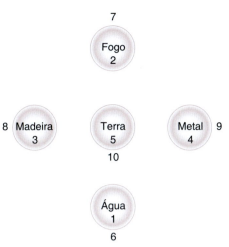

Figura 2.3 Os números dos Cinco Elementos.

O ciclo de Geração

Nesse ciclo, cada Elemento é gerado por um e gera outro. Desse modo, Madeira gera fogo, Fogo gera Terra, Terra gera metal, Metal gera Água e Água gera Madeira; consequentemente, Madeira, por exemplo, é gerada por Água e gera Fogo, um estágio sequencial expresso algumas vezes como "Madeira é Filha da Água e Mãe do Fogo" (Figura 2.4).

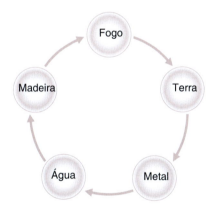

Figura 2.4 Ciclo de Geração.

O ciclo de Controle

Nesse ciclo, cada Elemento controla outro e é controlado por um. Desse modo, Madeira controla Terra, Terra controla Água, Água controla Fogo, Fogo controla Metal e Metal controla Madeira; consequentemente, por exemplo, Madeira controla Terra, mas é controlada por Metal (Figura 2.5).

O ciclo de Controle assegura que o equilíbrio entre os Cinco Elementos seja mantido.

Também existe uma inter-relação entre os ciclos de Geração e de Controle. Por exemplo, Madeira controla Terra, mas Terra gera Metal, que controla Madeira. Além disso, por outro lado, Madeira controla Terra, mas também gera Fogo que, por sua vez, gera Terra. Desse modo, sempre é mantido um equilíbrio autorregulador.

As relações de geração e controle mútuo entre os Elementos são um modelo delicado de alguns processos equilibrantes e reguladores encontrados na Natureza e no corpo humano. Na Natureza, a inter-relação dos Cinco Elementos e o equilíbrio autorregulador delicado são precursores inequívocos dos conceitos de equilíbrio ecológico. Needham cita vários exemplos curiosos, que ilustram claramente os princípios citados antes.[19]

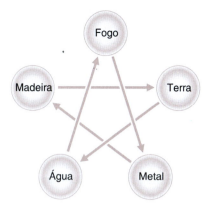

Figura 2.5 Ciclos de Controle e de Dominância.

O ciclo de Dominância

Essa segue a mesma ordem do ciclo de Controle, mas na primeira cada Elemento domina o outro, de modo que causa sua redução. Isso acontece quando o equilíbrio é perdido e, em determinadas circunstâncias, a relação quantitativa entre os Elementos é desequilibrada de forma que, em determinado momento, um Elemento está em excesso com relação a outro (ver Figura 2.5).

Voltando à comparação com os fenômenos naturais, as ações destrutivas dos seres humanos na Natureza, especialmente nos últimos tempos, oferecem diversos exemplos desse ciclo.

O ciclo de Contradominância

Esse ciclo é conhecido literalmente como "insultuoso" em chinês e ocorre em ordem inversa ao ciclo de Controle. Desse modo, Madeira agride Metal, Metal agride Fogo, Fogo agride Água, Água agride Terra e Terra agride Madeira (Figura 2.6). Isso também ocorre quando o equilíbrio é perdido.

Desse modo, os dois primeiros ciclos dizem respeito ao equilíbrio normal entre os Elementos, enquanto os últimos (Dominância e Contradominância) referem-se às relações anormais entre os Elementos, que se estabelecem quando o equilíbrio é perdido.

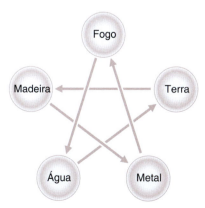

Figura 2.6 Ciclo de Contradominância.

▶ Correspondências dos Cinco Elementos

O sistema de correspondências é uma parte importante da teoria dos Cinco Elementos. Esse sistema é típico do pensamento chinês antigo, que relaciona diversos fenômenos e qualidades diferentes dentro do microcosmo e macrocosmo sob a égide de determinado Elemento. Os filósofos chineses antigos viam a relação entre fenômenos aparentemente independentes como um tipo de "ressonância" entre eles. Vários fenômenos diferentes poderiam ser unificados por uma qualidade comum indefinível, assim como duas cordas poderiam vibrar em uníssono.

Um dos aspectos mais característicos da medicina chinesa é a ressonância comum entre fenômenos da Natureza e do corpo humano. Algumas dessas correspondências são verificadas e experimentadas comumente a todo o momento na prática clínica, algumas podem parecer forçadas, mas a sensação que persiste é que existe uma sabedoria profunda por trás de todas elas e que, às vezes, é insondável.

Entretanto, essas relações foram determinadas e existem alguns grupos de correspondências para cada um dos Cinco Elementos. A correlação entre os Elementos e as estações é bastante evidente e direta, assim como com as direções dos pontos cardeais (Figura 2.7).

As correlações principais com respeito à medicina são encontradas nos Capítulos 4 e 5 do livro *Questões Simples*.[20]

A Tabela 2.1 ilustra algumas das correspondências principais.

Esses grupos de correspondências, especialmente as que se relacionam com o corpo humano, demonstram como órgãos e seus fenômenos associados formam um todo inseparável e integrado. Desse modo, Madeira corresponde a Fígado, olhos, tendões, grito, verde, raiva, trigo, primavera e nascimento. Todos esses fenômenos estão relacionados e todos pertencem ao Elemento Madeira. Sua aplicação à medicina chinesa será descrita resumidamente a seguir.

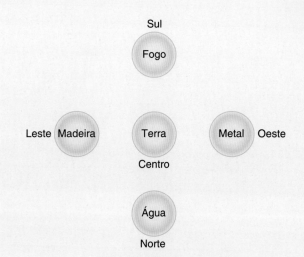

Figura 2.7 Os Cinco Elementos e as direções dos pontos cardeais.

Dois órgãos – um *Yin* e outro *Yang* – pertencem a cada um dos Elementos. Esses órgãos são os seguintes (com o órgão *Yin* listado em primeiro lugar):

- Madeira: Fígado e Vesícula Biliar
- Fogo: Coração e Intestino Delgado
- Terra: baço e estômago
- Metal: Pulmões e Intestino Grosso
- Água: Rins e Bexiga.

É importante mencionar especialmente o Elemento Fogo. Os dois órgãos que pertencem ao Fogo são Coração (*Yin*) e Intestino Delgado (*Yang*). Contudo, o Elemento Fogo corresponde também a dois outros órgãos, ou seja, Pericárdio (*Yin*) e Triplo

Tabela 2.1 Algumas das correspondências principais entre os Cinco Elementos

	Madeira	Fogo	Terra	Metal	Água
Estações	Primavera	Verão	Nenhuma	Outono	Inverno
Direções	Leste	Sul	Centro	Oeste	Norte
Cores	Verde	Vermelho	Amarelo	Branco	Preto
Sabores	Ácido	Amargo	Doce	Picante	Salgado
Fatores climáticos	Vento	Calor	Umidade	Secura	Frio
Estágio de desenvolvimento	Nascimento	Crescimento	Transformação	Colheita	Armazenamento
Números	8	7	5	9	6
Planetas	Júpiter	Marte	Saturno	Vênus	Mercúrio
Yin-Yang	*Yang* menor	*Yang* máximo	Centro	*Yin* menor	*Yin* Máximo
Animais	Peixe	Pássaros	Ser humano	Mamíferos	Crustáceos
Animais domésticos	Ovelha	Aves domésticas	Boi	Cão	Porco
Grãos	Trigo	Feijões	Arroz	Cânhamo	Painço
Órgãos *Yin*	Fígado	Coração	Baço	Pulmões	Rins
Órgãos *Yang*	Vesícula	Intestino Delgado	Estômago	Intestino Grosso	Bexiga
Órgãos dos sentidos	Olhos	Língua	Boca	Nariz	Orelhas
Tecidos	Tendões	Vasos	Músculos	Pele	Ossos
Emoções	Raiva	Alegria	Introspecção	Tristeza	Medo
Sons	Grito	Riso	Canto	Choro	Gemido

Aquecedor (*Yang*). Em conjunto, esses dois órgãos são conhecidos como "Fogo Ministerial", enquanto Coração e Intestino Delgado pertencem ao "Fogo Imperial"; isto é assim porque o Pericárdio e o Triplo Aquecedor são considerados como órgãos que têm a função de servir e proteger o Coração, assim como o Primeiro Ministro (na China antiga) seguia as ordens do Imperador. Essa questão será descrita com mais detalhes nos Capítulos 11 e 18 (Figura 2.8).

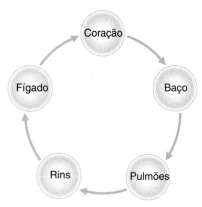

Figura 2.9 Ciclo de Geração dos órgãos.

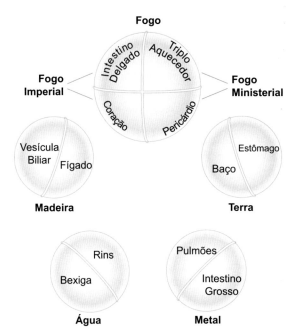

Figura 2.8 Os Órgãos Internos e os Cinco Elementos.

Os Cinco Elementos em medicina chinesa

As aplicações da teoria dos Cinco Elementos à medicina chinesa são numerosas e muito importantes. Analisaremos essas aplicações em cinco áreas diferentes:

- Fisiologia
- Patologia
- Diagnóstico
- Tratamento
- Fitoterapia e dietoterapia.

▶ Os Cinco Elementos na fisiologia

As relações entre os Cinco Elementos são semelhantes a um modelo de relações entre os órgãos internos e entre eles e os diversos tecidos, órgãos dos sentidos, cores, sabores, odores e sons.

Os ciclos de Geração e Controle

Esses ciclos formam o modelo básico das relações fisiológicas entre os órgãos internos. Assim como "Madeira gera Fogo e é gerada por Água", também podemos dizer que "Fígado é a mãe do Coração e a filha dos Rins". O ciclo de Geração entre os órgãos está ilustrado na Figura 2.9.

Por outro lado, cada órgão é controlado por outro, de forma que seja mantido um equilíbrio adequado entre eles: isso corresponde ao ciclo de Controle (Figura 2.10). Assim, temos o seguinte:

- O Fígado controla o Baço
- O Coração controla os Pulmões
- O Baço controla os Rins
- Os Pulmões controlam o Fígado
- Os Rins controlam o Coração.

Na prática, é muito importante lembrar que os ciclos citados antes entre os órgãos são apenas um modelo de relações entre os Cinco Elementos e que, por essa razão, pode ter inconsistências, deficiências e arbitrariedades. Embora esse modelo possa ser extremamente útil na prática clínica, não se deve perder de vista as funções reais dos órgãos e como eles interagem uns com os outros. Em outras palavras, não devemos cometer o erro de usar isoladamente o modelo dos Cinco Elementos na prática, sem levar em consideração as funções reais dos órgãos que o próprio modelo está tentando representar. Existe o perigo de que se utilizem os próprios símbolos (os Cinco Elementos) e não o que eles simbolizam (a interação das funções dos órgãos internos). Contudo, quando são utilizados adequadamente, os símbolos podem oferecer um modelo rápido e eficaz para uso na prática clínica e uma diretriz geral para o diagnóstico e o tratamento.

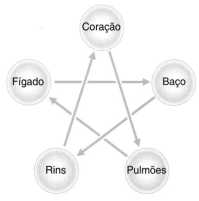

Figura 2.10 Ciclos de Controle e Dominância dos órgãos.

Poderíamos explicar todas as relações dos Cinco Elementos entre os órgãos em termos de funções fisiológicas. As funções dos órgãos estão descritas detalhadamente nos Capítulos 5 a 18, mas é importante mencioná-las neste estágio para ilustrar como as interações dos Cinco Elementos formam um modelo para as relações funcionais dos órgãos internos. Entretanto, é importante enfatizar que nem todas as relações dos Cinco Elementos são igualmente significativas como um modelo das interações entre as funções dos órgãos. Por exemplo, a relação geradora entre Rins e Fígado tem implicações profundas na prática, enquanto a relação entre Coração e Baço não é tão preponderante.

Além disso, é importante não perder de vista o fato de que os ciclos de Geração e Controle são apenas dois modelos possíveis para explicar as relações entre os Cinco Elementos. Além desses dois, descreverei um terceiro ciclo – o ciclo Cosmológico – cujas relações são diferentes das que se aplicam ao ciclo de Geração. Por exemplo, no ciclo de Geração, o Coração é a mãe do Baço, mas essa relação tem poucas aplicações significativas na prática. No ciclo Cosmológico, por outro lado, o Baço é um órgão de sustentação do Coração e isto tem muito mais aplicações práticas porque, por exemplo, o Baço produz Sangue que "abriga" a Mente (*Shen*).

Vejamos alguns exemplos das relações do ciclo de Geração (Figura 2.11).

O Fígado é a mãe do Coração: o Fígado armazena Sangue e este último "abriga" a Mente. Quando o Sangue do Fígado está fraco, o Coração sofre; a deficiência de Sangue do Fígado frequentemente causa deficiência de Sangue do Coração e ambas afetam o sono e os sonhos.

O Coração é a mãe do Baço: o Qi do Coração empurra o Sangue e, desse modo, facilita a função de transporte do Baço.

O Baço é a mãe dos Pulmões: o Baço fornece Qi aos Pulmões, a partir do alimento, onde ele interage com o ar para formar Qi Torácico. A deficiência de *Qi* do Baço e *Qi* do Pulmão é comum.

Os Pulmões são a mãe dos Rins: o Qi do Pulmão desce para encontrar o Qi do Rim. Os pulmões também enviam fluidos aos Rins.

Os Rins são a mãe do Fígado: o *Yin* do Rim nutre o Sangue do Fígado. Os Rins controlam os ossos e o Fígado, os tendões: ossos e tendões são inseparáveis.

Assim como ocorre com o ciclo de Controle, o "controle" não deve ser entendido literalmente porque, na verdade, os órgãos apoiam em vez de suprimir as funções uns dos outros por meio do ciclo de Controle. Na verdade, veremos que cada órgão efetivamente ajuda a desempenhar a função do órgão que supostamente ele "controla". A seguir, veremos alguns exemplos.

O Fígado controla o Estômago e o Baço: com o livre fluxo do *Qi*, o Fígado realmente ajuda o Estômago a decompor e preparar o alimento e o Baço a transformar e transportar. Apenas quando a função do Fígado está descontrolada (neste caso, o ciclo é de Dominância) é que esse órgão pode realmente interferir e prejudicar as funções do Estômago e do Baço.

O Coração controla os Pulmões: Coração e Pulmões estão diretamente relacionados, na medida em que estão localizados no Aquecedor Superior. O Coração governa o Sangue e os Pulmões governam o *Qi*: *Qi* e Sangue ajudam e nutrem-se mutuamente.

O Baço controla os Rins: o Baço e os Rins transformam os Fluidos Corporais. A atividade do Baço na transformação e no transporte dos fluidos é essencial à transformação e à excreção dos fluidos pelos Rins.

Os Pulmões controlam o Fígado: nesse caso, ao contrário dos outros, há certo elemento de "controle" do Fígado pelos Pulmões. Os Pulmões enviam *Qi* para baixo, enquanto o Fígado difunde o *Qi* para cima. Quando o *Qi* do Pulmão está fraco e não consegue descer, o *Qi* do Fígado tende a aumentar muito. Isso acontece frequentemente na prática, quando uma deficiência dos Pulmões provoca aumento do *Yang* do Fígado ou estagnação do *Qi* do Fígado.

Os Rins controlam o Coração: Rins e Coração realmente se apoiam e ajudam mutuamente. A comunicação e a interação adequadas entre os Rins e o Coração são essenciais à saúde. Essa relação está descrita detalhadamente a seguir, na seção sobre ciclo Cosmológico.

O ciclo Cosmológico

Esse ciclo frequentemente é ignorado: contudo, ele é muito importante e significativo na prática clínica e na filosofia dos Cinco Elementos em geral.

Como foi mencionado antes, a primeira referência aos Cinco Elementos apresenta-os na seguinte ordem: Água, Fogo, Madeira, Metal e Terra (ver nota 12). A atribuição de números

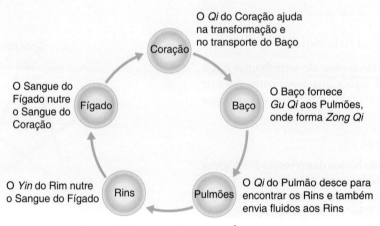

Figura 2.11 Ciclo de Geração dos Órgãos Internos.

aos Elementos resultaria em 1 para Água, 2 para Fogo, 3 para Madeira, 4 para Metal e 5 para Terra. Com o acréscimo de 5 a cada um desses números, teríamos 6 para Água, 7 para Fogo, 8 para Madeira, 9 para Metal e 10 (ou 5) para Terra. O número a ser acrescentado é 5 porque cinco estava associado aos fenômenos terrenos de acordo com a filosofia chinesa, enquanto o número 6 estava associado aos fenômenos celestiais e, como a cosmologia dos Cinco Elementos descreve fenômenos terrenos, o número usado é 5. Por outro lado, os fatores climáticos são fenômenos celestiais e são classificados em seis.

O ciclo Cosmológico pode ser representado conforme está ilustrado na Figura 2.12 (ver também Boxe 2.5).

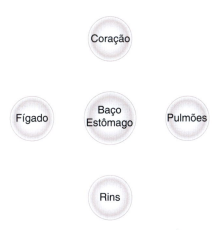

Figura 2.12 Ciclo Cosmológico dos Órgãos.

Boxe 2.5 Ciclo Cosmológico dos Cinco Elementos

- Água como fundamento
- Eixo Rins–Coração
- Estômago e Baço no centro
- Estômago e Baço como sustentos ao Coração
- Terra no centro do ciclo das estações
- Eixo Essência–*Qi*–Mente (*Jing–Qi–Shen*).

Essa disposição é significativa na prática clínica por várias razões, como se vê a seguir.

Água como fundamento

Nesse ciclo, Água é o início ou o fundamento dos outros Elementos. Isso corresponde bem à importância dos Rins como fundamento de *Yin* e *Yang*, ou seja, a base para *Yin* e *Yang* de todos os outros órgãos. Os Rins pertencem à Água e armazenam Essência (*Jing*), mas também armazenam o Fogo do Portão da Vitalidade (*Ming Men*). Por essa razão, esses órgãos são a fonte de Água e Fogo, também conhecidos como *Yin* Original e *Yang* Original. Nessa perspectiva, a Água pode ser considerada como fundamento de todos os outros Elementos.

Esse princípio aplica-se constantemente à prática clínica, porque a deficiência de *Yin* do Rim facilmente causa deficiência de *Yin* do Fígado e *Yin* do Coração, enquanto a deficiência de *Yang* do Rim induz facilmente deficiência de *Yang* do Baço e de *Qi* do Pulmão.

Além disso, os Rins armazenam Essência, que é a base do *Qi* e da Mente.

Relação entre Rins e Coração

Rins e Coração estão relacionados com o eixo vertical. Há uma comunicação direta entre esses órgãos, não uma relação indireta por meio de Madeira. Essa relação fundamental entre Água e Fogo provavelmente é o equilíbrio mais básico e importante do corpo, porque reflete o equilíbrio básico entre *Yin* e *Yang*.

Os Rins governam a Água, que precisa subir para nutrir o Coração. O Coração governa o Fogo, que precisa descer para os Rins. Desse modo, longe de ser uma relação de controle ou dominância, a relação entre Rins e Coração é de sustentação e apoio mútuos.

Essa relação também se reflete entre Essência e Mente. A Essência é a base material da Mente: quando está enfraquecida, a Mente necessariamente sofre.

Quando há deficiência de *Yin* do Rim, a quantidade de *Yin* que é levada ao Coração não é suficiente: por essa razão, o *Yin* do Coração torna-se deficiente e a deficiência aumenta dentro do Coração. Essa situação é muito comum na prática clínica, principalmente nas mulheres que estão na menopausa.

Estômago e Baço como centro

Com base no ciclo Cosmológico, o papel central do Estômago e do Baço como pivô é muito evidente. Esse aspecto também é fundamental na prática clínica. Estômago e Baço são a Raiz do *Qi* Pós-Celestial e a origem do *Qi* e do Sangue: por esta razão, estes órgãos nutrem todos os outros e ocupam naturalmente uma posição central na fisiologia humana. Desse modo, o ciclo Cosmológico reflete precisamente a importância do *Qi* Pré-Celestial (na medida em que Água é o fundamento) e do *Qi* Pós-Celestial (na medida em que Terra é o centro). A disposição dos elementos em um círculo ao longo do ciclo de Geração não realça esses dois conceitos importantes.

Por essa razão, a tonificação do Estômago e do Baço tonifica indiretamente todos os outros órgãos. A noção do Estômago e do Baço como centro e, consequentemente, como fonte de tonificação para todos os outros órgãos, aparece em todos os pensadores clássicos, mas o expoente mais famoso e completo foi Li Dong Yuan, que escreveu o livro *Discussion on Stomach and Spleen* (*Pi Wei Lun*) em 1249.

Estômago e Baço como suporte ao Coração

Quando examinamos o diagrama do ciclo Cosmológico, podemos perceber como a Terra está entre Água e Fogo e é o suporte do Fogo. Desse modo, na prática, Estômago e Baço são os órgãos principais de sustentação do Coração. Em todos os casos de deficiência crônica do *Qi* do Coração ou do Sangue do Coração e especialmente quando o ritmo cardíaco é irregular, é essencial tonificar o Estômago. O Baço também produz sangue, do qual o Coração depende para abrigar a Mente.

Papel da Terra no ciclo das estações

Quando a Terra é colocada ao centro, seu papel com relação às estações fica evidente. Na verdade, a Terra não pertence a qualquer estação, porque é o pivô ao longo do ciclo sazonal. Por outro lado, a Terra desempenha a função de reabastecimento ao final de cada estação (ver Figura 2.2).

Por essa razão, ao final de cada estação, a energia volta para a Terra para ser regenerada. No corpo humano, isso confirma a importância do Estômago e do Baço como centro. Desse modo, Estômago e Baço poderiam ser tonificados ao final de cada estação, principalmente no final do Inverno, de forma a recuperar a energia.

O eixo vertical como símbolo de Essência–Qi–Mente (Jing–Qi–Shen)

O eixo vertical muito importante formado por Água, Terra e Fogo pode ser entendido como um símbolo de Essência–Qi–Mente, que é o complexo de energias físicas e mentais dos seres humanos. A Essência pertence aos Rins, o *Qi* é derivado do Estômago e do Baço e a Mente está alojada no Coração.

O sistema de correspondências na fisiologia dos Cinco Elementos

O sistema de correspondências dos Cinco Elementos tem amplas aplicações em fisiologia humana. De acordo com esse esquema, cada Elemento abrange diversos fenômenos do Universo e do corpo humano, que são até certo ponto "atribuídos" a esse Elemento em especial. Em outras palavras, poderíamos dizer que esses fenômenos "ressonam" a uma frequência específica e têm qualidades especiais que respondem a determinado Elemento.

No que diz respeito aos órgãos internos, essa teoria tem pontos de contato com a teoria dos Órgãos Internos (ver Capítulo 5), na medida em que cada órgão é percebido como uma esfera de influência, que abrange algumas funções e fenômenos localizados além do próprio órgão. Entretanto, existem algumas diferenças entre a teoria das correspondências dos Cinco Elementos e a teoria dos Órgãos Internos. Primeiramente, a teoria das correspondências dos Cinco Elementos abrange fenômenos que acontecem fora do corpo humano, inclusive os cinco planetas, os cinco graus e as cinco notas musicais. Em segundo lugar, e o mais importante, existem discrepâncias (ou diferenças) importantes entre essas duas teorias. Por exemplo, Coração pertence a Fogo com base na teoria dos Cinco Elementos, mas a teoria dos Órgãos Internos propõe que os Rins sejam a fonte do Fogo fisiológico do corpo. Essas discrepâncias serão analisadas com mais detalhes daqui a pouco. Veremos que esses dois conceitos teóricos não são mutuamente incompatíveis.

No entanto, o sistema das correspondências dos Cinco Elementos oferece um modelo abrangente e clinicamente útil para entender as relações entre os órgãos e os diversos tecidos, órgãos do sentido etc., assim como entre os órgãos e os diferentes fenômenos externos, inclusive fatores climáticos e estações.

A título de ilustração, podemos analisar o sistema de correspondências com referência à Madeira e como se aplicam à prática clínica.

Estação: a estação correspondente à Madeira é primavera. Na prática, é muito comum que os desequilíbrios do Fígado sejam agravados nessa estação do ano. Isso provavelmente ocorre porque a energia do Fígado flui em caráter ascendente e é muito ativa: na primavera, o *Yang* aumenta e a energia crescente está eclodindo e, deste modo, pode agravar um desequilíbrio do Fígado e causar aumento excessivo do *Qi* do Fígado.

Direção: ventos leste facilmente afetam o Fígado. Na prática, alguns pacientes com cefaleias crônicas ou dores no pescoço referem que a cefaleia piora sempre que o vento leste sopra.

Cor: nos pacientes com desequilíbrio do Fígado, a cor da face geralmente é esverdeada. Isso tem aplicações diagnósticas.

Sabor: um pouco de sabor ácido na dieta é benéfico ao Fígado, mas um excesso é deletério. Além disso, o excesso de sabor ácido pode danificar o Baço (Dominância) e ser benéfico aos Pulmões. Essas relações serão descritas com mais detalhes quando falarmos sobre a aplicação da teoria dos Cinco Elementos à fitoterapia e à dietoterapia.

Fatores climáticos: o vento afeta claramente os pacientes que sofrem de desequilíbrio do Fígado e, em muitos casos, causa cefaleias e rigidez de nuca.

Órgãos dos sentidos: o Fígado umidifica e nutre os olhos.

Tecidos: o Fígado também umedece e nutre os tendões.

Emoção: raiva é a emoção ligada à Madeira e ao Fígado. Pacientes cuja energia do Fígado está estagnada ou se rebela para cima podem estar sujeitos a acessos de raiva.

Som: com base na relação citada antes, pacientes com desarmonia do Fígado tendem a gritar (de raiva).

As correspondências dos outros Elementos aplicam-se da mesma forma. Contudo, é importante compreender que o sistema de correspondências dos Cinco Elementos é apenas um dos modelos teóricos existentes e certamente não é o único. A medicina chinesa desenvolveu-se ao longo de milhares de anos e, naturalmente, diferentes teorias surgiram em diferentes épocas da história. Desse modo, o modelo apresentado pelo sistema de correspondências dos Cinco Elementos pode contradizer ou complementar os modelos propostos por outros pontos de vista, exatamente da mesma forma como os ciclos de Geração e Controle não representam as únicas relações entre os Cinco Elementos.

Vejamos alguns exemplos de discrepâncias ou diferenças entre o sistema dos Cinco Elementos e outras teorias da medicina chinesa.

Coração pertence ao Fogo Imperial: com base na teoria dos Cinco Elementos, o Coração pertence ao chamado Fogo *Imperial* e é o mais importante dentre todos os órgãos, razão por que algumas vezes é chamado de Monarca. Contudo, com base na fisiologia dos Órgãos Internos, poderíamos dizer que os Rins são o "Imperador" porque são a origem do Fogo do Portão da Vitalidade (*Ming Men*), que é a fonte do *Yin* Original e do *Yang* Original e o local de armazenamento da Essência (*Jing*).

Evidentemente, o Coração ocupa uma posição proeminente entre os Órgãos Internos, na medida em que é o órgão que "abriga" a mente (*Shen*): na verdade, neste sentido, o Coração é o "Imperador".

Fogo pertence ao Coração: isto pode ser verdade sob o ponto de vista da teoria dos Cinco Elementos, mas também, com base em outro ponto de vista, o Fogo fisiológico origina-se dos Rins (*Yang*) e, na verdade, é o Portão da Vitalidade que fornece Fogo ao Coração. Essa teoria começou a ser proposta nos Capítulos 36 e 39 do livro *Clássico das Dificuldades*[21] e, mais tarde, foi adotada por muitos doutores, dentre os quais o mais famoso foi Zhao Xian He, da dinastia Ming.

Olhos pertencem à Madeira (e ao Fígado): embora isto seja verdade e, na prática, seja importante que o Fígado umidifique e nutra os olhos, ele não é o único órgão que afeta os olhos e nem todos os problemas oculares estão relacionados com o Fígado. Por exemplo, o *Yin* do Rim também umidifica os olhos e alguns problemas oculares crônicos estão relacionados com os Rins. O Coração também está relacionado com os olhos por meio do canal de Conexão. Alguns distúrbios oculares agudos (p. ex., conjuntivite aguda) frequentemente não estão relacionados com qualquer órgão, mas simplesmente são causados por Vento-Calor externo. Alguns canais adicionais estão relacionados com os olhos, inclusive Pulmões, Intestino Delgado, Vesícula Biliar e Triplo Aquecedor.

Língua está relacionada com Fogo (Coração): isso é verdade, mas todos os outros órgãos estão refletidos na língua, o que constitui a base do diagnóstico da língua.

Orelhas estão relacionadas com Água (Rins): também neste caso, é verdade que Essência do Rim nutre as orelhas, mas nem todos os problemas otológicos originam-se dos Rins. Por exemplo, os distúrbios óticos agudos (p. ex., otite média aguda) podem ser causados por invasão de Vento-Calor externo, que afeta o canal da Vesícula Biliar.

Os exemplos citados anteriormente são apenas algumas ilustrações das limitações do modelo das correspondências dos Cinco Elementos. A limitação fundamental está no fato de que o modelo de correspondências dos Cinco Elementos torna-se um modelo rígido de relações entre cada componente e, no processo de encaixar tudo em uma classificação de cinco partes, foram adotados alguns pressupostos e correlações forçadas.

É importante ressaltar que o modelo de correspondências dos Cinco Elementos pressupõe correlações individuais entre os fenômenos; por exemplo, Fígado e olhos, Rim e orelhas e Baço e músculos. Isso pode ser útil na prática clínica, mas a essência da medicina chinesa é entender a desarmonia como um todo e discernir o padrão de desequilíbrio formado pelos vários sinais e sintomas. Desse modo, uma correlação individual não teria mais validade, porque uma parte poderia estar relacionada com determinado órgão em presença de determinado padrão, mas não com outro órgão em presença de outro padrão. Por exemplo, quando uma mulher refere borramento visual e, além disso, tem perda de memória, menstruações escassas, dormência e tontura, podemos dizer que o Sangue do Fígado não está nutrindo os olhos; portanto, isso confirma a relação entre Fígado e olhos com base na teoria dos Cinco Elementos. Contudo, se a mesma mulher tivesse ressecamento ocular e glaucoma e, além disso, referisse dor lombar baixa, vertigem, tinido e sudorese noturna, poderíamos dizer que o *Yin* do Rim não estaria umidificando os olhos: desse modo, isso não seria compatível com o modelo de correspondências dos Cinco Elementos.

▶ Os Cinco Elementos em patologia

O modelo dos Cinco Elementos oferece um padrão importante e clinicamente útil para entender as relações patológicas entre os órgãos internos.

De acordo com as relações dos Cinco Elementos, apenas dois ciclos possíveis aplicam-se aos casos patológicos: os ciclos de Dominância e de Contradominância. O ciclo de Geração também pode originar condições patológicas quando está desequilibrado.

A essência das relações dos Cinco Elementos é equilíbrio: os ciclos de Geração e Controle mantêm um equilíbrio dinâmico entre os Elementos. Quando esse equilíbrio é perdido por um período prolongado, instalam-se as doenças.

O ciclo de Dominância

Isso ocorre quando a relação entre os Elementos escapa ao controle e torna-se excessiva. Os elementos fogem ao controle e tornam-se excessivos. Como também ocorre com as relações fisiológicas, as relações do ciclo de Dominância podem ser explicadas em termos de patologias dos Órgãos Internos (Figura 2.13).

O Fígado invade o Estômago e o Baço: quando o *Qi* do Fígado fica estagnado, ele invade o Estômago (dificultando suas funções de decomposição e maturação) e o Baço (dificultando suas funções de transformação e transporte). Em especial, quando o *Qi* do Fígado invade o Estômago, ele impede que o *Qi* do Estômago desça (o que causa náuseas) e que o *Qi* do Baço suba (o que causa diarreia).

O Coração invade os Pulmões: o Fogo de Coração pode ressecar os fluidos dos Pulmões e causar deficiência de *Yin* do Pulmão.

O Baço invade os Rins: quando o Baço retém Umidade, isso pode impedir as funções dos Rins de transformar e excretar fluidos.

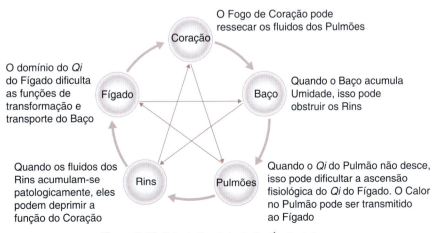

Figura 2.13 Ciclo de Dominância dos Órgãos Internos.

Os Pulmões invadem o Fígado: quando o *Qi* do Pulmão não consegue descer, isso pode dificultar a ascensão fisiológica do *Qi* do Fígado. Além disso, o Calor no Pulmão ou a Fleuma podem ser transmitidos ao Fígado.

Os Rins invadem o Coração: quando os fluidos dos Rins acumulam-se patologicamente, eles dificultam a função do Coração (um padrão conhecido como "Fluxo Excessivo de Água para o Coração").

O ciclo de Contradominância

Essas relações entre o ciclo de Contradominância também ocorrem nos estados patológicos (Figura 2.14).

Fígado agride os Pulmões: o *Qi* do Fígado pode estagnar e obstruir o tórax e a respiração. O Fogo de Fígado também pode obstruir a descensão do *Qi* do Pulmão e causar asma.

Coração agride os Rins: o Fogo de Coração pode descer aos Rins e causar deficiência de *Yin* do Rim.

Baço agride o Fígado: quando o Baço retém Umidade, esta pode transbordar e dificultar o livre fluxo do *Qi* do Fígado.

Pulmões agridem o Coração: quando os Pulmões estão obstruídos por Fleuma, eles podem dificultar a circulação do *Qi* do Coração.

Rins agridem o Baço: quando os Rins não conseguem transformar fluidos, o Baço sofre e torna-se obstruído pela Umidade.

O ciclo de Geração

O ciclo de Geração também pode causar estados patológicos quando está desequilibrado. Existem duas possibilidades:

1. O Elemento Mãe não nutre o Elemento Filho
2. O Elemento Filho consome do Elemento Mãe.

O Fígado (Mãe) afetando o Coração (Filho): isso acontece quando o Fígado não consegue nutrir o Coração. Em termos mais claros, quando há deficiência de Sangue do Fígado, isso geralmente afeta o Sangue do Coração, que se torna deficiente e causa palpitações e insônia. Outra forma especial com que Madeira afeta Fogo é o efeito da Vesícula Biliar sobre o Coração. Isso acontece no nível psicológico. A Vesícula Biliar controla a capacidade de tomar decisões, não tanto no sentido de ser capaz de distinguir e avaliar o que é certo e o que é errado, mas no sentido de ter coragem para agir com base em uma decisão. Desse modo, em medicina chinesa diz-se que uma Vesícula Biliar forte torna o indivíduo corajoso.

O traço psicológico da Vesícula Biliar afeta o Coração, porque a Mente (alojada no Coração) precisa do suporte da capacidade de decisão e da coragem fornecidas por uma Vesícula Biliar forte. Desse modo, uma Vesícula Biliar deficiente pode afetar a Mente (do Coração) e causar fraqueza emocional, timidez e falta de assertividade.

O Coração (Filho) afetando o Fígado (Mãe): quando há deficiência de Sangue do Coração, isso pode causar deficiência geral de Sangue, que afeta o armazenamento de Sangue no Fígado. Isso causa menstruações escassas ou amenorreia.

O Coração (Mãe) afetando o Baço (Filho): a Mente do Coração precisa apoiar as faculdades mentais e a capacidade de concentração, que pertencem ao Baço. Outro aspecto dessa relação é que a falta de Fogo de Coração não é capaz de aquecer o *Yang* do Baço e isso causa sensação de frio e diarreia. Por fim, entretanto, o próprio Fogo fisiológico do Coração origina-se do *Yin* do Rim.

O Baço (Filho) afetando o Coração (Mãe): o Baço produz *Qi* e Sangue e o Coração requer suprimento abundante de Sangue. Quando o Baço não produz Sangue suficiente, o Coração sofre e o paciente tem palpitações, insônia, déficit de memória e depressão branda.

O Baço (Mãe) afetando os Pulmões (Filho): quando as funções do Baço de transformação e transporte de fluidos estão prejudicadas, há formação de Fleuma. Em geral, a Fleuma acumula-se nos Pulmões e causa dispneia e asma.

Os Pulmões (Filho) afetando o Baço (Mãe): os Pulmões governam o *Qi* e, quando há deficiência de *Qi* do Pulmão, o *Qi* do Baço é afetado e isso causa cansaço, falta de apetite e fezes amolecidas. Na prática, as deficiências de *Qi* do Baço e *Qi* do Pulmão frequentemente estão associadas.

Os Pulmões (Mãe) afetando os Rins (Filho): normalmente, o *Qi* do Pulmão desce na direção dos Rins, que o "retém" embaixo. Além disso, os Pulmões enviam fluidos aos Rins. Desse modo, quando há deficiência de *Qi* do Pulmão, *Qi* e os fluidos não conseguem descer aos Rins e isso causa falta de ar (o Rim não consegue receber *Qi*) e ressecamento dos Rins.

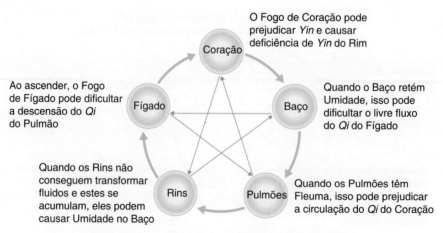

Figura 2.14 Ciclo de Contradominância dos Órgãos Internos.

Os Rins (Filho) afetando os Pulmões (Mãe): se o *Qi* do Rim for deficiente, ele falhará na recepção do *Qi*. O *Qi* se rebelará, ascendendo e obstruindo os Pulmões, causando falta de ar.

Os Rins (Mãe) afetando o Fígado (Filho): o *Yin* do Rim nutre o *Yin* do Fígado e o Sangue do Fígado. Quando há deficiência de *Yin* do Rim, o *Yin* do Fígado e/ou o Sangue do Fígado tornam-se deficientes e causam tinido, tontura, cefaleias e irritabilidade. Essa relação específica é uma das mais importantes e comuns na prática clínica.

O Fígado (Filho) afetando os Rins (Mãe): o Sangue do Fígado nutre e reabastece a Essência do Rim. Quando há deficiência de Sangue do Fígado por um período longo, isso pode contribuir para a deficiência de Essência do Rim, o que causa tontura, tinido, desenvolvimento ósseo anormal e fraqueza sexual.

Em resumo, cada Elemento pode estar desequilibrado de quatro formas (Figura 2.15):

1. Um Elemento está em excesso e invade o outro com base no ciclo de Dominância
2. Um Elemento está em excesso e consome excessivamente de seu Elemento-Mãe
3. Um Elemento está deficiente e não consegue nutrir seu Filho
4. Um Elemento está deficiente e é agredido por outro com base no ciclo de Contradominância.

▶ Os Cinco Elementos no diagnóstico

O modelo de correspondências dos Cinco Elementos é amplamente utilizado no diagnóstico. Essa aplicação está baseada principalmente na correspondência entre os Elementos e odor, cor, sabor e som. No Capítulo 61 do livro *Clássico das Dificuldades*, encontramos que: "*por observação, pode-se distinguir as cinco cores e, deste modo, identificar as doenças; por audição, pode-se distinguir os cinco sons e, deste modo, identificar as doenças; por interrogação, pode-se distinguir os cinco sabores e, deste modo, identificar as doenças.*"[22]

Os aspectos diagnósticos relacionados com os Cinco Elementos que serão discutidos são:

- Cores
- Sons
- Odores
- Emoções
- Sabores
- Tecidos
- Órgãos dos sentidos
- Fatores climáticos.

Cores

A observação das cores é o mais importante dentre todos os aspectos do diagnóstico dos Cinco Elementos. A cor é observada especialmente na face e a prevalência de uma das cinco cores indica um desequilíbrio desse Elemento em especial, que poderia ser Deficiência ou Excesso.

Desse modo, a cor esverdeada da face indica desequilíbrio de Madeira, que poderia ser devido à estagnação de *Qi* do Fígado.

A cor avermelhada indica desequilíbrio de Fogo, que poderia ser causado por excesso de Fogo de Coração.

A compleição amarelada e pálida indica um desequilíbrio da Terra, que poderia ser devido à deficiência de *Qi* do Baço.

A cor esbranquiçada indica desequilíbrio de Metal, que poderia ser causado por deficiência de *Qi* do Pulmão.

A cor púrpura escura, algumas vezes acinzentada, outras praticamente negra, indica desequilíbrio de Água, que poderia ser secundário à deficiência de *Yin* do Rim.

Em alguns casos, a compleição pode demonstrar interações complexas entre dois Elementos. Por exemplo, um indivíduo pode ter face esbranquiçada e muito pálida com regiões malares avermelhadas: isso indica Fogo (rubor malar) invadindo

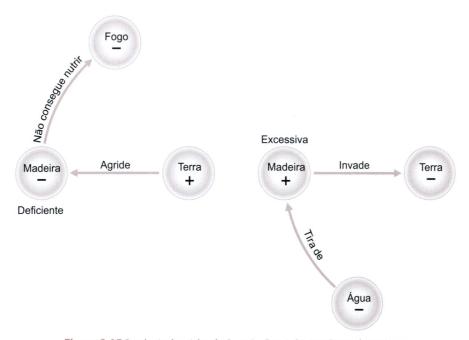

Figura 2.15 Patologia dos ciclos de Geração, Dominância e Contradominância.

Metal (face pálida esbranquiçada). Ou um paciente poderia ter compleição amarelada com tonalidade esverdeada ao redor da boca: isso poderia sugerir Madeira (verde ao redor da boca) invadindo a Terra (compleição amarelada).

A cor da face nem sempre está de acordo com as manifestações clínicas: em alguns casos, a cor facial pode contradizer o padrão que ela representa. Nesses casos, a cor da face geralmente demonstra a causa básica do desequilíbrio. Por exemplo, quando uma pessoa apresenta sintomas de deficiência em Terra (cansaço, fezes amolecidas, falta de apetite etc.) e tem coloração esverdeada na face, isso pode indicar que o Baço está enfraquecido porque o Fígado o está dominando. Por outro lado, outro indivíduo pode apresentar sintomas de desequilíbrio de Madeira (inclusive cálculos biliares, por exemplo) e ter compleição amarelada. Isso pode indicar que Terra esteja agredindo a Madeira. Quando alguém tem sintomas de desequilíbrio de Fogo (como palpitações, gosto amargo, úlceras na boca e insônia, indicando Fogo de Coração) e sua compleição é escura, isso pode indicar que a Água esteja dominando o Fogo. Portanto, nos casos descritos antes, a cor da face demonstra a localização do desequilíbrio básico, enquanto as manifestações clínicas indicam o padrão de desequilíbrio.

Entretanto, as correspondências de cores dos Cinco Elementos em sua aplicação diagnóstica precisam ser utilizadas criticamente e não devem ser aplicadas mecanicamente. Ao interpretar e fazer deduções com base na cor da face, é preciso tomar muito cuidado e levar em consideração não apenas a teoria dos Cinco Elementos, como também outros aspectos da medicina chinesa. Por exemplo, compleição amarelada indica desequilíbrio de Terra com base na teoria dos Cinco Elementos, mas também pode indicar retenção de Umidade. Compleição escurecida indica um desequilíbrio de Água, de acordo com a teoria dos Cinco Elementos, mas também pode sugerir estase de Sangue. Compleição esbranquiçada indica um desequilíbrio de Metal com base no modelo dos Cinco Elementos, mas também sugere uma condição de Frio (que poderia ser de qualquer órgão) de acordo com os Oito Princípios. Com base na teoria dos Cinco Elementos, compleição esverdeada indica um desequilíbrio em Madeira, mas também pode apontar para estase de Sangue ou dor crônica. A teoria dos Cinco Elementos diz-nos que uma compleição avermelhada indica desequilíbrio em Fogo, mas, de acordo com os Oito Princípios, isto também pode indicar Calor, que poderia estar em qualquer órgão. O diagnóstico por observação das cores da pele está descrito no Capítulo 23.

Como já mencionamos antes, em medicina chinesa nem sempre é possível estabelecer um diagnóstico por correlação direta entre dois fenômenos em bases individuais. O que conta é a posição que cada fenômeno ocupa no padrão de desequilíbrio como um todo. Por exemplo, se um indivíduo tem face avermelhada, gosto amargo, insônia, úlceras orais e palpitações, isso indica um problema em Fogo (Coração); contudo, face avermelhada com respirações rápidas, muco amarelo e tosse sugerem um desequilíbrio nos Pulmões, enquanto face avermelhada com irritabilidade, gosto amargo, cefaleias e tontura indicam um problema no Fígado (Boxe 2.6).

> **Boxe 2.6 As cores dos Cinco Elementos**
>
> - Madeira: verde
> - Fogo: vermelho
> - Terra: amarelo
> - Metal: branco
> - Água: preto.

Sons

O som e o tom de voz também podem ser usados no diagnóstico. Quando um indivíduo tende a gritar muito quando sente raiva, isso indica um desequilíbrio no Elemento Madeira. Quando alguém ri muito sem razão aparente (como acontece algumas vezes quando um paciente acentua a interrogação com risos frequentes), isso sugere um desequilíbrio no Elemento Fogo.

Um tom de voz melodioso indica um desequilíbrio no Elemento Terra. Choro está relacionado com Metal e frequentemente sugere deficiência dos Pulmões (cuja emoção é mágoa). Uma voz muito fina e fraca, geralmente "chorosa", também indica fraqueza do *Qi* do Pulmão. Gemido ou tom de voz áspera indica um desequilíbrio de Água (Boxe 2.7).

> **Boxe 2.7 Sons dos Cinco Elementos**
>
> - Madeira: grito
> - Fogo: riso
> - Terra: canto
> - Metal: choro
> - Água: gemido.

Odores

Os odores também são usados com finalidade diagnóstica de acordo com o modelo de correspondências dos Cinco Elementos. Odor rançoso indica desequilíbrio de Madeira, comumente causada por estagnação de Calor no Fígado. Odor de coisa queimada sugere desequilíbrio de Fogo, geralmente Fogo de Coração.

Um odor adocicado e fragrante frequentemente está associado à deficiência de Baço ou à Umidade. Um odor de coisa estragada ou podre comumente indica desequilíbrio de Metal, geralmente causado por retenção crônica de Fleuma nos Pulmões. Odor pútrido sugere um desequilíbrio do Rim ou da Bexiga, frequentemente causado por retenção de Umidade-Calor.

Assim como as cores podem ser interpretadas de outras formas que as indicadas pelo modelo dos Cinco Elementos, em alguns casos os odores também não correspondem a esse sistema muito rígido.

Por exemplo, um odor pútrido ou fétido indica Calor em qualquer órgão. Além disso, outros tipos de odores são descritos em alguns casos, inclusive "cheiro de couro" (indica Umidade-Calor) e "cheiro de peixe" (sugere Umidade-Frio) (Boxe 2.8).

> **Boxe 2.8 Odores dos Cinco Elementos**
>
> - Madeira: rançoso
> - Fogo: queimado
> - Terra: fragrante
> - Metal: estragado
> - Água: pútrido.

Emoções

A relação entre emoções e Elementos é importante para o diagnóstico. Um indivíduo que tende a ter explosões de raiva poderia ter um desequilíbrio de Madeira (em geral, secundário à ascensão do *Yang* do Fígado). A emoção também pode ser mais obscura e menos aparente quando a raiva é reprimida.

Alegria é a emoção relacionada com o Fogo e o Calor. Evidentemente, um estado de alegria não é uma emoção perigosa. Entretanto, aqui o que queremos expressar como "alegria" é um estado de excitação excessiva ou constante, que pode ser típico de alguns indivíduos de nossa sociedade moderna. Um exemplo do efeito negativo do excesso de alegria é crise de enxaqueca, que em alguns casos pode ser desencadeada não apenas por más notícias, como também por boas notícias inesperadas.

Introspecção ou concentração exagerada é a "emoção" relacionada com Terra. Por certo que isso não é uma "emoção" da forma como a concebemos, mas é a atividade mental que está relacionada com o Baço.[23]

O uso excessivo de nossas faculdades mentais e o estudo excessivo podem causar deficiência de Baço.

Mágoa e tristeza são as emoções relacionadas com Metal e, na prática, frequentemente há uma relação direta entre essas emoções e o estado dos Pulmões. O *Qi* do Pulmão é muito afetado por mágoa ou tristeza (e também preocupações) e essas emoções causam deficiência de *Qi* do Pulmão.

O medo está relacionado com Água e, também nesse caso, essa emoção influencia diretamente os Rins e a Bexiga. A deficiência dos Rins frequentemente causa ansiedade e medos (Boxe 2.9).

Boxe 2.9 Emoções dos Cinco Elementos

- Madeira: raiva
- Fogo: alegria
- Terra: introspecção
- Metal: preocupação–mágoa–tristeza
- Água: medo.

Sabores

Os sabores relacionados com os Cinco Elementos constituem um aspecto relativamente secundário do diagnóstico em medicina chinesa. Os sabores são os seguintes: ácido para Madeira, amargo para Fogo, doce para Terra, picante para Metal e salgado para Água.

Um sabor ácido frequentemente acompanha os desequilíbrios no Fígado; sabor amargo faz parte do padrão de desequilíbrio de Fogo de Coração; sabor doce frequentemente indica deficiência no Baço; sabor picante acompanha desequilíbrios no Pulmão em alguns casos; e sabor salgado está associado ocasionalmente à deficiência nos Rins.

As correspondências de sabor também têm algumas limitações, da mesma forma que as cores. Por exemplo, o sabor ácido está presente mais comumente em desequilíbrios no Estômago, enquanto o sabor amargo indica mais frequentemente desequilíbrios do Fígado, inclusive Fogo de Fígado; por fim, um sabor doce pode indicar retenção de Umidade.

Além disso, também existem outros tipos de sabores, descritos frequentemente pelos pacientes, que não se encaixam nesse esquema. Por exemplo, um sabor "insosso" indica deficiência de Baço, enquanto sabor "viscoso" sugere retenção de Umidade. Os pacientes que falam inglês frequentemente referem sabor "metálico": em minha opinião, não seria correto atribuir isso automaticamente ao Elemento Metal, porque acho que esse sabor corresponde ao que os chineses chamam de sabor "viscoso" (Boxe 2.10).

Boxe 2.10 Sabores dos Cinco Elementos

- Madeira: ácido
- Fogo: amargo
- Terra: doce
- Metal: picante
- Água: salgado.

Tecidos

Os estados patológicos dos tecidos podem ser usados no diagnóstico como indicadores de desequilíbrios dos Elementos correspondentes. Por exemplo, quando os tendões estão tensos e rígidos, isso indica desarmonia no Fígado e na Vesícula Biliar (ou Madeira). Problemas dos vasos sanguíneos sugerem desequilíbrio no Coração (ou Fogo). Fraqueza ou atrofia dos músculos indica deficiência de Baço (ou Terra). A pele está relacionada com Metal e Pulmões, e uma fraqueza nos Pulmões frequentemente é evidenciada por transpiração espontânea (os poros permanecem abertos).

Os Rins estão relacionados com os ossos, e as doenças ósseas degenerativas que ocorrem com o envelhecimento (inclusive osteoporose) são comumente devidas ao declínio da Essência do Rim (Boxe 2.11).

Boxe 2.11 Tecidos e os Cinco Elementos

- Madeira: tendões
- Fogo: vasos sanguíneos
- Terra: músculos
- Metal: pele
- Água: ossos.

Órgãos dos sentidos

Os distúrbios nos cinco sentidos também podem refletir desarmonias dos Elementos correspondentes. Por exemplo, borramento visual frequentemente indica deficiência de Fígado; um problema da língua (p. ex., úlceras) pode estar relacionado com o Coração; anormalidades da boca e dos lábios (p. ex., ressecamento) são causadas frequentemente por deficiência do Baço ou Calor no Estômago; ressecamento das narinas ou espirros frequentes indicam secura ou deficiência dos Pulmões; e a redução da audição ou tinido crônico podem ser causados por deficiência dos Rins.

Nota clínica

Os pontos Shu Dorsais dos órgãos Yin são usados para afetar os sentidos correspondentes:

B-18 *Ganshu*: visão

B-15 *Xinshu*: língua

B-20 *Pishu*: paladar

B-13 *Feishu*: olfato

B-23 *Shenshu*: audição.

Também aqui, esse modelo de relações é aplicável apenas em parte. Por exemplo, existem alguns distúrbios oculares que não estão relacionados com Madeira (como foi mencionado antes); algumas patologias da língua também podem ser causadas por Estômago ou Rins; os lábios também podem manifestar as condições do Sangue; os problemas orais também podem ser causados por desarmonias dos Rins; e alguns distúrbios das orelhas não são causados por deficiência dos Rins, mas por desequilíbrios de outros Elementos (p. ex., Elemento Madeira) (Boxe 2.12).

> **Boxe 2.12 Órgãos dos sentidos e os Cinco Elementos**
> - Madeira: olhos
> - Fogo: língua
> - Terra: boca e lábios
> - Metal: nariz
> - Água: orelhas.

Fatores climáticos

A sensibilidade de um indivíduo a determinada condição climática frequentemente reflete uma desarmonia do Elemento correspondente. Desse modo, sensibilidade exagerada ao vento comumente indica desarmonia de Madeira. Indivíduos com desequilíbrios do Coração frequentemente se sentem pior no calor; a umidade afeta o Baço; a secura afeta os Pulmões; e o frio enfraquece os Rins.

Entretanto, esse modelo também tem limitações. Por exemplo, o calor pode agravar uma condição de Calor Interno de qualquer órgão, não apenas do Coração. Umidade pode agravar uma condição de Umidade não apenas do Baço, mas também dos Rins, da Vesícula Biliar e da Bexiga. Secura desequilibra os fluidos corporais não apenas dos Pulmões, mas também do Estômago e dos Rins. O Frio afeta praticamente todos os órgãos (em especial, Estômago, Baço, Intestinos, Pulmões, Útero e Bexiga), não apenas os Rins (Boxe 2.13).

> **Boxe 2.13 Fatores climáticos e os Cinco Elementos**
> - Madeira: vento
> - Fogo: calor
> - Terra: umidade
> - Metal: secura
> - Água: frio.

▶ Os Cinco Elementos no tratamento com acupuntura

Existem várias formas como a teoria dos Cinco Elementos aplica-se ao tratamento. Isso pode ser resumido em dois subtítulos:

1. Tratamento de acordo com os ciclos
2. Tratamento de acordo com os Cinco Pontos de Transporte.

Essas modalidades não são formas alternativas de aplicar a teoria dos Cinco Elementos, mas simplesmente um método conveniente de descrever seu uso, tendo em mente que ambos são utilizados frequentemente ao mesmo tempo.

Tratamento de acordo com os ciclos

Quando se considera um tratamento de determinado Elemento, deve-se ter em mente as diversas relações desse Elemento com os demais por meio dos ciclos de Geração, Controle, Dominância, Contradominância e Cosmológico.

Por exemplo, vejamos apenas o Elemento Madeira, porque todos os outros seguem o mesmo princípio geral.

Quando há desarmonia de Madeira, deve-se considerar primeiramente se esse desequilíbrio pode ser afetado por outro Elemento e, secundariamente, se está afetando outro Elemento.

Por exemplo, quando o Fígado está deficiente e o paciente tem vários sinais e sintomas de deficiência de Sangue do Fígado, sempre é preciso considerar e verificar se o Elemento Mãe (Água) está deficiente e não consegue nutrir a Madeira. Por outro lado, precisamos considerar e avaliar se a Madeira está deficiente por ser dominada pelo Metal, ou porque Fogo (o Filho) está consumindo a Madeira (a Mãe), ou ainda porque está sendo agredida pela Terra. Além disso, deve-se considerar e verificar se a deficiência do Fígado está afetando o Elemento Filho, isto é, o Coração (Figura 2.16).

Quando o fígado está em excesso e o paciente tem sinais e sintomas de estagnação de *Qi* do Fígado ou Fogo de Fígado, por exemplo, deve-se verificar se esse excesso é atribuível à deficiência de Metal, que não consegue controlar Madeira. Isso ocorre frequentemente nos casos de fraqueza constitucional crônica dos Pulmões.

Por outro lado, também é necessário verificar se o excesso de Madeira começou a afetar outros Elementos. Por exemplo, quando Madeira está em excesso, ela pode facilmente invadir a Terra. Isso é conhecido como "Madeira invadindo Terra" e é muito comum na prática. Quando a Madeira está em excesso, ela também pode aumentar muito a demanda imposta ao Elemento Mãe, neste caso a Água (Figura 2.17). É preciso ter em mente todas essas relações antes de decidir-se quanto ao tratamento.

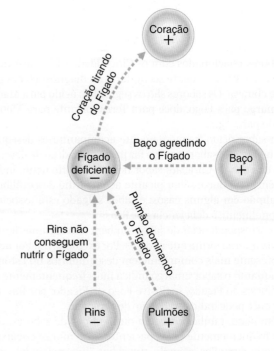

Figura 2.16 Influências patológicas entre Fígado deficiente e outros órgãos.

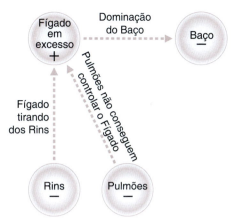

Figura 2.17 Influências patológicas entre Fígado em excesso e outros órgãos.

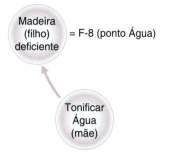

Figura 2.18 Tonificar a Mãe no caso de Deficiência.

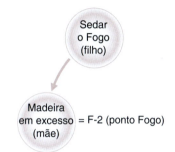

Figura 2.19 Sedar o Filho no caso de Excesso.

Desse modo, quando o Fígado está deficiente porque não está sendo nutrido por seu Elemento Mãe (Água), os Rins e também o Fígado precisam ser tonificados. Quando o Fígado está deficiente porque está sendo invadido pelo Metal, a intervenção terapêutica apropriada seria sedar os Pulmões. Quando o Fígado está deficiente porque o Coração (Filho) o está consumindo, pode ser necessário sedar o Coração. Quando o Fígado está deficiente porque está sendo agredido pelo Baço, o tratamento requer sedação desse órgão.

Quando a deficiência do Fígado afeta o Elemento Filho, pode ser necessário tonificar o Coração e também o Fígado.

Quando o Fígado está em excesso porque não está sendo controlado por Metal, deve-se tonificar esse Elemento (os Pulmões) e também sedar o Fígado. Quando o excesso do Fígado está afetando e deprimindo a Terra, nesse caso o Baço precisa ser tonificado. Quando o Fígado está em excesso e consome seu Elemento Mãe, deve-se também tonificar os Rins.

No Capítulo 77 do livro *Clássico das Dificuldades*, encontramos o seguinte: "*Quando o Fígado está doente, ele pode invadir o Baço e, por esta razão, devemos tonificar primeiramente o Baço.*"[24]

Tratamento de acordo com os Cinco Pontos de Transporte

Este assunto será analisado detalhadamente no Capítulo 37 e, por esta razão, será abordado apenas sucintamente aqui.

Os Cinco Pontos de Transporte são os pontos localizados entre os dedos das mãos e os cotovelos e entre os dedos dos pés e os joelhos: cada um dos cinco pontos está relacionado com um Elemento na ordem do ciclo de Geração, começando com Madeira para os canais *Yin* e Metal para os canais *Yang*. Esse princípio foi estabelecido inicialmente no Capítulo 64 do *Clássico das Dificuldades*.[25]

No Capítulo 69 desse livro, vemos que: "*No caso de Deficiência, tonifique a Mãe; no caso de Excesso, sede o Filho*"[26] (Figuras 2.18 e 2.19).

Isso significa que, nos casos de deficiência de um órgão, pode-se escolher o ponto de seu canal que está relacionado com seu Elemento Mãe. Por exemplo, no caso de deficiência no canal do Fígado, pode-se escolher o ponto desse canal que está relacionado com o Elemento Mãe, isto é, a Água: esse ponto é F-8 *Ququan* (ver Figura 2.18).

Nos casos de excesso de um órgão, pode-se escolher o ponto de seu canal que está relacionado com seu Elemento Filho. Por exemplo, no caso de excesso no canal do Fígado, pode-se escolher o ponto desse canal que está relacionado com seu Elemento Filho, isto é, o Fogo: esse ponto é F-2 *Xingjian* (ver Figura 2.19).

Outro modo de usar os pontos dos Cinco Elementos no tratamento é utilizando-os para expelir fatores patogênicos. Considerando que Madeira corresponde ao Vento, Fogo, ao Calor, Terra, à Umidade, Metal, à Secura e Água, ao Frio, pode-se usar (em geral, sedar) os pontos de cada Elemento para expelir o fator patogênico correspondente. Desse modo, poderíamos usar um ponto Madeira para atenuar o Vento; um ponto Fogo, para eliminar Calor; um ponto Terra, para eliminar Umidade; etc.

▶ Os Cinco Elementos na fitoterapia e na dietoterapia

Dietoterapia é um tema amplo em medicina chinesa e aqui será mencionado apenas sucintamente, porque está parcialmente baseado no modelo dos Cinco Elementos. Os princípios que embasam a dietoterapia são praticamente os mesmos da fitoterapia e, por esta razão, serão descritos na mesma seção.

Cada alimento ou erva tem determinado sabor, que está relacionado com um dos Elementos. Os cinco sabores são: ácido para Madeira, amargo para Fogo, doce para Terra, picante para Metal e salgado para Água. Cada alimento ou erva é classificado por um desses sabores. O "sabor" de um alimento ou de uma erva nem sempre está relacionado com seu verdadeiro gosto: por exemplo, a carne de carneiro é classificada como "amarga", assim como a maçã. Desse modo, o "sabor" de um alimento ou de uma erva é mais semelhante à sua qualidade intrínseca que ao seu gosto verdadeiro, ainda que na maioria dos casos os dois coincidam.

Conforme está descrito adiante, cada um dos sabores exerce determinado efeito no corpo.

O sabor ácido promove fluidos e *Yin*. Ele é adstringente e pode controlar transpiração e diarreia.

O sabor amargo elimina Calor, seda e fortalece. Ele elimina Umidade-Calor e atenua o *Qi* rebelde.

O sabor doce tonifica, equilibra e harmoniza. Ele é usado para tonificar deficiência e cessar a dor.

O sabor picante dispersa e é usado para expelir fatores patogênicos.

O sabor salgado desce, hidrata e é usado para tratar constipação intestinal e edema.

Quando alimentos ou ervas de determinado sabor são consumidos em excesso, o sabor tem efeito negativo em algumas partes do corpo.

O sabor ácido dirige-se aos nervos e, quando está em excesso, pode perturbar o Fígado e, deste modo, deve ser usado com parcimônia quando um paciente tem dor crônica.

O sabor amargo vai para os ossos e seu excesso deve ser evitado pelos pacientes com doenças ósseas.

O sabor doce vai para os músculos e, quando está em excesso, pode causar fraqueza muscular.

O sabor picante dispersa o *Qi* e deve ser evitado quando há deficiência de *Qi*.

O sabor salgado pode secar o Sangue e deve ser evitado quando o Sangue está deficiente.

No Capítulo 56 do livro *Eixo Espiritual*, o autor analisa os efeitos dos cinco sabores e diz o seguinte: "*O sabor ácido vai para o Fígado, o sabor amargo vai para o Coração, o sabor doce vai para o Baço, o sabor picante vai para os Pulmões, o sabor salgado vai para os Rins ... quando o fígado está doente, não se deve ingerir alimentos picantes; quando o coração está doente, não se deve comer alimentos salgados; quando o baço está doente, não se deve consumir alimentos ácidos; quando os Rins estão doentes, não se deve ingerir alimentos doces; quando os Pulmões estão doentes, não se deve comer alimentos amargos*"[27] (Figura 2.20).

Desse modo, quando um órgão está doente, deve-se evitar o sabor relacionado com o Elemento que o controla por meio do ciclo de Controle. Por exemplo, o sabor salgado pertence à Água, Água domina o Fogo e, por essa razão, o excesso de sal pode prejudicar o Coração (que, curiosamente, coincide com o conceito ocidental sobre consumo excessivo de sal).

Por outro lado, cada órgão é nutrido pelo sabor do Elemento que ele controla. Por exemplo, Madeira (Fígado) controla Terra, doce é o sabor correspondente à Terra; portanto, alimentos e ervas com sabor doce são benéficos ao Fígado (Figura 2.21).

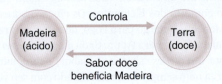

Figura 2.20 Sabores benéficos de acordo com o ciclo dos Cinco Elementos.

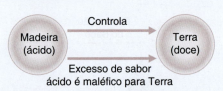

Figura 2.21 Sabores deletérios de acordo com o ciclo dos Cinco Elementos.

 Resultados do aprendizado

Neste capítulo, você aprendeu:
- A natureza dos Cinco Elementos
- Os Cinco Elementos como processos básicos da Natureza
- Os Cinco Elementos como as cinco qualidades dos fenômenos naturais
- Os Cinco Elementos como as cinco fases de um ciclo
- Os Cinco Elementos como as cinco capacidades inerentes de mudança dos fenômenos
- O conceito de inter-relações dos Cinco Elementos (ciclos de Geração, Controle, Dominância e Contradominância) e como elas aplicam-se à medicina chinesa
- Como aplicar as correspondências dos Cinco Elementos ao diagnóstico
- Estratégias de tratamento por acupuntura de acordo com os Cinco Elementos.

Questões de autoavaliação

1. Nas referências mais antigas, em qual ordem os Cinco Elementos foram enumerados e como isto se relaciona com sua numerologia?
2. Cite quatro aspectos da natureza dos Cinco Elementos.
3. O que é o ciclo Cosmológico?
4. Cite três relações dos Cinco Elementos de acordo com o ciclo de Geração e explique como eles estão relacionados com as funções dos Órgãos Internos.
5. Cite três relações dos Cinco Elementos de acordo com o ciclo de Controle e explique como eles estão relacionados com as funções dos Órgãos Internos.
6. Cite três implicações clínicas do ciclo Cosmológico dos Cinco Elementos.
7. Cite duas relações de acordo com o ciclo de Dominância em patologia e como elas estão relacionadas com as interações patológicas dos Órgãos Internos.
8. Cite os cinco sons, sabores e emoções que correspondem aos Cinco Elementos.
9. O que acontece se comermos muito sal e como isto pode ser explicado à luz da teoria dos Cinco Elementos?

Ver respostas no Apêndice 6.

Notas

1. Needham J 1977 Science and Civilization in China, vol. 2, Cambridge University Press, Cambridge, p. 244.
2. Lamanna EP 1967 Storia della Filosofia (History of Philosophy), vol. 1, Le Monnier, Florence, p. 220–221.
3. Science and Civilization in China, p. 242.
4. Fung Yu Lan 1966 A Short History of Chinese Philosophy, Free Press, New York, p. 131.
5. Science and Civilization in China, p. 266.
6. Kaptchuk T 1983 The Web that has no Weaver, Congdon and Weed, New York, p. 343–354.
7. Science and Civilization in China, p. 232–242.
8. Gu He Dao 1979 History of Chinese Medicine (*Zhong Guo Yi Xue Shi Lue* 中国医学史略), Shanxi People's Publishing House, Taiyuan, p. 29.

9. History of Chinese Medicine, p. 29.
10. Great Transmission of the Valued Book (*Shang Shu Da Chuan* 尚书大传), citado em History of Chinese Medicine, p. 29.
11. Lloyd G, Chadwick J, Mann W 1983 Hippocratic Writings, Penguin Books, Harmondsworth, p. 237.
12. Shang Shu (c.659–627 a.C.), citado em 1975 Practical Chinese Medicine (*Shi Yong Zhong Yi Xue* 实用中医学), Beijing Publishing House, Beijing, p. 32. O livro *Shang Shu* é datado por alguns nos primórdios da dinastia Zhou (c. 1000 a.C.), mas a opinião prevalente é que tenha sido escrito entre 659 e 672 a.C.
13. Science and Civilization in China, p. 238.
14. Practical Chinese Medicine, p. 32.
15. Science and Civilization in China, p. 243.
16. 1982 Classic of Categories (*Lei Jing* 类经), People's Health Publishing House, Beijing, p. 46 (publicado originalmente 1624).
17. 1981 Discussion of Prescriptions of the Golden Chest (*Jin Gui Yao Lue Fang Lun* 金匮要略方论), Zhejiang Scientific Publishing House, p. 1 (publicado originalmente c. 220).
18. Ver nota 7.
19. Science and Civilization in China, vol. 2, p. 258–259.
20. 1979 The Yellow Emperor's Classic of Internal Medicine – Simple Questions (*Huang Ti Nei Jing Su Wen* 黄帝内经素问), People's Health Publishing House, Beijing, p. 22–38 (publicado originalmente c.100 a.C.).
21. Nanjing College of Traditional Chinese Medicine 1979 A Revised Explanation of the Classic of Difficulties (*Nan Jing Jiao Shi* 难经校释), People's Publishing House, Beijing, p. 90, 95.
22. Classic of Difficulties, p. 134.
23. É difícil entender como a palavra chinesa *Si* 思, que é a "emoção" relacionada com Terra e significa "pensar" ou "pensativo", poderia ser traduzida como "simpatia" por alguns autores.
24. Classic of Difficulties, p. 163.
25. Classic of Difficulties, p. 139.
26. Classic of Difficulties, p. 151.
27. 1981 Spiritual Axis, People's Health Publishing House, Beijing, p. 104 (compilado originalmente c. 200 a.C.).

Bibliografia e leitura complementar

Beinfield H, Korngold E 1992 Between Heaven and Earth, Ballantine Books, New York.
Chan Wing Tsit 1969 A Source Book in Chinese Philosophy, Princeton University Press, Princeton.
Fung Yu Lan 1966 A Short History of Chinese Philosophy, Free Press, New York.
Kaptchuk T 2000 The Web that has no Weaver – Understanding Chinese Medicine, Contemporary Books, Chicago.
Matsumoto K 1993 Five Elements and Ten Stems, Paradigm Publications, Boston.
Moore CA 1967 The Chinese Mind, University Press of Hawaii, Honolulu.
Needham J 1977 Science and Civilization in China, vol. 2, Cambridge University Press, Cambridge.

As Substâncias Fundamentais 3

- Conceito de *Qi* na filosofia chinesa, 34
- Conceito de *Qi* na medicina chinesa, 36
  - Essência 精, 36
  - *Qi* 氣, 40
  - Sangue 血, 49
- Fluidos corporais 津 液, 52
- Mente (*Shen*) 神, 56
- Notas, 58
- Bibliografia e leitura complementar, 59

A medicina chinesa entende o funcionamento do corpo e da mente como resultado da interação de determinadas substâncias fundamentais. Essas substâncias manifestam-se por graus variáveis de "substancialidade", de forma que algumas são muito rarefeitas e outras, totalmente imateriais. Em conjunto, todas as substâncias fundamentais constituem o antigo conceito chinês de corpo-mente.

Em filosofia e medicina chinesas, o corpo e a mente não são entendidos como um mecanismo (ainda que complexo), mas como um vórtice de *Qi* em suas diversas manifestações, interagindo entre si para formar um organismo. Corpo e mente nada mais são que formas de *Qi*. Na base de tudo está *Qi*: todas as outras substâncias fundamentais são apenas manifestações de *Qi* com graus variáveis de materialidade, desde uma substância totalmente material (como os Fluidos Corporais) até outra totalmente imaterial (como a Mente, ou *Shen*).

As Substâncias Fundamentais são:

- *Qi*
- Sangue
- Essência (*Jing*)
- Fluidos Corporais
- Mente (*Shen*).

Conceito de *Qi* na filosofia chinesa

O conceito de *Qi* tem ocupado os filósofos chineses ao longo de toda a História, desde os primórdios da civilização chinesa até os dias atuais. O caractere usado para representar *Qi* indica que ele seja algo simultaneamente material e imaterial.

气 significa "vapor", "fumaça", "gás"

米 significa "arroz" (cru)

Isso indica claramente que *Qi* pode ser tão rarefeito e imaterial como o vapor e tão denso e material quanto o arroz. O caractere também sugere que *Qi* seja uma substância sutil (fumaça, vapor) originada de uma substância material (arroz), assim como o vapor é produzido durante a cocção do arroz.

É muito difícil traduzir a palavra *Qi* e existem muitas traduções diferentes propostas, nenhuma das quais se aproxima perfeitamente da essência do *Qi*. Esse termo chinês tem sido traduzido de diversas formas, inclusive "energia", "força material", "matéria", "éter", "matéria-energia", "força vital", "força de vida", "poder vital", "poder de movimento". A razão por que é tão difícil traduzir a palavra *Qi* de forma correta está precisamente em sua natureza versátil, mediante a qual pode assumir diferentes manifestações e ser diversas coisas em situações diferentes.

A forma como a palavra *Qi* é traduzida também depende do ponto de vista específico adotado. A maioria dos físicos modernos provavelmente concordaria que *Qi* pode ser definido como "energia", porque *Qi* expressa o *continuum* de matéria e energia como hoje é entendido pela física quântica moderna. A proximidade entre os conceitos de *Qi* e energia foi ressaltada por um artigo sobre natureza de *Qi* escrito por um professor do Institute of High Energy Physics of China.[1] De acordo com Needham, *Qi* também expressa os conceitos científicos modernos de "ondas etéreas" e "emanações radioativas".[2]

A maioria dos sinólogos geralmente concorda que *Qi* corresponde à "matéria", embora não à matéria em seu sentido materialista restritivo, porque *Qi* também pode assumir formas imateriais dispersas e muito rarefeitas. Na filosofia chinesa, existe outro termo para indicar matéria em seu estado sólido, tangível e duro: *Ji* – uma forma material de *Qi*; mas *Qi* nem sempre é *Ji*, porque pode existir em formas tênues e imperceptíveis. Em razão da dificuldade de encontrar uma tradução apropriada para o termo *Qi*, optei por deixá-lo sem tradução, a exemplo do que faço com *Yin* e *Yang*.

Qi é a base de todos os fenômenos do Universo e assegura a continuidade entre as formas materiais e grosseiras e as energias imateriais rarefeitas e sutis. Por essa razão, *Qi* foge completamente ao dilema que tem predominado na filosofia ocidental desde os tempos de Platão até os dias atuais, ou seja, a dualidade e o contraste entre materialismo e idealismo. A filosofia ocidental considerava matéria como independente da percepção do homem ou, no outro extremo, entendia matéria como simples reflexo das ideias. Needham explica isso perfeitamente: *"ambos [a doutrina do macrocosmo-microcosmo e o naturalismo orgânico] estavam sujeitos ao que nós conhecemos como ... esquizofrenia (ou personalidade dividida) ocidental típica. Os ocidentais poderiam pensar apenas em termos de materialismo mecânico de Demócrito ou espiritualismo teológico de Platão. Um deus sempre precisava ser entendido como uma máquina. Personas, intelectos, almas e arqueias foram termos que surgiram progressivamente ao longo da história do pensamento ocidental."*[3]

A infinita variedade de fenômenos do Universo é resultante da reunião e dispersão contínuas de *Qi* para produzir fenômenos com diversos graus de materialidade. Esse conceito de agregação e dispersão do *Qi* foi debatido por muitos filósofos chineses de todas as épocas.

Qi é a própria base das manifestações infinitas de vida do Universo, inclusive minerais, vegetais e animais (também incluídos seres humanos). Xun Kuang (c. 313-238 a.C.) disse: *"Água e Fogo têm Qi, mas não vida; plantas e árvores têm vida, mas não entendimento; aves e animais têm entendimento, mas não noção do que é certo."*[4]

Lie Zi, um texto taoísta datado em torno de 300 a.C., afirma que: *"Os [elementos] mais puros e leves, que tendem para cima, formam o céu; os [elementos] mais grosseiros e pesados, que tendem para baixo, formam a terra."*[5]

Desse modo, "Céu" e "Terra" são frequentemente utilizados para simbolizar os dois estados extremos de rarefação e dispersão máximas, ou de condensação e agregação máximas de *Qi*, respectivamente (Figura 3.1).

Huai Nan Zi (c. 122 a.C.), outro texto taoísta, afirma que: *"Tao (Dao) originou-se do Vazio e Vazio produziu o Universo. O Universo produziu Qi ... que, porque era claro e leve, foi atraído para cima para formar o céu; e porque era pesado e túrbido, solidificou-se para formar a terra."*[6]

De acordo com esses filósofos antigos, vida e morte nada mais eram que uma agregação e uma dispersão do *Qi*. Segundo Wang Chong (27-97 d.C.): *"Qi produz o corpo humano, assim como água transforma-se em gelo. Assim como água congela e forma gelo, também Qi coagula para formar o corpo humano. Quando o gelo derrete, transforma-se em água. Quando um indivíduo morre, ele torna-se espírito [shen] novamente. O indivíduo é chamado espírito, assim como gelo derretido muda seu nome para água."*[7] Além disso, esse autor afirmou que: *"Quando ocorreram a separação e a diferenciação, os [elementos] puros formaram o céu e os túrbidos formaram a terra."*[8]

Zhang Zai (1020-1077 d.C.) elaborou mais o conceito de *Qi*. Esse autor propôs que o Grande Vazio não fosse simplesmente vazio, mas *Qi* em seu estado de continuidade. Zhang Zai afirmou que o Grande Vazio não pode ser nada mais que *Qi*. Ele também desenvolveu e aprofundou os conceitos de condensação e dissipação de *Qi* de forma a originar os inúmeros fenômenos do Universo. Segundo esse autor, a agregação extrema

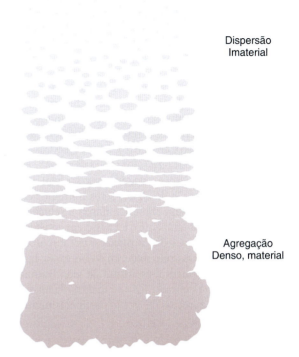

Figura 3.1 Agregação e dispersão de *Qi*.

de *Qi* dá origem às formas reais (*Xing*), isto é, à substância material. Esse conceito tem implicações importantes na medicina chinesa, como veremos resumidamente a seguir. Zhang Zai afirmou: *"O Grande Vazio consiste em Qi. Qi condensa para se transformar em inúmeras coisas. As coisas essenciais desintegram-se e retornam ao Grande Vazio."*[9] Além disso: *"Quando Qi condensa, sua visibilidade torna-se efetiva e a forma física aparece."*[10]

Zhang Zai entendia claramente o fenômeno importante da indestrutibilidade da matéria-energia: *"Qi em dispersão é substância, como também em seu estado de condensação."*[11] A vida humana, também, nada mais é que uma condensação de *Qi*, enquanto a morte é uma dispersão de *Qi*. Esse autor afirmou que: *"Todo nascimento é uma condensação, toda morte é uma dispersão. Nascimento não é ganho, morte não é perda ... quando está condensado, Qi torna-se um ser vivo; quando está disperso, ele é o substrato das mutações."*[12]

Zhu Xi (1131-1200) também entendia a vida como uma condensação de *Qi*. Esse autor afirmou que: *"Quando condensa, Qi pode formar seres."*[13]

Wang Fu Zhi (1619-1692) reafirmou o conceito de continuidade entre energia e matéria e a condensação de *Qi* informe em formas físicas. Segundo esse autor: *"Vida não é criação de algo e morte não é dispersão e destruição completa."*[14] Além disso: *"[Apesar da condensação e da dispersão de Qi], sua substância original não pode ser acrescentada ou diminuída."*[15] Outras citações de seus escritos esclarecem melhor a natureza de *Qi*: *"Tudo que é destituído e vazio está cheio de Qi que, em seu estado de condensação e, portanto, de visibilidade, é conhecido como ser, mas, em seu estado de dispersão e, portanto, de invisibilidade, é conhecido como 'não ser'.*[16] *Quando em dispersão, Qi forma o Grande Vazio, apenas readquirindo seu aspecto nebuloso original, mas sem deixar de existir; quando em estado de condensação, Qi dá origem a todos os seres."*[17]

Em resumo, podemos dizer que *Qi* é um tipo contínuo de matéria, que resulta em formas físicas (*Xing*) quando condensa. *Xing* é um tipo descontínuo de matéria, que resulta em *Qi* quando dispersa.

Conceito de *Qi* na medicina chinesa

Tudo o que foi dito até este ponto sobre *Qi* também se aplica à medicina chinesa. Os filósofos e os doutores chineses observaram a inter-relação do Universo com os seres humanos e consideravam o *Qi* desses seres como resultante da interação do *Qi* do Céu e da Terra. Em seu Capítulo 25, o livro *Questões Simples* declara: "O ser humano resulta do Qi do Céu e da Terra ... A união do Qi do Céu com o Qi da Terra é conhecida como ser humano."[18]

Isso ressalta a interação do *Qi* dos seres humanos com as forças naturais. A medicina chinesa enfatiza a relação entre os seres humanos e seu ambiente e leva isso em consideração ao determinar a etiologia, o diagnóstico e o tratamento.

Assim como *Qi* é o substrato material do Universo, também é o estrato material e mental-espiritual da vida humana. O *Clássico das Dificuldades* afirma: "Qi é a raiz do ser humano."[19]

Em especial, dois aspectos de *Qi* são particularmente relevantes para a medicina:

1. *Qi* está em um estado contínuo de fluxo e em estados variáveis de agregação. Quando está condensado, *Qi* dá origem à forma física; quando disperso, origina as formas sutis de energia
2. *Qi* é uma energia que se manifesta simultaneamente nos níveis físico e emocional-mental-espiritual.

De acordo com a medicina chinesa, existem muitos "tipos" diferentes de *Qi* que afetam nossos corpos e nossas mentes, desde as formas sutis e rarefeitas até as mais densas e grosseiras. Contudo, todos os diversos tipos de *Qi* são, em essência, um único *Qi*, simplesmente se manifestando de formas diferentes.

Por essa razão, é importante entender a universalidade e a particularidade simultâneas de *Qi*. Embora essencialmente exista apenas uma única energia *Qi*, que assume diferentes formas, na prática é importante conseguir diferenciar entre os diversos tipos dessa energia.

Embora *Qi* permaneça essencialmente o mesmo, ele "coloca chapéus diferentes" em distintos locais e muda sua forma de acordo com a posição em que está e com as diferentes funções que está a desempenhar. Por exemplo, o *Qi* Nutritivo (*Ying Qi*) existe no Interior do corpo. Sua função é nutrir e ele é mais denso que o *Qi* Defensivo (*Wei Qi*), que está no Exterior e protege o corpo. O desequilíbrio do *Qi* Nutritivo ou Defensivo acarreta diferentes manifestações clínicas e requer diversos tipos de tratamento. Contudo, em essência, ambos são simplesmente duas manifestações diferentes da mesma energia *Qi* (Figura 3.2).

A circulação pobre pode causar "agregação" ou "condensação" excessiva de *Qi*, que significa que essa energia torna-se patologicamente densa e forma nódulos, massas ou tumores.

Os diversos estados de agregação de *Qi* também explicam suas manifestações simultâneas nos níveis físico e emocional-mental-espiritual. O Sangue do Fígado exemplifica uma forma material densa de *Qi*, enquanto a energia emocional da raiva também é um tipo de *Qi*, embora imaterial e mais sutil.

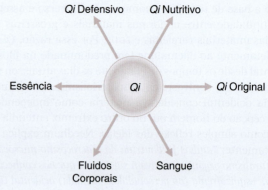

Figura 3.2 Tipos de *Qi*.

Em medicina chinesa, o termo *Qi* é usado de duas formas principais. Primeiramente, indica a energia sutil produzida pelos órgãos internos, que tem a função de nutrir o corpo e a mente. Essa energia sutil assume diversas formas, dependendo de sua localização e sua função. Por exemplo, o *Qi* Torácico (*Zong Qi*) está localizado no tórax e nutre o Coração e os Pulmões. O *Qi* Original (*Yuan Qi*) está situado no Aquecedor Inferior e nutre os Rins.

> **(!) Atenção**
>
> Dois significados do termo *Qi*:
> 1. Energia sutil produzida pelos Órgãos Internos, que assume diferentes formas nos diversos locais do corpo
> 2. Atividade funcional de um Órgão Interno (p. ex., *Qi* do Fígado, *Qi* do Pulmão).

Em segundo lugar, *Qi* indica a atividade funcional dos órgãos internos. Quando é utilizado nesse sentido, o termo *não* indica uma substância sutil como foi mencionado antes, mas simplesmente o complexo de atividades funcionais de qualquer órgão. Por exemplo, quando falamos do *Qi* do Fígado, não queremos expressar a "parte" do *Qi* que está localizada no Fígado, mas sim o complexo de atividades funcionais do Fígado, isto é, assegurar o livre fluxo do *Qi*. Nesse sentido, podemos falar de *Qi* do Fígado, *Qi* do Coração, *Qi* do Pulmão, *Qi* do Estômago etc.

▶ Essência 精

(Ver Boxe 3.1.)

> **Boxe 3.1 Três tipos de Essência**
>
> 1. Essência Pré-Celestial
> 2. Essência Pós-Celestial
> 3. Essência do Rim.

Em geral, o termo JING é traduzido como "Essência". O caractere chinês para *jing* é formado pelo caractere de "arroz" à esquerda e de "claro, refinado" à direita, como se observa a seguir:

米 indica "arroz" (cru)

青 indica "claro, refinado", quando combinado com o radical "água"

Desse modo, o caractere de "Essência" expressa a ideia de algo derivado de um processo de refinamento ou destilação: é uma essência destilada ou refinada, extraída de sua base mais grosseira. Esse processo de extração de uma essência refinada a partir de uma substância maior e mais grosseira implica que Essência é uma substância muito preciosa a ser estimada e guardada.

Em medicina chinesa, o termo "Essência" ocorre em três contextos diferentes, com significados ligeiramente diversos (ver Boxe 3.1).

Essência Pré-Celestial

A concepção é uma combinação de energias sexuais do homem e da mulher para formar o que os chineses antigos chamavam de "Essência Pré-Celestial" (também conhecida como "Essência Pré-Natal") do ser humano recém-concebido. Essa Essência nutre o embrião e o feto durante a gravidez e também é dependente da nutrição derivada dos Rins da mãe. A Essência Pré-Celestial é o único tipo de essência existente no feto, na medida em que ele não tem atividade fisiológica independente.

Essa Essência Pré-Celestial é que determina a estrutura constitucional básica, a força e a vitalidade de cada indivíduo. Essa Essência torna cada indivíduo singular.

A Essência Pré-Celestial está diretamente relacionada com o Fogo do Portão da Vitalidade (*Ming Men*), que será descrito com mais detalhe no Capítulo 10. Localizado entre os Rins, o Fogo do Portão da Vitalidade é o Fogo fisiológico do corpo, que fornece o calor essencial a todos os processos fisiológicos do corpo e a todos os órgãos internos. O Fogo do Portão da Vitalidade já está presente desde o nascimento e, na verdade, desde a concepção. A Essência Pré-Celestial também está presente desde a concepção e o nascimento, mas depois "amadurece" e transforma-se na Essência do Rim (ver adiante) na puberdade, quando forma o sangue menstrual e os óvulos das mulheres e os espermatozoides dos homens. Desse modo, pode-se dizer que o Fogo do Portão da Vitalidade representa o aspecto *Yang* da Essência Pré-Celestial, enquanto a Essência Pré-Celestial propriamente dita (que se transforma na Essência do Rim na puberdade) representa o aspecto *Yin* (Figura 3.3).

O Fogo do Portão da Vitalidade acumula-se no ponto VG-4 *Mingmen* da coluna vertebral durante a concepção, enquanto a Essência Pré-Celestial concentra-se no ponto VC-4 *Guanyuan*, também por ocasião da concepção (Figura 3.4). Isso se correlaciona com o Útero (onde o sangue menstrual é armazenado) das mulheres e com a Sala do Esperma dos homens.[20] O Capítulo 36 do *Clássico das Dificuldades* diz: "*O Portão da Vitalidade é a residência da Mente e da Essência e está conectado com o Qi original [Yuan Qi]: nos homens, ele abriga o esperma; nas mulheres, o Útero.*"[21]

Como é herdada dos pais no momento da concepção, a Essência Pré-Celestial dificilmente pode ser afetada durante o ciclo de vida adulta. Alguns dizem que essa Essência é qualitativa e quantitativamente "fixa". Entretanto, em razão de sua interação com a Essência Pós-Celestial, ela pode ser afetada positivamente, mesmo que não aumente quantitativamente.[22]

A melhor forma de afetar positivamente a Essência Pré-Celestial de um indivíduo é buscando estabelecer o equilíbrio em suas atividades diárias: equilíbrio entre trabalho e repouso,

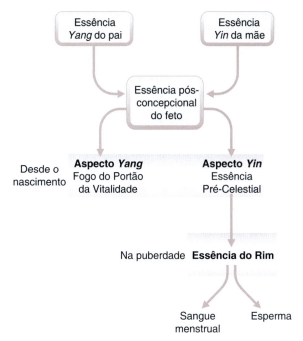

Figura 3.3 Aspectos *Yang* e *Yin* da Essência Pré-Natal.

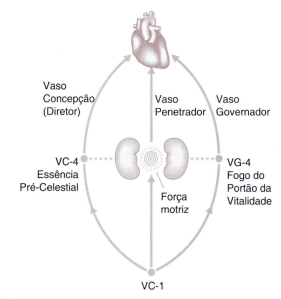

Figura 3.4 Fogo do Portão da Vitalidade e Essência Pré-Celestial.

contenção da atividade sexual e dieta balanceada. Qualquer irregularidade ou excesso nessas esferas tende a diminuir a Essência Pré-Celestial. Um método direto de influenciar positivamente a Essência de um indivíduo é por meio de exercícios respiratórios e de técnicas como *Tai Ji Quan* e *Qi Gong*.

Essência Pós-Celestial

Essa é a Essência refinada e extraída dos alimentos e dos líquidos pelo Estômago e Baço depois do nascimento. À medida que o bebê recém-nascido começa a nutrir-se e respirar, seus Pulmões, Estômago e Baço passam a funcionar para produzir *Qi* a partir dos alimentos, das bebidas e do ar. O *Golden Mirror of Medical Collection* afirma o seguinte: "*A Essência Pré-Celestial origina-se dos pais; a Essência Pós-Celestial origina-se do alimento.*"[23]

O complexo de essências refinadas e extraídas do alimento é conhecido coletivamente como "Essência Pós-Celestial" (também conhecida como "Essência Pós-Natal"). Como o Estômago e o Baço são responsáveis pela digestão do alimento e pela transformação e transporte das essências nutritivas que, por fim, resultam na produção de *Qi*, a Essência Pós-Celestial está diretamente relacionada com esses dois órgãos.

Desse modo, a Essência Pós-Celestial não é um tipo especial de essência, mas simplesmente um termo geral usado para indicar as essências produzidas pelo Estômago e Baço depois do nascimento, em contraste com a Essência Pré-Celestial, formada antes do nascimento. Por essa razão, o Estômago e o Baço também são conhecidos como a "Raiz da Essência Pós-Celestial", enquanto os Rins são a "Raiz da Essência Pré-Celestial" (ver adiante).

A Essência do Rim

A Essência do Rim é um tipo mais específico de substância fundamental, que desempenha um papel extremamente importante na fisiologia humana. Essa substância fundamental origina-se da Essência Pré-Celestial e da Essência Pós-Celestial. Como também ocorre com a Essência Pré-Celestial, a Essência do Rim é uma energia hereditária que determina a constituição de um indivíduo. Contudo, ao contrário da Essência Pré-Celestial, a Essência do Rim interage com a Essência Pós-Celestial e é reposta por ela. Por essa razão, a Essência do Rim participa das Essências Pré-Celestial e Pós-Celestial.

Essa Essência é armazenada nos Rins, mas também circula por todo o corpo, principalmente nos Oito Vasos Extraordinários (ver Capítulos 52 e 53).

A Essência do Rim determina o crescimento, a reprodução, o desenvolvimento, a maturação sexual, a concepção, a gravidez, a menopausa e o envelhecimento.

A seguir, estão descritas algumas diferenças entre Essência e *Qi* no corpo humano:

- A Essência origina-se primariamente dos pais antes do nascimento, enquanto o *Qi* é formado depois do nascimento
- A Essência é reabastecida com dificuldade, enquanto o *Qi* pode ser facilmente reabastecido diariamente
- A Essência segue ciclos muito longos, de 7 ou 8 anos, enquanto o *Qi* tem ciclos mais breves, alguns anuais, alguns circadianos e outros ainda mais curtos
- O *Qi* circula e modifica-se rapidamente de um momento ao outro, enquanto a Essência altera-se apenas lenta e gradativamente durante períodos longos.

As funções da Essência são as seguintes:

- Crescimento, reprodução e desenvolvimento
- Base do *Qi* do Rim
- Formador da Medula
- Base da força constitucional
- Base dos "Três Tesouros" (Essência-*Qi*-Mente, ou *Jing-Qi-Shen*).

Crescimento, reprodução e desenvolvimento

A Essência é a substância orgânica que forma a base do crescimento, da reprodução, do desenvolvimento e do envelhecimento. Nas crianças, ela controla o crescimento dos ossos,

dentes, cabelos; o desenvolvimento normal do cérebro; e a maturação sexual. Depois da puberdade, a Essência controla a função reprodutiva e a fertilidade. Ela forma a base da concepção e da gravidez bem-sucedidas. O declínio natural da Essência durante nossas vidas acarreta a deterioração natural da energia sexual e da fertilidade. O próprio envelhecimento é um processo de declínio da Essência.

De acordo com o primeiro capítulo do *Questões Simples*, a Essência dos homens circula em ciclos de 8 anos, enquanto a das mulheres, em ciclos de 7 anos. Nesse texto, *Tian Gui* refere-se ao esperma dos homens e aos óvulos das mulheres. "*A energia dos Rins de uma menina torna-se abundante com a idade de 7 anos, seus dentes de criança são substituídos por permanentes e seus cabelos crescem. Com a idade de 14 anos, começa Tian Gui [ovulação e menstruação], o Vaso Concepção começa a fluir, o Vaso Penetrador está florescendo, as menstruações ocorrem regularmente e a jovem pode conceber. Com a idade de 21 anos, a Essência do Rim alcança seu pico, os dentes do juízo irrompem e o crescimento está em seu nível mais alto. Com a idade de 28 anos, os tendões e os ossos tornam-se fortes, os cabelos tornam-se mais longos e o corpo é forte e exuberante. Com a idade de 35 anos, os canais de Yang Brilhante começam a enfraquecer, a pele começa a envelhecer e os cabelos começam a cair. Com a idade de 42 anos, os três canais Yang estão fracos, a face escurece e os cabelos começam a encanecer. Com a idade de 49 anos, o Vaso Concepção está vazio, o Vaso Penetrador está esgotado, Tian Gui termina, a Passagem da Terra [útero] não está aberta e, por isso, fraqueza e infertilidade são estabelecidas. Nos homens, com a idade de 8 anos, a energia do Rim do menino é abundante, seus cabelos e dentes crescem. Com a idade de 16 anos, sua energia do Rim é ainda mais abundante, o Tian Gui começa, a Essência é luxuriante e exuberante. Yin e Yang estão harmonizados e o jovem pode gerar um filho. Com a idade de 24 anos, a energia do Rim alcança seu pico, os tendões e os ossos são fortes, os dentes do juízo aparecem e o crescimento alcança seu nível mais alto. Com a idade de 32 anos, os tendões e os ossos estão em seus níveis mais fortes e os músculos são grandes e fortes. Com a idade de 40 anos, o Rim está enfraquecido, os cabelos começam a cair e os dentes ficam frouxos. Com a idade de 48 anos, Yang Qi está exaurido, a face torna-se mais escura e os cabelos encanecem. Com a idade de 56 anos, a energia do Fígado está enfraquecida, os tendões não podem mover-se, Tian Gui está esgotado, o Rim torna-se fraco e o corpo começa a envelhecer. Com a idade de 64 anos, cabelos e dentes caem.*"[24]

A Essência como base do Qi do Rim

Existe uma interação direta dos diversos aspectos da energia do Rim, isto é, Essência do Rim, *Yin* do Rim, *Yang* do Rim e *Qi* do Rim.

A Essência é como líquido e tem afinidade natural com o *Yin*; por essa razão, pode ser considerada um aspecto do *Yin* do Rim. Além disso, ela constitui a base material do *Yin* do Rim para produzir *Qi* do Rim pela ação aquecedora do *Yang* do Rim. Em outras palavras, os Rins podem ser comparados a um grande caldeirão cheio de água. O fogo sob o caldeirão é fornecido pelo *Yang* do Rim e pelo Portão da Vitalidade (*Ming Men*; ver Capítulo 10), a água dentro do caldeirão corresponde à Essência do Rim e o vapor resultante (i. e., *Qi*) representa o *Qi* do Rim (Figura 3.5).

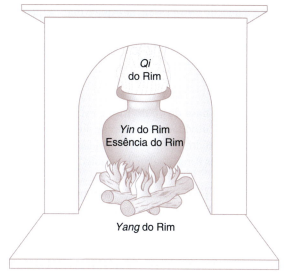

Figura 3.5 Relações entre o *Yin* do Rim, a Essência do Rim, o *Yang* do Rim e o *Qi* do Rim.

Desse modo, a Essência do Rim é necessária à transformação do *Yin* do Rim em *Qi* do Rim por meio da ação aquecedora do *Yang* do Rim.

A Essência produz Medula

Em medicina chinesa, o conceito de Medula é diferente do que é aceito pela medicina ocidental, e não corresponde diretamente à medula óssea.

A Essência produz Medula, que, por sua vez, forma a medula óssea e preenche a medula espinal e o cérebro. Portanto, "Medula" é uma substância que constitui a matriz comum da medula óssea, do cérebro e da medula espinal: não há um equivalente em medicina ocidental.

Por essa razão, a Essência é extremamente importante para a saúde da medula óssea, do cérebro e da medula espinal. No Capítulo 33 do *Eixo Espiritual*, lemos que: "O Cérebro é o Mar da Medula".[25] Portanto, quando a Essência do Rim está fraca, o cérebro pode não receber nutrição e o indivíduo pode queixar-se de falta de concentração e memória e apresentar tontura e sensação de vazio na cabeça.

A Essência como base da força constitucional

Por fim, a Essência determina nossa força e resistência constitucionais básicas aos fatores patogênicos externos. Embora o *Qi* Defensivo seja o principal responsável pela proteção contra fatores patogênicos externos, ele também tem sua raiz na Essência do Rim e dela deriva sua força. Desse modo, a Essência do Rim também desempenha um papel fundamental na proteção contra fatores patogênicos externos. No Capítulo 4 do *Questões Simples*, temos que: "Quando a Essência é armazenada adequadamente [i. e., não é dissipada], nenhuma doença febril externa é contraída na Primavera ... quando a Essência não é armazenada no Inverno, doenças febris externas são contraídas na Primavera."[26]

Com base nessas quatro funções principais da Essência, pode-se deduzir o tipo de problemas que podem ser derivados da deficiência de Essência:

1. *Crescimento, reprodução e desenvolvimento*: crescimento retardado das crianças, desenvolvimento ósseo insatisfatório, infertilidade, abortos, retardo mental das crianças, deterioração óssea dos adultos, dentes frouxos e queda de cabelos
2. *A Essência como base do Qi do Rim*: disfunção sexual, impotência, fraqueza nos joelhos, polução noturna, tinido e surdez
3. *A Essência como base da Medula*: dificuldade de concentração, déficit de memória, tontura, tinido e sensação de vazio na cabeça
4. *A Essência como base da força constitucional*: predisposição aos resfriados, à gripe e outras doenças externas e à rinite alérgica.

A Essência como base dos "Três Tesouros"

Essência e *Qi* também são considerados os fundamentos materiais da Mente (*Shen*). Essência, *Qi* e Mente (*Jing, Qi, Shen*) são as três substâncias físicas e psíquicas fundamentais de um ser humano. Por essa razão, também são conhecidos como os "Três Tesouros".

Essência, *Qi* e Mente também representam três estados diferentes de condensação de *Qi*: Essência é o mais denso, *Qi*, o mais rarefeito e Mente, o mais sutil e imaterial. De acordo com a medicina chinesa, Essência e *Qi* são os fundamentos essenciais da Mente. Quando Essência e *Qi* estão saudáveis e exuberantes, a Mente é feliz e isso possibilita uma vida saudável e feliz. Quando Essência e *Qi* estão deficientes, a Mente necessariamente irá sofrer.

Desse modo, a Mente saudável depende da força da Essência, que é armazenada nos Rins, bem como de *Qi*, que é produzido pelo Estômago e Baço. Em outras palavras, a Mente depende das Essências Pré-Celestial e Pós-Celestial.

A tríade Essência, *Qi* e Mente é expressa comumente em medicina chinesa como Céu (Mente), Pessoa (*Qi*) e Terra (Essência), que correspondem aos três órgãos Coração, Estômago/Baço e Rins, respectivamente.

MENTE	CORAÇÃO	CÉU
QI	ESTÔMAGO-BAÇO	PESSOA
ESSÊNCIA	RINS	TERRA

Na prática, é importante realizar uma avaliação geral do estado relativo dessas três substâncias fundamentais, porque a Essência fornece um indício quanto à constituição hereditária; *Qi* indica o estado de *Qi* produzido diariamente; e Mente reflete as condições da vida emocional e mental.

Até certo ponto, o estado da Essência pode ser deduzido com base no passado do paciente: uma história de doenças infantis graves poderia indicar constituição débil. Isso também pode ser avaliado no pulso: um pulso do tipo "Disperso" ou "em Couro" (ver Capítulo 25) indica Essência enfraquecida e pobre. A língua pode demonstrar uma Essência enfraquecida quando sua raiz não tem "espírito" (ver Capítulo 23).

O estado da Mente pode ser deduzido observando-se o "brilho" dos olhos. Olhos brilhantes, ou seja, com certa vitalidade e brilho indefiníveis ao seu redor, demonstram uma condição saudável da Mente. Olhos que parecem embaçados, como se tivessem uma cortina de vapor à sua frente, mostram que a Mente está perturbada. Isso pode ser observado frequentemente nos pacientes que tiveram problemas emocionais graves por períodos longos, ou passaram por um choque profundo, ainda que isso tenha ocorrido muitos anos antes.

Algumas expressões do idioma chinês também mostram como esses conceitos estão enraizados na cultura chinesa. *Jing-shen* (i. e., Essência-Mente) significa "mente" ou "consciência", demonstrando a interação de corpo e mente; também significa "vigor", "vitalidade", "dinamismo" – todas qualidades presentes quando Essência e Mente estão saudáveis e fortes. *Jing-shen bing* significa "doença mental".

O Boxe 3.2 resume as funções da Essência do Rim.

Boxe 3.2 Funções da Essência do Rim

1. Determina o crescimento, a reprodução e o desenvolvimento
2. É a base do *Qi* do Rim
3. Produz Medula
4. É a base da constituição do ser
5. Constitui um dos "Três Tesouros" (Essência, *Qi*, Mente).

▶ *Qi* 氣

Como já foi descrito, *Qi* assume diversas formas no corpo e nele desempenha várias funções. Vejamos a seguir as diversas formas de *Qi*.

Qi Original (*Yuan Qi*) 原气

Esse tipo de *Qi* está diretamente relacionado com a Essência. Na verdade, *Qi* Original nada mais é que Essência em forma de *Qi* e poderia ser descrito como Essência transformada em *Qi*. Essa é uma forma dinâmica e rarefeita da Essência, que tem sua origem nos Rins. O *Qi* Original também é relacionado frequentemente de forma a incluir "*Yin* Original" (*Yuan Yin*) e "*Yang* Original" (*Yuan Yang*); isso significa que *Qi* Original é o fundamento de todas as energias *Yin* e *Yang* existentes no corpo.

Como a Essência, o *Qi* Original obtém sua nutrição da Essência Pós-Celestial.

O *Qi* Original desempenha algumas funções, inclusive:

- É a Força Motriz
- É a base do *Qi* do Rim
- Facilita a transformação do *Qi*
- É uma via para o Triplo Aquecedor
- Facilita a transformação do Sangue
- Surge nos pontos Fonte.

Força Motriz

O *Qi* Original pode ser entendido como força motriz dinâmica que desperta e movimenta a atividade funcional de todos os órgãos. Isso ocorre porque, assim como a Essência, *Qi* Original é o fundamento da vitalidade e do vigor. Como um tipo de *Qi*, ele circula por todo o corpo nos canais. Poderíamos dizer

que essa é a ligação entre Essência – que é mais semelhante a um líquido e está relacionada com ciclos e mudanças lentas a longo prazo – e o *Qi* do dia a dia, que é semelhante ao *Qi* e está relacionado com ciclos e mudanças a curto prazo.

Base do Qi do Rim

O *Qi* Original é a base do *Qi* do Rim e está diretamente relacionado com as atividades funcionais dos Rins. De acordo com o Capítulo 66 do *Clássico das Dificuldades*, o *Qi* Original reside entre os dois Rins, abaixo do umbigo, no Portão da Vitalidade.[27]

Desse modo, o *Qi* Original está diretamente relacionado com o Portão da Vitalidade e compartilha de sua função de fornecer o calor necessário a todas as atividades funcionais do corpo.

Facilita a transformação de Qi

O *Qi* Original atua como agente de transformação do *Qi* Torácico (*Zong Qi*) em *Qi* Verdadeiro (*Zhen Qi*). Essa é uma das formas pelas quais os Rins (de onde provém o *Qi* Original) participam da produção de *Qi*.

Via para o Triplo Aquecedor

O Capítulo 66 do *Clássico das Dificuldades* descreve a ligação entre o *Qi* Original (nesse capítulo, descrito como *Dong Qi*, ou "Força Motriz") e o Triplo Aquecedor. O autor afirma: "*Qi Original é a Força Motriz [Dong Qi] situada entre os dois Rins, é o doador de vida e é a raiz dos 12 canais. O Triplo Aquecedor estimula a diferenciação do Qi Original [para suas diferentes aplicações no corpo]; o Qi Original passa pelos Três Aquecedores e, em seguida, espalha-se para os 5 órgãos Yin e 6 órgãos Yang e seus canais. Os locais nos quais o Qi Original estaciona são os pontos Fonte [Yuan].*"[28]

Outros autores traduzem esse trecho dizendo que o Triplo Aquecedor é o "*enviado especial*" que "*transmite*" o *Qi* original.[29] Neste livro, adoto a interpretação de Clavey para essa passagem, isto é, que o Triplo Aquecedor faz com que o *Qi* Original se separe e diferencie em suas diversas formas nas diferentes partes do corpo.[30] Quando é interpretado dessa forma, o Triplo Aquecedor desempenha um papel muito importante, permitindo que o *Qi* Original facilite a transformação do *Qi* nos diversos locais do corpo e assuma diferentes formas em cada local.

Facilita a transformação do Sangue

O *Qi Original* também facilita a transformação do *Qi* dos Alimentos (*Gu Qi*) em Sangue no Coração (ver adiante). Essa é uma das formas pelas quais os Rins participam da produção de Sangue.

Sai dos pontos Fonte

A partir de seu local de origem entre os Rins, onde está localizado o Portão da Vitalidade, o *Qi* Original passa pelo Triplo Aquecedor e espalha-se aos órgãos internos e canais. Os locais nos quais o *Qi* Original emerge são os pontos Fonte (*Yuan*) (Figura 3.6).[31]

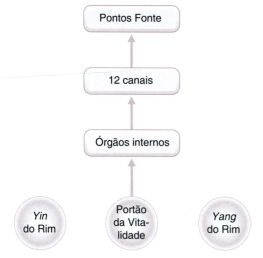

Figura 3.6 Relação entre Portão da Vitalidade, *Qi* Original e pontos Fonte.

A lista seguinte resume a natureza do *Qi* Original:

- *Qi* Original é como a Essência em forma de *Qi*
- Tem sua origem entre os dois Rins
- É derivado da Essência Pré-Celestial
- É reabastecido constantemente pelo *Qi* Pós-Celestial
- Está relacionado com o Portão da Vitalidade (*Ming Men*)
- Depende da função transportadora do Triplo Aquecedor para circular por todo o corpo
- Circula nos canais até emergir nos pontos Fonte.

De que forma o *Qi* Original pode ser tratado por acupuntura?

Existem três formas:

1. Aplicação de agulhas nos pontos Fonte (ver Capítulo 51) dos 12 canais
2. Aplicação de agulhas e moxa nos pontos do Vaso Concepção abaixo do umbigo, inclusive VC-7 *Yinjiao*, VC-6 *Qihai*, VC-5 *Shimen*, mas especialmente VC-4 *Guangyuan*
3. Aplicação de agulhas e moxa no ponto VG-4 *Mingmen*, que corresponde ao local de onde se origina o *Qi* Original.

Nota clínica

O ponto Fonte (*Yuan*) é importante para tonificar os Órgãos Internos:
- R-3 *Taixi* para os Rins
- F-3 *Taichong* para o Fígado
- C-7 *Shenmen* para o Coração
- BP-3 *Taibai* para o Baço
- P-9 *Taiyuan* para os Pulmões.

O Boxe 3.3 resume as funções do *Qi* Original.

Boxe 3.3 Funções do *Qi* Original

1. Força Motriz de todas as atividades fisiológicas
2. Base do *Qi* do Rim
3. Facilita a transformação de *Qi* Torácico (*Zong Qi*) em *Qi* verdadeiro (*Zhen Qi*)
4. Facilita a transformação do *Qi* dos Alimentos (*Gu Qi*) em Sangue
5. Emerge nos pontos Fonte (*Yuan*).

Qi dos Alimentos (*Gu Qi*) 谷气

Gu Qi, que significa "*Qi* dos grãos" ou "*Qi* dos Alimentos", representa o primeiro estágio de transformação do alimento em *Qi*.

O alimento que entra no Estômago é primeiramente "decomposto e amadurecido" e, em seguida, transformado em *Qi* dos Alimentos pelo Baço. Esse *Qi* dos Alimentos ainda não está em uma forma que possa ser utilizada pelo organismo.

A partir do Aquecedor Médio, o *Qi* dos Alimentos sobe para o tórax e vai aos Pulmões onde, depois de combinar-se com o ar, forma *Qi* Torácico, também conhecido em chinês como *Zong Qi* (Figura 3.7).

Também a partir do Aquecedor Médio, o *Qi* dos Alimentos sobe para o tórax e vai primeiramente aos Pulmões e, depois, ao Coração, onde é transformado em Sangue. Essa transformação é facilitada pelo *Qi* do Rim e pelo *Qi* Original (Figura 3.8).

O *Qi* dos Alimentos é produzido pelo Baço, que desempenha a função importantíssima de transformar e transportar vários produtos extraídos do alimento.

Desse modo, o Baço precisa enviar o *Qi* dos Alimentos para cima até o tórax: essa é a razão pela qual o *Qi* do Baço ascende. Normalmente, o *Qi* do Baço ascende; se porventura ele descer, o alimento não é transformado adequadamente e as fezes tornam-se amolecidas.

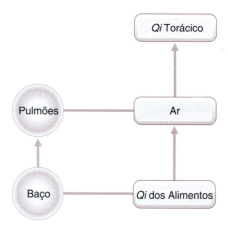

Figura 3.7 *Qi* dos Alimentos e *Qi* Torácico.

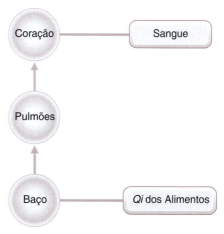

Figura 3.8 *Qi* dos Alimentos e Sangue.

Embora o *Qi* dos Alimentos seja o primeiro estágio crucial da transformação do alimento em *Qi*, essa forma grosseira de *Qi* não pode ser usada pelo organismo como está: por essa razão, ele é o substrato para a transformação em formas mais refinadas de *Qi*.

Como o *Qi* dos Alimentos é extraído do sangue e é o substrato para a produção de todo *Qi* e Sangue, é fácil perceber a importância que a medicina chinesa atribui à quantidade e à qualidade do alimento consumido. No Capítulo 56 do *Eixo Espiritual*, encontramos que: "*Se nenhum alimento for ingerido até a metade do dia, o Qi é enfraquecido; se nenhum alimento for ingerido durante todo o dia, o Qi é esgotado.*"[32] Com base nessa afirmação, fica evidente que os chineses antigos não acreditavam muito no valor terapêutico do jejum!

O Boxe 3.4 resume o *Qi* dos Alimentos.

Nota clínica

Para tonificar o *Qi* dos Alimentos (*Gu Qi*), use VC-12 *Zhongwan* e E-36 *Zusanli*.

Boxe 3.4 *Qi* dos Alimentos (*Gu Qi*)

- Tem sua origem no Estômago e Baço
- É a origem do *Qi* e do Sangue
- Ascende ao tórax, onde, nos Pulmões, combina-se com o ar para formar o *Qi* Torácico (*Zong Qi*)
- Ascende ao tórax, onde, no Coração, é transformado em Sangue.

Qi Torácico (*Zong Qi*) 宗气

No idioma chinês, isso é conhecido como *Zong Qi* e, provavelmente, é o tipo de *Qi* cujo nome tem recebido maior número de traduções. O caractere *Zong* 宗 geralmente significa "ancestral" e, por esta razão, algumas vezes ele é traduzido como "*Qi* ancestral", um termo confuso porque alguns autores usam a expressão "*Qi* ancestral" para se referir à Essência ou ao *Qi* Original. Outros autores chamam-no de "*Qi* genético", o que também causa confusão porque, dentre todos os tipos de *Qi* do corpo, a Essência ou o *Qi* Original poderia ser mais bem qualificado como "*Qi* genético". Nos cursos internacionais de treinamento em acupuntura da China, essa forma de *Qi* geralmente é referida como "*Qi* Essencial".

Eu traduzo como *Gathering Qi* porque, na opinião de alguns autores, o caractere *Zong* nesse contexto significa "reunir" ou "aglutinar", em vez de "ancestral".[33] Em minha opinião, essa tradução se adapta melhor à função desempenhada por esse tipo de *Qi*. Algumas vezes, é também descrito como "*Qi* do Tórax" (*Xiong Qi*) ou "Grande *Qi*" (*Da Qi*), ou "Grande *Qi* do Tórax".*

Como foi mencionado antes, o *Qi* Torácico origina-se da interação do *Qi* dos Alimentos com o ar. O Baço envia o *Qi* dos Alimentos aos Pulmões, onde, depois de sua combinação com o ar, é transformado em *Qi* Torácico (ver Figura 3.7).

O *Qi* Torácico é uma forma de *Qi* mais sutil e refinada do que o *Qi* dos Alimentos, mas também não pode ser utilizado pelo organismo.

As funções principais desse tipo de *Qi* são:

- Nutre Coração e Pulmões
- Melhora e facilita a função dos Pulmões no controle de *Qi* e na respiração, bem como a função do Coração em governar o Sangue e os vasos sanguíneos
- Controla a fala e fortalece a voz
- Afeta e melhora a circulação sanguínea aos membros.

O *Qi* Torácico está diretamente relacionado com as funções do Coração e dos Pulmões: ajuda os Pulmões e o Coração em suas funções de controlar o *Qi* e a respiração e o Sangue e os vasos sanguíneos, respectivamente. No Capítulo 18 do *Questões Simples*, encontramos que: "*A energia que sai sob a mama esquerda e pode ser sentida sob os dedos é Qi Torácico.*"[34]

Isso significa que o *Qi* Torácico ajuda o Coração e os Pulmões a levar *Qi* e Sangue aos membros e especialmente às mãos. Em seu Capítulo 75, o *Eixo Espiritual* diz que: "*Se o Qi Torácico não descer, o sangue ficará estagnado nos vasos.*"[35] Desse modo, quando o *Qi* Torácico está fraco, os membros, e especialmente as mãos, ficam frios.

O *Qi* Torácico também se acumula na garganta e afeta a fala (que está sob controle do Coração) e fortalece a voz (que é controlada pelos Pulmões). Desse modo, quando o *Qi* Torácico está fraco, a fala pode ser impedida, ou a voz pode ser muito fraca e fina.

No Capítulo 71 do *Eixo Espiritual*, encontramos que: "*O Qi Torácico acumula-se no tórax, ascende à garganta, entra no canal do Coração e facilita a respiração.*"[36]

Na prática, podemos avaliar o estado de *Qi* Torácico com base na saúde do Coração e dos Pulmões e no estado da circulação e da voz. Voz fraca demonstra fraqueza de *Qi* Torácico e o mesmo acontece com a circulação fraca para as mãos.

Porque é a energia do tórax, o *Qi* Torácico também é afetado por problemas emocionais como mágoa e tristeza, que enfraquecem os Pulmões e dispersam a energia do tórax. Nesses casos, as posições Anteriores dos lados esquerdo e direito (que correspondem ao Coração e aos Pulmões) do pulso são muito fracas ou vazias.

Por fim, o *Qi* Torácico e o *Qi* Original ajudam-se mutuamente. O *Qi* Torácico desce para ajudar os Rins, enquanto o *Qi* Original ascende para facilitar a respiração. Esse é outro aspecto da relação de ajuda mútua existente entre os Pulmões e os Rins.

Nota clínica

Para tonificar o *Qi* Torácico (*Zong Qi*), use VC-17 *Shanzhong* e P-9 *Taiyuan*.

A região do tórax onde se acumula *Qi* Torácico também é conhecida como "Mar de *Qi*". Esse é um dos Quatro Mares descritos no Capítulo 33 do *Eixo Espiritual*. O ponto de alarme do Mar de *Qi* (e do *Qi* Torácico) é VC-17 *Shanzhong*. O *Qi* Torácico também é tratado por meio dos canais do Coração e dos Pulmões e, evidentemente, por exercícios respiratórios (Boxe 3.5).

---

*Nota da revisora técnica: o *Qi* formado no tórax recebe o nome chinês de *Zong Qi*. O autor traduz essa expressão como *Gathering Qi*, o que se justifica pela função do próprio *Qi* de "reunir" ou "aglutinar", uma vez que é na região do tórax que se concentram o *Qi* dos Alimentos, o *Qi* do Pulmão e o *Qi* Original, dando origem, posteriormente, ao *Qi* Defensivo e ao *Qi* Nutritivo. Nesta edição em português, optamos pelo termo "*Qi* Torácico", a fim de seguirmos a nomenclatura mais amplamente usada na literatura brasileira sobre o tema.

Boxe 3.5 *Qi* Torácico

- Nutre Coração e Pulmões
- Melhora e facilita a função dos Pulmões no controle de *Qi* e da respiração e a função do Coração no controle do Sangue e dos vasos sanguíneos
- Controla a fala e fortalece a voz
- Afeta e facilita a circulação sanguínea aos membros
- Trabalha em conjunto com *Qi* Original para regular a respiração.

Qi Verdadeiro (*Zhen Qi*) 真气

Conhecido no idioma chinês como *Zheng Qi*, que literalmente significa "*Qi* Verdadeiro", esse é o último estágio do processo de refinamento e transformação de *Qi*. O *Qi* Torácico é transformado em *Qi* Verdadeiro sob a ação catalítica do *Qi* Original. É ele que circula nos canais e nutre os órgãos (Figura 3.9).

Assim como o *Qi* Torácico, o *Qi* Verdadeiro origina-se essencialmente dos Pulmões; isso explica a função destes em governar o *Qi* em geral.

O *Qi* Verdadeiro assume duas formas diferentes: *Qi* Nutritivo (*Ying Qi*) e *Qi* Defensivo (*Wei Qi*). Por essa razão, não podemos descrever as funções do *Qi* Verdadeiro sem antes explicar suas duas formas. O Boxe 3.6 resume *Qi* Verdadeiro.

Boxe 3.6 *Qi* Verdadeiro (*Zhen Qi*)

- Tem sua origem em *Qi* Torácico (*Zong Qi*)
- Tem sua origem nos Pulmões
- Assume duas formas: *Qi* Nutritivo (*Ying Qi*) e *Qi* Defensivo (*Wei Qi*).

Qi Nutritivo (*Ying Qi*) 营气

No idioma chinês, isso é conhecido como *Ying Qi*. Literalmente, isso significa *Qi* "Nutritivo" ou "Nutriente". Como seu nome indica, esse tipo de *Qi* tem a função de nutrir os órgãos internos e o corpo por inteiro.

O *Qi* Nutritivo está diretamente relacionado com o Sangue e circula dentro dos vasos sanguíneos e, evidentemente, também nos canais.

No Capítulo 43 do *Questões Simples*, encontramos que: "*O Qi Nutritivo é extraído do alimento e da água, regula os 5 órgãos Yin, umedece os 6 órgãos Yang, entra nos vasos sanguíneos, circula nos canais situados acima e abaixo, está relacionado com os 5 órgãos Yin e conecta os 6 órgãos Yang.*"[37]

Esse é o *Qi* ativado sempre que se introduz uma agulha em um ponto de acupuntura.

O Boxe 3.7 resume as funções do *Qi* Nutritivo.

Boxe 3.7 *Qi* Nutritivo (*Ying Qi*)

- Nutre os Órgãos Internos
- Está diretamente relacionado com o Sangue
- Circula nos canais e nos vasos sanguíneos.

Qi Defensivo (*Wei Qi*) 卫气

O *Qi* Defensivo é descrito como *Wei Qi* em chinês. *Wei* significa "defender" ou "proteger". Outra forma assumida pelo *Qi* Verdadeiro, em comparação com o *Qi* Nutritivo, o *Qi* Defensivo é um tipo mais grosseiro de *Qi*. Como circula nos planos mais externos do corpo, ele é *Yang* em relação ao *Qi* Nutritivo, que circula nos planos mais profundos e nos órgãos internos.

Em seu Capítulo 18, o *Eixo Espiritual* refere que: "*O ser humano recebe Qi do alimento: esse entra no estômago, é transportado aos Pulmões [i. e., Qi dos Alimentos] ... é transformado em Qi – a parte refinada transforma-se em Qi Nutritivo, enquanto a forma mais grosseira transforma-se em Qi Defensivo. O Qi Nutritivo circula nos vasos sanguíneos [e canais], o Qi Defensivo circula por fora dos canais.*"[38]

No Capítulo 43 do *Questões Simples*, lemos que: "*O Qi Defensivo origina-se da parte grosseira do alimento e da água, é escorregadio por natureza e, por esta razão, não consegue entrar nos canais. Por isso, ele circula sob a pele, entre os músculos, vaporiza entre as membranas e difunde-se sobre o tórax e o abdome.*"[39]

Resumindo:

- O *Qi* Nutritivo está no Interior e nutre
- O *Qi* Defensivo está no Exterior e protege.

Qi Nutritivo versus *Qi* Defensivo

O *Qi* Nutritivo está no Interior e nutre, o *Qi* Defensivo está no Exterior e protege.

A função principal do *Qi* Defensivo é proteger o corpo contra os ataques de fatores patogênicos externos, inclusive Vento, Frio, Calor e Umidade. Além disso, ele aquece, umidifica e nutre parcialmente a pele e os músculos; regula a abertura e o fechamento dos poros (e, deste modo, controla a transpiração); e (principalmente por esse mecanismo) controla a temperatura do corpo.

O *Eixo Espiritual*, em seu Capítulo 47, afirma: "*O Qi Defensivo aquece os músculos, preenche a pele, entra no espaço entre a pele e os músculos e abre os poros.*"[40]

Porque se difunde sob a pele, o *Qi* Defensivo está sob o controle dos Pulmões. Os Pulmões regulam a circulação do *Qi* Defensivo para a pele e a abertura e o fechamento dos poros. Desse modo, a fraqueza do *Qi* do Pulmão pode causar

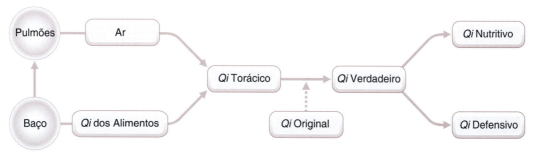

Figura 3.9 A origem do *Qi*.

enfraquecimento do *Qi* Defensivo. Em alguns casos, isso pode tornar o indivíduo suscetível a resfriados frequentes.

O *Qi* Defensivo circula fora dos canais, na pele e nos músculos: estas são estruturas Externas do corpo, ou também a "Porção do *Qi* Defensivo do Pulmão". Os Pulmões difundem os fluidos corporais para a pele e os músculos. Esses fluidos misturam-se com o *Qi* Defensivo, de forma que a deficiência desse tipo de *Qi* pode causar transpiração diurna espontânea porque, quando *Qi* Defensivo está fraco, ele não consegue manter os fluidos no Interior.

Isso também explica a recomendação de provocar transpiração quando o corpo é invadido por Vento-Frio externo. Nesses casos, a invasão de Vento-Frio obstrui a circulação do *Qi* Defensivo na pele e nos músculos, bloqueando os poros e impedindo a função difusora dos Pulmões. Com a recuperação da função difusora dos Pulmões e a estimulação da transpiração, os poros são desbloqueados, os líquidos saem na forma de suor e, juntos, o Vento-Frio é expelido. Por essa razão, diz-se que o *Qi* Defensivo difunde-se no Aquecedor Superior.

Entretanto, o *Qi* Defensivo também se difunde nos Aquecedores Médio e Inferior. Difunde-se no Aquecedor Médio na medida em que se origina do *Qi* dos Alimentos produzido pelo Estômago e Baço. Por outro lado, a Essência e o *Qi* Original armazenados nos Rins também desempenham um papel importante na resistência aos fatores patogênicos externos, conforme foi explicado antes. Desse modo, o *Qi* Defensivo origina-se da Essência e do *Qi* Original e é transformado a partir do *Yang* do Rim. Essa é outra razão pela qual a resistência aos fatores patogênicos externos é determinada pela força, não apenas do *Qi* do Pulmão, mas também do *Yang* do Rim.

Em resumo, o *Qi* Defensivo tem suas raízes no Aquecedor Inferior (Rins), é nutrido pelo Aquecedor Médio (Estômago e Baço) e difunde-se ao exterior no Aquecedor Superior (Pulmões). O Boxe 3.8 resume as funções do *Qi* Defensivo.

Boxe 3.8 *Qi* Defensivo (*Wei Qi*)

- Tem suas raízes no Aquecedor Inferior (Rins), é nutrido pelo Aquecedor Médio (Estômago e Baço) e difunde-se ao exterior no Aquecedor Superior (Pulmões)
- É uma forma grosseira de *Qi*
- Circula fora dos canais, no espaço entre a pele e os músculos
- Protege o corpo contra invasão de fatores patogênicos externos
- Aquece os músculos
- Funde-se ao suor no espaço entre a pele e os músculos e regula a abertura e o fechamento dos poros
- Circula 50 vezes em 24 horas: 25 durante o dia e 25 durante a noite

A deficiência de *Qi* Defensivo causa enfraquecimento das defesas do corpo contra fatores patogênicos externos, e o indivíduo tende a contrair resfriados frequentes. O paciente sempre tende a sentir frio com facilidade, porque o *Qi* Defensivo deficiente não consegue aquecer a pele e os músculos.

O *Qi* Defensivo circula 50 vezes em 24 horas: 25 vezes durante o dia e 25 vezes durante a noite. Durante o dia, ele circula no Exterior do corpo e, à noite, circula nos órgãos *Yin*.[41] Nas horas diurnas, ele circula no Exterior dos canais superficiais *Yang*, desde o *Yang* Maior ao *Yang* Menor até os canais de *Yang* Brilhante. De acordo com o livro *Eixo Espiritual*, é exatamente esse fluxo de *Qi* Defensivo do Interior para o Exterior, emergindo no ângulo interno do olho (encontro dos canais de *Yang* Maior do Intestino Delgado e da Bexiga) que abre os olhos e desperta o indivíduo de manhã. À noite, o *Qi* Defensivo circula para dentro dos órgãos *Yin*, primeiramente aos Rins, depois ao Coração, Pulmões, Fígado e Baço.[42]

Como foi mencionado antes, cada período de 12 horas é dividido em 25 circuitos. Durante o dia, o *Qi* Defensivo circula primeiramente pelo *Yang* Maior, depois *Yang* Menor, depois *Yang* Brilhante e, por fim, *Yin*; esse circuito é repetido 25 vezes. À noite, o *Qi* Defensivo circula na mesma ordem e novamente completa 25 circuitos (Figura 3.10).

Nota clínica

Para tonificar o *Qi* Defensivo (*Wei Qi*), use P-9 *Taiyuan* e E-36 *Zusanli*.

Qi Central (*Zhong Qi*) 中 气

Zhong significa "meio" ou "centro". Nesse caso, indica o Aquecedor Médio. Na verdade, *Qi* Central é outra forma de definir o *Qi* do Estômago e do Baço, ou o *Qi* Pós-Celestial derivado do alimento. Também é outro termo usado para descrever as funções do Baço de transformar e transportar. Nesse sentido, *Qi* Central também é *Qi* Verdadeiro, mas especificamente o *Qi* Verdadeiro do Estômago e do Baço.

O termo "*Qi* Central" também implica a função do Baço de ascender *Qi* e a condição de afundamento do *Qi* do Baço, que geralmente é referida como "deficiência de *Qi* Central". O Boxe 3.9 resume o *Qi* Central.

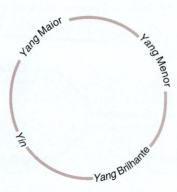
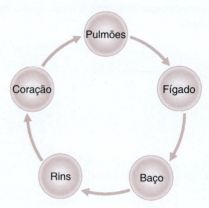

Figura 3.10 Circulação do *Qi* Defensivo.

Boxe 3.9 Qi Central (Zhong Qi)

O *Qi* Central refere-se:
- Ao *Qi* Verdadeiro do Estômago e Baço
- Às funções do Baço de transportar e transformar (*yun-hua*)
- À função do Baço de ascender o *Qi*.

Qi Vertical (*Zheng Qi*) 正 气

Qi Vertical (*Zheng Qi*) não é realmente outro tipo de *Qi*, mas simplesmente um termo geral usado para indicar os diversos tipos de *Qi* que têm a função de proteger o corpo contra a invasão de fatores patogênicos externos. É importante salientar que, embora seja o *Qi* Defensivo que circula no Exterior do corpo para protegê-lo das invasões dos fatores patogênicos externos, o *Qi* Nutritivo e até mesmo a Essência do Rim desempenham um papel importante na defesa contra esses fatores.

O termo "*Qi* Vertical" geralmente é usado com relação e em contraste com "fator patogênico" (*Xie Qi*) e indica a resistência do organismo às doenças externas. O Boxe 3.10 resume o que é *Qi* Vertical.

Boxe 3.10 *Qi* Vertical (*Zheng Qi*)

- "*Qi* Vertical" refere-se a todos os tipos de *Qi* que desempenham alguma função na defesa do organismo contra a invasão por fatores patogênicos externos. Isso inclui *Qi* Defensivo, *Qi* Nutritivo e a Essência do Rim
- "*Qi* Vertical" (*Zheng Qi*) é contrastado com "Fator Patogênico" (*Xie Qi*).

Funções do *Qi*

Antes de finalizar a descrição do *Qi*, precisamos resumir suas funções básicas evidenciadas na prática clínica, independentemente de seus diversos tipos.

As funções básicas do *Qi* estão relacionadas no Boxe 3.11.

Neste ponto, é útil fornecer alguns exemplos dessas funções do *Qi*, embora devam ficar mais claras depois da leitura do Capítulo 5, sobre funções dos órgãos internos (Figura 3.11).

Boxe 3.11 Funções do *Qi*

- Transformar
- Transportar
- Segurar
- Ascender
- Proteger
- Aquecer.

Transformar

O *Qi* (*Yang* por natureza) é essencial à transformação dos alimentos e dos líquidos (*Yin* por natureza) em seus componentes puros (*Yang*) e impuros (*Yin*). Como foi mencionado antes, esse processo de transformação é outro aspecto da mudança do estado de agregação/dispersão de *Qi*. As formas densas da matéria (inclusive alimentos e líquidos) precisam do poder do *Qi* para serem transformadas em formas mais sutis (p. ex., o alimento é transformado em *Qi* dos Alimentos que, por sua vez, é transformado em *Qi* Verdadeiro).

Alguns exemplos de transformação de várias substâncias por ação do *Qi* são: *Qi* do Baço transforma o alimento em *Qi* dos Alimentos; *Qi* do Estômago decompõe e amadurece o alimento; *Qi* do Rim transforma fluidos; *Qi* da Bexiga transforma urina; *Qi* do Coração transforma o *Qi* dos Alimentos em Sangue; e *Qi* do Pulmão transforma ar em *Qi* Verdadeiro.

Transportar

Outra função essencial de *Qi* é transportar, a qual está diretamente relacionada com a transformação. No processo de transformação das diversas substâncias, o *Qi* as transporta para dentro e para fora de várias estruturas do corpo. Esse movimento de transporte pode ser para cima, para baixo, para

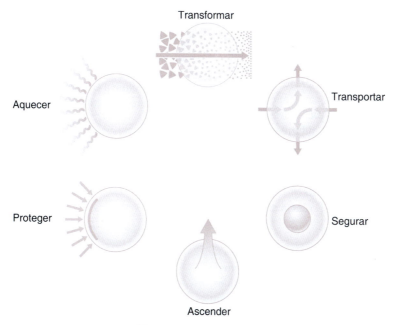

Figura 3.11 Funções do *Qi*.

dentro ou para fora. Os movimentos de ascender/descer e entrar/sair de *Qi* no corpo constituem o que se conhece como Mecanismo do *Qi* (*Qi Ji*).

Alguns exemplos de transporte de *Qi* são: *Qi* do Baço transporta *Qi* dos Alimentos; *Qi* do Pulmão transporta fluidos para a pele e difunde o *Qi* Defensivo para o espaço entre a pele e os músculos; *Qi* do Rim transporta *Qi* para cima, aos Pulmões, e também para baixo, à Bexiga, para transformar e excretar fluidos; *Qi* do Fígado transporta *Qi* em todas as direções; *Qi* do Pulmão transporta *Qi* para baixo.

Segurar

"Segurar" significa que *Qi* (*Yang* por natureza) conserva os fluidos e o Sangue (essencialmente *Yin*) em seus locais adequados. Isso é determinante para que fluidos ou sangue não extravasem.

Alguns exemplos da ação de segurar através do *Qi* são: *Qi* do Baço segura o Sangue dentro dos vasos sanguíneos e fluidos nos espaços apropriados; *Qi* do Baço e *Qi* do Rim seguram o Sangue dentro dos vasos do Útero; *Qi* do Rim e *Qi* da Bexiga seguram a urina; *Qi* do Pulmão segura o suor.

Elevar

O *Qi* assegura que as estruturas do corpo sejam mantidas em seus locais adequados. Quando há deficiência de *Qi*, principalmente em sua função de elevar, diz-se que ele não está apenas deficiente, mas também afundando.

Alguns exemplos da ação de ascensão do *Qi* são: *Qi* do Baço mantém os órgãos em geral nos devidos lugares; e *Qi* do Rim levanta o Útero.

A ascensão por ação do *Qi* também se refere à elevação dos fluidos e do Sangue e, evidentemente, sua função está diretamente relacionada com a descrita antes, isto é, a ação de "segurar" de *Qi*. Nas condições patológicas que se caracterizam por extravasamento crônico de muco ou sangue (p. ex., leucorreia e menorragia), não há apenas deficiência da função de segurar de *Qi*, como também de ascender.

Proteger

O *Qi* protege o corpo contra invasões de fatores patogênicos externos. Isso é basicamente (embora não exclusivamente) uma função do *Qi* Defensivo. O *Qi* Defensivo irriga o espaço entre a pele e os músculos, que constitui a barreira energética mais externa do corpo. A força do *Qi* Defensivo nesse espaço determina nossa resistência aos fatores patogênicos externos, inclusive Vento, Frio e Umidade. O *Qi* Defensivo está diretamente relacionado aos Pulmões, que o difundem no espaço entre pele e músculos, e, portanto, o *Qi* do Pulmão protege o corpo dos fatores patogênicos externos.

Entretanto, nossa resistência geral aos fatores patogênicos externos não depende apenas da força do *Qi* Defensivo, mas também das forças de *Qi* Nutritivo e da Essência do Rim.

Aquecer

Essa é uma função do *Yang Qi*. Aquecer é uma função essencial do *Qi*, porque todos os processos fisiológicos dependem de "calor": isto é especialmente crucial com relação aos fluidos, porque são *Yin* por natureza e, consequentemente, precisam de *Yang* (calor) para facilitar sua transformação, seu transporte e sua excreção.

As fontes de *Yang* e calor do corpo são basicamente o *Yang* do Rim e Fogo Ministerial. O *Yang* do Baço também aquece o corpo, mas ele, por sua vez, deriva seu calor principalmente do *Yang* do Rim.

Direção do movimento do *Qi*

As funções fisiológicas normais dos órgãos internos e dos diversos tipos de *Qi* dependem de um equilíbrio complexo, não apenas entre os órgãos internos e entre *Yin* e *Yang*, mas também entre as direções do movimento de *Qi*.

Todos os 12 órgãos internos do corpo realizam funções específicas com relação aos diferentes tipos de *Qi*. De forma a que funcionem adequadamente, os diferentes tipos de *Qi* precisam circular nas direções apropriadas.

No *Clássico de Medicina do Imperador Amarelo*, o complexo de direções diferentes de *Qi* é descrito como "ascensão-descensão e saída-entrada". No Capítulo 68 do *Questões Simples*, encontramos que: "Sem a saída-entrada de *Qi*, não poderiam ocorrer nascimento, crescimento, maturidade e declínio. Sem ascensão-descensão, não haveria nascimento, crescimento, transformação, recepção e armazenamento. Todos os órgãos dependem da ascensão-descensão e da saída-entrada do *Qi*."[43]

O complexo de movimentos de ascensão-descensão e saída-entrada de *Qi* é conhecido como "Mecanismo do *Qi*" (*Qi Ji*). Vejamos alguns exemplos de "ascensão-descensão e saída-entrada de *Qi*" (Figura 3.12 e Boxe 3.12).

Pulmões

Os Pulmões são os órgãos mais elevados e frequentemente são comparados a uma "tampa" ou "cobertura". Por essa razão, o *Qi* desses órgãos desce naturalmente. O *Qi* do Pulmão desce na direção dos Rins: quando o *Qi* do Pulmão desce, a respiração é normal; quando o *Qi* do Pulmão não consegue descer, há dificuldade de respirar ou tosse. Além disso, o *Qi* do Pulmão desce de forma a comunicar-se com a Bexiga, e alguns distúrbios urinários podem ser causados por uma patologia nos Pulmões (p. ex., retenção urinária dos pacientes idosos, causada por deficiência de *Qi* do Pulmão) (Figura 3.13).

Entretanto, sob alguns aspectos, o *Qi* do Pulmão também sobe. Embora o *Qi* do Pulmão desça para os Rins e a Bexiga, ele também ascende para difundir o *Qi* Defensivo e suor no espaço entre a pele e os músculos (ver Capítulo 8).

Além de regular a ascensão e a descensão, os Pulmões também controlam a entrada e a saída do *Qi* no espaço entre a pele e os músculos. A entrada e a saída do *Qi* desse espaço regula o

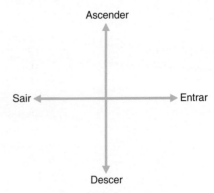

Figura 3.12 Mecanismo do *Qi*.

Boxe 3.12 Mecanismo do *Qi* (*Qi Ji*)

- O termo "Mecanismo do *Qi*" indica a circulação de *Qi* em todos os órgãos do corpo, em todas as partes do Triplo Aquecedor, nas articulações, na pele, nos músculos, no diafragma, no Tecido Adiposo e nas Membranas
- O movimento de *Qi* e o Mecanismo do *Qi* abrangem a ascensão-descensão e a entrada-saída de *Qi* em todas as partes do corpo
- O Mecanismo do *Qi* é como um vasto sistema de rodovias e autoestradas (vias expressas), nas quais o tráfego precisa ser regulado por pistas de mão única
- O movimento suave do *Qi* no Mecanismo do *Qi* depende de sua ascensão e sua descensão apropriadas nos diversos órgãos e estruturas e também de sua entrada e saída das diferentes estruturas
- O equilíbrio de *Yin* e *Yang* é crucial ao movimento suave do *Qi*, porque ascender e sair são movimentos *Yang*, enquanto descer e entrar são movimentos *Yin*
- O excesso de *Yang* implica ascensão e saída excessivas de *Qi*, enquanto excesso de *Yin* significa descensão e entrada excessivas de *Qi*
- Quando o Mecanismo do *Qi* está alterado, há estagnação ou rebelião de *Qi*.

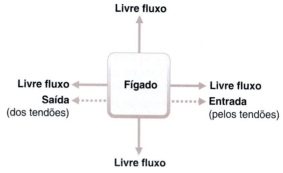

Figura 3.14 Direções do *Qi* do Fígado.

termos anatômicos, o Fígado está à esquerda e os Pulmões, à direita: o *Qi* do Fígado ascende, enquanto o *Qi* do Pulmão desce. Desse modo, Pulmões e Fígado equilibram-se mutuamente, à medida que o *Qi* do Pulmão circula para baixo e o *Qi* do Fígado flui para cima. Esse equilíbrio é outro reflexo do equilíbrio existente entre Metal e Madeira no Ciclo de Controle dos Cinco Elementos (Figura 3.15).

Rins

Os Rins controlam a transformação da Água, de forma que líquidos impuros desçam e a parte limpa dos líquidos suba ao longo da medula espinal. Por essa razão, para algumas funções fisiológicas (p. ex., micção), o *Qi* do Rim desce, enquanto, para outras (com relação ao *Qi* Defensivo), o *Qi* do Rim ascende (Figura 3.16).

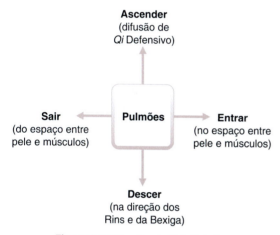

Figura 3.13 Direções do *Qi* do Pulmão.

Qi Defensivo e o suor e, por esta razão, também afeta nossa resistência aos fatores patogênicos externos. Quando "sai" muito *Qi* desse espaço, ele fica muito "aberto" e fatores patogênicos externos entram facilmente; quando "entra" muito *Qi* nesse espaço, ele fica muito "fechado" e, quando fatores patogênicos externos conseguem penetrá-lo, o paciente tem febre alta.

Fígado

O Fígado controla o livre fluxo do *Qi* em todas as direções. O livre fluxo sustenta todos os órgãos e os ajuda a fim de que eles canalizem o *Qi* nas direções certas. Por exemplo, o livre fluxo do *Qi* do Fígado ajuda o *Qi* do Estômago a descer e o *Qi* do Baço a ascender; além disso, ajuda o *Qi* dos Intestinos e da Bexiga a descer. Por outro lado, quando há estagnação de *Qi* de Fígado, isso pode afetar a direção do *Qi* de outros órgãos; por exemplo, pode provocar a ascensão do *Qi* do Estômago e a descensão do *Qi* do Baço (Figura 3.14).

O Fígado tem relação direta com os Pulmões. A ascensão normal do *Qi* do Fígado é coordenada com a descensão do *Qi* do Pulmão. Em termos de energia, embora não certamente em

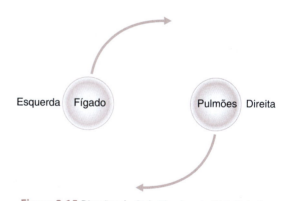

Figura 3.15 Direções do *Qi* do Fígado e do *Qi* do Pulmão.

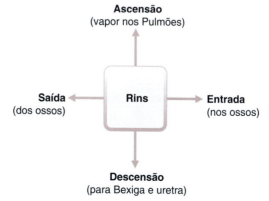

Figura 3.16 Direções do *Qi* do Rim.

Os Pulmões e os Rins equilibram-se à medida que o *Qi* do Pulmão desce aos Rins e o *Qi* do Rim ascende aos Pulmões. Os Pulmões enviam *Qi* para baixo e os Rins recebem o *Qi*. Os Pulmões controlam a expiração, os Rins controlam a inspiração. O *Qi* do Pulmão circula para baixo, enquanto o *Qi* do Rim flui para cima; um *Qi* sai, o outro *Qi* entra (Figura 3.17). Por essa razão, no Capítulo 4 do *Clássico das Dificuldades*, encontramos que: "*A expiração é controlada pelos Pulmões e Coração, a inspiração é controlada pelos Rins e pelo Fígado.*"[44]

O *Complete Book of [Zhang] Jing Yue* (1634) afirma: "*Os Pulmões governam o Qi e os Rins são a raiz do Qi.*"[45]

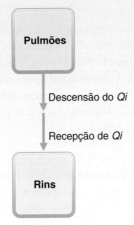

Figura 3.17 Direções do *Qi* do Pulmão e *Qi* do Rim.

Baço-Estômago

O Baço envia o *Qi* para cima (aos Pulmões e ao Coração) e o Estômago envia o *Qi* (impuro) para baixo. O Baço controla a transformação, o Estômago controla a recepção. Por essa razão, a ascensão do *Qi* puro e a descensão do *Qi* impuro dependem da ascensão do *Qi* do Baço e da descensão do *Qi* do Estômago. Quando o *Qi* do Baço desce, ele causa diarreia; quando o *Qi* do Estômago ascende, ele causa náuseas, eructações ou vômitos (Figura 3.18).

Coração-Rins

O Fogo de Coração flui para baixo de forma a encontrar a Água dos Rins, enquanto a Água do Rim ascende para encontrar o Fogo de Coração. Deste modo, o *Qi* do Coração desce para encontrar-se com o *Qi* do Rim, que ascende. A comunicação entre Coração e Rins é crucial em vários processos fisiológicos e, especialmente, na regulação da menstruação (Figura 3.19).

Assim, as funções fisiológicas normais dos órgãos dependem da direção certa da circulação do *Qi*. Uma anormalidade dessas diferentes direções pode causar vários problemas. Isso ocorre quando o movimento do *Qi* é impedido, ou quando a direção do movimento é contrária à que deveria ser e a ascensão-descensão e o eixo de saída-entrada estão desequilibrados.

Por exemplo, o *Qi* do Fígado pode estagnar (não fluir livremente em todas as direções), ou pode ascender descontroladamente. Como já mencionamos, o *Qi* do Estômago pode subir em vez de descer; o *Qi* do Baço pode descer em vez de subir; o *Qi* do Pulmão pode não conseguir descer; o *Qi* do Rim pode não receber e ascender; e Rins e Coração podem não conseguir comunicar-se e responder um ao outro. Todas essas alterações são condições patológicas muito comuns.

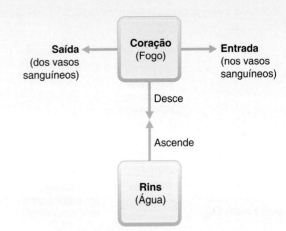

Figura 3.19 Direções do *Qi* do Coração e do *Qi* do Rim.

Patologias do *Qi*

As patologias do *Qi* podem evidenciar-se de quatro formas diferentes, que estão descritas a seguir.

Deficiência do *Qi*

O *Qi* pode estar deficiente por várias razões, geralmente em consequência do excesso de trabalho ou de irregularidade dietética. O *Qi* do Estômago, Baço, Pulmões ou Rins é especialmente suscetível a ser deficiente.

Afundamento do *Qi*

Quando o *Qi* está deficiente, ele pode afundar e causar prolapso dos órgãos. Isso se aplica principalmente ao *Qi* do Baço e ao *Qi* do Rim.

Estagnação do *Qi*

O *Qi* pode não conseguir entrar em movimento e estagnar. Isso se aplica especialmente ao *Qi* do Fígado, mas também em menor grau aos outros órgãos, inclusive Intestinos e Pulmões.

Rebelião do *Qi*

O *Qi* pode circular na direção errada: isso é conhecido como "rebelião do *Qi*". Exemplos são o *Qi* do Estômago que falha ao descer em vez de subir, causando náuseas ou vômitos; ou o *Qi* do Baço que não ascende e flui para baixo, causando diarreia.

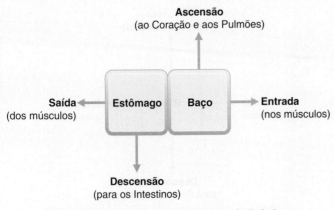

Figura 3.18 Direções do *Qi* do Estômago e do *Qi* do Baço.

Todas essas condições estão descritas detalhadamente no Capítulo 9. O Boxe 3.13 resume as patologias do *Qi*.

Boxe 3.13 Patologias do *Qi*

1. Deficiência do *Qi*
2. Afundamento do *Qi*
3. Estagnação do *Qi*
4. Rebelião do *Qi*.

▶ Sangue 血

Em medicina chinesa, o significado de "Sangue" é diferente daquele da medicina ocidental. No primeiro caso, Sangue é a própria forma de *Qi* – muito densa e materializada – mas ainda assim um tipo de *Qi*. Além disso, o Sangue é inseparável do próprio *Qi*, porque este lhe infunde vida; sem *Qi*, o Sangue seria um líquido inerte.

Origem do Sangue

O sangue origina-se principalmente do *Qi* dos Alimentos produzido pelo Baço. O Baço envia o *Qi* dos Alimentos para cima aos Pulmões e, por meio da ação propulsora do *Qi* do Pulmão, ele é enviado ao Coração, onde é transformando em Sangue (Figura 3.20). No seu Capítulo 18, o *Eixo Espiritual* afirma que: *"O Estômago é o Aquecedor Médio, abre-se para dentro do Aquecedor Superior, recebe Qi, secreta detritos, evapora os líquidos e os transforma em uma essência refinada. Isso jorra para cima na direção dos Pulmões e é transformado em Sangue."*[46]

O *Discussion on Blood Patterns* (de Tang Zong Hai, 1884) afirma que: *"A Água é transformada em Qi, o Fogo é transformado em Sangue ... Como podemos dizer que Fogo é transformado em Sangue? Sangue e Fogo têm cor vermelha, Fogo reside no Coração, onde produz Sangue, que umidifica todo o corpo. Fogo é Yang e forma Sangue, que é Yin."*[47]

A Figura 3.20 ilustra os três aspectos da origem do Sangue.

1. O Baço e o Estômago são as fontes principais de Sangue
2. O *Qi* do Pulmão desempenha um papel importante na elevação do *Qi* dos Alimentos ao Coração: este é um exemplo do princípio geral de que *Qi* faz o sangue mover-se
3. O *Qi* dos Alimentos é transformado em Sangue no Coração: este é um aspecto do princípio de que Coração governa Sangue.

De acordo com a medicina chinesa, existem dois outros aspectos importantes quanto à produção do Sangue.

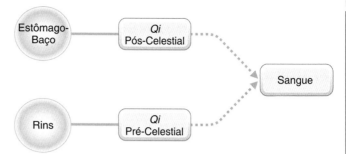

Figura 3.21 Origens Pós-Celestial e Pré-Celestial do Sangue.

O primeiro é que a transformação do *Qi* dos Alimentos em Sangue é facilitada pelo *Qi* Original. O outro é que os Rins armazenam Essência, que forma Medula: por sua vez, Medula produz medula óssea, que contribui para a formação do Sangue. Um doutor da Dinastia Qing, Zhang Lu, em seu livro *Medical Transmission of the Zhang Family* (1695), afirma: *"Quando Qi não está esgotado, ele devolve as essências aos Rins para serem transformadas em Essência; quando a Essência não está esgotada, ela devolve Essência ao Fígado para ser transformada em Sangue."*[48]

Com base nisso, é evidente que os Rins desempenham um papel importante porque armazenam Essência e neles se forma o *Qi* Original. Por essa razão, podemos dizer que o Sangue é formado pela interação do *Qi* Pós-Celestial do Estômago e do Baço (que são as fontes do *Qi* dos Alimentos) e do *Qi* Pré-Celestial (porque os Rins desempenham um papel importante em sua formação). Isso está ilustrado na Figura 3.21. Em resumo, para nutrir o Sangue, precisamos tonificar o Baço e os Rins.

Parece surpreendente que a descrição chinesa da função da medula óssea na formação do sangue – semelhante à que é apresentada pela fisiologia ocidental – tenha sido formulada durante a dinastia Qing, antes da introdução da medicina ocidental na China. Lin Pei Qin, um doutor da dinastia Qing, elaborou a teoria de que "Fígado e Rins têm a mesma origem" e que o Sangue é transformado a partir da Essência do Rim.[49]

Funções do Sangue

A função principal do Sangue é a de nutrir o corpo. Ele complementa a ação nutriente do *Qi*. O Sangue é uma forma densa de *Qi* e circula junto com este último por todo o corpo.

Além de fornecer nutrição, o Sangue também tem a função de umidificar, que *Qi* não desempenha. O Sangue assegura que os tecidos do corpo não sequem. Por exemplo, o Sangue do

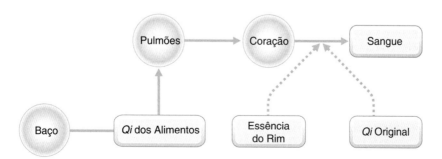

Figura 3.20 Origem do Sangue.

Fígado umidifica os olhos e os tendões, de forma que os olhos possam ver adequadamente e que os tendões se mantenham flexíveis e saudáveis. O Sangue do Fígado também umidifica a pele e os cabelos, assegurando que a pele não fique muito seca e que os cabelos se mantenham brilhosos e saudáveis. O Sangue do Coração umidifica a língua.

O Sangue também é muito importante sob outro aspecto: ele fornece o fundamento material para a Mente (*Shen*). O Sangue faz parte do *Yin* (porque é denso e líquido) e "abriga" e "ancora" a Mente, oferecendo-lhe abrigo para que possa florescer.

No Capítulo 26 do *Questões Simples*, encontramos que: "*O Sangue é a Mente de um indivíduo.*"[50] No seu Capítulo 32, o *Eixo Espiritual* afirma: "*Quando o Sangue está harmônico, a Mente encontra residência.*"[51]

Quando o Sangue está deficiente, a Mente não tem seu fundamento e, por esta razão, torna-se infeliz ou inquieta. Nos casos típicos, isso se evidencia por uma "inquietude deficiente", que se caracteriza por ansiedade difusa, irritabilidade suave e sensação de insatisfação. Quando alguém dorme à noite, o Sangue naturalmente envolve a Mente e a Alma Etérea, mas quando o Sangue está deficiente, a Mente e a Alma Etérea "flutuam" e o indivíduo não consegue dormir, ou sonha excessivamente.

O Boxe 3.14 resume as características do Sangue.

Nota clínica

Para nutrir o Sangue, use VC-4 *Guanyuan* (especialmente nas mulheres), E-36 *Zusanli*, F-8 *Ququan* e BP-6 *Sanyinjiao*.

Boxe 3.14 Sangue

- Tem sua origem a partir do *Qi* dos Alimentos (*Gu Qi*) no Coração sob a ação do *Qi* Original
- Os Rins contribuem para a formação do Sangue por meio da Medula e da Essência do Rim
- Nutre o corpo
- Circula com *Qi* Nutritivo (*Ying Qi*)
- Umidifica o corpo
- Abriga a Mente
- Determina a menstruação.

Relações do Sangue com os órgãos internos

Coração

O Coração governa o Sangue e os vasos sanguíneos, que são responsáveis por sua circulação. Como vimos antes, o Coração também é o local onde o Sangue é formado por ação do Fogo de Coração. Fogo é *Yang* e transforma-se em *Yin* (Sangue). O Sangue resfria o Fogo, impedindo que queime excessivamente. O livro *Discussion on Blood Patterns*, escrito em 1884 por Tang Zong Hai, afirma que: "*Fogo é Yang e forma Sangue, que é Yin. Por outro lado, o Sangue nutre o Fogo e assegura que o Fogo não incendeie, enquanto o Sangue umidifica o Aquecedor Inferior. O Sangue é armazenado no Fígado, preenche o Mar de Sangue e os vasos extraordinários Penetrador, Concepção e o Vaso da Cintura, além de aquecer e nutrir todo o corpo ... Quando o Sangue umidifica o Aquecedor Inferior e o Mar de Sangue e o Fogo de Coração o acompanha em sua descensão até o umbigo, o Sangue está florescendo e o Fogo não queima excessivamente, de forma que os homens não adoeçam e as mulheres mantenham sua fertilidade.*"[52]

Com base nesta citação, fica evidente que o Coração é essencial à formação do Sangue e que ele também precisa circular e descer ao Aquecedor Inferior para interagir com o Sangue (Figura 3.22).

O diagnóstico chinês do pulso confirma que o Coração corresponde ao Sangue e os Pulmões estão relacionados ao *Qi*. Como o Coração é sentido no lado esquerdo e os Pulmões, no lado direito, o lado esquerdo pode ser usado para avaliar o estado do Sangue, enquanto o pulso direito indica as condições do *Qi*.

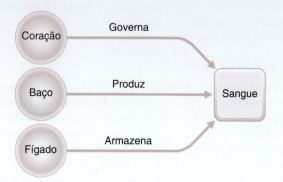

Figura 3.22 Relações do Coração, do Baço e do Fígado com o Sangue.

Baço

O Baço está relacionado com o Sangue de duas maneiras. Primeiramente, o Baço é a origem do sangue porque produz o *Qi* dos Alimentos, que é a base para a formação do Sangue.

Em segundo lugar, o *Qi* do Baço assegura que o Sangue permaneça nos vasos sanguíneos e não extravase. Quando o *Qi* do Baço está deficiente, o *Qi* não pode segurar o Sangue e podem ocorrer hemorragias.

Fígado

O Fígado armazena Sangue; essa função importante tem vários significados. Em primeiro lugar, sob um ponto de vista fisiológico, quando um indivíduo está de pé e ocupado em realizar seus movimentos cotidianos normais, o Sangue circula para os músculos e tendões. Quando o indivíduo está deitado, o Sangue reflui para o Fígado. Wang Ping, um doutor da dinastia Tang, afirmou: "*Quando o indivíduo está ativo, o Sangue circula nos vasos; quando está repousando, o Sangue retorna ao Fígado.*"[53]

Quando o indivíduo está deitado, o Sangue regenera-se no Fígado: por isto a importância de repousar adequadamente (especialmente deitado) quando há deficiência de Sangue do Fígado.

Em segundo lugar, o Sangue armazenado no Fígado tem a função de umidificar os olhos (de forma a assegurar visão adequada) e os tendões (para assegurar flexibilidade às articulações). O Capítulo 10 do *Questões Simples* afirma: "*O Sangue vai para o Fígado durante o sono, de forma que, quando são irrigados adequadamente pelo Sangue, os olhos possam ver, as mãos possam segurar, os dedos possam prender e os pés possam caminhar.*"[54]

Em seu Capítulo 47, o *Eixo Espiritual* diz que: "*Quando o Sangue está harmonizado... os tendões são fortes e as articulações são flexíveis.*"[55]

Em terceiro lugar, um aspecto muito importante do armazenamento do Sangue no Fígado está relacionado com a fisiologia e a patologia da menstruação. O Sangue do Fígado fornece Sangue ao Útero e está diretamente relacionado com o Vaso Penetrador (*Chong Mai*). Esse vaso também fornece Sangue ao Útero, mas tal fornecimento também depende essencialmente da provisão de Sangue originada do Fígado. Desse modo, o Sangue do Fígado é extremamente importante para a função menstrual regular e saudável (Figura 3.23).

A importância do Sangue do Fígado na fisiologia feminina é explicada, em parte, pela conexão direta que existe entre Rins e Fígado. Em medicina chinesa, diz-se que "Rins e Fígado têm a mesma origem". Os Rins armazenam Essência e o Fígado armazena Sangue. Os Rins são a mãe do Fígado de acordo com os Cinco Elementos e, deste modo, Essência e Sangue influenciam-se mutuamente. A Essência pode ser transformada em Sangue, como já foi mencionado; por outro lado, o Sangue também nutre e repõe a Essência. A Essência do Rim controla a função reprodutiva e, como isso afeta o Sangue, este último também influencia a função reprodutiva das mulheres. A razão disso é mais relevante nas mulheres do que nos homens, porque a fisiologia feminina é mais dependente do Sangue que a masculina. Por essas razões, afirma-se que Rins e Fígado têm a mesma origem e que a condição do Sangue do Fígado é extremamente importante para a função menstrual das mulheres.

Por exemplo, quando o Sangue do Fígado está deficiente, isso pode causar amenorreia ou menstruações escassas; a estagnação de Sangue do Fígado pode causar menstruações dolorosas.

Embora o armazenamento de Sangue pelo Fígado seja essencial à função menstrual saudável, deve-se lembrar que o sangue menstrual origina-se diretamente da Essência do Rim. Como mencionado antes na descrição da Essência, ela amadurece e transforma-se em *Tian Gui* durante a puberdade (14 anos nas meninas e 16 anos nos meninos). O sangue menstrual é *Tian Gui* e, portanto, um líquido precioso e manifestação direta da Essência do Rim (da mesma forma que o esperma o é para os homens) (Boxe 3.15).

Pulmões

Os Pulmões afetam o Sangue de várias formas. Primeiramente, os Pulmões ajudam o Baço a enviar o *Qi* dos Alimentos ao Coração, onde é transformado em Sangue.

Além disso, os Pulmões controlam todos os canais e vasos sanguíneos. Isso significa que os Pulmões infundem *Qi* nos vasos sanguíneos para facilitar a ação propulsiva do Coração. Esse é outro aspecto da relação entre *Qi* e Sangue, descrita com mais detalhes a seguir.

Rins

Como foi mencionado antes, os Rins contribuem para a formação do Sangue de duas formas: o *Qi* Original facilita a transformação do *Qi* dos Alimentos em Sangue e a Essência do Rim também pode ser transformada em Sangue.

A implicação disso na prática clínica é que, de forma a nutrir o Sangue, precisamos tonificar o Baço e os Rins.

Contudo, dentre todos os órgãos citados até aqui, o Coração, o Baço e o Fígado são os mais importantes com relação ao Sangue: o Coração o governa, o Baço o mantém dentro dos vasos e o Fígado o armazena.

Relação entre Sangue e *Qi*

Existe uma relação muito estreita entre *Qi* e Sangue. O Sangue é uma forma de *Qi*, embora muito densa. *Qi* é *Yang* em comparação com o Sangue (porque é mais sutil). O Sangue é *Yin* em comparação com *Qi* (que é mais denso).

Qi e Sangue são inseparáveis: o *Qi* Nutritivo circula junto com o Sangue nos vasos sanguíneos. A relação direta entre *Qi* e Sangue é ressaltada pelo fato de que os clássicos antigos pareciam usar o termo *mai* ambiguamente, ou seja, para significar um "canal" onde o *Qi* flui e também um "vaso" onde o Sangue circula.

A relação direta entre Sangue e *Qi* pode ser observada nos sinais clínicos evidenciados depois de uma hemorragia profusa: nesses casos, geralmente depois de uma perda profusa de sangue, o indivíduo apresenta sinais de deficiência de *Qi*, inclusive transpiração, falta de ar e extremidades frias. Por outro lado, depois de transpiração profusa e prolongada (que consome *Qi*), o indivíduo pode apresentar sinais de deficiência de Sangue, inclusive palidez, dormência, tontura e palpitações (Figura 3.24).

Existem quatro aspectos na relação entre Sangue e *Qi* (Figura 3.25).

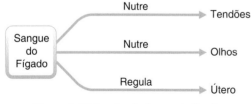

Figura 3.23 Funções do Sangue do Fígado.

Boxe 3.15 *Tian Gui*

Tian Gui é o sangue menstrual das mulheres e o esperma dos homens. Ambos se originam diretamente da Essência do Rim e alcançam sua maturidade na puberdade. Desse modo, embora faça parte do "Sangue", o sangue menstrual é um líquido mais precioso porque se origina diretamente da Essência do Rim.

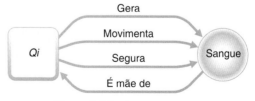

Figura 3.24 Relação entre *Qi* e Sangue.

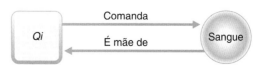

Figura 3.25 Relação entre *Qi* e Sangue.

Qi gera o Sangue

Qi gera o Sangue na medida em que o *Qi* dos Alimentos é a base do Sangue e também porque o *Qi* do Pulmão é essencial à formação do Sangue.

Desse modo, quando *Qi* está deficiente, o Sangue também se torna deficiente. Na prática, frequentemente é necessário tonificar o *Qi* de forma a nutrir o Sangue. Isso é especialmente importante na fitoterapia, porque as ervas usadas para tonificar o *Qi* e nutrir o Sangue estão em categorias diferentes, enquanto em acupuntura essa diferença não é tão marcante.

Qi movimenta o Sangue

Qi é a força motriz do Sangue. Sem *Qi*, o Sangue seria uma substância inerte. O *Qi* Nutritivo está relacionado diretamente com o Sangue e circula junto com ele nos vasos sanguíneos. O *Qi* do Pulmão infunde o *Qi* necessário nos vasos sanguíneos.

Essa relação entre *Qi* e Sangue é frequentemente expressa pelo ditado: *"Quando Qi se movimenta, o Sangue flui."* E também pela expressão *"Quando Qi fica estagnado, o Sangue solidifica"*.

Quando *Qi* está deficiente ou estagnante, ele não consegue empurrar o Sangue, que fica estagnado.

Qi segura o Sangue

O *Qi* segura o Sangue nos vasos sanguíneos e, desse modo, impede que ocorram hemorragias. Essa função pertence basicamente ao Baço. Quando há deficiência de *Qi* do Baço, o *Qi* não consegue segurar o Sangue e podem ocorrer hemorragias. Entretanto, o *Qi* do Rim também desempenha um papel importante na manutenção do Sangue dentro dos vasos do Útero.

Os três aspectos mencionados até aqui quanto à relação entre *Qi* e Sangue frequentemente são expressos pelo ditado: *"Qi é o comandante do Sangue."*

O Sangue nutre Qi

Embora o Sangue dependa do *Qi* para sua formação, as ações propulsiva e sustentadora de *Qi*, por outro lado, estão baseadas na função nutritiva do Sangue.

O Sangue afeta o *Qi* de duas formas. Primeiramente, *Qi* depende do Sangue para sua nutrição. Em segundo lugar, o Sangue fornece a base material "densa", que impede que o *Qi* "flutue" e cause sintomas de Calor-Vazio.

Esses dois aspectos da relação entre *Qi* e Sangue são expressos comumente pelo ditado: *"Sangue é a mãe do Qi."*

Relação entre Sangue e Essência

O Sangue e a Essência influenciam-se mutuamente e podem transformar-se um no outro.

Como já vimos, a Essência desempenha um papel importante na formação do Sangue. Por outro lado, o Sangue nutre e reabastece continuamente a Essência.

Patologias do Sangue

Existem três condições patológicas básicas do Sangue:

Deficiência de Sangue

O sangue pode estar deficiente quando não é produzido em quantidades suficientes. Isso é causado mais comumente por deficiência de *Qi* do Baço e *Qi* do Estômago. Contudo, outros órgãos também estão implicados, em especial, Fígado e Rins.

A deficiência de Sangue, que se evidencia principalmente por menstruações com sangramento escasso ou amenorreia, geralmente se deve a uma deficiência dos Rins e do Fígado.

Calor no Sangue

O sangue pode estar quente: na maioria dos casos, isso se deve ao Calor no Fígado. À medida que o Fígado armazena Sangue, o Calor no Fígado ou o Fogo de Fígado é transformado em Sangue, tornando-o "quente". Nas mulheres, o Calor no Sangue frequentemente causa menstruações volumosas; algumas doenças de pele são causadas pelo Calor no Sangue.

> **Nota clínica**
>
> Para resfriar o Sangue, use IG-11 *Quchi* e BP-10 *Xuehai*.

Estase do Sangue

O sangue pode não circular adequadamente e, com isso, estagnar, seja pela estagnação de *Qi* (principalmente do Fígado), pelo Calor ou pelo Frio. Todos esses casos estão descritos detalhadamente no Capítulo 9. Frequentemente, a estase do Sangue causa dor.

O Boxe 3.16 resume a patologia do Sangue.

> **Nota clínica**
>
> Para revigorar (movimentar) o Sangue, use R-14 *Siman*, BP-10 *Xuehai* e F-3 *Taichong*.

Boxe 3.16 Patologia do Sangue

1. Deficiência do Sangue
2. Calor no Sangue
3. Estase do Sangue.

▶ Fluidos corporais 津 液

Os fluidos corporais são conhecidos como *Jin-Ye* em chinês. Esse termo é formado de dois caracteres: *Jin*, que significa "úmido" ou "saliva", e *Ye*, que significa "fluido". *Jin* indica qualquer coisa que seja líquida, enquanto *Ye* significa líquidos dos seres vivos (p. ex., líquidos existentes na fruta). Desse modo, *Jin Ye* poderia ser traduzido como "fluidos orgânicos", mas prefiro chamá-los de "Fluidos Corporais".

Origem

Os Fluidos Corporais originam-se dos alimentos e dos líquidos que ingerimos. Esses itens são transformados e separados pelo Baço: em seguida, alguns fluidos "limpos" sobem do Baço para os Pulmões, que os difundem para a pele e enviam parte deles para baixo até os Rins; a partir do Baço, alguns fluidos impuros descem para o Intestino Delgado, onde são novamente separados, desta vez em puros e impuros. Depois dessa segunda separação, os fluidos puros vão para a Bexiga e os impuros, para o Intestino Grosso, onde parte da água é reabsorvida. A Bexiga transforma e separa novamente os fluidos que ela recebe em puros e impuros. Os fluidos puros sobem e dirigem-se ao Exterior do corpo, onde formam o suor. Os fluidos impuros descem e são transformados em urina.

A Bexiga efetua essa transformação e separação pelo poder do *Qi*, que ela recebe do *Yang* do Rim: essa função da Bexiga é conhecida como "função de transformação do *Qi*".

No Capítulo 21 do *Questões Simples*, encontramos que: "*Os fluidos entram no Estômago e são separados. A parte pura sobe do Baço para os Pulmões, que os direciona para as Passagens de Água e depois os faz descer à Bexiga.*"[56]

O processo de formação dos Fluidos Corporais é o resultado de uma série complexa de processos de purificação, na qual cada estágio separa mais os fluidos em seus componentes puros e impuros. Por essa razão, os chineses falam de uma parte "pura dentro da impura" e de uma parte "impura dentro da pura". Os fluidos puros precisam ser transportados para cima, enquanto os impuros precisam descer. Esse movimento correto dos fluidos puros e impuros depende da ascensão-descensão e entrada-saída adequadas do *Qi* e é essencial à sua transformação apropriada. Alguns órgãos contribuem para a transformação, o transporte e a excreção dos Fluidos Corporais, mas os principais são Pulmões, Baço e Rins.

Os fluidos puros circulam para cima até os Pulmões, que distribuem alguns para o espaço sob a pele, enquanto outros descem para os Rins. Por essa razão, os Pulmões são conhecidos como "Origem Superior da Água". Os fluidos impuros descem para o Intestino Delgado e a Bexiga, que realiza sua separação e transformação, conforme descrito antes. A função da Bexiga na transformação do *Qi* é controlada pelo *Yang* do Rim: por isso, os Rins são conhecidos como "Origem Inferior da Água" (Figura 3.26).

Relações com os órgãos internos

Baço

O Baço é o órgão mais importante com relação à fisiologia e à patologia dos Fluidos Corporais. Conforme foi mencionado antes, ele controla a transformação e a separação iniciais em partes pura e impura. Além disso, o Baço controla a direção do movimento dos fluidos puros e impuros para cima e para baixo, respectivamente, em todos os estágios de produção dos Fluidos Corporais.

Por essa razão, o Baço sempre é tratado quando há qualquer tipo de distúrbio dos Fluidos Corporais (Figura 3.27).

Pulmões

Os Pulmões controlam a difusão da parte pura dos Fluidos Corporais que provêm do Baço e dirige-se ao espaço sob a pele. Esse é um dos aspectos da função de difusão dos Pulmões.

Além disso, os Pulmões enviam parte dos líquidos para os Rins e a Bexiga. Esse é um dos aspectos da função de descensão dos Pulmões.

Em razão dessas duas funções, dizemos que os Pulmões regulam as "passagens da Água".

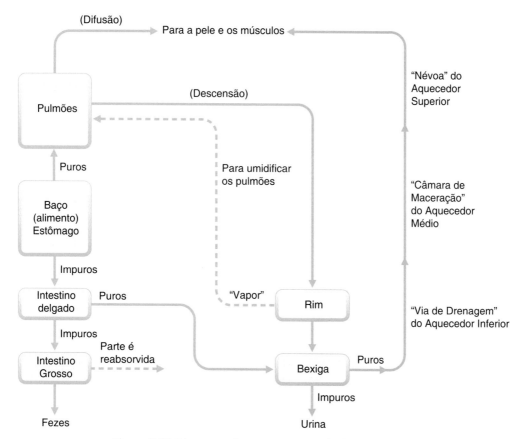

Figura 3.26 Origem, transformação e excreção dos fluidos corporais.

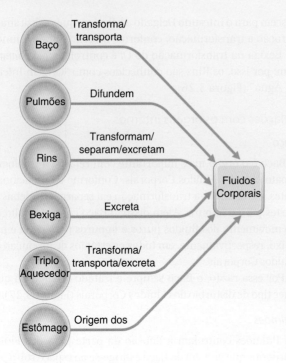

Figura 3.27 Relações entre os Órgãos Internos e os Fluidos Corporais.

Rins

Os Rins são extremamente importantes na fisiologia dos Fluidos Corporais. Primeiramente, eles vaporizam parte dos líquidos que recebem e os enviam de volta aos Pulmões para umidificá-los e impedir que fiquem muito secos.

Além disso, os Rins – especialmente o *Yang* do Rim – controlam alguns estágios da transformação dos líquidos, principalmente:

- Eles fornecem o calor necessário para que o Baço transforme os Fluidos Corporais. Por essa razão, a deficiência de *Yang* do Rim quase sempre causa deficiência de *Yang* do Baço, com acumulação subsequente de líquidos
- Eles ajudam o Intestino Delgado em sua função de separar os Fluidos Corporais em partes pura e impura
- Eles fornecem *Qi* à Bexiga para que desempenhe sua função de transformação do *Qi*
- Eles auxiliam o Triplo Aquecedor a transformar e excretar líquidos.

Por todas essas razões, o *Yang* do Rim é extremamente importante para a transformação, a separação e a excreção dos líquidos.

Intestino Delgado

O Intestino Delgado separa os fluidos que recebe do Estômago em uma parte pura, que se dirige à Bexiga para excreção na forma de urina, e uma fração impura, que vai para o Intestino Grosso, em parte para reabsorção e em parte para excreção nas fezes (ver Figura 14.2).

A função do Intestino Delgado de separar os fluidos é controlada pela ação do *Yang* do Rim, que fornece *Qi* e o calor necessário para que ocorra essa separação.

Bexiga

A Bexiga separa os fluidos que recebe em partes pura e impura e depois excreta a urina pelo poder de transformação do *Qi*.

Triplo Aquecedor

O Triplo Aquecedor facilita a transformação, o transporte e a excreção dos líquidos em todos os estágios. Em seu Capítulo 8, o *Questões Simples* diz: "*O Triplo Aquecedor é o oficial encarregado de irrigar e controlar as passagens de água.*"[57]

O Triplo Aquecedor ajuda o Baço a direcionar os fluidos puros para cima e os Pulmões e difundi-los sob a pele. Por essa razão, o Aquecedor Superior é comparado a uma "névoa".

O Aquecedor Médio ajuda o Estômago em sua função de agitar os líquidos e direcionar a parte impura para baixo. Por essa razão, o Aquecedor Médio é comparado a um "tanque enlameado" (uma referência às funções do Estômago de decompor e amadurecer).

O Aquecedor Inferior ajuda o Intestino Delgado, a Bexiga e os Rins em suas funções de transformar, separar e excretar líquidos. Por essa razão, o Aquecedor Inferior é comparado com uma "via de drenagem".

Estômago

Conquanto o Estômago não pareça desempenhar um papel importante na transformação dos Fluidos Corporais, ainda assim esse órgão é sua origem. Os líquidos entram primeiramente no Estômago e daí são transformados e separados pelo Baço. O Estômago prefere estar relativamente úmido, em contraste com o Baço, que gosta de secura e é prejudicado por muita umidade.

Na verdade, o Estômago sofre facilmente de secura excessiva, e isso pode causar deficiência de *Yin* do Estômago.

Por essa razão, alimentos úmidos e deslizantes (como arroz ou mingau de aveia) são benéficos ao Estômago, e o excesso de alimentos muito secos (como alimentos torrados ou muito cozidos) podem danificar o *Yin* do Estômago.

Tipos de Fluidos Corporais

Existem dois tipos de fluidos corporais:

- Em chinês, fluidos são *Jin*
- Em chinês, líquidos são *Ye*.

No Capítulo 30 do *Eixo Espiritual*, encontramos a seguinte afirmação: "*Os fluidos corporais são dispersos no espaço entre a pele e os músculos e os que saem na forma de suor são fluidos [Jin] ... quando o alimento entra no corpo e há Qi abundante, os fluidos extravasam para os ossos, permitindo-lhes ser flexíveis, irrigando e tonificando o cérebro e a medula e umidificando a pele; esses fluidos são conhecidos como líquidos [Ye].*"[58]

Fluidos (Jin)

Os fluidos *Jin* são limpos, claros, aquosos e finos e circulam com *Qi* Defensivo no Exterior (pele e músculos). Esses fluidos circulam com relativa rapidez e estão sob o controle dos Pulmões, que os dispersam para a pele de todo o corpo, mas também do Aquecedor Superior, que controla sua transformação e seu movimento na direção da pele.

A função desses fluidos é umidificar e, em parte, nutrir a pele e os músculos. Eliminados na forma de suor, esses fluidos também são evidenciados como lágrimas, saliva e muco.

Outra função importante dos fluidos é tornar-se um componente da parte líquida do Sangue. Em outras palavras, esses fluidos afinam o Sangue e impedem sua estase. Esse aspecto será analisado com mais detalhe adiante, onde abordamos a relação entre Sangue e fluidos.

Líquidos (Ye)

Os fluidos *Ye* são mais túrbidos, pesados e densos. Eles circulam com *Qi* Nutritivo no Interior e circulam com relativa lentidão. Esses fluidos estão sob o controle do Baço e dos Rins em sua transformação e dos Aquecedores Médio e Inferior em seu movimento e sua excreção. No Capítulo 36 do *Eixo Espiritual*, encontramos que: "*O Qi do Triplo Aquecedor vai aos músculos e à pele e é transformado em fluidos [Jin]. Outros fluidos corporais não se movem e são transformados em líquidos [Ye].*"[59]

A função desses fluidos é umidificar articulações, coluna vertebral, cérebro e medula óssea. Eles também lubrificam os orifícios dos órgãos dos sentidos, isto é, olhos, orelhas, nariz e boca. O Boxe 3.17 resume os tipos de fluidos corporais.

Boxe 3.17 Tipos de Fluidos Corporais

- Fluidos (*Jin*): limpos, claros e aquosos, circulam com *Qi* Defensivo no espaço entre a pele e os músculos. Umidificam a pele e os músculos
- Líquidos (*Ye*): túrbidos, pesados e densos, circulam com *Qi* Nutritivo no Interior. Umidificam o cérebro, a coluna vertebral, a medula óssea, as articulações e os órgãos dos sentidos.

Relação entre *Qi* e Fluidos Corporais

Qi e Fluidos Corporais estão relacionados de várias formas. Primeiramente, *Qi* transforma e transporta os fluidos. Esse é um aspecto extremamente importante da relação entre *Qi* e Fluidos Corporais. Sem os poderes do *Qi* para transformar e transportar, os Fluidos Corporais acumulariam e causariam doenças.

Em segundo lugar, *Qi* também segura os Fluidos Corporais, da mesma forma que faz com o Sangue. Quando há deficiência de *Qi*, os fluidos podem extravasar e causar incontinência urinária ou enurese (deficiência do *Qi* do Rim), transpiração espontânea (deficiência do *Qi* do Pulmão) ou secreções vaginais crônicas (deficiência do *Qi* do Baço).

Em terceiro lugar, embora *Qi* produza Fluidos Corporais, estes, por outro lado, desempenham um papel secundário na recomposição do *Qi*. A deficiência do Estômago e do Baço pode, a longo prazo, causar deficiência de fluidos (porque o Estômago é a origem dos fluidos). Além disso, depois de uma perda significativa de líquidos (p. ex., depois de transpiração excessiva), o *Qi* também se torna deficiente e o paciente pode apresentar extremidades frias, palidez e intolerância ao frio (i. e., sintomas de deficiência de *Yang*) (Figura 3.28).

Isso ocorre porque os fluidos que compõem o suor no espaço entre a pele e os músculos são misturados com *Qi* Defensivo e a transpiração excessiva também causa perda desse componente. Como *Qi* Defensivo pertence a *Yang*, diz-se em medicina chinesa que "*Transpiração excessiva prejudica Yang*". O *Qi* também pode ser consumido por vômitos excessivos: daí se origina o ditado "*Vômitos persistentes certamente esgotam Qi*".

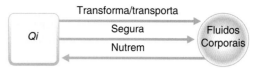

Figura 3.28 Relação entre *Qi* e Fluidos Corporais.

Por outro lado, quando o *Qi* está deficiente, os fluidos podem extravasar na forma de suor: daí se origina o ditado "*Deficiência de Qi causa transpiração*".

Relação entre Sangue e Fluidos Corporais

Existe uma relação de sustentação mútua entre Fluidos e Sangue. Por outro lado, os Fluidos Corporais repõem constantemente o Sangue e o tornam mais fino, de forma que não coagule ou fique estagnado. No Capítulo 71 do *Eixo Espiritual*, encontramos que: "*Qi Nutritivo secreta Fluidos Corporais; estes entram nos vasos sanguíneos e são transformados em Sangue.*"[60] Também no Capítulo 81 desse livro está escrito: "*Quando os Fluidos Corporais estão harmonizados, eles se tornam vermelhos e são transformados em Sangue.*"[61]

Por outro lado, o Sangue também pode nutrir e suplementar os Fluidos Corporais. Sangue e Fluidos Corporais são *Yin* e, até certo ponto, podem ser permutados. Por essa razão, quando há perda significativa de Fluidos Corporais por um período longo, como ocorre com a transpiração espontânea crônica (ou o uso exagerado de sauna), isto pode causar deficiência de Sangue. O contrário ocorre quando há perda crônica de sangue (p. ex., menorragia), porque isso pode causar deficiência de Fluidos Corporais e secura (Figura 3.29).

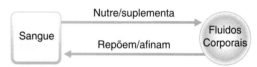

Figura 3.29 Relação entre Sangue e Fluidos Corporais.

Como Sangue e Fluidos Corporais provêm da mesma fonte e sustentam-se mutuamente, os métodos de tratamento para transpiração e sangramento são contraditórios na prática e nunca devem ser utilizados simultaneamente. Além disso, quando o paciente tem sangramento, não se deve induzir transpiração; se o paciente tem transpiração, a sangria como método terapêutico é contraindicada. No Capítulo 18 do *Eixo Espiritual*, temos que: "*Quando há sangramento profuso, não cause transpiração; quando há transpiração profusa, não cause sangramento.*"[62] Além disso, no livro *Discussion on Cold-induced Diseases*, encontramos o seguinte: "*No paciente com deficiência grave de Sangue, não estimule a transpiração.*"[63]

Patologia dos Fluidos Corporais

Os Fluidos Corporais podem ser alterados patologicamente de duas formas:

- Deficiência de Fluidos Corporais
- Acumulação de Fluidos Corporais na forma de edema, Umidade ou Fleuma.

Esses estados patológicos estão descritos detalhadamente no capítulo dedicado à identificação dos padrões de desequilíbrio de *Qi*–Sangue–Fluidos Corporais (Capítulo 31). O Boxe 3.18 resume a patologia dos Fluidos Corporais.

Boxe 3.18 Patologia dos Fluidos Corporais
- Deficiência de Fluidos Corporais (secura)
- Acumulação de Fluidos Corporais (edema).

▶ Mente (*Shen*) 神

Mente (*Shen*) é uma das Substâncias Fundamentais do corpo. Como vimos antes, as Substâncias Fundamentais apresentam graus diversos de agregação do *Qi*: a Mente é o tipo mais sutil e imaterial de *Qi*. O termo *Shen* é traduzido frequentemente como "Espírito" nas escolas e nos livros ocidentais de acupuntura; contudo, prefiro traduzir *Shen* como "Mente" porque acredito que aquilo que chamamos de "Espírito" no Ocidente é o complexo formado por todos os cinco aspectos mentais e espirituais do ser humano: isto é, Alma Etérea (*Hun*) que pertence ao Fígado; Alma Corporal (*Po*) que pertence aos Pulmões; Intelecto (*Yi*) que faz parte do Baço; Força de Vontade (*Zhi*) que provém dos Rins; e Mente (*Shen*) propriamente dita.

Atenção

Traduzo *Shen* como "Mente" e uso o termo "Espírito" quando me refiro ao complexo formado de Alma Etérea (*Hun*), Alma Corpórea (*Po*), Intelecto (*Yi*), Força de Vontade (*Zhi*) e Mente (*Shen*) propriamente dita.

Então, como os chineses entendem a Mente? Conforme foi explicado antes, assim como as outras Substâncias Fundamentais, a Mente é um tipo de *Qi*; na verdade, é a forma mais sutil e imaterial de *Qi*. Uma das características mais importantes da medicina chinesa é a integração direta de corpo e mente, que é ressaltada pela integração de Essência (*Jing*), *Qi* e Mente – conhecida como os "Três Tesouros".

Essência é a origem e a base biológica da Mente. No Capítulo 8 do *Eixo Espiritual*, encontramos que: "*A vida provém da Essência; quando as duas Essências [da mãe e do pai] se unem, elas formam a Mente.*"64 Zhang Jie Bin afirmou: "*As duas Essências – uma Yin e outra Yang – unem-se ... para formar a vida; as Essências da mãe e do pai unem-se para formar a Mente.*"65

Por essa razão, a Mente de um ser recém-concebido provém das Essências Pré-Natais de sua mãe e do seu pai. Depois do nascimento, sua Essência Pré-Natal é armazenada nos Rins e constitui o fundamento biológico da Mente. Entretanto, a vida e a Mente de um bebê recém-nascido também dependem da nutrição fornecida por sua própria Essência Pós-Natal. No Capítulo 30 do *Eixo Espiritual*, vemos que: "*Quando o Estômago e os Intestinos estão coordenados, os 5 órgãos Yin estão pacificados, o Sangue está harmonizado e a atividade mental é estável. A Mente origina-se das essências refinadas da água e do alimento.*"66 Desse modo, a Mente obtém seu fundamento e sua nutrição da Essência Pré-Natal armazenada nos Rins e da Essência Pós-Natal produzida pelo Estômago e Baço.

Desse modo, os Três Tesouros são:

```
MENTE = CORAÇÃO
QI = ESTÔMAGO-BAÇO
ESSÊNCIA = RINS
```

Esses Três Tesouros representam três estados diferentes de condensação do *Qi*: Essência é o mais denso, *Qi* é o mais rarefeito e Mente é o mais sutil e imaterial. A atividade da Mente depende da Essência e do *Qi* como sua base fundamental. Por essa razão, diz-se que a Essência é o "fundamento do corpo e a raiz da Mente". Portanto, quando Essência e *Qi* são vigorosos e florescentes, a mente é feliz, equilibrada e atenta. Quando Essência e *Qi* são deficientes, a Mente sofre e pode tornar-se infeliz, deprimida, ansiosa ou atordoada. Zhang Jie Bin afirmou: "*Quando Essência é forte, Qi floresce; quando Qi floresce, a Mente é inteira.*"67 Entretanto, o estado da Mente também afeta *Qi* e a Essência. Quando a Mente é perturbada por estresse emocional, tornando-se infeliz, deprimida, ansiosa ou instável, ela definitivamente afeta *Qi* e/ou Essência. Na maioria dos casos, a mente afeta *Qi* primeiramente, porque todas as situações de estresse emocional perturbam o funcionamento normal do *Qi*. O estresse emocional tende a enfraquecer a Essência, seja quando é combinado com sobrecarga de trabalho e/ou atividade sexual excessiva, ou quando o Fogo gerado pelas tensões emocionais prolongadas prejudica *Yin* e Essência.

Dentre todos os órgãos, a Mente está relacionada mais diretamente com o Coração, que, segundo se afirma, é a "residência" da Mente. No seu Capítulo 8, o *Questões Simples* afirma que: "*O Coração é o Monarca e governa a Mente ...*"68 No Capítulo 71 do *Eixo Espiritual*, encontramos que: "*O Coração é o Monarca dos 5 órgãos Yin e dos 6 órgãos Yang e também é a residência da Mente.*"69

A Mente que reside no Coração é responsável por diferentes atividades mentais. O Boxe 3.19 resume essas atividades da Mente.

Evidentemente, algumas dessas atividades também são desempenhadas por outros órgãos e geralmente há superposição de funções dos diversos órgãos. Por exemplo, embora a Mente seja o principal responsável pela memória, o Baço e os Rins também são importantes.

Vejamos rapidamente com mais detalhe as funções enumeradas antes.

Boxe 3.19 Funções da Mente (*Shen*)
- Consciência
- Raciocínio
- Memória
- Discernimento
- Cognição
- Sono
- Inteligência
- Sabedoria
- Ideias
- Afeições
- Sensações
- Sentidos.

O termo *consciência* descreve a totalidade dos pensamentos e das percepções, assim como a condição de estar consciente. Essa é a característica mais importante da Mente. A Mente que reside no Coração é o que nos torna conscientes como seres humanos, o que confere a todos nós a sensação de ser um indivíduo. Em termos psicológicos, podemos comparar a Mente (*Shen*) com a consciência do ego. A Mente é responsável pelo reconhecimento dos pensamentos, das percepções e dos sentimentos. Quando a Mente é clara, estamos conscientes; quando está obscurecida ou é esgotada repentinamente, perdemos a consciência.

O *raciocínio* depende da Mente. Quando a Mente é vigorosa, o raciocínio é claro. Quando a Mente é fraca ou está perturbada, o raciocínio é lento e obtuso. Os caracteres chineses para "raciocínio" (*yi*) ou "pensar" (*xiang*) e "introspecção" (*si*) têm, todos eles, o caractere de "coração" como seus radicais.

O termo *memória* tem dois significados diferentes. Em primeiro lugar, indica a capacidade de memorizar dados quando o indivíduo estuda ou trabalha; por outro lado, refere-se à capacidade de lembrar fatos passados. Essas duas funções dependem da Mente e, consequentemente, do Coração, embora também do Baço e dos Rins.

Discernimento indica nossa capacidade de autoconhecimento e autorreconhecimento. Estamos sujeitos a diversos estímulos emocionais, percepções, sentimentos e sensações, e tudo isso é percebido e reconhecido pela Mente. O discernimento é perdido quando a Mente está obstruída por Fleuma, resultando em doenças mentais graves, inclusive psicose.

O termo *cognição* refere-se aos processos mentais superiores, à memória, à linguagem, à capacidade de solucionar problemas e ao pensamento abstrato.

O *sono* depende do estado da Mente. Quando a Mente está tranquila e equilibrada, o indivíduo dorme bem. Quando a Mente está inquieta, o indivíduo dorme mal.

A *inteligência* também depende do Coração e da Mente. O Coração e a Mente vigorosos tornam o indivíduo inteligente e brilhante. O Coração e a Mente fracos tornam o indivíduo lento e obtuso. Entretanto, é importante lembrar que a Essência e, consequentemente, a hereditariedade desempenham um papel importante na determinação da inteligência de um indivíduo.

A *sabedoria* tem suas bases no Coração vigoroso e na Mente saudável. Como a Mente é responsável por conhecer e perceber, ela também nos proporciona a sagacidade para aplicar esse conhecimento crítica e sabiamente.

Outra função da Mente são as *ideias*. O Coração e a Mente são responsáveis por nossas ideias, nossos projetos e nossos sonhos, os quais conferem propósito às nossas vidas. Contudo, a Alma Etérea também desempenha um papel importante nesse aspecto.

As *afeições* dependem da Mente, porque apenas ela (e, portanto, o Coração) pode "senti-las". Utilizo o termo "afeições" para indicar a faixa normal de sentimentos afetivos que todos os seres humanos têm; uso o termo "emoções" para as afeições que, por serem intensas e persistentes, se tornam causas de doença. Evidentemente, afeições e emoções também afetam de forma definitiva todos os outros órgãos, mas é apenas a Mente que de fato as reconhece e sente. Por exemplo, a raiva afeta o Fígado, mas esse órgão não pode senti-la porque não abriga a Mente. Apenas o coração pode senti-la, porque ele abriga a Mente, que é responsável pelo discernimento. Por essa razão, todas as emoções afetam por fim o Coração (além de outros órgãos específicos) e é nesse sentido que o Coração é o "imperador" de todos os outros órgãos.

As *sensações* dependem da Mente, porque é ela que reconhece os estímulos produzidos pelas percepções, toque, gustação, pressão e temperatura.

Os *sentidos* e os órgãos dos sentidos também dependem da Mente. Cada sentido está relacionado com determinado órgão, isto é, olfato com os Pulmões; gustação com o Baço e o Coração; audição com os Rins; e visão com o Fígado. Entretanto, todos os sentidos também dependem do Coração, porque é a Mente que por fim recebe as percepções sensoriais. Os olhos e a visão estão relacionados evidentemente com o Fígado (especialmente com Sangue do Fígado) e a Alma Etérea. Contudo, embora a nutrição dos olhos dependa do Sangue do Fígado, o sangue flui para os olhos por meio dos vasos sanguíneos, que estão sob o controle do Coração. No Capítulo 10 do *Questões Simples*, encontramos que: "*Os vasos sanguíneos afetam os olhos.*"[70] Na verdade, esse mesmo livro também considera que o uso excessivo dos olhos é perigoso para os vasos sanguíneos e o Coração. Em seu Capítulo 23, encontramos o seguinte: "*O uso excessivo dos olhos prejudica o Sangue [i. e., o Coração].*"[71]

No seu livro *Theories of Chinese Medicine Doctors*, Ren Ying Qiu afirmou: "*O Coração governa a Mente ... a visão é uma manifestação da atividade da mente.*"[72] Wang Ken Tang, no livro *Standards of Diagnosis and Treatment* (1602), disse o seguinte: "*O olho é um orifício do Fígado ... mas uma função do Coração.*"[73] Como o Coração afeta os olhos, o uso excessivo destes pode prejudicar o Coração e, consequentemente, a Mente: isso explica o efeito deletério nos olhos e na Mente das crianças que assistem TV por tempo excessivo.

A audição depende dos Rins, mas o Coração também afeta esse sentido na medida em que leva *Qi* e Sangue para as orelhas. No Capítulo 4 do *Questões Simples*, encontramos que: "*A cor da direção sul é vermelha e está relacionada com o Coração, que se abre às orelhas ...*"[74] Alguns tipos de tinido são causados por deficiência de *Qi* do Coração, que não consegue chegar às orelhas.

O sentido do olfato também depende do Coração e da Mente, assim como dos Pulmões. No Capítulo 11 do *Questões Simples*, há a seguinte afirmação: "*Os cinco odores entram no nariz e são armazenados pelos Pulmões e pelo Coração; quando os Pulmões e o Coração estão doentes, o nariz não consegue sentir odores.*"[75] O *Clássico das Dificuldades*, em seu Capítulo 14, afirma que: "*O nariz pertence aos Pulmões, mas sua função depende do Coração.*"

O sentido da gustação depende naturalmente do Coração e da Mente, porque a língua é um ramo do Coração.

O sentido tátil também depende do Coração e da Mente, porque é responsável pela cognição e organização das sensações provocadas pelos estímulos externos.

Em resumo, todas as sensações trazidas pela visão, audição, olfato, gustação e toque dependem da Mente, assim como do cérebro, de acordo com a medicina ocidental.

 Atenção

Todos os sentidos (visão, audição, gustação, olfato e sensibilidade tátil) dependem do Coração e da Mente (*Shen*).

Desse modo, quando o Coração é forte e a Mente é saudável, o indivíduo pode pensar claramente, sua memória é boa, a consciência e o discernimento são aguçados, a cognição é límpida, o sono é reparador, a inteligência é brilhante, as ações mostram sabedoria e as ideias fluem facilmente. Quando o Coração está afetado e a Mente é fraca ou está perturbada, o indivíduo não consegue pensar claramente, sua memória é fraca, sua consciência é obnubilada, o discernimento é prejudicado, o sono é inquieto, a inteligência é embotada, as ações são insensatas e as ideias são confusas.

De acordo com a medicina ocidental, a maioria das funções da Mente descritas antes é atribuída ao cérebro. Durante a evolução da medicina chinesa, também houve doutores que atribuíram as funções mentais ao cérebro, em vez de ao Coração: principalmente Sun Si Miao, da dinastia Tang, Zhao You Qin, da dinastia Yuan, Li Shi Zhen, da dinastia Ming, e, em especial, Wang Qing Ren, da dinastia Qing.

A Mente está diretamente relacionada com nossa vida afetiva porque apenas ela consegue "sentir" afeições e ter sentimentos. Por essa razão, conclui-se que todas as emoções, além de afetarem diretamente o órgão relevante, também afetam o Coração e a Mente, porque é esta última que pode "senti-las". Apenas a Mente, por ser responsável pela consciência, pelo afeto e pelos sentimentos, consegue reconhecer e sentir o efeito das emoções. Fei Bo Xiong (1800-1879) colocou isso em termos bem claros quando disse: "*As sete emoções danificam seletivamente os 5 órgãos Yin, mas todas afetam o Coração. Alegria afeta o Coração ... Raiva prejudica o Fígado; o Fígado não pode reconhecer a raiva, mas o Coração pode, por isso ela afeta o Fígado e o Coração. Preocupação prejudica os Pulmões; os Pulmões não podem reconhecê-la, mas o Coração pode e, por isso, ela afeta os Pulmões e o Coração. A introspecção causa danos ao Baço; o Baço não pode reconhecê-la, mas o Coração pode, por isso ela afeta o Baço e o Coração.*"[76] Yu Chang, no livro *Principles of Medical Practice* (1658) afirmou: "*A preocupação agita o Coração e tem repercussões nos Pulmões: a introspecção agita o Coração e tem repercussões no Baço; a raiva agita o Coração e tem repercussões no Fígado. O medo agita o Coração e tem repercussões nos Rins. Portanto, todas as cinco emoções [inclusive alegria] afetam o Coração.*"[77]

Atenção

Todas as emoções afetam o coração, além de influenciar seu órgão relacionado; por exemplo, a raiva afeta não apenas o Fígado, mas também o Coração.

As obras chinesas demonstram claramente a noção de que todas as emoções afetam o Coração, porque os caracteres usados para todas as 7 emoções estão baseados no radical de "coração".

A forma com que todas as emoções afetam o Coração também explica por que o padrão de Fogo de Coração (indicado pela língua com ponta avermelhada) é encontrado tão comumente, mesmo quando há problemas emocionais relacionados com outros órgãos.

Resultados do aprendizado

Neste capítulo, você aprendeu:

- A origem, a natureza e as funções da Essência Pré-Celestial, da Essência Pós-Celestial e da Essência do Rim
- As origens, as naturezas, as funções e as patologias (resumidas) de *Qi* Original, *Qi* dos Alimentos, *Qi* Torácico, *Qi* Verdadeiro, *Qi* Nutritivo e *Qi* Defensivo
- As funções de *Qi* em geral (transformação, transporte, sustentação, elevação, proteção e aquecimento)
- Direções do movimento do *Qi* em cada órgão
- A origem, a natureza, a função e a patologia (resumida) do Sangue
- A relação entre Sangue e *Qi*
- A relação entre Sangue e Essência
- A origem, a natureza, as funções e a patologia (resumida) dos Fluidos Corporais
- Os tipos de Fluidos Corporais
- A relação entre Fluidos Corporais e Sangue
- A relação entre Fluidos Corporais e *Qi*
- As funções da Mente (*Shen*).

Questões de autoavaliação

1. O que o caractere chinês antigo para *Qi* representa e como isso está relacionado com sua natureza?
2. Cite quatro funções da Essência do Rim.
3. Quais são os Três Tesouros e qual é seu significado clínico?
4. Cite ao menos três funções do *Qi* Original.
5. De onde provém o *Qi* dos Alimentos?
6. Como o *Qi* Torácico é formado?
7. Como o *Qi* Verdadeiro é produzido?
8. Compare e contraste resumidamente *Qi* Nutritivo e *Qi* Defensivo.
9. O que é Mecanismo do *Qi*?
10. Descreva as direções fisiológicas do movimento do *Qi* do Coração, do Pulmão e do Fígado.
11. Como o Sangue é formado?
12. Quais são os principais órgãos envolvidos com o Sangue?
13. Qual é a relação entre *Qi* e Sangue?
14. Quais são os principais órgãos envolvidos com a transformação, o transporte e a excreção dos Fluidos Corporais?
15. Por que o tratamento por sangria está contraindicado aos pacientes que transpiram e o tratamento por transpiração está contraindicado aos pacientes com sangramento?
16. Por que a língua com ponta vermelha é muito comum nos pacientes que têm problemas emocionais?

Ver respostas no Apêndice 6.

Notas

1. He Zuo Xiu 1968 The Materialistic Theory of Yuan Qi – One of the Brilliant Philosophical Ideas of the Legalist School, Institute of High Energy Physics, Academia Sinica. In: Scientia Sinica, vol. 18, no. 6, Beijing.
2. Needham J 1956 Science and Civilization in China, vol. 2, Cambridge University Press, Cambridge, p. 472.
3. Science and Civilization in China, p. 302.
4. He Zuo Xiu 1968 The Materialistic Theory of Yuan Qi, p. 697.
5. Science and Civilization in China, p. 372.
6. Wing Tsit Chan 1969 A Source Book in Chinese Philosophy, Princeton University Press, Princeton, New Jersey, p. 307.
7. A Source Book in Chinese Philosophy, p. 300.
8. Science and Civilization in China, p. 373.
9. A Source Book in Chinese Philosophy, p. 501.
10. A Source Book in Chinese Philosophy, p. 503.

11. The Materialistic Theory of Yuan Qi, p. 704.
12. Fung Yu Lan 1966 A Short History of Chinese Philosophy, Macmillan, New York, p. 280.
13. Science and Civilization in China, p. 480.
14. Science and Civilization in China, p. 512.
15. The Materialistic Theory of Yuan Qi, p. 704.
16. The Materialistic Theory of Yuan Qi, p. 705.
17. The Materialistic Theory of Yuan Qi, p. 705.
18. 1979 The Yellow Emperor's Classic of Internal Medicine – Simple Questions (*Huang Di Nei Jing Su Wen* 黄帝内经素问). People's Health Publishing House, Beijing, publicado originalmente *c*.100 a.C., p. 158–159.
19. Nanjing College of Traditional Chinese Medicine 1979 A Revised Explanation of the Classic of Difficulties (*Nan Jing Jiao Shi* 难经校释), People's Health Publishing House, Beijing, publicado originalmente *c*. a.C. 100, p. 17.
20. O "Quarto do Esperma" não é uma estrutura física anatômica, mas simplesmente indica o *Dan Tian* inferior de um homem, em cujos Rins se acreditava que o esperma fosse produzido.
21. Classic of Difficulties, p. 90.
22. A capacidade de aumentar a Essência Pré-Celestial ao longo da vida de um indivíduo pode ser comparada ao processo de acrescentar adubo ao solo ruim de forma a "prepará-lo". Ainda que o adubo na verdade não acrescente substâncias fertilizantes ao solo, aumenta-lhe a fertilidade porque melhora sua condição e estrutura, tornando mais fácil a absorção dos nutrientes pelo sistema radicular. Do mesmo modo, ainda que não possamos aumentar quantitativamente nossa Essência Pré-Celestial, podemos melhorar o "solo" de todas as energias do corpo, de forma que a Essência Pré-Celestial possa melhorar e nutrir o corpo com mais eficiência.
23. Wu Qian 1742 The Golden Mirror of Medical Collection, citado em 1981 Syndromes and Treatment of the Internal Organs (*Zang Fu Zheng Zhi* 脏腑证治), Tianjin Scientific Publishing House, Tianjin, p. 34.
24. Simple Questions, p. 4–6.
25. 1981 Spiritual Axis (*Ling Shu Jing* 灵枢经), People's Health Publishing House, Beijing, publicado originalmente *c*.100 a.C, p. 73.
26. Simple Questions, p. 24.
27. Classic of Difficulties, p. 144.
28. Ibid., p. 144.
29. Unschuld PU 1986 Medicine in China – Nan Ching The Classic of Difficult Issues, University of California Press, Berkeley, USA, p. 561.
30. Clavey S 2002 Fluid Physiology and Pathology in Traditional Chinese Medicine, 2nd edition, Churchill Livingstone, Edinburgh, p. 34–35.
31. Classic of Difficulties, p. 144.
32. Spiritual Axis, p. 104.
33. Dr Chen Jing Hua, comunicação pessoal, London, 1986.
34. Simple Questions, p. 111.
35. Spiritual Axis, p. 137.
36. Spiritual Axis, p. 126.
37. Simple Questions, p. 245.
38. Spiritual Axis, p. 51.
39. Simple Questions, p. 245.
40. Spiritual Axis, p. 89.
41. Ibid., p. 139.
42. Ibid., p. 140.
43. Simple Questions, p. 400.
44. Classic of Difficulties, p. 8.
45. Zhang Jing Yue 1634 Complete Book of [Zhang] Jing Yue (*Jing Yue Quan Shu* 景岳全书), citado em Syndromes and Treatment of the Internal Organs, p. 24.
46. Spiritual Axis, p. 52.

47. Tang Zong Hai 1884 Discussion on Blood Patterns (*Xue Zheng Lun* 血证论), editado por Pei Zheng Xue and Yin Xin Min, People's Health Publishing House, 1979, p. 14 e 16.
48. Zhang Lu Medical Transmission of the Zhang Family (*Zhang Shi Yi Tong* 张氏医通), citado em Syndromes and Treatment of the Internal Organs, p. 27.
49. Comunicação pessoal do professor Meng Jing Chun, Nanjing, 1982. Ver também Academy of Traditional Chinese Medicine and Guangzhou College of Traditional Chinese Medicine 1980 Concise Dictionary of Chinese Medicine (*Jian Ming Zhong Yi Ci Dian* 简明中医辞典), People's Health Publishing House, Beijing, p. 508.
50. Simple Questions, p. 168.
51. Spiritual Axis, p. 72.
52. Discussion on Blood Patterns, p. 16.
53. Syndromes and Treatment of the Internal Organs, p. 131.
54. Simple Questions, p. 73.
55. Spiritual Axis, p. 89.
56. Simple Questions, p. 139–140.
57. Simple Questions, p. 59.
58. Spiritual Axis, p. 71.
59. Spiritual Axis, p. 76–77.
60. Spiritual Axis, p. 126.
61. Spiritual Axis, p. 153.
62. Spiritual Axis, p. 52.
63. Discussion on Cold-induced Diseases, citado em Syndromes and Treatment of the Internal Organs, p. 41.
64. 1981 Spiritual Axis (*Ling Shu Jing*), People's Health Publishing House, Beijing, publicado originalmente *c*.100 a.C., p. 23.
65. Zhang Jie Bin 1982 Classic of Categories (*Lei Jing* 类经), People's Health Publishing House, Beijing, p. 49. publicado originalmente em 1624.
66. Spiritual Axis, p. 71.
67. Classic of Categories, p. 63.
68. 1979 The Yellow Emperor's Classic of Internal Medicine – Simple Questions (*Huang Di Nei Jing Su Wen*), People's Health Publishing House, Beijing, publicado originalmente *c*.100 a.C., p. 58.
69. Spiritual Axis, p. 128.
70. Simple Questions, p. 72.
71. Ibid., p. 154.
72. Ren Ying Qiu 1985 Theories of Chinese Medicine Doctors citado em Wang Ke Qin 1988 Theory of the Mind in Chinese Medicine (*Zhong Yi Shen Zhu Xue Shuo* 中医神主学说), Ancient Chinese Medical Texts Publishing House, Beijing, p. 22.
73. Wang Ken Tang 1602 Standards of Diagnosis and Treatment (*Zheng Zhi Zhun Sheng*), citado em Theory of the Mind in Chinese Medicine, p.22.
74. Simple Questions, p. 26.
75. Ibid., p. 78.
76. Fei Bo Xiong et al. 1985 Medical Collection from Four Families from Meng He (*Meng He Si Jia Yi Ji* 孟河四家医集), Jiangsu Science Publishing House, p. 40.
77. Principles of Medical Practice, citado em Theory of the Mind in Chinese Medicine, p. 34.

Bibliografia e leitura complementar

Clavey S 2002 Fluid Physiology and Pathology in Traditional Chinese Medicine, 2nd edition, Churchill Livingstone, Edinburgh

Kaptchuk T 2000 The Web that has no Weaver – Understanding Chinese Medicine, Contemporary Books, Chicago

Needham J 1977 Science and Civilization in China, vol. 2, Cambridge University Press, Cambridge

As Transformações do Qi 4

> Qi Original como Força Motriz para a transformação do Qi, 60
> Fogo do Portão da Vitalidade como calor para a transformação do Qi, 61
> Dinâmica e fisiologia da transformação do Qi, 62
>   O Mecanismo do Qi, 62
>   Estômago e Baço como eixo central, 67
>   Fígado e Pulmões como eixo externo, 68
> Coração e Rins como raiz, 68
> A transformação do Qi no Triplo Aquecedor, 69
> Patologia da transformação do Qi, 71
>   Estômago e Baço, 71
>   Fígado e Pulmões, 71
>   Coração e Rins, 72
> Notas, 73

A fisiologia humana está baseada na transformação do Qi. Como já vimos nos capítulos anteriores, o Qi pode assumir diferentes formas, dependendo de seus estados de agregação ou dispersão; além disso, ele é a força motriz de todos os processos fisiológicos. Durante sua atuação, o Qi assume algumas formas diferentes: ele é transformado, alterado, transportado, condensado, dispersado; ele entra, sai, ascende e desce. Todas essas atividades funcionais do Qi geralmente são conhecidas como "transformações do Qi", porque transformação e transmutação constantes são a essência da fisiologia do Qi humano.

No seu estado de agregação, o Qi forma o corpo material e sua natureza é Yin; em seu estado de dispersão, o Qi movimenta-se e transforma-se e tem natureza Yang. Os aspectos Yin e Yang do Qi constituem a base da fisiologia humana. Quando o Qi é transformado adequadamente, podem ocorrer movimentos, nascimento, crescimento e reprodução.

Quando o Qi é exuberante, o indivíduo tem saúde; quando está fraco, ele adoece; quando está equilibrado, há quietude; quando se move em direção errada, há doença. Desse modo, a transformação e a direção apropriada dos movimentos do Qi constituem as bases do movimento do Sangue; transformação da Essência; movimento, transformação e excreção dos Fluidos Corporais; digestão do alimento; absorção dos nutrientes e excreção dos resíduos metabólicos; da umidificação dos tendões e dos ossos; da umidificação da pele; e da resistência aos fatores patogênicos externos.

Em sentido amplo, a transformação do Qi inclui todos os vários processos fisiológicos e movimentos do Qi: em sentido estrito, o termo indica a transformação do Qi pelo Triplo Aquecedor.

Qi Original como Força Motriz para a transformação do Qi

A "Força Motriz" está descrita no Capítulo 66 do livro *Clássico das Dificuldades*. A Força Motriz para a transformação do Qi origina-se entre os Rins e é outro nome usado para descrever o Qi Original (*Yuan Qi*).

Conforme foi descrito no Capítulo 3, o Qi Original está relacionado com a Essência e desempenha um papel importante como força motriz para a transformação em todas as atividades fisiológicas. Por exemplo, como foi mencionado no Capítulo 3, o Qi Original realiza a transformação do Qi Torácico (*Zong Qi*) em Qi Verdadeiro (*Zhen Qi*); facilita a transformação do Qi dos Alimentos (*Gu Qi*) em Sangue; é a base de todas as atividades fisiológicas dos Rins etc. Embora esteja relacionado com a Essência (*Jing*), o Qi Original é diferente porque, em comparação com a primeira, é uma forma mais rarefeita de Qi: na verdade, ele circula nos canais e emerge nos pontos Fonte (*Yuan*).

O Qi Original pode ser entendido como força motriz dinâmica responsável por todos os movimentos e transformações do Qi em todas as partes do corpo. O Capítulo 66 do *Clássico das Dificuldades* descreve a conexão entre Qi Original (neste capítulo referido como *Dong Qi*, ou "Força Motriz"). Segundo o texto: *"O Qi Original é a força motriz situada entre os dois rins, é ele que confere vida e é a raiz dos 12 canais. O Triplo Aquecedor faz com que o Qi Original diferencie-se [para seus diversos usos no corpo]; o Qi Original passa pelos Três Aquecedores e depois se difunde para os 5 órgãos Yin e os 6 órgãos Yang e seus canais. Os locais onde o Qi Original estaciona são os pontos Fonte [Yuan]"*[1] (Figuras 4.1 e 4.2).

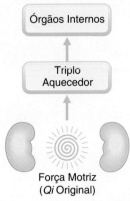

Figura 4.1 Força Motriz e Triplo Aquecedor.

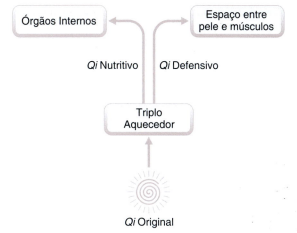

Figura 4.2 *Qi* Original e Triplo Aquecedor.

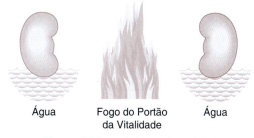

Figura 4.3 Fogo do Portão da Vitalidade.

Outros autores traduzem esse trecho dizendo que o Triplo Aquecedor é o "*enviado especial*" que "*transmite*" o *Qi* Original.[2] Aqui eu adotei a interpretação de Clavey para esse trecho: isto é, que o Triplo Aquecedor faz com que o *Qi* Original separe-se e diferencie-se em suas diferentes formas nos diversos locais do corpo.[3] Quando é interpretado dessa forma, o Triplo Aquecedor desempenha um papel muito importante, permitindo que o *Qi* Original facilite a transformação do *Qi* nos diferentes locais do corpo e assuma diferentes formas em cada local.

> **Nota clínica**
>
> O *Qi* Original pode ser tonificado utilizando R-3 *Taixi* com VG-4 *Mingmen* ou VC-4 *Guanyuan*.

O Boxe 4.1 resume o *Qi* Original como força motriz para a transformação do *Qi*.

> **Boxe 4.1** *Qi Original (Yuan Qi)* como força motriz para a transformação do *Qi*
>
> - *Qi* Original (*Yuan Qi*) é a Força Motriz localizada entre os Rins (Capítulo 66 do Clássico das dificuldades [*Nan Jing*])
> - *Qi* Original é a força dinâmica que executa todos os movimentos e as transformações do *Qi* em todas as partes do corpo
> - O Triplo Aquecedor permite que o *Qi* Original saia de entre os Rins para diferenciar-se nas diferentes formas e executar suas diversas funções em todo o corpo.

Fogo do Portão da Vitalidade como calor para a transformação do *Qi*

A Força Motriz entre os Rins é equivalente ao *Qi* Original, mas também está relacionada com o Fogo do Portão da Vitalidade (*Ming Men*), este último também conhecido como Fogo Ministerial. Zhang Jing Yue (1563-1640) afirmou: "*O Fogo do Portão da Vitalidade é o Mar de Essência e Sangue, o Estômago e o Baço são o Mar dos Alimentos e Água: juntos, os dois são a raiz dos 5 órgãos Yin e dos 6 órgãos Yang. O Fogo do Portão da Vitalidade é a raiz do Qi Original*" (Figura 4.3).

O Fogo do Portão da Vitalidade, também conhecido como Fogo Ministerial, é a raiz do *Qi* Pré-Celestial, a fonte de *Qi* Pós-Celestial e o fundamento do *Qi* Original (Figura 4.4). Por essa razão, os Rins são conhecidos como "Raiz do Pré-Celestial" por duas razões:

> 1. Os Rins armazenam Essência (inclusive as Essências Pré-Celestial e Pós-Celestial), que é o substrato biológico fundamental da vida
> 2. Os Rins contêm o Fogo do Portão da Vitalidade, que é a força motriz que transforma e coloca as coisas em movimento.

No Capítulo 36 do livro *Clássico das Dificuldades*, encontramos o seguinte: "*Cada um dos órgãos Yin é uma unidade independente; apenas os rins são dois – por quê? No entanto, os dois órgãos não são rins. O esquerdo é rim [propriamente dito], enquanto o direito é o Portão da Vitalidade (Ming Men). O Portão da Vitalidade é onde Mente e Espírito e Essência estão alojados e é o local no qual o Qi Original está amarrado. Nos homens [o Portão da Vitalidade] armazena Essência (esperma); nas mulheres, armazena o Útero*"[5] (Figura 4.5).

Nesse contexto, é importante notar que o trecho citado reflete a noção de acordo com a qual o rim direito é identificado com o Fogo do Portão da Vitalidade: por essa razão, o rim direito pertence a *Yang* e o esquerdo, a *Yin*. Essa visão está refletida no diagnóstico pelo pulso, porque a maioria dos doutores co-

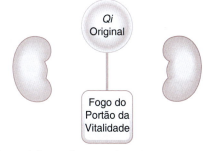

Figura 4.4 Fogo do Portão da Vitalidade e *Qi* Original.

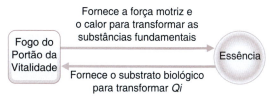

Figura 4.5 Fogo do Portão da Vitalidade e Essência.

loca o *Yang* do Rim na posição Posterior Direita e o *Yin* do Rim na posição Posterior Esquerda. Entretanto, há um conceito diferente, de acordo com o qual o Fogo do Portão da Vitalidade está localizado entre os dois rins e não é identificado com o lado direito. A posição do ponto VG-4 *Mingmen* (que significa propriamente "Portão da Vitalidade") tenderia a apoiar essa hipótese.

A Essência e o Fogo do Portão da Vitalidade são outro exemplo da polaridade e da interdependência de *Yin-Yang*. O Fogo do Portão da Vitalidade depende da Essência, que lhe fornece o substrato biológico fundamental básico para todos os processos da vida; a Essência depende do Fogo do Portão da Vitalidade, que lhe fornece a força motriz e o calor que transforma e movimenta as diversas substâncias fisiológicas e que constituem a base da transformação do *Qi*. Sem o Fogo do Portão da Vitalidade, a Essência seria uma substância inerte e fria incapaz de sustentar a vida (ver Figura 4.5; ver também Figuras 3.3 e 3.4).

A inter-relação entre Essência e Portão da Vitalidade está refletida nas expressões "*Qi é transformado em Essência*" e "*Essência é transformada em Qi*".[6]

O Fogo do Portão da Vitalidade está ligado ao *Qi* Torácico (*Zong Qi*) do tórax: esse tipo de *Qi* tem a função de auxiliar o Portão da Vitalidade, fornecendo *Qi* puro originado da respiração. O *Qi* Torácico precisa circular e descer até o Portão da Vitalidade de forma a fornecer *Qi*, enquanto o Portão da Vitalidade deve circular e subir aos Pulmões para fornecer calor (Figura 4.6).

A transformação do *Qi* depende do calor, porque transformação é um processo *Yang*. O Fogo do Portão da Vitalidade fornece calor a todos os órgãos para a transformação do *Qi* em todas as partes do corpo. Por exemplo, o Fogo do Portão da Vitalidade ajuda o *Qi* do Pulmão a descer, ajuda o *Qi* do Baço a transformar e transportar as essências alimentares, ajuda o *Qi* da Bexiga a transformar e excretar urina, ajuda os Intestinos a transportar e transformar e ajuda o Coração a abrigar a Mente.

O Fogo do Portão da Vitalidade está descrito com mais detalhes no Capítulo 10, sobre as funções dos Rins.

> **Nota clínica**
>
> A aplicação de moxabustão direta em VG-4 *Mingmen* tonifica o Fogo do Portão da Vitalidade (*Ming Men*).

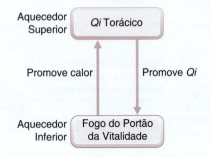

Figura 4.6 Fogo do Portão da Vitalidade e *Qi* Torácico.

O Boxe 4.2 resume o Fogo do Portão da Vitalidade como calor para a transformação do *Qi*.

> **Boxe 4.2 O Fogo do Portão da Vitalidade (*Ming Men*) como calor para a transformação do *Qi***
>
> - O *Qi* Original localizado entre os Rins está relacionado com o Fogo do Portão da Vitalidade (*Ming Men*)
> - O Fogo do Portão da Vitalidade, também conhecido como Fogo Ministerial, é a raiz do *Qi* Pré-Celestial, a fonte do *Qi* Pós-Celestial e o fundamento do *Qi* Original
> - A Essência é *Yin* e fornece ao Fogo do Portão da Vitalidade o substrato biológico da vida
> - O Fogo do Portão da Vitalidade é *Yang* e fornece à Essência o calor necessário para sua ativação
> - O Fogo do Portão da Vitalidade fornece o calor necessário a todos os processos fisiológicos.

Dinâmica e fisiologia da transformação do *Qi*

A dinâmica e a fisiologia da transformação do *Qi* serão diferenciadas em quatro áreas:

- Mecanismo do Qi
    - Ascensão–descensão do *Qi*
    - Entrada–saída do *Qi*
- Estômago e Baço como "eixo central"
- Fígado e Pulmões como "roda externa"
- Coração e Rins como "raiz".

▶ O Mecanismo do *Qi*

O termo "Mecanismo do *Qi*" (*Qi Ji*) indica o processo complexo de movimento do *Qi* em todas as partes do corpo. A direção do movimento dos diversos tipos de *Qi* nos vários processos fisiológicos é essencial à sua transformação apropriada. O Mecanismo do *Qi* está baseado em quatro movimentos fundamentais do *Qi*:

- Ascensão (um movimento *Yang*)
- Descensão (um movimento *Yin*)
- Saída (um movimento *Yang*)
- Entrada (um movimento *Yin*).

O Capítulo 68 do livro *Questões Simples* afirma que: "*Quando não há ascensão/descensão, não há nascimento, crescimento, maturação e declínio. Quando não há entrada/saída, não há nascimento, crescimento, transformação, recepção e armazenamento. Quando o Mecanismo do Qi funciona bem, há espaço para nascimento e transformação; quando o Mecanismo do Qi está perturbado, há fragmentação e não pode haver nascimento ou transformação.*"[7]

No livro *Notes on Reading Medical Books* (*Du Yi Sui Bi*, 1891), de Zhou Xue Hai, encontramos a seguinte afirmação: "*As faculdades de ver, ouvir, cheirar, sentir gosto e pensar dependem da ascensão/descensão e entrada/saída suaves do Qi; quando Qi está obstruído [em sua ascensão/descensão e entrada/saída], essas faculdades não são normais.*"[8]

A ascensão–descensão e entrada–saída do *Qi* afetam a formação do *Qi* e do Sangue em todos os estágios e órgãos. A própria produção de *Qi* e Sangue depende do equilíbrio harmônico e delicado entre ascensão–descensão e entrada–saída de

Qi em cada órgão, em cada parte do corpo, em cada estrutura e em todos os estágios. Por essa razão, qualquer perturbação da ascensão–descensão e/ou entrada–saída do *Qi* pode causar uma patologia do *Qi* e/ou do Sangue, que pode ser deficiência, estagnação ou rebelião do *Qi*.

Além disso, a ascensão–descensão e a entrada–saída do *Qi* afetam o metabolismo dos fluidos: para que os fluidos sejam transportados, transformados e excretados adequadamente, o *Qi* precisa ascender e descer e entrar e sair das estruturas do corpo de forma equilibrada e regulada. Quando a ascensão–descensão e a entrada–saída de *Qi* estão perturbadas, isso pode resultar na formação de Umidade, Fleuma ou edema.

O movimento complexo do *Qi* no Mecanismo do *Qi* e sua influência no metabolismo dos fluidos dependem diretamente do Triplo Aquecedor, que também está sujeito à estagnação do *Qi*. Em combinação com o *Qi* do Fígado, o Triplo Aquecedor controla o movimento normal e suave do *Qi* em todos os três Aquecedores: no Aquecedor Superior, o *Qi* ascende para controlar os Pulmões; no Aquecedor Médio, o *Qi* sobe e desce, e entra e sai, e está sob controle do Estômago e do Baço; no Aquecedor Inferior, o *Qi* em sua maior parte desce e sai e está sob o controle dos Rins, da Bexiga e dos Intestinos.

O Triplo Aquecedor ajuda todos os outros órgãos a desempenhar suas funções e, em especial, assegurar que todas as passagens (de *Qi* ou fluidos) estejam abertas; que os diferentes tipos de *Qi* circulem suavemente; que o *Qi* Original emerja dos Rins e assuma diferentes formas nos diversos locais; e que os resíduos sejam excretados normalmente (Figura 4.7).

Ascensão–descensão do *Qi*

Em alguns processos fisiológicos, o *Qi* precisa ascender; em outros, descer. Por exemplo, o *Qi* do Baço ascende, enquanto o *Qi* do Estômago desce: o movimento do *Qi* para cada órgão foi descrito no Capítulo 3. Ascender é um movimento *Yang*, enquanto descer é *Yin*. Por exemplo, a ascensão do *Qi* do Baço é *Yang* e, na verdade, o *Qi* do Baço não pode ascender quando o *Yang* do Baço é deficiente.

A natureza *Yang* e *Yin* dos processos de ascensão e descensão propriamente ditos não deve ser confundida com a descensão de *Yang* e a ascensão de *Yin* em outro contexto. Em geral, os chineses antigos identificam *Yang* (que está em cima) com "Céu" e *Yin* (que está embaixo) com "Terra". O Céu pertence a *Yang* e está em cima e, consequentemente, desce; a Terra pertence a *Yin* e está embaixo e, portanto, ascende.

No Capítulo 68 do livro *Questões Simples*, encontramos que: "*Descer pertence ao Céu; ascender pertence à Terra. O Qi do Céu desce e flui para a Terra; o Qi da Terra ascende e acumula-se no Céu.*"[9] Isso não está em contradição com a afirmação citada, de acordo com a qual – no contexto da transformação do *Qi* – ascender é um movimento *Yang* e descer é *Yin*. *Como um movimento*, ascender é *Yang*; a verdade de que a Terra (*Yin*) está embaixo e ascende não está em contradição com isso, porque Terra é *Yin*, mas, quando ascende, o *movimento* propriamente dito é *Yang*. Em outras palavras, há *Yang* (na ascensão) dentro de *Yin* (Terra, embaixo) e *Yin* (na descensão) dentro de *Yang* (Fogo) (Figura 4.8).

> **Atenção**
> - Céu (*Yang*) está em cima e desce, mas descer é um *movimento Yin*
> - Terra (*Yin*) está embaixo e sobe, mas ascender é um *movimento Yang*.

Essas várias ascensões e descensões do *Qi* dependem das funções dos órgãos internos. Cada órgão acarreta determinado efeito em *Qi* com respeito a sua ascensão ou descensão. Por exemplo, o *Qi* do Baço ascende, o *Qi* do Pulmão desce, o *Qi* do Coração desce, o *Qi* do Fígado ascende e dispersa, o *Qi* do Rim desce, o *Qi* do Estômago desce e o *Qi* da Bexiga e o *Qi* dos Intestinos Delgado e Grosso descem. Esses movimentos foram descritos no Capítulo 3.

O equilíbrio de *Yin* e *Yang* é crucial ao movimento suave do *Qi*, porque ascender é um movimento *Yang* e descer é um mo-

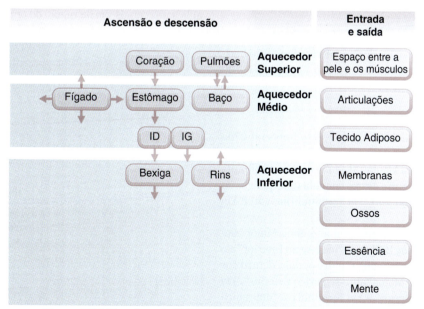

Figura 4.7 O Mecanismo do *Qi*. ID = Intestino Delgado; IG = Intestino Grosso.

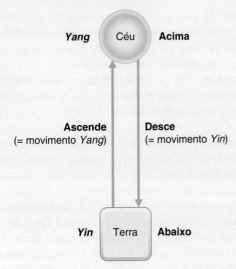

Figura 4.8 Movimentos do Céu e da Terra.

Em outras palavras, a ordem de profundidade é a seguinte (Figura 4.9):

	YANG	YIN
Superficial	*Yang* Maior	*Yin* Maior
"Dobradiça ou gonzo"	*Yang* Menor	*Yin* Terminal
Profundo	*Yang* Brilhante	*Yin* Menor

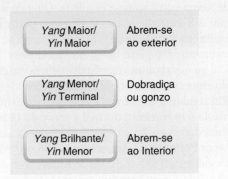

Figura 4.9 Entrada e saída entre os canais.

vimento *Yin*. Desse modo, o excesso de *Yang* implica ascensão excessiva de *Qi* (p. ex., ascensão do *Qi* do Fígado), enquanto o excesso de *Yin* implica descensão excessiva do *Qi* (descensão do *Qi* do Baço).

Entrada–saída do *Qi*

O movimento suave do *Qi* no Mecanismo do *Qi* depende não apenas de sua ascensão e descensão propriamente ditas nos diversos órgãos e estruturas, mas também de sua entrada e saída de várias estruturas. Por exemplo, o *Qi* entra e sai das seguintes estruturas:

- Canais
- Espaço entre a pele e os músculos
- Cavidades do Triplo Aquecedor
- Articulações
- Tecido Adiposo (*Gao*)
- Membranas (*Huang*)
- Ossos
- Mente-Espírito (*Shen*).

Desse modo, a entrada–saída de *Qi* confere a dimensão horizontal ao seu movimento, enquanto a ascensão–descensão do *Qi* confere a dimensão vertical.

Canais

A entrada–saída do *Qi* também é um aspecto importante do movimento entre as três camadas energéticas do *Yang*, que são *Yang* Maior (*Tai Yang*), *Yang* Menor (*Shao Yang*) e *Yang* Brilhante (*Yang Ming*), assim como entre as três camadas energéticas do *Yin*, ou seja, *Yin* Maior (*Tai Yin*), *Yin* Terminal (*Jue Yin*) e *Yin* Menor (*Shao Yin*).

Dentro dos canais *Yang*, afirma-se que o *Yang* Maior está "aberto ao Exterior", o *Yang* Brilhante "abre-se ao Interior" e o *Yang* Menor é a "dobradiça ou gonzo" entre os dois; dentro dos canais *Yin*, diz-se que *Yin* Maior "abre-se para o Exterior", *Yin* Menor "abre-se para o Interior" e *Yin* Terminal é a "dobradiça ou gonzo" entre os dois.

Quando se consideram a fisiologia e a patologia dos canais, a ascensão e a descensão do *Qi* são fundamentais (seus movimentos "verticais"), mas não devemos menosprezar a entrada e a saída do *Qi* (seus movimentos "horizontais"): por movimento "horizontal" quero referir-me ao movimento entre as três camadas energéticas citadas antes dentro dos canais *Yang* ou *Yin*. A combinação dos movimentos verticais e horizontais do *Qi* pode ser encontrada em qualquer parte do corpo.

Vejamos o exemplo da região do ombro. Na superfície lateral, os canais *Yang* do Intestino Delgado, do Triplo Aquecedor e do Intestino Grosso fluem das pontas dos dedos das mãos para a face: este é o movimento vertical do *Qi*. Contudo, dentro dessa mesma região, também há um movimento "horizontal" entre o *Yang* Maior (Intestino Delgado), o *Yang* menor (Triplo Aquecedor) e o *Yang* Brilhante (Intestino Grosso): este movimento "horizontal" representa a entrada e a saída do *Qi*. O mesmo se aplica aos canais *Yin* da região do ombro (Figura 4.10).

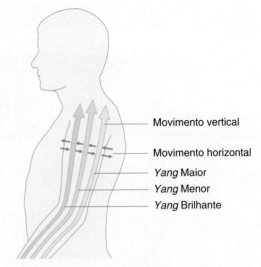

Figura 4.10 Entrada e Saída do *Qi* na região do ombro.

A entrada e a saída do Qi também são controladas pela Alma Corpórea (*Po*), que está encarregada da entrada e da saída da Essência (*Jing*). Em outras palavras, a Alma Corpórea e a Essência estão diretamente interligadas e a primeira é descrita algumas vezes como "a entrada e a saída da Essência". Por essa razão, a Alma Corpórea contribui para todas as atividades fisiológicas.

> **Atenção**
>
> A Alma Corpórea (*Po*) é a "entrada e a saída da Essência". Ela coloca a Essência em ação e regula todos os processos fisiológicos.

Espaço entre a pele e os músculos

O espaço entre a pele e os músculos faz parte das cavidades do Triplo Aquecedor (ver adiante), mas pode ser útil descrevê-lo separadamente em razão de sua importância clínica. Esse espaço entre a pele e os músculos é um dos espaços corporais conhecidos como *Cou Li*, termo que eu traduzo como "Espaços e Textura" (Figura 4.11).

O "espaço entre a pele e os músculos" não deve ser entendido em um sentido anatômico ocidental estrito, mas como uma camada de energia correspondente à superfície do corpo, também conhecida como "Exterior": algumas vezes, esta camada também é referida como "Porção do *Qi* Defensivo do Pulmão". O espaço entre a pele e os músculos é o espaço energético no qual circula *Qi* Defensivo (para aquecer e proteger o corpo), onde o suor está localizado e onde os fatores patogênicos externos invadem inicialmente o corpo.

O *Qi* entra e sai do espaço entre a pele e os músculos e, deste modo, regula a circulação apropriada do *Qi* Defensivo e a abertura e o fechamento equilibrados dos poros e, consequentemente, a regulação da transpiração. O movimento de entrada e saída do *Qi* no espaço entre a pele e os músculos depende do *Qi* do Pulmão. Quando a entrada e a saída do *Qi* estão bem equilibradas, o *Qi* Defensivo circula bem no espaço entre a pele e os músculos; os poros estão regulados; a transpiração é normal; e os fatores patogênicos externos geralmente não conseguem entrar nesse espaço (a não ser que sejam excepcionalmente vigorosos).

> **Nota clínica**
>
> P-7 *Lieque*, IG-4 *Hegu* e E-36 *Zusanli* regulam o espaço *Cou Li*.

Cavidades do Triplo Aquecedor

O Triplo Aquecedor está descrito com mais detalhes no Capítulo 18. Existem alguns aspectos quanto à natureza do Triplo Aquecedor: um deles é que o Triplo Aquecedor é um sistema de cavidades e "espaços" corporais, que podem ser muito pequenos ou muito grandes. Todas essas cavidades são conhecidas como *Cou* (como *Cou Li*, ou "Cavidades e Textura"). Em termos mais específicos, os Três Aquecedores são três grandes cavidades do tórax (Aquecedor Superior), do abdome (Aquecedor Médio) e da pelve (Aquecedor Inferior). O espaço entre a pele e os músculos é outro exemplo de uma cavidade do Triplo Aquecedor (Figura 4.12).

Junto ao *Qi* do Fígado, o Triplo Aquecedor controla os movimentos suaves e adequados do *Qi* em todos os três aquecedores: no Aquecedor Superior, o *Qi* ascende e entra em sua maior parte e está sob o controle dos Pulmões; no Aquecedor Médio, o *Qi* ascende e desce, e entra e sai, ficando sob o controle do Estômago e do Baço; no Aquecedor Inferior, o *Qi* desce e sai em sua maior parte e está sob o controle do Rim, da Bexiga e dos Intestinos. O Triplo Aquecedor ajuda todos os órgãos a desempenhar suas funções e, em especial, assegura que todas as passagens e cavidades estejam abertas e que o *Qi* entre e saia dessas cavidades de forma equilibrada.

O *Qi* do Triplo Aquecedor tende a estagnar. A estagnação impede a entrada e a saída adequadas do *Qi* nos diversos espaços do corpo, resultando em sensações de distensão e dor.

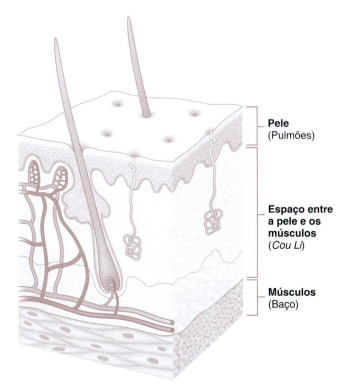

Figura 4.11 Espaço entre a pele e os músculos (*Cou Li*).

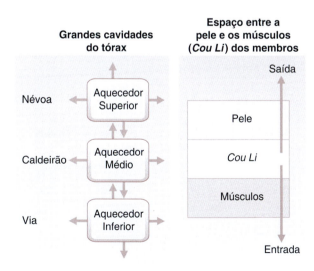

Figura 4.12 Cavidades do Triplo Aquecedor.

Articulações

As cápsulas articulares também são espaços ou cavidades nas quais o *Qi* entra e das quais ele sai. O movimento do *Qi* para dentro e para fora das articulações é controlado principalmente pelo Fígado e pelo Triplo Aquecedor em geral; contudo, evidentemente, esse movimento também depende de quaisquer canais que atravessem determinada articulação (Figura 4.13).

Quando o *Qi* entra e sai das articulações de forma equilibrada, o indivíduo não tem dor articular e seus movimentos são desimpedidos. Quando sai *Qi* em excesso, a articulação torna-se rígida e dolorida e sua extensão pode ser difícil; quando o *Qi* se excede, a articulação torna-se fraca e dolorida e a adução pode ser difícil.

Tecido Adiposo (Gao)

O Tecido Adiposo é conhecido como *Gao* em chinês. Em termos gerais, isso corresponde ao tecido adiposo da medicina ocidental, embora tenha um significado ligeiramente diferente. Enquanto sob a perspectiva ocidental o tecido adiposo esteja distribuído por todo o corpo, o Tecido Adiposo (*Gao*) em medicina chinesa refere-se principalmente aos tecidos adiposos do abdome (homens e mulheres) e das mamas (mulheres), embora também inclua as membranas peritoneais que envolvem os órgãos (as membranas peritoneais são tecidos conjuntivos, não adiposos).

A entrada e a saída do *Qi* dos Tecidos Adiposos dependem basicamente do Baço; a entrada e a saída equilibrada do *Qi* no Tecido Adiposo torna os tecidos normais. A entrada excessiva de *Qi* pode resultar na acumulação de gordura e obesidade, enquanto sua saída excessiva pode causar emagrecimento.

Membranas (Huang)

Huang significa literalmente "membranas" e este termo refere-se às membranas que cobrem todo o corpo; há uma camada superficial abaixo da pele e uma camada interna sob a pele. As membranas têm a função de *envolver* e *ancorar* os órgãos, os músculos e os ossos e de *conectar* os órgãos uns aos outros.

Em termos gerais, as Membranas correspondem aos tecidos conjuntivos da medicina ocidental, embora nem todos os tecidos conjuntivos façam parte das Membranas. Em termos específicos, ainda que os tendões sejam formados de tecido conjuntivo, em medicina chinesa essas estruturas não são Membranas, mas Tendões (*i. e.*, tecido do Fígado).

As Membranas estão localizadas apenas no abdome e correspondem *grosso modo* às fáscias (superficiais e profundas), ao peritônio, ao mesentério e ao omento. O estroma (*i. e.*, rede de tecidos conjuntivos dos órgãos) também é um exemplo de Membranas.

A entrada e a saída adequadas do *Qi* das Membranas asseguram seu livre fluxo no abdome. Quando ocorre saída excessiva de *Qi*, sua estagnação nas Membranas acarreta distensão e dor abdominais; quando há entrada excessiva de *Qi*, a deficiência e possivelmente o afundamento do *Qi* causam frouxidão das Membranas.

Ossos

Em medicina chinesa, o termo "Ossos" não se refere unicamente às estruturas anatômicas que recebem este nome em medicina ocidental, embora também as inclua. Afora seu aspecto anatômico, "Ossos" em medicina chinesa também se refere a uma camada energética das estruturas do corpo. O corpo é dividido em estruturas com diversas camadas de energia: em ordem crescente de profundidade, essas camadas são pele, músculos, tendões, vasos sanguíneos e ossos. Essas estruturas são controladas pelos Pulmões, Baço, Fígado, Coração e Rins, respectivamente. Desse modo, o termo "Ossos" refere-se também a uma camada energética profunda do corpo, que é afetada pelos Rins. Por exemplo, sudorese noturna também é conhecida como "vaporização dos ossos", na medida em que a transpiração noturna parece emanar das estruturas profundas existentes dentro dos ossos (em contraste com a sudorese diurna, que emana do espaço entre a pele e os músculos).

O *Qi* entra e sai dos ossos em seus movimentos de entrada e saída das camadas energéticas profundas do corpo. Quando há saída excessiva de *Qi* dos ossos, o indivíduo pode ter sudorese noturna; quando há entrada excessiva de *Qi* nos ossos, pode haver uma tendência à estase do Sangue (Boxe 4.3).

Boxe 4.3 As cinco camadas de energia

1. Pele = Pulmões
2. Músculos = Baço
3. Tendões = Fígado
4. Vasos sanguíneos = Coração
5. Ossos = Rins

Mente-Espírito (Shen)

Mente (*Shen*) também é uma das substâncias fundamentais, ainda que seja a mais rarefeita e insubstancial delas.[10] Como expliquei no capítulo anterior, traduzo como "Mente" o *Shen* do Coração e como "Espírito" o complexo inteiro formado por Alma Etérea (*Hun*), Alma Corpórea (*Po*), Intelecto (*Yi*), Força de Vontade (*Zhi*) e Mente (*Shen*) propriamente dita.

A entrada e a saída do *Qi* na Mente devem ser entendidas no contexto da coordenação entre a Mente do Coração e a Alma Etérea (*Hun*) do Fígado. Em termos resumidos, a Alma Etérea é um repositório de ideias, sonhos, projetos, aspirações, ideais e inspiração: ela confere à mente outra dimensão psíquica, sem

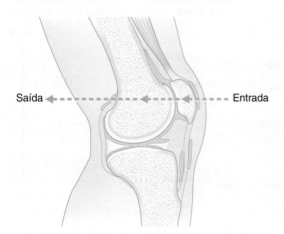

Figura 4.13 Entrada e saída do *Qi* na articulação.

a qual ela seria estéril. Por outro lado, a Mente precisa controlar e integrar todo o conteúdo psíquico que se origina da Alma Etérea. Algumas vezes definida como "ir e vir da Mente", a Alma Etérea está sempre buscando, sonhando, explorando, fazendo planos e sendo inspirada. Por essa razão, no nível psíquico, isso constitui a "entrada e a saída do *Qi*" (*i. e.*, o "ir e vir") da Mente (Figura 4.14).

A patologia da relação entre Mente e Alma Etérea com relação à entrada/saída do *Qi* está descrita no Capítulo 29.

Atenção

A Alma Etérea (*Hun*) é o "ir e vir da Mente" (*Shen*) e é responsável por ideias, metas, projetos, ideais, planos, inspiração, sonhos de vida e aspirações.

▶ Estômago e Baço como eixo central

O movimento do *Qi* do Estômago e do Baço é crucial à maioria dos processos fisiológicos. O Estômago e o Baço são o "centro" sob duas diferentes perspectivas: sob o ponto de vista fisiológico, porque são as fontes de *Qi* e Sangue e, consequentemente, todos os outros órgãos dependem deles para sua nutrição; anatomicamente, porque estão situados no Aquecedor Médio nos pontos de entroncamento de algumas atividades fisiológicas e muitos movimentos diferentes do *Qi* em todas as direções. Por essa razão, o funcionamento adequado do Estômago e do Baço em relação com a direção do movimento do *Qi* é crucial às atividades fisiológicas normais (Figuras 4.15 e 4.16).

O Baço e o Estômago complementam-se. O Baço é *Yin* e seu *Qi* ascende: ele transporta e transforma (atividades *Yang*) as essências alimentares. O Estômago é *Yang* e seu *Qi* desce: suas funções são agitar alimentos e líquidos e fornecer a fonte de Fluidos Corporais, dos quais todas as atividades são *Yin* por natureza.

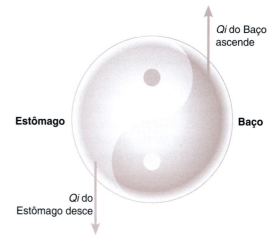

Figura 4.15 Ascensão e descensão do Estômago e do Baço.

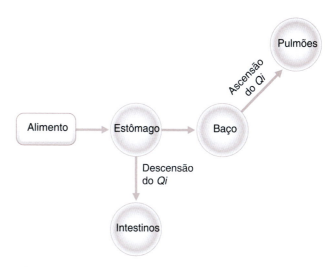

Figura 4.16 Ascensão do *Qi* do Baço e descensão do *Qi* do Estômago.

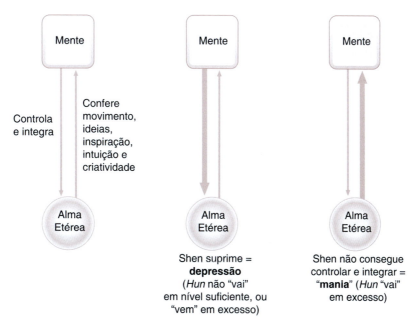

Figura 4.14 Relações entre Mente (*Shen*) e Alma Etérea (*Hun*).

O *Qi* do Baço ascende para enviar as essências extraídas do alimento até os Pulmões e o Coração, onde elas são transformadas em *Qi* e Sangue, respectivamente. O *Qi* do Estômago desce para enviar a parte impura resultante da transformação do alimento até os Intestinos.

Ye Tian Shi (1667-1746) afirmou: "*Depois que o alimento entra no Estômago, o Baço o transforma e movimenta; quando o Qi do Baço ascende, ele está saudável. Quando o Qi do Estômago desce, há harmonia … o Yang Qi [do Baço] movimenta-se … Yin Qi [do Estômago] está quieto. O Baço gosta de secura e o Estômago gosta de umidade.*"[11]

Desse modo, a ascensão e a descensão do *Qi* do Baço e do *Qi* do Estômago são cruciais à produção do *Qi* e do Sangue e à travessia harmoniosa do *Qi* pelo Aquecedor Médio.

> **Nota clínica**
>
> VC-12 *Zhongwan* é o ponto principal usado para regular a ascensão e a descensão do *Qi* no Aquecedor Médio.

▶ Fígado e Pulmões como eixo externo

O Fígado está à esquerda e seu *Qi* ascende. Os Pulmões estão à direita e seu *Qi* desce. Estar "à esquerda" ou "à direita" deve ser interpretado não em sentido anatômico estrito, mas com relação ao esquema dos Cinco Elementos, que coloca Madeira (Fígado) à esquerda e Metal (Pulmões) à direita (Figuras 4.17 e 4.18).

Ye Tian Shi afirmou: "*O corpo humano espelha o mundo natural [de forma que], o Fígado está à esquerda e seu Qi ascende, os Pulmões estão à direita e seu Qi desce. Quando sua ascensão e sua descensão estão harmonizadas, o Qi pode relaxar e desenvolver … o Fígado faz o Qi ascender à cabeça e aos orifícios superiores; os Pulmões fazem o Qi descer aos órgãos internos e aos tendões e aos ossos. Os dois juntos permitem que Qi e Sangue circulem e estendam-se e que os órgãos internos estejam pacificados e equilibrados.*"[12]

O Fígado está no Aquecedor Inferior (energeticamente, não anatomicamente) e envia *Qi* para cima, enquanto os Pulmões estão no Aquecedor Superior e enviam *Qi* para baixo. Os dois juntos asseguram o livre fluxo do *Qi* entre os Aquecedores Superior e Inferior e entre os órgãos internos.

▶ Coração e Rins como raiz

O Coração abriga a Mente e pertence ao Fogo; os Rins armazenam a Essência e pertencem à Água. A polaridade entre Coração e Rins é a polaridade fundamental entre Fogo e Água.

O Fogo do Coração desce aos Rins para aquecê-los; a água dos Rins sobe ao Coração para nutrir seu elemento *Yin*.[13] A descensão do Fogo do Coração e a ascensão da Água do Rim mantêm o equilíbrio fundamental entre Fogo e Água, *Yang* e *Yin*, Alto e Baixo. Há uma ligação direta entre o Coração e os Rins e os dois comunicam-se mutuamente e estão harmonizados (Figura 4.19).

No livro *Wu's Collected Medical Works* (1792) encontramos que: "*O Coração pertence ao Fogo, mas há Água dentro do Fogo; os Rins pertencem à Água, mas há Fogo dentro da Água. O Fogo governa a Água e o Qi do Coração desce. A Água é a fonte do Fogo e o Qi do Rim ascende. Quando a Água não ascende, surge a doença: isto é devido ao fato de que o Yang do Rim deficiente não consegue fazer a Água subir. Quando o Fogo não desce, surge doença: isto se deve ao fato de que o Yin do Coração deficiente não consegue fazer o Fogo descer.*"[14]

> **Nota clínica**
>
> VC-15 *Jiuwei* e VC-4 *Guanyuan* harmonizam o Coração e os Rins.

Agora podemos resumir essas três relações entre Estômago e Baço, Fígado e Pulmões e Coração e Rins com relação ao ciclo Cosmológico dos Cinco Elementos.

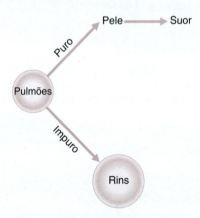

Figura 4.17 Descensão do *Qi* do Pulmão.

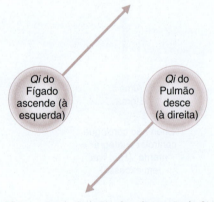

Figura 4.18 Ascensão do *Qi* do Fígado e descensão do *Qi* do Pulmão.

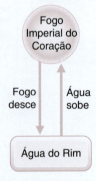

Figura 4.19 Descensão do Fogo do Coração e ascensão da Água do Rim.

Podemos imaginar o ciclo Cosmológico como um modelo tridimensional de relações entre os órgãos internos e os movimentos do *Qi* nas diversas direções (Figura 4.20).

O eixo formado pelo Coração e pelos Rins poderia ser entendido como um eixo imaginário que se estende do centro de uma roda horizontal: o Estômago e o Baço como cubo da roda; o Fígado e os Pulmões com eixo externo da roda (Figura 4.21).

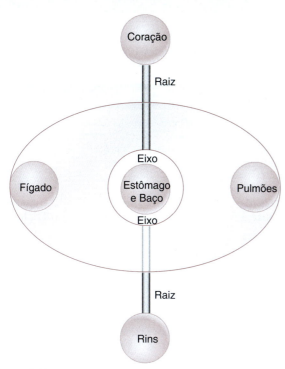

Figura 4.20 Ciclo Cosmológico e direção do *Qi* nos órgãos internos.

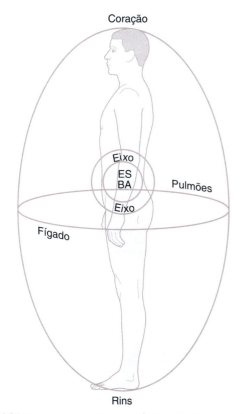

Figura 4.21 Eixo, raiz e roda externa dos Órgãos. ES = Estômago; BA = Baço.

O Boxe 4.4 resume a dinâmica e a fisiologia da transformação do *Qi*.

Boxe 4.4 Boxe de resumo: dinâmica e fisiologia da transformação do *Qi*

- O Mecanismo do *Qi*
  - O termo "Mecanismo do *Qi*" (*Qi Ji*) indica o processo complexo de movimento do *Qi* em todas as partes do corpo
  - Os quatro movimentos básicos do *Qi* são: ascensão, descensão, entrada e saída
- O Estômago e o Baço formam o eixo central
  - O Estômago e o Baço estão no centro da fisiologia do corpo
  - A ascensão do *Qi* do Baço e a descensão do *Qi* do Estômago são cruciais para ajudar a ascensão/descensão do *Qi* a todos os outros órgãos
- O Fígado e os Pulmões são o eixo externo
  - Energeticamente, o "Fígado está à esquerda e os Pulmões, à direita"
  - O *Qi* do Fígado ascende e o *Qi* do Pulmão desce
  - A coordenação entre a ascensão do *Qi* do Fígado e a descensão do *Qi* do Pulmão é importante para regular o movimento do *Qi* entre os Aquecedores Superior e Inferior
- O Coração e os Rins são a raiz
  - O Fogo do Coração desce para os Rins e a Água do Rim ascende ao Coração
  - A coordenação entre a descensão do *Qi* do Coração e a ascensão do *Qi* do Rim é importante para regular o movimento do *Qi* entre os Aquecedores Superior e Inferior
  - A comunicação entre o Coração e os Rins é importante nas áreas ginecológica e sexual

A transformação do *Qi* no Triplo Aquecedor

O Triplo Aquecedor é um dos 6 órgãos *Yang*. Sua natureza tem sido tema de debate há séculos e existe controvérsia quanto à questão se ele é um "órgão", assim como os outros 5 órgãos *Yang*. Na verdade, um tema de controvérsia tem sido se o Triplo Aquecedor "tem uma forma" ou não: isto é, se é um órgão real ou apenas um complexo de funções coletivas.

No que se refere à transformação do *Qi*, as funções do Triplo Aquecedor estão expressas no livro *Questões Simples* como "fazer as coisas passarem" (*tong*) e "deixar sair" ou "excretar" (*chu*). Em outras palavras, o Triplo Aquecedor ajuda todos os outros órgãos a desempenhar suas funções e, em especial, assegura que todas as passagens estejam abertas, que os diversos tipos de *Qi* circulem suavemente e que os resíduos sejam excretados adequadamente. Por esta razão, essa função é essencial com relação ao movimento dos diferentes tipos de *Qi* e essências em qualquer parte do corpo. Em termos mais específicos, como o Triplo Aquecedor também é um sistema de cavidades do corpo, ele assegura a entrada e a saída adequadas do *Qi* nessas cavidades.

Cada um dos três Aquecedores está encarregado de determinadas funções e movimentos especiais do *Qi*.

O Aquecedor Superior (que inclui Pulmões e Coração) está encarregado de difundir *Qi* à pele e aos músculos: essa é uma função do *Qi* do Pulmão. Esse aquecedor controla especialmente o movimento de saída do *Qi* Defensivo para a pele. Sob essa perspectiva, o *Qi* do Triplo Aquecedor ascende porque a ação difusiva dos Pulmões faz movimentos de saída e ascensão. Contudo, o *Qi* do Triplo Aquecedor também desce porque o *Qi* do Pulmão desce. Quanto à entrada–saída, o *Qi* do Aquecedor Superior entra e sai do espaço entre a pele e os músculos e entra e sai da cavidade torácica.

O Aquecedor Médio (que inclui Estômago e Baço) está encarregado de digerir e transformar o alimento e transportar o *Qi* dos Alimentos aos Pulmões e ao Coração. O Aquecedor Médio controla especialmente o movimento do *Qi* Nutritivo e assegura que o *Qi* circule nas direções certas: isto é, o *Qi* do Baço para cima e o *Qi* do Estômago para baixo. Quanto à entrada–saída, o *Qi* do Aquecedor Médio entra e sai das Membranas do abdome.

O Aquecedor Inferior (que inclui Fígado, Rins, Bexiga e Intestinos) está encarregado de transformar, transportar e excretar líquidos e resíduos. Seu *Qi* descreve um movimento bem marcado para baixo. O Aquecedor Inferior controla especialmente o movimento de descensão do *Qi* dos Intestinos e da Bexiga. Quanto à entrada–saída, o *Qi* do Aquecedor Inferior sai predominantemente, embora também entre nas Membranas (Figura 4.22).

Em resumo, o Triplo Aquecedor está encarregado de corrigir a direção do movimento (ascender–descer e entrar–sair) de todos os tipos de *Qi* em todas as partes do corpo. Quando essa função do Triplo Aquecedor está prejudicada, *Qi*, Sangue e Fluidos Corporais não circulam suavemente: eles fluem excessivamente, as passagens são bloqueadas e há estagnação de *Qi*.

No livro *Classic of the Secret Transmission*, de Hua Tuo (falecido em 208 d.C.), encontramos a seguinte citação: "*O Triplo Aquecedor ... reúne e direciona os 5 órgãos Yin e os 6 órgãos Yang, os Qi Nutritivo e Defensivo e os canais; [ele harmoniza] o Qi do interior e do exterior, da esquerda e da direita, de cima e de baixo. Quando o Triplo Aquecedor está aberto, o interior e o exterior, a esquerda e a direita, o superior e o inferior também estão abertos; deste modo, ele regula e irriga o corpo, harmoniza o interior e o exterior, a esquerda e a direita e o superior e o inferior.*"[15]

Como o Triplo Aquecedor, junto ao *Qi* do Fígado, está encarregado de assegurar o livre fluxo do *Qi* em todas as partes do corpo, a estagnação do *Qi* afeta o Triplo Aquecedor e também o Fígado; por esta razão, os pontos do Triplo Aquecedor podem ser usados para corrigir estagnação do *Qi*.

Nota clínica

TA-6 *Zhigou* pode ser usado para corrigir estagnação de *Qi* em todas as partes do corpo, mas especialmente na parte superior, no hipocôndrio, nos flancos e nas mamas.

Nota clínica

A transformação do *Qi* no Triplo Aquecedor é estimulada com a utilização dos pontos do Vaso Concepção (*Ren Mai*):
- VC-17 *Shanzhong* para o Aquecedor Superior
- VC-12 *Zhongwan* para o Aquecedor Médio
- VC-5 *Shimen* para o Aquecedor Inferior.

O Boxe 4.5 resume a transformação do *Qi* no Triplo Aquecedor.

Boxe 4.5 Boxe de resumo: transformação do *Qi* no Triplo Aquecedor

- O Triplo Aquecedor é um órgão importante para a facilitação da transformação do *Qi*
- O Triplo Aquecedor facilita os processos de "fazer as coisas fluírem", "deixar sair" e "excretar"
- O Triplo Aquecedor assegura que todas as passagens de *Qi* e Água estejam abertas
- O *Qi* do Aquecedor Superior geralmente ascende
- O *Qi* do Aquecedor Médio ascende e desce
- O *Qi* do Aquecedor Inferior predominantemente desce.

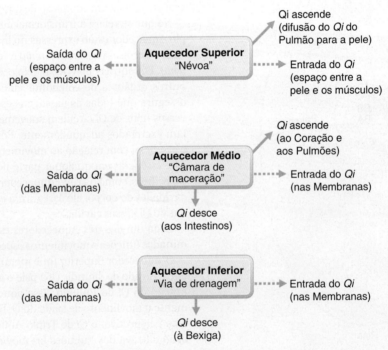

Figura 4.22 Ascensão–descensão e entrada–saída do *Qi* do Triplo Aquecedor.

Patologia da transformação do Qi

A direção certa dos movimentos dos diferentes tipos de *Qi* nas diversas situações depende dos órgãos internos. Cada um desses órgãos move seu *Qi* em determinada direção para realizar certas funções: deste modo, a direção do *Qi* está diretamente relacionada com a função de determinado órgão interno. Por esta razão, qualquer perturbação da transformação do *Qi* precisa ser entendida com relação à disfunção dos órgãos internos.

▶ Estômago e Baço

Normalmente, o *Qi* do Baço ascende aos Pulmões e ao Coração, na medida em que o Baço dirige para cima as essências puras extraídas do alimento até esses dois órgãos, onde são transformadas em *Qi* e Sangue, respectivamente. Quando o *Qi* do Baço não desce, as essências puras não são transportadas para cima e o paciente tem diarreia.

Além de diarreia, uma consequência óbvia da incapacidade de o *Qi* do Baço subir é que as essências alimentares não são transportadas aos Pulmões e ao Coração e, a longo prazo, isto causa deficiências de *Qi* e de Sangue.

A ascensão do *Qi* do Baço eleva e mantém os órgãos em seus lugares. Quando o *Qi* do Baço afunda, o paciente pode desenvolver prolapso. Isso pode afetar estômago, útero, intestinos, rins, bexiga, vagina e veias retais na forma de hemorroidas.

Normalmente, o *Qi* do Estômago desce para levar aos Intestinos a parte impura do alimento, que é formado depois da transformação no Baço. Quando o *Qi* do Estômago não desce, o *Qi* escapa para cima e causa náuseas, soluços, eructações e vômitos.

A descensão do *Qi* do Baço e a ascensão do *Qi* do Estômago são descritas como "rebelião do *Qi*": ou seja, o *Qi* circula em direção errada. O primeiro caso é um *Qi* rebelde de natureza deficiente (em geral, descrita como "afundamento do *Qi*"), enquanto o último é um *Qi* rebelde de natureza excessiva. O *Qi* rebelde é uma das patologias possíveis do *Qi*, além da deficiência e da estagnação.

Nota clínica

O ponto VG-20 *Baihui* "eleva" o *Qi* do Baço e pode ser usado para corrigir afundamento do *Qi* do Baço, que causa prolapsos; normalmente, esse ponto é ativado por aplicação de cones para moxabustão direta.

▶ Fígado e Pulmões

O *Qi* do Fígado ascende e o *Qi* do Pulmão desce; quando os dois estão equilibrados, o *Qi* circula livre e suavemente.

Entretanto, o *Qi* do Fígado pode não conseguir ascender e espalhar-se, e isso é uma das causas principais de estagnação de *Qi*. A estagnação do *Qi* do Fígado pode evidenciar-se em muitas áreas do corpo, inclusive no hipocôndrio, epigástrio, abdome, útero, garganta e cabeça. Essa estagnação pode afetar os Pulmões, dificultando a descensão do *Qi* do Pulmão (que se evidencia por sensação de distensão do tórax, depressão, tosse e dificuldade de respirar) (Figuras 4.23 e 4.24).

A ascensão do *Qi* do Fígado também pode tornar-se "rebelde" (condição conhecida como "ascensão do *Yang* do Fígado") e chegar à cabeça, causando cefaleias e irritabilidade; isso também pode dificultar a descensão do *Qi* do Pulmão, que causa tosse e dificuldade de respirar. O Fogo de Fígado também pode ter o mesmo efeito e, além disso, pode causar eritema ocular.

Todas as condições patológicas citadas anteriormente podem ser descritas em termos dos Cinco Elementos como "Fígado agredindo os Pulmões".

A descensão do *Qi* do Pulmão faz com que o *Qi* e os fluidos desçam para os Rins e a Bexiga. Quando o *Qi* do Pulmão não consegue descer, ele fica estagnado no tórax e causa tosse

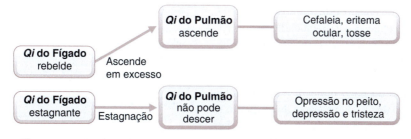

Figura 4.23 Patologia da ascensão do *Qi* do Fígado e da descensão do *Qi* do Pulmão.

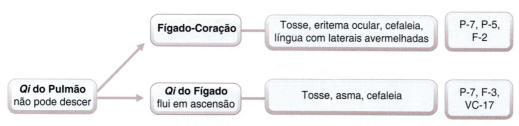

Figura 4.24 Patologia e tratamento da ascensão do *Qi* do Fígado e da descensão do *Qi* do Pulmão.

ou asma. Quando o *Qi* do Pulmão não desce, ele pode afetar o Fígado e elevar o *Yang* do Fígado, que se evidencia por tosse, dificuldade de respirar e cefaleia. A impossibilidade da descensão do *Qi* do Pulmão também pode causar Calor no Fígado com sintomas de tosse, eritema ocular e cefaleia.

▶ Coração e Rins

Nas condições de saúde, o Fogo do Coração desce para comunicar-se com a Água do Rim: por outro lado, a Água do Rim sobe para nutrir o *Yin* do Coração.

Quando o Fogo do Coração não consegue descer para atender aos Rins, o padrão de Calor no Coração desenvolve-se, o que pode causar danos ao *Yin* do Rim. Quando a Água está deficiente, ela não consegue subir para o Coração, o *Yang* do Rim torna-se deficiente e o paciente acumula edema.

Essa mesma condição foi descrita por Zhang Jing Yue quando ele afirmou: "*Fogo é a raiz do Calor; se não houver Água dentro do Fogo, o Calor torna-se excessivo e esgota Yin, que causa ressecamento e definhamento da vida. Água é a raiz do Frio; se não houver Fogo dentro da Água, o Frio torna-se excessivo e causa danos a Yang, tornando tudo sem vida e sem Fogo.*"[16]

Wang Ping, autor da edição do *Clássico de Medicina do Imperador Amarelo* (762 d.C.), no qual se baseiam todas as versões modernas, afirmou que: "*O Coração não deve ter Calor excessivo, mas Yang suficiente; os Rins não devem ter Frio excessivo, mas Yin suficiente.*"[17]

A desarmonia entre Rins e Coração também pode evidenciar-se quando a Água do Rim e, em especial, o *Yin* do Rim não consegue subir para resfriar e nutrir o *Yin* do Coração: nesse caso, a falta de nutrição fornecida pelo *Yin* do Rim causa ascensão excessiva de Fogo patológico do Coração, que acarreta sintomas como insônia, inquietude mental e ansiedade. Esses sintomas são causados por Calor-Vazio no Coração em consequência da deficiência de *Yin*.

Por ser a raiz da ascensão e da descensão do *Qi*, o eixo formado pelo Coração e pelos Rins afeta muitos outros órgãos. O Fígado depende da nutrição trazida pelo *Yin* do Rim: quando o *Yin* do Rim não nutre o *Yin* do Fígado, este último pode ascender em excesso, causando cefaleias e irritabilidade. Por outro lado, o Coração mantém os Pulmões estáveis e, quando o *Qi* do Coração não desce, o *Qi* do Pulmão pode também não descer, causando tosse ou asma.

A função do Estômago e do Baço também é dependente da ascensão e da descensão do *Qi* do Coração e do *Qi* do Rim, na medida em que eles fornecem Fogo e Água necessários às funções de digestão, transformação e transporte. He Bo Zhai (1694-?) disse: "*Os Órgãos Internos dependem do Estômago e do Baço para sua nutrição. Depois que o alimento entra no Estômago, sua essência é transportada ao Baço. A capacidade de o Baço transformar o alimento depende do Qi do Fogo e da Água. Quando o Fogo está em excesso, o Estômago e o Baço ficam muito secos; quando a Água está em excesso, o Estômago e o Baço ficam muito úmidos: nesses dois casos, eles não conseguem transformar e o indivíduo adoece.*"[18]

O Boxe 4.6 resume a patologia da ascensão e descensão do *Qi*.

Boxe 4.6 Boxe de resumo: patologia da ascensão e descensão do *Qi*

- A impossibilidade de ascensão do *Qi* do Baço pode causar diarreia ou prolapso dos órgãos
- A impossibilidade de descensão do *Qi* do Estômago pode causar náuseas, vômitos, eructações e soluços
- A impossibilidade de ascensão e dispersão do *Qi* do Fígado pode causar estagnação de *Qi*, que se evidencia por distensão abdominal, irritabilidade e mau humor
- A ascensão excessiva do *Qi* do Fígado pode causar cefaleias e tontura
- A impossibilidade de descensão do *Qi* do Pulmão pode causar tosse ou asma
- A impossibilidade de descensão do *Qi* do Coração pode causar distúrbios menstruais e sexuais
- A impossibilidade de ascensão da Água do Rim pode causar sensação de calor e fogachos (ondas de calor).

Resultados do aprendizado

Neste capítulo, você aprendeu:

- O conceito de "transformação do *Qi*", que descreve todas as atividades funcionais do *Qi* e seus processos fisiológicos associados ao corpo
- O papel do *Qi* Original (*Yuan Qi*) como força motriz dinâmica da transformação
- A importância do Fogo do Portão da Vitalidade (*Ming Men*) em proporcionar calor necessário à transformação em todos os órgãos e partes do corpo
- A inter-relação de Essência e Fogo do Portão da Vitalidade, que fornece o substrato biológico fundamental da vida e a força motriz e o calor necessários à sua transformação
- A relação entre o Fogo do Portão da Vitalidade e o *Qi* Torácico
- O conceito de "Mecanismo do *Qi*" – o processo de movimento do *Qi* em todas as partes do corpo
- A importância da ascensão–descensão e da entrada–saída harmoniosa do *Qi* para a produção saudável do *Qi* e do Sangue e o metabolismo dos fluidos corporais
- O papel central do Triplo Aquecedor no movimento do *Qi* e no metabolismo dos líquidos
- O conceito de entrada–saída do *Qi*, que confere uma dimensão "horizontal" ao movimento do *Qi*, além de uma dimensão "vertical" à ascensão–descensão do *Qi*
- A importância das diversas profundidades das camadas energéticas dos 6 órgãos *Yang* e dos 5 órgãos *Yin* relacionados, quando se considera a entrada–saída do *Qi*
- A função da Alma Corpórea como "entrada e saída da Essência"
- Como a entrada e a saída do *Qi* do espaço entre a pele e os músculos regulam a transpiração
- Como *Qi* entra e sai das articulações e como seu processo pode ser interrompido
- O significado da entrada e da saída do Tecido Adiposo
- A importância da entrada e da saída adequadas do *Qi* nas Membranas para seu livre fluxo no abdome
- O papel dos ossos como uma das camadas energéticas mais profundas, onde *Qi* entra e sai
- A relação da Mente e da Alma Etérea na entrada e na saída do *Qi* da Mente
- O papel do Estômago e do Baço como "centro"
- A função do Fígado e dos Pulmões como "eixo externo", que assegura o livre fluxo do *Qi* entre os Aquecedores Superior e Inferior e entre os órgãos internos

- A importância da comunicação entre o Coração e os Rins como "raiz", mantendo o equilíbrio fundamental entre Fogo e Água e *Yang* e *Yin*
- A importância das funções do Triplo Aquecedor para "fazer as coisas fluírem" e "deixar passar" em relação com a transformação do *Qi* e sua ascensão–descensão e entrada–saída harmoniosas nos três Aquecedores
- Como a alteração dos movimentos corretos do *Qi* do Estômago e do *Qi* do Baço causam seus sintomas associados
- Como os sintomas da desarmonia do *Qi* do Fígado ou o *Qi* do Pulmão estão relacionados diretamente com suas funções de ascensão–descensão e entrada–saída
- O significado da perturbação dos movimentos de ascensão e descensão do *Qi* do Coração e do *Qi* do Rim, que afeta muito outros órgãos na medida em que é a raiz da ascensão e descensão no corpo.

Questões de autoavaliação

1. Explique a conexão entre o Triplo Aquecedor e o *Qi* Original e a função dessa conexão em relação com a transformação do *Qi*.
2. De acordo com o Capítulo 36 do livro *Clássico das Dificuldades*, qual é a diferença entre os dois Rins?
3. Complete a seguinte frase: "A transformação do *Qi* depende do _____, porque transformação é um processo *Yang*."
4. Resuma os movimentos básicos do *Qi* nos três Aquecedores.
5. Complete a sentença seguinte: "Céu (_____) está Em Cima e _____, mas a _____ é um *movimento Yin*. Terra (_____) está Embaixo e _____, mas _____ é um *movimento Yang*."
6. Relacione os três órgãos que enviam *Qi* para baixo.
7. Cite os canais *Yang* que atravessam o ombro em função de sua profundidade.
8. Quais são os dois órgãos associados ao espaço entre a pele e os músculos?
9. Quais órgãos controlam o movimento do *Qi* para dentro e para fora das articulações?
10. Quais são as funções das Membranas?
11. Complete a sentença: "Algumas vezes, a Alma Etérea é definida como _____ e _____ da Mente."
12. Quais são os dois sentidos pelos quais se pode afirmar que o Estômago e o Baço são o "centro"?

13. Em termos energéticos, onde estão localizados o Fígado e os Pulmões e em quais direções seu *Qi* circula?
14. A que patologia o Triplo Aquecedor é especialmente suscetível?
15. Quando o *Qi* do Pulmão não pode descer, por que o paciente poderia ter sintomas como tosse, cefaleia e eritema ocular?

Ver respostas no Apêndice 6.

Notas

1. Nanjing College of Traditional Chinese Medicine 1979 A Revised Explanation of the Classic of Difficulties (*Nan Jing Jiao Shi* 难经校释), People's Health Publishing House, Beijing, first published *c.*AD 100, p. 144.
2. Unschuld PU 1986 Medicine in China – Nan Ching The Classic of Difficult Issues, University of California Press, Berkeley, USA, p. 561.
3. Clavey S 2002 Fluid Physiology and Pathology in Traditional Chinese Medicine, 2nd edition, Churchill Livingstone, Edinburgh, p. 34–35.
4. The Complete Book of Jing Yue, cited in 1981 Syndromes and Treatment of the Internal Organs (*Zang Fu Zheng Zhi* 脏腑证治), Tianjin Scientific Publishing House, Tianjin, p. 48.
5. A Revised Explanation of the Classic of Difficulties, p. 90.
6. 1979 The Yellow Emperor's Classic of Internal Medicine – Simple Questions (*Huang Di Nei Jing Su Wen* 黄帝内经素问), People's Health Publishing House, Beijing, first published *c.*100 a.C., ch. 5, p. 33.
7. Ibid., p. 173–174.
8. Citado em Wang Xue Tai 1988 Great Treatise of Chinese Acupuncture (*Zhong Guo Zhen Jiu Da Quan* 中国针灸大全), Henan Science Publishing House, p. 162.
9. Simple Questions, p. 398.
10. Por favor, note que eu traduzo a "Mente" como *Shen* que reside no Coração, enquanto "Espírito" é o complexo dos cinco componentes espirituais dos 5 órgãos *Yin*, isto é, *Hun* (Alma Etérea) do Fígado, *Po* (Alma Corpórea) dos Pulmões, *Yi* (Intelecto) do Baço, *Zhi* (Força de Vontade) dos Rins e *Shen* (Mente) propriamente dita do Coração.
11. Citado em Syndromes and Treatment of the Internal Organs, p. 51.
12. Ibid., p. 51.
13. O que é descrito a partir de agora como "Fogo do Coração" não deve ser confundido com o que adiante será referido como "Fogo de Coração". "Fogo do Coração" indica Fogo no sentido dos Cinco Elementos, o Fogo fisiológico normal ao qual pertence o Coração, conhecido como Fogo Imperial. O termo "Fogo de Coração" indica uma condição patológica do Coração, que se caracteriza por Calor excessivo.
14. 1792 Wu's Collected Medical Works, citado em Syndromes and Treatment of the Internal Organs, p. 52.
15. Hua Tuo 1985 The Classic of the Secret Transmission (*Zhong Cang Jing* 中藏经), Jiangsu Scientific Publishing House, Nanjing, originally published *c.* 180, p. 39.
16. 1624 The Complete Book of Jing Yue (*Jing Yue Quan Shu*), citado em Syndromes and Treatment of the Internal Organs, p. 52.
17. Wang Ping, citado em Syndromes and Treatment of the Internal Organs, p. 56.
18. He Bo Zhai, citado em Syndromes and Treatment of the Internal Organs, p. 56.

PARTE **2**

Funções dos Órgãos Internos

As funções dos Órgãos Internos (*Zangfu*) constituem o cerne da fisiologia em medicina chinesa. Os princípios gerais do *Yin-Yang*, os Cinco Elementos e o Qi são elementos atuantes na teoria dos Órgãos Internos. Por exemplo, vimos no Capítulo 3 que o *Qi* move e transforma os fluidos e que essa função é desempenhada principalmente pelo *Yang Qi*. Quando estudamos as funções dos Órgãos Internos, encontramos esse princípio aplicado ao *Yang* do Baço e ao *Yang* do Rim e, por essa razão, podemos formular uma teoria acerca das funções dos dois aspectos desses órgãos.

A teoria dos Órgãos Internos é descrita frequentemente como núcleo teórico da medicina chinesa, porque ela representa mais claramente a visão de corpo da medicina chinesa como algo integrado. Em essência, essa teoria representa o "pano de fundo" ou paisagem das relações funcionais que permitem a integração completa das funções corpóreas, emoções, atividades mentais, tecidos, órgãos dos sentidos e influências ambientais.

Existem dois tipos de Órgãos Internos: *Yin* (conhecidos como *Zang*) e *Yang* (conhecidos como *Fu*). Os chineses referem-se aos Órgãos Internos simplesmente como *Zangfu*.

Os Órgãos Internos estão relacionados funcionalmente com várias substâncias fundamentais, emoções, tecidos e sentidos. A tabela apresentada a seguir resume os elementos principais dessas inter-relações:

- Os Órgãos Internos e as Substâncias Fundamentais
- Os Órgãos Internos e os tecidos
- Os Órgãos Internos e os órgãos dos sentidos
- Os Órgãos Internos e as emoções
- Os Órgãos Internos e os aspectos espirituais
- Os Órgãos Internos e os fatores climáticos

- Os Órgãos Internos e suas manifestações externas
- Os Órgãos Internos e os fluidos
- Os Órgãos Internos e os odores
- Os Órgãos Internos e as cores
- Os Órgãos Internos e os sabores
- Os Órgãos Internos e os sons.

Os órgãos *Yin* armazenam as Substâncias Fundamentais (*Qi*, Sangue, Essência e Fluidos Corporais). Esses órgãos acondicionam apenas substâncias puras e refinadas que eles recebem dos órgãos *Yang* depois de sua transformação a partir do alimento.

Por outro lado, os órgãos *Yang* não armazenam, mas são constantemente preenchidos e esvaziados. Esses órgãos transformam e refinam alimentos e bebidas de forma a extrair as essências puras que, em seguida, são armazenadas nos órgãos *Yin*. Além de realizar esse processo de transformação, os órgãos *Yang* também excretam produtos residuais.

Há uma relação direta entre os órgãos *Yin* e *Yang*: esses dois grupos de órgãos desempenham funções diferentes, mas sua diferença é apenas relativa. A relação entre os órgãos *Yin* e *Yang* é funcional–estrutural. Os órgãos *Yin* correspondem à estrutura e armazenam as Substâncias Fundamentais, enquanto os órgãos *Yang* correspondem à função.

A Parte 2 deste livro está dividida da seguinte forma:

- Seção 1: *Funções dos Órgãos Yin*
- Seção 2: *Funções dos Órgãos Yang*
- Seção 3: *Funções dos Seis Órgãos Yang Extraordinários.*

SEÇÃO 1

Funções dos Órgãos *Yin*

Introdução

Enquanto a teoria dos Órgãos Internos (*Zangfu*) constitui o fundamento da fisiologia e da patologia em medicina chinesa, os órgãos *Yin* representam o cerne dos Órgãos Internos. Na verdade, os órgãos *Yin* ocupam posição central em fisiologia e patologia sob a ótica da medicina chinesa. Os órgãos *Yin* são conhecidos como *Zang* em chinês, que significa "armazenar": ou seja, eles têm este nome porque armazenam substâncias preciosas do corpo, isto é, Sangue, Fluidos e a própria Essência. Em patologia, por exemplo, a deficiência de *Yin* é mais grave e difícil de tratar do que uma deficiência de *Yang*.

Além disso, as diversas correspondências descritas nos textos antigos sempre estão referidas aos órgãos *Yin*, em vez de aos órgãos *Yang* (p. ex., correspondência entre Fígado, raiva, primavera, verde, tendões etc.).

Quando estudamos as funções dos Órgãos Internos, sempre dedicamos mais espaço aos órgãos *Yin* que aos órgãos *Yang*. Isso não ocorre porque os órgãos *Yang* são menos "importantes", mas porque muitas das funções que poderíamos atribuir aos órgãos *Yang* sob a ótica da medicina moderna são atribuídos aos órgãos *Yin* em medicina chinesa. Um bom exemplo disso é o sistema digestivo. Muitos transtornos intestinais são classificados no grupo das patologias do Fígado e do Baço.

Todos os textos antigos sempre mencionavam "cinco *Zang* e seis *Fu*" – os cinco órgãos *Yin* são Fígado, Coração, Baço, Pulmões e Rins, sem menção ao Pericárdio. Isso porque ele era incluído na esfera do Coração. Na verdade, os livros chineses modernos dedicam pouquíssimo espaço às funções do Pericárdio quando descrevem as funções dos Órgãos Internos e, nos textos dedicados à patologia, os padrões de desequilíbrio do Pericárdio não são sequer mencionados. As funções e a patologia do Pericárdio estão na esfera do Coração: por essa razão, os textos antigos sempre mencionam "cinco *Zang*".

Entretanto, quando se considera a teoria dos canais em vez da teoria dos Órgãos Internos, o Pericárdio é um canal bem definido com ações próprias diferentes das que são atribuídas ao canal do Coração. Por essa razão, os textos antigos sempre mencionam 11 Órgãos Internos e 12 canais.

A Seção 1 da Parte 2 inclui os seguintes capítulos:

- Capítulo 5: *Funções dos Órgãos Internos | Introdução*
- Capítulo 6: *Funções do Coração*
- Capítulo 7: *Funções do Fígado*
- Capítulo 8: *Funções dos Pulmões*
- Capítulo 9: *Funções do Baço*
- Capítulo 10: *Funções dos Rins*
- Capítulo 11: *Funções do Pericárdio*
- Capítulo 12: *Inter-relações dos Órgãos Yin*.

Para cada órgão *Yin*, os aspectos descritos nesta seção são os seguintes:

- Funções
  - O tipo de *Qi* governado
  - O tecido que ele controla
  - O local onde se manifesta
  - O Aspecto Espiritual abrigado
  - A emoção
  - O órgão do sentido no qual se abre
  - Os fluidos que ele controla
- Outras relações
  - Olfato
  - Cor
  - Sabor
  - Fatores climáticos
  - Som
- Sonhos
- Ditados ou provérbios.

SEÇÃO 1 PARTE 2

Funções dos Órgãos Internos | Introdução 5

Os Órgãos Internos e as Substâncias Fundamentais, 80

Os Órgãos Internos e os tecidos, 80

Os Órgãos Internos e os órgãos dos sentidos, 80

Os Órgãos Internos e as emoções, 80

Os Órgãos Internos e os aspectos espirituais, 81

Os Órgãos Internos e os fatores climáticos, 82

Os Órgãos Internos e suas manifestações externas, 82

Os Órgãos Internos e os fluidos, 82

Os Órgãos Internos e os odores, 83

Os Órgãos Internos e as cores, 83

Os Órgãos Internos e os sabores, 83

Os Órgãos Internos e os sons, 84

Órgãos *Yin* (*Zang*) e *Yang* (*Fu*), 84

Notas, 85

Bibliografia e leitura complementar, 85

A teoria dos Órgãos Internos é frequentemente descrita como núcleo teórico da medicina chinesa, porque representa mais claramente a visão da medicina chinesa acerca do corpo como um todo integrado. Essencialmente, essa teoria representa o "pano de fundo" das relações funcionais, que possibilitam a integração total das funções corporais, emoções, atividades mentais, tecidos, órgãos dos sentidos e influências ambientais.

Ao estudarmos a teoria chinesa dos Órgãos Internos, é melhor descartar totalmente nosso conceito ocidental de órgãos internos. A medicina ocidental entende cada órgão apenas em seu aspecto anatômico–material, enquanto a medicina chinesa concebe cada órgão como um sistema energético complexo que abrange sua representação anatômica e seus aspectos mentais, emocionais e espirituais. Como foi explicado no Capítulo 3, a base da medicina chinesa é o *Qi*, que assume diferentes estados de agregação e dispersão. Desse modo, a agregação do *Qi* em matéria densa forma os Órgãos Internos, enquanto a dispersão do *Qi* em estados mais sutis constitui seus aspectos emocionais, mentais e espirituais.

Desse modo, cada Órgão Interno não é simplesmente uma estrutura anatômica (embora também seja), mas um vórtice de energia que se manifesta em diferentes estados de agregação em algumas esferas diferentes da vida. Na verdade, cada órgão está relacionado com determinada emoção, tecido, órgão do sentido, faculdade mental, cor, fator climático, sabor, odor e outros aspectos. Ao longo de todo este livro, os órgãos são descritos desta forma, e não sob a ótica anatômica da medicina ocidental.

As correspondências entre os Órgãos Internos e as outras manifestações estão descritas no Boxe 5.1. Por exemplo, o Fígado está em correspondência com o seguinte:

- Sangue
- Tendões
- Olhos

- Raiva
- Alma Etérea
- Vento
- Unhas
- Lágrimas
- Rançoso
- Verde
- Ácido
- Grito.

Entretanto, frequentemente se afirma que a medicina chinesa desconsidera por completo a anatomia e leva em consideração apenas as relações funcionais: isso não está absolutamente certo. Embora a medicina chinesa ressalte suas observações precisas e detalhadas das relações funcionais complexas, ela não descarta por completo o estudo da anatomia. Nos livros *Clássico de Medicina do Imperador Amarelo* e *Clássico das Dificuldades*, há capítulos que descrevem a anatomia dos órgãos internos, dos músculos e dos ossos.[1]

Boxe 5.1 Correspondências dos Órgãos Internos

- Substâncias fundamentais
- Tecidos
- Órgãos dos sentidos
- Emoções
- Aspectos espirituais
- Fatores climáticos
- Manifestações externas
- Fluidos
- Odores
- Cores
- Sabores
- Sons.

Os Órgãos Internos estão relacionados funcionalmente com as diversas substâncias fundamentais, emoções, tecidos e órgãos dos sentidos. É importante ressaltar que essas relações funcionais se referem apenas aos órgãos *Yin*. A seguir, estão relacionados os aspectos principais dessas inter-relações.

Os Órgãos Internos e as Substâncias Fundamentais

Uma das funções principais dos Órgãos Internos é assegurar a produção, a manutenção, a reposição, a transformação e a circulação das Substâncias Fundamentais. Todas as Substâncias Fundamentais – *Qi*, Sangue, Essência e Fluidos Corporais – estão relacionadas com um ou mais órgãos, conforme demonstrado no Boxe 5.2.

Boxe 5.2 Órgãos Internos e Substâncias Fundamentais

- O Coração governa o Sangue
- O Fígado armazena Sangue
- Os Pulmões governam o *Qi* e influenciam os Fluidos Corporais
- O Baço governa o *Qi* dos Alimentos (*Gu Qi*), segura o Sangue e influencia os Fluidos Corporais
- Os Rins armazenam Essência (*Jing*) e influenciam os Fluidos Corporais.

Nota clínica

- Como o Fígado armazena e o Coração governa o Sangue, tonifique o Fígado e o Coração para nutrir o Sangue
- Como os Pulmões e o Baço governam o *Qi*, tonifique os Pulmões e o Baço para fortalecer o *Qi*
- Como os Rins governam a Essência, fortaleça os Rins para nutrir a Essência.

Os Órgãos Internos e os tecidos

Cada órgão influencia um dos tecidos do corpo: isto significa que existe uma relação funcional entre determinados tecidos e cada órgão, de forma que o estado do órgão pode ser deduzido por observação do tecido com o qual se relaciona. Por exemplo, o Coração controla os vasos sanguíneos, o Fígado controla os tendões, os Pulmões controlam a pele, o Baço controla os músculos e os Rins controlam os ossos. Desse modo, o estado desses tecidos reflete as condições dos Órgãos Internos correspondentes. Por exemplo, fraqueza e flacidez dos músculos indicam deficiência do Baço; a tendência à contração dos tendões sugere uma patologia do Fígado; densidade óssea reduzida nos indivíduos idosos reflete deficiência dos Rins.

No aspecto terapêutico, o tratamento dos Órgãos Internos influencia seus tecidos correspondentes (Boxe 5.3).

Boxe 5.3 Órgãos Internos e tecidos

- Fígado – tendões
- Coração – vasos sanguíneos
- Baço – músculos
- Pulmões – pele
- Rins – ossos.

Os Órgãos Internos e os órgãos dos sentidos

Cada órgão está relacionado funcionalmente com um dos órgãos dos sentidos. Isso significa que a saúde e a acuidade de determinado órgão do sentido depende da nutrição de um órgão interno. Desse modo, o Coração controla a língua e o paladar; o Fígado controla os olhos e a visão; os Pulmões controlam o nariz e o olfato; o Baço controla a boca e a gustação; e os Rins controlam as orelhas e a audição (Boxe 5.4).

Boxe 5.4 Órgãos Internos e órgãos dos sentidos

- Fígado – olhos
- Coração – língua
- Baço – boca
- Pulmões – nariz
- Rins – orelhas.

Por exemplo, a perda da sensibilidade gustativa geralmente se deve a uma deficiência do Baço; a redução da acuidade visual está relacionada frequentemente com uma deficiência do Sangue do Fígado (embora nem sempre seja assim) etc.

Nota clínica

Os pontos *Shu* Dorsais dos órgãos *Yin* afetam os órgãos dos sentidos correspondentes:
- B-13 *Feishu* (Pulmões) para o nariz
- B-15 *Xinshu* (Coração) para a língua e a gustação
- B-18 *Ganshu* (Fígado) para os olhos
- B-20 *Pishu* (Baço) para a boca e o paladar
- B-23 *Shenshu* (Rins) para as orelhas.

Os Órgãos Internos e as emoções

Esse aspecto extremamente importante da teoria dos Órgãos Internos da medicina chinesa ilustra a unidade entre corpo e mente nesse sistema. O mesmo *Qi* que é a base de todos os processos fisiológicos também é a base dos processos emocionais e mentais, porque, como vimos, o *Qi* existe em diversos estados diferentes de agregação e refinamento. Enquanto a fisiologia ocidental defende que os processos mentais e emocionais são atribuíveis ao cérebro, em medicina chinesa tais processos fazem parte da esfera de ação dos Órgãos Internos. Assim, em medicina ocidental, o cérebro e o sistema nervoso estão no topo da pirâmide mente–corpo, com os centros autônomos do córtex cerebral situados ao alto e as vísceras (órgãos internos) na parte inferior (Figura 5.1); em medicina chinesa, a pirâmide é invertida, porque os órgãos internos situam-se em cima e a mente está embaixo (Figura 5.2).

A relação entre cada órgão e determinada emoção é mútua: o estado do órgão afeta a emoção e as emoções afetam o estado do órgão. Por exemplo, o Coração está relacionado com alegria, o Fígado, com raiva, os Pulmões, com tristeza e preocupação, o Baço, com raciocínio e introspecção, e os Rins, com medo. Desse modo, por exemplo, uma condição de raiva

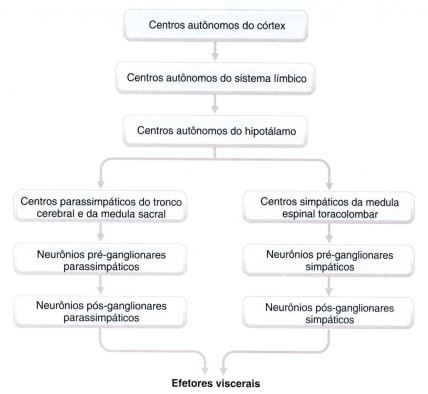

Figura 5.1 Inter-relação mente–corpo de acordo com a medicina ocidental.

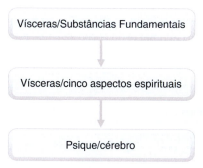

Figura 5.2 Inter-relação mente–corpo de acordo com a medicina chinesa.

persistente relacionada com determinada situação de vida do indivíduo causa ascensão do *Yang* do Fígado; vice-versa, quando o *Yang* do Fígado aumenta em razão da deficiência de Sangue do Fígado, isso pode levar o indivíduo a tornar-se suscetível a explosões de raiva.

Em geral, tais emoções causam desequilíbrios apenas quando são exageradas e persistentes. Com o tratamento de um órgão específico, podemos influenciar determinada emoção associada a esse órgão e ajudar o paciente a alcançar um estado emocional mais equilibrado (Boxe 5.5).

Os Órgãos Internos e os aspectos espirituais

Por "Aspectos Espirituais" quero referir-me às condições mentais-espirituais relacionadas com os Órgãos Internos *Yin*. Em chinês, isso é conhecido como *Wu Shen* ("Os Cinco *Shen*") ou *Wu Zhi* ("Os Cinco *Zhi*").

O Boxe 5.6 relaciona os cinco Aspectos Espirituais.

Alma Etérea (*Hun*) é uma alma *Yang* por natureza e que, de acordo com a cultura chinesa, entra no corpo 3 dias depois do nascimento e é transmitida ao bebê pelo pai. Depois da morte, a Alma Etérea sobrevive ao corpo e volta ao mundo do espírito. O caractere chinês para *Hun* (Alma Etérea) confirma sua natureza imaterial e espiritual, porque é formado pelo radical *gui* (que significa "espírito" ou "fantasma") e pelo radical *yun* (que significa "nuvens"). A Alma Etérea reside no Fígado, em especial no Sangue e no aspecto *Yin* desse órgão, onde deveria ficar "ancorada": quando o Sangue do Fígado está deficiente e a Alma Etérea não está ancorada no Fígado, ela "vagueia" à noite e leva o indivíduo a sonhar excessivamente. A Alma Etérea é descrita como o "ir e vir da Mente" (*Shen*) e será descrita com mais detalhe no Capítulo 7.

Boxe 5.5 Órgãos Internos e emoções

- Fígado – raiva
- Coração – alegria
- Baço – introspecção
- Pulmões – preocupação
- Rins – medo.

Boxe 5.6 Órgãos Internos e aspectos espirituais

- Fígado – Alma Etérea (*Hun*)
- Coração – Mente (*Shen*)
- Baço – Intelecto (*Yi*)
- Pulmões – Alma Corpórea (*Po*)
- Rins – Força de Vontade (*Zhi*).

> **Atenção**
>
> A Alma Etérea é o "ir e vir da Mente (*Shen*)".

A Mente (*Shen*) é a consciência, que é responsável pelo pensamento, sentimento, emoções, percepções e cognição. A Mente reside no Coração e é basicamente por este motivo que esse órgão é conhecido como "Imperador" em sua relação com todos os outros Órgãos Internos. Como a Mente é a consciência que nos define como seres humanos individuais e é responsável pelo pensar, desejar e sentir, o Coração desempenha um papel predominante entre os outros Órgãos Internos. Neste livro, traduzo *Shen* como "Mente", em vez de pelo termo "Espírito", normalmente mais usado. Traduzo como "Mente" o Aspecto Espiritual do Coração, isto é, *Shen*, que corresponde à consciência; mas traduzo "Espírito" como o complexo de todos os cinco Aspectos Espirituais, a saber: Alma Etérea (*Hun*), Alma Corpórea (*Po*), Intelecto (*Yi*), Força de Vontade (*Zhi*) e Mente (*Shen*) propriamente dita. A Mente é descrita com mais detalhe no Capítulo 6.

> **Atenção**
>
> Lembre-se: eu traduzo *Shen* (do Coração) como "Mente" e ao complexo dos Cinco Aspectos Espirituais (*Hun, Po, Yi, Zhi* e *Shen* propriamente dita) atribuo o termo "Espírito".

O Intelecto (*Yi*) é responsável pela memória, concentração, raciocínio, pensamento lógico, capacidade de estudar e aplicação. Em patologia, a capacidade de pensar pode transformar-se em introspecção, pensamento excessivo, pensamento obsessivo, fantasia ou ruminação mental. O Intelecto reside no Baço e está descrito com mais detalhe no Capítulo 9.

A Alma Corpórea (*Po*) é responsável pelas sensações físicas, sentimentos e expressões somáticas em geral. Ela reside nos Pulmões e desempenha um papel importante em todos os processos fisiológicos do corpo. Ela é formada no momento da concepção (ao contrário da Alma Etérea, que entra no corpo depois do nascimento), é Yin por natureza (em comparação com a Alma Etérea) e, com a morte, também morre com o corpo e retorna à Terra (enquanto a Alma Etérea sobrevive ao corpo e volta ao Céu). A Alma Corpórea é referida como "entrada e saída da Essência (*Jing*)" e é descrita com mais detalhe no Capítulo 8.

> **Nota clínica**
>
> Os pontos dorsais do canal da Bexiga afetam os Aspectos Espirituais correspondentes:
> - B-42 *Pohu* para a Alma Corpórea
> - B-44 *Shentang* para a Mente
> - B-47 *Hunmen* para a Alma Etérea
> - B-49 *Yishe* para o Intelecto
> - B-52 *Zhishi* para a Força de Vontade.

> **Atenção**
>
> A Alma Corpórea é a "entrada e saída da Essência (*Jing*)".

A Força de Vontade (*Zhi*) reside nos Rins e é responsável pela força de vontade, ímpeto, determinação e constância. A Força de Vontade está descrita com mais detalhe no Capítulo 10.

Os Órgãos Internos e os fatores climáticos

A medicina chinesa considera que diferentes condições climáticas influenciem órgãos específicos. O calor influencia o Coração, o vento influencia o Fígado, a secura influencia o Pulmão, a umidade influencia o Baço e o frio influencia os Rins.

Um excesso dessas condições climáticas por longos períodos pode afetar negativamente o órgão correspondente. Por outro lado, a fraqueza de um dos Órgãos Internos pode tornar o indivíduo suscetível à agressão do fator climático correspondente; por exemplo, a deficiência do Baço torna o indivíduo suscetível às invasões de Umidade (Boxe 5.7).

> **Boxe 5.7 Órgãos Internos e fatores climáticos**
>
> - Fígado – vento
> - Coração – calor
> - Baço – umidade
> - Pulmões – secura
> - Rins – frio.

Os Órgãos Internos e suas manifestações externas

Cada órgão interno influencia determinada parte do corpo e, por seu turno, cada parte do corpo reflete o estado de determinado órgão. As correspondências estão descritas no Boxe 5.8.

> **Boxe 5.8 Órgãos Internos e suas manifestações externas**
>
> - O Coração manifesta-se na pele
> - O Fígado manifesta-se nas unhas
> - Os Pulmões manifestam-se nos pelos corporais
> - O Baço manifesta-se nos lábios
> - Os rins manifestam-se nos cabelos.

Desse modo, por exemplo, o Fígado manifesta-se nas unhas e, consequentemente, a condição das unhas reflete o estado desse órgão: unhas quebradiças indicam deficiência do Sangue do Fígado. A correspondência entre os 5 órgãos Yin e as 5 partes do corpo é mais clara para uns que para outros. Em termos mais específicos, a correspondência entre Fígado, Pulmões, Baço e unhas, pelos corporais e lábios, respectivamente, é mais direta: isto é, as unhas sempre indicam apenas o estado do Fígado. A correspondência entre Coração e Rins e pele e cabelos, respectivamente, é menos rígida: isto é, o aspecto da pele pode indicar o estado de qualquer órgão, não apenas do Coração.

Os Órgãos Internos e os fluidos

Cada Órgão Interno está relacionado com determinados fluidos corporais, como se pode observar no Boxe 5.9.

Boxe 5.9 Órgãos Internos e fluidos

- Fígado – lágrimas
- Coração – suor
- Baço – saliva
- Pulmões – muco nasal
- Rins – escarro.

Por "lágrimas" quero referir-me principalmente às lágrimas basais e reflexas da medicina ocidental (*i. e.*, lágrimas que lubrificam os olhos e as que são provocadas por um corpo estranho ocular, em contraste com as lágrimas suscitadas por uma emoção). A conexão do Fígado com as lágrimas provavelmente é a relação mais direta e evidente entre um Órgão Interno e um fluido. O Fígado abre-se nos olhos e, por essa razão, as lágrimas são fluidos relacionados naturalmente com esse órgão. Isso significa que a deficiência de Sangue do Fígado ou *Yin* do Fígado pode causar ressecamento ocular, enquanto o aumento de *Yang* do Fígado pode causar lacrimejamento excessivo; Umidade-Calor no canal do Fígado pode tornar as lágrimas espessas e pegajosas.

O Coração influencia o suor e essa relação é observada de forma mais clara quando um indivíduo transpira excessivamente em resposta à tensão emocional. O suor também está relacionado com os Pulmões e a influência desses órgãos no espaço entre a pele e os músculos onde se localiza o suor.

"Saliva" é a tradução do termo chinês *xian*. A saliva é descrita como um fluido aquoso fino presente na boca, com a função de umidificar a cavidade oral e facilitar a digestão.

O muco nasal está relacionado naturalmente com os Pulmões, porque esses órgãos se abrem no nariz. Por "muco nasal" não quero referir-me aqui à secreção nasal associada ao resfriado, à rinite ou à sinusite, mas à secreção mucosa normal do revestimento do nariz.

"Escarro" é a tradução do termo chinês *tuo*, descrito como um fluido mais espesso e túrbido que a saliva (*xian*). A função do escarro é lubrificar a parte posterior da boca e a garganta, e acredita-se que seja uma expressão da Essência do Rim.

Os Órgãos Internos e os odores

Cada Órgão Interno está relacionado com determinado odor, como se pode observar no Boxe 5.10.

O odor rançoso associado ao Fígado é semelhante ao odor de carne rançosa (isto é muito comum); o odor defumado ou chamuscado do Coração é semelhante ao da torrada queimada (não é muito comum na prática); o odor adocicado e fragrante do Baço é comparável ao de um perfume adocicado e enjoativo; o odor de coisa estragada dos Pulmões é semelhante ao do ovo podre; o odor fétido dos Rins é comparável à água podre estagnada (um odor comum nos idosos).

Boxe 5.10 Órgãos Internos e os odores

- Fígado – rançoso
- Coração – defumado
- Baço – adocicado
- Pulmões – podre
- Rins – fétido.

Esses são os odores corporais que podem ser sentidos à medida que o paciente tira suas roupas ou, em alguns casos, até mesmo através das roupas; são usados com finalidade diagnóstica, porque cada um indica alguma patologia do órgão correspondente.

Os Órgãos Internos e as cores

As cores relacionadas com os Órgãos Internos estão listadas no Boxe 5.11.

As cores dos Órgãos Internos são avaliadas principalmente na pele da face e são um dos aspectos importantes do diagnóstico. Desse modo, pele esverdeada indica uma patologia do Fígado, inclusive estagnação do *Qi* do Fígado; cor avermelhada nos maxilares pode indicar Fogo de Coração (mas também Calor em outros órgãos); pele amarelada é típica de deficiência do Baço ou obstrução do Baço por Umidade; pele esbranquiçada indica deficiência de *Qi* do Pulmão (mas também deficiência de *Qi* ou Sangue de outros órgãos); e pele escurecida ou negra indica deficiência de *Yin* do Rim.

Boxe 5.11 Órgãos Internos e as cores

- Fígado – verde
- Coração – vermelho
- Baço – amarelo
- Pulmões – branco
- Rins – preto, escuro.

Os Órgãos Internos e os sabores

Cada Órgão Interno está relacionado com determinado sabor, conforme está demonstrado no Boxe 5.12.

Em medicina chinesa, os sabores têm muitas implicações importantes. Primeiramente, determinado sabor experimentado por um indivíduo pode indicar alguma patologia do órgão correspondente; por exemplo, sabor amargo frequentemente indica Fogo de Coração (embora também possa estar relacionado com Fogo de Fígado), enquanto sabor adocicado sugere uma patologia do Baço.

Em segundo lugar, os sabores são importantes na medicina fitoterápica chinesa, porque cada erva é classificada por seu sabor específico, que a faz "adentrar" no canal correspondente (p. ex., as ervas ácidas entram no canal do Fígado). O excesso de determinado sabor pode prejudicar o órgão com o qual está relacionado e o órgão (e seu tecido correspondente) que é invadido por ela: por exemplo, a ingestão excessiva de ervas com sabor ácido pode prejudicar o Fígado e também o Baço e os músculos. Por outro lado, cada sabor é benéfico para o

Boxe 5.12 Órgãos Internos e os sabores

- Fígado – ácido
- Coração – amargo
- Baço – doce
- Pulmões – picante
- Rins – salgado.

órgão que invade outro órgão relacionado com esse sabor específico; por exemplo, o sabor doce (relacionado com o Baço) é benéfico para o Fígado.

Em terceiro lugar, os sabores são importantes na dietoterapia chinesa, porque cada alimento é classificado com base em seu sabor específico. O efeito do alimento nos Órgãos Internos é o mesmo que o das ervas mencionadas antes.

Os Órgãos Internos e os sons

Cada Órgão Interno está relacionado com um som (Boxe 5.13).

Os sons referem-se ao som e à tonalidade da voz e são usados principalmente na diagnose. Desse modo, quando um paciente fala muito alto, quase gritando, isso indica alguma patologia do Fígado; um indivíduo que sofre de um padrão do Coração pode tender a realçar sua fala com episódios breves e inadequados de riso; um tom de voz cantante e melodioso pode indicar uma patologia do Baço; um paciente com deficiência do Pulmão pode falar com um tom de voz quase como se estivesse perto de debulhar-se em lágrimas; um tom de voz gemente e gutural pode indicar deficiência dos Rins.

Boxe 5.13 Órgãos internos e os sons

- Fígado – grito
- Coração – riso
- Baço – melodia
- Pulmões – choro
- Rins – gemido.

Órgãos *Yin* (*Zang*) e *Yang* (*Fu*)

Existem dois tipos de Órgãos Internos: *Yin* (referidos como *Zang*) e *Yang* (conhecidos como *Fu*). O termo chinês para descrever Órgãos Internos é simplesmente *Zangfu*.

Os termos *Zang* e *Fu* significam "órgão", mas uma análise dos caracteres chineses pode esclarecer a diferença entre os dois:

ZANG 臟 (forma simplificada: 脏) significa órgão, víscera

月 – esta parte indica "carne"

藏 – esta parte significa "armazenar".

Isso sugere que os órgãos *Yin* estejam encarregados de armazenar as substâncias fundamentais.

FU 腑 também significa órgão

月 – esta parte indica "carne"

府 – esta parte significa "torno de governo" ou "centro administrativo".

Isso indica que os órgãos *Yang* são encarregados de transformar alimentos e líquidos para produzir *Qi* e Sangue, assim como na China antiga o governo tinha a atribuição de distribuir os alimentos.

No Capítulo 11 do *Questões Simples*, encontramos o seguinte: "*Os 5 órgãos Yin armazenam Essência e Qi e não excretam: eles podem estar cheios, mas não em excesso. Os 6 órgãos Yang transformam e digerem, mas não armazenam: eles podem estar em excesso, mas não cheios. Na verdade, depois que o alimento entra na boca, o estômago fica cheio e os intestinos, vazios; quando o alimento desce, os intestinos enchem e o estômago fica vazio.*"[2]

Desse modo, os órgãos *Yin* armazenam Substâncias Fundamentais (*Qi*, Sangue, Essência e Fluidos Corporais). Esses órgãos armazenam apenas substâncias puras e refinadas, que recebem dos órgãos *Yang* depois da transformação do alimento.

O Boxe 5.14 resume as funções dos órgãos *Yin*.

Por outro lado, os órgãos *Yang* não armazenam, mas se enchem e esvaziam constantemente. Esses órgãos transformam e refinam o alimento e os líquidos de forma a extrair as essências puras que, em seguida, são armazenadas pelos órgãos *Yin*. Além de realizar esse processo de transformação, os órgãos *Yang* também excretam produtos imprestáveis. Por essa razão, a essência dos órgãos *Yang* é "receber", "mover", "transformar", "digerir" e "excretar". As funções dos órgãos *Yang* são comumente resumidas por dois termos: *chuan* e *xing*, que significam "transmitir" e "mover", porque esses órgãos estão constantemente recebendo, transmitindo, movendo e excretando substâncias. Talvez em razão desse movimento contínuo de entrada e saída das substâncias, os órgãos *Yang* também sejam comparados a um gabinete de governo com trânsito contínuo de pessoas, como seu nome *Fu* sugere.

No Capítulo 9 do *Questões Simples*, encontramos o seguinte: "*O Estômago, os Intestinos Delgado e Grosso, o Triplo Aquecedor e a Bexiga são as raízes do armazenamento do alimento, são as residências do Qi Nutritivo, são conhecidos como recipientes, transformam as substâncias imprestáveis e transmitem os sabores que chegam e saem.*"[3]

O Boxe 5.15 resume as funções dos órgãos *Yang*.

Os órgãos *Yin* e *Yang* estão diretamente inter-relacionados: eles são diferentes em suas funções, mas tal diferença é apenas relativa. A relação entre os órgãos *Yin* e *Yang* é estrutural e funcional. Os órgãos *Yin* correspondem à estrutura e armazenam as Substâncias Fundamentais, enquanto os *Yang* correspondem à função. Estrutura e função são interdependentes e podemos entender cada órgão *Yang* como aspecto funcional do seu órgão *Yin* correspondente. Por exemplo, podemos entender a Vesícula Biliar como o aspecto funcional do Fígado. Embora um seja *Yang* e outro *Yin*, esses dois órgãos podem ser concebidos como uma unidade – o Fígado representando a estrutura e a Vesícula biliar, sua expressão funcional. Esse

---

Boxe 5.14 Órgãos *Yin* (*Zang*)

Os órgãos *Yin* armazenam as Substâncias Fundamentais, isto é, *Qi*, Sangue, Essência e Fluidos Corporais. Eles armazenam apenas substâncias puras e refinadas que recebem dos órgãos *Yang* depois da transformação do alimento.

Boxe 5.15 Órgãos *Yang* (*Fu*)

- Os órgãos *Yang* não armazenam
- Eles se enchem e esvaziam continuamente
- Eles transformam e refinam o alimento e os líquidos para extrair as essências puras que, em seguida, são armazenadas pelos órgãos *Yin*
- Eles excretam produtos inaproveitáveis
- Portanto, as funções dos órgãos *Yang* são "receber", "mover", "transformar", "digerir" e "excretar".

conceito de relação *Yin-Yang* entre os órgãos é especialmente útil no diagnóstico por meio do pulso, com o qual pode ser mais significativo entender cada posição do pulso no nível superficial como aspecto funcional do órgão *Yin* correspondente, em vez de considerar isolada e separadamente cada uma das 12 posições do pulso.

De acordo com a teoria chinesa dos Órgãos Internos, os órgãos *Yin* estão no centro: eles são mais importantes que os órgãos *Yang*, tanto em termos de fisiologia quanto de patologia. Os órgãos *Yin* são mais importantes porque eles armazenam todas as Substâncias Fundamentais, enquanto os órgãos *Yang* representam seu aspecto funcional. Por essa razão, nas seções subsequentes, o foco principal será voltado para os órgãos *Yin*. Entretanto, é importante ressaltar que a prioridade dos órgãos *Yin* sobre os *Yang* não se aplica à teoria dos canais: sob o ponto de vista do acupunturista (em contraste com o do fitoterapeuta), todos os 14 canais são igualmente importantes.

Existem 12 órgãos: seis *Yin* e seis *Yang*:

Órgãos *Yin*	Órgãos *Yang*	Elemento
Coração	Intestino Delgado	Fogo Imperial
Fígado	Vesícula Biliar	Madeira
Pulmões	Intestino Grosso	Metal
Baço	Estômago	Terra
Rins	Bexiga	Água
Pericárdio	Triplo Aquecedor	Fogo Ministerial

Com relação a cada órgão, os seguintes aspectos serão descritos detalhadamente:

- Sua função (ou funções) principal
- O tecido que ele controla
- O órgão do sentido para o qual se "abre"
- A parte do corpo na qual se "manifesta"
- O fluido que ele controla
- Qualquer outra função peculiar a cada órgão.

Além das informações relacionadas anteriormente, alguns ditados ou provérbios serão apresentados com referência a cada órgão, para ilustrar outros aspectos específicos de suas funções, que normalmente não estão incluídos nas funções enumeradas.

Resultados do aprendizado

Neste capítulo, você aprendeu:
- A natureza e a função dos órgãos *Yin* e *Yang* em geral
- As diferenças essenciais entre os órgãos *Yin* e *Yang* em geral
- A correlação entre os Órgãos vitais e as Substâncias Fundamentais, as emoções, os Aspectos Espirituais, os tecidos, os fatores climáticos, os órgãos dos sentidos e as manifestações externas.

Questões de autoavaliação

1. Qual é a Substância Fundamental que o Coração "governa"?
2. Qual é a Substância Fundamental que o Fígado "armazena"?
3. Um indivíduo tem rigidez e contração do cotovelo; qual tecido está afetado e qual órgão controla esse tecido?
4. Qual é o órgão do sentido relacionado com os Pulmões?
5. Quais órgãos são afetados primariamente pelas preocupações?
6. Que tipo de alma o Fígado e os Pulmões "abrigam"?
7. Qual é o fator climático que afeta o Baço?
8. As unhas manifestam o estado de qual órgão?
9. Qual fluido os Rins controlam?
10. Qual odor você esperaria que emanasse do corpo de um paciente com desarmonia no Coração?

Ver respostas no Apêndice 6.

Notas

1. 1981 Spiritual Axis (Ling Shu Jing 灵枢经), People's Health Publishing House, Beijing, first published c.100 a.C., chs 10, 13, 14 and 31. Nanjing College of Traditional Chinese Medicine 1979 A Revised Explanation of the Classic of Difficulties (Nan Jing Jiao Shi 难经校释). People's Health Publishing House, Beijing, first published c. 100, chs 41 and 42.
2. 1979 The Yellow Emperor's Classic of Internal Medicine – Simple Questions (Huang Di Nei Jing Su Wen 黄帝内经素问), People's Health Publishing House, Beijing, first published c.100, p. 77.
3. Ibid., p. 67.

Bibliografia e leitura complementar

Kaptchuk T 2000 The Web that has no Weaver – Understanding Chinese Medicine, Contemporary Books, Chicago

Funções do Coração 6

Funções do Coração, 86
    O Coração governa o Sangue, 86
    O Coração controla os vasos sanguíneos, 87
    O Coração manifesta-se na compleição, 87
    O Coração abriga a Mente, 88
    O Coração relaciona-se com a alegria, 90
    O Coração abre-se na língua, 91
    O Coração controla a sudorese, 91
Outras relações do Coração, 91
    O odor do Coração é esfumaçado ou chamuscado, 92

A cor do Coração é vermelha, 92
O sabor do Coração é amargo, 92
O fator climático do Coração é calor, 92
O som do Coração é riso, 92
Sonhos, 92
Ditados ou provérbios, 92
    "O Coração detesta calor", 92
    "O Coração controla a fala", 92
Notas, 93
Leitura complementar, 93

O Coração é considerado o mais importante de todos os Órgãos Internos e algumas vezes é descrito como "governante", "imperador" ou "monarca" dos Órgãos Internos. No seu Capítulo 8, o livro *Questões Simples* refere que: "*O Coração é como o Monarca e governa a Mente (Shen).*"[1] No Capítulo 71 do livro *Eixo Espiritual*, encontramos que: "*O Coração é o Monarca dos 5 órgãos Yin e dos 6 órgãos Yang e é a residência da Mente (Shen).*"[2]

As funções principais do Coração são governar o Sangue e os vasos sanguíneos e abrigar a Mente (*Shen*). As funções do Coração podem ser resumidas da seguinte forma:

- Governa o Sangue
- Controla os vasos sanguíneos
- Tem sua manifestação exterior na pele
- Abriga a mente (*Shen*)
- Abre-se para a língua
- Controla o suor.

Funções do Coração

▶ O Coração governa o Sangue

O Coração governa o Sangue de duas formas:

1. A transformação do *Qi* dos Alimentos (*Gu Qi*) em Sangue ocorre no Coração
2. O Coração é responsável pela circulação do Sangue, assim como se entende com base na medicina ocidental (embora, em medicina chinesa, outros órgãos – principalmente Pulmões, Baço e Fígado – também desempenhem um papel importante na circulação do Sangue).

O Coração saudável é essencial ao suprimento adequado de sangue a todos os tecidos do corpo. Quando a sua função está prejudicada (*i. e.*, o Coração-Sangue está deficiente), a circulação do Sangue é fraca e as mãos podem ficar frias.

A relação entre Coração e Sangue é importante sob outro aspecto, porque determina a resistência constitucional de um indivíduo.

Embora nossa constituição esteja relacionada basicamente com a Essência (*Jing*) e os Rins, ela também é determinada em parte pela resistência constitucional relativa do Coração e do Sangue. Quando o Coração é forte, o suprimento de Sangue é amplo e sua circulação é adequada, o indivíduo tem muito vigor e constituição saudável. Quando o Coração é constitucionalmente fraco e o Sangue é deficiente, o indivíduo tem constituição debilitada e pouca resistência. Em alguns casos, a fraqueza constitucional do Coração evidencia-se por uma rachadura superficial e longa na linha média da língua (Figura 6.1) e pulso fraco nas posições do Coração e dos Rins.

Nota clínica

Uma rachadura fina e longa na linha média da língua indica constituição fraca do Coração e tendência a problemas emocionais.

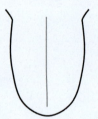

Figura 6.1 Rachadura da língua relacionada com o Coração.

O Sangue do Coração também influencia indiretamente a menstruação. Embora o Sangue do Fígado seja mais importante para a função menstrual, o Sangue do Coração também desempenha um papel importante porque o Coração controla a eliminação de sangue que ocorre durante a menstruação; em outras palavras, embora seja o Sangue do Fígado que é armazenado no Útero, o Coração controla o movimento de descensão do *Qi* e do Sangue, que determina a ocorrência da menstruação.

> **Atenção**
>
> O Sangue do Coração desempenha um papel importante na menstruação.

Como será explicado adiante, uma das funções mais importantes do Sangue do Coração é "abrigar" a Mente (*Shen*).

No Capítulo 10 do livro *Questões Simples*, encontramos que: "*O Sangue pertence ao Coração.*"[3]

O Boxe 6.1 resume esses aspectos.

Como veremos nos próximos capítulos, três órgãos influenciam o Sangue: o Coração o "governa", o Fígado o "armazena", e o Baço e os Rins o "produzem".

> **Boxe 6.1 O Coração governa o Sangue**
>
> - O *Qi* dos Alimentos é transformado em Sangue no Coração
> - O Coração controla a circulação do Sangue
> - O Sangue do Coração influencia indiretamente a menstruação
> - O Sangue do Coração abriga a Mente (*Shen*).

> **Nota clínica**
>
> Os pontos que tonificam o Sangue do Coração são VC-15 *Jiuwei*, C-7 *Shenmen* e B-15 *Xinshu* (com cones de moxa). O fitoterápico Gui Pi Tang (ou *Acalmar o Shen* nos *Três Tesouros*) nutre o Sangue do Coração.

▶ O Coração controla os vasos sanguíneos

Como o Coração governa o Sangue, ele também controla naturalmente os vasos sanguíneos (Boxe 6.2). O estado de energia do Coração está refletido nas condições dos vasos sanguíneos. Os vasos sanguíneos dependem do Qi e do Sangue do Coração. Quando o *Qi* do Coração é forte, os vasos sanguíneos estão em bom estado e o pulso é cheio e regular. Quando o *Qi* do Coração é fraco, o pulso pode ser fraco e irregular. No Capítulo 44 do livro *Questões Simples*, encontramos que: "*O Coração governa os vasos sanguíneos.*"[4] Quando o Sangue do Coração é abundante, o pulso é cheio e homogêneo; quando o Sangue do Coração é deficiente, o pulso é Áspero; quando o Sangue do Coração está estagnado, os vasos sanguíneos parecem duros, e isso pode causar arteriosclerose.

> **Nota clínica**
>
> O Coração influencia os vasos sanguíneos. Os indivíduos idosos frequentemente têm pulso muito duro, que comumente se deve à arteriosclerose (endurecimento das artérias); isso sempre reflete o estado do Coração (em geral, estase do Sangue do Coração).

> **Boxe 6.2 O Coração controla os vasos sanguíneos**
>
> - O Coração influencia o estado dos vasos sanguíneos (p. ex., endurecimento dos vasos sanguíneos por estase do Sangue do Coração)
> - Os vasos sanguíneos constituem uma das camadas de energia (pele, músculos, tendões, vasos sanguíneos e ossos).

Os "vasos sanguíneos" também têm outro significado em medicina chinesa, na medida em que representam uma camada de energia, assim como a pele, os músculos, os tendões e os ossos. Em ordem crescente de profundidade, os planos de energia estão relacionados a seguir:

> Os "vasos sanguíneos" também representam uma das cinco camadas de energia:
> - Pele (Pulmões)
> - Músculos (Baço)
> - Tendões (Fígado)
> - Vasos sanguíneos (Coração)
> - Ossos (Rins).

Por exemplo, uma classificação da Síndrome de Obstrução Dolorosa (*Bi*) no livro *Clássico de Medicina do Imperador Amarelo* está baseada nessas cinco camadas de energia com os cinco tipos de Síndrome *Bi* (i. e., *Bi* da Pele, *Bi* dos Músculos etc.). As cinco camadas de energia – pele, músculos, tendões, vasos sanguíneos e ossos – também são usadas no diagnóstico por meio do pulso, porque a camada superficial do pulso reflete a pele e os músculos (Pulmões e Baço), o nível médio, os tendões e os vasos sanguíneos (Fígado e Coração) e o nível profundo, os ossos (Rins).

▶ O Coração manifesta-se na compleição

O Coração governa o Sangue e os vasos sanguíneos e distribui Sangue por todo o corpo. Por essa razão, o estado do Coração e do Sangue pode estar refletido na pele e, especialmente, na pele da face (Boxe 6.3). Quando o Sangue é abundante e o Coração é forte, a pele é rosada e lustrosa. Quando o Sangue é deficiente, a pele é pálida; quando o *Yang* do Coração é deficiente, a pele é branco-brilhante. Quando o Sangue está estagnado, a pele é arroxeada ou escurecida; quando há Calor no Coração, a pele é muito avermelhada. No Capítulo 10 do livro *Questões Simples*, há a seguinte citação: "*O Coração ... manifesta-se na compleição.*"[5]

Evidentemente, a compleição pode refletir o estado de qualquer órgão: por exemplo, rubor malar pode indicar Calor no Pulmão ou Calor no Fígado.

> **Boxe 6.3 Coração e a compleição**
>
> O estado do Coração é refletido na compleição, através da face:
> - Pálida e opaca: deficiência de Sangue do Coração
> - Branca e brilhante: deficiência de *Yang* do Coração
> - Arroxeada ou escura: estase de Sangue do Coração
> - Avermelhada: Calor no Coração.

▶ O Coração abriga a Mente

A medicina chinesa afirma que o Coração é a residência da Mente (*Shen*).[6] O termo *Shen* pode ter muitos significados diferentes e, em medicina chinesa, é usado no mínimo em dois contextos distintos.

Primeiramente, em sentido estrito, *Shen* indica o complexo das faculdades mentais que "residem" no Coração. Nesse sentido, *Shen* corresponde à Mente e está relacionada especificamente com o Coração.

Em segundo lugar, em sentido amplo, *Shen* é usado para indicar toda a esfera dos aspectos mentais e espirituais de um ser humano. Nesse sentido, *Shen* está relacionado não apenas com o Coração, mas também abrange os fenômenos mentais e espirituais de todos os outros órgão, especialmente os órgãos *Yin*: isto é, a Alma Etérea (*Hun*), a Alma Corpórea (*Po*), o Intelecto (*Yi*), a Força de Vontade (*Zhi*) e a mente (*Shen*) propriamente dita.

> **Atenção**
> - Em sentido estrito, *Shen* pertence ao Coração (traduzido como "Mente")
> - Em sentido amplo, *Shen* pertence a todos os órgãos *Yin*, inclusive *Hu, Po, Yi, Zhi* e *Shen* do próprio Coração (traduzido como "Espírito").

A Mente do Coração

Vejamos agora a natureza e as funções da Mente em seu sentido estrito inicial, conforme foi descrito antes.

De acordo com a medicina chinesa, a atividade mental e a consciência "residem" no Coração. Isso significa que o estado do Coração (e do Sangue) afeta as atividades mentais, inclusive o estado emocional. Em termos mais específicos, as cinco funções são afetadas pelo estado do Coração e estão relacionadas no Boxe 6.4.

> **Boxe 6.4   As cinco funções principais da Mente do Coração**
> - Atividade mental (inclusive emoções)
> - Consciência
> - Memória
> - Raciocínio
> - Sono.

Quando o Coração é forte e o Sangue é abundante, a atividade mental é normal, a vida emocional é equilibrada, a consciência é clara, a memória é boa, o raciocínio é sagaz e o sono é restaurador. Quando o Coração está fraco e o Sangue é deficiente, o indivíduo pode ter problemas mentais e emocionais (inclusive depressão), déficit de memória, raciocínio embotado, insônia ou sonolência e, nos casos extremos, perda de consciência. No Capítulo 9 do livro *Questões Simples*, encontramos que: "*O Coração ... controla a Mente.*"[7] Em seu Capítulo 71, o livro *Eixo Espiritual* afirma: "*O Coração ... é a residência da Mente.*"[8]

Como o Coração controla todas as atividades mentais da Mente e é responsável pelo discernimento e pela cognição – que os outros órgãos não têm –, esta é outra razão por que ele é o "imperador" de todos os Órgãos Internos. Por essa razão, o Coração também é conhecido como "raiz da vida", conforme consta do Capítulo 9 do livro *Questões Simples*: "*O Coração é a raiz da vida e a origem da vida mental.*"[9]

A função do Coração de abrigar a Mente depende da nutrição adequada fornecida pelo Sangue e, por outro lado, a atividade do Coração de governar o Sangue depende da Mente. Desse modo, há uma relação de dependência mútua entre a função de governar o Sangue e a função de abrigar a Mente. O Sangue é a raiz da Mente. Esse conceito é importante na prática, porque o Sangue do Coração enraíza a Mente, abarcando-a e ancorando-a, de forma que a Mente seja pacífica e feliz. Quando o Sangue do Coração é deficiente e não enraíza a Mente, os resultados são inquietude mental, depressão, ansiedade e insônia. Por outro lado, inquietude mental, transtornos emocionais e tristeza podem causar deficiência de Sangue do Coração e desencadear palpitações, palidez cutânea e pulso fraco ou irregular. Quando o Sangue do Coração tem Calor, o paciente é inquieto, agitado e não dorme bem (Figura 6.2).

Além da atividade mental, a Mente também afeta o estado emocional. Quando o Coração é forte, a mente também é forte e o indivíduo é feliz. Quando o Coração é fraco, a Mente carece de vitalidade e o paciente é triste ou deprimido, ou tem espírito deprimido. Quando o Coração está em uma condição de excesso, a Mente é afetada e o paciente pode desenvolver sintomas de doença mental, inclusive depressão maníaca. Evidentemente, essa explicação é excessivamente simplista porque o estado emocional de um indivíduo também está relacionado com todos os outros órgãos.

No nível emocional, o estado do Coração determina a capacidade que um indivíduo tem de estabelecer relacionamentos significativos. O Coração e a Mente saudáveis influenciam positivamente nossa capacidade de manter relações com outras pessoas e, por outro lado, transtornos emocionais causados por dificuldades de relacionamento podem enfraquecer o Coração e a Mente.

> **Nota clínica**
> C-7 *Shenmen* e VC-15 *Jiuwei* são os dois melhores pontos para nutrir o Sangue do Coração quando o paciente tem problemas emocionais e não se sente "alegre".

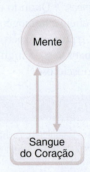

Figura 6.2 Relação entre Sangue do Coração e Mente.

A medicina chinesa entende que a Mente está diretamente relacionada com o corpo. A Essência e o Qi constituem as bases físicas da Mente. Quando a Essência é exuberante e o Qi é abundante, a Mente é feliz e pacífica. Por outro lado, quando a Essência é fraca e o Qi é deficiente, a mente sofre. Por essa razão, o brilho dos olhos demonstra os estados da Essência e da Mente. Essência, Qi e Mente são conhecidos como os "Três Tesouros" (ver também o Capítulo 3).

Os Cinco Aspectos Espirituais

Agora podemos descrever a natureza do *Shen* em seu sentido amplo, ou seja, não como a Mente que reside no Coração, mas como o complexo global dos aspectos mentais e espirituais de um ser humano. Nesse sentido, *Shen* está relacionado não apenas com o Coração, mas também abrange os aspectos mentais e espirituais relacionados com outros órgãos, especialmente com os órgãos *Yin*. Por essa razão, estaríamos incorrendo em erro se identificássemos nossa vida mental-espiritual simplesmente com o Coração. Todos os órgãos *Yin* afetam as emoções, a Mente e o Espírito de diversas formas.

Cada um dos cinco órgãos *Yin* está relacionado com determinado aspecto mental-espiritual. Em medicina chinesa, esses aspectos geralmente são conhecidos como os "Cinco *Shen*":

- A Mente (*Shen*) para o Coração
- A Alma Etérea (*Hun*) para o Fígado
- A Alma Corpórea (*Po*) para os Pulmões
- A Força de Vontade (*Zhi*) para os Rins
- O Intelecto (*Yi*) para o Baço.

Os cinco aspectos espirituais também estão descritos no Boxe 6.5.

No Capítulo 23 do livro *Questões Simples*, encontramos a seguinte citação: "*O Coração abriga a Mente (Shen), os pulmões abrigam a Alma Corpórea (Po), o Fígado abriga a Alma Etérea (Hun), o Baço abriga o Intelecto (Yi) e os Rins abrigam a Força de Vontade (Zhi).*"[10] No Capítulo 9 desse livro, vemos que: "*O Coração é a raiz da vida e a origem da Mente ... os Pulmões são a raiz do Qi e a residência da Alma Corpórea ... os Rins são a raiz do depósito selado [Essência] e a moradia da Força de Vontade ... o Fígado é a raiz da harmonização e a residência da Alma Etérea.*"[11]

O comentário, também baseado nos trechos do livro *Eixo Espiritual*, acrescenta: "*A Mente é uma transformação da Essência e do Qi: as duas Essências [i. e., Essências Pré-Celestial e Pós-Celestial] contribuem para a formação da Mente. A Alma Corpórea é o assistente da Essência e do Qi: ela está perto da Essência, mas se move para dentro e para fora. A Alma Etérea complementa a Mente e o Qi: está perto da mente, mas vem e vai. O Intelecto corresponde à memória: é a memória que depende do Coração. A Força de Von-*

tade é como uma mente focada e resoluta: os Rins armazenam a Essência ... e, por meio da Força de Vontade, podem cumprir nosso destino."[12]

O complexo desses cinco fenômenos mentais e espirituais representa a visão de corpo, mente e espírito que é adotada pela medicina chinesa. Cada um desses fenômenos será descrito com mais detalhes com as funções dos seus órgãos correspondentes. Em conjunto, esses cinco aspectos formam o "Espírito", que também é referido como *Shen* ou, algumas vezes, como os "*Cinco Shen*" nos clássicos antigos. Os cinco órgãos *Yin* são as residências de *Shen* (conforme entendido em seu sentido amplo descrito antes), isto é, o Espírito, mas algumas vezes também são chamados de "as Cinco Residências de *Shen*", como está descrito no Capítulo 9 do livro *Questões Simples*.[13]

Os cinco órgãos *Yin* constituem a base fisiológica do Espírito. A relação indissolúvel entre eles é bem conhecida por qualquer acupunturista. O estado do Qi e do Sangue de cada órgão pode afetar a Mente ou o Espírito e, por outro lado, distúrbios da Mente ou do Espírito afetam um ou mais órgãos internos (Figura 6.3).

A Alma Etérea (*Hun*), que pertence ao Fígado, corresponde *grosso modo* ao nosso conceito ocidental de "Alma". De acordo com as crenças chinesas, ela entra no corpo pouco depois do nascimento. Em contraste com a Alma Corpórea, que é mais física, a Alma Etérea é mais imaterial (etérea) e, depois da morte, sobrevive ao corpo. A Alma Etérea pode ser descrita como "*aquela parte da Alma [em contraste com a Alma Corpórea] que deixa o corpo com a morte, levando consigo uma aparência da forma física.*"[14] Isso corresponde perfeitamente aos conceitos dos gregos antigos de "espírito" como πγευμα (que significa "fôlego") ou "alma" como φυκη (que significa "vento ou sopro de vida").

A Alma Corpórea (*Po*) pode ser definida como "*aquela parte da Alma [em contraste com a Alma Etérea] que está ligada indissoluvelmente ao corpo e vai para a Terra com sua morte.*"[15] A Alma Corpórea está diretamente relacionada com o corpo e poderia ser descrita como a expressão somática da Alma. De acordo com o que diz o livro *Questões Simples* no trecho citado antes, a Alma Corpórea está próxima da Essência e do Qi. O *Classic of Categories* (1624) afirma que: "*A Alma Corpórea move-se e realiza coisas e [quando está em atividade] pode sentir dor e coceira.*"[16] Esse trecho ilustra exatamente como quão física é a Alma Corpórea, que nos proporciona os sentidos de sensibilidade, tato, audição e visão.

Boxe 6.5 Os Cinco Aspectos Espirituais

- Mente (*Shen*) – Coração
- Alma Etérea (*Hun*) – Fígado
- Alma Corpórea (*Po*) – Pulmões
- Intelecto (*Yi*) – Baço
- Força de Vontade (*Zhi*) – Rins

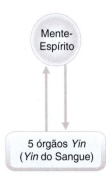

Figura 6.3 Relação entre os cinco órgãos *Yin* e Mente-Espírito.

A Força de Vontade (Zhi) reside nos Rins e é o ímpeto mental que nos proporciona determinação e obstinação para alcançarmos nossas metas.

O Intelecto (Yi) reside no Baço e corresponde às nossas capacidades de raciocínio aplicado, estudo, concentração e memorização. Embora se afirme que o Intelecto reside no Baço, o Coração também afeta o raciocínio e a memória, conforme podemos entender com base na citação mencionada antes do livro *Questões Simples* (Capítulo 23).

Nota clínica

Os pontos dorsais do canal da Bexiga influenciam os cinco aspectos espirituais:
- B-42 *Pohu* para a Alma Corpórea
- B-44 *Shentang* para a Mente
- B-47 *Hunmen* para a Alma Etérea
- B-49 *Yishe* para o Intelecto
- B-52 *Zhishi* para a Força de Vontade.

Portanto, embora o *Shen* que reside no Coração corresponda à Mente, o *Shen* que indica o complexo de aspectos mentais e espirituais de um ser humano corresponde mais propriamente ao "Espírito" (Boxe 6.6).

Em alguns casos, a palavra *shen* é usada nos clássicos de medicina chinesa para indicar o aspecto externo de alguma coisa. Por exemplo, o *shen* na face indica um aspecto da vitalidade. Também se diz que a língua tem "espírito" (*shen*) quando parece saudável, brilhante e exuberante.

Antes de concluir esta seção sobre a relação entre Coração e Mente, deve-se mencionar uma perspectiva diferente que surgiu durante o desenvolvimento histórico da medicina chinesa.

Desde a dinastia Ming (1368-1644), alguns doutores atribuíam as funções da inteligência e da memória ao cérebro, não ao coração, conforme dita a tradição da medicina chinesa. Li Shi Zhen (1518-1593), o famoso fitoterapeuta da dinastia Ming, afirmou: "*O cérebro é a residência da Mente Original.*"[17]

Nos primórdios da dinastia Qing (1644-1911), Wang Qing Ren analisou detalhadamente a função do cérebro com relação à inteligência e à memória. Ele acreditava que a inteligência e a memória eram funções que dependiam do cérebro, em vez do Coração. Esse autor afirmou: "*Inteligência e memória residem no cérebro. O alimento produz Qi e Sangue ... a Essência limpa é transformada em medula, que ascende ao longo da medula espinal até o cérebro e é conhecida como Medula Cerebral, ou Mar da Medula.*"[18]

Com base nessas citações, fica evidente que, a partir da dinastia Ming em diante, desenvolveu-se uma nova teoria médica paralela à teoria tradicional, por meio da qual as funções intelectuais eram atribuídas ao cérebro, em vez de ao Coração. Curiosamente, essas teorias novas surgiram antes da introdução da medicina ocidental na China.

Atenção

A partir da dinastia Ming (1368-1644) em diante, alguns doutores atribuíram a "residência" da Mente ao Cérebro em vez de ao Coração.

▶ O Coração relaciona-se com a alegria

Dentre todas as emoções mencionadas em medicina chinesa, "alegria" é a mais difícil de explicar. Evidentemente, o estado de alegria não causa doença! Na verdade, um estado normal de alegria não é propriamente uma causa de doença; pelo contrário, é um estado mental benéfico, que favorece o funcionamento saudável dos órgãos internos e suas faculdades mentais. No Capítulo 39 do livro *Questões Simples*, encontramos a seguinte citação: "*A alegria torna a Mente pacífica e relaxada, beneficia o Qi Nutritivo e Defensivo e faz o Qi relaxar e arrefecer.*"[19] Por outro lado, no Capítulo 2 do mesmo livro, encontramos que: "*O Coração ... controla a alegria, que causa danos ao coração – o medo contrapõe-se à alegria.*"[20]

O que se quer dizer com "alegria" como causa de doenças certamente não é um estado de satisfação saudável, mas de excitação e desejo desenfreados, que podem causar danos ao Coração. Isso acontece com as pessoas que vivem em um estado de estimulação mental contínua (ainda que seja agradável) ou excitação excessiva: em outras palavras, uma vida de "trabalho duro". Também poderíamos definir "alegria excessiva" como "estimulação exagerada". Entendida nesse sentido, a estimulação exagerada é realmente uma causa de doença dos pacientes (p. ex., estimulação excessiva por drogas, alguns fármacos medicinais, propaganda, consumismo, álcool etc.).

"Alegria" também é semelhante ao desejo desordenado que atiça o Fogo Ministerial: esse Fogo ascende e estimula excessivamente a Mente.

Em seu sentido amplo descrito antes, a alegria torna o Coração maior. Isso provoca estimulação excessiva do Coração que, com o tempo, pode causar sinais e sintomas relacionados com esse órgão. Isso pode ser um pouco diferente dos padrões clássicos do Coração. As manifestações principais poderiam ser palpitações, excitabilidade excessiva, insônia, inquietude, verborreia (falar demais) e ponta da língua avermelhada.

A alegria também pode ser definida como causa de doença quando é repentina; isto acontece, por exemplo, quando alguém ouve inesperadamente boas notícias. Nessa condição, a "alegria" é comparável ao choque. Fei Bo Xiong (1800-1879), no livro *Medical Collection from Four Families from Meng He*, afirmou: "*A alegria causa danos ao Coração ... [ela faz com que] o Yang Qi flutue e os vasos sanguíneos fiquem abertos e dilatados.*"[21] Nesses casos de alegria e excitação repentinas, o Coração dilata e arrefece e o pulso torna-se Lento e ligeiramente Transbordante, ainda que Vazio. Podemos entender mais claramente

Boxe 6.6 Os cinco aspectos espirituais

- **Mente** (*Shen*): reside no Coração e é responsável pela consciência, raciocínio, afeições, memória e sono
- **Alma Etérea** (*Hun*): reside no Fígado e é responsável pelo sono, planos, projetos, objetivos de vida, "ir e vir do *Shen*"
- **Alma Corpórea** (*Po*): reside nos Pulmões e é responsável pelas atividades psicológicas, sensações, visão, audição, olfato, gustação e "entrada e saída de *Jing*"
- **Intelecto** (*Yi*): reside no Baço e é responsável pelo raciocínio, memória e concentração
- **Força de Vontade** (*Zhi*): reside nos Rins e é responsável pela força de vontade, ímpeto e determinação.

o efeito da alegria repentina quando pensamos em situações nas quais uma crise de enxaqueca é desencadeada por excitação depois de ouvir subitamente notícias boas. Outro exemplo de alegria como causa de doença é o riso repentino desencadeando um ataque cardíaco; este exemplo também confirma a relação existente entre Coração e risada.

Por fim, também se pode ter uma ideia acerca da alegria como emoção de excitação excessiva das crianças, nas quais esse estado geralmente termina em choro e lágrimas.

▶ O Coração abre-se na língua

A língua é considerada o "descendente" do Coração. Esse órgão controla a cor, a forma e o aspecto da língua e está relacionado especialmente com a ponta da língua. O Coração também controla o sentido da gustação. Quando o Coração está normal, a língua tem cor vermelho-clara normal e o sentido da gustação é normal.

Quando o Coração apresenta Calor, a língua pode ficar seca e vermelho-escura, a ponta pode ser mais vermelha e edemaciada e pode acompanhar gosto amargo na boca. Quando o Coração está gravemente afetado, a língua pode ter úlceras vermelhas e dolorosas. Quando o Coração está fraco e o Sangue é deficiente, a língua pode ser pálida e fina. No Capítulo 17 do livro *Eixo Espiritual*, temos a seguinte citação: "*O Qi do Coração comunica-se com a língua; quando o Coração está normal, a língua pode diferenciar os cinco sabores.*"[22]

A condição do Coração também afeta a fala e algumas anormalidades desse órgão podem causar gagueira ou afasia. Além das dificuldades da fala propriamente ditas, o Coração também afeta a conversação e o riso. Em geral, a desarmonia do Coração (seja por excesso ou deficiência) pode levar o paciente a falar incessantemente, ou rir inadequadamente.

O Boxe 6.7 resume a relação entre o Coração e a língua.

Boxe 6.7 O Coração abre-se na língua

- O Coração influencia a língua propriamente dita (p. ex., úlceras ou feridas na língua)
- O Coração influencia a língua, a conversação e a fala (p. ex., o paciente fala muito, a fala é difícil ou arrastada, ou ele tem afasia).

▶ O Coração controla a sudorese

O Sangue e os Fluidos Corporais têm a mesma origem. O suor é um dos Fluidos Corporais que provêm do espaço entre a pele e os músculos. Conforme vimos antes, o Sangue e os Fluidos Corporais intercambiam mutuamente (Figura 6.4). Quando o Sangue está muito grosso, os Fluidos Corporais entram nos vasos sanguíneos de forma a afiná-lo. No livro *Classic of the Jade Letter of the Golden Shrine* encontramos a seguinte citação: "*Os Fluidos Corporais entram nos vasos sanguíneos e transformam-se em Sangue.*"[23]

Como o Coração governa o Sangue e este mantém uma relação de intercâmbio mútuo com os Fluidos Corporais, dos quais o suor faz parte, o Coração está relacionado com esse fluido. A deficiência de *Qi* do Coração ou *Yang* do Coração frequentemente pode causar transpiração espontânea, enquanto a deficiência de *Yin* do Coração comumente pode causar transpiração noturna, e o tratamento deve ser voltado

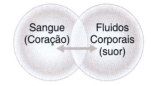

Figura 6.4 Relação entre Sangue e Fluidos Corporais.

do para a tonificação do *Yang* do Coração no primeiro caso e do *Yin* do Coração no último. Por outro lado, a transpiração excessiva – como acontece no clima quente ou nas condições de habitação quentes – pode causar danos ao *Yang* do Coração.

Em razão da relação entre os Fluidos Corporais e o Sangue, um paciente com hemorragia não deve ser tratado com estimulação da transpiração e outro paciente com transpiração profusa não deve tomar ervas drenantes, nem ser submetido a uma técnica de sangria (por acupuntura). Conforme está recomendado no Capítulo 18 do livro *Eixo Espiritual*: "*Com sangramento profuso, não provoque transpiração; com transpiração profusa, não provoque sangramento.*"[24]

Além disso, qualquer transpiração profusa e persistente de um paciente com deficiência do Coração deve ser tratada sem demora, porque a perda de suor implica a perda de Fluidos Corporais, que, por sua vez, causa deficiência de Sangue em razão do intercâmbio entre Sangue e Fluidos Corporais.

Evidentemente, é importante ressaltar que a transpiração excessiva também pode ser atribuída a outros órgãos além do Coração. Em termos mais específicos, a deficiência de *Qi* do Pulmão pode causar transpiração espontânea. A sudorese excessiva também pode ser causada por Calor ou Umidade-Calor, especialmente no Estômago. Em termos gerais, a transpiração excessiva está relacionada com o Coração, especialmente quando está associada à tensão emocional.

Caso clínico 6.1

Uma mulher de 45 anos tinha transpiração excessiva na cabeça e no peito, que piorava quando estava sob estresse. A paciente tinha um emprego muito importante e trabalhava por longas horas. Ele referia insônia e sua língua estava vermelha e seu pulso, Áspero. Inicialmente, eu atribuí a transpiração excessiva ao Calor no Estômago. Entretanto, o tratamento para esse padrão não trouxe resultados. Reavaliei meu diagnóstico e cheguei à conclusão que a transpiração originava-se do Calor no Coração causado pelo estresse e excesso de trabalho (a insônia reforçava este diagnóstico). O tratamento do Coração conseguiu reduzir a sudorese. Esse caso clínico é um exemplo claro de transpiração excessiva causada por uma desarmonia no Coração e, consequentemente, da relação entre Coração e sudorese.

Outras relações do Coração

A seguir, analisaremos as seguintes relações:

- O odor do Coração
- A cor do Coração
- O sabor do Coração
- O fator climático do Coração
- O som do Coração.

▶ O odor do Coração é esfumaçado ou chamuscado

O odor de queimado ou defumado reflete uma desarmonia do Coração, especialmente do Fogo de Coração. O odor de queimado não é comum na prática clínica e percebido vagamente como odor de torrada queimada.

▶ A cor do Coração é vermelha

Compleição avermelhada pode indicar alguma patologia do Coração, geralmente do Fogo de Coração, porque esse órgão manifesta-se na compleição. Contudo, é importante salientar que o Calor de outros órgãos também pode causar compleição avermelhada.

▶ O sabor do Coração é amargo

O sabor amargo frequentemente é causado por um padrão de desequilíbrio do Coração, especialmente do Fogo de Coração. O sabor amargo relacionado com o Fogo de Coração geralmente se deve a problemas emocionais graves, inclusive frustração, ressentimento, ciúme ou culpa. Em muitos casos, esse sabor está relacionado também com o Fígado, especialmente com Fogo de Fígado: em geral, quando um indivíduo se queixa de gosto amargo apenas de manhã após uma noite ruim de sono, isso indica Fogo de Coração; quando o gosto amargo é sentido durante todo o dia, o problema está relacionado com Fogo de Fígado.

É interessante salientar que, na China, a palavra "amargo" tem conotações emocionais inequívocas, como se entende pela expressão "experiências amargas de vida": por esta razão, um paciente chinês que se queixa de gosto amargo frequentemente oculta alguma "cicatriz" emocional profunda relacionada com uma "experiência amarga da vida" (um fato muito comum na China moderna durante a Revolução Cultural).

▶ O fator climático do Coração é calor

Cada Órgão Interno é mais afetado por determinado fator climático. O Calor afeta o Coração negativamente. Embora se afirme que o calor externo não afeta diretamente o Coração, ele afeta o Pericárdio. Por exemplo, durante a evolução das febres de origem interna, quando o calor externo chega ao nível do Qi Nutritivo, ele afeta o Pericárdio e causa febre alta à noite e delírio. É interessante ressaltar que, também sob a perspectiva da medicina ocidental, o clima quente afeta negativamente os pacientes cardiopatas.

O Calor também prejudica o Coração porque causa transpiração: como o suor é um fluido relacionado com o Coração, a transpiração excessiva pode enfraquecer o Yang do Coração.

▶ O som do Coração é riso

Riso é o som relacionado com o Coração. Essa relação evidencia-se de duas formas. Alguns pacientes intercalam sua fala durante a consulta com episódios breves de riso: isto frequentemente indica uma desarmonia do Coração, que pode ser de natureza Vazia (p. ex., deficiência de Yin do Coração) ou Cheia (p. ex., Fogo de Coração). Por outro lado, indivíduos que parecem muito joviais e que riem muito ruidosamente podem ter uma desarmonia do Coração e, principalmente, do Fogo de Coração.

Sonhos

Como o Coração abriga a Mente, esse órgão está diretamente relacionado com o sono. A Mente deve residir no Coração e, quando esse órgão (especialmente o Sangue do Coração) é forte, o indivíduo adormece facilmente e tem um sono reparador. Quando o coração está fraco (principalmente quando o Sangue do Coração está deficiente), a mente não tem residência e fica a "flutuar" durante a noite, causando incapacidade de adormecer, sono perturbado ou sonhos excessivos. Por essa razão, de certa forma, todos os sonhos estão relacionados com o Coração (como veremos adiante, também estão relacionados com a Alma Etérea e o Fígado). Entretanto, alguns sonhos são mais sugestivos de uma desarmonia do Coração.

No Capítulo 80 do livro *Questões Simples*, encontramos a seguinte citação: "*Quando o Coração está fraco, o paciente sonha com fogos; quando o sonho ocorre durante o verão, o paciente sonha com erupções vulcânicas.*"[25] Em seu Capítulo 43, o livro *Eixo Espiritual* tem a seguinte afirmação: "*Quando o Coração está em excesso, o paciente sonha com risos ... quando o Coração está deficiente, o paciente sonha com montanhas, fogo e fumaça.*"[26]

Ditados ou provérbios

- "O Coração detesta calor"
- "O Coração controla a fala".

▶ "O Coração detesta calor"

Dentre todos os fatores patogênicos externos, Calor é o mais pernicioso ao Coração. Estritamente falando, a medicina chinesa sustenta que o Coração não pode ser invadido pelo Calor externo. O Pericárdio está diretamente relacionado com o Coração e pode ser invadido pelo Calor externo, que fecha os "orifícios do Coração". Como o Coração abriga a Mente, a obstrução dos orifícios do Coração pode causar coma, delírio ou afasia.

▶ "O Coração controla a fala"

O Coração influencia a fala e esta relação evidencia-se de diferentes formas. Uma condição de Fogo de Coração (ver Capítulo 32) pode levar um paciente a falar excessivamente, mas, algumas vezes, isto também pode ser causado por deficiência do Qi do Coração. Por outro lado, a invasão do Pericárdio pelo Calor pode causar afasia. A gagueira pode ser causada por uma desarmonia do Coração, como já foi explicado.

Resultados do aprendizado

Neste capítulo, você aprendeu:
- A relação entre Coração e Sangue
- A relação entre Coração e vasos sanguíneos
- A relação entre Coração e Mente (*Shen*)
- A relação entre Coração e compleição
- A relação entre Coração e sudorese
- A relação entre Coração e língua
- Introdução sobre a natureza da Alma Etérea (*Hun*), Alma Corpórea (*Po*), Intelecto (*Yi*), Mente (*Shen*) e Força de Vontade (*Zhi*)
- Sonhos relacionados com o Coração
- Climas destrutivos ao Coração
- Sabor, cor, som e odor relacionados com o Coração e seu significado clínico.

Questões de autoavaliação

1. Como o Coração "governa" o Sangue?
2. Como o Coração afeta os vasos sanguíneos?
3. O que um vaso sanguíneo endurecido diz sobre o estado do Coração?
4. O que a compleição pálida diz quanto ao estado do Coração?
5. Quais são as cinco funções principais da Mente (*Shen*)?
6. Qual aspecto do Coração afeta o sono?
7. Quando um paciente ri inadequadamente durante a consulta, o que isto diz quanto ao estado do Coração?
8. Por que todas as emoções afetam o Coração?
9. Como a deficiência de *Yang* do Coração poderia afetar o suor?

Ver respostas no Apêndice 6.

Notas

1. 1979 The Yellow Emperor's Classic of Internal Medicine – Simple Questions (*Huang Ti Nei Jing Su Wen* 黄帝内经素问), People's Health Publishing House, Beijing, first published *c*.100, p. 58.
2. 1981 Spiritual Axis (*Ling Shu Jing* 灵枢经), People's Health Publishing House, Beijing, first published *c*.100, p. 128.
3. Simple Questions, p. 72.
4. Ibid., p. 246.
5. Ibid., p. 70.
6. Eu traduzo a palavra *Shen* como "Mente" porque suas funções, conforme estão descritas nos clássicos de medicina chinesa, correspondem diretamente às atividades mentais (inclusive emoções) atribuídas à "Mente" com base na psicologia ocidental. O termo *Shen* tem muitos significados diferentes. De forma a obter uma ideia mais clara do significado desse termo, é útil consultar os dicionários pré-1949, que não foram influenciados por uma perspectiva filosófica materialista marxista. A edição de 1912 do *Dicionário Chinês-Inglês* de H. Giles (Kelly and Walsh Ltd., Shangai, p. 1194) fornece as seguintes traduções possíveis para o termo *Shen*: "Espíritos; deuses (referidos por algumas seitas protestantes como 'Deus'); divino; sobrenatural; misterioso; espiritual (em contraste com material); a alma; a mente; os espíritos dos animais; gênio; força (como expressão da linguagem); expressão." Desse modo, como se pode perceber nessa citação, a tradução do termo *Shen* simplesmente como "Espírito" (em contraste com corpo material) foi influenciada pelos missionários cristãos ocidentais que chegaram à China na segunda metade do século 19. A perspectiva filosófica cristã poderia usar o termo *Shen* para indicar "Espírito" (ou até "Deus") em oposição ao "corpo" e isto refletiria a abordagem dualística típica entre Matéria e Espírito, que é totalmente estranha à filosofia chinesa. Embora o termo *Shen* possa ter

o significado de "Espiritual", nos clássicos de medicina chinesa ele sempre era usado para indicar as faculdades mentais atribuídas ao Coração, isto é, a Mente. Na verdade, o próprio termo *Xin* (que significa "Coração") é usado frequentemente como sinônimo de "Mente" nos clássicos de medicina chinesa. O problema não é simplesmente semântico, porque isto tem repercussões no diagnóstico e no tratamento. A acupuntura ocidental tem se concentrado inteiramente na função do Coração nos fenômenos mentais e espirituais, com base no conceito de que "o Coração abriga o Espírito". Essa abordagem é muito parcial porque, por um lado, ignora o papel do Coração nas faculdades mentais, no raciocínio e na memória e, por outro lado, ignora a função dos outros órgãos *Yin* na esfera mental-espiritual.

7. Simple Questions, p. 67.
8. Spiritual Axis, p. 128.
9. Simple Questions, p. 67.
10. Simple Questions, p. 153.
11. Ibid., p. 67–68.
12. Ibid., p. 153.
13. Ibid., p. 63.
14. Giles H 1912 Chinese–English Dictionary, Kelly and Walsh, Shanghai, p. 650.
15. Chinese–English Dictionary, p. 1144.
16. Citado em 1980 Concise Dictionary of Chinese Medicine (*Jian Ming Zhong Yi Ci Dian* 简明中医辞典), People's Health Publishing House, Beijing, p. 953.
17. Citado em Wang Xin Hua 1983 Selected Historical Theories in Chinese Medicine (*Zhong Yi Li Dai Yi Lun Xuan* 中医历代医论选), Jiangsu Scientific Publishing House, Jiangsu, p. 31.
18. Correction of the Mistakes of the Medical Forest (*Yi Lin Gai Cuo* 医林改错) by Wang Qing Ren, 1830, citado em Selected Historical Theories in Chinese Medicine, p. 30.
19. Simple Questions, p. 221.
20. Ibid., p. 38.
21. Fei Bo Xiong 1985 Medical Collection from Four Families from Meng He (*Meng He Si Jia Yi Ji* 孟河四家医集), Jiangsu Science Publishing House, Nanjing, p. 40.
22. Spiritual Axis, p. 50.
23. The Classic of the Jade Letter of the Golden Shrine (*Jin Gui Yu Hang Jing* 金匮玉函经), Song Dynasty, citado em 1978 Fundamentals of Chinese Medicine (*Zhong Yi Ji Chu Xue* 中医基础学), Shandong Scientific Publishing House, Jinan, p. 35.
24. Spiritual Axis, p. 52.
25. Simple Questions, p. 569.
26. Spiritual Axis, p. 84–85.

Leitura complementar

Kaptchuk T 2000 The Web that has no Weaver – Understanding Chinese Medicine, Contemporary Books, Chicago

SEÇÃO 1 PARTE 2

Funções do Fígado 7

Funções do Fígado, 95

  O Fígado armazena o Sangue, 95

  O Fígado assegura o livre fluxo do *Qi, 96*

  O Fígado controla os tendões, 98

  O Fígado manifesta-se nas unhas, 98

  O Fígado abre-se nos olhos, 98

  O Fígado controla as lágrimas, 99

  O Fígado abriga a Alma Etérea, 99

  O Fígado é afetado pela raiva, 100

Outras relações do Fígado, 100

  O odor do Fígado é rançoso, 100

  A cor do Fígado é o verde, 100

  O sabor do Fígado é ácido, 100

  O fator climático do Fígado é vento, 100

  O som do Fígado é grito, 101

Sonhos, 101

Ditados ou provérbios, 101

  "O Fígado é um órgão resoluto", 101

  "O Fígado influencia a ascensão e o crescimento", 101

  "O Fígado controla o planejamento", 101

  "O Fígado é um órgão regulador, equilibrador e harmonizador", 101

  "O Fígado detesta vento", 101

  "O Fígado pode causar convulsões", 102

  "O Fígado ascende do lado esquerdo", 102

Notas, 102

Leitura complementar, 102

O Fígado desempenha muitas funções importantes, entre as quais estão as de armazenar Sangue, assegurar o livre fluxo do *Qi* por todo o corpo e abrigar a Alma Etérea (*Hun*). O Sangue do Fígado é muito importante para a nutrição dos tendões e, deste modo, permite a prática de exercícios físicos; além disto, ele armazena Sangue para o Útero e, deste modo, assegura a regularidade da menstruação.

O livre fluxo do *Qi* do Fígado é essencial a todos os processos fisiológicos de todos os órgãos e partes do corpo. No nível físico, a Alma Etérea (*Hun*) desempenha um papel muito importante em nossa vida mental e espiritual, fornecendo à Mente (*Shen*) inspiração, criatividade, sonhos vívidos e sensação de propósito na vida.

O Fígado (especialmente o Sangue do Fígado) é responsável por nossa capacidade de recuperar energias e contribui para a resistência do organismo aos fatores patogênicos externos.

O Fígado é comumente comparado a um general de exército porque ele é responsável pelo planejamento geral das funções do corpo, assegurando o livre fluxo e a direção apropriada do *Qi* (ver adiante). Embora o "planejamento" no nível físico seja um reflexo do livre fluxo do *Qi* do Fígado, que afeta todos os órgãos, nos níveis mental e espiritual o Fígado influencia nossa capacidade de fazer planos e ter uma sensação de direção na vida: essa qualidade depende basicamente da Alma Etérea. Em razão dessa qualidade, também se diz que o Fígado é a origem da coragem e da resolução quando o órgão encontra-se em boas condições de saúde.[1] Entretanto, a qualidade da coragem também depende do estado da Vesícula Biliar.

No Capítulo 8 do livro *Questões Simples*, encontramos a seguinte citação: "*O Fígado é como um general de exército, do qual se origina a estratégia.*"[2] Em razão dessa qualidade, também se afirma que o Fígado influencia nossa capacidade de planejar nossas vidas.

As funções do Fígado são:

- Armazena o Sangue
- Assegura a circulação homogênea do *Qi*
- Controla os tendões
- Manifesta-se externamente nas unhas
- Abre-se para os olhos
- Controla as lágrimas
- Abriga a Alma Etérea
- É afetado pela raiva.

Outras relações do Fígado são:

- Rançoso é seu odor
- Verde é sua cor
- Ácido é seu sabor
- Vento é seu clima
- Grito é seu som.

Funções do Fígado

▶ O Fígado armazena o Sangue

O Fígado é o órgão mais importante para o armazenamento do Sangue e, ao desempenhar essa função, ele regula o volume de Sangue de todo o corpo e a qualquer tempo. Conforme está descrito no Boxe 7.1, a função do Fígado no armazenamento do Sangue tem três aspectos.

> **Boxe 7.1 O Fígado armazena Sangue**
> - Regula o volume de Sangue em relação com o repouso e a atividade
> - Regula a menstruação
> - Umidifica os olhos e os tendões.

O Fígado regula o volume de Sangue do corpo

O Fígado regula o volume de Sangue do corpo de acordo com o nível de atividade física. Quando o corpo está em atividade, o Sangue flui para os músculos e os tendões; quando o corpo está em repouso, o Sangue volta para o Fígado. Esse processo é autorregulado e depende da atividade física.

No Capítulo 62 do livro *Questões Simples*, encontramos que: "*O Fígado armazena Sangue.*"[3] No Capítulo 10 desse mesmo livro, há a seguinte citação: "*Quando um indivíduo se deita, o Sangue retorna ao Fígado.*"[4] Wang Ping (dinastia Tang) afirmou: "*O Fígado armazena Sangue... quando um indivíduo está em movimento, o Sangue circula para os canais; quando está em repouso, ele volta para o Fígado.*"[5]

Quando o Sangue retorna ao Fígado com o corpo em repouso, ele contribui para a recuperação das energias do indivíduo; quando ele circula para os músculos e os tendões durante a atividade física, ele nutre e umidifica os músculos e tendões de forma a permitir que desempenhem suas funções durante o exercício (Figura 7.1).

O trabalho do Fígado na regulação do volume de Sangue para todo o corpo tem uma influência importante no nível de energia do indivíduo. Quando o Sangue flui para os locais certos do corpo nos momentos apropriados, ele nutre os tecidos necessitados e, deste modo, fornece energia ao indivíduo. Quando essa função reguladora está desequilibrada, o sangue está deficiente e, por esta razão, há falta de Sangue onde e quando ele é necessário e o indivíduo fica facilmente cansado. No Capítulo 10 do livro *Questões Simples*, afirma-se que: "*Quando o Fígado tem Sangue suficiente... os pés podem caminhar, as mãos podem segurar e os dedos das mãos podem pegar.*"[6]

Por fim, as funções do Fígado de armazenar e regular o volume de Sangue também influenciam indiretamente nossa resistência aos fatores patogênicos externos. Quando a função do Fígado é normal, a pele e os músculos são bem nutridos pelo Sangue e conseguem resistir aos ataques dos fatores patogênicos externos. Quando essa função está prejudicada, a pele e os músculos não são irrigados e nutridos pelo Sangue nos momentos apropriados (durante a atividade física) e, consequentemente, o corpo fica mais sujeito aos ataques dos fatores patogênicos externos. Também existem outros fatores importantes, que determinam a resistência aos fatores patogênicos externos, especialmente a força do *Qi* Defensivo e do *Qi* do Pulmão. Entretanto, é necessário não menosprezar a importância dessa função do Fígado nesse aspecto.

> **Nota clínica**
>
> Para nutrir o Sangue do Fígado, eu uso: E-36 *Zusanli*, F-8 *Ququan* e BP-6 *Sanyinjiao*.

> **Atenção**
>
> O Sangue do Fígado desempenha um papel importante na defesa do organismo contra fatores patogênicos externos.

O Sangue do Fígado regula a menstruação

A função do Fígado no armazenamento do Sangue tem influência marcante na menstruação e é muito importante na prática clínica (Boxe 7.2). Quando o Fígado armazena Sangue normalmente, a menstruação é normal. Quando o Sangue do Fígado é deficiente, a paciente tem amenorreia ou menstruação escassa. Quando o Sangue do Fígado está em excesso ou com Calor, as menstruações podem ser profusas. Quando o Sangue do Fígado está estagnado, as menstruações são dolorosas.

A função do Fígado de armazenar Sangue é extremamente importante para a fisiologia e a patologia femininas. Alguns distúrbios ginecológicos são causados pela disfunção do *Qi* do Fígado ou do Sangue do Fígado. Quando o *Qi* do Fígado está estagnado, isto pode causar estase do Sangue do Fígado e resultar em menstruações dolorosas com tensão pré-menstrual e sangue menstrual com coágulos escuros.

O armazenamento de Sangue pelo Fígado também influencia os Vasos Concepção (*Ren Mai*) e Penetrador (*Chong Mai*), que são dois vasos extraordinários diretamente relacionados com o Útero. Qualquer disfunção do Fígado causa um desequilíbrio nesses dois vasos e afeta a menstruação.

> **Nota clínica**
>
> Para nutrir o Sangue do Fígado das mulheres, eu uso: E-36 *Zusanli*, F-8 *Ququan*, BP-6 *Sanyinjiao* e VC-4 *Guanyuan*.

> **Boxe 7.2 O Sangue do Fígado e a menstruação**
> - Sangue do Fígado normal: menstruações normais e regulares
> - Sangue do Fígado deficiente: menstruações escassas ou amenorreia
> - Sangue do Fígado estagnado: menstruações dolorosas
> - Calor no Sangue do Fígado: menstruações profusas.

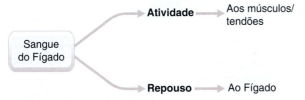

Figura 7.1 Relação entre Sangue do Fígado e atividade-repouso.

Nota clínica

O ponto F-3 *Taichong* é muito importante para regular a menstruação (ele também regula o Vaso Penetrador, ou *Chong Mai*).

O Sangue do Fígado umidifica os olhos e os tendões

O Sangue do Fígado também umidifica os olhos e os tendões (Figura 7.2). A relação entre o Fígado e os olhos é muito direta (embora outros órgãos também afetem os olhos). O Sangue do Fígado umidifica e "confere brilho" aos olhos; quando o Sangue do Fígado é deficiente, o paciente pode ter ressecamento dos olhos e/ou borramento visual. Quando há Calor no Sangue do Fígado, os olhos podem ficar avermelhados e doloridos.

O Sangue do Fígado também umidifica e nutre os tendões (que incluem ligamentos, cartilagens e tendões propriamente ditos); isto é essencial ao funcionamento normal de todas as articulações. Quando o Sangue do Fígado não consegue umidificar e nutrir os tendões, o paciente tem cãibras musculares e contração dos tendões. Quando o Fígado é atacado pelo Vento interno, o paciente tem tremor ou convulsões (porque, em medicina chinesa, tremores e convulsões são entendidos como "abalos dos tendões").

Por fim, há uma relação de influência recíproca entre Sangue e Fígado: quando o Sangue está anormal (deficiente ou quente), ele pode afetar a função do Fígado. Por outro lado, quando a função do Fígado está anormal, ele pode afetar a qualidade do Sangue e causar determinados tipos de doenças cutâneas, inclusive eczema ou psoríase. Esse último conceito foi proposto pelo Dr. J. Shen, que defende que, assim como um meio impróprio de armazenamento pode deteriorar um alimento (p. ex., um recipiente sujo favorece a proliferação das bactérias), assim também a função anormal do Fígado (meio de armazenamento do Sangue) pode "deteriorar" o Sangue e causar doenças cutâneas.[7]

▶ O Fígado assegura o livre fluxo do *Qi*

Essa é a mais importante dentre todas as funções do Fígado e é preponderante em quase todas as desarmonias desse órgão. A deterioração dessa função é um dos padrões encontrados mais comumente na prática clínica. O que significa a expressão "o Fígado assegura o livre fluxo do *Qi*"? As palavras chinesas usadas para descrever essa função (*shu xie*) significam literalmente "fluir" e "deixar sair":

疏 *shu*, significa "dragar, dispersar, espalhar"

泄 *xie*, significa "deixar sair, descarregar, liberar, expelir"

Quando os livros chineses explicam essa função, os autores usam termos como "dispersar", "estender", "afrouxar", "relaxar", "circular", "tornar suave e desimpedido" e "equilibrar" (literalmente: "impedir extremos"). Desse modo, o Fígado assegura o livre fluxo do *Qi* por todo o corpo, em todos os órgãos e em todas as direções (Figura 7.3).

Esse último ponto é muito importante. Como vimos antes, o *Qi* de todos os órgãos tem uma direção de fluxo normal: o *Qi* de alguns órgãos desce (p. ex., *Qi* do Pulmão e do Estômago), enquanto o de outros ascende (p. ex., *Qi* do Baço). A direção normal do movimento do *Qi* do Fígado é parcialmente para cima e parcialmente para baixo em todas as direções, de forma a assegurar o livre fluxo do *Qi* para todos os lugares. Por exemplo, o livre fluxo do *Qi* do Fígado no Aquecedor Médio ajuda o *Qi* do Estômago a descer e o *Qi* do Baço a ascender. Isso explica a importância dessa função, porque envolve todas as partes do corpo e pode afetar todos os órgãos. Esse movimento do *Qi* do Fígado pode estar relacionado com a natureza da Madeira em termos dos Cinco Elementos, com seu movimento expansivo em todas as direções.

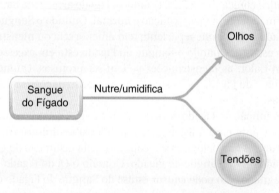

Figura 7.2 Relação entre o Fígado e os olhos e os tendões.

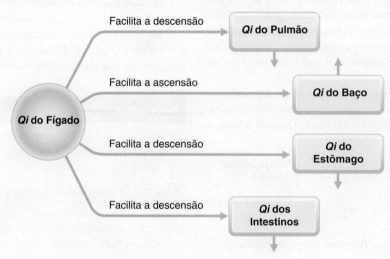

Figura 7.3 Livre fluxo do *Qi* do Fígado em todas as direções.

Conforme se pode observar no Boxe 7.3 e está descrito adiante, essa função do Fígado tem três aspectos.

> **Boxe 7.3 O livre fluxo do *Qi* do Fígado**
> - Afeta o estado emocional
> - Afeta a digestão
> - Afeta a secreção de bile.

O livre fluxo do *Qi* do Fígado em relação com o estado emocional

A função do Fígado de assegurar o livre fluxo do *Qi* tem grande influência no estado emocional. Enquanto no nível físico o livre fluxo do *Qi* do Fígado facilita as atividades fisiológicas de todos os órgãos, no plano mental-emocional o mesmo fluxo homogêneo do *Qi* assegura uma vida emocional equilibrada. Isso é uma função básica da Alma Etérea, porque o livre fluxo do *Qi* do Fígado no nível físico espelha o "ir e vir" suaves da Alma Etérea no nível psíquico (ver adiante) e a coordenação e a integração apropriadas entre a Alma Etérea (*Hun*) e a Mente (*Shen*).

> **Nota clínica**
>
> O livre fluxo do *Qi* é essencial ao estado emocional equilibrado.

Quando o *Qi* do Fígado circula suavemente, o *Qi* flui normalmente e a vida emocional é feliz. Quando essa função está prejudicada, a circulação do *Qi* é obstruída, o *Qi* fica retido e isto causa frustração emocional, depressão ou raiva reprimida, acompanhada de sintomas físicos como distensão do hipocôndrio ou do abdome, sensação de opressão no peito e sensação de um "bolo" na garganta. Nas mulheres, isso pode causar tensão pré-menstrual, inclusive depressão, irritabilidade e distensão mamária. Essa relação é recíproca: a função contida do Fígado causa tensão emocional e frustração; a vida emocional tensa evidenciada por frustração ou raiva reprimida perturba a função do Fígado e resulta na desorganização do livre fluxo do *Qi*.

No Capítulo 3 do livro *Questões Simples*, encontramos a seguinte citação: "*Raiva faz o Qi subir e o Sangue estagnar no peito.*"[8]

> **Nota clínica**
>
> Para estimular o livre fluxo do *Qi* do Fígado nos pacientes com problemas emocionais, eu uso o ponto F-3 *Taichong*.

O livre fluxo do *Qi* facilita a digestão

Em condições saudáveis, o livre fluxo do *Qi* do Fígado ajuda o Estômago e o Baço a desempenharem suas funções digestivas. Quando o *Qi* do Fígado flui suavemente, o Estômago pode amadurecer e decompor o alimento e o *Qi* do Estômago pode descer; o Baço pode extrair o *Qi* dos Alimentos e o *Qi* do Baço pode ascender (Figura 7.4). Quando há uma doença e o *Qi* do Fígado torna-se estagnado ou horizontalmente "rebelde", ele pode "invadir" o Estômago e impedir o movimento de descensão do *Qi* do Estômago, resultando em eructações, regurgitação ácida, náuseas ou vômitos. Quando invade o Baço, o *Qi* do Fígado impede a transformação e o transporte do alimento e evita que o *Qi* do Baço ascenda, desencadeando diarreia (Figura 7.5). Com base na teoria dos Cinco Elementos, isso corresponde a "Madeira invadindo Terra".

Essa é uma manifestação patológica da função fisiológica normal do *Qi* do Fígado em facilitar as funções do Estômago e do Baço. O livre fluxo do *Qi* do Fígado é muito importante para assegurar o movimento harmônico do *Qi* no Aquecedor Médio. Como o *Qi* do Estômago precisa descer e o *Qi* do Baço deve subir, o Aquecedor Médio é um ponto de cruzamento do *Qi* em movimento nas diversas direções; o Fígado assegura que o *Qi* do Estômago e do Baço circule suavemente nas direções certas.

> **Nota clínica**
>
> Para estimular a circulação desimpedida do *Qi* do Fígado nos pacientes com problemas digestivos, eu uso os pontos F-14 *Qimen* para o Estômago e F-13 *Zhangmen* para o Baço, ambos com VC-12 *Zhongwan*.

O livre fluxo do *Qi* do Fígado assegura o fluxo da bile

Por fim, o livre fluxo do *Qi* do Fígado afeta o fluxo biliar. Quando o *Qi* do Fígado circula suavemente, a bile é secretada normalmente e a digestão é boa. Quando o *Qi* do Fígado está es-

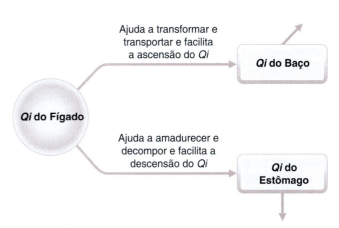

Figura 7.4 Relação entre o *Qi* do Fígado e o *Qi* do Estômago e o *Qi* do Baço.

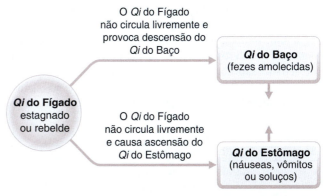

Figura 7.5 Relação entre estagnação do *Qi* do Fígado e do *Qi* do Estômago e do *Qi* do Baço.

tagnado, o fluxo biliar pode ser obstruído, resultando em gosto amargo na boca, eructações ou icterícia, assim como na incapacidade de digerir gorduras.

> **Nota clínica**
>
> Para estimular o livre fluxo do *Qi* do Fígado e o fluxo da bile, eu uso os pontos F-14 *Qimen* e VB-34 *Yanglingquan*.

▶ O Fígado controla os tendões

As condições dos tendões (que incluem cartilagens e ligamentos dos membros, além dos tendões propriamente ditos) afetam nossas capacidades de movimento e atividade física. A contração e o relaxamento dos tendões asseguram os movimentos das articulações. A capacidade de contrair e relaxar os tendões depende da nutrição e da umidificação do Sangue pelo Fígado (Boxe 7.4). No Capítulo 21 do livro *Questões Simples*, encontramos a seguinte citação: "*O Qi dos Alimentos entra no Estômago, a essência refinada e extraída do Sangue vai ao Fígado e o excesso de Qi do Fígado transborda aos tendões.*"[9] Por essa razão, os tendões são considerados como uma "extensão" do Fígado.

Quando o Sangue do Fígado é abundante, os tendões são umidificados e nutridos, assegurando o movimento suave dos músculos e atividade muscular normal. Quando o Sangue do Fígado está deficiente, os tendões não são umidificados e nutridos, e isso causa contrações e espasmos, ou limitação da extensão/flexão, dormência e formigamento dos membros, câimbras musculares e – quando se desenvolve Vento de Fígado – tremores ou convulsões. Os tremores são considerados secundários aos "abalos dos tendões", e esse sintoma reflete a existência de Vento de Fígado. Isso explica por que, no Capítulo 1 do livro *Questões Simples*, encontramos que: "*Quando o Qi de Fígado declina, os tendões não podem mover-se.*"[10]

Quando há estase de Sangue do Fígado, os tendões não são flexíveis e o paciente pode ter enrijecimento dos tendões, rigidez e dor nas articulações.

A influência do Fígado nos tendões também tem outro significado, que corresponde a algumas doenças neurológicas descritas sob a ótica da medicina ocidental. Por exemplo, quando uma criança contrai uma doença infecciosa como meningite, que se evidencia por temperatura alta e, por fim, causa convulsões, na perspectiva da medicina chinesa isto se deve ao Calor estimulando o Vento de Fígado. O Vento interno do Fígado provoca contração e tremor dos tendões, que são responsáveis pelas convulsões.

Por fim, também é importante mencionar o fato de que a maioria dos livros ocidentais de acupuntura refere que os "músculos" são controlados pelo Fígado e a "carne" pelo Baço: eu traduzo o termo *jin* (tecido controlado pelo Fígado) como "tendões" (que inclui ligamentos e cartilagens do corpo,

além dos tendões propriamente ditos) e *rou* ou *ji rou* (tecido controlado pelo Baço, como "músculos". Primeiramente, é importante lembrar que o *ji rou*, traduzido como "músculos", refere-se apenas aos músculos esqueléticos dos membros (e, consequentemente, não inclui o músculo cardíaco ou os músculos lisos). Em segundo lugar, certamente há superposição na fisiologia e patologia dos tendões e dos músculos e, portanto, entre o Fígado e o Baço. Essencialmente, uma fraqueza dos músculos dos membros está relacionada com o Baço, enquanto câimbras, contrações e dificuldade de flexionar/estender indicam uma patologia do Fígado.

> **Nota clínica**
>
> O ponto Mestre (*Hui*) dos tendões é VB-34 *Yanglingquan*.

▶ O Fígado manifesta-se nas unhas

Em medicina chinesa, as unhas são consideradas "subprodutos" dos tendões e, por esta razão, estão sob a influência do Sangue do Fígado. Quando o Sangue do Fígado é abundante, as unhas são úmidas e saudáveis; quando há deficiência de Sangue do Fígado, as unhas não são nutridas e tornam-se sulcadas, secas, quebradiças e rachadas. Quando há estase do Sangue do Fígado, as unhas tornam-se escuras ou arroxeadas.

No Capítulo 10 do livro *Questões Simples*, encontramos que: "*O Fígado controla os tendões e sua condição exuberante manifesta-se nas unhas.*"[11] No Capítulo 9 desse mesmo livro, há a seguinte citação: "*O Fígado é um órgão regulador, é a residência da Alma Etérea, tem sua manifestação externa nas unhas e controla os tendões.*"[12]

▶ O Fígado abre-se nos olhos

O olho é o órgão do sentido conectado ao Fígado. São a nutrição e a umidificação realizadas pelo Sangue do Fígado que conferem aos olhos a capacidade de ver. Quando o Sangue do Fígado é abundante, os olhos são normalmente úmidos e a visão é boa. Quando o Sangue do Fígado está deficiente, o paciente pode ter visão embaçada, miopia, "manchas flutuantes" à frente dos olhos, cegueira para as cores ou sensação de secura e areia nos olhos.

No Capítulo 10 do livro *Questões Simples*, encontramos que: "*Quando o Fígado recebe Sangue, os olhos podem ver.*"[13] No Capítulo 17 do livro *Eixo Espiritual*, há a seguinte citação: "*O Qi do Fígado estende-se aos olhos; quando o Fígado está saudável, os olhos conseguem distinguir as cinco cores.*"[14]

O Boxe 7.5 resume as informações sobre os olhos.

> **Boxe 7.5 O Fígado abre-se nos olhos**
>
> - Sangue do Fígado normal: visão adequada
> - Sangue do Fígado deficiente: visão embaçada, "manchas flutuantes"
> - *Yin* do Fígado deficiente: olhos secos e arenosos
> - Sangue do Fígado estagnado: bulbos oculares doloridos
> - Aumento do *Yang* do Fígado: olhos lacrimejantes
> - Fogo de Fígado: olhos secos e congestionados por sangue (podem estar avermelhados, edemaciados e dolorosos)
> - Vento de Fígado: movimentos involuntários dos bulbos oculares.

> **Boxe 7.4 O Fígado nutre os tendões**
>
> - Sangue do Fígado normal: tendões e ligamentos flexíveis, movimentos livres
> - Sangue do Fígado deficiente: câimbras, dormência e formigamento
> - Sangue do Fígado estagnado: tendões enrijecidos, rigidez e dor.

O livro *Eixo Espiritual*, em seu Capítulo 37, afirma que: "*O olho é o órgão do sentido referido ao Fígado.*"[15] No Capítulo 4 do livro *Questões Simples*, encontramos que: "*O Fígado corresponde à direção leste e à cor verde e abre-se nos olhos.*"[16]

Quando há Calor no Fígado, os olhos podem estar congestionados por sangue e doloridos ou ardentes. Quando há Vento interno no Fígado, o bulbo ocular pode virar para cima e mover-se involuntariamente (nistagmo).

Além do Fígado, alguns outros órgãos *Yin* e *Yang* afetam os olhos, principalmente Coração, Rins, Pulmões, Vesícula Biliar, Bexiga e Intestino Delgado. No Capítulo 80 do livro *Eixo Espiritual*, vemos que: "*A Essência originada dos 5 órgãos Yin e dos 6 órgãos Yang flui para cima de forma a irrigar os olhos.*"[17]

Em especial, a Essência do Rim nutre os olhos, de forma que algumas doenças oculares crônicas estão relacionadas com o declínio da Essência do Rim. O Coração também está diretamente relacionado com o olho. No Capítulo 80 do livro *Eixo Espiritual*, encontramos que: "*Os olhos espelham o estado do Coração, que abriga a Mente.*"[18]

No Capítulo 81 do livro *Questões Simples*, há a seguinte citação: "*O Coração concentra a Essência dos 5 órgãos Yin e manifesta-se nos olhos.*"[19]

Desse modo, os olhos também refletem o estado da Mente e do Coração. Em resumo, além do Fígado, os Rins e o Coração são os outros dois órgãos *Yin* relacionados mais diretamente com os olhos. O Fogo de Coração pode causar dor e eritema ocular, enquanto a deficiência de *Yin* do Rim pode acarretar déficit visual progressivo e secura ocular.

Nota clínica

O ponto *Shu* Dorsal do Fígado, ou B-18 *Ganshu*, afeta os olhos.

Nota clínica

O Fígado *não* é o único órgão que afeta os olhos.

▶ O Fígado controla as lágrimas

Lágrima é um fluido relacionado com o Fígado. Em termos mais claros, as lágrimas basais (que lubrificam os olhos) e as lágrimas reflexas (que são produzidas quando um corpo estranho entra nos olhos) estão relacionadas com o Fígado (ao contrário das lágrimas emocionais).

Desse modo, a deficiência de Sangue do Fígado ou *Yin* do Fígado pode causar ressecamento dos olhos, enquanto o aumento do *Yang* do Fígado pode tornar os olhos lacrimejantes.

▶ O Fígado abriga a Alma Etérea

A Alma Etérea – conhecida como *Hun* em chinês – é o aspecto mental-espiritual do Fígado. No Capítulo 9 do livro *Questões Simples*, encontramos a seguinte citação: "*O Fígado é a residência da Alma Etérea.*"[20] O conceito de Alma Etérea está diretamente relacionado com a crença antiga dos chineses em "espíritos" e "demônios". De acordo com essas crenças, espíritos e demônios são criaturas espirituais que conservam uma aparência física e vagueiam no mundo dos espíritos. Alguns são bons e outros, maus. Nos tempos anteriores ao Período dos Estados Combatentes (476-221 a.C.), esses espíritos eram considerados as causas principais das doenças. Depois desse período, as causas naturalísticas das doenças (inclusive clima) substituíram essa crença, que, no entanto, nunca desapareceu realmente e persiste até os dias atuais. O caractere do termo *Hun* contém o radical *Gui*, que significa "espírito" no sentido descrito antes, acrescido do radical *Yun*, que significa "nuvem". A combinação desses dois radicais transmite uma ideia da natureza da Alma Etérea: ela é como um "espírito", mas é *Yang* e etérea por natureza e essencialmente inofensiva: isto é, não é um dos espíritos do mau (daí a presença do radical "nuvem").

魂 *Hun*

鬼 *Gui*

云 *Yun*

Por essa razão, a Alma Etérea é *Yang* por natureza (em contraste com a Alma Corpórea) e sobrevive à morte do corpo, retornando a um plano de energias imateriais sutis.

É dito que a Alma Etérea influencia a capacidade de planejar nossas vidas e encontrar um sentido de direção ou propósito da vida. A falta de propósito da vida e a confusão mental poderiam ser comparadas com o vaguear solitário da Alma Etérea no tempo e no espaço. Por essa razão, quando o Fígado (e especialmente o Sangue do Fígado) é exuberante, a Alma Etérea está firmemente enraizada e pode ajudar-nos a planejar a vida com sabedoria e visão. Quando o Sangue do Fígado está fraco, a Alma Etérea não está enraizada e não consegue transmitir-nos um sentido de propósito ou direção na vida. Quando o Sangue do Fígado ou o *Yin* do Fígado está muito fraco, algumas vezes a Alma Etérea pode até mesmo sair transitoriamente do corpo à noite enquanto o indivíduo dorme, ou pouco antes de adormecer. Os pacientes com deficiência grave de *Yin* podem experimentar uma sensação como se estivessem flutuando alguns momentos antes de adormecer: alguns autores dizem que isso se deve à "flutuação" da Alma Etérea não enraizada no Sangue e no *Yin*.

Com base em minha experiência, a Alma Etérea também é a fonte dos sonhos, visão, objetivos, projetos, inspiração, criatividade e conceitos existenciais: a Alma Etérea é descrita como o "*ir e vir da Mente (Shen)*". Isso significa que ela fornece à Mente a outra dimensão necessária à vida: ou seja, sonhos, visão, objetivos, projetos, inspiração, criatividade e ideias. Sem isso, a Mente seria estéril e o indivíduo teria depressão. Por outro lado, a Mente precisa até certo ponto refrear o "ir e vir" da Alma Etérea, de forma a mantê-la sob controle; além disso, ela precisa integrar ordenadamente todas as ideias que provêm da Alma Etérea em nossa psique. A Alma Etérea é como um "oceano" de ideais, sonhos, projetos e inspiração e a Mente só consegue lidar com um de cada vez. Quando a Alma Etérea traz excesso de materiais desse "oceano" sem controle e integração suficientes de parte da Mente, o comportamento do indivíduo pode tornar-se até certo ponto caótico e, nos casos extremos, nitidamente maníaco. A Figura 7.6 ilustra a relação entre a Mente (*Shen*) e a Alma Etérea (*Hun*).

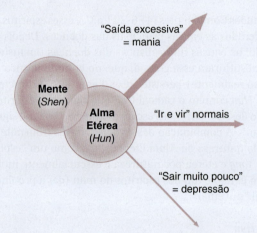

Figura 7.6 Relação entre a Mente (*Shen*) e a Alma Etérea (*Hun*).

No livro *Discussion on Blood*, encontramos a seguinte citação: "*Quando o Sangue do Fígado está deficiente, o Fogo agita a Alma Etérea, resultando em poluções noturnas com sonhos.*"[21] Isso confirma que a Alma Etérea pode tornar-se desenraizada à noite quando o indivíduo tem deficiência de Sangue ou *Yin*.

A descrição da natureza da Alma Etérea não estaria completa sem uma referência à Alma Corpórea (*Po*), na medida em que as duas nada mais são que dois polos do mesmo fenômeno. A Alma Corpórea representa um aspecto muito físico ou material da alma, ou seja, a parte da Alma que está indissoluvelmente ligada ao corpo. No momento da morte, a Alma Corpórea volta à Terra. Por essa razão, o conceito chinês de "alma" inclui a Alma Corpórea e a Alma Etérea.

▶ O Fígado é afetado pela raiva

Raiva é a emoção diretamente relacionada com o Fígado. O termo "raiva" deve ser entendido em sentido amplo e inclui frustração, ressentimento, raiva reprimida e fúria.

A raiva causa estagnação do *Qi* do Fígado, especialmente quando é reprimida; a raiva exteriorizada frequentemente provoca aumento do *Yang* do Fígado ou Fogo de Fígado.

Como também ocorre com qualquer outra emoção, a relação entre uma emoção e seu órgão é mútua: uma condição de raiva persistente causa patologia do Fígado e, por outro lado, uma patologia desse órgão pode levar o paciente e tornar-se irritável (Figura 7.7).

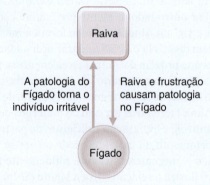

Figura 7.7 Relação mútua entre o Fígado e a raiva.

Outras relações do Fígado

Outras relações do Fígado descritas a seguir são:

- O odor do Fígado
- A cor do Fígado
- O sabor do Fígado
- O fator climático do Fígado
- O som do Fígado.

O Boxe 7.6 resume essas relações.

Boxe 7.6 Outras relações do Fígado

- Odor: rançoso
- Cor: verde
- Sabor: ácido
- Fator climático: vento
- Som: grito.

▶ O odor do Fígado é rançoso

Rançoso é o dor associado ao Fígado. Esse odor é o que emana da carne rançosa e provém principalmente das axilas. O odor rançoso é comum na prática clínica e geralmente indica patologia do Fígado, mais comumente com Calor, isto é, Calor no Fígado ou Umidade-Calor no Fígado.

▶ A cor do Fígado é o verde

A patologia do Fígado, inclusive estagnação do *Qi* do Fígado, pode tornar a pele esverdeada: em especial, a região malar esquerda reflete a condição do Fígado.

O significado diagnóstico da cor verde aplica-se também a outras coisas, inclusive à secreção vaginal: uma secreção vaginal esverdeada indica Umidade no canal do Fígado.

▶ O sabor do Fígado é ácido

Quando alguém tem percepção de gosto ácido, isto pode indicar patologia do Fígado, especialmente as que se caracterizam por Calor.

A ingestão excessiva de alimentos ou ervas com sabor ácido (p. ex., toronja) pode causar danos ao Fígado, ao Baço e aos músculos. Por outro lado, o sabor ácido é benéfico aos Pulmões (p. ex., a erva *Wu Wei Zi*, ou *Fructus schizandrae*, que é um tônico para os pulmões).

Embora o sabor referido ao Fígado seja ácido, deve-se salientar que o sabor amargo é muito comum nos pacientes com Fogo de Fígado e Umidade-Calor no Fígado e na Vesícula Biliar.

▶ O fator climático do Fígado é vento

Vento é o fator climático relacionado com o Fígado. Na prática médica, isso pode ser observado de várias formas. Um paciente com desarmonia do Fígado frequentemente se queixa de que é afetado negativamente pelo vento (p. ex., causando enxaqueca) e, ocasionalmente, pode até relatar que esse efeito destrutivo é causado especificamente pelo vento leste (leste é a direção da Madeira e do Fígado).

▶ O som do Fígado é grito

A desarmonia do Fígado, especialmente em condições de Excesso, frequentemente leva o paciente a falar com voz muito alta, quase gritando. Grito é o som do Fígado também porque as pessoas gritam quando extravasam sua raiva (a emoção do Fígado).

Sonhos

No Capítulo 17 do livro *Questões Simples*, encontramos que: "*Quando o Fígado está em excesso, sonhamos que estamos com raiva.*"[22] No Capítulo 80 desse mesmo livro, há a seguinte citação: "*Quando o Fígado está deficiente, o indivíduo sonha com cogumelos muito fragrantes. Quando o sonho ocorre na Primavera, o indivíduo sonha que está deitado sob uma árvore sem conseguir levantar-se.*"[23]

No Capítulo 43 do livro *Eixo Espiritual*, o autor diz que: "*Quando o Fígado está deficiente, o indivíduo sonha com florestas nas montanhas.*"[24]

Ditados ou provérbios

Existem algumas citações relacionadas com o Fígado:

- "O Fígado é um órgão resoluto"
- "O Fígado influencia a ascensão e o crescimento"
- "O Fígado controla o planejamento"
- "O Fígado é um órgão regulador, equilibrador e harmonizador"
- "O Fígado detesta vento"
- "O Fígado pode causar convulsões"
- "O Fígado ascende do lado esquerdo".

▶ "O Fígado é um órgão resoluto"

Assim como nas doenças o *Qi* do Fígado facilmente se torna estagnado e excessivo e o *Yang* do Fígado pode facilmente explodir para cima e causar irritabilidade e raiva, em condições de saúde o mesmo tipo de energia originada do Fígado pode conferir ao indivíduo ímpeto criativo e resolutividade.

Por essa razão, em medicina chinesa diz-se que um Fígado saudável pode conferir resolutividade, espírito indomável e coragem ao indivíduo. Essa qualidade mental e do caráter de um indivíduo dependem dos estados do *Qi* do Fígado e da Vesícula Biliar. Na verdade, a única manifestação da deficiência do *Qi* do Fígado (um padrão incomum) ocorre no nível do caráter: ou seja, timidez, falta de decisão, incapacidade de resolver problemas, falta de coragem e indecisão.

▶ "O Fígado influencia a ascensão e o crescimento"

Em condição de saúde, o *Qi* do Fígado ascende e espalha-se em todas as direções de forma a facilitar o livre fluxo do *Qi* em todas as partes do corpo. Nesse caso, deve-se entender "crescimento" em sentido simbólico a indicar que o Fígado pertence à Madeira e esta qualidade específica é comparada com a ascensão da seiva, que favorece o crescimento de uma árvore.

Nas condições de doença, o movimento ascendente do *Qi* do Fígado pode ficar fora de controle, resultando na separação de *Yin* e *Yang* e na ascensão do *Yang* do Fígado ou do Fogo de Fígado. Isso provoca irritabilidade, rompantes de raiva, rubor facial, tontura, tinido e cefaleias.

▶ "O Fígado controla o planejamento"

Esse conceito é originado do Capítulo 8 do livro *Questões Simples*, que já foi mencionado. Alguns autores afirmam que o Fígado confere-nos capacidade de planejar nossa vida com sabedoria e harmonia. Nas condições patológicas, a desarmonia do Fígado pode evidenciar-se por incapacidade de planejar nossas vidas e falta de direção ou propósito. Essa é uma função especialmente referida à Alma Etérea.

▶ "O Fígado é um órgão regulador, equilibrador e harmonizador"

Essa é uma tradução pouco precisa de uma expressão que é difícil de traduzir e que literalmente significa: "*O fígado é a raiz da contenção dos extremos.*" Essa expressão foi utilizada originalmente no Capítulo 9 do livro *Questões Simples*, onde se afirma que: "*O Fígado tem uma função reguladora e equilibradora [literalmente, é a raiz da contenção dos extremos], abriga a Alma Etérea e manifesta-se nas unhas.*"[25]

Isso significa que o Fígado desempenha uma atividade reguladora e equilibradora importante, que é originada principalmente de sua função de armazenar Sangue e assegurar o livre fluxo do *Qi* do Fígado.

Como foi mencionado antes, o Fígado regula o volume de Sangue necessário ao corpo de acordo com o nível de atividade física. Durante o movimento e a atividade física, o Sangue flui para os músculos e tendões; em repouso, ele retorna ao Fígado. Ao retornar ao Fígado durante o repouso, o Sangue ajuda-nos a recuperar energias. Por outro lado, quando o Sangue do Fígado está deficiente, o indivíduo acha difícil repor suas energias por meio do repouso.

O livre fluxo do *Qi* do Fígado é outra característica da função reguladora e equilibradora do Fígado, porque o fluxo suave do *Qi* regula todos os movimentos do *Qi* em todas as partes do corpo.

Por fim, a função reguladora e equilibradora do Fígado tem um aspecto emocional importante. O Fígado e especialmente a Alma Etérea são responsáveis pela vida emocional equilibrada: isto é, asseguram que o indivíduo não seja dominado pelas emoções (como acontece com uma pessoa "emotiva"), nem seja indiferente aos estímulos da vida (como acontece com uma pessoa "desligada" dos seus sentimentos).

▶ "O Fígado detesta vento"

Em geral, o clima tempestuoso ou com ventania afeta o Fígado. Desse modo, a relação entre Fígado e "Vento" refere-se não apenas ao Vento interno, mas também ao exterior. É comum ouvir pacientes com desarmonia do Fígado queixarem-se de cefaleias e rigidez de nuca, que começam depois de um período com clima tempestuoso ou com ventania.

▶ "O Fígado pode causar convulsões"

As convulsões são manifestações do Vento interno, que sempre está relacionado com o Fígado. Como foi mencionado antes, as convulsões são consideradas como secundárias aos "abalos" dos tendões, que são uma extensão do Fígado.

▶ "O Fígado ascende do lado esquerdo"

Embora anatomicamente esteja localizado à direita, energeticamente o Fígado está situado à esquerda (e os Pulmões à direita). O Fígado está relacionado com o lado esquerdo do corpo de diversas formas.

Cefaleias no lado esquerdo da cabeça são consideradas relacionadas com o Fígado e especialmente com a deficiência de Sangue do Fígado, enquanto as cefaleias do lado direito parecem estar relacionadas com a Vesícula Biliar. Evidentemente, isso nem sempre se evidencia nessa forma na prática clínica.

O lado esquerdo da língua reflete mais as condições do Fígado, enquanto o lado direito está referido à Vesícula Biliar.

Evidentemente, no diagnóstico por meio do pulso, a energia do Fígado é sentida no lado esquerdo.

Resultados do aprendizado

Neste capítulo, você aprendeu:
- O significado clínico do armazenamento de Sangue pelo Fígado
- A importância do Sangue do Fígado na menstruação
- O significado clínico do livre fluxo do *Qi* do Fígado em seus três aspectos principais
- Uma introdução ao conceito de estagnação do *Qi*
- A relação entre Fígado e tendões
- A relação entre Fígado e olhos
- A natureza e o significado clínico da Alma Etérea (*Hun*) e sua relação com o Fígado
- Uma introdução à relação entre a Mente (*Shen*) e a Alma Etérea (*Hun*)
- Como a raiva afeta o Fígado e como uma desarmonia do Fígado afeta nosso humor
- O fator climático destrutivo ao Fígado
- O sabor, a cor, o som e o odor relacionados com o Fígado e seu significado clínico
- Os sonhos relacionados com o Fígado.

Questões de autoavaliação

1. Quais são os dois aspectos principais do armazenamento de Sangue pelo Fígado?
2. Como o Sangue do Fígado afeta a atividade física?
3. Como o Sangue do Fígado afeta a menstruação?
4. Quais são os três aspectos principais do livre fluxo do *Qi* do Fígado?
5. Como o livre fluxo do *Qi* do Fígado afeta a digestão?
6. Qual é a influência do livre fluxo do *Qi* do Fígado no estado emocional?
7. Como a raiva afeta o fígado?
8. Qual poderia ser a consequência da umidificação e da nutrição deficientes dos tendões pelo Sangue do Fígado?
9. Qual poderia ser a consequência da umidificação e da nutrição deficientes dos olhos pelo Sangue do Fígado?
10. Descreva sucintamente as características da Alma Etérea.
11. Descreva resumidamente a relação entre Alma Etérea (*Hun*) e Mente (*Shen*).

Ver respostas no Apêndice 6.

Notas

1. Beijing College of Traditional Chinese Medicine 1980 Practical Chinese Medicine (Shi Yong Zhong Yi Xue 实用中医学), Beijing Publishing House, Beijing, p. 53.
2. 1979 The Yellow Emperor's Classic of Internal Medicine – Simple Questions (Huang Di Nei Jing Su Wen 黄帝内经素问), People's Health Publishing House, Beijing, first published c.100 a.C., p. 58.
3. Ibid., p. 334.
4. Ibid., p. 73.
5. 1981 Syndromes and Treatment of the Internal Organs (Zang Fu Zheng Zhi 脏腑证治), Tianjin Scientific Publishing House, Tianjin, p. 131.
6. Simple Questions, p. 73.
7. Comunicação pessoal do Dr. J.H.F. Shen.
8. Simple Questions, p. 17.
9. Ibid., p. 139.
10. Ibid., p. 5.
11. Ibid., p. 70.
12. Ibid., p. 68.
13. Ibid., p. 73.
14. 1981 Spiritual Axis (Ling Shu Jing 灵枢经), People's Health Publishing House, Beijing, first published a.C.,100 bc, p. 50.
15. Ibid., p. 78.
16. Simple Questions, p. 25.
17. Spiritual Axis, p. 151.
18. Ibid., p. 151.
19. Simple Questions, p. 572.
20. Ibid., p. 67.
21. Tang Zong Hai 1979 Discussion on Blood (Xue Zheng Lun 血证论), People's Health Publishing House, first published 1884, p. 29.
22. Simple Questions, p. 102.
23. Ibid., p. 569.
24. Spiritual Axis, p. 85.
25. Simple Questions, p. 68.

Leitura complementar

Kaptchuk T 2000 The Web that has no Weaver – Understanding Chinese Medicine, Contemporary Books, Chicago

SEÇÃO 1 **PARTE 2**

Funções dos Pulmões 8

Funções dos Pulmões, 103

  Os Pulmões governam o *Qi* e a respiração, 103

  Os Pulmões controlam os canais e os vasos sanguíneos, 104

  Os Pulmões controlam a difusão e a descensão do *Qi*, 104

  Os Pulmões regulam todas as atividades fisiológicas, 106

  Os Pulmões regulam as Passagens de Água, 107

  Os Pulmões controlam a pele e o espaço entre a pele e os músculos (espaço *Cou li*), 108

  Os Pulmões manifestam-se nos pelos do corpo, 109

  Os Pulmões abrem-se no nariz, 109

  Os Pulmões controlam o muco nasal, 110

  Os Pulmões abrigam a Alma Corpórea, 110

  Os Pulmões são afetados por preocupação, mágoa e tristeza, 111

Outras relações dos Pulmões, 111

  O odor dos Pulmões é de coisa estragada ou podre, 112

  A cor dos Pulmões é o branco, 112

  O sabor dos Pulmões é picante, 112

  O fator climático dos Pulmões é secura, 112

  O som dos Pulmões é choro, 112

Sonhos, 112

Ditados ou provérbios, 112

  "Os Pulmões governam os 100 vasos", 112

  "Os Pulmões detestam frio", 112

  "Os Pulmões governam a voz", 112

  "Os Pulmões são órgãos delicados", 112

Notas, 113

Leitura complementar, 113

Os Pulmões governam o *Qi* e a respiração e estão especialmente encarregados de exalar o ar. Por essa razão, e também porque eles influenciam a pele, os Pulmões são os órgãos intermediários entre o corpo e o ambiente.

Os Pulmões controlam os vasos sanguíneos, porque o *Qi* desses órgãos ajuda o Coração a controlar a circulação sanguínea. Além disso, também se diz que os Pulmões controlam as "passagens de Água". Isso significa que eles desempenham um papel vital na circulação dos Fluidos Corporais.

No Capítulo 8 do livro *Questões Simples* encontramos que: *"Os Pulmões são como um primeiro-ministro encarregado da regulamentação."*[1] Essa afirmação refere-se principalmente ao papel que os Pulmões desempenham em ajudar o Coração (que é o Imperador) e fazer o Sangue circular.

As funções dos Pulmões são:

- Governam o *Qi* e a respiração
- Controlam os canais e os vasos sanguíneos
- Controlam a difusão e a descensão do *Qi*
- Regulam todas as atividades fisiológicas
- Regulam as passagens de Água
- Controlam a pele e os pelos do corpo
- Abrem-se no nariz
- Controlam o muco nasal
- Abrigam a Alma Corpórea (*Po*).

Funções dos Pulmões

▶ Os Pulmões governam o *Qi* e a respiração

Essa é a função mais importante dos Pulmões porque, a partir do ar, eles extraem "*Qi* limpo" para o corpo, que depois é combinado com o *Qi* dos Alimentos proveniente do Baço: a combinação do ar dos Pulmões com o *Qi* dos Alimentos do Baço forma o *Qi* Torácico (*Zong Qi*) (ver também Figura 3.7, no Capítulo 3).

Vejamos dois aspectos dessa função vital:

1. Quando dizemos que os Pulmões governam a respiração, queremos dizer que eles inalam "*Qi* puro" (ar) e exalam "*Qi* impuro". A permuta e a renovação contínuas do *Qi* pelos Pulmões asseguram o funcionamento adequado de todos os processos fisiológicos do corpo, que têm *Qi* como sua base. No Capítulo 5 do livro *Questões Simples*, encontramos a seguinte citação: *"O Qi celestial vai para os Pulmões."*[2] Nesse caso, "*Qi* celestial" significa ar

2. A segunda forma com que os Pulmões governam o *Qi* é no processo real de sua formação. Como dissemos no Capítulo 3, o *Qi* dos Alimentos é extraído do alimento pelo Baço e é direcionado aos Pulmões, onde se combina com o ar inalado para formar o que se conhece como *Qi* Torácico (*Zong Qi*). Como esse processo ocorre no tórax, este também é conhecido como "Mar de *Qi*" ou "Mar Superior de *Qi*" (em

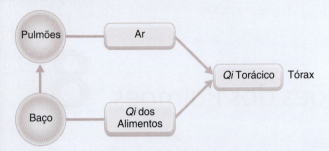

Figura 8.1 Formação do *Qi* Torácico.

contraste com o Mar Inferior de *Qi*, que está localizado abaixo do umbigo). Algumas vezes, o *Qi* Torácico também é conhecido como "Grande *Qi* do tórax" (Figura 8.1).

Depois de sua formação, os Pulmões espalham *Qi* para todo o corpo, de forma a nutrir todos os tecidos e promover todos os processos fisiológicos.

O livro *Eixo Espiritual*, em seu Capítulo 56, contém a seguinte afirmação: "*O Grande Qi reúne-se sem se mover e acumula-se no tórax, que é conhecido como Mar de Qi que sai dos Pulmões, vai para a garganta e facilita a inalação e a exalação.*"[3]

O *Qi* Torácico (ou Grande *Qi*) reside no tórax e facilita as funções dos Pulmões e do Coração, promovendo a circulação adequada aos membros e controlando a força da voz. Por essa razão, o *Qi* do Pulmão fraco causa cansaço, voz fraca e falta de ar discreta.

Nota clínica

O *Qi* Torácico pode ser tonificado utilizando o ponto VC-17 *Shanzhong*.

Em razão de seu papel na extração do *Qi* do ar e porque controlam a pele, os Pulmões são os mais "externos" de todos os órgãos *Yin* e representam a conexão entre o corpo e o mundo exterior. Por essa razão, os Pulmões são facilmente atacados por fatores patogênicos externos e, algumas vezes, são referidos como um "órgão delicado": isto é, sensível e vulnerável à invasão por fatores climáticos.

O Boxe 8.1 resume essa função dos Pulmões.

Boxe 8.1 Os Pulmões governam o *Qi* e a respiração

- Os Pulmões inalam "*Qi* celestial", isto é, ar
- O ar proveniente dos Pulmões combina-se com o *Qi* dos Alimentos originado do Baço para formar o *Qi* Torácico (*Zong Qi*)
- Os Pulmões governam o *Qi* Torácico no tórax.

▶ Os Pulmões controlam os canais e os vasos sanguíneos

Como vimos antes, os Pulmões governam o *Qi*, que é essencial à facilitação da circulação do Sangue por ação do Coração. Por essa razão, embora o Coração controle os vasos sanguíneos, os Pulmões também desempenham um papel importante na manutenção da saúde desses vasos. Nesse sentido, seu âmbito de ação é de certa forma mais amplo que o do Coração, porque os Pulmões não controlam apenas a circulação dos próprios vasos sanguíneos, mas também em todos os canais. Como dissemos no capítulo sobre *Qi*, o *Qi* nutritivo está diretamente relacionado com o Sangue e os dois circulam juntos nos vasos sanguíneos e nos canais. Como os Pulmões governam o *Qi*, eles controlam sua circulação nos vasos sanguíneos e nos canais.

É importante ressaltar que, no livro *Clássico de Medicina do Imperador Amarelo*, o termo *mai* ("vaso") é usado de forma algo ambígua porque, em alguns contextos, refere-se claramente aos canais, enquanto em outros se refere aos vasos sanguíneos.

 Atenção

No livro *Clássico de Medicina do Imperador Amarelo*, o termo *mai* pode significar tanto um "canal de acupuntura" como um "vaso sanguíneo".

Quando o *Qi* do Pulmão está forte, a circulação do *Qi* e do Sangue é adequada e os membros mantêm-se aquecidos. Quando o *Qi* do Pulmão está fraco, o *Qi* não consegue empurrar o Sangue e os membros (especialmente as mãos) ficam frios.

O Boxe 8.2 resume essa função dos Pulmões.

Boxe 8.2 Os Pulmões controlam os canais e os vasos sanguíneos

- Como os Pulmões governam o *Qi*, eles controlam todos os canais (de acupuntura)
- Como o *Qi* é o comandante do Sangue e como o *Qi* Nutritivo (*Ying Qi*) circula em contato direto com o Sangue, os Pulmões também influenciam todos os vasos sanguíneos.

▶ Os Pulmões controlam a difusão e a descensão do *Qi*

É extremamente importante e essencial compreender essas duas funções de forma a entender a fisiologia e a patologia dos Pulmões.

A difusão do *Qi* e dos Fluidos Corporais

Os Pulmões desempenham a função de difundir ou espalhar o *Qi* Defensivo e os Fluidos Corporais de todo o corpo para o espaço entre a pele e os músculos (Figura 8.2). Essa é uma das formas pelas quais os Pulmões estão relacionados fisiologicamente com a pele. A difusão do *Qi* assegura que o *Qi* Defensivo seja igualmente distribuído a todo o corpo sob a pele, desempenhando suas funções de aquecer a pele e os músculos e proteger o corpo dos fatores patogênicos externos.

Quando o *Qi* do Pulmão está fraco e sua função de difundir está prejudicada, o *Qi* Defensivo não consegue chegar à pele e o corpo é facilmente invadido pelos fatores patogênicos externos. Podemos ter uma ideia clara quanto ao que realmente é a função de difusão quando observamos o que acontece quando essa função está prejudicada. Quando um indivíduo pega um resfriado, a maioria dos seus sinais e sintomas é de manifestações da interferência com a função difusora dos Pulmões. O Vento-Frio Externo obstrui a pele, impede a disseminação e a difusão do *Qi* Defensivo e, deste modo, interfere na função difusora dos Pulmões. O *Qi* não pode ser difundido e o indivíduo

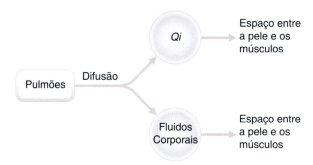

Figura 8.2 Difusão do *Qi* do Pulmão.

sente como se tudo estivesse "bloqueado". Isso é exatamente como nos sentimos durante um resfriado intenso, quando temos aversão ao frio, cefaleia, espirros etc.

No Capítulo 30 do livro *Eixo Espiritual*, encontramos a seguinte citação: "*O Qi do Aquecedor Superior está em comunicação com o exterior e espalha e dissemina as essências do alimento, aquece a pele, preenche o corpo e umidifica os pelos como se fosse a irrigação por névoa e orvalho.*"[4]

Além do *Qi*, os Pulmões também difundem os Fluidos Corporais à pele e ao espaço entre a pele e os músculos (espaço *cou li*) na forma de um "vapor" fino. Essa é uma das razões pelas quais o Aquecedor Superior é comparado com uma "névoa". A névoa fina dos Fluidos Corporais umidifica a pele e regula a abertura e o fechamento dos poros e a transpiração. Quando essa função está normal, os poros abrem e fecham normalmente e o indivíduo tem transpiração quantitativamente fisiológica: nesses casos, dizemos que o espaço entre a pele e os músculos está bem regulado. Quando essa função está prejudicada e a desarmonia caracteriza-se por Excesso, os poros ficam bloqueados e não há transpiração: nesse caso, diz-se que o espaço entre a pele e os músculos está muito "apertado". Quando a desarmonia caracteriza-se por Deficiência, os poros estão muito relaxados e continuam abertos, de forma que o indivíduo tem transpiração espontânea: nesses casos, afirmamos que o espaço entre a pele e os músculos está muito "folgado".

Quando a função dos Pulmões de difundir os Fluidos Corporais está alterada, os líquidos acumulam-se sob a pele e causam edema (geralmente facial).

Nota clínica

A difusão do *Qi* do Pulmão pode ser estimulada pelo ponto P-7 *Lieque*.

O Boxe 8.3 resume essa função dos Pulmões.

Boxe 8.3 Difusão do *Qi* do Pulmão

- Os Pulmões difundem *Qi* para o espaço entre a pele e os músculos (onde forma o *Qi* Defensivo)
- Os Pulmões difundem os Fluidos Corporais para o espaço entre a pele e os músculos (onde formam suor).

A descensão do *Qi*

Como os Pulmões são os órgãos mais elevados do corpo, os textos de medicina chinesa frequentemente se referem a eles como "tampa" ou "tampa magnífica".[5] Como os Pulmões são os órgãos mais altos do corpo, seu *Qi* precisa descer. Isso é o que significa "descensão" do *Qi*. Como vimos antes, o *Qi* do Pulmão precisa descer para comunicar-se com os Rins, que respondem "retendo" o *Qi* (Figura 8.3).

Quando esse movimento de descensão do *Qi* está impedido, o *Qi* do Pulmão não consegue fluir e descer e há acumulação de *Qi* no tórax, causando tosse, dificuldade de respirar e sensação de opressão no peito. Em alguns casos, isso pode afetar a função do Intestino Grosso. Quando o Intestino Grosso não recebe *Qi* do Pulmão, ele não tem a força necessária para evacuar (isto acontece especialmente nos idosos). Em determinados casos, o impedimento à descensão do *Qi* do Pulmão também pode causar retenção urinária (também é especialmente comum nos idosos).

A função de descensão aplica-se não apenas ao *Qi*, mas também os Fluidos Corporais, porque os Pulmões também dirigem os fluidos aos Rins e à Bexiga. Os Pulmões direcionam os fluidos para os Rins, onde o *Yang* do Rim os evapora e envia de volta aos Pulmões: estes fluidos são essenciais à umidificação dos Pulmões. Além disso, os Pulmões enviam alguns fluidos até a Bexiga, de onde são excretados na forma de urina. Por essa razão, alguns problemas urinários – especialmente dos pacientes idosos – podem ser atribuídos ao *Qi* do Pulmão.

Nota clínica

A descensão do *Qi* do Pulmão pode ser estimulada pelo ponto P-7 *Lieque*.

O Boxe 8.4 resume essa função dos Pulmões.

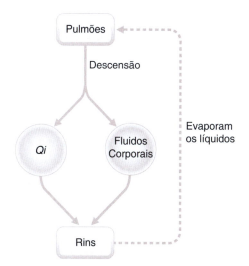

Figura 8.3 A descensão do *Qi* do Pulmão.

Boxe 8.4 Descensão do Qi do Pulmão

- Os Pulmões descem aos Rins (a ação coordenada entre os Pulmões e os Rins harmoniza a respiração)
- Os Pulmões descem os Fluidos Corporais aos Rins; por sua vez, esses órgãos evaporam os fluidos e devolvem-nos aos Pulmões, onde os umidificam
- Os Pulmões descem os Fluidos Corporais à Bexiga, de onde são excretados na forma de urina (por esta razão, os Pulmões influenciam a micção e a deficiência do *Qi* do Pulmão pode causar problemas urinários).

As funções dos Pulmões de difundir e descer estão resumidas no Boxe 8.5.

> **Boxe 8.5 Funções dos Pulmões de difundir e descer**
> - Asseguram a "entrada e saída" e a "ascensão e descensão" adequadas do *Qi* (ver Capítulo 4)
> - Asseguram o livre fluxo do *Qi* e regulam a respiração
> - Regulam a troca de *Qi* entre o corpo e o ambiente
> - Asseguram que todos os órgãos recebam a nutrição necessária na forma de *Qi*, Sangue e Fluidos Corporais
> - Impedem que os fluidos acumulem e fiquem estagnados
> - Impedem a dispersão e o esgotamento do *Qi* do Pulmão
> - Asseguram a comunicação entre os Pulmões e os Rins.

▶ Os Pulmões regulam todas as atividades fisiológicas

No Capítulo 8 do livro *Questões Simples*, encontramos a seguinte afirmação: "*Os Pulmões são como um primeiro-ministro encarregado da regulação.*"[16] Essa descrição da função dos Pulmões nesse livro deve ser entendida no contexto e na frase precedente acerca da função do Coração, na qual o autor afirma: "*O Coração é como o Imperador encarregado de controlar o Espírito (Shen Ming).*"[7]

Desse modo, o Coração é comparado com um Imperador e os Pulmões, com um Primeiro-Ministro que ajuda o Imperador.[8] Essa relação é uma expressão da dependência direta entre *Qi* e Sangue. Os Pulmões governam o *Qi* e o Coração governa o Sangue: *Qi* é o "comandante do Sangue" (ele movimenta o Sangue), enquanto o Sangue é "mãe do *Qi*". *Qi* e Sangue ajudam um ao outro e são interdependentes: daí provém a comparação da relação entre o Coração e os Pulmões com a que existe entre um Imperador e seu Primeiro-Ministro.

Além disso, o Coração e os Pulmões estão localizados no tórax e sua relação é direta por outras razões. O *Qi* Torácico (*Zong Qi*) é um tipo de *Qi* e, como tal, é governado pelos Pulmões, mas desempenha um papel importante porque facilita as funções do Coração. Além disso, o *Qi* Torácico desempenha um papel importante na circulação do Sangue, que é governada pelo Coração. O *Qi* Torácico ajuda o Coração e os Pulmões a impulsionar *Qi* e Sangue aos membros, especialmente às mãos. No Capítulo 71 do livro *Eixo Espiritual*, encontramos o seguinte comentário: "*O Qi Torácico acumula-se no tórax, ascende à garganta, entra no canal do Coração e facilita a respiração*"[9] (Figura 8.4).

Depois de dizer que os Pulmões são comparáveis a um Primeiro-Ministro, o livro *Questões Simples* afirma que esses órgãos estão encarregados da "regulação". Isso significa que, assim como o Primeiro-Ministro regulamenta todas as funções administrativas, os Pulmões ajudam a regular todas as atividades fisiológicas de todos os órgãos e de todas as partes do corpo, assim como o gabinete do Primeiro-Ministro controla e dirige as funções administrativas de todos os departamentos do governo (Figura 8.5). Os Pulmões regulam todas as atividades fisiológicas de várias formas:

- Governando o *Qi*
- Controlando todos os canais e vasos sanguíneos
- Governando a respiração.

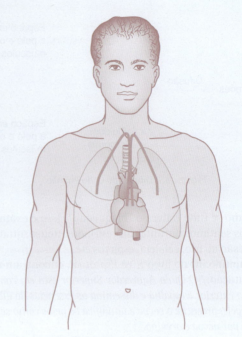

Figura 8.4 *Qi* Torácico no tórax.

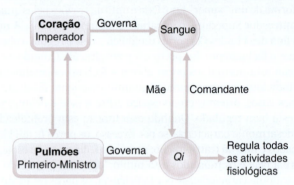

Figura 8.5 Relação entre Coração e Pulmões.

Como o *Qi* é a base de todas as atividades fisiológicas, os Pulmões – porque governam o *Qi* – estão naturalmente encarregados de todas as atividades fisiológicas. Essa função reguladora também depende da ação dos Pulmões de movimentar o *Qi* por todo o corpo. Como os Pulmões são os órgãos mais altos do corpo, seu *Qi* desce naturalmente. Na verdade, os Pulmões estão localizados na parte mais elevada do tronco; no *Clássico de Medicina do Imperador Amarelo*, eles são comparados com uma "*tampa magnífica*". Por essa razão, os Pulmões regulam a "ascensão e a descensão", assim como a "entrada e a saída" do *Qi* no mecanismo do *Qi* (ver Capítulo 4). Os Pulmões regulam a ascensão-descensão do *Qi* por meio de sua função descendente e a entrada-saída do *Qi* por meio de sua função difusora.

Por sua vez, a circulação do *Qi* por ação dos Pulmões depende de que esses órgãos controlem todos os canais e vasos sanguíneos. Isso está refletido na seguinte expressão: "*Os Pulmões controlam os 100 vasos (mai).*" Observe que, no *Clássico de Medicina do Imperador Amarelo*, o termo *mai* (vaso) é utilizado frequentemente em sentido ambíguo, porque algumas vezes se refere aos canais de acupuntura e outras, aos vasos sanguíneos. Por essa razão, eu traduzo essa expressão dizendo que os Pulmões governam todos os canais e vasos sanguíneos. Na verdade, não é por acaso que palpamos o pulso (diagnóstico pelo pulso) na artéria radial, por onde flui o canal dos Pulmões: a pulsação do sangue nesse vaso sanguíneo também reflete a "pulsação" do *Qi*.

Nota clínica

No diagnóstico do pulso em medicina chinesa, palpamos o pulso na artéria radial, que é um vaso sanguíneo. Contudo, não é por acaso que palpamos essa artéria, por onde flui o canal dos Pulmões. Com a palpação da artéria radial e em razão de sua ligação com o canal dos Pulmões, também temos uma noção da circulação do *Qi*, porque esses órgãos governam o *Qi*.

Como os Pulmões governam a respiração, este é outro mecanismo por meio do qual eles regulam todas as atividades fisiológicas. Através da respiração, os Pulmões distribuem *Qi* a todos os tecidos de todas as partes do corpo e de todos os órgãos e, naturalmente, isso desempenha uma função reguladora importante em todas as atividades fisiológicas. A Figura 8.6 e o Boxe 8.6 resumem esses aspectos dos Pulmões.

▶ Os Pulmões regulam as Passagens de Água

Depois de receber os fluidos refinados do Baço, os Pulmões reduzem esses fluidos a um vapor fino, que então é "borrifado" por toda a área sob a pele e, especificamente, no espaço entre

Boxe 8.6 Os Pulmões regulam todas as atividades fisiológicas

Os Pulmões regulam todas as atividades fisiológicas porque:
- Governam o *Qi*
- Controlam a respiração
- Controlam todos os canais e vasos sanguíneos
- Controlam a ascensão–descensão e a entrada–saída do *Qi* ("Mecanismo do *Qi*").

a pele e os músculos (espaço *cou li*). Esse processo faz parte da função difusora dos Pulmões (Figura 8.7). Em condições de saúde, os fluidos são distribuídos uniformemente por todo o corpo; a abertura e o fechamento dos poros são normais; e o espaço entre a pele e os músculos é regulado adequadamente. Quando essa função está prejudicada, os líquidos podem acumular-se sob a pele e formar edema.

Os Pulmões também direcionam os fluidos para baixo até os Rins e a Bexiga. Esse processo faz parte da função descendente dos Pulmões. Os Rins recebem os líquidos e parte deles é vaporizada, antes que sejam elevados e devolvidos aos Pulmões de forma a que se mantenham úmidos. O trabalho dos Pulmões de dirigir os líquidos para baixo também afeta a função da Bexiga. Quando a função dos Pulmões é normal, a micção também é normal; quando está prejudicada, o paciente pode apresentar retenção urinária, especialmente se for idoso.

Como os Pulmões desempenham um papel importante no metabolismo dos líquidos no Aquecedor Superior, algumas vezes eles são referidos como "Origem Superior de Água". No Capítulo 21 do livro *Questões Simples*, há a seguinte citação: "*Os líquidos entram no Estômago, a parte refinada é elevada ao Baço. Por sua vez, o Qi do Baço espalha-se para cima aos Pulmões que, regulando as passagens de Água, fazem-no descer à Bexiga.*"[10]

Por essa razão, em virtude de suas funções de difusão e descensão, os Pulmões são responsáveis pela excreção dos Fluidos Corporais por meio do suor (em consequência da difusão dos fluidos pelo espaço entre a pele e os músculos) ou da urina (em consequência da ligação entre os Pulmões e a Bexiga).

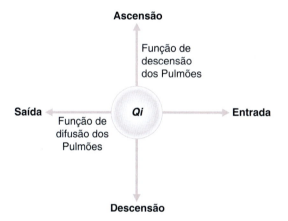

Figura 8.6 Regulação do Mecanismo do *Qi* por difusão e descensão do *Qi* do Pulmão.

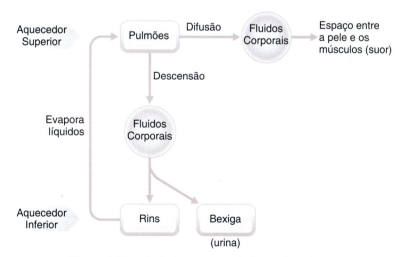

Figura 8.7 Regulação das passagens de Água pelos Pulmões.

A difusão e a descensão dos Fluidos Corporais por ação dos Pulmões faz parte da fisiologia do Aquecedor Superior no metabolismo dos fluidos. As três funções principais do Triplo Aquecedor (ver Capítulo 13) são transformar, transportar e excretar fluidos. O Triplo Aquecedor é um sistema de "cavidades corporais", algumas grandes e outras pequenas. As cavidades grandes são a torácica (Aquecedor Superior), a abdominal (Aquecedor Médio) e a pélvica (Aquecedor Inferior). O Triplo Aquecedor está encarregado de movimentar, transformar e excretar fluidos corporais entre essas cavidades: por esta razão, ele depende da ascensão–descensão e entrada–saída normais do *Qi* em todas as cavidades e órgãos. A atividade dos Pulmões de regular as passagens de Água por difusão e descensão do *Qi* faz parte do metabolismo dos fluidos por ação do Aquecedor Superior.

O Boxe 8.7 resume essa função dos Pulmões.

Boxe 8.7 Os Pulmões regulam as passagens de Água

- Os Pulmões regulam as passagens de Água porque:
- Difundem os Fluidos Corporais ao espaço entre a pele e os músculos
- Descem os Fluidos Corporais aos Rins e à Bexiga.

▶ Os Pulmões controlam a pele e o espaço entre a pele e os músculos (espaço *Cou li*)

Essa função está diretamente relacionada com as duas funções descritas antes. Os Pulmões recebem líquidos do Baço, que então são espalhados para a pele e ao espaço entre a pele e os músculos de todo o corpo. Isso nutre e umidifica a pele. Quando os Pulmões difundem fluidos normalmente, a pele mostra-se brilhante, a abertura e o fechamento dos poros são bem regulados e a transpiração é normal. Quando essa função está desregulada, a pele fica privada de nutrição e umidade e pode mostrar-se áspera e seca (Figura 8.8).

Quando o *Qi* e os fluidos do espaço entre a pele e os músculos (*cou li*) estão harmonizados, esse espaço é regulado adequadamente, a transpiração é normal e o indivíduo tem boa resistência aos fatores patogênicos. Em patologia, o espaço entre a pele e os músculos pode estar muito "frouxo" ou "aberto" e, nesse caso, o paciente transpira anormalmente e os fatores patogênicos externos penetram facilmente; ou muito "apertado" ou "fechado" e, neste caso, a transpiração é deficiente e o paciente geralmente reage vigorosamente com febre quando fatores patogênicos invadem o corpo.

Nota clínica

O espaço entre a pele e os músculos (*cou li*):
- Quando o *Qi* e os fluidos do espaço entre a pele e os músculos (*cou li*) estão harmonizados, esse espaço é regulado adequadamente, a transpiração é normal e o indivíduo tem resistência adequada aos fatores patogênicos.
- Quando o espaço entre a pele e os músculos está muito "aberto", o paciente transpira anormalmente e os fatores patogênicos externos penetram facilmente. Para "apertar" esse espaço, reforce P-9 *Taiyuan* e B-13 *Feishu* com cones de moxa.
- Quando o espaço entre a pele e os músculos está muito "fechado", a transpiração é deficiente e o paciente geralmente reage fortemente com febre quando fatores patogênicos invadem o corpo. Para "relaxar" esse espaço, aplique agulhas em P-7 *Lieque* e IG-4 *Hegu*.

Os Pulmões afetam o *Qi* Defensivo, que circula no espaço entre a pele e os músculos. Quando o *Qi* do Pulmão é forte, o *Qi* Defensivo também é vigoroso e o indivíduo tem resistência adequada aos ataques de fatores patogênicos externos. Quando o *Qi* do Pulmão é fraco, o *Qi* Defensivo também está enfraquecido e, como os poros abrem, pode haver transpiração espontânea; o paciente também é mais suscetível aos ataques de fatores patogênicos externos. Quando esse tipo de transpiração ocorre, certa quantidade de *Qi* Defensivo é perdida com o suor. Por essa razão, no Capítulo 3 do livro *Questões Simples*, encontramos que os poros são as *"portas do Qi"*.[11]

Por outro lado, quando um fator patogênico externo invade as partes exteriores do corpo, isto é, o espaço entre a pele e os músculos (o que pode acontecer mesmo quando o *Qi* Defensivo é relativamente forte), ele obstrui esse espaço e, consequentemente, impede a circulação do *Qi* que, por sua vez, dificulta a capacidade difusora dos Pulmões e causa aversão ao frio, espirros etc. (Figura 8.9).

No Capítulo 10 do livro *Questões Simples*, encontramos que: *"Os Pulmões controlam a pele e manifestam-se exteriormente nos pelos."*[12] No Capítulo 9 desse mesmo livro, há a seguinte citação: *"Os Pulmões são a raiz do Qi, a residência da Alma Corpórea (Po), manifestam-se nos pelos, preenchem a pele, representam Yin dentro de Yang e pertencem ao outono."*[13]

O Boxe 8.8 resume essa função dos Pulmões.

Boxe 8.8 Os Pulmões controlam a pele e o espaço entre a pele e os músculos (*Cou li*)

- Os Pulmões difundem fluidos para a pele, conferindo-lhe brilho
- Os Pulmões difundem *Qi* e líquidos para o espaço entre a pele e os músculos, regulando a transpiração e conferindo resistência normal aos fatores patogênicos.

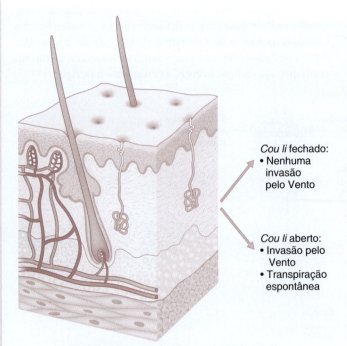

Figura 8.8 Espaço entre a pele e os músculos (*Cou Li*).

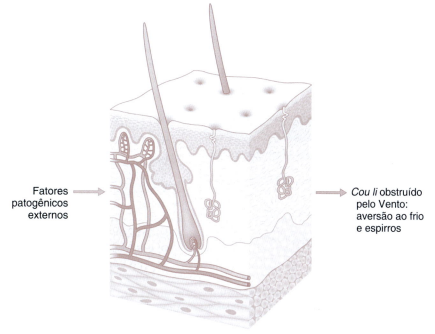

Figura 8.9 Invasão do Vento no espaço entre a pele e os músculos.

▶ Os Pulmões manifestam-se nos pelos do corpo

Os Pulmões difundem *Qi* Defensivo e fluidos à pele e aos pelos. Por essa razão, a condição dos pelos corporais reflete o estado dos Pulmões. Esses órgãos recebem fluidos do Baço que, em seguida, são espalhados para a pele e os pelos de todo o corpo: esses fluidos nutrem e umidificam os pelos corporais.

Quando a difusão do *Qi* e dos fluidos pelos Pulmões é normal, os pelos são brilhantes e saudáveis. Quando os Pulmões não difundem *Qi* e fluidos adequadamente, os pelos corporais não recebem nutrição e umidade e são definhados, quebradiços e secos (Figura 8.10 e Boxe 8.9).

Boxe 8.9 Os Pulmões manifestam-se nos pelos corporais

Os Pulmões difundem *Qi* e fluidos para a pele e os pelos corporais:
- Difusão normal: pelos brilhantes
- Difusão anormal: pelos secos e quebradiços.

▶ Os Pulmões abrem-se no nariz

O nariz é o orifício dos Pulmões e a respiração ocorre por seu intermédio. Quando o *Qi* do Pulmão é forte, o nariz abre, a respiração é fácil e o sentido do olfato é normal. Quando o *Qi* do Pulmão é fraco, o sentido do olfato pode estar reduzido; quan-

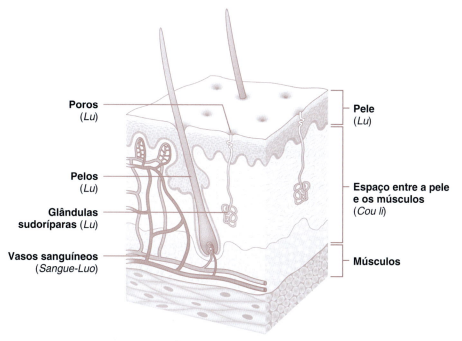

Figura 8.10 Os Pulmões e os pelos corporais.

do a porção do *Qi* Defensivo do Pulmão é invadida por um fator patogênico externo, o nariz começa a escorrer e o paciente pode perder o olfato e espirrar; quando os Pulmões são invadidos por Umidade, o nariz entope; quando há Calor no Pulmão, pode haver sangramento nasal, perda do sentido do olfato e batimento rápido das asas do nariz (p. ex., pneumonia).

> **Notas clínicas**
>
> - *Qi* do Pulmão deficiente: olfato reduzido (use P-7 *Lieque*, IG-4 *Hegu* e ponto *Bitong* extra)
> - Invasão pelo Vento: coriza (use P-7 *Lieque*, IG-4 *Hegu*, B-12 *Fengmen* e B-13 *Feishu*)
> - Umidade: nariz entupido (use P-7 *Lieque*, IG-4 *Hegu*, ponto *Bitong* extra e VG-23 *Shangxing*)
> - Calor no Pulmão: batimento das asas do nariz, sangramento nasal (use P-5 *Chize* e IG-11 *Quchi*).

No Capítulo 17 do livro *Eixo Espiritual*, encontramos que: "*Os Pulmões abrem-se no nariz; quando o Pulmão está harmonizado, o nariz pode sentir odores.*"[14]

Por fim, além dos Pulmões, é importante lembrar que também existem outros órgãos capazes de afetar o sentido do olfato, especialmente o Baço.

O Boxe 8.10 resume essa função dos Pulmões.

> **Boxe 8.10 Os Pulmões abrem-se no nariz**
>
> Os Pulmões abrem-se no nariz, por meio do qual ocorre a respiração. A facilidade de respirar pelo nariz e o sentido do olfato dependem do estado dos Pulmões.

▶ Os Pulmões controlam o muco nasal

Dentre os fluidos corporais, os Pulmões controlam naturalmente o muco nasal e o nariz é o orifício referido a esses órgãos. No Capítulo 23 do livro *Questões Simples*, encontramos que: "*Os Pulmões controlam o muco nasal.*"[15] Quando a difusão do *Qi* e dos fluidos pelos Pulmões é normal, o nariz é normalmente umidificado e lubrificado pela secreção mucosa normal, que desempenha certa função de defesa contra fatores patogênicos externos. Quando a difusão e a descensão do *Qi* do Pulmão e dos fluidos está dificultada, a secreção nasal pode acumular-se e causar corrimento ou congestão nasal. Quando os Pulmões são afetados pelo Calor ou Umidade-Calor, o muco nasal torna-se amarelado e espesso. Quando os Pulmões são afetados pela secura, o muco nasal é insuficiente e a mucosa nasal fica muito seca.

O Boxe 8.11 resume essa função dos Pulmões.

> **Boxe 8.11 Os Pulmões controlam o muco nasal**
>
> O muco nasal é afetado pelos Pulmões:
> - Difusão normal de *Qi* e fluidos pelos Pulmões: o nariz é adequadamente umidificado e lubrificado pela secreção mucosa normal
> - Desregulação da difusão e descensão do *Qi* do Pulmão e dos fluidos: a secreção nasal acumula-se e causa corrimento ou congestão nasal
> - Calor no Pulmão ou Umidade-Calor: muco nasal amarelado e espesso
> - Secura nos Pulmões: muco nasal insuficiente e mucosa nasal muito seca.

▶ Os Pulmões abrigam a Alma Corpórea

Os Pulmões são considerados como a residência da Alma Corpórea (*Po*), que constitui o *Yin* ou o correspondente físico da Alma Etérea (*Hun*). Como também ocorre com *Hun*, o caractere chinês para *Po* contém o radical *Gui*, que significa "espírito" ou "demônio".

魄 é o caractere para *Po*

鬼 é o caractere para *Gui*

白 é o caractere para "branco"

A Alma Corpórea é a parte mais material e física da alma de um ser humano. Poderíamos dizer que é a manifestação somática da alma. Zhang Jie Bing, em seu livro *Classic of Categories* (1624), afirmou que: "*A Alma Corpórea movimenta e faz ... por meio dela, podemos sentir dor e coceira.*"[16]

A Alma Corpórea é *Yin* em comparação com a Alma Etérea (*Hun*) e é formada no momento da concepção (enquanto a Alma Etérea entra no corpo 3 dias depois do nascimento). A Alma Corpórea morre com o corpo, enquanto a Alma Etérea sobrevive à morte. Depois do nascimento, toda a vida do bebê recém-nascido gira em torno da Alma Corpórea; nesses primeiros meses de vida, a Alma Corpórea materna nutre a do bebê.

A Alma Corpórea está diretamente relacionada com a Essência e poderíamos dizer que é uma manifestação da Essência nas esferas das sensações e dos sentimentos. A Alma Corpórea é conhecida como "entrada e saída da Essência (*Jing*)". A Essência é o requisito fundamental a um corpo saudável e a Alma Corpórea confere sensações bem definidas e claras e movimentos (Figura 8.11). Por meio da Alma Corpórea, a Essência "entra e sai" e isto lhe permite desempenhar um papel importante em todos os processos fisiológicos.

A relação entre Alma Corpórea e Essência é muito importante na prática médica. Primeiramente, isso significa que a Essência não é simplesmente a essência constitucional preciosa que reside nos Rins, mas também uma essência que, por meio da Alma Corpórea, desempenha um papel importante em todos os processos fisiológicos.

Em segundo lugar, por meio da alma Corpórea, a Essência desempenha uma função importante na defesa contra os fatores patogênicos externos. Como sabemos, o *Qi* Defensivo está relacionado com os Pulmões: como a proteção contra fatores patogênicos é uma função do *Qi* Defensivo, a tonificação dos Pulmões fortalece o *Qi* Defensivo e, consequentemente, aumenta a resistência a esses fatores. Contudo, outros fatores desempenham

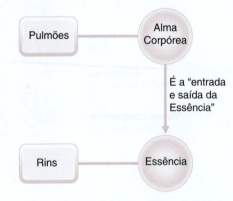

Figura 8.11 Os Pulmões e a Alma Corpórea.

funções importantes na proteção contra fatores patogênicos e no funcionamento do *Qi* Defensivo: a força da Essência é um destes fatores. A conexão direta entre a Alma Corpórea e a Essência e especialmente o fato de que a Alma Corpórea faz com que a Essência "entre e saia" de todas as partes do corpo, significam que a Essência (e, deste modo, os Rins) também desempenha um papel importante na proteção contra os fatores patogênicos. Em termos mais específicos, seguindo a Alma Corpórea (e, consequentemente, o *Qi* do Pulmão), a Essência vai ao espaço entre a pele e os músculos, onde ela desempenha um papel protetor contra os fatores patogênicos externos.

Porque está relacionada com os Pulmões, a Alma Corpórea também está diretamente ligada à respiração. Os gregos antigos chamavam a alma de ανεμοξ (*anemos*), que significa "vento ou sopro de vida"; e o espírito de πνεμα (*pneuma*), que também significa "sopro". Localizada nos Pulmões, a Alma Corpórea é uma manifestação direta do sopro de vida. Assim como por meio da respiração o oxigênio entra no sangue, de acordo com a medicina ocidental, em medicina chinesa a respiração é uma manifestação da Alma Corpórea que afeta todas as funções fisiológicas.

Atenção

Tristeza e mágoa reprimem a Alma Corpórea, dissolvem o *Qi* do Pulmão e dificultam nossa respiração. A respiração rápida e superficial de um paciente triste e preocupado é uma expressão da contração da Alma Corpórea e do *Qi* do Pulmão.

No nível emocional, a Alma Corpórea é diretamente afetada por emoções como tristeza ou mágoa, que constringem seus sentimentos e impedem seu movimento. Como a Alma Corpórea reside nos Pulmões, essas emoções causam efeitos diretos potentes na respiração, que poderia ser entendida como a "pulsação" da Alma Corpórea.

Tristeza e mágoa constringem a Alma Corpórea, dissolvem o *Qi* do Pulmão e dificultam nossa respiração. As respirações rápidas e superficiais de um indivíduo triste e preocupado são um exemplo disso. Do mesmo modo, as respirações rápidas e superficiais que envolvem apenas a parte mais superior do tórax – quase no pescoço – é uma expressão da contração da Alma Corpórea e do *Qi* do Pulmão. Por essa razão, o tratamento dos Pulmões geralmente é muito importante nos pacientes com problemas emocionais originados da depressão, tristeza, mágoa, ansiedade ou luto.

O Boxe 8.12 resume essa função dos Pulmões.

Boxe 8.12 Os Pulmões abrigam a Alma Corpórea (*Po*)

- A Alma Corpórea é uma alma "física" encarregada de todos os processos fisiológicos
- A Alma Corpórea é responsável pelos sentimentos e pelas sensações
- A Alma Corpórea é *Yin* em comparação com a Alma Etérea (*Hun*)
- A Alma Corpórea morre com o corpo (enquanto a Alma Etérea sobrevive à morte)
- A Alma Corpórea é formada no momento da concepção
- Toda a vida do bebê recém-nascido gira em torno da Alma Corpórea
- A Alma Corpórea é a "entrada e saída da Essência"
- Por meio da Alma Corpórea, a Essência desempenha um papel importante em todos os processos fisiológicos
- A Alma Corpórea é afetada por preocupação, tristeza e mágoa.

Nota clínica

Os melhores pontos para tratar os Pulmões quando a Alma Corpórea está afetada por preocupação, tristeza ou mágoa são P-7 *Lieque* e B-42 *Pohu*.

▶ Os Pulmões são afetados por preocupação, mágoa e tristeza

Preocupação, mágoa e tristeza afetam diretamente os Pulmões. As preocupações tendem a "prender" o *Qi*, enquanto mágoa e tristeza tendem a esgotá-lo (Figura 8.12). A ação de "prender" o *Qi* por preocupação pode ser percebida na tensão do ombro e do tórax, que os indivíduos com preocupações crônicas demonstram. A estagnação do *Qi* no tórax por preocupação também pode afetar as mamas das mulheres e, em muitos casos, é a raiz da formação de nódulos mamários.

Tristeza e mágoa esgotam o *Qi* e isto pode ser observado no pulso dos Pulmões, que se torna fraco e fino; na pele que se mostra esbranquiçada; e no tom de voz que se torna fraco e choroso.

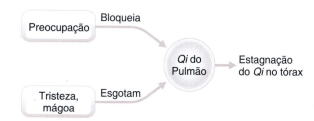

Figura 8.12 Efeitos da preocupação, da tristeza e da mágoa no *Qi* do Pulmão.

É importante ressaltar que, embora tristeza e mágoa esgotem o *Qi* do tórax, elas também causam até certo ponto estagnação do *Qi* no tórax, que se evidencia por sensação discreta de aperto no peito e ligeira dificuldade de respirar.

O Boxe 8.13 resume essa função dos Pulmões.

Boxe 8.13 Os Pulmões são afetados por preocupação, tristeza e mágoa

- A preocupação "prende" o *Qi* do Pulmão e causa sensação de aperto no peito, discreta dificuldade de respirar e tensão nos ombros. Nas mulheres, isso afeta as mamas
- Tristeza e mágoa esgotam o *Qi* do Pulmão e causam discreta dificuldade de respirar e cansaço
- Todas essas três emoções podem causar estagnação do *Qi* no tórax.

Outras relações dos Pulmões

As relações dos Pulmões descritas a seguir são:

- O odor dos Pulmões
- A cor dos Pulmões
- O sabor dos Pulmões
- O fator climático dos Pulmões
- O som dos Pulmões.

▶ O odor dos Pulmões é de coisa estragada ou podre

O odor relacionado com os Pulmões é descrito como "podre": esse é o odor do escarro purulento de um paciente com infecção pulmonar. Em alguns casos, esse odor pode ser percebido também quando não há infecção torácica, principalmente quando há Calor no Pulmão ou Umidade-Calor nos Pulmões.

▶ A cor dos Pulmões é o branco

A cor branca está associada ao elemento Metal e aos Pulmões. No diagnóstico, essa relação pode ser observada nas regiões malares pálidas esbranquiçadas, que frequentemente refletem deficiência do *Qi* do Pulmão.

▶ O sabor dos Pulmões é picante

O sabor picante (inclusive apimentado) está relacionado com os Pulmões. Um leve sabor apimentado (pungente) na dieta tonifica suavemente os Pulmões. Lembre-se de que o sabor picante não é apenas o sabor dos alimentos apimentados e "quentes" (p. ex., pimenta-malagueta, caril [*curry*] ou pimenta-caiena), mas também especiarias como canela e noz-moscada. O sabor picante está associado frequentemente às ervas aromáticas (que contêm óleos voláteis), inclusive hortelã: na verdade, a hortelã estimula a difusão do *Qi* do Pulmão.

A ingestão excessiva de alimentos com sabor picante pode enfraquecer o *Yin* do Pulmão ou acarretar Calor no Pulmão; além disso, o consumo exagerado de alimentos com sabor picante também pode causar danos ao Fígado (Metal invadindo Madeira).

▶ O fator climático dos Pulmões é secura

O clima excessivamente seco, como o que é encontrado no deserto, causa danos aos Pulmões e especialmente ao *Yin* do Pulmão. Os Pulmões precisam ser mantidos sempre úmidos, e o "vapor" liberado pela ação aquecedora do *Yang* do Rim ascende aos Pulmões para mantê-los umidificados. A secura excessiva também pode ser encontrada em alguns ambientes industriais.

▶ O som dos Pulmões é choro

Um paciente com deficiência dos Pulmões pode tender a falar com voz "chorosa", quase como se ele fosse debulhar-se em lágrimas. Além do tom da voz, choro e grito são os sons propriamente relacionados com os Pulmões, porque esses órgãos são afetados por tristeza e mágoa.

Sonhos

No Capítulo 17 do livro *Questões Simples*, encontramos que: "*Quando os Pulmões estão em excesso, os sonhos são de choro.*"[17] No Capítulo 80 desse mesmo livro, há a seguinte citação: "*Quando os pulmões estão deficientes, o indivíduo sonha com objetos brancos ou com assassinatos sanguinolentos. Quando o sonho ocorre no outono, ele sonha com batalhas e guerra.*"[18]

No Capítulo 43 do livro *Eixo Espiritual*, o autor afirma: "*Quando os Pulmões estão em excesso, o indivíduo tem sonhos de*

preocupação e medo, ou choro e voo ... quando os pulmões estão deficientes, os sonhos são de voo e de ver objetos estranhos de ouro ou ferro."[19]

Ditados ou provérbios

Os ditados ou provérbios descritos a seguir são:

- "Os Pulmões controlam os 100 vasos"
- "Os Pulmões detestam frio"
- "Os Pulmões governam a voz"
- "Os Pulmões são órgãos delicados".

▶ "Os Pulmões governam os 100 vasos"

Como os Pulmões governam o *Qi*, eles afetam todos os canais, na medida em que o *Qi* circula nesses canais. Em vista da relação direta entre os Pulmões (que governam o *Qi*) e o Coração (que governa o Sangue) e considerando a interdependência direta entre *Qi* e Sangue ("*Qi* é o comandante do Sangue, Sangue é a mãe do *Qi*"), a influência dos Pulmões estende-se naturalmente aos vasos sanguíneos. Na verdade, não é por acaso que, no diagnóstico do pulso em medicina chinesa, palpamos o pulso da artéria radial, no qual flui o canal dos Pulmões.

Desse modo, a expressão "os Pulmões controlam os 100 vasos" refere-se tanto aos canais quanto aos vasos sanguíneos.

▶ "Os Pulmões detestam frio"

Os Pulmões afetam a pele e o *Qi* Defensivo e são facilmente invadidos por fatores patogênicos externos, especialmente o Vento-Frio.

▶ "Os Pulmões governam a voz"

A força, o tom e a clareza da voz dependem dos Pulmões. Quando os Pulmões são saudáveis, eles são comparados a um sino, que emite um som ressoante e claro – ou seja, a voz. Quando os Pulmões estão fracos, a voz pode ser baixa, enquanto o tom de voz pode ficar abafado quando os Pulmões estão obstruídos por Fleuma.

▶ "Os Pulmões são órgãos delicados"

Os Pulmões são descritos como órgãos "delicados" ou "sensíveis". Isso se deve ao fato de que, dentre todos os órgãos internos, os Pulmões são os primeiros a ser invadidos pelos fatores patogênicos externos: a facilidade relativa com que os Pulmões são afetados pelos fatores patogênicos externos reflete sua natureza "delicada".

A suscetibilidade a ser invadido por fatores patogênicos externos evidencia-se em dois níveis. Primeiramente, a camada energética correspondente ao "Exterior" do corpo (i. e., o espaço entre a pele e os músculos) está sob a influência dos Pulmões e do *Qi* Defensivo; esta é a primeira camada energética a ser invadida pelo Vento Externo quando contraímos uma infecção das vias respiratórias superiores. Em segundo lugar, quando o fator patogênico penetra no Interior, ele geralmente afeta os Pulmões com mais frequência. No exemplo mencionado antes, o Vento geralmente afeta os Pulmões no nível interior e causa infecção pulmonar.

Os Pulmões são especialmente delicados nas crianças e isto explica por que elas estão mais sujeitas a desenvolver infecções das vias respiratórias superiores.

Resultados do aprendizado

Neste capítulo, você aprendeu:

- A relação entre o *Qi* e os Pulmões
- A relação entre os Pulmões e os canais e vasos sanguíneos
- O significado clínico da posição dos Pulmões como "Primeiro-Ministro" e de seu papel regulador de todas as atividades fisiológicas
- O significado clínico da difusão do *Qi* do Pulmão em relação com o *Qi* e os fluidos
- O significado clínico da descensão do *Qi* do Pulmão em relação com *Qi* e os fluidos
- A relação entre essas duas funções dos Pulmões e o movimento dos fluidos no Aquecedor Superior
- O significado clínico da regulação das passagens de Água pelos Pulmões e como isso está relacionado com as ações de difusão e descensão do *Qi* e dos fluidos pelos Pulmões
- A relação entre os Pulmões e a pele
- A relação entre os Pulmões e o espaço entre a pele e os músculos
- A influência dos Pulmões na difusão do *Qi* e dos fluidos para o espaço entre a pele e os músculos
- A influência dos Pulmões no movimento do *Qi* Defensivo no espaço entre a pele e os músculos
- A influência dos Pulmões na transpiração em relação com o espaço entre a pele e os músculos
- A relação entre os Pulmões e o nariz e o muco nasal
- O significado clínico da Alma Corpórea em todas as atividades fisiológicas
- O significado clínico da relação entre a Alma Corpórea e a Essência
- De que forma preocupação, tristeza e mágoa afetam os Pulmões e a Alma Corpórea
- O odor, a cor, o fator climático e o som dos Pulmões
- Os sonhos associados aos Pulmões.

Questões de autoavaliação

1. Qual é o significado clínico dos Pulmões em sua função de governar o *Qi*?
2. Considerando que os Pulmões governam o *Qi*, de que forma eles influenciam os vasos sanguíneos (sob o controle do Coração e do Sangue)?
3. Quais são os dois aspectos principais da função de difusão dos Pulmões?
4. Quais são os dois aspectos principais da função de descensão dos Pulmões?
5. Como as funções de dispersão e descensão dos Pulmões facilitam o Mecanismo do *Qi*?
6. Como os Pulmões regulam todas as atividades fisiológicas?
7. Como a regulação das passagens de Água pelos Pulmões depende de suas funções de difusão e descensão?
8. Qual é a relação entre Alma Corpórea e Essência?
9. Como os Pulmões influenciam o espaço entre a pele e os músculos?

Ver respostas no Apêndice 6.

Notas

1. 1979 The Yellow Emperor's Classic of Internal Medicine – Simple Questions (*Huang Di Nei Jing Su Wen* 黄帝内经素问), People's Health Publishing House, Beijing, first published *c*.100 a.C., p. 58.
2. Ibid., p. 45.
3. 1981 Spiritual Axis (*Ling Shu Jing* 灵枢经), People's Health Publishing House, Beijing, first published *c*.100 a.C., p. 104.
4. Ibid., p. 71.
5. Zhao Xian Ke 1687 Medicine Treasure (*Yi Guan*), citado em 1983 Selected Historical Theories in Chinese Medicine (*Zhong Yi Li Dai Yi Lun Xuan* 中医历代医论选), Shandong Scientific Publishing House, Jinan, p. 1.
6. Simple Questions, p. 58.
7. Ibid., p. 58.
8. De forma a compreender o significado clínico dos Pulmões como um Primeiro-Ministro, devemos entender essa afirmação no contexto das condições políticas e sociais da China antiga. Nas sociedades ocidentais modernas, o Primeiro-Ministro tem basicamente responsabilidade política e a administração do governo é delegada aos departamentos governamentais (ou Casa Civil na Inglaterra). Na China antiga, a sociedade era administrada rigorosamente por uma burocracia piramidal central, na qual o Primeiro-Ministro estava no ápice: por esta razão, o Primeiro-Ministro era o dirigente de todos os departamentos de governo, que administravam o país. Nesse contexto é que devemos entender as funções dos Pulmões.
9. Spiritual Axis, p. 126.
10. Simple Questions, p. 139.
11. Ibid., p. 19.
12. Ibid., p. 70.
13. Ibid., p. 67.
14. Spiritual Axis, p. 50.
15. Simple Questions, p. 152.
16. Citado em 1980 Concise Dictionary of Chinese Medicine (*Jian Ming Zhong Yi Ci Dian* 简明中医辞典), People's Health Publishing House, Beijing, p. 953.
17. Simple Questions, p. 102.
18. Ibid., p. 569.
19. Spiritual Axis, p. 85.

Leitura complementar

Kaptchuk T 2000 The Web that has no Weaver – Understanding Chinese Medicine, Contemporary Books, Chicago

Funções do Baço 9

SEÇÃO 1 PARTE 2

Funções do Baço, 115
 O Baço governa a transformação e o transporte, 115
 O Baço controla a ascensão do *Qi,* 116
 O Baço controla o Sangue, 117
 O Baço controla os músculos e os quatro membros, 117
 O Baço abre-se na boca, 118
 O Baço manifesta-se nos lábios, 118
 O Baço controla a saliva, 118
 O Baço controla a ascensão do *Qi,* 118
 O Baço abriga o Intelecto, 119
 O Baço é afetado pela introspecção, 119
Outras relações do Baço, 120
 Seu odor é fragrante, 120
 Sua cor é o amarelo, 120

Seu sabor é doce, 120
Seu fator climático é Umidade, 120
Seu som é melodioso, 120
Sonhos, 120
Ditados ou provérbios, 120
 "O Baço governa os quatro membros", 120
 "O Baço transforma os fluidos para o Estômago", 121
 "O Baço é a Raiz do *Qi* Pós-Celestial", 121
 "O Baço é a origem do nascimento e do desenvolvimento", 121
 "O Baço leva o que é limpo (*Yang*) para cima", 121
 "O Baço detesta Umidade", 121
 "O Baço gosta de secura", 121
Notas, 122
Leitura complementar, 122

A função principal do Baço é facilitar a digestão pelo Estômago por meio do transporte e da transformação das essências do alimento; da absorção dos nutrientes dos alimentos; e da separação das partes utilizáveis e inutilizáveis dos alimentos. O Baço é o órgão central da produção do *Qi*: a partir dos alimentos e dos líquidos ingeridos, ele extrai o *Qi* dos Alimentos (*Gu Qi*), que é a base para a formação do *Qi* e do Sangue. Na verdade, o *Qi* dos Alimentos produzido pelo Baço combina-se com o ar dos Pulmões para formar *Qi* Torácico, que, por sua vez, é a base para a formação do *Qi* Verdadeiro (*Zhen Qi*) (ver Figuras 3.7 a 3.9, no Capítulo 3).

O *Qi* dos Alimentos do Baço também constitui a base para a formação do Sangue, que ocorre no Coração (ver Figura 3.8, no Capítulo 3). Como o *Qi* dos Alimentos extraído pelo Baço é o material básico para a produção do *Qi* e do Sangue, esse órgão (junto com o Estômago) é frequentemente referido como Raiz do *Qi* Pós-Celestial.

Como o Baço é o órgão central do processo digestivo, ele é conhecido comumente como *"oficial de armazém, a partir do qual se originam os cinco sabores."*[1]

Em colaboração com o Estômago, o Baço desempenha um papel fundamental na fisiologia e na patologia, tanto assim que a tonificação do Estômago e do Baço era recomendada por uma das quatro "escolas de pensamento" principais da medicina chinesa. A escola de pensamento em questão, que colocava o Estômago e o Baço no centro da fisiologia e da patologia e, por esta razão, recomendava a tonificação e a regulação do Estômago e do Baço como princípio de tratamento fundamental, foi iniciada pelo famoso Li Dong Yuan (1180-1251). Em sua obra importante denominada *Discussion on Stomach and Spleen* (*Pi Wei Lun*), o Dr. Li sustentava que o desequilíbrio do Estômago e do Baço, causado por uma dieta irregular e por excesso de trabalho, era a origem de diversas doenças. Além disso, o Dr. Li ressaltou a influência do Estômago e do Baço no *Qi* Original (*Yuan Qi*): embora esteja relacionado com os Rins, o *Qi* Original é reposto pelo Estômago e Baço, e o esgotamento desses dois órgãos nos pacientes com doenças crônicas envolve um declínio do *Qi* Original. A prescrição famosa formulada pelo Dr. Li – *Bu Zhong Yi Qi Tang* (*Tonificar o Centro e Favorecer a Decocção do Qi* – tem como objetivo fortalecer o *Qi* Original por tonificação do Estômago e do Baço.

As funções do Baço são:

- Governa a transformação e o transporte
- Controla o Sangue
- Controla os músculos e os quatro membros
- Abre-se na boca e manifesta-se nos lábios
- Controla a "ascensão do *Qi*"
- Abriga o Intelecto (*Yi*).

> **Nota sobre o pâncreas**
>
> Os livros de medicina chinesa nunca mencionam o pâncreas e alguns autores acreditam que, funcionalmente, esse órgão esteja incluído na noção de "Baço" de acordo com os chineses. Aparentemente, algumas das funções do Baço que afetam a digestão poderiam estar relacionadas com a secreção das enzimas digestivas pelo pâncreas.
>
> Uma das poucas referências ao pâncreas encontra-se no Capítulo 42 do *Clássico das Dificuldades*, onde encontramos que: *"O Baço pesa 985 gramas, mede 7,5 cm de largura e 12,7 cm de comprimento e contém 225 g de tecido adiposo ao seu redor."*[2] Aparentemente, essa massa de "225 g de tecido adiposo ao seu redor" é o pâncreas.

Funções do Baço

▶ O Baço governa a transformação e o transporte

As funções do Baço de transformar e transportar (*yun hua*) estão relacionadas com as essências do alimento, o *Qi* e os fluidos.

A transformação e o transporte das essências do alimento e do *Qi* pelo Baço

O Baço transforma o alimento e os fluidos ingeridos para extrair deles o *Qi*: isto é conhecido como *Qi* dos Alimentos e constitui a base para a produção do *Qi* e do Sangue. Quando o *Qi* dos Alimentos é formado, o Baço transporta esse produto e alguns outros componentes refinados do alimento – "essências do alimento" – para diversos órgãos e partes do corpo.

No Capítulo 21 do *Questões Simples*, encontramos a seguinte citação: "*O alimento entra no Estômago, a parte refinada vai para o Fígado, o excesso é levado aos tendões. O alimento entra no Estômago, a parte não refinada vai para o Coração e o excesso é levado aos vasos sanguíneos… os líquidos entram no estômago… a parte superior vai para o Baço, que transporta a essência refinada para os Pulmões.*"[3] Esse trecho descreve a função do Baço de separar as partes utilizáveis e inutilizáveis do alimento e direcionar o *Qi* dos Alimentos em ascensão até os Pulmões para que seja combinado com o ar para formar *Qi* Torácico e até o Coração para formar o Sangue (Figura 9.1; ver também Figuras 3.7, 3.8 e 3.20, no Capítulo 3). As diversas transformações e movimentos descritos – "a parte refinada para o Fígado", "a parte não refinada para o Coração", "o refinado para cima aos Pulmões" – estão sob o controle do Baço.

A transformação e o transporte das essências do alimento pelo Baço são cruciais ao processo de digestão e produção do *Qi* e do Sangue. Quando essa função é normal, a digestão é normal, o apetite é bom, a absorção é adequada e as evacuações são normais. Quando essa função está prejudicada, o apetite pode ser reduzido, a digestão não é adequada e o paciente tem distensão abdominal e fezes amolecidas.

> **Nota clínica**
>
> A deficiência de *Qi* do Baço, que acarreta problemas digestivos, é um dos padrões comuns encontrados na prática médica. Os pontos E-36 *Zusanli* e B-6 *Sanyinjiao* formam uma combinação simples e muito eficaz para tonificar o *Qi* do Baço dos pacientes com problemas digestivos.

A transformação e o transporte dos líquidos pelo Baço

Além de governar o movimento das diversas essências do alimento e do *Qi*, o Baço também controla a transformação, a separação e os movimentos dos líquidos. O Baço separa as partes utilizáveis e inutilizáveis dos líquidos ingeridos: a parte "pura" sobe aos Pulmões para ser distribuída para a pele e o espaço entre a pele e os músculos, enquanto a parte impura desce para os Intestinos, onde continua seu processo de separação (Figura 9.2). Quando essa função do Baço está normal, a transformação e o movimento dos fluidos são normais. Quando essa função está prejudicada, os fluidos não são transformados ou transportados adequadamente e podem acumular-se para formar Umidade ou Fleuma, ou formar edema.

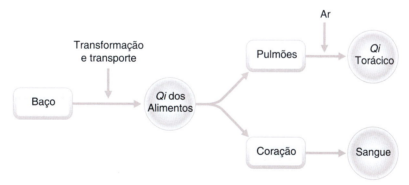

Figura 9.1 Transformação e transporte pelo Baço.

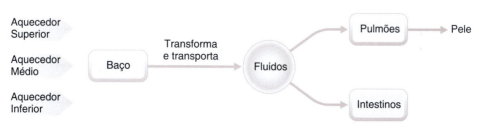

Figura 9.2 Transformação e transporte dos fluidos pelo Baço.

A implicação disso é que o Baço sempre precisa ser tratado quando há Umidade, Fleuma ou edema. Além disso, o Baço também é afetado facilmente por Umidade Externa, que pode prejudicar sua função de transformação e transporte.

Nota clínica

Para estimular a função de transformação dos fluidos pelo Baço, pode-se tonificar os pontos VC-12 *Zhongwan*, E-36 *Zusanli* e B-20 *Pishu* e dispersar os pontos BP-9 *Yinlingquan* e BP-6 *Sanyinjiao*.

O Boxe 9.1 resume essa função do Baço.

Boxe 9.1 O Baço governa a transformação e o transporte

- O *Qi* do Baço transforma e transporta as essências do alimento e o *Qi* no processo de digestão, resultando na formação do *Qi* e do Sangue
- O *Qi* do Baço transforma e transporta os fluidos.

▶ O Baço controla a ascensão do *Qi*

O Baço separa as partes utilizáveis e inutilizáveis do alimento e direciona o *Qi* dos Alimentos para cima até os Pulmões para ser combinado com o ar para formar *Qi* Torácico e ao Coração para formar Sangue (ver Figura 9.1). As diversas transformações e movimentos descritos no trecho citado antes do Capítulo 21 do *Questões Simples* (*i. e.*, "a parte refinada para o Fígado", "a parte não refinada para o Coração" e "o refinado para os Pulmões") são dependentes da ascensão do *Qi* do Baço.

O Baço e o Estômago estão no cerne do Aquecedor Médio e no centro do Mecanismo do *Qi* descrito no Capítulo 4. Em razão dessa posição central, o Estômago e o Baço controlam o movimento e a direção do *Qi* em todos os Aquecedores: esses órgãos são como rodovias vitais (autoestradas) interligadas, que são essenciais ao movimento, ao direcionamento e à transformação apropriados do *Qi* em todos os três Aquecedores (Figura 9.3).

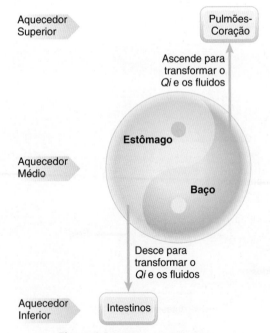

Figura 9.3 Ascensão do *Qi* do Baço.

A ascensão do *Qi* do Baço com relação ao *Qi*, às essências do alimento e aos fluidos

A função do Baço de transformar e transportar está inseparavelmente ligada à ascensão do *Qi* do Baço. Em termos mais específicos, o *Qi* do Baço ascende, na medida em que ele transporta o *Qi* e as essências do alimento aos pulmões, onde formam *Qi* Torácico depois da combinação com o ar. Nos livros de medicina chinesa, a "ascensão" do Baço sempre está relacionada com a noção de "limpo": isto é, o Baço transporta a parte limpa das essências do alimento e o *Qi* extraídos do alimento para cima até o Aquecedor Superior. Li Dong Yuan afirmou: "*O alimento entra no Estômago e o Baço dirige a essência limpa do alimento para cima até os Pulmões... para nutrir todo o corpo.*"[4]

Em sentido mais geral, a "ascensão" do *Qi* do Baço inclui todos os movimentos no *Qi* do Baço durante o processo de digestão, não apenas seu movimento de ascensão até os Pulmões. Nesse sentido, a ascensão do *Qi* do Baço é essencial à transformação e ao transporte apropriados das essências do alimento, do *Qi* e dos fluidos pelo Baço.

A ascensão do *Qi* do Baço é coordenada com a descensão do *Qi* do Estômago. O *Qi* do Baço ascende (aos Pulmões e ao Coração), enquanto o *Qi* do Estômago desce (para os Intestinos): a coordenação da ascensão do *Qi* do Baço com a descensão do *Qi* do Estômago é essencial à produção do *Qi* e do Sangue no Aquecedor Médio.

Ye Tian Shi (1667-1746), famoso especialista em doenças do Calor, afirmou: "*O Qi do Baço ascende, o Qi do Estômago desce*"[5] (ver Figura 9.3).

A coordenação entre a ascensão do *Qi* do Baço e a descensão do *Qi* do Estômago é essencial ao movimento apropriado do *Qi* no corpo durante a digestão, de forma que o *Qi* limpo seja direcionado para cima pelo Baço e o *Qi* turvo para baixo pelo Estômago. O *Qi* conecta-se em cima com os Pulmões e o Coração e embaixo com os Intestinos, o Fígado e os Rins. O *Yang* limpo pode ascender aos orifícios superiores (órgãos dos sentidos) e o *Yin* turvo pode descer aos dois orifícios inferiores apenas quando esses movimentos de ascensão e descensão do *Qi* são coordenados. Quando os movimentos de ascensão e descensão estão desregulados, o *Yang* limpo não ascende, o *Qi* refinado extraído do alimento não pode ser armazenado e o *Qi* turvo não pode ser excretado.

Essa coordenação entre a ascensão do *Qi* do Baço e a descensão do *Qi* do Estômago também é essencial à transformação e ao transporte dos líquidos: quando o *Qi* do Baço não consegue ascender, ele pode afetar a transformação e o transporte dos líquidos no Aquecedor Médio, resultando na formação de Umidade, Fleuma ou edema.

A ascensão do *Qi* do Baço com relação à "elevação" dos órgãos

A ascensão do *Qi* do Baço tem outra função importante, porque serve para "levantar" e manter os órgãos internos em suas posições normais. A falha desse movimento de ascensão pode causar prolapso de um órgão interno. Essa função está descrita com mais detalhes adiante.

> **Nota clínica**
>
> Para estimular a ascensão do *Qi* do Baço com relação à elevação dos órgãos, pode-se utilizar os pontos VG-20 *Baihui*, VC-12 *Zhongwan* e VC-6 *Qihai*.

O Boxe 9.2 resume essa função do Baço.

Boxe 9.2 O Baço controla a ascensão do *Qi*

- O *Qi* do Baço ascende para enviar *Qi*, essências do alimento e fluidos até os Pulmões
- A ascensão do *Qi* do Baço "eleva" os órgãos, mantendo-os no lugar certo
- A ascensão do *Qi* do Baço é coordenada com a descensão do *Qi* do Estômago.

▶ O Baço controla o Sangue

Nesse caso, o termo "controle" tem dois significados diferentes: por um lado, isto significa que o *Qi* do Baço mantém ou "sustenta" o sangue nos vasos sanguíneos; por outro lado, isto significa que o Baço desempenha um papel importante na formação do Sangue. No Capítulo 42 do *Clássico das Dificuldades*, encontramos que "*o Baço está encarregado de manter o Sangue junto*".[6] Embora seja o *Qi* em geral que mantém o sangue dentro dos vasos sanguíneos, é o *Qi* do Baço em especial que desempenha essa função. A função do Baço de manter o sangue dentro dos vasos também está relacionada diretamente com a ascensão do *Qi* do Baço: isto é, a falha do *Qi* do Baço em controlar o Sangue implica a limitação da ascensão do *Qi* do Baço.

Quando o *Qi* do Baço está saudável, o Sangue circula normalmente e permanece dentro dos vasos. Quando o *Qi* do Baço está deficiente e não ascende adequadamente, o Sangue pode extravasar dos vasos sanguíneos e provocar hemorragia. A falha do *Qi* do Baço em ascender e controlar adequadamente o Sangue causa sangramentos para baixo, por exemplo, do útero, da bexiga ou dos intestinos (Figura 9.4).

> **Nota clínica**
>
> Para estimular a função do Baço de sustentar o Sangue (interromper um sangramento), pode-se usar os pontos VC-12 *Zhongwan*, E-36 *Zusanli* e BP-10 *Xuehai*.

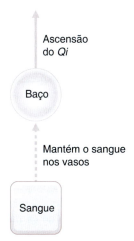

Figura 9.4 Função do Baço de sustentar o Sangue.

Além de controlar o Sangue e evitar hemorragias, o Baço também desempenha uma função importante na formação do Sangue. Na verdade, o Baço extrai *Qi* dos Alimentos e isto forma o sangue no Coração com a ajuda do *Qi* Original proveniente dos Rins. Por essa razão, o Baço é o órgão central essencial à produção do *Qi* e do Sangue. Essa é outra razão pela qual esse órgão é conhecido como "Raiz do *Qi* Pós-Celestial". Nesse contexto, o termo *Qi* da expressão "*Qi* Pós-Celestial" deve ser entendido em sentido amplo, que inclui o Sangue. Desse modo, se quisermos tonificar o Sangue, sempre precisamos tonificar o Baço.

Com referência à formação do Sangue, deve-se enfatizar que o Baço desempenha um papel importante; contudo, o Sangue menstrual é diferente do Sangue de outras partes do corpo. Na verdade, o Sangue menstrual é conhecido como *Tian Gui* e origina-se diretamente da Essência do Rim; por esta razão, o órgão mais importante para a formação do Sangue menstrual não é o Baço, mas o Rim.

> **Atenção**
>
> O Sangue menstrual (conhecido como *Tian Gui*) é diferente do Sangue de outras partes do corpo. O Sangue menstrual origina-se da Essência do Rim; o Sangue do corpo provém do Baço e dos Rins.

Como Raiz do *Qi* Pós-Celestial, o Baço também desempenha um papel importante na suplementação e na nutrição do *Qi* Original (*Yuan Qi*). Li Dong Yuan (1180-1251), autor do famoso *Discussion on Stomach and Spleen*, afirmou que: "*O Qi Original pode ser forte apenas quando o Baço e o Estômago não estão enfraquecidos e conseguem nutri-lo. Quando o Estômago está fraco e o alimento não é transformado, o Estômago e o Baço são enfraquecidos e não conseguem nutrir o Qi Original, que se torna vazio e acarreta doenças.*"[7]

O Boxe 9.3 resume essa função do Baço.

Boxe 9.3 O Baço controla o Sangue

- O Baço "mantém" o Sangue nos vasos sanguíneos e, deste modo, evita sangramento
- O Baço produz Sangue a partir do *Qi* dos Alimentos.

▶ O Baço controla os músculos e os quatro membros

O Baço extrai o *Qi* dos Alimentos de forma a nutrir todos os tecidos do corpo. Esse *Qi* refinado é transportado para todas as partes do corpo pelo Baço. Quando o Baço é forte, o *Qi* refinado é direcionado aos músculos, principalmente dos membros. Quando o *Qi* do Baço está fraco, o *Qi* refinado não pode ser transportado aos músculos e o paciente sente-se cansado, os músculos são fracos e, nos casos graves, podem atrofiar (Figura 9.5).

O estado do Baço é um dos fatores mais importantes a determinar a quantidade de energia física disponível a um indivíduo. Cansaço é uma queixa comum e, nesses casos, o Baço sempre deve ser tonificado.

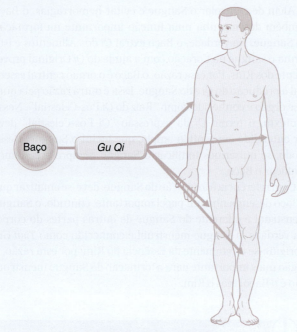

Figura 9.5 O Baço e os músculos.

> **Nota clínica**
>
> A deficiência de Qi do Baço causa cansaço crônico e é uma das patologias encontradas mais comumente na prática clínica. Uma combinação excelente para tratar esse problema inclui os pontos E-36 *Zusanli*, BP-6 *Sanyinjiao*, B-20 *Pishu* e B-21 *Weishu*.

No Capítulo 44 do *Questões Simples*, encontramos que: "*O Baço governa os músculos... Quando o Baço tem Calor, o paciente tem sede e os músculos são fracos e atrofiados.*"[8] No Capítulo 29 desse livro, há a seguinte citação: "*Os quatro membros dependem do Estômago para obter Qi, mas o Qi do Estômago pode alcançar os canais apenas quando é transportado pelo Baço. Quando o Baço está doente, ele não consegue transportar os fluidos do Estômago e isto impede que os quatro membros possam receber o Qi do alimento.*"[9]

O Boxe 9.4 resume essa função do Baço.

> **Boxe 9.4   O Baço controla os músculos e os quatro membros**
>
> O Baço transporta as essências do alimento a todos os músculos do corpo (especialmente aos músculos motores) e, especialmente, dos quatro membros.

▶ O Baço abre-se na boca

A ação de mastigar prepara o alimento para o Baço transformar e transportar suas essências. Por essa razão, a boca mantém uma relação funcional com o Baço. Quando o Qi do Baço está normal, o sentido gustativo é bom e a mastigação, normal. Quando o Qi do Baço está anormal, pode haver disfunção do sentido gustativo, dificuldade de mastigar e falta de apetite. No Capítulo 17 do *Eixo Espiritual*, vemos que: "*O Qi do Baço conecta-se com a boca; quando o Qi do Baço está normal, a boca pode sentir o sabor dos cinco grãos.*"[10]

O Boxe 9.5 resume essa função do Baço.

> **Boxe 9.5   O Baço abre-se na boca**
>
> O Baço controla a boca e torna possível a mastigação e a gustação.

▶ O Baço manifesta-se nos lábios

Os lábios refletem a condição do Baço; em termos mais específicos, eles refletem o estado do Sangue, em vez do Qi do Baço. Quando o Qi do Baço e o Sangue do Baço estão saudáveis, os lábios são rosados e úmidos. Quando o Sangue do Baço está deficiente, os lábios são pálidos; quando o Yin do Baço está deficiente, os lábios ficam secos; quando há Calor no Baço, os lábios tendem a ser avermelhados e secos, e o paciente pode queixar-se de sabor adocicado na boca.

No Capítulo 10 do *Questões Simples*, encontramos que o "*Baço controla os músculos e manifesta-se nos lábios*".[11]

O Boxe 9.6 resume essa função do Baço.

> **Boxe 9.6   O Baço manifesta-se nos lábios**
>
> O Baço afeta os lábios. Na verdade, os lábios são um indicador confiável do estado desse órgão. Quando o Baço está normal, os lábios são rosados e úmidos.

▶ O Baço controla a saliva

Como o Baço controla a boca, naturalmente ele também controla a secreção de saliva. "Saliva" é minha tradução do termo chinês *xian*, que é usado para descrever o fluido relacionado com o Baço. A função da saliva é umidificar a boca e facilitar a digestão, misturando o alimento com fluidos para facilitar sua digestão (evidentemente, os chineses da antiguidade não sabiam da existência de enzimas digestivas na saliva).

Nos livros de medicina chinesa, a saliva é descrita como um fluido "límpido e fino", em contraste com o escarro (dos Rins), que é um líquido "turvo e espesso".

O Boxe 9.7 resume essa função do Baço.

> **Boxe 9.7   O Baço controla a saliva**
>
> - O Baço afeta a saliva, que facilita a digestão
> - A saliva é conhecida como *xian* e é descrita como um líquido límpido e fino (em contraste com *tuo*, o líquido correspondente aos rins, que é espesso e turvo e que eu traduzo como "escarro").

▶ O Baço controla a ascensão do Qi

O Baço causa um efeito de "elevação" dos órgãos; esse "levantamento" do Qi também é uma expressão da ascensão do Qi do Baço. É essa força que assegura que os órgãos internos estejam em suas posições apropriadas.

Quando o Qi do Baço está deficiente e sua função de "elevação do Qi" está enfraquecida, pode haver prolapsos de vários órgãos, inclusive útero, estômago, rins, bexiga ou ânus (Figura 9.6).

Embora a ascensão do Qi do Baço seja o fator predominante da "elevação" dos órgãos de forma a mantê-los em suas posições apropriadas, a descensão do Qi também desempenha um papel importante para a manutenção de suas posições. A coordenação entre a ascensão do Qi limpo (*Yang* por natureza)

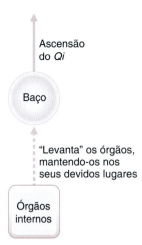

Figura 9.6 Função do Baço de elevar os órgãos.

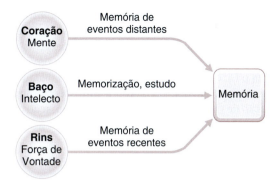

Figura 9.7 A influência do Baço na memória.

e a descensão do *Qi* turvo (*Yin* por natureza) também é importante para a manutenção dos órgãos em seus devidos locais. Em alguns caos, o *Yang* limpo não consegue ascender porque o *Yin* turvo não pode descer: em outras palavras, quando o *Yin* turvo não desce adequadamente, ele fica retido em cima e, deste modo, impede a ascensão do *Yang* limpo.

▶ O Baço abriga o Intelecto

O Baço é considerado a "residência" do Intelecto (*Yi*). O Intelecto reside no Baço e é responsável pelo raciocínio aplicado, estudo, memorização, focalização, concentração e geração de ideias. O *Qi* Pós-Natal e o Sangue constituem as bases fisiológicas do Intelecto. Desse modo, quando o Baço é forte, o raciocínio é claro, a memória é boa e as capacidades de concentrar-se, estudar e formar ideais também são normais. Quando o Baço é fraco, o Intelecto fica embotado e o raciocínio é lento, a memória é fraca e as capacidades de concentrar-se, estudar e focalizar a atenção são reduzidas. Por outro lado, estudo, esforço mental e concentração excessiva por períodos longos podem enfraquecer o Baço.

 Atenção

- O Baço controla o estudo, a memorização e a concentração
- O Coração controla a memória de eventos distantes
- Os Rins controlam a memória de eventos recentes.

Nas esferas do raciocínio, da lembrança e da memorização, há superposição considerável entre o Intelecto (*Yi*) do Baço, a Mente (*Shen*) do Coração e a Força de Vontade (*Zhi*) dos Rins (Figura 9.7). O Baço afeta nossa capacidade de raciocinar no sentido de estudar, concentrar e memorizar tarefas do trabalho ou da escola. O Coração abriga a Mente, influencia o raciocínio no sentido de ser capaz de pensar claramente quando se está diante dos problemas da vida e afeta a memória do passado distante. A conexão e a interação entre o Intelecto do Baço e a Mente do Coração é muito próxima na esfera da memória. No Capítulo 8 do *Eixo Espiritual*, encontramos a seguinte citação: "*A função do Coração de relembrar é conhecida como Intelecto.*"[12]

Os Rins nutrem o cérebro e afetam a memória de curto prazo necessária à vida diária. Na verdade, com o envelhecimento, há declínio da Essência do Rim, que não consegue nutrir o cérebro. Por essa razão, alguns indivíduos idosos esquecem eventos recentes (em razão da fraqueza dos Rins) e, apesar disto, podem ser capazes de lembrar de eventos ocorridos há muitos anos (função dependente do Coração). No que se refere ao Intelecto do Baço, alguns indivíduos podem ter memória extraordinária em seu campo de trabalho ou estudo (função dependente do Baço) e, apesar disto, podem esquecer-se facilmente dos fatos do cotidiano (que depende do Coração). A função de memorização do Intelecto do Baço está tão diretamente relacionada com a Força de Vontade dos Rins, que o mesmo capítulo do livro citado contém a seguinte afirmação: "*O armazenamento [de dados] do Intelecto é conhecido como Memória [Zhi].*"[13] Nesse aspecto, é importante salientar que traduzo o aspecto mental dos Rins (*Zhi*) como "Força de Vontade", embora este termo também tenha o significado de "memória" ou "mente". Na citação reproduzida antes, *Zhi* tem o significado de "memória".

Nota clínica

Para estimular a memória do Baço, pode-se usar os pontos VC-12 *Zhongwan*, E-36 *Zusanli*, B-20 *Pishu* e B-49 *Yishe*.

O Boxe 9.8 resume essa função do Baço.

Boxe 9.8 O Baço abriga o Intelecto (*Yi*)

O Baço abriga o Intelecto, que é responsável pela memória, concentração e focalização da atenção.

▶ O Baço é afetado pela introspecção

Introspecção é muito semelhante à preocupação em sua natureza e seu efeito. A introspecção consiste em "ruminar" pensamentos, pensar constantemente sobre certos eventos ou pessoas (ainda que não se preocupe), ou em ansiar nostalgicamente pelo que passou. Nos casos extremos, a introspecção causa pensamentos obsessivos. Em outro sentido, a introspecção também inclui esforço mental excessivo no processo de trabalho ou estudo do indivíduo. De certa forma, a introspecção nada mais é que o equivalente negativo da capacidade do Intelecto de focalizar a atenção e concentrar-se: assim como o Intelecto nos permite focalizar a atenção e concentrar com a mente clara, quando o indivíduo é afetado pela introspecção as mesmas faculdades mentais são manifestadas negativamente por ruminação ou pensamento excessivo etc.

A introspecção afeta o Baço e, assim como a preocupação, bloqueia o *Qi*; contudo, a preocupação tende a bloquear o *Qi* no Aquecedor Superior, enquanto a introspecção impede a circulação do *Qi* no Aquecedor Médio. A estagnação do *Qi* no Aquecedor Médio causa problemas de digestão e sensação de distensão do epigástrio.

Nota clínica

Para tratar introspecção, pode-se usar o ponto B-49 *Yishe*.

O Boxe 9.9 resume essa função do Baço.

Boxe 9.9 O Baço é afetado pela introspecção

- A "introspecção" inclui pensar muito, ruminar, ansiar nostalgicamente pelo que passou, pensar obsessivamente
- A deficiência do Baço pode causar introspecção
- A introspecção prejudica o Baço.

Outras relações do Baço

Outras relações do Baço descritas a seguir são:

- Fragrante é seu odor
- Amarelo é sua cor
- Doce é seu sabor
- Umidade é seu fator climático
- Tom melodioso é seu som.

▶ Seu odor é fragrante

O odor corporal relacionado com o Baço é fragrante, algumas vezes descrito também como adocicado (embora o odor adocicado esteja mais relacionado com os padrões de Calor no Baço).

Na verdade, o odor fragrante do Baço é como um perfume, embora com nuanças levemente adocicada e enjoativa. Esse odor pode indicar deficiência do Baço ou Umidade causando obstrução do Baço.

▶ Sua cor é o amarelo

Pele de coloração amarelada é extremamente comum. Em geral, isso é percebido nas regiões malares, na fronte ou no queixo. Pele pálida e amarelo-clara indica deficiência do Baço; coloração amarelada mais intensa, acentuada e brilhante sugere Umidade-Calor, enquanto tonalidade opaca indica Umidade crônica (sem Calor).

▶ Seu sabor é doce

Sabor doce na boca pode indicar Umidade, especialmente com Calor. No que se refere ao sabor dos alimentos, os itens com sabor adocicado nutrem o Baço quando são ingeridos em quantidades moderadas. Em excesso, esses alimentos enfraquecem o Baço e também os Rins.

▶ Seu fator climático é Umidade

A Umidade Externa é um fator patogênico importante, porque é muito comum. Por favor, lembre-se de que o termo "Umidade Externa" refere-se não apenas a um clima úmido, mas também às condições de habitação úmidas (p. ex., morar em um porão com umidade nas paredes) e determinados hábitos (como usar roupas de natação molhadas depois de nadar, ou se sentar na grama úmida).

A Umidade Externa entra nos canais das pernas e especialmente no Baço, instalando-se no Aquecedor Inferior, onde pode causar diversos problemas, inclusive secreção vaginal excessiva ou distúrbios urinários.

Nota clínica

A invasão de Umidade Externa no canal do Baço é extremamente comum. O ponto BP-9 *Yinlingquan* é o melhor para drenar Umidade do Aquecedor Inferior.

▶ Seu som é melodioso

Um tom de voz "melodioso" é típico dos indivíduos com deficiência constitucional do Baço. O som melodioso relacionado com o Baço também pode ser observado nos indivíduos que têm o hábito de cantarolar (em geral, canções desconhecidas) enquanto realizam suas atividades diárias.

Sonhos

No Capítulo 80 do *Questões Simples*, encontramos que: "*Quando o Baço está deficiente, o indivíduo sonha que está faminto; quando o sonho ocorre no final do verão, o sonho é de construir uma casa.*"[14]

No Capítulo 43 do *Eixo Espiritual*, o autor afirma que: "*Quando o Baço está em excesso, o indivíduo sonha que está cantando e que é muito pesado... quando o Baço está deficiente, os sonhos são de abismos em montanhas e pântanos.*"[15]

Ditados ou provérbios

Os ditados ou provérbios considerados a seguir são:

- "O Baço governa os quatro membros"
- "O Baço transforma os fluidos para o Estômago"
- "O Baço é a Raiz do *Qi* Pós-Celestial"
- "O Baço é a origem do nascimento e do desenvolvimento"
- "O Baço leva o que é limpo (*Yang*) para cima"
- "O Baço detesta Umidade"
- "O Baço gosta de secura".

▶ "O Baço governa os quatro membros"

O Baço distribui as essências do alimento a todas as partes do corpo, especialmente aos membros. Por essa razão, quando o Baço está deficiente, as essências do alimento não conseguem chegar aos membros, que parecem frios e fracos. Isso pode ser observado comumente na prática médica na forma de distúrbios digestivos que fazem os membros ficarem frios.

▶ "O Baço transforma os fluidos para o Estômago"

O Estômago é a origem dos fluidos do corpo e o Baço transforma e transporta esses fluidos. Os fluidos do Estômago fazem parte do *Qi* do Estômago, enquanto as atividades de transformar e transportar líquidos são realizadas pelo *Yang* do Baço. É interessante ressaltar que, embora o Estômago seja um órgão *Yang*, ele é a origem dos fluidos (*Yin*); além disto, embora o Baço seja um órgão *Yin*, ele fornece a energia *Yang* necessária para transportar e transformar os fluidos.

▶ "O Baço é a Raiz do *Qi* Pós-Celestial"

O Baço é a origem do *Qi* e do Sangue do corpo. Por essa razão, em combinação com o Estômago, o Baço é conhecido como Raiz do *Qi* Pós-Celestial: isto é, o *Qi* e o Sangue produzidos depois do nascimento, em contraste com o *Qi* Pré-Celestial (relacionado com os Rins), que nutre o feto antes do nascimento e determina nossa constituição hereditária.

▶ "O Baço é a origem do nascimento e do desenvolvimento"

Esse conceito refere-se ao papel fundamental desempenhado pelo Baço na nutrição do corpo e na promoção do desenvolvimento, na medida em que esse órgão é a origem do *Qi* e do Sangue.

▶ "O Baço leva o que é limpo (*Yang*) para cima"

Como já vimos, o *Qi* do Baço ascende: podemos perceber isto no movimento de ascensão do *Qi* dos Alimentos para os Pulmões (para produzir *Qi* Torácico) e o Coração (para produzir Sangue). A ascensão do *Qi* do Baço também é essencial à transformação e ao transporte dos fluidos.

A ascensão do *Qi* do Baço implica a descensão do *Qi* limpo. Com relação à cabeça, isso geralmente é referido como "*Yang* limpo": como ele sobe para a cabeça, o *Yang* limpo clareia os orifícios superiores (olhos, nariz, orelhas e boca) e, deste modo, permite-nos ver, sentir odores, ouvir e sentir sabores com clareza. Por essa razão, o *Qi* do Baço circula para cima para levar as energias do *Yang* limpo para cima até a cabeça (Figura 9.8). Quando o *Qi* do Baço não pode elevar esse *Yang* limpo para a cabeça, seja porque está deficiente ou porque está obstruído por Umidade, o *Yang* limpo não pode subir à cabeça e isto causa cefaleia difusa e sensação de peso e tontura na cabeça.

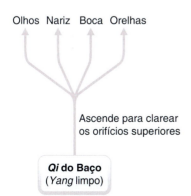

Figura 9.8 Ascensão do *Yang* limpo do Baço para os orifícios superiores.

▶ "O Baço detesta Umidade"

A Umidade obstrui facilmente o Baço e causa disfunção de suas atividades de transformar e transportar. Isso pode causar distensão abdominal, problemas urinários ou secreções vaginais. Na cabeça, a Umidade impede a ascensão do *Qi* do Baço e causa cefaleia difusa e sensação de peso e tontura.

▶ "O Baço gosta de secura"

Em conexão com a transformação do alimento e a digestão, diz-se que o Baço "gosta de secura": isto significa que as atividades do baço de transformar e transportar podem ser facilmente prejudicadas pela ingestão excessiva de líquidos frios ou bebidas geladas (muito comum em alguns países ocidentais). Por outro lado, o Estômago "gosta de umidade", isto é, os alimentos que são úmidos e não ressecados.

Resultados do aprendizado

Neste capítulo, você aprendeu:

- O significado clínico da função do Baço de transformar e transportar em fisiologia e patologia
- Como a transformação e o transporte pelo Baço constituem as bases da formação do *Qi* e do Sangue
- O significado clínico da ascensão do *Qi* do Baço com relação à produção do *Qi* e do Sangue
- A coordenação entre a ascensão do *Qi* do Baço e a descensão do *Qi* do Estômago
- A importância do Baço na manutenção do sangue dentro dos vasos
- A relação entre o Baço e os músculos dos membros
- Como o Baço afeta a energia
- A relação entre o Baço e a boca, os lábios e a saliva
- O significado clínico da ascensão do *Qi* pelo Baço em relação com o prolapso dos órgãos internos
- A relação entre o Baço e o Intelecto (*Yi*)
- Como o Intelecto do Baço afeta a memória e como difere das influências do Coração e dos Rins na memória
- A natureza da "introspecção" e como isto afeta do Baço
- O odor, a cor, o sabor, o fator climático e o som associados ao Baço
- Os sonhos que refletem desarmonias do Baço
- Os ditados ou provérbios relacionados com o Baço.

Questões de autoavaliação

1. Como a função de transformação e transporte pelo Baço afeta a produção de *Qi* e Sangue?
2. Como a função de transformação e transporte pelo Baço afeta o metabolismo dos líquidos?
3. O *Qi* do Baço ascende a que órgão?
4. Como o Baço coordena suas atividades com o Estômago?
5. Qual é o significado da expressão "controle do Sangue pelo Baço"?
6. Como a sensação de peso e tontura na cabeça está relacionada com o Baço e, especificamente, com que função desse órgão?
7. Como o Baço afeta os músculos e qual é a consequência da deficiência de *Qi* do Baço nessas áreas?
8. Qual é a consequência da impossibilidade de o Baço ascender o *Qi*?
9. Quais são as funções principais do Intelecto (*Yi*)?
10. Qual é a natureza da introspecção e como ela afeta o Baço?

Ver respostas no Apêndice 6.

Notas

1. 1979 The Yellow Emperor's Classic of Internal Medicine – Simple Questions (*Huang Di Nei Jing Su Wen* 黄帝内经素问), People's Health Publishing House, Beijing, first published *c*.100 a.C., p. 58.
2. Nanjing College of Traditional Chinese Medicine 1979 A Revised Explanation of the Classic of Difficulties (*Nan Jing Jiao Shi* 难经校释), People's Health Publishing House, Beijing, first published *c*. p 100, p. 99.
3. Simple Questions, p. 139.
4. 1981 Syndromes and Treatment of the Internal Organs (*Zang Fu Zheng Zhi* 脏腑证治), Tianjin Scientific Publishing House, Tianjin, p. 170.
5. Syndromes and Treatment of the Internal Organs, p. 170.
6. A Revised Explanation of the Classic of Difficulties, p. 99.
7. Syndromes and Treatment of the Internal Organs, p. 168.
8. Simple Questions, p. 246.
9. Ibid., p. 180.
10. 1981 Spiritual Axis (*Ling Shu Jing* 灵枢经), People's Health Publishing House, Beijing, first published *c*.100 a.C., p. 50.
11. Simple Questions, p. 70.
12. Spiritual Axis, p. 23.
13. Ibid., p. 23.
14. Simple Questions, p. 569.
15. Spiritual Axis, p. 85.

Leitura complementar

Kaptchuk T 2000 The Web that has no Weaver – Understanding Chinese Medicine, Contemporary Books, Chicago.

Funções dos Rins 10

As funções dos Rins, 124
  Os Rins armazenam a Essência e governam o nascimento, o crescimento, a reprodução e o desenvolvimento, 124
  Os Rins produzem a Medula, que nutre o Cérebro e controla os ossos, 126
  Os Rins governam a Água, 127
  Os Rins controlam a recepção do *Qi*, 127
  Os Rins abrem-se nas orelhas, 127
  Os Rins manifestam-se nos cabelos, 127
  Os Rins controlam o escarro, 128
  Os Rins controlam os dois orifícios inferiores, 128
  Os Rins abrigam a Força de Vontade, 128
  Os Rins controlam o Portão da Vitalidade (*Ming Men*), 128

Outras relações dos Rins, 130
  Seu odor é pútrido, 130
  Sua cor é o preto, 131
  Seu sabor é salgado, 131
  Seu fator climático é frio, 131
  Seu som é gemido, 131
Sonhos, 131
Ditados ou provérbios, 131
  "Os Rins controlam a abertura e o fechamento", 131
  "Os Rins controlam a força e as habilidades", 131
  "Os Rins são a Raiz do *Qi* Pré-Celestial", 131
  "Os Rins detestam secura", 131
  "Os Rins são o Portal do Estômago", 131
Notas, 132
Leitura complementar, 132

Os Rins são referidos comumente como "Raiz da Vida" ou "Raiz do *Qi* Pré-Celestial", isto porque eles armazenam a Essência (*Jing*) que, em sua forma Pré-Celestial, origina-se dos pais e é estabelecida no momento da concepção; essa Essência determina nossa constituição básica e, portanto, a referência aos Rins como "Raiz da Vida".

Como também ocorre com qualquer outro órgão *Yin*, os Rins têm aspectos *Yang* e *Yin*. Entretanto, esses dois aspectos adquirem um significado diferente no caso dos Rins, porque eles são os órgãos fundamentais ao fornecimento de *Yin* e *Yang* para todos os demais órgãos. Por essa razão, o *Yin* do Rim e o *Yang* do Rim também são conhecidos como "*Yin* Primário" e "*Yang* Primário", respectivamente. Desse modo, poderíamos entender o *Yin* do Rim como fundamento de todas as energias *Yin* do corpo, principalmente do Fígado, do Coração e dos Pulmões, enquanto o *Yang* do Rim seria o fundamento de todas as energias *Yang* do corpo, especialmente do Baço, do Pulmão e do Coração (Figura 10.1).

Atenção

Os Rins são a origem do *Yin* e do *Yang* do corpo.

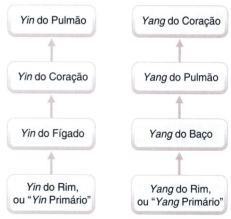

Figura 10.1 *Yin* do Rim e *Yang* do Rim como fundamentos de todos os outros órgãos.

O *Yin* do Rim é a substância fundamental ao nascimento, ao crescimento e à reprodução, enquanto o *Yang* do Rim é a força motriz de todos os processos fisiológicos. O *Yin* do Rim é o fundamento material do *Yang* do Rim e este último representa a atividade fisiológica que transforma o *Yin* do Rim. Em condições de saúde, esses dois polos formam um todo integrado. Entretanto, quando há alguma doença, ocorre separação entre o *Yin* do Rim e o *Yang* do Rim (Figura 10.2).

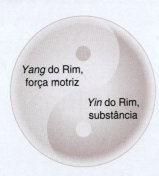

Figura 10.2 Interação entre *Yin* do Rim e o *Yang* do Rim.

Yin do Rim e *Yang* do Rim têm a mesma raiz e dependem mutuamente um do outro para sua existência. O *Yin* do Rim fornece o substrato material para o *Yang* do Rim, enquanto o *Yang* do Rim fornece o calor necessário a todas as funções dos Rins. Como são fundamentalmente um e são interdependentes, a deficiência de um acarreta necessariamente deficiência do outro, embora sempre em proporções diferentes.

O *Yin* do Rim e o *Yang* do Rim poderiam ser comparados a uma lamparina de óleo, na qual o óleo representa o *Yin* do Rim e a chama representa o *Yang* do Rim. Quando o óleo (*Yin* do Rim) diminui, a chama (*Yang* do Rim) também decresce; quando aumentamos excessivamente a quantidade de óleo (*Yin* do Rim), podemos simplesmente arrefecer a chama (*Yang* do Rim) (Figura 10.3). Por essa razão, no tratamento das desarmonias dos Rins, geralmente é necessário tonificar tanto o *Yin* do Rim quanto o *Yang* do Rim (embora em proporções diferentes) para evitar esgotamento de um deles.

> **Nota clínica**
>
> Quando se tonifica os Rins com fórmulas fitoterápicas, é necessário tonificar o *Yin* do Rim e o *Yang* do Rim (embora com ênfases variáveis, dependendo do problema básico).

Um bom exemplo desse princípio é a composição das duas fórmulas fitoterápicas clássicas para tonificar o *Yin* do Rim e o *Yang* do Rim. A prescrição clássica para tonificar o *Yin* do Rim é Liu Wei Di Huang Wan (*Decocção de Rehmannia de Seis Sabores*), enquanto a prescrição clássica para tonificar o *Yang* do Rim – Jin Gui Shen Qi Wan (*Decocção Qi do Rim Peito Dourado*) nada mais é que a *Decocção de Rehmannia de Seis Sabores* com acréscimo de duas ervas quentes, ou seja, Fu Zi (*Radix lateralis Aconiti Carmichaeli preparata*) e Gui Zhi (*Ramulus Cinnamoni cassiae*). Isso demonstra claramente que, para tonificar o *Yang* do Rim, precisamos também tonificar até certo ponto o *Yin* do Rim e vice-versa.

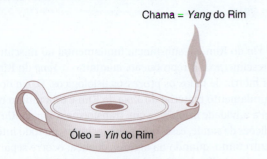

Figura 10.3 *Yin* do Rim e *Yang* do Rim como uma lamparina a óleo.

Segundo Zhang Jie Bin, outras duas decocções importantes para tonificar o *Yin* do Rim e o *Yang* do Rim ilustram o mesmo princípio. Na verdade, a fórmula Zuo Gui Wan (*Pílula de Restauração do [Rim] Esquerdo*), que nutre o *Yin* do Rim, contém alguns tônicos clássicos para o *Yang* do Rim, inclusive Tu Si Zi (*Semen Cuscutae*) e Lu Jiao Jiao (*Colla Cornu Cervi*), enquanto a fórmula You Gui Wan (*Decocção de Restauração do [Rim] Direito*), que tonifica o *Yang* do Rim, contém alguns tônicos para o *Yin* do Rim, inclusive Gou Qi Zi (*Fructus Lycii*).

> **Nota clínica**
>
> Com a acupuntura, os mesmos pontos (p. ex., R-3 *Taixi*) podem tonificar o *Yang* do Rim ou nutrir o *Yin* do Rim. A diferença principal está relacionada com a aplicação de moxabustão: o mesmo ponto pode tonificar o *Yang* do Rim com moxabustão, ou nutrir o *Yin* do Rim sem moxabustão.

Desse modo, os Rins são diferentes de todos os outros órgãos *Yin* porque são a origem do *Yin* e *Yang* do corpo e também porque são a origem da Água e do Fogo do corpo. Embora de acordo com a teoria dos Cinco Elementos os Rins pertençam à Água, eles também são a fonte do Fogo do corpo, que é conhecido como "Fogo do Portão da Vitalidade" (*Ming Men*), ou Fogo Ministerial, que é um Fogo fisiológico (ver adiante) (Figura 10.4).

As funções dos Rins são as seguintes:

- Armazenam a Essência (*Jing*) e governam o nascimento, o crescimento, a reprodução e o desenvolvimento
- Produzem Medula, que nutre o Cérebro e controla dos ossos
- Governam a Água
- Controlam a recepção do *Qi*
- Abrem-se nas orelhas
- Manifestam-se nos cabelos
- Controlam os dois orifícios inferiores
- Abrigam a Força de Vontade
- Controlam o Portão da Vitalidade (*Ming Men*, ou Fogo Ministerial).

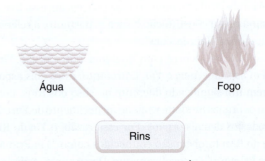

Figura 10.4 Os Rins como origem da Água e do Fogo.

As funções dos Rins

▶ Os Rins armazenam a Essência e governam o nascimento, o crescimento, a reprodução e o desenvolvimento

Como foi explicado no Capítulo 3, a Essência (*Jing*) do Rim é uma substância preciosa herdada dos pais, mas que também é reposta parcialmente pelo *Qi* extraído do alimento. A função dos Rins de armazenar Essência tem dois aspectos:

1. Os Rins armazenam a Essência Pré-Celestial, que é a Essência herdada antes do nascimento e que nutre o feto e, depois do nascimento, controla o crescimento, a maturação sexual, a fertilidade e o desenvolvimento. Essa Essência determina nossa constituição, força e vitalidade básicas. Também é a base da vida sexual e o fundamento material usado para produzir esperma dos homens e óvulos e sangue menstrual das mulheres. Como foi mencionado antes, o Sangue menstrual (conhecido como *Tian Gui*) é diferente dos outros tipos de Sangue porque se origina diretamente da Essência do Rim (Figura 10.5). A deficiência de Essência pode causar infertilidade, impotência, subdesenvolvimento infantil (físico e mental), atraso do crescimento e envelhecimento precoce.
2. Os Rins armazenam a Essência Pós-Celestial, que é a Essência refinada extraída do alimento pelo poder transformador dos Órgãos Internos.

Com o termo "Essência do Rim", quero referir-me à Essência que se origina das Essências Pré-Celestial e Pós-Celestial. Como também ocorre com a Essência Pré-Celestial, a Essência do Rim é uma energia hereditária que determina a constituição do indivíduo. Contudo, ao contrário da Essência Pré-Celestial, a Essência do Rim interage com a Essência Pós-Celestial e é reposta por ela. Por essa razão, a Essência do Rim partilha das Essências Pré-Celestial e Pós-Celestial.

Essa essência é armazenada nos Rins, mas também circula por todo o corpo, principalmente nos Oito Vasos Extraordinários (ver Capítulo 39) (Figura 10.6).

A Essência do Rim determina o crescimento, a reprodução, o desenvolvimento, a maturação sexual, a concepção, a gestação, a menopausa e o envelhecimento. Além disso, a Essência do Rim controla os diversos estágios de mudança da vida, isto é, nascimento, puberdade, menopausa e morte. A Essência do Rim está basicamente encarregada do que poderíamos chamar em medicina ocidental de "alterações hormonais": isto é, as alterações que ocorrem na puberdade, na gestação e depois do nascimento (mulheres) e durante a menopausa (mulheres). O próprio envelhecimento é atribuído a um declínio da Essência durante a vida. O primeiro capítulo do *Questões Simples* descreve os diversos estágios da vida em ciclos de 7 anos para as mulheres e de 8 anos para os homens.

A Essência do Rim constitui a base material do *Yin* do Rim e do *Yang* do Rim. Em outras palavras, a Essência do Rim tem aspectos *Yin* e *Yang*. O aspecto *Yang* da Essência é o Fogo do Portão da Vitalidade (*Ming Men*), que está em atividade desde a concepção (ver Figura 3.3, no Capítulo 3) e concentra-se no ponto VG-4 *Mingmen*. O aspecto *Yin* da Essência do Rim é o elemento Água da Essência: isto é, o esperma dos homens e o sangue menstrual e os óvulos das mulheres. O aspecto *Yin* da Essência concentra-se no ponto VC-4 *Guanyuan* (Figura 10.7; ver também Figura 3.4, no Capítulo 3).

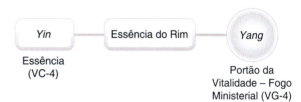

Figura 10.7 Aspectos *Yin* e *Yang* da Essência do Rim.

Nota clínica

- VG-4 *Mingmen* é o ponto de concentração do aspecto *Yang* da Essência, isto é, o Fogo do Portão da Vitalidade (*Ming Men*)
- VC-4 *Guanyuan* é o ponto de concentração do aspecto *Yin* da Essência.

Como vimos no Capítulo 3, a Essência do Rim é a base orgânica para a transformação do *Yin* do Rim em *Qi* do Rim pelas ações de aquecimento e evaporação do *Yang* do Rim (ver Figura 3.5, no Capítulo 3).

O estado da Essência determina as condições dos Rins. Quando a Essência é exuberante e abundante, os Rins são fortes e o indivíduo tem muita vitalidade, potência sexual e fecundidade. Quando a Essência é fraca, os Rins são fracos e o indivíduo tem pouca vitalidade, infertilidade ou fraqueza sexual.

O Boxe 10.1 resume essas funções dos Rins.

Boxe 10.1 As funções da Essência do Rim

- Governa o crescimento
- Governa a reprodução
- Governa o desenvolvimento
- Governa a maturação sexual
- Determina os ciclos de 7 e 8 anos
- Influencia a concepção
- Sustenta a gravidez
- Seu declínio induz a menopausa
- Determina o envelhecimento
- É a base material do *Yin* do Rim e do *Yang* do Rim
- Tem aspectos *Yin* (Essência) e *Yang* (Fogo Ministerial)
- É a base para a transformação do *Yin* do Rim em *Qi* do Rim por influência do *Yang* do Rim.

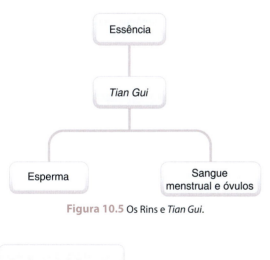

Figura 10.5 Os Rins e *Tian Gui*.

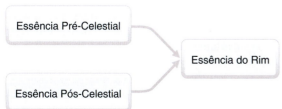

Figura 10.6 A Essência do Rim e as Essências Pré-Celestial e Pós-Celestial.

▶ Os Rins produzem a Medula, que nutre o Cérebro e controla os ossos

A influência dos Rins na Medula também é atribuída à Essência. A Essência é o substrato orgânico para a produção da Medula. O termo "Medula" (*sui*) não corresponde à medula óssea segundo a medicina ocidental. Em medicina chinesa, "Medula" é a substância que constitui a matriz comum dos ossos, da medula óssea, do cérebro e da medula espinal (Figura 10.8). No Capítulo 34 do *Questões Simples*, encontramos a seguinte citação: "*Os Rins pertencem à Água e geram os ossos. Quando os Rins não estão vicejantes, a medula não pode ser preenchida.*"[1]

No Capítulo 36 do *Eixo Espiritual*, encontramos que: "*Os cinco sabores e líquidos combinam-se para formar gordura: esta irriga as cavidades dentro dos ossos, tonifica o Cérebro e a Medula e flui para as coxas.*"[2] Esta citação é interessante com respeito a um tipo de "gordura" produzida a partir do alimento e da água, que constitui a medula óssea, a medula espinal e o cérebro. Por esta razão, a medula óssea, a medula espinal e o cérebro (todas manifestações da "Medula") são um tipo material denso de Qi, que o autor do *Eixo Espiritual* chama de "gordura". Outro aspecto interessante da citação mencionada é a referência à Medula circulando para as coxas: deste modo, os chineses antigos pareciam ter entendido o fato de que os ossos longos contêm medula óssea.

A Essência do Rim produz Medula, que forma a medula espinal e nutre o cérebro. No Capítulo 33 do *Eixo Espiritual*, vemos que: "*O Cérebro é o Mar da Medula.*"[3] Por esta razão, em medicina chinesa, o cérebro mantém uma relação fisiológica com os Rins. Quando a Essência do Rim é forte, ele nutre o cérebro e o indivíduo tem boa memória, concentração, raciocínio e visão. A medicina chinesa acredita que "os Rins sejam a origem da inteligência e das habilidades". Quando o cérebro não é nutrido adequadamente pela Essência, o indivíduo pode ter déficits de memória e concentração, tontura, raciocínio embotado e visão deficiente. O cérebro e a medula espinal também são conhecidos como "Mar da Medula" (Figura 10.9).

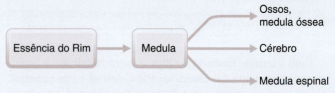

Figura 10.9 Essência do Rim e Medula.

> **Nota clínica**
>
> A Essência do Rim nutre o cérebro; por esta razão, a memória depende das condições dos Rins. B-23 *Shenshu* e VG-20 *Baihui* podem tonificar os Rins para estimular a memória.

A Medula também é a base para a formação da medula óssea, que nutre os ossos. Desse modo, os Rins também governam a medula óssea e os ossos. No Capítulo 17 do *Questões Simples*, encontramos que: "*Os ossos são o Fu [órgão] da Medula.*"[4] Quando a Essência do Rim é exuberante, os ossos são fortes e os dentes, firmes. Quando a Essência do Rim é fraca, os ossos são frágeis e os dentes, frouxos. Nas crianças, a deficiência da Essência do Rim causa desenvolvimento ósseo anormal, deformidade em "peito de pombo" etc. No Capítulo 44 desse mesmo livro, há a seguinte citação: "*Os Rins controlam a medula óssea… quando os Rins têm Calor, a coluna vertebral não é reta, os ossos definham e a medula diminui.*"[5] O declínio da Essência do Rim com a menopausa das mulheres significa que a Essência não pode mais nutrir a Medula e os ossos, razão pela qual se tornam frágeis e a mulher desenvolve osteoporose.

> **Nota clínica**
>
> A Essência do Rim nutre os ossos por meio da Medula. A osteoporose é atribuída ao declínio da Essência do Rim. Os pontos B-23 *Shenshu*, R-3 *Taixi* e B-11 *Dashu* podem tonificar os Rins de forma a nutrir os ossos.

A Essência do Rim também exerce influência importante na vitalidade e no vigor mental. No Capítulo 8 do *Questões Simples*, encontramos que: "*Os Rins são o oficial competente do qual se origina a inventividade.*"[6] Isso significa que os Rins determinam o vigor físico e mental de um indivíduo. Além disso, esses órgãos definem nossa força de vontade, conforme será explicado sucintamente adiante.

> **Nota clínica**
>
> Para nutrir a Essência do Rim e tonificar o cérebro, pode-se utilizar o Vaso Governador (i. e., ID-3 *Houxi*) com B-61 *Shenmai* mais B-23 *Shenshu*, R-3 *Taixi*, VG-16 *Fengfu* e VG-20 *Baihui*.

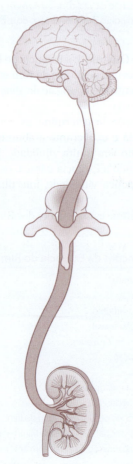

Figura 10.8 Essência do Rim, Medula, medula espinal e cérebro.

O Boxe 10.2 resume essa função dos Rins.

Boxe 10.2 Os Rins produzem Medula, que nutre o cérebro e controla os ossos

- A Essência do Rim produz Medula
- Medula é o substrato que forma o cérebro
- A Medula também é transformada em medula óssea
- A Medula e a medula óssea formam os ossos.

▶ Os Rins governam a Água

Como vimos antes, de acordo com a teoria dos Cinco Elementos, os Rins pertencem à Água e governam a transformação e o transporte dos Fluidos Corporais de diversas formas:

- Os Rins são como um portão que abre e fecha para controlar a circulação dos Fluidos Corporais no Aquecedor Inferior. Em condições fisiológicas normais, existe um equilíbrio estável entre o *Yin* do Rim e o *Yang* do Rim, que possibilita a regulação correta da abertura e do fechamento desse "portão". Por esta razão, a micção é normal em volume e cor. Nas condições patológicas, há um desequilíbrio entre o *Yin* do Rim e o *Yang* do Rim, que acarreta disfunção do "portão" em suas atividades de abrir e fechar: ele fica muito aberto (deficiência de *Yang* do Rim), causando micções profusas de urina clara; ou muito fechado (deficiência de *Yin* do Rim), causando micções escassas de urina escura
- Os Rins fazem parte do Aquecedor Inferior que, algumas vezes, é comparado com o "ralo de drenagem". Os órgãos do Aquecedor Inferior estão encarregados basicamente da excreção dos Fluidos Corporais impuros. Os Rins têm a função de fornecer *Qi* para a Bexiga armazenar e transformar a urina
- O Intestino Delgado e o Intestino Grosso, que também fazem parte do Aquecedor Inferior, desempenham a função de separar os líquidos limpos e sujos. Essa função intestinal de separar líquidos também é controlada pelos Rins, especialmente pelo *Yang* do Rim
- Os Rins recebem líquidos dos Pulmões e parte deles é excretada e outra parte é vaporizada; esta última parte retorna aos Pulmões para manter sua umidade
- O Baço desempenha um papel muito importante na transformação e no transporte dos Fluidos Corporais. O *Yang* do Rim fornece ao Baço o calor de que ele necessita para desempenhar essas funções de transformar e transportar Fluidos Corporais.

O Boxe 10.3 resume essa função dos Rins.

Boxe 10.3 Os Rins controlam a Água

- Os Rins são o "portão" que controla a micção
- Os Rins influenciam a excreção de fluidos do Aquecedor Inferior
- O *Yang* do Rim influencia a função intestinal de transformar e separar fluidos
- Os Rins recebem fluidos dos Pulmões e também enviam líquidos vaporizados de volta aos Pulmões
- O *Yang* do Rim fornece o calor que o Baço necessita para transformar e transportar Fluidos Corporais.

▶ Os Rins controlam a recepção do *Qi*

De forma a conseguir usar o *Qi* limpo do ar, os Pulmões e os Rins trabalham em conjunto. Os Pulmões desempenham a função de descer o *Qi*, direcionando-o para os Rins. Os Rins respondem "segurando" esse *Qi* embaixo. Quando os Rins não conseguem segurar o *Qi* embaixo, ele "rebela-se" e sobe, causando congestão do tórax e acarretando dificuldade de respirar e asma. Essa é uma causa muito comum de asma crônica (Figura 10.10).

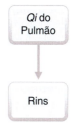

Figura 10.10 A recepção de *Qi* nos Rins.

Nota clínica

Os pontos principais usados para estimular a captação do *Qi* (proveniente dos Pulmões) pelos Rins são R-7 *Fuliu*, VC-4 *Guanyuan* e R-13 *Qixue*.

O Boxe 10.4 resume essa função dos Rins.

Boxe 10.4 Os Rins controlam a recepção do *Qi*

Os Pulmões enviam *Qi* para os Rins situados embaixo; os Rins respondem "recebendo" ou "segurando" o *Qi* de forma a mantê-lo embaixo. Quando os Rins não recebem e seguram o *Qi*, ele "escapa" para cima e causa dificuldade de respirar.

▶ Os Rins abrem-se nas orelhas

As orelhas dependem da nutrição por Essência para seu funcionamento normal e, por esta razão, estão relacionadss fisiologicamente com os Rins. No Capítulo 17 do *Eixo Espiritual*, encontramos a seguinte citação: "*Os Rins abrem-se nas orelhas e, quando os Rins são saudáveis, as orelhas podem ouvir os cinco sons.*"[7]

Quando os Rins são fracos, a audição pode ser prejudicada e o paciente pode ter tinido.

O Boxe 10.5 resume essa função dos Rins.

Boxe 10.5 Os Rins abrem-se nas orelhas

Os Rins nutrem as orelhas: a deficiência dos Rins pode causar surdez e/ou tinido.

▶ Os Rins manifestam-se nos cabelos

Os cabelos dependem da nutrição da Essência do Rim para crescer. Quando há Essência do Rim abundante, os cabelos crescem normalmente e têm aspecto saudável e brilhante. Quando a Essência do Rim é fraca ou declinante, os cabelos tornam-se finos, quebradiços, opacos e podem cair por completo. O primeiro capítulo do *Questões Simples* afirma que: "*Quando os Rins são fortes, os dentes são firmes e os cabelos crescem bem… Quando a energia dos Rins está declinando, os cabelos caem e os dentes ficam frouxos.*"[8]

A qualidade e a cor dos cabelos também estão relacionadas com a condição de Essência do Rim. Quando a Essência do Rim é forte, os cabelos são espessos e têm cor normal. Quando a Essência do Rim é fraca, os cabelos são finos e tornam-se grisalhos. No Capítulo 10 do *Questões Simples*, encontramos que: "*Os Rins controlam os ossos e manifestam-se nos cabelos.*"[9]

É importante lembrar que o Sangue do Fígado também influencia os cabelos e, por esta razão, há superposição dos Rins e do Fígado como órgãos que afetam as condições dos cabelos. Desse modo, cabelos opacos, quebradiços e secos podem indicar deficiência dos Rins ou do Sangue do Fígado; contudo, embranquecimento prematuro dos cabelos geralmente indica deficiência dos Rins.

O Boxe 10.6 resume essa função.

Boxe 10.6 Os Rins manifestam-se nos cabelos

Os Rins nutrem os cabelos: cabelos finos, quebradiços, secos, opacos e embranquecidos prematuramente podem indicar deficiência dos Rins (lembre-se que o Sangue do Fígado também afeta os cabelos).

▶ Os Rins controlam o escarro

"Escarro" é a tradução da palavra *tuo*, que os dicionários modernos também traduzem como "saliva". Eu traduzo *tuo* (dos Rins) como "escarro" para diferenciá-lo de *xian* (do Baço), que então traduzo como "saliva".

O escarro é descrito como um líquido espesso da boca, que se origina da base da língua e da parte posterior da garganta (enquanto a saliva é um líquido fino, que se origina da boca propriamente dita). O escarro é um líquido que, na verdade, umidifica os Rins e beneficia a Essência do Rim. Em verdade, o excesso de escarro era considerado destrutivo à Essência do Rim. Por essa razão, em alguns exercícios taoistas, o praticante deveria enrolar a língua em torno das gengivas para produzir escarro, que então deveria ser engolido e direcionado mentalmente para *Dan Tian* Inferior (*i. e.*, área situada abaixo do umbigo): no passado, acreditava-se que isso nutria a Essência do Rim.

O Boxe 10.7 resume essa função dos Rins.

Boxe 10.7 Os Rins controlam o escarro

"Escarro" é um líquido espesso localizado na base da língua e na garganta. O escarro origina-se da Essência do Rim e também o nutre.

▶ Os Rins controlam os dois orifícios inferiores

Os dois orifícios inferiores são os orifícios existentes nas regiões anterior e posterior do corpo. Os orifícios anteriores incluem a uretra e o ducto espermático dos homens; o orifício posterior é o ânus. Esses orifícios estão relacionados funcionalmente com os Rins. A uretra está claramente relacionada com os Rins porque a Bexiga obtém dos Rins o *Qi* necessário para a transformação da urina. Quando a energia dos Rins está fraca, a urina pode extravasar e o paciente tem incontinência ou enurese.

O ducto espermático está relacionado com os Rins, porque o esperma é a manifestação externa da Essência do Rim. A deficiência do *Qi* do Rim ou da Essência do Rim pode causar espermatorreia ou poluções noturnas. Por fim, embora esteja relacionado anatomicamente com o Intestino Grosso, o ânus também está relacionado funcionalmente com os Rins. Quando o *Qi* do Rim é fraco, o paciente pode ter diarreia ou prolapso anal.

Em resumo, o *Qi* do Rim é essencial ao funcionamento normal de todos os orifícios inferiores e sua deficiência causa "vazamentos" nesses orifícios: isto é, incontinência urinária, espermatorreia e diarreia.

O Boxe 10.8 resume essa função dos Rins.

Boxe 10.8 Os Rins controlam os dois orifícios inferiores

Os Rins influenciam:
- A uretra (p. ex., secreção uretral, uretrite)
- O ducto espermático (p. ex., emissão de esperma)
- O ânus (p. ex., incontinência fecal).

▶ Os Rins abrigam a Força de Vontade

Em medicina chinesa, diz-se que os Rins são a "residência" da Força de Vontade (*Zhi*).[10] No Capítulo 23 do *Questões Simples*, encontramos a seguinte citação: "*Os Rins abrigam a Força de Vontade.*"[11] Isso significa que os Rins determinam nossa força de vontade, que inclui também determinação, entusiasmo, espírito de iniciativa e constância ou firmeza.

Quando os Rins são fortes, a Força de Vontade é vigorosa, a Mente está focada nas metas que estabeleceu para si própria e as busca de forma decidida. Por outro lado, quando os Rins são fracos, o indivíduo tem pouca Força de Vontade, a Mente é desanimada facilmente e desiste dos seus objetivos. Falta de força de vontade e motivação frequentemente são aspectos importantes da depressão mental e a tonificação dos Rins comumente traz resultados muito bons.

Nota clínica

O ponto B-52 *Zhishi* pode fortalecer a Força de Vontade.

Como o termo *Zhi* também significa "memória", sua residência nos Rins também implica que esses órgãos influenciam a memória e a recordação.

O Boxe 10.9 resume essa função dos Rins.

Boxe 10.9 Os Rins controlam a Força de Vontade

- Os Rins controlam a força de vontade, a determinação, a obstinação e a tenacidade
- Os Rins controlam a memória.

▶ Os Rins controlam o Portão da Vitalidade (*Ming Men*)

A descrição das funções dos Rins não estaria completa sem uma referência ao Portão da Vitalidade (*Ming Men*). A primeira descrição do Portão da Vitalidade pode ser encontrada no *Clássico das Dificuldades*, especialmente nos Capítulos 36 e 39. No Capítulo 36, encontramos a seguinte citação: "*Os Rins não são realmente dois, porque o Rim esquerdo é o Rim propriamente dito, enquanto o Rim direito é o Portão da Vitalidade [Ming Men]. O Portão da Vitalidade é a residência da Mente [Shen] e está relacionado com o Qi Original [Yuan Qi]: nos homens, ele armazena a Essência [Jing]; nas mulheres, ele está relacionado com o Útero. Isso explica por que existe apenas um Rim.*"[12]

No Capítulo 39, encontramos que: "*Porque os clássicos dizem que existem 5 órgãos Yang e 6 órgãos Yin? A razão é que os órgãos Yin são contados em 6 porque existem dois Rins. O Rim esquerdo é o Rim propriamente dito, enquanto o Rim direito é o Portão da Vitalidade [Ming Men]... a razão por que existem 6 órgãos Yang é que cada um dos 5 órgãos Yin tem um órgão Yang correspondente, mais um extra – que é o Triplo Aquecedor.*"[13]

Estes dois trechos demonstraram claramente que, de acordo com o *Clássico das Dificuldades*, o Portão da Vitalidade corresponde ao Rim direito e, por esta razão, é funcionalmente inseparável dos Rins. *O Clássico do Pulso*, escrito por Wang Shu He na dinastia Han, confirma isso ao relacionar o Rim e o Portão da Vitalidade com a posição Posterior direita (proximal) do pulso.

Chen Wu Ze, da dinastia Song, escreveu: "*Os antigos consideravam o Rim esquerdo como Rim propriamente dito, que estava relacionado com a Bexiga, enquanto o Rim direito era o Portão da Vitalidade relacionado com o Triplo Aquecedor.*"[14] Entretanto, durante vários séculos e até a dinastia Ming, os escritores médicos raramente se referiam ao Portão da Vitalidade como alguma coisa separada dos Rins e simplesmente diziam "*Qi do Rim*" (Figura 10.11).

Com o início da dinastia Ming, o conceito de Portão da Vitalidade (*Ming Men*) foi amplamente desenvolvido e as noções dessa época diferiam das que foram expostas no *Clássico das Dificuldades*. Durante a dinastia Ming, os médicos chineses não mais consideravam o Portão da Vitalidade como parte do Rim direito, mas localizado no espaço entre os dois Rins. Zhang Jie Bin (1563-1640) afirmou: "*Existem dois Rins... o Portão da Vitalidade está localizado entre eles... O Portão da Vitalidade é o órgão da Água e do Fogo, a residência de Yin e Yang, o Mar da Essência e o que determina a vida e a morte.*"[15] Li Shi Zhen também disse que o Portão da Vitalidade está localizado entre os dois Rins (Figura 10.12).

> **Atenção**
>
> Antes da dinastia Ming, o Portão da Vitalidade (*Ming Men*) era identificado como o Rim direito. Depois da dinastia Ming, o Portão da Vitalidade foi considerado uma estrutura independente localizada entre os dois Rins.

Zhao Xian He foi o médico que descreveu mais detalhadamente o Portão da Vitalidade em seu livro *Medicine Treasure (Yi Gui)* publicado em 1687. A maior parte desse livro ocupa-se com os aspectos fisiológicos e patológicos do Portão da Vitalidade. Zhao Xian He também acreditava que o Portão da Vitalidade está localizado entre os dois Rins (Figura 10.13).

Ele escreveu que o Portão da Vitalidade é a força motriz de todas as atividades funcionais do corpo e é o Fogo fisiológico essencial à vida. Esse Fogo também é conhecido como "Fogo Verdadeiro" ou "Fogo Ministerial" (em sentido totalmente diferente do que se atribui algumas vezes ao Pericárdio). A importância da natureza de Fogo do Portão da Vitalidade é que ele fornece calor para todas as nossas funções corporais e para a própria Essência do Rim. Os Rins são diferentes de todos os outros órgãos, na medida em que são a origem da Água e do Fogo do corpo – o *Yin* Primário e o *Yang* primário. O Portão da Vitalidade é a materialização do Fogo dentro dos Rins e o Fogo Ministerial é um tipo especial de Fogo, porque, além de não extinguir a Água, na verdade pode produzir Água.

Nesse aspecto, a teoria do Portão da Vitalidade está em desacordo com a teoria dos Cinco Elementos, de acordo com a qual o Fogo é originado do Coração, não do Portão da Vitalidade (*i. e.*, dos Rins). Essas teorias simplesmente se originam de duas perspectivas diferentes e ambas são válidas. Na verdade, os dois Fogos (do Coração e do Rim) são conhecidos como Fogo Imperial e Fogo Ministerial, respectivamente. Contudo, na prática clínica, a teoria que atribui a origem do Fogo ao Portão da Vitalidade e, consequentemente, aos Rins, é mais significativa e amplamente utilizada quando se tratam de condições patológicas causadas por deficiência de *Yang* e fraqueza do Fogo Ministerial. Por exemplo, quando o *Yang* do Baço e o *Yang* do Rim estão esgotados e o Fogo Ministerial está fraco e o paciente tem cansaço, esgotamento, edema etc., é necessário tonificar o Fogo Ministerial (Rins) e não o Fogo Imperial (Coração).

As funções principais do Portão da Vitalidade podem ser resumidas como se segue.

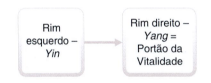

Figura 10.11 O Rim direito como Portão da Vitalidade.

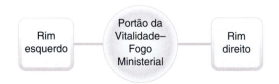

Figura 10.12 O Portão da Vitalidade está entre os Rins.

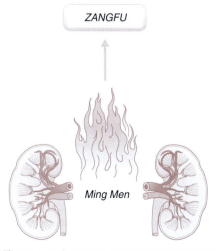

Figura 10.13 O Portão da Vitalidade (*Ming Men*).

O Portão da Vitalidade é a Raiz do Qi Original (Yuan Qi)

O Portão da Vitalidade e o o Qi Original estão relacionados com os Rins e são interdependentes. O Qi Original é um tipo de Essência dinamicamente ativada que tem várias funções, inclusive a de colaborar com a produção do Sangue. O Qi Original depende de calor para desempenhar sua função e esse calor provém do Portão da Vitalidade. Quando o Fogo do Portão da Vitalidade está deficiente, o Qi Original é prejudicado e isto inevitavelmente causa deficiência de Qi e Sangue.

O Portão da Vitalidade é a fonte de Fogo (fisiológico) de todos os Órgãos Internos

Todos os órgãos dependem do calor produzido pelo Fogo do Portão da Vitalidade para que funcionem adequadamente. O Baço necessita de seu calor para transformar e transportar as essências do alimento; o Estômago requer calor para amadurecer e decompor o alimento; o Coração precisa de calor para abrigar a Mente; os Pulmões necessitam de fogo para descer e difundir Qi; o Fígado deve assegurar o livre fluxo do Qi; os Intestinos precisam dele para movimentar os alimentos e as fazes; a Vesícula biliar requer fogo para secretar bile; e o Triplo Aquecedor necessita de fogo para transformar e excretar líquidos.

Quando o Fogo do Portão da Vitalidade declina, a atividade funcional de todos os órgãos é prejudicada, resultando em cansaço, depressão mental, falta de vitalidade, negativismo e sensação exagerada de frio.

O Portão da Vitalidade aquece o Triplo Aquecedor Inferior e a Bexiga

O Aquecedor Inferior transforma e excreta fluidos com a ajuda da Bexiga. O calor do Portão da Vitalidade é essencial à transformação dos fluidos no Aquecedor Inferior. Quando o Fogo do Portão da Vitalidade está fraco, o Aquecedor Inferior e a Bexiga não dispõem de calor necessário para transformar os fluidos: por esta razão, o paciente tem acumulação de fluidos, que pode causar Umidade ou edema.

O Portão da Vitalidade aquece o Estômago e o Baço para facilitar a digestão

O calor é essencial a que o Baço desempenhe suas funções de transporte, separação e transformação. Tudo isso requer calor fornecido pelo Portão da Vitalidade. Quando o Fogo do Portão da Vitalidade está deficiente, o Baço não pode transformar e o Estômago não pode digerir o alimento, resultando em diarreia, cansaço e sensação de frio com membros frios.

O Portão da Vitalidade harmoniza a função sexual e aquece a Essência e o Útero

O Fogo do Portão da Vitalidade é essencial à função sexual saudável e ao aquecimento da Essência e do Útero. O Fogo do Portão da Vitalidade (Fogo Ministerial) pode ser entendido como o aspecto Yang da Essência. Desempenho sexual, fertilidade, puberdade e menstruação dependem do Fogo do Portão da Vitalidade. Quando o Fogo do Portão da Vitalidade declina, a Essência dos homens e o Útero das mulheres ficam frios, causando impotência e esterilidade (masculinas) e falta de desejo sexual e infertilidade (femininas).

O Portão da Vitalidade facilita a função dos Rins de receber Qi

A função de recepção do Qi depende do Yang do Rim, que necessita do Fogo do Portão da Vitalidade para seu desempenho. Para que o Yang do Rim funcione normalmente, deve haver comunicação entre o Qi Torácico (Zong Qi) do tórax e o Qi Original (Yuan Qi) do abdome inferior, que, por sua vez, depende do calor originado do Portão da Vitalidade para exercer sua atividade.

Quando o Fogo do Portão da Vitalidade está deficiente, a função dos Rins de receber Qi é prejudicada e isto causa dificuldade de respirar, asma, sensação de opressão no peito e mãos frias.

O Portão da Vitalidade facilita a função do Coração de abrigar a Mente

O Fogo do Portão da Vitalidade precisa ascender dos Rins e comunicar-se com o Coração para fornecer a este último órgão o calor necessário às suas funções. Por essa razão, o Fogo do Portão da Vitalidade ajuda o Coração a abrigar a Mente. Isso significa que o Fogo do Portão da Vitalidade exerce forte influência no estado mental e na felicidade. Quando o Fogo do Portão da Vitalidade está deficiente, o Coração não pode abrigar a Mente e o paciente fica deprimido, infeliz e com pouca vitalidade. Por outro lado, quando o Fogo Ministerial do Portão da Vitalidade torna-se patológico (p. ex., em consequência de problemas emocionais), ele queima para cima e prejudica o Coração e o Pericárdio.

> **Nota clínica**
>
> O Fogo do Portão da Vitalidade (Ming Men) é tonificado utilizando-se os pontos VG-4 Mingmen, VC-4 Guanyuan e R-3 Taixi com moxabustão.

O Boxe 10.10 resume essas funções dos Rins.

Boxe 10.10 Funções do Portão da Vitalidade

- É a Raiz do Qi Original
- É a fonte de Fogo para todos os Órgãos Internos
- Aquece o Aquecedor Inferior e a Bexiga
- Aquece o Estômago e o Baço para facilitar a digestão
- Harmoniza a função sexual e aquece a Essência e o Útero
- Ajuda os Rins a receber Qi
- Ajuda o Coração a abrigar a Mente.

Outras relações dos Rins

Outras relações dos Rins descritas a seguir são:

- Seu odor
- Sua cor
- Seu sabor
- Seu fator climático
- Seu som.

▶ Seu odor é pútrido

Odor pútrido é comum na prática clínica. Esse odor é especialmente comum nos indivíduos idosos e sempre indica uma deficiência dos Rins. O odor pútrido é semelhante ao odor de água estagnada.

▶ Sua cor é o preto

A cor "preta" dos Rins não é literalmente preto, mas escuro, geralmente semelhante ao cinza-escuro. Isso pode ser observado nas regiões malares ou sob os olhos e, em geral, indica deficiência de *Yin* do Rim. Contudo, a cor preto-azulada também pode estar relacionada com os Rins e pode ser observada nas regiões malares, mas indica deficiência de *Yang* do Rim.

▶ Seu sabor é salgado

O sabor salgado não é comum e pouquíssimos pacientes referem que sentem esse sabor. O gosto salgado indica deficiência dos Rins, que pode ser *Yin* ou *Yang*.

Quantidades pequenas de alimentos de sabor salgado são benéficas aos Rins, especialmente ao *Yin* do Rim. Na verdade, alguns doutores, quando prescrevem comprimidos tônicos para o *Yin* do Rim, recomendam que os pacientes tomem os comprimidos ao anoitecer com água quente ligeiramente salgada. Por outro lado, o excesso de sal da dieta causa danos não apenas aos Rins, mas também ao Coração (porque a Água prepondera sobre o Fogo no Ciclo de Controle dos Cinco Elementos).

▶ Seu fator climático é frio

O frio externo é maléfico aos Rins, especialmente ao *Yang* do Rim. O frio externo afeta os Rins quando invade a parte inferior do corpo e as virilhas; isto é muito mais provável com as mulheres modernas, em razão da moda atual de deixar comumente a região inferior do abdome e as virilhas expostas.

O frio nos Rins pode causar lombalgia, dor abdominal, diarreia e menstruações dolorosas. O frio é maléfico ao *Yang* e, por fim, causa deficiência de *Yang* do Rim.

▶ Seu som é gemido

O tom de voz relacionado com os Rins é de gemido: isto é um som baixo e grave, algo semelhante a um som áspero e irritante.[16]

O Boxe 10.11 resume as outras relações dos Rins.

Boxe 10.11 Outras relações dos Rins

- Pútrido é seu odor
- Preto é sua cor
- Salgado é seu sabor
- Frio é seu fator climático
- Gemido é seu som.

Sonhos

No Capítulo 80 do *Questões Simples*, encontramos a seguinte citação: "*Quando os Rins são fracos, o indivíduo sonha estar nadando depois de um naufrágio; quando o sonho ocorre no inverno, ele sonha que está afundando na água e está assustado.*"[17]

No Capítulo 43 do *Eixo Espiritual*, vemos que: "*Quando os Rins estão em excesso, o indivíduo sonha que a coluna vertebral está separada do corpo… quando os rins são fracos, ele sonha que está imerso na água.*"[18]

Ditados ou provérbios

▶ "Os Rins controlam a abertura e o fechamento"

Os Rins funcionam como um "portão" com relação à micção. Como foi mencionado antes, quando o *Yang* do Rim está deficiente (*i. e.*, o portão está aberto), a urina é abundante e transparente. Quando o *Yin* do Rim está deficiente (*i. e.*, o portão está fechado), a urina é escassa e escura.

Além de controlar a micção, os Rins também influenciam o ânus e a evacuação e, quando o *Yang* do Rim está deficiente, o paciente pode ter diarreia. Por essa razão, os Rins influenciam a "abertura e fechamento" dos dois orifícios *Yin* inferiores (*i. e.*, ânus e uretra).

▶ "Os Rins controlam a força e as habilidades"

Os Rins controlam nossa capacidade de trabalhar arduamente. Quando os Rins são fortes, o indivíduo pode trabalhar árdua e resolutamente por períodos longos. Quando os Rins são fracos, o indivíduo não dispõe de força necessária para períodos longos de trabalho árduo. Por outro lado, em alguns casos, uma desarmonia dos Rins pode levar o paciente a trabalhar excessiva e desmedidamente, tornando-se um *workaholic* (viciado em trabalho).

▶ "Os Rins são a Raiz do *Qi* Pré-Celestial"

Assim como o Baço é a Raiz do *Qi* Pós-Celestial porque é a origem do *Qi* e do Sangue produzidos depois do nascimento, os Rins são a Raiz do *Qi* Pré-Celestial porque armazenam a Essência, que é herdada de nossos pais.

▶ "Os Rins detestam secura"

Clima seco ou secura interna pode ser maléfica ao *Yin* do Rim. A Secura interna pode ser produzida por uma deficiência do Estômago, por perdas profusas e persistentes de fluidos (p. ex., transpiração ou diarreia) ou pelo tabagismo. De acordo com a medicina chinesa, o tabaco resseca o Sangue e a Essência e pode causar danos ao *Yin* do Rim.

Embora os Rins detestem secura e os Pulmões detestem frio, alguns doutores também dizem que os Rins não gostam de frio e os Pulmões, de secura. Essa visão também é válida.

▶ "Os Rins são o Portal do Estômago"

O Estômago é a origem dos líquidos e os Rins transformam e excretam fluidos. Quando os Rins não conseguem excretar fluidos adequadamente, eles ficam estagnados e afetam o Estômago. Por outro lado, a escassez de líquidos do Estômago pode causar deficiência de *Yin* do Rim.

O Boxe 10.12 relaciona os ditados ou provérbios relativos aos Rins.

Boxe 10.12 Ditados ou provérbios relativos aos Rins

- "Os Rins controlam a abertura e o fechamento"
- "Os Rins controlam a força e as habilidades"
- "Os Rins são a Raiz do *Qi* Pré-Celestial"
- "Os Rins detestam secura"
- "Os Rins são o Portal do Estômago".

Resultados do aprendizado

Neste capítulo, você aprendeu:
- O significado dos Rins como fundamento do *Yin* e do *Yang*, a origem do Fogo e da Água do corpo
- A unidade e a interdependência do *Yin* do Rim e do *Yang* do Rim
- A relação entre a Essência do Rim e a Medula, o cérebro, os ossos e os dentes
- Como os Rins governam a transformação e o transporte dos Fluidos Corporais
- O papel dos Rins no controle da recepção do *Qi*
- Como a Essência do Rim nutre as orelhas e os cabelos
- A função dos Rins no controle dos orifícios inferiores
- A relação entre os Rins e a Força de Vontade (*Zhi*)
- A importância dos Rins no controle do Portão da Vitalidade
- O odor, a cor, o sabor, o fator climático e o som dos Rins
- Os sonhos que refletem desarmonias nos Rins
- Os ditados ou provérbios relacionados com os Rins

Questões de autoavaliação

1. Descreva o *Yin* do Rim e o *Yang* do Rim utilizando a analogia de uma lamparina de óleo.
2. Por que, na fitoterapia chinesa, é comum tonificar simultaneamente o *Yin* do Rim e o *Yang* do Rim?
3. Cite os processos fisiológicos que são governados ou influenciados pela Essência do Rim.
4. Descreva o desenvolvimento da osteoporose das mulheres idosas em termos de Essência do Rim, Medula e ossos.
5. Cite exemplos da ação dos Rins no controle da Água.
6. O que poderia acontecer se os Rins não conseguissem "segurar" o *Qi* enviado para baixo pelos Pulmões?
7. Cite exemplos de sintomas que poderiam ocorrer se o *Qi* do Rim fosse fraco e não conseguisse controlar os dois orifícios inferiores.
8. Quando um paciente sente-se cansado e exausto e tem edema, por que poderia ser necessário tonificar os Rins?
9. Quais são o odor, a cor, o sabor, o fator climático e o som dos Rins?
10. Como uma condição de Secura Interna poderia desenvolver-se e como isso poderia afetar os Rins?

Ver respostas no Apêndice 6.

Notas

1. 1979 The Yellow Emperor's Classic of Internal Medicine – Simple Questions (*Huang Di Nei Jing Su Wen* 黄帝内经素问), People's Health Publishing House, Beijing, first published *c.*100 a.C. p. 198.
2. 1981 Spiritual Axis (*Ling Shu Jing* 灵枢经), People's Health Publishing House, Beijing, first published *c.*100 a.C., p. 77.
3. Ibid., p. 73.
4. Simple Questions, p. 100.
5. Ibid., p. 247
6. Ibid., p. 58.
7. Spiritual Axis, p. 50.
8. Simple Questions, p. 4.
9. Ibid., p. 70.
10. Por favor, veja que eu traduzo *Zhi* como Força de Vontade, mas esse termo chinês tem muitos significados diferentes, entre eles "memória", "aspiração", "ideal".
11. Simple Questions, p. 153.
12. A Revised Explanation of the Classic of Difficulties, p. 90.
13. Ibid., p. 95.
14. 1979 Patterns and Treatment of Kidney diseases (*Shen Yu Shen Bing de Zheng Zhi* 肾与肾病的证治), Hebei People's Publishing House, Hebei, p. 2.
15. Ibid., p. 3.
16. A atriz Demi Moore, por exemplo, tem uma voz de gemido.
17. Simple Questions, p. 569.
18. Spiritual Axis, p. 85.

Leitura complementar

Kaptchuk T 2000 The Web that has no Weaver – Understanding Chinese Medicine, Contemporary Books, Chicago

Funções do Pericárdio 11

O Pericárdio como um órgão, 133
O Pericárdio como um canal, 134
O Pericárdio e a Mente-Espírito, 134

Relação entre o Pericárdio e o Fogo Ministerial, 135
Relação entre o Pericárdio e o Útero, 135
Notas, 136

O Pericárdio é um órgão que não está definido tão claramente quanto os demais órgãos *Yin*. Traduzimos vários termos chineses como "Pericárdio", inclusive "Mestre do Coração" (*Xin Zhu*), "Envelope do Coração" (*Xin Bao*) e "Canal de Conexão do Envelope do Coração" (*Xin Bao Luo*). A natureza obscura do Pericárdio também se origina do fato de que ele está ligado ao Coração, sob a perspectiva dos órgãos internos (porque certamente está muito perto do Coração), mas ao Triplo Aquecedor sob o ponto de vista dos canais (Figura 11.1). Por esta razão, é melhor descrever separadamente as funções e a natureza do Pericárdio como um órgão e um canal.

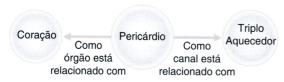

Figura 11.1 Conexões do Pericárdio.

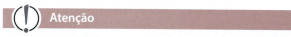

Atenção

Nomes do "Pericárdio"

O que traduzimos como "Pericárdio" tem vários termos em chinês:
- "Mestre do Coração", ou *Xin Zhu*
- "Envelope do Coração", ou *Xin Bao*
- "Canal de Conexão do Envelope do Coração", ou *Xin Bao Luo*.

O Pericárdio como um órgão

Como órgão, o Pericárdio está diretamente relacionado com o Coração. No livro *Selected Historical Theories of Chinese Medicine*, o autor confirma a natureza do Pericárdio como envoltório externo do Coração, afirmando que: "O Pericárdio [*xin bao luo*] é uma membrana que circunda ao Coração."[1]

O conceito tradicional do Pericárdio é que ele funciona como uma cobertura externa do Coração, protegendo-o contra ataques dos fatores patogênicos externos. No Capítulo 71 do *Eixo Espiritual*, encontramos a seguinte citação: "O coração é o Governante dos 5 órgãos Yin e dos 6 órgãos Yang e a residência da mente e, deste modo, acredita-se que nenhum fator patogênico possa abrigar-se nele. Quando o Coração é atacado por um fator patogênico, a Mente sofre e isto pode levar à morte. Quando um fator patogênico ataca o Coração, ele é desviado para o Pericárdio. Por esta razão, o Coração não tem um ponto de Transporte."[2] A função protetora do Pericárdio em relação ao Coração é mencionada no *Selected Historical Theories of Chinese Medicine*: "O Triplo Aquecedor protege os Órgãos Internos pelo lado de fora, enquanto o Pericárdio protege o Coração pelo lado de fora."[3]

O *Clássico de Medicina do Imperador Amarelo* normalmente menciona apenas 11 órgãos: esse livro (e muitos outros clássicos) refere-se repetidamente a "5 *Zang* e 6 *Fu*" – o Pericárdio é um simples apêndice do Coração. Na verdade, no Capítulo 1 do *Eixo Espiritual*, há a afirmação de que o ponto *Shu* de Transporte e Fonte (*Yuan*) do Coração é *Daling* (PC-7).[4] Isso explica por que, no Capítulo 17 desse mesmo livro, encontramos que "*o Coração não tem um ponto de Transporte*".

De acordo com a teoria dos Órgãos Internos, as funções do Pericárdio são mais ou menos idênticas às do Coração: ele governa o Sangue e abriga a Mente. Por exemplo, com relação à sua função de governar o Sangue, o canal do Pericárdio pode ser usado para revigorar o Sangue com acupuntura em PC-6 *Neiguan*, ou, para resfriar o Sangue, em PC-3 *Quze*. Com relação à função de abrigar a Mente, alguns pontos do canal do Pericárdio exercem influência poderosa nos estados mental e emocional (ver adiante).

O Pericárdio tem importância secundária ao Coração, porque desempenha algumas das mesmas funções. Na fitoterapia, o Pericárdio geralmente é apenas referido no contexto das doenças infecciosas causadas por Calor Externo. Essas doenças correspondem ao estágio do Triplo Aquecedor Superior no modelo de Identificação dos Padrões, de acordo com os Três Aquecedores; ou ao Padrão de desequilíbrio de Calor no Pericárdico ao nível do *Qi* Nutritivo dentro da Identificação dos Padrões, de acordo com os Quatro Níveis. Essas duas condições patológicas caracterizam-se por *delirium*, confusão mental, afasia e temperatura muito alta, todos sintomas de invasão do Pericárdio por Calor extremo. Contudo, em termos de acupuntura, o canal do Pericárdio tem tanta importância quanto o Coração ou qualquer outro canal (ver adiante).

O Boxe 11.1 resume esse aspecto do Pericárdio.

> **Boxe 11.1 O Pericárdio como um órgão**
> - Está diretamente relacionado com o Coração
> - É a "membrana que circunda o Coração"
> - Protege o Coração
> - Como o Coração, ele governa o Sangue e abriga a Mente
> - Os pontos do Pericárdio podem revigorar ou resfriar o Sangue
> - Os pontos do Pericárdio estimulam ou acalmam a Mente
> - Com as doenças febris agudas, o Pericárdio pode ser obstruído por Calor e isto se evidencia por febre alta e *delirium*.

O Pericárdio como um canal

Ainda que, como um órgão, o Pericárdio seja o envoltório externo do Coração e suas funções sejam as mesmas deste último órgão, sob o ponto de vista dos canais o canal do Pericárdio é muito diferente do canal do Coração e, no nível físico, tem esfera de ação diferente, influenciando a área situada ao centro do tórax (Figura 11.2).

O *Clássico de Medicina do Imperador Amarelo* refere-se frequentemente ao Pericárdio como "centro do tórax": daí a ação importante do ponto PC-6 *Neiguan* no tórax. O canal do Pericárdio dirige-se ao centro do tórax e esta área – conhecida como *Shan Zhong* – está sob influência do Pericárdio. No Capítulo 35 do *Eixo Espiritual*, encontramos que: "O centro do tórax [shan Zhong] é o palácio do Pericárdio [Xin Zhu]."[5]

Porque está localizado no centro do tórax, o Pericárdio influencia o *Qi* Torácico (*Zong Qi*) e, consequentemente, o Coração e os Pulmões. Nessa área, o Pericárdio atua como agente propulsor do *Qi* e do Sangue do Coração e dos Pulmões e, por esta razão, os padrões de desequilíbrio do Pericárdio caracterizam-se por manifestações clínicas ao longo dos canais no tórax, causando sensação de aperto, congestão, distensão, opressão ou dor no tórax.

Desse modo, embora em termos de funções dos órgãos o Pericárdio esteja direta e claramente relacionado com o Coração, em termos de canais ele está relacionado exterior e interiormente com o canal do Triplo Aquecedor – o Pericárdio é *Yin* e o Triplo Aquecedor é *Yang*.

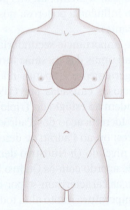

Figura 11.2 Esfera de ação do canal do Pericárdio.

O Pericárdio e a Mente-Espírito

No Capítulo 8 do *Questões Simples*, encontramos que: "*O Pericárdio é o embaixador e dele provêm a alegria e a felicidade.*"[6] Como o Coração, o Pericárdio abriga a Mente e, por esta razão, influencia diretamente nosso estado mental–emocional. Por exemplo, a deficiência de Sangue afeta o Pericárdio e também o Coração, tornando o paciente deprimido e ligeiramente ansioso. O Calor no Sangue agita o Pericárdio e torna o paciente agitado e inquieto. A obstrução do Pericárdio por Fleuma também obstrui a Mente e causa confusão mental.

A função do Pericárdio na esfera mental–emocional provavelmente é o equivalente psíquico da função descrita antes do Pericárdio no tórax, ou seja, no que se refere à mobilização do *Qi* e do Sangue do Coração e dos Pulmões: assim como ocorre no nível físico, no nível mental–emocional o Pericárdio é responsável por "movimentar" na direção dos outros (*i. e.*, nas relações). Considerando que o Pericárdio está relacionado com o Fígado dentro dos canais do *Yin* Terminal, esse "movimento" também está relacionado com o "movimento" da Alma Etérea do ego na direção das outras pessoas em relacionamentos sociais e interações familiares. Por essa razão, no nível mental–emocional, o Pericárdio é especialmente responsável por interações saudáveis com outras pessoas nos relacionamentos sociais, familiares e amorosos.

Na verdade, alguns pontos do canal do Pericárdio têm influência profunda no estado mental e são usados frequentemente para tratar transtornos mental–emocionais. Três exemplos claros são o ponto PC-6 *Neiguan*, que estimula o humor e atenua a depressão; o ponto PC-7 *Daling*, que acalma a mente e atenua a ansiedade; e o ponto PC-5 *Jianshi*, que dissolve a Fleuma que se vaporiza na Mente. Em especial, o Pericárdio também influencia os relacionamentos do indivíduo com outras pessoas, e os pontos do seu canal são usados comumente para tratar transtornos emocionais causados por dificuldades de relacionamento (p. ex., ponto PC-7 *Daling*).

> **Nota clínica**
> - O ponto PC-6 *Neiguan* melhora o humor e trata a depressão
> - O ponto PC-7 *Daling* acalma a Mente
> - O ponto PC-5 *Jianshi* dissolve a Fleuma do Pericárdio e trata confusão mental.

Poderíamos afirmar que, conforme foi mencionado antes, a função protetora do Pericárdio em relação com o Coração é refletida basicamente na esfera mental–emocional, onde o "Fogo Ministerial" (Pericárdio) protege o "Fogo Imperial" (Coração).

O Boxe 11.2 resume esse aspecto do Pericárdio.

> **Boxe 11.2 O Pericárdio e a Mente-Espírito**
> - O Pericárdio (com o Coração) abriga a Mente
> - A deficiência de Sangue do Pericárdio causa depressão e ansiedade branda
> - O Calor no Sangue do Pericárdio causa ansiedade, insônia e agitação
> - A Fleuma do Pericárdio causa confusão mental e, nos casos graves, doença mental
> - O Pericárdio afeta os transtornos emocionais causados por problemas de relacionamento.

Relação entre o Pericárdio e o Fogo Ministerial

Antes de concluir esta seção sobre o Pericárdio, deve-se mencionar a questão do "Fogo Ministerial". O conceito prevalente na história da medicina chinesa tem sido de que o "Fogo Ministerial" é o Fogo do Portão da Vitalidade (*Ming Men*). Como vimos no capítulo sobre os Rins, esse Fogo fisiológico provém dos Rins e é essencial ao funcionamento saudável do corpo.

Embora alguns doutores como Zhu Zhen Heng (1281-1358) tenham equiparado o "Fogo Ministerial" ao Fogo do Portão da Vitalidade (e, deste modo, aos Rins),[7] outros, como Zhang Jie Bin (1563-1640), identificaram o "Fogo Ministerial" com órgãos internos como Rins, Fígado, Triplo Aquecedor, Vesícula Biliar e Pericárdio.[8] Na verdade, diz-se que o Fogo Ministerial ascende ao Fígado, à Vesícula biliar e ao Pericárdio (deste modo, ele é comparado com o "Dragão de Fogo voando até o topo da montanha") e desce aos Rins (deste modo, ele é comparado com o "Dragão de Fogo mergulhando no mar profundo")[9] (Figura 11.3).

Deste modo, unicamente na perspectiva da teoria dos Cinco Elementos, o Pericárdio pertence ao Fogo Ministerial (com o Triplo Aquecedor), em comparação com o Fogo Imperial do Coração; no entanto, na perspectiva dos Órgãos Internos, o Fogo Ministerial é o Fogo do Portão da Vitalidade, que pertence aos Rins. Contudo, existe uma conexão entre esses dois conceitos, porque o Fogo Ministerial ascende ao Fígado, à Vesícula Biliar e ao Pericárdio (Figura 11.4). Na patologia, isso tem importância ainda maior, porque o Fogo Ministerial patológico (desencadeado por estresse emocional) ascende e ameaça o Pericárdio, causando inquietude, agitação, ansiedade e insônia.[10]

O Boxe 11.3 resume esse aspecto do Pericárdio.

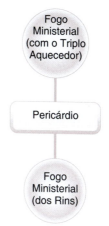

Figura 11.3 Relação entre Pericárdio e Fogo Ministerial.

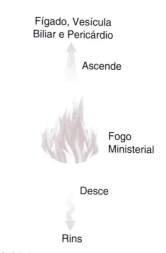

Figura 11.4 Relação entre Fogo Ministerial e Órgãos Internos.

Boxe 11.3 Pericárdio e Fogo Ministerial

- O Pericárdio pertence ao Fogo Ministerial com o Triplo Aquecedor (no que se refere aos canais)
- O Pericárdio pertence ao Fogo Ministerial com os Rins, porque daí se origina o Fogo Ministerial
- O Fogo Ministerial ascende ao Fígado, à Vesícula Biliar e ao Pericárdio e desce aos Rins
- Na perspectiva da teoria dos Cinco Elementos, o Pericárdio pertence aos canais do Fogo Ministerial com o Triplo Aquecedor
- Na perspectiva da teoria dos Órgãos Internos, o Fogo Ministerial origina-se dos Rins
- O Fogo Ministerial patológico ascende e ameaça o Pericárdio.

Relação entre o Pericárdio e o Útero

O Útero está relacionado com os Rins por um canal conhecido como "Canal do Útero" (*Bao Luo*) e ao Coração por um vaso conhecido como "Vaso do Útero" (*Bao Mai*). Esse último vaso está relacionado especialmente com o Pericárdio. No *Selected Historical Theories of Chinese Medicine*, encontramos a seguinte citação: "*O Pericárdio (Xin Bao) é uma membrana que circunda o Coração pelo lado de fora ... o Útero conecta-se inferiormente com os Rins e superiormente com o Coração, donde recebe o nome de 'Luo do Envoltório do Coração' (Xin Bao Luo).*"[11]

Isso constitui a base de uma observação curiosa relativa ao diagnóstico por meio do pulso, porque poderia explicar a atribuição da posição Posterior direita a diferentes órgãos do mesmo sistema. Alguns autores atribuem a posição Posterior direita ao Útero e ao Fogo do Portão da Vitalidade, enquanto o *Clássico das Dificuldades* atribui essa posição ao Pericárdio. A conexão entre o Útero e o Pericárdio poderia explicar por que esses dois sistemas, ainda que muito contraditórios, podem estar na posição direita do pulso.

Em vista da relação entre o Pericárdio e o Útero, uma patologia do Pericárdio pode afetar a menstruação. Desse modo, a deficiência de Sangue do Pericárdio pode causar menstruações escassas ou amenorreia. O Fogo de Pericárdio poderia aquecer o Sangue e causar menstruações volumosas, enquanto a estase de Sangue no Pericárdio poderia causar menstruação dolorosa.

Como o Pericárdio também é a residência da Mente (junto com o Coração), sua conexão com o Útero também explica a influência profunda dos problemas emocionais na função menstrual das mulheres.

Resultados do aprendizado

Neste capítulo, você aprendeu:

- Os diversos termos chineses traduzidos como "Pericárdio" e as razões pelas quais há incerteza quanto à natureza do Pericárdio
- A função do Pericárdio como um órgão – o revestimento externo protetor do Coração
- A omissão do Pericárdio nas referências aos "5 órgãos Yin e 6 órgãos Yang" no *Clássico de Medicina do Imperador Amarelo*
- A semelhança entre as funções do Pericárdio e do Coração (governar o Sangue e abrigar a Mente)
- A importância do canal do Pericárdio no tratamento com acupuntura, em comparação com seu papel menos importante na fitoterapia para tratar doenças febris
- A esfera de atuação do canal do Pericárdio no "centro do tórax"
- A influência do Pericárdio sobre o *Qi* Torácico e o Coração e os Pulmões
- O significado do Pericárdio na esfera mental–emocional, inclusive facilitando as interações saudáveis com outras pessoas em relacionamentos sociais, familiares e íntimos
- As teorias acerca da relação entre Pericárdio e Fogo Ministerial
- A conexão entre o Pericárdio e o Útero por meio do "Vaso do Útero" (*Bao Mai*) e as implicações disto no diagnóstico por meio do pulso.

Questões de autoavaliação

1. Como o Pericárdio funciona como uma cobertura externa do Coração?
2. De acordo com a teoria dos Órgãos Internos, quais são as duas funções principais do Pericárdio?
3. Qual é o efeito que os pontos do canal do Pericárdio podem ter no Sangue?
4. Qual é o efeito que os pontos do canal do Pericárdio pode ter na Mente-Espírito?
5. Qual é a esfera de influência do canal do Pericárdio?
6. Em termos de canais, com qual canal está relacionado interior e exteriormente o canal do Pericárdio?
7. Qual é a relação entre o Fogo Ministerial e o Pericárdio?

Ver respostas no Apêndice 6.

Notas

1. Wang Xin Hua 1983 Selected Historical Theories of Chinese Medicine (*Zhong Yi Li Dai Yi Lun Xuan* 中医历代医论选), Jiangsu Scientific Publishing House, p. 159.
2. 1981 Spiritual Axis (*Ling Shu Jing* 灵枢经), People's Health Publishing House, Beijing, first published *c*.100 a.C., p. 128.
3. Selected Historical Theories of Chinese Medicine, p. 154.
4. Spiritual Axis, p. 3.
5. Spiritual Axis, p. 75.
6. Simple Questions, p. 58.
7. Selected Historical Theories of Chinese Medicine, p. 195.
8. Selected Historical Theories of Chinese Medicine, p. 195.
9. Selected Historical Theories of Chinese Medicine, p. 159.
10. Existe uma possibilidade intrigante de que *Xin Zhu* (traduzido como Pericárdio) seja o mesmo que Fogo Ministerial. O Capítulo 18 do *Clássico das Dificuldades* atribui a posição Posterior direita do pulso ao Fogo do *Yang* Menor (Triplo Aquecedor) e do *Xin Zhu*' (Nanjing College of Traditional Chinese Medicine 1979. A Revised Explanation of the Classic of Difficulties [*Nan Jing Jiao*, 难经校释, People's Health Publishing House, Beijing, publicado pela primeira vez no ano 100 d.C, p. 45.). Aqui, o termo *Xin Zhu* sempre foi traduzido como "Pericárdio". O Capítulo 52 do *Questões Simples* afirma que: "*Acima do diafragma e ao centro, estão o Pai e a Mãe [i. e., o Coração e os Pulmões]; ao lado do 7º nodo [i. e., 2ª vértebra lombar] há um 'Fogo Pequeno': se ele for seguido, o resultado será felicidade, se ele for contrafeito, o resultado será sofrimento*" (1979 The Yellow Emperor's Classic of Internal Medicine – Simple Questions [*Huang Ti Nei Jing Su Wen*, 黄帝内经素问, People's Health Publishing House, Beijing, publicado primeira vez no ano 100 d.C, p. 276). O "Fogo Pequeno" da região lombar parece ser o Fogo Ministerial dos Rins. Quanto às posições do pulso, é interessante que o *Clássico das Dificuldades* coloca *Xin Zhu* na posição Posterior direita, onde os doutores mais modernos geralmente colocam o Fogo Ministerial. Por essa razão, é possível que o termo *Xin Zhu* que aparece no Capítulo 18 do *Clássico das Dificuldades* seja o mesmo "Coração Pequeno" (*Xiao Xin*) do Capítulo 52 do *Questões Simples*. Isso poderia significar que o Fogo Ministerial sempre era considerado como o Fogo dos Rins e que o termo *Xin Zhu* do Capítulo 18 do *Clássico das Dificuldades* estaria referido não ao Pericárdio, mas ao Fogo Ministerial dos Rins (conhecido como "Coração Pequeno" no Capítulo 52 do *Questões Simples*). Isso também vai mais adiante o *Questões Simples* refere-se ao Fogo do Coração acima e a um Fogo de um "Coração Pequeno" abaixo, isto é, o Fogo Ministerial. Se isso estiver certo, poderíamos resolver rapidamente o enigma quanto a por que o *Clássico das Dificuldades* atribui a posição Posterior direita do pulso ao Pericárdio, enquanto a maioria dos doutores mais modernos atribui essa posição ao Fogo Ministerial dos Rins. O fato de que essa posição do pulso também está associada ao Triplo Aquecedor não é contraditório e, na verdade, poderia reforçar essa contradição aparente. Na verdade, o Triplo Aquecedor pode ser perfeitamente atribuído à posição Posterior direita, com o Pericárdio como os "dois canais" com os quais ele está relacionado exterior e interiormente. Entretanto, o Triplo Aquecedor também pode ser atribuído à posição Posterior direita porque ele é o veículo por meio do qual o *Qi* Original emerge do espaço entre os Rins (um conceito encontrado no Capítulo 66 do próprio *Clássico das Dificuldades*). Em outras palavras, em termos de *canais*, o Triplo Aquecedor é equiparado ao Pericárdio, mas em termos de *órgãos* ele é o órgão por meio do qual o *Qi* Original emerge do espaço entre os Rins.
11. Selected Historical Theories of Chinese Medicine, p. 160.

Inter-relações dos Órgãos Yin 12

Coração e Pulmões, 137
Coração e Fígado, 138
Coração e Rins, 139
   A colaboração mútua do Fogo e da Água, 139
   A raiz comum da Mente (*Shen*) e da Essência (*Jing*), 139
   Inter-relação do Coração e dos Rins no ciclo menstrual, 140
Fígado e Pulmões, 141
   Relação entre o *Qi* do Pulmão e o Sangue do Fígado, 141
   Relação entre descensão do *Qi* do Pulmão e ascensão do *Qi* do Fígado, 141

Fígado e Baço, 141
Fígado e Rins, 142
Baço e Pulmões, 143
Baço e Rins, 143
Pulmões e Rins, 143
   Relação entre os Pulmões e os Rins em referência com o *Qi*, 144
   Relação entre os Pulmões e os Rins em referência aos fluidos, 144
Baço e Coração, 144
Notas, 146

Inter-relação é a essência da medicina chinesa, porque o corpo é entendido como um "todo" integrado. Por essa razão, não basta considerar os órgãos *Yin* simplesmente em seus aspectos isolados. De forma a entender adequadamente esses órgãos, precisamos considerar como eles se inter-relacionam, porque a saúde de um indivíduo depende da manutenção do equilíbrio apropriado entre os órgãos internos.

Coração e Pulmões

O Coração governa o Sangue e os Pulmões governam o *Qi*: deste modo, a relação entre Coração e Pulmões é essencialmente uma relação entre *Qi* e Sangue (Figura 12.1). O *Qi* e o Sangue são mutuamente dependentes, porque *Qi* é o comandante do Sangue e Sangue é a mãe do *Qi*. Como *Qi* é o comandante do Sangue, ele faz o Sangue circular e, quando está estagnado (ou deficiente), o Sangue também fica estagnado. O Sangue precisa do poder do *Qi* para fluir nos vasos sanguíneos e o *Qi* apenas pode fluir por todo o corpo "concentrando-se" nos vasos sanguíneos. Isso explica por que se diz em medicina chinesa que "*Qi* controla o aquecimento" (aqui "aquecimento" significa nutrição que aquece e impulsiona a força motriz) e que o "Sangue controla a imersão" (neste caso, "imersão" significa os líquidos que fornecem o veículo para essa nutrição e força motriz).[1]

Atenção

O Sangue precisa do aquecimento do *Qi* para circular, enquanto o *Qi* precisa da "imersão" (*i. e.*, qualidade líquida) do Sangue como veículo para circular.

Por outro lado, como o Sangue é a mãe do *Qi*, o Sangue nutre o *Qi*.

Nesse sentido, a relação entre *Qi* e Sangue depende da relação entre Pulmões e Coração. Embora seja o Coração que empurra o Sangue pelos vasos sanguíneos, cabe aos Pulmões fornecer *Qi* para essa atividade. Por outro lado, os Pulmões dependem do Sangue fornecido pelo Coração para sua nutrição.

Por essa razão, quando há deficiência de *Qi* do Pulmão, isto pode causar estagnação do *Qi* do Coração que, por sua vez, causa estagnação do Sangue do Coração. Isso é evidenciado por palpitações, dor no peito e cianose labial. O excesso de Fogo de Coração resseca os líquidos dos Pulmões e causa tosse, ressecamento nasal e sede.

Na prática, é comum que o *Qi* do Coração e o *Qi* do Pulmão entrem em deficiência simultaneamente, porque ambos estão diretamente relacionados e estão localizados no tórax. Além disso, o *Qi* Torácico (*Zong Qi*), que se acumula no tórax, influencia as funções do Coração e do Pulmão e a circulação do

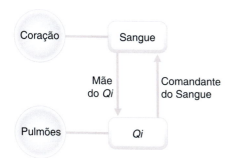
Figura 12.1 Relação entre Coração e Pulmões.

Qi e do Sangue. Quando o *Qi* Torácico está fraco, a voz é fraca e as mãos ficam frias, porque o *Qi* e o Sangue do Pulmão e do Coração estão diminuídos.

> **Nota clínica**
>
> O ponto VC-17 *Shanzhong* tonifica o Qi Torácico (*Zong Qi*) e os Pulmões e o Coração.

A tristeza frequentemente esgota o o *Qi* do Pulmão e o *Qi* do Coração e manifesta-se por um pulso Fraco na posição anterior dos lados direito e esquerdo.

> **Nota clínica**
>
> Quando a tristeza afeta os Pulmões e o Coração e o pulso está Fraco nas duas posições Frontais, os pontos P-7 *Lieque* e C-7 *Shenmen* estão indicados.

Por fim, a relação entre os Pulmões e o Coração também é percebida no processo que resulta na produção do Sangue. O *Qi* dos Alimentos (*Gu Qi*) do Baço dirige-se ao Coração para formar Sangue: contudo, ele ascende ao Coração por meio da força motriz do *Qi* do Pulmão.

O Boxe 12.1 resume a inter-relação entre o Coração e os Pulmões.

> **Boxe 12.1 Coração e Pulmões**
>
> - O Coração governa o Sangue; os Pulmões governam o *Qi*
> - *Qi* é o comandante do Sangue; Sangue é a mãe do *Qi*
> - Quando o *Qi* circula bem, o Sangue circula; quando o *Qi* fica estagnado, o mesmo acontece com o Sangue
> - O *Qi* fornece calor ao Sangue; o Sangue fornece o veículo líquido ao *Qi*
> - O *Qi* Torácico do tórax é afetado pelos Pulmões e pelo Coração
> - O *Qi* dos Alimentos do Baço é levado ao Coração para formar Sangue por meio da força motriz dos Pulmões.

Coração e Fígado

A inter-relação entre o Coração e o Fígado gira em torno de suas funções relacionadas com o Sangue. O Coração governa o Sangue, enquanto o Fígado armazena Sangue e regula seu volume: estas duas atividades precisam ser coordenadas e harmonizadas. É muito comum que uma deficiência de Sangue do Fígado cause deficiência de Sangue do Coração, porque a quantidade de Sangue armazenada pelo Fígado não é suficiente para nutrir o Coração, causando palpitações e insônia. Na perspectiva da teoria dos Cinco Elementos, essa condição poderia ser descrita como uma "Mãe nutrindo seu Filho".

> **Nota clínica**
>
> A deficiência de Sangue do Fígado causando deficiência de Sangue do Coração é uma causa comum de depressão pós-parto. A perda de Sangue pelo útero durante o nascimento do bebê causa deficiência de Sangue do Fígado, que, por sua vez, provoca deficiência de Sangue do Coração. A deficiência de Sangue do Coração não consegue ancorar e abrigar a Mente (*Shen*): isto causa depressão, ansiedade, insônia e palpitações.

Por outro lado, quando há deficiência [...] ção, isto pode interferir com a função do Fígado de [...] Sangue e causa tontura e sonhos excessivos. Na perspectiva da teoria dos Cinco Elementos, essa condição poderia ser descrita como "Filho drenando a Mãe".

No nível mental, o Coração abriga a Mente e influencia o humor e o astral de um indivíduo, enquanto o Fígado é responsável pelo livre fluxo do *Qi*. O livre fluxo do *Qi* do Fígado tem forte influência no estado emocional; no nível emocional, o livre fluxo do *Qi* do Fígado assegura que as emoções experimentadas pelos pacientes "fluam" suavemente, que não sejam reprimidas, que sejam expressas adequadamente e que não dominem a vida do indivíduo: em resumo, no nível emocional, o livre fluxo do *Qi* do Fígado assegura que nossas emoções não se transformem em estados de ânimo que nos dominem (Figura 12.2). A Mente (por meio do Coração) e nosso estado emocional (por meio do Fígado) são interdependentes. A Mente controla as emoções no sentido de que ela reconhece ou sente as emoções: isto tem influência no reconhecimento e na expressão de nossas emoções de forma apropriada. Por outro lado, o Fígado – por meio do livre fluxo do *Qi* – assegura que as emoções fluam suavemente e não afetem a mente por muito tempo.

Coração fraco e Mente abatida podem causar depressão e ansiedade: isso poderia influenciar o livre fluxo do *Qi* do Fígado e, consequentemente, o estado emocional. Por outro lado, a estagnação do *Qi* do Fígado dificulta o livre fluxo do *Qi* e bloqueia as emoções, resultando potencialmente no enfraquecimento da Mente e na redução da vitalidade (Figura 12.3).

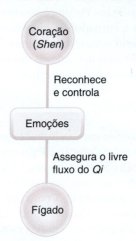

Figura 12.2 Relação entre Coração e Fígado em relação com as emoções.

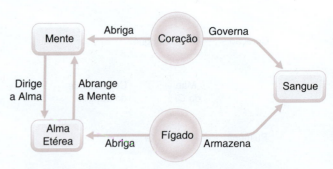

Figura 12.3 Relação entre a Mente e a Alma Etérea e as emoções.

Por fim, o Coração e o Fígado estão diretamente relacionados no nível psicológico em razão da conexão entre Mente (*Shen*) e Alma Etérea (*Hun*) (ver Figura 12.3). Como foi descrito no Capítulo 7, a Alma Etérea representa o "ir e vir da Mente", significando que ela coloca a Mente em "movimento" no sentido das relações com outras pessoas, inspiração, visão, capacidade de planejar, sentido de direção na vida etc. Por outro lado, a Mente controla, dirige e integra o material psíquico que provém da Alma Etérea, de forma que seja integrado adequadamente à nossa psique (ver Figura 4.14, no Capítulo 4).

O Boxe 12.2 resume a inter-relação entre o Coração e o Fígado.

Boxe 12.2 Coração e Fígado

- O Coração governa o Sangue; o Fígado armazena o Sangue
- A deficiência de Sangue do Fígado frequentemente causa deficiência de Sangue do Coração
- O Coração abriga a Mente; o Fígado abriga a Alma Etérea
- O Coração (por meio da Mente) reconhece, controla e integra as emoções; o Fígado assegura o fluxo suave das emoções
- A Alma Etérea (do Fígado) representa o "ir e vir" da Mente (do Coração).

Coração e Rins

A inter-relação do Coração e dos Rins é muito importante na prática clínica. Essa relação tem três aspectos:

- A colaboração mútua do Fogo e da Água
- A raiz comum da Mente (*Shen*) e da Essência (*Jing*)
- A inter-relação do Coração e dos Rins no ciclo menstrual.

▶ A colaboração mútua do Fogo e da Água

O Coração pertence ao Fogo e está no Aquecedor Superior: o Fogo é *Yang* por natureza e corresponde ao movimento.

Os Rins pertencem à Água e estão no Aquecedor Inferior: a Água é *Yin* por natureza e corresponde à imobilidade. Coração e Rins precisam estar em equilíbrio, porque ambos representam os dois polos fundamentais de *Yang* e *Yin* – Fogo e Água. Nesse ponto, é importante enfatizar que, embora, na perspectiva da teoria dos Cinco Elementos, o Fogo e a Água controlem um ao outro (i. e., Fogo seca água e Água apaga o Fogo), nesse contexto o Fogo e a Água interagem entre si e nutrem mutuamente um ao outro. A relação entre Fogo e Água realça a importância de uma conexão e um elo entre esses dois Elementos e, deste modo, entre o Coração e os Rins. De certa forma, essa relação é semelhante à que existe entre os Pulmões e os Rins: como foi descrito no Capítulo 10, o *Qi* do Pulmão desce aos Rins, que responde "agarrando" e segurando o *Qi* embaixo. Do mesmo modo, o *Qi* do Coração desce aos Rins, que o seguram; da mesma forma que o *Qi* do Rim ascende ao Coração.

Atenção

Fogo e Água são interdependentes e colaboram mutuamente um com o outro. Em fisiologia, o Fogo não seca a água e a Água não apaga o Fogo.

O *Yang* do Coração desce para aquecer o *Yin* do Rim; o *Yin* do Rim ascende para nutrir e esfriar o *Yang* do Coração. A energia do Coração e dos Rins está em intercâmbio contínuo acima e abaixo. A medicina chinesa descreve isso como "colaboração mútua entre Fogo e Água", ou "colaboração mútua entre Coração e Rins".

Nota clínica

Os pontos VC-15 *Jiuwei* e VC-4 *Guanyuan* facilitam a comunicação entre o Coração e os Rins.

Quando o *Yang* do Rim está deficiente, os Rins não conseguem transformar os fluidos, que podem transbordar na direção da parte superior do corpo, causando o padrão conhecido como "Água agredindo o Coração". Quando o *Yin* do Rim está deficiente, ele não pode ascender para nutrir o *Yin* do Coração, o que resulta no desenvolvimento de Calor-Vazio no Coração e causa palpitações, inquietude mental, insônia, rubor malar, sudorese noturna e língua Avermelhada e Descamada com rachadura no centro. Essas duas condições caracterizam-se pela perda do contato entre Coração e Rins.

▶ A raiz comum da Mente (*Shen*) e da Essência (*Jing*)

O Coração abriga a Mente; os Rins armazenam a Essência. Mente e Essência têm uma raiz em comum. Essência é a substância fundamental a partir da qual se origina a Mente. Como vimos no Capítulo 3, Essência, *Qi* e Mente representam três estados diferentes de condensação do *Qi*: Essência é o mais denso, *Qi* é o mais rarefeito e Mente é o mais sutil e imaterial. De acordo com a medicina chinesa, Essência e *Qi* são os fundamentos essenciais da Mente. Quando a Essência e o *Qi* estão saudáveis e florescentes, a Mente é feliz e isto resulta em uma vida saudável e feliz. Quando a Essência e o *Qi* são esgotados, a Mente sofre inevitavelmente.

Desse modo, a Mente saudável depende da força da Essência armazenada nos Rins. A Essência Pré-Celestial é o fundamento da Mente, quanto a Essência Pós-Celestial fornece nutrição à Mente. Suprimento amplo de Essência é um pré-requisito para a atividade normal da Mente, enquanto uma Mente vigorosa é um pré-requisito à Essência produtiva. A relação entre Essência e Mente realça o conceito chinês de corpo e mente como um "todo" integrado, um influenciando o outro e ambos com sua raiz comum em *Qi*.

Quando a Essência está fraca, a Mente sofre e o paciente não tem vitalidade, autoconfiança e força de vontade. Quando a Mente está perturbada por problemas emocionais, a Essência não é dirigida pela Mente e o paciente sente-se permanentemente cansado e desmotivado (Figura 12.4).

A relação entre Mente e Essência também reflete a que existe entre mente e Força de Vontade (*Zhi*), que é o aspecto espiritual dos Rins. Quando a Essência do Rim está fraca, a Força de Vontade diminui e isto afeta negativamente a mente: o paciente fica deprimido e não tem vitalidade, força de vontade, ímpeto e determinação.

▶ Inter-relação do Coração e dos Rins no ciclo menstrual[2]

A inter-relação entre o Coração e os Rins é essencial a um ciclo menstrual saudável. O próprio ciclo menstrual é uma alternância do *Yin* e do *Yang* do Rim, na medida em que os Rins são a origem do *Tian Gui*, que é a base do sangue menstrual. Na primeira metade do ciclo, *Yin* aumenta e alcança nível máximo no momento da ovulação; depois da ovulação, *Yin* começa a declinar e *Yang* a aumentar, alcançando seu nível máximo pouco antes do início da menstruação. Esse declínio e esse aumento de *Yin* e *Yang* são determinados pelo *Yin* do Rim e *Yang* do Rim. Desse modo, o início da menstruação marca uma alteração rápida de *Yang* para *Yin* (i. e., *Yang* diminui rapidamente), enquanto a ovulação assinala uma alteração rápida de *Yin* para *Yang* (i. e., *Yin* alcançou seu nível máximo). Por essa razão, o início da menstruação e a ovulação representam dois momentos de transformação de *Yang* em *Yin* e de *Yin* em *Yang*, respectivamente. Embora os Rins forneçam as bases materiais de *Yin* e *Yang* para esse aumento e decréscimo, o Coração gera o ímpeto para a transformação do *Yang* em *Yin* e vice-versa. Além disso, o Qi do Coração e o Sangue do Coração descem durante a menstruação para facilitar o fluxo descendente do sangue e durante a ovulação para facilitar a eliminação dos óvulos (Figura 12.5).

O Boxe 12.3 resume a inter-relação entre o Coração e os Rins.

Boxe 12.3 Coração e Rins

- A colaboração mútua do Fogo e da Água
  - O Coração pertence ao Fogo e está no Aquecedor superior; os Rins pertencem à Água e estão no Aquecedor Inferior
  - O Fogo e a Água comunicam-se entre si e colaboram mutuamente um com o outro
  - O *Yang* do Coração desce aos Rins; o *Yin* do Rim ascende ao Coração
- A raiz comum da Mente e da Essência
  - O Coração abriga a Mente; os Rins abrigam a Essência e a Força de Vontade (*Zhi*)
  - A Essência é a base da Mente estável e feliz; o estado da Mente influencia a Essência
  - A Mente do Coração e a Força de Vontade dos Rins afetam mutuamente um ao outro
- A inter-relação do Coração e dos Rins no ciclo menstrual
  - A inter-relação entre o Coração e os Rins é essencial a um ciclo menstrual saudável
  - Os Rins são a origem do sangue menstrual e a fonte do aumento e do decréscimo de *Yin* e *Yang* durante o ciclo menstrual
  - O Coração controla a eliminação do sangue menstrual durante a menstruação e dos óvulos durante a ovulação
  - O Coração controla a transformação do *Yang* em *Yin* durante a menstruação e do *Yin* em *Yang* durante a ovulação.

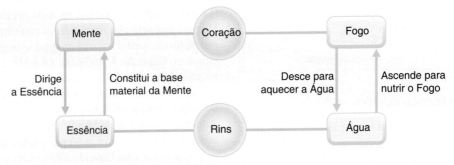

Figura 12.4 Relação entre Mente e Essência.

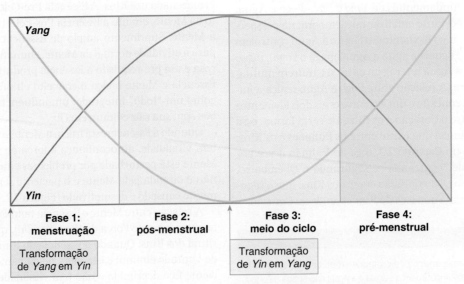

Figura 12.5 Relação entre Coração e Rins com respeito ao ciclo menstrual.

Existem dois aspectos da relação entre Fígado e Pulmões:

- A relação entre o *Qi* do Pulmão e o Sangue do Fígado
- A relação entre a descensão do *Qi* do Pulmão e a ascensão do *Qi* do Fígado.

▶ Relação entre o *Qi* do Pulmão e o Sangue do Fígado

A relação entre os Pulmões e o Fígado reflete a relação entre *Qi* e Sangue. Os Pulmões governam o *Qi*, o Fígado regula e armazena o Sangue e os dois dependem um do outro para desempenhar suas respectivas funções. O Fígado depende do *Qi* do Pulmão para regular o Sangue, na medida em que o *Qi* do Pulmão empurra o Sangue dentro dos vasos sanguíneos; por outro lado, como o Sangue é a mãe do *Qi*, o Sangue do Fígado fornece umidade e nutrição para que o *Qi* do Pulmão circule adequadamente (Figura 12.6, à esquerda).

▶ Relação entre descensão do *Qi* do Pulmão e ascensão do *Qi* do Fígado

A relação entre o *Qi* do Pulmão e o *Qi* do Fígado está baseada na direção do fluxo de seus respectivos *Qi*: o *Qi* do Pulmão desce, enquanto o *Qi* do Fígado ascende (Figura 12.6, à direita). Na verdade, pode-se dizer que "o Fígado está à esquerda e seu *Qi* ascende; os pulmões estão à direita e seu *Qi* desce" ("esquerda" e "direita" não devem ser entendidas em seu sentido anatômico ocidental).

Embora o *Qi* do Fígado flua em todas as direções, nesse contexto ele ascende para coordenar o movimento do *Qi* com os Pulmões. Nesse ponto, é importante ressaltar que esse é um movimento de ascensão fisiológica normal, não o movimento de ascensão patológica do *Yang* do Fígado quando ele sobe. Os Pulmões dependem do *Qi* do Fígado para o livre fluxo do *Qi*.

Por essa razão, a descensão do *Qi* do Pulmão depende da ascensão do *Qi* do Fígado e vice-versa. Em alguns casos, quando o *Qi* do Fígado não consegue ascender, isto pode ser causado pela incapacidade de o *Qi* do Pulmão descer e vice-versa. Por exemplo, o *Qi* do Pulmão deficiente que não desce pode afetar a função do Fígado de fazer o *Qi* circular suavemente, impedindo que o *Qi* do Fígado ascenda e provocando sua estagnação. Nesses casos, o paciente tem inquietude (por deficiência de *Qi*), depressão (por estagnação do *Qi* do Fígado), tosse e dor no hipocôndrio. Na perspectiva da teoria dos Cinco Elementos, essa condição corresponde ao "Metal não controlando Madeira".

Por outro lado, quando o *Qi* do Fígado fica estagnado no tórax e não consegue ascender aos Pulmões, ele pode obstruir o fluxo do *Qi* do Pulmão, dificultando a descensão do seu *Qi* e causando tosse, dificuldade de respirar e distensão do hipocôndrio. Com base na teoria dos Cinco Elementos, essa condição corresponde à "Madeira agredindo Metal" (ver Figuras 12.6 e 3.15, no Capítulo 3).

O Boxe 12.4 resume a inter-relação entre Fígado e Pulmões.

Boxe 12.4 Fígado e Pulmões

- Relação entre o *Qi* do Pulmão e o Sangue do Fígado
  - Os Pulmões governam o *Qi*; o Fígado armazena Sangue
  - O Fígado depende do *Qi* do Pulmão para regular o Sangue; o *Qi* do Pulmão depende da umidade e da nutrição do Sangue do Fígado
- Relação entre a descensão do *Qi* do Pulmão e a ascensão do *Qi* do Fígado
  - O *Qi* do Pulmão desce; o *Qi* do Fígado ascende
  - A descensão do *Qi* do Pulmão e a ascensão do *Qi* do Fígado são interdependentes
  - O *Qi* do Pulmão precisa descer para que o *Qi* do Fígado possa subir e vice-versa.

Fígado e Baço

Fígado e Baço mantêm relações muito diretas e suas desarmonias são comuns na prática clínica. Em condições normais, o livre fluxo do *Qi* do Fígado ajuda o Baço a transformar, separar e transportar. Além disso, o *Qi* do Fígado assegura a circulação homogênea da bile, que também facilita a digestão. Quando o *Qi* do Fígado está normal, a digestão é boa e o Baço é ajudado a desempenhar sua função. Ao assegurar a circulação homogênea do *Qi* em todo o corpo e em todas as direções, o Fígado garante que o *Qi* do Baço ascenda, ou seja, a direção normal do movimento do *Qi* do Baço (Figura 12.7).

A estagnação do *Qi* do Fígado interfere na capacidade do Baço de transformar e transportar alimentos e fluidos e, em especial, impede a ascensão do *Qi* do Baço. Isso se evidencia por distensão abdominal, dor nos hipocôndrios e fezes amolecidas. De acordo com a teoria dos Cinco Elementos, essa condição corresponde à "Madeira dominando a Terra" e é comum na prática clínica.

Como sempre, aqui há uma relação recíproca e a ascensão do *Qi* do Baço também facilita o livre fluxo do *Qi* do Fígado. Quando o *Qi* do Baço está deficiente e suas funções de trans-

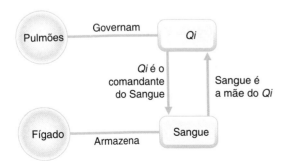
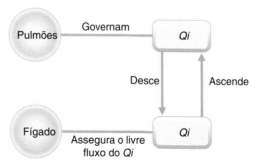

Figura 12.6 Relação entre Fígado e Pulmões.

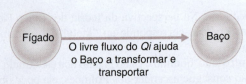

Figura 12.7 O livre fluxo do *Qi* do Fígado influencia o Baço.

formação e transporte estão prejudicadas, o alimento não é digerido adequadamente e fica retido no Aquecedor Médio, comumente associado à formação de Umidade. Por sua vez, isso pode afetar a circulação do *Qi* do Fígado e dificultar o livre fluxo do *Qi* no Aquecedor Médio, causando distensão abdominal, dor nos hipocôndrios e irritabilidade. De acordo com a teoria dos Cinco Elementos, essa condição corresponde à "Terra agredindo Madeira" (Figura 12.8).

O Boxe 12.5 resume a inter-relação entre o Fígado e o Baço.

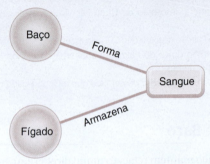

Figura 12.8 Relação entre Fígado e Baço.

Nota clínica

O ponto F-14 *Qimen* harmoniza o Fígado e o Estômago; o ponto F-13 *Zhangmen* harmoniza o Fígado e o Baço.

Boxe 12.5 Fígado e Baço

- O Fígado armazena o Sangue; o Baço forma o Sangue
- O livre fluxo do *Qi* do Fígado ajuda o Baço em suas funções de transformar e transportar
- A ascensão do *Qi* do Baço facilita o livre fluxo do *Qi* do Fígado.

Fígado e Rins

A relação entre o Fígado e os Rins tem importância clínica considerável e está baseada na permuta mútua entre o Sangue e a Essência. O Sangue do Fígado nutre e repõe a Essência do Rim que, por sua vez, contribui para a formação do Sangue (porque a Essência forma medula óssea, que produz Sangue). Os Rins também contribuem para a formação do Sangue por ação do *Qi* Original (Capítulo 3). Isso explica por que se diz que "Fígado e Rins têm uma origem em comum" e "Essência e Sangue têm uma fonte em comum". Além disso, o *Yin* do Rim nutre o *Yin* do Fígado (que inclui o Sangue do Fígado), de acordo com a teoria dos Cinco Elementos, que determina que "Água nutre Madeira".

A deficiência da Essência do Rim pode causar deficiência de Sangue, que causa sintomas como tontura, borramento visual e tinido. Quando o *Yin* do Rim está deficiente, ele não consegue nutrir o *Yin* do Fígado. A deficiência de Yin causa hiperatividade e aumento do *Yang* do Fígado, que causa borramento visual, tinido, tontura, irritabilidade e cefaleias.

A deficiência de Sangue do Fígado pode causar enfraquecimento da Essência do Rim, porque isso provoca nutrição deficiente do Sangue do Fígado; as consequências são surdez, tinido e poluções noturnas (Figura 12.9).

A relação entre o Fígado e os Rins é especialmente importante em ginecologia. O Fígado armazena o Sangue que supre sangue ao Útero, enquanto os Rins são a origem do *Tian Gui*, que é a substância da qual se origina o sangue menstrual (Figura 12.10). Por essa razão, esses dois órgãos têm importância fundamental para as mulheres que têm ciclos menstruais normais e regulares. Os canais do Fígado e dos Rins são especialmente importantes em ginecologia, porque estão diretamente relacionados com os Vasos Concepção e Penetrador (*Ren Mai* e *Chong Mai*).

O Boxe 12.6 resume a inter-relação entre o Fígado e os Rins.

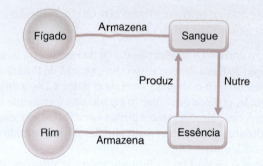

Figura 12.9 Relação entre Fígado e Rins.

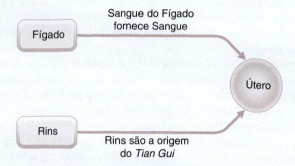

Figura 12.10 Relação entre Fígado e Rins no que diz respeito à menstruação.

Boxe 12.6 Fígado e Rins

- O Fígado armazena Sangue e os Rins armazenam Essência
- O Sangue do Fígado repõe a Essência
- A Essência contribui para formação do Sangue, que é armazenado pelo Fígado
- O *Qi* Original dos Rins também contribui para a formação do Sangue
- Em ginecologia, os Rins são a origem do *Tian Gui* e do sangue menstrual, enquanto o Fígado fornece Sangue para o Útero
- Os canais do Fígado e do Rim estão diretamente interligados com os Vasos Concepção e Penetrador (*Ren Mai* e *Chong Mai*).

Baço e Pulmões

O Baço e os Pulmões ajudam-se mutuamente em suas funções. O Baço extrai a Essência refinada do alimento e a envia aos Pulmões situados acima, onde é combinada com o ar para formar *Qi* Torácico (*Zong Qi*). Desse modo, o *Qi* do Baço beneficia o *Qi* do Pulmão, porque fornece o *Qi* dos Alimentos a partir do qual se forma o *Qi*. Por sua vez, o Baço depende da descensão do *Qi* do Pulmão para ajudar a transformação e o transporte do alimento e dos Fluidos Corporais (Figura 12.11). Desse modo, o *Qi* do Pulmão tem influência sobre o *Qi* do Baço. Daí se origina o ditado: "O Baço é a origem do *Qi* e os Pulmões são o eixo do *Qi*."

Quando o *Qi* do Baço está deficiente, o *Qi* dos Alimentos também é deficiente e a produção do *Qi*, principalmente dos Pulmões, é reduzida. Isso acarreta cansaço, fraqueza dos membros, dificuldade de respirar e voz fraca. A teoria dos Cinco Elementos descreve isso como "Terra que não gera Metal".

Outra consequência importante da deficiência do Baço é que os Fluidos não são transformados e podem acumular-se e formar Fleuma, que geralmente é depositada nos Pulmões, dificultando o desempenho de suas funções. Daí provém o ditado: "O Baço é a origem da Fleuma e os Pulmões a armazenam."

Quando o *Qi* do Pulmão é fraco e sua descensão está prejudicada, o Baço não consegue transformar e transportar Fluidos e isto causa edema.

O Boxe 12.7 resume a inter-relação entre o Baço e os Pulmões.

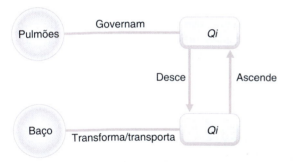

Figura 12.11 Relação entre Baço e Pulmões.

Boxe 12.7 Baço e Pulmões

- O Baço produz o *Qi*; os Pulmões governam o *Qi*
- O *Qi* do Baço ascende, o *Qi* do Pulmão desce
- O *Qi* do Baço transporta *Qi* dos Alimentos aos Pulmões; portanto, os Pulmões são dependentes da ascensão do *Qi* do Baço
- A descensão do *Qi* do Pulmão facilita as funções do Baço de transformar e transportar a Essência
- A deficiência de *Qi* do Baço pode resultar na formação de Fleuma, que afeta os Pulmões.

Baço e Rins

A relação entre o Baço e os Rins é de nutrição mútua. O Baço é a Raiz do *Qi* Pós-Celestial, enquanto os Rins são a Raiz do *Qi* Pré-Celestial (Figura 12.12). Como foi mencionado antes, o *Qi* Pós-Celestial e o *Qi* Pré-Celestial sustentam-se mutuamente. O *Qi* Pós-Celestial repõe continuamente o *Qi* Pré-Celestial com

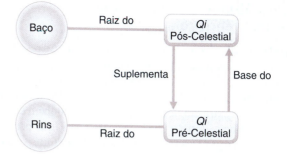

Figura 12.12 Relação entre o Baço e os Rins.

o *Qi* produzido a partir do alimento, enquanto o *Qi* Pré-Celestial facilita a produção do *Qi* fornecendo o calor necessário à digestão e à transformação (por meio do Fogo do Portão da Vitalidade).

Quando o *Qi* do Baço está deficiente, a quantidade produzida de *Qi* não é suficiente para repor a Essência do Rim; isso pode causar cansaço, falta de apetite, tinido, tontura e dor lombar baixa.

Quando o *Yang* do Rim está deficiente, o Fogo do Portão da Vitalidade não consegue aquecer o Baço em suas atividades de transformar e transportar e isto causa diarreia e calafrios. Com base na teoria dos Cinco Elementos, essa condição é conhecida como "Fogo que não gera Terra".

O Baço e os Rins também se ajudam mutuamente na transformação e no transporte dos Fluidos Corporais; o *Yang* do Rim fornece o calor necessário a que o Baço transforme e transporte os líquidos. O *Qi* do Baço ajuda os Rins a transformar e excretar líquidos. Quando o *Qi* do Baço não consegue transformar e transportar os líquidos, eles podem acumular-se e formar Umidade, que pode dificultar a função dos Rins de governar a Água e aumentar ainda mais a Umidade. Por outro lado, quando o *Yang* do Rim está deficiente, o Fogo do Portão da Vitalidade não consegue fornecer o calor necessário a que o Baço transforme os líquidos e isto pode causar Umidade ou edema, diarreia e calafrios.

O Boxe 12.8 resume a inter-relação entre o Baço e os Rins.

Boxe 12.8 Baço e Rins

- O Baço é a Raiz do *Qi* Pós-Celestial, os Rins são a Raiz do *Qi* Pré-Celestial
- O *Yang* do Rim fornece ao Baço o calor necessário para transformar e transportar a Essência do alimento
- O *Qi* do Baço ajuda os Rins a transformar e excretar os fluidos.

Pulmões e Rins

Os Pulmões e os Rins estão relacionados de muitas formas. Primeiramente, os Pulmões enviam *Qi* e fluidos aos Rins localizados abaixo, que respondem segurando o *Qi* e evaporando parte dos líquidos; o vapor resultante é enviado de volta aos Pulmões de forma a mantê-los úmidos. Desse modo, a relação entre os Pulmões e os Rins pode ser analisada em termos de *Qi* ou de líquidos:

- A relação entre os Pulmões e os Rins com referência ao Qi
- A relação entre os Pulmões e os Rins com referência aos fluidos.

▶ Relação entre os Pulmões e os Rins em referência com o Qi

Em relação com o *Qi*, os Pulmões governam o *Qi* e a respiração e enviam *Qi* aos Rins situados embaixo. Os Rins respondem segurando o *Qi* embaixo. Desse modo, os Pulmões e os Rins precisam comunicar-se e responder um ao outro de forma a assegurar a respiração normal. Essa relação também está refletida na relação entre o *Qi* Torácico no tórax (que pertence aos Pulmões) e o *Qi* Original no abdome inferior (que pertence aos Rins). O *Qi* Torácico precisa descer para obter nutrição do *Qi* Original, enquanto este precisa subir ao tórax para colaborar na produção do *Qi* e do Sangue. Desse modo, a função dos Pulmões de governar o *Qi* e a respiração é dependente da função dos Rins de receber *Qi* e vice-versa.

Quando os Rins são fracos e sua função de receber *Qi* está prejudicada, eles não conseguem segurar o *Qi* embaixo, que então reflui para o tórax e impede a função dos Pulmões de descer o *Qi*, causando dificuldade de respirar (mais acentuada na inspiração), tosse e asma.

> **Nota clínica**
>
> Os pontos usados para estimular a descensão do *Qi* do Pulmão aos Rins e reforçar a retenção do *Qi* pelos Rins são P-7 *Lieque*, VC-4 *Guanyuan* e R-13 *Qixue*.

▶ Relação entre os Pulmões e os Rins em referência aos fluidos

Em relação aos fluidos, os Pulmões controlam as passagens de Água e enviam fluidos aos Rins situados embaixo; por sua vez, os Rins respondem evaporando parte dos fluidos e enviando-os de volta aos Pulmões para manter sua umidade (Figura 12.13). Isso explica por que em medicina chinesa diz-se que os "Rins governam a Água e os Pulmões são a Fonte Superior de Água".

Quando o *Qi* do Pulmão está deficiente, ele não consegue descer os fluidos e os Pulmões não podem comunicar-se com os Rins e a Bexiga, causando incontinência ou retenção de urina. Quando o *Yang* do Rim está deficiente e não pode transformar e excretar os líquidos no Aquecedor Inferior, eles podem acumular-se e causar edema, que dificulta a descensão e a difusão do *Qi* do Pulmão. A deficiência de *Yin* do Rim causa deficiência de fluidos no Aquecedor Inferior. A consequência disso é que os fluidos não podem subir para manter os Pulmões úmidos e, deste modo, resultam em deficiência de *Yin*

do Pulmão. Os sintomas dessa desarmonia são garganta à noite, tosse seca, sudorese noturna e sensação de calor nas palmas das mãos e nas plantas dos pés.

O Boxe 12.9 resume a inter-relação entre os Pulmões e os Rins.

> **Boxe 12.9 Pulmões e Rins**
>
> - A relação entre os Pulmões e os Rins com referência ao *Qi*:
>   - Os Pulmões descem o *Qi* aos Rins, que o "seguram": isto torna a respiração normal
>   - O *Qi* Torácico (relacionado com os Pulmões) comunica-se com o *Qi* Original do abdome (relacionado com os Rins)
> - Relação entre os Pulmões e os Rins com referência aos fluidos
>   - O *Qi* do Pulmão envia líquidos aos Rins situados embaixo
>   - O *Yang* do Rim evapora parte desses líquidos e envia o "vapor" resultante de volta aos Pulmões para manter sua umidade.

Baço e Coração

O Baço e o Coração estão inter-relacionados em razão de sua conexão com o Sangue. O Baço produz Sangue (porque fornece a Essência do Alimento, que é a base do Sangue) e, consequentemente, tem importância fundamental para o Coração, que governa o Sangue (Figura 12.14). Quando o *Qi* do Baço está deficiente e não consegue produzir Sangue suficiente, isto frequentemente causa deficiência de Sangue do Coração, que acarreta sintomas como tontura, déficit de memória, insônia e palpitações.

Por outro lado, o *Yang* do Coração empurra o sangue dentro dos vasos sanguíneos e o Sangue do Coração nutre o Baço. Quando o *Yang* do Coração está deficiente, ele não consegue empurrar o Sangue nos vasos e o Baço sofre porque ele produz e controla o Sangue.

O Boxe 12.10 resume a inter-relação entre o Baço e o Coração.

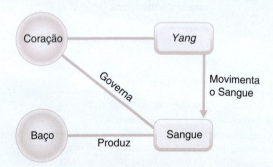

Figura 12.14 Relação entre o Baço e o Coração.

> **Boxe 12.10 Baço e Coração**
>
> - O Baço produz o Sangue; o Coração governa o Sangue
> - O *Qi* do Baço transporta o *Qi* dos Alimentos ao Coração, onde é transformando em Sangue
> - O Sangue do Coração nutre o Baço
> - A descensão do *Qi* do Coração ajuda o Baço a transformar e transportar as essências do alimento.

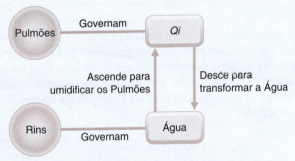

Figura 12.13 Relação entre Pulmões e Rins.

Resultados do aprendizado

Neste capítulo, você aprendeu:
- Coração e Pulmões
  - O Coração governa o Sangue, os Pulmões governam o Qi
  - O Qi é o comandante do Sangue, o Sangue é a mãe do Qi
  - Quando o Qi circula bem, o Sangue circula; Quando o Qi está estagnado, o Sangue fica estagnado
  - O Qi fornece calor ao Sangue; o Sangue proporciona um veículo líquido ao Qi
  - O Qi Torácico é afetado pelos Pulmões e pelo Coração
  - O Qi dos Alimentos do Baço é levado ao Coração para produzir Sangue por meio dos Pulmões
- Coração e Fígado
  - O Coração governa o Sangue, o Fígado armazena o Sangue
  - A deficiência de Sangue do Fígado frequentemente causa deficiência de Sangue do Coração
  - O Coração abriga a Mente, o Fígado abriga a Alma Etérea
  - O Coração (por meio da Mente) reconhece, controla e integra as emoções; o Fígado assegura o fluxo suave das emoções
  - A Alma Etérea (do Fígado) é o "ir e vir" da Mente (do Coração)
- Coração e Rins
  - A relação entre o Fogo e a Água
  - A inter-relação do Coração e dos Rins no ciclo menstrual
  - A raiz comum da Mente e da Essência
- Fígado e Pulmões
  - A relação entre Qi do Pulmão e Sangue do Fígado
  - Os Pulmões governam o Qi, o Fígado armazena Sangue
  - O Fígado depende do Qi do Pulmão para regular o Sangue; o Qi do Pulmão depende da umidade e da nutrição fornecidas pelo Sangue do Fígado
  - A relação entre a descensão do Qi do Pulmão e a ascensão do Qi do Fígado
  - O Qi do Pulmão desce, o Qi do Fígado ascende
  - A descensão do Qi do Pulmão e a ascensão do Qi do Fígado são interdependentes: o Qi do Pulmão precisa descer para que o Qi do Fígado possa ascender e vice-versa
- Fígado e Baço
  - O Fígado armazena Sangue, o Baço produz Sangue
  - O livre fluxo do Qi do Fígado ajuda o Baço a desempenhar suas funções de transformar e transportar
  - A ascensão do Qi do Baço facilita o livre fluxo do Qi do Fígado
- Fígado e Rins
  - O Fígado armazena Sangue e os Rins armazenam Essência
  - O Sangue do Fígado repõe a Essência
  - A Essência contribui para a formação do Sangue, que é armazenado pelo Fígado
  - O Qi Original dos Rins também contribui para a formação do Sangue
  - Em ginecologia, os Rins são a origem do Tian Gui e do sangue menstrual, enquanto o Fígado fornece Sangue ao Útero
  - Os canais do Fígado e dos Rins estão diretamente conectados aos Vasos Concepção e Penetrador (Ren Mai e Chong Mai)
- Baço e Pulmões
  - O Baço produz o Qi, os Pulmões governam o Qi
  - O Qi do Baço ascende, o Qi do Pulmão desce
  - O Qi do Baço transporta o Qi dos Alimentos aos Pulmões: por esta razão, a função dos Pulmões depende da ascensão do Qi do Baço
  - A descensão do Qi do Pulmão ajuda o Baço a transformar e transportar as essências do alimento
  - A deficiência de Qi do Baço pode resultar na formação de Fleuma, que afeta os Pulmões
- Baço e Rins
  - O Baço é a raiz do Qi Pós-Celestial; os Rins são a raiz do Qi Pré-Celestial
  - O Yang do Rim fornece ao Baço o calor necessário para transformar e transportar a essência do alimento
  - O Qi do Baço ajuda os Rins em suas funções de transformar e excretar fluidos
- Pulmões e Rins
  - Relação entre os Pulmões e os Rins com referência ao Qi:
    - Os Pulmões descem Qi aos Rins, que o "seguram": isto torna a respiração normal
    - O Qi Torácico (relacionado aos Pulmões) comunica-se com o Qi Original do abdome (relacionado com os Rins)
  - Relação entre os Pulmões e os Rins com referência aos fluidos
    - O Qi do Pulmão desce os fluidos aos Rins
    - O Yang do Rim evapora parte dos líquidos e envia o "vapor" resultante de volta aos Pulmões para manter sua umidade
- Baço e Coração
  - O Baço produz o Sangue, o Coração governa o Sangue
  - O Qi do Baço transporta o Qi dos Alimentos ao Coração, onde é transformado em Sangue
  - O Sangue do Coração nutre o Baço
  - A descensão do Qi do Coração ajuda o Baço a transformar e transportar as essências do alimento.

Questões de autoavaliação

Coração e Pulmões
1. Quais são as duas substâncias fundamentais que o Coração e os Pulmões governam?
2. Explique a relação entre Qi e Sangue.
3. Quando o Qi do Pulmão está deficiente, o que pode acontecer com o Qi do Coração?
4. Como o padrão de Excesso de Fogo de Coração pode afetar os Pulmões?
5. Por que é comum que o Qi do Coração e o Qi do Pulmão estejam simultaneamente deficientes?
6. Como o Qi Torácico pode afetar as funções do Coração e dos Pulmões?
7. Qual emoção esgota o Qi do Coração e o Qi do Pulmão?

Coração e Fígado
1. Explique a relação entre o Coração e o Fígado em termos de suas ações sobre o Sangue.
2. Qual é o efeito que a deficiência de Sangue do Fígado pode causar no Coração?
3. Como a deficiência de Sangue do Coração pode afetar o Fígado? Quais sintomas poderiam ocorrer nessa condição?
4. Quais aspectos psicológicos do indivíduo o Fígado e o Coração supostamente "abrigam"?
5. Explique como o Coração e o Fígado afetam as emoções e o estado psicológico.

Coração e Rins
1. Com base na teoria dos Cinco Elementos, quais são os elementos que correspondem ao Coração e aos Rins? Explique a relação entre esses dois elementos:
   i. Na perspectiva da teoria dos Cinco Elementos
   ii. Na perspectiva de um órgão
2. Qual padrão do Coração pode ocorrer quando o Yang do Rim está deficiente?
3. Qual padrão do Coração pode ocorrer quando o Yin do Rim está deficiente?
4. Explique como a Mente e a Essência têm a mesma raiz.
5. O que pode acontecer com a Mente quando a Essência de um indivíduo está fraca?

6. O que pode acontecer com a Essência quando a Mente de um indivíduo está perturbada por transtornos emocionais? Como isso seria evidenciado?

7. Qual é o aspecto espiritual do Rim?

8. Explique como a relação entre a Mente e a Essência reflete-se na relação entre a Mente e a Força de Vontade. (Por exemplo, como a Força de Vontade é afetada quando a Essência está fraca e vice-versa?)

9. Descreva o que acontece ao *Yin* do Rim e ao *Yang* do Rim durante o ciclo menstrual.

10. Quais são as duas formas como o Coração desempenha um papel importante no ciclo menstrual?

Fígado e Pulmões

1. A relação entre o Fígado e os Pulmões está refletida na relação entre quais duas substâncias fundamentais? Explique.

2. Como o Fígado depende do *Qi* do Pulmão para regular o Sangue?

3. Como o Sangue do Fígado afeta o *Qi* do Pulmão?

4. Quais são as direções dos fluxos de *Qi* do Pulmão e *Qi* do Fígado?

5. Explique como a deficiência de *Qi* do Pulmão afeta a função do Fígado no livre fluxo do *Qi*. Qual é a condição a que isso corresponde com base na teoria dos Cinco Elementos?

Fígado e Baço

1. Quais são as duas formas como o Fígado ajuda o Baço a transformar, separar e transportar alimentos e líquidos?

2. Qual é a direção normal do fluxo de *Qi* do Baço?

3. Quais sintomas podem ocorrer quando o *Qi* do Fígado estagnado impede a função do Baço de transformar alimentos e líquidos? A qual condição isso corresponde com base na teoria dos Cinco Elementos?

4. Como a deficiência de *Qi* do Baço pode afetar o *Qi* do Fígado? Quais sintomas isso pode causar? A qual padrão essa condição corresponde na perspectiva da teoria dos Cinco Elementos?

5. Explique como o Fígado e o Baço relacionam-se com o Sangue.

Fígado e Rins

1. Explique como a relação entre o Fígado e os Rins está baseada na permuta mútua entre o Sangue e a Essência.

2. Qual é a relação entre o *Yin* do Rim e o *Yin* do Fígado e o Sangue? Descreva essa relação na perspectiva da teoria dos Cinco Elementos.

3. Quando há deficiência de Sangue do Fígado, o que pode acontecer com a Essência do Rim? Quais sintomas podem ocorrer nessa condição?

4. Quando há deficiência de *Yin* do Rim, o que acontece com o *Yin* do Fígado e o Sangue do Fígado? Quais sintomas podem ocorrer nessa condição?

5. Explique como o Fígado e os Rins desempenham uma função importante na manutenção do ciclo menstrual regular.

6. Quais são os canais extraordinários com os quais o Fígado e os Rins estão diretamente relacionados?

Baço e Pulmões

1. Explique a função desempenhada pelo Baço e pelos Pulmões na formação do *Qi* Torácico.

2. Qual é a direção do fluxo do *Qi* do Pulmão? Como essa direção do *Qi* do Pulmão facilita a ação do *Qi* do Baço?

3. Quando o *Qi* do Baço está deficiente, como o *Qi* do Pulmão pode ser afetado? Nessa condição, quais sintomas podem ocorrer? Com base na teoria dos Cinco Elementos, como essa condição é descrita?

4. Descreva a relação que o Baço e os Pulmões mantêm com a Fleuma.

Baço e Rins

1. O Baço é a raiz do *Qi* Pós-Celestial, enquanto os Rins são a raiz do *Qi* Pré-Celestial. Como o *Qi* Pós-Celestial e o *Qi* Pré-Celestial sustentam-se mutuamente?

2. Como a deficiência de *Qi* do Baço pode afetar a Essência do Rim? Quais sintomas podem ocorrer nessa condição?

3. O que podem acontecer com o Baço quando há deficiência de *Yang* do Rim? Nessa condição, quais sintomas podem ocorrer? Na perspectiva da teoria dos Cinco Elementos, como essa condição é descrita?

4. Descreva o papel desempenhado pelo Baço e pelos Rins na regulação dos Fluidos Corporais.

Pulmões e Rins

1. Explique como os Pulmões e os Rins estão relacionados com referência ao *Qi* e aos líquidos.

2. Explique a relação entre o *Qi* Torácico e o *Qi* Original.

3. O que acontece ao Rim quando há deficiência de *Qi* do Pulmão? Quais sintomas podem ocorrer?

4. Como a deficiência de *Yang* do Rim pode afetar os Pulmões? Quais sintomas podem ocorrer?

5. Como a deficiência de *Yin* do Rim afeta os Pulmões? Quais sintomas podem ocorrer?

Baço e Coração

1. Explique a função que o Baço e o Coração desempenham com relação ao Sangue.

2. Quando o *Qi* do Baço está deficiente e não consegue produzir sangue suficiente, o que pode acontecer com o Coração?

Ver respostas no Apêndice 6.

Notas

1. Beijing College of Traditional Chinese Medicine 1980 Practical Chinese Medicine (*Shi Yong Zhong Yi Xue* 实用中医学), Beijing Publishing House, Beijing, p. 51.

2. Embora a função dos Rins e do Coração na regulação do ciclo menstrual seja reconhecida pela medicina tradicional chinesa, os aspectos mais específicos da influência do Coração na eliminação do sangue menstrual e dos óvulos são mais recentes. Essa explicação está baseada nas comunicações pessoais do Dr. Xia Gui Cheng, ex-diretor do Departamento de Ginecologia do Hospital Associado de Medicina Tradicional Chinesa de Nanjing.

Seção **2**

Funções dos Órgãos *Yang*

Introdução

Em chinês, os órgãos *Yang* são conhecidos como *Fu*, que pode significar "trono de governo", "centro administrativo" ou "palácio". Ao contrário dos órgãos *Yin*, que armazenam essências preciosas, os órgãos *Yang* não armazenam, mas são constantemente preenchidos e esvaziados. Além disso, esses órgãos não lidam com as substâncias puras como os órgãos *Yin* fazem, mas com substâncias impuras (p. ex., alimento, líquidos impuros, urina, fezes etc.).

Com base na teoria dos Órgãos Internos (*Zangfu*), a fisiologia e a patologia dos órgãos *Yin* tem predominância sobre os órgãos *Yang*. Por exemplo, de acordo com a teoria dos Cinco Elementos, as diversas associações de cores, emoções, odores, sons etc., sempre estão associadas aos seus órgãos *Yin* relevantes, em vez de aos órgãos *Yang* (p. ex., o odor chamuscado refere-se ao Coração, em vez de ao Intestino Delgado). Uma razão desse predomínio é que algumas das funções dos órgãos *Yang* estão subordinadas às funções dos órgãos *Yin* (não necessariamente ao seu órgão correspondente da relação *Yin-Yang*). Por exemplo, algumas das funções digestivas do estômago e dos intestinos estão incluídas no grupo geral do Baço e do Fígado. Além disso, sob o ponto de vista do *Yin-Yang*, o Intestino Delgado está associado ao Coração e o Intestino Grosso aos Pulmões; contudo, o livre fluxo do *Qi* do Fígado tem uma influência importante nos Intestinos Delgado e Grosso e a estagnação do *Qi* nos intestinos quase sempre está associada à estagnação do *Qi* do Fígado. Do mesmo modo, o Baço também exerce uma influência importante nos Intestinos: por exemplo, uma condição de Frio nos Intestinos, que causa fezes amolecidas e distensão abdominal, quase sempre está associada ao Frio no Baço.

Os 6 órgãos *Yang* incluem o Triplo Aquecedor, que é uma estrutura peculiar à Medicina Chinesa. Embora exista certa correspondência, digamos, entre o "Estômago" da medicina chinesa e o "estômago" da medicina moderna, o Triplo Aquecedor não tem equivalente na medicina moderna.

É importante enfatizar que, embora na perspectiva da fisiologia e da patologia dos órgãos, os órgãos *Yin* sejam mais importantes que os *Yang*, no ponto de vista dos canais todos os 12 são igualmente importantes.

 Atenção

Com base na perspectiva da fisiologia e da patologia, os órgãos *Yin* são mais importantes que os *Yang*; no ponto de vista do tratamento, todos os canais *Yin* e *Yang* são igualmente importantes.

As funções dos órgãos *Yang* estão descritas com os seguintes títulos:

- Capítulo 13: *Funções do Estômago*
- Capítulo 14: *Funções do Intestino Delgado*
- Capítulo 15: *Funções do Intestino Grosso*
- Capítulo 16: *Funções da Vesícula Biliar*
- Capítulo 17: *Funções da Bexiga*
- Capítulo 18: *Funções do Triplo Aquecedor*.

SEÇÃO 2 · PARTE 2

Funções do Estômago 13

O Estômago controla o recebimento, 149	Outros aspectos do Estômago, 153
O Estômago controla "a maturação e a decomposição" do alimento, 149	Aspecto mental, 153
	Sonhos, 153
O Estômago controla o transporte das essências do alimento, 150	Relação com o Baço, 153
O Estômago controla a descensão do *Qi*, 151	Notas, 154
O Estômago é a origem dos líquidos, 152	

O Estômago é o mais importante de todos os órgãos *Yang*. Junto com o Baço, ele é conhecido como "Raiz do *Qi* Pós-Celestial" porque é a origem de todo o *Qi* e Sangue produzidos depois do nascimento (em contraste com o *Qi* Pré-Celestial, que é formado no momento da concepção). No Capítulo 8 do livro *Questões Simples*, encontramos a seguinte citação: "*O Baço e o Estômago são os oficiais encarregados do armazenamento do alimento e dos quais se originam os 5 sabores.*"[1]

No Capítulo 11 desse mesmo livro, encontramos que: "*O Estômago é o Mar de água e grãos e a grande Fonte de nutrição dos 6 órgãos Yang. Os 5 sabores entram na boca para serem armazenados no Estômago e para nutrir os 5 órgãos Yin ... deste modo, os sabores dos 5 órgãos Yin e dos 6 órgãos Yang são derivados do Estômago.*"[2]

O Estômago controla o recebimento

O Boxe 13.1 resume as funções do Estômago.

Boxe 13.1 Funções do Estômago

- Controla o "recebimento"
- Controla a maturação e a decomposição do alimento
- Controla o transporte das essências do alimento
- Controla a descensão do *Qi*
- É a origem dos fluidos.

O alimento e os líquidos entram na boca e, em seguida, chegam ao Estômago por meio da faringe e do esôfago. Por essa razão, o Estômago "recebe" o alimento e os líquidos e os mantém embaixo. Aqui, o termo "recebimento" não indica simplesmente o fato óbvio de que o Estômago recebe o alimento e os líquidos ingeridos, mas também implica que este órgão também os "segura embaixo".

Como o Estômago recebe o alimento e os líquidos, ele é conhecido como "Grande Celeiro" e também como "Mar dos Alimentos e Líquidos". O Capítulo 60 do *Eixo Espiritual* afirma que: "*Os seres humanos recebem o Qi do alimento e o alimento é recebido pelo Estômago: por isto, o Estômago é o Mar de Qi e Sangue e de Alimento e Líquidos.*"[3]

A função de receber do Estômago também tem relação com o apetite: apetite saudável e normal indica "recepção" de um Estômago forte; apetite ruim sugere "recepção" de um Estômago fraco; e abolição completa do apetite significa colapso total da "recepção" do Estômago. Eructações, náuseas e vômitos também indicam "recepção" de um estômago fraco e "rebelião" do *Qi* do Estômago.

O Boxe 13.2 resume essa função do Estômago.

Nota clínica

O melhor ponto para estimular o recebimento do Estômago é VC-12 *Zhongwan*.

Boxe 13.2 O Estômago controla o "recebimento"

- O Estômago recebe o alimento e os líquidos e os "segura" embaixo
- O "recebimento" também está relacionado com o apetite
- O Estômago é conhecido como "Grande Celeiro" e "Mar dos Alimentos e Líquidos".

O Estômago controla "a maturação e a decomposição" do alimento

O Estômago transforma o alimento e os líquidos ingeridos por um processo de fermentação descrito como "maturação e decomposição". No Capítulo 31 do *Clássico das Dificuldades*, vemos que: "*O Aquecedor Médio está no Estômago... e con-*

trola a maturação e a decomposição do alimento e dos líquidos."[4] Essa atividade do Estômago prepara o terreno para o Baço separar e extrair a essência refinada do alimento. Em razão da função do Estômago de maturar e decompor, o Aquecedor Médio é comparado comumente a um caldeirão borbulhante. Depois da transformação no Estômago, o alimento é passado ao Intestino Delgado para separação e absorção adicionais.

A função do Estômago na transformação do alimento significa que este órgão, junto com o Baço, é a origem do Qi e do sangue do corpo e, por esta razão, esses dois órgãos são descritos como "Raiz do Qi Pós-Celestial".

No Capítulo 19 do *Questões Simples*, encontramos que: "*Todos os 5 órgãos Yin derivam Qi do Estômago e, deste modo, o Estômago é a raiz dos órgãos Yin.*"[5]

Ao longo de todo o desenvolvimento da teoria da medicina tradicional chinesa, o Estômago foi considerado como origem do Qi do corpo. "O Qi do Estômago" tornou-se sinônimo de prognóstico favorável e da própria vida, enquanto "ausência do Qi do Estômago" passou a ser sinônimo de prognóstico desfavorável e morte. Independentemente da gravidade da doença, quando o Qi do Estômago é forte, o prognóstico é bom. Daí se originou o ditado "Quando há Qi do Estômago, há vida; quando não há Qi do Estômago, há morte". Entretanto, é importante ressaltar que, nesse contexto, a expressão "Qi do Estômago" inclui também o Qi do Baço.

Yu Jia Yan (1585-1664) escreveu: "*Quando o Qi do Estômago é forte, os 5 órgãos Yin são saudáveis; quando o Qi do Estômago é fraco, esses órgãos deterioram.*"[6] Zhang Jie Bin afirmou: "*O Qi do Estômago é a nutrição da própria vida e, quando o Estômago é forte, a vida é saudável; quando o Estômago é fraco, a vida é doentia.*"[7] Esse mesmo autor disse: "*O doutor que deseja nutrir a vida precisa tonificar o Estômago e o Baço.*"[8]

Com base nas razões descritas antes, a tonificação dos pontos E-36 *Zusanli* e BP-6 *Sanyinjiao* é um tratamento muito simples e potente para tonificar o Qi e o Sangue.

Nota clínica

Os pontos E-36 *Zusanli* e BP-6 *Sanyinjiao* são uma combinação simples e muito potente para tonificar o Qi e o Sangue em geral.

A saburra da língua oferece uma boa ideia quanto à força ou à fraqueza relativa do Qi do Estômago. A saburra normal é formada pelo funcionamento normal do Estômago e, por esta razão, uma saburra branca e fina "com raiz" reflete o estado normal do Qi do Estômago.[9] Na verdade, mesmo quando a saburra da língua é patológica (p. ex., amarela ou muito grossa), quando ela tem raiz, isto indica que o Qi do Estômago ainda está intacto (ainda que o paciente seja portador de um fator patogênico, neste caso Calor) e que o problema possa ser tratado com relativa facilidade.

Durante certo tempo, desenvolveu-se uma escola doutrinária que enfatizava a importância de "Preservar o Qi do Estômago" como princípio de tratamento mais importante. O expoente mais famoso dessa escola foi Li Dong Yuan (1180-1251), autor do aclamado livro *Discussion on Stomach and Spleen* (*Pi Wei Lun*).

O Boxe 13.3 resume essa função do Estômago.

Boxe 13.3 O Estômago controla a maturação e a decomposição do alimento

- O Estômago macera o alimento para decompô-lo
- O Estômago é a origem do Qi e do Sangue, porque o Qi dos Alimentos (*Gu Qi*) é extraído pelo Estômago
- O Qi do Estômago forte indica prognóstico favorável; Qi do Estômago fraco sugere prognóstico desfavorável
- A saburra da língua reflete o estado do Qi do Estômago.

O Estômago controla o transporte das essências do alimento

Em colaboração com o Baço, o Estômago é responsável pelo transporte das essências do alimento a todo o corpo, principalmente aos membros (Figura 13.1). Nessa perspectiva, as funções do Estômago e do Baço são inseparáveis.

Quando o Estômago é forte e tem Qi suficiente para extrair e transportar as essências dos alimentos para todo o corpo, o indivíduo sente-se forte e cheio de energia. Quando o Estômago é deficiente, as essências do alimento são muito fracas e o Estômago não tem Qi para transportá-las a todo o corpo, de forma que o paciente sente-se cansado e tem fraqueza muscular. A deficiência do Estômago e do Baço é um dos problemas encontrados mais comumente na prática médica: isto faz com que o paciente sinta-se cansado e os membros fiquem fracos (ver Figura 13.1).

Nota clínica

A deficiência de Qi do Estômago e Qi do Baço é um dos problemas clínicos mais comuns e torna os pacientes cronicamente cansados. Os melhores pontos para tratar esse problema são E-36 *Zusanli* e BP-6 *Sanyinjiao*.

A função do Estômago de transportar as essências do alimento também influencia o pulso. No Capítulo 19 do *Questões Simples*, encontramos que: "*O Qi dos órgãos depende do Qi do Estômago para alcançar o canal dos Pulmões.*"[10]

Isso significa que, com o transporte das essências do alimento a todos os órgãos, o Qi do Estômago também assegura que o Qi dos órgãos alcance o pulso (que, evidentemente, está no canal dos Pulmões). Existem algumas características do pulso normal associadas ao Qi do Estômago normal. Alguns autores afirmam que o pulso com Qi do Estômago saudável não é forte nem fraco, com Yin e Yang perfeitamente harmonizados, formando um batimento regular e bem lento. Também se diz que o Qi do Estômago saudável torna o pulso "macio e suave": quando o pulso parece muito áspero ou duro, isto indica escassez de Qi do Estômago.

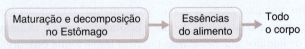

Figura 13.1 Essências dos alimentos originadas do Estômago.

Nota clínica

A condição do *Qi* do Estômago pode ser diagnosticada por:
- Saburra da língua: saburra branca e fina com boa fixação indica *Qi* do Estômago normal
- Pulso: pulso suave, contínuo e relativamente macio indica *Qi* do Estômago normal.

Por fim, com relação à função do Estômago de transportar as essências do alimento, o Estômago está relacionado diretamente com a saburra da língua. A saburra lingual é formada pela "umidade suja" elaborada como subproduto das atividades do Estômago de maturar e decompor o alimento: em seguida, essa umidade suja ascende até a língua para formar sua saburra. Desse modo, uma saburra branca e fina indica que o Estômago esteja funcionando normalmente. A inexistência de saburra sugere que a função digestiva do Estômago esteja prejudicada e que o *Qi* do Estômago esteja gravemente enfraquecido. A cor da saburra também reflete diretamente as patologias do Estômago: saburra branca e grossa sugere Frio no Estômago, enquanto uma saburra amarela e espessa indica Calor.

A Figura 13.2 ilustra a saburra relativamente normal, a Figura 13.3 demonstra uma língua sem saburra e a Figura 13.4 mostra uma língua com saburra grossa.

O Boxe 13.4 resume essa função do Estômago.

Boxe 13.4 O Estômago controla o transporte das essências do alimento

- O Estômago transporta as essências do alimento a todo o corpo e especialmente aos membros
- Quando esse transporte está prejudicado, o paciente sente-se cansado e os membros parecem fracos
- O Estômago transporta o *Qi* do alimento para o pulso
- O Estômago transporta parte da "umidade suja" para a língua, formando sua saburra normal.

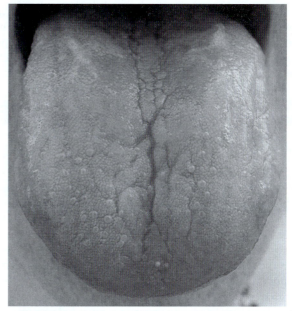

Figura 13.3 Língua sem saburra. (Esta figura encontra-se reproduzida em cores no Encarte.)

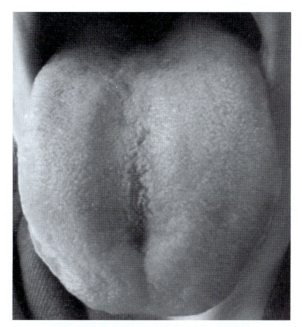

Figura 13.4 Língua com saburra grossa. (Esta figura encontra-se reproduzida em cores no Encarte.)

Nota clínica

Sempre que encontro uma língua completa ou parcialmente sem saburra, eu tonifico o Estômago, ainda que o indivíduo não tenha quaisquer sintomas digestivos. Nesses casos, eu poderia usar os pontos VC-12 *Zhongwan*, E-36 *Zusanli* e BP-6 *Sanyinjiao*.

O Estômago controla a descensão do *Qi*

O Estômago envia o alimento transformado até o Intestino Delgado situado inferiormente: por esta razão, em condições saudáveis, o *Qi* do Estômago descreve um movimento des-

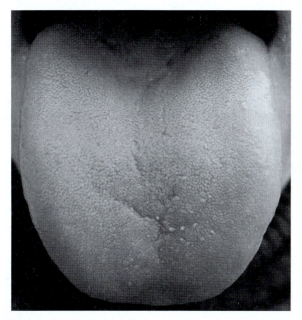

Figura 13.2 Língua com saburra normal. (Esta figura encontra-se reproduzida em cores no Encarte.)

cendente. Quando o *Qi* do Estômago desce, a digestão é boa e isenta de problemas. Quando o *Qi* do Estômago não consegue descer, o alimento fica estagnado no estômago, causando sensação de plenitude e distensão, regurgitação ácida, eructações, soluços, náuseas e vômitos.

> **Nota clínica**
>
> O melhor ponto para estimular a descensão do *Qi* do Estômago é VC-10 *Xiawan*.

Entretanto, a descensão do *Qi* do Estômago tem um significado mais amplo que simplesmente o movimento descendente do *Qi* do Estômago para o Intestino Delgado (Figura 13.5). O Estômago pertence à Terra, que ocupa uma posição central entre os Cinco Elementos. O Estômago e o Baço formam o eixo do corpo (ver Figuras 4.17 e 4.18, no Capítulo 4) e esses dois órgãos fazem parte do Aquecedor Médio. Portanto, por todas as razões citadas, o Estômago e o Baço ocupam uma posição central estratégica e muito importante entre todos os órgãos e estruturas; além disto, a ascensão do *Qi* do Baço e a descensão do *Qi* do Estômago são cruciais ao movimento adequado do *Qi* nos Três Aquecedores.

O Boxe 13.5 resume essa função do Estômago.

O Fígado facilita a descensão do Qi do Estômago e, em condições normais, o Qi do Fígado contribui para a descensão do Qi do Estômago e, deste modo, auxilia na digestão. Quando o Qi do Fígado está estagnado no Aquecedor Médio, isso pode interferir com a descensão do Qi do Estômago e causar eructações, soluços, náuseas e vômitos.

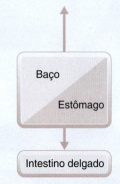

Figura 13.5 A descensão do *Qi* do Estômago.

> **Boxe 13.5 O Estômago controla a descensão do *Qi***
>
> - O *Qi* do Estômago desce para transportar os resíduos alimentares até o Intestino Delgado
> - O Estômago está no centro e a descensão do seu *Qi* é essencial
> - O *Qi* do Fígado facilita a descensão do *Qi* do Estômago.

O Estômago é a origem dos líquidos

Para maturar e decompor o alimento, o Estômago precisa de muito líquido, da mesma forma que quantidades suficientes de líquidos são necessárias para extrair os princípios vitais de uma decocção fitoterápica ou de um caldo. Além disso, os líquidos propriamente ditos são derivados do alimento e dos líquidos ingeridos. O Estômago assegura que as partes do alimento e dos líquidos que não servem para obter as essências do alimento sejam condensadas para formar os Fluidos Corporais.

Desse modo, o Estômago é uma fonte importante de líquidos no corpo e, por esta razão, diz-se que ele "gosta de umidade e detesta secura".

Quando os líquidos do Estômago são abundantes, a digestão é boa e o sentido gustativo é normal. Quando os líquidos do Estômago são insuficientes, o indivíduo tem sede, a língua fica seca e rachada e a digestão não é boa. Uma das razões principais da deficiência de líquidos do Estômago é a ingestão de alimentos em horas muito avançadas da noite.

A função do Estômago como origem dos líquidos está diretamente relacionada com os Rins. Algumas vezes, os Rins são referidos como "Portal do Estômago", porque eles transformam os fluidos no Aquecedor Inferior. Quando essa função dos Rins está prejudicada, os fluidos ficam estagnados no Aquecedor Inferior e transbordam para cima até o Estômago, dificultando a digestão.

Além disso, a deficiência prolongada de líquidos do Estômago frequentemente causa deficiência de *Yin* do Rim, de forma que, nos casos muito crônicos, a deficiência de *Yin* do Estômago quase sempre está associada à deficiência de *Yin* do Rim.

A função do Estômago como origem dos líquidos aponta para uma discordância muito estranha na teoria dos Órgãos Internos. Embora o Baço seja *Yin* e o Estômago seja *Yang*, de alguma forma tal condição é invertida porque o Estômago desempenha algumas funções *Yin* enquanto o Baço pode ter funções *Yang* (ver o boxe "Nota clínica", a seguir). Além disso, o Estômago é *Yang*, mas seu canal está (singularmente) localizado na parte anterior do corpo, que é *Yin*.

O Boxe 13.6 resume essa função do Estômago.

> **Boxe 13.6 O Estômago é a origem dos líquidos**
>
> - O Estômago é a origem dos líquidos em razão do seu processo de maceração do alimento e dos líquidos
> - Com relação aos líquidos, o Estômago é o Portal dos Rins
> - A deficiência de líquidos do Estômago é o início de um processo que resulta na deficiência de *Yin*.

> **Nota clínica**
>
> **Comparação do Estômago com o Baço**
>
> - O Estômago (um órgão *Yang*) é a origem dos líquidos, que são *Yin*
> - O Baço (um órgão *Yin*) tem a função de transportar e movimentar, que são atividades *Yang* por natureza
> - O Baço é um órgão *Yin*, mas seu *Qi* ascende (um movimento típico de *Yang*); o Estômago é um órgão *Yang*, mas seu *Qi* desce (um movimento típico de *Yin*)
> - O Baço é *Yin*, mas detesta secura; o Estômago é *Yang*, mas gosta de umidade
> - O canal do Estômago é o único canal *Yang* situado na parte anterior do corpo
> - O Estômago frequentemente sofre de deficiência de *Yin*, enquanto o Baço raramente tem este tipo de deficiência, mas com muita frequência desenvolve deficiência de *Yang*.

Outros aspectos do Estômago

Outros aspectos descritos a seguir são:

- Aspecto mental
- Sonhos
- Relação com o Baço.

▶ Aspecto mental

Neste ponto, é importante mencionar a influência do Estômago no estado mental. O Estômago facilmente sofre de padrões de Excesso, inclusive Fogo ou Fleuma-Fogo. O Fogo agita facilmente a Mente e causa sintomas mentais. No nível mental, a condição de excesso no Estômago pode evidenciar-se por trancar-se dentro de casa; fechar todas as portas e janelas; desejar estar sozinho; falar, rir ou cantar descontroladamente; comportamento violento; ou tirar e lançar fora as próprias roupas. Esses sintomas descritos nos clássicos antigos correspondem ao que hoje poderíamos chamar de comportamento maníaco; contudo, é importante salientar que esses sintomas também podem ocorrer em graus brandos.

Nos casos menos graves, o Fogo de Estômago ou Fleuma-Fogo no Estômago pode causar confusão mental, ansiedade grave, hipomania e hiperatividade.

▶ Sonhos

No Capítulo 43 do *Eixo Espiritual*, encontramos o seguinte: *"Quando o Estômago está deficiente, o indivíduo sonha que faz uma lauta refeição."*[11]

Nota clínica

O melhor ponto para tratar o aspecto mental de uma patologia do Estômago é E-40 *Fenglong*.

▶ Relação com o Baço

De acordo com a teoria dos Cinco Elementos, o Estômago e o Baço pertencem ao elemento Terra – um é *Yang* e outro é *Yin*. Na verdade, a relação entre esses dois órgãos é muito próxima, de forma que ambos poderiam ser entendidos como dois aspectos do mesmo sistema do organismo. Na realidade, a relação entre o Estômago e o Baço provavelmente é mais direta que a que existe entre quaisquer outros pares de órgãos *Yin-Yang* (Figura 13.6).

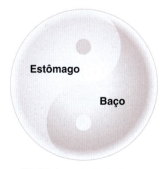

Figura 13.6 Relação entre Estômago e Baço.

Na verdade, a função do Estômago de maturar e decompor está perfeitamente coordenada com a função do Baço de transformar e transportar as essências do alimento. A função do Baço de transportar o *Qi* dos Alimentos para todo o corpo é diretamente dependente do *Qi* do Estômago. O Estômago é a origem dos líquidos e precisa depender da função do Baço de transformar e separar os Fluidos Corporais. A coordenação e a complementaridade entre o Estômago e o Baço podem ser resumidas de acordo com o Boxe 13.7.

Boxe 13.7 Estômago e Baço

- O Estômago é *Yang*, o Baço é *Yin*
- O *Qi* do Estômago desce, o *Qi* do Baço ascende
- O Estômago gosta de umidade e detesta secura; o Baço gosta de secura e detesta umidade
- Quando o Estômago está muito seco, o *Qi* do Estômago não pode descer e o alimento não pode ser enviado para baixo ao Intestino Delgado. Quando o Baço está muito úmido, o *Qi* do Baço não pode ascender e o alimento e os líquidos não podem ser transformados
- O Estômago sofre facilmente de Excesso; o Baço sofre facilmente de Deficiência
- O Estômago é mais suscetível ao Calor, o Baço, ao Frio
- O Estômago tende a sofrer deficiência de *Yin*, o Baço tende a ter deficiência de *Yang* (embora cada um também possa ter a desarmonia oposta).

 Resultados do aprendizado

Neste capítulo, você aprendeu:

- O significado do Estômago (junto com o Baço) como "Raiz do *Qi* Pós-Celestial"
- O papel do Estômago no recebimento e da manutenção do alimento e dos líquidos embaixo
- A importância da "maturação e decomposição" pelo Estômago na transformação do alimento
- A relação entre o *Qi* do Estômago e o prognóstico das doenças
- A função do Estômago no transporte das essências dos alimentos
- A manifestação do *Qi* do Estômago no pulso e na saburra da língua
- O significado do movimento de descensão do *Qi* do Estômago
- Como o Estômago funciona como origem dos líquidos do corpo
- A influência dos padrões de Excesso do Estômago no estado Mental
- Os sonhos que refletem desarmonias do Estômago
- A proximidade da relação entre o Estômago e o Baço.

Questões de autoavaliação

1. Cite três sintomas que poderiam indicar que a função de "recepção" do Estômago está prejudicada.
2. Por que o Estômago e o Baço são conhecidos como "Raiz do *Qi* Pós-Celestial" e por que um *Qi* do Estômago normal é sinônimo de prognóstico favorável?
3. Qual tipo de saburra lingual indica *Qi* do Estômago saudável?
4. Cite dois sintomas que poderiam indicar perturbação da função do Estômago de transportar as essências do alimento.
5. O que acontece quando o *Qi* do Estômago não pode descer?
6. Cite dois exemplos de relação entre o Estômago, os Rins e os Fluidos Corporais.
7. Quais são os dois padrões de Excesso do Estômago que podem causar comportamento maníaco?
8. Descreva a relação direta entre o Estômago e o Baço em termos de transformação e transporte do alimento e dos fluidos.

Ver respostas no Apêndice 6.

Notas

1. 1979 The Yellow Emperor's Classic of Internal Medicine – Simple Questions (Huang Di Nei Jing Su Wen 黄帝内经素问), People's Health Publishing House, Beijing, publicado originalmente c.100 a.C., p. 58.
2. Simple Questions, p. 78.
3. 1981 Spiritual Axis (Ling Shu Jing 灵枢经), People's Health Publishing House, Beijing, publicado originalmente c.100 a.C., p. 111.
4. Classic of Difficulties, p. 80.
5. Simple Questions, p. 126.
6. 1981 Syndromes and Treatment of the Internal Organs (Zang Fu Zheng Zhi 脏腑证治), Tianjin Scientific Publishing House, Tianjin, p. 176.
7. Ibid., p. 176.
8. Ibid., p. 176.
9. A saburra com "raiz" ou fixação cresce para fora da superfície da língua como a grama cresce para fora do solo. A saburra "sem raiz" é semelhante à grama que foi *acrescentada* a uma área desnuda de solo. A falta de raiz na saburra sempre indica fraqueza do *Qi* do Estômago e, em geral, é o estágio que precede à perda total da saburra (que indica deficiência de *Yin* do Estômago). Por essa razão, é melhor ter uma saburra amarelada e grossa com raiz (patológica quanto à cor e à espessura, mas com fixação) que uma saburra fina sem raiz: a primeira condição indica que o *Qi* do Estômago ainda esteja intacto e que a doença seja relativamente fácil de tratar, enquanto a última sugere que o *Qi* do Estômago seja fraco e que a doença demore a curar.
10. Simple Questions, p. 126.
11. Spiritual Axis, p. 85.

Funções do Intestino Delgado

14

O Intestino Delgado controla o recebimento e a transformação, 155	Aspecto mental, 156
O Intestino Delgado separa fluidos, 155	Sonhos, 156
Outros aspectos do Intestino Delgado, 156	Relação com o Coração, 156
	Notas, 157

O Intestino Delgado recebe alimentos e líquidos depois da sua digestão pelo Estômago e Baço. O que recebe, ele transforma ainda mais separando suas partes "pura" e "impura". No Capítulo 8 do livro *Questões Simples*, encontramos a seguinte citação: "*O Intestino Delgado é o oficial encarregado de receber, separar e transformar.*"[1]

O Intestino Delgado controla o recebimento e a transformação

Como vimos antes, o Intestino Delgado recebe alimento e líquidos do Estômago de forma a desempenhar sua função de separar suas partes "pura" (*i. e.*, reutilizável) e "impura". Em seguida, a parte "pura" é transportada pelo Baço para todas as partes do corpo de forma a nutrir os tecidos. A parte "impura" é transferida ao Intestino Grosso para excreção na forma de fezes e à Bexiga na forma de urina (Figura 14.1).

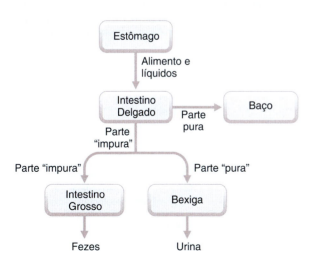

Figura 14.1 Separação do alimento e dos líquidos no Intestino Delgado.

O Boxe 14.1 resume as funções do Intestino Delgado.

Boxe 14.1 Funções do Intestino Delgado

- O Intestino Delgado controla o recebimento e a transformação
- O Intestino Delgado separa fluidos
- Outros aspectos do Intestino Delgado
  - Aspecto mental
  - Sonhos
  - Relação com o Coração.

Nota clínica

O Intestino Delgado afeta a micção e sua patologia pode causar distúrbios urinários; por exemplo, Umidade-Calor no Intestino Delgado ou Calor no Intestino Delgado.

Com isso, podemos entender que o Intestino Delgado mantém uma relação funcional direta com a Bexiga e influencia a função urinária. Na verdade, na prática clínica, a influência do Intestino Delgado na micção é evidenciada comumente e os pontos desse órgão podem ser usados para tratar problemas urinários.

O Boxe 14.2 resume essa função do Intestino Delgado.

Boxe 14.2 O Intestino Delgado controla o recebimento e a transformação

- O Intestino Delgado recebe alimento e líquidos do Estômago
- O Intestino Delgado separa o que recebe em uma parte pura que vai para o Baço e uma parte impura que é levada ao Intestino Grosso e à Bexiga.

O Intestino Delgado separa fluidos

O Intestino Delgado desempenha uma função importante na mobilização e na transformação dos fluidos. Esse processo é semelhante ao que foi descrito antes com relação ao alimento, embora exista uma pequena diferença. Depois que os fluidos "impuros" são transferidos ao Intestino Delgado pelo Estômago, a separação neste primeiro órgão continua e o material é separado em duas partes: uma parte "pura", que vai para a Bexiga de forma a ser excretada como urina; e uma parte "impura", que vai para o Intestino Grosso, em parte é reabsorvida e em parte é excretada nas fezes (Figura 14.2).

A função de separar líquidos do Intestino Delgado é controlada pelo *Yang* do Rim, que fornece o *Qi* e o calor necessários para que ocorra essa separação. Quando a função do Intestino Delgado está prejudicada, pode haver micção excessiva ou escassa, dependendo se o órgão está Frio ou Quente.

A função do Intestino Delgado na separação dos fluidos é outra razão que explica sua influência na fisiologia e patologia da micção.

O Boxe 14.3 resume essa função do Intestino Delgado.

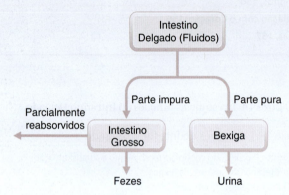

Figura 14.2 Separação dos fluidos no Intestino Delgado.

Boxe 14.3 O Intestino Delgado controla a separação dos fluidos

- O Intestino Delgado separa os fluidos recebidos do Estômago em duas partes: uma parte pura, que vai para a Bexiga para ser excretada como urina; e uma parte impura, que vai para o Intestino Grosso e é parcialmente reabsorvida e em parte excretada nas fezes
- A separação dos fluidos pelo Intestino Delgado é facilitada pelo *Yang* do Rim, que fornece *Qi* e calor.

Outros aspectos do Intestino Delgado

Outros aspectos descritos adiante são:

- Aspecto mental
- Sonhos
- Relação com o Coração.

▶ Aspecto mental

Em minha opinião, sob o ponto de vista psicológico, o Intestino Delgado exerce influência na clareza mental e no julgamento. É dito que esse órgão ajuda-nos a distinguir claramente nossas opções em qualquer situação de forma a tomar uma decisão. Embora seja a Vesícula Biliar que nos fornece coragem para tomar decisões, é o Intestino Delgado que nos confere a força do discernimento: isto é, a capacidade de distinguir com clareza as questões relevantes, antes de tomar uma decisão.

▶ Sonhos

No Capítulo 17 do *Questões Simples*, encontramos que: "*Quando alguém tem parasitas no Intestino Delgado, ele sonha com multidões; quando alguém tem parasitas no Intestino Grosso, ele sonha com lutas e destruição mútua.*"[2]

No Capítulo 43 do *Eixo Espiritual*, há o seguinte trecho: "*Quando o Intestino Delgado está deficiente, a pessoa sonha com grandes cidades.*"[3]

▶ Relação com o Coração

As relações entre os órgãos *Yin* e *Yang* com base na teoria dos Cinco Elementos não são todas igualmente diretas. Por exemplo, a relação entre Estômago e Baço é realmente muito direta, assim como ocorre entre o Fígado e a Vesícula Biliar. Por outro lado, a relação entre o Intestino Delgado e o Coração é muito tênue. Normalmente, os livros de medicina chinesa dizem que o *Qi* do Coração ajuda o Intestino Delgado a desempenhar sua função de separar, mas não está claro como isto ocorre.

> **Atenção**
>
> O Intestino Delgado controla nossa capacidade de discernir entre as opções; a Vesícula Biliar fornece a força de decisão para seguir uma opção.

Em minha opinião, a relação mais direta entre o Coração e o Intestino Delgado provavelmente pode ser encontrada no nível psicológico. O Coração abriga a Mente (*Shen*) e governa nossas vidas mental e emocional como um todo. Todas as nossas atividades mentais dependem de nossa capacidade de realizar juízos claros e tomar decisões, que são funções dependentes do Intestino Delgado. Por outro lado, a capacidade de realizar juízos claros deve depender de nossa capacidade mental e clareza em geral, que são dependentes do Coração (Figura 14.3).

Existe alguma semelhança entre a função da Vesícula Biliar no sentido de ajudar-nos a tomar decisões e a influência do Intestino Delgado em nosso julgamento. Entretanto, existem algumas diferenças: a Vesícula Biliar dá-nos coragem para tomar decisões, enquanto do Intestino Delgado obtemos a clareza mental necessária para diferenciar as opções de forma a tomar uma decisão na vida.

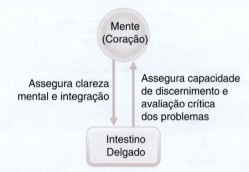

Figura 14.3 Relação entre o Coração e o Intestino Delgado no nível mental.

Quando a Vesícula Biliar está deficiente, o paciente não tem coragem e iniciativa para tomar decisões, mas quando o Intestino Delgado está deficiente, o indivíduo não consegue tomar decisão porque não consegue diferenciar as várias opções e fazer as escolhas certas. Nesse aspecto, a Vesícula Biliar e o Intestino Delgado são interdependentes porque não é suficiente ter visão para entender o que é a opção certa, se depois não temos coragem para agir com base nisto (Figura 14.4). Os processos envolvidos na tomada de decisão estão descritos com mais detalhes no Capítulo 16 com referência às funções do Fígado e dos Rins (ver Figura 16.5).

Nota clínica

Em minha experiência, o melhor ponto para influenciar o julgamento e a clareza do Intestino Delgado é ID-5 *Yanggu*.

Algumas vezes, a relação entre o Coração e o Intestino Delgado também pode ser observada em algumas condições patológicas quando o Fogo de Coração pode ser transmitido ao Intestino Delgado, causando manifestações clínicas como sede, sabor amargo na boca, úlceras da língua e sangue na urina.

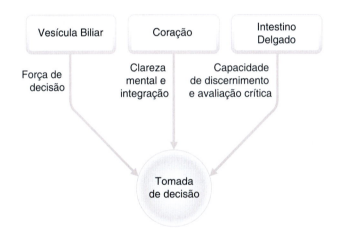

Figura 14.4 Relação entre Coração, Intestino Delgado e Vesícula Biliar no processo de decisão.

Resultados do aprendizado

Neste capítulo, você aprendeu:

- Como o Intestino Delgado continua o processo de transformar o alimento recebido do Estômago, separando-o em partes "pura" e "impura"
- A interação entre o Intestino Delgado e o Intestino Grosso, ao qual o primeiro transfere a parte "impura" para excreção
- A relação direta entre o Intestino Delgado e a Bexiga, à qual o primeiro leva fluidos para excreção e por meio da qual afeta a micção
- A função do Intestino Delgado na separação adicional dos líquidos "impuros" recebidos do Estômago, passando a parte pura para excreção pela Bexiga e a parte impura para processamento adicional pelo Intestino Grosso
- A importância do *Yang* do Rim no fornecimento de *Qi* e calor necessários à separação dos fluidos no Intestino Delgado
- A influência psicológica do Intestino Delgado e sua relação com a Vesícula Biliar na tomada de decisão
- Os sonhos que refletem desarmonias do Intestino Delgado
- A relação entre o Intestino Delgado e o Coração.

Questões de autoavaliação

1. Descreva o trajeto percorrido pelas partes pura e impura do alimento, à medida que ele é transformado pelo Intestino Delgado.
2. O que acontece com os líquidos turvos que foram separados pelo Intestino Delgado?
3. Cite um sintoma que poderia indicar um padrão de Calor no Intestino Delgado.
4. Descreva o aspecto mental do Intestino Delgado e como ele relaciona-se com a função da Vesícula Biliar na tomada de decisões
5. Por que poderíamos encontrar sintomas urinários como sangue na urina de um paciente com padrão de desequilíbrio como Fogo de Coração?

Ver respostas no Apêndice 6.

Notas

1. 1979 The Yellow Emperor's Classic of Internal Medicine – Simple Questions (*Huang Di Nei Jing Su Wen* 黄帝内经素问), People's Health Publishing House, Beijing, publicado originalmente c.100 a.C., p. 58.
2. Ibid., p. 103.
3. 1981 Spiritual Axis (*Ling Shu Jing* 灵枢经), People's Health Publishing House, Beijing, publicado originalmente c.100 a.C., p. 85.

SEÇÃO 2   PARTE 2

Funções do Intestino Grosso   15

O Intestino Grosso controla a passagem e a condução, 158	Sonhos, 159
O Intestino Grosso transforma as fezes e reabsorve fluidos, 158	Relação com os Pulmões, 159
Outros aspectos do Intestino Grosso, 159	Notas, 160
Aspecto mental, 159	

A função principal do Intestino Grosso é receber alimento e líquidos provenientes do Intestino Delgado. Depois de reabsorver parte dos fluidos, ele excreta as fezes.

Em geral, a teoria da medicina chinesa é extremamente sucinta quanto às funções do Intestino Grosso. Isso não ocorre porque suas funções não são importantes, mas porque algumas das funções atribuídas ao Intestino Grosso com base na medicina ocidental são referidas ao Baço e ao Fígado na perspectiva da medicina chinesa.

O Baço controla a transformação e o transporte dos alimentos e dos fluidos por todo o trato digestivo, inclusive os Intestinos Delgado e Grosso. Por essa razão, quando há alguma doença, os sintomas como diarreia, fezes amolecidas, sangue nas fezes e muco nas fezes geralmente são atribuídos à desarmonia do Baço; os sintomas como distensão e/ou dor abdominal e constipação intestinal são comumente atribuídos à desarmonia do Fígado. Em outras palavras, em patologia, os padrões de desequilíbrio do Intestino Grosso frequentemente são padrões secundários dos padrões mais amplos do Baço ou do Fígado.

O Boxe 15.1 resume as funções do Intestino Grosso.

Boxe 15.1 Funções do Intestino Grosso

- Controla a passagem e a condução
- Transforma as fezes e reabsorve líquidos
- Outros aspectos
  - Aspecto mental
  - Sonhos
  - Relação com os Pulmões.

O Intestino Grosso controla a passagem e a condução

O Intestino Grosso recebe o alimento digerido do Intestino Delgado e, em seguida, transforma o que recebeu em fezes, assegurando que elas sejam transportadas e conduzidas

adiante: por esta razão, diz-se que o Intestino Grosso controla a "passagem e condução". No Capítulo 8 do *Questões Simples*, encontramos a seguinte citação: "*O Intestino Grosso é o oficial encarregado da passagem e da condução.*"[1]

Por isso, no contexto do "Mecanismo do *Qi*" descrito no Capítulo 4, o *Qi* do Intestino Grosso descreve um movimento nitidamente descendente. Em geral, a estagnação do *Qi* afeta o Intestino Grosso e isso causa interrupção do fluxo descendente do *Qi*, resultando em distensão abdominal e, possivelmente, constipação intestinal.

Por outro lado, o *Qi* do Intestino Grosso pode afundar, causando prolapso retal ou sangue nas fezes: essa condição sempre estaria associada ao afundamento do *Qi* do Baço.

O Boxe 15.2 resume essa função do Intestino Grosso.

Boxe 15.2 O Intestino Grosso controla a passagem e a condução

- O Intestino Grosso movimenta o alimento digerido recebido do Intestino Delgado e assegura sua condução adiante
- Em seguida, o Intestino Grosso conduz as fezes adiante para que sejam excretadas.

O Intestino Grosso transforma as fezes e reabsorve fluidos

O Intestino Grosso realiza a transformação final do alimento digerido para formar as fezes, que são excretadas. Durante a formação das fezes, o Intestino Grosso reabsorve parte dos fluidos; a reabsorção deve ser exatamente a que é necessária porque, se for reabsorvida quantidade excessiva, as fezes ficam secas, enquanto se a reabsorção for insuficiente, as fezes ficam amolecidas.

No Capítulo 10 do *Eixo Espiritual*, encontramos que: "*O Intestino Grosso... causa doenças dos Fluidos.*"[2] Os *10 Books by Dong Yuan* (*Dong Yuan Shi Shu*, publicados em 1529, embora escritos três séculos antes) afirmam o seguinte: "*O Intestino Grosso pertence ao Geng do Tronco Celestial, que é regulado pela Secura, mas governa os fluidos... ele movimenta os fluidos.*"³ Esse trecho é curioso, porque demonstra que o Intestino Grosso é "regulado" pela Secura, mas controla os fluidos: em outras palavras e de acordo com a terminologia médica ocidental, ele reabsorve os fluidos do intestino e, deste modo, assegura o equilíbrio certo dos fluidos de forma que os intestinos não fiquem muito secos (causando constipação intestinal) nem muito úmidos (causando fezes amolecidas).

O Boxe 15.3 resume essa função do Intestino Grosso.

Boxe 15.3 O Intestino Grosso transforma as fezes e reabsorve fluidos

- O Intestino Grosso transforma o alimento digerido para formar as fezes
- O Intestino Grosso reabsorve parte dos fluidos.

Outros aspectos do Intestino Grosso

Outros aspectos descritos a seguir:

- Aspecto mental
- Sonhos
- Relação com os Pulmões.

▶ Aspecto mental

O aspecto mental-emocional principal do Intestino Delgado é sua influência em nossa capacidade de "seguir adiante" e não ficar preso ao passado. Vários pontos do Intestino Grosso afetam nossa capacidade de seguir adiante e também de acalmar a Mente.

Nota clínica

O ponto IG-4 *Hegu* é excelente para influenciar nossa capacidade de "seguir adiante" e acalmar a mente.

▶ Sonhos

No Capítulo 43 do *Eixo Espiritual*, encontramos que: "*Quando o Intestino Grosso está deficiente, o indivíduo sonha com campos abertos.*"⁴

▶ Relação com os Pulmões

Os canais dos Pulmões e do Intestino Grosso são relacionados interior e exteriormente. Essa relação é importante para a execução de algumas funções corporais comuns, na medida em que a descensão do *Qi* do Pulmão fornece ao Intestino Grosso o *Qi* necessário ao esforço de evacuar.

Quando o *Qi* do Pulmão está deficiente, ele não fornece *Qi* suficiente para que o Intestino Grosso faça a evacuação, resultando em constipação intestinal. Isso é especialmente comum nos indivíduos idosos com declínio do *Qi* do Pulmão.

Por outro lado, a capacidade dos Pulmões de descer o *Qi* depende da função do Intestino Grosso na excreção dos resíduos do bolo alimentar. Quando essa função está prejudicada e o paciente tem constipação intestinal, a estagnação do alimento do Intestino Grosso pode dificultar a função de descensão dos Pulmões, acarretando dificuldade de respirar (Figura 15.1).

Atenção

A descensão do *Qi* do Pulmão facilita o movimento descendente do Intestino Delgado e, por esta razão, influencia a evacuação.

Como os Pulmões controlam a pele, o Intestino Grosso também pode afetar a pele. No Capítulo 47 do *Eixo Espiritual*, vemos que: "*Os Pulmões estão relacionados com o Intestino Grosso, que influencia a pele. Quando a pele é grossa, [isto indica que] o Intestino Grosso é espesso; quando a pele é fina, [isto indica que] o Intestino Grosso é fino; quando a pele é frouxa, [isto indica que] o Intestino Grosso é grande e longo; quando a pele é firme, [isto indica que] o Intestino Grosso é apertado e curto; quando a pele é escorregadia, [isto indica que] o Intestino Grosso é reto; quando a pele e os músculos estão separados [à palpação], [isto indica que] o Intestino Grosso é retorcido.*"⁵

Esta passagem é interessante porque estabelece uma conexão entre o Intestino Grosso e a pele (embora o trecho pareça se referir especificamente à pele do abdome).

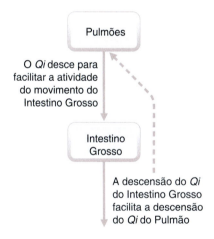

Figura 15.1 Relação entre o Intestino Grosso e os Pulmões.

Resultados do aprendizado

Neste capítulo, você aprendeu:

- Que alguns dos sintomas atribuídos à patologia do Intestino Grosso pela medicina ocidental poderiam ser atribuídos à desarmonia do Baço e/ou Fígado, de acordo com a teoria da medicina chinesa
- A função do Intestino Grosso na formação, na "passagem" e na "condução" das fezes
- A importância do movimento descendente do *Qi* no Intestino Grosso
- A importância da reabsorção equilibrada de fluidos no Intestino Grosso

- A influência psicológica do Intestino Grosso em nossa capacidade de "seguir adiante"
- Os sonhos que refletem desarmonias do Intestino Grosso
- A relação entre o Intestino Grosso e os Pulmões, principalmente em relação com a evacuação, a respiração e a pele.

Questões de autoavaliação

1. Cite dois sintomas que você poderia encontrar quando a estagnação do *Qi* interrompe o movimento descendente do *QI* do Intestino Grosso

2. Os *10 Books by Dong Yuan* mencionam que o Intestino Grosso "governa os fluidos". Como ele faz isso?

3. Qual ponto de acupuntura você poderia usar em alguém que não consegue "deixar para trás" os problemas do passado?

4. Descreva como o Intestino Grosso e os Pulmões podem afetar-se mutuamente em condições patológicas.

Ver respostas no Apêndice 6.

Notas

1. 1979 The Yellow Emperor's Classic of Internal Medicine – Simple Questions (*Huang Di Nei Jing Su Wen* 黄 帝 内 经 素 问), People's Health Publishing House, Beijing, publicado originalmente c.100 a.C., p. 58.
2. 1981 Spiritual Axis (*Ling Shu Jing* 灵 枢 经), People's Health Publishing House, Beijing, publicado originalmente c.100 a.C., p. 31.
3. Citado em Wang Xue Tai 1988 Great Treatise of Chinese Acupuncture (*Zhong Guo Zhen Jiu Da Quan* 中 国 针 灸 大 全), Henan Science Publishing House, p. 45.
4. Spiritual Axis, p. 85.
5. Ibid., p. 92.

Funções da Vesícula Biliar 16

A Vesícula Biliar armazena e excreta bile, 161
A Vesícula Biliar controla a tomada de decisões, 162
A Vesícula Biliar controla os tendões, 162
Outros aspectos da Vesícula Biliar, 162
Aspecto mental, 162
Sonhos, 163
Relação com o Fígado, 164
Notas, 164

A Vesícula Biliar ocupa uma posição especial entre os órgãos Yang porque é o único que não lida com alimento, líquidos e seus subprodutos de eliminação, mas, em vez disto, armazena bile, que é um produto refinado. Além disso, a Vesícula Biliar não se comunica diretamente com o exterior, como todos os outros órgãos Yang fazem (por meio da boca, do reto ou da uretra), assim como não recebe alimento ou transporta nutrientes como os outros Yang. Na verdade, como a Vesícula Biliar armazena uma substância refinada, ela assemelha-se a um órgão Yin. Por essa razão, a Vesícula Biliar também é um dos seis Órgãos Yang Extraordinários.

No nível psicológico, diz-se que a Vesícula Biliar influencia a capacidade de tomar decisões e a coragem. No Capítulo 8 do *Questões Simples*, encontramos a seguinte citação: "*A Vesícula Biliar é o oficial honrado que toma as decisões.*"[1]

O Boxe 16.1 descreve as funções da Vesícula Biliar.

Boxe 16.1 Funções da Vesícula Biliar
- A Vesícula Biliar armazena e excreta bile
- A Vesícula Biliar controla a capacidade de tomar decisões
- A Vesícula Biliar controla os tendões
- Outros aspectos da Vesícula Biliar
  - Aspecto mental
  - Sonhos
  - Relação com o Fígado

A Vesícula Biliar armazena e excreta bile

A Vesícula Biliar recebe a bile do Fígado, encarregando-se de armazená-la e estar pronta para excretá-la de acordo com a necessidade durante a digestão. Nessa perspectiva, a função da Vesícula Biliar é idêntica à que é descrita na medicina ocidental.

A Vesícula Biliar é o único órgão Yang que armazena um fluido "puro" (bile) em vez de substâncias "impuras" como alimento, bebidas e seus subprodutos de eliminação. A "pureza" da bile como um fluido precioso sempre era ressaltada nos clássicos antigos. No Capítulo 2 do *Eixo Espiritual*, o autor chama a bile de "Essência Central" (*Zhong jing*): "*A Vesícula Biliar é o órgão da Essência Central.*"[2] É importante ressaltar que, neste caso, o termo "essência" é usado para indicar um fluido puro e refinado, não a Essência que pertence aos Rins.

A bile é produzida pelo Fígado e armazenada pela Vesícula Biliar. Os chineses antigos estavam conscientes disso, conforme está demonstrado no *Clássico do Pulso*: "*O excesso de Qi do Fígado é descarregado dentro da Vesícula Biliar e reúne-se para formar a bile.*"[3] A bile entra nos Intestinos para facilitar a digestão (Figura 16.1).

É interessante notar que os doutores chineses antigos referiam-se à função da Vesícula Biliar de ajudar a digestão como "*Qi da Vesícula Biliar*" ou também "*Fogo da Vesícula Biliar*". Nesse sentido, o termo "fogo" não deve ser entendido como Fogo no contexto da teoria dos Cinco Elementos, nem como Fogo patológico. Na verdade, "fogo" indica o Fogo Ministerial que se origina entre os Rins e ascende ao Fígado, à Vesícula Biliar, ao Triplo Aquecedor e ao Pericárdio. Nesse contexto, portanto, a Vesícula Biliar é como um emissário do Fogo Ministerial que se origina dos Rins: o Fogo Ministerial da Vesícula Biliar aciona o Baço e os Intestinos para facilitarem a digestão.

Atenção

O Fogo Ministerial comunica-se com a Vesícula Biliar, que fornece calor para facilitar a digestão.

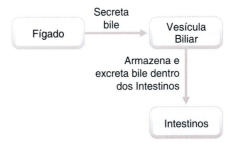

Figura 16.1 Armazenamento e excreção da bile pela Vesícula Biliar.

Na perspectiva da teoria dos Cinco Elementos, o Fígado e a Vesícula Biliar pertencem à Madeira e o *Qi* da Vesícula Biliar é parte do livre fluxo do *Qi* do Fígado: o livre fluxo do *Qi* do Fígado promove a secreção de bile dentro da Vesícula Biliar e também a excreção de bile dentro dos Intestinos. O *Qi* da Vesícula Biliar facilita a ascensão do *Qi* do Fígado, que foi mencionada no Capítulo 11 (relação entre Fígado e Pulmões).

No nível físico, o *Qi* da Vesícula Biliar colabora com a ascensão e o livre fluxo do *Qi* do Fígado na relação com o Estômago e o Baço. Como vimos antes, em condições normais, o livre fluxo do *Qi* do Fígado ajuda o *Qi* do Estômago a descer e o *Qi* do Baço a ascender (Figura 16.2). Em condições patológicas, o contrário pode ocorrer. Como veremos adiante, a ascensão do *Qi* da Vesícula Biliar tem implicação psicológica.

Em condições normais, o fluxo homogêneo da bile facilita as funções digestivas do Estômago e do Baço. Em condições patológicas, quando o *Qi* do Fígado está estagnado e a bile não flui suavemente, as funções do Estômago e do Baço podem ser prejudicadas. Em especial, a capacidade do Estômago de descer o *Qi* é prejudicada, causando náuseas e eructações.

O Boxe 16.2 resume essa função da Vesícula Biliar.

relaciona as funções de todos os órgãos (com omissão do Pericárdio) e, ao final, afirma: "*Todos os 11 órgãos dependem da capacidade de decidir da Vesícula Biliar.*"[5]

Essa afirmação é interessante, porque significa não apenas que a Vesícula Biliar controla nossa capacidade de tomar decisões, como também que todos os outros órgãos internos dependem da "capacidade de decidir" da Vesícula Biliar: em outras palavras, a Vesícula Biliar é o órgão que "motiva" todos os outros e os pontos da Vesícula Biliar podem ser usados com essa finalidade.

O Boxe 16.3 resume essa função da Vesícula Biliar.

Boxe 16.3 A Vesícula Biliar controla a capacidade de tomar decisões

- A Vesícula Biliar controla a capacidade de tomar decisões
- A capacidade de "tomar decisões" da Vesícula Biliar ajuda todos os outros 11 Órgãos Internos.

Nota clínica

Com base no conceito de que a Vesícula Biliar "motiva" todos os outros órgãos, alguns doutores chineses usam o ponto VB-40 para fornecer ímpeto às combinações dos outros pontos.

A Vesícula Biliar controla os tendões

Essa função é quase idêntica à que é desempenhada pelo Fígado no controle dos tendões. A única diferença é que, enquanto o Fígado nutre os tendões com seu Sangue, a Vesícula Biliar fornece *Qi* aos tendões para assegurar seus movimentos apropriados e sua agilidade. Isso explica por que o ponto Mestre (*Hui*) dos tendões (VB-34 *Yanglingquan*) está localizado no canal da Vesícula Biliar.

O Boxe 16.4 resume essa função da Vesícula Biliar.

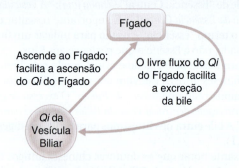

Figura 16.2 Ascensão do *Qi* da Vesícula Biliar.

Boxe 16.2 A Vesícula Biliar armazena e excreta bile

- A Vesícula Biliar recebe a bile do Fígado e a armazena para ser excretada durante a digestão
- A Vesícula Biliar é o único órgão *Yang* que armazena uma substância "pura", isto é, a bile
- O Fogo Ministerial chega à Vesícula Biliar e a aquece: a Vesícula Biliar transmite esse calor aos órgãos digestivos para facilitar a digestão
- O fluxo da bile depende do livre fluxo do *Qi* do Fígado
- O *Qi* da Vesícula Biliar facilita a ascensão do *Qi* do Fígado
- O fluxo suave da bile ajuda o Estômago a digerir e o Baço a transformar.

A Vesícula Biliar controla a tomada de decisões

Embora se afirme que o Fígado controla a capacidade de planejar a vida do indivíduo, a Vesícula Biliar controla a capacidade de tomar decisões. Essas duas funções precisam ser harmonizadas de forma que possamos planejar e agir de acordo. No Capítulo 8 do *Questões Simples*, encontramos que: "*A Vesícula Biliar é como um juiz imparcial do qual emana a capacidade de tomar decisões.*"[4] No Capítulo 9 desse mesmo livro, o autor

Boxe 16.4 A Vesícula Biliar controla os tendões

- A Vesícula biliar fornece *Qi* aos tendões, de forma a garantir seus movimentos apropriados e sua agilidade
- O ponto Mestre (*Hui*) dos tendões está no canal da Vesícula Biliar, isto é, VB-34 *Yanglingquan*.

Outros aspectos da Vesícula Biliar

Outros aspectos descritos a seguir são:

- Aspecto mental
- Sonhos
- Relação com o Fígado.

▶ Aspecto mental

Como foi descrito antes, a Vesícula Biliar é responsável pela capacidade de tomar decisões.

Além de controlar a capacidade de tomar decisões, também se diz que a Vesícula Biliar confere ao indivíduo coragem e iniciativa. Por essa razão, em chinês, existem várias expressões como "vesícula biliar grande", que significa "corajoso", assim como "vesícula biliar pequena", que quer dizer "tímido ou medroso".

No nível psicológico, essa é uma função importante da Vesícula Biliar. Ela controla a coragem para tomar decisões e efetuar mudanças. Embora, como vimos antes, os Rins também controlem o "ímpeto" e a vitalidade, a Vesícula Biliar confere-nos capacidade de dirigir esse ímpeto e vitalidade para ações positivas e decididas. Desse modo, a deficiência da Vesícula Biliar causa indecisão e timidez e o indivíduo afetado facilmente se sente desencorajado frente à menor adversidade.

A Vesícula Biliar fornece coragem para a Mente (Shen) governada pelo Coração, de forma a que ela tome decisões (Figura 16.3). Isso reflete a relação de Mãe–Filho existente entre a Vesícula biliar e o Coração, de acordo com a teoria dos Cinco Elementos. Nos casos de fraqueza da Mente por deficiência do Coração, geralmente é necessário tonificar a Vesícula Biliar para apoiar o Coração. Como confirmação adicional da relação entre Vesícula Biliar e Coração, o canal Divergente da Vesícula Biliar flui através do Coração. Por outro lado, a Mente fornece clareza e, acima de tudo, assegura a integração e o controle necessário para que o indivíduo "modere" a capacidade de decidir da Vesícula Biliar: sem o controle e a integração da Mente, a capacidade de decidir da Vesícula Biliar pode transformar-se em imprudência.

Além disso, a Vesícula Biliar influencia a vida mental–emocional de outra forma. Como foi descrito antes, o Qi da Vesícula Biliar facilita a ascensão do Qi do Fígado, que foi mencionada no Capítulo 11 (relação entre Fígado e Pulmões). No nível físico, o Qi da Vesícula Biliar facilita a ascensão e o livre fluxo do Qi do Fígado na relação com o Estômago e o Baço.

A ascensão do Qi da Vesícula Biliar tem implicação psicológica, porque estimula a ascensão e o livre fluxo do Qi do Fígado no plano mental. Como vimos antes, a Alma Etérea está abrigada no Fígado e confere "movimento" à Mente (Shen) do Coração, fornecendo-lhe inspiração, planejamento, ideias, iniciativa e criatividade. Esse "movimento" da Alma Etérea depende da ascensão fisiológica do Qi do Fígado que, por sua vez, depende do Qi da Vesícula Biliar. Quando esse "movimento" da Alma Etérea não ocorre, o indivíduo tende a ficar deprimido: nesse caso, o Qi do Fígado não ascende suficientemente e o Qi da Vesícula Biliar está fraco (Figura 16.4). Quando esse movimento é excessivo, o indivíduo pode ser ligeiramente maníaco.

Agora que já descrevemos o aspecto mental–emocional da Mente (Coração), da Alma Etérea (Fígado), da Força de Vontade (Rins), a Vesícula Biliar e o Intestino Delgado, podemos montar um quadro que ilustre como esses órgãos estão envolvidos e coordenados na tomada de decisões. A Figura 14.4, do Capítulo 14, ilustra as funções do Coração, do Intestino Delgado e da Vesícula Biliar no processo de decisão. A Figura 16.5 acrescenta as participações dos Rins e do Fígado nesse processo. De forma a tomar as decisões "certas", precisamos dos seguintes elementos:

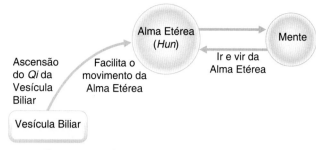

Figura 16.4 Relação entre Vesícula Biliar e Alma Etérea.

- Capacidade de planejar nossas vidas, ter "sonhos" e planos, que é conferida pela Alma Etérea (Hun) do Fígado
- Ímpeto e força de vontade para fazer alguma coisa com nossas vidas, que são conferidos pela Força de Vontade (Zhi) dos Rins
- Capacidade de discriminar questões, analisar problemas com clareza, distinguir o que é relevante e o que não é – isto nos é conferido pelo Intestino Delgado
- Capacidade de tomar uma decisão com resolutividade quando todos os aspectos foram analisados e coragem para agir, que são conferidas pela Vesícula Biliar
- Integração e direção fornecidas pela Mente (Shen) do Coração.

▶ **Sonhos**

A Vesícula Biliar influencia a qualidade e a duração do sono e, quando está deficiente, o paciente acorda cedo nas primeiras horas da manhã e não consegue voltar a dormir. No Capítulo 43 do *Eixo Espiritual*, encontramos que: "*Quando a Vesícula Biliar está deficiente, o indivíduo sonha com lutas, provações e suicídio.*"[6]

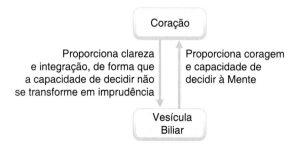

Figura 16.3 Relação entre Coração e Vesícula Biliar.

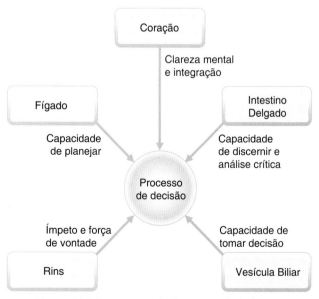

Figura 16.5 Processos envolvidos na tomada de decisão.

▶ Relação com o Fígado

A relação entre o Fígado e a Vesícula Biliar é direta sob os pontos de vista anatômico e fisiológico. O Fígado e a Vesícula Biliar dependem um do outro para desempenhar suas funções correspondentes. A função da Vesícula Biliar de armazenar e secretar bile depende da função do Fígado de assegurar o livre fluxo do Qi. Por outro lado, o Fígado depende do Qi da Vesícula Biliar para facilitar sua função de assegurar o livre fluxo do Qi. Além disso, a ascensão do Qi do Fígado depende do Qi da Vesícula Biliar que, como vimos, tem implicações físicas e mental–emocionais.

No nível psíquico, a influência do Fígado no planejamento de nossas vidas depende da capacidade da Vesícula Biliar de ajudar-nos a tomar decisões.

Resultados do aprendizado

Neste capítulo, você aprendeu:
- A diferença entre a Vesícula Biliar e os outros órgãos Yang
- A função da Vesícula Biliar de armazenar e secretar bile para facilitar a digestão
- A importância da Vesícula Biliar na transmissão do calor do Fogo Ministerial para os órgãos digestivos
- A influência do livre fluxo do Qi do Fígado na secreção normal de bile pela Vesícula Biliar dentro dos Intestinos
- Como as funções digestivas normais do Estômago e do Baço dependem do fluxo homogêneo da bile
- A importância da função da Vesícula Biliar de controlar a capacidade de decidir e como isso afeta os outros órgãos
- A função da Vesícula Biliar para o fornecimento de Qi aos tendões para assegurar sua mobilidade e agilidade
- A manifestação psicológica da Vesícula Biliar como coragem, iniciativa e capacidade de executar uma ação decidida
- A relação de proximidade entre o Fígado e a Vesícula Biliar.

Questões de autoavaliação

1. Descreva em que a Vesícula Biliar difere dos outros órgãos Yang.
2. Descreva a função da Vesícula Biliar na digestão.
3. Como as funções da Vesícula Biliar e do Fígado diferem em relação aos tendões?
4. Como a deficiência da Vesícula Biliar poderia manifestar-se no nível psicológico?
5. Descreva a relação entre o Qi da Vesícula Biliar e a Alma Etérea e a Mente.
6. Qual é a capacidade conferida pela Vesícula Biliar na tomada de decisões?

Ver respostas no Apêndice 6.

Notas

1. 1979 The Yellow Emperor's Classic of Internal Medicine – Simple Questions (*Huang Di Nei Jing Su Wen* 黄帝内经素问), People's Health Publishing House, Beijing, publicado originalmente c.100 a.C., p. 58.
2. 1981 Spiritual Axis (*Ling Shu Jing* 灵枢经), People's Health Publishing House, Beijing, publicado originalmente c.100 a.C., p. 8.
3. Citado em Wang Xue Tai 1988 Great Treatise of Chinese Acupuncture (*Zhong Guo Zhen Jiu Da Quan* 中国针灸大全), Henan Science Publishing House, p. 43.
4. Simple Questions, p. 58.
5. Ibid., p. 69.
6. Spiritual Axis, p. 85.

Funções da Bexiga

17

A Bexiga remove Água por transformação do *Qi*, 165
Outros aspectos da Bexiga, 166
　Aspecto mental, 166
Sonhos, 167
Relação com os Rins, 167
Notas, 167

Em medicina chinesa, a Bexiga tem esfera de ação mais ampla que em medicina ocidental. Esse órgão armazena e excreta urina, mas também participa da transformação dos fluidos necessários à formação da urina. No Capítulo 8 do *Questões Simples*, encontramos a seguinte citação: "*A Bexiga é como a capital de um distrito: armazena fluidos que, em seguida, são excretados pelo poder de transformação do Qi.*"[1]

A Bexiga remove Água por transformação do *Qi*

A parte pura dos líquidos separados pelo Intestino Delgado desce à Bexiga, que continua o processo de transformá-los em urina. Em seguida, a Bexiga armazena e excreta a urina. A função da Bexiga de transformar fluidos requer *Qi* e calor, que são fornecidos pelo *Yang* do Rim. Em medicina chinesa, isso é geralmente conhecido como função da Bexiga pela "transformação do *Qi*": isto é, a transformação dos fluidos pelo *Qi* (Figura 17.1).

O Boxe 17.1 descreve essa e outras funções da Bexiga.

Embora seja a Bexiga que desempenha essa função, a energia necessária é derivada dos Rins. A Bexiga pode ser entendida como o aspecto *Yang* do Rim e, deste modo, está relacionada com o Fogo do Portão da Vitalidade (*Ming Men*), do qual se origina sua energia. Por essa razão, os sintomas da deficiência da Bexiga são semelhantes aos da deficiência do Portão da Vitalidade: isto é, urina clara e abundante.

É importante ressaltar que, além dos Rins, outros órgãos trabalham em conjunto com a Bexiga de forma a controlar a micção: isto inclui o Intestino Delgado, o Triplo Aquecedor, o Fígado e os Pulmões.

O Intestino Delgado e a Bexiga trabalham colaborativamente para movimentar fluidos no Aquecedor Inferior, à medida que ela recebe a parte pura dos fluidos separados pelo Intestino Delgado. Isso explica o uso de alguns pontos do Intestino Delgado (inclusive ID-2 *Qiangu*) para tratar doenças urinárias.

O Coração exerce influência na micção, na medida em que o *Qi* do Coração precisa descer na direção do Intestino Delgado e da Bexiga para ajudar a excreção da urina. É importante lembrar que o canal Divergente da Bexiga flui através do Coração. A conexão entre o Intestino Delgado e a Bexiga também explica como algumas desarmonias do Coração podem ser transmitidas à Bexiga por meio do Intestino Delgado (que, evidentemente, está relacionado com o Coração com base na teoria dos Cinco Elementos) e causa sintomas urinários como sangramento na urina (Figura 17.2).

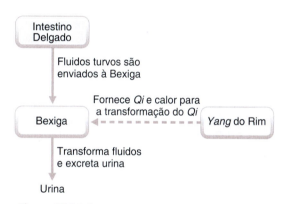

Figura 17.1 Relação entre o Intestino Delgado e a Bexiga.

Boxe 17.1 Funções da Bexiga

- A Bexiga remove Água por transformação do *Qi*
- Outros aspectos da Bexiga
  - Aspecto mental
  - Sonhos
  - Relação com os Rins.

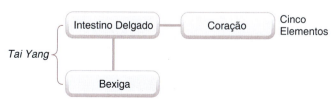

Figura 17.2 Relação entre Bexiga, Intestino Delgado e Coração.

> **Atenção**
>
> Além dos Rins, outros órgãos colaboram com a função miccional da Bexiga, isto é, Intestino Delgado, Triplo Aquecedor e Pulmões.

A Bexiga é auxiliada em sua função de transformar fluidos pelo Triplo Aquecedor ou, mais precisamente, pelo Aquecedor Inferior que tem a função de assegurar que as passagens de água da parte inferior do corpo estejam abertas e desimpedidas. O Aquecedor Inferior é comparado a uma "via" e sua função principal é facilitar a transformação e a excreção dos fluidos.

> **Nota clínica**
>
> É em razão da relação que existe entre a transformação de fluidos pela Bexiga e a função de excreção do Triplo Aquecedor que o ponto B-39 *Weiyang* é ponto Mar Inferior do Triplo Aquecedor.

O Fígado também exerce influência na micção, na medida em que seu canal flui em torno da parte distal da uretra. A circulação homogênea do *Qi* do Fígado nessa área assegura a micção suave; a estagnação do *Qi* do Fígado pode causar disfunção urinária.

Por fim, os Pulmões também estão relacionados com a Bexiga por meio dos Rins. O *Qi* do Pulmão desce aos Rins para facilitar a transformação dos fluidos e a excreção da urina. Por essa razão, a deficiência de *Qi* do Pulmão, principalmente nos indivíduos idosos, pode causar retenção urinária: isto se deve à impossibilidade de fazer o *Qi* do Pulmão descer à Bexiga para promover a micção (Figura 17.3).

> **Nota clínica**
>
> O ponto P-7 *Lieque* conecta-se com a Bexiga e estimula a descensão dos fluidos quando há dificuldade de urinar, especialmente nos indivíduos idosos.

O Boxe 17.2 resume essa função da Bexiga.

> **Boxe 17.2 A Bexiga remove Água por transformação do *Qi***
>
> - A Bexiga recebe fluidos puros do Intestino Delgado
> - A Bexiga transforma esses fluidos em urina, que depois é excretada
> - A energia para essa transformação é conhecida como "transformação do *Qi*"
> - O *Qi* e o calor necessários a essa transformação são fornecidos pelo *Yang* do Rim.

Outros aspectos da Bexiga

Outros aspectos das funções da Bexiga são:

- Aspecto mental
- Sonhos
- Relação com os Rins.

▶ Aspecto mental

No nível mental, a desarmonia da Bexiga pode provocar emoções negativas como ciúmes, suspeita e retenção de rancores de longa duração.

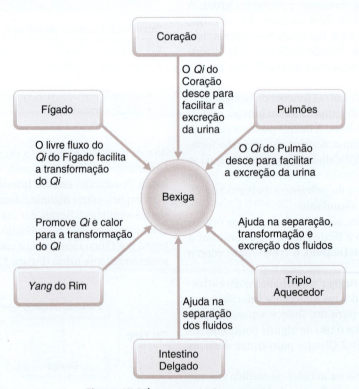

Figura 17.3 Órgãos envolvidos na micção.

▶ Sonhos

No Capítulo 43 do *Eixo Espiritual*, encontramos que: "*Quando a Bexiga está deficiente, o indivíduo tem sonhos com viagens.*"[2]

▶ Relação com os Rins

A relação entre a Bexiga e os Rins é direta. Por um lado, a Bexiga obtém o *Qi* e o calor necessários para sua função de transformar fluidos dos Rins e do Portão da Vitalidade. Por outro lado, os Rins dependem da Bexiga para movimentar e excretar parte de seus fluidos "impuros".

Resultados do aprendizado

Neste capítulo, você aprendeu:
- As funções da Bexiga de armazenar, transformar e excretar fluidos
- A importância do *Yang* do Rim em fornecer *Qi* e calor necessários à transformação dos fluidos na Bexiga
- A interação da Bexiga com o Intestino Delgado, o Triplo Aquecedor, os Pulmões e o Fígado no controle da micção
- A influência psicológica do desequilíbrio da Bexiga
- Os sonhos que refletem as desarmonias da Bexiga
- A relação de proximidade entre os Rins e a Bexiga

Questões de autoavaliação

1. De onde a Bexiga obtém energia para executar sua função de "transformação do *Qi*"?
2. Qual sintoma poderia sugerir deficiência da Bexiga?
3. Descreva a relação entre Coração e Bexiga.
4. Por que a deficiência de *Qi* do Pulmão poderia causar retenção urinária?
5. Descreva a relação direta entre Rins e Bexiga.

Ver respostas no Apêndice 6.

Notas

1. 1979 The Yellow Emperor's Classic of Internal Medicine – Simple Questions (*Huang Di Nei Jing Su Wen* 黄帝内经素问), People's Health Publishing House, Beijing, publicado originalmente c.100 a.C., p. 59.
2. 1981 Spiritual Axis (*Ling Shu Jing* 灵枢经), People's Health Publishing House, Beijing, publicado originalmente c.100 a.C., p. 85.

Funções do Triplo Aquecedor 18

Funções do Triplo Aquecedor, 168

O Triplo Aquecedor mobiliza o
Qi Original (*Yuan Qi*), 168

O Triplo Aquecedor controla o transporte e a
penetração do *Qi*, 169

O Triplo Aquecedor controla as passagens de
Água e a excreção dos líquidos, 170

Quatro conceitos sobre o Triplo Aquecedor, 171

O Triplo Aquecedor como um dos seis órgãos *Yang*, 171

O Triplo Aquecedor como "mobilizador do
Qi Original" (*Yuan Qi*), 171

O Triplo Aquecedor como as três divisões do corpo, 172

O Triplo Aquecedor como cavidades do corpo, 173

Outros aspectos do Triplo Aquecedor, 176

Aspecto emocional, 176

Sonhos, 176

Relação com o Pericárdio, 176

Notas, 178

O Triplo Aquecedor é um dos tópicos mais obscuros da medicina chinesa e um dos que têm gerado controvérsias há séculos. Embora "oficialmente" seja um dos 6 órgãos *Yang*, os doutores chineses sempre têm questionado a natureza do Triplo Aquecedor e, em especial, se ele tem uma "forma" ou não: isto é, se na verdade é um órgão ou uma função.

Depois de descrever as funções do Triplo Aquecedor, é conveniente discutir quatro conceitos diferentes sobre ele que permitem esclarecer suas funções.

Funções do Triplo Aquecedor

O Boxe 18.1 relaciona as funções do Triplo Aquecedor.

Boxe 18.1 Funções do Triplo Aquecedor

- Funções do Triplo Aquecedor
  - Mobiliza o *Qi* Original (*Yuan Qi*)
  - Controla o transporte e a penetração do *Qi*
  - Controla as passagens de Água e a excreção dos fluidos
- Quatro conceitos sobre o Triplo Aquecedor
  - O Triplo Aquecedor como um dos 6 órgãos *Yang*
  - O Triplo Aquecedor como "mobilizador do *Qi* Original"
  - O Triplo Aquecedor como as três divisões do corpo
    - O Triplo Aquecedor como uma névoa
    - O Triplo Aquecedor como uma câmara de maceração
    - O Triplo Aquecedor como uma via
  - O Triplo Aquecedor como cavidades do corpo
- Outros aspectos do Triplo Aquecedor
  - Aspecto mental
  - Sonhos
  - Relação com o Pericárdio.

▶ O Triplo Aquecedor mobiliza o Qi Original (*Yuan Qi*)

O *Qi* Original (*Yuan Qi*) é uma transformação da Essência Pré-Celestial com fornecimento de Essência Pós-Celestial. O *Qi* Original representa a Essência "em ação" na forma de *Qi*. O *Qi* Original reside entre os Rins e está diretamente relacionado com o Fogo do Portão da Vitalidade (*Ming Men*). O Capítulo 66 do *Clássico das Dificuldades* esclarece a relação entre o *Qi* Original e o Triplo Aquecedor. O autor diz: "*Abaixo do umbigo e entre os Rins, há uma Força Motriz [Dong Qi] que confere vida e é a raiz dos 12 canais: isto é conhecido como Qi Original. O Triplo Aquecedor faz com que o Qi Original separe-se* [em diferentes funções] *e controla o movimento e a passagem dos 3 Qi* [dos Aquecedores Superior, Médio e Inferior] *pelos 5 órgãos Yin e 6 órgãos Yang.*"[1]

Deste modo, o Triplo Aquecedor "mobiliza" o *Qi* Original, levando-o a diferenciar-se em suas diversas formas para desempenhar diferentes funções nos diferentes locais e órgãos (Figura 18.1). Por meio do Triplo Aquecedor é que o *Qi* Original pode desempenhar suas funções. O *Qi* Original está diretamente relacionado com o Portão da Vitalidade (*Ming Men*) e compartilha de sua função de fornecer o calor necessário a todas as atividades funcionais do corpo. A seguir, há alguns exemplos das funções desempenhadas pelo *Qi* Original, que são facilitadas pelo Triplo Aquecedor:

- O *Qi* Original fornece o calor necessário a que o Baço transforme e transporte as essências do alimento e a que os Rins transformem líquidos. O Aquecedor Médio assegura que o *Qi* Original chegue e auxilie o Baço a transformar e transportar as essências do alimento, enquanto o Aquecedor Inferior assegura que o *Qi* Original aqueça os Rins para transformar fluidos

- O *Qi* Original facilita a transformação do *Qi* Torácico (*Zong Qi*) em *Qi* Verdadeiro (*Zhen Qi*). Ele pode fazer isso por ação do Aquecedor Superior no transporte do *Qi* pelas diversas passagens do tórax
- O *Qi* Original facilita a transformação do *Qi* dos Alimentos (*Gu Qi*) em Sangue no Coração. O Aquecedor Superior assegura a passagem e o transporte suaves do *Qi* no tórax para que essa transformação ocorra.

▶ **O Triplo Aquecedor controla o transporte e a penetração do *Qi***

Como vimos no Capítulo 4, o movimento do *Qi* para desempenhar suas diversas funções é conhecido como "mecanismo do *Qi*". Esse mecanismo do *Qi* está baseado na ascensão/descensão e entrada/saída do *Qi* dos diferentes locais e órgãos. Cada órgão tem uma direção específica de fluxo (p. ex., o *Qi* do Baço ascende, enquanto o *Qi* do Estômago desce). Em cada canal, o *Qi* circula para cima ou para baixo. Além disso, o *Qi* entra e sai das diversas estruturas e dos diferentes órgãos. Por exemplo, o *Qi* entra e sai do espaço entre a pele e os músculos, das Membranas, das cápsulas articulares e de todas as outras cavidades (Figura 18.2).

O Triplo Aquecedor controla a ascensão/descensão e a entrada/saída do *Qi* no Mecanismo do *Qi*. Um dos termos usados mais comumente nos livros chineses para descrever essa função do Triplo Aquecedor é *tong* 通, que significa "passagem livre", "atravessar", "penetrar": isto descreve a função do Triplo Aquecedor em assegurar que o *Qi* passe pelo Mecanismo do *Qi* em todas as cavidades e órgãos. Esse processo por inteiro é conhecido como "Transformação do *Qi* pelo Triplo Aquecedor": o resultado dessa transformação do *Qi* é a produção de *Qi* Nutritivo (*Ying Qi*), *Qi* Defensivo (*Wei Qi*), Sangue e Fluidos Corporais. Isso explica por que se diz que o Triplo Aquecedor controla "todos os tipos de *Qi*".

O livro *Central Scripture Classic* (*Zhong Zang Jing*, da dinastia Han) afirma que: "*O Triplo Aquecedor são os três Qi originais do corpo, é o órgão Yang do que é limpo [Qi], controla os 5 órgãos Yin e os 6 órgãos Yang, o Qi Nutritivo e o Qi Defensivo, os canais e o Qi do interior e do exterior, da direita e da esquerda, de cima e de baixo. Quando o Qi do Triplo Aquecedor tem passagem livre, o Qi circula livremente para o interior, exterior, esquerda, direita, em cima e embaixo. O Triplo Aquecedor irriga o corpo, harmoniza o interior e o exterior, traz benefícios à esquerda e nutre a direita, conduz para cima e para baixo*"[3] (Figura 18.3).

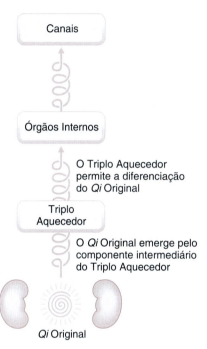

Figura 18.1 O Triplo Aquecedor como mobilizador do *Qi* Original.

Portanto, o Triplo Aquecedor ajuda o *Qi* Original a diferenciar-se nas diversas formas para desempenhar suas diferentes funções nos diversos locais.

Deste modo, o *Qi* Original representa o poder de transformação do *Qi* de todos os Órgãos Internos. O Capítulo 38 do *Clássico das Dificuldades* afirma que: "*O Triplo Aquecedor é o local onde o Qi Original é separado: ele sustenta todos os tipos de Qi.*"[2]

O Boxe 18.2 resume essa função.

Boxe 18.2 O Triplo Aquecedor mobiliza o *Qi* Original (*Yuan Qi*)

- O Triplo Aquecedor mobiliza o *Qi* Original levando-o a diferenciar-se para desempenhar diferentes funções
- O Triplo Aquecedor permite que o *Qi* Original execute suas diversas funções relacionadas com os vários órgãos.

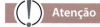 **Atenção**

O *Qi* Original representa o poder de transformação do *Qi* em todos os Órgãos Internos: o Triplo Aquecedor permite que o *Qi* Original diferencie-se em suas diversas formas para desempenhar suas funções em cada órgão.

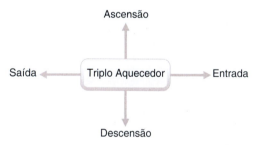

Figura 18.2 O Triplo Aquecedor e o Mecanismo do *Qi*.

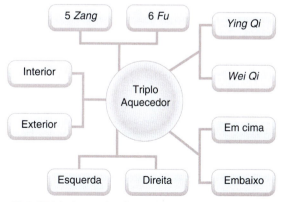

Figura 18.3 O Triplo Aquecedor, de acordo com o livro *Zhong Zang Jing*.

Conforme foi mencionado, o Capítulo 66 do *Clássico das Dificuldades* confirma que o Triplo Aquecedor controla o movimento do *Qi* em geral: "*O Triplo Aquecedor faz o Qi Original separar-se* [em suas diferentes funções] *e controla o movimento e a passagem dos 3 Qi* [dos Aquecedores Superior, Médio e Inferior] *através dos 5 órgãos Yin e dos 6 órgãos Yang.*"[4]

Os "três *Qi*" são os *Qi* dos Aquecedores Superior, Médio e Inferior: além de referir-se em termos gerais a todos os tipos de *Qi* de cada Aquecedor, esse trecho também se reporta especificamente ao *Qi* Torácico (*Zong Qi*) do Aquecedor Superior, ao *Qi* Nutritivo (*Ying Qi*) do Aquecedor Médio e ao *Qi* Defensivo (*Wei Qi*) do Aquecedor Inferior. Embora o *Qi* Defensivo exerça sua influência principalmente no Aquecedor Superior e nas camadas superficiais do corpo (espaço entre a pele e os músculos), sua origem é do Aquecedor Inferior do Portão da Vitalidade. O Capítulo 18 do *Eixo Espiritual* afirma que: "*O Qi Nutritivo origina-se do Aquecedor Médio; o Qi Defensivo origina-se do Aquecedor Inferior.*"[5]

O Capítulo 38 do *Clássico das Dificuldades* confirma que o Triplo Aquecedor exerce sua influência em todos os tipos de *Qi*: "*O Triplo Aquecedor é o local onde o Qi Original é separado: ele sustenta todos os tipos de Qi.*"[6] O Capítulo 31 confirma a influência do Triplo Aquecedor no movimento do *Qi* em todas as partes do corpo: "*O Qi do Triplo Aquecedor reúne-se nas avenidas do Qi [Qi Jie].*"[7] Isso significa que o Triplo Aquecedor seja responsável pela passagem livre do *Qi* em todos os canais, mas também em todas as estruturas (inclusive cavidades) do corpo; *Qi Jie* também é outro nome para o ponto E-30.

Com respeito ao movimento do *Qi*, é útil comparar e contrastar essa função do Triplo Aquecedor com as funções do Fígado (que assegura o livre fluxo do *Qi*) e dos Pulmões (que governam o *Qi*):

Nota clínica

O ponto TA-6 estimula a função do Triplo Aquecedor de transportar e fazer o *Qi* penetrar.

⚠ Atenção

Triplo Aquecedor, Fígado e Pulmões: comparação e contraste

- O Fígado assegura o livre fluxo do *Qi* e isto facilita a ascensão e a descensão do *Qi*, especialmente no Estômago, no Baço e nos Intestinos; a influência do Triplo Aquecedor na ascensão–descensão e entrada–saída do *Qi* estende-se a todos os órgãos. O Triplo Aquecedor controla a entrada e a saída do *Qi* de todas as partes do corpo e, especialmente, das cavidades corporais: o Fígado não desempenha esta função com relação às cavidades corporais
- Os Pulmões governam o *Qi* no sentido de controlar a inalação do ar, respirar e produzir *Qi* Torácico (*Zong Qi*) a partir do *Qi* dos Alimentos (*Gu Qi*). O Triplo Aquecedor não desempenha essa função em relação ao *Qi*. Os Pulmões também influenciam a ascensão–descensão e a entrada–saída do *Qi*, mas o fazem principalmente no Aquecedor Superior, enquanto a função de transporte do *Qi* pelo Triplo Aquecedor exerce sua influência em todos os órgãos e em todos os três Aquecedores.

O Boxe 18.3 resume essa função do Triplo Aquecedor.

Boxe 18.3 O Triplo Aquecedor controla o transporte e a penetração do *Qi*

- O Triplo Aquecedor controla a ascensão–descensão e a entrada–saída do *Qi* em todos os órgãos e em todas as partes do corpo
- O Triplo Aquecedor controla o movimento e a "penetração" do *Qi* em geral
- O Triplo Aquecedor controla os três *Qi*: *Qi* Torácico (Aquecedor Superior), *Qi* Nutritivo (Aquecedor Médio) e *Qi* Defensivo (Aquecedor Inferior)
- O Triplo Aquecedor controla todos os tipos de *Qi* e as suas avenidas.

▶ O Triplo Aquecedor controla as passagens de Água e a excreção dos líquidos

O Capítulo 8 do *Questões Simples*, que descreve as funções de todos os Órgãos Internos, comparando-as com "oficiais", afirma que: "*O Triplo Aquecedor é o oficial encarregado das vias.*"[8] Isso significa que, assim como um oficial encarregado da irrigação, o Triplo Aquecedor é responsável pela transformação, transporte e excreção dos líquidos. Essa é uma das funções mais importantes do Triplo Aquecedor (Figura 18.4).

Os termos chineses usados em conexão com a influência do Triplo Aquecedor nos Fluidos Corporais geralmente são *shu* 疏 (que significa "fluxo livre") e *tong* 通 (que significa "passagem livre"). Desse modo, o Triplo Aquecedor é como um sistema de canais e canaletas para canalizar a água de irrigação pelos campos apropriados e assegurar sua saída: isto garante que os Fluidos Corporais sejam transformados, transportados e excretados adequadamente.

A função do Triplo Aquecedor em relação aos Fluidos Corporais é diretamente dependente de sua função de controlar o transporte e a penetração do *Qi*. Como descrito antes, o Triplo Aquecedor influencia a ascensão–descensão e a entrada–saída do *Qi* no Mecanismo do *Qi*: é a ascensão–descensão e a entrada–saída coordenadas e harmonizadas do *Qi* em todos os órgãos e estruturas que asseguram que os Fluidos Corporais também ascendam–desçam e entrem–saiam adequadamente de todos os locais. Essencialmente, a transformação e o movimento dos fluidos dependem do *Qi*.

Nota clínica

Os melhores pontos para influenciar a transformação e a excreção dos fluidos pelo Triplo Aquecedor não estão no seu próprio canal, mas no Vaso Concepção (*Ren Mai*): isto é, VC-17 *Shanzhong* para o Aquecedor Superior; VC-9 *Shuifen* para o Médio; e VC-5 *Shimen* para o Inferior.

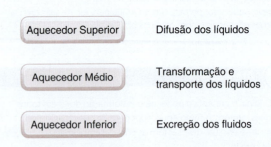

Figura 18.4 O Triplo Aquecedor e o metabolismo dos fluidos.

O resultado final do processo complexo de transformação, transporte e excreção dos fluidos resulta na formação de vários Fluidos Corporais em cada um dos três Aquecedores. O fluido principal do Aquecedor Superior é o suor, que flui no espaço entre a pele e os músculos; os fluidos do Aquecedor Médio são as secreções produzidas pelo Estômago, que umidificam o corpo e incorporam-se ao Sangue; os líquidos do Aquecedor Inferior são basicamente urina e quantidades pequenas de água das fezes.

O Boxe 18.4 resume essa função.

Boxe 18.4 O Triplo Aquecedor controla as passagens de Água e a excreção dos fluidos

- O Triplo Aquecedor é o oficial encarregado das "vias"
- O Triplo Aquecedor controla o transporte e a excreção dos fluidos do corpo
- O transporte e a excreção dos Fluidos Corporais são diretamente dependentes do transporte e da penetração do Qi
- A transformação dos fluidos forma suor no Aquecedor Superior, secreções do Estômago no Aquecedor Médio e urina no Aquecedor Inferior.

Quatro conceitos sobre o Triplo Aquecedor

▶ O Triplo Aquecedor como um dos seis órgãos Yang

Historicamente, esse conceito originou-se do *Clássico de Medicina do Imperador Amarelo*. No seu Capítulo 8, o livro *Questões Simples* afirma que: "*O Triplo Aquecedor é o oficial encarregado da irrigação e controla as passagens de água.*"[9] Esse comentário sobre o Triplo Aquecedor é mencionado no contexto de uma lista de funções de todos os órgãos, com base na qual parece que o *Questões Simples* considera o Triplo Aquecedor como um dos 6 órgãos *Yang*. Se esse for o caso, o Triplo Aquecedor tem uma "forma", isto é, ele é substancial como todos os outros órgãos. Sua função é semelhante às desempenhadas por outros órgãos *Yang*: isto é, receber alimento e líquidos, digeri-los e transformá-los, transportar nutrientes e excretar resíduos.

A função dos órgãos *Yang* em geral frequentemente é expressa pelo termo chinês *tong* 通, que significa "fazer as coisas passarem", ou "assegurar uma passagem livre" etc. Além disso, a função do Triplo Aquecedor é comumente expressa pelo termo chinês *chu* 出, que significa "excretar" ou, em vez disto, "deixar sair". O Triplo Aquecedor realiza essa função de deixar sair em relação com a difusão do *Qi* Defensivo (*Wei Qi*) no Aquecedor Superior; transporte do *Qi* Nutritivo (*Ying Qi*) no Aquecedor Médio; e excreção dos Fluidos Corporais no Aquecedor Inferior. No seu Capítulo 18, o *Eixo Espiritual* afirma que: "*A pessoa recebe Qi do alimento, o alimento entra no Estômago, depois se difunde para os Pulmões e aos 5 órgãos Yin e aos 6 órgãos Yang – a parte limpa vai para o Qi Nutritivo, a parte suja para o Qi Defensivo.*"[10]

A capacidade de os *Qi* Nutritivo e Defensivo espalharem-se do Estômago para os Pulmões depende da função de "deixar sair" do Triplo Aquecedor. Em outras palavras, o Triplo Aquecedor controla o movimento dos diversos tipos de *Qi* nos diferentes estágios da produção de *Qi* e Sangue, principalmente assegurando que os diversos tipos de *Qi* "saiam" de forma homogênea e que os líquidos sujos sejam excretados adequadamente.

Desse modo, o Triplo Aquecedor é uma "passagem" em três estágios, que contribui para a formação dos *Qi* Defensivo e Nutritivo depois da separação do alimento em partes limpa e suja e para a excreção dos fluidos. O Aquecedor Superior deixa o *Qi* Defensivo sair (dirigindo-o aos Pulmões); o Aquecedor Médio deixa o *Qi* Nutritivo sair (dirigindo-o a todos os órgãos); e o Aquecedor Inferior deixa sair os produtos do metabolismo (dirigindo-os à Bexiga) (Figura 18.5).

O *Clássico de Medicina do Imperador Amarelo* descreve por três expressões a função do Triplo Aquecedor como "abrir", "descarregar *Qi*" e "deixar *Qi* sair". Os distúrbios da função do Triplo Aquecedor também são descritos por diferentes termos, inclusive "não fluir suavemente", "transbordar" ou "ficar bloqueado". Na prática, isso significa que uma redução da função do Triplo Aquecedor evidencia-se por bloqueio dos diversos tipos de *Qi* ou fluidos nos três estágios: um bloqueio do *Qi* Defensivo no Aquecedor Superior (limitação da capacidade de difusão do Pulmão); um bloqueio do *Qi* Nutritivo no Aquecedor Médio (limitação da função de transporte do Baço); e um bloqueio dos líquidos no Aquecedor Inferior (limitação da função da Bexiga de transformar *Qi*). Essas condições poderiam causar espirros, distensão abdominal e retenção de urina, respectivamente.

O Boxe 18.5 resume esse conceito sobre o Triplo Aquecedor.

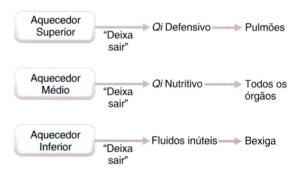

Figura 18.5 Função de "deixar sair" do Triplo Aquecedor.

Boxe 18.5 O Triplo Aquecedor como um dos seis órgãos Yang

- De acordo com esse ponto de vista, o Triplo Aquecedor é um órgão *Yang* e "tem uma forma"
- O Triplo Aquecedor desempenha as funções de manter as passagens livres (*tong*) e "deixar sair" ou excretar (*chu*)
- O Triplo Aquecedor deixa sair *Qi* Defensivo do Aquecedor Superior, *Qi* Nutritivo do Aquecedor Médio e fluidos do Aquecedor Inferior.

▶ O Triplo Aquecedor como "mobilizador do *Qi* Original" (*Yuan Qi*)

Essa interpretação do Triplo Aquecedor origina-se do Capítulo 66 do *Clássico das Dificuldades*.[11] De acordo com esse clássico, o Triplo Aquecedor "tem um nome, mas não uma forma"; isto é, ele não é um órgão, mas um conjunto de funções – não tem substância. Como foi mencionado antes, o *Clássico das Dificuldades* afirma que o *Qi* Original reside no abdome inferior entre os dois Rins e espalha-se para os 5 órgãos *Yin* e os 6 órgãos

Yang por meio do Triplo Aquecedor; em seguida, ele entra nos 12 canais e emerge nos pontos Fonte (*Yuan*) (ver Figura 18.1). Disso se originou a interpretação do Triplo Aquecedor como um "mobilizador do *Qi* Original": isto é, o canal para a expressão do *Qi* Original. O Triplo Aquecedor mobiliza o *Qi* Original de forma a que ele desempenhe suas diversas funções nos diferentes órgãos e partes do corpo; ele permite que o *Qi* Original separe-se e diferencie-se para desempenhar suas diferentes funções no corpo.[12]

Nos mesmos capítulos desse livro, o *Qi* Original também foi descrito como "força motriz" (*Dong Qi*) situada entre os Rins, ativando todas as funções fisiológicas do corpo e fornecendo calor para a digestão. Essa "força motriz" localizada entre os dois Rins pode desempenhar suas funções apenas por intermédio do Triplo Aquecedor que a mobiliza. Como foi mencionado antes, o *Qi* Original fornece o calor necessário à digestão e à transformação do alimento. Como o Triplo Aquecedor é um "mobilizador do *Qi* Original", certamente ele influencia o processo da digestão.

Isso está expresso claramente no Capítulo 31 do *Clássico das Dificuldades*, que afirma que o "Triplo Aquecedor *é a avenida para o alimento e os líquidos, o início e o fim do Qi*".[13] O autor também afirma que o Aquecedor Superior controla o "recebimento, mas não a excreção"; o Aquecedor Médio, "a maturação e a decomposição do alimento e dos líquidos"; e o Aquecedor Inferior, a "excreção, mas não o recebimento". Todas essas expressões – "recebimento", "maturação e decomposição" e "excreção" – descrevem um processo de transporte, transformação e excreção do alimento e dos líquidos pelo Triplo Aquecedor.

Com base nesse ponto de vista, há então uma convergência de concepção entre o conceito do Triplo Aquecedor do *Clássico de Medicina do Imperador Amarelo* e do *Clássico das Dificuldades* – ou seja, entre o Triplo Aquecedor como um órgão ou como uma função, ainda que os ponto de partida desses dois clássicos sejam diferentes. Entretanto, o *Clássico de Medicina do Imperador Amarelo* enfatiza o papel do Triplo Aquecedor em sua função de "deixar passar", concebendo os três Aquecedores como três avenidas de excreção ou "deixar sair". Por outro lado, o *Clássico das Dificuldades* enfatiza as funções de "recebimento", "maturação e decomposição" e "excreção" do alimento e dos líquidos, entendendo a digestão como um processo de "transformação do *Qi*" ativado pelo *Qi* Original por ação intercessora do Triplo Aquecedor.

O Boxe 18.6 resume esse conceito sobre o Triplo Aquecedor.

Boxe 18.6 O Triplo Aquecedor como mobilizador do *Qi* Original

- De acordo com esse conceito, o Triplo Aquecedor "não tem forma".
- O Triplo Aquecedor mobiliza o *Qi* Original que emerge entre os Rins de forma a torná-lo diferenciado em suas diferentes formas nas diversas partes do corpo, de sorte que desempenhe suas diversas funções.

▶ O Triplo Aquecedor como as três divisões do corpo

Esse conceito sobre o Triplo Aquecedor originou-se dos livros *Clássico das Dificuldades* (Capítulo 31) e *Eixo Espiritual* (Capítulo 18).[14] A divisão do corpo em três partes é a seguinte: do diafragma para cima está o Aquecedor Superior; entre o

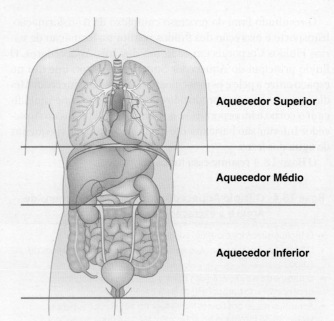

Figura 18.6 Os três Aquecedores como as três divisões do corpo (por favor, note que, anatomicamente, o Fígado está no Aquecedor Médio, mas energeticamente ele é colocado geralmente no Aquecedor Inferior).

diafragma e o umbigo está o Aquecedor Médio; e abaixo do umbigo está o Aquecedor Inferior. No que se refere aos órgãos e às partes anatômicas, o Aquecedor Superior inclui Coração, Pulmões, Pericárdio, garganta e cabeça; o Aquecedor Médio inclui Estômago, Baço e Vesícula Biliar; e o Aquecedor Inferior inclui Fígado, Rins, Intestinos e Bexiga (Figura 18.6).

A posição do Fígado no Aquecedor Inferior deve ser esclarecida. Anatomicamente, o Fígado está no Aquecedor Médio e, na verdade, parte de sua sintomatologia está referida a esse Aquecedor, inclusive dor no hipocôndrio, dor epigástrica, eructações, regurgitação ácida etc. Entretanto, como o Fígado desempenha algumas funções complexas e tem um canal muito longo, energeticamente ele também pode ser colocado no Aquecedor Inferior. Por exemplo, na perspectiva da ginecologia, a fisiologia e a patologia do Fígado colocam-no definitivamente no Aquecedor Inferior. Além disso, como uma das funções principais do Triplo Aquecedor é transportar e transformar as essências do alimento e os líquidos, essa função específica do Aquecedor Médio é realizada pelo Estômago e pelo Baço – não pelo Fígado – e isto explica porque o Fígado geralmente é colocado no Aquecedor Inferior, em vez de no Aquecedor Médio.

O Aquecedor Superior é como uma névoa

O processo fisiológico principal do Aquecedor Superior é de distribuir líquidos para todas as partes do corpo entre a pele e os músculos por ação dos Pulmões na forma de um vapor fino. Esse é um dos aspectos da função difusora dos Pulmões. Por essa razão, o Aquecedor Superior é comparado com uma névoa[15] (Figura 18.7).

No Capítulo 30 do *Eixo Espiritual*, encontramos que: "*O Aquecedor Superior abre-se para fora, espalha os 5 sabores das essências do alimento, difunde-se para a pele, preenche o corpo, umidifica a pele e é como uma névoa.*"[16]

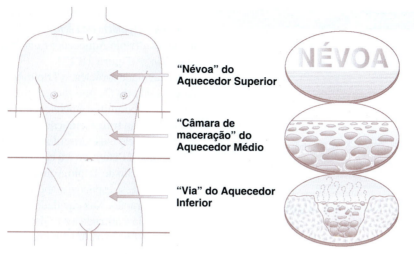

Figura 18.7 As três divisões do corpo.

O Aquecedor Médio como uma câmara de maceração

Os processos fisiológicos principais do Aquecedor Médio são os da digestão e do transporte do alimento e dos líquidos (descritos como "maturação e decomposição") e o transporte dos nutrientes extraídos do alimento para todas as partes do corpo. Por essa razão, o Aquecedor Médio é comparado com uma "câmara de maceração" ou um "caldeirão borbulhante"[17] (ver Figura 18.7).

No Capítulo 18 do *Eixo Espiritual*, há a seguinte citação: "*O Aquecedor Médio está situado no Estômago... ele recebe Qi, expele os resíduos, vaporiza os fluidos corporais, transforma as essências refinadas do alimento e conecta-se acima com os Pulmões.*"[18]

O Aquecedor Inferior é como uma via

O processo fisiológico principal do Aquecedor Inferior é o de separação das essências do alimento em partes limpa e suja, com excreção desta última ao final. Em termos mais específicos, o Aquecedor Inferior dirige a separação das partes limpa e suja dos líquidos e facilita a excreção da urina. Por essa razão, o Aquecedor Inferior é comparado com uma "via de drenagem"[19] (ver Figura 18.7).

No Capítulo 18 do *Eixo Espiritual*, encontramos que: "*O alimento e os líquidos entram primeiramente no Estômago, os resíduos são levados ao Intestino Grosso, situado no Aquecedor Inferior, que goteja para baixo, secreta líquidos e transmite-os para a bexiga.*"[20]

O Boxe 18.7 resume esse aspecto dos três Aquecedores.

Em resumo, a divisão em três partes do Triplo Aquecedor é um sumário das funções de todos os órgãos *Yang* (embora incluindo também os Pulmões e o Baço) em suas funções de receber, digerir, transformar, absorver, nutrir e excretar. Os órgãos de cada divisão não estão separados dos três Aquecedores propriamente ditos. Especialmente na perspectiva da acupuntura, os Pulmões e o Coração são o Aquecedor Superior; o Estômago e o Baço são o Aquecedor Médio; e o Fígado, os Rins, a Bexiga e os Intestinos são o Aquecedor Inferior.

O Boxe 18.8 resume o *Qi* e os três Aquecedores, enquanto as três divisões do corpo estão resumidas no Boxe 18.9. A divisão do corpo em três partes também pode ser entendida como um resumo da colaboração e da transformação mútuas entre o *Qi* Torácico (Aquecedor Superior), o *Qi* Nutritivo (Aquecedor Médio) e o *Qi* Original (Aquecedor Inferior).

Boxe 18.8 O *Qi* dos três Aquecedores

- Aquecedor Superior: *Qi* Torácico (*Zong Qi*)
- Aquecedor Médio: *Qi* Nutritivo (*Ying Qi*)
- Aquecedor Inferior: *Qi* Original (*Yuan Qi*).

Boxe 18.9 O Triplo Aquecedor como as três divisões do corpo

- Aquecedor Superior: do diafragma para cima (Pulmões, Coração e Pericárdio)
- Aquecedor Médio: entre o diafragma e o umbigo (Estômago, Baço e Vesícula Biliar)
- Aquecedor Inferior: abaixo do umbigo (Fígado, Rins, Bexiga e Intestinos Delgado e Grosso).

▶ O Triplo Aquecedor como cavidades do corpo

O Triplo Aquecedor é um sistema de cavidades corporais. Existem muitas cavidades no corpo, algumas grandes, outras pequenas: por exemplo, as cavidades torácica, abdominal pélvica; as cavidades articulares; o espaço entre a pele e os músculos; o espaço acima do diafragma; os espaços entre as Membranas; e os espaços entre as Membranas e a cavidade abdominal.

Em medicina chinesa, essas cavidades são conhecidas como *Cou* 腠, que é um termo geralmente empregado em combinação com *Li* 理, que significa "textura". Embora o termo *Cou Li* seja usado comumente para indicar o espaço entre a pele e os músculos, esse espaço é apenas uma das cavidades do corpo.

Boxe 18.7 Os três Aquecedores e os líquidos

- O Aquecedor Superior é como uma **névoa** (suor)
- O Aquecedor Médio é como uma **câmara de maceração** (secreções do Estômago)
- O Aquecedor Inferior é como uma **via** (urina).

> **! Atenção**
>
> As cavidades do corpo são:
> - Cavidade torácica
> - Cavidade abdominal
> - Cavidade pélvica
> - Cápsulas articulares
> - Espaço entre a pele e os músculos
> - Espaço acima do diafragma
> - Espaços entre as Membranas
> - Espaços entre as Membranas e a cavidade abdominal

As cavidades do corpo geralmente são irrigadas e lubrificadas por vários fluidos e o Triplo Aquecedor também controla essas cavidades, porque ele regula a transformação, o transporte e a excreção dos fluidos de todas as partes do corpo. Além disso, o Triplo Aquecedor controla os movimentos de entrada e saída do Qi dessas cavidades. Esse movimento é a "entrada e saída" do Qi no Mecanismo do Qi (ver Capítulo 4). A entrada e a saída do Qi nas cavidades é extremamente importante, tanto para a circulação do Qi quanto para a transformação e o transporte dos Fluidos Corporais dentro e fora dessas cavidades (Figura 18.8).

A cavidade abdominal contém as Membranas (*Huang*); isto inclui as fáscias superficiais e profundas, o mesentério, o omento e o estroma que circunda todos os órgãos internos. As fáscias superficiais e profundas são tecidos conjuntivos que envolvem os músculos. O mesentério é uma camada dupla do peritônio ligado à parede abdominal, que envolve em suas dobras as vísceras abdominais. O omento é uma dobra do peritônio que se estende do estômago até outro órgão abdominal (Figuras 18.9 a 18.12). O estroma é a trama, geralmente de tecidos conjuntivos, de um órgão. As Membranas têm a função de envolver, ancorar e conectar os órgãos. Em outras palavras, os órgãos da cavidade abdominal não estão em um tipo de vácuo conectados pelos canais da acupuntura. Eles ocupam um espaço sólido circundado pelas Membranas. O Triplo Aquecedor é responsável pela mobilização do Qi para dentro e para fora das Membranas.

Desse modo, quando é entendido como um sistema de cavidades corporais, o Triplo Aquecedor não é um órgão, mas um complexo de cavidades situadas fora ou entre os Órgãos Internos. O *Classic of Categories* (*Lei Jing*, 1624) de Zhang Jing Yue afirma que: "*Fora dos órgãos internos e dentro do corpo [i. e., entre a pele e os órgãos internos], circundando os órgãos internos como uma rede, há uma cavidade que é Fu. Ela tem o nome de uma via, mas o formato de um Fu [órgão Yang].*"[21] O mesmo autor afirma: "*Os Órgãos Internos têm substância; as cavidades são como bolsas que contêm esta substância.*"[22]

O livro *Selected Historical Theories of Chinese Medicine* (*Zhong Yi Li Dai Yi Lun Xuan*) afirma que: "*Há um Fogo Ministerial no corpo, que se movimenta dentro das cavidades e para cima e para baixo entre as Membranas: ele é conhecido como Triplo Aquecedor.*"[23] Esse mesmo livro esclarece a relação entre Triplo Aquecedor, Pericárdio e cavidades: "*O Coração é o Imperador que tem um Ministro. As cavidades do Triplo Aquecedor são como uma capital, que abriga tanto o Imperador quanto o Ministro. O Pericárdio ao centro do tórax é como um palácio que abriga apenas o Imperador. O palácio está dentro e é Yin, a capital está fora e é Yang; portanto, o Triplo Aquecedor é um órgão Yang e o Pericárdio é um órgão Yin*"[24] (Figura 18.13).

Na cavidade torácica, o Triplo Aquecedor controla a entrada e a saída do Qi, que são governadas pelo Qi Torácico. Nas cavidades abdominal e pélvica, o Triplo Aquecedor controla o transporte e a transformação do Qi nas Membranas. No espaço entre a pele e os músculos, o Triplo Aquecedor controla a difusão do Qi Defensivo e a entrada e a saída do Qi neste espaço. Essa função do Triplo Aquecedor regula a circulação do Qi Defensivo nesse espaço e a abertura e o fechamento dos poros e a transpiração. Nas cavidades articulares, o Triplo Aquecedor controla a entrada e a saída do Qi e dos líquidos nas cápsulas articulares: isto contribui para a irrigação e a lubrificação das membranas sinoviais.

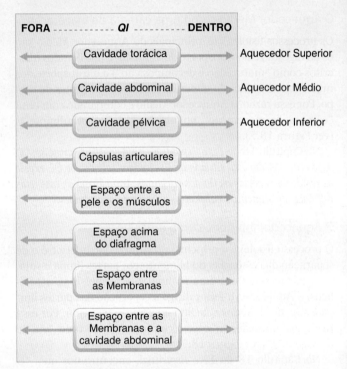

Figura 18.8 Entrada e saída do Qi nas cavidades do corpo.

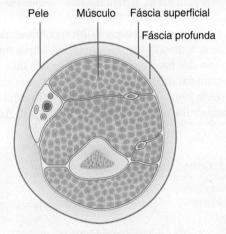

Figura 18.9 Fáscias superficial e profunda.

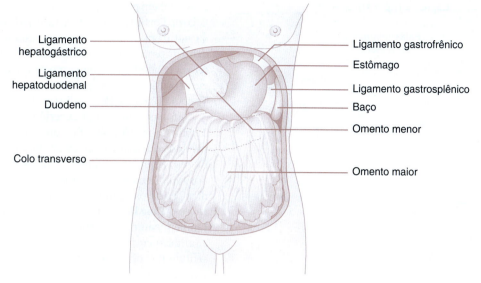

Figura 18.10 Omento.

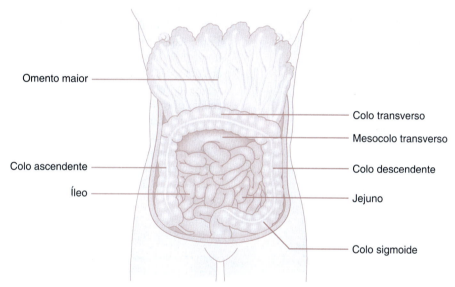

Figura 18.11 Omento maior.

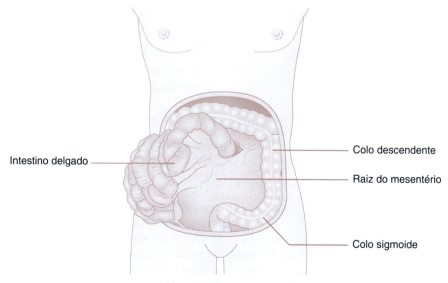

Figura 18.12 Mesentério.

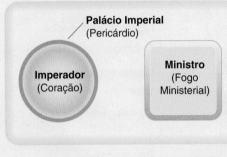

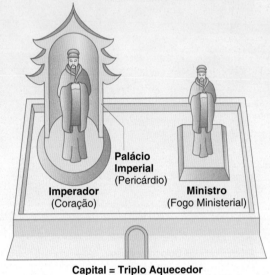

Figura 18.13 Relação entre Pericárdio, Triplo Aquecedor e Coração.

O Boxe 18.10 resume esse conceito sobre o Triplo Aquecedor.

Boxe 18.10 O Triplo Aquecedor como cavidades do corpo

- O Triplo Aquecedor é um sistema de cavidades corporais
- O Aquecedor Superior está na cavidade torácica; o Aquecedor Médio está na cavidade abdominal superior; e o Aquecedor Inferior está nas cavidades abdominal inferior e pélvica
- O Triplo Aquecedor controla a "penetração" do Qi para sua entrada e saída das cavidades e a entrada–saída do Qi
- Na cavidade abdominal, o Triplo Aquecedor controla a entrada–saída do Qi nas Membranas
- Na cavidade torácica, o Triplo Aquecedor controla a entrada e saída do Qi Torácico (Zong Qi)
- No espaço entre a pele e os músculos, o Triplo Aquecedor controla a entrada e a saída do Qi Defensivo (Wei Qi)
- Nas cavidades articulares, o Triplo Aquecedor controla a entrada e a saída do Qi e dos líquidos nas cápsulas articulares.

Outros aspectos do Triplo Aquecedor

▶ Aspecto emocional

O aspecto mental–emocional do Triplo Aquecedor é determinado por sua natureza dual de pertencer às naturezas do Fogo e da Madeira. O Triplo Aquecedor pertence ao Fogo porque está relacionado exterior e interiormente com o Pericárdio, mas também porque é o emissário do Qi Original (Yuan Qi) e do Fogo do Portão da Vitalidade (Ming Men). Ele também partilha da natureza da Madeira porque está ligado à Vesícula Biliar dentro dos canais do Yang Menor. Esses dois aspectos estão inter-relacionados porque, como vimos antes, o Fogo Ministerial entre os Rins ascende para ligar-se com o Triplo Aquecedor, a Vesícula Biliar e o Pericárdio (ver Figura 18.1).

Com base em minha experiência, a natureza de Fogo do Triplo Aquecedor significa que esse órgão/canal esteja envolvido com a atividade de auxiliar a Mente (Shen) e a Alma Etérea (Hun), especialmente na formação e na manutenção dos relacionamentos. Como o Triplo Aquecedor é a "dobradiça" entre os canais Yang (o Yang Maior abre-se para o Exterior e o Yang Brilhante abre-se para o Interior), ele funciona também como um "articulador" no nível psíquico, isto é, no equilíbrio emocional entre o movimento de extroversão no sentido das outras pessoas e dos relacionamentos e no movimento de introspecção em si próprio. O Pericárdio também desempenha essa função no Yin, porque ele pertence ao Yin Terminal, que é a "dobradiça" entre o Yin Maior e o Yin Menor (Figura 18.14).

Na medida em que faz parte da natureza da Madeira, o Triplo Aquecedor exerce influência mental–emocional semelhante à do Fígado: isto é, ele também promove o "fluxo suave" das emoções, de forma que sejam expressas livremente e não sejam reprimidas. Assim como no nível físico o Triplo Aquecedor controla o movimento do Qi em todos os órgãos e estruturas, no plano mental–emocional ele controla o livre fluxo do Qi entre a Mente e a Alma Etérea, de forma que as emoções não sejam transformadas em "humores", o que acontece quando há estagnação de Qi (Figura 18.15).

O Boxe 18.11 resume o aspecto mental do Triplo Aquecedor.

Boxe 18.11 Aspecto mental do Triplo Aquecedor

Natureza de Fogo (com o Pericárdio)
Como pertence ao Fogo, o Triplo Aquecedor ajuda a Mente (Shen) e a Alma Etérea (Hun) a manter os relacionamentos

Natureza de Madeira (com a Vesícula Biliar)
Como pertence à Madeira, o Triplo Aquecedor ajuda o Fígado a assegurar o fluxo suave das emoções

---

▶ Sonhos

- Voar: Vazio no Aquecedor Inferior[25]
- Cair: Plenitude no Aquecedor Inferior.[26]

▶ Relação com o Pericárdio

Embora estejam relacionados interior e exteriormente, a relação entre o Pericárdio e o Triplo Aquecedor é tênue até certo ponto. Assim como ocorre entre o Coração e o Intestino Delgado, a relação entre o Triplo Aquecedor e o Pericárdio é mais aplicável aos canais, em vez de sua interação com os órgãos propriamente ditos.

Os livros *Clássico de Medicina do Imperador Amarelo* e *Clássico das Dificuldades* sempre se referem aos 5 órgãos Yin e 6 órgãos Yang (com omissão do Pericárdio), mas também aos "12 canais" (com inclusão do Pericárdio). Originalmente, o

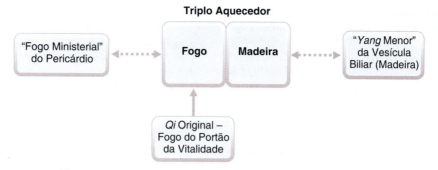

Figura 18.14 Relação entre Triplo Aquecedor, Pericárdio e Vesícula Biliar.

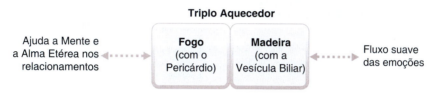

Figura 18.15 Influência emocional do Triplo Aquecedor..

Pericárdio não era considerado como uma estrutura separada do Coração; os dois eram considerados como um órgão único, o que é absolutamente lógico quando se considera sua relação anatômica direta. Na verdade, quando o *Eixo Espiritual* descreve os pontos Fonte dos 5 órgãos *Yin* em seu Capítulo 1, ele cita *Daling* (PC-7) como o ponto Fonte do Coração.[27]

Um trecho do Capítulo 38 do *Clássico das Dificuldades* esclarece que o Pericárdio e o Coração eram, algumas vezes, considerados como um órgão único. O autor afirma: "*Os órgãos Yin são 5; apenas os órgãos Yang são 6: por que é assim? Os órgãos Yang são 6 em razão do Triplo Aquecedor ... que tem um nome, mas não uma forma; seu canal pertence ao Yang Menor da Mão. [O Triplo Aquecedor] é um órgão Yang e por isto existem 6.*"[28]

Esse trecho é revelador em razão de sua pergunta inicial: na verdade, a própria pergunta "*os órgãos Yin são 5: por que os órgãos Yang são 6?*" implica que se supõe que o Coração e o Pericárdio façam parte do mesmo órgão e que, por esta razão, é estranho que existam 6 órgãos *Yang*. A resposta explica que os órgãos *Yang* são 6 porque existe o Triplo Aquecedor. Entretanto, dentro da resposta, o autor diz que o Triplo Aquecedor "*tem nome, mas não forma*", implicando assim que ele seja diferente dos outros órgãos *Yang* tradicionais, que totalizam 6 apenas porque se acrescentou o Triplo Aquecedor.[29]

O Capítulo 39 do *Clássico das Dificuldades* é ainda mais específico quanto ao fato de que o Triplo Aquecedor é um órgão *Yang*, que na verdade não está associado a outro órgão *Yin*: "*Cada um dos órgãos Yin tem um órgão Yang associado. O Aquecedor também é um órgão Yang, mas não está associado a qualquer órgão Yin. Isso explica por que alguns dizem que existem apenas 5 órgãos Yin.*"[30]

Com a elaboração da teoria dos canais, o Triplo Aquecedor foi associado ao Pericárdio (em vista de sua posição correspondente no braço) e seu número totalizou 12, incluindo-se os canais do Triplo Aquecedor e do Pericárdio.

Embora os canais do Pericárdio e do Triplo Aquecedor estejam relacionados exterior e interiormente na perspectiva da teoria dos Cinco Elementos, dificilmente há uma relação direta entre esses dois órgãos. Na verdade, alguns mestres e doutores chineses foram além ao dizerem que o Pericárdio e o Triplo Aquecedor eram órgãos que não estavam relacionados interna e externamente como os demais.

Como canais, os do Pericárdio e do Triplo Aquecedor mantêm uma relação simétrica e direta. O Triplo Aquecedor pertence aos canais do *Yang* Menor, que são a "dobradiça" entre os canais do *Yang* Maior e do *Yang* Brilhante; o Pericárdio pertence aos canais do *Yin* Terminal, que são a "dobradiça" entre os canais do *Yin* Maior e do *Yin* Menor. Ser uma "dobradiça" significa que esses canais podem conectar os canais *Yang* e *Ying*: isto é, o Triplo Aquecedor pode conectar os três *Yang*, o Pericárdio e os três *Yin*.

Com base em minha experiência, ser uma "dobradiça" no nível psicológico significa que esses canais sejam "mediadores", no sentido de que podem afetar a capacidade de um indivíduo relacionar-se com outras pessoas e com o mundo exterior. Os canais do Triplo Aquecedor e do Pericárdio afetam o estado mental–emocional, porque o Fogo Ministerial sobe na direção desses dois canais; portanto, quando o Fogo Ministerial é despertado por problemas emocionais e sobe na direção dos canais do Pericárdio e do Triplo Aquecedor, os pontos desses canais podem ser usados para dissipar o Calor e acalmar a Mente.

Por fim, os canais do Pericárdio e do Triplo Aquecedor são simétricos, na medida em que o primeiro é o ponto de abertura do Vaso *Yin* de Conexão (*Yin Wei Mai*) e o segundo do Vaso *Yang* de Conexão (*Yang Wei Mai*); esta é outra razão por que esses dois canais conectam os três *Yin* e os três *Yang*, respectivamente.

O autor do livro *Medicine Treasure* chega a dizer que o Triplo Aquecedor está relacionado interna e externamente com o Portão da Vitalidade (*Ming Men*).[31] Como o Portão da Vitalidade também é conhecido como "Fogo Ministerial", isso explica a atribuição do Triplo Aquecedor ao Fogo e, especificamente, ao Fogo Ministerial na perspectiva da teoria dos Cinco Elementos. Evidentemente, o Pericárdio está diretamente conectado com o Coração e pertence naturalmente ao Elemento Fogo;

daí se origina a conexão entre o Pericárdio e o Triplo Aquecedor na ótica da teoria dos Cinco Elementos e seu nome "Fogo Ministerial".

O livro *Selected Historical Theories of Chinese Medicine* esclarece a relação entre o Triplo Aquecedor e o Pericárdio: "*O Coração é o Imperador que tem um Ministro: as cavidades do Triplo Aquecedor são como uma capital que abriga o Imperador e o Ministro. O Pericárdio situado no centro do tórax é como um palácio, que abriga apenas o Imperador. O palácio está dentro e é Yin, a capital está fora e é Yang; deste modo, o Triplo Aquecedor é um órgão Yang e o Pericárdio é um órgão Yin.*"[32]

Resultados do aprendizado

Neste capítulo, você aprendeu:

- A função do Triplo Aquecedor na "mobilização" do *Qi* Original, possibilitando sua diferenciação de forma a realizar suas diversas funções nos diferentes órgãos
- A influência do Triplo Aquecedor no Mecanismo do *Qi*, controlando o movimento de todos os tipos de *Qi* e assegurando que ele circule livremente por todas as cavidades e órgãos
- As semelhanças e as diferenças entre a influência do Triplo Aquecedor, do Fígado e dos Pulmões no movimento do *Qi*
- A importância da função do Triplo Aquecedor de controlar a transformação, o transporte e a excreção dos fluidos
- Os quatro conceitos diferentes sobre o Triplo Aquecedor: como um órgão *Yang* com forma; como mobilizador do *Qi* Original sem forma; como as três divisões do corpo; e como um sistema de cavidades
- A influência mental–emocional do Triplo Aquecedor, que se caracteriza pelas qualidades do Fogo e da Madeira
- Os sonhos que refletem desarmonias do Triplo Aquecedor
- A relação entre o Triplo Aquecedor e o Pericárdio e as questões que têm historicamente envolvido essa relação

Questões de autoavaliação

1. Cite três funções do *Qi* Original que dependem da "mobilização" do *Qi* Original pelo Triplo Aquecedor
2. Complete os espaços com base no Capítulo 18 do *Eixo Espiritual*: "O *Qi* Nutritivo origina-se do Aquecedor _____; o *Qi* Defensivo origina-se do Aquecedor _____."
3. Qual é a metáfora usada no Capítulo 8 do *Questões Simples* para descrever a função do Triplo Aquecedor no controle dos líquidos?
4. Quais líquidos resultam do processo de transformação do Triplo Aquecedor nos Aquecedores Superior, Médio e Inferior?
5. Cite um exemplo da função *chu* (ou "deixar passar") do Triplo Aquecedor para cada um dos três Aquecedores.
6. Como a "mobilização" do *Qi* Original pelo Triplo Aquecedor influencia a digestão?
7. Complete as seguintes sentenças:
   a) "O Aquecedor Superior é como um _____."
   b) "O Aquecedor Médio é como uma _____ de _____."
   c) "O Aquecedor Inferior é como um _____."
8. Cite os diferentes *Qi* dos três Aquecedores de acordo com a divisão do corpo em três partes.
9. Qual função o Triplo Aquecedor desempenha com relação às articulações do corpo?
10. No nível mental–emocional, qual é a importância da posição do Triplo Aquecedor como "dobradiça" entre os canais do *Yang* maior e do *Yang* Brilhante?

Ver respostas no Apêndice 6.

Notas

1. Nanjing College of Traditional Chinese Medicine 1979 A Revised Explanation of the Classic of Difficulties (*Nan Jing Jiao Shi* 难经校释), People's Health Publishing House, Beijing, publicado originalmente *c.* a.C. 100, p. 144.
2. Ibid., p. 94.
3. Hua Tuo 1985 Classic of the Central Scripture (*Zhong Zang Jing*) (中藏经, Jiangsu Science Publishing House, Nanjing, p. 39. Escrito na dinastia Han).
4. Classic of Difficulties, p. 144.
5. 1981 Spiritual Axis (*Ling Shu Jing* 灵枢经), People's Health Publishing House, Beijing, publicado originalmente *c.*100 a.C., p. 52.
6. Classic of Difficulties, p. 94.
7. Ibid., p. 80.
8. 1979 The Yellow Emperor's Classic of Internal Medicine – Simple Questions (*Huang Di Nei Jing Su Wen* 黄帝内经素问), People's Health Publishing House, Beijing, publicado originalmente *c.*100 a.C., p. 59.
9. Ibid., p 59.
10. Spiritual Axis, p. 51.
11. Classic of Difficulties, p. 144.
12. Steve Clavey propôs essa interpretação do trecho do Capítulo 66 do *Clássico das Dificuldades*. A sentença crucial é: "*San Jiao zhe, Yuan Qi zhi bie shi*" 三焦者，原气之别使. As palavras *bie shi* são traduzidas como "emissário" ou "enviado" (p. ex., por Unschuld). Clavey propõe que *bie shi* tenha o significado de "separar", isto é, o Triplo Aquecedor tem a função de fazer com que o *Qi* Original separe-se e diferencie-se para desempenhar diversas funções nas diferentes partes do corpo. Ver Clavey S 2003 Fluid Physiology and Pathology in Traditional Chinese Medicine, Churchill Livingstone, Edinburgh, p. 35.
13. Classic of Difficulties, p. 79.
14. Spiritual Axis, p. 52 and Classic of Difficulties, p. 79.
15. Medicine Treasure, cited in Wang Xin Hua 1983 Selected Historical Theories of Chinese Medicine (*Zhong Yi Li Dai Yi Lun Xuan* 中医历代医论选), Jiangsu Scientific Publishing House, p. 2.
16. Spiritual Axis, p. 71.
17. Selected Historical Theories of Chinese Medicine, p. 2.
18. Spiritual Axis, p. 52.
19. Selected Historical Theories of Chinese Medicine, p. 2.
20. Spiritual Axis, p. 52.
21. Citado em Wang Xue Tai 1988 Great Treatise of Chinese Acupuncture, p. 46.
22. Selected Historical Theories in Chinese Medicine, p. 161.
23. Ibid., p. 159.
24. Ibid., p. 161.
25. Simple Questions, p. 102.
26. Ibid., p. 102.
27. Spiritual Axis, p 3.
28. Classic of Difficulties, p. 94.
29. Ibid., p. 94. Para acentuar a confusão, o Capítulo 39 chega mesmo a dizer que existem 5 órgãos *Yang* (com exclusão do Triplo Aquecedor) e 6 órgãos *Yin* (sem contar, como seria esperado, o Pericárdio, mas contando os Rins como dois órgãos).
30. Ibid., p. 95.
31. Selected Historical Theories of Chinese Medicine, p. 2.
32. Ibid., p. 161.

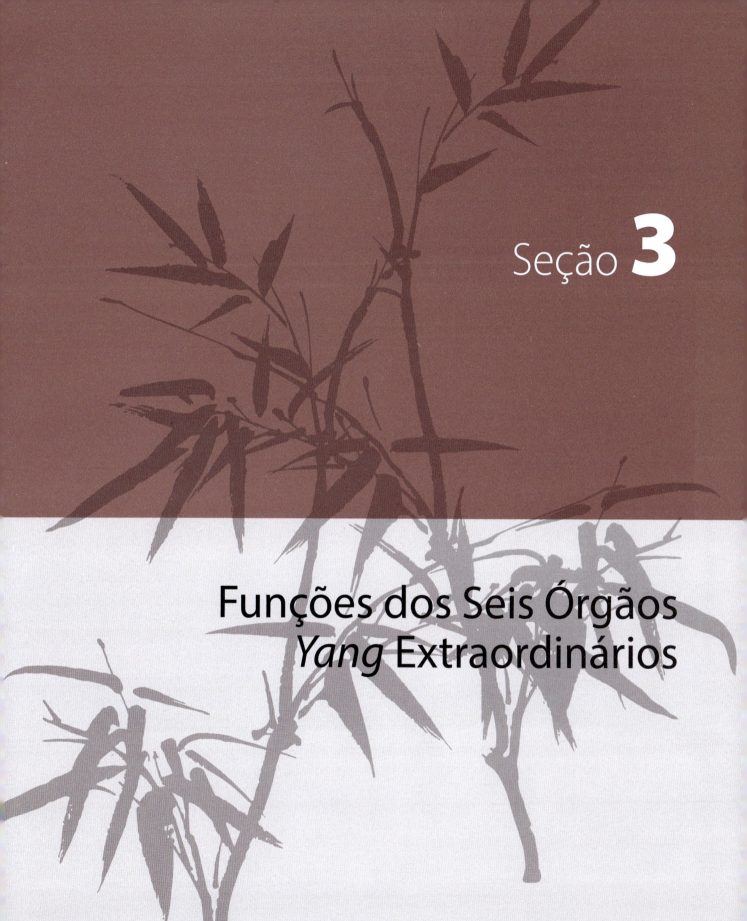

Seção **3**

Funções dos Seis Órgãos *Yang* Extraordinários

Introdução

Em medicina chinesa, os Seis Órgãos *Yang* Extraordinários completam e integram a descrição dos Órgãos Internos, na medida em que incluem estruturas e funções que não estão contempladas na descrição geral dos Órgãos Internos, principalmente Útero e Cérebro. Essas estruturas e funções são conhecidas como "Órgãos *Yang* Extraordinários" porque elas atuam como um órgão *Yin* (i. e., armazenam as essências *Yin*, mas não as excretam), embora tenham a forma de um órgão *Yang* (i. e., uma víscera oca).

Todos os Seis Órgãos *Yang* Extraordinários armazenam algum tipo de essência refinada, inclusive medula, bile ou sangue; funcionalmente, todos eles estão relacionados direta ou indiretamente com os Rins. Outra característica que esses órgãos têm em comum é que a maioria é formada de cavidades – por exemplo, o crânio (que contém o cérebro), os vasos sanguíneos, os ossos, a vesícula biliar e a coluna vertebral.

Os Seis Órgãos *Yang* Extraordinários são:

1. Útero
2. Cérebro
3. Medula
4. Ossos
5. Vasos Sanguíneos
6. Vesícula Biliar.

Cada Órgão *Yang* Extraordinário está relacionado com um Órgão Interno específico, conforme relacionado a seguir:

Útero = Rins e Fígado
Cérebro = Rins
Medula = Rins
Ossos = Rins
Vasos Sanguíneos = Coração
Vesícula Biliar = Fígado

SEÇÃO 3 PARTE 2

Funções dos Seis Órgãos *Yang* Extraordinários (Os Quatro Mares) **19**

Útero, 181
    Relação com os Vasos Concepção e Penetrador, 182
    Relação com os Órgãos Internos, 183
    O Útero regula a menstruação, 184
    O Útero abriga o feto durante a gestação, 184
    Homens, 184
Cérebro, 185
    O Cérebro controla a inteligência, 186
    O Cérebro é o Mar da Medula e controla a visão, a
    audição, o olfato e o paladar, 186
Medula, 186
    A Medula preenche os ossos, 186

A Medula contribui para a formação do Sangue, 187
    A Medula nutre o Cérebro, 187
Ossos, 187
Vasos Sanguíneos, 187
    Os Vasos Sanguíneos abrigam o Sangue e são os
    veículos para a circulação do *Qi* e do Sangue, 187
    Os Vasos Sanguíneos transportam essências refinadas do
    alimento, *Qi* e Sangue para todo o corpo, 187
Vesícula Biliar, 188
Os Quatro Mares, 188
Notas, 189

Além dos órgãos *Yin* e *Yang* tradicionais, também existem Seis Órgãos *Yang* Extraordinários, que completam o quadro da fisiologia chinesa. Eles são conhecidos como "Órgãos *Yang* Extraordinários" porque funcionam como um órgão *Yin* (*i. e.*, armazenam essência *Yin*, mas não a excretam), mas têm a forma de um órgão *Yang* (*i. e.*, são ocos).

Os Seis Órgãos *Yang* Extraordinários são Útero, Cérebro, Ossos, Medula, Vesícula Biliar e Vasos Sanguíneos. No Capítulo 11 do livro *Questões Simples*, encontramos a seguinte citação: "*Cérebro, Medula, Ossos, Vasos Sanguíneos, Vesícula Biliar e Útero são gerados pelo Qi da Terra; todos eles armazenam essências Yin, mas têm a forma da Terra [i. e., um órgão Yang oco]; eles armazenam, mas não excretam e, por esta razão, são conhecidos como Órgãos Yang Extraordinários.*"[1]

Todos os Seis Órgãos *Yang* Extraordinários armazenam algum tipo de essência refinada, inclusive medula, bile ou sangue; funcionalmente, eles estão direta ou indiretamente relacionados com os Rins. Outra característica em comum a esses órgãos é que a maioria deles tem cavidades: por exemplo, o crânio (que contém o cérebro), os vasos sanguíneos, os ossos, a vesícula biliar e a coluna vertebral (embora a coluna vertebral propriamente dita não seja um dos Seis Órgãos *Yang* Extraordinários, ela faz parte da Medula).

O Boxe 19.1 relaciona os Seis Órgãos *Yang* Extraordinários. Além disso, o capítulo também descreve os Quatro Mares.

Boxe 19.1 Os Seis Órgãos *Yang* Extraordinários

- Útero
- Cérebro
- Medula
- Ossos
- Vasos Sanguíneos
- Vesícula Biliar.

Útero

Em medicina chinesa, o útero era conhecido como *Zi Bao*. Na verdade, a palavra *Bao* representa uma estrutura comum aos homens e às mulheres e que está no Campo do Elixir Inferior (*Dan Tian*): nos homens, *Bao* é o "Aposento da Essência", nas mulheres é o Útero (Figura 19.1). O Capítulo 36 do *Clássico das Dificuldades* afirma que: "*O Portão da Vitalidade [Ming Men] é a residência da Mente [Shen] e da Essência [Jing] e está conectado ao Qi Original [Yuan Qi]: nos homens, ele abriga o Esperma; nas mulheres, o Útero.*"[2]

O Útero é o mais importante dos Seis Órgãos *Yang* Extraordinários e desempenha as funções de regular a menstruação, a concepção e a gestação. Os órgãos *Yin* armazenam essência e não a eliminam; os órgãos *Yang* não armazenam, mas são constantemente preenchidos e esvaziados. O Útero funciona como um órgão *Yin* porque armazena Sangue e o feto durante

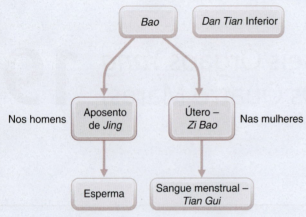

Figura 19.1 O Útero e o *Dan Tian* Inferior.

a gestação; mas também funciona como um órgão *Yang* porque elimina sangue durante a menstruação e o bebê durante o nascimento (Figura 19.2).

As funções do Útero são:

- Regula a menstruação
- Abriga o feto durante a gestação.

Antes de descrever essas funções, veremos as relações entre o Útero e os Vasos Extraordinários, assim como entre o Útero e os Órgãos Internos.

▶ Relação com os Vasos Concepção e Penetrador

O Útero está diretamente relacionado com os Rins, o Vaso Concepção (*Ren Mai*) e o Vaso Penetrador (*Chong Mai*). Os Vasos Concepção e Penetrador originam-se dos Rins e ambos passam pelo Útero, regulando a menstruação, a concepção e a gestação. Em termos mais específicos, o Vaso Concepção fornece *Qi* e Essência, enquanto o Vaso Penetrador envia Sangue ao Útero (Figura 19.3).

A menstruação e a gestação normais dependem do estado dos Vasos Concepção e Penetrador que, por sua vez, dependem das condições dos Rins. Quando a Essência do Rim é abundante, os Vasos Concepção e Penetrador são fortes e, consequentemente, o Útero é suprido adequadamente com Sangue e Essência, de forma que a menstruação e a gestação são normais. Quando a Essência do Rim é fraca, os Vasos Concepção e Penetrador ficam vazios e o Útero não é suprido adequadamente com Sangue e Essência; isto pode causar irregularidade menstrual, amenorreia ou infertilidade.

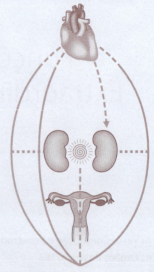

Figura 19.3 Relação entre o Útero e os Vasos Concepção e Penetrador.

 Atenção

Lembre-se: o Vaso Governador também exerce uma influência importante no Útero e na Menstruação, porque traz *Yang Qi* a este órgão (necessário à ovulação)

Embora os Vasos Concepção e Penetrador sejam os únicos que influenciam o Útero mais diretamente, a influência do Vaso Governador não deve ser subestimada. O ciclo menstrual é como a cheia e a vazante das "marés" do *Yin* do Rim e *Yang* do Rim, na qual *Yin* aumenta (e, deste modo, *Yang* diminui) na primeira metade do ciclo (fase folicular) e *Yang* aumenta (e, consequentemente, *Yin* diminui) na segunda metade do ciclo (fase lútea). Em termos de canais, essa "maré" de *Yin* e *Yang* ocorre nos canais que fluem pelo Útero – ou seja, o Vaso Concepção traz *Yin* e o Vaso Penetrador também traz *Yin*, embora mais especificamente Sangue, enquanto o Vaso Governador traz *Yang*. Nessa perspectiva, o Vaso Governador é tão importante para a menstruação quanto os Vasos Concepção e Penetrador, porque traz *Yang Qi* do *Yang* do Rim para o Útero de forma a desencadear a ovulação (porque requer calor).

O Boxe 19.2 resume essa relação entre o Útero e os Vasos Concepção e Penetrador.

Boxe 19.2 Relação entre o Útero e os Vasos Concepção e Penetrador

- Os Vasos Concepção e Penetrador passam pelo Útero
- O Vaso Concepção traz *Qi*, *Yin* e Essência ao Útero
- O Vaso Penetrador traz Sangue ao Útero.

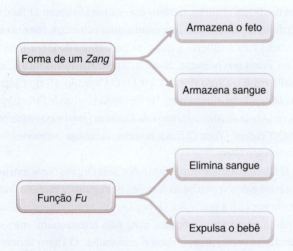

Figura 19.2 O Útero como um órgão *Yang* extraordinário.

▶ Relação com os Órgãos Internos

Rins

O Útero está ligado aos Rins por um canal conhecido como Canal do útero (*Bao Luo*) e ao Coração por um canal conhecido como Vaso do Útero (*Bao Mai*) (Figura 19.4). A conexão com os Rins é muito importante e bem conhecida, ou seja, os Rins são a origem do sangue menstrual (*Tian Gui*), são a Mãe do Fígado (que fornece Sangue ao Útero) e estão diretamente ligados aos Vasos Concepção e Penetrador (que regulam o *Qi* e o Sangue do Útero). O Capítulo 1 do *Questões Simples* explica a origem do sangue menstrual: "*Quando uma menina completa 14 anos, Tian Gui chega, o Vaso Concepção está aberto, o Vaso Penetrador está florescendo e ela pode conceber.*"[3] Desse modo, o sangue menstrual não é Sangue propriamente (p. ex., como o Sangue que nutre os tendões), mas é um líquido precioso originado diretamente da Essência do Rim e equivale ao esperma dos homens.

Coração

O Coração está ligado ao Útero por meio do Vaso do Útero e isto explica a influência marcante dos problemas emocionais na menstruação. Em termos mais específicos, o *Qi* do Coração e o Sangue do Coração descem na direção do Útero, facilitando a eliminação do sangue menstrual durante a fase de sangramento e a eliminação dos óvulos durante a ovulação. Além disso, o Coração controla os dois momentos da transformação, isto é, a transformação do *Yang* em *Yin* no início do sangramento e do *Yin* em *Yang* durante a ovulação; em outras palavras, os inícios do sangramento e da ovulação são os dois momentos de transformação durante a "maré" de *Yin* e *Yang* – os dois momentos de mudança de *Yang* em *Yin* e de *Yin* em *Yang*. A descensão do *Qi* do Coração e do Sangue do Coração na direção do Útero assegura que esses dois momentos de transformação ocorram suavemente e no tempo certo.

O Coração também influencia o Útero porque governa o Sangue, que nutre indiretamente este último órgão, assim como acontece com o Sangue do Fígado. Por exemplo, a deficiência de Sangue do Coração pode causar amenorreia, o Calor no Sangue do Coração pode causar menorragia e a estase do Sangue do Coração pode causar dismenorreia (dor com a menstruação).

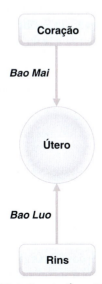

Figura 19.4 Relação entre Útero, Rins e Coração.

Por fim, o Coração influencia a menstruação na medida em que *Yang* do Coração desce para encontrar os Rins e contribuir para formação de *Tian Gui* (i. e., sangue menstrual).

> **Nota clínica**
>
> O Coração influencia o útero e a menstruação de quatro formas:
> 1. O *Qi* do Coração e o Sangue do Coração descem ao Útero para estimular a eliminação do sangue menstrual durante a menstruação e os óvulos durante a ovulação
> 2. As descensões do *Qi* do Coração e do Sangue do Coração desencadeiam a transformação de *Yang* em *Yin* com o início do sangramento menstrual e de *Yin* em *Yang* com a ovulação
> 3. O Coração governa o Sangue e o Sangue do Coração nutre o Útero
> 4. O *Yang* do Coração desce para se encontrar com a Essência do Rim e formar *Tian Gui* (i. e., sangue menstrual).

Baço

O Baço é a Raiz do *Qi* Pós-Celestial e é a fonte de *Qi* e Sangue. Como é a fonte de Sangue, ele desempenha um papel importante em relação ao Útero e à menstruação. Entretanto, essa função é secundária à que é desempenhada pelos Rins, porque estes últimos são a origem do sangue menstrual (*Tian Gui*) e o Baço desempenha apenas um papel secundário ao suplementar esse Sangue. Em outras palavras, o sangue menstrual não é "Sangue" propriamente dito, mas um líquido precioso (equivalente ao esperma masculino) originado diretamente da Essência do Rim.

Fígado

A menstruação, a concepção e a gestação dependem do estado do Sangue, do qual o Útero depende. A relação funcional entre o Útero e o Sangue é muito direta: o Útero depende do suprimento abundante de Sangue a todo momento. Como o Coração governa o Sangue, enquanto o Fígado armazena o Sangue e o Baço controla o Sangue, estes três órgãos *Yin* estão relacionados fisiologicamente com o Útero, ainda que o Fígado seja clinicamente o mais importante. Por exemplo, quando o Fígado não armazena Sangue em quantidade suficiente, o Útero fica desprovido de Sangue e isto pode causar amenorreia; quando o Sangue do Fígado está estagnado, isto afeta o Útero e causa menstruações dolorosas com sangue coagulado e escuro. Por outro lado, quando o Baço não pode produzir Sangue em quantidade suficiente e o Sangue do Coração torna-se deficiente, pode faltar Sangue no Útero, resultando em amenorreia.

Quando o Sangue armazenado pelo Fígado é quente, isto pode fazer com que o Sangue do Útero circule incessantemente, causando menorragia ou metrorragia. Quando o *Qi* do Fígado está estagnado, isto pode causar estase do Sangue do Fígado que, por sua vez, afeta o Sangue do Útero e provoca menstruações dolorosas com sangue coagulado e escuro. Na prática, a relação entre o Útero e o Sangue do Fígado é extremamente importante e uma das quais se torna muito evidente em algumas condições patológicas. Como o Fígado armazena Sangue e regula seu volume, as irregularidades menstruais comumente se devem à disfunção do Fígado. Por exemplo, a estagnação de *Qi* do Fígado frequentemente causa irregularidades menstruais; a estagnação de Sangue do Fígado comumente causa menstruações dolorosas e/ou irregulares; e a deficiência de Sangue do Fígado pode causar menstruações escassas ou amenorreia (Figura 19.5).

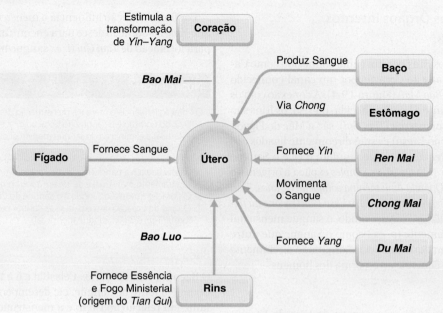

Figura 19.5 Relação entre o Útero e os Órgãos Internos.

Estômago

Entre os órgãos *Yang*, o Útero está diretamente relacionado com o Estômago. Essa conexão ocorre por meio do Vaso Penetrador (*Chong Mai*). Esse vaso está diretamente relacionado com o Estômago e também passa pelo Útero, estabelecendo assim uma ligação entre esses dois órgãos. As náuseas matutinas durante a gravidez e as náuseas ou os vômitos que algumas mulheres têm durante a menstruação são causadas frequentemente por desarmonia do Estômago (por Rebelião do *Qi*) em consequência de alterações do Vaso Penetrador no Útero.

As relações entre o Útero e os Órgãos Internos estão ilustradas visualmente na Figura 19.5 e resumidas no Boxe 19.3.

Boxe 19.3 Relações entre o Útero e os Órgãos Internos

- Os **Rins** são a origem do sangue menstrual (*Tian Gui*)
- O **Coração** governa o Sangue; o *Yang* do Coração encontra-se com a Essência do Rim para formar *Tian Gui*; o *Qi* do Coração desce para estimular a eliminação do sangue menstrual e dos óvulos; o *Qi* do Coração desce para desencadear a transformação de *Yang* em *Yin* e vice-versa durante o ciclo menstrual
- O **Fígado** armazena Sangue, que preenche o Útero
- O **Baço** produz Sangue, que suplementa o *Tian Gui*
- O **Estômago** está relacionado com o Útero por meio do Vaso Penetrador.

▶ O Útero regula a menstruação

O Útero regula a menstruação. Os dois órgãos mais importantes para essa função são os Rins (porque são a origem do *Tian Gui*, que forma o sangue menstrual) e o Fígado (porque regula o Sangue do Útero). O Fígado também influencia o Útero e a menstruação de duas formas. O *Qi* do Fígado movimenta-se durante a fase pré-menstrual, estimulando a movimentação do Sangue e, consequentemente, o sangramento menstrual.

É possível diferenciar quatro fases no ciclo menstrual (Figura 19.6):

- Fase 1: fase de sangramento. Durante essa fase, o Sangue está em movimento. Para que o sangramento comece no momento certo e tenha volume normal, é essencial que o *Qi* do Fígado e o Sangue do Fígado circulem suavemente e que o *Qi* do Coração e o Sangue do Coração desçam ao Útero
- Fase 2: fase pós-menstrual. Durante essa fase, o Sangue e o *Yin* são *relativamente* vazios (*i. e.*, não vazio em termos absolutos, mas em relação às outras fases) e *Yin* começa a aumentar. Isso representa o início da fase folicular, que resulta na ovulação
- Fase 3: fase intermenstrual. Durante essa fase, *Yin* alcança seu ponto máximo com a ovulação e, consequentemente, começa a diminuir depois disto; por outro lado, *Yang* começa a aumentar e isto gera o calor necessário à ovulação
- Fase 4: fase pré-menstrual. Durante essa fase, *Yang* aumenta e alcança seu ponto máximo e o *Qi* movimenta-se.

▶ O Útero abriga o feto durante a gestação

O Útero abriga e nutre o feto durante a gestação. Para isso, o Útero depende da nutrição da Essência do Rim (por meio dos Vasos Concepção e Penetrador) e do Sangue (por meio do Vaso Penetrador).

Durante a gestação, o Útero funciona como um órgão *Yin* (porque "guarda" o feto), enquanto durante o nascimento funciona como um órgão *Yang* (porque "expulsa ou elimina" o bebê).

O Boxe 19.4 resume as funções do útero.

Boxe 19.4 Funções do Útero

- Regula a menstruação
- Abriga o feto durante a gestação.

▶ Homens

Embora o Útero seja um dos Seis Órgãos *Yang* Extraordinários, existe uma estrutura correspondente nos homens (ver Figura 19.1). Em medicina chinesa, afirma-se que "O Útero está

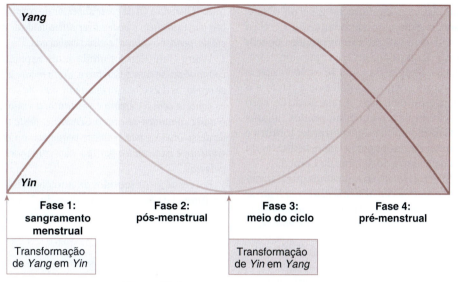

Figura 19.6 As quatro fases do ciclo menstrual.

relacionado com os Rins e, nos homens, é conhecido como Campo Vermelho (Dan Tian) ou também como Aposento da Essência; nas mulheres, é conhecido como Útero".[4]

Como foi mencionado antes, em medicina chinesa o Útero era conhecido como Zi Bao; na verdade, a palavra Bao refere-se a uma estrutura comum aos homens e às mulheres, que se localiza no Campo do Elixir Inferior (*Dan Tian*); nos homens, Bao é o "Aposento da Essência".

 Atenção

Bao é uma estrutura do *Dan Tian* Inferior e é comum aos homens e às mulheres; nos homens, ele é o Aposento da Essência; nas mulheres, é o Útero (chamado *Zi Bao*).

O "Aposento da Essência" dos homens armazena e produz esperma e está diretamente relacionado com os Rins e o Vaso Governador. Quando os Rins e o Vaso Governador (*Du Mai*) estão vazios, a produção e o armazenamento do esperma pelo Aposento da Essência são afetados e isto pode causar impotência, ejaculação precoce, esperma aquoso e claro, poluções noturnas, espermatorreia etc.

Evidentemente, embora o Útero seja um órgão real que ocupa o espaço do Campo do Elixir Inferior (*Dan Tian*), o Aposento da Essência não é um órgão ou uma estrutura real, porque sabemos que o esperma é produzido em parte na próstata e em parte nos testículos. Embora a próstata não seja mencionada nos livros chineses antigos, poderíamos supor que a próstata seja o órgão masculino equivalente ao Útero das mulheres. Desse modo, podemos postular que os três Vasos extraordinários (Concepção, Penetrador e Governador) que, nas mulheres, originam-se do espaço entre os Rins e fluem para baixo através do Útero, nos homens fluem através da próstata.

 Atenção

Nos homens, a próstata é o órgão equivalente ao Útero das mulheres.

Cérebro

O cérebro também é conhecido como "Mar da Medula". No Capítulo 33 do *Eixo Espiritual*, encontramos que: "*O Cérebro é o Mar da Medula, que se estende do alto da cabeça até o ponto Fengfu (VG-16).*"[5] No Capítulo 10 do *Questões Simples*, há a seguinte citação: "*A Medula pertence ao Cérebro.*"[6]

Em medicina chinesa, o Cérebro controla a memória, a concentração, a visão, a audição, a sensibilidade tátil e o olfato. O livro *Discussion on Stomach and Spleen* afirma que: "*Visão, audição, olfato, tato e inteligência dependem do Cérebro.*"[7]

Como vimos no Capítulo 3, a Essência do Rim produz Medula, que se reúne para preencher o Cérebro e a medula espinal. Como a Medula origina-se dos Rins, o Cérebro está relacionado funcionalmente com esse órgão Yin (Figura 19.7). O Cérebro também depende do Coração (especialmente do Sangue do Coração) para sua nutrição, de forma que suas atividades fisiológicas dependem do estado dos Rins e do Coração.

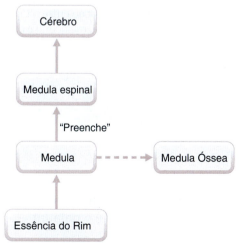

Figura 19.7 Relação entre Essência do Rim, Medula, medula espinal e Cérebro.

Os Rins armazenam Essência e o Coração governa o Sangue. Quando há Essência e Sangue abundantes, o Cérebro tem boa saúde, a vitalidade é satisfatória, os ouvidos podem ouvir adequadamente e os olhos podem enxergar com clareza. Quando a Essência e o Sangue do Coração estão vazios, o Cérebro é lento, a memória é ruim, a vitalidade é baixa e a audição e a visão podem estar reduzidas. A relação do Cérebro com os Rins e o Coração explica porque, na prática, alguns sintomas como déficits de memória e concentração, tontura e visão embaçada podem ser causados por deficiência do Mar da Medula (i. e., Rins) ou deficiência do Sangue do Coração.

No Capítulo 33 do *Eixo Espiritual*, encontramos que: "*Quando o Mar da Medula é abundante, a vitalidade é boa, o corpo sente-se leve e ágil e tem resistência; quando está deficiente, o indivíduo sente tontura, tinido, visão embaçada, fadiga e forte desejo de deitar-se.*"[8]

As funções do Cérebro são:

- Controla a inteligência
- É o Mar da Medula e controla a visão, a audição, o olfato e a gustação.

▶ O Cérebro controla a inteligência

O Capítulo 17 do *Questões Simples* afirma que: "*A Cabeça é o Palácio da Inteligência*"[9] (aqui, "palácio" ou *Fu* também poderia ser traduzido como "um órgão *Yang*"). Desse modo, assim como na medicina ocidental, o Cérebro controla a inteligência e a clareza mental.

Algumas das funções que a medicina ocidental atribui ao cérebro estão relacionadas com o Coração de acordo com a medicina chinesa: o Coração abriga a Mente (*Shen*), que é responsável por raciocínio, memória, percepções etc. Entretanto, ao longo do desenvolvimento da medicina chinesa, também houve doutores que atribuíam as funções mentais ao cérebro, em vez de ao Coração: principalmente Sun Si Miao da dinastia Tang, Zhao You Qin da dinastia Yuan, Li Shi Zhen da dinastia Ming e especialmente Wang Qing Ren da Dinastia Qing.

Por exemplo, Li Shi Zhen afirmou que: "*O Cérebro é o Palácio da Shen Original.*"[10] Wang Qing Ren disse especificamente que: "*Inteligência e memória não residem no Coração, mas no Cérebro.*"[11] Desse modo, o Cérebro controla a inteligência, a memória, o pensamento e a consciência. Isso não contradiz a afirmação de que o Coração é responsável por essas funções: isto significa simplesmente que há superposição do Coração e do Cérebro no que se refere a essas funções.

Contudo, na prática clínica, a relação entre o Coração e as funções como inteligência, memória, raciocínio e consciência é mais importante que a do Cérebro. Na verdade, o que isso realmente significa na prática é que, de forma a estimular essas funções, podemos usar os pontos do canal do Coração ou do Vaso Governador na cabeça, que atuam no Cérebro.

Nota clínica

Para estimular o Cérebro, é necessário tonificar os Rins pelos pontos R-3 *Taixi* e B-23 *Shenshu* e o Vaso Governador pelos pontos VG-20 *Baihui* e VG-16 *Fengfu*.

▶ O Cérebro é o Mar da Medula e controla a visão, a audição, o olfato e o paladar

Os livros de medicina chinesa antiga relacionavam as funções como visão, audição, olfato e o paladar ao "Mar da Medula" (i. e., o Cérebro). No Capítulo 28 do *Eixo Espiritual*, encontramos que: "*Quando o Qi da parte superior do corpo é insuficiente, o Cérebro não está cheio e pode haver dificuldade de ouvir, tinido, tendência de 'pender a cabeça' e visão embaçada.*"[12]

Wang Qing Ren foi ainda mais explícito: "*As duas orelhas comunicam-se com o Cérebro e, deste modo, a audição depende desse órgão; os dois olhos formam um sistema semelhante a um fio que os conecta com o Cérebro e, portanto, a visão depende desse órgão; o nariz comunica-se com o Cérebro e, deste modo, o olfato depende desse órgão... nas crianças pequenas, o Cérebro cresce gradativamente e isto explica por que elas conseguem pronunciar poucas palavras.*"[13]

Em resumo, os sentidos da audição, visão, olfato e gustação e a função da fonação dependem do Cérebro.

O Boxe 19.5 resume as funções do Cérebro.

Boxe 19.5 Funções do Cérebro

- O Cérebro controla a inteligência
- O Cérebro é o Mar da Medula e controla os sentidos da visão, audição, olfato e paladar.

Medula

A "Medula" – matriz comum da medula óssea e do Cérebro – é produzida pela Essência do Rim e preenche o Cérebro, a medula espinal e os ossos, onde forma medula óssea (ver Figura 19.7). A Essência do Rim é a origem da Medula, mas o Qi Pós-Celestial também desempenha um papel importante na formação da Medula. Na verdade, no Capítulo 36 do *Eixo Espiritual*, encontramos que: "*A essência refinada do alimento e dos líquidos é transformada em gordura, entra nas cavidades ósseas e preenche o Cérebro com Medula.*"[14]

Em medicina chinesa, o conceito de "Medula" não deve ser confundido com medula óssea de acordo com a medicina ocidental. Para os chineses, a função da Medula é nutrir o Cérebro e a medula espinal e formar medula óssea: deste modo, Medula é a matriz comum do Cérebro, da medula espinal e da medula óssea (ver Figura 19.7).

Atenção

Em medicina chinesa, "Medula" não é o mesmo que medula óssea de acordo com a medicina ocidental. "Medula" é a raiz comum da medula óssea, da medula espinal e do cérebro.

A Medula está diretamente relacionada com os Rins, porque a Essência do Rim é a sua origem. No Capítulo 34 do *Questões Simples*, há a seguinte citação: "*Quando os Rins estão deficientes, a Medula não pode ser abundante.*"[15]

As funções da Medula são:

- Preenche os ossos
- Contribui para a formação do Sangue
- Nutre o Cérebro.

▶ A Medula preenche os ossos

No Capítulo 17 do *Questões Simples*, vemos que: "*Os ossos são a residência da Medula.*"[16] O Capítulo 10 do *Eixo Espiritual* afirma que: "*No início da vida, a Essência é formada: por sua vez, ela forma o Cérebro e a Medula.*"[17] Zhang Jie Bin (1563–1640) disse: "*A Essência é armazenada nos Rins, que se comunicam com o Cérebro, que é Yin; a Medula preenche os ossos e também pertence ao Cérebro e, por esta razão, a Essência é a origem tanto do Cérebro quanto da Medula.*"[18]

A Medula nutre os ossos.

▶ A Medula contribui para a formação do Sangue

Embora os livros chineses modernos frequentemente digam que a medula óssea contribui para a formação do Sangue (em seu desejo de encontrar paralelos entre as medicinas chinesa e ocidental), existem poucas referências à função da medula óssea na produção do Sangue. No entanto, existem algumas. Por exemplo, o livro *Medical Transmission of Master Zhang* (*Zhang Shi Yi Tong*, 1695) diz: "*O Qi que não é consumido volta aos Rins para produzir Essência; a Essência que não é descartada volta ao Fígado para formar Sangue.*"[19]

No Capítulo 5 do *Questões Simples*, encontramos que: "*Os Rins formam medula óssea, que forma o Fígado.*"[20] Como o Fígado armazena Sangue, parece razoável supor que os chineses antigos tivessem algum entendimento acerca da função da medula óssea na formação do Sangue. De qualquer forma, na prática clínica o canal do Rim é realmente utilizado para tonificar o Sangue.

> **Nota clínica**
>
> Como a Essência do Rim é a origem da Medula e da medula óssea, o canal do Rim pode ser usado para nutrir o Sangue.

▶ A Medula nutre o Cérebro

A Medula preenche a medula espinal e o Cérebro; a relação entre a Medula e o Cérebro já foi descrita antes na seção dedicada a este último órgão. As funções da Medula estão resumidas no Boxe 19.6.

> **Boxe 19.6 Funções da Medula**
> - Contribui para a formação do Sangue
> - Nutre o Cérebro.

Ossos

No *Clássico de Medicina do Imperador Amarelo*, os Ossos foram comparados a um "tronco"; no Capítulo 10 do *Eixo Espiritual*, afirma-se que: "*Os Ossos são como um tronco.*"[21] Desse modo, nessa perspectiva, os Ossos evidentemente têm a mesma função que a atribuída pela anatomia ocidental. Entretanto, em medicina chinesa, os Ossos são mais que uma rede estrutural do corpo. Os Ossos formam a cavidade que abriga a medula e, deste modo, também estão relacionados funcionalmente com os Rins. Além disso, os Ossos são considerados como um grande órgão e os livros chineses mencionam a "exaustão" dos Ossos.

Por exemplo, o Capítulo 17 do *Questões Simples* afirma que: "*Os Ossos são o Palácio da Medula; quando um indivíduo não consegue ficar de pé por muito tempo ou anda de forma vacilante,*

isto significa que os Ossos estejam exauridos."[22] Na prática clínica, a tonificação dos "Ossos" pode ser realizada por meio dos Rins.

Como também ocorre com todos os outros órgãos *Yang* Extraordinários, os Ossos também estão relacionados com os Rins e com a Essência do Rim. Eles são considerados um dos Órgãos *Yang* Extraordinários porque armazenam medula óssea. Quando a Essência do Rim e a Medula estão deficientes, os ossos perdem nutrientes, não conseguem sustentar o corpo e o indivíduo não consegue andar ou ficar de pé.

Na prática clínica, a relação entre os Rins e os Ossos é muito importante, considerando-se que o declínio da Essência do Rim pode causar osteoporose nos pacientes idosos. Durante a menopausa, a tonificação dos Rins pode retardar o início da osteoporose das mulheres. A relação entre os Rins e os Ossos pode ser aproveitada na prática também para tratar os Rins e acelerar a recuperação das fraturas ósseas.

> **Nota clínica**
>
> Como os Rins controlam os ossos, esses órgãos podem ser tratados com o objetivo de fortalecer os ossos e evitar osteoporose.

Vasos Sanguíneos

Os Vasos Sanguíneos são considerados um dos Órgãos *Yang* Extraordinários porque são semelhantes a um "recipiente" para o Sangue. Também estão relacionados indiretamente com os Rins, porque a Essência do Rim (*Jing*) forma Medula, que contribui para a produção do Sangue e também porque o *Qi* Original (*Yuan Qi*) do Rim contribui para a transformação do *Qi* dos Alimentos em Sangue.

Afora isso, os Vasos Sanguíneos são influenciados principalmente pelo Coração, porque ele governa o Sangue e controla os vasos sanguíneos, mas também pelos Pulmões porque eles controlam todos os canais e vasos.

As funções dos Vasos Sanguíneos são:

> - Abrigam o Sangue e são os veículos para a circulação do *Qi* e do Sangue
> - Transportam essências refinadas do alimento, *Qi* e Sangue para todo o corpo.

▶ Os Vasos Sanguíneos abrigam o Sangue e são os veículos para a circulação do *Qi* e do Sangue

Os Vasos Sanguíneos são o órgão que abriga o Sangue. No Capítulo 17 do *Questões Simples*, encontramos que: "*Os Vasos Sanguíneos são o Palácio do Sangue.*"[23] No Capítulo 30 do *Eixo Espiritual*, há a seguinte citação: "*Os Vasos Sanguíneos contêm o Qi nutritivo, de forma que ele não extravase.*"[24]

▶ Os Vasos Sanguíneos transportam essências refinadas do alimento, *Qi* e Sangue para todo o corpo

No Capítulo 63 do *Eixo Espiritual*, encontramos que: "*Os Vasos Sanguíneos são as vias de passagem do Aquecedor Médio.*"[25] Desse modo, os Vasos Sanguíneos transportam a essência refinada do alimento, *Qi* e Sangue produzido no Aquecedor Médio para todo o corpo de forma a nutrir todos os tecidos. Embora seja o Sangue que se movimenta dentro dos vasos sanguíneos, ele depende do poder do *Qi* para circular. A estagnação do *Qi* ou do Sangue afeta os Vasos Sanguíneos e causa estase. O Frio também pode facilmente afetar os Vasos Sanguíneos e causar estase. O Capítulo 39 do *Questões Simples* afirma que: "*O Frio pode invadir os Vasos Sanguíneos; o frio faz com que se contraiam ... e causa dor.*" [26]

As funções dos Vasos Sanguíneos estão resumidos no Boxe 19.7.

Boxe 19.7 Funções dos Vasos Sanguíneos

- Abrigam o Sangue e são os veículos para a circulação do *Qi* e do Sangue
- Transportam essências refinadas do alimento, *Qi* e Sangue para todo o corpo.

Vesícula Biliar

A Vesícula Biliar é considerada um dos Órgãos *Yang* Extraordinários porque, ao contrário dos outros órgãos deste tipo, ela armazena bile, que é um líquido "puro". O significado principal de a Vesícula Biliar ser um dos Órgãos *Yang* Extraordinários está no nível psicológico.

Primeiramente, a Vesícula Biliar difere dos outros órgãos *Yang* porque é o único que armazena uma substância "pura" (bile) e não lida com alimento, líquidos ou resíduos. Por essa razão, no nível psicológico, a Vesícula Biliar afeta nossa capacidade de tomar decisões e nossa coragem de agir frente às decisões tomadas.

Em segundo lugar, a posição da Vesícula Biliar como aspecto *Yang* do Fígado tem implicações psicológicas porque o *Qi* da Vesícula Biliar (um órgão *Yang*) confere à Alma Etérea (*Hun*) a capacidade de "movimento": como vimos antes, a Alma Etérea confere "movimento" à Mente (*Shen*) e é a fonte de inspiração, criatividade, projetos, planos, metas, sonhos de vida, sentido de direção e propósito.

Os Quatro Mares

Os Quatro Mares estão descritos no Capítulo 33 do *Eixo Espiritual*. Como ocorre comumente em acupuntura, o sistema de canais é comparado a um sistema de irrigação. Os canais são comparados a rios, que fluem para dentro dos Quatro Mares: "*O corpo tem 4 Mares e 12 canais ou Rios; estes fluem para os Mares, cada um localizado a Leste, Oeste, Norte e Sul.*" [27]

O Boxe 19.8 descreve os Quatro Mares.

Os Quatro Mares são: Mar da Medula, Mar de Sangue, Mar do *Qi* e Mar do Alimento. Cada um desses Mares é ativado por pontos "superiores" e "inferiores" específicos. O Capítu-

---

Boxe 19.8 Os Quatro Mares

- Mar do *Qi*
- Mar do Alimento
- Mar de Sangue
- Mar da Medula.

---

lo 33 do *Eixo Espiritual* afirma que: "*O Estômago é o Mar do Alimento; seu ponto superior é E-30 Qichong e seu ponto inferior é E-36 Zusanli. O Vaso Penetrador [Chong Mai] é o Mar dos 12 Canais: seu ponto superior é B-11 Dashu e seus pontos inferiores são E-37 Shangjuxu e E-39 Xiajuxu. O centro do tórax é o Mar do Qi: seus pontos superiores são VG-15 Yamen e VG-14 Dazhui; ele também tem um ponto anterior, que é E-9 Renying. O Cérebro é o Mar da Medula: seu ponto superior é VG-20 Baihui e seu ponto inferior é VG-16 Fengfu.*" [28] Embora o texto não o diga especificamente, é lógico que o ponto VC-17 *Shanzhong* também é um ponto do Mar do *Qi*, porque o texto refere-se a este Mar como "centro do tórax". O Boxe 19.9 resume os pontos dos Mares.

Cada Mar pode ser afetado adversamente por condições de Deficiência ou Excesso, bem como por condições de *Qi* rebelde. No Capítulo 33 do *Eixo Espiritual*, encontramos que: "*Quando os Mares funcionam harmonicamente, há vida; quando funcionam contra o fluxo normal, há doença. Quando o Mar do Qi está em excesso, há sensação de congestão no peito, dificuldade de respirar e vermelhidão facial; quando o Mar do Qi está deficiente, há dificuldade de respirar e aversão a conversar. Quando o Mar de Sangue está em excesso, o indivíduo tem sensação de que o corpo está ficando maior e ele não consegue dizer claramente qual é o problema; quando o Mar de Sangue está deficiente, o indivíduo tem sensação de que o corpo está ficando menor e ele não consegue dizer claramente qual é o problema. Quando o Mar do Alimento está em excesso, há plenitude abdominal; quando o Mar do Alimento está deficiente, o indivíduo sente fome, mas não tem desejo de comer. Quando o Mar da Medula está cheio, o indivíduo sente-se ágil com seus membros leves e com grande força física; quando o Mar da Medula está deficiente, ele queixa-se de tontura, tinido, visão embaçada, fraqueza das pernas e vontade de deitar-se.*" [29]

O Boxe 19.10 resume os sintomas dos Quatro Mares.

Boxe 19.9 Pontos dos Quatro Mares

- **Mar do Alimento**: E-30 *Qichong* (superior) e E-36 *Zusanli* (inferior)
- **Mar de Sangue**: B-11 *Dashu* (superior) e E-37 *Shangjuxu* e E-39 *Xiajuxu* (inferiores)
- **Mar do *Qi***: VG-15 *Yamen* e VG-14 *Dazhui* (superiores) e E-9 *Renying* (frontal). Também VC-17 *Shanzhong*
- **Mar da Medula**: VG-20 *Baihui* (superior) e VG-16 *Fengfu* (inferior).

Boxe 19.10 Sintomas dos Quatro Mares

Mar do *Qi*
Excesso: congestão no peito, rubor facial, dificuldade de respirar
Deficiência: falta de ar, aversão a falar

Mar de Sangue
Excesso: sensação de que o corpo está ficando maior
Deficiência: sensação de que o corpo está ficando menor

Mar do Alimento
Excesso; plenitude abdominal
Deficiência: fome sem vontade de comer

Mar da Medula
Excesso: membros leves e sensação de força
Deficiência: tontura, tinido, borramento visual, fraqueza das pernas e vontade de deitar-se

Embora o texto principal mencione "Excesso" e "Deficiência" dos Quatro Mares com os sintomas citados antes, ele também descreve a condição patológica do Qi rebelde (i. e., Qi ascendendo, em vez de descer). Isso é especialmente evidente no caso do Mar do Qi, porque os sintomas como dificuldade de respirar, congestão no peito e rubor facial são indícios da rebelião do Qi do Pulmão para cima.

Mar de Sangue é o mesmo que Vaso Penetrador (*Chong Mai*), conforme esse texto deixa claro. Isso é muito importante na prática clínica e especialmente em ginecologia quando tratamos o Vaso Penetrador para corrigir desarmonias do Sangue e especialmente estase nesse elemento.

Mar da Medula é o mesmo que Cérebro, porque é a Medula que preenche esse órgão. Os sintomas de deficiência desse Mar estão claramente relacionados com o obstrução dos orifícios dos sentidos, porque eles não são nutridos pela Medula. Como a Essência do Rim é a origem da medula, esses sintomas também indicam deficiência do Rim (tontura, tinido, borramento visual e fraqueza das pernas). O Mar da Medula está relacionado com o Vaso Governador (*Du Mai*), que flui na medula espinal e para dentro do Cérebro: por esta razão, os pontos do Mar da Medula (VG-20 *Baihui* e VG-16 *Fengfu*) estão no vaso Governador.

Mar do Alimento é sinônimo de Estômago e os seus dois pontos estão no canal desse órgão. Isso também é importante na prática clínica, porque sempre precisamos tratar o Estômago quando há algum distúrbio da absorção ou digestão do alimento.

O Mar do Qi está claramente relacionado com os Pulmões e com o Qi Torácico (*Zong Qi*) e seu sintoma de deficiência (aversão a falar) é uma queixa típica da deficiência do Pulmão.

Resultados do aprendizado

Neste capítulo, você aprendeu:

- As características principais dos Seis Órgãos *Yang* Extraordinários
- A importância do Útero para a regulação da menstruação, da concepção e da gravidez
- A relação direta entre o Útero e os Vasos Extraordinários
- A importância da relação entre o Útero e os outros Órgãos Internos: Rins, Coração, Baço, Fígado e Estômago
- O "Aposento da Essência" como equivalente ao Útero nos homens
- A função do Cérebro no controle da inteligência, visão, audição, olfato e paladar e sua relação com o Coração e os Rins
- O significado da Medula como matriz comum do osso, da medula espinal e do cérebro e sua contribuição para a nutrição do Sangue e o Cérebro
- A importância dos Ossos como residência da medula e sua relação com os Rins
- A função dos Vasos Sanguíneos no armazenamento do Sangue e no transporte das essências do alimento, do Qi e do Sangue para todo o corpo

- A inclusão da Vesícula Biliar como um Órgão *Yang* Extraordinário que armazena um líquido "puro"
- As funções dos Quatro Mares, seus sintomas de excesso ou deficiência e seus pontos de ativação.

Questões de autoavaliação

1. Por que esses órgãos *Yang* são conhecidos como "Extraordinários"?
2. Descreva a patologia da amenorreia resultante da deficiência da Essência do Rim.
3. Qual é a origem do sangue menstrual (*Tian Gui*)?
4. Como o Coração influencia o Útero?
5. Como e por que o Fígado poderia estar implicado quando uma paciente tem menstruação dolorosa com sangue coagulado e escuro?
6. Quais são os dois órgãos *Yang* relacionados mais diretamente com o Cérebro e por quê?
7. Descreva a patologia da osteoporose do idoso em relação a Essência do Rim, a Medula e aos ossos.
8. Por que os Vasos Sanguíneos são classificados como um órgão *Yang* Extraordinário?
9. Quais são os sintomas de deficiência do Mar do Qi?
10. Quais pontos você poderia usar para tonificar o Mar da Medula?

Ver respostas no Apêndice 6.

Notas

1. 1979 The Yellow Emperor's Classic of Internal Medicine – Simple Questions (Huang Di Nei Jing Su Wen 黄帝内经素问), People's Health Publishing House, Beijing, publicado originalmente c.100 a.C., p. 77.
2. Nanjing College of Traditional Chinese Medicine 1979 A Revised Explanation of the Classic of Difficulties (Nan Jing Jiao Shi 难经校释), People's Health Publishing House, Beijing, publicado originalmente c. 100, p. 90.
3. Simple Questions, p. 4.
4. 1978 Fundamentals of Chinese Medicine (Zhong Yi Ji Chu Xue 中医基础学), Shandong Scientific Publishing House, Jinan, p. 47.
5. 1981 Spiritual Axis (Ling Shu Jing 灵枢经), People's Health Publishing House, Beijing, publicado originalmente c.100 a.C., p. 73.
6. Simple Questions, p. 72.
7. Li Dong Yuan 1249 Discussion on Stomach and Spleen (Pi Wei Lun 脾胃论), cited in 1980 Concise Dictionary of Chinese Medicine (Jian Ming Zhong Yi Ci Dian 简明中医辞典), People's Health Publishing House, Beijing, p. 712.
8. Spiritual Axis, p. 73.
9. Simple Questions, p. 100.
10. Citado em Wang Xue Tai 1988 Great Treatise of Chinese Acupuncture (Zhong Guo Zhen Jiu Da Quan 中国针灸大全), Henan Science Publishing House, p. 49.
11. Ibid., p. 49.
12. Spiritual Axis, p. 68.
13. Ibid., p. 49.
14. Ibid. p. 77.
15. Ibid., p. 198.
16. Simple Questions, p. 100.
17. Spiritual Axis, p. 30.
18. Great Treatise of Chinese Acupuncture, p. 50.
19. Citado em Great Treatise of Acupuncture, p. 50.
20. Simple Questions, p. 41.
21. Spiritual Axis, p. 30.
22. Simple Questions, p. 100.
23. Ibid., p. 98.
24. Spiritual Axis, p. 71.
25. Ibid., p. 113.
26. Simple Questions, p. 218.
27. Spiritual Axis, p. 73.
28. Ibid., p. 73.
29. Ibid., p. 73.

Parte **3**

As Causas de Doença

3

Introdução

Reconhecer a causa da desarmonia do paciente é uma parte importante da prática de medicina chinesa. É importante não pensar que a desarmonia apresentada pelo paciente é a causa da doença. Por exemplo, quando um indivíduo tem fezes amolecidas, cansaço e falta de apetite, a deficiência do Qi do Baço não é a causa da doença, mas simplesmente uma expressão da desarmonia existente. A causa da desarmonia propriamente dita precisa ser encontrada nos hábitos alimentares, no estilo de vida, nas práticas de exercícios e outros aspectos da vida do paciente.

O reconhecimento da causa da desarmonia é importante porque apenas por meio disto podemos aconselhar nossos pacientes sobre como a evitar, atenuar ou impedir sua recidiva. Quando administramos um tratamento sem levar em consideração a causa da doença, agimos como se derramássemos água em um recipiente com um furo no fundo (Figura 1).

A medicina chinesa ressalta o equilíbrio como um elemento essencial à saúde: equilíbrio entre repouso e atividade, equilíbrio na dieta, equilíbrio na atividade sexual e equilíbrio das condições climáticas. Qualquer desequilíbrio persistente pode tornar-se causa de doença. Por exemplo, repouso excessivo (sem atividade física suficiente); excesso de exercício físico, trabalho ou atividade sexual; atividade sexual insuficiente; dieta ou vida emocional desequilibrada; e condições climáticas extremas podem causar doenças. Esse equilíbrio é relativo para cada indivíduo. O que seria muita atividade física para um indivíduo poderia não ser suficiente para outra; o que constituiria ingestão alimentar excessiva para alguém ocupado em trabalhos mentais em um emprego sedentário poderia ser insuficiente para outra pessoa ocupada com trabalho físico pesado.

Por essa razão, devemos ter em mente o estado ideal e invariável de equilíbrio, ao qual cada paciente deveria conformar-se. É importante (e difícil em alguns casos) realizar uma avaliação da constituição e das condições físicas e mentais do indivíduo e relacionar isto com sua dieta, seu estilo de vida e as condições climáticas.

É necessário reconhecer a causa da desarmonia; caso contrário, não é possível aconselhar o paciente quanto às alterações específicas que possam recuperar sua harmonia. Quando um paciente tem dor e distensão abdominais por estagnação do Qi do Fígado, que claramente é causada por problemas emocionais, não há qualquer indicação para submetê-lo a uma dieta muito rigorosa a fim de evitar que ele tenha dor abdominal. Isso apenas acentuaria o sofrimento do indivíduo. Por outro lado, quando um paciente tem dor nas mãos e nos punhos em razão da exposição à Umidade-Frio externa porque a vida inteira tem realizado trabalho de limpeza pesada e lavado coisas em água fria, não teria sentido aprofundar muito a avaliação da sua vida emocional.

Em geral, a causa da doença é determinada por interrogação do paciente. Pessoalmente, eu recomendo que sejam enfatizadas inicialmente a observação, a interrogação e a palpação para definir o padrão, não a causa da doença. Depois de estabelecer o padrão da doença, podemos então voltar nossas atenções para tentar descobrir a causa da doença.

Quando um paciente tem um problema específico (p. ex., dor abdominal), eu primeiramente concentro meus esforços em identificar o padrão da doença: isto é, a dor é causada por estagnação do Qi, Frio nos Intestinos, Umidade-Calor nos Intestinos etc. Depois de identificar o padrão, eu faço então perguntas ao paciente sobre estilo de vida para definir a causa da doença (i. e., estresse emocional, irregularidade dietética etc.).

A abordagem é um pouco diferente nos casos das doenças causadas por fatores patogênicos externos. Nesses casos, em termos gerais, a causa da doença é descoberta pela análise do padrão em vez de por interrogação. Isso ocorre porque a natureza do padrão está frequentemente relacionada com sua causa externa específica de doença. Em outras palavras, quando um indivíduo apresenta todos os sintomas de um ataque externo de Vento-Calor, podemos dizer então que Vento-Calor é a causa da doença, independentemente do clima a que o paciente foi exposto. Nesse caso, não precisamos perguntar: "Onde você se expôs ao vento?" Em outras palavras, a definição da causa (Vento-Calor) é realizada com base no padrão, não por meio da história.

Contudo, em outros casos, a interrogação é necessária para determinar a causa da doença. Por exemplo, quando um indivíduo tem estagnação do Qi do Fígado, não podemos saber se isto se deve às causas emocionais ou à dieta.

Ao tentarmos descobrir a causa da doença, é conveniente e útil subdividir a vida do indivíduo em três períodos:

- Período pré-natal
- Do nascimento até 18 anos de idade
- Vida adulta.[1]

Diversas causas de doença tendem a caracterizar cada um desses três períodos, ainda que em cada um deles um indivíduo provavelmente seja afetado por fatores etiológicos semelhantes. Por exemplo, quando uma doença começou nos primeiros anos da infância, isto se deve muito frequentemente aos fatores dietéticos, porque o sistema digestivo dos bebês recém-nascidos é muito vulnerável.

Desse modo, quando conseguimos definir precisamente o início da desarmonia, podemos ter um primeiro indício quanto a qual poderia ser a causa provável.

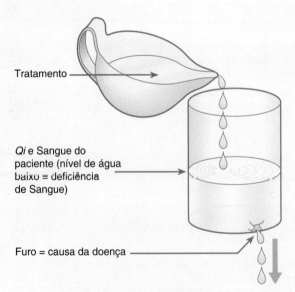

Figura 1 A importância da origem da doença.

Período pré-natal

A medicina chinesa enfatiza a importância da saúde dos pais em geral (e, especificamente, na época da concepção) sobre as condições de saúde da criança. Quando os pais concebem em idade muito avançada, ou suas condições de saúde são precárias, a constituição do filho é fraca. Isso também pode ocorrer quando a mãe tem más condições de saúde ou usa fármacos em excesso durante a gravidez.

Quando a mãe passa por algum choque emocional durante a gravidez, a saúde do bebê pode ser afetada. Isso pode evidenciar-se por uma tonalidade azulada na fronte e na região malar do bebê e por um pulso Móvel (*i. e.*, pulso rápido, "tremulante", como se tivesse a forma de um feijão).

Infância

Esse período estende-se do nascimento até a adolescência. Desequilíbrios dietéticos são uma causa comum de doença nos primeiros anos da infância. O desmame precoce do bebê (tendência cada vez mais comum nos dias de hoje) pode causar deficiência do Baço. Alimentar uma criança com quantidades excessivas de leite de vaca pode causar Umidade ou Fleuma.

As emoções podem causar doenças na infância, embora por um mecanismo ligeiramente diferente do que ocorre nos adultos. As criancinhas (menos de 6 anos) tendem a não conter suas emoções, porque as expressam livremente.

As crianças têm problemas emocionais, mas estes geralmente são causados por conflitos familiares, inclusive desavenças entre os pais, criação muito rigorosa, exigência exagerada dos pais, ou pressão excessiva na escola. Todas essas condições podem deixar suas marcas na constituição psíquica da criança e podem ser a causa de padrões emocionais negativos nas fases subsequentes da vida. Por exemplo, as cefaleias que começam na infância são comuns nas crianças muito vivazes, que são muito forçadas pelos pais a ter um bom desempenho escolar.

Acidentes, traumatismos e quedas são causas comuns de doença na infância, que podem causar problemas mais tarde. Por exemplo, uma queda sobre a cabeça nos primeiros anos da infância pode causar cefaleias mais tarde, quando outra causa de doença for superposta à primeira.

Atividade física excessiva das meninas na puberdade pode causar distúrbios menstruais em uma fase subsequente, enquanto atividade sexual muito precoce pode causar problemas urinários ou dismenorreia nas meninas.

Existem determinados períodos de vida que são "divisores de águas" importantes no que se refere à saúde: estes períodos são a puberdade (ambos os sexos) e parto e menopausa (mulheres). Cuidados especiais devem ser tomados nesses períodos, porque são "fases especiais" delicadas e importantes, durante os quais o corpo e a mente mudam rapidamente. Os exemplos de atividade física excessiva e atividade sexual durante a puberdade já foram mencionados.

O parto é um período muito importante para a mulher: nesse período, a mulher pode estar consideravelmente enfraquecida, mas também fortalecida se ela tomar alguns cuidados. Por exemplo, quando a mulher volta a trabalhar logo depois do nascimento do seu bebê, isto pode enfraquecer gravemente o Baço e os Rins. Por outro lado, quando procura repousar depois do parto, ingerir alimentos nutritivos e, talvez, tomar tônicos fitoterápicos, ela realmente pode fortalecer uma constituição previamente enfraquecida.

Vida adulta

Todas as causas comuns de doença aplicam-se a esse período longo e, dentre elas, as causas emocionais assumem importância primordial.

Em geral, as causas de doença são divididas em internas, externas e outras:

- Internas: emoções
- Externas: clima
- Outras: constituição, fadiga/excitação excessiva, atividade sexual excessiva, dieta, traumatismo, epidemias, parasitos e tóxicos, tratamentos errôneos.

Essas são as causas de doença tradicionalmente consideradas na medicina chinesa. Nos dias de hoje, certamente temos muitas causas novas de doença que não existiam quando a medicina chinesa estava em processo de desenvolvimento: por exemplo, radiação, poluição ou substâncias químicas presentes nos alimentos. Na prática, é importante manter em mente essas causas novas que podem causar doença e, por esta razão, poderia ser necessário, em certos casos, incorporar ao diagnóstico da medicina chinesa alguns outros exames diagnósticos da medicina ocidental de forma a descobrir a causa da doença.

As causas de doença descritas a seguir são apresentadas com os seguintes subtítulos:

- Causas internas
  - Raiva
  - Alegria
  - Tristeza
  - Preocupação e introspecção
  - Medo
  - Choque
- Causas externas
- Outras causas de doença
  - Constituição fraca
  - Esforço excessivo
    - Esforço mental excessivo
    - Esforço físico excessivo
    - Atividade física excessiva
    - Atividade sexual excessiva
  - Dieta
  - Trauma
  - Parasitas e venenos
  - Tratamentos inadequados.

Nota

1. Esse método de investigação da causa de doença foi sugerido pelo Dr. JHF Shen durante uma de suas preleções em Londres, e sinto-me em débito com ele por nossa comunicação pessoal subsequente sobre este tema, uma área na qual ele é um verdadeiro mestre.

Causas Internas de Doença 20

PARTE 3

Visões diferentes das emoções de acordo com a medicina chinesa e a medicina ocidental, 194

Quando uma emoção torna-se causa de doença?, 195

Emoções como causas de doença, 196

Interação da mente com o corpo, 196

Correspondentes positivos das emoções, 197

Emoções e Órgãos Internos, 197

Todas as emoções afetam o Coração, 198

Efeitos das emoções no corpo, 199

Raiva, 200

Alegria, 202

Tristeza, 202

Preocupação, 203

Introspecção, 204

Medo, 205

Choque, 205

Notas, 206

As causas "internas" das doenças são as que podem ser atribuídas ao estresse emocional. Tradicionalmente, as causas emocionais internas das doenças – que acarretam danos diretos aos órgãos internos – eram contrastadas com os fatores climáticos externos, que afetam primeiramente o Exterior do corpo.

As causas emocionais internas das doenças estão descritas no Boxe 20.1.

Boxe 20.1 Causas emocionais internas das doenças

- Raiva
- Alegria
- Tristeza
- Preocupação
- Introspecção
- Medo
- Choque.

A descrição de cada uma dessas emoções será precedida por uma discussão geral sobre o papel das emoções como causas das doenças, de acordo com a medicina chinesa.

O entendimento dos Órgãos Internos como esferas de influência físico–mental–emocional é um dos aspectos mais importantes da medicina chinesa. Um elemento fundamental a esse entendimento é o conceito de *Qi* como matéria e energia, que origina simultaneamente os fenômenos físicos, mentais e emocionais. Desse modo, de acordo com a medicina chinesa, corpo, mente e emoções fazem parte de um todo integrado sem início ou fim, no qual os Órgãos Internos são as esferas de influência principais.

Por exemplo, os "Rins" em medicina chinesa correspondem anatomicamente aos órgãos reais conhecidos como rins, ao *Qi* e à Essência (*Jing*) associados aos Rins, ao Cérebro, à força de vontade e ao ímpeto no nível mental e ao medo no plano emocional. Todos esses níveis interagem simultaneamente uns com os outros.

É importante ressaltar que os livros de medicina chinesa (tanto antigos quanto modernos) geralmente listam essas 7 emoções como causas internas principais das doenças. Isso não deve ser entendido literalmente, porque existem muitas outras emoções além dessas sete que, por sua vez, frequentemente abrangem outras. Por exemplo, com a emoção "raiva" eu poderia incluir ressentimento, indignação e frustração.

Algumas das emoções que eu poderia considerar que estivessem faltando na lista das sete citadas antes são ciúmes, orgulho, vergonha, culpa, desprezo, desesperança, indignação, humilhação, lamentação, remorso, autodesprezo, rancor e vaidade.

Todas essas emoções também podem causar doenças e a maioria delas poderia acarretar inicialmente estagnação do *Qi*.

Visões diferentes das emoções de acordo com a medicina chinesa e a medicina ocidental

Existe uma diferença de conceito das emoções entre as medicinas chinesa e ocidental. Embora a medicina ocidental também reconheça a interação do corpo com as emoções, sua abordagem é inteiramente diferente da que é adotada pela medicina chinesa. De acordo com a medicina ocidental, o cérebro está no topo da pirâmide corpo–mente. As emoções afetam o sistema límbico do cérebro, os impulsos nervosos descem ao hipotálamo, passam aos centros nervosos simpáticos e parassimpáticos e, por fim, alcançam os órgãos internos. Desse modo, o estímulo neural desencadeado por um problema emocional é transmitido ao órgão pertinente (Figura 20.1).

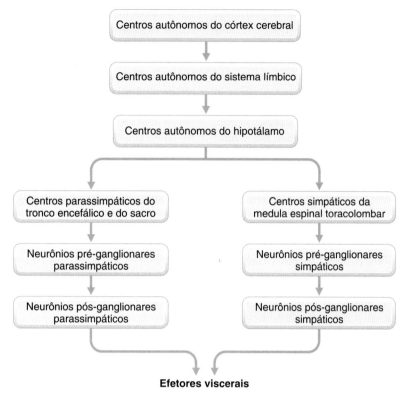

Figura 20.1 Corpo–Mente de acordo com a medicina ocidental.

A visão da medicina chinesa é inteiramente diferente. Corpo–mente não é uma pirâmide, mas um círculo de interações entre os Órgãos Internos e seus aspectos emocionais (Figuras 20.2 e 20.3).

Enquanto a medicina ocidental tende a considerar a influência das emoções nos órgãos como uma função excitatória ou secundária, em vez de ser um fator causal primário de doença, a medicina chinesa entende as emoções como parte integral e inseparável da esfera de ação dos Órgãos Internos e também como causas diretas de doença.

De acordo com a medicina chinesa, a interação do corpo com a mente também é expressa nos Três "Tesouros" – isto é, Essência (*Jing*), *Qi* e Mente (*Shen*) – que foram explicados no Capítulo 3. Essência é a base material do *Qi* e da mente, estabelecendo as bases para uma vida mental e emocional feliz e equilibrada (Figura 20.4).

Quando uma emoção torna-se causa de doença?

O termo chinês que traduzimos como "emoção" é *qing* 情, que está baseado no radical usado para referir-se ao "coração".

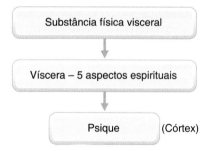

Figura 20.2 Corpo–Mente em medicina chinesa.

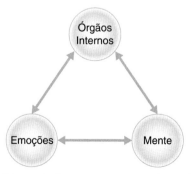

Figura 20.3 Interação do corpo com a mente de acordo com a medicina chinesa.

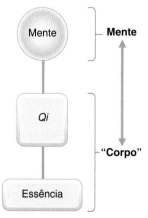

Figura 20.4 Os Três Tesouros como interação Mente–Corpo.

O próprio termo "emoção" não é uma palavra adequada para representar o conceito chinês de causas "emocionais" das doenças. A palavra "emoção" origina-se do latim e refere-se a *e-movere* (i. e., "movimentar para fora"); este termo é usado para indicar qualquer sentimento da mente como algo diferente dos estados cognitivos ou volitivos da consciência. Nesse sentido, o termo "emoção" pode referir-se a qualquer sentimento como medo, alegria, esperança, surpresa, desejo, aversão, prazer, dor etc.: por esta razão, "emoção" não é uma palavra plenamente apropriada para descrever as emoções como elas são entendidas pela medicina chinesa.

É interessante salientar que a palavra usada para indicar um sofrimento mental era originalmente "paixão" em vez de "emoção". O termo "paixão" origina-se do verbo latino *patire*, que significa "sofrer". A palavra "emoção" substituiu "paixão" apenas na época entre Descartes e Rousseau, isto é, entre 1650 e 1750 (o primeiro usou a palavra "paixão", o segundo, o termo "emoção").

Atenção

As emoções tornam-se causas de doença quando "não as possuímos", mas quando elas "nos possuem".

A palavra "paixão" também poderia transmitir mais claramente a ideia de sofrimento mental que o termo "emoção", porque a primeira implica a ideia de alguma coisa que é "sofrida", alguma coisa a que estamos sujeitos. Na verdade, sentimentos como tristeza, medo e raiva tornam-se causas de doença quando eles tomam conta de nossas mentes, quando não mais os possuímos, mas eles "nos possuem". A expressão chinesa que a maioria dos livros chineses usa para descrever a "estimulação" ou a "excitação" produzida pelas emoções é *ci ji* 刺激, na qual *ji* contém o radical de "água" e significa "esparramar ou avolumar" como ocorre com uma onda: isto é, esta palavra denota o avolumar das emoções, como uma onda que nos leva para longe.

Emoções são estímulos mentais que influenciam nossa vida afetiva. Em condições normais, as emoções não causam doença. Dificilmente algum ser humano pode evitar sentir raiva, tristeza, aflição, preocupação ou medo em alguma época de sua vida, mas esses estados não provocam qualquer desarmonia. Por exemplo, a morte de um ente querido provoca um sentimento muito natural de tristeza.

As emoções tornam-se causas de doença apenas quando são muito duradouras ou intensas, ou ambas. Apenas quando permanecemos em algum estado emocional específico por muito tempo (meses ou anos) é que as emoções tornam-se causas de doença: por exemplo, se um familiar ou uma condição de trabalho específica provoca-nos raiva e frustração repetidamente, isso afeta o Fígado e causa uma desarmonia interna. Em alguns casos, as emoções podem tornar-se causas de doença em muito pouco tempo quando são suficientemente intensas: choque é o melhor exemplo de situações desse tipo.

Emoções como causas de doença

A medicina chinesa interessa-se pelas emoções apenas quando elas causam doenças, ou quando elas propriamente são sintomas iniciais de uma doença. A medicina chinesa não ignora as emoções como causas de doença, nem lhes atribui ênfase excessiva a ponto de excluir outras causas.

Em medicina chinesa, as emoções (entendidas como causas de doença) são estímulos mentais que perturbam a Mente (*Shen*), a Alma Etérea (*Hun*) e a Alma Corpórea (*Po*) e, deste modo, alteram o equilíbrio dos Órgãos Internos e a harmonia do *Qi* e do Sangue. Por essa razão, estresse emocional é uma causa interna de doença, que causa danos diretos aos Órgãos Internos. O Capítulo 66 do *Eixo Espiritual* afirma que: "*Alegria e raiva excessivas causam danos aos órgãos Yin ... quando estes órgãos são danificados, a doença está no Yin.*"[1]

As emoções são causas internas de doença, que provocam diretamente uma desarmonia interna: isto contrasta com os fatores climáticos externos, que podem causar uma desarmonia Interna apenas depois de passar pelo estágio de uma desarmonia Externa. Por exemplo, tristeza e mágoa esgotam diretamente o *Qi* do Pulmão e causam deficiência de *Qi* do Pulmão. O Vento externo pode invadir o espaço entre a pele e os músculos (conhecido como "Exterior"), impedir a circulação do *Qi* Defensivo e causar sintomas externos típicos de aversão ao frio e febre. Apenas depois de passar por esse estágio Externo é que o Vento externo pode tornar-se Interno (em geral se transformando em Calor) e esgotar internamente o *Qi* do Pulmão (Figura 20.5).

O Boxe 20.2 resume as emoções como causas das doenças.

Boxe 20.2 Emoções como causas de doença

- Emoções são estímulos mentais que influenciam nossa vida afetiva, mas em condições normais não causam doenças
- As emoções tornam-se causas de doença quando "não as possuímos", mas quando elas "nos possuem"
- As emoções tornam-se causas de doença quando são duradouras ou muito intensas (ou ambas)
- Estresse emocional é uma causa interna de doença, que provoca danos diretos aos Órgãos Internos

Nota clínica

As emoções causam danos diretos aos Órgãos Internos. Fatores patogênicos externos (p. ex., Vento) afetam primeiramente o Exterior (espaço entre a pele e os músculos) e depois os Órgãos Internos (quando eles não são expelidos).

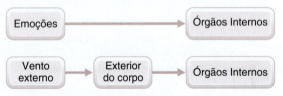

Figura 20.5 Causas internas *versus* externas das doenças.

Interação da mente com o corpo

Um aspecto muito importante da medicina chinesa é que o estado dos Órgãos Internos afeta nosso estado emocional. Por exemplo, quando há deficiência de *Yin* do Fígado (talvez em consequência de fatores alimentares) e isso provoca ascensão do *Yang* do Fígado, o indivíduo pode tornar-se irritável continuamente. Por outro lado, quando um indivíduo sente-se constantemente enraivecido por determinada situação ou com uma outra pessoa em especial, isso pode causar ascensão do *Yang* do Fígado.

No Capítulo 8 do *Eixo Espiritual*, o autor ilustra claramente a relação de reciprocidade entre as emoções e os Órgãos Internos. Vejamos a seguinte citação: "*O medo, a ansiedade e a introspecção do Coração causam danos à Mente ... a preocupação do Baço provoca danos ao Intelecto ... a tristeza e o choque do Fígado danificam a Alma Etérea ... a alegria excessiva do Pulmão causa danos à Alma Corpórea ... a raiva do Rim provoca transtornos da Força de Vontade.*"[2] Por outro lado, mais adiante encontramos que: "*Quando o Sangue do Fígado está deficiente, o indivíduo tem medo, quando está em excesso, ele sente raiva ... Quando o Qi do Coração está deficiente, o indivíduo sente-se triste, quando está em excesso, ele tem comportamento maníaco.*"[3] Esses dois trechos demonstraram inequivocamente que, por um lado, o estresse emocional provoca danos aos Órgãos Internos e, por outro, a desarmonia dos Órgãos Internos causa transtorno emocional.

Como o corpo e a mente formam uma unidade integrada e inseparável, as emoções não apenas podem causar desarmonia, como também podem ser desencadeadas por ela (Figura 20.6). Por exemplo, o estado persistente de medo e ansiedade pode acarretar deficiência dos Rins; por outro lado, quando os Rins tornam-se deficientes (p. ex., por excesso de trabalho), isso pode desencadear um estado de medo e ansiedade. Na prática clínica, é importante ser capaz de distinguir esses dois casos, de forma que possamos orientar e aconselhar nossos pacientes. Em geral, os pacientes sentem-se mais tranquilos quando lhes dizemos que seu estado emocional tem uma base física ou vice-versa, ou quando ouvem que seus sintomas físicos perturbadores são causados por suas emoções. Quando conseguimos estabelecer essa diferença, podemos então tratar a desarmonia adequadamente e orientar nossos pacientes de acordo com a condição existente.

O Boxe 20.3 resume as interações da mente com o corpo.

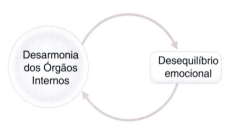

Figura 20.6 Interação Corpo–Mente.

Boxe 20.3 Interação da mente com o corpo

- O estresse emocional causa uma desarmonia dos Órgãos Internos
- A desarmonia dos Órgãos Internos pode causar um desequilíbrio emocional.

Correspondentes positivos das emoções

Cada emoção reflete uma energia mental específica, que pertence ao órgão *Yang* relevante. Na verdade, isso explica por que determinadas emoções afetam um órgão em especial: esse órgão específico já produz determinada energia mental com características específicas e, quando estão sujeitos aos estímulos emocionais, respondem ou "reagem" com uma emoção especial. Desse modo, as emoções não são algo que provém de fora dos Órgãos Internos para atacá-los; os Órgãos Internos já têm uma energia mental positiva, que se transforma em emoções negativas apenas quando são estimulados por determinadas circunstâncias externas.

 Atenção

A natureza de um Órgão Interno "reage" com uma emoção. Cada Órgão Interno tem uma natureza mental positiva, que se transforma em emoções negativas sob influência do estresse emocional gerado pelas circunstâncias da vida.

Por exemplo, porque a raiva afeta o Fígado? Quando consideramos as características do Fígado de permitir movimentos livres, fáceis e rápidos; a tendência do seu *Qi* de ascender; sua correspondência com a Primavera quando a energia *Yang* poderosa irrompe para cima; e sua correspondência com a Madeira com seu movimento expansivo, fica fácil compreender que o Fígado seria afetado pela raiva. Essa emoção com seus rompantes rápidos; a subida do sangue à cabeça que o indivíduo sente quando está com muita raiva; e a qualidade destrutiva e expansiva da raiva assemelham-se no nível afetivo às características do Fígado e da Madeira que foram citadas antes. As mesmas qualidades mentais e afetivas do Fígado, que podem dar origem à raiva e ao ressentimento ao longo de alguns anos, poderiam ser aproveitadas e usadas para o desenvolvimento mental criativo.

▶ Emoções e Órgãos Internos

As emoções levadas em consideração pela medicina chinesa têm variado ao longo dos anos. Na perspectiva da teoria dos Cinco Elementos, o *Clássico de Medicina do Imperador Amarelo* considerava cinco emoções, todas capazes de afetar um órgão *Yin* específico:

- Raiva afeta o Fígado
- Alegria afeta o Coração
- Introspecção afeta o Baço
- Preocupação afeta os Pulmões
- Medo afeta os Rins.

O Capítulo 5 do *Questões Simples* afirma que: "*Raiva prejudica o Fígado, tristeza contrapõe-se à raiva ... alegria causa danos ao Coração, medo contrapõe-se à alegria ... introspecção provoca danos ao Baço, raiva contrapõe-se à introspecção ... preocupação causa danos aos Pulmões, alegria contrapõe-se à preocupação ... medo danifica os Rins, introspecção contrapõe-se ao medo.*"[4] Um aspecto interessante desse trecho é que se afirma que cada emoção contrapõe-se a uma outra de acordo com o Ciclo de Controle dos Cinco Elementos. Por exemplo, medo pertence aos Rins e à Água, a Água controla o Fogo (Coração), a emoção relacionada com o Coração é alegria; por isto, o medo contrapõe-se à alegria. Esse raciocínio suscita algumas ideias interessantes, que certamente são verdadeiras na prática clínica: por exemplo, que "a raiva contrapõe-se à introspecção", ou que "o medo contrapõe-se à alegria" (Figura 20.7).

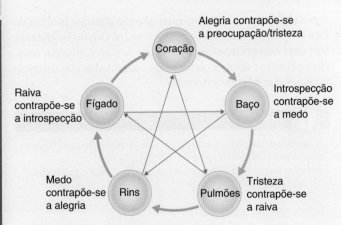

Figura 20.7 Ciclo de Geração e Controle dos Cinco Elementos e seus efeitos nas emoções.

Contudo, essas certamente não são as únicas emoções descritas no *Clássico de Medicina do Imperador Amarelo*. Em outros trechos, tristeza e choque são acrescentados, totalizando 7 emoções.

Efeitos das emoções sobre o Qi

Cada uma das emoções causa determinado efeito no *Qi* e afeta um órgão em especial.

O Boxe 20.4 resume os efeitos das sete emoções nos Órgãos Internos.

Boxe 20.4 As sete emoções e os Órgãos Internos

- Raiva afeta o Fígado
- Alegria afeta o Coração
- Tristeza afeta os Pulmões e o Coração
- Preocupação afeta os Pulmões e o Baço
- Introspecção afeta o Baço
- Medo afeta os Rins
- Choque afeta o Coração.

De acordo com a medicina chinesa, cada emoção causa determinado efeito na circulação do *Qi*. No Capítulo 39 do *Questões Simples*, encontramos que: "*Raiva faz o Qi ascender, alegria retarda a circulação do Qi, tristeza dissolve o Qi, medo faz o Qi descer ... choque dispersa o Qi ... introspecção bloqueia o Qi.*"[5] Em seu *A Treatise on the Three Categories of Causes of Diseases* (1174), o Dr. Chen Yan afirma que: "*Alegria dispersa, raiva ascende, preocupação impede que o Qi circule suavemente, introspecção bloqueia, tristeza torna o Qi apertado, medo faz afundar e choque, movimentar.*"[6]

O efeito de cada emoção no órgão pertinente não deve ser interpretado com rigor exagerado. Existem trechos do *Clássico de Medicina do Imperador Amarelo* que atribuem o efeito das emoções a outros órgãos além dos que foram mencionados. Por exemplo, no Capítulo 28 do *Eixo Espiritual*, encontramos que: "*Preocupação e introspecção agitam o Coração.*"[7] No Capítulo 39 do *Questões Simples*, o autor afirma: "*Tristeza agita o Coração.*"[8]

O efeito de uma emoção também depende de outras circunstâncias e do fato de que a emoção é expressa ou reprimida. Por exemplo, a raiva expressa afeta o Fígado (e provoca ascensão do *Yang* do Fígado), mas a raiva reprimida também

afeta o Coração. Quando ficamos enraivecidos nas horas das refeições (ou tristes, como frequentemente acontece em determinadas famílias), a raiva afeta o Estômago e isso se evidencia por uma qualidade em Corda na posição Média direita do pulso. O efeito de uma emoção também depende do traço constitucional de um indivíduo. Por exemplo, quando o indivíduo tem tendência à fraqueza constitucional do Coração (evidenciada por uma rachadura na linha média da língua, que se estende ao longo de todo o trajeto até sua ponta), o medo afeta o Coração em vez de os Rins.

O Boxe 20.5 resume os efeitos das emoções sobre o *Qi*.

Boxe 20.5 Efeitos das emoções sobre o *Qi*

- Raiva faz o *Qi* ascender
- Alegria retarda a circulação do *Qi*
- Tristeza dissolve o *Qi*
- Preocupação bloqueia o *Qi*
- Introspecção bloqueia o *Qi*
- Medo faz o *Qi* descer
- Choque dispersa o *Qi*. (Figura 20.8)

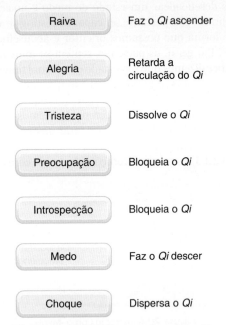

Figura 20.8 Efeitos das emoções sobre o *Qi*.

Todas as emoções afetam o Coração

Além de afetarem diretamente o órgão correspondente, todas as emoções afetam indiretamente o Coração porque esse órgão abriga a Mente. Por ser responsável pela consciência e pela cognição, apenas o Coração pode reconhecer e sentir o efeito da tensão emocional. Fei Bo Xion (1800-1879) colocou isso de forma muito clara quando afirmou: "*As sete emoções causam danos seletivos aos 5 órgãos Yin, mas todas afetam o Coração. Alegria provoca danos ao Coração... Raiva danifica o Fígado, que não consegue reconhecer a raiva, mas o Coração pode e, por isto, essa emoção afeta tanto o Fígado quanto o Coração. A preocupação causa danos aos Pulmões, embora eles não consigam reconhecê-la, mas o Coração pode e, por essa razão, essa emoção* afeta tanto os Pulmões quanto o Coração. A introspecção provoca danos ao Baço, embora ele não possa reconhecê-la, mas o Coração pode e, por esta razão, essa emoção afeta tanto o Baço quanto o Coração."[9]

No livro *Principles of Medical Practice* (1658), Yu Chang afirmou que: "*Preocupação agita o Coração e tem repercussões nos Pulmões; introspecção agita o Coração e tem repercussões no Baço; raiva agita o Coração e tem repercussões no Fígado; medo agita o Coração e tem repercussões nos Rins. Portanto, todas as cinco emoções [inclusive alegria] afetam o Coração.*"[10]

O Capítulo 28 do *Eixo Espiritual* também afirma que todas as emoções afetam o Coração: "*O Coração é o Mestre dos 5 órgãos Yin e dos 6 órgãos Yang ... tristeza, choque e preocupação agitam o Coração; quando esse órgão é agitado, os 5 órgãos Yin e os 6 órgãos Yang são abalados.*"[11] Os textos chineses claramente defendem a ideia de que todas as emoções afetam o Coração, porque os caracteres usados para descrever 6 das 7 emoções estão baseados no radical do "coração". Esse provavelmente é o aspecto mais importante das funções do Coração e a razão principal por que ele é comparado com um "monarca".

O fato de que todas as emoções afligem o Coração também explica por que a ponta vermelha da língua – que indica Fogo de Coração – é observada tão comumente, mesmo quando há problemas emocionais relacionados com outros órgãos. A Figura 20.9 ilustra o conceito de que todas as emoções afetam o Coração (linhas contínuas), bem como seus órgãos correspondentes (linhas pontilhadas).

> **Nota clínica**
>
> Como todas as emoções afetam o Coração, eu praticamente sempre uso o ponto C-7 *Shenmen* (além de outros pontos) para tratar problemas emocionais.

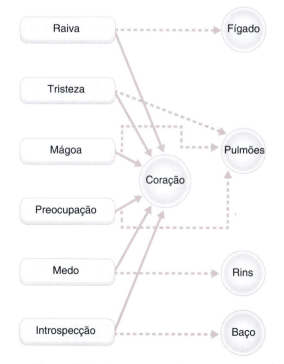

Figura 20.9 Todas as emoções afetam o Coração.

> **Atenção**
>
> Todas as emoções afetam o Coração.

Efeitos das emoções no corpo

O primeiro efeito do estresse emocional no corpo é alterar a circulação homogênea e a direção apropriada do *Qi*. O *Qi* não é substancial e a Mente – com suas energias mentais e emocionais – é o tipo mais imaterial de *Qi*. Por essa razão, é natural que o estresse emocional que afeta a Mente dificulte a circulação do *Qi* e, antes de qualquer coisa, desregule o Mecanismo do *Qi* (Figura 20.10).

Ainda que cada emoção tenha um efeito específico sobre o *Qi* (p. ex., raiva faz o *Qi* ascender, tristeza esgota o *Qi* etc.), todas as emoções tendem a causar alguma estagnação do *Qi* depois de algum tempo. Mesmo as emoções que esgotam o *Qi* (p. ex., tristeza) podem causar esse efeito porque, quando o *Qi* está deficiente, ele não pode circular adequadamente e, por esta razão, pode tender à estagnação. Por exemplo, a tristeza esgota o *Qi* do Pulmão do tórax: o *Qi* deficiente do tórax não consegue circular adequadamente e provoca certa estagnação do *Qi* nessa área (Figura 20.11).

> **Atenção**
>
> Todas as emoções tendem a causar estagnação do *Qi*, mesmo as que (p. ex., tristeza) esgotam o *Qi*.

Quando o *Qi* fica estagnado, com o tempo ele pode causar estase do Sangue, especialmente nas mulheres. A estase do Sangue afeta especialmente o Coração, o Fígado e o Útero.

A estagnação do *Qi* também pode gerar Calor e, ao longo do tempo, a maioria das emoções pode formar Calor ou Fogo. Em medicina chinesa, existe o seguinte ditado: "As cinco emoções podem transformar-se em Fogo." Isso ocorre porque a maioria das emoções pode causar estagnação do *Qi* e, quando ele fica comprimido dessa forma por um período longo, ele gera Calor, assim como a temperatura de um gás aumenta quando sua pressão é elevada.

Por essa razão, quando alguém teve problemas emocionais por um período longo, frequentemente ele tem sinais de Calor, que pode estar no Fígado, no Coração, nos Pulmões ou nos Rins (no caso deste último órgão, Calor-Vazio). Isso é evidenciado comumente na língua, que se torna vermelha ou vermelho-escura e seca, possivelmente com a ponta avermelhada. Ponta da língua vermelha é um sinal muito comum na prática clínica e sempre é um indicador confiável de que o paciente está submetido a algum estresse emocional.

Com o tempo, o Calor pode transformar-se em Fogo, que é mais intenso, causa mais ressecamento e afeta mais a Mente. Por essa razão, com o tempo, o estresse emocional pode formar Fogo que, por sua vez, perturba a Mente e causa agitação e ansiedade.

Com o transcorrer do tempo, a perturbação do *Qi* causada pelas emoções pode resultar na formação de Fleuma. Como o movimento adequado do *Qi* na direção certa (de acordo com o Mecanismo do *Qi*) é essencial à transformação, ao transporte e à excreção dos líquidos, a desregulação do movimento do *Qi*

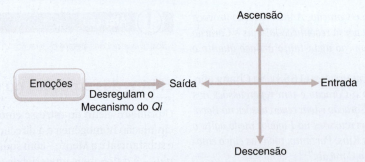

Figura 20.10 Desregulação do Mecanismo do *Qi* pelo estresse emocional.

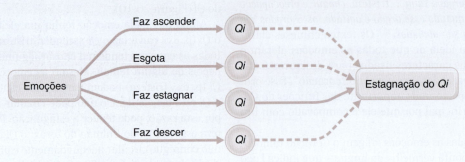

Figura 20.11 Estagnação do *Qi* resultante do estresse emocional.

pode resultar na formação de Fleuma. Por sua vez, a Fleuma obstrui os orifícios da Mente e torna-se uma causa adicional de desequilíbrios mentais e emocionais.

O Boxe 20.6 descreve os efeitos do estresse emocional no corpo.

> **Boxe 20.6 Efeitos do estresse emocional**
> - Estagnação do *Qi*
> - Estase do Sangue
> - Calor
> - Fogo
> - Fleuma

 Atenção

Lembre-se! As emoções não causam estagnação do *Qi* apenas no Fígado. Elas podem provocar estagnação do *Qi* na maioria dos órgãos, especialmente no Coração e nos Pulmões.

Raiva

Talvez mais que qualquer outra emoção, o termo "raiva" deve ser interpretado em sentido muito amplo de forma a incluir vários outros estados emocionais relacionados, inclusive ressentimento, raiva reprimida, irritabilidade, frustração, ira, ódio, indignação, animosidade ou amargura.

Quando persistem por muito tempo, todos esses estados emocionais podem afetar o Fígado e causar estagnação do *Qi* do Fígado ou do Sangue do Fígado, fazendo o *Yang* do Fígado ascender ou o Fogo de Fígado incendiar. Essas são as três desarmonias mais comuns do Fígado, que se originam dos problemas emocionais mencionados antes.

A raiva (entendida em seu sentido amplo descrito antes) faz o *Qi* ascender e alguns dos sinais e sintomas evidenciam-se na cabeça e no pescoço, inclusive cefaleias, tontura, tinido, rigidez de nuca, manchas vermelhas na parte anterior do pescoço ou rubor facial. Cefaleia é um dos sintomas causados mais comumente pela raiva (Figura 20.12).

O Capítulo 8 do *Eixo Espiritual* afirma que: "*Raiva causa confusão mental.*"[12] No Capítulo 39 do *Questões Simples*, encontramos que: "*Raiva faz o Qi ascender e provoca vômitos de Sangue e diarreia.*"[13] Essa emoção causa vômitos de Sangue porque faz o *Qi* do Fígado e o *Yang* do Fígado ascender e provoca diarreia porque leva o *Qi* do Fígado a invadir o Baço. O Capítulo 3 do *Questões Simples* afirma que: "*Raiva profunda corta o corpo e o Qi, o Sangue fica estagnado na parte superior e o indivíduo pode ter uma síncope.*"[14]

O efeito da raiva no Fígado depende, por um lado, da reação do indivíduo ao estímulo emocional e, de outro, dos demais fatores coexistentes. Quando a raiva é acumulada, ela provoca

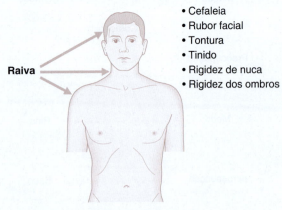

Figura 20.12 Efeitos da raiva.

estagnação do *Qi* do Fígado, enquanto a raiva expressa causa ascensão do *Yang* do Fígado e incendeia o Fogo de Fígado. Nas mulheres, a estagnação do *Qi* do Fígado pode facilmente causar estase do Sangue do Fígado. Quando um paciente sofre de algum tipo de deficiência do *Yin* do Rim (talvez por excesso de trabalho), seu *Yang* do Fígado ascende. Por outro lado, quando o indivíduo tem tendência a formar Calor (talvez por ingestão exagerada de alimentos quentes), ele tende a incendiar o Fogo de Fígado.

A raiva nem sempre se manifesta exteriormente por rompantes de raiva, irritabilidade, gritos, rubor facial etc. Alguns indivíduos carregam a raiva guardada dentro de si por anos, sem a manifestar sequer uma vez. A depressão de longa duração pode ser especialmente devida à raiva ou ao ressentimento reprimido. Como o indivíduo está muito deprimido, ele pode parecer muito abatido e pálido e falar lentamente com voz baixa, todos sinais que poderiam estar associados à deficiência de *Qi* e Sangue em consequência de tristeza ou mágoa. Entretanto, quando a causa da doença é raiva em vez de tristeza, o pulso e a língua demonstram isto claramente: o pulso é Cheio e em Corda, enquanto a língua é Vermelha com as bordas mais avermelhadas e uma saburra amarelada e seca. Esse tipo de depressão é causado mais provavelmente por ressentimento de longa duração, geralmente dirigido a um membro da família desse paciente.

Em alguns casos, a raiva pode afetar outros órgãos, especialmente o Estômago. Isso pode ser atribuído à invasão do Estômago pelo *Qi* do Fígado estagnado. Essa condição é mais provável quando o indivíduo fica enraivecido durante as refeições, fato que pode ocorrer quando as refeições da família tornam-se ocasiões de discussões frequentes. Isso também acontece quando há fraqueza preexistente do Estômago porque, nesses casos, a raiva pode afetar esse órgão sem envolver o Fígado.

Quando o indivíduo fica frequentemente enraivecido uma ou duas horas depois das refeições, a raiva afeta os Intestinos em vez de o Estômago. Isso acontece, por exemplo, quando o indivíduo dirige-se diretamente de volta ao seu trabalho estressante e frustrante depois do almoço. Nesse caso, o *Qi* do Fígado estagnado invade os Intestinos e causa dor e distensão abdominais e alternância de constipação intestinal com diarreia.

Por fim, como ocorre com todas as outras emoções, a raiva também afeta o Coração. Esse órgão também é especialmente suscetível à raiva porque, na perspectiva da teoria dos Cinco Elementos, o Fígado é a mãe do Coração e comumente o Fogo de Fígado é transmitido a este último órgão, acarretando a formação de Fogo de Coração. A raiva faz com que o Sangue aflua em grandes quantidades ao Coração. Com o tempo, isso resulta em Calor no Sangue, que afeta o Coração e, consequentemente, a Mente. A raiva tende a afetar o Coração, especialmente quando o indivíduo frequentemente caminha um pouco, anda apressadamente ou se exercita.

Desse modo, em geral a raiva afeta primariamente o Fígado e pode causar estagnação do *Qi* do Fígado ou ascensão do *Yang* do Fígado. Ao aconselhar pacientes sobre como lidar com sua raiva, devemos salientar que, se ela tem causado estagnação do *Qi* do Fígado, a expressão da raiva pode ser útil. Contudo, quando a raiva tem causado ascensão do *Yang* do Fígado, sua expressão geralmente é inútil: é muito tarde para isto e a manifestação violenta da raiva pode apenas causar mais ascensão do *Yang* do Fígado.

A língua fornece uma indicação clara quanto ao padrão envolvido quando raiva é o fator causador. Quando há estagnação de *Qi* do Fígado, a língua pode não ter qualquer alteração, a menos que a estagnação seja intensa e duradoura, pois nesses casos as bordas laterais podem ser ligeiramente avermelhadas. Quando há estase de Sangue do Fígado, as bordas laterais da língua podem ser arroxeadas (Figura 20.13). Nos casos de Fogo de Fígado, a língua é vermelha, as bordas são mais avermelhadas e há uma saburra amarelada (Figura 20.14).

Por fim, o pulso também é um indício importante quando a raiva é a causa da doença. Em minha opinião, quando a doença é causada pela raiva, o pulso é em Corda: quando isto não acontece, a raiva não é a causa da doença.

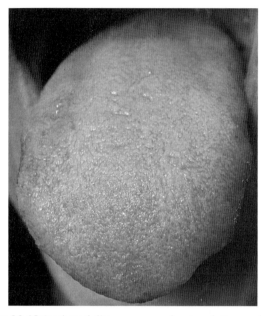

Figura 20.13 Condição da língua nos casos de estase do Sangue do Fígado. (Esta figura encontra-se reproduzida em cores no Encarte.)

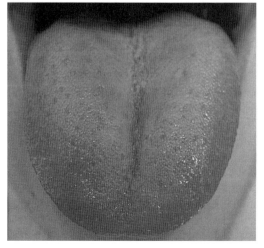

Figura 20.14 Condição da língua nos casos de Fogo de Fígado. (Esta figura encontra-se reproduzida em cores no Encarte.)

O Boxe 20.7 resume os efeitos da raiva.

Boxe 20.7 Raiva

- Afeta o Fígado
- Causa ascensão do *Qi*
- Sintomas: cefaleia, tontura, tinido, rubor facial, rigidez de nuca
- Pode causar estagnação do *Qi* do Fígado (quando a raiva é reprimida) ou ascensão do *Yang* do Fígado e Fogo de Fígado
- A raiva pode afetar o Estômago e os Intestinos
- Pulso em Corda.

Atenção

Quando raiva é a causa da doença, o pulso é em Corda; quando o pulso não é em Corda, então a causa não é raiva!

Nota clínica

O ponto F-3 *Taichong* é uma boa opção para lidar com a raiva.

Alegria

Como ocorre com a "raiva", o termo "alegria" também deve ser interpretado em seu sentido amplo. Evidentemente, alegria não é propriamente uma causa de doença. Na verdade, no Capítulo 39 do *Questões Simples*, encontramos que: "*A alegria torna a Mente pacífica e relaxada, beneficia o Qi Nutritivo e Defensivo e faz o Qi relaxar e arrefecer.*"[15]

No Capítulo 2 desse mesmo livro, há a seguinte citação: "*O Coração ... controla a Alegria; a Alegria causa danos ao Coração; o Medo contrabalança a Alegria.*"[16] No Capítulo 8 do *Eixo Espiritual*, encontramos que: "*Alegria excessiva dispersa a Mente para fora de sua residência.*"[17]

O que se quer dizer com "alegria" como causa de doença certamente não é um estado de contentamento saudável, mas de excitação excessiva e desejo intenso, que pode causar danos ao Coração. Em minha opinião, quando penso sobre os pacientes ocidentais, a expressão "estimulação excessiva" provavelmente é a melhor interpretação da "alegria" como causa emocional de doença. Isso também é comparável ao "desejo" como causa de doenças, fato que é ressaltado pelas três filosofias chinesas principais, ou seja, confucianismo, taoismo e budismo.

A estimulação excessiva perturba a Mente (*Shen*) e pode até mesmo a deslocar do Sangue do Coração. Quando analisamos nosso estilo de vida moderno, encontramos inúmeros fatores que acarretam estimulação excessiva, inclusive álcool, drogas ilícitas, propaganda, ambição e até mesmo sexo. A estimulação excessiva do Coração pode acarretar Fogo de Coração ou Calor-Vazio no Coração, dependendo da condição subjacente.

Estimulação excessiva é um dos aspectos da "alegria" emocional que provoca o Fogo Ministerial que, por sua vez, perturba a Mente.

Em seu sentido mais amplo, a alegria descrita antes torna o Coração maior. Isso provoca estimulação excessiva do Coração que, por sua vez, pode causar sinais e sintomas relacionados com esse órgão. Isso pode afastar-se um pouco dos padrões clássicos do Coração. As manifestações principais poderiam ser palpitações, excitabilidade exagerada, insônia, inquietude, logorreia e língua com ponta avermelhada (Figura 20.15). Nos casos típicos, o pulso é lento, ligeiramente Transbordante, mas Vazio na posição Anterior esquerda.

A alegria também pode ser evidenciada como causa de doença quando é repentina; isto acontece, por exemplo, quando um indivíduo ouve boas notícias inesperadamente. Nessa condição, a "alegria" é comparável ao choque. Fei Bo Xiong (1800-1879), em seu livro *Medical Collection from Four Families from Meng He*, afirma que: "*Alegria causa danos ao Coração ... [ela faz] Yang Qi flutuar e os vasos sanguíneos tornam-se muito abertos e dilatados.*"[18]

Nesses casos de alegria e excitação repentinas, o Coração dilata, a frequência cardíaca diminui e o pulso torna-se lento e ligeiramente Transbordante, ainda que Vazio. De forma a entender isso, pode-se pensar na condição muito frequente na qual uma crise de enxaqueca pode ser desencadeada pela excitação repentina por ouvir boas notícias.[19] Outro exemplo de alegria como causa de doença é quando o riso descontrolado repentino desencadeia um ataque cardíaco; este exemplo também confirma a relação existente entre o Coração e o riso.

Por fim, também podemos ter uma ideia do que é a alegria como emoção que causa excitação excessiva nas crianças, nas quais o excesso de estimulação geralmente termina em lágrimas.

O Boxe 20.8 resume os efeitos da alegria.

Boxe 20.8 Alegria

- Afeta o Coração
- Retarda da circulação do *Qi*
- O termo "alegria" deve ser interpretado como estimulação excessiva
- Sintomas: palpitações, excitabilidade exagerada, insônia, inquietude, língua com ponta avermelhada
- Alegria repentina é semelhante ao choque.

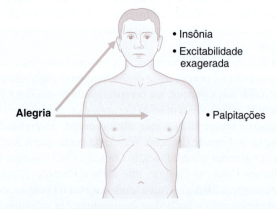

Figura 20.15 Efeitos da alegria.

Tristeza

A tristeza enfraquece os Pulmões, mas também afeta o Coração. Na verdade, de acordo com o *Questões Simples*, a tristeza afeta os Pulmões por meio do Coração. No Capítulo 39, o autor afirma: "*A tristeza torna o Coração contraído e agitado; isto o empurra na direção dos lobos dos Pulmões, o Aquecedor Superior torna-se obstruído, o Qi Nutritivo e Defensivo não consegue circular livremente e Calor acumula-se e dissolve o Qi.*"[20] Portanto, de acordo com essa citação, a tristeza afeta primariamente o Coração e os Pulmões sofrem a consequência, porque Coração e Pulmões fazem parte do Aquecedor Superior.

A tristeza inclui emoções como mágoa e remorso, como ocorre quando alguém se arrepende de determinada ação ou decisão no passado e a Mente é atraída constantemente àquela época.

Os Pulmões governam o *Qi* e a tristeza esgota o *Qi*. Isso comumente se evidencia no pulso por fraqueza nas posições Frontais (Coração e Pulmões). Em termos mais específicos, o pulso não forma uma "onda" e não flui suavemente na direção do dedo polegar.

A tristeza causa deficiência de *Qi* do Pulmão e pode evidenciar-se por vários sintomas, inclusive dificuldade de respirar, sensação de desconforto no peito, depressão ou choro (Figura 20.16). Nas mulheres, a deficiência de *Qi* do Pulmão pode causar deficiência de Sangue e amenorreia.

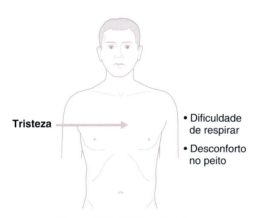

Figura 20.16 Efeitos da tristeza.

Caso clínico 20.1

Uma mulher de 63 anos queixava-se de ansiedade, depressão, sudorese noturna, sensação de calor nas palmas e no peito e insônia (ela acordava várias vezes durante a noite). A língua estava seca e não tinha saburra. O pulso era Flutuante e Vazio, especialmente na posição anterior, sem formar uma onda.

Ao ser interrogada, a paciente disse que lhe parecia que todos os seus sintomas começaram depois de três mortes na família (sua mãe, seu pai e seu marido) em curto espaço de tempo. Nesse caso, a tristeza profunda tinha "dissolvido" o *Qi* do Pulmão e, depois de algum tempo, isso evoluiu para deficiência de *Yin* do Pulmão. Isso era evidente na transpiração noturna, no pulso Flutuante-Vazio, na sensação de calor nas palmas e no peito e pela língua sem saburra.

Embora tristeza e mágoa esgotem o *Qi* e, consequentemente, causem deficiência de *Qi*, essas emoções também podem – depois de algum tempo – causar estagnação do *Qi*, porque o *Qi* do Pulmão e o *Qi* do Coração deficientes não conseguem circular adequadamente no tórax.

Como foi mencionado antes, todas as emoções podem afetar outros órgãos além do seu "órgão específico". Por exemplo, no Capítulo 8 do *Eixo Espiritual*, encontramos que o Fígado pode ser prejudicado por tristeza em vez de raiva: "*Quando a tristeza afeta o Fígado, ela causa danos à Alma Etérea; isto provoca confusão mental ... Yin é danificado, os tendões contraem e há desconforto no hipocôndrio.*"[21] Nesse caso, a tristeza pode afetar naturalmente a Alma Etérea (*Hun*) e, consequentemente, o Sangue do Fígado e o *Yin* do Fígado. A tristeza tem efeito esgotador no *Qi* e, por esta razão, algumas vezes causa depleção do *Yin* do Fígado e acarreta confusão mental, depressão, falta de sensação de direção na vida e incapacidade de planejar a própria vida.

Caso clínico 20.2

Uma mulher de 40 anos estava em condição de muito estresse em consequência do seu divórcio, que lhe causara profunda tristeza. Ela chorava frequentemente e sentia-se sem direção, questionando seu papel nos seus relacionamentos com homens; a paciente estava em uma encruzilhada de sua vida e não sabia qual direção tomar. Ela não dormia bem e seu pulso era Áspero.

Esse caso é um exemplo claro de tristeza afetando o Fígado e, consequentemente, a Alma Etérea (*Hun*). A paciente foi tratada e melhorou muito com os pontos do Vaso de Conexão *Yin* (*Yin Wei Mai*) (PC-6 *Neiguan* à direita e BP-4 *Gongsun* à esquerda) e B-23 *Shenshu*, B-52 *Zhishi* e B-47 *Hunmen*.

Por fim, o Dr. Shen acreditava que a mágoa não expressa e guardada sem lágrimas afeta os Rins. De acordo com esse autor, quando a mágoa é guardada sem chorar, os líquidos não podem sair (na forma de lágrimas) e interferem com o metabolismo dos fluidos nos Rins. Isso poderia acontecer apenas quando a mágoa é guardada por muitos anos.

O Boxe 20.9 resume os efeitos da tristeza.

Boxe 20.9 Tristeza

- Afeta os Pulmões e o Coração
- Dissolve o *Qi*
- Sintomas: dificuldade de respirar, cansaço, sensação de desconforto no peito, depressão ou choro
- Em alguns casos, pode esgotar o Sangue do Fígado (apenas nas mulheres).

Nota clínica

O ponto P-7 *Lieque* é uma boa opção para tratar a tristeza.

Preocupação

Preocupação é uma das causas emocionais mais comuns de doença em nossa sociedade. As mudanças sociais radicais e extremamente rápidas que ocorreram nas sociedades ocidentais ao longo das últimas décadas acarretaram um clima de tamanha insegurança em todas as esferas da vida, que apenas um sábio taoísta poderia deixar de preocupar-se! Evidentemente, também existem indivíduos que, em razão de uma desarmonia preexistente dos Órgãos Internos, são muito suscetíveis à preocupação, mesmo que estejam relacionados com incidentes banais da vida. Por exemplo, alguns indivíduos parecem muito tensos e preocupados. Com a investigação detalhada de suas condições de trabalho e de sua vida familiar, geralmente não se consegue evidenciar algo digno de nota. Esses indivíduos simplesmente se preocupam em excesso com as atividades cotidianas triviais e tendem a fazer tudo apressadamente e pressionados pelo tempo. Isso pode ser atribuído a uma fraqueza constitucional do Baço, do Coração ou dos Pulmões, ou a uma combinação destes.

A preocupação bloqueia o Qi e isto significa que causa estagnação do Qi e afeta os Pulmões e o Baço: os Pulmões porque, quando alguém está preocupado, a respiração é superficial; o Baço porque este órgão é responsável pelo pensamento e pelas ideais. O Capítulo 8 do *Eixo Espiritual* confirma que a preocupação bloqueia o Qi: "*A preocupação causa obstrução do Qi, de forma que ele fica estagnado.*"[22]

A preocupação também pode afetar o Baço e o Capítulo 8 do *Eixo Espiritual* confirma isto: "*No caso do Baço, a preocupação excessiva provoca danos ao Intelecto [Yi].*"[23] Preocupação é o correspondente patológico da atividade mental do Baço na geração das ideias. Em alguns casos, a preocupação também pode afetar o Fígado em consequência da estagnação dos Pulmões que, de acordo com a teoria dos Cinco Elementos, é representada por Metal agredindo Madeira. Quando isso acontece, o pescoço e os ombros ficam tensos e tornam-se rígidos e doloridos.

Os sinais e sintomas causados pela preocupação variam, dependendo se ela afeta os Pulmões ou o Baço. Quando a preocupação afeta os pulmões, ela causa sensação desconfortável no peito, falta de ar discreta, tensão nos ombros, tosse seca em alguns casos, voz fraca, suspiros e palidez cutânea (Figura 20.17). A posição Anterior direita do pulso (referida aos Pulmões) pode parecer ligeiramente Tensa ou em Corda, indicando a ação bloqueadora da preocupação sobre o Qi.[24]

Quando a preocupação afeta o Baço, ela pode causar falta de apetite, desconforto epigástrico discreto, certo grau de dor e distensão abdominais, cansaço e palidez cutânea. O pulso parece ligeiramente Tenso, mas Fraco na posição Média direita (Baço). Quando a preocupação também afeta o Estômago (isto acontece quando o indivíduo preocupa-se durante as refeições), o pulso pode ser Fraco-Flutuante na posição Média direita.

Por fim, assim como ocorre com todas as emoções, a preocupação afeta o Coração e provoca estagnação do Qi do Coração. Isso provoca palpitações, sensação de aperto suave no peito e insônia.

Preocupação é o correspondente emocional da energia mental do Baço, que é responsável pela concentração e memorização. Quando o Baço está saudável, podemos concentrar-nos e focar nossa atenção no objeto de estudo ou trabalho; quando está afetada pela preocupação, o mesmo tipo de energia mental leva o indivíduo a pensar, ruminar e preocupar-se constantemente com determinados eventos da vida.

O Boxe 20.10 resume os efeitos da preocupação.

Boxe 20.10 Preocupação

- Afeta os Pulmões e o Baço
- Bloqueia o Qi
- Sintomas (Pulmões): sensação de desconforto no peito, discreta dificuldade de respirar, tensão nos ombros, tosse seca, voz fraca, suspiros e palidez cutânea
- Sintomas (Baço): falta de apetite, desconforto epigástrico suave, distensão abdominal, cansaço e palidez cutânea

Nota clínica

O ponto P-7 *Lieque* é uma boa opção para lidar com preocupação.

Introspecção

A introspecção é muito semelhante à preocupação em sua natureza e seus efeitos. Essa emoção consiste em ruminar e pensar constantemente sobre determinados eventos ou pessoas (ainda que não seja preocupação); ansiar nostalgicamente o passado; e geralmente pensar intensamente sobre a vida, em vez de simplesmente viver. Nos casos extremos, a introspecção causa pensamentos obsessivos. Em outro sentido, a introspecção também inclui esforço mental excessivo no processo de trabalhar ou estudar.

A introspecção afeta o Baço e, como também ocorre com a preocupação, causa bloqueio do Qi. No Capítulo 39 do *Questões Simples*, encontramos que: "*A introspecção causa acumulação [de Qi] no Coração e faz a Mente convergir: o Qi Vertical estabelece-se e não se movimenta e, portanto, causa estagnação do Qi.*"[25] Por essa razão, a introspecção causa sintomas semelhantes aos que foram descritos antes com referência à preocupação. Além disso, essa emoção causa desconforto epigástrico discreto e outra diferença está em que o pulso do lado direito não apenas parece ligeiramente Tenso, mas não forma uma "onda" (ver diagnóstico pelo pulso no Capítulo 25).[26] No caso da introspecção, o pulso não forma uma onda apenas na posição Média direita. Pulso sem onda nas posições Anterior e Média indica tristeza.

A introspecção afeta o Coração e provoca estagnação do Qi nesse órgão, com sinais e sintomas como palpitações, sensação suave de aperto no peito e insônia (Figura 20.18).

A energia mental positiva correspondente à introspecção é a contemplação tranquila e a meditação. A mesma energia mental que nos torna capazes de meditar e contemplar, quando está em excesso ou é mal dirigida, causa introspecção, "ruminação" ou até mesmo pensamentos obsessivos.

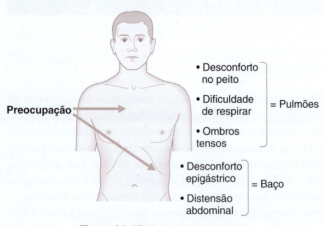

Figura 20.17 Efeitos da preocupação.

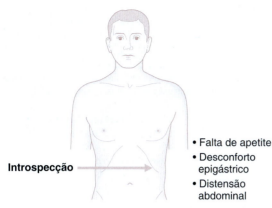

Figura 20.18 Efeitos da introspecção.

O Boxe 20.11 resume os efeitos da introspecção.

Boxe 20.11 Introspecção

- Afeta o Baço
- Bloqueia o Qi
- Sintomas: falta de apetite, desconforto epigástrico suave, distensão abdominal, cansaço e palidez cutânea.

Nota clínica

O ponto BP-3 *Taibai* é uma boa opção para lidar com a introspecção.

Medo

O medo inclui um estado crônico de medo e ansiedade e também um susto repentino. O medo esgota o Qi do Rim e provoca sua descensão. No Capítulo 39 do *Questões Simples*, encontramos que: "*O medo esgota a Essência, bloqueia o Aquecedor Superior e provoca a descensão do Qi para o Aquecedor Inferior.*"[27] Exemplos de descensão do Qi são enurese noturna das crianças e incontinência de urina ou diarreia dos adultos depois de um susto repentino (Figura 20.19). Enurese noturna é um problema comum nas crianças e, em geral, é causada por medo ou sensação de insegurança da criança em razão de alguma dificuldade familiar. As situações de ansiedade e medo crônicos têm efeitos diferentes no Qi, dependendo do estado do Coração.

Contudo, nos adultos, o medo e a ansiedade crônica causam mais comumente deficiência do Yin do Rim e ascensão do Calor-Vazio dentro do Coração, com sensação de calor na face, sudorese noturna, palpitações e ressecamento da boca e da garganta.

Quando o Coração é forte, ele provoca a descensão do Qi, mas quando esse órgão é fraco, ele causa ascensão do Qi na forma de Calor-Vazio. Isso é mais comum nos indivíduos idosos e nas mulheres, porque o medo e a ansiedade enfraquecem o Yin do Rim e provocam Calor-Vazio no Coração com sintomas como palpitações, insônia, sudorese noturna, ressecamento da boca, rubor malar e pulso Rápido.

Existem outras causas de medo, que não estão relacionadas com os Rins. A deficiência de Sangue do Fígado e a deficiência da Vesícula Biliar também podem tornar o indivíduo medroso.

O Boxe 20.12 resume os efeitos do medo.

Boxe 20.12 Medo

- Afeta os Rins
- Provoca a descensão do Qi
- Sintomas: enurese noturna, incontinência urinária, diarreia
- Em alguns casos, pode provocar a ascensão do Qi: palpitações, insônia, sudorese noturna, boca seca e rubor malar.

Nota clínica

O ponto R-9 *Zhubin* é uma boa opção para tratar o medo.

Choque

O choque mental "suspende" o Qi e afeta o Coração e os Rins. Isso provoca esgotamento súbito do Qi do Coração, torna o Coração menor e pode causar palpitações, dificuldade de respirar e insônia (Figura 20.20). Isso frequentemente se evidencia no pulso com a chamada qualidade "Móvel": isto é, um pulso curto, escorregadio, com formato semelhante a um feijão, rápido, produzindo a impressão de que vibra à medida que pulsa.

No Capítulo 39 do *Questões Simples*, encontramos que: "*O choque afeta o Coração e, porque fica privada de sua residência, a Mente não tem abrigo e não consegue descansar, razão pela qual o Qi torna-se caótico.*"[28]

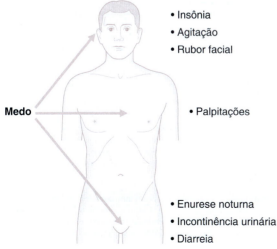

Figura 20.19 Efeitos do medo.

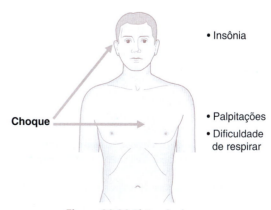

Figura 20.20 Efeitos do choque.

O choque também "fecha" o Coração ou faz com que ele fique menor. Isso pode ser observado pela tonalidade azulada na fronte e pelo pulso do Coração, que é Tenso e Fino.

O Boxe 20.13 resume os efeitos do choque.

Boxe 20.13 Choque

- Afeta o Coração
- Dispersa o *Qi*
- Sintomas: palpitações, dificuldade de respirar, insônia e pulso Móvel.

Nota clínica

O ponto C-7 *Shenmen* é uma boa opção para lidar com o choque.

Resultados do aprendizado

Neste capítulo, você aprendeu:

- A importância em medicina chinesa do conceito de corpo, mente e emoções como um todo integrado, no qual as emoções fazem parte da esfera de ação dos Órgãos Internos
- A diferença entre os conceitos de emoção sob as óticas das medicinas ocidental e chinesa
- Os problemas de usar o termo "emoção" para indicar o conceito chinês de causas "emocionais" de doença
- Que as emoções tornam-se causas de doença quando são prolongadas ou muito intensas
- Como as emoções, ao contrário das causas externas, provocam diretamente desarmonias internas
- A importância da relação recíproca entre as emoções e os Órgãos Internos: o estresse emocional provoca danos aos Órgãos Internos; a desarmonia dos Órgãos Internos causa desequilíbrio emocional
- O papel das energias mentais positivas produzidas pelos Órgãos Internos, que "refletem" nas emoções como uma reação aos eventos da vida
- Os efeitos diferentes produzidos pelas diversas emoções na circulação do *Qi*
- Que todas as emoções afetam o Coração e também seus órgãos respectivos
- A tendência de que todas as emoções causem estagnação do *Qi* e, consequentemente, estase de Sangue, Calor, Fogo ou Fleuma
- Os efeitos da raiva no *Qi* e nos outros órgãos
- Os efeitos da "alegria" no Coração
- Os efeitos esgotadores e estagnantes da tristeza no *Qi* do Pulmão e no *Qi* do Coração
- Os efeitos da preocupação nos Pulmões e no Baço
- Os efeitos da introspecção, que bloqueia o *Qi* e afeta o Baço
- Os efeitos do medo, que provoca a descensão do *Qi* e afeta os Rins
- Os efeitos do choque, que dispersa o *Qi* e afeta o Coração.

Questões de autoavaliação

1. Qual efeito a raiva produz no *Qi*?
2. Qual emoção provoca descensão do *Qi*?
3. Por que a língua com ponta avermelhada é comum nos pacientes com problemas emocionais relacionados com outros órgãos?
4. Explique o dito: "As cinco emoções podem transformar-se em Fogo".
5. Cite três sintomas que poderiam resultar da ascensão do *Qi* causada pela raiva.
6. Cite três sintomas que poderiam ser causados pela excitação excessiva afetando o Coração.
7. Complete a sentença: "A tristeza _____ o *Qi* e afeta o _____ e os _____."
8. Um paciente que se preocupa excessivamente também se queixa de falta de apetite, distensão abdominal e cansaço. Qual efeito sua preocupação tem no seu *Qi* e nos Órgãos Internos?
9. Como o medo e a ansiedade crônica poderiam causar sintomas como palpitações, insônia, sudorese noturna e ressecamento da boca de um paciente idoso?
10. Como o choque poderia evidenciar-se no pulso?

Ver respostas no Apêndice 6.

Notas

1. 1981 *Spiritual Axis* (*Ling Shu Jing* 灵枢经), People's Health Publishing House, Beijing, publicado originalmente c.100 a.C., p. 121. É interessante que as causas emocionais de doença citadas nesse capítulo são mencionadas ao mesmo tempo como Vento e Umidade e que o trecho citado afirme que as emoções causam danos a *Yin*, que o Vento prejudica a parte superior e que a Umidade prejudica a parte inferior do corpo.
2. *Spiritual Axis*, p. 24.
3. Ibid., p. 24.
4. 1979 *The Yellow Emperor's Classic of Internal Medicine – Simple Questions* (*Huang Di Nei Jing Su Wen* 黄帝内经素问), People's Health Publishing House, Beijing, publicado originalmente c.100 a.C., p. 37–41.
5. *Simple Questions*, p. 221.
6. Chen Yan 1174 *A Treatise on the Three Categories of Causes of Diseases* (*San Yin Ji Yi Bing Zheng Fang Lun*), citado em *Theory of the Mind in Chinese Medicine*, p. 55.
7. Ibid., p. 67.
8. *Simple Questions*, p. 221.
9. Fei Bo Xiong et al. 1985 *Medical Collection from Four Families from Meng He* (*Meng He Si Jia Yi Ji*), Jiangsu Science Publishing House, p. 40.
10. *Principles of Medical Practice*, citado em *Theory of the Mind in Chinese Medicine*, p. 34.
11. *Spiritual Axis*, p. 67.
12. Ibid., p. 24.
13. *Simple Questions*, p. 221.
14. Ibid., p. 17.
15. *Simple Questions*, p. 221.
16. Ibid., p. 38.
17. *Spiritual Axis*, p. 24.
18. *Medical Collection from Four Families from Meng He*, p. 40.
19. Em medicina chinesa, existe uma história conhecida que me foi relatada por dois professores diferentes para ilustrar essa situação. De acordo com essa história, determinado homem jovem promissor passou no exame de admissão ao mais elevado nível da burocracia imperial na capital. À medida que esse homem caminhava no palácio imperial, extremamente feliz por ter passado no exame, um doutor seu amigo o viu e, lançando-lhe um olhar, disse-lhe que ele deveria voltar imediatamente ao seu vilarejo de origem porque lá receberia péssimas notícias de sua família. O pobre homem empalideceu seu rosto e fez todos os preparativos para voltar imediatamente. Quando chegou ao seu vilarejo, seus familiares disseram-lhe que não havia coisa alguma errada e que eles nunca o haviam chamado. O jovem voltou para a capital e, quando encontrou novamente seu amigo médico, perguntou-lhe consternado por que afinal ele havia mentido. O médico disse-lhe que ele olhou para sua face e que viu excitação súbita e alegria excessiva fora de medida: isto poderia ter causado graves danos ao seu coração. A única forma de contrabalançar essa excitação súbita era instilar medo em seu coração, porque o medo contrabalança a alegria.
20. *Simple Questions*, p. 221.
21. *Spiritual Axis*, p. 24.
22. Ibid., p. 24.
23. Ibid., p. 24.
24. Quando se avalia a qualidade do pulso do Pulmão, deve-se ter em mente que, em condições normais, o pulso naturalmente deveria parecer relativamente macio (em comparação com as outras posições do pulso). Desse modo, um pulso do Pulmão que parece duro como o pulso do Fígado (normal) pode perfeitamente ser descrito como Tenso ou em Corda.
25. *Simple Questions*, p. 222.
26. É possível palpar o pulso normal como uma onda sob os dedos, movendo-se da posição Posterior para a Anterior. O pulso sem formato de onda não tem esse movimento fluente da posição Posterior para a Anterior e, em vez disto, é percebido como se cada posição específica estivesse separada das outras.
27. *Simple Questions*, p. 222.
28. Ibid., p. 222.

Causas Externas de Doença 21

PARTE 3

Clima como causa de doença, 207

Bactérias e vírus relacionados com o "Vento", 208

Contexto histórico, 209

Fatores climáticos como padrões de desarmonia, 210

"Climas" artificiais como causas de doença, 211

Manifestações clínicas e patológicas dos fatores patogênicos externos, 211

Aversão ao frio e febre, 212

  Aversão ao frio, 212

  Febre, 213

Sinais e sintomas dos padrões associados aos fatores patogênicos externos, 214

  Vento, 214

Frio, 214

Canícula, 214

Umidade, 214

Secura, 214

Fogo, 214

Consequências da invasão por fatores patogênicos externos, 214

  Invasões por fatores patogênicos externos resultando em um padrão externo, 214

  Invasões por fatores patogênicos externos sem um padrão externo, 215

  Invasões por fatores patogênicos externos resultando em obstrução nos músculos e nos canais, 215

Notas, 215

As causas externas de doença são devidas aos fatores climáticos, que estão listados no Boxe 21.1

Os seis climas normais são conhecidos como os "Seis *Qi*" (*Liu Qi*); quando se tornavam causas de doença, no passado eram conhecidos como "Os Seis Climas excessivamente vitoriosos", mas hoje geralmente são descritos como os "Seis Excessos" (*Liu Yin*). Como causas de doença, os fatores patogênicos externos também são conhecidos como os "Seis Males" (*Liu Xie*). Neste livro, chamarei esses seis excessos de "fatores patogênicos externos".

No Capítulo 74 do *Questões Simples*, encontramos que os fatores patogênicos externos são a origem de diversas doenças diferentes: "*100 doenças originam-se do Vento, Frio, Canícula, Umidade, Secura e Fogo.*"[1] Os climas patogênicos estão diretamente relacionados com o tempo e as estações. O Capítulo 25 do *Questões Simples* descreve claramente a conexão direta de um ser humano com as energias das quatro estações: "*Um ser humano torna-se um ser vivente por meio do Qi do Céu e da Terra e seu crescimento é governado pelas 4 estações.*"[2]

Boxe 21.1 Os seis fatores climáticos

- Vento
- Frio
- Canícula
- Umidade
- Secura
- Fogo.

Clima como causa de doença

Em circunstâncias normais, as condições climáticas não causam efeitos patológicos no corpo, porque ele é capaz de proteger-se adequadamente dos fatores patogênicos externos. As condições climáticas (tempo) tornam-se causas de doença apenas quando o equilíbrio entre o corpo e o ambiente é rompido, seja porque o clima é exagerado ou incomum em determinada estação do ano (p. ex., excesso de frio no verão ou de calor no inverno), ou porque o corpo está fraco em comparação com o fator climático (Figuras 21.1 a 21.3).

Outra situação na qual o clima pode causar doença é quando as alterações climáticas ocorrem de forma muito rápida, sem dar tempo a que o corpo adapte-se adequadamente. Na verdade, o Dr. Shen costumava dizer que o conceito chinês de "Vento" refere-se na verdade às alterações climáticas súbitas.

De qualquer forma, pode-se dizer que os fatores climáticos tornam-se causas de doença apenas quando o corpo está enfraquecido em relação ao clima. É importante ressaltar aqui que o corpo está apenas *relativamente* fraco (*i. e.*, em relação ao fator climático), não necessariamente fraco em sua constituição. Em outras palavras, não é necessário que o corpo esteja muito fraco para que seja invadido por fatores patogênicos externos. Um indivíduo relativamente saudável também pode ser atacado por fatores patogênicos externos quando eles são mais fortes que as energias do corpo *nesse momento específico*. Por esta razão, a força relativa dos fatores climáticos e do *Qi* defensivo é o mais importante.

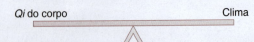

Figura 21.1 Estado de equilíbrio entre o *Qi* do corpo e o clima.

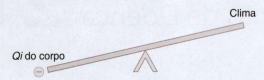

Figura 21.2 Estado de desequilíbrio entre o *Qi* do corpo e o clima em consequência da fraqueza relativa do *Qi* corporal.

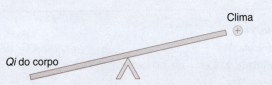

Figura 21.3 Estado de desequilíbrio entre o *Qi* do corpo e o clima em consequência do exagero relativo do clima.

> **Atenção**
>
> Os fatores climáticos tornam-se causas de doença apenas quando há um desequilíbrio *relativo* entre o *Qi* do corpo e o fator patogênico externo

Os fatores climáticos também incluem o que os chineses chamam de "fatores patogênicos epidêmicos do Calor Externo" (*Wen Yi*). Esses fatores não são qualitativamente diferentes dos outros fatores climáticos, mas são infecciosos e frequentemente são mais virulentos. Esses fatores sempre estão associados ao Calor, causam um tipo de Doença do Calor (*Wen Bing*) e são altamente contagiosos. Nesses casos, o fator patogênico externo é tão forte que a maioria dos membros de uma comunidade adoece. Entretanto, mesmo nesses casos, a força do *Qi* do corpo em relação ao fator patogênico desempenha um papel importante na resistência à doença, na medida em que nem todos os membros da comunidade adoecem.

Cada um dos seis fatores climáticos está associado a determinada estação do ano, durante a qual ele é mais prevalente, conforme está demonstrado no Boxe 21.2.

Na verdade, com exceção da Canícula, todos os fatores climáticos podem originar-se de qualquer estação do ano: é muito comum ocorrerem episódios de Vento-Calor no inverno, ou de Vento-Frio no verão. Contudo, a Canícula pode ocorrer apenas no Verão. As condições de vida também determinam qual fator climático invade o corpo. Por exemplo, viver em uma casa úmida causa invasão de Umidade Externa, independentemente da estação do ano.

Boxe 21.2 Fatores climáticos e estações do ano

- Vento – primavera
- Frio – inverno
- Canícula – verão
- Umidade – final do verão
- Secura – outono
- Fogo – verão.

> **Atenção**
>
> Lembre-se: um indivíduo pode sofrer invasão de Vento-Calor no meio de um inverno muito frio, ou invasão de Vento-Frio no verão

O Fogo também é um caso especial porque, embora possa estar associado à estação do verão, na verdade é basicamente um fator patogênico interno e, por esta razão, não depende das estações do ano.

Cada clima também está relacionado com um órgão interno. No Capítulo 38 do *Questões Simples*, encontramos a seguinte citação: "*Cada um dos 5 Órgãos Yin está associado a determinada estação ... [se há uma invasão externa] no Outono, ela invade os Pulmões; na Primavera, o Fígado; no Verão, o Coração; no Final do Verão, o Baço; e no Inverno, os Rins.*"[3] No Capítulo 74 desse mesmo livro, encontramos que: "*O Vento causando tremores e tontura pertence ao Fígado; o Frio causando contração e retração pertence aos Rins; a estagnação do Qi pertence aos Pulmões; a Umidade causando sensação de plenitude e peso pertence ao Baço; o Calor causando confusão mental e tiques pertence ao Fogo.*"[4]

O Boxe 21.3 resume o clima como causa de doença.

Boxe 21.3 Clima como causa de doença

- O clima torna-se uma causa de doença apenas quando é exagerado ou ocorre em uma estação incomum
- O clima torna-se uma causa de doença quando há um desequilíbrio relativo transitório entre o *Qi* do corpo e o fator climático
- Cada fator climático causador de doença está relacionado com determinada estação do ano
- Cada fator climático está relacionado com um órgão *Yin*:
  - Vento: Fígado
  - Frio: Rins
  - Canícula: Coração
  - Umidade: Baço
  - Secura: Pulmões
  - Fogo: Coração.

Bactérias e vírus relacionados com o "Vento"

De acordo com a medicina ocidental, as doenças respiratórias agudas são causadas pela invasão do corpo por vírus ou bactérias. A medicina chinesa antiga não tinha conhecimento da existência de bactérias e vírus e as infecções respiratórias agudas eram atribuídas à invasão do "Vento" ou de outros fatores climáticos patogênicos. A noção de que os fatores climáticos podem ser uma causa *direta* de doença certamente é um conceito típico da medicina chinesa, que é totalmente estranho à medicina ocidental moderna.[5] Como mencionamos antes, a medicina chinesa sustenta que um fator patogênico externo invade o corpo quando há um desequilíbrio transitório entre o fator climático e o *Qi* do corpo *naquele exato momento*.

Desse modo, enquanto a medicina ocidental enfatiza o aspecto externo da doença (*i. e.*, a invasão por vírus ou bactérias), a medicina chinesa coloca ênfase no desequilíbrio transitório entre as causas externas e o *Qi* do corpo. Por esta razão, a medicina chinesa antiga não tinha noção de infecção até o início da dinastia Qing (1644-1911). Como leva em consideração a força do *Qi* do corpo, essa visão da patologia das doenças agudas externas é mais abrangente que a da medicina ocidental e, acima de tudo, permite realizar intervenções *preventivas* por meio do fortalecimento do *Qi* do corpo.

Atenção

O caractere chinês antigo para "Vento" inclui um "inseto" (*i. e.*, um organismo minúsculo transportado pelo vento e causador de doença, equivalente aos vírus e às bactérias da medicina moderna).

Entretanto, conforme foi mencionado antes, nos tempos mais recentes, a escola da "Doença do Calor" (*Wen Bing*) entendia o fenômeno da infecção. Na verdade, o caractere para "Vento" contém em sua composição o caractere de "inseto": poderíamos dizer que essa é uma visão muito primitiva e inicial de infecção, de acordo com a qual as doenças são causadas por microrganismos diminutos ("insetos", isto é, bactérias e vírus) transportados pelo vento (Figura 21.4).

O Boxe 21.4 resume a diferença entre as abordagens ocidental e chinesa aos vírus e às bactérias como agentes causadores de doença.

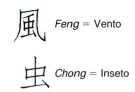

Figura 21.4 Caractere chinês para "Vento".

Boxe 21.4 "Vento" *versus* bactérias e vírus

- A medicina ocidental entende as doenças infecciosas como causadas por vírus e bactérias
- A medicina chinesa entende que essas doenças são causadas por fatores climáticos externos
- A medicina chinesa leva em consideração o estado do *Qi* do corpo no desenvolvimento das doenças infecciosas.

Contexto histórico

O estudo da patologia e do tratamento das doenças causadas por fatores patogênicos externos foi dirigido por duas escolas principais da medicina chinesa. O primeiro doutor que descreveu sistematicamente a patologia das doenças causadas por fatores patogênicos externos foi Zhang Zhong Jing (150-219 d.C.), o celebrado autor de *Discussion of Cold-induced Diseases* (*Shang Han Lun*, c. 220 d.C.). A patologia descrita nesse livro é basicamente de invasões por Vento-Frio e suas consequências (das quais algumas envolvem Calor).

Zhang Zhong Jing formulou a teoria dos Seis Estágios, com base na qual ele classificava as manifestações clínicas das invasões de Vento-Frio de acordo com os seis canais: *Yang* Maior, *Yang* Brilhante, *Yang* Menor; *Yin* Maior, *Yin* Menor e *Yin* Terminal (Boxe 21.5). O livro *Discussion of Cold-induced Diseases*, do doutor Zhang Zhong Jing, dominou a medicina chinesa por 15 séculos, em especial o tratamento das doenças causadas por fatores patogênicos externos; essa escola passou a ser conhecida como escola *Shang Han*.

Boxe 21.5 Os Seis Estágios (*Shang Han*)

- *Yang* Maior (*Tai Yang*)
- *Yang* Brilhante (*Yang Ming*)
- *Yang* Menor (*Shao Yang*)
- *Yin* Maior (*Tai Yin*)
- *Yin* Menor (*Shao Yin*)
- *Yin* Terminal (*Jue Yin*).

Pouco antes do final da dinastia Ming (1368-1644) e no início da dinastia Qing (1644-1911), surgiu uma nova escola de pensamento acerca das doenças externas. Os três representantes principais dessa escola foram Wu You Ke (1592-1672, Ye Tian Shi (1667-1746) e Wu Ju Tong (1758-1836). Essa escola concentrou-se no estudo da patologia e do tratamento das doenças febris causadas por Vento-Calor externo e passou a ser conhecida como escola *Wen Bing*: isto é, a Escola das Doenças do Calor. Todas as doenças do Calor são causadas por Vento-Calor externo nos estágios iniciais, mas se evidenciam por características especiais, cujo reconhecimento foi muito inovador na medicina chinesa.

As características das Doenças do Calor são:

- Todas são causadas por Vento-Calor no estágio inicial
- Caracterizadas por febre
- O fator patogênico entra pelo nariz e a boca (em contraste com a pele, de acordo com a escola Vento-Frio de *Shang Han*)
- O Vento-Calor tem muita tendência a transformar-se rapidamente em Calor interno
- Essas doenças caracterizam-se por alterações rápidas
- Quando chega ao Interior, o Calor tende a desequilibrar o *Yin* com muita rapidez.

Ye Tian Shi formulou a brilhante teoria dos Quatro Níveis para descrever as alterações patológicas resultantes da invasão do Vento-Calor com a Doença do Calor. Os Quatro Níveis são o do *Qi* Defensivo (*Wei*), do *Qi*, do *Qi* Nutritivo (*Ying*) e do Sangue (*Xue*) (Figura 21.5 e Boxe 21.6). O primeiro nível descreve as alterações patológicas que ocorrem quando o fator patogênico (Vento-Calor) está no Exterior. Todos os outros três níveis correspondem ao Calor Interno: isto é, o Vento-Calor Externo foi interiorizado e transformou-se em Calor. Contudo,

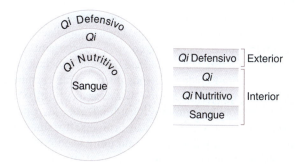

Figura 21.5 Os Quatro Níveis.

Boxe 21.6 Os Quatro Níveis (Wen Bing)

- *Qi* Defensivo (*Wei*)
- *Qi*
- *Qi* Nutritivo (*Ying*)
- Sangue (*Xue*).

> **Atenção**
> O diagnóstico da invasão por um fator patogênico externo é estabelecido com base na análise das manifestações clínicas, não com base no interrogatório do paciente.

os três níveis do *Qi*, do *Qi* Nutritivo e do Sangue refletem três profundidades diferentes de penetração do Calor (Sangue é o mais profundo). As manifestações clínicas dos Quatro Níveis estão descritas no Capítulo 45.

Wu Ju Tong elaborou a teoria dos Três Aquecedores para descrever as alterações patológicas resultantes da invasão do Vento-Calor com uma Doença do Calor. As manifestações clínicas dos Três Aquecedores estão descritas no Capítulo 46.

Embora, por definição, uma "Doença do Calor" seja evidenciada pelo padrão de Vento-Calor, nem toda condição caracterizada por invasão de Vento-Calor é uma Doença do Calor. Exemplos de Doenças do Calor são influenza, mononucleose, *sarampo*, *rubéola*, *varicela* (catapora), meningite, poliomielite, encefalite e síndrome respiratória aguda (SRA) grave.

O Boxe 21.7 resume o contexto histórico.

Boxe 21.7 Contexto histórico

- Originalmente, acreditava-se que as doenças resultantes de fatores patogênicos externos eram causadas apenas pelo Frio
- Zhang Zhong Jing, autor do livro *Shang Han Lun*, foi o primeiro doutor que estudou sistematicamente a patologia e o tratamento das doenças causadas por fatores patogênicos externos
- Zhang Zhong Jing elaborou a teoria dos Seis Estágios
- A escola *Wen Bing* acreditava que as doenças externas eram causadas pela invasão de Vento-Calor e entendia a natureza infecciosa dessas doenças
- A escola *Wen Bing* estava baseada principalmente na teoria dos Quatro Níveis (*Qi* Defensivo, *Qi*, *Qi* Nutritivo e Sangue).

Fatores climáticos como padrões de desarmonia

Os fatores climáticos são até certo ponto diferentes das outras causas de doença, considerando-se que eles denotam tanto as causas quanto os padrões das doenças. Quando dizemos que determinado distúrbio deve-se ao ataque externo de Vento-Calor, queremos com isto dizer duas coisas: primeiro, que o Vento-Calor Externo causou o distúrbio e, em segundo lugar, que o problema evidencia-se na forma de Vento-Calor.

Na prática clínica, essas descrições são mais importantes como expressões das condições patológicas do que como expressões dos fatores etiológicos. Por exemplo, quando um paciente tem sinais e sintomas como dor de garganta, espirros, aversão ao frio, febre, sudorese discreta, tonsilite, sede e pulso Flutuante-Rápido, podemos diagnosticar certamente uma invasão externa de Vento-Calor. Esse diagnóstico não é estabelecido com base no interrogatório ("Você foi exposto a um vento quente?"), mas por meio da análise dos sinais e sintomas. Em outras palavras, quando um paciente apresenta os sinais e sintomas citados antes, eles são Vento-Calor. Nesse caso, não precisamos perguntar ao paciente se ele foi exposto a um vento quente poucas horas antes que seus sintomas começassem. Por esta razão, nessa perspectiva, o termo "Vento-Calor" indica um padrão patológico, em vez de um fator etiológico.

No caso das causas internas de doença, a situação é diferente porque as causas são muito diferentes do padrão de desarmonia resultante. Por exemplo, quando diagnosticamos o padrão de desarmonia da deficiência do *Yin* do Rim em um paciente, não podemos inferir diretamente disso a causa da doença, mas isto pode ser inferido apenas por meio do interrogatório do paciente. Nesse exemplo, as duas causas mais prováveis da deficiência do *Yin* do Rim são excesso de trabalho e atividade sexual excessiva e não podemos saber qual delas está presente, a não ser fazendo perguntas sobre o estilo de vida do paciente. Por outro lado, quando um paciente apresenta o padrão de desarmonia evidenciado por todos os sinais e sintomas de invasão de Vento-Frio, o fator etiológico é Vento-Frio e não precisamos perguntar ao paciente se ele foi exposto ao vento e ao frio (Figura 21.6).

Entretanto, os elementos climáticos reais têm influência direta no corpo humano, acarretando as manifestações clínicas observadas pelos doutores chineses há muitos séculos: por exemplo, quando ficamos expostos ao vento, ao frio e à chuva, quase certamente temos uma invasão de "Vento"; quando estamos expostos ao clima úmido, sofremos uma invasão de "Umidade"; e quando ficamos expostos ao calor intenso no verão, temos uma invasão de "Canícula".

A condição preexistente do indivíduo determina em parte o tipo de padrão externo que se desenvolve. Um indivíduo com tendência ao Calor tem mais chances de apresentar sintomas de Vento-Calor quando é invadido por Vento externo. Por outro lado, um indivíduo com tendência à deficiência de *Yang* apresenta sintomas de Vento-Frio quando é atacado por Vento externo. Isso explica por que podemos encontrar sintomas de Vento-Calor no meio do inverno mais frio, ou sintomas de Vento-Frio no transcorrer do verão mais tórrido.

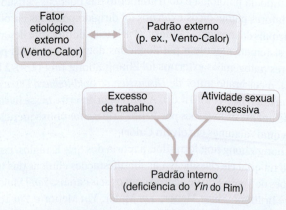

Figura 21.6 Diferença entre fatores etiológicos externos e internos.

O Boxe 21.8 resume os fatores climáticos como padrões de desarmonia.

Boxe 21.8 Fatores climáticos como fatores de desarmonia

- Os fatores climáticos denotam padrões de desarmonia e fatores etiológicos (p. ex., "Vento-Calor" refere-se a um padrão e a um fator etiológico)
- O diagnóstico é estabelecido com base nas manifestações clínicas, não por meio de perguntas feitas ao paciente
- Com as causas internas de doença, o fator etiológico é muito diferente do padrão de desarmonia que ele causa.

"Climas" artificiais como causas de doença

As condições climáticas produzidas pelo homem também podem causar doença. A refrigeração do ar pode causar sinais e sintomas de ataque por Vento Externo. Por exemplo, quando alguém entra em um ambiente com ar-condicionado depois de sair do exterior muito quente, os poros de sua pele estão abertos (em razão da transpiração) e, consequentemente, o indivíduo é mais suscetível ao ataque de "Vento" (neste exemplo, ar-condicionado).

O calor e a secura excessiva de alguns ambientes mantidos com aquecimento central podem causar sintomas de um ataque de "Vento-Calor". Algumas ocupações também tendem a causar doença em consequência da exposição às condições climáticas artificiais: por exemplo, indivíduos que trabalham em "linhas de frio" e precisam entrar em grandes armazéns refrigerados diversas vezes ao longo do dia; metalúrgicos que ficam expostos a temperaturas muito altas em seu ambiente de trabalho; ou cozinheiros que passam o dia inteiro em cozinhas muito quentes.

O Boxe 21.9 resume os "climas" artificiais como causas de doença.

Boxe 21.9 "Climas" artificiais como causas de doença

- Ar condicionado
- Depósitos refrigerados
- Cozinhas quentes
- Metalúrgicas.

Manifestações clínicas e patológicas dos fatores patogênicos externos

Os fatores patogênicos externos entram no corpo por meio da pele, ou do nariz e da boca (Figura 21.7). Em geral, o Vento-Frio penetra pela pele, enquanto o Vento-Calor, por meio do nariz e da boca.

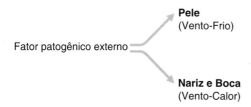

Figura 21.7 Penetração dos fatores patogênicos externos.

O Capítulo 63 do *Questões Simples* descreve claramente a via de penetração dos fatores patogênicos externos: "*Quando os males externos invadem o corpo, eles invadem primeiramente a pele; se não forem expelidos, eles invadem então os canais Colaterais Diminutos [Sun Luo]; se não forem expelidos, eles depois invadem os canais de Conexão [Luo, que ficam nos espaços entre a pele e os músculos] se não forem expelidos, eles invadem então os canais Principais e, por fim, os 5 Órgãos Yin ... deste modo, os males externos penetram a pele e os cabelos até chegar aos 5 Órgãos Yin.*"[6] Essa citação também explica claramente como os fatores patogênicos externos conseguem penetrar nos cinco órgãos Yin (Figura 21.8).

Nos estágios iniciais da invasão por um fator patogênico externo, ele permanece no espaço entre a pele e os músculos (espaço *Cou Li*) e nos canais, em vez de alcançarem os Órgãos Internos; isto também é conhecido como "Exterior" do corpo e este tipo de invasão causa um padrão "externo". A definição de "externo" é estabelecida com base na localização do fator patogênico, não de acordo com a etiologia (Figura 21.9).

Em outras palavras, um padrão não é descrito como "externo" porque é causado por um fator patogênico externo, mas porque o fator patogênico está localizado no espaço entre a pele e os músculos e nos canais: isto é, no "Exterior" do corpo (Figura 21.10). Quando um fator patogênico externo penetra mais profundamente e afeta os Órgãos Internos (*i. e.*, "Interior"), o padrão de manifestações clínicas resultantes é

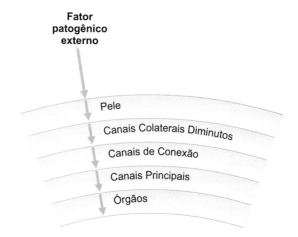

Figura 21.8 Penetração dos fatores patogênicos externos, de acordo com o *Clássico de Medicina do Imperador Amarelo*.

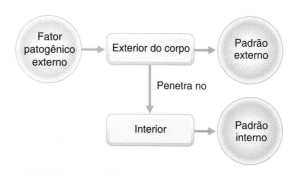

Figura 21.9 Fator patogênico externo acarretando um padrão externo ou interno.

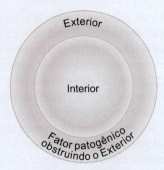

Figura 21.10 A localização do fator patogênico no Exterior determina o padrão externo.

definido como um "padrão interno", ainda que, neste caso, tenha sido causado originalmente por um fator patogênico externo.

 Atenção

Um padrão não é definido como "externo" quando é causado por um fator patogênico externo, mas quando esse fator patogênico está *localizado* no "Exterior" do corpo (espaço entre a pele e os músculos). Um fator patogênico externo pode penetrar no Interior e causar um padrão interno.

Quando estão dentro do corpo, os fatores patogênicos externos tornam-se internos quando não são expelidos e podem mudar completamente sua natureza. Por exemplo, o Vento-Frio pode transformar-se em Calor; a Umidade pode formar facilmente Calor; o Fogo e o Calor podem causar Secura, enquanto o Calor extremo pode formar Vento.

Cada um desses fatores climáticos causa determinadas manifestações clínicas típicas desse clima em particular. Um profissional experiente em medicina chinesa consegue inferir a causa da doença com base em suas manifestações clínicas.

Por exemplo, o Vento Externo causa sinais e sintomas que começam repentinamente e mudam rapidamente. O Frio contrai e causa dor e secreções aquosas. A Umidade invade o corpo gradativamente e causa secreções turvas e espessas. A Secura certamente resseca os Fluidos Corporais. O Calor e o Fogo acarretam sensações de calor, sede e inquietude mental.

Embora as causas climáticas das doenças sejam importantes, na prática os fatores patogênicos externos (p. ex., Vento-Calor ou Vento-Frio) são clinicamente mais relevantes como padrões de desarmonia do que como causas de doenças. Em outras palavras, embora possamos afirmar que a causa de um padrão de Vento-Calor esteja, em alguns casos, no vento e no calor ambientes, o aspecto clinicamente significativo é o padrão de Vento-Calor, que precisa ser tratado. Por esta razão, as manifestações clínicas desses fatores patogênicos externos estão descritas no capítulo sobre Identificação dos Padrões de acordo com os Fatores Patogênicos (Capítulo 43).

Os dois sintomas principais das invasões por fatores patogênicos externos são "aversão ao frio" e "febre", que ocorrem *simultaneamente* e, por esta razão, precisam ser descritos detalhadamente.

O Boxe 21.10 resume a patologia e as manifestações clínicas.

Boxe 21.10 Patologia e manifestações clínicas

- Os fatores patogênicos externos entram no corpo por meio da pele ou do nariz e da boca
- Os fatores patogênicos externos invadem primeiramente o espaço entre a pele e os músculos (o "Exterior" do corpo)
- Quando não são expelidos, os fatores patogênicos externos podem penetrar no Interior e causar um padrão interno.

Aversão ao frio e febre

"Aversão ao frio" e "febre" são os dois sintomas principais da invasão causada pela maioria dos fatores patogênicos externos e vale descrevê-los detalhadamente. É importante salientar que é a ocorrência *simultânea* de aversão ao frio e febre que indica invasão por um fator patogênico externo: isto é, o paciente *subjetivamente* sente frio, mas seu corpo *objetivamente* está quente ao toque.

Quando o sintoma de aversão ao frio ocorre *simultaneamente* com o sinal objetivo de que o corpo do paciente parece quente ao toque (ou ele realmente tem febre), isto indica uma invasão aguda de Vento Externo e denota que o fator patogênico ainda está no Exterior. É o sintoma de aversão ao frio que indica principalmente que o fator patogênico está no Exterior: quando o paciente não sente mais qualquer frio, mas ainda está quente e, quando está no leito, atira os cobertores para longe, isto significa que o fator patogênico está no Interior e que se transformou em Calor.

 Atenção

Quando ocorrem *simultaneamente*, a aversão subjetiva do paciente ao frio e a "febre" objetiva (ou sensação de que o corpo do paciente está quente) são as manifestações principais da invasão por um fator patogênico externo.

▶ Aversão ao frio

No contexto das invasões por fatores patogênicos externos, a expressão "aversão ao frio" (*wu han*) refere-se à sensação típica de frio, que é causada pela invasão de Vento externo e começa repentinamente. Isso corresponde à sensação de frio e aos tremores que temos quando pegamos um resfriado ou uma gripe: a aversão ao frio começa repentinamente e queremos cobrir nossos corpos. Quando vamos para cama, queremos ficar debaixo de cobertores: contudo, uma das características da "aversão ao frio" causada por Vento externo é que ela *não* é aliviada cobrindo o corpo. A aversão ao frio é uma sensação subjetiva do paciente.

Evidentemente, início súbito de "aversão ao frio" por invasão de Vento externo é diferente da sensação de frio em geral, que é percebida quando o indivíduo tem deficiência de *Yang*. A "aversão ao frio" associada a uma invasão externa tem duas características: começa repentinamente e não é aliviada cobrindo o próprio corpo (a sensação de frio em geral causada pela deficiência de *Yang* é crônica e pode ser aliviada cobrindo-se).

O sintoma de aversão ao frio deve-se à obstrução do espaço entre a pele e os músculos por Vento externo. O *Qi* Defensivo circula no espaço entre a pele e os músculos e aquece estes últimos; quando ele está obstruído pelo Vento externo, o *Qi* não pode circular bem e não consegue aquecer os músculos: daí a "aversão ao frio". A intensidade da aversão ao frio é diretamente proporcional à potência do fator patogênico: quanto mais forte é o fator patogênico, mais intensa é a aversão ao frio (Figura 21.11). É importante ressaltar que a aversão ao frio ocorre com Vento-Calor e Vento-Frio.

Na verdade, a medicina chinesa distingue quatro graus de "aversão ao frio". Em ordem crescente de gravidade, eles são:

- "Aversão ao vento" (*wu feng*, que literalmente significa "não gosta de vento")
- "Medo de frio" (*wei han*)
- "Aversão ao frio" (*wu han*, que literalmente significa "não gosta de frio")
- "Calafrios" (*han zhan*).

A expressão *aversão ao vento* significa que o paciente fica com a pele arrepiada, prefere não sair de casa nos dias de vento e quer ficar dentro de casa.

A expressão *medo de frio* significa que o paciente sente muito frio, prefere ficar dentro de casa e perto de fontes de calor e agasalhar-se.

A expressão *aversão ao frio* significa que o paciente sente muito frio, prefere ficar dentro de casa e na cama debaixo dos cobertores; contudo, a sensação de frio não é aliviada (Boxe 21.11).

Por fim, o termo *calafrios* significa que o paciente sente muitíssimo frio, tem calafrios e quer permanecer coberto sob vários cobertores no leito; contudo, isto não alivia a sensação de frio.

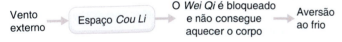

Figura 21.11 Patologia da "aversão ao frio".

Boxe 21.11 Aversão ao frio

- "Aversão ao frio" significa que o paciente subjetivamente começa a sentir frio muito repentinamente, prefere ficar dentro de casa e cobrir-se com cobertores
- A aversão ao frio é causada por obstrução do espaço entre a pele e os músculos por um fator patogênico externo, de forma que o *Qi* Defensivo não consegue aquecer os músculos
- A intensidade da aversão ao frio é diretamente proporcional à intensidade do fator patogênico
- Aversão ao frio sempre é um sintoma da invasão por um fator patogênico externo e é um sinal de que ele ainda está no Exterior do corpo
- Quando a aversão ao frio desaparece e o paciente sente-se quente, o fator patogênico penetrou no Interior.

▶ Febre

O termo "febre" não indica necessariamente elevação real da temperatura aferida por um termômetro (hipertermia). Na verdade, o termo chinês que traduzimos como "febre" é *fa re*, que significa "emissão de calor". Desse modo, a expressão "emissão de calor" refere-se à sensação objetiva de calor emanado do corpo do paciente e sentido pelo médico à palpação. O corpo do paciente parece quente e, nos casos graves, quase queimando ao toque: as áreas tocadas geralmente são a fronte e especialmente os dorsos das mãos (ao contrário das palmas, que tendem a refletir mais Calor-Vazio).

Na verdade, uma das características do *fare* (aqui referida como "febre") no estágio externo das invasões por Vento é que o dorso da mão parece quente em comparação com as palmas, enquanto a parte superior do dorso parece quente em comparação com o tórax.[7] Essa sensação objetiva de calor no corpo do paciente pode ou não estar acompanhada de febre (hipertermia) real. Desse modo, "aversão ao frio" é subjetiva, enquanto "febre" é objetiva: isto é, o corpo do paciente parece quente à palpação.

 Atenção

O termo "febre" não indica necessariamente temperatura alta: isto significa que a fronte e os dorsos das mãos do paciente estão quentes ao toque. O paciente pode ou não ter febre (hipertermia) real.

A febre é causada pela "luta" entre o fator patogênico externo e o *Qi* do corpo (Figura 21.12). Desse modo, a intensidade da febre (ou da sensação de que o corpo está quente) reflete a intensidade dessa luta: isto depende da potência relativa do fator patogênico externo e da força do *Qi* Vertical. Quanto mais potente é o fator patogênico externo, maior é a febre (ou sensação de calor no corpo); do mesmo modo, quanto mais forte é o *Qi* Vertical, maior é a febre (ou sensação de calor do corpo). Portanto, a febre é mais alta quando o fator patogênico externo e o *Qi* Vertical são potentes.

As potências relativas do fator patogênico e do *Qi* Vertical são apenas um dos fatores que determinam a intensidade da febre (ou da sensação de que o corpo está quente). Outro fator é simplesmente a constituição do paciente: um indivíduo com constituição *Yang* (i. e., com predomínio de *Yang*) tem mais tendência a apresentar febre mais alta (ou sensação mais intensa de calor do corpo).

 Atenção

Nos distúrbios externos, a intensidade da febre está relacionada com a "luta" entre o *Qi* Vertical e o fator patogênico externo e nada tem a ver com o fato de que o fator patogênico é Vento-Frio ou Vento-Calor.

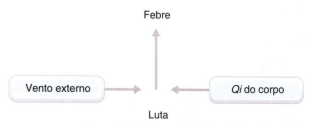

Figura 21.12 Patologia da "febre".

Consequentemente, existem três graus possíveis de febre (ou sensação de que o corpo está quente):

- Fator patogênico e *Qi* Vertical potentes: febre (ou sensação intensa de que o corpo está quente) alta
- Fator patogênico potente com *Qi* Vertical fraco, ou vice-versa: febre (ou sensação de que o corpo está quente) intermediária
- Fator patogênico e *Qi* Vertical fracos: febre (ou sensação de que o corpo está quente) baixa.

É importante ressaltar que "febre" ou "emissão de calor" não significa que o fator patogênico seja Vento-Calor (em vez de Vento-Frio). A febre ou a emissão de calor deve-se à luta entre o *Qi* do corpo e o fator patogênico e, consequentemente, também pode ocorrer com as invasões de Vento-Frio. Se não fosse assim, ninguém teria invasões de Vento-Calor no inverno, o que certamente ocorre.

O Boxe 21.12 resume a febre.

Boxe 21.12 Febre

- O termo "febre" indica a sensação objetiva de calor emanando do corpo do paciente em sua fronte e nos dorsos das mãos e que pode ser sentido pelo médico à palpação
- A febre é atribuída à "luta" entre o *Qi* do corpo e o fator patogênico externo
- A intensidade da febre é diretamente proporcional à intensidade do fator patogênico e à potência do *Qi* do corpo.

Atenção

A febre ou emissão de calor (sensação objetiva de calor no corpo do paciente) pode ocorrer com Vento-Calor e Vento-Frio.

Sinais e sintomas dos padrões associados aos fatores patogênicos externos

As manifestações clínicas causadas pela invasão por fatores patogênicos externos estão descritas detalhadamente no capítulo sobre Identificação dos Padrões de acordo com os Fatores Patogênicos (Capítulo 43). Optamos por isso por duas razões: primeiramente, conforme foi explicado antes, porque os fatores patogênicos externos são mais relevantes como padrões de desarmonia do que como causas de doença; em segundo lugar, porque é mais lógico descrever as manifestações clínicas de cada fator patogênico em suas formas externa e interna. Por exemplo, existem algumas semelhantes entre as manifestações clínicas do Vento externo e interno, ainda que os dois sejam condições patológicas inteiramente diferentes.

Por essa razão, a descrição seguinte é apenas um resumo sucinto e uma descrição necessariamente ampla das manifestações clínicas causadas pela invasão de cada um dos fatores patogênicos externos.

▶ Vento

- Invasão do espaço entre a pele e os músculos e da porção do *Qi* Defensivo do Pulmão: aversão ao frio, febre, dor de garganta, espirros, coriza, rigidez occipital e pulso Flutuante
- Invasão dos músculos e dos canais: enrijecimento ou rigidez, contração dos músculos com início súbito
- Invasão das articulações: dor que se move de uma articulação para outra, especialmente na parte superior do corpo (Síndrome de Obstrução Dolorosa por Vento).

▶ Frio

- Invasão dos músculos e dos tendões: rigidez, contração dos músculos, dor e calafrios
- Invasão das articulações: dor grave em uma articulação (Síndrome de Obstrução Dolorosa por Frio)
- Invasão do Estômago, dos Intestinos ou do Útero: dor epigástrica súbita com vômitos; dor abdominal repentina com diarreia; dismenorreia aguda.

▶ Canícula

- Aversão ao frio, febre, transpiração, cefaleia, urina escura, sede, pulso Flutuante-Rápido.

▶ Umidade

- Invasão dos músculos e dos tendões: sensação de peso nos membros, dor difusa e persistente nos músculos
- Invasão das articulações: dor, sensação de peso e edema das articulações, principalmente da parte inferior do corpo (Síndrome de Obstrução Dolorosa por Umidade)
- Desconforto urinário agudo, secreção vaginal aguda, doenças cutâneas agudas com vesículas ou pápulas, desconforto digestivo agudo.

▶ Secura

- Tosse seca aguda, aversão ao frio, febre, ressecamento da boca e do nariz.

▶ Fogo

- Aversão ao calor, febre alta, sudorese, confusão mental, sede, pulso Transbordante-Rápido, língua Vermelha com saburra amarelada.

Consequências da invasão por fatores patogênicos externos

As invasões por fatores patogênicos causam grande variedade de problemas. Em termos gerais, podemos distinguir três tipos de consequências das invasões por fatores patogênicos externos, que são os seguintes:

▶ Invasões por fatores patogênicos externos resultando em um padrão externo

Em termos gerais, a invasão por um fator patogênico externo causa um padrão externo: isto é, um padrão que se caracteriza pela localização do fator patogênico no Exterior do corpo (espaço entre a pele e os músculos e os canais) e pela ocorrência simultânea de aversão ao frio e febre.

Exemplos dessas invasões são infecções das vias respiratórias superiores, resfriado comum, influenza, faringite, laringite, infecções otológicas, tonsilite etc. Doenças mais graves como sarampo, mononucleose, meningite e outras também começam com sintomas de aversão ao frio e febre e com um padrão externo.

▶ Invasões por fatores patogênicos externos sem um padrão externo

Em alguns casos, o Frio externo pode penetrar diretamente em alguns órgãos sem que o indivíduo desenvolva um padrão externo com aversão ao frio e febre. Isso acontece quando o Frio externo invade o Estômago e causa dor epigástrica aguda e vômitos; os Intestinos, causando diarreia e dor abdominal aguda; e o Útero, causando dismenorreia aguda. Nesses casos, o paciente não tem um estágio inicial evidenciado por aversão ao frio e febre.

▶ Invasões por fatores patogênicos externos resultando em obstrução nos músculos e nos canais

Em muitos casos, os fatores patogênicos externos invadem músculos, tendões e canais causando obstrução do Qi Defensivo nos canais de Conexão (*Luo*) e nos canais dos Músculos e, consequentemente, dores articulares. Essa condição é conhecida como Síndrome de Obstrução Dolorosa (Síndrome *Bi*). Isso é extremamente comum e encontramos diariamente em nossas práticas médicas.

Por exemplo, o Frio externo pode invadir os joelhos e causar dor nessas articulações; o Vento externo pode invadir os músculos do pescoço e causar rigidez e dor cervical; a Umidade externa pode invadir as articulações dos punhos e causar dor e edema dos tornozelos etc. Em geral, a Síndrome de Obstrução Dolorosa é causada principalmente por Vento, Frio e Umidade em seus estágios iniciais.

As manifestações clínicas são as seguintes:

- Vento: dor de uma articulação para outra, afeta mais a parte superior do corpo
- Frio: dor intensa em uma articulação
- Umidade: dor, edema e sensação de peso nas articulações, afeta mais a parte inferior do corpo.

Entretanto, a Síndrome de Obstrução Dolorosa também pode começar com um padrão externo (com aversão ao frio e febre) em seus estágios iniciais, mas isto não é observado frequentemente na prática médica.

O Boxe 21.13 resume as consequências das invasões por fatores patogênicos externos.

Boxe 21.13 Consequências das invasões por fatores patogênicos externos

- Invasões por fatores patogênicos externos resultando em um padrão externo: ocorrência simultânea de aversão ao frio e febre
- Invasões por fatores patogênicos externos sem um padrão externo: invasão direta do Estômago, dos Intestinos e do Útero por Frio
- Invasões por fatores patogênicos externos resultando em obstrução nos músculos e nos canais: Síndrome de Obstrução Dolorosa (Síndrome *Bi*).

Resultados do aprendizado

Neste capítulo, você aprendeu:
- Como os fatores climáticos tornam-se causas de doença apenas quando há um desequilíbrio *relativo* entre o Qi do corpo e o fator patogênico externo

- As estações do ano e os órgãos associados a cada um dos seis fatores climáticos
- A ênfase dada pela medicina chinesa à avaliação da potência do *Qi* do corpo na profilaxia das doenças infecciosas
- A importância do *Discussion of Cold-induced Diseases*, escrito pelo doutor Zhang Zhong Jing, e também da teoria dos Seis Estágios no tratamento das doenças causadas por fatores patogênicos externos
- A influência da escola *Wen Bing* no tratamento das doenças febris
- A importância de saber que os fatores climáticos denotam padrões de desarmonia e também fatores etiológicos com o diagnóstico estabelecido com base nos sinais e sintomas, em vez de perguntas sobre exposição aos fatores climáticos
- A ação das condições climáticas produzidas pelo homem como causa de doença na atualidade
- A definição de padrão "externo" e as manifestações clínicas típicas causadas por cada um dos fatores patogênicos externos
- O significado da ocorrência simultânea dos sintomas de aversão ao frio e febre com os padrões externos
- As diversas consequências das invasões por fatores patogênicos externos.

Questões de autoavaliação

1. Quando o *Qi* Defensivo de um indivíduo é potente, como ele poderia adoecer em consequência de fatores climáticos?
2. Quais órgãos e estações do ano estão associados ao fator climático de Secura?
3. Descreva os Quatro Níveis descritos pelo doutor Ye Tian Shi. Quais desses níveis são classificados por sua localização Exterior e quais estão localizados no Interior?
4. Um indivíduo com tendência ao Calor foi exposto ao vento e à chuva no meio do inverno. Qual padrão ele provavelmente terá?
5. Como o Vento-Frio e o Vento-Calor parecem entrar no corpo?
6. Qual é a definição de padrão externo?
7. Como você poderia saber se um paciente com aversão ao frio está apresentando um padrão externo de Vento-Frio ou de deficiência de *Yang*?
8. Como você poderia dizer que um paciente tem "febre" ou "*fa re*"?
9. Cite três sintomas da invasão pelo Vento do espaço entre a pele e os músculos e da porção do *Qi* Defensivo do Pulmão.
10. Cite três exemplos de frio externo penetrando diretamente no corpo sem causar um padrão externo.

Ver respostas no Apêndice 6.

Notas

1. 1979 The Yellow Emperor's Classic of Internal Medicine – Simple Questions (*Huang Ti Nei Jing Su Wen* 黄帝内经素问), People's Health Publishing House, Beijing, publicado originalmente c.100 a.C., p. 537.
2. Ibid., p. 158.
3. Ibid., p. 215.
4. Ibid., p. 538.
5. Isso nem sempre tem sido assim porque, antes do desenvolvimento da bioquímica médica moderna, a medicina ocidental reconhecia a influência dos fatores climáticos como causas diretas de doença. Por exemplo, Hipócrates estudou a relação entre clima e organismo nas condições de saúde e doença com muito detalhe em seu texto *Ares, Águas e Lugares*. Galeno entendia a relação entre ar e doença. Ele considerava os ares perigosos como causas de doenças, e exemplos desses ares perigosos eram os que emanavam de atoleiros, pântanos, esgotos, animais em putrefação e estrume. Além disso, Galeno acreditava que as alterações climáticas eram causas de desarmonia do organismo. O famoso médico inglês T. Sydenham deu continuidade à grande tradição de Hipócrates, percebendo a relação entre clima e doença. Esse médico também acreditava que o clima fosse uma causa direta de desarmonia.
6. Ibid., p. 344.
7. Deng Tie Tao 1988 Practical Chinese Diagnosis (*Shi Yong Zhong Yi Zhen Duan Xue* 实用中医诊断学), Shanghai Science Publishing House, Shanghai, p. 90.

Causas Diversas de Doença 22

Constituição fraca, 216
  A importância da constituição para a saúde e a doença, 216
  A constituição hereditária não é absolutamente fixa e inalterável, 217
  Causas de constituição fraca, 217
  Constituição pré-natal forte, 217
  Constituição pré-natal fraca, 218
  Avaliação da constituição, 219
Excesso de trabalho, 219
  Definição, 219
  Efeitos do excesso de trabalho em relação a *Qi* e *Yin*, 220
Esforço físico excessivo (e falta de exercícios), 220
  Definição, 220
  Efeitos do esforço físico excessivo, 221
  Falta de exercícios, 221
Atividade sexual excessiva, 221
  Vida sexual e Essência do Rim, 221

Definição de atividade sexual "excessiva", 221
Diferenças entre a sexualidade masculina e feminina, 222
Causas sexuais de doença das mulheres, 223
Sexo insuficiente como causa de doença, 224
Desejo sexual, 224
Efeitos benéficos da atividade sexual, 225
Dieta, 225
  Alterações alimentares modernas, 225
  Ingestão alimentar insuficiente, 226
  Ingestão alimentar excessiva, 226
  Tipos de alimento e seus efeitos energéticos, 226
  Circunstâncias da ingestão alimentar, 227
Traumatismo, 227
Parasitas e venenos, 227
Tratamento inadequado, 227
Medicamentos, 228
Drogas, 228
Notas, 229

Entre as diversas causas de doença estão:

- Constituição fraca
- Excesso de trabalho
- Esforço físico excessivo (e falta de exercício)
- Atividade sexual excessiva
- Dieta
- Traumatismo
- Parasitas e venenos
- Tratamento inadequado
- Medicamentos
- Drogas.

Constituição fraca

Todo indivíduo nasce com determinada constituição, que é dependente da saúde geral dos pais e, especificamente, de suas condições de saúde por ocasião da concepção. A constituição também depende da saúde materna durante a gravidez.

A fusão das essências sexuais dos pais durante a concepção dá origem a um ser humano, cuja constituição é, em grande parte, determinada naquela ocasião. O feto é nutrido por sua Essência Pré-Celestial, que é o determinante da constituição deste indivíduo. De um modo geral, a constituição de um ser humano não pode ser modificada: por exemplo, a força e o vigor enormes de um atleta da atualidade não é uma questão apenas de treinamento, mas também de constituição; os indivíduos que nascem com constituição relativamente fraca nunca podem ter a esperança de alcançar essas habilidades atléticas notáveis.

▶ A importância da constituição para a saúde e a doença

Em nossas práticas médicas cotidianas, podemos verificar a importância da constituição. O grau de morbidade que os indivíduos têm ao longo de seu ciclo de vida depende em grande parte de sua constituição e é afetado apenas em parte pelas causas de doença que se desenvolvem ao longo de suas vidas. Seria impossível quantificar até que ponto a constituição é responsável por nossa qualidade de vida, mas pessoalmente colocaria esse valor em até 50%. Em nossa prática médica, podemos verificar isso com muita frequência: existem muitos pacientes que podem ser atacados por doenças graves (comumente causadas por seu estilo de vida) e, ainda assim, vivem até uma idade avançada, gozando de muita energia e bom humor. Por outro lado, existem pacientes que tomam muito cuidado para ter um estilo de vida saudável em termos de trabalho, exercício e dieta e, apesar disto, sofrem constantemente de sintomas perturbadores (ainda que não sejam graves).

Atenção

A constituição hereditária é um dos principais fatores determinantes da saúde e da morbidade de um indivíduo ao longo de toda sua vida.

▶ A constituição hereditária não é absolutamente fixa e inalterável

A constituição de um indivíduo não é absolutamente fixa e imutável, porque pode ser alterada e reforçada até determinados limites. Um estilo de vida saudável e equilibrado, quando é combinado com exercícios respiratórios para desenvolver o *Qi* do indivíduo, pode melhorar sua constituição.

Como sabemos, a Essência Pré-Celestial (*Jing*), que é a base de nossa força interna e de nossa saúde, não é imutável, mas é continuamente reposta pelo *Qi* Pós-Celestial. Embora seja muito fácil enfraquecer a constituição de um indivíduo por meio de repouso inadequado, excesso de trabalho ou atividade sexual excessiva, com a adoção de alguns cuidados para manter um estilo de vida equilibrado é possível, até certo ponto, fortalecer uma constituição fraca.

O campo amplo da medicina chinesa (inclusive exercícios respiratórios de *Qi Gong* e alguns tipos de artes marciais da "escola antiga", inclusive *Tai Ji Quan*), atribui muita importância à preservação da Essência e do *Qi* do indivíduo e, consequentemente, ao cultivo da constituição pessoal. Esse objetivo está implícito na filosofia e na abordagem terapêutica da acupuntura e da fitoterapia chinesa, assim como na prática dos exercícios respiratórios tradicionais.

Essas filosofias e práticas tiveram suas origens com a preocupação taoísta antiga com a longevidade e a imortalidade. Como os estudos dos mestres taoístas com fórmulas fitoterápicas, acupuntura e exercícios respiratórios tinham como objetivo alcançar a "imortalidade" ou a longevidade, hoje temos uma rica herança de tratamentos de acupuntura e fitoterapia, assim como exercícios respiratórios e regras de "higiene" para a vida, que têm como propósito fortalecer uma constituição fraca. Em chinês, o complexo desses ensinos taoístas é conhecido como *Yang Sheng*: isto é, "nutrir a vida". Na verdade, alguns autores acreditam que a medicina chinesa tenha sido desenvolvida como parte das técnicas de *Yang Shen*.

▶ Causas de constituição fraca

As causas da constituição fraca podem ser encontradas na saúde geral dos pais, na saúde dos genitores por ocasião da concepção ou nos eventos que ocorreram ao longo da gestação. De acordo com a medicina chinesa, quando os pais são muito velhos, a criança tem mais tendência a ter uma constituição fraca. Os chineses também acreditam que isso ocorra quando os pais concebem em um estado de embriaguez, ou quando se encontram em condições de saúde precária por ocasião da concepção. Além disso, quando a mãe está sob estresse emocional grave e ingere álcool ou drogas, ou fuma durante a gravidez, isto afeta negativamente a constituição da criança. Evidentemente, também existem alguns medicamentos que afetam negativamente o feto. Um choque intenso vivenciado pela mãe durante a gestação afeta a constituição do bebê, principalmente seu Coração. Isso é evidenciado comumente por uma tonalidade azulada na fronte e no queixo. A Figura 22.1 descreve os fatores que afetam a constituição hereditária, enquanto o Boxe 22.1 cita as causas da constituição fraca.

Boxe 22.1 Causas de constituição fraca

- Saúde em geral dos pais
- Saúde dos pais por ocasião da concepção
- Idade avançada dos pais
- Exposições ocorridas durante a gravidez (estresse emocional, drogas, medicamentos, álcool, tabagismo).

▶ Constituição pré-natal forte

Os elementos principais indicativos de uma constituição pré-natal forte são os seguintes (Figura 22.2):

- Fronte e glabela largas
- Nariz longo e largo
- Maxilares cheios
- Mandíbula inferior forte
- Orelhas longas com lobos auriculares longos
- Olhos, nariz, orelhas e boca bem proporcionados
- Filtro longo
- Pele normal e brilhante
- Músculos e pele firmes.

Os aspectos citados antes indicam constituição pré-natal adequada: quando um indivíduo desses adoece, a doença é fácil de tratar. Evidentemente, isso não significa que os indivíduos com constituição pré-natal forte nunca adoecem, mas sim que, ainda que adquiram alguma doença grave, eles geralmente têm vida longa e conseguem sobreviver mesmo às enfermidades graves.

O Capítulo 37 do *Eixo Espiritual* afirma que: "*Uma vida longa de até 100 anos pode ser esperada quando a fronte e a glabela são salientes e largas; os maxilares e a região localizada entre as bochechas e a parte anterior da orelha têm músculos bem desenvolvidos e formam saliências na face, interligando uma mandíbula inferior forte aos lobos auriculares; os olhos, o nariz, as orelhas e a boca são bem espaçados e proporcionais; a cor da face é normal. Esses indivíduos têm Qi e Sangue abundantes. Sua pele e seus músculos são fortes e eles respondem bem ao tratamento com acupuntura.*"[1]

No Capítulo 54 desse mesmo livro encontramos que: "*Indivíduos com expectativa de vida longa têm narinas longas e fundas. Os músculos do maxilar e da região situada entre as bochechas e a parte anterior da orelha são grossos, salientes e bem formados. A circulação do Qi Nutritivo e do Qi Defensivo é homogênea. As partes superior, intermediária e inferior da face são bem proporcionais, com músculos bem desenvolvidos e definidos e ossos proeminentes. Os indivíduos desse tipo podem alcançar sua expectativa de vida normal, ou até chegar à idade de 100 anos.*"[2]

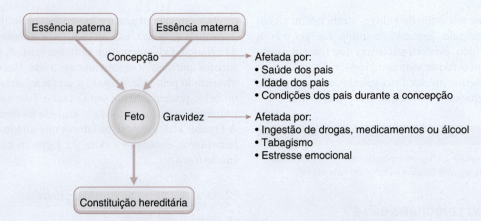

Figura 22.1 Fatores que afetam a constituição hereditária.

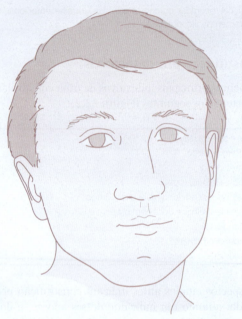

Figura 22.2 Aspectos faciais indicativos de uma constituição forte.

Os indivíduos com constituição pré-natal fraca tendem a desenvolver deficiência de *Qi*, Sangue, *Yin* ou *Yang*. Em comparação com os indivíduos que têm constituição pré-natal forte, essas pessoas são invadidas mais facilmente por fatores patogênicos externos e, quando isto ocorre, o tratamento é relativamente mais difícil. Ter uma constituição pré-natal fraca comumente também significa que esses indivíduos sofrem continuamente de sintomas perturbadores (ainda que não sejam graves) ao longo de toda sua vida.

No Capítulo 37 do *Eixo Espiritual* encontramos que: "*Quando os cinco sentidos não são aguçados, a fronte e a glabela são estreitas, o nariz é pequeno, a área entre o maxilar e a parte anterior das orelhas é exígua, a mandíbula inferior é plana e as orelhas estão voltadas para fora, a constituição pré-natal é fraca, ainda que a pele e sua cor possam ser normais. Esses indivíduos são intrinsecamente debilitados, ainda mais quando ficam doentes.*"[4]

> **Nota clínica**
>
> Embora a constituição pré-natal seja predeterminada, ela não é absolutamente imutável e pode ser fortalecida, principalmente por tratamento dos Rins por meio dos pontos VC-4 *Guanyuan* e R-3 *Taixi*.

O capítulo "Chaves dos Quatro Métodos Diagnósticos" do *Golden Mirror of Medicine* afirma que: "*Quando a fronte é alta, a glabela é saliente, o nariz é alto e reto, os maxilares são salientes e o esqueleto é bem constituído, o indivíduo tem expectativa de vida longa.*"[3]

▶ Constituição pré-natal fraca

Os aspectos físicos dos indivíduos com constituição pré-natal fraca são os seguintes (Figura 22.3):

- Olhos, nariz, orelhas e boca muito próximos
- Fronte estreita
- Espaço reduzido entre os supercílios
- Nariz estreito com narinas voltadas para cima e expostas
- Filtro curto
- Maxilares finos
- Área exígua entre o maxilar e a parte anterior das orelhas
- Orelhas pequenas e curtas voltadas para fora
- Mandíbula inferior plana, retraída, baixa e estreita
- Músculos moles e pele frouxa.

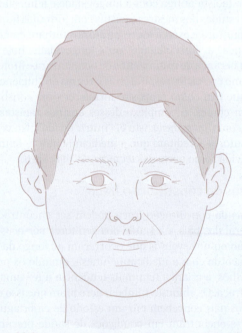

Figura 22.3 Aspectos faciais sugestivos de uma constituição fraca.

▶ Avaliação da constituição

A constituição de um indivíduo também pode ser determinada por meio da avaliação da história e do exame do pulso, das orelhas e da língua. A história de muitas doenças infantis (especialmente coqueluche) indica constituição fraca. A coqueluche é especialmente sugestiva de uma fraqueza hereditária dos Pulmões. A fraqueza hereditária dos Pulmões, ou uma tendência a ter doenças dos Pulmões (especialmente tuberculose pulmonar) na família, é evidenciada comumente por dois sinais: pulso na posição Anterior (em qualquer lado), que pode ser palpado partindo da posição medial para cima até a proeminência tenar; e uma ou duas rachaduras da língua na área dos Pulmões (Figuras 22.4 e 22.5).

A face pode demonstrar fraquezas constitucionais, especialmente nas orelhas. Orelhas muito pequenas com lobos auriculares curtos indicam constituição fraca.

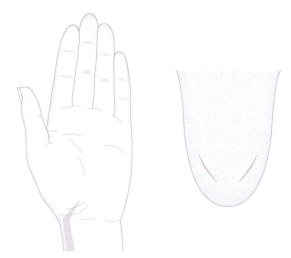

Figura 22.4 Sinais do pulso e da língua na constituição fraca dos Pulmões.

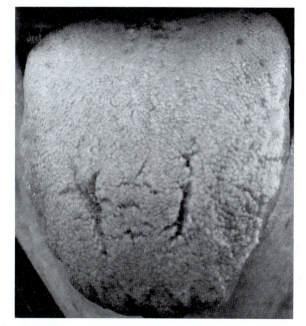

Figura 22.5 Rachaduras da língua (indicativas de constituição pulmonar fraca). (Esta figura encontra-se reproduzida em cores no Encarte.)

Um pulso Disperso, Mínimo ou em Couro (ver Capítulo 25) e uma língua sem "espírito" na raiz (ver Capítulo 23) também indicam constituição fraca.

Na prática clínica, a avaliação da constituição de um indivíduo ajuda a determinar um prognóstico realista. Sempre é importante ter uma ideia clara do que se pode esperar realisticamente alcançar com o tratamento e, acima de tudo, aconselhar os pacientes com constituição fraca sobre dieta, repouso adequado, atividade sexual equilibrada e exercícios respiratórios.

O Boxe 22.2 resume os pontos essenciais acerca da constituição.

Boxe 22.2 Constituição

- A constituição depende da Essência do Rim (*Jing*) dos genitores
- A constituição hereditária é um fator muito importante para a saúde e a doença
- A constituição hereditária pode ser melhorada até certo ponto
- As causas de constituição fraca estão na saúde geral dos pais, especialmente em suas condições de saúde por ocasião da concepção
- A constituição de um indivíduo pode ser avaliada pela história do indivíduo e pelo exame dos aspectos faciais, das orelhas, do pulso e da língua.

Excesso de trabalho

A seção sobre excesso de trabalho tem os seguintes subtítulos:

- Definição
- Efeitos do excesso de trabalho em relação a *Qi* e *Yin*.

▶ Definição

Por "excesso de trabalho" não quero referir-me ao trabalho físico, mas a trabalhar por muitas horas durante muitos anos. O "excesso de trabalho" torna-se uma causa de doença porque o estilo de vida associado geralmente também inclui dieta irregular e algum estresse emocional (principalmente preocupação). Nos países ocidentais modernos, muitos indivíduos levam vidas agitadas que deprimem profundamente seu *Qi*.

A medicina chinesa e a cultura chinesa em geral ressaltam claramente a importância de um equilíbrio adequado entre trabalho e repouso, trabalho e relaxamento e ritmo apropriado de trabalho e repouso. No Ocidente, muitas pessoas perdem totalmente o senso de equilíbrio entre trabalho e repouso. Por exemplo, entre meus pacientes, é muito comum ouvir que alguém se levanta às 6:00 da manhã para pegar um trem às 6:30, viaja até Londres para trabalhar em um escritório agitado durante todo o dia sob condições de estresse e volta para casa às 8 da noite. Frequentemente, isso também inclui alimentação irregular, porque muitos indivíduos relatam que seu almoço consiste em um sanduíche rápido consumido na própria mesa enquanto trabalham. Além disso, muitos desses indivíduos acham relaxante praticar o agitado *squash* 1 vez/semana. Essa rotina de trabalho mantida por muitos anos significa "excesso de trabalho"; essa rotina deprime profundamente o *Qi* e é uma das causas principais de doença nos países ocidentais.

> **Atenção**
>
> Muitos pacientes ocidentais perderam totalmente o senso de equilíbrio entre trabalho e repouso e, em minha experiência, excesso de trabalho é uma causa significativa de doença.

▶ Efeitos do excesso de trabalho em relação a *Qi* e *Yin*

A questão do equilíbrio entre atividade e repouso afeta diretamente o *Qi*. Quando trabalhamos ou praticamos exercícios, estamos usando *Qi*; sempre que repousamos, o *Qi* é recuperado. Na verdade, existem dois níveis de *Qi* que devem ser considerados nesse caso. Por um lado, existe o *Qi* (*Qi* Pós-Celestial) que é produzido pelo Estômago e Baço a partir dos alimentos ingeridos diariamente, que é reposto continuamente e que fornece energia para nossas atividades diárias; por outro lado, existem as substâncias *Yin* que, porque constituem o fundamento e a nutrição do corpo, determinam o estado nutricional básico do nosso corpo e nossa resistência às doenças a longo prazo.

Em nossas atividades diárias de trabalho e exercício, normalmente usamos *Qi*, principalmente *Yang Qi*. As substâncias *Yin* fornecem a base fisiológica dos reservatórios de energia por períodos mais longos. Em condições normais, o *Qi* consumido pelo trabalho e pelos exercícios normais é rapidamente reposto pela dieta e pelo repouso adequados. Quando avaliamos o pulso de um indivíduo que trabalhou arduamente por 1 semana, talvez se preparando para as provas, e que ficou acordado até as primeiras horas da manhã e não se alimentou bem, o pulso provavelmente é fraco e profundo. Quando esse indivíduo tem repouso adequado e ingere uma dieta equilibrada, o pulso volta ao normal dentro de cerca de 2 a 3 dias. Isso demonstra que, embora o *Qi* (*Qi* Pós-Celestial) possa ser consumido rapidamente, ele também pode ser reposto dentro de pouco tempo por repouso. Nesse caso, o indivíduo não precisaria de qualquer tratamento além de repouso adequado.

Entretanto, quando alguém tem um trabalho extremamente árduo por muitas horas ao longo de muitos anos sem repouso adequado, o corpo não tem a oportunidade de recuperar o *Qi* Pós-Celestial com rapidez suficiente: antes que possa repor o *Qi* perdido, o indivíduo volta a trabalhar e a usar mais *Qi*. Quando o excesso de trabalho ultrapassa o ponto em que o *Qi* consegue atender às demandas, o indivíduo é forçado a usar as substâncias *Yin* para atender às demandas desse estilo de vida. Nesse ponto, o *Yin* começa a ser esgotado e podem surgir sintomas de sua deficiência.[5] Quando esse ponto é atingido, mesmo o repouso adequado não melhora a situação prontamente e a deficiência é corrigida apenas por uma mudança radical da rotina e com mais repouso em base *regular*. A maioria desses pacientes acredita que férias curtas em uma área ensolarada repõe seu *Qi* depois de vários anos de excesso de trabalho: isto certamente não ocorre, porque seu *Yin* será reposto apenas gradativamente por um período longo depois da modificação do seu estilo de vida de forma a trabalhar menos horas e descansar periodicamente (Figura 22.6).

> **Atenção**
>
> *Qi* e *Yin* representam dois níveis de energia. O *Qi* é consumido pelo trabalho e reposto pelo repouso. Quando um indivíduo trabalha excessivamente, o *Qi* não pode ser reposto com rapidez suficiente e o *Yin* é consumido em seu lugar.

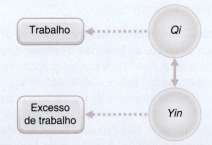

Figura 22.6 Efeitos do excesso de trabalho no *Qi* e no *Yin*.

Depois de muitos anos, o excesso de trabalho descrito antes é uma das causas principais da deficiência de *Yin*, especialmente da deficiência de *Yin* do Rim. Em alguns casos, isso também pode causar deficiência da Essência do Rim (*Jing*).

O excesso de trabalho mental é uma forma específica de trabalho excessivo. Nesse caso, o indivíduo não necessariamente tem uma vida agitada, conforme foi descrito antes, mas trabalha muitas horas em uma ocupação sedentária que envolva trabalho mental. Trabalho mental e concentração excessivos enfraquecem o Baço.

O Boxe 22.3 resume o excesso de trabalho como causa de doença.

Boxe 22.3 Excesso de trabalho

- O termo "excesso de trabalho" consiste em trabalhar muitas horas sem repouso adequado por muitos anos
- O excesso de trabalho causa deficiência de *Yin*, especialmente deficiência de *Yin* do Rim.

Esforço físico excessivo (e falta de exercícios)

A descrição do esforço físico excessivo está subdividida da seguinte forma:

- Definição
- Efeitos do esforço físico excessivo
- Falta de exercícios.

▶ Definição

Esforço físico excessivo inclui trabalho físico em razão da ocupação do indivíduo (p. ex., trabalhadores de mudança), exercício físico excessivo (p. ex., treinamento de ginastas), esporte excessivo (p. ex., futebol), levantamento excessivo de peso, balé em excesso etc.

Evidentemente, um nível razoável de exercícios é benéfico e essencial à boa saúde. Contudo, os exercícios realizados até a exaustão esgotam o *Qi*. O excesso de exercícios é especialmente perigoso quando é realizado durante a puberdade, especialmente nas meninas, que depois podem ter problemas menstruais.

Alguns tipos de exercício também podem causar estagnação do *Qi* em determinadas áreas. O levantamento de pesos afeta a região lombar baixa, corridas prejudicam os joelhos e tênis coloca os cotovelos em risco.

O levantamento de pesos excessivos, como acontece frequentemente nos fisiculturistas ou nos trabalhadores de mudança, enfraquece os Rins e a região lombar baixa.

Ficar de pé por períodos muito longos também enfraquece os Rins. No Capítulo 23 do *Questões Simples*, o autor descreve as "cinco exaustões": *"Usar os olhos excessivamente prejudica o Sangue [i. e., o Coração]; permanecer deitado por muito tempo danifica o Qi [i. e., os Pulmões]; ficar sentado por muito tempo afeta os músculos [i. e., o Baço]; ficar de pé por muito tempo prejudica os ossos [i. e., os Rins] e praticar exercícios em excesso causa danos aos tendões [i. e., Fígado]."*[6]

Nota clínica

Questões Simples: "O uso excessivo dos olhos prejudica o Sangue [i. e., o Coração]; permanecer deitado por muito tempo danifica o Qi [i. e., os Pulmões]; ficar sentado por muito tempo afeta os músculos [i. e., o Baço]; ficar de pé por muito tempo prejudica os ossos [i. e., os Rins] e praticar exercícios em excesso causa danos aos tendões [i. e., Fígado]."

▶ Efeitos do esforço físico excessivo

O esforço físico excessivo em geral esgota principalmente o Baço e o Fígado, na medida em que o primeiro controla os músculos e o último, os tendões. O uso excessivo de uma parte do corpo também provoca estagnação do *Qi* nessa parte específica. Por exemplo, movimento repetitivo constante, que pode estar associado a determinado tipo de trabalho, tende a causar estagnação do *Qi* nessa área: dor no braço de uma cabeleireira; dor nos cotovelos de um pedreiro; ou dor no punho de um digitador.

O excesso de atividade de corrida leve (*jogging*) enfraquece os músculos e os ossos e, consequentemente, o Baço e os Rins. O Dr. Shen acreditava que o excesso de corrida leve (*jogging*) também enfraquece o Coração, porque acarreta dilatação irreversível do coração e lentidão da circulação (indicada por um pulso lento).

▶ Falta de exercícios

Falta de exercícios também é uma causa de doença. A prática regular de exercícios é essencial à circulação apropriada do *Qi*. A falta de exercício provoca estagnação do *Qi* e, em alguns casos, Umidade. Como foi mencionado antes, o Capítulo 23 do *Questões Simples* menciona que a falta de exercícios causa doença: *"Ficar sentado por muito tempo prejudica os músculos [i. e., o Baço]."*[7]

Os tipos orientais de exercício (como *Yoga* ou *Tai Ji Quan*) destinados a desenvolver o *Qi* em vez de apenas os músculos são muito benéficos e devem ser recomendados aos pacientes que têm deficiência de *Qi* e que não dispõem de energia suficiente para realizar exercícios vigorosos.

É importante (embora difícil) fazer com que os pacientes entendam que saúde e condicionamento físico são coisas diferentes e que nem sempre coexistem. Um indivíduo pode estar muito bem "condicionado" (*i. e.*, ser capaz de realizar exercícios pesados por períodos longos – por exemplo, correr uma maratona), mas isto não significa necessariamente que ele seja saudável. Isso ocorre porque os exercícios físicos geralmente desenvolvem músculos e tendões, mas não necessariamente "nutrem" os Órgãos Internos. Por outro lado, os

exercícios como *Yoga*, *Tai Ji Quan*, *Ba Gua* e *Xing Yi* têm como objetivo desenvolver músculos e tendões, mas também nutrir os Órgãos Internos e promover a saúde.

O Boxe 22.4 resume o esforço físico excessivo (ou insuficiente) como causa de doença.

Boxe 22.4 Esforço físico excessivo (ou insuficiente)

- Esforço físico excessivo inclui levantamento de pesos, treinamento excessivo de ginástica, corridas leves em excesso, atividade esportiva excessiva etc.
- O esforço físico excessivo prejudica os músculos e os tendões e, consequentemente, o Baço e o Fígado
- O esforço físico excessivo de uma articulação também causa estagnação do *Qi*
- Levantamento excessivo de pesos prejudica os Rins
- Falta de exercícios também é uma causa de doença, que provoca estagnação do *Qi* e Umidade ou Fleuma.

Atividade sexual excessiva

Na China, desde os tempos antigos o excesso de atividade sexual era considerado causa de doença, porque tende a esgotar a Essência do Rim. No Ocidente, dificilmente se considera que o excesso de atividade sexual seja destrutivo à saúde.

A atividade sexual excessiva causa doença mais comumente nos homens que nas mulheres: este fato está descrito com mais detalhes adiante.

A descrição do que é atividade sexual excessiva está dividida com os seguintes subtítulos:

- Vida sexual e Essência do Rim
- Definição de atividade sexual "excessiva"
- Diferenças entre a sexualidade masculina e feminina
- Causas sexuais de doença nas mulheres
- Atividade sexual insuficiente como causa de doença
- Desejo sexual
- Efeitos salutares da atividade sexual.

▶ Vida sexual e Essência do Rim

As essências sexuais dos homens e das mulheres são as manifestações externas da Essência do Rim. Por essa razão, a perda dessas essências sexuais causa déficit transitório da Essência do Rim. Contudo, em condições normais, essa perda é reposta rapidamente e a atividade sexual normal não causa doença. Apenas quando há atividade sexual excessiva é que a perda de Essência (*Jing*) causada pelo sexo é tão grande que o corpo não tem tempo para recuperar e repor a Essência.

O *Tian Gui*, que amadurece na puberdade a partir da Essência do Rim, forma o esperma masculino e o sangue menstrual e os óvulos femininos.

▶ Definição de atividade sexual "excessiva"

Evidentemente, é difícil definir o que é atividade sexual "normal" ou "excessiva", porque isto é eminentemente relativo e dependente da constituição e da potência da Essência do indivíduo. O que poderia ser "atividade sexual excessiva" para um indivíduo com Rins fracos pode ser normal para outro.

Em termos muito simples, poderíamos definir atividade sexual como "excessiva" quando causa fadiga acentuada ao final e, ainda mais, quando causa outros sintomas específicos como tontura, turvação da visão, dor lombar, fraqueza dos joelhos e micções frequentes.

> **Nota clínica**
>
> Em termos muito simples, atividade sexual "excessiva" é a que acarreta fadiga extrema, tontura, turvação da visão, dor lombar baixa, fraqueza dos joelhos e micções frequentes em seguida. Devemos orientar nossos pacientes quanto à atividade sexual *antes* que chegue a esse ponto.

O aspecto importante a entender é que a atividade sexual deve ser ajustada de acordo com a idade, a condição física e até mesmo as estações do ano.

A recomendação de que a atividade sexual deva ser ajustada de acordo com a idade do indivíduo é, em geral, um conceito totalmente estranho a muitos indivíduos de nossa sociedade. O livro *Classic of the Simple Girl* (dinastia Sui, 581–618) fornece uma indicação da frequência recomendada das ejaculações dos homens, de acordo com a idade e a condição de saúde (Tabela 22.1).[8]

Evidentemente, essa recomendação não deve ser entendida literalmente, mas apenas como diretriz geral. Outra "regra" geral acerca da frequência da atividade sexual (um pouco menos "generosa" que a anterior) é a que pode ser obtida dividindo-se a idade do indivíduo por 5, de forma a determinar o intervalo em dias entre os orgasmos. Por exemplo, com 50 anos, o indivíduo deveria ter relações sexuais no máximo a cada 10 dias. Desse modo, podemos elaborar a seguinte tabela (Tabela 22.2).

Evidentemente, a atividade sexual deve ser reduzida quando há deficiência de *Qi* ou Sangue e, especialmente, deficiência dos Rins (Figura 22.7).

Por fim, a atividade sexual também deve ser ajustada de acordo com as estações do ano, aumentando na primavera e no verão e diminuindo no outono e no inverno.

Embora essas "regras" devam ser interpretadas liberalmente, como praticantes de medicina chinesa devemos ser capazes de orientar nossos pacientes sobre esse assunto.

Em minha prática médica, tenho atendido pacientes que mantinham níveis de atividade sexual que não poderiam ser descritos como "normais" com base em qualquer padrão e que, ainda assim, ficaram totalmente surpresos quando lhe sugeri a ideia de que sua atividade sexual poderia ter alguma coisa a ver com seus problemas.

Tabela 22.1 Frequência recomendada da ejaculação dos homens, de acordo com o *Classic of the Simple Girl*.

Idade	Saúde normal	Saúde razoável
15	2 vezes/dia	1 vez/dia
20	2 vezes/dia	1 vez/dia
30	1 vez/dia	Dias alternados
40	A cada 3 dias	A cada 4 dias
50	A cada 5 dias	A cada 10 dias
60	A cada 10 dias	A cada 20 dias
70	A cada 30 dias	Abstinência

Tabela 22.2 Recomendação alternativa quanto à frequência da ejaculação masculina.*

Idade	Intervalo em dias
15	Uma vez a cada 3 dias
20	Uma vez a cada 4 dias
25	Uma vez a cada 5 dias
30	Uma vez a cada 6 dias
35	Uma vez a cada 7 dias
40	Uma vez a cada 8 dias
45	Uma vez a cada 9 dias
50	Uma vez a cada 10 dias
60	Uma vez a cada 12 dias
70	Uma vez a cada 14 dias

*Regra geral ampla, obtida dividindo-se a idade em anos por 5.

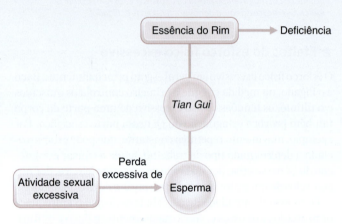

Figura 22.7 Efeito da atividade sexual na Essência do Rim.

Na verdade, muitos problemas sexuais masculinos como impotência ou ejaculação prematura frequentemente exigem, antes de tudo, redução da atividade sexual de forma a assegurar alguma chance de sucesso com o tratamento.

A medicina chinesa também considera as circunstâncias nas quais ocorre a atividade sexual. Por exemplo, pegar frio depois da relação sexual pode enfraquecer o *Yang* do Rim. Como a energia dos Rins é temporária e naturalmente enfraquecida depois da relação sexual, é importante não se expor ao frio nesses momentos, de forma a não agravar essa fraqueza.

▶ Diferenças entre a sexualidade masculina e feminina

Embora homens e mulheres sejam afetados por atividade sexual excessiva, até certo ponto isto é mais comum nos homens.

Na perspectiva da medicina chinesa, também existem algumas diferenças importantes entre a fisiologia genital masculina e feminina. Na verdade, o esperma (conhecido como *Tian Gui*) é uma manifestação direta da Essência (*Jing*). De acordo com a medicina chinesa, *Tian Gui* reside na Sala do Esperma (ou Sala da *Jing*) dos homens, que está localizada no *Dan Tian* Inferior. Nas mulheres, o *Dan Tian* Inferior abriga o Útero e o *Tian Gui* é representado pelo sangue menstrual e pelos óvulos (Figura 22.8).

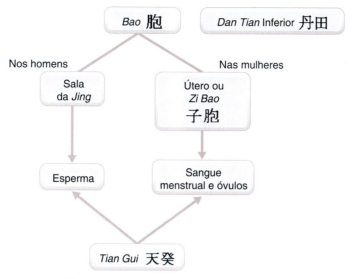

Figura 22.8 *Tian Gui* das mulheres e dos homens.

Conforme foi descrito no Capítulo 3, a maturação do *Tian Gui* ocorre na puberdade (14 anos nas meninas e 16 anos nos meninos) e é representado pelo esperma dos homens e pelo sangue menstrual e pelos óvulos das mulheres. Por essa razão, a ejaculação acarreta perda mais direta da Essência do Rim que o orgasmo feminino porque, evidentemente, não há perda de sangue menstrual ou óvulos durante os orgasmos das mulheres. No sexo feminino, o equivalente à perda excessiva de esperma dos homens seria uma perda profusa de sangue durante o parto ou um sangramento volumoso crônico associado à menorragia.[9]

 Atenção

O *Tian Gui* (derivado da Essência do Rim) é o esperma dos homens e o sangue menstrual das mulheres. Como as mulheres não perdem sangue menstrual durante as relações sexuais, elas não são tão afetadas pelo excesso de atividade sexual quanto os homens.

Nas mulheres, o Útero está diretamente relacionado com os Rins e qualquer fator que enfraqueça esse órgão debilita por fim os Rins, especialmente o *Yin* do Rim. Em especial, o nascimento de muitos filhos em um curto espaço de tempo enfraquece o Útero e os Rins das mulheres: isto é uma causa importante de depleção da Essência do Rim das mulheres, algo equivalente à atividade sexual excessiva dos homens. Contudo, essa não é uma causa comum de doença nos países ocidentais da atualidade, que têm taxas de natalidade baixa.

▶ Causas sexuais de doença das mulheres

Contudo, existem algumas atividades sexuais que constituem uma causa importante de doença nas mulheres. Uma é a prática de manter relações sexuais durante o período menstrual. Durante esse período, há um movimento descendente de *Qi* e Sangue; com a excitação sexual, há ativação do Fogo Ministerial (fisiológico) que, consequentemente, estimula um movimento ascendente do *Qi*. Como o *Qi* circula para baixo durante o período menstrual, mas ascende com a excitação sexual, esses dois movimentos contrários colidem e causam estagnação do *Qi* e do Sangue no Útero (Figura 22.9).

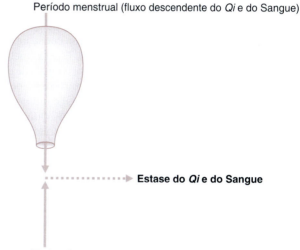

Figura 22.9 Efeito da atividade sexual durante o período menstrual.

Fu Qing Zhu cita repetidamente que manter relações sexuais durante ou pouco depois do final do período menstrual é uma causa de sangramento menstrual profuso. De acordo com esse autor: "*Algumas mulheres mantêm relações sexuais que acarretam sangramento incontrolável ... Quando uma mulher tem relações sexuais durante o período menstrual, o esperma ascende ao longo dos vasos sanguíneos [da mulher] ... É necessário lembrar que os vasos sanguíneos ficam mais finos e devem ser protegidos de danos causados pelo esperma ... Quando o esperma é ejaculado no útero quando o fluxo menstrual está descendo e saindo, o sangue retrocede e contrai ... e o esperma acumula-se e transforma o Sangue.*"[10] Essa citação significa claramente que manter relações sexuais durante o período menstrual causa estase do Sangue nas mulheres.

Em outro capítulo, comentando o fato de que algumas mulheres têm sangramento menstrual profuso depois da menstruação, Fu Qing Zhu afirma que: "*Quando a mulher fica excitada, o útero aumenta muito e os Fogos Imperial e Ministerial são ativados ... a câmara da Essência é agitada e o Mar de Sangue extravasa e não pode ser contido. O Fígado, que tende a armazenar, não consegue reter o Sangue; o Baço, que tende a conter, não consegue conter o Sangue. Desse modo, o fluxo menstrual ocorre durante a relação sexual, assim como ao som segue-se seu eco."*[11]

Outra causa sexual de doença feminina é iniciar atividade sexual em idade muito precoce durante a puberdade. Na puberdade, o Útero encontra-se em um estado vulnerável e é facilmente afetado por fatores patogênicos. Atividade sexual em uma idade muito precoce causa danos aos Vasos Penetrador (*Chong*) e Concepção (*Ren*) e também provoca não apenas estase do Sangue, como também deficiência dos Rins.[12]

▶ Sexo insuficiente como causa de doença

A medicina chinesa também entende que a falta de relações sexuais é uma causa de doença, ainda que isso nunca seja mencionado na China moderna. O *Classic of the Simple Girl* fornece algumas diretrizes acerca da frequência mínima recomendável de orgasmos de acordo com a idade, ou seja: a cada 4 dias com 20 anos, a cada 8 dias com 30 anos, a cada 16 dias com 40 anos, a cada 21 dias com 50 anos e a cada 30 dias com 60 anos.[13] Evidentemente, essas recomendações também não devem ser seguidas com rigor exagerado.

A medicina chinesa tem enfatizado em todas as épocas a importância da atividade sexual excessiva como causa de doença, mas não a atividade sexual *insuficiente*. Especialmente entre as mulheres ocidentais, essa é uma causa comum de doença, algo semelhante ao que ocorre com o estresse emocional. O desejo sexual depende do Fogo Ministerial e um desejo sexual saudável indica que haja Fogo abundante. Quando o desejo sexual acumula-se, o Fogo Ministerial ascende e *Yang* aumenta: o orgasmo é uma liberação dessa energia *Yang* acumulada e, em condições normais, é uma descarga benéfica de *Yang Qi* e facilita a circulação livre do *Qi*. Quando há acumulação de desejo sexual, o Fogo Ministerial é arrefecido: isto afeta a Mente e, em termos de órgãos, afeta especificamente o Coração e o Pericárdio. O Coração está ligado ao Útero por meio do Vaso do Útero e as contrações orgásticas desse órgão descarregam a energia *Yang* acumulada do Fogo Ministerial.

Nota clínica

Embora nunca seja mencionado nos livros modernos de medicina chinesa, a *falta* de atividade sexual também é uma causa de doença.

Quando o desejo sexual está presente, mas não tem uma expressão adequada por meio da atividade sexual e do orgasmo, o Fogo Ministerial pode acumular-se e acarretar Calor no Sangue e estagnação do *Qi* ou do Sangue no Aquecedor Inferior. Esse Calor acumulado ativa ainda mais o Fogo Ministerial e atormenta a Mente, enquanto a estagnação do *Qi* no Aquecedor Inferior pode causar problemas ginecológicos como dismenorreia.

Evidentemente, quando a mulher não tem desejo sexual, a falta de atividade sexual não causa doença. Por outro lado, quando a mulher abstém-se de atividade sexual, mas seu desejo sexual é forte, isto também ativa o Fogo Ministerial. Desse modo, o fator crucial é a atitude mental.

Com referência à frustração sexual, Chen Jia Yuan da dinastia Qing escreveu muito claramente acerca da solidão e da carência emocional de algumas mulheres. Entre as causas emocionais de doença, esse autor diferencia entre "preocupa-

ção e introspecção" e "depressão". Basicamente, Chen Jia Yuan considera a depressão com sua estagnação subsequente como um problema causado por frustração emocional e sexual e solidão. De acordo com esse autor: *"Nas mulheres ... como viúvas, monjas budistas, jovens servas e concubinas, o desejo sexual agita [a Mente] interior, mas não pode satisfazer o Coração. O corpo é contido no lado de fora e não pode expandir-se com a Mente [i. e., a Mente anseia por satisfação sexual, que o corpo não pode dar]. Isso provoca estagnação do Qi no Triplo Aquecedor e no tórax; depois de muito tempo, surgem sintomas estranhos como sensação de calor e frio, como se a mulher tivesse malária, embora não seja o caso. Isso é depressão."*[14]

Embora as considerações citadas antes se originem da experiência clínica do Dr. Chen com jovens servas, monjas budistas e concubinas e, por esta razão, devem ser entendidas no contexto social da dinastia Qing, elas também têm relevância nos tempos modernos porque, em essência, o autor fala sobre frustração sexual e solidão e sua referência à viuvez confirma isto (na China antiga, as viúvas eram evitadas e raramente se casavam novamente). O Dr. Chen refere-se claramente ao desejo sexual agitando o corpo, embora sem encontrar satisfação no Coração e na Mente; além da frustração sexual, o autor também se refere à frustração emocional e ao anseio por amor. Como a frustração sexual das mulheres é muito comum em nossa sociedade (comumente em consequência do despreparo ou da inexperiência sexual dos homens), as observações do Dr. Chen sobre a influência da frustração sexual na estagnação do *Qi* e na depressão (que também se aplicam aos homens) adquirem relevância especial.

É importante salientar que o que dissemos até aqui se refere apenas à relação entre atividade sexual excessiva (com ejaculação e/ou orgasmo) e a energia dos Rins e que muitos outros fatores estão envolvidos no estabelecimento de uma vida sexual feliz. Embora a medicina chinesa esteja interessada principalmente no excesso de atividade sexual como causa de doença, uma vida sexual infeliz com incapacidade de alcançar o orgasmo ou a carência de calor humano e afeto também é uma causa importante de doença. Em muitos casos, isso causa infelicidade profunda ou ansiedade, que intrinsecamente se tornam causas de doenças.

▶ Desejo sexual

O desejo sexual propriamente dito também está relacionado com a energia dos Rins. Um desejo sexual saudável reflete uma energia forte e equilibrada dos Rins. Quando os Rins estão fracos e principalmente quando há deficiência de *Yang* do Rim, pode haver falta de desejo sexual ou incapacidade de sentir prazer nas relações sexuais e alcançar o orgasmo. Por outro lado, quando o *Yin* do Rim está gravemente deficiente, resultando na acumulação de Calor-Vazio, pode haver desejo sexual exagerado com incapacidade absoluta de sentir-se satisfeito. O Calor-Cheio no Fígado e/ou no Coração também pode causar desejo sexual exagerado. O indivíduo também pode ter sonhos sexuais vívidos, resultando em poluções noturnas dos homens e orgasmos das mulheres. Por essa razão, a falta de desejo sexual pode ser estimulada por fortalecimento do *Yang* do Rim e do Fogo do Portão da Vitalidade (*Ming Men*), enquanto o desejo sexual excessivo pode ser atenuado por meio da nutrição do *Yin* do Rim.

Nota clínica

- O desejo (e o desempenho) sexual pode ser estimulado com o uso dos pontos B-23 *Shenshu* e VG-4 *Mingmen* para tonificar o Fogo do Portão da Vitalidade
- O desejo sexual pode ser arrefecido com a estimulação dos pontos R-3 *Taixi*, R-6 *Zhaohai* e BP-6 *Sanyinjiao* para nutrir o *Yin* do Rim.

▶ Efeitos benéficos da atividade sexual

Por fim, embora a medicina chinesa tradicionalmente enfatize a importância da atividade sexual excessiva como causa de doença, a tradição taoísta mais ampla também considera os efeitos benéficos da atividade sexual. Em resumo, esses efeitos provêm do encontro da Água (mulheres) com o Fogo (homens), isto é, *Yin* e *Yang* quintessenciais. Água e Fogo são opostos e complementares e a permuta de energias, que ocorre durante o ato sexual, pode ser tal que as mulheres absorvem energia *Yang* e os homens, energia *Yin*. Especificamente, através dos beijos e do contato genital durante a relação sexual, há uma permuta benéfica de energias e fluidos entre os Vasos Governador e Concepção (*Du* e *Ren Mai*) dos dois parceiros. Isso também resulta na passagem da "ponte" do circuito dos Vasos Governador e Concepção nas bocas dos dois parceiros, com mobilização benéfica de energia nesses dois vasos (Figura 22.10).

O Boxe 22.5 resume o excesso de atividade sexual como causa de doença.

Boxe 22.5 Atividade sexual excessiva

- Atividade sexual excessiva esgota a Essência do Rim
- A atividade sexual deve ser regulada de acordo com a idade, as condições de saúde e as estações do ano
- Os homens são mais afetados por atividade sexual excessiva que as mulheres
- Ter relações sexuais durante o período menstrual pode causar estase de Sangue nas mulheres
- Iniciar atividade sexual com uma idade muito precoce pode causar danos aos Vasos Penetrador e Concepção das mulheres
- Atividade sexual insuficiente também é uma causa de doença
- O desejo sexual depende do *Yang* do Rim e do Fogo do Portão da Vitalidade
- De acordo com as práticas taoístas, a atividade sexual tem efeitos benéficos.

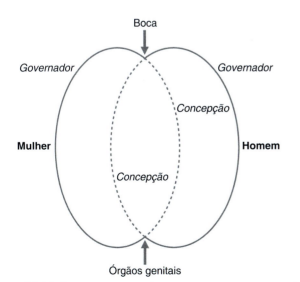

Figura 22.10 Efeito da relação sexual nos Vasos Concepção e Governador.

Dieta

Especialmente hoje em dia, dieta é uma causa importante de doença e, provavelmente mais que qualquer outra causa, existem muitas diferenças significativas entre as causas dietéticas de doença na China antiga e nos países ocidentais modernos.

A descrição da dieta como causa de doença tem os seguintes subtítulos:

- Alterações alimentares modernas
- Ingestão alimentar insuficiente
- Ingestão alimentar excessiva
- Tipos de alimentos e seus efeitos energéticos
  - Alimentos frios
  - Alimentos doces e açúcar
  - Alimentos quentes
  - Alimentos gordurosos
- Circunstâncias da ingestão alimentar.

▶ Alterações alimentares modernas

Nos últimos anos, foram realizadas inúmeras descobertas que revolucionaram completamente nossos conceitos sobre dieta. Por exemplo, o papel das vitaminas e dos minerais na saúde e na doença foi descoberto apenas em tempos relativamente recentes. Por outro lado, os alimentos nunca foram submetidos a tanta manipulação química quanto nos últimos 30 anos. Nosso alimento contém uma quantidade inacreditável de substâncias químicas na forma de conservantes, aromatizantes, colorantes, emulsificantes, nitratos etc. O pior de tudo é que alguns fármacos (p. ex., hormônios e antibióticos) estão presentes em alguns alimentos. Para completar o quadro, os métodos de cultivo agrícola também passaram por uma revolução completa, com abandono das técnicas tradicionais de preservação da fertilidade do solo e controle de doenças em favor dos fertilizantes e pesticidas químicos. Quantidades residuais de pesticidas e herbicidas estão presentes inevitavelmente no alimento e na água.

Como essas alterações do processo de produção dos alimentos foram introduzidas há relativamente pouco tempo, os conceitos dietéticos dos chineses não os levam em consideração. Um exemplo claro disso é que a dietoterapia chinesa considera que a carne de frango seja benéfica ao Sangue. Contudo, isso não leva em consideração que as galinhas de abatedouros contêm hormônios e são criadas em condições insalubres, de forma que o valor nutricional de sua carne certamente não é o mesmo que teria sido na China há 1.000 anos, ou mesmo nos países ocidentais há bem pouco tempo.

Todas essas alterações modernas do processo de produção de alimentos e as pesquisas recentes com alimentos são importantes e devem ser levadas em consideração quando se considera a dieta como causa de doença. Entretanto, a descrição desses aspectos dos alimentos estaria completamente fora dos objetivos deste livro e, por esta razão, procurei limitar-me a uma discussão sobre dieta como doença pelo ponto de vista da medicina chinesa.

Os hábitos dietéticos podem ser uma causa de doença quando a dieta é desbalanceada em termos quantitativos ou qualitativos.

▶ Ingestão alimentar insuficiente

Primeiramente, a desnutrição é uma causa inequívoca de doença. Em seu sentido amplo, a desnutrição não ocorre apenas nos países pobres do Terceiro Mundo, mas também nos países industrializados, onde está presente em determinadas formas menos evidentes. Por exemplo, indivíduos idosos pobres que vivem sozinhos frequentemente ingerem uma dieta com pouco valor calórico e nutritivo. Outros indivíduos podem ter uma forma branda de desnutrição quando aderem rigidamente a "dietas" muito rigorosas, cujo número e variedade tornam-se preocupantes. Alguns dos indivíduos que aderem a essas dietas rigorosas podem inadvertidamente carecer de nutrientes essenciais em suas dietas. Outros exemplos de desnutrição em nossa sociedade são os pacientes que sofrem de anorexia e/ou bulimia e os indivíduos que fazem regimes regularmente para se manterem magros.[15]

O vegetarianismo também pode ser uma causa de doença, especialmente entre as mulheres. Evidentemente, a dieta vegetariana não é propriamente uma causa de doença. Contudo, ser vegetariano exige que o indivíduo esteja mais atento à combinação de alimentos de forma a assegurar a ingestão adequada de proteínas. Na perspectiva chinesa, isso é importante para garantir a produção adequada de Sangue, porque as carnes são tônicos potentes para o Sangue. Além disso, na perspectiva chinesa, o efeito do alimento em nosso corpo transcende a simples análise dos alimentos em termos de proteínas, vitaminas, minerais etc. A medicina chinesa acredita que o alimento de origem animal tenha determinada "qualidade", que o torna diferente dos alimentos vegetais, principalmente no que se refere à nutrição do Sangue. Li Shi Zhen afirmou que os produtos de origem animal têm *qing* (i. e., "sentimento") e, por esta razão, nutrem o Sangue. Portanto, a falta de alimentos de origem animal pode causar deficiência de Sangue, especialmente nas mulheres. Tudo isso é mais provável quando a mulher não tem uma compreensão clara de como combinar alimentos, como ocorre frequentemente com as moças jovens que se tornam vegetarianas. Na verdade, elas tendem a ingerir muitas saladas e queijos, ambos alimentos energeticamente "frios"; além disto, os queijos também tendem a levar à formação de Umidade ou Fleuma.

A ingestão alimentar insuficiente causa deficiência de *Qi* e Sangue e enfraquece a função do Baço de transformar e transportar, iniciando um círculo vicioso porque a falta de alimentos apropriados enfraquece o Baço, enquanto o Baço enfraquecido não consegue absorver os nutrientes do alimento que é ingerido.

Evidentemente, é importante ressaltar que uma dieta vegetariana com atenção cuidadosa à combinação dos alimentos e ao equilíbrio entre alimentos quentes e frios pode ser extremamente saudável.

▶ Ingestão alimentar excessiva

Ingestão alimentar excessiva é uma causa ainda mais comum de doença em nossa sociedade. O enriquecimento crescente depois dos tempos difíceis da Segunda Guerra Mundial resultou em grande abundância e variedade de alimentos nos países industrializados ricos e no aumento dramático do peso médio da população. Na perspectiva da medicina chinesa, a ingestão alimentar excessiva também enfraquece o Baço e o Estômago, acarretando acúmulo de Umidade e Fleuma. Nos países ocidentais, a ingestão excessiva de açúcar também é uma causa importante de acúmulo de Fleuma.

▶ Tipos de alimento e seus efeitos energéticos

Todos os alimentos (e ervas) são classificados de acordo com sua "energia" em frios e quentes. Os alimentos são classificados como "frios" com base em duas perspectivas: primeiramente, eles têm uma energia "fria" (p. ex., alface); em segundo lugar, sua temperatura realmente é fria (p. ex., água gelada).

Alimentos frios

A ingestão excessiva do que a medicina chinesa considera alimentos de energia "fria" e de alimentos crus (inclusive saladas, sorvetes, bebidas ou frutas geladas) pode enfraquecer o Baço, especialmente o *Yang* do Baço. O conceito de que a ingestão excessiva de saladas e frutas pode ser destrutiva à saúde vai contra todos os princípios dietéticos modernos, de acordo com os quais, com o consumo de vegetais crus e frutas, podemos absorver todas as vitaminas e os minerais que estão contidos nesses itens. Isso é verdade até certo ponto e a ingestão moderada desses alimentos pode ser benéfica. Contudo, na perspectiva da medicina chinesa, o Baço gosta de secura e calor nos alimentos e não gosta de líquidos e frio em excesso: o consumo excessivo desses alimentos torna a digestão muito difícil e pode enfraquecer o *Yang* do Baço, causando diarreia, calafrios, muco frio, dor e distensão abdominais. Desse modo, especialmente os indivíduos que tendem a desenvolver deficiência do Baço não devem ingerir alimentos crus e frios em quantidades excessivas.

Alimentos doces e açúcar

A ingestão excessiva de alimentos doces e açúcar – que também é extremamente comum em nossa sociedade – bloqueia as funções do Baço de transformar e transportar e acarreta a formação de Umidade com sintomas de secreção nas vias respiratórias superiores, distensão e plenitude abdominais, muco nas fezes e secreções vaginais.

Alimentos quentes

A ingestão excessiva de alimentos de energia "quente" e picantes (inclusive *curry*, álcool, carne de carneiro ou de vaca, ou condimentos) acarreta sintomas de Calor, especialmente referidos ao Estômago ou Fígado, inclusive gosto amargo na boca, sensação de ardência no epigástrio e sede.

Alimentos gordurosos

A ingestão excessiva de alimentos gordurosos e fritos (inclusive quaisquer alimentos fritos, leite, queijos, manteiga, creme, sorvete, banana, amendoins ou carnes gordurosas) resulta na formação de Fleuma ou Umidade que, por sua vez, obstruem as funções do Baço de transformar e transportar. Isso pode causar vários sintomas de acúmulo de Fleuma, inclusive sinusite, secreção nasal, sensação de "atordoamento" na cabeça, cefaleia difusa e contínua, bronquite etc.

▶ Circunstâncias da ingestão alimentar

A medicina chinesa leva em consideração não apenas o que se come, mas também como se come. Um indivíduo pode ingerir os melhores alimentos perfeitamente balanceados disponíveis, mas também pode desenvolver doença se eles forem ingeridos em condições inadequadas. Por exemplo, comer com pressa, discutir questões de trabalho enquanto come, voltar imediatamente ao trabalho depois de comer, ingerir alimentos tarde da noite e comer em um estado de tensão emocional são hábitos que interferem com a digestão adequada dos alimentos e, em especial, causam deficiência do *Yin* do Estômago. Isso se evidencia na língua por uma saburra sem raiz, ou nenhuma saburra no centro, sede, dor epigástrica e fezes ressecadas.

O Boxe 22.6 resume dieta como causa de doença.

Boxe 22.6 Dieta

- Os alimentos dos países industrializados modernos são muito diferentes dos que existiam na China antiga
- A ingestão alimentar insuficiente causa deficiência de *Qi* e Sangue
- A ingestão alimentar excessiva enfraquece o Baço e causa Umidade e Fleuma
- A ingestão excessiva de alimentos frios enfraquece o *Yang* do Baço
- A ingestão excessiva de alimentos doces e açúcar causa Umidade e Fleuma
- A ingestão excessiva de alimentos quentes causa Calor
- A ingestão excessiva de alimentos gordurosos causa Umidade e Fleuma
- As circunstâncias inadequadas durante a ingestão alimentar enfraquecem o *Yin* do Estômago.

Traumatismo

Esse fator refere-se aos traumas físicos, porque o choque mental está incluído entre as causas emocionais de adoecimento.

Os traumatismos causam estagnação local do *Qi* ou do Sangue na área afetada. Um traumatismo brando causa estagnação de *Qi*, enquanto as lesões graves provocam estase de Sangue. De qualquer forma, isso provoca dor, formação de equimoses e edema. Embora os traumatismos possam ser entendidos como uma causa apenas transitória de doença, na prática o efeito das lesões traumáticas pode persistir por mais tempo, evidenciando-se por estagnação local de *Qi* e/ou Sangue na área afetada.

Acidentes e quedas ocorridos no passado, dos quais o indivíduo pode ter esquecido por completo, frequentemente podem ser causas de doença ou fatores contribuintes. Isso é especialmente aplicável às cefaleias: como regra geral, cefaleias que sempre ocorrem na mesma região da cabeça são causadas comumente por uma lesão pregressa dessa parte da cabeça. Isso significa que os tratamentos locais voltados para a remoção da estase de Sangue dessa área são especialmente úteis.

Traumatismos do passado também podem ser evidenciados como causa atual de doença quando se combinam com um traumatismo subsequente. Por exemplo, o traumatismo de um joelho pode ter sido completamente curado, mas quando o paciente depois desenvolve a Síndrome de Obstru-

ção Dolorosa causada por exposição às condições de frio e umidade, o fator patogênico externo frequentemente se instala nesse joelho.

O Boxe 22.7 resume traumatismos como causa de doença.

Boxe 22.7 Traumatismos

- Traumatismos leves causam estagnação de *Qi*
- Traumatismos graves causam estase de Sangue
- Os traumatismos comumente são causas concomitantes de doença quando se combinam com outras causas.

Parasitas e venenos

Muito pouco precisa ser dito acerca disso, porque esses fatores são causas evidentes de doença.

A infestação por vermes intestinais é mais comum nas crianças e, embora os vermes sejam uma causa externa de doença, a medicina chinesa acredita que a dieta pobre seja um fator contribuinte. A ingestão excessiva de alimentos gordurosos e doces provoca formação de Umidade, que torna o campo favorável à proliferação dos vermes.

Os sinais e sintomas causados por vermes dependem do tipo específico, mas geralmente incluem: vesículas brancas na face, palidez cutânea, emagrecimento, pequenas manchas brancas nas superfícies internas dos lábios, manchas arroxeadas dentro das pálpebras, perda do apetite ou desejo de ingerir coisas estranhas (inclusive cera, folhas, arroz cru), dor abdominal e prurido nasal e anal.

Tratamento inadequado

Evidentemente, nos livros de medicina chinesa, o termo "tratamento inadequado" referia-se ao tratamento fitoterápico incorreto.

Assim como ocorre com a medicina chinesa, o tratamento inadequado certamente pode ser uma causa de doença. Exemplo de tratamento "errado" com fitoterápicos é tonificar *Yang* quando é necessário nutrir *Yin*, ou vice-versa.

No caso da acupuntura, uma de suas vantagens principais como abordagem terapêutica é que, em mãos criteriosas, esta é uma modalidade de tratamento muito segura. Mesmo quando se aplica um tratamento inadequado, na maioria dos casos a energia reequilibra-se por si própria em alguns dias. Entretanto, isso não quer dizer que um tratamento inadequado não possa causar efeitos destrutivos. Uma das situações nas quais a acupuntura pode ser usada inadequadamente é quando o médico não consegue distinguir entre um distúrbio interno de outro externo. Por exemplo, quando se aplica um tratamento tonificante durante um distúrbio externo agudo, isto na verdade pode empurrar o fator patogênico externo para dentro e provocar agravação. Tudo isso é mais provável quando se utiliza moxabustão.

> ⚠ **Atenção**
>
> A acupuntura tem menos chance de causar efeitos colaterais e reações adversas que a fitoterapia.

No que se refere ao tratamento com fitoterapia chinesa, a possibilidade de que ocorram efeitos destrutivos com um tratamento inadequado é maior. Isso ocorre porque as ervas chinesas causam efeitos mais marcantes e, até certo ponto, menos "neutros" que a acupuntura. Por exemplo, ao tonificar os Rins com ervas fitoterápicas, é essencial distinguir entre deficiência de *Yin* do Rim e o *Yang* do Rim, porque as ervas usadas em cada caso poderiam ser totalmente diferentes; além disso, o uso inadequado de ervas quentes para tratar deficiência de *Yin* do Rim, ou de ervas frias para tratar deficiência de *Yang* do Rim poderia causar agravação nítida. Por outro lado, com a acupuntura, pode-se usar pontos como o R-3 *Taixi* para tratar deficiência de *Yin* do Rim ou *Yang* do Rim, sem causar quaisquer efeitos destrutivos.

Medicamentos

A descrição detalhada das doenças iatrogênicas causadas pelos efeitos colaterais dos medicamentos (ocidentais) estaria muito além dos objetivos deste livro. Evidentemente, os medicamentos são causas importantes e frequentes de doença, porque a maioria deles causa alguns efeitos colaterais e, em muitos casos, reações adversas.

Como praticantes de medicina chinesa, devemos estar cientes dos efeitos colaterais e das reações adversas dos medicamentos de forma a diagnosticar o problema adequadamente, assim como deveríamos ser capazes de distinguir os sintomas que são causados por medicamentos e os que não são.

Alguns medicamentos afetam mais o pulso e outros mais a língua. Por exemplo, os betabloqueadores afetam profundamente o pulso, tornando-o lento e muito profundo: nestes casos, o pulso não pode ser usado de forma alguma com finalidade diagnóstica. Os tranquilizantes também afetam o pulso, tornando-o até certo ponto "vagaroso" e "relutante" – características que não podem ser descritas em termos das 29 qualidades tradicionais do pulso.

Por outro lado, os antibióticos afetam claramente a língua, tornando-a descamada em placas: isto é, resultam na formação de placas sem saburra (Figuras 22.11 e 22.12). Sempre que vejo uma língua desse tipo (que indica deficiência do *Yin* do Estômago), pergunto ao paciente se ele está usando antibiótico, ou se tomou antibióticos até 3 semanas antes da consulta.

Os corticoides orais também alteram a língua e tendem a torná-la edemaciada e avermelhada.

Drogas

Com o termo "drogas", aqui quero referir-me às drogas ilícitas como maconha, cocaína, LSD e *ecstasy*.

A *maconha* pode causar ansiedade, perda de motivação e, ocasionalmente, psicose.[16] Além disso, a maconha dificulta a conversão da memória a curto prazo em memória a longo prazo e a concentração.[17] Essa droga também prejudica a memória e o raciocínio.[18] Na perspectiva da medicina chinesa, minha opinião é que o uso prolongado de maconha parece causar deficiência dos Rins e enfraquecer o *Zhi* (Força de Vontade dos Rins). Além disso, essa droga afeta o Sangue do Coração e o Intelecto do Baço (*Yi*), conforme se evidencia por déficits de memória e dificuldade de concentração.

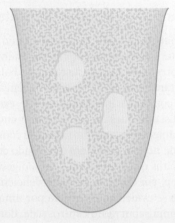

Figura 22.11 Aspecto da língua depois de usar antibióticos.

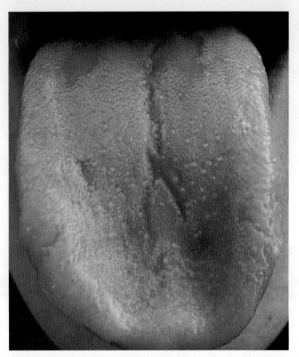

Figura 22.12 Língua parcialmente destituída de saburra (possivelmente em razão do uso de antibióticos). (Esta figura encontra-se reproduzida em cores no Encarte.)

A *cocaína* pode causar psicose quando é utilizada frequentemente por alguns anos.[19] Por fim, os usuários crônicos podem ter deterioração psicológica resultando em perda de função mental, transtornos compulsivos, ideação suicida, transtornos psicopáticos e, finalmente, psicose semelhante à esquizofrenia paranoide.[20] Na perspectiva da medicina chinesa, acredito que o uso prolongado de cocaína cause a formação de Fleuma-Fogo no Coração.

O *LSD* pode desencadear o fenômeno de *flashback* (recidiva de um efeito pregresso da droga) e, raramente, psicose.[21] Na perspectiva da medicina chinesa, minha opinião é que o LSD afeta o Coração e pode causar Fogo de Coração.

O *ecstasy* pode causar lesão cerebral e imunossupressão depois do uso prolongado.[22] Na perspectiva da medicina chinesa, acredito que o *ecstasy* enfraqueça os Rins e cause obstrução dos orifícios do Coração.

Resultados do aprendizado

Neste capítulo, você aprendeu:

- A influência da constituição na predisposição à saúde ou à doença
- As causas de uma constituição fraca
- Os estilos de vida e as práticas que enfraquecem ainda mais ou reforçam a constituição
- Os sinais diagnósticos de uma constituição fraca ou forte
- A influência do excesso de trabalho como causa frequente de doença na sociedade ocidental moderna
- Como o trabalho físico e os exercícios excessivos podem causar doença
- A importância de uma vida sexual equilibrada para a manutenção da saúde
- O significado de uma dieta pobre e dos hábitos alimentares como causas de doença
- As influências do trauma físico, dos parasitas e dos venenos como causas de doença
- Como o tratamento inadequado com acupuntura ou fitoterapia pode causar doença
- A importância de estar consciente dos efeitos destrutivos das substâncias químicas, sejam medicamentos ou drogas ilícitas.

Questões de autoavaliação

1. Quais são as causas de uma constituição fraca?
2. Quais sinais nas orelhas indicam uma constituição fraca?
3. Qual efeito o excesso de trabalho por muitos anos tem no corpo?
4. Como a falta de exercícios afeta o *Qi* e causa doença?
5. Quais padrões poderiam ocorrer nos pacientes que sentem desejo sexual excessivo, ou falta dele?
6. Por que os indivíduos que fazem dietas para emagrecer baseadas na ingestão de muitas saladas e frutas frequentemente ganham peso?
7. Qual efeito os betabloqueadores tendem a causar no pulso?
8. Na perspectiva da medicina chinesa, quais são os efeitos comuns do uso prolongado de maconha?

Ver respostas no Apêndice 6.

Notas

1. 1981 Spiritual Axis (*Ling Shu Jing* 灵枢经), People's Health Publishing House, Beijing, publicado originalmente *c*.100 a.C., p. 78.
2. Ibid., p. 102.
3. Wu Qian 1977 Golden Mirror of Medicine (*Yi Zong Jin Jian* 医宗金鉴), People's Health Publishing House, Beijing, publicado originalmente 1742, vol. 2, p. 871.
4. Spiritual Axis, p. 78.
5. Eu comparo o *Qi* e o *Yang* a uma conta corrente bancária e o Sangue e o *Yin* a uma conta de poupança. Deveríamos cobrir nossos gastos periódicos com a renda derivada de nosso trabalho, que é depositada em uma conta corrente. Qualquer economia é transferida para uma conta de poupança, com a qual obtemos lucro. Quando conseguimos pagar todas as nossas despesas com os recursos de nossa conta corrente (*Qi* e *Yang*), nossas finanças estão em ordem. Por outro lado, quando achamos que nossa renda não é suficiente para cobrir nossas despesas porque estamos gastando em excesso (*i. e.*, excesso de trabalho), então precisamos cobrir nossos gastos periódicos com recursos da conta de poupança (*Yin*). A longo prazo, isso prenuncia um desastre, porque chegaremos à idade avançada sem quaisquer economias (*Yin*).
6. 1979 The Yellow Emperor's Classic of Internal Medicine – Simple Questions (*Huang Di Nei Jing Su Wen* 黄帝内经素问), People's Health Publishing House, Beijing, publicado originalmente *c*.100 a.C., p. 154.
7. Ibid., p. 154.
8. 1978 Classic of the Simple Girl (*Su Nu Jing* 素女经), French translation by Kwok Po, Seghers, Paris, p. 106. Esse livro é uma tradução do texto chinês do mesmo título, que foi publicada em 1980 (lançada inicialmente em 1903). Esse próprio texto é uma compilação de textos mais antigos sobre sexualidade, dentre os quais o mais antigo data da dinastia Tang.
9. Embora alguns médicos acreditem que os líquidos lubrificantes secretados pelas glândulas da Bartholin durante a excitação sexual das mulheres também sejam uma manifestação da Essência comparável ao esperma, eu tendo a discordar porque esses líquidos são secretados por glândulas vaginais, não por glândulas sexuais (como os ovários femininos e os testículos/próstata masculinos): portanto, eu acredito que esses líquidos sejam exatamente uma forma de Fluidos Corporais (*jin ye*), em vez de uma manifestação direta da Essência. Na verdade, as glândulas de Bartholin da vagina são semelhantes às glândulas de Cowper dos homens e sua função é unicamente lubrificar.
10. Fu Qing Zhu 1973 Fu Qing Zhu's Gynaecology (*Fu Qing Zhu Nu Ke* 傅青主女科), Shanghai People's Publishing House, Shanghai, p. 10. Publicado originalmente em 1827. Fu Qing Zhu nasceu em 1607 e faleceu em 1684.
11. Ibid., p. 13.
12. Curiosamente, isso coincide com a visão da medicina ocidental, de acordo com a qual o excesso de atividade sexual em uma idade precoce predisponha as meninas ao câncer de cérvice. Na verdade, durante a adolescência e com o início da ovulação e a alteração do pH vaginal, ocorre metaplasia escamosa ativa na cérvice; durante esse período de imaturidade e vulnerabilidade celular, um agente carcinogênico tem mais chances de afetar o epitélio escamoso e isto predispõe a jovem a desenvolver câncer de cérvice mais tarde. Isso concorda perfeitamente com o conceito de puberdade da medicina chinesa, que a considera um período muito vulnerável e delicado da vida da mulher.
13. Classic of the Simple Girl, p. 107.
14. Chen Jia Yuan 1988 Eight Secret Books on Gynaecology (*Fu Ke Mi Shu Ba Zhong* 妇科秘书八种), Ancient Chinese Medicine Texts Publishing House, Beijing. O livro do Dr. Chen, escrito durante a dinastia Qing (1644-1911), foi intitulado Prescrições Ginecológicas (*Fu Ke Mi Fang* 妇科秘方) e foi publicado em 1729, p. 152.
15. A propósito, vale mencionar que algumas pessoas que fazem jejuns extremos para perder peso na verdade têm aumento do peso, mas quando voltam a ingerir uma dieta equilibrada, o excesso de gordura é perdido. Esse paradoxo aparente é explicado pelo fato de que a inanição enfraquece o Baço, que não consegue transformar e transportar adequadamente os alimentos e líquidos e isto causa acumulação de peso. Quando o indivíduo ingere alimentos adequados, o Baço é fortalecido, transforma e transporta alimentos e líquidos adequadamente e isto acarreta perda de peso.
16. Grahame-Smith D G and Aronson J K 1995 Oxford Textbook of Clinical Pharmacology and Drug Therapy, Oxford University Press, Oxford, p. 480.
17. Laurence DR 1973 Clinical Pharmacology, Churchill Livingstone, Edinburgh, p. 14.29.
18. Reynolds JEF (Chief Editor) 1996 Martindale – The Extra Pharmacopoeia, Royal Pharmaceutical Society, London, p. 1685.
19. Clinical Pharmacology, p. 11.27.
20. Martindale – The Extra Pharmacopoeia, p. 1329.
21. Oxford Textbook of Clinical Pharmacology and Drug Therapy, p. 483.
22. Ibid., p. 481.

Parte **4**

Diagnóstico

Introdução

Os métodos diagnósticos chineses evoluíram continuamente ao longo de mais de 2.000 anos e alcançaram um nível notável de sofisticação. O diagnóstico por meio do pulso é apenas um exemplo claro do nível de sofisticação e sutileza dos métodos diagnósticos da medicina chinesa.

Um dos dogmas fundamentais do diagnóstico em medicina chinesa é que o "exterior reflete o interior": isto é, o aspecto externo do paciente, seu pulso e seus sintomas refletem a desarmonia interna. Com a medicina ocidental, o diagnóstico é muito mais dependente de "olhar dentro" por meio de raios X e outros exames de imagem, testes sanguíneos, endoscopias, laparoscopias etc. Com a medicina chinesa, o diagnóstico baseia-se em "olhar para o exterior": isto é, observar a pele e a língua, palpar o pulso e fazer perguntas.[1]

Outro princípio fundamental do diagnóstico em medicina chinesa é a correspondência entre uma parte e o todo. O diagnóstico por meio do exame do pulso e da língua é um exemplo claro disso. O pulso é palpado na artéria radial em três pequenas seções separadas e cada uma delas corresponde a uma parte do corpo e aos seus respectivos Órgãos Internos. O mesmo se aplica à língua e a alguns outros aspectos do diagnóstico em medicina chinesa. Esse diagnóstico baseia-se na correspondência misteriosa e na "ressonância" entre uma parte e todo o corpo e também na ressonância entre o microcosmo e o macrocosmo: os Cinco Elementos são um bom exemplo desta última correspondência.

Tradicionalmente, o diagnóstico em medicina chinesa tem quatro elementos principais: diagnóstico por observação ("olhar"), interrogação ("perguntar"), palpação ("tocar") e auscultação ("ouvir e cheirar").

A separação entre observação e interrogação é estabelecida unicamente por motivos didáticos e não corresponde à realidade clínica, porque aquilo que se observa e o que é elucidado por meio da interrogação ocorrem simultaneamente e podem ser integrados automaticamente. Por exemplo, a separação entre pele seca (um sinal observável) e o prurido cutâneo (um sintoma elucidado por interrogação) é artificial e irreal. Outro exemplo claro é o edema dos tornozelos: a observação desse sinal é integrada imediatamente com a palpação da área e a interrogação do paciente quanto ao problema.

A descrição seguinte sobre diagnóstico em medicina chinesa abrange os seguintes capítulos:

- Capítulo 23: *Diagnóstico por Observação*
- Capítulo 24: *Diagnóstico por Interrogação*
- Capítulo 25: *Diagnóstico por Palpação*
- Capítulo 26: *Diagnóstico por Audição e Olfação.*

Nota

1. Em sua abordagem pragmática e eficaz típica, o Dr. JHF Shen costumava dizer que, quando se percorre uma vizinhança, pode-se ter uma ideia muito precisa das condições socioeconômicas dos seus habitantes, sem necessidade de olhar dentro de suas residências. O Dr. Shen comparava isso com a abordagem do diagnóstico da medicina chinesa, isto é, quando olhamos para o exterior, temos uma boa ideia do interior. Por outro lado, a medicina ocidental precisa olhar "dentro das casas" para formar uma impressão sobre seus habitantes.

PARTE 4

Diagnóstico por Observação 23

Introdução, 233
  Correspondência entre uma parte e o todo, 233
  Observação dos traços constitucionais, 235
Espírito, 237
Corpo, 238
  Tipos corporais de acordo com a teoria dos Cinco
  Elementos, 238
  Correspondências de acordo com a teoria dos Cinco
  Elementos, 241
  Sinais corporais, 241
Atitude e movimentos corporais, 242
Cabeça e face, 243
  Cabelos, 243
  Cor da face, 243
  Áreas da face, 245
Olhos, 246
Nariz, 246
Orelhas, 247
Boca e lábios, 247
Dentes e gengivas, 247

Garganta, 248
  Faringe, 248
  Tonsilas, 248
Membros, 248
  Edema das articulações dos quatro membros, 249
  Edema dos quatro membros, 249
  Flacidez dos quatro membros, 249
  Rigidez dos quatro membros, 249
  Paralisia dos quatro membros, 250
  Contração dos quatro membros, 250
  Tremor ou espasticidade dos quatro membros, 250
  Unhas, 250
  Eminência tenar, 251
  Dedos indicadores dos bebês, 251
Pele, 251
Língua, 251
  Cor do corpo da língua, 252
  Forma do corpo da língua, 254
  Saburra da língua, 256
  Umidade, 257
Canais, 257
Notas, 258

Introdução

Antes de descrever e analisar os diversos aspectos da observação e seu significado clínico, devemos primeiramente ressaltar dois princípios importantes do diagnóstico por observação: isto é, o princípio da correspondência entre as partes e o corpo por inteiro; e a importância de observar e avaliar os traços constitucionais. Este último aspecto é importante porque existem várias conformações corporais que não refletem as desarmonias atuais do paciente, mas sim seus traços constitucionais.

▶ Correspondência entre uma parte e o todo

Um dos princípios nos quais se baseia o diagnóstico por observação da medicina chinesa é que uma única parte pequena do corpo reflete o todo. Exemplos importantes de aplicações desse princípio são os diagnósticos por meio da face, da língua, do pulso e da orelha.

A face como um microssistema

A face é um exemplo muito importante do princípio de correspondência entre uma parte e todo o corpo, porque ela é um reflexo dos Órgãos Internos e também das diversas partes que formam o corpo. O Capítulo 32 do livro Questões Simples descreve a correspondência das diversas partes da face com os Órgãos Internos: "*Com uma doença de calor no Fígado, a bochecha esquerda torna-se vermelha; com uma doença de calor no Coração, a fronte torna-se vermelha; com uma doença de calor no Baço, o nariz torna-se vermelho; com uma doença de calor nos Pulmões, a bochecha direita torna-se vermelha; com uma doença de calor nos Rins, o queixo torna-se vermelho*"[1] (Figura 23.1).

O Capítulo 49 do livro *Eixo Espiritual* fornece um mapa mais detalhado da correspondência entre os Órgãos Internos e as partes do corpo e as diversas áreas da face[2] (Figura 23.2).

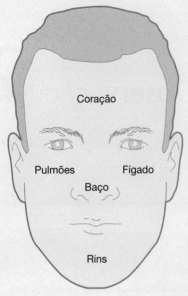

Figura 23.1 Diagnóstico facial de acordo com o livro *Questões Simples*.

A orelha como um microssistema

A acupuntura da orelha é uma aplicação muito conhecida do princípio de que uma pequena parte do corpo reflete o todo: de acordo com essa teoria, a orelha assemelha-se a um feto de cabeça para baixo e existe um ponto no pavilhão auricular que reflete uma parte ou um órgão do corpo (Figura 23.3).

A língua como um microssistema

A língua é um microssistema simples dos Órgãos Internos, com o Coração situado ao alto (ponta da língua), o Estômago e o Baço no meio (centro da língua) e os Rins embaixo (base da língua) (ver Figura 23.18, adiante).

Os microssistemas no corpo por inteiro

De acordo com teorias recentes, cada parte do corpo é uma réplica em miniatura do todo e, por esta razão, pode refletir as alterações patológicas do corpo por inteiro.[3] Essa teoria foi proposta inicialmente por Zhang Ying Qing em 1973. Ao in-

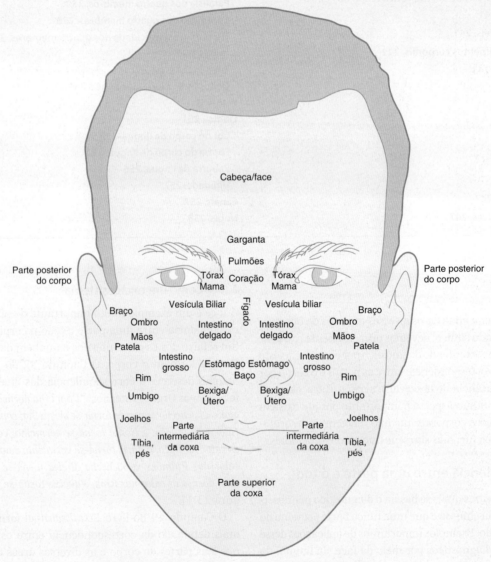

Figura 23.2 Diagnóstico facial de acordo com o livro *Eixo Espiritual*.

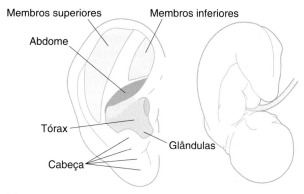

Figura 23.3 Correspondência entre as partes da orelha e o corpo.

Boxe 23.1 Correspondência entre uma parte e o todo

- Face
- Orelha
- Língua
- Ossos do corpo.

▶ Observação dos traços constitucionais

Em medicina chinesa, a arte da observação baseia-se em duas áreas gerais: observação dos braços constitucionais e observação dos sinais de desarmonia real. Por exemplo, um indivíduo alto, magro e musculoso indica o tipo de constituição Madeira, mas não sugere necessariamente qualquer desarmonia real do Fígado ou da Vesícula Biliar. Por outro lado, um indivíduo pode pertencer constitucionalmente ao tipo Fogo, mas ter pele verde-clara, unhas quebradiças e cabelos secos, indicando uma desarmonia real de Madeira (neste exemplo, deficiência do Sangue do Fígado).

Por que é necessário observar os traços constitucionais se precisamos tratar a desarmonia existente? No exemplo citado antes de um paciente com pele verde-clara, unhas quebradiças e cabelos secos, certamente precisaríamos nutrir o Sangue do Fígado, independentemente do que poderiam sugerir suas características constitucionais.

vestigar o diagnóstico e aplicar agulhas na superfície lateral do segundo osso metatarso, Qing descobriu que os pontos desse osso formavam um padrão e constituíam uma imagem em miniatura de todo o corpo (Figura 23.4).

O Boxe 23.1 resume a correspondência entre uma parte do corpo e o todo.

Depois de realizar repetidas pesquisas, Zhang Ying Qing descobriu outros microssistemas em todas as partes do corpo (Figura 23.5).

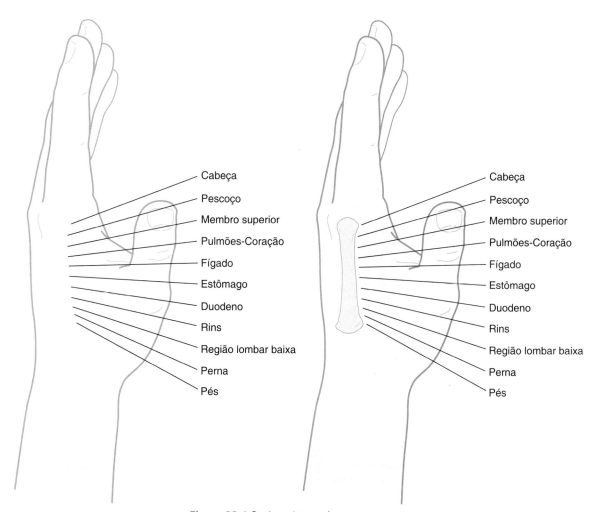

Figura 23.4 O microssistema do osso metacarpo.

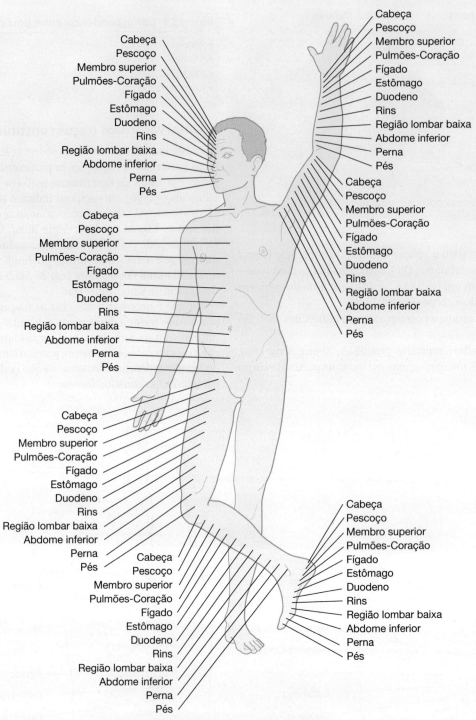

Figura 23.5 Microssistemas do corpo inteiro.

Entretanto, a observação dos traços constitucionais é importante por várias razões, que estão descritas a seguir:

1. O tipo constitucional indica a *tendência* a ter determinadas desarmonias e, por esta razão, permite-nos prever e, consequentemente, evitar o desenvolvimento de uma possível patologia. Por exemplo, quando um indivíduo com excesso de *Yang* constitucional sofre invasão de Vento-Calor e tem uma doença febril, podemos esperar que ele mostre forte tendência a desenvolver um padrão de Calor intenso. Em termos dos Quatro Níveis, podemos prever que esse indivíduo poderia alcançar o nível do *Qi* mais rapidamente e com mais Calor que uma outra pessoa: isto significa que devemos estar preparados para isso e administrar ervas resfriadoras fortes.

2. A observação do tipo constitucional e sua tendência permite-nos colocar em perspectiva a desarmonia presente e isto ajuda-nos a avaliar sua gravidade. Por exemplo, quando um indivíduo com excesso de *Yang* constitucional desenvolve um padrão de Calor, a situação é menos grave que a causada por um padrão de Calor no indivíduo com excesso de *Yin* constitucional, ou deficiência de *Yang* constitucional.

3. A observação dos traços constitucionais e de discrepância ou conformidade de um indivíduo com seu tipo constitucional oferece-nos uma ideia quanto à gravidade do problema e, consequentemente, quanto ao seu prognóstico. Por exemplo, é melhor que um tipo Madeira tenha uma desarmonia de Madeira que de Fogo. Desse modo, quando um tipo Madeira desenvolve desarmonia de Fogo, isto indica prognóstico mais desfavorável que o de um tipo Fogo com desarmonia de Fogo, ou um tipo Madeira com desarmonia de Madeira.

4. A observação dos tipos constitucionais é importante na escolha do tratamento básico do paciente, independentemente de sua desarmonia presente. Sempre é importante ter em mente o tipo constitucional e tratar o paciente de acordo. No exemplo descrito antes, quando um indivíduo do tipo Madeira tem uma desarmonia de Fogo, certamente é necessário tratar a desarmonia existente, mas depois, talvez, seria bom tratar também o tipo de Elemento (*i. e.*, Madeira). O tratamento do tipo de Elemento subjacente é um aspecto importante do potencial preventivo da medicina chinesa e sempre deve ser aplicado.

5. O tratamento do tipo de Elemento constitucional é especialmente útil aos pacientes com problemas mental–emocionais. Por exemplo, um tipo Madeira poderia demonstrar alguns traços emocionais típicos, inclusive indecisão e incapacidade de planejar a própria vida: o tratamento do Elemento Madeira poderia ajudar o indivíduo no plano mental–emocional, independentemente da desarmonia que ele possa ter.

6. A observação do tipo constitucional e da tendência de um paciente permite-nos prever o tipo de desarmonia a que ele poderia estar sujeito no futuro: isto significa que o potencial preventivo da medicina chinesa pode ser explorado plenamente. Por exemplo, quando um indivíduo na quarta década de vida apresenta sinais de excesso de *Yang* constitucional e também faz parte do tipo Madeira, sabemos que ele pode ter forte tendência a desenvolver ascensão de *Yang* do Fígado ou Fogo de Fígado, com sinais como hipertensão. Isso permite-nos reduzir intencionalmente o *Yang* e pacificar a Madeira, ainda que não haja quaisquer manifestações clínicas.

7. A observação do tipo de Elemento é útil quando um indivíduo apresenta todos os traços de determinado Elemento, exceto por um detalhe: este é um sinal desfavorável, mesmo que esse indivíduo possa não ter ainda qualquer desarmonia. Por exemplo, quando um indivíduo apresenta todas as características de Fogo, mas anda lentamente, esse pequeno detalhe diz-nos que algo está faltando e que esse indivíduo pode desenvolver uma desarmonia grave. Essa discrepância poderia ser particularmente relevante nos indivíduos do tipo Fogo, pois sabemos que esse tipo pode ter uma tendência de desenvolver doenças graves de forma muito súbita.

O Boxe 23.2 resume a importância da observação dos traços constitucionais.

Espírito

Aqui, o termo "espírito" (*shen*) tem dois significados. Primeiramente, em seu sentido geral, o termo indica a vitalidade de um indivíduo: quando é exuberante, o indivíduo "tem espírito". O contrário – "não ter espírito" – indica um estado de carência de vitalidade. No *Questões Simples*, há a seguinte citação: "*Quando há espírito, o indivíduo prospera; quando não há espírito, o indivíduo morre.*"[4] Nesse sentido, essa vitalidade ou "espírito" indica então o atributo de *shen*, que é mencionado frequentemente no contexto diagnóstico. Ter *shen* indica um estado de vitalidade e vibração refletido exteriormente no brilho dos olhos, no viço dos cabelos, no brilho da pele e no "espírito" da língua e do pulso. Carecer de *shen* indica o contrário, ou seja, um estado de falta de vitalidade refletido exteriormente pela falta de brilho nos olhos, na pele e nos cabelos.

Nesse sentido, a presença ou a ausência de espírito pode ser observada na pele, nos olhos, no estado da mente e na respiração.

Quando um indivíduo tem espírito, a pele é saudável e brilhante, a cor da face é clara, os olhos têm brilho e revelam a vitalidade interna, a mente é aguçada e a respiração é suave.

O Boxe 23.3 resume os sinais observáveis do "espírito".

Quando um indivíduo não tem espírito, a pele é opaca e não tem brilho; os olhos são embaçados, não demonstram vitalidade interna e são opacos; a mente é embotada; e a respiração é superficial ou trabalhosa.

Em outro sentido, o "espírito" de um indivíduo refere-se ao seu estado mental–emocional–espiritual. Quando o espírito é vivaz, o indivíduo tem voz nítida que se propaga bem; os olhos e a pele têm brilho (ainda que a cor da pele possa ser patológica); a expressão facial é vivaz; a mente é aguçada e alerta; o indivíduo caminha com uma postura ereta e tende

---

Boxe 23.2 Importância de observar os traços constitucionais

- O tipo constitucional indica uma *tendência* a ter determinadas desarmonias e, consequentemente, permite-nos prever e evitar uma possível deterioração patológica durante a evolução de alguma doença
- O tipo constitucional permite-nos colocar a desarmonia existente em perspectiva e ajuda-nos a avaliar sua gravidade
- A discrepância ou a conformidade de um indivíduo com seu tipo constitucional é um parâmetro prognóstico confiável
- O tipo constitucional ajuda-nos a oferecer aos pacientes um tratamento apropriado à constituição básica, independentemente da desarmonia existente
- O tipo constitucional é especialmente útil ao tratamento dos problemas mental–emocionais
- O tipo constitucional permite-nos prever o tipo de desarmonia a que um indivíduo estaria sujeito no futuro e, consequentemente, a abordar preventivamente esse paciente
- A discrepância de um tipo de Elemento em apenas um detalhe pode ser um sinal de alerta.

Boxe 23.3 Observação do "espírito" (*shen*)

- A *pele* com espírito tem brilho; sem espírito, a pele é opaca e sem brilho
- Os *olhos* com espírito têm brilho e vivacidade; sem espírito, eles são embaçados e opacos
- O *estado mental* com espírito é alerta e aguçado; sem espírito, embotado e deprimido
- A *respiração* com espírito é suave; sem espírito, é trabalhosa.

naturalmente a ser otimista e entusiástico com atitude mentalmente forte (ainda que possa ter passado por problemas emocionais ao longo de sua vida).

Corpo

A observação do corpo consiste em avaliar os tipos representativos dos Cinco Elementos e diversos sinais corporais.

▶ Tipos corporais de acordo com a teoria dos Cinco Elementos

Primeiramente, vejamos as conformações corporais constitucionais relacionadas com os Cinco Elementos. Cada indivíduo nasce com determinada constituição e, consequentemente, com uma conformação corporal específica. Existe enorme variedade de conformações corporais, mesmo entre indivíduos da mesma raça, sem mencionar as variações inter-raciais. Por esta razão, é importante não considerar como sinal diagnóstico determinado traço físico normal nesse indivíduo.

Tradicionalmente, são descritas cinco conformações corporais constitucionais, uma para cada Elemento. Indivíduos com o tipo Madeira têm tonalidade ligeiramente esverdeada na pele; cabeça relativamente pequena e face alongada; ombros largos; são altos e musculosos; e têm mãos e pés elegantes. Em termos de personalidade, esses indivíduos tem inteligência bem desenvolvida, mas sua força física é pequena. Trabalhadores braçais, eles pensam insistentemente sobre as coisas e tendem a ser preocupados (Figura 23.6 e Boxe 23.4).

Boxe 23.4 Tipo Madeira

- Pele esverdeada
- Cabeça pequena
- Face alongada
- Ombros largos
- Dorso retilíneo
- Corpo musculoso
- Alto
- Mãos e pés pequenos.

Os indivíduos do tipo Fogo têm pele avermelhada e exuberante, dentes largos, cabeça pequena e pontiaguda, possivelmente com queixo fino, cabeços encaracolados ou escassos, músculos bem desenvolvidos nos ombros, no dorso, nos quadris e na cabeça e mãos e pés relativamente pequenos. Em termos de personalidade, esses indivíduos são pensadores aguçados. O tipo Fogo é rápido, enérgico e ativo. Eles são facilmente irritáveis, andam firmemente e oscilam o corpo enquanto caminham. Tendem a pensar muito e frequentemente ficam preocupados. Esses indivíduos são muito observadores e analisam as coisas profundamente (Figura 23.7 e Boxe 23.5).

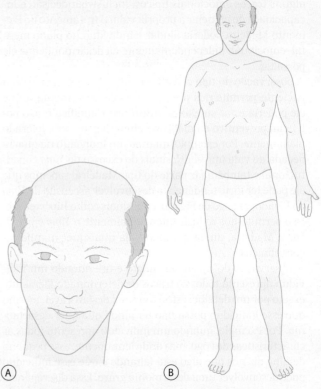

Figura 23.7 Tipo Fogo.

Boxe 23.5 Tipo Fogo

- Pele avermelhada
- Dentes largos
- Cabeça pequena e pontiaguda
- Músculos do ombro bem desenvolvidos
- Cabelos encaracolados ou pouco cabelo
- Mãos e pés pequenos
- Andam rapidamente.

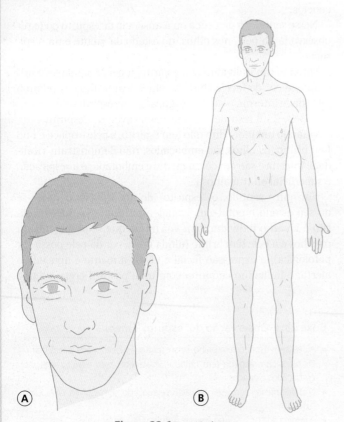

Figura 23.6 Tipo Madeira.

Os indivíduos do tipo Terra têm pele amarelada, face arredondada, cabeça relativamente grande, mandíbulas salientes, ombros e dorso bem desenvolvidos e de aspecto atraente, abdome volumoso, músculos fortes nas coxas e nas panturrilhas, mãos e pés relativamente pequenos e músculos bem conformados em todo o corpo. Esses indivíduos andam com passos firmes sem levantar os pés muito alto. O tipo Terra é calmo e generoso, tem caráter estável, gosta de ajudar as pessoas e não é excessivamente ambicioso. Esses indivíduos são fáceis de conviver (Figura 23.8 e Boxe 23.6).

Os indivíduos do tipo Metal têm pele relativamente pálida, face quadrada, cabeça relativamente pequena, ombros e parte superior do dorso pequenos, abdome relativamente plano e mãos e pés pequenos. Esses indivíduos têm voz forte, movimentam-se rapidamente e têm capacidade bem desenvolvida de raciocinar. Eles são honestos e retos. Em geral, são tranquilos, calmos e estáveis, mas também podem tomar uma atitude decisiva quando é necessário. Esses indivíduos têm aptidão natural para liderar e gerenciar (Figura 23.9 e Boxe 23.7).

Boxe 23.6 Tipo Terra

- Pele amarelada
- Face arredondada
- Mandíbulas salientes
- Cabeça grande
- Ombros e dorso bem desenvolvidos
- Abdome grande
- Músculos grandes nas coxas e nas panturrilhas
- Músculos bem conformados.

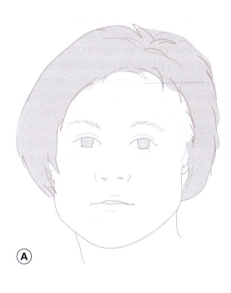
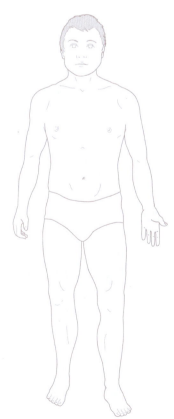

Figura 23.8 Tipo Terra.

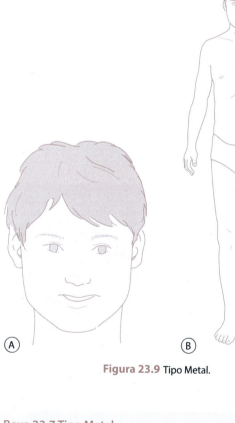

Figura 23.9 Tipo Metal.

Boxe 23.7 Tipo Metal

- Pele pálida
- Face quadrada
- Cabeça pequena
- Ombros e parte superior do dorso pequenos
- Abdome plano
- Voz forte.

Os indivíduos do tipo Água têm pele relativamente escura, rugas, cabeça relativamente grande, face e corpo arredondados, maxilares largos, ombros estreitos e pequenos e abdome volumoso. Esses indivíduos mantêm seus corpos em movimento enquanto caminham e acham difícil ficar parados. A coluna vertebral desses indivíduos é longa. O tipo Água é solidário e despreocupado. Eles são bons negociadores, leais aos seus colegas de trabalho e conscienciosos e sensíveis (Figura 23.10 e Boxe 23.8).

Essa tipologia pode ser usada com finalidades diagnóstica e prognóstica. Essas descrições gerais descrevem arquétipos, mas na realidade, em razão da forma como esses indivíduos levam suas vidas e de outros fatores, pode haver variações consideráveis dos tipos básicos. Por exemplo, embora o tipo Madeira geralmente tenha corpo alto e magro, se comerem exageradamente eles tendem certamente a engordar e afastar-se do seu tipo básico.

Os tipos corporais constitucionais de acordo com a teoria dos Cinco Elementos são úteis na prática, porque eles explicam diferenças intrínsecas entre os indivíduos que, de outro modo, poderiam ser consideradas patológicas. Por exemplo, o tipo Fogo é ativo e enérgico e caminha rapidamente: se não conhecêssemos esse tipo, poderíamos interpretar tais características como patológicas (i. e., Excesso de *Yang*). As discrepâncias com o tipo de Elemento também são significativas. Por exemplo, no que se refere ao tipo Fogo, quando todas as características da constituição corporal sugerem que um indivíduo seja do tipo Fogo, mas ele anda lentamente, isto indica algum problema. Isso é útil, porque essa discrepância pode prenunciar algum problema no futuro.

É importante ter em mente que um indivíduo pode ser uma mistura de dois ou mais tipos; por exemplo, ele pode ser um tipo misto de Terra-Madeira. No que se refere ao diagnóstico e ao prognóstico, o mais importante são as discrepâncias com os tipos ideais.

Quando um tipo Madeira não é alto e magro, isto pode indicar problemas de saúde. Quando perdem muito cabelo, isto pode indicar que há excesso de Fogo dentro da Madeira, "queimando" os cabelos da parte superior da cabeça.

O tipo Fogo deve andar rapidamente: quando não é o caso, isso pode indicar doença. O ponto forte desses indivíduos deve ser o Sangue e os vasos sanguíneos, mas se este não for o caso, eles tendem a ter pressão arterial elevada e doença cardíaca. Uma constituição fraca de Fogo pode ser sugerida por um batimento cardíaco muito fraco e profundo e uma rachadura central na linha média da língua, que se estende até sua ponta.

Os indivíduos do tipo Metal devem andar lenta e cuidadosamente: quando eles habitualmente caminham de forma apressada, isto pode indicar um problema de saúde. A voz deve ser forte: quando é fraca, isto indica algum problema em seus pulmões. A constituição fraca de Metal pode ser sugerida por rachaduras transversais pequenas na língua na área dos Pulmões e por um pulso que se estende da posição Frontal para cima na direção da base medial do polegar (ver Capítulo 25).

> **Boxe 23.8 Tipo Água**
> - Pele escura
> - Pele enrugada
> - Fronte larga
> - Malares salientes
> - Ombros estreitos
> - Abdome grande
> - Coluna vertebral longa.

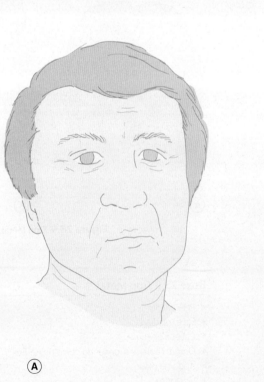

Figura 23.10 Tipo Água.

Os indivíduos do tipo Terra têm músculos fortes. Quando não é o caso, isso indica problemas e eles tendem a desenvolver artrite e reumatismo.

Os indivíduos do tipo Água tendem a ser muito indulgentes na prática sexual e isto pode causar problemas relacionados com a Essência dos Rins, que poderiam ser refletidos nos olhos sem brilho.

Em resumo, cada indivíduo deve ser observado cuidadosamente e seu tipo avaliado, de forma a que possam ser detectadas discrepâncias com ele. Quando um indivíduo tem determinado traço que não está relacionado com um tipo específico, o prognóstico é melhor que se esse traço representasse uma discrepância com seu tipo. Por exemplo, o tipo Fogo deve andar apressadamente. Quando esses indivíduos andam muito rápido, isto não é tão ruim quanto se um indivíduo do tipo Metal caminhasse rapidamente (porque o tipo Metal deve andar lentamente). Ou quando um indivíduo do tipo Metal tem voz fraca, isto é pior que se um indivíduo de outro tipo tivesse essa característica.

Por fim, os tipos de Elementos são importantes na perspectiva do prognóstico. É melhor que um indivíduo apresente um padrão de desarmonia compatível com seu tipo de Elemento, que outro padrão diferente. Esse princípio é explicado mais facilmente por um exemplo: é melhor que um indivíduo do tipo Madeira tenha uma desarmonia do Fígado que uma desarmonia do Coração.

▶ Correspondências de acordo com a teoria dos Cinco Elementos

Na prática clínica, outras correspondências baseadas na teoria dos Cinco Elementos também ajudam. A relação entre os tecidos e os órgãos é significativa: por exemplo, qualquer alteração dos tendões (como fraqueza ou rigidez) poderia refletir uma desarmonia do Fígado; uma alteração dos vasos sanguíneos (inclusive endurecimento das paredes vasculares, que pode ser percebida por um pulso muito duro e em Corda) sugere algum problema no Coração; uma alteração dos músculos (p. ex., músculos flácidos e fracos) poderia refletir deficiência do Baço; uma alteração da pele (inclusive flacidez) poderia sugerir deficiência de *Qi* do Pulmão; e uma alteração dos ossos (p. ex., fragilidade óssea) poderia indicar deficiência dos Rins.

> **Nota clínica**
>
> O ponto VB-34 *Yanglingquan* pode ser usado para nutrir todos os tendões.

O Boxe 23.9 resume a observação dos tecidos corporais.

Boxe 23.9 Observação dos tecidos corporais

- *Tendões* (inclusive fraqueza ou rigidez) = desarmonia do Fígado
- *Vasos sanguíneos* (inclusive endurecimento dos vasos) = desarmonia do Coração
- *Músculos* (p. ex., músculos fracos e flácidos) = deficiência do Baço
- *Pele* (p. ex., flacidez cutânea) = deficiência de *Qi* do Pulmão
- *Ossos* (inclusive fragilidade óssea) = deficiência dos Rins

▶ Sinais corporais

Além dessas conformações corporais constitucionais, podem ocorrer alterações de longa duração na forma do corpo, que não estão relacionadas com a conformação corporal constitucional e têm significado diagnóstico. Por exemplo, tórax e epigástrio muito largos com formato de barril indicam uma condição de Excesso do Estômago (Figura 23.11). Coxas proximais muito grandes e desproporcionais ao restante do corpo indicam deficiência do Baço (Figura 23.12). Em geral, um corpo fino e emagrecido indica deficiência de Sangue ou *Yin* de longa duração (Figura 23.13). Um corpo excessivamente pesado geralmente sugere deficiência de *Yang* do Baço com retenção de Umidade ou Fleuma (Figura 23.14). Todas essas alterações corporais poderiam ocorrer apenas depois de períodos longos em desarmonia.

O Boxe 23.10 resume os sinais corporais.

Boxe 23.10 Sinais corporais

- Tórax e epigástrio largos com formato de barril: condição de congestão dos Pulmões e/ou Estômago
- Coxas grandes e excessivamente pesadas: deficiência do Baço
- Corpo magro: deficiência de *Yin*
- Peso corporal excessivo: deficiência de *Yang* (e acúmulo de Fleuma).

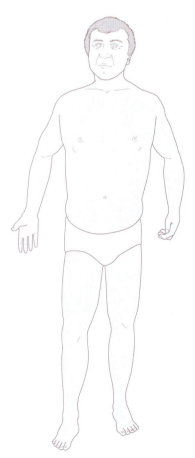

Figura 23.11 Conformação corporal sugestiva de um estado de Excesso do Estômago.

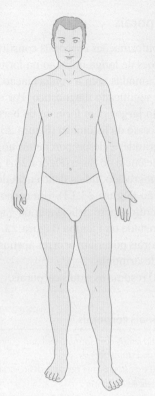

Figura 23.12 Conformação corporal sugestiva de deficiência do Baço.

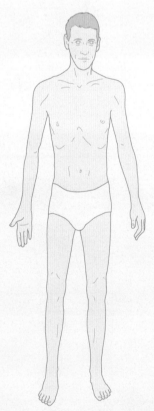

Figura 23.13 Conformação corporal sugestiva de deficiência de Sangue ou *Yin*.

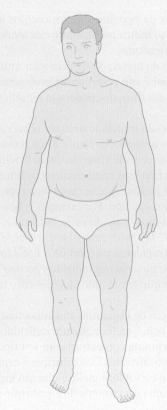

Figura 23.14 Conformação corporal indicativa de Umidade ou Fleuma.

Atitude e movimentos corporais

Isso inclui como o indivíduo movimenta-se e também os movimentos de cada parte do corpo, inclusive olhos, face, boca, membros e dedos das mãos. Nesta seção, também descreveremos a falta de movimentos, inclusive por imobilidade, rigidez ou paralisia.

O princípio geral é de que o excesso de movimento, ou movimentos rápidos e espasmódicos, indica padrões de *Yang*, Cheio ou Quente, enquanto a falta de movimentos ou movimentos lentos sugerem padrões de *Yin*, Vazio ou Frio.

A forma como o indivíduo movimenta-se também deve ser considerada de acordo com o tipo corporal representativo dos Cinco Elementos. Por exemplo, o tipo Fogo deve movimentar-se rapidamente; quando se movimenta lentamente, isto indica algum problema. O tipo Metal deve movimentar-se lenta e deliberadamente; quando se movimenta rapidamente, isto sugere algum problema.

Quando um indivíduo movimenta-se muito rapidamente e, quando está deitado em sua cama, atira as cobertas para longe, isto indica um padrão de Excesso de Calor, geralmente do Fígado ou do Coração. Quando o paciente movimenta-se muito lentamente, prefere ficar deitado e geralmente sente frio, isto sugere um padrão de Deficiência por Frio (deficiência de *Yang*), geralmente do Baço e/ou dos Rins.

Movimentos curtos e inquietude contínua, especialmente das pernas, indica um padrão de Calor-Vazio nos Rins.

Movimentos como tremores ou convulsões sempre sugerem a existência de Vento Interno do Fígado. Esses movimentos poderiam ser convulsões do corpo inteiro, ou apenas tremores de uma pálpebra ou bochecha. Em geral, tremores marcantes ou convulsões indicam Vento-Cheio (que, em geral, origina-se do Calor); tremores leves ou tiques podem indicar Vento-Vazio (que geralmente tem origem na deficiência de Sangue e/ou *Yin*).

A paralisia de um membro também indica Vento Interno, que sempre está relacionado com o Fígado. Em geral, imobilidade e rigidez indicam um padrão Cheio, que pode ser estagnação de *Qi*, estase de Sangue ou (nos casos agudos) Vento Externo.

O Boxe 23.11 resume a atitude e os movimentos corporais.

Boxe 23.11 Atitude e movimentos corporais

- Excesso de movimento: *Yang*/Cheio/Calor
- Falta de movimento: *Yin*/Vazio/Frio
- Movimentos rápidos, sensação de Calor: Excesso de *Yang*
- Movimentos lentos, sensação de Frio: Deficiência de *Yang*
- Movimentos curtos e inquietude contínua, especialmente das pernas: padrão de Calor-Vazio nos Rins
- Tremores, convulsões: Vento de Fígado (Vento-Cheio)
- Tremores finos, tiques: Vento de Fígado (Vento-Vazio)
- Paralisia: Vento Interno
- Imobilidade e rigidez: estagnação do *Qi*, estase do Sangue ou Vento Interno.

Cabeça e face

▶ Cabelos

O estado do cabelo está relacionado com a condição do Sangue ou Essência dos Rins. Queda dos cabelos pode indicar uma condição de deficiência de Sangue, enquanto esbranquiçamento prematuro dos cabelos indica declínio da Essência dos Rins.

A espessura e o brilho dos cabelos dependem do Fígado e cabelos opacos e quebradiços indicam deficiência do Sangue do Fígado.

▶ Cor da face

A observação da cor da face é um componente extremamente importante do diagnóstico visual. A cor da face reflete o estado do *Qi* e do Sangue e está diretamente relacionada com a condição da Mente.

O capítulo "Sobre a Observação da Dor" do *Principle and Prohibition for the Medical Profession* (*Yi Men Fa Lu*) afirma que: "*Quando os cinco órgãos Yin estão exauridos, a cor da pele torna-se escura e deslustrosa ... Desse modo, a cor da pele é como uma bandeira do Espírito e os órgãos Yin são as residências do Espírito. Quando o Espírito se foi, os órgãos Yin ficam esgotados e a cor da pele torna-se escura e deslustrosa.*"[5]

Como o trecho citado indica claramente, a observação da cor da pele é um recurso diagnóstico muito importante para avaliar não apenas a condição do *Qi*, Sangue, *Yin* e *Yang* e dos Órgãos Internos, como também da Mente e do Espírito. Na verdade, na perspectiva da teoria dos Cinco Elementos, a pele facial em geral é uma manifestação do Coração e, portanto, da Mente e do Espírito; isto nunca deveria ser esquecido na prática clínica. Desse modo, por exemplo, se uma mulher tem pele pálida e muito opaca, isto indica deficiência do *Qi* do Baço

e Umidade e, possivelmente, também deficiência de Sangue; contudo, ao mesmo tempo, também pode indicar que a Mente e o Espírito estejam afetados e em sofrimento.

No *Principles of Medical Practice* (1658), Yu Chang chama a pele de "mural da Mente e do Espírito" e afirma: "*Quando a Mente e o Espírito são exuberantes, a pele é reluzente; quando a Mente e o Espírito são declinantes, a pele é enrugada. Quando a Mente é estável, a pele é exuberante.*"[6]

Brilho e umidade da pele

A pele normal deve ter "brilho" e "umidade". "Brilho" significa que a cor da pele deve ser brilhante, reluzente e com brilho próprio; "umidade" significa que a pele deve parecer úmida e firme, indicando que há umidade sob ela. Por essa razão, "umidade" também indica que a pele deve ter "corpo".

A pele brilhante é descrita como a que "tem espírito" (*shen*); a pele úmida é referida como a que tem "*Qi* do Estômago". Desse modo, podemos afirmar que, quando a pele tem brilho, há espírito; quando tem umidade, há *Qi* do Estômago.

É importante ressaltar que ter ou não "espírito" e "*Qi* do Estômago" independe da cor da pele, ainda que ela seja patológica. Em outras palavras, a pele pode ter uma cor patológica, mas isso pode ocorrer com ou sem "espírito" e com ou sem "*Qi* do Estômago". Evidentemente, quando a pele (patológica) tem "espírito" e "*Qi* do Estômago" isto é um sinal positivo e um indício de prognóstico favorável, enquanto o contrário ocorre quando não tem esses elementos.

O Boxe 23.12 resume o que é brilho e umidade da pele.

Boxe 23.12 Brilho e umidade da pele

- Brilho: pele reluzente, brilhante, atraente e com brilho próprio (isto indica que a pele tem "espírito")
- Umidade: pele úmida, tem "corpo" e é firme (isto indica que a pele tem "*Qi* do Estômago".

Os quatro atributos da pele normal

Antes de descrever as cores patológicas da pele, precisamos definir o que é uma pele normal. Como o termo "normalidade" certamente varia de uma raça para outra, é impossível definir uma cor universal normal. Entretanto, podemos identificar e definir quatro características essenciais da pele normal:

- Brilho
- Tonalidade sutil ligeiramente avermelhada
- Cor "contida" ou "velada"
- Umidade

A existência de *brilho* é um elemento essencial da pele normal. Essa pele é ligeiramente brilhante, de cor vibrante, saudável, relativamente reluzente e com brilho próprio. A existência de brilho na pele indica que o *Qi* Vertical esteja intocado (ainda que possa haver alguma patologia) e que a Mente e o Espírito sejam saudáveis.

A pele normal deve ter uma *tonalidade sutil ligeiramente azulada*, porque a cor facial em geral reflete a condição do Coração e uma tonalidade avermelhada sugere suprimento adequado de Sangue do Coração (e, consequentemente, estado adequado da Mente).

A cor da pele facial deve ser "contida", como se houvesse um véu de seda branca muito fina sobre ela. O livro *Wang Zhen Zun Jing* descreve a cor da pele normal como brilhante e lustrosa e afirma o seguinte: "*A pele é brilhante em razão da incorporação do Espírito. Ela é lustrosa em consequência da nutrição fornecida pela Essência e pelo Sangue.*"[7]

A pele normal deve ser *úmida* e parecer firme (em virtude dos líquidos que estão sob a pele): a umidade da pele indica que ela tenha "*Qi* do Estômago".

Além desses quatro aspectos básicos da pele normal, a cor verdadeira naturalmente varia muito de acordo com a raça e até mesmo no mesmo grupo racial. A cor da pele normal dos indivíduos caucasoides é uma mistura de branco e vermelho suave, que se mostra lustrosa, brilhante e velada. Entretanto, entre a raça caucasoide, pode haver variações significativas da pele normal: por exemplo, a pele normal de um indivíduo norueguês é muito diferente da pele de um espanhol, porque a pele dos mediterrâneos é naturalmente mais escura e tem coloração mais terrosa que a de um europeu do norte. Nos livros chineses, a pele dos chineses é descrita como uma mistura sutil das cores vermelha e amarela e é brilhante, lustrosa e velada. A pele normal dos indivíduos afro-americanos varia de castanho-claro a castanho-escuro e deve ter os mesmos quatro atributos de brilho, tonalidade sutil ligeiramente azulada, cor "velada" e umidade.

O Boxe 23.13 resume os quatro atributos da pele normal.

Boxe 23.13 Quatro atributos da pele normal

- Brilho
- Tonalidade sutil ligeiramente avermelhada
- Cor "contida" ou "velada"
- Umidade.

Cores patológicas

Em geral, são descritas várias cores patológicas, que são as seguintes:

- Branca
- Amarela
- Vermelha
- Verde
- Azul
- Preta.

Branca

A cor branca indica deficiência de Sangue ou *Yang*. A pele branca, pálida e opaca sugere deficiência de Sangue, enquanto a pele branca e brilhante sugere deficiência de *Yang*. A pele branco-azulada indica deficiência de *Yang* com Frio acentuado. O Boxe 23.14 resume essas variações.

Boxe 23.14 Pele branca

- Deficiência de sangue (branca e opaca)
- Deficiência de *Yang* (branca e brilhante)
- Deficiência de *Yang* com Frio (branca e azulada).

Amarela

A cor amarela indica deficiência de Baço ou Umidade, ou ambos. Pele amarelo-clara sugere deficiência do Estômago e do Baço, ou deficiência de Sangue. A cor amarelo-alaranjada brilhante indica Umidade-Calor com predomínio do segundo em vez de Umidade. Cor amarela opaca e nebulosa indica Umidade-Calor com predomínio da primeira. Pele amarelo-esbranquiçada e ressecada sugere Calor no Estômago e no Baço. Pele amarelo-clara e opaca indica Umidade-Frio no Estômago e no Baço. Cor amarelo-acinzentada sugere Umidade de longa duração. Pele de cor amarelo-clara circundada por manchas vermelhas indica deficiência do Baço e estase do Sangue do Fígado. Pele amarelo-clara e úmida entre os supercílios indica que o *Qi* do Estômago esteja em processo de recuperação depois de alguma doença que afetou o Estômago e o Baço. Pele amarelo-esbranquiçada e ressecada nessa mesma área é um sinal prognóstico desfavorável. O Boxe 23.15 resume essas variações.

Boxe 23.15 Pele amarela

- Deficiência do Baço (amarelo-clara)
- Deficiência do Sangue (amarelo-clara)
- Umidade-Calor com predomínio deste último (amarelo-alaranjada e brilhante)
- Umidade-Calor com predomínio desta primeira (amarelo-opaca e nebulosa)
- Calor no Estômago e no Baço (amarelo-esbranquiçada e ressecada)
- Umidade-Frio no Estômago e no Baço (amarelo-clara e opaca)
- Umidade de longa duração (amarelo-acinzentada)
- Deficiência do Baço e estase do Sangue do Fígado (amarelo-clara circundada por manchas vermelhas)
- *Qi* do Estômago em recuperação de alguma doença que afetou o Estômago e o Baço (pele amarelo-clara e úmida entre os supercílios)
- Sinal prognóstico desfavorável: pele amarelo-esbranquiçada e ressecada entre os supercílios.

Vermelha

A cor vermelha indica Calor. Isso pode ser Calor-Cheio ou Calor-Vazio. No primeiro caso, a face é avermelhada por inteiro; no segundo caso, apenas as regiões malares ficam avermelhadas. O Boxe 23.16 resume essas variações.

Boxe 23.16 Pele vermelha

- Calor-Cheio: face completamente avermelhada
- Calor-Vazio: regiões malares avermelhadas.

Verde

A cor verde da face indica qualquer uma das seguintes condições patológicas: um padrão do Fígado, Frio interno, dor ou Vento interno. A cor verde-clara sob os olhos indica estagnação do *Qi* do Fígado. Pele esverdeada nas bochechas significa estagnação do *Qi* do Fígado, estase do Sangue do Fígado, Frio no canal do Fígado ou Vento de Fígado. Pele esverdeada com tonalidade vermelha ocorre com o padrão de *Yang Menor*. Cor esverdeada com olhos vermelhos sugere Fogo de Fígado. Bochechas verde-amareladas indicam Fleuma com ascensão do *Yang* do Fígado. Cor esverdeada no nariz sugere estagnação do *Qi* com dor abdominal. Pele verde-avermelhada escura sugere estagnação do *Qi* do Fígado transformando-se em Calor. Cor verde-clara sob os olhos denota deficiência do Sangue do Fígado. Por fim, cor verde-capim sugere colapso do *Qi* do Fígado. O Boxe 23.17 resume o que significa uma pele esverdeada.

Boxe 23.17 Pele verde

- Padrões do Fígado
- Frio Interno
- Dor
- Vento Interno
- Estagnação do *Qi* do Fígado (cor verde-clara sob os olhos)
- Estagnação do *Qi* do Fígado, estase do Sangue do Fígado, Frio no canal do Fígado, ou Vento de Fígado (cor esverdeada nas bochechas)
- Padrão de *Yang* Menor (pele verde com tonalidade avermelhada)
- Fogo de Fígado (pele esverdeada com olhos vermelhos)
- Fleuma com ascensão do *Yang* do Fígado (bochechas verde-amareladas)
- Estagnação do *Qi* com dor abdominal (cor esverdeada no nariz)
- Estagnação do *Qi* do Fígado transformando-se em Calor (pele verde-avermelhada escura)
- Deficiência do Sangue do Fígado (cor verde-clara sob os olhos)
- Colapso do *Qi* do Fígado (pele de cor verde-capim).

Azul

Cor azul-escura sob os olhos indica Frio no canal do Fígado. Pele azul-esbranquiçada sugere Frio ou dor crônica. Pele azulada e opaca indica deficiência grave de *Yang* do Coração com estase do Sangue ou dor crônica. Pele azulada (nas crianças) indica Vento de Fígado. O Boxe 23.18 resume o que significa pele azulada.

Boxe 23.18 Pele azul

- Frio no canal do Fígado (cor azul-escura sob os olhos)
- Frio ou dor crônica (cor azul-esbranquiçada)
- Deficiência grave de *Yang* do Coração com estase do Sangue (cor azulada e opaca)
- Vento de Fígado (pele azulada nas crianças).

Preta

A cor "preta" indica uma pele acinzentada e muito escura. A pele preta sugere Frio, dor ou Doença dos Rins, geralmente deficiência do *Yin* do Rim. Cor preta e aspecto úmido sugerem Frio, enquanto pele ressecada e aparentemente queimada indica Calor, geralmente Calor-Vazio causado por deficiência do *Yin* do Rim. O Boxe 23.19 resume o que significa uma pele preta.

Boxe 23.19 Pele preta

- Frio (preta e úmida)
- Calor (preta e ressecada, aparentemente queimada).

Cor bem definida/variável, nítida/obscura, fina/espessa, dispersa/concentrada e úmida/seca

Por fim, independentemente do formato real, a cor pode ser descrita como bem definida ou variável, nítida ou obscura, fina ou grossa, dispersa ou concentrada e úmida ou seca. O Boxe 23.20 resume esses atributos da pele.

Uma cor *variável* indica uma condição branda de *Yang* externo, enquanto uma cor *bem definida* sugere uma condição grave de *Yin* interno.

Uma cor *nítida* indica uma condição de *Yang* e que o *Qi* Vertical ainda esteja preservado, enquanto uma cor *obscura* sugere uma condição de *Yin* e que o *Qi* Vertical esteja esgotado.

Uma cor *fina* indica deficiência, enquanto uma cor *espessa* sugere uma condição de Cheio.

Uma cor *dispersa* indica doença recente, enquanto uma cor *concentrada* sugere doença antiga.

Uma cor *úmida* é sinal de prognóstico favorável, enquanto uma cor *seca* é sinal de prognóstico desfavorável.

Boxe 23.20 Tipos de cor da pele

- *Variável*: condição branda de *Yang* externo
- *Bem definida*: condição grave de *Yin* interno
- *Nítida*: condição de *Yang*, *Qi* Vertical ainda está preservado
- *Obscura*: condição de *Yin*, *Qi* Vertical esgotado
- *Fina*: Deficiência
- *Espessa*: Plenitude
- *Dispersa*: doença recente
- *Concentrada*: doença antiga
- *Úmida*: prognóstico favorável
- *Seca*: prognóstico desfavorável.

▶ Áreas da face

Além da cor, as diversas áreas faciais indicam as condições de determinados órgãos. Existem duas distribuições diferentes das áreas faciais, uma baseada no Capítulo 32 do *Questões Simples* e outra de acordo com o Capítulo 49 do *Eixo Espiritual* (ver Figuras 23.1 e 23.2).

A observação cuidadosa dessas áreas da face e suas cores é uma parte extremamente importante do diagnóstico por observação, que sempre deve ser realizado. A correspondência entre as áreas da face e os Órgãos Internos demonstra três condições possíveis:

- Desarmonia real, por exemplo, maxilares vermelhos podem indicar Calor nos Pulmões
- Traço constitucional, por exemplo, lobos das orelhas curtos podem indicar Rins fracos e vida curta
- Fator etiológico, por exemplo, cor azulada na região frontal (relacionada com o Coração, de acordo com a correspondência descrita no *Questões Simples*) de uma criança pode indicar choque pré-natal.

A observação da cor da face deve ser integrada com as áreas faciais. Por exemplo, uma cor azulada no centro da fronte (que corresponde ao Coração, de acordo com o *Questões Simples*) indica que o Coração sofreu algum choque. Uma cor esverdeada no nariz pode indicar estagnação do *Qi* do Fígado ou estase do Sangue do Fígado. Ponta do nariz vermelha significa deficiência do Baço. Queixo muito curto sugere a possibilidade de deficiência dos Rins.

A cor da pele em determinada área também pode ser interpretada à luz da teoria dos Cinco Elementos. Por exemplo, cor esverdeada na ponta do nariz (área facial correspondente ao Baço) indica que o Fígado esteja invadindo o Baço e que essa desarmonia específica desse órgão seja secundária a uma desarmonia do Fígado.

Olhos

A observação dos olhos é uma parte extremamente importante do diagnóstico. Os olhos refletem o estado da Mente (*Shen*) e da Essência (*Jing*). No *Eixo Espiritual* encontramos que: "*A Essência dos cinco órgãos Yin e dos seis órgãos Yang ascende aos olhos.*"[8]

Quando os olhos são claros e têm brilho, isto indica que a Mente e as Essências dos cinco órgãos *Yin* estejam em condições adequadas de vitalidade. Pelo contrário, quando os olhos são opacos ou enevoados, isto demonstra que a Mente esteja perturbada e que as Essências dos cinco órgãos *Yin* estejam enfraquecidas. É muito comum encontrar olhos opacos e enevoados nos pacientes que tiveram problemas emocionais graves por períodos longos.

As diferentes partes dos olhos estão relacionadas com órgãos específicos. Os ângulos dos olhos estão associados ao Coração, a pálpebra superior, ao Baço (ou aos canais do *Yang* Maior), a pálpebra inferior, ao Estômago, a esclerótica, aos Pulmões, a íris, ao Fígado e a pupila, aos Rins (Figura 23.15).

Cor vermelha nos ângulos do olho indica Fogo de Coração; cor vermelha na esclerótica sugere Calor no Pulmão. Cor amarela na esclerótica indica Umidade-Calor.

Quando o olho está vermelho e edemaciado por inteiro, isto indica uma invasão externa de Vento-Calor ou ascensão do Fogo de Fígado.

Ângulos dos olhos com cor branco-opaca indica Calor e cor branco-pálida sugere deficiência de Sangue.

Edema abaixo dos olhos indica deficiência dos Rins.

Por fim, de acordo com pesquisas recentes realizadas no Fujian College of Traditional Chinese Medicine, a esclerótica do olho pode refletir lesões do dorso ou do tórax.[9] As lesões do dorso e do tórax – inclusive hematomas internos – podem ser refletidas nas escleróticas. Quando traçamos uma linha horizontal passando pelo centro do olho, a parte superior reflete o dorso e a parte inferior reflete o tórax; além disto, o olho direito pode indicar lesões do lado direito, enquanto o olho esquerdo assinala lesões do lado esquerdo (Figura 23.16).

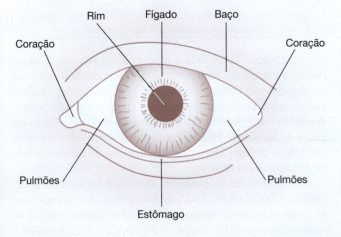

Figura 23.15 Correspondência entre as partes do olho e os Órgãos Internos.

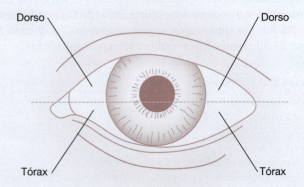

Figura 23.16 Correspondência entre as áreas da esclerótica e o dorso e o tórax.

O Boxe 23.21 resume esses sinais oculares.

As manchas esverdeadas, azuladas, arroxeadas ou avermelhadas que se formam na extremidade de veias vermelhas com manchas de sangue arroxeadas sobre elas indicam lesões dentro do dorso ou tórax. Manchas desse tipo, que não têm conexão direta com as veias, não têm significado diagnóstico. Manchas cinzentas dispersas como nuvens indicam desequilíbrios do *Qi*: isto é, problemas que causam apenas estagnação do *Qi*, sem lesões dos órgãos. Manchas muito pretas como sementes de gergelim preto sugerem distúrbio do Sangue: isto é, problemas que causam estase do Sangue, que representa um estágio a mais da estagnação do *Qi*. Manchas pretas circundadas por um halo cinzento semelhante a uma nuvem sugerem desequilíbrios do *Qi* e do Sangue. Quando veias vermelhas aparecem claramente e têm formato espiralado, isto indica dor.

> **Boxe 23.21 Sinais oculares**
> - Ângulo do olho vermelho: Fogo de Coração
> - Ângulo branco-opaco: Calor
> - Ângulos branco-pálidos: deficiência de Sangue
> - Esclerótica vermelha: Calor no Pulmão
> - Esclerótica amarela: Umidade-Calor
> - Olho vermelho, dolorido e edemaciado por inteiro: invasão de Vento-Calor ou Fogo de Fígado
> - Edema abaixo dos olhos: deficiência dos Rins.

Nariz

A ponte do nariz reflete as condições do Fígado, enquanto a ponta indica o estado do Baço. Quando a ponta do nariz é verde ou azul, isto indica dor abdominal causada por Frio no Baço. Quando é amarela, isto indica Umidade-Calor no Baço. Ponta branca sugere deficiência de Sangue. Quando a ponta é vermelha, isto sugere Calor nos Pulmões e no Baço. Quando é cinza, isto indica limitação dos movimentos da Água.

Quando a ponte do nariz está esverdeada, isto sugere estagnação do *Qi* do Fígado; quando está acinzentada ou escura, isto significa estase de Sangue do Fígado; quando está avermelhada, isso denota Fogo de Fígado.

Quando o nariz está ligeiramente úmido e brilhante, isto sugere que haja alguma doença que poderia não ser grave. Quando está seco, isto indica Calor no Estômago ou no Intestino Delgado. Quando está seco e preto, isto sugere a existência de Calor Tóxico.

Secreção nasal líquida e clara indica um padrão de Frio; secreção amarelada e espessa sugere um padrão de Calor.

Batimento das asas do nariz de um paciente com febre alta indica Calor extremo nos Pulmões.

O Boxe 23.22 resume esses sinais do nariz.

Boxe 23.22 Sinais do nariz

- Ponta do nariz verde ou azul: dor abdominal causada por Frio no Baço
- Ponta amarela: Umidade-Calor no Baço
- Ponta branca: deficiência de Sangue
- Ponta vermelha: Calor nos Pulmões e no Baço
- Ponta cinza: limitação dos movimentos da Água
- Ponte do nariz esverdeada: estagnação do *Qi* do Fígado
- Ponte do nariz acinzentada ou preta: estase de Sangue do Fígado
- Ponte vermelha: Fogo de Fígado
- Nariz ligeiramente úmido e brilhante: prognóstico favorável
- Nariz seco: Calor no Estômago ou no Intestino Delgado
- Nariz seco e preto: Calor Tóxico
- Secreção líquida e clara: padrão de Frio
- Secreção amarela e espessa: padrão de Calor
- Batimento das narinas com febre alta: Calor extremo nos Pulmões.

Orelhas

Orelhas de cor branca indicam um padrão de Frio, enquanto a cor azulada ou preta sugere dor. Quando os lobos da orelha estão secos, esbranquiçados e pretos, isto sugere exaustão extrema do *Qi* do Rim.

Os lobos das orelhas são indicadores úteis para avaliar o prognóstico: quando são brilhantes e ligeiramente úmidos, o prognóstico é bom; quando estão secos e enrugados, o prognóstico é desfavorável.

Edema e dor na orelha (ou na orelha média) geralmente são causados por Calor nos canais do *Yang* Menor.

O formato da orelha também ajuda a distinguir entre os padrões de Cheio e Vazio: orelha edemaciada indica a existência de um fator patogênico e, consequentemente, um padrão de Cheio. Orelha fina sugere deficiência de *Qi* ou Sangue.

Além dos sinais descritos antes, o formato e o tamanho do lobo da orelha estão relacionados com a constituição pessoal e a energia dos Rins no diagnóstico da medicina chinesa por observação da face. Um lobo longo e cheio indica Rins fortes e constituição boa; por outro lado, um lobo fino e pequeno indica constituição fraca.

O Boxe 23.23 resume os sinais da orelha.

Boca e lábios

Os lábios refletem o estado do Baço, enquanto a boca indica a condição do Baço e do Estômago. A cor normal dos lábios deve ser vermelho-clara e bem úmida e brilhante. Quando os lábios

Boxe 23.23 Sinais das orelhas

- Orelhas brancas: padrão de Frio
- Orelhas azuladas ou pretas: dor
- Lobos das orelhas secos, enrugados e escuros: exaustão do *Qi* do Rim (em geral, do *Yin* do Rim)
- Lobos das orelhas brilhantes e úmidos: prognóstico favorável
- Lobos das orelhas secos e enrugados: prognóstico desfavorável
- Edema e dor na orelha média: Calor nos canais *Yang* Menor
- Orelha edemaciada: fator patogênico
- Orelha fina: deficiência de *Qi* ou Sangue
- Lobo longo e cheio: constituição forte
- Lobo pequeno: constituição fraca.

estão muito pálidos, isto indica Deficiência de Sangue ou de *Yang*. Quando estão muito vermelhos e secos, isto sugere Calor no Baço e no Estômago. Quando os lábios estão arroxeados ou azulados, isto indica estase do Sangue.

Quando a boca fica sempre ligeiramente aberta, este é um sinal do padrão de Vazio. Quando o paciente respira apenas pela boca, isto sugere deficiência de *Qi* do Pulmão (a menos que, evidentemente, isto seja causado pelo entupimento do nariz).

Cor esverdeada ao redor da boca indica estagnação do *Qi* do Fígado ou estase do Sangue do Fígado.

O Boxe 23.24 resume os sinais da boca e dos lábios.

Boxe 23.24 Sinais da boca e dos lábios

- Lábios vermelho-claros, úmidos e brilhantes: estado normal de saúde do Baço
- Lábios pálidos: deficiência de *Yang* ou Sangue
- Lábios vermelhos e secos: Calor no Estômago e no Baço
- Lábios arroxeados ou azulados: estase do Sangue
- Boca ligeiramente aberta: padrão de Vazio
- Respiração pela boca: deficiência de *Qi* do Pulmão
- Cor esverdeada ao redor da boca: estase do Sangue do Fígado ou estagnação do *Qi* do Fígado.

Dentes e gengivas

Os dentes são considerados uma "extensão dos ossos" e estão sob a influência dos Rins. As gengivas estão sob a influência do Estômago.

Quando as gengivas estão edemaciadas e doloridas e, talvez, sangrem facilmente, isto indica Calor no Estômago. Quando não há dor, isso sugere Calor-Vazio. Quando as gengivas estão muito pálidas, isto indica deficiência de Sangue.

Dentes úmidos indicam estado satisfatório dos Fluidos Corporais e dos Rins, enquanto dentes secos sugerem exaustão dos líquidos e deficiência do *Yin* do Rim.

Quando os dentes são brilhantes e secos como uma pedra, isto indica Calor no *Yang* Brilhante (no contexto das doenças do exterior). Quando são secos e cinzentos como os ossos, isto sugere Calor-Vazio por deficiência de *Yin* do Rim.

Quando as gengivas sangram, isto indica Calor extremo no Estômago.[10]

O Boxe 23.25 resume os sinais dos dentes e das gengivas.

> **Boxe 23.25 Sinais dos dentes e das gengivas**
>
> - Gengivas edemaciadas e doloridas: Calor no Estômago
> - Gengivas edemaciadas, mas não doloridas: Calor-Vazio no Estômago
> - Gengivas pálidas: deficiência de Sangue
> - Dentes úmidos: Rins em bom estado
> - Dentes secos: deficiência de *Yin* do Rim
> - Dentes brilhantes e muito secos: Calor no *Yang* Brilhante (doenças febris)
> - Dentes secos e cinzentos: deficiência de *Yin* do Rim.

Garganta

A observação da garganta inclui o exame da faringe e das tonsilas.

▶ Faringe

Dor, vermelhidão e edema da garganta indicam invasão de Vento-Calor externo nos casos agudos, ou Calor no Estômago nos casos crônicos.

Quando a garganta está dolorida e seca, mas não está edemaciada e vermelha, isso indica deficiência de *Yin* do Pulmão e/ou *Yin* do Rim com Calor-Vazio. Quando o lado de dentro da garganta tem cor vermelho-clara, isto sugere Calor-Vazio envolvendo os canais dos Pulmões e/ou dos Rins.

Erosão, vermelhidão e edema da faringe indicam Calor Tóxico e isto é observado mais comumente nas crianças com infecções agudas das vias respiratórias superiores.

Erosão, edema e cor vermelho-amarelada da faringe combinada com mau hálito e saburra lingual amarelada e espessa indicam Calor-Cheio no Estômago e nos Intestinos, que também é mais comum nas crianças.

Erosão crônica da faringe com períodos de melhora e piora geralmente se deve ao Calor-Vazio, que pode afetar o Estômago, os Pulmões ou os Rins.

Erosão crônica e ressecamento da faringe que aparecem e desaparecem, com úlceras cinzentas, mas sem edema, e garganta seca, mas sem dor, indicam deficiência grave e crônica de *Yin*.

Erosão crônica da faringe com úlceras que apresentam bordas elevadas e duras indica estase do Sangue combinada com Fleuma-Calor.

O Boxe 23.26 resume os sinais da faringe.

> **Boxe 23.26 Sinais da faringe**
>
> - Vermelho-escura: Calor (interno ou externo)
> - Vermelho-clara: Calor-Vazio
> - Dor, vermelhidão e edema agudos da garganta: invasão de Vento-Calor
> - Dor, vermelhidão e edema crônicos da garganta: Calor no Estômago
> - Dor e ressecamento crônicos da garganta, sem edema ou eritema: deficiência de *Yin* do Pulmão e/ou *Yin* do Rim com Calor-Vazio
> - Garganta vermelho-clara: Calor-Vazio afetando os canais dos Pulmões e/ou dos Rins
> - Erosão, vermelhidão e edema: Calor Tóxico
> - Erosão, edema e cor vermelho-amarelada: Calor no Estômago e nos Intestinos
> - Erosão crônica que aparece e desaparece: Calor-Vazio
> - Ressecamento e erosão crônicos com úlceras cinzentas: deficiência grave de *Yin*
> - Erosão crônica e úlceras com bordas elevadas e escarpadas: estase de Sangue com Fleuma-Calor.

▶ Tonsilas

Tonsilas edemaciadas com coloração normal indicam retenção de Umidade ou Fleuma em pacientes que já tinham deficiência de *Qi*. Isso é observado comumente nas crianças com retenção de algum fator patogênico residual (p. ex., Umidade ou Fleuma) depois de episódios repetidos de infecção aguda das vias respiratórias superiores. Quando as duas tonsilas são afetadas, isto geralmente indica mais gravidade que nos casos de acometimento unilateral.

Tonsilas vermelhas e edemaciadas indicam Calor ou Calor Tóxico, muitas vezes no canal do Estômago e/ou do Intestino Grosso: em casos agudos, isto normalmente se deve à invasão de Vento-Calor acompanhado de Calor Tóxico.

Vermelhidão crônica e edema intermitente das tonsilas indicam Calor crônico no canal do Estômago e/ou do Intestino Grosso (mais comum em crianças e muitas vezes decorrente de um fator patogênico residual), ou Calor-Vazio no canal dos Pulmões.

Tonsilas vermelhas e edemaciadas com exsudato, que são observadas durante as infecções agudas das vias respiratórias superiores e são mais comuns nas crianças, indicam claramente uma invasão de Vento-Calor (em vez de Vento-Frio), e isso pode ser complicado por Calor Tóxico no canal do Estômago e/ou do Intestino Grosso.

Tonsilas cinzentas são encontradas frequentemente no estágio agudo da mononucleose.

O Boxe 23.27 resume os sinais das tonsilas.

> **Boxe 23.27 Sinais das tonsilas**
>
> - Tonsilas edemaciadas com coloração normal: retenção de Umidade ou Fleuma, que ocorre nos pacientes que já têm deficiência de *Qi*
> - Edema e vermelhidão crônicos das tonsilas: Calor ou Calor Tóxico, geralmente no canal do Estômago e/ou do Intestino Grosso
> - Edema e vermelhidão agudos das tonsilas: invasão de Vento-Calor com Calor Tóxico coexistente
> - Edema e vermelhidão crônicos das tonsilas, que aparecem e desaparecem: Calor crônico no canal do Estômago e/ou Intestino grosso, ou Calor-Vazio no canal dos Pulmões
> - Edema e vermelhidão agudos das tonsilas com exsudato: invasão de Vento-Calor (em vez de Vento-Frio), complicada por Calor Tóxico no canal do Estômago e/ou Intestino Grosso
> - Tonsilas cinzentas: estágio agudo da mononucleose.

Membros

Em geral, os membros indicam o estado do Baço e do Estômago: o Baço porque este órgão influencia os músculos e o Estômago porque ele transporta as Essências do alimento aos membros. Por essa razão, músculos firmes indicam estado normal do Estômago e do Baço, enquanto músculos flácidos sugerem deficiência do Estômago e do Baço.

Cor saudável e firmeza dos músculos em torno dos tornozelos e dos punhos indicam estado normal dos Fluidos Corporais. Quando a pele dessas articulações não tem brilho e está seca e os músculos estão atrofiados, isto sugere exaustão dos Líquidos Corporais.

O Boxe 23.28 resume os sinais dos membros.

Boxe 23.28 Sinais dos membros

- Edema das articulações dos quatro membros
- Edema dos quatro membros
- Flacidez dos quatro membros
- Rigidez dos quatro membros
- Paralisia dos quatro membros
- Tremor ou espasticidade dos quatro membros
- Unhas
- Eminência tenar
- Dedos indicadores dos bebês.

▶ Edema das articulações dos quatro membros

O edema das articulações dos quatro membros sempre é causado pela Síndrome de Obstrução Dolorosa (*Bi*), especialmente a que se origina de Umidade; com os distúrbios crônicos, a Umidade transforma-se em Fleuma, que obstrui as articulações e acentua ainda mais o edema e as deformidades ósseas. Nos pacientes adultos e especialmente nas mulheres, é muito comum que a Síndrome de Obstrução Dolorosa e o edema das articulações dos quatro membros ocorram com deficiência de Sangue preexistente. Quando, além de estarem edemaciadas, as articulações também estão vermelhas e quentes ao toque, isso indica retenção de Umidade-Calor.

O Boxe 23.29 resume as considerações sobre edema das articulações dos quatro membros.

Boxe 23.29 Edema das articulações dos quatro membros

- Síndrome de Obstrução Dolorosa (*Bi*) causada por Umidade
- Umidade-Calor (articulações vermelhas e quentes)
- Síndrome de Obstrução Dolorosa (*Bi*) causada por Umidade com deficiência preexistente de Sangue do Fígado.

▶ Edema dos quatro membros

Existem dois tipos de edema: um é conhecido como "edema de água" (*shui Zhong*) e o outro como "edema de *Qi*" (*Qi Zhong*). O edema de água é causado por deficiência de *Yang* e sempre forma cacifo quando a pele é comprimida (*i. e.*, a pele fica deprimida e muda sua cor quando é pressionada). O edema de *Qi* é atribuído à estagnação do *Qi* ou à Umidade e a pele não tem quaisquer alterações de cor quando é pressionada.

Em geral, o edema de água é causado por deficiência de *Yang*; os líquidos que não podem ser transformados, transportados e excretados adequadamente acumulam-se no espaço entre a pele e os músculos (*cou li*).

Deficiência de *Yang* é a causa mais comum de edema dos membros: a deficiência de *Yang* do Pulmão afeta principalmente as mãos; a deficiência de *Yang* do Rim acomete predominantemente os pés; e a deficiência de *Yang* do Baço envolve os pés e as mãos. O edema dos quatro membros também pode originar-se da retenção de Umidade nos músculos, que pode estar associada ao Frio ou ao Calor.

A estagnação de *Qi* nos músculos também pode causar edema dos membros, mas nesses casos não há formação de cacifo quando a pele é pressionada. Por fim, edema agudo apenas nas mãos e na face pode ser causado por invasão dos Pulmões por Vento-Água, que é um tipo de Vento-Frio.

O Boxe 23.30 resume as considerações sobre edema dos quatro membros.

Boxe 23.30 Edema dos membros

- Deficiência de *Yang* do Pulmão: edema das mãos
- Deficiência de *Yang* do Rim: edema dos pés
- Deficiência de *Yang* do Baço: edema dos quatro membros
- Umidade: edema dos quatro membros (sem cacifo)
- Estagnação de *Qi*: edema dos quatro membros (sem cacifo)
- Invasão dos Pulmões por Vento-Água: edema agudo das mãos.

▶ Flacidez dos quatro membros

O termo "flacidez" significa que os músculos estão flácidos, macios e moles, embora não atrofiados (como ocorre nos casos de atrofia muscular).

Nos casos agudos, a flacidez dos quatro membros pode ser causada por invasão de Vento-Calor nos Pulmões, que depois se transforma em Calor interno e provoca danos aos Fluidos Corporais do Estômago e do Baço. Nos casos crônicos, a flacidez pode ser causada por Umidade-Calor envolvendo o Estômago e o Baço nos casos de Cheio, ou por deficiência do Estômago e do Baço nos casos de Vazio. Nos casos crônicos graves, a flacidez dos quatro membros geralmente é devida à deficiência de *Yin* do Rim.

Nos casos graves, a flacidez pode transformar-se em atrofia dos músculos.

O Boxe 23.31 resume a flacidez dos quatro membros.

Boxe 23.31 Flacidez dos quatro membros

- Calor no Pulmão causando distúrbios dos Fluidos Corporais (aguda)
- Umidade-Calor no Estômago e no Baço
- Deficiência do Estômago e do Baço
- Deficiência de *Yin* do Rim.

▶ Rigidez dos quatro membros

A expressão "rigidez dos quatro membros" significa que o paciente não consegue flexionar ou estender as articulações do punho, cotovelo, joelho ou tornozelo. Isso tem muitas causas. Nos casos agudos de início súbito, a condição deve-se à invasão de Vento; essa rigidez certamente tem curta duração e regride espontaneamente quando o Vento é expelido.

Nos distúrbios do interior, uma causa comum de rigidez dos quatro membros é ascensão do *Yang* do Fígado ou do Vento de Fígado nos indivíduos idosos; outra certamente é observada com a Síndrome de Obstrução Dolorosa (*Bi*), especialmente quando é causada por Umidade complicada por Fleuma nos casos crônicos; nesses pacientes, a rigidez dos membros acompanha-se de edema e dor das articulações.

Nos pacientes idosos, a incapacidade de flexionar as articulações geralmente se deve à retenção de Fleuma nos canais com Vento interno. A rigidez dos membros com dor nas articulações e/ou nos músculos, que é agravada durante a noite, é causada por estase do Sangue.

Nos distúrbios de Vazio, a rigidez dos membros pode ser causada por deficiência de *Yin* do Fígado ou *Yin* do Rim, ou de *Yang* do Baço e *Yang* do Rim; isso é mais comum nos indivíduos idosos.

O Boxe 23.32 resume as considerações sobre rigidez dos quatro membros.

> **Boxe 23.32 Rigidez dos quatro membros**
>
> - Invasão de Vento externo (aguda)
> - Ascensão de *Yang* do Fígado
> - Vento de Fígado (idosos)
> - Síndrome de Obstrução Dolorosa com Umidade e Fleuma
> - Fleuma com Vento interno nos canais (idosos)
> - Estase de Sangue
> - Deficiência de *Yin* do Fígado e *Yin* do Rim
> - Deficiência de *Yang* do Baço e *Yang* do Rim.

▶ Paralisia dos quatro membros

A paralisia dos quatro membros pode variar de uma limitação muito branda da mobilidade (p. ex., tendência a ter "queda" do pé) até a paralisia completa observada nos casos de hemiplegia subsequente a uma fratura da coluna vertebral.

As causas principais de paralisia dos quatro membros são deficiência de Estômago e Baço; deficiência geral de *Qi* e Sangue; e deficiência de *Yin* do Fígado e do Rim. Também existem causas Cheias de paralisia, inclusive retenção de Umidade nos músculos e estase do Sangue.

A hemiplegia que ocorre depois de um acidente vascular encefálico (AVE) é atribuída à retenção de Vento e Fleuma nos canais dos membros de um dos lados do corpo. A patologia primária que resulta no AVE geralmente é muito complexa e inclui Fleuma, Vento interno e Calor, que frequentemente ocorrem nos indivíduos com deficiências de *Qi* e Sangue ou *Yin* preexistentes.

O Boxe 23.33 resume as considerações sobre paralisia dos quatro membros.

> **Boxe 23.33 Paralisia dos quatro membros**
>
> - Deficiência do Estômago e do Baço
> - Deficiência de *Qi* e Sangue
> - Deficiência de *Yin* do Fígado e *Yin* do Rim
> - Umidade nos músculos
> - Estase de Sangue
> - Fleuma e Vento interno nos canais.

▶ Contração dos quatro membros

Nos casos agudos de início súbito, a contração dos quatro membros pode ser causada por invasão de Vento e isto sempre tem duração curta e regride espontaneamente. Nas condições de Cheio, as contrações podem ser causadas por Umidade causando obstrução dos músculos, ou por Calor causando desequilíbrio dos Fluidos Corporais dos canais dos membros.

Nas condições de Vazio, a causa mais comum de contração dos quatro membros é deficiência de Sangue do Fígado ou de *Yin* do Fígado. Nos indivíduos idosos, um exemplo comum geralmente originado da deficiência de Sangue do Fígado ou de *Yin* do Fígado é a contratura de Dupuytren, que frequentemente afeta o quarto ou o quinto dedo da mão.

O Boxe 23.34 resume as considerações sobre contração dos quatro membros.

> **Boxe 23.34 Contração dos quatro membros**
>
> - Aguda: invasão de Vento
> - Umidade nos músculos
> - Calor provocando distúrbios dos líquidos dos músculos
> - Deficiência de Sangue do Fígado ou de *Yin* do Fígado.

▶ Tremor ou espasticidade dos quatro membros

O tremor consiste em contrações, tremulações ou agitação dos braços, das pernas ou ambos. Isso varia de contrações muito marcantes de grande amplitude, até um abalo tão delicado e de amplitude tão pequena que é quase imperceptível. O tremor das mãos é mais comum que o das pernas. A causa sempre é Vento de Fígado; como também ocorre com as convulsões, o tremor pode ser do tipo Cheio ou Vazio: o primeiro é caracterizado por contrações pronunciadas dos membros, enquanto o segundo é marcado por um tremor delicado.

A causa mais comum de tremor dos quatro membros, especialmente nos idosos, é uma combinação de Vento de Fígado e Fleuma envolvendo os canais e os tendões. A própria ascensão do *Yang* do Fígado também pode causar Vento interno e tremores. Outra causa comum dos tremores é Vento de Fígado associado à deficiência de Sangue do Fígado; isso é mais comum nas mulheres e causa um tremor delicado. As deficiências de *Yin* do Fígado e *Yin* do Rim também são causas frequentes de tremores entre os idosos.

A deficiência geral de *Qi* e Sangue com incapacidade de nutrir os tendões e os músculos pode causar tremor fino e discreto dos membros.

Espasticidade e tremor dos membros também podem ocorrer no nível do Sangue (de acordo com a teoria dos Quatro Níveis), quando o Calor gerado pela doença febril forma Vento de Fígado ou esgota o *Yin*, de forma que há produção de Vento-Vazio.

O Boxe 23.35 resume as considerações sobre tremor ou espasticidade dos quatro membros.

> **Boxe 23.35 Tremor ou espasticidade dos quatro membros**
>
> - Tremor das mãos: Vento de Fígado
> - Tremor dos quatro membros dos indivíduos idosos: Vento de Fígado e Fleuma acometendo os canais e os tendões
> - Tremor delicado das mulheres: Vento de Fígado originado da deficiência de Sangue do Fígado
> - Tremor fino e delicado dos membros: deficiência geral de *Qi* e Sangue
> - Espasticidade e tremor associados a doença febril: Vento de Fígado ou Vento-Vazio causado pela deficiência de *Yin*.

▶ Unhas

Unhas pálidas indicam deficiência de Sangue; unhas azuladas sugerem estase de Sangue (do Fígado). Unhas com sulcos longitudinais indicam deficiência de Sangue do Fígado.

▶ Eminência tenar

A eminência tenar demonstra o estado do Estômago. Uma coloração azulada das vênulas da eminência tenar do polegar indica Frio no Estômago. Vênulas azuladas e curtas sugerem um padrão de Vazio. Vênulas vermelhas indicam Calor no Estômago. Vênulas arroxeadas sugerem estase de Sangue no Estômago. O Boxe 23.36 resume os sinais da eminência tenar.

Boxe 23.36 Eminência tenar

Demonstra o estado do Estômago
- *Vênulas azuladas*: Frio no Estômago
- *Vênulas azuladas e curtas*: padrão de Vazio
- *Vênulas vermelhas*: Calor no Estômago
- *Vênulas arroxeadas*: estase de Sangue no Estômago.

▶ Dedos indicadores dos bebês

O exame das vênulas dos dedos indicadores das crianças com menos de 2 anos de vida é realizado com finalidade diagnóstica. Em geral, o dedo indicador esquerdo é examinado nos meninos e o dedo indicador direito, nas meninas. As dobras das articulações metacarpofalangianas e interfalangianas são conhecidas como "portais": a primeira localizada na base é o "Portão do Vento"; a segunda é o "Portão do *Qi*"; e a terceira é o "Portão da Vitalidade" (Figura 23.17).

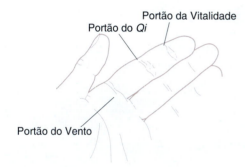

Figura 23.17 Diagnóstico com base no dedo indicador das crianças.

Depois de esfregar o dedo na direção do corpo, quando as vênulas ficam evidentes apenas depois do "Portão do Vento", isso indica invasão por um fator patogênico externo e uma doença branda. Quando as vênulas estendem-se além do "Portão do *Qi*", isso sugere uma doença interna e muito mais grave. Quando se estendem além do "Portão da Vitalidade", isso indica uma doença grave e potencialmente fatal. Além disso, quando as vênulas são azuladas, isto sugere um padrão de Frio; quando são avermelhadas, indicam um padrão de Calor.

Pele

De acordo com o modelo dos Cinco Elementos, a pele está relacionada fisiologicamente com os Pulmões. Entretanto, a pele também está relacionada com a condição do Sangue e, deste modo, com o Fígado. Por esta razão, nem todas as doenças de pele estão relacionadas com os Pulmões. Algumas doenças dermatológicas são causadas por Calor ou estase do Sangue e estão relacionadas com a condição do Fígado. Além disso, o Calor no Sangue também pode originar-se do Calor no Estômago, de forma que algumas doenças cutâneas também podem estar relacionadas com o Estômago.

Em geral, pele seca indica deficiência do Sangue do Fígado, enquanto o prurido cutâneo é causado por Vento que, principalmente com as doenças de pele, frequentemente se origina do Sangue do Fígado.

A inchação da pele que forma uma marca ao ser pressionada com um dedo indica edema. Em medicina chinesa, isso é conhecido como edema verdadeiro (ou "edema de água") e, conforme foi mencionado antes, é devido à deficiência de *Yang* do Baço e/ou de *Yang* do Rim.

Pele de cor amarelada indica icterícia e existem duas tonalidades diferentes. A cor amarelo-clara brilhante indica "icterícia *Yang*", que se deve à Umidade-Calor. A cor amarela opaca significa "icterícia *Yin*", que é causada por Umidade-Frio.

As vênulas que se evidenciam comumente na pele são consideradas manifestações externas dos canais colaterais do Sangue. Essas estruturas indicam um estado de Plenitude dos canais colaterais secundários. Quando são vermelhas, indicam Calor; quando são azuladas, indicam Frio; quando são esverdeadas, sugerem dor; e quando são arroxeadas, significam estase de Sangue. Essas vênulas são encontradas comumente na superfície posterior das pernas dos indivíduos idosos.

Em geral, pápulas indicam Calor no Estômago e/ou nos Pulmões. Vesículas sugerem Umidade; máculas apontam para uma desarmonia no nível do Sangue, indicando Calor no Sangue quando são avermelhadas; estase de Sangue quando são arroxeadas; e Frio no Sangue quando são azuladas.

O Boxe 23.37 resume os sinais cutâneos.

Boxe 23.37 Sinais cutâneos

- Pele seca: deficiência de Sangue do Fígado
- Prurido cutâneo: Vento
- Edema com cacifo: deficiência de *Yang* do Rim
- Edema sem cacifo: estagnação de *Qi*
- Pele amarela brilhante: icterícia *Yang* por Umidade-Calor
- Pele amarela opaca: icterícia *Yin* por Umidade-Frio
- Vênulas vermelhas: Calor no Sangue
- Vênulas arroxeadas: estase do Sangue
- Vênulas verdes: dor
- Vênulas azuis: Frio no Sangue
- Pápulas: Calor nos Pulmões e/ou Estômago
- Vesículas: Umidade
- Máculas: desarmonia ao nível do Sangue (vermelhas: Calor no Sangue; arroxeadas: estase do Sangue; azuladas: Frio no Sangue).

Língua[11]

A observação da língua é um dos pilares do diagnóstico porque fornece indícios claramente perceptíveis sobre a desarmonia do paciente. O diagnóstico por meio da observação da língua é muito confiável: sempre que há manifestações conflitantes em determinada condição complicada, a língua quase sempre reflete o padrão básico subjacente.

A observação da língua está baseada em quatro aspectos principais: cor do corpo da língua, forma do corpo da linha, saburra da língua e umidade:

- A cor do corpo indica as condições do Sangue, do *Qi* Nutritivo e dos órgãos *Yin*: ela reflete as condições de Calor ou Frio e *Yin* ou *Yang*
- A forma do corpo da língua indica o estado do Sangue e do *Qi* Nutritivo: ela reflete as condições de Excesso ou Deficiência
- A saburra da língua indica o estado dos órgãos *Yang*: ela reflete as condições de Calor ou Frio e Excesso ou Deficiência
- A umidade indica o estado dos Fluidos Corporais.

As diferentes áreas da língua refletem o estado dos Órgãos Internos. A Figura 23.18 ilustra a topografia da língua utilizada comumente. Como se pode observar nessa figura, as superfícies laterais da língua refletem as condições do Fígado e da Vesícula Biliar. Contudo, as superfícies laterais da língua na direção da ponta refletem a área do tórax, ou seja, Coração, Pulmões e mamas femininas (Figuras 23.19 e 23.20).

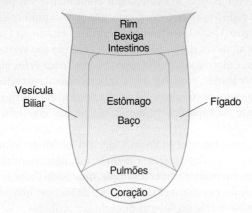

Figura 23.18 Topografia da língua.

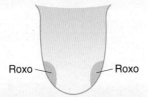

Figura 23.19 Áreas do tórax refletidas na língua.

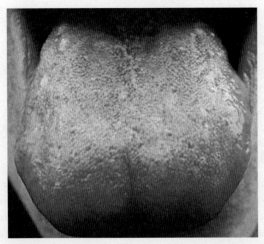

Figura 23.20 Áreas do tórax refletidas na língua. (Esta figura encontra-se reproduzida em cores no Encarte.)

O Boxe 23.38 resume os aspectos da observação da língua com finalidade diagnóstica.

Boxe 23.38 Itens do diagnóstico pela língua.

- Cor do corpo: Sangue, *Qi* Nutritivo e órgãos *Yin* (Calor/Frio e *Yin/Yang*)
- Forma do corpo: Sangue e *Qi* Nutritivo (Excesso/Deficiência)
- Saburra: órgãos *Yang* (Calor/Frio e Excesso/Deficiência)
- Umidade: Fluidos Corporais.

▶ **Cor do corpo da língua**

A cor normal do corpo da língua deve ser vermelho-clara. A cor dessa parte da língua reflete as condições do Sangue e do *Qi* Nutritivo e dos órgãos *Yin*; ela indica condições de Calor ou Frio e deficiência de *Yin* ou *Yang*.

Existem cinco cores patológicas: Clara, Vermelha, Vermelho-escura, Roxa e Azul.

Clara (pálida)

Cor pálida do corpo da língua indica deficiência de *Yang* ou de Sangue. Nos casos de deficiência de *Yang*, a língua geralmente também fica ligeiramente úmida, porque a deficiência de *Yang Qi* não consegue transformar e transportar líquidos. Nos casos de deficiência de Sangue, a língua tende a ficar um pouco seca (Figura 23.21).

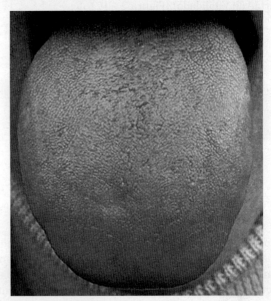

Figura 23.21 Cor clara do corpo da língua. (Esta figura encontra-se reproduzida em cores no Encarte.)

Quando as superfícies laterais da língua estão especialmente Claras ou, nos casos graves, de cor ligeiramente alaranjada, isto indica deficiência de Sangue do Fígado.

O Boxe 23.39 resume a cor Clara da língua.

Boxe 23.39 Língua Clara

- Deficiência de *Yang* (ligeiramente úmida)
- Deficiência de Sangue (ligeiramente seca)
- Superfícies laterais claras: deficiência de Sangue do Fígado
- Superfícies laterais alaranjadas: deficiência de Sangue do Fígado.

Vermelha

O termo "Vermelha" quer dizer muito vermelha. Corpo da língua vermelho sempre indica Calor. Quando a língua tem saburra, isso indica Calor-Cheio; quando não há saburra, isso sugere Calor-Vazio (Figura 23.22).

A ponta Vermelha, geralmente com uma língua Vermelha, indica Fogo de Coração ou Calor-Vazio no Coração, dependendo se a língua tem ou não saburra. Nos casos graves, a ponta da língua também pode estar edemaciada com pontos vermelhos.

Superfícies laterais avermelhadas indicam Fogo de Fígado ou Calor na Vesícula Biliar, quando há saburra, ou Calor-Vazio no Fígado, quando não há saburra. Nos casos graves, as superfícies laterais também podem estar edemaciadas e apresentar pontos vermelhos. Centro avermelhado indica Calor ou Calor-Vazio no Estômago (dependendo se há ou não saburra).

As línguas vermelhas provavelmente têm pontos ou manchas vermelhas, que consistem em papilas elevadas e sempre indicam Calor; quando são muito grandes (descritas como "manchas" em vez de "pontos"), além de Calor também indicam estase de Sangue.

Pontos ou manchas vermelhas são encontrados comumente na ponta (Fogo de Coração), nas superfícies laterais (Fogo de Fígado), na base (Calor no Aquecedor Inferior) e em torno do centro (Calor no Estômago) (Figura 23.23).

O Boxe 23.40 resume o que significa a cor Vermelha da língua

Vermelho-escura

Essa cor é simplesmente um tom mais escuro que a Vermelha e seu significado clínico é o mesmo que o da língua Vermelha, com exceção que a condição é mais grave.

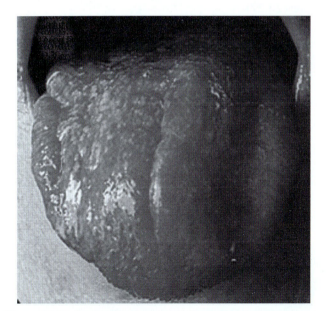

Figura 23.22 Cor vermelha do corpo da língua. (Esta figura encontra-se reproduzida em cores no Encarte.)

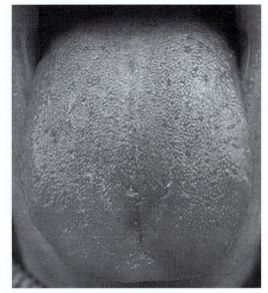

Figura 23.23 Pontos vermelhos nas superfícies laterais da língua. (Esta figura encontra-se reproduzida em cores no Encarte.)

Boxe 23.40 Língua vermelha

- Vermelha: Calor
- Vermelha com saburra: Calor-Cheio
- Vermelha sem saburra: Calor-Vazio
- Ponta vermelha: Fogo de Coração ou Calor-Vazio no Coração (o primeiro com saburra, o segundo sem)
- Superfícies laterais vermelhas com saburra: Fogo de Fígado ou Calor na Vesícula Biliar
- Superfícies laterais sem saburra: deficiência de *Yin* do Fígado com Calor-Vazio
- Centro vermelho: Calor ou Calor-Vazio no Estômago (dependendo se há ou não saburra)
- Pontos vermelhos na ponta: Fogo de Coração
- Pontos vermelhos nas superfícies laterais: Fogo de Fígado
- Manchas vermelhas na base: Calor no Aquecedor Inferior
- Pontos vermelhos no centro ou ao redor: Calor no Estômago.

Roxa

Língua Roxa sempre indica estase do Sangue. Existem dois tipos de cor Roxa: Roxo-avermelhada e Roxo-azulada.

Língua Roxo-Avermelhada indica Calor e estase do Sangue e desenvolve-se a partir da língua Vermelha (Figura 23.24).

Língua Roxo-azulada indica Frio e estase do Sangue e desenvolve-se a partir da língua Clara (Figura 23.25).

A cor Roxa é encontrada comumente nas superfícies laterais, e indica estase de Sangue no Fígado, ou no centro, onde sugere estase de Sangue no Estômago. Cor Roxa nas superfícies laterais também pode refletir estase de Sangue das mulheres e, nesses casos, geralmente é Roxo-azulada.

É importante ressaltar que a maioria dos livros de medicina chinesa refere que língua Roxa pode indicar estagnação do *Qi*: não concordo. A cor do corpo da língua reflete mais o Sangue que o *Qi* e a estagnação deste último pode frequentemente não se evidenciar de forma alguma na língua. Com base em minha experiência, quando a língua é Roxa, isto sempre reflete estase do Sangue.

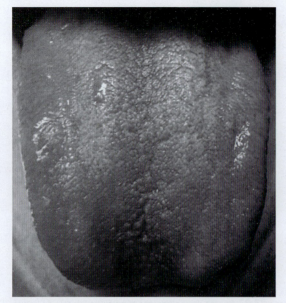

Figura 23.24 Língua Roxo-avermelhada. (Esta figura encontra-se reproduzida em cores no Encarte.)

Azul

O significado da língua Azul é o mesmo que o da língua Roxo-azulada: isto é, Frio Interno provocando estase de Sangue.

▶ Forma do corpo da língua

A forma do corpo da língua fornece um indício quanto ao estado do Sangue e do *Qi* Nutritivo e reflete a natureza Cheia ou Vazia de uma condição. O Boxe 23.42 resume a forma do corpo da língua.

Boxe 23.42 Forma do corpo da língua

- Fina: deficiência de Sangue ou *Yin* (Clara ou Vermelha sem saburra, respectivamente)
- Edemaciada: Umidade ou Fleuma
- Parcialmente edemaciada: Calor
- Endurecida: Vento Interno ou estase do Sangue
- Flácida: deficiência de Fluidos Corporais
- Longa: Calor
- Curta: deficiência grave de *Yang* ou *Yin* (Clara ou Vermelha sem saburra, respectivamente)
- Rachada: Calor ou deficiência de *Yin*
- Tremulante: deficiência de *Qi* do Baço
- Desviada: Vento Interno
- Com marcas de dentes: deficiência de *Qi* do Baço.

Fina

Língua fina indica deficiência de Sangue, quando é Clara, ou deficiência de *Yin*, quando é vermelha e não tem saburra. Nos dois casos, isto indica que a condição seja crônica.

Edemaciada

Em geral, língua edemaciada sugere retenção de Umidade ou Fleuma, especialmente deste último (Figura 23.26).

Em geral, edema parcial indica Calor. Ponta da língua edemaciada sugere Fogo de Coração grave, enquanto superfícies laterais vermelhas e edemaciadas indicam Calor no Fígado (Figura 23.27).

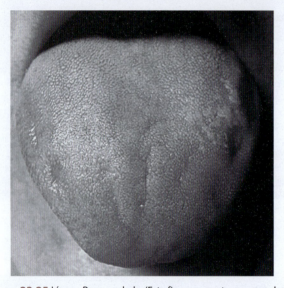

Figura 23.25 Língua Roxo-azulada. (Esta figura encontra-se reproduzida em cores no Encarte.)

O Boxe 23.41 resume a cor Roxa da língua.

Boxe 23.41 Língua Roxa

- Sempre indica estase do Sangue
- Roxo-avermelhada: estase de Sangue por Calor
- Roxo-azulada: estase de sangue por Frio
- Superfícies laterais Roxo-avermelhadas: estase de Sangue do Fígado
- Superfícies laterais Roxo-azuladas em uma mulher: estase de Sangue no Útero
- Centro roxo: estase de Sangue no Estômago.

⚠ Atenção

Língua Roxa indica estase de Sangue, não estagnação do *Qi*.

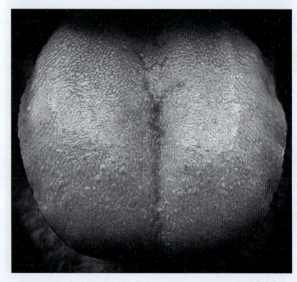

Figura 23.26 Língua edemaciada. (Esta figura encontra-se reproduzida em cores no Encarte.)

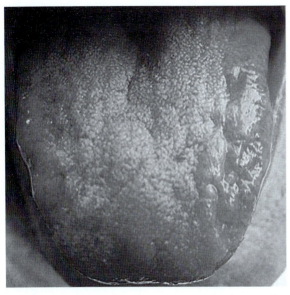

Figura 23.27 Superfícies laterais da língua edemaciadas (área do Fígado). (Esta figura encontra-se reproduzida em cores no Encarte.)

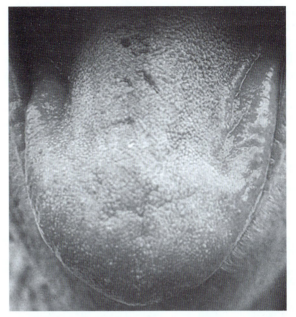

Figura 23.29 Edema da área dos Pulmões na língua. (Esta figura encontra-se reproduzida em cores no Encarte.)

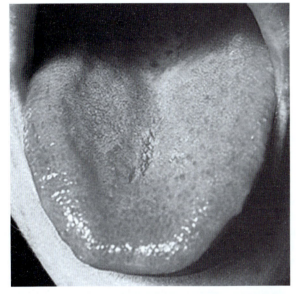

Figura 23.28 Superfícies laterais da língua edemaciadas (área do Baço). (Esta figura encontra-se reproduzida em cores no Encarte.)

Superfícies laterais edemaciadas e mais largas, geralmente quando a língua tem cor Clara, indicam deficiência do Baço (Figura 23.28). Edema no terço anterior da língua sugere Fleuma nos Pulmões (Figura 23.29).

Endurecida
Em geral, língua endurecida indica Vento Interno ou estase de Sangue (Figura 23.30).

Flácida
Língua flácida sugere deficiência de Líquidos Corporais.

Longa
Língua longa indica tendência ao Calor, especialmente Calor no Coração.

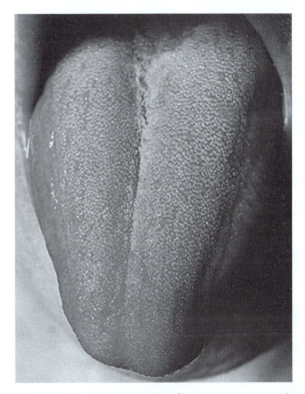

Figura 23.30 Língua endurecida. (Esta figura encontra-se reproduzida em cores no Encarte.)

Curta
Língua curta indica Frio Interno quando é clara e úmida, ou deficiência extrema de *Yin* quando é vermelha e Descamada.

Rachada
Rachaduras sugerem Calor-Cheio ou deficiência de *Yin*. Rachaduras horizontais ou verticais curtas sugerem deficiência de *Yin* do Estômago (Figura 23.31). Rachadura única e pro-

funda na linha média chegando até a ponta indica tendência a um padrão do Coração: eu chamo isto de "rachadura do Coração" (Figura 23.32).

Rachadura larga e superficial na linha média, sem chegar à ponta, indica deficiência de *Yin* do Estômago: eu chamo isto de "rachadura do Estômago" (Figura 23.33).

Rachaduras transversais curtas nas superfícies laterais da parte intermediária da língua indicam deficiência crônica de *Qi* do Baço ou *Yin* do Baço.

Tremulante

Língua tremulante geralmente indica deficiência de *Qi* do Baço.

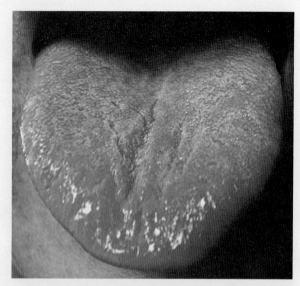

Figura 23.33 Rachadura do Estômago e saburra sem raiz. (Esta figura encontra-se reproduzida em cores no Encarte.)

Desviada

Língua desviada sugere Vento Interno.

Com marcas de dentes

Língua com marcas de dente indica deficiência de *Qi* do Baço.

▶ Saburra da língua

A saburra da língua reflete o estado dos órgãos *Yang*, especialmente do Estômago. Também indica condições de Calor ou Frio e Excesso ou Deficiência.

A língua normal deve ter uma saburra branca fina. A saburra da língua é formada por alguma "umidade suja" residual, que é depositada em razão da digestão no Estômago e sobe até a língua. Desse modo, uma saburra branca fina indica que o Estômago esteja digerindo os alimentos adequadamente.

A saburra fornece um indício acerca da presença ou ausência de fatores patogênicos e de sua potência. Saburra espessa sempre sugere a existência de um fator patogênico e, quanto mais grossa é a saburra, mais potente é o fator patogênico. Esse fator patogênico pode ser externo ou interno, inclusive Vento externo, Umidade (interna ou externa), Frio, retenção de Alimento, Fleuma, Calor ou Fogo.

A saburra "sem raiz" parece como se ela tivesse sido acrescentada à língua, em vez de "crescer" de seu interior (ver Figura 23.33): isto sugere deficiência do *Qi* do Estômago. A inexistência de saburra em parte da língua indica deficiência do *Yin* do Estômago (Figura 23.34); inexistência de saburra em toda a língua sugere deficiência do *Yin* do Estômago e/ou do *Yin* do Rim (Figura 23.35). Quando a língua também é Vermelha por inteiro, isto é um indício claro de deficiência de *Yin* do Rim com Calor-Vazio.

Saburra branca indica um padrão de Frio (a menos que, evidentemente, seja fina e branca, pois neste caso é normal).

Saburra amarela indica um padrão de Calor-Cheio.

Saburra cinza ou preta pode indicar Frio ou Calor extremo, dependendo se a língua está úmida ou seca.

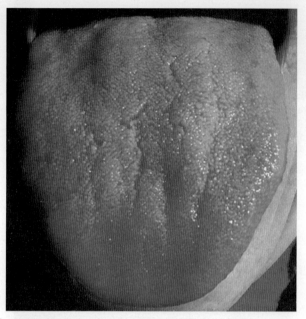

Figura 23.31 Rachaduras do Estômago. (Esta figura encontra-se reproduzida em cores no Encarte.)

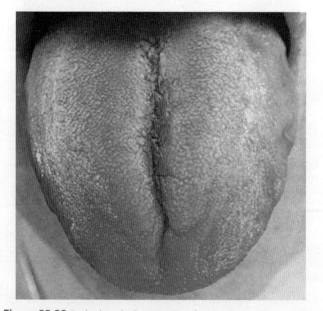

Figura 23.32 Rachadura do Coração. (Esta figura encontra-se reproduzida em cores no Encarte.)

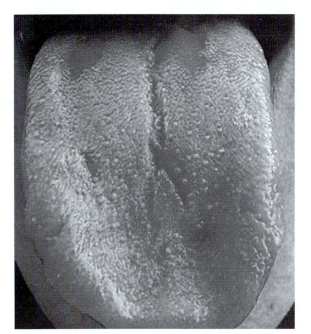

Figura 23.34 Língua parcialmente descamada. (Esta figura encontra-se reproduzida em cores no Encarte.)

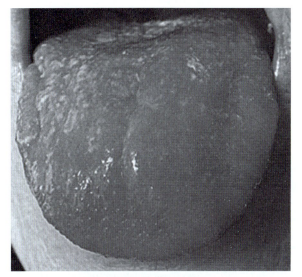

Figura 23.35 Língua totalmente descamada. (Esta figura encontra-se reproduzida em cores no Encarte.)

O Boxe 23.43 resume os sinais da saburra da língua.

Boxe 23.43 Saburra da língua

- Reflete o estado dos órgãos *Yang*, especialmente do Estômago
- Reflete condições de Calor/Frio e Excesso/Deficiência
- A saburra normal é branca e fina
- Saburra espessa: fator patogênico (quanto mais grossa a saburra, mais potente é o fator patogênico)
- Inexistência parcial de saburra: deficiência de *Yin* do Estômago
- Inexistência total de saburra, corpo da língua Vermelho: deficiência de *Yin* do Estômago e/ou *Yin* do Rim com Calor-Vazio
- Saburra branca: padrão de Frio
- Saburra amarela: padrão de Calor-Cheio
- Saburra cinza ou preta: Frio ou Calor extremo (língua úmida ou seca, respectivamente).

▶ Umidade

A quantidade de umidade da língua fornece indícios quanto ao estado dos Fluidos Corporais. Sempre que a língua é Vermelha ou Vermelho-escura, deve-se verificar seu grau de umidade: quando também está seca, isto significa que o Calor começou a causar danos aos Fluidos Corporais.

A língua normal deve ser ligeiramente úmida, indicando que os Fluidos Corporais estejam preservados e adequadamente transformados e transportados.

Quando a língua está muito úmida, isto indica que o *Yang Qi* não esteja transformando e transportando fluidos, que se acumulam e formam Umidade.

Quando a língua está seca, isto pode indicar Calor-Cheio ou Calor-Vazio, dependendo se há ou não saburra.

Quando a saburra é pegajosa ou escorregadia, isto indica retenção de Umidade ou Fleuma.

O Boxe 23.44 resume os sinais de umidade da língua.

Boxe 23.44 Umidade da língua

- Indica o estado dos Fluidos Corporais
- A língua normal é ligeiramente úmida
- Muito úmida: deficiência de *Yang*
- Muito seca: Calor ou deficiência de *Yin*
- Saburra grossa/escorregadia: Umidade e/ou Fleuma.

Canais

As manifestações que ocorrem ao longo dos canais podem ser recursos diagnósticos importantes. Contudo, todas as alterações diagnósticas baseadas no exame dos canais sempre devem ser integradas a todas as demais informações e o tratamento nunca deve ser baseado unicamente nas manifestações subjetivas ou objetivas evidenciadas ao longo de um canal.

Além dos 14 canais principais, existe grande número de canais secundários, que formam uma rede complexa encarregada de distribuir *Qi* e Sangue para todo o corpo. Os canais não devem ser entendidos como "linhas" que se estendem no corpo, mas como áreas de influência sobre determinado corte tridimensional do corpo.

Os canais secundários são:

- Canais Colaterais (*Luo Mai*)
- Canais Musculares (*Jing Jin*)
- Canais Divergentes (*Jing Bie*)
- Regiões Cutâneas.

Além disso, os canais Colaterais ramificam-se em dois tipos de canais muito diminutos, que são os canais Colaterais Diminutos e os canais Colaterais Superficiais.[12] Por fim, os canais Colaterais também têm um nível profundo (além do nível do canal Principal), que está relacionado com o Sangue: estes últimos são conhecidos como canais Colaterais Profundos ou do Sangue.

Os canais superficiais semelhantes aos capilares são especialmente importantes para a formação dos sinais diagnósticos que podem aparecer ao longo do trajeto de um canal. Em geral, suas manifestações são resultantes da "percolação" dos canais Colaterais Profundos ou do Sangue. Por exemplo, vênulas arroxeadas pequenas e distendidas que se formam sob a pele são, na perspectiva da medicina chinesa, causadas por estase do Sangue nos canais Colaterais do Sangue.

O diagnóstico dos canais está baseado em sinais objetivos e percepções subjetivas evidenciadas ao longo do trajeto de um canal. Os sinais objetivos incluem eritema, faixas brancas, vênulas roxas, manchas roxas, erupções cutâneas seguindo o trajeto de um canal específico, flacidez, endurecimento e sensação de frio ou calor. Qualquer alteração que possa ser percebida ao longo de um canal é atribuída aos canais Colaterais pequenos, inclusive canais Colaterais Diminutos ou Superficiais de Sangue. Em termos gerais, o aparecimento desses sinais no trajeto de um canal indica por si próprio uma condição de excesso nesse canal. Por exemplo, cor esverdeada indica estagnação do *Qi* no canal ou dor intensa; cor avermelhada sugere retenção de Calor nos canais; e cor branca indica retenção de Frio.

O Boxe 23.45 resume as manifestações dos canais Colaterais.

A sensação objetiva de calor ou frio ao longo de um canal indica retenção de Calor ou Frio, respectivamente. Flacidez do músculo ao longo do trajeto de um canal sugere uma condição de Deficiência e que o canal esteja esgotado de *Qi* e Sangue. Esse sinal é encontrado comumente com a Síndrome de Atrofia. Rigidez ou endurecimento de um músculo ao longo do trajeto de um canal indica uma condição de Excesso: isto pode ser causado por retenção de Frio no canal, ou estagnação do *Qi* do Fígado.

Boxe 23.45 Manifestações dos canais Colaterais

- Cor esverdeada: estagnação de *Qi* ou dor
- Cor avermelhada: Calor no canal
- Cor azulada: Frio no canal.

Resultados do aprendizado

Neste capítulo, você aprendeu:

- O princípio diagnóstico fundamental de que as partes do corpo refletem as alterações patológicas do corpo por inteiro
- A importância de prestar atenção ao tipo constitucional do paciente
- Como observar a presença ou ausência de espírito com base na pele, nos olhos, no estado mental e na respiração do paciente
- Os sinais e o significado dos diversos tipos constitucionais do corpo
- O significado clínico das alterações dos tecidos e de outras partes do corpo
- Como a atitude e os movimentos corporais fornecem informações diagnósticas importantes
- Os sinais de saúde ou desarmonia nos cabelos, na cor da face e na pele
- O significado diagnóstico das diferentes áreas da face
- Como a observação dos olhos do paciente fornece informações diagnósticas valiosas
- Os sinais de saúde e desarmonia manifestados no nariz e nos olhos
- Os indícios de desarmonia manifestados na boca, nos lábios, nos dentes e nas gengivas
- O significado diagnóstico das alterações da faringe e das tonsilas
- Como os membros refletem as alterações patológicas do corpo
- Os sinais diagnósticos nas unhas, na eminência tenar e no dedo indicador dos bebês
- Como a pele torna evidente várias patologias internas

- A importância da língua como um dos pilares diagnósticos, fornecendo informações principalmente por observação da cor e da forma do corpo, da saburra e da umidade da língua
- Os sinais diagnósticos manifestados ao longo dos canais.

Questões de autoavaliação

1. Cite quatro microssistemas usados com finalidade diagnóstica, nos quais o todo está representado no microcosmo da parte.
2. Quais as quatro áreas principais que poderíamos examinar para observar a presença de *Shen*?
3. Cite três atributos que sugerem um tipo corporal constitucional de Fogo.
4. Quais são os dois sinais indicativos de uma constituição fraca de Metal?
5. Quais padrões poderiam sugerir um corpo magro e edemaciado?
6. Qual padrão é sugerido pela inquietude constante das pernas?
7. Um paciente sente repetidamente abalos das pálpebras e das regiões maxilares. Sua língua é muito Fina e Pálida. De qual padrão você suspeitaria?
8. Quais são os dois atributos da pele que indicam "Espírito" e "*Qi* do Estômago" e, consequentemente, um prognóstico favorável?
9. Você suspeita da presença de Umidade-Calor em determinado paciente. Quais cores você poderia buscar na face para confirmar que existe predomínio de Umidade ou Calor?
10. A ponta do nariz reflete o estado de que órgão?
11. Os lábios de um paciente são vermelhos e rachados e ele tem dor e sangramento gengivais. De qual padrão você suspeitaria?
12. Descreva os dois tipos de edema e seu significado.
13. Quais fatores patogênicos internos são as causas mais comuns de tremor dos indivíduos idosos?
14. A eminência tenar reflete o estado de qual órgão?
15. Vênulas arroxeadas na pele sugerem qual padrão?
16. Qual padrão é sugerido por uma língua com área central vermelha, mas sem saburra?
17. Rachaduras na língua tendem a indicar quais padrões?
18. O que sempre indica uma saburra grossa na língua?
19. Qual processo patológico é indicado por uma língua muito úmida?
20. Qual é o significado da flacidez dos músculos ao longo do trajeto de um canal?

Ver respostas no Apêndice 6.

Notas

1. 1979 The Yellow Emperor's Classic of Internal Medicine – Simple Questions (Huang Di Nei Jing Su Wen 黄帝内经素问), People's Health Publishing House, Beijing, first published c.100 bc, p. 189.
2. 1981 Spiritual Axis (Ling Shu Jing 灵枢经), People's Health Publishing House, Beijing, first published c.100 bc, p. 97.
3. Zhang Shu Sheng 1995 Great Treatise of Diagnosis by Observation in Chinese Medicine (Zhong Hua Yi Xue Wang Zhen Da Quan 中华医学望诊大全), Shanxi Science Publishing House, Taiyuan, p. 38.
4. Simple Questions, p. 86.
5. Citado em Zhang Shu Sheng 1995 Great Treatise of Diagnosis by Observation in Chinese Medicine, p. 82.
6. Principles of Medical Practice, cited in Wang Ke Qin 1988 Theory of the Mind in Chinese Medicine (Zhong Yi Shen Zhu Xue Shuo 中医神主学说), Ancient Chinese Medical Texts Publishing House, Beijing, p. 56.
7. Citado em Great Treatise of Diagnosis by Observation in Chinese Medicine, p. 89.
8. Spiritual Axis, ch. 80, p. 151–152.
9. Guangdong College of Traditional Chinese Medicine 1964 A Study of Diagnosis in Chinese Medicine (Zhong Yi Zhen Duan Xue 中医诊断学), Shanghai Scientific Publishing House, p. 34–35.
10. Nanjing College of Traditional Chinese Medicine 1978 A Study of Warm Diseases (Wen Bing Xue 温病学), Shanghai Scientific Publishing House, p. 53.
11. Esse é o único relato sucinto do diagnóstico por meio da observação da língua. Veja uma descrição detalhada do diagnóstico por meio da observação clínica da língua em Chinese Medicine, Eastland Press, Seattle.
12. Comprehensive Text, p. 90.

Diagnóstico por Interrogação 24

PARTE 4

Princípios do diagnóstico por interrogação, 259

Natureza dos "sintomas" em medicina chinesa, 260

A arte da interrogação | Como fazer as perguntas certas, 260

Problemas de terminologia na interrogação, 260

Procedimento da interrogação, 261

Identificação dos padrões e interrogação, 261

Diagnóstico por meio da língua e do pulso | Integração com a interrogação, 262

As 10 perguntas tradicionais, 262

Três perguntas modernas para pacientes ocidentais, 263

    Perguntas sobre o estado emocional, 263

    Perguntas sobre a vida sexual, 263

    Perguntas sobre os níveis de energia, 263

As 16 perguntas, 263

    1. Dor, 264

2. Alimento e paladar, 265

3. Fezes e urina, 266

4. Sede e líquidos, 267

5. Níveis de energia, 268

6. Cabeça, face e corpo, 269

7. Tórax e abdome, 272

8. Membros, 272

9. Sono, 274

10. Transpiração, 275

11. Orelhas e olhos, 276

12. Sensação de frio, sensação de calor e febre, 277

13. Sintomas emocionais, 279

14. Sintomas sexuais, 283

15. Sintomas femininos, 284

16. Sintomas das crianças, 286

O diagnóstico por interrogação é um dos quatro pilares diagnósticos da medicina chinesa que sempre deve ser realizado. Quando o paciente está inconsciente ou é um bebê ou uma criancinha, as perguntas devem ser feitas a um parente próximo.

Antes de descrever cada uma das perguntas, farei algumas considerações gerais acerca dos princípios do diagnóstico por interrogação.

Princípios do diagnóstico por interrogação

Existem dois aspectos discerníveis quanto ao diagnóstico por interrogação: um geral e outro específico (Boxe 24.1).

Em sentido **geral**, interrogação é a conversa entre o médico e seu paciente na tentativa de descobrir como começou o problema atual; as condições de vida e trabalho do paciente; e seu ambiente emocional e familiar. O objetivo da investigação desses aspectos da vida do paciente é finalmente encontrar

a(s) causa(s) da doença, em vez de identificar um padrão; definir as causas da doença é importante para que o médico e o paciente trabalhem em conjunto na tentativa de eliminar ou atenuar essas causas.

Em sentido **específico**, a interrogação tem como propósito identificar um ou mais padrões de desarmonia prevalentes à luz de qualquer sistema de identificação de padrões aplicável (p. ex., de acordo com a teoria dos Órgãos Internos, com os canais, com os Quatro Níveis etc.).

É importante que a diferença entre esses dois aspectos da interrogação não seja obscurecida: as perguntas sobre a situação familiar, o ambiente, o trabalho e os relacionamentos do paciente fornecem uma ideia quanto à *causa*, não quanto ao *padrão* de desarmonia.

Pessoalmente, concentro-me primeiramente nas manifestações clínicas de forma a identificar os padrões envolvidos. Apenas depois que eu chego a uma conclusão quanto aos padrões envolvidos é que faço as perguntas gerais sobre estilo de vida, trabalho, emoções, vida sexual, vida familiar, dieta etc., de forma a tentar descobrir a causa da doença.

Durante o processo de interrogação, fazemos perguntas sobre alguns sintomas que aparentemente não estão relacionados com o problema atual: o propósito disso é definir um ou mais padrões de desarmonia subjacentes ao problema em questão.

Boxe 24.1 Dois aspectos da interrogação

- **Geral**: perguntas sobre estilo de vida, trabalho, emoções, dieta etc. para determinar a causa da doença
- **Específico**: perguntas sobre as manifestações clínicas para determinar os padrões da desarmonia.

Nem todos os sinais e sintomas contribuem para o desenvolvimento de um padrão de desarmonia: na verdade, a maioria dos pacientes tem no mínimo dois padrões de desarmonia *relacionados*.

Natureza dos "sintomas" em medicina chinesa

O diagnóstico por interrogação baseia-se no princípio fundamental de que os sinais e sintomas refletem a condição dos Órgãos Internos e dos canais. Em medicina chinesa, o conceito de sinais e sintomas é mais amplo que na medicina ocidental. Enquanto a medicina ocidental considera principalmente os sinais e sintomas como manifestações subjetivas e objetivas de uma doença, a medicina chinesa leva em consideração algumas manifestações diferentes como partes de um quadro geral e, dentre estas, algumas não estão relacionadas com o processo patológico real. A medicina chinesa usa não apenas os "sinais e sintomas" assim entendidos, mas também algumas outras manifestações para formar um quadro de desarmonia existente em determinado indivíduo.

Desse modo, a interrogação estende-se muito além dos "sinais e sintomas" referidos à queixa atual. Por exemplo, quando um paciente refere dor epigástrica como queixa principal, um médico ocidental faria perguntas sobre sintomas estritamente relacionados com essa queixa: "A dor melhora ou piora depois da ingestão alimentar?", "A dor começa imediatamente depois de ingerir alimentos, ou duas horas depois?", "Há regurgitação do alimento?" etc.

Um médico que pratica medicina chinesa faria perguntas semelhantes, mas também muitas outras, inclusive "Você sente muita sede?", "Você sente gosto amargo na boca?", "Você se sente cansado?" etc. Alguns dos chamados sinais e sintomas da medicina chinesa não seriam considerados como tais de acordo com a medicina ocidental. Por exemplo, *ausência* de sede (confirmando uma condição de Frio), incapacidade de tomar decisões (sugestiva de uma deficiência da Vesícula Biliar), aversão a conversar (indicativa de uma deficiência dos Pulmões), propensão a rompantes de raiva (confirmando a ascensão do *Yang* do Fígado ou do Fogo de Fígado), vontade de deitar-se (que indica fraqueza do Baço), olhos com aspecto opaco (sugestivos de um distúrbio da mente e de problemas emocionais), rachadura profunda na linha média da língua (um sinal de propensão a problemas emocionais profundos) etc.

Sempre que me refiro a "sinais e sintomas" (que também passarei a descrever como "manifestações clínicas"), o contexto usado é ao que me referi antes.

A arte da interrogação | Como fazer as perguntas certas

Evidentemente, o diagnóstico por interrogação é extremamente importante porque, no processo de tentar identificar um padrão, o paciente não fornece todas as informações necessárias. Na verdade, mesmo que o fizesse, ainda seria necessário que elas fossem organizadas de forma a identificar um ou mais padrões. Em alguns casos, a ausência de determinado sinal ou sintoma é importante na perspectiva diagnóstica e os pacientes certamente não se queixariam de sintomas que realmente não têm. Por exemplo, para diferenciar entre um padrão de Calor ou Frio, é necessário determinar se o indivíduo sente muita sede ou não e a inexistência de sede poderia indicar um padrão de Frio. Evidentemente, o paciente não forneceria voluntariamente a informação de que "*não* sente muita sede".

A arte do diagnóstico por interrogação consiste em fazer as perguntas pertinentes em relação ao paciente em questão e uma condição específica. Determinados padrões podem ser diagnosticados apenas quando o médico faz as perguntas "certas": quando não conhecemos um padrão específico e não fazemos as perguntas pertinentes, nunca podemos chegar ao diagnóstico certo. Por exemplo, quando desconhecemos que existe um padrão de Rebelião do *Qi* no Vaso Penetrador, certamente não fazemos as perguntas que poderiam levar-nos a diagnosticar esse padrão (Figura 24.1).

A interrogação não deve consistir em seguir aleatoriamente a lista tradicional de perguntas; pelo contrário, o interrogatório deve ser conduzido de forma flexível ao longo de um "fio condutor", propondo uma série de perguntas para confirmar ou refutar um ou mais padrões de desarmonia, que nos venham à mente durante o intercâmbio de perguntas e respostas. Por essa razão, quando fazemos uma pergunta ao paciente, sempre devemos perguntar-nos *por que* estamos fazendo essa pergunta. Durante a interrogação, devemos alterar ou revisar constantemente nossas hipóteses quanto aos padrões de desarmonia possíveis, tentando confirmar ou refutar determinados padrões por meio das perguntas certas.

Atenção

Lembre-se: as perguntas propostas durante a interrogação sempre devem ser dirigidas por nossa tentativa de confirmar ou excluir um padrão de desarmonia.

Problemas de terminologia na interrogação

Um problema que os médicos ocidentais podem encontrar é que a interrogação e as diversas expressões usadas para expressar os sintomas são originadas da experiência e da cultura chinesas; um paciente ocidental poderia não usar necessariamente as mesmas expressões. Contudo, isso é um problema que pode ser contornado com a experiência. Depois de alguns anos de prática, podemos aprender a traduzir como os chineses expressam seus sintomas e encontrar correlações mais

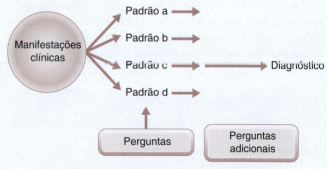

Figura 24.1 Como fazer as perguntas certas.

comuns aos pacientes ocidentais. Por exemplo, embora um paciente chinês possa dizer espontaneamente que tem "dor dilatante", um paciente de fala inglesa poderia dizer que se sente "inchado" ou "a ponto de estourar". As palavras são diferentes, mas o sintoma que elas descrevem é o mesmo. Com prática e observação acurada, podemos construir gradativamente um "vocabulário" de sintomas referidos pelos pacientes ocidentais.

A tradução dos termos chineses relacionados com determinados sintomas também pode trazer alguns problemas. Os termos tradicionais são ricos em significado e, em alguns casos, são muito poéticos e, até certo ponto, não podem ser traduzidos claramente porque os idiomas ocidentais não conseguem transmitir todas as nuanças intrínsecas aos caracteres chineses.

Por exemplo, eu traduzo o termo *men* como "sensação de opressão": entretanto, uma análise do caractere chinês – que ilustra um coração esmagado por uma porta – transmite o sentimento de opressão de forma metaforicamente rica. O que não podemos traduzir adequadamente é o uso cultural desse termo na China, que geralmente significa que o indivíduo está muito "deprimido" (como entendemos este termo no Ocidente) por problemas emocionais. Como os pacientes chineses raramente admitem de forma franca que estão "deprimidos", eles comumente dizem que experimentam uma sensação de *men* no peito.

Entretanto, não devemos enfatizar exageradamente os problemas de terminologia causados pelas diferenças culturais entre a China e o Ocidente. Com muita frequência, os pacientes ocidentais referem sintomas exatamente iguais aos que estão descritos nos livros chineses. Por exemplo, recentemente um dos meus pacientes disse-me de forma muito espontânea: *"Frequentemente sinto muita sede, mas não gosto de beber."* Isso certamente é um sintoma de Umidade-Calor, porque o Calor torna o paciente sedento, enquanto a Umidade causa aversão a ingerir líquidos.

Procedimento da interrogação

Em geral, a interrogação é realizada depois da observação da cor da face, da forma do corpo e dos movimentos corporais do paciente e também depois de ouvir-lhe a voz e outros sons: deste modo, a observação ocorre antes da interrogação. Logo que o paciente chega, o processo de investigação diagnóstica já começou: observamos seus movimentos (p. ex., se são lentos ou rápidos), sua pele e a conformação do corpo, de forma a avaliar o paciente com base nos Cinco Elementos, determinar o som da voz e sentir qualquer odor emanado de seu corpo.

Geralmente começo a interrogação perguntando ao paciente sobre os problemas principais que o trouxeram ao meu consultório: inicialmente, deixo que ele fale livremente sem qualquer interrupção. Sempre faço anotações de quaisquer expressões peculiares que o paciente possa usar. À medida que ele descreve um ou mais problemas principais, já estou pensando em vários padrões de desarmonia que poderiam causá-los e, deste modo, começo a fazer perguntas para confirmar ou refutar determinado padrão de desarmonia que tenho em mente.

Depois que o paciente termina de descrever os problemas principais que o levaram a buscar ajuda e depois que decidi em termos gerais quanto aos padrões de desarmonia envolvidos, faço então mais perguntas, geralmente seguindo a lista das 10 perguntas tradicionais, ou a relação das 16 perguntas ilustrada a seguir, mas não de uma forma rígida. Faço isso por duas razões: primeiramente, porque as respostas a essas perguntas adicionais podem confirmar os padrões de desarmonia diagnosticados e, em segundo lugar, porque podem elucidar outros problemas que haviam passado despercebidos ao paciente.

Em geral, examino a língua e palpo o pulso novamente no final da interrogação para confirmar ainda mais os padrões de desarmonia. Entretanto, é importante salientar que a língua e o pulso não são usados simplesmente para confirmar o diagnóstico de um padrão de desarmonia: em muitos casos, eles demonstram claramente a existência de outros padrões que não estavam evidentes com base nos sinais e sintomas. Nesse caso, nunca devemos descartar as alterações evidenciadas ao exame da língua e do pulso, mas sempre devemos fazer mais perguntas para confirmar os padrões de desarmonia sugeridos por esses elementos do diagnóstico.

O Boxe 24.2 resume o procedimento da interrogação.

Identificação dos padrões e interrogação

Depois que o paciente termina de descrever um ou mais problemas principais, começamos a fazer perguntas para organizar os sinais e sintomas referidos em padrões. Enquanto fazemos perguntas, ainda observamos a pele, os olhos, o formato dos componentes faciais, o som da voz, os odores etc., que devem ser integrados aos resultados obtidos pela interrogação.

Quando estamos razoavelmente seguros de que identificamos um ou mais padrões envolvidos, frequentemente precisamos continuar a interrogação para *excluir* ou confirmar a existência de outros padrões que possam ser originários dos padrões existentes. Por exemplo, quando há deficiência de Sangue do Fígado, sempre devemos verificar se o paciente também tem deficiência de Sangue de Coração (especialmente quando a observação leva-nos a acreditar nisto); quando

---

Boxe 24.2 Procedimento da interrogação

1. Inicialmente, observe o paciente à medida que ele entra (movimentos, pele, olhos)
2. Atente ao tom de sua voz
3. Pergunte qual é o problema principal
4. Enquanto faz perguntas, pense sobre quais são os padrões possíveis
5. Faça perguntas específicas para determinar um ou mais padrões de desarmonia que possam ter causado o problema (ou os problemas) atual, tentando estabelecer com exatidão quando começou
6. Faça perguntas para confirmar ou excluir outros padrões
7. Faça mais perguntas gerais (sem uma sequência rígida) seguindo a relação das 16 perguntas
8. Pergunte sobre doenças e intervenções cirúrgicas no passado
9. Examine a língua e palpe o pulso
10. Pergunte sobre doenças na família
11. Faça perguntas sobre a vida emocional, a família e as condições de trabalho do paciente e estabeleça a causa da doença.

há deficiência do Fígado, especialmente nas mulheres, sempre devemos verificar se também há deficiência dos Rins; quando há estagnação do *Qi* do Fígado, precisamos avaliar se esta condição resultou na formação de algum Calor; quando há deficiência do Baço, devemos saber se também há deficiência do Estômago etc.

Diagnóstico por meio da língua e do pulso | Integração com a interrogação

Por fim, examino a língua e palpo o pulso: esses procedimentos não são realizados apenas para *confirmar* um ou mais padrões identificados com base na interrogação, mas também para verificar se a língua e o pulso indicam a existência de padrões que não estavam evidentes com base nas manifestações clínicas. Isso ocorre comumente na prática e explica o valor real do diagnóstico por meio da língua e do pulso: se esses procedimentos diagnósticos fossem utilizados apenas para *confirmar* um diagnóstico, não haveria qualquer razão para realizar essa etapa.

Em muitos casos, a língua e o pulso fornecem informações valiosas que complementam os dados obtidos pela interrogação e nunca devem ser descartados. Por exemplo, um paciente pode queixar-se de vários sintomas e estabelecemos o diagnóstico de estagnação de *Qi* do Fígado: quando a língua tem uma rachadura profunda na área do Coração, isso indica que o paciente tenha uma tendência constitucional aos padrões do Coração e uma tendência constitucional a ser mais afetado por problemas emocionais.

Outro exemplo muito claro ocorre quando o pulso é muito fraco nas posições dos Rins (isto é especialmente comum nas mulheres) e, apesar disto, o paciente (principalmente quando ainda é jovem) não tem quaisquer sintomas de deficiência dos Rins. Sempre considero esse elemento do pulso como sugestivo de uma deficiência dos Rins: ou seja, *nunca* descarto o que percebi por meio do pulso.

 Atenção

Lembre-se: a língua e o pulso podem indicar a existência de padrões que não estavam evidentes com base nas manifestações clínicas.

Em resumo, apresento a seguir a ordem que geralmente sigo em minha interrogação:

- Pergunto qual é o problema principal, permitindo ao paciente que fale livremente
- Faço perguntas específicas para determinar um ou mais padrões que possam ter causado um ou mais problemas atuais, tentando estabelecer com precisão quando começaram
- Faço perguntas para excluir ou confirmar outros padrões
- Faço mais perguntas gerais seguindo a sequência das 10 (ou 16) perguntas
- Faço perguntas sobre doenças e intervenções cirúrgicas no passado
- Examino a língua e palpo o pulso
- Faço perguntas sobre doenças familiares, inclusive asma, eczema e cardiopatia
- Pergunto sobre a vida emocional, as condições familiares e o trabalho do paciente para tentar estabelecer a *causa* da doença.

As 10 perguntas tradicionais

Tradicionalmente, a interrogação é realizada com base em 10 perguntas. Essa prática começou com Zhang Jing Yue (1563-1640), mas as 10 perguntas usadas pelos doutores subsequentes diferiam ligeiramente das que estão descritas no livro do Dr. Zhang. As 10 perguntas propostas por Zhang Jing Yue eram as seguintes:

1. Aversão ao frio e febre
2. Transpiração
3. Cabeça e corpo
4. As duas excreções (fezes e urina)
5. Alimento e líquidos
6. Tórax e abdome
7. Surdez
8. Sede
9. Doenças pregressas
10. Causas de doença.

Além dessas perguntas, Zhang Jing Yue acrescentou mais duas: uma acerca da história ginecológica feminina e a outra relativa às crianças, totalizando 12 perguntas.

As áreas de interrogação contempladas mais comumente nos livros modernos de medicina chinesa são 10 + 2:

1. Aversão ao frio e febre
2. Transpiração
3. Cabeça e corpo
4. Tórax e abdome
5. Alimento e paladar
6. Fezes e urina
7. Sono
8. Audição e tinido
9. Sede e líquidos
10. Dor.

As duas áreas de interrogação adicionais estão relacionadas com as mulheres e as crianças, totalizando 12 perguntas. É importante ressaltar que nem todas essas perguntas precisam ser feitas em todos os casos, como também não são as únicas perguntas possíveis, porque cada caso requer uma abordagem singular e outras perguntas podem ser relevantes.

Também é importante salientar que a própria sequência das 10 perguntas reflete a enorme influência do texto de medicina chinesa *Shang Han Lun* (Discussão sobre as Doenças Induzidas pelo Frio, de Zhang Zhong Jing, *c.* 200 d.C.). Isso explica por que a primeira pergunta é sobre "calafrios e febre" ou "aversão ao frio e febre". Essa é uma pergunta crucial a ser feita nos casos agudos para determinar se há uma invasão aguda de Vento externo. Contudo, não há qualquer razão para que essa seja a primeira pergunta e, na verdade, a menos que encontremos um paciente com invasão aguda de Vento, não precisamos fazer essa pergunta em absoluto.

Embora geralmente sejam referidas nos livros de medicina chinesa como "perguntas", na verdade elas representam áreas de interrogação. Isso tem variado muito ao longo dos séculos, na medida em que diferentes doutores enfatizaram diferentes perguntas.

O médico não precisa seguir obrigatoriamente a sequência de perguntas mencionada antes. Na verdade, pessoalmente eu nunca o faço porque essa sequência é altamente tendenciosa para a interrogação de um paciente com uma condição Externa aguda; isto explica a posição proeminente atribuída à pergunta sobre "aversão ao frio e febre" que, nos livros de medicina chinesa, sempre aparece em primeiro lugar. Nos pacientes com condições Internas, sempre faço perguntas sobre sensação de calor ou frio para determinar ou confirmar se há Frio ou Calor Interno, mas geralmente no final do interrogatório.

Também não existe razão para que limitemos nossa interrogação estritamente às 10 perguntas tradicionais. Cada paciente é diferente e apresenta causas de doença e padrões de desarmonia diferentes – devemos adaptar nossas perguntas à situação singular de cada indivíduo. Além disso, precisamos responder ao estado mental do paciente durante a interrogação usando de sensibilidade e flexibilidade de forma a colocá-lo à vontade, principalmente durante a primeira consulta. Por essa razão, não seria apropriado fazer as 10 perguntas rotineiramente, sem adaptar a abordagem pessoal à situação concreta. Por exemplo, seria perfeitamente possível que um paciente rompesse em lágrimas tão logo começasse a descrever seu problema principal e deveríamos reagir a essa situação de forma sensível e compassiva.

Atenção

Lembre-se: não siga rigidamente a sequência das "perguntas" tradicionais.

Três perguntas modernas para pacientes ocidentais

As 10 perguntas (ou 12, caso sejam incluídas as perguntas para mulheres e crianças) como base da interrogação diagnóstica em medicina chinesa foram formuladas durante os primeiros anos da dinastia Qing da China, ou seja, em uma época e uma cultura muito diferentes das atuais. Por essa razão, não devemos hesitar em modificar a estrutura e o conteúdo de nossa interrogação de forma a torná-la mais apropriada ao nosso tempo e à nossa cultura.

Portanto, poderíamos acrescentar as seguintes áreas às 10 (ou 12) perguntas tradicionais:

- Emoções
- Sintomas sexuais
- Níveis de energia.

Além disso, eu introduzi uma área separada à interrogação com referência aos membros, que tradicionalmente são incluídos na seção sobre "Corpo".

▶ Perguntas sobre o estado emocional

A investigação da vida emocional do paciente desempenha um papel importante na interrogação geral, para descobrir a *causa* da desarmonia, e na interrogação específica, para definir o *padrão* da desarmonia. O estado emocional prevalente é uma manifestação clínica como qualquer outra e, por esta razão, desempenha um papel importante na definição do padrão de desarmonia. Por exemplo, a propensão à raiva é um indício inequívoco de ascensão de *Yang* do Fígado ou do Fogo de Fígado; tristeza geralmente indica deficiência dos Pulmões; pensamento obsessivo sugere um padrão de desarmonia do Baço etc.

Por motivos culturais, é possível que não exista uma pergunta específica acerca do estado emocional do paciente entre as 10 perguntas tradicionais: os pacientes chineses não tendem a conversar sobre suas emoções e frequentemente expressam-nas na forma de sintomas físicos, como um tipo de "código" aceito entre o paciente e seu médico.

Por exemplo, quando eu estava na China, observei que, quando os pacientes diziam que tinham *men* (sensação de opressão no peito), não dormiam bem e sentiam muita sede, isto significava basicamente que eles estavam deprimidos.

▶ Perguntas sobre a vida sexual

Os médicos chineses modernos nunca fazem perguntas sobre sintomas sexuais, em razão do pudor dos chineses atuais em questões sexuais. Entretanto, essas perguntas sempre devem fazer parte da interrogação porque fornecem informações adicionais quanto à sintomatologia do paciente, de forma que se possa definir um padrão de desarmonia.

▶ Perguntas sobre os níveis de energia

As perguntas sobre o nível de energia são extremamente importantes porque fornecem uma indicação muito clara quanto à existência possível de um padrão de Deficiência (exceto em alguns casos, quando o indivíduo pode sentir-se cansado nas condições de Excesso). Essas perguntas são as mais importantes, porque a falta de energia provavelmente é uma das razões principais que levam indivíduos ocidentais a consultar um profissional que pratica medicina chinesa.

Atenção

As três perguntas modernas acrescentadas às "10 perguntas" tradicionais são:
1. Estado emocional
2. Vida sexual
3. Níveis de energia.

As 16 perguntas

Desse modo, tendo em mente as três perguntas modernas sobre estado emocional, sintomas sexuais e níveis de energia e uma sequência diferente de interrogação, proponho que as 10 perguntas tradicionais sejam revisadas de forma a totalizar 16 perguntas, que são as descritas no Boxe 24.3.

As 16 perguntas sugeridas não são diferentes das 10 perguntas tradicionais (acrescidas de duas para mulheres e crianças): elas diferem apenas pelo acréscimo das três perguntas modernas (sobre estado emocional, sintomas sexuais

Boxe 24.3 As 16 perguntas

1. Dor
2. Alimento e paladar
3. Fezes e urina
4. Sede e líquidos
5. Níveis de energia
6. Cabeça, face e corpo
7. Tórax e abdome
8. Membros
9. Sono
10. Transpiração
11. Orelhas e olhos
12. Sensação de frio, sensação de calor e febre
13. Sintomas emocionais
14. Sintomas sexuais
15. Sintomas das mulheres
16. Sintomas das crianças.

e níveis de energia) e da alteração da sequência com que são apresentadas. A sequência das perguntas foi alterada por mim de forma a torná-la mais relevante à prática clínica ocidental. Por fim, desdobrei algumas áreas em duas (p. ex., "Alimento e Líquidos" em "Alimento e Paladar" e "Sede e Líquidos").

De acordo com minha proposta, releguei as questões sobre aversão ao frio e febre à 12ª posição da lista, porque essas perguntas geralmente são apresentadas ao final da interrogação para confirmar a condição de Calor ou Frio de um padrão específico. A posição proeminente conferida à aversão ao frio ou à frente na sequência das 10 perguntas tradicionais é atribuída a razões históricas porque, na época em que essas 10 perguntas tradicionais foram formuladas, as doenças febris eram extremamente comuns na China e poderiam constituir a parte principal da prática de um doutor de então.

Na sequência das 16 perguntas revisadas, coloquei as perguntas sobre dor em primeiro lugar porque certamente este é o problema mais comum entre os pacientes ocidentais atendidos na prática moderna. A pergunta sobre dor é seguida de perguntas sobre alimento, intestinos, micção e sede, também porque essas questões cobrem uma área muito ampla dos problemas digestivos e urinários dos pacientes que atendemos. A ordem na qual as perguntas estão dispostas não é necessariamente aquela na qual elas são propostas: por exemplo, no caso das mulheres, as perguntas sobre seu sistema ginecológico poderiam ser feitas bem no início da interrogação.

As descrições que se seguem frequentemente citam o significado clínico de determinado sintoma (p. ex., "transpiração noturna indica deficiência de *Yin*", ou "sede sugere Calor"). É importante ressaltar que, na verdade, essa abordagem contradiz a própria essência do diagnóstico e dos padrões em medicina chinesa, de acordo com os quais o mais importante é o *quadro* formado por alguns sinais e sintomas, em vez de os sintomas específicos. Nenhum sinal ou sintoma pode ser entendido isoladamente do padrão de que ele faz parte: o que importa é a "paisagem", não os detalhes específicos. Por essa razão, não está certo dizer que "transpiração noturna indica deficiência de *Yin*": deveríamos dizer que "em presença de rubor malar, língua Vermelha sem saburra e garganta seca à noite, transpiração noturna indica deficiência de *Yin*; por outro lado, nos casos de sensação de peso, língua pegajosa, gosto amargo e plenitude epigástrica, transpiração noturna sugere Umidade-Calor". É apenas por motivos didáticos que precisamos listar os sinais e sintomas isoladamente com seus possíveis significados diagnósticos.

Atenção

Em termos estritos, atribuir um significado clínico a cada sintoma específico contradiz o espírito do diagnóstico em medicina chinesa, segundo o qual o mais importante é o "quadro" geral formado pelos sintomas.

▶ 1. Dor

A dor pode ser causada por condições de Cheio ou Vazio. O caráter de Cheio ou Vazio da dor sempre deve ser confirmado, especialmente em relação com a dor sentida na cabeça, no tórax ou no abdome. Como regra geral confiável, a dor causada por uma condição de Cheio é mais intensa e bem demarcada que a atribuída a uma condição de Vazio, que tende a ser difusa e menos intensa.

Etiologia e patologia da dor

A dor pode ser causada pelas seguintes condições de *Cheio*:

- Invasão de fatores patogênicos externos
- Frio ou Calor Interno
- Estagnação de *Qi* ou Sangue
- Retenção de alimentos
- Obstrução por Fleuma.

Em todas essas condições, a patologia da dor é a mesma: isto é, as condições mencionadas causam obstrução da circulação do *Qi* nos canais e, consequentemente, provocam dor. Todas elas são dores do tipo Cheio. Em medicina chinesa, há um ditado que diz: "Quando os canais estão livres, não há dor; quando os canais estão obstruídos, há dor."

A dor também pode ser causada pelas seguintes condições de *Vazio*:

- Deficiência de *Qi* e Sangue
- Consumo de Fluidos Corporais por Deficiência de *Yin*.

Essas condições causam desnutrição dos canais e, consequentemente, dor. Esse é um tipo Vazio de dor, que tende a ser mais difusa e persistente que o tipo anterior (Tabela 24.1).

Nos pacientes com distúrbios internos, as causas mais comuns de dor crônica são estagnação de *Qi*, estase de Sangue e Frio.

A *estagnação de Qi* causa mais distensão que dor, ou uma dor dilatante, sem qualquer localização fixa. Em geral, a dor causada por estagnação de *Qi* vem e vai de acordo com o estado

Boxe 24.12 Fadiga

- Fadiga crônica, vontade de deitar-se, apetite ruim, fezes amolecidas: deficiência de *Qi* do Baço ou de *Yang* do Baço
- Fadiga crônica, voz fraca, propensão a resfriar-se: deficiência de *Qi* do Pulmão ou de *Yang* do Pulmão
- Fadiga crônica com dor lombar, sensação de frio e micções frequentes: deficiência de *Yang* do Rim
- Fadiga crônica, tontura, visão turva e menstruações escassas: deficiência de Sangue do Fígado
- Fadiga crônica, ansiedade, boca seca à noite e língua sem saburra: deficiência de *Yin* do Rim
- Fadiga crônica com sensação de peso: Umidade
- Fadiga crônica com sensação de peso, entorpecimento e tontura: Fleuma
- Fadiga crônica, distensão abdominal, irritabilidade e pulso em Corda: estagnação do *Qi* do Fígado
- Fadiga de curta duração alternando sensações de calor e frio, irritabilidade, saburra unilateral da língua, pulso em Corda: padrão de *Yang* Menor.

▶ 6. Cabeça, face e corpo

Os sintomas descritos a seguir são:

- Cabeça
  - Cefaleia
    - Início
    - Hora do dia
    - Localização
    - Características da dor
    - Condição
  - Tontura
- Face
  - Sensação de calor na face
  - Dor facial
  - Secreção nasal
  - Sangramento gengival
  - Úlceras orais
  - Úlceras do frio
- Corpo
  - Dor no corpo inteiro
  - Dor lombar
  - Dormência.

Cabeça

Cabeça é a área em que se encontram todos os canais *Yang*, que levam *Yang* limpo para a cabeça e os orifícios e, deste modo, permitem que o indivíduo tenha visão, audição, paladar e olfato acurados.

Cefaleia

As cefaleias podem ser diferenciadas com base no tipo de início, hora do dia, localização, características da dor e condição do paciente.

Início

- Recente, de curta duração: cefaleia causada por ataque externo de Vento-Frio
- Gradativo, em crises: tipo interno.

O Boxe 24.13 resume as perguntas sobre cefaleias.

Boxe 24.13 Cefaleia

Início
- Recente, de curta duração: cefaleia causada por ataque externo de Vento-Frio
- Gradativo, em crises: tipo interno.

Hora do dia
- Diurna: deficiência de *Qi* ou *Yang*
- Ao anoitecer: deficiência de *Yin* ou Sangue
- Noturna: estase de Sangue.

Localização
- Base do pescoço: canais *Yang* Maior (pode ser causada por invasão externa de Vento-Frio, ou por deficiência interna dos Rins)
- Fronte: canais *Yang* Brilhante (pode ser causada por Calor no Estômago ou deficiência de Sangue)
- Têmporas e superfícies laterais da cabeça: canais *Yang* Menor (pode ser causada por Vento externo no *Yang* Menor, ou por ascensão interna de Fogo de Fígado e de Vesícula Biliar)
- Vértice: canais *Yin* Terminal (em geral, por deficiência de Sangue do Fígado)
- Toda a cabeça: invasão externa de Vento-Frio.

Características da dor
- Sensação de peso: Umidade ou Fleuma
- Dor "dentro da cabeça", "machucando o cérebro": deficiência dos Rins
- Pulsátil e dilatante: ascensão de *Yang* do Fígado
- Perfurante, como se enfiasse uma unha em um pequeno ponto: estase de Sangue
- Com sensação de entorpecimento e peso: Umidade
- Com sensação de entorpecimento, peso e tontura: Fleuma.

Condição
- Com aversão ao vento ou frio: invasão externa
- Agravada pelo frio: padrão de Frio
- Agravada pelo calor: padrão de Calor
- Agravada por fadiga e atenuada com repouso: deficiência de *Qi*
- Agravada por tensão emocional: ascensão de *Yang* do Fígado
- Agravada por atividade sexual: deficiência dos Rins.

Hora do dia

- Diurna: deficiência de *Qi* ou *Yang*
- Ao anoitecer: deficiência de *Yin* ou Sangue
- Noturna: estase de Sangue.

Localização

- Base do pescoço: canais *Yang* maior (pode ser causada por invasão externa de Vento-Frio ou por deficiência interna dos Rins)
- Fronte: canais *Yang* Brilhante (pode ser causada por Calor no Estômago ou deficiência de Sangue)
- Têmporas e superfícies laterais da cabeça: canais *Yang* Menor (pode ser causada por ascensão de Fogo no Fígado e na Vesícula Biliar)
- Vértice: canais *Yin* Terminal (em geral, por deficiência de Sangue do Fígado)
- Toda a cabeça: invasão externa de Vento-Frio.

Características da dor

- Sensação de peso: Umidade ou Fleuma
- Dor "dentro da cabeça", "machucando o cérebro": deficiência dos Rins

- Pulsátil e dilatante: ascensão de *Yang* do Fígado
- Perfurante, como se enfiasse uma unha em um pequeno ponto: estase de Sangue
- Com sensação de entorpecimento e peso: Umidade
- Com sensação de entorpecimento, peso e tontura: Fleuma.

Condição

- Com aversão ao vento ou ao frio: invasão externa
- Agravada pelo frio: padrão de Frio
- Agravada pelo calor: padrão de Calor
- Agravada por fadiga e atenuada com repouso: deficiência de *Qi*
- Agravada por tensão emocional: ascensão de *Yang* do Fígado
- Agravada por atividade sexual: deficiência dos Rins.

Tontura

A tontura pode ser causada por quatro fatores, que são resumidos como Vento, *Yang*, Fleuma e Deficiência. O Boxe 24.14 resume as perguntas sobre tontura.

A melhor forma de diferenciar os diversos tipos de tontura é integrando esse sintoma aos demais sinais e sintomas.

Tontura grave quando tudo parece rodar e o paciente perde o equilíbrio geralmente é causada por Vento interno.

Tontura com cefaleias pulsáteis é causada por ascensão de *Yang* do Fígado.

Tontura com sensação de peso e entorpecimento na cabeça indica Fleuma obstruindo a cabeça e impedindo que o *Yang* limpo suba para essa parte do corpo.

Tontura branda agravada quando o paciente está cansado sugere deficiência de Sangue.

Tontura de início súbito indica um padrão de Cheio. Início gradativo sugere um padrão de Vazio.

Boxe 24.14 Tontura

- Tontura grave quando tudo parece rodar e o paciente perde o equilíbrio: Vento interno
- Tontura com cefaleias pulsáteis: ascensão de *Yang* do Fígado
- Tontura com sensação de peso e entorpecimento na cabeça: Fleuma obstruindo a cabeça
- Tontura branda agravada quando o paciente está cansado: indica deficiência de Sangue
- Início súbito: padrão de Cheio
- Início gradativo: padrão de Vazio.

Face

Sensação de calor na face

É importante perguntar se o paciente tem sensação de calor na face, mesmo quando ele sente frio em geral. Esses dois sintomas coexistem comumente, em especial nas mulheres.

Atenção

Nas mulheres, a sensação de calor na face com sintomas contraditórios de Frio pode ser causada por:
- Deficiência simultânea de *Yin* e *Yang* do Rim
- Deficiência de Sangue com Calor-Vazio
- Desarmonia do Vaso Penetrador (*Chong Mai*)
- Fogo *Yin*.

Dor facial

As cinco causas principais de dor na face são invasão de Vento-Calor, invasão de Vento-Frio, Umidade-Calor, Fogo de Fígado e deficiência de *Qi* com estase de Sangue.

O Boxe 24.15 resume as perguntas sobre dor facial.

Evidentemente, a neuralgia do trigêmeo é um tipo de dor facial: geralmente é causada por Fogo de Fígado combinado com deficiência de *Yin* do Fígado e *Yin* do Rim.

Boxe 24.15 Dor facial

- **Invasão de Vento-Calor**: dor grave de início súbito nas regiões malares ou mandíbulas; sensação de calor na face; a face parece quente à palpação; cefaleia, dor de garganta, aversão ao frio e febre
- **Invasão de Vento-Frio**: dor espasmódica de início agudo nas regiões malares e mandíbulas, espirros, aversão ao frio, dorsos das mãos quentes, secreção nasal
- **Umidade-Calor**: dor grave nas regiões malares e na fronte, bochechas vermelhas, pele oleosa, secreção nasal amarelada e pegajosa ou esverdeada e pegajosa, língua com saburra amarelada e pegajosa
- **Fogo de Fígado**: dor nas regiões malares e na fronte, bochechas vermelhas, sede, gosto amargo, língua Vermelha com superfícies laterais mais vermelhas, pulso em-Corda-Rápido
- **Deficiência de *Qi* e estase de Sangue**: dor intensa, geralmente unilateral nas regiões malares, incômoda e persistente, pele escura, língua Arroxeada.

Secreção nasal

A secreção nasal com início súbito é causada por invasão de Frio, que pode ser Vento-Frio ou Vento-Calor, mas isto é especialmente provável com Vento-Frio. A gravidade desse sintoma reflete diretamente a gravidade do Frio (em contraste com o Vento).

Em geral, a secreção nasal crônica com eliminação de secreção grossa e pegajosa, geralmente amarela, é causada por Umidade-Calor no canal do Estômago (de acordo com a medicina ocidental, frequentemente corresponde à sinusite).

A secreção nasal profusa e crônica com eliminação de secreção aquosa límpida indica deficiência de *Qi* do Pulmão com Frio-Vazio (frequentemente corresponde à rinite alérgica de acordo com a medicina ocidental). Essa secreção aquosa profusa também pode ser causada por deficiência de *Yang* do Pulmão e do Rim e do Vaso Governador.

Sangramento gengival

As gengivas podem sangrar por deficiência de *Qi* do Baço, que não consegue reter Sangue, ou por Calor. Isso pode ser Estômago-Cheio ou Calor-Vazio, ou Calor-Vazio por deficiência de *Yin* do Rim.

O Boxe 24.16 resume os padrões de sangramento gengival.

Boxe 24.16 Sangramento gengival

- **Deficiência de *Qi* do Baço, que não consegue reter Sangue**: sangramento gengival, fadiga, falta de apetite e fezes amolecidas
- **Calor-Cheio no Estômago**: sangramento com gengivas inflamadas, sensação de calor, sede
- **Calor-Vazio no Estômago**: sangramento gengival, boca seca e desejo de beber pequenos goles
- **Deficiência de *Yin* do Rim com Calor-Vazio**: sangramento gengival, tontura, tinido, transpiração noturna, rubor da região malar.

Úlceras orais

Como regra geral, úlceras orais que recidivam com muita frequência ou estão presentes quase sempre indicam uma condição de Cheio, enquanto as úlceras que aparecem e desaparecem geralmente indicam uma condição de Vazio (Boxe 24.17).

Boxe 24.17 Úlceras orais

- Calor-Cheio no Estômago: úlceras muito dolorosas com bordas vermelhas nas gengivas
- Calor-Vazio no Estômago: úlceras nas gengivas com bordas pálidas
- Fogo de Coração ou Calor-Vazio no Coração: úlceras na ponta da língua
- Calor no Estômago: úlceras nas superfícies internas das bochechas
- Desarmonia do Vaso Concepção: úlceras durante a gravidez
- Deficiência de *Yin* do Rim ou deficiência de *Qi* Original: úlceras com bordas pálidas, agravadas por excesso de trabalho.

Calor é a causa mais comum das úlceras orais. As condições de Calor-Cheio devem ser diferenciadas das que são causadas por Calor-Vazio: em geral, as úlceras orais secundárias a uma condição de Calor-Cheio são muito dolorosas e têm bordas avermelhadas ao redor, enquanto as lesões causadas por Calor-Vazio são menos dolorosas e têm bordas pálidas ao redor.

As úlceras orais também devem ser diferenciadas com base em sua localização: úlceras nas gengivas são causadas por Calor ou Calor-Vazio no Estômago ou no Intestino Grosso (Estômago na gengiva da arcada inferior e Intestino Grosso na gengiva da arcada superior); as úlceras da língua geralmente estão relacionadas com o canal do Coração, especialmente quando ocorrem na ponta; as úlceras na superfície interna das bochechas geralmente estão relacionadas com o canal do Estômago.

Nas mulheres, e especialmente durante a gravidez ou depois do parto, a desarmonia do Vaso Concepção pode causar úlceras orais; nos casos típicos, essas úlceras ocorrem no assoalho da boca sob a língua.

Úlceras do frio

Em geral, as úlceras do frio (herpes oral) estão relacionadas com o canal do Estômago e refletem uma condição de Calor-Cheio, Calor-Vazio ou deficiência de *Qi*. Quando são causadas por Calor no Estômago, as úlceras do frio aparecem repentinamente e causam sensação de ardência; quando são devidas a uma condição de Calor-Vazio no Estômago, as lesões aparecem em ciclos e recidivam ao longo de muitos anos; quando são causadas por deficiência de *Qi*, as lesões ocorrem em ciclos por um período longo, geralmente são pálidas e agravadas por excesso de trabalho.

Corpo

Dor no corpo inteiro

- Início súbito com aversão ao frio e febre: invasão de Vento externo
- Dor em todo o corpo com sensação de fadiga: deficiência de *Qi* e de Sangue
- Nas mulheres depois do parto: quando a dor é difusa e persistente, deficiência de Sangue; quando a dor é grave, estase de Sangue
- Dor nos braços e nos ombros apenas quando o paciente anda: estagnação de *Qi* do Fígado

- Dor em todos os músculos com sensação de calor nas carnes: Calor no Estômago
- Dor difusa e persistente nos músculos, especialmente dos membros, com sensação de peso: Umidade obstruindo os músculos.

Dor lombar

- Contínua, difusa e persistente, melhora com repouso: deficiência dos Rins
- Grave, de início recente, com rigidez: distensão lombar causando estase de Sangue
- Dor grave agravada pelo clima frio e úmido, atenuada com a aplicação de calor: invasão de Frio externo e Umidade nos canais dorsais
- Dor perfurante com incapacidade de girar a cintura: estase de Sangue
- Dor na região dorsal estendendo-se até os ombros: invasão externa de Vento.

Dormência

- Dormência dos braços e das pernas, ou apenas das mãos e dos pés, bilateralmente: deficiência de Sangue
- Dormência dos dedos das mãos, cotovelo e braço, apenas de um lado (especialmente dos primeiros três dedos da mão): Vento e Fleuma internos (isto pode indicar a possibilidade de Vento-Apoplexia iminente).

O Boxe 24.18 resume as considerações sobre dor no corpo e dormência.

Boxe 24.18 Corpo

Dor em todo o corpo
- Início súbito com aversão ao frio e febre: invasão de Vento externo
- Dor em todo o corpo, com sensação de fadiga: deficiência de *Qi* e de Sangue
- Nas mulheres depois do parto: quando a dor é difusa e persistente, deficiência de Sangue; quando a dor é grave, estase de sangue
- Dor nos braços e nos ombros apenas quando o paciente anda: estagnação de *Qi* do Fígado
- Dor em todos os músculos, com sensação de calor nas carnes: Calor no Estômago
- Dor difusa e persistente nos músculos, especialmente dos membros, com sensação de peso: Umidade obstruindo os músculos.

Dor nas articulações
- Dor migratória de uma articulação para outra: Vento
- Dor intensa e localizada na mesma área: Frio
- Dor localizada na mesma área com edema e dormência: Umidade
- Edema e eritema das articulações: Umidade-Calor
- Dor grave em pontadas com rigidez: estase de Sangue.

Dor lombar
- Contínua, persistente e difusa, melhora com repouso: deficiência dos Rins
- Grave, de início recente, com rigidez: distensão lombar causando estase de Sangue
- Dor grave agravada pelo clima frio e úmido, atenuada com a aplicação de calor: invasão dos canais da região dorsal por Frio e Umidade externos
- Dor perfurante com incapacidade de girar a cintura: estase do Sangue
- Dor lombar subindo até os ombros: invasão externa de Vento.

Dormência
- Dormência dos braços e das pernas, ou apenas das mãos e dos pés, bilateralmente: deficiência de Sangue
- Dormência dos dedos da mão (especialmente dos três primeiros, cotovelo e braço apenas de um lado: Vento e Fleuma internos.

▶ 7. Tórax e abdome

As áreas descritas a seguir são:

- Tórax
- Hipocôndrio
- Epigástrio
- Abdome
- Hipogástrio.

Tórax

O tórax está sob influência do Coração e dos Pulmões, enquanto os flancos são controlados pelo Fígado e pela Vesícula Biliar. O abdome é governado por Fígado, Intestinos, Rins e Bexiga (Figuras 24.2 e 24.3).

Em geral, a dor no tórax é causada por estase do Sangue no Coração que, por sua vez, geralmente é atribuída à deficiência de *Yang*.

Dor torácica acompanhada de tosse e expectoração amarelada profusa é causada por Calor no Pulmão. A sensação de opressão no peito é causada por Fleuma nos Pulmões ou estagnação grave de *Qi* no Fígado.

Hipocôndrio

A sensação de distensão do hipocôndrio é causada por estagnação de *Qi* no Fígado. Quando a dor é em pontadas, o paciente tem estase de Sangue do Fígado.

Epigástrio

Quando a dor epigástrica é difusa e persistente e pode ser aliviada com a ingestão de alimentos, o tipo é Vazio; quando a dor é grave e agravada pela ingestão de alimentos, o tipo é Cheio. A dor epigástrica grave pode ser causada por alguns padrões de Cheio do Estômago, inclusive retenção de alimentos no Estômago, Calor no Estômago, Umidade-Calor no Estômago, Fogo ou Fleuma-Fogo no Estômago, estase de Sangue no Estômago, ou *Qi* do Fígado invadindo o Estômago.

A dor epigástrica difusa e persistente é causada por uma condição de Vazio, geralmente deficiência de *Qi* do Estômago ou Frio-Vazio no Estômago.

A sensação de plenitude epigástrica é causada por Umidade ou deficiência de *Qi* do Baço (nesse caso, a sensação é muito branda). A sensação de distensão epigástrica é atribuída à estagnação do *Qi* do Fígado.

Abdome

A dor abdominal baixa pode ter muitas causas diferentes, dentre as quais as mais comuns são Frio interno, estagnação de *Qi* do Fígado ou Sangue do Fígado, Umidade-Calor, estase de Sangue nos Intestinos ou no Útero. Essas condições diversas podem ser diferenciadas apenas com base nos sinais e sintomas coexistentes.

A dor abdominal aliviada por evacuação é do tipo Cheio; a dor que é agravada pelas evacuações é do tipo Vazio.

O Boxe 24.19 resume as considerações sobre tórax e abdome.

Boxe 24.19 Tórax e abdome

Tórax
- Dor torácica em pontadas: estase de Sangue no Coração
- Dor torácica acompanhada de tosse com escarro amarelo profuso: Calor no Pulmão
- Sensação de opressão no peito: Fleuma nos Pulmões ou estagnação grave de *Qi* no Fígado.

Hipocôndrio
- Sensação de distensão do hipocôndrio: estagnação de *Qi* do Fígado
- Dor em pontadas no hipocôndrio: estase de Sangue do Fígado.

Epigástrio
- Dor epigástrica difusa e persistente, agravada pela ingestão de alimentos: tipo Vazio
- Dor epigástrica grave agravada pela ingestão de alimentos: tipo Cheio
- Dor epigástrica grave: padrões de Cheio, inclusive retenção de alimentos no Estômago, Calor no Estômago, Umidade-Calor no Estômago, Fogo ou Fleuma-Fogo no Estômago, estase de Sangue no Estômago, *Qi* do Fígado invadindo o Estômago
- Dor epigástrica difusa e persistente: deficiência de *Qi* do Estômago ou Frio-Vazio no Estômago
- Sensação de plenitude epigástrica: Umidade
- Sensação de distensão epigástrica: estagnação de *Qi* no Fígado.

Abdome
- A dor abdominal baixa pode ter várias causas diferentes, por exemplo, Frio interno, estagnação de *Qi* do Fígado ou Sangue do Fígado, Umidade-Calor, estase de Sangue nos Intestinos ou no Útero
- Dor abdominal aliviada pelas evacuações: tipo Cheio
- Dor abdominal agravada pelas evacuações: tipo Vazio.

Hipogástrio
- Dor hipogástrica: Umidade-Calor na Bexiga, ou Fogo de Fígado descendo à Bexiga.

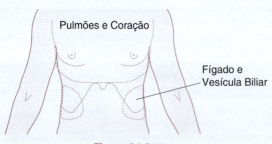

Figura 24.2 Tórax.

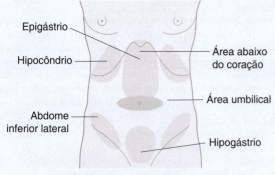

Figura 24.3 Áreas do abdome.

▶ 8. Membros

Em termos gerais, as perguntas acerca dos quatro membros são apresentadas apenas quando o paciente refere algum problema específico nessas estruturas. As exceções principais a essa regra ocorrem quando um paciente tem sintomas de deficiência de Sangue: nesses casos, sempre pergunto sobre dormência dos membros; ou quando um paciente tem sintomas de Umidade, sempre pergunto se há alguma sensação de peso nos membros.

Os sintomas descritos a seguir são:

- Fraqueza dos membros
- Dormência/formigamento dos membros
- Dor articular generalizada
- Dores musculares dos membros
- Dificuldade de andar
- Tremor dos membros
- Mãos frias
- Joelhos fracos
- Pés frios
- Sensação de peso nos membros.

Fraqueza dos membros

A fraqueza dos membros pode ser causada por deficiência de *Qi* do Estômago, deficiência geral de *Qi* e Sangue e deficiência de *Yang* do Rim.

Dormência/formigamento dos membros

A dormência/formigamento dos membros pode ser causada por:

- Deficiência de Sangue
- Vento
- Fleuma
- Umidade ou Umidade-Calor
- Estagnação de *Qi* e Sangue.

Em geral, a deficiência de Sangue causa formigamento, enquanto Fleuma e Vento tendem a causar mais dormência: com Vento, a dormência geralmente é unilateral. Contudo, essas descrições representam apenas regras gerais.

O Boxe 24.20 resume as considerações sobre dormência e formigamento dos membros.

Deficiência de sangue é uma causa comum de dormência/formigamento dos membros dos indivíduos mais jovens, especialmente mulheres. Nos pacientes idosos, a dormência dos membros é causada frequentemente por Vento ou Vento-Fleuma obstruindo os canais e, nos casos causados por Vento, a dormência geralmente é unilateral. Umidade ou Umidade-Calor também pode causar dormência dos membros, especialmente das pernas. Em alguns casos, a dormência pode ser causada por estagnação de *Qi* e Sangue nos membros; nesses casos, o sintoma é atenuado por atividade física.

Boxe 24.20 Dormência/formigamento dos membros

- Deficiência de Sangue: comum nas mulheres, tende a causar mais formigamento
- Vento: mais dormência, geralmente unilateral, comum nos idosos
- Fleuma: com sensação de peso
- Umidade: com transpiração
- Estagnação de *Qi* e Sangue: com dor.

Dor articular generalizada

Em geral, a dor articular generalizada é causada por Vento (Síndrome de Obstrução Dolorosa por Vento) combinado com Umidade e/ou Frio. Quando a área dolorida muda de um lugar para outro, envolvendo diferentes articulações a cada dia, isto indica claramente Vento. Dor grave sugere Frio, enquanto edema das articulações indica Umidade. Com as condições crônicas, a Umidade frequentemente se combina com Calor e causa edema, eritema e calor nas articulações.

O Boxe 24.21 resume as considerações sobre dor articular generalizada.

Boxe 24.21 Dor articular generalizada

- Dor que muda de uma articulação para outra: Vento
- Dor grave em apenas uma articulação: Frio
- Dor difusa e persistente com edema e sensação de peso: Umidade
- Dor com eritema, edema e sensação de peso: Umidade-Calor.

Dores musculares dos membros

As dores musculares dos membros quase sempre se devem à retenção de Umidade no espaço entre a pele e os músculos. Dor na musculatura dos membros é um sintoma comum da síndrome de fadiga pós-viral.

Dificuldade de andar (atrofia/flacidez dos membros)

Em geral, a dificuldade de andar (atrofia/flacidez dos membros) nos estágios iniciais é causada por deficiência de *Qi* do Estômago e *Qi* do Baço. Nos estágios mais avançados, a atrofia e/ou flacidez dos membros geralmente é causada por deficiência de *Yin* do Fígado e do Rim, ou deficiência de *Yang* do Baço e do Rim.

Tremor dos membros

Tremor dos membros sempre indica Vento de Fígado: nesses casos, precisamos descobrir a fonte dessa desarmonia e se a condição é de Vento-Cheio ou Vento-Vazio. A causa básica do Vento de Fígado pode ser Calor durante uma doença febril aguda; Fogo de Fígado; ascensão de *Yang* do Fígado; deficiência de *Yin* do Fígado e/ou do Rim; e deficiência de Sangue do Fígado. Esses dois últimos tipos de Vento são do tipo Vazio, enquanto todos os outros são do tipo Cheio.

A condição de Vento-Cheio caracteriza-se por tremores acentuados ou convulsões (durante uma doença febril aguda), enquanto a condição de Vento-Vazio caracteriza-se por tremores delicados ou tiques.

Mãos frias

As mãos frias têm três causas possíveis: deficiência de *Yang* (mais comum); deficiência de Sangue; e estagnação de *Qi*. O Boxe 24.22 resume os padrões de frio das mãos.

Boxe 24.22 Mãos frias

- Mãos frias atenuadas por calor: deficiência de *Yang*
- Mãos frias com palpitações e tontura: deficiência de Sangue do Coração
- Dedos das mãos e dos pés frios: estagnação de *Qi* do Fígado.

Joelhos fracos

Em geral, os joelhos fracos são causados por deficiência dos Rins, especialmente pelo *Yang* do Rim.

Pés frios

Os pés frios geralmente são causados por deficiência de *Yang* do Rim. Outra causa possível para os pés frios, especialmente nas mulheres, é deficiência de Sangue do Fígado.

Sensação de peso nos membros

As sensações de peso nos membros são referidas mais comumente às pernas. A sensação de peso nas pernas sempre é causada por Umidade no Aquecedor Inferior: a Umidade pode ser combinada com Calor ou Frio e pode ser do tipo Cheio ou Vazio. A sensação de peso causada por Umidade-Cheio é mais acentuada que a causada por Umidade associada à deficiência de *Qi* do Baço.

Quando a deficiência de *Qi* do Baço está associada à deficiência de *Qi* do Estômago, a sensação de peso geralmente é percebida em todos os quatro membros, em vez de apenas nas pernas. Da mesma forma, quando Fleuma é a causa da sensação de peso, o sintoma é sentido em todos os quatro membros.

▶ 9. Sono

Os sintomas descritos a seguir são:

- Insônia
- Letargia.

Insônia

É essencial perguntar a todos os pacientes como é seu sono, porque isso fornece indícios quanto ao estado da Mente (*Shen*) e da Alma Etérea (*Hun*). Distúrbios da mente e/ou da Alma Etérea são uma causa extremamente comum de insônia dos pacientes ocidentais, que geralmente vivem em condições de estresse significativo.

Em geral, o sono depende do estado do Sangue e do *Yin*, especialmente do Coração e do Fígado, embora o Sangue e o *Yin* dos outros órgãos também influenciem o sono. Durante a noite, há predomínio da energia *Yin* e a Mente e a Alma Etérea devem estar ancoradas no Sangue do Coração e no Sangue do Fígado, respectivamente (Figura 24.4).

Um distúrbio do sono pode ocorrer porque a Mente e/ou a Alma Etérea não está ancorada no Sangue do Coração (ou *Yin* do Coração) e ao Sangue do Fígado (ou *Yin* do Fígado), respectivamente; isto acontece porque não há Sangue ou *Yin* suficiente para ancorar a Mente e/ou a Alma Etérea, ou porque um fator patogênico (como Calor) agita esses órgãos. No primeiro caso, o distúrbio do sono é do tipo Vazio, enquanto o último é do tipo Cheio. Nas duas situações, diz-se que a Mente e/ou a Alma Etérea "flutua" durante a noite, causando insônia (Figura 24.5).

O tempo de sono necessário varia de acordo com a idade e, em geral, diminui gradativamente ao longo da vida – é maior nos bebês e menor nos indivíduos idosos. Por esta razão, devemos levar em consideração a idade quando procuramos definir se o sono de um paciente é adequado ou não.

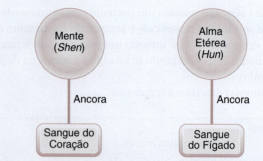

Figura 24.4 Mente e Alma Etérea ancoradas no Coração e no Fígado.

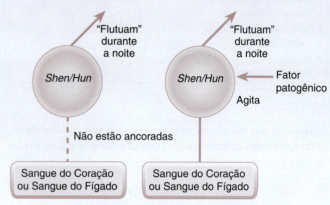

Figura 24.5 Mente e Alma Etéreas privadas de "residência".

Em geral, com as condições de deficiência, uma dificuldade de adormecer indica deficiência de Sangue do Coração, do Baço ou do Fígado, enquanto dificuldade de continuar dormindo e tendência a acordar durante a noite indicam deficiência de *Yin*. Evidentemente, acordar durante a noite também pode ser causado por condições de Cheio, inclusive Calor, Fogo, Fleuma-Fogo ou retenção de alimento.

> **Atenção**
>
> Dificuldade de adormecer geralmente indica deficiência de Sangue ou *Yin*, enquanto acordar durante a noite comumente sugere deficiência de *Yin* com Calor-Vazio.

Durante a investigação diagnóstica dos distúrbios do sono, é importante primeiramente diferenciar entre as condições de Cheio e Vazio e, em segundo lugar, entre um padrão do Coração ou do Fígado. As condições de Cheio caracterizam-se por sono muito agitado com sensação de calor, agitação e sonhos excessivos; as condições de Vazio caracterizam-se por incapacidade de adormecer ou permanecer dormindo, sem qualquer um dos sintomas mencionados antes. Um padrão do Fígado como causa de insônia caracteriza-se por sonhos excessivos e, em comparação com um padrão do Coração, a agitação é mais acentuada.

Entretanto, o Coração e o Fígado não são os únicos órgãos que podem causar insônia: Estômago, Baço, Rins e Vesícula Biliar também podem desempenhar um papel importante nesse sintoma. Por exemplo, a deficiência de Sangue do Baço frequentemente está associada à deficiência de Sangue do Coração e contribui para causar insônia (a fórmula famosa de Gui Pi Tang – *Cocção Tonificante do Baço* – trata insônia causada por esses padrões). *Yin* do Rim e *Yin* do Fígado também precisam ancorar a mente e a Alma Etérea durante a noite e, por esta razão, uma deficiência de *Yin* do Rim com ou sem Calor-Vazio também é uma causa frequente de insônia.

A deficiência da Vesícula Biliar pode fazer com que o paciente acorde nas primeiras horas da manhã, sem conseguir dormir novamente.

Insônia no sentido de não conseguir adormecer, mas dormir bem depois que consegue adormecer, indica deficiência de Sangue do Coração.

Insônia no sentido de acordar várias vezes durante a noite sugere deficiência de *Yin*, que pode ser do Coração, do Fígado ou dos Rins.

Insônia com ansiedade, sono perturbado por sonhos e outros sintomas da deficiência de *Qi* e Sangue pode ser causada pela deficiência de Sangue do Coração e do Baço.

Insônia com dificuldade de adormecer, tontura e turvação da visão é sintoma causado pela deficiência de Sangue do Fígado.

Insônia com vários despertamentos durante a noite, sonhos excessivos, transpiração noturna e palpitações pode ser causada por deficiência de *Yin* do Coração e *Yin* do Rim com Calor-Vazio.

Sono perturbado por sonhos indica Fogo de Fígado ou Fogo de Coração. Sono inquieto com sonhos sugere retenção de alimentos.

Acordar cedo e não conseguir voltar a dormir indica deficiência da Vesícula Biliar.

O Boxe 24.23 resume os padrões de insônia.

Boxe 24.23 Insônia

- O sono adequado depende de que a Mente e a Alma Etérea estejam ancoradas no Sangue do Coração e no Sangue do Fígado.
- Deficiência de Sangue sem ancorar a Mente e/ou a Alma Etérea: tipo Vazio
- Fatores patogênicos causando agitação da Mente e/ou da Alma Etérea deficiente de Sangue: Tipo Cheio
- Dificuldade de adormecer: deficiência de Sangue do Coração
- Acordar várias vezes durante a noite: deficiência de Yin, que pode ser do Coração, do Fígado ou dos Rins
- Insônia com ansiedade, sono perturbado por sonhos e outros sintomas da deficiência de Qi e Sangue: deficiência de Sangue do Coração e do Baço
- Insônia com dificuldade de adormecer, tontura e turvação da visão: deficiência de Sangue do Fígado
- Insônia com despertares frequentes durante a noite, sonhos excessivos, transpiração noturna e palpitações: deficiência de Yin do Coração e Yin do Rim com Calor-Vazio
- Sono perturbado por sonhos: Fogo de Fígado ou Fogo de Coração
- Sono agitado com sonhos excessivos: retenção de alimentos
- Acordar cedo e não conseguir voltar a dormir: deficiência da Vesícula Biliar.

Letargia

Sentir sonolência depois das refeições indica deficiência de *Qi* do Baço. Sensação geral de letargia e peso no corpo sugere retenção de Umidade. Quando também há tontura, isto indica Fleuma.

Letargia extrema e lassitude com sensação de frio indica deficiência de *Yang* do Rim.

Estupor letárgico com sintomas de Calor externo sugere invasão do Pericárdio por Calor.

Estupor letárgico com estridor na garganta, pulso Deslizante e saburra pegajosa da língua indica embotamento da mente por Fleuma.

O Boxe 24.24 resume as considerações sobre letargia.

Boxe 24.24 Letargia

- Sentir sonolência depois das refeições: deficiência de Qi do Baço
- Sensação geral de letargia e peso no corpo: retenção de Umidade
- Sensação geral de letargia e peso no corpo com tontura: Fleuma
- Letargia extrema e lassidão com sensação de frio: deficiência de Yang do Rim
- Estupor letárgico com sintomas de Calor externo: invasão do Pericárdio por Calor
- Estupor letárgico com estridor na garganta, pulso Deslizante e saburra pegajosa na língua: embotamento da mente por Fleuma.

▶ 10. Transpiração

A avaliação das queixas referidas à transpiração deve ser realizada considerando-se se elas fazem parte de um padrão externo ou interno.

No contexto das condições *externas*, transpiração indica uma condição de deficiência relativa. Aqui uso o termo "relativa" porque a invasão por um fator patogênico externo é, por definição, uma condição de Cheio. Entretanto, em alguns casos, quando o *Qi* Vertical está especialmente deficiente, pode haver transpiração: na verdade, transpiração é um sinal de que há deficiência de *Qi* Vertical.

O Boxe 24.25 resume as causas de transpiração.

Com as invasões de Vento-Frio, existem dois tipos de padrão – o primeiro evidenciado por predomínio de Frio, o segundo, por predomínio de Vento: neste último caso, o paciente pode ter alguma transpiração, que indica que há certa deficiência de *Qi* Vertical.

No contexto das condições *internas*, a transpiração pode ser causada por uma condição de Calor (ou Umidade) Cheio, ou por uma condição de Deficiência, que pode ser de *Yang* ou *Yin*.

A patologia da transpiração nas condições de Cheio e Vazio é diferente. Nas condições de Calor Cheio, a transpiração é causada por evaporação dos Fluidos Corporais pelo Calor. Nas condições de Vazio, a transpiração é provocada pela deficiência de *Yang* ou *Yin*, que não consegue reter os líquidos no espaço entre a pele e os músculos, no primeiro caso, e nos "ossos", no segundo.

É importante diferenciar os diversos tipos de transpiração por área do corpo, hora do dia, condições e qualidade da transpiração.

Boxe 24.25 Causas de transpiração

Cheio
- Calor
- Umidade-Calor.

Vazio
- Deficiência de Yang
- Deficiência de Yin.

As áreas e os fatores descritos a seguir são:

- Área do corpo
- Hora do dia
- Condição da doença
- Qualidade do suor.

Área do corpo

- Apenas na cabeça: Calor no Estômago ou Umidade-Calor
- Transpiração oleosa na fronte: colapso de *Yang*
- Apenas nos braços e nas pernas: deficiências do Estômago e do Baço
- Apenas nas mãos: deficiência de *Qi* do Pulmão ou *Qi* do Coração
- Corpo inteiro: deficiência de *Qi* do Pulmão
- Nas palmas, plantas e tórax: deficiência de *Yin* (condição conhecida como "calor nos cinco palmos").

O Boxe 24.26 resume os padrões de transpiração.

Boxe 24.26 Transpiração

Área do corpo
- Apenas na cabeça: Calor no Estômago ou Umidade-Calor
- Suor oleoso na fronte: colapso de *Yang*
- Apenas nos braços e nas pernas: deficiências de Estômago e Baço
- Apenas nas mãos: deficiência de *Qi* do Pulmão ou *Qi* do Coração
- Corpo todo: deficiência de *Qi* do Pulmão
- Nas palmas, nas plantas e no tórax: deficiência de *Yin* (condição conhecida como "calor nos cinco palmos").

Hora do dia
- Durante o dia: deficiência de *Yang*
- Durante a noite: deficiência de *Yin* (em alguns casos, também pode ser Umidade-Calor).

Condição da doença
- Suor frio profuso durante uma doença grave: colapso de *Yang*
- Suor oleoso na fronte, como pérolas, sem escorrer: colapso de *Yang*, risco de morte iminente.

Qualidade do suor
- Oleoso: deficiência grave de *Yang*
- Amarelo: Umidade-Calor.

Hora do dia

- Durante o dia: deficiência de *Yang*
- Durante a noite: deficiência de *Yin* (em alguns casos, também pode ser causado por Umidade-Calor).

Condição da doença

- Suor frio profuso durante uma doença grave: colapso de *Yang*
- Suor oleoso na fronte, como pérolas, sem escorrer: colapso de *Yang*, risco de morte iminente.

Qualidade do suor

- Oleoso: deficiência grave de *Yang*
- Amarelo: Umidade-Calor.

▶ 11. Orelhas e olhos

Os sintomas descritos a seguir são:

- Orelhas
  - Tinido
    - Início
    - Pressão
    - Característica do ruído
  - Surdez
- Olhos
  - Dor ocular
  - Visão turva
  - Olhos ressecados.

Orelhas

Os Rins abrem-se para as orelhas, mas nem todos os problemas das orelhas estão relacionados com os Rins. Os canais de *Yang* Menor estendem-se à orelha e algumas condições de Calor externo podem causar problemas óticos. Além disso, Umidade e Fleuma obstruem a ascensão do *Yang* limpo aos orifícios superiores e isto pode afetar as orelhas.

O Boxe 24.27 resume os padrões das orelhas.

Boxe 24.27 Orelhas

Tinido

Início
- Súbito: condição de Cheio, Fogo de Fígado, ascensão de *Yang* do Fígado, Vento de Fígado
- Gradativo: condição de Vazio, deficiência dos Rins.

Pressão
- Ruído agravado pela pressão exercida pela mão sobre as orelhas: condição de cheio
- Ruído atenuado pela pressão exercida pela mão sobre as orelhas: condição de Vazio.

Características do ruído
- Ruído agudo e forte, como um assobio: *Yang* do Fígado, Fogo de Fígado, Vento de Fígado
- Ruído grave como água corrente: deficiência dos Rins.

Surdez
- Início súbito: condição de cheio, Fogo de Fígado, ascensão de *Yang* do Fígado, Vento de Fígado
- Início gradativo: condição de vazio, deficiência dos Rins, Sangue do Coração ou do *Qi* do Aquecedor Superior.

Tinido

Início

Início súbito sugere uma condição de Cheio (em geral, Fogo de Fígado, ascensão de *Yang* do Fígado, ou Vento de Fígado). Início gradativo indica uma condição de Vazio (geralmente deficiência dos Rins).

Pressão

Quando o ruído é acentuado pela compressão exercida pelas mãos nas orelhas, isto sugere uma condição de Cheio; quando é atenuado, isto indica uma condição de Vazio.

Características do ruído

Ruído agudo e forte como um assobio indica *Yang* do Fígado, Fogo de Fígado ou ascensão de Vento de Fígado. Ruído grave como água corrente indica deficiência dos Rins.

Surdez

Início súbito sugere uma condição de Cheio (do mesmo tipo do tinido) e início gradativo indica uma condição de Vazio.

Nos casos crônicos, além da deficiência dos Rins, a surdez também pode ser causada por:

- Deficiência de Sangue do Coração
- Deficiência de *Qi* do Aquecedor Superior
- Deficiências de *Yang* e *Qi*.

Olhos

Os olhos são os orifícios do Fígado, mas nem todos os problemas oculares estão relacionados com o Fígado, porque muitos outros órgãos afetam os olhos. Por exemplo, os Rins também nutrem e umidificam os olhos, enquanto o Coração nutre-os com Sangue.

O Boxe 24.28 resume os padrões relacionados com os olhos.

Boxe 24.28 Olhos

Dor ocular
- Dor semelhante a uma agulhada, olho vermelho, cefaleia: Calor Tóxico no canal do Coração
- Dor, edema e eritema: invasão dos canais do olho por Vento-Calor ou Fogo de Fígado
- Sensação de pressão: deficiência de *Yin* dos Rins.

Visão turva
- Com manchas flutuantes: deficiência de Sangue do Fígado, *Yin* do Fígado ou *Yin* do Rim
- Com fotofobia: deficiência de Sangue do Fígado ou ascensão de *Yang* do Fígado.

Olhos ressecados
- Deficiência de *Yin* do Fígado ou *Yin* do Rim.

Dor ocular

Dor como uma agulhada com eritema ocular associado a cefaleia indica Calor Tóxico no canal do Coração.

Dor, edema e eritema do olho indicam invasão dos canais oculares por Vento-Calor externo, ou Fogo de Fígado.

Sensação de pressão no olho indica deficiência de *Yin* do Rim.

Visão turva

Visão turva e "manchas flutuantes" nos olhos indicam deficiência de Sangue do Fígado ou *Yin* do Fígado. Isso também pode ser causado por deficiência de *Yin* do Rim.

Fotofobia sugere deficiência de Sangue do Fígado ou ascensão de *Yang* do Fígado.

Olhos ressecados

Ressecamento dos olhos indica deficiência de *Yin* do Fígado e/ou *Yin* do Rim.

▶ 12. Sensação de frio, sensação de calor e febre

Os sintomas descritos a seguir são:

- Condições internas
  - Sensação de frio
  - Sensação de calor
- Condições externas
  - Aversão ao frio
  - "Febre"
  - Aversão ao frio e "febre" simultâneas
  - Sensação de calor com doenças de origem externa
  - Sensação de frio alternando com sensação de calor.

Com o propósito de descrever o significado diagnóstico das sensações de frio ou calor, é essencial diferenciar entre as condições internas e externas.

Condições internas

Sensação de frio

No contexto das doenças internas, quando um paciente sente frio facilmente e apresenta os membros frios, isto indica claramente Frio-Cheio ou Frio-Vazio causado pela deficiência de *Yang*. Nos pacientes com doenças crônicas, Frio-Vazio é mais comum que Frio-Cheio.

A condição de *Frio-Cheio* caracteriza-se por sensação intensa de frio e calafrios: o corpo também parece estar frio ao toque. Várias partes do corpo podem parecer especialmente frias, dependendo da localização do Frio: quando está no Estômago, os membros e o epigástrio parecem estar frios; quando está nos Intestinos, as pernas e o abdome inferior parecem frios; quando está no Útero, o abdome inferior parece frio. Em geral, a condição de Frio-Cheio tem início súbito e pode estender-se por apenas alguns meses na maioria dos casos, porque o Frio inevitavelmente causa danos ao *Yang* e causa deficiência de *Yang* e, secundariamente, causa Frio-Vazio.

O Boxe 24.29 resume as manifestações clínicas de uma condição de Frio-Cheio.

A condição de *Frio-Vazio* é causada por deficiência de *Yang* em qualquer órgão e pode causar sensação de frio e/ou membros frios: isto pode ocorrer especialmente com as deficiências de *Yang* do Coração, do Pulmão, do Baço, do Rim e do Estômago. A sensação de frio é subjetiva e objetiva (*i. e.*, o paciente sente frio facilmente e fica frequentemente frio, enquanto seus membros ou outras partes do corpo parecem frios ao toque).

A deficiência de *Yang* do Pulmão e/ou do Coração evidencia-se especialmente por mãos frias; a deficiência de *Yang* do Baço por membros e abdome frio; e a deficiência de *Yang* do Rim principalmente por pernas, joelhos, pés e dorso frios. A deficiência de *Yang* do Estômago evidencia-se por epigástrio e

Boxe 24.29 Manifestações clínicas do Frio-Cheio

- Sensação intensa de frio e calafrios
- O corpo está perceptivelmente frio e relativamente duro ao toque
- Dor
- Pulso cheio
- Início súbito.

membros frios – um quadro semelhante ao que é causado pela deficiência de *Yang* do Baço.

O Boxe 24.30 resume as manifestações clínicas de uma condição de Frio-Vazio.

Entretanto, existem outras causas de membros frios (em contraste com a sensação de frio generalizado). Uma delas é a estagnação de *Qi*: quando o *Qi* está estagnado, ele não consegue alcançar as mãos e os pés, que então se tornam frios. Essa condição é conhecida como "síndrome dos quatro rebeldes", na qual o termo "quatro rebeldes" refere-se às mãos e aos pés frios: a fórmula famosa de Si Ni San – *Pó para os Quatro Rebeldes* – é usada para esse padrão. Uma diferença importante nos casos em que os membros frios são causados por deficiência de *Yang* ou estagnação de *Qi* é que, no primeiro caso, todo o membro fica frio, enquanto no segundo apenas as mãos e os pés (principalmente os dedos das mãos) estão frios.

Além disso, os membros frios das mulheres também podem ser causados por deficiência de Sangue e isto se deve ao Sangue deficiente que não chega às extremidades. Nos casos de deficiência de Sangue do Coração, apenas as mãos e o tórax ficam frios, enquanto nos pacientes com deficiência de Sangue do Fígado os pés estão frios.

O Boxe 24.31 resume as sensações de frio e os membros frios.

Boxe 24.30 Manifestações clínicas do Frio-Vazio

- Sensação suave e persistente de frio, ou tendência a sentir-se frio
- Corpo parece ligeiramente frio ao toque
- Nenhuma dor
- Pulso fraco
- Início lento e gradativo.

Boxe 24.31 Sensação de frio/membros frios

- Deficiência de *Yang* do Coração e/ou do Pulmão: mãos frias, suor nas mãos
- Deficiência de *Yang* do Baço/*Yang* do Estômago: membros e abdome frios
- Deficiência de *Yang* do Rim: pernas, joelhos, pés e dorso frios
- Estagnação do *Qi*: mãos e pés frios, especialmente dedos das mãos
- Deficiência de Sangue do Coração: mãos e tórax frios
- Deficiência de Sangue do Fígado: pés frios.

Sensação de calor

Com as condições internas, a sensação de calor indica simplesmente um padrão de Calor, que pode ser Cheio ou Vazio. Calor em qualquer órgão pode causar sensação de calor. Em termos gerais, a sensação de calor percebida apenas durante a tarde/anoitecer sugere Calor-Vazio.

Febre baixa que aumenta durante a tarde, ou que ocorre apenas à tarde com as condições internas, sugere deficiência de *Yin*.

O Boxe 24.32 resume a sensação de calor.

Temperatura constantemente baixa indica um padrão de Umidade-Calor. Febre no meio da noite em um adulto sugere deficiência de *Yin*, enquanto nas crianças indica retenção de alimentos.

Boxe 24.32 Sensação de calor

- Sensação de calor durante a tarde ou ao anoitecer: Calor-Vazio
- Febre baixa que aumenta durante a tarde ou apenas depois do meio-dia: deficiência de *Yin*
- Temperatura constantemente baixa: Umidade-Calor
- Febre no meio da noite: nos adultos, deficiência de *Yin*; nas crianças, retenção de alimentos.

Condições externas

Aversão ao frio

No contexto das doenças externas, a sensação subjetiva de frio do paciente está associada a uma sensação de calor objetivo à palpação do seu corpo. A sensação de frio percebida com as invasões de fatores patogênicos externos geralmente é descrita pela expressão "aversão ao frio": isto significa que o paciente sente subjetivamente frio (repentinamente) e que reluta em sair de casa. A aversão ao frio pode variar de uma sensação muito branda até uma sensação muito forte de frio com calafrios.

Com as invasões de fatores patogênicos externos (especialmente Vento), o Vento obstrui o espaço entre a pele e os músculos, no qual circula o *Qi* Defensivo; como o *Qi* Defensivo aquece os músculos, quando está obstruído, ele não consegue fazer isto e o paciente sente frio. É importante entender que a aversão ao frio é devida à invasão de Vento, seja Vento-Frio ou Vento-Calor. O Vento-Calor também causa aversão ao frio porque obstrui o espaço entre a pele e os músculos. A intensidade da aversão ao frio é diretamente proporcional à intensidade do fator patogênico externo, isto é, quanto mais forte é o fator patogênico, mais acentuada é a aversão ao frio.

"Febre"

Ao mesmo tempo em que o paciente invadido por Vento sente-se subjetivamente frio, seu corpo (especialmente fronte e dorso das mãos) parece quente à palpação. No idioma chinês, isso é conhecido como *fa re* (literalmente, "emissão de calor"). Essa expressão é traduzida comumente por "febre", mas devemos ter em mente que isto não indica necessariamente febre verdadeira medida por um termômetro: isto significa simplesmente que o corpo do paciente parece quente à palpação. Evidentemente, quando um paciente tem febre real durante a invasão de um fator patogênico externo, a condição é descrita acertadamente como *fa re*. Em todo o livro, continuarei a usar o termo "febre" de acordo com o conceito descrito antes, de forma a diferenciá-la da "sensação subjetiva de calor".

> ### ⓘ Atenção
>
> "Febre" não significa necessariamente temperatura alta: este termo indica que a fronte e os dorsos das mãos do paciente parecem quentes ao toque. O paciente pode ou não ter febre propriamente dita (aferida por termômetro).

Durante uma invasão externa, a "febre" (ou "emissão de calor") é causada pela luta entre o fator patogênico externo e o *Qi* Vertical e a intensidade da "febre" é diretamente proporcional à intensidade desse combate. É importante ter em mente que a existência de "febre" nada tem a ver com o caráter de Vento-Frio ou Vento-Calor do fator patogênico: Vento-Frio também pode causar "febre" intensa. Desse modo, de acordo com a intensidade da "febre", podem ser diferenciadas três causas possíveis:

1. Fator patogênico e *Qi* Vertical fortes: "febre" intensa
2. Fator patogênico e *Qi* Vertical fracos: "febre" fraca
3. Fator patogênico forte e *Qi* Vertical fraco, ou vice-versa: "febre" intermediária.

Atenção

Com as condições externas, a intensidade da febre está relacionada com a luta entre o Qi Vertical e o fator patogênico externo e nada tem a ver com o fato de o fator patogênico ser Vento-Frio ou Vento-Calor.

Aversão ao frio e "febre" simultâneas

A ocorrência *simultânea* de aversão ao frio e "febre" é o sintoma fundamental da invasão por um fator patogênico externo. Isso corresponde ao padrão de Vento-Frio no Estágio do *Yang* Maior, de acordo com o sistema de identificação dos padrões baseado nos Seis Estágios, ou com o Nível do *Qi* Defensivo de acordo com o sistema de identificação dos padrões baseado nos Quatro Níveis.

Sensação de calor com as doenças de origem externa

No contexto das doenças externas agudas, a sensação (subjetiva) de calor indica que o fator patogênico entrou no Interior: na verdade, uma mudança de aversão ao frio para sensação de calor no contexto das doenças externas agudas é um sinal inequívoco de que o fator patogênico penetrou no Interior. Quando isso acontece, o paciente tem sensação subjetiva de calor e seu corpo também emana objetivamente calor (que pode ou não ser febre aferida por termômetro).

Sensações de frio e calor alternadas

Por fim, quando o paciente tem sensações (subjetivas) de frio e calor alternadas, isto indica invasão externa de Vento-Frio ou Vento-Calor e que o fator patogênico esteja no Estágio do *Yang* Menor (com base na identificação dos Padrões de acordo com os Seis Estágios) ou no Nível da Vesícula Biliar (com base na identificação dos padrões de acordo com os Quatro Níveis). É importante salientar que, nesse caso, ao contrário do que acontece com as invasões de Vento no *Yang* Maior, a sensação de calor é subjetiva.

O Boxe 24.33 resume as sensações de frio e calor.

Boxe 24.33 Sensações de frio e calor com as condições externas

- Aversão ao frio e febre: invasão de Vento externo
- Sensação de calor, corpo emitindo calor: fator patogênico no Interior
- Sensações de frio e calor alternadas: padrão de *Yang* Menor.

Atenção

- A "sensação de calor" com alternância de sensações de frio e calor é subjetiva
- A "sensação de calor" (ou febre) com aversão simultânea ao frio e febre é objetiva, isto é, o corpo do paciente parece quente ao toque.

▶ 13. Sintomas emocionais

As perguntas relacionadas com as emoções vivenciadas pelo paciente constituem uma das áreas mais importantes, senão *a mais importante*. As causas emocionais de doença desempenham um papel muito proeminente na etiologia e nas manifestações clínicas da maioria dos nossos pacientes e, por esta razão, sempre devemos perguntar aos nossos pacientes quanto à sua vida emocional. Entretanto, alguns pacientes podem entender que as perguntas sobre sua vida emocional são uma invasão de privacidade e devemos ser sensíveis a isto.

O estado emocional do paciente reflete a progressão do estado de sua Mente e seu Espírito e as informações obtidas por interrogação devem ser cuidadosamente integradas com as fornecidas por observação, especialmente a observação do brilho dos olhos (*shen*). Além disso, o estado da Mente e do Espírito do paciente é um fator prognóstico importante.

Quando a condição emocional não é a queixa principal, eu geralmente faço perguntas sobre a vida emocional do paciente pouco antes do final da consulta, de forma a tentar descobrir a causa da doença. Entretanto, em muitos casos, o estado emocional do paciente é o problema principal que o traz à consulta: por exemplo, pacientes podem procurar-nos porque estão deprimidos ou ansiosos. Em outros casos, o estado emocional do paciente é a causa básica dos sintomas físicos: por exemplo, um paciente pode queixar-se de fadiga e sintomas digestivos, quando frustração e ressentimento podem ser as causas do seu problema.

É importante ser sensível ao fazer perguntas quanto ao estado emocional do paciente (quando esta não é sua queixa principal) e, em muitos casos, é a observação que nos fornece indícios quanto a isso e, nesses casos, eu poderia fazer perguntas específicas sobre isto. Por exemplo, uma paciente pode queixar-se de fadiga e distensão mamária pré-menstrual: quando os olhos da paciente não têm brilho, eu poderia suspeitar de que o estresse emocional seria a causa do problema e, respeitosamente, faria perguntas sobre isto.

Como foi mencionado anteriormente, devemos ser muito sensíveis ao fazer perguntas aos pacientes quanto às suas emoções. Antes de tudo, devemos fazer perguntas apenas quando eles parecem estar dispostos a conversar sobre suas emoções e respeitar sua vontade, caso não queiram falar sobre isso. Quando suspeito de que o estresse emocional seja a causa de algum problema, faço perguntas como "Você passou por algum choque no passado?", "Você tende a sentir-se irritável em alguma situação?", ou "Você algumas vezes se sente triste?" etc.

Evidentemente, quando o paciente procura-nos especificamente por uma condição emocional, o interrogatório é conduzido diferentemente porque ele fornece voluntária e livremente as informações.

Os sintomas descritos a seguir são:

- Depressão
- Medo/ansiedade
- Irritabilidade/raiva
- Preocupação/pensar excessivamente
- Tristeza e mágoa.

Depressão

"Depressão" é um termo ocidental moderno que indica uma alteração do humor, que pode variar de um sentimento muito brando de desesperança, até a depressão e o desespero mais profundos. A depressão é duas vezes mais comum nas mulheres que nos homens e sua incidência aumenta em torno da meia-idade. Os sintomas principais da depressão são humor deprimido; perda de interesse, autoestima ou motivação; fadiga; ansiedade e insônia; e perda do apetite.

Perguntas sobre os sentimentos depressivos do paciente sempre devem fazer parte do interrogatório referido ao seu estado emocional e devem ser apresentadas com sensibilidade e tato. Na verdade, alguns pacientes não desejam admitir que estão deprimidos; alguns admitem que estão deprimidos, mas não querem necessariamente falar sobre isto; outros sequer podem compreender que se encontram deprimidos. Em geral, esses pacientes referem apenas sintomas físicos como fadiga extrema, falta de motivação e sensação de frio, preferindo não enfrentar o fato de que possam estar deprimidos. Na China, isso é mais uma norma que exceção, porque os pacientes chineses raramente se queixam de que estão "deprimidos" e frequentemente se observa somatização dos seus sentimentos depressivos na forma de sintomas físicos.

Em medicina chinesa, a depressão mental era conhecida como *yu*, que significa "melancolia" ou "depressão", ou *yu zheng*, que significa "padrão depressivo". O termo chinês *yu* tem duplo significado: "depressão" e "estagnação". Isso significa que, de acordo com essa teoria, a depressão mental sempre seja causada por uma estagnação (o que realmente *não* é acontece). Normalmente, os livros de medicina chinesa atribuem a depressão mental à estagnação do *Qi* do Fígado em suas diversas manifestações, inclusive estagnação de *Qi* do Fígado transformando-se em Calor e estagnação de *Qi* do Fígado com Fleuma. Nos estágios mais avançados da depressão mental, surgem padrões de Vazio. Desse modo, embora em medicina chinesa estagnação e depressão quase sempre sejam sinônimas, os padrões de Vazio também podem causar depressão.

Nos casos de depressão grave, o Fígado sempre está afetado porque esse órgão abriga a Alma Etérea (*Hun*). A Alma Etérea é responsável por nossos sonhos de vida, planos, ideias, projetos, sentido de propósito, relacionamento com outras pessoas etc. A Alma Etérea era descrita comumente como o "ir e vir da Mente" (*Shen*): isto significa que a Alma Etérea ajuda a Mente ao lhe proporcionar a capacidade de ter sonhos, ideias, projetos etc. Nesse sentido, a Alma Etérea confere à Mente "movimento", projeção para fora e capacidade de estabelecer relacionamentos com outras pessoas: daí se origina a expressão "ir e vir" citada antes. Por outro lado, a Mente dirige e controla a Alma Etérea e, acima de tudo, integra a atividade da Alma Etérea à vida psíquica global do indivíduo.

O Boxe 24.34 resume os padrões relacionados com o "movimento" da Alma Etérea.

Desse modo, quando o "movimento" da Alma Etérea não ocorre (seja por sua falta de atividade ou pelo controle excessivo da Mente), o indivíduo fica deprimido; quando o "movimento" da Alma Etérea é excessivo (seja por hiperatividade ou falta de controle da Mente), o indivíduo pode demonstrar comportamento maníaco – é importante ter em mente que esta última condição pode variar em intensidade e gravidade, desde um transtorno bipolar bem desenvolvido até as manifestações mais brandas, que são relativamente comuns também nos indivíduos mentalmente saudáveis.

A Figura 7.6, no Capítulo 7, ilustra os dois estados da Alma Etérea: quando ela "vem e vai" excessivamente e quando ela não "vem e vai" o suficiente.

A falta de "movimento" da Alma Etérea, e, consequentemente, a depressão, pode ser causada por fatores patogênicos que a inibem, inclusive estagnação de *Qi* do Fígado, ou por uma deficiência do Fígado, do Baço ou dos Rins, que não estimulam a Alma Etérea.

A Figura 24.6 ilustra os padrões que levam ao "movimento" excessivo ou insuficiente da Alma Etérea.

Boxe 24.34 "Movimento" da Alma Etérea

Falta de movimento da Alma Etérea
- Estagnação de *Qi* do Fígado
- Deficiência de Sangue do Fígado e *Qi* do Fígado
- Deficiência do Baço e dos Rins.

Movimento excessivo da Alma Etérea
- Fogo
- Fleuma-Fogo
- Deficiência de Sangue do Fígado e/ou *Yin* do Fígado.

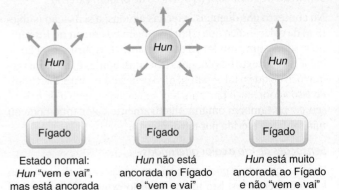

Figura 24.6 Padrões que levam ao "movimento" excessivo ou insuficiente da Alma Etérea.

Os quatro padrões de Cheio que acompanham a depressão são:

- Estagnação de *Qi* do Fígado
- *Qi* do Fígado estagnado transformando-se em Calor
- Estagnação de *Qi* do Fígado com Fleuma
- Fleuma-Fogo perturbando a Mente
- Calor na Vesícula Biliar.

Os principais padrões de Vazio que acompanham a depressão são:

- Deficiências de Sangue do Baço e Sangue do Coração
- Deficiência de *Yang* do Coração
- Deficiência de Sangue do Fígado
- Deficiências de *Yin* do Rim e *Yin* do Coração com Calor-Vazio
- Deficiência de *Yang* do Rim.

O Boxe 24.35 resume os padrões de Cheio e Vazio associados à depressão.

Boxe 24.35 Depressão

Cheio
- Estagnação de *Qi* do Fígado: depressão, mau humor, irritabilidade
- *Qi* do Fígado estagnado transformando-se em Calor: depressão, irritabilidade, língua Vermelha
- Estagnação de *Qi* do Fígado com Fleuma: depressão, mau humor, sensação de um bolo na garganta
- Fleuma-Fogo perturbando a Mente: depressão, ansiedade, agitação, expectoração de muco, língua Edemaciada
- Estase de Sangue do Coração: depressão, agitação, língua Arroxeada
- Calor na Vesícula Biliar: depressão, irritabilidade, gosto amargo, plenitude nos hipocôndrios
- Calor no Diafragma: depressão, ansiedade, sensação de entupimento no peito depois de uma invasão de Vento-Calor.

Vazio
- Deficiências de Sangue do Baço e Sangue do Coração: depressão, insônia, palpitações, fadiga
- Deficiência de *Yang* do Coração: depressão, palpitações, mãos frias
- Deficiência de Sangue do Fígado: depressão, falta de sentido de direção, tristeza
- Deficiências de *Yin* do Rim e *Yin* do Coração com Calor-Vazio no Coração: depressão, ansiedade, sudorese noturna, palpitações, língua Vermelha sem saburra
- Deficiência de *Yang* do Rim: depressão, falta de motivação, falta de força de vontade, sensação de frio, micções frequentes.

Medo/ansiedade

Sensação crônica de ansiedade (sem depressão coexistente) é muito comum nos pacientes ocidentais. Em medicina chinesa, a sensação de ansiedade inclui estados emocionais semelhantes às emoções de medo e preocupação (duas das sete emoções). Essa sensação pode estar associada ou ser causada por uma Deficiência (em geral, Sangue ou *Yin*), por um Excesso (geralmente Calor), ou por uma combinação de Deficiência e Excesso (em geral, deficiência de *Yin* com Calor-Vazio).

O Boxe 24.36 resume os padrões associados à ansiedade.

Quando há deficiência de Sangue ou *Yin*, a Mente e a Alma Etérea perdem suas "residências" no Sangue do Coração e no Sangue do Fígado, respectivamente; nesses casos, os pacientes tornam-se ansiosos e dormem mal. Por outro lado, os fatores patogênicos como estagnação de *Qi*, estase de Sangue, Calor ou Fleuma-Calor podem "agitar" a Mente e a Alma Etérea e causar ansiedade e insônia. Evidentemente, em alguns casos a Mente e a Alma Etérea estão inquietas em razão de uma deficiência (p. ex., deficiência de *Yin*) e de um fator patogênico (p. ex., Calor-Vazio). A Figura 24.7 ilustra graficamente as duas causas de ansiedade: uma deficiência levando a Mente a não estar "ancorada", ou um fator patogênico "agitando" a Mente.

Como regra geral, o grau de ansiedade ou medo depende de se o problema é causado por uma condição de Vazio ou Cheio: no primeiro caso, o sintoma é brando, enquanto nas condições de Cheio a ansiedade ou o medo é grave.

Os padrões principais associados à ansiedade e ao medo são (Boxe 24.37):

Boxe 24.36 Padrões associados à ansiedade

Vazio
- Deficiência de Sangue
- Deficiência de *Yin*.

Cheio
- Calor.

Cheio/Vazio
- Deficiência de *Yin* com Calor-Vazio.

- Vazio
  - Deficiência de Sangue do Coração
  - Deficiência de *Yin* do Coração
  - Deficiência de Sangue do Fígado
  - Deficiência de *Yin* do Fígado
  - Deficiência de *Yin* do Rim
  - Deficiência de *Qi* do Coração e da Vesícula Biliar
- Cheio
  - Fogo de Coração
  - Estase de Sangue do Coração
  - Fleuma-Fogo perturbando a Mente
  - Estagnação de *Qi* do Fígado
  - Fogo de Fígado
  - Ascensão de *Yang* do Fígado
  - Rebelião do *Qi* no Vaso Penetrador
  - Calor no Diafragma
- Cheio/Vazio
  - Deficiências de *Yin* do Rim e *Yin* do Coração com Calor-Vazio no Coração
  - Deficiência de *Yin* do Coração com Calor-Vazio.

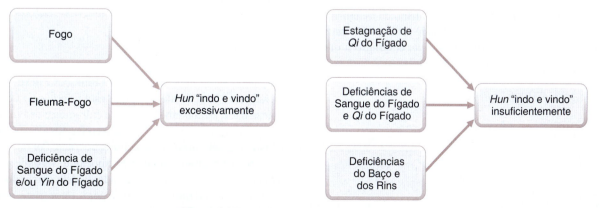

Figura 24.7 Causas de ansiedade com Cheio e Vazio.

Boxe 24.37 Medo/ansiedade

Vazio
- Deficiência de Sangue do Coração: ansiedade branda, insônia e palpitações
- Deficiência de *Yin* do Coração: ansiedade que piora ao anoitecer, palpitações, sudorese noturna
- Deficiência de Sangue do Fígado: ansiedade branda, depressão, insônia
- Deficiência de *Yin* do Fígado: ansiedade branda, depressão, insônia e língua sem saburra
- Deficiência de *Yin* do Rim: ansiedade que piora ao anoitecer, falta de força de vontade, tontura e tinido
- Deficiência de *Qi* do Coração e da Vesícula Biliar: ansiedade branda, insônia, timidez.

Cheio
- Fogo de Coração: ansiedade grave, palpitações, língua Avermelhada com saburra
- Estase de Sangue do Coração: ansiedade grave, palpitações, língua Arroxeada
- Fleuma-Fogo perturbando a Mente: ansiedade grave, comportamento maníaco, língua Edemaciada
- Estagnação de *Qi* do Fígado: ansiedade, depressão, irritabilidade e distensão nos hipocôndrios
- Fogo de Fígado: ansiedade grave, cefaleia, sede, língua Avermelhada, pulso em Corda
- Ascensão de *Yang* do Fígado: ansiedade, cefaleia, tontura
- Rebelião do *Qi* no Vaso Penetrador: ansiedade, sensação de pânico, sensação de fechamento da garganta, palpitação, aperto no peito, plenitude abdominal, pulso Firme
- Calor no diafragma: ansiedade e sensação de congestão na região abaixo do Coração depois de uma invasão de Vento-Calor.

Cheio/Vazio
- Deficiência de *Yin* do Rim e *Yin* do Coração com Calor-Vazio no Coração: ansiedade que piora ao anoitecer, tontura, tinido e palpitações
- Deficiência de *Yin* do Coração com Calor-Vazio: ansiedade que piora ao anoitecer, palpitações, língua Vermelha sem saburra.

Irritabilidade/raiva

Irritabilidade é uma queixa emocional comum. Isso inclui sentir-se irritável frequentemente, perder o controle facilmente, sentir-se frustrado e estados emocionais semelhantes. Dentre as sete emoções tradicionais, a irritabilidade é semelhante à "raiva", mas abrange uma faixa mais ampla de estados emocionais e geralmente não é tão intensa. A propensão a sentir raiva geralmente é causada por padrões do Fígado, enquanto a irritabilidade pode ser atribuída a diversos padrões diferentes que afetam a maioria dos órgãos.

Os padrões principais que podem causar irritabilidade estão descritos no Boxe 24.38.

Desse modo, a irritabilidade pode ser atribuída às causas de Cheio ou Vazio: em geral, a irritabilidade atribuída às causas de Vazio é branda e até certo ponto vaga, enquanto a que é provocada pelas causas de Cheio é mais intensa.

Boxe 24.38 Irritabilidade/raiva

- Estagnação de *Qi*
- Estase de Sangue
- Ascensão de *Yang* do Fígado
- Deficiência de Sangue
- Deficiência de *Yin* (com ou sem Calor-Vazio)
- Calor (inclusive Umidade-Calor)
- Calor-Vazio.

Preocupação/pensar excessivamente

Alguns pacientes queixam-se de uma tendência à preocupação e a pensar excessivamente e, ainda que não seja seu problema principal, muitos indivíduos referem isto quando são questionados. A emoção de preocupação está relacionada com os Pulmões e o pensar excessivo é mais semelhante ao Baço.

A tendência a preocupar-se e pensar excessivamente é causada mais comumente – e, por sua vez, pode causar – uma condição de Vazio. Deficiência de *Qi* do Baço e/ou Sangue do Baço é o padrão encontrado mais comumente como causa de preocupação e pensar excessivo. Entretanto, a deficiência de Sangue do Coração e/ou Sangue do Fígado também pode causar preocupação excessiva.

Também existem casos nos quais o pensar excessivo é causado por uma condição de Cheio ou mista, ou seja, estagnação de *Qi* do Pulmão ou deficiência de *Yin* e Calor-Vazio. Em geral, a preocupação associada a uma condição de Cheio é mais intensa e desgastante que a atribuída a uma condição de Vazio, que o paciente pode descrever como se "espreitasse ao fundo".

O Boxe 24.39 resume os padrões associados a preocupação/pensar excessivo.

Boxe 24.39 Preocupação/pensar excessivo

- Deficiência de *Qi* do Coração e *Qi* do Baço: preocupação, pensamento ligeiramente obsessivo, depressão branda, pensar excessivamente, língua Pálida, pulso Vazio
- Deficiência de *Qi* do Pulmão: depressão, língua Pálida, pulso Vazio
- Estagnação de *Qi* do Pulmão: preocupação, irritabilidade branda, sensação de um "bolo" na garganta, língua ligeiramente Avermelhada nas superfícies laterais relacionadas com as áreas do tórax, pulso levemente Tenso na posição Frontal direita
- Deficiência de Sangue do Coração: preocupação, depressão, língua Pálida e Fina, Pulso Fino ou Áspero
- Deficiência de Sangue do Fígado: preocupação que piora depois da menstruação das mulheres, língua Pálida, Pulso Áspero ou Fino
- Deficiência de *Yin* do Coração: preocupação, insônia, sono perturbado por sonhos, memória ruim, ansiedade, propensão a sobressaltar-se, agitação mental, inquietação, "sente-se quente e alvoroçado", pulso Flutuante-Vazio, especialmente na posição Frontal esquerda
- Deficiência de *Yin* do Coração com Calor-Vazio: preocupação, especialmente ao anoitecer, ansiedade, tendência a sobressaltar-se, agitação mental, "sente-se quente e alvoroçado", língua Avermelhada (mais vermelha na ponta) sem saburra, pulso Flutuante-Vazio e Rápido.

Tristeza e mágoa

A "tristeza" está relacionada com os Pulmões e deve ser diferenciada da "falta de alegria", que está referida ao Coração. Tristeza é um estado emocional que enfraquece os Pulmões e geralmente se manifesta por sintomas referidos a esses órgãos, inclusive palidez cutânea e voz chorosa e fraca. Por outro lado, a falta de alegria não é um estado emocional verdadeiro, mas certa carência de vitalidade derivada da deficiência do Coração: essa condição não se evidencia por humor triste, mas por monotonia e falta de "fogo".

A tristeza esgota o *Qi* do Coração e dos Pulmões: contudo, com o tempo, a deficiência de *Qi* no tórax também pode causar certa estagnação do *Qi* nessa área. Essa estagnação está associada aos Pulmões e ao Coração, mas não ao Fígado. A estagnação manifesta-se por sensação branda de aperto no peito, sentimento de tristeza no peito, suspiros e palpitações suaves.

Os padrões de Vazio que mais provavelmente causam tristeza são deficiência de *Qi* do Pulmão ou Sangue do Fígado e/ou Sangue do Coração; quando a tristeza é causada por uma condição de Vazio, ela comumente se acompanha de choro frequente. A tristeza associada à deficiência de Sangue do Fígado é mais comum nas mulheres e piora depois da menstruação ou do parto. A tristeza com sensação de ter um "bolo" na garganta pode ser causada por estagnação do *Qi* do Pulmão.

A mágoa é semelhante à tristeza e geralmente se deve à perda, à separação ou ao luto. Como a tristeza, a mágoa esgota o *Qi* do Coração e do Pulmão, mas com o tempo também pode acarretar certa estagnação do *Qi* no tórax, causando sintomas semelhantes aos que foram mencionados antes em relação à tristeza.

O Boxe 24.40 resume os padrões associados à tristeza.

Boxe 24.40 Tristeza

- Deficiência de *Qi* do Pulmão e *Qi* do Coração: tristeza, choro, depressão, língua Pálida, pulso Vazio
- Deficiência de Sangue do Fígado: tristeza, choro, confusão mental, falta de objetivo, língua Pálida, pulso Fino ou Áspero
- Deficiência de Sangue do Coração: tristeza, choro, depressão, língua Fina e Pálida, pulso Fino ou Áspero
- Estagnação de *Qi* do Pulmão: tristeza, irritabilidade branda, depressão, língua ligeiramente Avermelhada nas superfícies laterais correspondentes às áreas do tórax, pulso ligeiramente Tenso na posição Anterior direita.

▶ **14. Sintomas sexuais**

Perguntas sobre a vida sexual do paciente sempre devem fazer parte da interrogação. Em parte por motivos culturais, essa não é uma das 10 perguntas tradicionais dos livros de medicina chinesa. Na verdade, a partir do período Ming e especialmente durante a dinastia Qing, a medicina chinesa era profundamente influenciada pela moralidade confucianista prevalente, que condenava qualquer conversa ou exibição de sexualidade. Curiosamente, essa "afetação de recato" ou beatice continuou na China comunista.

As perguntas sobre sintomas sexuais são feitas principalmente para verificar o estado dos Rins e do Coração. Na verdade, a deficiência dos Rins é a base de muitos sintomas sexuais, inclusive impotência, ejaculação precoce e frigidez. A deficiência do Coração também desempenha um papel proeminente em alguns sintomas sexuais, inclusive impotência masculina ou incapacidade de ter orgasmo nas mulheres.

Nos homens, além de perguntar sobre problemas sexuais como impotência, é importante determinar se algum dos seus sintomas é agravado pela atividade sexual, ou se eles sentem-se excessivamente cansados depois de ter relações sexuais. A agravação de um sintoma depois da atividade sexual indica deficiência de *Qi*, geralmente dos Rins. A deficiência dos Rins também é sugerida quando um homem sente-se especialmente cansado depois de ter relações sexuais e, principalmente, quando a fadiga está associada a tontura, dor lombar, fraqueza dos joelhos etc.

Por motivos óbvios, o médico deve usar de tato especial ao fazer perguntas sobre sintomas sexuais, especialmente quando ele e seu paciente não são do mesmo sexo. Em alguns casos, quando sinto intuitivamente que a paciente poderia não gostar dessas perguntas, eu não as faço.

Os problemas sexuais dos homens e das mulheres e seu significado clínico estão descritos separadamente a seguir e incluem:

- Homens
  - Impotência
  - Falta de libido
  - Ejaculação precoce
  - Fadiga e tontura depois de ejacular
- Mulheres
  - Falta de libido
  - Cefaleia logo depois do orgasmo.

Homens

Os sintomas sexuais descritos a seguir são:

- Impotência
- Falta de libido
- Ejaculação precoce
- Fadiga e tontura depois de ejacular.

Impotência

Impotência certamente é a queixa sexual mais comum dos homens e a primeira causa que poderia ser considerada quando se suspeita da existência de uma deficiência dos Rins, especialmente de *Yang* do Rim. Essa deficiência é uma causa comum de impotência, especialmente nos homens idosos, nos quais se acompanha de dor lombar, fraqueza dos joelhos, tontura, tinido e memória fraca. Entretanto, nos homens jovens, minha experiência sugere que a impotência esteja relacionada mais comumente a um padrão do Coração e à ansiedade. Em alguns casos, a impotência também pode ser causada por Umidade-Calor no canal do Fígado. O Boxe 24.41 resume as considerações sobre impotência masculina.

Boxe 24.41 Impotência

- Deficiência de *Yang* do Rim: impotência, sensação de frio, dor lombar, urina clara e volumosa
- Deficiência de Sangue do Coração: impotência, tontura, palpitações e pulso Áspero
- Fogo de Coração: impotência, palpitações, insônia, sono perturbado por sonhos, pulso Rápido-Transbordante
- Umidade-Calor no canal do Fígado: impotência, peso no escroto, secreção uretral, língua com saburra amarela e pegajosa.

 Atenção

Nos homens jovens, a impotência é causada mais comumente por um padrão do Coração, em vez de uma deficiência dos Rins.

Falta de libido

Em geral, a falta de libido dos homens está relacionada com a deficiência de *Qi* ou *Yang*, mas comumente dos Rins: contudo, outros órgãos podem ser importantes e a deficiência grave de *Qi* de órgãos como Baço, Coração ou Pulmões também pode causar perda da libido. Em minha experiência, a deficiência do Coração é uma causa mais comum de perda da libido que a deficiência dos Rins. Entre as condições de Cheio, a estagnação de *Qi* do Fígado também pode causar perda da libido. O Boxe 24.42 resume a falta de libido masculina.

> **Boxe 24.42 Falta de libido**
> - Deficiência de *Qi* ou *Yang* do Rim
> - Deficiência do Baço
> - Deficiência do Coração
> - Deficiência do Pulmão
> - Estagnação de *Qi* do Fígado.

Ejaculação precoce

A ejaculação precoce geralmente está relacionada com um padrão dos Rins, principalmente o *Qi* do Rim não Firme. Essa condição também pode estar associada a um padrão do Coração, inclusive *Qi* do Coração ou deficiência de Sangue do Coração. O Boxe 24.43 resume as considerações sobre ejaculação precoce.

> **Boxe 24.43 Ejaculação precoce**
> - *Qi* do Rim não Firme
> - Deficiência de *Qi* do Coração
> - Deficiência de Sangue do Coração.

Fadiga e tontura depois de ejacular

Sensação intensa de fadiga e tontura depois de ejacular quase sempre se devem à deficiência dos Rins.

Mulheres

Os sintomas femininos descritos a seguir são:

> - Falta de libido
> - Cefaleia depois do orgasmo.

Falta de libido

A falta de libido das mulheres, ou incapacidade de chegar a um orgasmo, geralmente está relacionada com uma deficiência dos Rins ou do Coração.

Em geral, o desejo sexual depende do estado do *Yang* do Rim e do Fogo Ministerial: a deficiência do Fogo Ministerial pode causar falta de desejo sexual (e, por outro lado, o Fogo do Fígado e/ou Coração e o Calor-Vazio causado pela deficiência de *Yin* do Rim pode causar desejo sexual excessivo).

O Coração desempenha um papel importante na estimulação sexual e no orgasmo feminino. Durante a estimulação sexual, há ativação (fisiológica) do Fogo Ministerial dos Rins, que sobe na direção do Coração e do Pericárdio: esse fluxo ascendente do Fogo Ministerial na direção do Coração causa rubor facial e aceleração da frequência cardíaca. Desse modo, a falta de desejo sexual frequentemente se deve à deficiência do Fogo Ministerial e, consequentemente, de *Yang* do Rim.

Durante o orgasmo, o Fogo Ministerial que estava ascendendo durante a estimulação sexual é repentinamente empurrado para baixo: esse movimento descendente do Fogo Ministerial é controlado pelo Coração (cujo *Qi* desce naturalmente). Portanto, a incapacidade de alcançar um orgasmo pode ser devida à deficiência do Coração (Figura 24.8).

Evidentemente, a incapacidade que uma mulher tem de chegar ao orgasmo também depende do desempenho masculino durante o ato sexual. Por essa razão, quando se considera a incapacidade de chegar ao orgasmo feminino, devemos ter em mente a possibilidade de que isso seja devido à falta de habilidade do parceiro, mais que de um padrão de deficiência da mulher.

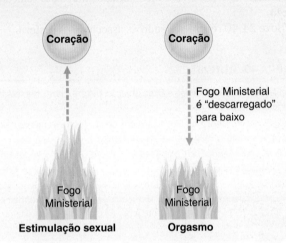

Figura 24.8 Função do Coração na estimulação sexual e no orgasmo.

Cefaleia logo depois do orgasmo

Em geral, cefaleia logo depois do orgasmo indica rebelião do *Qi* no Vaso Penetrador, mas também pode sugerir Fogo de Coração.

▶ **15. Sintomas femininos**

Perguntas especiais devem ser feitas às mulheres quanto à menstruação, às secreções, à gravidez e ao parto (Boxes 24.44 e 24.45).

> **Boxe 24.44 Sintomas sexuais das mulheres**
>
> **Falta de libido**
> - Falta de libido ou incapacidade de ter orgasmo: deficiência dos Rins ou do Coração, deficiência de *Yang* do Rim
> - Desejo sexual excessivo: Fogo de Fígado ou Fogo de Coração, Calor-Vazio por deficiência de *Yin* do Rim
> - Incapacidade de ter orgasmo: deficiência do Coração.
>
> **Cefaleia pouco depois do orgasmo**
> - Rebelião do *Qi* no Vaso Penetrador (*Chong Mai*) ou Fogo de Coração.

Boxe 24.45 Sintomas das mulheres

Menstruação

Ciclo
- Menstruações sempre antecipadas: Calor no Sangue ou deficiência de *Qi*
- Menstruações sempre atrasadas: deficiência de Sangue, ou estagnação de Sangue ou Frio
- Menstruações irregulares, algumas vezes antecipadas, outras atrasadas: estagnação de *Qi* do Fígado ou Sangue do Fígado, ou deficiência do Baço.

Volume
- Sangramento profuso: Calor no sangue ou deficiência de *Qi*
- Sangramento escasso: deficiência ou estagnação de Sangue ou Frio.

Cor
- Vermelho-escuro ou vermelho-brilhante: Calor no Sangue
- Vermelho-claro: deficiência de Sangue
- Sangue escuro ou arroxeado: estase de Sangue ou Frio
- Vermelho-vivo: Calor-Vazio por deficiência de *Yin*.

Características
- Sangue misturado com coágulos: estase de Sangue ou Frio
- Sangue ralo: deficiência de Sangue ou *Yin*
- Sangue turvo: Calor no Sangue ou estagnação de Frio.

Dor
- Antes das menstruações: estagnação de *Qi* ou Sangue
- Durante as menstruações: Calor no Sangue ou estagnação de Frio
- Depois das menstruações: deficiência de Sangue.

Leucorreia

Cor
- Branca: Frio, deficiência de *Yang* do Baço ou *Yang* do Rim, ou Umidade-Frio externa
- Amarela: Umidade-Calor no Aquecedor Inferior
- Esverdeada: Umidade-Calor no canal do Fígado
- Vermelha e branca: indica Umidade-Calor
- Amarela com pus e sangue depois da menopausa: Umidade-Calor Tóxico no Útero.

Consistência
- Líquida: Umidade-Frio
- Espessa: Umidade-Calor.

Odor
- De peixe: Umidade-Frio
- De couro: Umidade-Calor.

Gravidez
- Infertilidade: deficiência de Sangue ou Essência dos Rins, Umidade-Fleuma no Aquecedor Inferior ou estase de Sangue no Útero
- Vômitos durante a gravidez: deficiência do Estômago e do Vaso Penetrador
- Abortamento antes de 3 meses: deficiência de Sangue ou Essência
- Abortamento depois de 3 meses: estase de Sangue do Fígado ou afundamento do *Qi* do Baço.

Parto
- Náuseas e sangramento profuso depois do parto: exaustão do Vaso Penetrador
- Transpiração e febre depois do parto: exaustão de *Qi* e Sangue
- Depressão puerperal: deficiência de Sangue do Coração.

As perguntas consideradas a seguir são:

- Menstruação
  - Ciclo
  - Volume
  - Cor
  - Características
  - Dor
- Leucorreia
  - Cor
  - Consistência
  - Odor
- Gravidez
- Parto.

Menstruação

A condição da menstruação oferece uma ideia muito clara do estado do *Qi* e do Sangue da mulher. O médico deve fazer perguntas sobre o ciclo menstrual, o volume do sangramento, a cor do sangue e o tipo de dor.

Ciclo

Quando as menstruações sempre são antecipadas, isto indica calor no Sangue ou deficiência de *Qi*.

Quando as menstruações sempre são atrasadas, isto indica Frio ou deficiência ou estagnação de Sangue

Quando as menstruações são irregulares, algumas vezes antecipadas e outras atrasadas, isto sugere estagnação de *Qi* do Fígado ou do Sangue do Fígado, ou deficiência do Baço.

Volume

Sangramento profuso indica Calor no Sangue ou deficiência de *Qi* (ver considerações sobre a cor do sangue, a seguir).

Sangramento escasso sugere deficiência de Sangue ou estagnação de Sangue ou Frio

Cor

Sangue vermelho-escuro ou vermelho-brilhante indica Calor no Sangue. Sangue pálido sugere deficiência de Sangue.

Sangue arroxeado ou preto indica estase de Sangue ou Frio. Sangue vermelho-vivo sugere Calor-Vazio por deficiência de *Yin*.

Características

Sangue misturado com coágulos indica estase de Sangue ou Frio. Sangue ralo sugere deficiência de Sangue ou *Yin*.

Sangue turvo indica Calor no Sangue ou estagnação de Frio.

Dor

Dor antes da menstruação indica estagnação de *Qi* ou Sangue.

Dor durante as menstruações sugere Calor no Sangue ou estagnação de Frio. Dor depois das menstruações indica deficiência de Sangue.

Essas perguntas e suas respostas têm pouco valor em relação às mulheres que usam pílula anticoncepcional, ou que colocaram um dispositivo intrauterino, ou também nas mulheres que já tiveram filhos.

Leucorreia

A leucorreia deve ser diferenciada com base na cor, na consistência e no odor.

Cor

Secreção branca indica um padrão de Frio. Isso poderia ser causado por deficiência de *Yang* do Baço ou *Yang* do Rim, ou Umidade-Frio externo; em alguns casos, também pode ser estagnação de *Qi* do Fígado.

Secreção amarela sugere um padrão de Calor, geralmente Umidade-Calor no Aquecedor Inferior.

Secreção esverdeada indica Umidade-Calor no canal do Fígado. Secreção vermelha e branca também sugere Umidade-Calor.

Secreção amarelada com pus e sangue em uma mulher que já entrou na menopausa indica Umidade-Calor Tóxico no Útero.

Consistência

Consistência líquida sugere um padrão de Umidade-Frio, enquanto consistência espessa indica um padrão de Umidade-Calor.

Odor

Odor de peixe indica Umidade-Frio; odor de couro sugere Umidade-Calor.

Gravidez

A infertilidade pode ser causada por condições de Vazio como deficiência de Sangue ou da Essência dos Rins, ou de condições de Cheio como Umidade-Fleuma no Aquecedor Inferior ou estase de Sangue no Útero.

Vômitos durante a gravidez sugerem deficiências do Estômago e do Vaso Penetrador.

Abortamento antes do terceiro mês indica deficiência de Sangue ou Essência e está associado a uma deficiência dos Rins; depois do terceiro mês, sugere estase de Sangue do Fígado ou esgotamento do *Qi* do Baço.

Parto

Náuseas e sangramento profuso depois do parto indicam exaustão do Vaso Penetrador. Transpiração e febre depois do parto sugerem exaustão de *Qi* e Sangue.

Em geral, a depressão pós-parto é causada por deficiência de Sangue resultando em deficiência de Sangue do Coração.

▶ 16. Sintomas das crianças

A interrogação das crianças não difere significativamente da que é feita aos adultos, com exceção de que deve ser realizada basicamente com os pais da criança.

Contudo, existem várias perguntas que são peculiares aos problemas infantis.

Antes de tudo, o médico deve fazer perguntas sobre a gravidez, porque choques emocionais ou traumas físicos podem afetar a constituição do bebê. Além disso, a ingestão de álcool, o tabagismo e o uso de drogas (farmacêuticas e "ilícitas ou recreativas") afetam negativamente a saúde do bebê.

Traumas durante o parto (p. ex., cesariana ou nascimento muito demorado) afetam o bebê, especialmente seus Pulmões.

Também é importante fazer perguntas sobre amamentação e desmame. O desmame muito precoce pode causar retenção de alimentos e algumas doenças de pele. Inflamação da garganta e/ou secreção nasal persistente das crianças frequentemente indica desmame muito precoce ou ingestão de alimentos muito consistentes em idade muito precoce.

Com outras crianças, o médico deve fazer perguntas sobre doenças infantis como coqueluche ou sarampo. Em geral, a coqueluche deixa os Pulmões muito enfraquecidos, especialmente quando ocorre em sua forma grave.

Os sintomas descritos a seguir são:

> - Sintomas digestivos
> - Sintomas respiratórios e otalgia
> - Sono
> - Imunizações.

Sintomas digestivos

Sintomas digestivos são muito comuns nas crianças em razão da fraqueza intrínseca do seu Baço e Estômago por ocasião do nascimento: quanto menor é a criança, mais comuns são os sintomas digestivos. As duas causas mais comuns de dor abdominal das crianças são retenção de Frio no Estômago e nos Intestinos e estagnação de *Qi* nos Intestinos. Nos bebês, a retenção de alimentos (descrita como Distúrbios de Acúmulo nos bebês) é muito comum e evidencia-se por vômitos de leite com cólica.

Sintomas respiratórios e otalgia

As perguntas sobre tosse, sibilos, dispneia e otalgia sempre são importantes na interrogação das crianças porque elas são muito suscetíveis à invasão de Vento, que pode causar os sintomas referidos antes.

A história de episódios repetidos de tosse e sibilação quase sempre indica um fator patogênico residual (em geral, Fleuma-Calor nos Pulmões) depois de invasões por Vento externo. Essas queixas indicam um fator patogênico residual quando o Vento não é eliminado adequadamente; quando são usados antibióticos com muita frequência; ou quando a criança tem constituição fraca. Nesses casos, a criança tem tosse e/ou sibilação crônica e tende a adquirir infecções respiratórias frequentes.

A história de otalgia crônica também sugere a presença de um fator patogênico residual que, neste caso, geralmente é Umidade-Calor no canal da Vesícula Biliar. Isso também é uma consequência de infecções agudas e frequentes das orelhas, geralmente tratadas por administração repetida de antibióticos, que apenas agravam o problema porque favorecem o desenvolvimento de um fator patogênico residual.

A condição de secreções respiratórias crônicas é muito comum nas crianças e é causada por um fator patogênico residual depois das invasões de Vento combinadas com deficiência do Baço, resultando na formação de Fleuma. A criança com esse problema tem secreção nasal contínua ou entupimento do nariz, tosse e orelha colada.

Sono

Nos bebês, sono perturbado com choro frequentemente se deve à retenção de alimentos e ao Calor no Estômago e, neste último caso, o bebê chora muito alto. Quando o bebê chora relativamente tranquilo durante a noite, isto pode ser causado por um choque pré-natal.

Nas crianças maiores, o sono perturbado pode ser causado pelos mesmos fatores dos adultos, mas os mais frequentes são Fogo de Fígado, Calor no Estômago e retenção de alimentos.

Imunizações

É importante que o médico faça perguntas sobre imunizações porque, em alguns casos, elas podem causar problemas.

A descrição detalhada do esquema de vacinação estaria além dos propósitos deste livro. Entretanto, para entender o efeito das imunizações na perspectiva da medicina chinesa, é necessário mencionar a teoria dos Quatro Níveis (ver Capítulo 45). Quando um fator patogênico invade o corpo, ele entra primeiramente no nível do *Qi* Defensivo e, quando não é expelido, avança até os níveis do *Qi*, do *Qi* Nutritivo e do Sangue; estes Quatro Níveis representam quatro camadas energéticas diferentes de Calor: o nível do *Qi* Defensivo é o mais superficial e o nível do Sangue é o mais profundo.

Por essa razão, na perspectiva da medicina chinesa, as imunizações basicamente consistem em injetar um "fator patogênico" (*i. e.*, um microrganismo vivo ou atenuado) diretamente no nível do Sangue. Isso pode causar a formação de Calor Latente no nível do Sangue, que pode acarretar problemas à criança, não apenas imediatos como também a longo prazo.

A curto prazo, o Calor Latente pode causar erupção cutânea, insônia e alteração transitória do temperamento da criança. Os efeitos a longo prazo das imunizações são mais difíceis de determinar e existe muita controvérsia quanto a isto. Entretanto, como as imunizações causam Calor Latente no nível do Sangue, é perfeitamente possível que elas possam ter efeitos graves a longo prazo. Isso inclui lesão cerebral, possivelmente autismo, asma, tosse crônica, alergias e doenças cutâneas em idade mais avançada.

O Boxe 24.46 resume os sintomas das crianças.

Boxe 24.46 Sintomas das crianças

Sintomas digestivos
- Dor abdominal: Frio no Estômago e nos Intestinos, estagnação de *Qi*
- Vômitos de leite com cólicas dos bebês: retenção de alimento.

Sintomas respiratórios e otalgia
- Tosse, sibilos e otalgia: invasão de Frio
- Tosse crônica, sibilos: Fleuma residual nos Pulmões
- Otalgia crônica: Umidade-Calor residual no canal da Vesícula Biliar
- Fleuma crônico, nariz entupido, tosse, "orelha colada": Umidade residual.

Sono
- Sono perturbado com choro dos bebês: retenção de alimentos ou Calor no Estômago
- Sono superficial à noite: choque pré-natal
- Sono perturbado das crianças maiores: Fogo de Fígado, Calor no Estômago.

Imunizações
- Erupção cutânea, insônia, alteração do temperamento: Calor Latente.

Atenção

As imunizações são causas frequentes de Calor Latente das Crianças, que pode persistir até a idade adulta.

Resultados do aprendizado

Neste capítulo, você aprendeu:

- Os diversos aspectos da interrogação, com a qual o médico pretende descobrir a causa da doença e também o padrão da própria desarmonia
- O conceito de que os sinais e sintomas refletem o estado dos Órgãos Internos e dos canais
- Que o diagnóstico leva em consideração as diversas manifestações como partes de um quadro geral, muitas delas sem qualquer relação com o processo patológico real
- A importância de fazer perguntas certas para cada paciente e para cada condição, embora sempre tentando confirmar ou excluir determinados padrões
- O significado da terminologia usada pelos pacientes para descrever seus sintomas, que pode variar entre as diversas culturas
- Como o diagnóstico por meio da língua e do pulso é usado, não apenas para confirmar os padrões suspeitos, como também para indicar a existência de padrões que não são evidentes com base nos outros sinais e sintomas
- A importância da flexibilidade em aplicar a estrutura tradicional do interrogatório
- As razões para efetuar alterações e acréscimos à lista de perguntas tradicionais de forma a tornar a interrogação apropriada ao contexto da prática médica ocidental
- Como fazer perguntas para diferenciar os diversos padrões que causam dor
- Como as perguntas relativas aos alimentos e ao paladar fornecem informações importantes, principalmente quanto ao estado do Estômago e do Baço
- A importância de fazer perguntas sobre fezes e urina, especialmente para definir se a condição é de Cheio ou Vazio
- A importância de fazer perguntas sobre sede e líquidos durante a interrogação, principalmente para detectar a presença de Calor e Frio
- A frequência da fadiga como queixa entre os pacientes ocidentais e os métodos usados para determinar o padrão apropriado por meio de perguntas
- Como fazer perguntas ao paciente de forma a obter informações sobre cefaleia, tontura, face (temperatura, dor, nariz, gengivas e boca) e corpo (dor, dor lombar, dormência)
- Como fazer perguntas sobre as diversas áreas do tórax, do abdome e dos membros
- A importância de perguntar aos pacientes sobre seu sono, que indica especialmente o estado da Mente e da Alma Etérea
- O significado clínico da transpiração, que requer uma consideração quanto ao Interior e Exterior, Cheio e Vazio, bem como quanto área do corpo, hora do dia, tipo de suor e condição da doença
- Como fazer perguntas sobre sintomas referidos às orelhas e aos olhos
- O significado clínico das sensações de frio e calor e da febre e seu significado clínico diferente nas condições externas e internas
- A importância de fazer perguntas e observar o estado emocional do paciente
- O significado clínico dos sintomas sexuais das mulheres e dos homens
- O significado dos sintomas femininos, inclusive perguntas sobre menstruação, leucorreia, gravidez e parto
- Como fazer perguntas sobre sintomas infantis, especialmente nas áreas como digestão, respiração, sono e imunizações.

Questões de autoavaliação

1. Cite o maior número que você puder das 16 áreas diagnósticas da interrogação.
2. Por que as perguntas sobre aversão ao frio e febre eram colocadas tradicionalmente no início da interrogação das 10 Perguntas tradicionais?
3. Qual é a patologia básica da dor causada por uma condição de Cheio?
4. Quais são as características da dor causada por estase do Sangue?
5. Em geral, quando uma condição é agravada pela ingestão de alimentos, o que isto indica?
6. Qual é o padrão indicado por gosto amargo constante na boca?
7. Quando uma condição piora depois de evacuar, de qual padrão geral você suspeitaria?
8. Fezes amolecidas com alimentos não digeridos indicam qual padrão?
9. Qual é o padrão que provavelmente causa dificuldade de urinar em um paciente idoso?
10. A inexistência de sede indica qual padrão geral?
11. Um paciente refere fadiga de longa duração e também está tenso e ansioso. Seu pulso é em Corda. De qual padrão você suspeitaria?
12. Cefaleia difusa no vértice da cabeça geralmente é causada por qual padrão?
13. Um paciente queixa-se de sinusite com secreção nasal crônica amarelada e espessa. Qual é o padrão mais provável?
14. O que poderiam indicar úlceras orais na gengiva inferior?
15. Dormência dos dedos das mãos, do cotovelo e do braço de um lado do corpo indica a existência de quais fatores patogênicos?
16. Quais padrões causam mais comumente sensação de congestão e distensão do epigástrio?
17. Quais são os três padrões que podem causar mãos frias?
18. Qual padrão provavelmente está presente quando um paciente acorda frequentemente durante a noite?
19. Quais órgãos você suspeitaria que possam estar envolvidos quando um paciente transpira apenas nas mãos?
20. Tinido com ruído agudo como água corrente indica qual padrão?
21. Cite três manifestações clínicas de Frio Cheio.
22. Qual é o significado do termo "febre" no diagnóstico em medicina chinesa no contexto de doenças externas?
23. Um paciente tem ansiedade que piora à tarde e também tem insônia, palpitações e sudorese noturna. Qual é o padrão mais provável?
24. Quais são os dois órgãos que você consideraria primeiramente no diagnóstico de um homem jovem com impotência?
25. Dor depois da menstruação indica qual padrão?

Ver respostas no Apêndice 6.

Diagnóstico por Palpação

PARTE 4

25

- Diagnóstico por meio do pulso, 289
  - Introdução, 289
  - Método de avaliação do pulso, 293
  - Fatores levados em consideração, 295
  - Pulso normal, 295
  - Qualidades do pulso, 296
- Palpação da pele, 301
  - Temperatura, 301
  - Umidade e textura, 301
- Palpação dos membros, 301
  - Palpação das mãos e dos pés, 301
- Palpação e comparação do dorso e da palma, 302
- Palpação da mão, 302
- Palpação do tórax, 302
  - Palpação do batimento apical, 302
  - Palpação da área abaixo do processo xifoide, 303
  - Palpação do tórax, 303
  - Palpação da mama, 304
- Palpação do abdome, 304
- Palpação dos pontos, 304
- Notas, 305

O diagnóstico por palpação inclui as seguintes palpações:

- Pulso
- Pele
- Membros
- Tórax
- Abdome
- Pontos.

Diagnóstico por meio do pulso

▶ Introdução

O diagnóstico por meio do pulso é um assunto extremamente complexo com muitas ramificações, e a descrição apresentada a seguir é apenas uma discussão simples no contexto do diagnóstico em medicina chinesa.[1]

O diagnóstico por meio do pulso é importante por duas razões: primeiramente, porque pode fornecer informações muito detalhadas quanto ao estado dos órgãos internos; em segundo lugar, porque reflete o complexo integral do *Qi* e do Sangue. O pulso pode ser entendido como uma manifestação clínica, um sinal como qualquer outro, inclusive sede, insônia ou rubor facial. A diferença importante é que, além de fornecer certas indicações específicas, o pulso também reflete o organismo como um todo; os estados do *Qi*, Sangue e *Yin*; os órgãos *Yin* e *Yang*; todas as partes do corpo; e até mesmo a constituição do indivíduo.

O inconveniente principal do diagnóstico por meio do pulso é que essa modalidade é uma abordagem diagnóstica extremamente subjetiva, provavelmente mais que qualquer outro elemento do diagnóstico em medicina chinesa. Quando a face ou a língua está avermelhada, essa alteração é um sinal muito objetivo e qualquer um pode perceber isso. Sentir o pulso é uma habilidade extremamente sutil e muito difícil de aprender. A maioria dos estudantes está familiarizada com a experiência frustrante de não ser capaz de sentir que determinado pulso é "áspero" ou "deslizante".

 Atenção

Além de ser uma manifestação clínica como qualquer outra, o pulso reflete o estado do *Qi* e do Sangue em geral, assim como a constituição de um indivíduo.

O pulso pode fornecer informações muito detalhadas quanto ao estado dos órgãos internos, mas também está sujeito às influências externas de curta duração, que tornam sua interpretação realmente muito difícil e cheia de armadilhas. Por exemplo, quando o paciente sobe as escadas correndo, o pulso torna-se rápido quase de imediato e não estaria certo interpretar isto como um sinal do "padrão de Calor". Quando um indivíduo passa por problemas emocionais ou choque, o pulso também se altera rapidamente. Quando um paciente trabalha arduamente e dorme pouco ao longo de 1 semana ou mais, o pulso pode tornar-se muito fraco e profundo, mas é recuperado rapidamente depois de alguns dias de descanso. Nesse aspecto, a língua está menos sujeita a essas influências transitórias.

Bases históricas

A prática de examinar o pulso da artéria radial foi introduzida pelo livro *Clássico das Dificuldades*. Antes disso, o pulso era palpado em nove artérias diferentes, três na cabeça, três nas mãos e três nas pernas, refletindo o estado das energias dos Aquecedores Superior, Médio e Inferior, respectivamente. Essa localização para avaliação do pulso foi descrita no Capítulo 20 do *Questões Simples*.[2] Todas essas posições para avaliação do pulso estão situadas sobre os pontos de acupuntura localizados perto das artérias. A Tabela 25.1 relaciona esses locais.

Como se pode observar nessa tabela, os pontos F-10 *Wuli* e BP-11 *Jimen* têm posições alternativas para a avaliação do pulso em F-3 *Taichong* e E-42 *Chongyang*, respectivamente. Isso era usado nos tempos antigos para pacientes do sexo feminino, de forma a evitar que o doutor (sempre homem) tocasse nas coxas de suas pacientes mulheres.

Atribuição dos órgãos às posições do pulso

O *Clássico das Dificuldades* (100 d.C.) estabeleceu pela primeira vez a prática de avaliar o pulso da artéria radial: esse pulso era descrito de várias formas, inclusive *Qi Kou* ("Portal do Qi"), *Cun Kou* ("Portal da Polegada [posição Anterior do pulso]") e *Mai Kou* ("Portal do Pulso"). Nesse livro, encontramos a seguinte citação: "*Os 12 canais principais têm suas próprias artérias, mas o pulso pode ser avaliado apenas no Portal da Polegada [posição P-9], que reflete a vida e a morte dos 5 órgãos Yin e dos 6 órgãos Yang... O Portal da Polegada é o ponto de início e término da energia dos 5 órgãos Ying e dos 6 órgãos Yang e isso explica por que podemos avaliar o pulso apenas nessa posição.*"[3]

O *Clássico das Dificuldades* estabeleceu a prática de palpar o pulso na artéria radial, dividindo-o em três áreas e sentindo-o em três níveis diferentes: isto é, superficial, médio e profundo. As três partes do pulso da artéria radial eram conhecidas como "polegada" (*cun*), "portal" (*guan*) e "pé" (*chi*). Em nosso livro, essas partes são descritas como "Anterior", "Média" e "Posterior", respectivamente. Os três níveis de cada uma das três partes formam as chamadas "nove regiões".[4]

O livro *Clássico das Dificuldades* relaciona claramente as três partes do pulso aos três Aquecedores. Segundo o texto: "*Existem três posições – polegada, barra e cúbito – e nove regiões [cada*

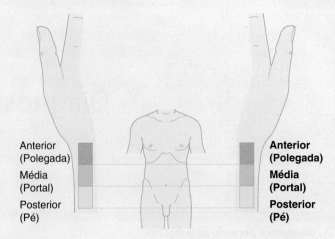

Figura 25.1 Correspondência entre as posições do pulso e os Três Aquecedores.

posição sendo] superficial, média e profunda. A posição superior [distal] corresponde ao Céu e reflete as doenças do tórax até a cabeça; a posição média corresponde ao Indivíduo e reflete as doenças que ocorrem entre o diafragma e o umbigo; a posição inferior [proximal] corresponde à Terra e reflete as doenças localizadas abaixo do umbigo até os pés"[5] (Figura 25.1).

Ao longo dos séculos, houve várias atribuições diferentes de cada posição do pulso aos órgãos correspondentes. A atribuição utilizada mais comumente hoje em dia foi originada dos livros *O Clássico do Pulso* (*Mai Jing*, 280 d.C.) de Wang Shu He; *Pulse Study of Bin-Hu Lake* (*Bin Hu Mai Xue*, 1564) de Li Shi Zhen; e *Golden Mirror of Medical Tradition* (*Yi Zong Jin Jian*, 1742) de Wu Qian.

As posições do pulso adotadas no livro *Clássico das Dificuldades* são (Figura 25.2):

	Esquerda	Direita
Anterior	Intestino Delgado/Coração	Pulmões/Intestino Grosso
Média	Vesícula Biliar/Fígado	Baço/Estômago
Posterior	Bexiga/Rins	Pericárdio/Triplo Aquecedor

Tabela 25.1 As nove regiões do pulso de acordo com o Questões Simples.

Área	Localização	Região	Ponto	Órgão ou parte do corpo	Alternativa
Superior	Cabeça	Superior	*Tai Yang*	Qi da cabeça	
		Média	E-3 *Juliao*	Qi da boca	
		Inferior	TA-21 *Ermen*	Qi das orelhas e dos olhos	
Média	Mão	Superior	P-8 *Jingqu*	Pulmões	
		Média	IG-4 *Hegu*	Centro do tórax	
		Inferior	C-7 *Shenmen*	Coração	
Inferior	Perna	Superior	F-10 *Wuli*	Fígado	F-3 *Taichong*
		Média	R-3 *Taixi*	Rins	
		Inferior	BP-11 *Jimen*	Baço e Estômago	E-42 *Chongyang*

O Clássico do Pulso descreve a correspondência entre as posições do pulso e os órgãos (ou canais) no Capítulo 7, que são as seguintes:

	Esquerda	Direita
Anterior	Intestino Delgado/Coração	Pulmões/Intestino Grosso
Média	Vesícula Biliar/Fígado	Baço/Estômago
Posterior	Bexiga/Rins	Rins/Útero/Triplo Aquecedor/Bexiga

As posições do pulso adotadas no *Pulse Study of Bin-Hu Lake* (que omite os órgãos *Yang*) são:

	Esquerda	Direita
Anterior	Coração	Pulmões
Média	Fígado	Baço
Posterior	Rins	Rins

Outra disposição amplamente utilizada provém do *Golden Mirror of Medical Tradition* (*Yi Zong Jin Jian*, 1742), de Wu Qian. Esse texto inclui as posições dos órgãos *Yang*:

	Esquerda	Direita
Anterior	*Shanzhong*/Coração	Pulmões/Tórax
Média	Vesícula Biliar/Fígado	Baço/Estômago
Posterior	Bexiga, Intestino Delgado/Rins	Intestino Grosso/Rins

Em geral, aceita-se que a posição Posterior esquerda reflita o *Qi* do *Yin* do Rim, enquanto a posição Posterior direita indique o *Qi* do *Yang* do Rim. Nesse texto, *Shanzhong* indica o centro do tórax.

Reconciliação das contradições

Embora essas disposições diferentes possam ser muito contraditórias, na verdade há uma linha comum entre elas. Acima de tudo, há concordância geral de que as posições Anteriores refletem o estado do *Qi* do Aquecedor Superior, as posições Médias, do Aquecedor Médio e as posições Posteriores do Aquecedor Inferior (exceto quanto às posições dos Intestinos Delgado e Grosso nas posições Frontais pelo *Clássico das Dificuldades* e pelo *Clássico do Pulso* de Wang Shu He, que estão explicadas sucintamente a seguir).

Entretanto, em relação com os órgãos *Yang*, as discrepâncias existentes parecem ser maiores. Na verdade, alguns doutores sequer consideravam que o estado dos órgãos *Yang* poderia estar refletido no pulso.

Em minha opinião, as diferenças são reconciliáveis porque as diversas disposições do pulso refletem diferentes abordagens terapêuticas do fitoterapeuta e do acupunturista: isto fica especialmente claro em relação às posições do Intestino Delgado e do Intestino Grosso no pulso. Na verdade, a atribuição desses dois órgãos às posições do pulso é uma das contradições mais marcantes: alguns atribuem esses órgãos ao Aquecedor Superior, enquanto outros, ao Aquecedor Inferior. Considerando que o pulso reflete o *Qi* tanto do órgão quanto do canal, poderíamos naturalmente atribuir o Intestino Delgado

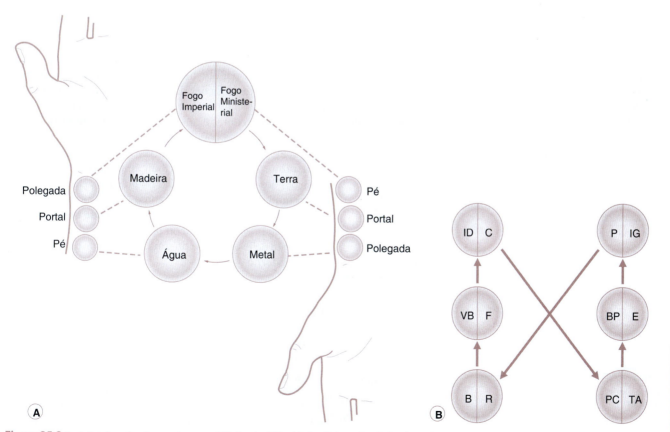

Figura 25.2 Posições do pulso de acordo com o *Clássico das Dificuldades*. ID: Intestino Delgado; C: Coração; VB: Vesícula Biliar; F: Fígado; B: Bexiga; R: Rins; P: Pulmões; IG: Intestino Grosso; BP: Baço; E: Estômago; PC: Pericárdio; TA: Triplo Aquecedor.

e o Intestino Grosso à mesma posição, considerando-se o Coração e os Pulmões (do Aquecedor Superior) aos quais seus canais estão conectados.

Por outro lado, o fitoterapeuta poderia atribuir mais importância aos órgãos internos que aos canais e atribuir o Intestino Delgado e o Intestino Grosso à posição Posterior, isto é, ao Aquecedor Inferior, que é onde se localizam esses órgãos.

> **⚠ Atenção**
>
> A atribuição contraditória do Intestino Delgado e do Intestino Grosso à posição Anterior (Aquecedor Superior) ou Posterior (Aquecedor Inferior) reflete as perspectivas diferentes do acupunturista e do fitoterapeuta, respectivamente.

Outra razão para as discrepâncias é que o Intestino Delgado e o Intestino Grosso estão muito menos relacionados com seus respectivos canais que os outros órgãos. Esses dois órgãos estão situados no Aquecedor Inferior, enquanto seus canais estão nos braços (todos os outros órgãos do Aquecedor Superior têm seus canais respectivos nos braços, enquanto os órgãos do Aquecedor Médio ou Inferior têm seus canais correspondentes nas pernas).

Além disso, as funções dos órgãos intestinais propriamente ditos e dos seus canais respectivos não se correspondem diretamente, embora os pontos dos canais do Intestino Delgado e do Intestino Grosso possam ser usados para tratar problemas de seus órgãos correspondentes; esses pontos são usados frequentemente para tratar doenças das áreas do Aquecedor Superior (ombros, pescoço, cabeça) e invasões por fatores patogênicos externos que afetam os ombros, o pescoço e a cabeça (Figura 25.3).

A Figura 25.3 ilustra duas condições patológicas do Intestino Grosso – uma do canal (abscesso dentário) e outra do órgão propriamente dito (colite ulcerativa). Desse modo, um abscesso dentário causado por Calor Tóxico no canal do Intestino Grosso estará refletido na posição Anterior direita, enquanto a colite ulcerativa – que certamente afeta o órgão Intestino Grosso – estará refletida na posição Posterior direita (neste caso, geralmente tornando o pulso em Corda).

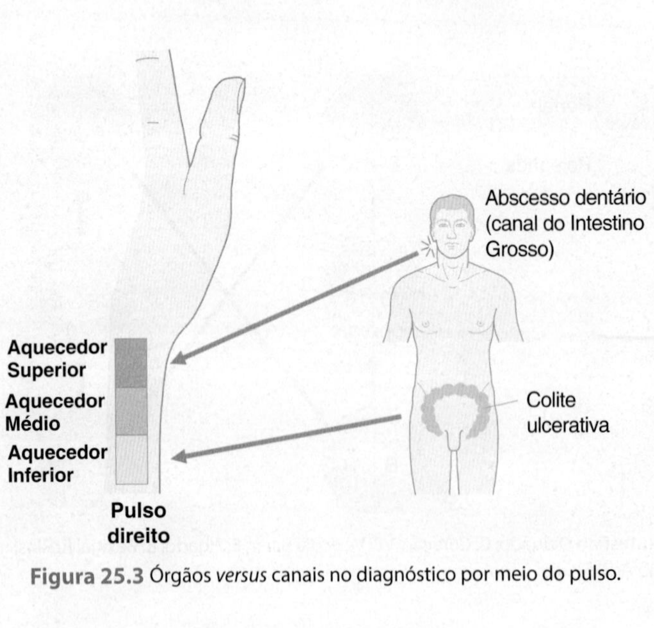

Figura 25.3 Órgãos *versus* canais no diagnóstico por meio do pulso.

Ainda existe outra discrepância entre o *Clássico das Dificuldades* e todos os clássicos subsequentes, porque o primeiro atribui a posição Posterior direita ao Triplo Aquecedor e ao Pericárdio, enquanto todos os outros livros clássicos atribuem essa posição variavelmente aos Rins, Útero, Bexiga e Intestino Grosso – todos órgãos que fazem parte do Aquecedor Inferior.

Também nesse caso, acredito que essa discrepância reflita as perspectivas diferentes do acupunturista e do fitoterapeuta. Na perspectiva da acupuntura (e, portanto, dos canais), a atribuição da posição Posterior direita ao Triplo Aquecedor e ao Pericárdio mantém a simetria entre as posições do pulso e os 12 canais. Na perspectiva dos órgãos, a posição Posterior não poderia refletir os canais que estão no Aquecedor Superior e também um órgão que está no Aquecedor Superior (Pericárdio).

Na verdade, o Capítulo 18 do *Clássico das Dificuldades* atribui a posição Posterior direita ao Pericárdio e ao Triplo Aquecedor, mas *exatamente* nesse capítulo também há outra citação no parágrafo seguinte: "*O pulso tem três posições e 9 regiões: a qual corresponde cada uma? As 3 posições são cun, guan e chi. As 9 regiões referem-se ao Superficial, Médio e Profundo [de cada posição]. A posição Superior é governada pelo Céu e reflete as doenças que se formam entre o tórax e a cabeça; a posição Intermediária é governada pelo Indivíduo e reflete as doenças que se formam entre o diafragma e o umbigo; e a posição Inferior é governada pela Terra e reflete as doenças que se desenvolvem entre o umbigo e os pés.*"[6] Desse modo, esse trecho diz claramente que as posições Posteriores refletem as doenças do Aquecedor Inferior.

É importante salientar que, nesse contexto, a palavra "Terra" não é a mesma "Terra" da teoria dos Cinco Elementos, mas a "Terra" da estrutura tridimensional formada por "Céu–Indivíduo–Terra".

Significado clínico do pulso em geral

Afora isso, outro aspecto do diagnóstico por meio do pulso também explica por que não deveríamos dar tanta importância às diferentes posições do pulso atribuídas pelos diversos doutores. Essencialmente, o pulso reflete o estado do Qi nos diversos Aquecedores e nos diferentes níveis energéticos, que são dependentes da condição patológica. O pulso deve ser interpretado dinamicamente, em vez de mecanicamente. Por essa razão, não devemos atribuir importância indevida às posições dos órgãos (ou canais) no pulso. Os elementos mais importantes são determinar como o Qi está circulando; qual é a relação entre Yin e Yang no pulso; em que nível o Qi está circulando (i. e., superficial ou profundo no pulso); se o Qi do corpo está deficiente; e se há uma invasão por um fator patogênico externo.

Órgão *versus* canal no diagnóstico por meio do pulso

Cada posição do pulso pode refletir fenômenos diferentes em situações diferentes. Por exemplo, consideremos o pulso Médio esquerdo (posição do Fígado): em condições de saúde, o Qi do Fígado e o da Vesícula Biliar estão equilibrados ou, em outras palavras, Yin e Yang dentro da esfera do Fígado/Vesícula Biliar estão equilibrados. Nesse caso, o pulso é relativamente macio e suave e não é especialmente superficial ou profundo e a influência da Vesícula Biliar no pulso não é percebida. Contudo, quando o Yang do Fígado está em excesso e sobe de forma a afetar o canal da Vesícula Biliar (causando cefaleias temporais graves), a ascensão do *Qi* é refletida no pulso, que se torna em Corda (mais "robusto" que o normal) e mais superficial (pode ser percebido pulsando fortemente sob o dedo). Ao interpretar esse pulso, podemos dizer que o *Yang* do Fígado está ascendendo ou, em outras palavras, que o *Qi* da Vesícula Biliar está em Excesso.

Vejamos outro exemplo: quando o pulso Anterior direito (pulso dos Pulmões) está muito cheio, maior que o normal e rápido, isto poderia indicar um problema emocional afetando os Pulmões. Nesse caso, o pulso poderia refletir o estado dos Pulmões. Contudo, em outro caso, exatamente o mesmo tipo de pulso poderia indicar algo muito diferente quando, por exemplo, o paciente tem um abscesso dentário purulento agudo e volumoso. Nesse caso, o pulso reflete o estado do canal do Intestino Grosso (no qual está localizado o abscesso), em vez de um problema com os Pulmões.

Os três níveis

Durante a palpação do pulso, deve-se avaliá-lo em três profundidades diferentes: níveis superficial, intermediário e profundo. O nível superficial é sentido aplicando-se muito suavemente os dedos na artéria; o nível profundo é sentido pressionando-se firmemente a artéria, quase a ponto de obstruir inteiramente o pulso e, em seguida, soltando muito lentamente; o nível intermediário é sentido entre esses dois graus de pressão.

Os três níveis do pulso fornecem uma noção imediata do nível do *Qi* no pulso e, desse modo, o tipo de condição patológica que poderia estar presente. Em termos mais específicos:

- O nível Superficial reflete o estado do *Qi* (e dos órgãos *Yang*)
- O nível Médio reflete o estado do Sangue
- O nível Profundo reflete o estado do *Yin* (e dos órgãos *Yin*).

Desse modo, com o exame da força e da qualidade do pulso nos três níveis, podemos obter uma noção da patologia do *Qi*, do Sangue ou do *Yin* e também dos estados relativos de *Yin* e *Yang*.

O significado clínico dos três níveis foi interpretado diferentemente por diversos doutores, mas todas essas abordagens são igualmente válidas e devem ser mantidas em mente.

Por exemplo, além de refletir o *Qi*, o Sangue e o *Yin*, os três níveis também refletem o seguinte:

- Nível Superficial: doenças Externas
- Nível Médio: doenças do Estômago e do Baço
- Nível Profundo: doenças Internas.

Li Shi Zhen também propôs outra interpretação para os três níveis, que é a seguinte:

- O nível Superficial reflete o estado do Coração e dos Pulmões
- O nível Médio reflete o estado do Estômago e do Baço
- O nível Profundo reflete o estado do Fígado e dos Rins.

Nesse ponto de vista, o *Qi* dos órgãos internos não está refletido apenas nas diferentes posições, mas também nas diversas profundidades. A ideia é que ao Coração e aos Pulmões (principalmente a estes últimos) pode ser atribuído o controle

do Exterior do corpo e, consequentemente, seu *Qi* é sentido no nível superficial. O Estômago e o Baço produzem Sangue e, deste modo, seu *Qi* pode ser sentido no nível do Sangue (intermediário). O Fígado e os Rins (especialmente estes últimos) controlam as energias *Yin* e, consequentemente, seu *Qi* é sentido no nível do *Yin* (profundo).

Portanto, o significado clínico dos três níveis de profundidade do pulso pode ser interpretado de três formas diferentes, todas elas significativas (Tabela 25.2).

Por outro lado, podemos interpretar as três posições Anterior, Intermediária e Posterior como reflexos das energias do *Qi*, do Sangue e do *Yin*, respectivamente, bem como as três áreas do corpo (Superior, Média e Inferior) e seus respectivos órgãos (Tabela 25.3). Portanto, as três posições (Anterior, Média e Posterior) do pulso também podem refletir os três níveis: a posição Anterior representa o nível superficial; a posição Média, o nível intermediário; e a posição Posterior, o nível profundo.

Tabela 25.2 Significado clínico dos três níveis do pulso.

Nível	Tipo de energia	Nível de energia	Órgão
Superficial	*Qi* (órgãos *Yang*)	Exterior	Coração e Pulmões
Médio	Sangue	Estômago e Baço	Estômago e Baço
Profundo	*Yin* (órgãos *Yin*)	Interior	Rins

Tabela 25.3 Significado clínico das posições do pulso.

Posição	Tipo de energia	Aquecedor	Órgão
Superficial	*Qi*	Superior	Coração-Pulmões
Média	Sangue	Médio	Estômago-Baço
Profunda	*Yin*	Inferior	Rim

▶ Método de avaliação do pulso

Hora do dia

Tradicionalmente, a melhor hora para avaliar o pulso é nas primeiras horas da manhã, quando *Yin* está tranquilo e *Yang* ainda não avançou.

Evidentemente, nem sempre é possível conseguir isso quando pacientes são atendidos ao longo de todo o dia.

Nivelamento do braço

O braço do paciente deve estar na horizontal e não deve ser mantido em um nível mais alto que o do coração. Isso significa que, se o paciente estiver sentado, o braço deve ser apoiado horizontalmente na mesa; quando o paciente está deitado, o braço deve ser apoiado horizontalmente no colchão e não deve ser sustentado pelo médico cruzando o corpo do paciente (Figura 25.4).

Aplicação dos dedos

Aplicação dos dedos significa que os três dedos do médico (indicador, médio e anular) devem ser colocados simultaneamente sobre a artéria radial de forma a realizar uma avaliação inicial da força, do nível e da qualidade do pulso. De forma a avaliar cada uma das posições, pode ser necessário levantar dois dedos ligeiramente, enquanto o terceiro é usado para interpretar

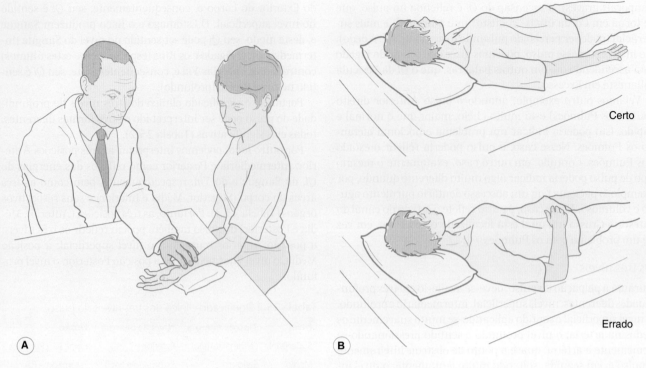

Figura 25.4 Nivelamento do braço.

o pulso. Em geral, o médico palpa o pulso do braço direito do paciente com sua mão esquerda e vice-versa, colocando os dedos indicador, médio e anular nas posições Anterior, Média e Posterior, respectivamente.

Disposição dos dedos

Disposição dos dedos significa que o médico deve afastar ligeiramente ou aproximar firmemente os dedos, de acordo com o tamanho do braço do paciente. Por exemplo, quando palpa o pulso de uma criança de 10 anos, o médico deve aproximar firmemente seus dedos de forma a sentir as três posições; quanto menor é a criança, mais próximos devem ficar seus dedos e, nos bebês com menos de 1 ano de vida, o médico pode palpar as três posições com um único dedo (rolando o dedo em direção proximal e distal para sentir as posições Posterior e Anterior, respectivamente). Quando o médico avalia o pulso de um homem muito alto, ele deve afastar seus dedos ligeiramente de forma a sentir as três posições.

Regulação dos dedos

Regulação dos dedos significa que o médico deve colocar as pontas dos dedos nas três posições, de forma a acomodar os diferentes comprimentos dos dedos. Em outras palavras, o dedo médio (porque é o mais longo) é ligeiramente contraído. De forma a palpar o pulso, o médico deve usar as polpas dos seus dedos, em vez de suas pontas.

Utilização dos dedos

Utilização dos dedos significa que o médico deve ter em mente a diferença sutil de sensibilidade entre os três dedos. Em geral, o dedo anular é ligeiramente mais sensível que os outros e este dedo deve ser levado em consideração, quando se comparam as diferentes forças das três posições: contudo, a diferença de sensibilidade é muito pequena e não é muito importante na prática clínica.

Movimentação dos dedos

Movimentação dos dedos significa que os dedos devem ser movimentados em várias direções durante a palpação do pulso. Existe um conceito equivocado e comum de que o pulso é sentido mantendo-se os dedos absolutamente imóveis por um tempo longo: na verdade, os dedos são mantidos imóveis apenas quando se conta a frequência do pulso para determinar se é Lento, Rápido ou normal. Existem cinco movimentos:

1. *Levantar* consiste em levantar suavemente os dedos para aferir a força do pulso no nível superficial e, portanto, se o pulso é Flutuante, normal ou deficiente nesse nível
2. *Pressionar* consiste em apertar suavemente os dedos para baixo de forma a aferir a força do pulso nos níveis intermediário e profundo e, consequentemente, definir se o pulso é Profundo, normal ou deficiente nesses níveis; isto é necessário para determinar se o pulso é Profundo, Oco, Escondido ou Vazio no nível profundo
3. *Buscar* consiste em não movimentar os dedos, mas mantê-los imóveis para contar a frequência do pulso e decidir se ele é Lento, Rápido ou normal
4. *Empurrar* consiste em movimentar suavemente os dedos de um lado para outro (lateral para medial) em cada posição. Esse movimento é necessário para interpretar algumas qualidades do pulso, inclusive Deslizante, em Corda, em Couro, Tenso, Áspero, Fino, Mínimo etc. É possível identificar essas qualidades do pulso apenas quando os dedos são movimentados dessa forma para sentir o *redondo* do pulso: apenas quando se sente o redondo do pulso é que se pode determinar seu formato

5. **Rolar** consiste em movimentar os dedos para frente e para trás (proximal e distal) em cada posição: esse movimento é necessário para determinar se o pulso é Curto, Longo ou Móvel, ou para avaliar o pulso de uma criança com menos de 1 ano de vida.

Equalização da respiração

 Atenção

Lembre-se que o pulso não é sentido com os dedos totalmente imóveis, mas com quatro tipos de movimento dos dedos:
1. Levantar (para cima)
2. Pressionar (para baixo)
3. Empurrar (de um lado para outro)
4. Rolar (da posição proximal para a distal).

Tradicionalmente, era importante que o médico regulasse e equilibrasse seu próprio padrão respiratório de forma a estar mais perceptivo ao *Qi* do paciente e tornar-se mais receptivo.

Outra razão para isso era que o pulso do paciente era correlacionado com os ciclos respiratórios do médico de forma a determinar se era lento ou rápido (Boxe 25.1).

Boxe 25.1 Método de avaliação do pulso

- Hora do dia (melhor de manhã)
- Nivelamento do braço (o braço do paciente não deve estar mais alto que seu coração)
- Aplicação dos dedos (aplicação dos dedos na artéria do jeito certo)
- Disposição dos dedos (ajuste do afastamento dos dedos de acordo com o tamanho do paciente)
- Regulação dos dedos (acomodar os diferentes comprimentos dos dedos)
- Utilização dos dedos (acomodar as diferenças de sensibilidade dos dedos)
- Movimentação dos dedos
  - *Levantar* (levantar para sentir o nível superficial)
  - *Pressionar* (apertar para baixo para sentir o nível profundo)
  - *Buscar* (movimentar o dedo lateral e medialmente)
  - *Rolar* (movimentar os dedos nas direções proximal e distal)
- Equalização da respiração (acalmar-se e concentrar-se na própria respiração).

▶ Fatores levados em consideração

Vários fatores devem ser levados em consideração de forma a avaliar cada pulso em seu contexto e em relação a cada paciente.

Estações do ano

As estações influenciam o pulso, ou seja, é mais profundo no inverno e mais superficial no verão.

Sexo

Os pulsos dos homens normalmente são ligeiramente mais fortes que os das mulheres. Além disso, o pulso esquerdo deve ser ligeiramente mais forte nos homens, enquanto nas mulheres o pulso direito deve ser ligeiramente mais forte. Isso está de acordo com o simbolismo de *Yin* e *Yang*, segundo o qual o lado esquerdo é *Yang* (ou seja, masculino) e o lado direito é *Yin* (ou seja, feminino).

Nos homens, a posição Anterior deve ser ligeiramente mais forte, enquanto nas mulheres a posição Posterior deve ser mais forte. Isso também acompanha o simbolismo *Yin-Yang*, de acordo com o qual o superior é *Yang* (ou seja, masculino) e o inferior é *Yin* (ou seja, feminino). Entretanto, na prática, isso dificilmente é percebido assim.

Ocupação

O pulso dos indivíduos que fazem atividade física pesada deve ser mais forte que o dos indivíduos que trabalham mentalmente.

O Boxe 25.2 resume os fatores levados em consideração.

Boxe 25.2 Fatores levados em consideração na avaliação do pulso

- Estação do ano
- Gênero
- Ocupação.

▶ Pulso normal

O pulso deve ter três qualidades, que são descritas como o *Qi* do Estômago, espírito e raiz.

Qi do Estômago

Podemos dizer que um pulso tem *Qi* do Estômago quando ele parece "suave", "tranquilo" e relativamente lento (quatro batimentos por ciclo respiratório).

O pulso com *Qi* do Estômago não é turbulento. O Estômago é o Mar dos Alimentos, a Raiz do *Qi* Pós-Celestial e a origem do *Qi* e do Sangue. Por essa razão, ele fornece "corpo" ao pulso. Quando o pulso parece muito turbulento ou em Corda, isto indica que a função do Estômago esteja prejudicada. No Capítulo 19 do livro *Questões Simples*, encontramos que: "*O Estômago é a Raiz dos 5 órgãos Yin; o Qi dos órgãos Yin não pode alcançar o canal dos Pulmões [i. e., a artéria radial no canal dos Pulmões] por si próprio, mas precisa do Qi do Estômago… quando o pulso é suave, isso indica que ele tenha Qi do Estômago e o prognóstico é bom.*"[7]

Essa qualidade específica de ser "macio" (embora não muito macio), "suave", "calmo" e "não turbulento" é importante: os iniciantes comumente consideram que a qualidade turbulenta e dura do pulso é "saudável".

Espírito

Podemos dizer que um pulso tem espírito quando é macio, mas tem força, não é grande nem pequeno e é regular. O pulso também deve ser regular em sua qualidade: isto é, não deve mudar sua qualidade com muita facilidade e frequência. Um pulso que tem essas qualidades reflete o estado normal do *Qi* do Coração e do Sangue.

Raiz

Podemos dizer que um pulso tem raiz em dois sentidos. O pulso tem raiz quando o nível profundo pode ser sentido claramente e também quando a posição Posterior pode ser sentida nitidamente. Ter raiz significa que os Rins são saudáveis e fortes.

Desse modo, um pulso que tem espírito, *Qi* do Estômago e raiz indica normalidade da mente, do *Qi* e da Essência, respectivamente (Boxe 25.3).

Portanto, ao interpretarmos o pulso, devemos prestar atenção a determinados elementos, na ordem em que aparecem no Boxe 25.4.

Boxe 25.3 Pulso normal

- *Qi* do Estômago (relativamente macio, calmo e suave)
- Espírito (regular, macio)
- Raiz (sentido claramente no nível profundo e na terceira posição).

Boxe 25.4 Procedimento de palpação do pulso

1. Sinta o pulso em geral
2. Sinta se o pulso tem espírito, *Qi* do Estômago e raiz
3. Sinta os três níveis e as três posições
4. Sinta a força do pulso
5. Sinta a qualidade geral do pulso (se houver)
6. Sinta a qualidade de cada posição do pulso.

▶ Qualidades do pulso

Existem 28 qualidades do pulso, que estão descritas a seguir.

1. Flutuante (*Fu*)

Palpação

Esse pulso pode ser sentido aplicando-se pressão suave dos dedos, ou seja, apenas apoiando os dedos sobre a artéria

Significado clínico

(Boxe 25.5)

Com as condições externas, essa qualidade indica a existência de um padrão externo causado por invasão de um fator patogênico externo, inclusive Vento-Frio ou Vento-Calor. Quando o pulso é Flutuante e Tenso, isso indica Vento-Frio; quando é Flutuante e Rápido, isto indica Vento-Calor.

Com as condições internas, quando o pulso é Flutuante no nível superficial, mas Vazio no nível profundo, isso indica deficiência de *Yin*.

Em casos raros, o pulso pode ser Flutuante em presença de outras condições internas, inclusive anemia ou câncer. Nesses casos, o pulso é Flutuante porque o *Qi* está muito deficiente e "flutua" até a superfície do corpo.

Boxe 25.5 Pulso Flutuante

- Invasão de Vento externo
- Deficiência de *Yin* (condições internas).

2. Profundo (*Chen*)

Palpação

Esse pulso é o contrário do Flutuante: pode ser sentido apenas quando se aplica pressão firme dos dedos e é palpado nas proximidades do osso.

Significado clínico

(Boxe 25.6)

Essa qualidade do pulso indica uma condição interna, que poderia assumir diversas formas. Também sugere que o problema esteja nos órgãos *Yin*.

Quando o pulso é Profundo e Fraco, isso indica deficiência de *Qi* e *Yang*. Quando Profundo e Cheio, isso sugere estase de *Qi* ou Sangue no Interior, ou Frio ou Calor no Interior.

Boxe 25.6 Pulso Profundo

- Fator patogênico no Interior (Profundo-Cheio)
- Deficiência de *Yang* (Profundo-Fraco).

3. Lento (*Chi*)

Palpação

Esse pulso tem três batimentos por ciclo respiratório (do médico). Na antiguidade, a frequência era referida ao ciclo respiratório do examinador, mas hoje a frequência do pulso também pode ser contada convencionalmente utilizando um relógio.

As frequências normais variam, mas geralmente são as seguintes:

Idade (anos)	Frequência (batimentos/minuto)
1 a 4	90 ou mais
4 a 10	84
10 a 16	78/80
16 a 35	76
35 a 50	72/70
+ 50	68

Significado clínico

(Boxe 25.7)

Pulso Lento indica um padrão de Frio. Quando o pulso é Lento e Fraco, isso indica Frio-Vazio por deficiência de *Yang*. Quando é Lento e Cheio, isso sugere Frio-Cheio.

Boxe 25.7 Pulso Lento

- Padrão de Frio
- Frio-Vazio (Lento e Fraco)
- Frio-Cheio (Lento e Cheio).

4. Rápido (*Shu*)

Palpação

Esse pulso tem mais de cinco batimentos a cada ciclo respiratório, ou frequência maior que as indicadas na tabela ilustrada antes.

Significado clínico

(Boxe 25.8)

Pulso Rápido indica um padrão de Calor. Quando é Flutuante-Vazio e Rápido, isso indica Calor-Vazio causado por deficiência de *Yin*. Quando é Cheio e Rápido, isso sugere Calor-Cheio.

Boxe 25.8 Pulso Rápido

- Padrão de Calor
- Calor-Cheio (Rápido e Cheio)
- Calor-Vazio (Rápido e Flutuante–Vazio).

5. Vazio (*Xu*)

Palpação

O pulso Vazio é muito grande, mas macio. O termo "Vazio" pode sugerir que nada possa ser sentido, mas não é isto: na verdade, esse pulso é muito grande, mas parece vazio quando se aplica pressão ligeiramente maior e é macio.

Significado clínico

(Boxe 25.9)

Pulso Vazio indica deficiência de *Qi*.

Boxe 25.9 Pulso Vazio

- Deficiência de *Qi*.

---

6. Cheio (*Shi*)

Palpação

Esse pulso parece cheio, mas é muito duro e longo. O termo "Cheio" é usado comumente em dois sentidos diferentes. No primeiro caso, sugere um tipo específico de pulso, conforme foi descrito antes; no segundo caso, este termo é usado frequentemente para indicar qualquer pulso do tipo Cheio.

Significado clínico

(Boxe 25.10)

O pulso cheio indica um padrão de Cheio. Pulso Cheio e Rápido sugere Calor-Cheio, enquanto um pulso Cheio e Lento indica Frio-Cheio.

Boxe 25.10 Pulso Cheio

- Padrão de Cheio
- Calor-Cheio (Cheio-Rápido)
- Frio-Cheio (Cheio-Lento).

---

7. Deslizante (*Hua*)

Palpação

O pulso Deslizante parece liso, arredondado e escorregadio ao toque, como se fosse oleoso: ele escorrega sob os dedos.

Significado clínico

(Boxe 25.11)

O pulso Deslizante indica Fleuma, Umidade, retenção de alimentos ou gravidez.

Em termos gerais, o pulso deslizante é Cheio por definição, mas, em alguns casos, também pode ser Fraco, indicando Fleuma ou Umidade em presença de deficiência de *Qi*.

Boxe 25.11 Pulso Deslizante

- Fleuma
- Umidade
- Retenção de alimentos
- Gravidez.

---

8. Áspero (*Se*)

Palpação

Esse pulso parece encrespado sob os dedos: em vez de uma onda de pulso suave, o pulso Áspero parece como se tivesse uma borda denteada.

O pulso Áspero também indica aquele que se altera rapidamente em frequência e qualidade.

Significado clínico

(Boxe 25.12)

O pulso Áspero indica deficiência de Sangue, mas também pode sugerir esgotamento dos fluidos e pode ocorrer depois de transpiração ou vômitos profusos e prolongados.

Boxe 25.12 Pulso Áspero

- Deficiência de Sangue
- Esgotamento dos Fluidos Corporais.

---

9. Longo (*Chang*)

Palpação

Basicamente, esse pulso é mais longo que o normal: ou seja, estende-se ligeiramente além da posição do pulso normal.

Significado clínico

(Boxe 25.13)

Esse pulso indica um padrão de Calor.

Boxe 25.13 Pulso Longo

- Padrão de Calor.

---

10. Curto (*Duan*)

Palpação

Esse pulso é o contrário do Longo, ou seja, ocupa um espaço menor que a posição do pulso normal.

Significado clínico

(Boxe 25.14)

O pulso Curto indica deficiência grave de *Qi*. Esse pulso aparece frequentemente nas posições Frontais esquerda ou direita.

O pulso Curto sugere especificamente deficiência de *Qi* do Estômago.

Boxe 25.14 Pulso Curto

- Deficiência grave de *Qi*
- Deficiência de *Qi* do Estômago.

---

11. Transbordante (*Hong*)

Palpação

Esse pulso parece grande e estende-se além da posição do pulso normal. O pulso Transbordante é superficial e geralmente parece como se transbordasse do canal do pulso normal, como um rio derramando suas águas durante uma inundação.

Significado clínico

(Boxe 25.15)

O pulso Transbordante indica Calor extremo. Isso ocorre comumente com febre, mas também é palpado nos pacientes com doenças crônicas caracterizadas por Calor interno.

Quando o pulso é Transbordante, mas Vazio ao ser comprimido, isto indica Calor-Vazio causado por deficiência de *Yin*.

Boxe 25.15 Pulso Transbordante

- Calor-Cheio
- Calor-Vazio (Transbordante e Vazio).

12. Fino (*Xi*)

Palpação

Esse pulso é mais fino que o normal.

Significado clínico

(Boxe 25.16)

Pulso fino indica deficiência de Sangue, mas também pode sugerir Umidade com deficiência grave de *Qi*.

Boxe 25.16 Pulso Fino

- Deficiência de Sangue
- Umidade com deficiência grave de *Qi*.

13. Mínimo (*Wei*)

Palpação

Basicamente, esse pulso é igual ao Fino, apenas um pouco mais que este último. O pulso é extremamente fino, pequeno e difícil de palpar.

Significado clínico

(Boxe 25.17)

O pulso Mínimo indica deficiências graves de *Qi* e Sangue.

Boxe 25.17 Pulso Mínimo

- Deficiências graves de *Qi* e Sangue.

14. Tenso (*Jin*)

Palpação

Esse pulso parece torcido como uma corda grossa.

Significado clínico

(Boxe 25.18)

Pulso Tenso indica Frio, que pode ser interno ou externo, inclusive por invasão de Vento-Frio externo. Quando o pulso é Tenso e Flutuante, isso indica Frio externo; quando é Tenso, Cheio e Profundo, isso sugere Frio-Cheio no Interior; quando é Tenso, Fraco e Profundo, significa Frio-Vazio no Interior.

Esse pulso é encontrado frequentemente nos pacientes com asma causada por Frio nos Pulmões e com condições do Estômago causadas por Frio.

O pulso Tenso também pode sugerir dor causada por uma condição interna.

Boxe 25.18 Pulso Tenso

- Frio
- Frio externo (Tenso-Flutuante)
- Frio-Cheio Interno (Tenso-Cheio-Profundo)
- Frio-Vazio Interno (Tenso-Fraco-Profundo)
- Dor.

15. Em Corda (*Xian*)

Palpação

Esse pulso parece tenso como uma corda de violão. O pulso em Corda é mais fino, mais tenso e mais duro que o pulso Tenso. O pulso em Corda realmente se choca contra os dedos.

Significado clínico

(Boxe 25.19)

O pulso em Corda pode indicar três condições diferentes.

Boxe 25.19 Pulso em Corda

- Desarmonia do Fígado
- Dor
- Fleuma.

16. Retardado (*Huan*)

Palpação

Esse pulso tem quatro batimentos para cada ciclo respiratório.

Significado clínico

(Boxe 25.20)

Em geral, esse pulso é saudável e não tem significado patológico.

Boxe 25.20 Pulso Retardado

- Geralmente é um pulso saudável.

17. Oco (*Kou*)

Palpação

Esse pulso pode ser sentido no nível superficial, mas, quando o examinador pressiona um pouco mais para encontrar o nível intermediário, o pulso não está nesse nível; no entanto, o pulso volta a ser sentido no nível profundo quando a pressão é aumentada ainda mais. Em outras palavras, esse pulso é Vazio no nível intermediário.

Significado clínico

(Boxe 25.21)

Esse pulso ocorre depois de uma hemorragia. Quando o pulso é Rápido e ligeiramente Oco, isto pode indicar perda iminente de sangue.

Boxe 25.21 Pulso Oco

- Hemorragia
- Hemorragia iminente (Oco e Rápido).

18. Em Couro (*Ge*)

Palpação

Esse pulso parece duro e tenso no nível superficial e esticado como um tambor, mas parece completamente Vazio no nível profundo. O pulso em Couro é grande, mas não fino.

Significado clínico

(Boxe 25.22)

O pulso em Couro indica deficiência grave da Essência dos Rins ou do *Yin* do Rim.

Boxe 25.22 Pulso em Couro

- Deficiência grave de Essência dos Rins
- Deficiência grave de *Yin* do Rim.

19. Firme (*Lao*)

Palpação

O pulso Firme é sentido apenas no nível profundo e parece duro e muito robusto. Esse pulso também poderia ser descrito como um pulso em Corda no nível profundo.

Significado clínico

(Boxe 25.23)

O pulso Firme indica estase de Sangue, Frio interno (quando também é Lento) ou dor.

Boxe 25.23 Pulso Firme

- Estase de Sangue
- Frio interno (Firme e Lento)
- Dor.

20. Encharcado (ou Fraco-Flutuante) (*Ru*)

Palpação

O pulso Encharcado pode ser sentido apenas no nível superficial. Esse tipo de pulso parece muito macio e é apenas ligeiramente flutuante: isto é, não é tanto quanto o pulso Flutuante. O pulso Encharcado desaparece quando se aplica pressão mais forte para palpar o nível profundo. Ele é semelhante ao pulso Flutuante-Vazio, mas é mais macio e não tão Flutuante.

Significado clínico

(Boxe 25.24)

O pulso Encharcado indica existência de Umidade quando esse fator patogênico ocorre nos pacientes com deficiência de *Qi*.

Esse pulso também pode indicar deficiência de *Yin* ou de Essência.

Boxe 25.24 Pulso Encharcado

- Umidade com deficiência de *Qi*
- Deficiência de *Yin*
- Deficiência de Essência.

21. Fraco (*Ruo*)

Palpação

O pulso Fraco não pode ser palpado no nível superficial, mas apenas no nível profundo. Esse pulso também é macio.

Significado clínico

(Boxe 25.25)

Pulso Fraco indica deficiência de *Yang* ou, em alguns casos, deficiência de Sangue.

Boxe 25.25 Pulso Fraco

- Deficiência de *Yang*
- Deficiência de Sangue.

22. Disperso (*San*)

Palpação

Esse pulso parece muito pequeno e é relativamente superficial. Em vez de assemelhar-se a uma onda, o pulso parece como se estivesse "quebrado" em pequenos pontos.

Significado clínico

(Boxe 25.26)

Esse pulso indica deficiências muito graves de *Qi* e Sangue e, especialmente, de *Qi* do Rim. Também sugere uma condição grave.

Boxe 25.26 Pulso Disperso

- Deficiências graves de *Qi* e Sangue
- Deficiência grave de *Qi* do Rim
- Condição grave.

23. Escondido (*Fu*)

Palpação

Esse pulso parece como se estivesse oculto sob o osso. O pulso é muito profundo e difícil de palpar. Basicamente, o pulso Escondido é um caso extremo do pulso Profundo.

Significado clínico

(Boxe 25.27)

O pulso Escondido indica deficiência extrema de *Yang*.

Boxe 25.27 Pulso Escondido

- Deficiência grave de *Yang*.

24. Móvel (*Dong*)

Palpação

O pulso Móvel tem formato arredondado como um feijão; ele é curto e "treme" sob o dedo. O pulso Móvel não tem forma definida, sem cabeça ou cauda, apenas mais elevado ao centro. Esse pulso parece como se tremulasse e também é um pouco deslizante.

Significado clínico

(Boxe 25.28)

Esse pulso indica choque, ansiedade, susto ou dor extrema e é encontrado comumente nos pacientes com problemas emocionais graves, especialmente causados por medo, ou nos indivíduos que passaram por um choque emocional profundo, ainda que tenha sido muitos anos antes.

Boxe 25.28 Pulso Móvel

- Choque, ansiedade, susto
- Dor.

25. Precipitado (*Cu*)

Palpação

Esse pulso é Rápido e é interrompido a intervalos regulares.

Significado clínico

(Boxe 25.29)

O pulso Precipitado indica Calor extremo e deficiência de *Qi* do Coração. Esse pulso também é palpado com as condições de Fogo de Coração.

Boxe 25.29 Pulso Precipitado

- Calor grave
- Deficiência de *Qi* do Coração
- Fogo de Coração.
---

26. Nodoso (*Jie*)

Palpação

Esse pulso é Lento e é interrompido a intervalos irregulares.

Significado clínico

(Boxe 25.30)

O pulso Nodoso indica Frio e deficiência de *Yang* do Coração.

Boxe 25.30 Pulso Nodoso

- Frio com deficiência de *Yang* do Coração
---

27. Intermitente (*Dai*)

Palpação

Esse pulso é interrompido a intervalos regulares.

Significado clínico

(Boxe 25.31)

Esse pulso sempre indica um problema interno grave em um ou mais dos órgãos *Yin*. Quando o pulso é interrompido a cada 4 batimentos ou menos, a condição é grave.

Esse pulso também indica um problema cardíaco grave (no sentido médico ocidental).

Boxe 25.31 Pulso Intermitente

- Problema grave de um Órgão Interno
- Problema cardíaco (no sentido médico ocidental).
---

28. Acelerado (*Ji*)

Palpação

Esse pulso é muito rápido, mas também parece muito agitado e urgente.

Significado clínico

(Boxe 25.32)

Esse pulso indica Excesso de *Yang* com Fogo esgotando *Yin*.

Boxe 25.32 Pulso Acelerado

- Fogo esgotando *Yin*.

As 28 qualidades do pulso podem ser reunidas em seis grupos de pulsos com qualidades semelhantes:

- *O tipo Flutuante*: Flutuante – Oco – em Couro
- *O tipo Profundo*: Profundo – Firme – Escondido
- *O tipo Lento*: Lento – Nodoso

- *O tipo Rápido*: Rápido – Precipitado – Acelerado – Móvel
- *O tipo Vazio*: Vazio – Fraco – Fino – Mínimo – Encharcado – Curto – Disperso
- *O tipo Cheio*: Cheio – Transbordante – em Corda – Tenso – Longo.

Nosso entendimento sobre a natureza das qualidades do pulso pode ser facilitado quando entendemos que elas refletem aspectos diferentes do pulso: por exemplo, Lento e Rápido referem-se claramente a uma irregularidade da frequência do pulso, enquanto Nodoso, Precipitado e Intermitente referem-se a uma irregularidade do ritmo.

Esses aspectos diferente são:

- *De acordo com a profundidade*: Flutuante – Profundo – Escondido – Firme – em Couro
- *De acordo com a frequência*: Lento – Rápido – Retardado – Precipitado – Móvel
- *De acordo com a força*: Vazio – Cheio – Fraco – Disperso
- *De acordo com o tamanho*: Transbordante – Fino – Mínimo
- *De acordo com o comprimento*: Longo – Curto – Móvel
- *De acordo com o formato*: Deslizante – Áspero – em Corda – Tenso – Móvel – Oco – Firme
- *De acordo com o ritmo*: Nodoso – Precipitado – Intermitente.

Evidentemente, algumas qualidades do pulso não estão incluídas nessa classificação porque são definidas por mais de um aspecto. Por exemplo, o pulso Encharcado é definido por profundidade (flutuante), tamanho (fino) e força (suave).

A Tabela 25.4 resume as 28 qualidades do pulso.

Tabela 25.4 As 28 qualidades do pulso.

Nº	Português	*Pinyin*	Tradução literal	Chinês
1	Flutuante	*Fu*	Flutuante	浮
2	Profundo	*Chen*	Profundo (mergulhante)	沉
3	Lento	*Chi*	Lento, demorado	迟
4	Rápido	*Shu*	Vários (em sucessão)	数
5	Vazio	*Xu*	Vazio	虚
6	Cheio	*Shi*	Sólido	实
7	Deslizante	*Hua*	Escorregadio	滑
8	Áspero	*Se*	Encrespado	涩
9	Longo	*Chang*	Longo	长
10	Curto	*Duan*	Curto	短
11	Transbordante	*Hong*	Grande, vasto, inundante	洪
12	Fino	*Xi*	Fino, magro	细
13	Mínimo	*Wei*	Minúsculo	微
14	Tenso	*Jin*	Apertado, tenso	紧
15	Em Corda	*Xian*	Corda de arco	弦
16	Retardado	*Huan*	Lento, tardio, atrasado	缓
17	Oco	*Kou*	Oco	芤
18	Em Couro	*Ge*	Couro	革
19	Firme	*Lao*	Prisão, firme, preso	牢
20	Encharcado	*Ru*	Imerso, úmido	濡
21	Fraco	*Ruo*	Fraco, débil	弱
22	Disperso	*San*	Quebrado, disperso	散
23	Escondido	*Fu*	Escondido	伏
24	Móvel	*Dong*	Mover	动
25	Precipitado	*Cu*	Apressado, urgente	促
26	Nodoso	*Jie*	Laço, nó, tecido de malha	结
27	Intermitente	*Dai*	Tomar o lugar de	代
28	Acelerado	*Ji*	Acelerado, rápido, urgente	疾

Palpação da pele

A palpação da pele inclui sentir a temperatura, a umidade e a textura da pele.

▶ Temperatura

Sensação de frio na pele indica um padrão de Frio. Quando os quatro membros parecem frios, isso geralmente indica deficiência de *Yang* do Baço e do Estômago. Quando as virilhas, a região dorsal baixa ou os pés parecem frios, isso sugere deficiência de *Yang* do Rim. Quando a parte inferior do abdome parece fria, isso indica deficiência de *Yang* do Baço.

A sensação subjetiva de calor por um indivíduo nem sempre corresponde à percepção objetiva de calor na pele à palpação. Quando a pele realmente parece quente ao toque, isso geralmente indica a existência de Umidade-Calor.

Quando a pele parece inicialmente quente, mas ao ser pressionada pelos dedos o calor desaparece, isso indica invasão de Vento-Calor externo com fator patogênico ainda mantido apenas no Exterior.

Quando a pele sobre um vaso sanguíneo parece quente quando se aplica pressão mediana, mas não com pressão firme, isso indica Calor interno no Aquecedor Médio ou no Coração.

Quando a pele parece quente à compressão firme quase a ponto de chegar ao osso, isso sugere Calor-Vazio por deficiência de *Yin*.

O Boxe 25.33 resume as considerações sobre temperatura da pele.

Boxe 25.33 Temperatura da pele

Frio
- Sensação de frio: padrão de Frio
- Frio nos quatro membros: deficiência de *Yang* do Baço e do Estômago
- Frio nas virilhas, região lombar baixa ou pés: deficiência de *Yang* do Rim
- Frio no abdome inferior: deficiência de *Yang* do Baço.

Calor
- Pele quente: Umidade-Calor
- Pele inicialmente quente ao toque, mas quando a pressão do dedo é mantida, o calor desaparece: invasão de Vento-Calor externo com o fator patogênico ainda mantido apenas no Exterior
- Pele quente sobre um vaso sanguíneo pressionado moderadamente, mas não com a aplicação de pressão firme: Calor interno no Aquecedor Médio ou no Coração
- Pele aparentemente quente quando se aplica pressão firme, quase a ponto de chegar ao osso: Calor-Vazio por deficiência de *Yin*.

▶ Umidade e textura

Sensação de umidade na pele pode indicar invasão do Exterior por Vento-Frio ou, mais comumente, por Vento-Calor.

Quando a pele parece úmida, mas não há sintomas externos, isso indica transpiração espontânea por deficiência de *Qi* do Pulmão.

Quando a pele parece seca, isso sugere deficiência de Sangue ou *Yin* do Pulmão. Pele aparentemente áspera pode indicar Síndrome de Obstrução Dolorosa causada por Vento. Quando a pele está descamada e seca, isso indica esgotamento dos Fluidos Corporais ou deficiência grave e ressecamento do Sangue do Fígado.

Quando a pele está edemaciada e forma cacifo ao ser pressionada por um dedo, isso indica edema. Quando não há formação de cacifo na área edemaciada, isso sugere retenção de Umidade ou estagnação de *Qi* e o edema é referido como "acúmulo de *Qi*", em contraste com o tipo de edema descrito antes, ou "acúmulo de Água".

O Boxe 25.34 resume as considerações sobre umidade e textura.

Boxe 25.34 Umidade e textura

- Pele úmida: invasão de Vento externo
- Umidade sem sintomas externos: deficiência de *Yin* do Pulmão
- Pele seca: deficiência de Sangue ou de *Yin* do Pulmão
- Pele áspera: Síndrome de Obstrução Dolorosa causada por Vento
- Pele seca e descamada: esgotamento dos Fluidos Corporais ou deficiência grave e ressecamento do Sangue do Fígado
- Pele edemaciada com cacifo: "acúmulo de Água" por deficiência de *Yang* do Baço e/ou *Yang* do Rim
- Pele edemaciada sem cacifo: "acúmulo de *Qi*" por Umidade ou estagnação do *Qi*.

Palpação dos membros

▶ Palpação das mãos e dos pés

A palpação das mãos e dos pés, especialmente com referência à temperatura, é importante para diagnosticar as condições de Calor e Frio. A causa mais comum de mãos e pés frios é deficiência de *Yang*; as deficiências de *Yang* do Pulmão e *Yang* do Coração causam resfriamento apenas das mãos; as deficiências de *Yang* do Baço e *Yang* do Rim acarretam resfriamento, principalmente dos pés, mas comumente das mãos e também dos pés; a deficiência de *Yang* do Estômago pode causar resfriamento das mãos e dos pés. Nos casos de deficiência de *Yang* do Baço e *Yang* do Rim, um aspecto característico é que não apenas as mãos e os pés, mas também os membros por inteiro estão frios.

Nas mulheres, mãos e pés frios também podem ser causados por deficiência de Sangue; a deficiência de Sangue do Coração pode causar mãos frias, enquanto a deficiência de Sangue do Fígado pode acarretar pés frios.

A estagnação do *Qi* do Fígado pode causar resfriamento das mãos e dos pés, mas principalmente dos dedos das mãos e dos pés: nesse caso, a sensação de frio não se deve à deficiência de *Yang*, mas à estagnação do *Qi*, que não consegue alcançar as extremidades.

Existem outras causas menos comuns de resfriamento das mãos e dos pés. Uma delas é Fleuma no Interior, que pode impedir a circulação do *Qi* aos membros e causar mãos frias; isto também pode acontecer nos casos de Fleuma-Calor, que acarreta sintomas contraditórios de quente e frio. Outra condição menos comum em que há mãos e pés frios ocorre quando há Calor muito intenso e pronunciado no Interior, impedindo a circulação do *Qi*, de forma que ele não pode aquecer as mãos e os pés; essa condição também causa sintomas contraditórios de quente e frio. Um exemplo disso é a condição de Calor no Pericárdio no nível do *Qi* Nutritivo no contexto dos Quatro Níveis, que se caracteriza por sinais e sintomas de Calor intenso (língua Vermelho-Escura, sem saburra, febre noturna, inquietude mental etc.), mas com as mãos frias.

O Boxe 25.35 resume as causas de mãos e pés frios.

Boxe 25.35 Mãos e pés frios

Causas comuns
- Mãos e pés frios: deficiência de *Yang* do Baço ou *Yang* do Estômago
- Mãos frias: deficiência de *Yang* do Pulmão e/ou *Yang* do Coração
- Pés frios: deficiência de *Yang* do Rim
- Mãos e pés frios das mulheres: deficiência de Sangue
- Mãos frias das mulheres: deficiência de Sangue do Coração
- Pés frios das mulheres: deficiência de Sangue do Fígado
- Dedos das mãos e dos pés frios: estagnação do *Qi* do Fígado.

Causa menos comum
- Mãos e pés frios: Fleuma ou Calor no Interior impedindo a circulação do *Qi*.

 Atenção

Nos casos de mãos e pés frios por estagnação do *Qi* do Fígado, o frio concentra-se especialmente nos dedos das mãos e dos pés.

▶ Palpação e comparação do dorso e da palma

Durante a palpação das mãos para sentir sua temperatura, devemos distinguir entre o dorso e a palma da mão: dorso quente reflete mais as condições de Calor-Cheio, enquanto palma quente indica mais as condições de Calor-Vazio, embora isso não ocorra exclusivamente assim.

 Atenção

Dorso da mão quente indica Calor-Cheio, enquanto palma da mão quente geralmente sugere Calor-Vazio.

No contexto das invasões externas de Vento, a palpação do dorso das mãos é importante porque confirma a natureza externa do problema. Na verdade, com as invasões externas de Vento (seja Vento-Frio ou Vento-Calor), observa-se uma contradição típica entre a sensação subjetiva de frio ("aversão ao frio") ou até mesmo os calafrios do paciente e a sensação objetiva de que o dorso da mão está quente à palpação. O termo chinês *fa re*, que é traduzido comumente como "febre" no contexto das invasões externas de Vento, na verdade se refere exatamente a isto: ou seja, a sensação *objetiva* de que os dorsos das mãos e a fronte estão quentes à palpação. O paciente pode ou não ter febre comprovada.

Por essa razão, a comparação das temperaturas do dorso e da palma das mãos tem duas interpretações: por um lado, ajuda a diferenciar entre Calor-Cheio e Calor-Vazio e, por outro – no contexto das doenças agudas – confirma sua natureza externa.

O Capítulo 74 do livro *Eixo Espiritual* relaciona a temperatura da palma da mão com a condição dos Intestinos: quando a palma está quente, isso indica Calor nos Intestinos; quando está fria, isso sugere Frio nos Intestinos.[8]

▶ Palpação da mão

A palma da mão reflete as condições da maioria dos órgãos internos com um padrão semelhante ao observado na orelha. A correspondência entre as diversas áreas e os órgãos internos pode ser visualizada com a superposição da figura de um bebê pequeno na palma da mão (Figura 25.5).[9]

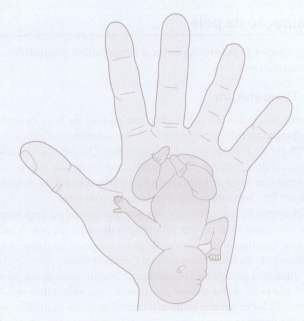

Figura 25.5 Áreas do diagnóstico por meio da mão.

As áreas principais de correspondência são (Figura 25.6):

1. Órgãos da cavidade torácica
2 e 3. Órgãos da cavidade abdominal
4. Órgãos reprodutores e urinários
5. Órgãos respiratórios
6. Intestinos e reto.

A Figura 25.6 ilustra uma representação mais detalhada da correspondência com os órgãos internos.

O diagnóstico é estabelecido pressionando-se suavemente as áreas correspondentes: dor aguda indica uma condição de Cheio; dor difusa sugere uma condição de Vazio no órgão correspondente.

Palpação do tórax

▶ Palpação do batimento apical

Primeiramente, deve-se palpar a região sobre o ápice do ventrículo esquerdo, onde a pulsação do coração pode ser sentida e algumas vezes até mesmo percebida visualmente. Em medicina chinesa, essa área é conhecida como "Vazio no Interior" (*Xu Li*) (Figura 25.7).

O Boxe 25.36 resume as considerações sobre o batimento apical.

Boxe 25.36 Batimento apical

- Sentido nitidamente, não muito forte, relativamente lento: normal
- Fraco e sem força: deficiência do *Qi* Torácico (*Zong Qi*)
- Forte e firme: condição de excesso dos Pulmões e/ou Coração
- Grande, mas vazio: deficiência de *Qi* do Coração
- Parando e recomeçando: choque grave ou alcoolismo
- Discrepância entre o batimento apical e o pulso radial: prognóstico desfavorável
- Rápido: choque, susto ou rompante de raiva.

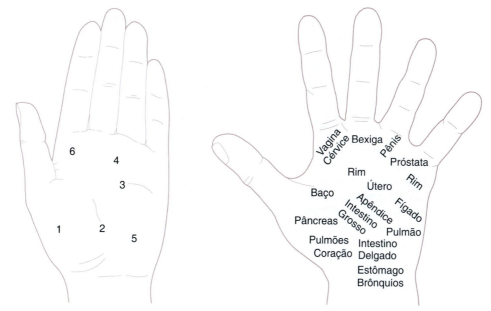

Figura 25.6 Posições dos órgãos no diagnóstico por exame da mão.

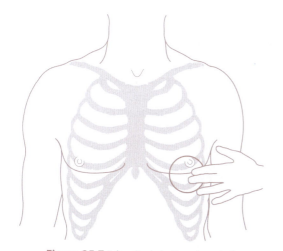

Figura 25.7 Palpação do batimento apical.

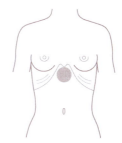

Figura 25.8 Área situada abaixo do processo xifoide.

Tradicionalmente, essa área é considerada a extremidade do Canal de Conexão do Estômago, que começa no próprio Estômago. Também é considerada um reflexo das condições do Qi Torácico (*Zong Qi*). Quando a pulsação dessa área é regular e não exígua nem rápida, isso indica que o Qi Torácico esteja em boas condições. Quando a pulsação é fraca, mas bem demarcada, isso indica deficiência de Qi Torácico. Quando a pulsação é muito forte, isso sugere "derramamento do Qi Torácico", ou seja, um estado de hiperatividade causada por esforço pessoal excessivo. Quando a pulsação não pode ser sentida, isso indica Fleuma ou hérnia de hiato.

▶ Palpação da área abaixo do processo xifoide

A palpação dessa área deve ser comparada com a palpação do restante do abdome: em comparação com o abdome, a área situada abaixo do processo xifoide deve ser relativamente macia (Figura 25.8). A área localizada logo abaixo do processo xifoide reflete as condições do Qi do Aquecedor Superior, isto é, Qi do Pulmão, Qi do Coração e Qi Torácico. Essa área deve ser relativamente mais macia que o restante, indicando o livre fluxo do Qi do Pulmão e do Qi do Coração. Quando a área parece dura e enrolada, isso indica estagnação do Qi do Pulmão e do Qi do Coração e constrição da Alma Corpórea em razão de tensão emocional acumulada.

Quando a mesma área parece muito mole, isso sugere deficiência do Coração.

O Boxe 25.37 resume a palpação da área localizada abaixo do processo xifoide.

Boxe 25.37 Área localizada abaixo do processo xifoide

- Deve ser relativamente macia em comparação com o restante do abdome
- Dura à palpação: uma condição de Cheio, estagnação do Qi (em consequência de problemas emocionais)
- Muito mole à palpação: deficiência do Coração.

▶ Palpação do tórax

O centro do tórax corresponde ao Coração e o restante, aos Pulmões. A palpação do tórax revela as condições do Coração, dos Pulmões e do Pericárdio e, em termos gerais, hipersensibilidade à palpação indica uma condição de Cheio em um desses órgãos. Por exemplo, quando o tórax parece estar muito sensível mesmo à palpação suave ao centro – na área do ponto VC-17 *Shanzhong* – isso pode indicar estase de Sangue do Coração (Boxe 25.38).

Boxe 25.38 Tórax

- Sensível à palpação suave do ponto VC-17: estase de Sangue do Coração
- Sensível ao redor do centro: condição de excesso dos Pulmões
- Hipersensibilidade aliviada pela palpação: condição de deficiência do Coração ou dos Pulmões
- Hipersensibilidade aliviada pela palpação suave, mas provocada pela palpação mais profunda: Deficiência e excesso combinados.

Quando o tórax é sensível à palpação das áreas ao redor do centro, isso geralmente indica uma condição de Excesso dos Pulmões e, em muitos casos, retenção de Fleuma nos Pulmões. Por outro lado, quando a palpação do tórax alivia o desconforto, isso sugere uma condição de deficiência do Coração ou dos Pulmões. Quando a palpação superficial do tórax alivia a dor, mas o paciente sente desconforto quando se aplica pressão mais firme, isso indica uma condição de Deficiência e Excesso combinados.

▶ Palpação da mama

A palpação das mamas nas mulheres é realizada quando elas têm nódulos. Os nódulos mamários podem ser benignos ou malignos. É importante ressaltar que, em medicina chinesa, a finalidade da palpação das mamas nunca é substituir os métodos diagnósticos da medicina ocidental, mas reconhecer padrões que formam nódulos. *Nunca* devemos basear-nos na palpação para diferenciar entre nódulos benignos e malignos. A palpação dos nódulos deve levar em consideração sua consistência, suas bordas e sua mobilidade (Boxe 25.39).

Os aspectos essenciais da palpação dos nódulos mamários estão descritos no Boxe 25.39.

Nódulos pequenos e móveis com bordas bem demarcadas, que alteram suas dimensões de acordo com o ciclo menstrual, normalmente indicam doença fibrocística da mama, que frequentemente se deve a uma combinação de Fleuma e estagnação do *Qi*. Um único nódulo móvel e relativamente duro com bordas bem demarcadas, que também pode ser ligeiramente doloroso, geralmente indica fibroadenoma que, na perspectiva da medicina chinesa, deve-se a uma combinação de Fleuma e estase de Sangue. Um único nódulo duro e imóvel com bordas mal definidas, sem dor, pode indicar carcinoma de mama que, em medicina chinesa, geralmente é causado por uma combinação de Fleuma, estagnação de *Qi* e estase de Sangue ocorrendo com precedente de desarmonia dos Vasos Penetrador e Concepção.

O Boxe 25.40 resume as características dos nódulos mamários mais comuns.

Boxe 25.39 Nódulos mamários

- Relativamente macios: Fleuma
- Relativamente duros: estase de Sangue
- Bordas bem demarcadas: Fleuma
- Bordas mal demarcadas: Calor Tóxico
- Móveis à palpação: Fleuma
- Fixos à palpação: estase de Sangue ou Calor Tóxico.

Boxe 25.40 Nódulos mamários mais comuns

- Doença fibrocísticas (estagnação do *Qi* e Fleuma): vários nódulos pequenos e móveis com bordas bem demarcadas, que alteram suas dimensões de acordo com a fase do ciclo menstrual
- Fibroadenoma (Fleuma e estase do Sangue): um único nódulo relativamente duro e móvel com bordas bem delimitadas, possivelmente doloroso
- Carcinoma da mama (estase de Sangue e Fleuma): um único nódulo duro, fixo, indolor com bordas mal definidas.

Palpação do abdome

A elasticidade e a força do abdome são importantes: ele deve ser sólido, mas não duro; resistente, mas não retesado; elástico, mas não mole. Quando o abdome tem essas características, isso indica *Qi* Original em bom estado. Quando parece muito mole e flácido, isso sugere deficiência de *Qi* Original.

Em geral, quando o abdome parece duro ou doloroso à palpação, isso indica uma condição de Cheio; quando parece muito macio ou há alguma dor aliviada à palpação, isso sugere um padrão de Vazio.

A parte inferior do abdome (abaixo do umbigo) deve ser relativamente mais tensa (apesar disto, elástica) que o restante, indicando que o *Qi* Original do Rim esteja em bom estado. Quando parece macia e flácida, isso sugere fraqueza do *Qi* Original.

Massas abdominais que se movem sob os dedos indicam estagnação do *Qi*: quando não se movem e parecem muito duras, isso sugere estase de Sangue.

O Boxe 25.41 resume a palpação do abdome.

Boxe 25.41 Palpação abdominal

- Duro: condição de Cheio
- Muito mole: condição de Vazio
- Dor aliviada pela palpação: padrão de Vazio
- Dor gravada pela palpação: padrão de Cheio
- Abdome inferior mole e flácido: deficiência de *Qi* Original (*Yuan Qi*)
- Massas abdominais que se movem à palpação: estagnação do *Qi*
- Massas abdominais fixas: estase do Sangue.

Palpação dos pontos

O diagnóstico dos canais e dos pontos está baseado nas reações subjetivas ou objetivas que aparecem em determinados pontos. Em termos gerais, qualquer ponto pode ser usado com finalidade diagnóstica quando são seguidos os princípios gerais descritos antes com referência aos canais. Entretanto, determinados pontos são especialmente úteis com finalidade diagnóstica: estes são os pontos *Shu* Dorsais (ver Capítulo 51), os pontos de Coleta Frontal (ver Capítulo 51), os pontos do Mar Inferior (ver Capítulo 50) e os pontos *Ashi*.

Os *pontos Shu Dorsais* são os pontos onde o *Qi* e o Sangue de determinado órgão "infundem": esses pontos estão diretamente relacionados com seus respectivos órgãos e, em muitos casos, apresentam certas reações quando o órgão está doente.

Como princípio geral, qualquer dor aguda (seja espontânea ou à compressão) desses pontos indica uma condição de Cheio do órgão pertinente, enquanto sensação dolorosa difusa (também espontânea ou à compressão) sugere uma condição de Vazio. Cada ponto *Shu* Dorsal pode refletir a condição do seu órgão correspondente, por exemplo, B-21 *Weishu* para o Estômago, B-13 *Feishu* para os Pulmões etc.

Além dos pontos *Shu* Dorsais normais, outros pontos existentes no dorso são significativos para o diagnóstico por palpação. O ponto B-43 *Gaohuangshu* reflete o estado dos Pulmões, B-53 *Zhishi* frequentemente fica dolorido nas doenças dos Rins e B-31 *Shangliao*, B-32 *Ciliao*, B-33 *Zhongliao* e B-34 *Xialiao* refletem as condições do sistema reprodutivo, especialmente das mulheres.

Os *pontos de Coleta Frontal* são especialmente reativos às alterações patológicas dos órgãos internos e também são úteis com finalidade diagnóstica. Cada ponto de Coleta Frontal reflete a condição de um órgão interno, e no Capítulo 51 há uma lista dessas correspondências. O princípio geral é o mesmo: isto é, quando esses pontos estão sensíveis à palpação, eles geralmente indicam um padrão de Cheio, enquanto nos casos em que a palpação alivia a hipersensibilidade isso sugere um padrão de Vazio.

Os *pontos do Mar Inferior* também são úteis para diagnosticar doenças do Estômago e dos Intestinos: E-36 *Zusanli* para o Estômago, E-37 *Shangjuxu* para o Intestino Grosso e E-39 *Xiajuxu* para o Intestino Delgado. Além disso, existe um ponto especial entre E-36 *Zusanli* e E-37 *Shangjuxu* que reflete as condições do apêndice. Sua localização é variável e ele está localizado em qualquer área em que há hipersensibilidade entre os dois pontos citados. Quando esse ponto especial (conhecido como *Lanweixue*, que significa "ponto do apêndice") é doloroso à palpação, isso indica inflamação do apêndice. Quando o apêndice está normal, não há reação nesse ponto.

Por fim, os *pontos Ashi* podem ser usados com finalidade diagnóstica. A teoria dos pontos *Ashi* foi elaborada por Sun Si Miao (581-682) durante a dinastia Tang. Esse autor dizia simplesmente que, em qualquer área em que existe dor à pressão (seja sobre um canal ou não), há um ponto. Evidentemente, isso ocorre porque a rede de canais é tão densa que todas as áreas do corpo são irrigadas por um canal. Como já vimos, dor difusa à compressão indica uma condição de Vazio do canal que afeta a região, enquanto dor bem demarcada à compressão sugere uma condição de Cheio desse canal.

Resultados do aprendizado

Neste capítulo, você aprendeu:

- A função do pulso no diagnóstico: porque reflete o organismo como um todo, o estado do *Qi*, do Sangue e do *Yin*, os órgãos *Yin* e *Yang*, todas as partes do corpo e a constituição
- Os problemas intrínsecos ao diagnóstico por meio do pulso: sua natureza subjetiva, sua sutileza e suas alternâncias a curto prazo
- A atribuição histórica dos diferentes órgãos às posições do pulso e as razões das discrepâncias dessas disposições
- A importância de interpretar o pulso dinamicamente, em vez de mecanicamente
- Como o pulso pode refletir tanto o órgão quanto o canal em diferentes situações clínicas
- As diversas teorias quanto ao significado clínico dos três níveis do pulso
- A importância de seguir as diretrizes metodológicas básicas quanto à técnica de avaliação do pulso (posição do braço do paciente, disposição dos dedos, movimentação dos dedos etc.)
- Os fatores que devem ser levados em consideração durante a avaliação do pulso (estação do ano, sexo, ocupação)
- As características do pulso normal: *Qi* do Estômago, espírito e raiz
- Os estágios diferentes do procedimento completo de avaliação do pulso
- As características das 28 qualidades do pulso
- Como reconhecer sinais por palpação da temperatura, umidade e textura da pele
- O significado clínico das alterações detectadas por palpação dos membros, das mãos e dos pés
- A palpação do tórax, inclusive batimento apical, área abaixo do processo xifoide e mama
- De que forma a palpação do abdome fornece informações diagnósticas valiosas
- Como palpar pontos e detectar subjetiva e objetivamente alterações, inclusive os pontos *Shu* Dorsais, os pontos de Coleta Frontal, os pontos do Mar Inferior e os pontos *Ashi*.

Questões de autoavaliação

1. Cite os três métodos diferentes usados para interpretar os três níveis do pulso (use os títulos superficial, médio e profundo).
2. Cite as quatro abordagens usadas para movimentar os dedos durante a palpação do pulso e as razões de cada movimento.
3. Qual diferença entre o pulso de um trabalhador braçal e o de um intelectual você esperaria encontrar?
4. O que se quer dizer quando se afirma que o pulso tem "raiz"?
5. Cite os seis estágios básicos do procedimento de avaliação do pulso.
6. Quando o pulso é Flutuante e Tenso e o paciente refere que pegou um resfriado, qual é o diagnóstico provável?
7. O que indica um pulso Profundo e Fraco?
8. Quais são os indícios de um pulso Lento e Fraco? E de um pulso Lento e Cheiro?
9. Qual é a quantidade normal de batimentos do pulso por minuto para um paciente de 55 anos?
10. Quais qualidades você esperaria detectar em um paciente com sintomas de deficiência aparente de *Yin* com Calor-Vazio?
11. Quais são as quatro indicações principais de um pulso Deslizante?
12. Cite duas indicações possíveis do pulso Fino.
13. Quais são as três condições indicadas por um pulso em Corda?
14. Quais são as características de um pulso Nodoso e o que isto significa?
15. Escreva o maior número possível de qualidades do pulso que você conseguiu memorizar. Use os seguintes grupos para orientar sua lista (os números de qualidades possíveis em cada grupo estão entre parênteses): profundidade (5), frequência (5), força (4), tamanho (4), comprimento (3), forma (7), ritmo (3).
16. Quando os quatro membros do paciente parecem frios ao toque, o que isso poderia indicar?
17. Qual é o aspecto especial do frio nos membros causado por estagnação do *Qi* do Fígado?
18. O que a palpação da área abaixo do processo xifoide indica?
19. Quando você detecta hipersensibilidade à palpação suave do ponto VC-17, de que você poderia suspeitar?
20. O que indica um abdome inferior mole e flácido?

Ver respostas no Apêndice 6.

Notas

1. Ver descrição mais completa do diagnóstico por meio do pulso em Maciocia G, 2004 Diagnosis in Chinese Medicine, Elsevier, Londres.
2. 1979 The Yellow Emperor's Classic of Internal Medicine – Simple Questions (*Huang Di Nei Jing Su Wen* 黄帝内经素问), People's Health Publishing House, Beijing, first published c.100 bc, p. 129–135.
3. Nanjing College of Traditional Chinese Medicine 1979 A Revised Explanation of the Classic of Difficulties (*Nan Jing Jiao Shi* 难经校释), People's Health Publishing House, Beijing, first published c.ad 100, p. 1–2.
4. Classic of Difficulties, ch. 18, p. 46.
5. Ibid., p. 46
6. Ibid., p. 46.
7. Simple Questions, p. 127–128.
8. 1981 Spiritual Axis (*Ling Shu Jing* 灵枢经), People's Health Publishing House, Beijing, first published c.100 bc, p. 133.
9. Li Wen Chuan-He Bao Yi 1987 Practical Acupuncture (*Shi Yong Zhen Jin Xue* 实用针灸学), People's Health Publishing House, Beijing, p. 37.

Diagnóstico por Audição e Olfação 26

Diagnóstico por audição, 306	**Borborigmos, 307**
Voz, 306	**Suspiros, 307**
Respiração, 306	**Eructações, 307**
Tosse, 306	**Diagnóstico por olfação, 307**
Vômitos, 306	Odor corporal, 307
Soluços, 307	Odores das secreções corporais, 308

O mesmo caractere chinês, *wen*, significa tanto "ouvir" quanto "sentir cheiro". A audição e a olfação são usados com finalidade diagnóstica em medicina chinesa.

Diagnóstico por audição

O diagnóstico por audição inclui ouvir o som e o tom da voz, a tosse, a respiração, o vômito, o soluço, os borborigmos, os gemidos e, na verdade, qualquer outro som emitido por um indivíduo.

Como princípio geral, um som alto indica padrão de cheio, enquanto um som fraco sugere padrão de Vazio.

O diagnóstico por audição está descrito a seguir com os subtítulos:

- Voz
- Respiração
- Tosse
- Vômitos
- Soluços
- Borborigmos
- Suspiros
- Eructações.

▶ Voz

Voz alta e áspera indica um padrão de Excesso, enquanto voz fraca e fina sugere um padrão de Deficiência.

Relutância a falar geralmente indica um padrão de Frio ou deficiência de *Qi* do Pulmão, enquanto falar incessantemente sugere um padrão de Calor.

O tipo de voz também pode ser diagnosticado de acordo com as correspondências do Esquema dos Cinco Elementos, de forma que voz gritante indica desarmonia do Fígado, voz sorridente, desarmonia do Coração, voz melodiosa, desarmonia do Baço, voz sussurrante, desarmonia dos Pulmões e voz gemente, desarmonia dos Rins (Figura 26.1).

Perda súbita da voz geralmente se deve à invasão de Vento-Calor externo. Perda progressiva da voz é causada por deficiência de *Qi* do Pulmão ou do *Yin* do Pulmão.

O Boxe 26.1 resume os padrões de voz.

Boxe 26.1 Voz

- Voz alta: padrão de Cheio
- Voz baixa ou fraca: padrão de Vazio
- Relutância a falar: padrão de Frio ou deficiência de *Qi* do Pulmão
- Falar excessivamente: Calor
- Voz gritante: Madeira
- Voz sorridente: Fogo
- Voz melodiosa: Terra
- Voz chorosa: Metal
- Voz suspirante: Água
- Perda súbita da voz: invasão de Vento-Calor
- Perda gradativa da voz: deficiência de *Qi* do Pulmão ou de *Yin* do Pulmão.

▶ Respiração

Som respiratório áspero e ruidoso indica um padrão de Cheio, enquanto som respiratório fraco e fino sugere um padrão de Vazio.

▶ Tosse

Tosse alta e explosiva indica um padrão de Cheio, enquanto tosse fraca sugere um padrão de Vazio.

Tosse seca indica deficiência de *Yin* do Pulmão.

▶ Vômitos

Vômitos com ruído forte indicam um padrão de Cheio, geralmente com Calor (em muitos casos, Calor no Estômago), enquanto vômitos com ruído fraco sugerem um padrão de Vazio (comumente deficiência de Estômago e Frio).

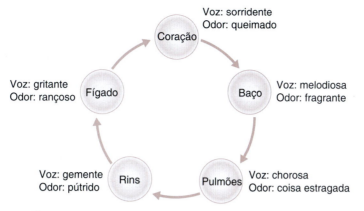

Figura 26.1 Sons e odores com base na teoria dos Cinco Elementos.

▶ Soluços

Soluço com som alto indica um padrão de Cheio (em geral, *Qi* do Fígado invadindo o Estômago), enquanto soluço com som baixo e suave significa um padrão de Vazio (frequentemente, deficiência de *Qi* do Estômago ou *Yin* do Estômago).

▶ Borborigmos

Borborigmos (som gorgolejante nos intestinos) com som alto indicam um padrão de Cheio, enquanto borborigmos com som baixo sugerem um padrão de Vazio.

▶ Suspiros

Em geral, suspiros indicam estagnação do *Qi* do Fígado ou do Pulmão, geralmente em consequência de problemas emocionais como raiva reprimida ou frustração quando o Fígado é afetado, ou preocupação e tristeza quando os Pulmões são envolvidos. Suspiros com som fraco também podem ser causados por deficiências do Baço e do Coração em consequência de tristeza, mágoa ou introspecção.

▶ Eructações

Eructações com sons altos e longos indicam uma condição de Cheio, que pode ser retenção de alimento ou Calor no Estômago ou *Qi* do Fígado invadindo o Estômago. Eructações com sons baixos e curtos sugerem uma condição de deficiência, que pode ser deficiência de *Qi* do Estômago com ou sem Frio.

Diagnóstico por olfação

O diagnóstico por olfação não é um componente significativo do processo diagnóstico e, basicamente, é usado para confirmar nossos diagnósticos e raramente é um fator definitivo. Os odores de acordo com os Cinco Elementos citados antes são úteis principalmente para correlacionar o tipo de Elemento do paciente e indicar concordância ou discordância com ele. Por exemplo, o odor rançoso de um Elemento de Madeira é um exagero do odor do fator constitucional Madeira e, por esta razão, é menos grave que seria outro odor. Em outras palavras, para um indivíduo do tipo Madeira, ter odor pútrido é mais grave que se ele tivesse um odor rançoso.

O Boxe 26.2 relaciona os odores com base nos Cinco Elementos.

Boxe 26.2 Odores com base nos Cinco Elementos

- Rançoso: Madeira
- Queimado: Fogo
- Fragrante/adocicado: Terra
- Estragado: Metal
- Pútrido: Água.

Com o diagnóstico por olfação, existem dois aspectos bem diferentes: o primeiro é o odor do corpo do próprio paciente, que pode fornecer uma ideia não apenas sobre o padrão de desarmonia prevalente, como também sobre seu tipo constitucional; o segundo é o odor de algumas secreções corporais, que é usado apenas para identificar o padrão prevalente de desarmonia.

Além do tipo de odor, como regra geral, qualquer odor forte e desagradável indica presença de Calor, enquanto a inexistência de odor sugere Frio.

Dois aspectos do diagnóstico por olfação são considerados a seguir:

- Odor corporal
- Odores das secreções corporais
  - Hálito
  - Suor
  - Escarro
  - Urina e fezes
  - Secreção vaginal e lóquios
  - Gases intestinais.

▶ Odor corporal

Com base na teoria dos Cinco Elementos, os cinco odores corporais são os seguintes: rançoso para Madeira, queimado para Fogo, fragrante ou adocicado para Terra, estragado para Metal e pútrido para Água (ver Figura 26.1). Com base nesse ponto de vista, esses odores corporais refletem uma desarmonia do Elemento correspondente, que pode ser uma Deficiência ou um Excesso. Na maioria dos casos, esses odores são detectados apenas quando o paciente tira suas roupas e estão localizados principalmente no dorso.

O odor corporal pode ser usado com finalidade diagnóstica de duas formas. Quando não há padrões de desarmonia que possam explicar determinado odor, o odor corporal reflete o

Elemento constitucional do paciente, assim como o formato do corpo e as estruturas faciais. Desse modo, um odor ligeiramente rançoso emana de um indivíduo do tipo Madeira, odor ligeiramente queimado de um paciente do tipo Fogo etc.

Além do odor corporal constitucional, o odor corporal do indivíduo reflete os padrões dos quais ele está padecendo e estes podem não necessariamente estar de acordo com seu tipo de Elemento. Por exemplo, um indivíduo do tipo Madeira pode emanar odor ligeiramente queimado, indicando a existência de um padrão de Calor. Na verdade, quando o odor corporal contradiz o tipo de Elemento constitucional, isso não é bom sinal. Em outras palavras, é pior que um indivíduo do tipo Madeira tenha odor queimado (p. ex.) que odor rançoso.

Além dos odores corporais relacionados com os Cinco Elementos, o corpo pode emanar determinados odores que refletem vários padrões. Por exemplo, odor corporal forte e desagradável frequentemente indica Umidade-Calor.

▶ Odores das secreções corporais

O diagnóstico por olfação também se baseia na detecção dos odores das secreções corporais. Evidentemente, não é praticável que o médico consiga sentir o odor da urina ou da secreção vaginal de uma paciente. Contudo, eu geralmente pergunto aos meus pacientes se eles perceberam algum odor forte e a maioria está perfeitamente consciente quando o odor de alguma de suas secreções corporais é particularmente mal cheirosa.

As secreções corporais descritas a seguir são:

- Hálito
- Suor
- Escarro
- Urina e fezes
- Secreção vaginal ou lóquios
- Gases intestinais.

Hálito

O odor que emana da boca está diretamente relacionado com o sistema digestivo. Em termos gerais, um hálito forte e desagradável indica Calor no Estômago ou retenção de alimentos. Hálito ácido sugere retenção de alimentos ou, nas crianças, uma condição de acúmulo. Hálito fétido e até certo ponto picante indica Umidade-Calor no Estômago e no Baço. Hálito de coisa estragada pode sugerir Umidade-Calor no Intestino Grosso, que pode ser causado por colite ulcerativa.

O Boxe 26.3 resume os odores do hálito.

Boxe 26.3 Odores do hálito

- Fétido e forte: Calor no Estômago ou retenção de alimentos
- Ácido: retenção de alimentos, condição de acúmulo (crianças)
- Fétido e pungente: Umidade-Calor no Estômago e no Baço
- Coisa estragada: Umidade-Calor no Intestino Grosso.

Suor

O odor do suor está frequentemente relacionado com Umidade, porque os líquidos que constituem o suor provêm do espaço entre a pele e os músculos, onde a umidade frequentemente se acumula. Qualquer suor com odor forte indica frequentemente Umidade-Calor. Suor com odor pútrido pode indicar doenças dos pulmões, do fígado ou dos rins.

Escarro

Escarro com odor forte, geralmente de coisa estragada, indica Calor nos Pulmões e geralmente Fleuma-Calor ou Calor Tóxico. Escarro com odor de peixe também pode sugerir Calor no Pulmão. Escarro sem odor indica Frio.

Urina e fezes

Fezes com odor fétido sempre indicam Calor ou Umidade-Calor nos Intestinos, enquanto irregularidade das evacuações e inexistência de qualquer odor geralmente sugere uma condição de Frio.

Como também ocorre com as fezes, urina de odor forte indica Umidade-Calor na Bexiga, enquanto ausência de odor sugere Frio.

Secreção vaginal e lóquios

Secreção vaginal com odor forte de couro indica Umidade-Calor, enquanto odor de peixe sugere Umidade-Frio.

Depois do parto, lóquios com odor forte podem indicar Umidade-Calor ou Calor Tóxico no Útero.

Gases intestinais

Gases intestinais com odor fétido e forte indicam Umidade-Calor no Intestino Grosso. Quando os gases têm odor rançoso e semelhante ao de ovo podre, isso indica Calor Tóxico no Intestino Grosso.

A emissão de gases sem odor geralmente indica deficiência de *Qi* do Baço.

Resultados do aprendizado

Neste capítulo, você aprendeu:

- Os princípios gerais do diagnóstico por audição, no qual um som forte indica um padrão de Cheio e um som fraco um padrão de Vazio
- O significado diagnóstico da voz, que pode indicar Cheio e Vazio e também desarmonia de algum Órgão Interno (com base no esquema de correspondências dos Cinco Elementos)
- O significado diagnóstico dos sons da respiração, tosse, vômitos, soluços, borborigmos, suspiros e eructações
- O uso do olfato para confirmar o padrão de desarmonia principal e o tipo constitucional do paciente (com base na teoria dos Cinco Elementos)
- O princípio geral do diagnóstico por olfação, no qual um odor fétido e forte indica Calor, enquanto a inexistência de odor sugere Frio
- O significado dos odores das secreções corporais: hálito, suor, escarro, urina e fezes, secreção vaginal e lóquios e gases intestinais.

Questões de autoavaliação

1. Um paciente sente-se cansado e reluta a falar, como se fosse um grande esforço. O que isso poderia indicar?
2. O que geralmente indica tosse fraca?
3. Um paciente irritável tem episódios frequentes de soluços muito altos. De qual padrão você suspeitaria?
4. Qual é o padrão associado mais comumente aos suspiros?
5. Quando um paciente tem odor corporal forte e desagradável, qual padrão geral você investigaria?
6. Um paciente queixa-se de hálito com odor fétido. Quais órgãos você suspeitaria que estivessem afetados?
7. Qual padrão está associado comumente à flatulência com odor fétido?

Ver respostas no Apêndice 6.

Parte **5**

Patologia

Introdução

A patologia explica como um processo patológico começa, como suas manifestações modificam-se e como são resolvidas. Em medicina chinesa, o termo "patologia" tem significado muito diferente do que se utiliza em medicina ocidental, A medicina chinesa não analisa as alterações patológicas microscopicamente, nem leva em consideração as alterações que ocorrem nos tecidos e na bioquímica do corpo. Em medicina chinesa, a patologia está preocupada apenas com os processos e as alterações patológicas em geral à luz de fatores amplos e gerais, inclusive fatores patogênicos *versus Qi* do corpo e equilíbrio entre *Yin* e *Yang*.

Por exemplo, quando um paciente contrai uma infecção das vias respiratórias superiores que, em seguida, causa infecção torácica com sinais e sintomas como febre, dor torácica, tosse profusa com escarro purulento, a medicina ocidental desejaria analisar a patologia desse processo patológico determinando qual bactéria específica está causando o problema, que poderia ser pneumonia, bronquite ou até mesmo síndrome de angústia respiratória grave (SARS).

A medicina chinesa não analisa o fator patogênico com esse nível de detalhamento microscópico, mas está interessada apenas no quadro geral: no caso clínico descrito antes, de acordo com a patologia da medicina chinesa, o fator patogênico externo penetrou no Interior e tornou-se mais forte. A medicina chinesa também desejaria conhecer o quadro geral das manifestações clínicas para avaliar as forças relativas do fator patogênico e do *Qi* do corpo: isto é crucial para determinar o princípio, o método do tratamento e o prognóstico.

Podemos entender como essas duas abordagens, ainda que muito diferentes, podem ser complementares porque a medicina ocidental poderia ser beneficiada pela avaliação do quadro geral fornecido pela medicina chinesa. Por exemplo, o exame da língua do paciente descrito antes poderia mostrar a existência de vários pontos vermelho-vivos e densos na língua: isto indica que o fator patogênico seja muito forte e poderia alertar o médico ocidental quanto à gravidade da situação e, consequentemente, quanto à necessidade de usar antibióticos imediatamente para debelar o processo patológico.

A descrição da patologia está centrada nos seguintes temas gerais:

- Capítulo 27: a força relativa do fator patogênico e do *Qi* do corpo (*Qi* Vertical)
- Capítulo 28: desequilíbrio entre *Yin* e *Yang*
- Capítulo 29: desorganização dos movimentos ascendente-descendente do *Qi*.

Patologia das Condições de Cheio e Vazio

PARTE 5

27

Introdução, 311
Natureza do "fator patogênico" em medicina chinesa, 311
  Fatores patogênicos externos, 311
  Fatores patogênicos internos, 312
Condições de Cheio, 317
Condições de Vazio, 318
Condições do tipo Cheio/Vazio, 318
  Nenhum fator patogênico | *Qi* Vertical normal, 319

Nenhum fator patogênico | *Qi* Vertical deficiente, 319
Fator patogênico forte | *Qi* Vertical forte, 319
Fator patogênico forte | *Qi* Vertical deficiente, 319
Fator patogênico fraco | *Qi* Vertical forte, 320
Fator patogênico fraco | *Qi* Vertical deficiente, 320
Interação entre fatores patogênicos e *Qi* Vertical, 320
Nota, 322

A patologia das condições de Cheio e Vazio depende das forças relativas dos fatores patogênicos e do *Qi* Vertical.

Introdução

Em medicina chinesa, a força relativa dos fatores patogênicos e do *Qi* Vertical provavelmente é o fator mais importante para a escolha do tratamento. Antes do tratamento, é absolutamente essencial determinar se uma condição é do tipo Cheio, Vazio ou Cheio/Vazio. Nunca é demais enfatizar a importância de diagnosticar corretamente o tipo Cheio ou Vazio (ou Cheio/Vazio) de uma condição: esse diagnóstico afeta o princípio de tratamento e os resultados (ver Capítulo 69).

O médico estaria completamente equivocado ao tonificar o *Qi* Vertical (*Zheng Qi*) de um paciente com uma condição do tipo Cheio, ou expelir fatores patogênicos em uma condição do tipo Vazio. Nas condições do tipo Cheio/Vazio, também é muito importante diagnosticar a importância relativa e o equilíbrio entre os fatores patogênicos e o *Qi* Vertical.

Nas condições do tipo Cheio/Vazio, não se trata simplesmente de expelir simultaneamente os fatores patogênicos e tonificar o *Qi* Vertical: nesses casos, o princípio de tratamento deve ser baseado em uma avaliação cuidadosa da força relativa dos fatores patogênicos e do *Qi* Vertical e da patologia de cada caso. Embora equilibrado entre expelir fatores patogênicos e tonificar o *Qi* Vertical, o tratamento sempre deve enfatizar um ou outro desses processos.

Natureza do "fator patogênico" em medicina chinesa

A expressão "fator patogênico" (ou *xie qi*, em chinês) tem significado amplo em medicina chinesa. Isso pode ser um fator patogênico externo (p. ex., Vento ou Umidade externa), ou um fator patogênico interno (p. ex., Fleuma ou estase de Sangue).

▶ Fatores patogênicos externos

Os fatores climáticos externos provêm do ambiente e, quando invadem o Exterior do corpo, transformam-se em "fatores patogênicos externos"; os fatores patogênicos externos podem tornar-se internos (em geral, modificando sua natureza no processo): por exemplo, o Vento externo pode transformar-se em Calor e tornar-se interno (Figura 27.1).

 Atenção

O diagnóstico entre uma condição de Cheio ou Vazio é o fator mais importante na decisão do princípio de tratamento.

Exemplos de fatores patogênicos externos são:

- Vento
- Umidade
- Canícula
- Frio.

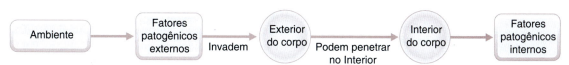

Figura 27.1 Fatores patogênicos externos.

Os fatores patogênicos externos foram discutidos como causas de doença no Capítulo 20 e também estão descritos com mais detalhes no Capítulo 43. É importante ressaltar que os nomes são os mesmos ("Vento", "Frio" etc.) quando esses fatores são descritos como fatores etiológicos ou patogênicos.

Como fatores etiológicos, é importante que todos os médicos os conheçam de forma a orientar seus pacientes quanto ao seu estilo de vida: por exemplo, quanto à importância de evitar exposição aos tipos artificiais de "vento", inclusive ventiladores fortes ou ar condicionado, ou aconselhar mulheres jovens quanto a não sair no clima frio com seu abdome exposto (Frio).

Os fatores patogênicos representam a patologia em vez da etiologia. Quando uma mulher tem menstruações muito dolorosas com eliminação de coágulos pequenos e escuros, sensação intensa de frio durante a menstruação e dor aliviada pela aplicação de calor, a patologia é de Frio no Útero. O diagnóstico é estabelecido com base nas manifestações clínicas e não precisamos perguntar se a paciente foi exposta ao frio.

O Boxe 27.1 resume os fatores patogênicos externos.

Boxe 27.1 Fatores patogênicos externos

- Fatores patogênicos externos originam-se do ambiente
- Fatores patogênicos externos podem tornar-se internos
- Fatores patogênicos externos são Vento, Umidade, Canícula e Frio.

▶ Fatores patogênicos internos

Os fatores patogênicos internos são gerados internamente (p. ex., Fleuma causada por deficiência do Baço ou dos Rins) ou por transformação de um fator patogênico externo. Em apenas três casos um fator patogênico externo pode penetrar no Interior desde o início, sem passar por um estágio externo, tornando-se assim um fator patogênico interno tão logo invada o corpo: isso acontece com as invasões de Frio no Estômago (dor epigástrica aguda e vômitos), nos Intestinos (dor abdominal aguda e diarreia) e no Útero (dismenorreia aguda).

 Atenção

Em apenas três situações um fator patogênico externo pode penetrar no Interior do corpo desde o início, sem causar sintomas externos:
- Invasão de Frio no Estômago
- Invasão de Frio nos Intestinos
- Invasão de Frio no Útero.

Os fatores patogênicos internos são gerados internamente, isto é, sua formação é atribuída a uma desarmonia interna (Figura 27.2). Por exemplo, as deficiências dos Pulmões, do Baço e dos Rins podem resultar na formação de Fleuma; a deficiência de *Yang* pode causar Frio (Vazio); a deficiência do Baço pode resultar em Umidade etc.

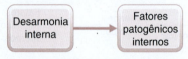

Figura 27.2 Fatores patogênicos internos.

Alguns exemplos de fatores patogênicos internos são:

- Estagnação de *Qi*
- Estase de Sangue
- Vento interno
- Umidade interna
- Frio interno
- Fleuma
- Calor
- Fogo.

Estagnação de *Qi*

Estagnação de *Qi* é um fator patogênico extremamente comum. Essa condição pode ser causada por estresse emocional, ingestão alimentar irregular, atividade física excessiva ou falta de exercícios. Nas sociedades ocidentais, o estresse emocional é a causa mais comum da estagnação do *Qi*. Algumas emoções como raiva, frustração, ressentimento, preocupação e introspecção podem causar diretamente estagnação do *Qi*. Entretanto, todas as emoções – mesmo as que esgotam o *Qi* – podem por fim resultar na sua estagnação. Por exemplo, tristeza e mágoa esgotam o *Qi*, especialmente dos Pulmões; isso dificulta a circulação do *Qi* no tórax e isto causa alguma estagnação nessa região.

O sintoma principal da estagnação é "distensão" (*zhang*). Os pacientes de fala inglesa raramente usam esse termo e frequentemente descrevem essa sensação como "inchaço". A distensão pode ser sentida no abdome, hipocôndrio, tórax, mamas das mulheres, garganta e cabeça. Distensão é uma sensação subjetiva e um sinal objetivo. Subjetivamente, o paciente sente-se inchado, distendido, "como um balão"; objetivamente, o abdome fica distendido, isto é, saliente, em vez de duro, mas também elástico como um balão.

A estagnação do *Qi* também pode provocar dor e, nesses casos, a dor acompanha-se da sensação acentuada de distensão. Outros sinais e sintomas da estagnação do *Qi* são irritabilidade, queixas que aparecem e desaparecem de acordo com o estado emocional, melancolia, variações frequentes do humor, suspiros repetidos, pulso em Corda, corpo da língua de cor normal ou ligeiramente Vermelho nas superfícies laterais.

 Atenção

Distensão é o sintoma fundamental da estagnação do *Qi*.

Outros sinais e sintomas dependem do órgão afetado. O Fígado é o principal órgão afetado pela estagnação do *Qi* e, na verdade, a estagnação do *Qi* do Fígado é encontrada com muita frequência na prática clínica. Contudo, é importante salientar que outros órgãos também são afetados pela estagnação do *Qi*, por exemplo, Coração, Pulmões, Estômago e Intestinos.

As manifestações clínicas da estagnação de *Qi* do Fígado estão descritas no Capítulo 34. É importante ressaltar que a estagnação de *Qi* é um fator patogênico "não substancial": quanto a isto, ela difere, por exemplo, da Umidade ou da Fleuma. Por essa razão, a distensão abdominal que afeta o Fígado e os Intestinos não é aliviada pela evacuação. Por outro lado, a plenitude e a dor abdominais causadas pela Umidade ou retenção de alimentos são aliviadas pela evacuação.

> **Atenção**
>
> Lembre-se: a estagnação do *Qi* não afeta apenas o Fígado! Também pode afetar os Pulmões, o Coração, o Estômago, o Baço e os Intestinos.

Outra característica importante da estagnação do *Qi*, quando comparada com a estase de Sangue, é que esse primeiro distúrbio não pode causar quaisquer doenças graves, de acordo com a perspectiva da medicina ocidental. Por exemplo, a estagnação do *Qi* não pode causar câncer, doença cardíaca ou acidente vascular encefálico (AVE); por outro lado, a estase de Sangue está associada a todas essas doenças.

O Boxe 27.2 resume as manifestações clínicas da estagnação do *Qi*.

Boxe 27.2 Estagnação do *Qi*

- Sensação de distensão
- Dor em distensão que se movimenta de um lugar para outro
- Depressão mental
- Irritabilidade
- Melancolia
- Oscilações frequentes do humor
- Suspiros frequentes
- Pulso em Corda
- Corpo da língua de cor normal ou ligeiramente Vermelho nas superfícies laterais.

Estase de Sangue

Enquanto a estagnação de *Qi* causa distensão, a estase de Sangue provoca dor (embora também ocorra sem causar dor). Nos casos típicos, a dor associada à estase do Sangue é em pontadas, fixa e incômoda e persistente. A estase do Sangue está associada à cor escura ou arroxeada: por exemplo, pele escura, lábios e unhas arroxeadas, sangramento com sangue e coágulos escuros, sangue menstrual escuro com coágulos escuros e língua Arroxeada. As qualidades do pulso associadas à estase do Sangue são em Corda, Áspero ou Firme. A estase de Sangue também está descrita no Capítulo 31.

Fígado é o órgão afetado mais comumente pela estase do Sangue. Outros órgãos acometidos são Coração, Pulmões, Estômago, Intestinos e Útero. Os sinais e sintomas da estase de Sangue em cada um desses órgãos estão descritos no Capítulo 31.

Em contraste com a estagnação do *Qi*, que não pode causar doenças clínicas graves, a estase de Sangue é uma causa potencial de doenças graves: por exemplo, câncer, massas abdominais, mioma, endometriose, doença cardíaca e AVE. Evidentemente, isto não quer dizer que essas doenças ocorrem inevitavelmente sempre que há estase de Sangue.

Embora a estagnação do *Qi* possa ser uma consequência direta do estresse emocional, a estase do Sangue não se origina diretamente de um fator etiológico. Por exemplo, não existe um estado emocional que acarrete diretamente estase do Sangue: alguns o fazem depois de primeiro causar estagnação do *Qi*. Em geral, a estase do Sangue é causada por outras condições patológicas, dentre as quais as principais são:

- Estagnação de *Qi*
- Frio
- Calor
- Deficiência de *Qi*
- Deficiência de Sangue
- Fleuma.

A estase de Sangue também é um fator patogênico importante porque pode transformar-se na causa de outras desarmonias. Na verdade, a estase de Sangue pode causar as seguintes condições patológicas (Figura 27.3):

- Calor
- Secura
- Deficiência de Sangue
- Deficiência de *Qi*
- Sangramento (hemorragia).

> **Nota clínica**
>
> Os pontos gerais para estase do Sangue são B-17 *Geshu* e BP-10 *Xuehai*.

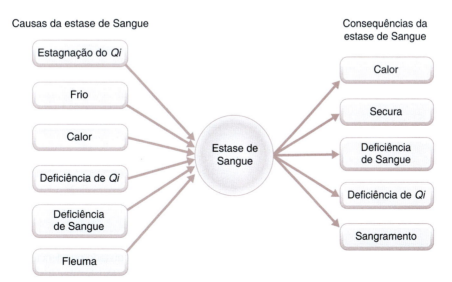

Figura 27.3 Causas e consequências da estase de Sangue.

O Boxe 27.3 resume as manifestações clínicas da estase de Sangue.

Boxe 27.3 Estase de Sangue

- Dor em pontadas, fixa ou incômoda e persistente
- Pele escura
- Lábios arroxeados
- Unhas arroxeadas
- Sangramento com sangue e coágulos escuros
- Sangue menstrual escuro com coágulos escuros
- Língua Arroxeada
- Pulso em Corda, Áspero ou Firme.

Vento interno

O Vento interno caracteriza-se por movimentos involuntários. As manifestações clínicas principais do Vento interno são tremores, tiques, tontura grave, vertigem e dormência. Nos casos graves, o paciente pode ter convulsões, perda da consciência, opistótono, hemiplegia e desvio da boca.

O Vento interno sempre está relacionado com uma desarmonia do Fígado e pode ser causado por várias condições diferentes:

- *O Calor extremo pode causar Vento de Fígado*. Isso acontece nos estágios avançados das doenças febris, quando o Calor entra no compartimento do Sangue e forma Vento. As manifestações clínicas são febre alta, delírio, convulsão, coma e opistótono
- *A ascensão de Yang do Fígado pode causar Vento de Fígado nos casos crônicos*. As manifestações clínicas são tontura grave, vertigem, cefaleia, tremores, tiques e irritabilidade
- *O Fogo de Fígado pode provocar Vento de Fígado*
- *A deficiência de Sangue do Fígado e/ou Yang do Fígado pode causar Vento de Fígado*. Isso é atribuído à deficiência de Sangue, que forma um espaço vazio dentro dos vasos sanguíneos, que é ocupado pelo Vento interno. As manifestações clínicas são dormência, tontura, borramento visual, tiques e tremores discretos.

Com exceção do Vento interno que ocorre nos estágios avançados das doenças febris infantis (na forma de convulsões), o Vento interno é muito mais comum nos indivíduos idosos. Por exemplo, o Vento interno causa Apoplexia e doença de Parkinson.

O Vento interno está descrito com mais detalhes no Capítulo 43. O Boxe 27.4 resume suas manifestações clínicas.

Boxe 27.4 Vento interno

- Tremores
- Tiques
- Tontura grave
- Vertigem e dormência
- Convulsões
- Perda da consciência
- Opistótono
- Hemiplegia e desvio da comissura labial.

Nota clínica

Os pontos gerais para Vento interno são F-3 *Taichong* e VG-16 *Fengfu*.

Umidade interna

Umidade interna é um fator patogênico extremamente comum e origina-se de uma desarmonia (deficiência de *Qi* do Baço), ou da transformação da Umidade externa. A Umidade é responsável por grande variedade de doenças que afetam diversos sistemas do corpo. Por exemplo, a Umidade pode causar muitas doenças cutâneas, digestivas e urinárias; distúrbios dos seios paranasais; transtornos menstruais; e síndrome da fadiga pós-viral, entre outras.

As manifestações clínicas principais de Umidade são sensação de plenitude no abdome, sensação de peso, letargia, urina turva, secreção vaginal excessiva, dor muscular, distúrbios dos seios paranasais, gosto pegajoso, saburra pegajosa da língua com pulso Deslizante ou Encharcado.

Essas manifestações clínicas são apenas sinais e sintomas gerais de Umidade e, dependendo do órgão afetado, os pacientes podem ter outras queixas. Alguns órgãos podem ser acometidos por Umidade interna, inclusive Estômago, Baço, Bexiga, Intestinos, Vesícula Biliar, Fígado, Rins e Útero. Com exceção dos Órgãos Internos, a Umidade frequentemente se localiza em diversas estruturas como articulações, canais, músculos, espaço entre a pele e os músculos, pele e cabeça.

As diversas manifestações clínicas podem ser relacionadas com as características principais da Umidade, que são as seguintes:

- *Peso*: isso causa sensação de fadiga, peso nos membros ou na cabeça, ou sensação de "entorpecimento" (confusão) na cabeça
- *Sujeira*: Umidade é suja e isso se reflete nas secreções sujas, como urina turva, secreções vaginais ou doenças cutâneas evidenciadas por secreções de líquidos espessos e sujos, inclusive alguns tipos de eczema
- *Viscosidade*: Umidade é pegajosa e isso está refletido na saburra pegajosa da língua, no gosto pegajoso e no pulso Deslizante.

A Umidade está descrita com mais detalhes no Capítulo 43. O Boxe 27.5 resume as manifestações clínicas da Umidade interna.

Boxe 27.5 Umidade

- Sensação de plenitude no abdome
- Sensação de peso
- Letargia
- Urina turva
- Secreção vaginal excessiva
- Dor muscular
- Distúrbios dos seios paranasais
- Gosto pegajoso
- Saburra pegajosa da língua
- Pulso Deslizante ou Encharcado.

Nota clínica

Os pontos gerais para Umidade são VC-12 *Zhongwan*, VC-9 *Shuifen*, BP-9 *Yinlingquan*, VC-5 *Shimen* e B-22 *Sanjiaoshu*.

Frio interno

O Frio interno é causado por deficiência de *Yang* (nesse caso, é Frio-Vazio) ou por transformação do Frio externo (nesse caso, é Frio-Cheio). O Frio interno causa dor espasmódica aliviada pela ingestão de bebidas quentes ou aplicação de calor; sensação de frio; nenhuma sede; secreções finas e claras; membros frios; pele branco-brilhante; língua com saburra branca; e pulso Lento.

As manifestações clínicas do Frio Cheio e do Vazio são muito semelhantes, porque ambos têm a mesma natureza. A diferença principal é que Frio-Cheio caracteriza-se por dor intensa de início súbito e língua e pulso do tipo de Excesso: por exemplo, a língua tem saburra branca e espessa e o pulso é Cheio e Tenso. Com o Frio-Vazio, a dor é menos intensa, a língua é Pálida com saburra branca fina e o pulso é Lento-Profundo-Fraco.

O Frio está descrito com mais detalhes no Capítulo 43. O Boxe 27.6 resume as manifestações clínicas do Frio interno.

Boxe 27.6 Frio

- Dor espasmódica aliviada pela ingestão de bebidas quentes ou aplicação de calor
- Sensação de frio
- Nenhuma sede
- Secreções finas e claras
- Membros frios
- Pele branca e brilhante
- Saburra branca na língua
- Pulso Lento.

Nota clínica

O melhor tratamento para Frio é moxabustão, seja na forma de bastão ou cones ou cubos de moxa aplicados diretamente.

Fleuma

Fleuma é um fator patogênico comum e muito importante. Como acontece com a estase de Sangue, esse fator também pode causar doenças graves como câncer, cardiopatia e AVE. A Fleuma é simultaneamente uma condição patológica e um fator etiológico. Na verdade, a Fleuma retida por muito tempo transforma-se em causa de doença.

A causa principal da formação de Fleuma é deficiência do Baço. Quando o Baço não consegue transformar e transportar Fluidos Corporais, estes se acumulam e transformam-se em Fleuma. Os Pulmões e os Rins também participam da formação da Fleuma. Quando os Pulmões não conseguem difundir e descer os fluidos e quando os Rins não podem transformar e excretar os líquidos, estes se acumulam na forma de Fleuma.

Os sinais essenciais da Fleuma são corpo da língua Edemaciado, saburra pegajosa na língua e pulso Deslizante ou em Corda. Outros sintomas podem ser sensação de opressão no peito, náuseas, sensação de peso, sensação de entorpecimento (confusão) na cabeça e tontura.

Outros sinais de Fleuma crônica são:

- Falta de brilho (shen) nos olhos
- Bolsas infraoculares escuras
- Ângulos dos olhos com rachaduras muito discretas e exsudato
- Pele amarelada
- Corpo edemaciado, face congestionada, obesidade
- Pele oleosa
- Transpiração na genitália externa, nas axilas ou nas palmas e plantas
- Crescimento dos dedos das mãos e dos pés
- Polegares grossos.

Nota clínica

Os pontos gerais para Fleuma são VC-12 Zhongwan, VC-9 Shuifen, BP-9 Yinlingquan, E-40 Fenglong, VC-5 Shimen e B-22 Sanjiaoshu.

O Boxe 27.7 resume as manifestações clínicas essenciais da Fleuma.

Boxe 27.7 Manifestações clínicas essenciais da Fleuma

- *Língua e pulso*: corpo da língua Edemaciado com saburra pegajosa na língua; pulso Deslizante ou em Corda
- *Outros sintomas*: sensação de opressão no peito, expectoração de muco, náuseas, sensação de peso, sensação de entorpecimento (confusão) na cabeça e tontura.

Fleuma é um fator patogênico Yin e causa danos ao Yang

Fleuma é um acúmulo anormal de fluidos, que ocorre quando há distúrbios dos seguintes processos:

- Difusão e descensão do Qi do Pulmão
- Mobilização e transporte do Qi do Coração
- Transformação e transporte do Yang do Baço
- Aquecimento, transformação e excreção do Yang do Rim
- Circulação livre do Qi do Fígado.

O aquecimento, a mobilização, o transporte, a transformação e a excreção dos fluidos dependem do Yang Qi. Desse modo, quando há deficiência de Yang, o Yin prevalece, os fluidos acumulam-se e formam Fleuma. Por outro lado, como Fleuma é um acúmulo de Yin, ela causa danos ao Yang.

Fleuma é pegajosa e obstrui o mecanismo do Qi

Como a Fleuma é pegajosa, ela causa sintomas como:

- Muco pegajoso
- Boca grudenta
- Saliva pegajosa nos ângulos da boca
- Náuseas e vômitos
- Muco na garganta
- Engolir e cuspir
- Muco nas fezes.

Como é pegajosa e obstrui o Mecanismo do Qi, a Fleuma é difícil de remover, torna-se crônica e desencadeia alterações patológicas de evolução lenta. Como obstrui o Mecanismo do Qi, em muitos casos são acrescentadas à prescrição ervas que mobilização o Qi, de forma a conseguir a eliminação da Fleuma.

A Fleuma forma nódulos

Como Fleuma é um acúmulo de fluidos e é de natureza Yin, ela pode resultar na formação de massas, inflamação, nódulos, caroços sob a pele, massas na cavidade abdominal ou nos órgãos. Em geral, os nódulos causados por Fleuma são relativamente macios à palpação e geralmente indolores. Por outro lado, os nódulos que são causados por estase do Sangue geralmente são duros à palpação e dolorosos.

Algumas doenças evidenciadas por nódulos ou massas são causadas por Fleuma, inclusive:

- *Luo Li* = escrófula
- *Yin Liu* = bócio
- *Pi Kuai* = massas de *Pi*
- *Zheng Jia* = massas abdominais
- *Tan He* = nódulos
- *Ru Pi* = nódulos mamários.

A Fleuma circula e movimenta-se, sempre se modificando

A Fleuma sempre circula e movimenta-se, acompanha o *Qi* em seus movimentos de ascensão/descensão e entrada/saída e dá a volta no corpo por seu Exterior e entra nos Órgãos Internos. A Fleuma é armazenada nos Pulmões, amassada no Estômago, obstrui os orifícios do Coração, perturba o Fígado e a Vesícula Biliar e deposita-se nos canais.

A Fleuma frequentemente promove estase

Depois de ser formada, a Fleuma acompanha o *Qi* e o Sangue, está presente no Interior dos Órgãos Internos e está no Exterior nos canais; como a Fleuma causa obstrução, ela pode causar ou agravar a estase de Sangue, também em consequência da interação entre líquidos e Sangue. Na verdade, por um lado, existe uma relação de permuta mútua entre Fluidos Corporais e Sangue (ver Capítulo 3) e, por esta razão, a estase do Sangue afeta os Fluidos; por outro lado, Fleuma é um acúmulo de fluidos patológicos e, deste modo, agrava a estase do Sangue. Contudo, assim como a Fleuma pode agravar a estase do Sangue, esta última também pode contribuir para a formação da primeira, em razão da interação entre fluidos e Sangue: deste modo, ambas reforçam uma à outra e estabelecem um círculo vicioso (Figura 27.4).

Zhu Dan Xi afirmou que: "*Quando os Pulmões estão distendidos e o paciente tem tosse e não consegue deitar-se, isso se deve à Fleuma favorecendo a estase do Sangue.*" Zhang Lu dizia que: "*A Fleuma promove Sangue morto, acompanha o Qi ao ataque, circula e causa dor.*" Li Yong Cui refere que: "*O Sangue do Estômago pode estagnar com o acúmulo de Fleuma dia e noite; isso causa doenças de Yi Ge e Fan Wei.*"

Algumas das doenças descritas pela medicina ocidental são consideradas secundárias à Fleuma e à estase do Sangue, inclusive linfoma, câncer, hemorragia cerebral, doença cardíaca coronária e alguns transtornos mentais.

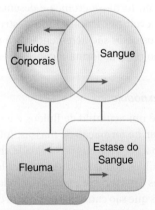

Figura 27.4 Interação entre Fleuma e estase do Sangue.

A interação entre Fleuma e estase do Sangue pode causar as seguintes manifestações clínicas:

- Unhas escurecidas
- Pele escurecida
- Lábios arroxeados
- Língua arroxeada e edemaciada
- Halos escuros debaixo dos olhos.

A Fleuma causa muitas doenças e muitas enfermidades têm Fleuma

Fleuma é a causa de muitas doenças – seu alcance clínico é muito amplo e, em geral, causa enfermidades complicadas. A expressão "síndrome da Fleuma" indica uma condição na qual a Fleuma é a causa da maioria das alterações patológicas; deste modo, assim como há Fleuma, isto não significa que o paciente tenha "síndrome da Fleuma".

A Fleuma adquire muitas formas diversas e isto contribui para sua capacidade de causar problemas muito diferentes: por exemplo, Vento-Fleuma, Frio-Fleuma, Fleuma-Calor etc. Essas condições estão descritas no Capítulo 31.

A Fleuma provoca facilmente danos ao Estômago e ao Baço

A Fleuma obstrui o Aquecedor Médio e causa muito facilmente deficiências do Estômago e do Baço. O Estômago é especialmente afetado pela Fleuma e as prescrições que dissolvem Fleuma frequentemente contêm ervas que "harmonizam o Estômago". Na língua, a Fleuma crônica evidencia-se por uma rachadura do Estômago com saburra seca e pegajosa em seu interior.

A Fleuma combina-se facilmente com outros fatores patogênicos

A Fleuma frequentemente se combina com Vento, Frio, Calor e Umidade. Essas combinações estão descritas no Capítulo 31.

Os doutores chineses propõem várias diretrizes que devem ser seguidas nos casos clínicos complicados, que frequentemente incluem Fleuma. Algumas dessas diretrizes são as seguintes:

- *Com doenças estranhas, trate a Fleuma*. Isso se aplica aos padrões clínicos complicados com sinais e sintomas que não parecem encaixar-se em quaisquer padrões. Por exemplo, um homem de constituição forte acorda frequentemente durante a noite, sonha muito, tem apetite voraz e língua Edemaciada: essa condição quase certamente se deve à Fleuma. Outro exemplo poderia ser o de uma mulher idosa com palpitações, constipação, sede, insônia e gosto amargo: essas manifestações clínicas poderiam ser causadas por Fleuma-Calor
- *Com as síndromes complicadas, trate a Fleuma*
- *Com doenças agudas e graves, trate a Fleuma*. Exemplo: Apoplexia, infarto do miocárdio, câncer.
- *Se você puder ver o muco, trate a Fleuma.*

Calor

O termo "Calor" geralmente é usado no mínimo com dois significados diferentes. Por um lado, "Calor" é um termo geral que inclui quaisquer manifestações clínicas evidenciadas por Calor, que pode ser Calor interno, Vento-Calor externo ou Fogo. A condição de "Fogo" está incluída na categoria geral de "Calor".

De acordo com uma definição mais estrita, o termo "Calor" refere-se a um fator patológico que é diferenciado do Fogo. Embora Calor e Fogo tenham em comum algumas características e a mesma natureza, esses dois fatores patogênicos diferem quanto ao grau de intensidade (*i. e.*, Fogo é mais intenso que Calor) e suas manifestações clínicas (e tratamento) são um pouco diferentes. Desse modo, com base nesse ponto de vista, o Calor é diferente e separado do Fogo.

Também há outra diferença terminológica importante entre Calor e Fogo. Enquanto Calor sempre significa Calor patológico, o termo "Fogo" pode referir-se ao Fogo fisiológico do corpo (Fogo Ministerial ou Fogo do Portão da Vitalidade) ou patológico (p. ex., "Fogo de Fígado"). No *Clássico de Medicina do Imperador Amarelo*, o Fogo fisiológico do corpo é referido algumas vezes como "Fogo Menor" (*Shao Huo*), enquanto o Fogo patológico é conhecido como "Fogo Exuberante" (*Zhuang Huo*) (ver Figura 43.10).

Por esta razão, o termo "Calor" indica um estado de Excesso de *Yang*: isso pode afetar praticamente qualquer órgão e é gerado internamente ou é efeito da transformação do Calor externo. As causas principais de Calor são estresse emocional e dieta. Como foi mencionado antes, todas as emoções podem causar estagnação do *Qi* que, por sua vez, frequentemente resulta em Calor à medida que o *Qi* estagnado "implode" gerando Calor.

As manifestações clínicas gerais de Calor são sensação de calor, face avermelhada, sede, inquietude mental, língua Avermelhada e pulso Transbordante-Rápido. Outras manifestações clínicas dependem do órgão afetado e se o Calor é Cheio ou Vazio.

Calor é um fator patogênico extremamente comum, que também pode coexistir com Frio. Por exemplo, é comum encontrar deficiência de *Yang* do Rim (e, consequentemente, Frio-Vazio) e Umidade-Calor na Bexiga.

O Calor frequentemente combina com Umidade, originando Umidade-Calor, que é a causa de muitas manifestações clínicas em diferentes órgãos e partes do corpo. A Umidade-Calor está descrita no Capítulo 43.

O Boxe 27.8 resume as manifestações clínicas do Calor.

Boxe 27.8 Calor

- Sensação de calor, face avermelhada, sede, inquietude mental, língua Avermelhada, pulso Transbordante-Rápido. Outras manifestações clínicas dependem do órgão afetado e se o Calor é Cheio ou Vazio.

Fogo

Fogo é um fator patogênico predominantemente interno. O único tipo de "Fogo externo" que poderia ser considerado é o que ocorre com as doenças do Calor. O Fogo pode ser originado da transformação de outros fatores patogênicos externos (p. ex., Vento, Frio, Canícula, Umidade), mas, como afeta os Órgãos Internos, é um fator patogênico interno.

As causas internas de Fogo são ingestão exagerada de alimentos quentes e álcool, estresse emocional (o *Qi* estagnado transforma-se em Fogo) e tabagismo (ver Figura 43.11).

As manifestações clínicas gerais do Fogo são face e olhos avermelhados, edema e dores oculares, úlceras na língua e na boca, urina escassa e escura, fezes secas, sangramento, insônia, inquietude mental, irritabilidade acentuada, tendência a ter surtos de raiva (Fogo de Fígado), agitação, língua Avermelhada com saburra amarelo-escura e pulso Profundo-Cheio-Rápido.

Como foi mencionado antes, quando o termo "Calor" é utilizado em seu sentido estrito, ele significa uma forma mais branda de Fogo. Evidentemente, Calor e Fogo têm a mesma natureza e compartilham de características semelhantes; ambos causam sede, sensação de calor, alguma inquietude mental, língua Avermelhada e pulso Rápido. Entretanto, existem algumas diferenças importantes em suas manifestações clínicas, complicações possíveis e tratamento.

Fogo é mais "sólido" que Calor, tende a mover-se e ressecar mais que o Calor e essa natureza do Fogo causa urina escassa e escura e fezes secas. O Fogo movimenta-se para cima (p. ex., causa úlceras na boca) ou acarreta danos aos vasos sanguíneos (sangramento). Além disso, o Fogo tende a afetar mais a mente que o Calor, causando ansiedade, agitação mental, insônia ou transtorno mental.

O Boxe 27.9 resume as características principais do Fogo.

Boxe 27.9 Características principais do Fogo (em comparação com o Calor)

- Queima para cima
- Causa muito ressecamento
- Causa distúrbios no Sangue e no *Yin*
- Pode causar sangramento
- Pode gerar Vento em geral
- Afeta a Mente
- Causa úlceras com inflamação.

Desse modo, a natureza do Fogo é:

- Subir para a cabeça
- Secar os fluidos
- Prejudicar o Sangue e *Yin*
- Causar sangramento
- Afetar a Mente.

Nota clínica

Em geral, os pontos *Ying* (o segundo ponto) de cada canal eliminam Calor ou drenam Fogo. Por exemplo, F-2 *Xingjian*, C-8 *Shaofu*, B-66 *Tonggu* etc.

Condições de Cheio

A existência de um fator patogênico é que determina se uma condição é do tipo "Cheio" ou "Excesso"; o termo "Excesso" aqui se refere ao fator patogênico, não ao *Qi* Vertical; isto é, em uma condição de "Excesso", não há excesso de *Qi* Vertical, mas sim um fator patogênico presente. Em chinês, a condição do tipo "Cheio" ou "Excesso" é referida como *shi*, que significa "sólido": este termo descreve também a condição que se caracteriza pela presença de um fator patogênico e, consequentemente, é sólida.

É importante ressaltar que as condições necessárias para definir um padrão como unicamente "Cheio" não são apenas que haja um fator patogênico, mas também que o *Qi* Vertical esteja relativamente preservado e combatendo o fator patogênico. Na verdade, quando o *Qi* Vertical estava deficiente em presença de um fator patogênico, a condição poderia ser definida como uma condição de "Cheio/Vazio" combinados (Figura 27.5).

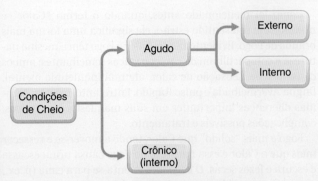

Figura 27.5 Condições do tipo Cheio.

Por definição, uma condição do tipo Cheio evidencia-se por sinais e sintomas relativamente graves e intensos. Por exemplo, quando um paciente tem dor grave e intensa que o impede de realizar suas atividades habituais, essa dor deve certamente ser causada por uma condição de Cheio. Vale ressaltar que uma condição do tipo Cheio pode ser aguda ou crônica e que "aguda" não é sinônimo de um problema externo (Figura 27.6). Um exemplo de condição aguda externa do tipo Cheio é a invasão de Vento externo; um exemplo de condição aguda interna do tipo Cheio é um episódio agudo de ascensão de Yang do Fígado causando uma crise de enxaqueca grave.

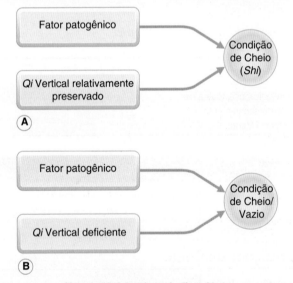

Figura 27.6 Condição de Cheio/Vazio.

O Boxe 27.10 resume as características de uma condição do tipo Cheio.

Boxe 27.10 Condição do tipo Cheio

- Uma condição do tipo "Cheio" ou "Excesso" (shi) caracteriza-se pela existência de um fator patogênico (enquanto o Qi Vertical está relativamente preservado).

Condições de Vazio

As condições do tipo Vazio caracterizam-se por "vazio", isto é, uma deficiência de Qi Vertical. É importante lembrar que "Qi Vertical" é um termo geral, que inclui todos os tipos de Qi e também Sangue e que, essencialmente, descreve a resistência do corpo aos fatores patogênicos; na verdade, a expressão "Qi Vertical" (Zheng Qi) é usada em combinação e oposição ao termo "fator patogênico" (Xie Qi).

As manifestações clínicas de uma condição do tipo Vazio são muito mais brandas que as de uma condição do tipo Cheio. Dor é um bom sintoma a ser usado para comparar e contrastar esses dois tipos de condições: quando é Cheio, a dor é grave e intensa; quando é Vazio, a dor é branda e mais um incômodo que dor propriamente dita.

Como ocorre com uma condição do tipo Cheio, as condições do tipo Vazio podem ser agudas ou crônicas, mas esta última condição é muito mais comum do que a primeira. Por exemplo, a deficiência do Baço desenvolve-se gradativa e lentamente ao longo de anos (em geral, como consequência da ingestão alimentar irregular); o mesmo ocorre nos casos de deficiência dos Rins (geralmente por excesso de trabalho). Exemplos de condições agudas do tipo Vazio são deficiência de Yin induzida por uma doença febril aguda; deficiência de Sangue depois de um sangramento profuso; ou deficiência de Qi depois de transpiração profusa. A maioria esmagadora dos pacientes com condições do tipo Vazio que atendemos tem deficiência interna crônica que se desenvolveu gradativamente.

O Boxe 27.11 resume as características de uma condição do tipo Vazio.

Boxe 27.11 Condições do tipo Vazio

- Uma condição do tipo "Vazio" ou de "Deficiência" caracteriza-se por deficiência do Qi Vertical.

Condições do tipo Cheio/Vazio

Uma condição é definida como "Cheio/Vazio" combinados quando há um fator patogênico e o Qi Vertical está deficiente e, por esta razão, não consegue combater adequadamente o fator patogênico ou, nos casos graves, não opõe qualquer resistência. Com a maioria das condições internas crônicas, na verdade é a deficiência do Qi Vertical que resulta na formação do fator patogênico (p. ex., deficiências do Baço e dos Rins resultando na formação de Fleuma).

Os fatores patogênicos e o Qi Vertical interagem constantemente. Em termos gerais, quando um tem supremacia, o outro é suprimido (Figura 27.7). Por exemplo, quando a Fleuma

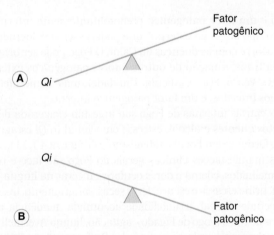

Figura 27.7 Equilíbrio entre fator patogênico e Qi Vertical.

(um fator patogênico) aumenta de intensidade, isto inevitavelmente enfraquece o Baço e possivelmente também os Rins; e vice-versa, ou seja, quando o Baço e o Rins são fortalecidos, a Fleuma diminui. No Capítulo 28 do *Questões Simples*, há a seguinte citação: "*Quando os fatores patogênicos são fortes, o distúrbio é Cheio; o Qi Vertical é enfraquecido e torna-se deficiente.*"[1]

O Boxe 27.12 resume as características de condições do tipo Cheio/Vazio.

Boxe 27.12 Condições do tipo Cheio/Vazio

- Uma condição do tipo "Cheio/Vazio" caracteriza-se pela existência de um fator patogênico, enquanto o *Qi* Vertical está deficiente.

Teoricamente, em relação com a potência relativa dos fatores patogênicos e do *Qi* Vertical, podemos conceber seis situações diferentes. Essas condições são (Tabela 27.1):

1. Nenhum fator patogênico – *Qi* Vertical normal = saúde
2. Nenhum fator patogênico – *Qi* Vertical deficiente = condição de Vazio
3. Fator patogênico potente – *Qi* Vertical potente = condição de Cheio
4. Fator patogênico potente – *Qi* Vertical deficiente = condição de Cheio/Vazio
5. Fator patogênico fraco – *Qi* Vertical potente = condição de Cheio/Vazio
6. Fator patogênico fraco – *Qi* Vertical deficiente = condição de Cheio/Vazio

Tabela 27.1 Seis situações de força relativa dos fatores patogênicos e do *Qi* Vertical.

Fator patogênico	*Qi* Vertical	Resultado
Nenhum	Normal	Saúde
Nenhum	Deficiente	Condição de Vazio
Forte	Forte	Condição de Cheio
Forte	Deficiente	Condição de Cheio/Vazio
Fraco	Forte	Condição de Cheio/Vazio
Fraco	Deficiente	Condição de Cheio/Vazio

A seguir, analisaremos essas seis situações em detalhe.

▶ Nenhum fator patogênico | *Qi* Vertical normal

Evidentemente, isso corresponde ao estado (raro) de saúde perfeita (Boxe 27.13).

Boxe 27.13 Nenhum fator patogênico | *Qi* Vertical normal

- Saúde.

▶ Nenhum fator patogênico | *Qi* Vertical deficiente

Essa condição é unicamente do tipo Deficiência e, em geral, é encontrada com as doenças internas crônicas. Por exemplo, a deficiência crônica de *Qi* do Baço, que se desenvolve gradativa e lentamente em consequência da ingestão alimentar irregular; a deficiência crônica de *Yang* do Rim que se desenvolve lenta e gradativamente por excesso de trabalho etc.

Embora isso possa parecer uma situação muito comum, na verdade não é porque – na grande maioria dos casos – existe algum tipo de fator patogênico além (ou como consequência) da deficiência (p. ex., Umidade causada pela deficiência do Baço).

O Boxe 27.14 resume as características dessa condição.

Boxe 27.14 Nenhum fator patogênico | *Qi* Vertical deficiente

- Condição unicamente do tipo Vazio
- Sintomas brandos
- Doença crônica prolongada de duração longa, que se desenvolve gradativamente
- Pode ser apenas interna.

▶ Fator patogênico forte | *Qi* Vertical forte

Essa é uma condição unicamente do tipo Cheio: o paciente tem um fator patogênico (que pode ser interno ou externo, agudo ou crônico) e seu *Qi* Vertical é forte e combate vigorosamente esse fator patogênico. Essa é a situação que acarreta manifestações clínicas intensas e fortes, especialmente com as doenças externas agudas. Por exemplo, quando um indivíduo com *Qi* Vertical forte é invadido por Vento externo forte, as manifestações clínicas são muito intensas e pronunciadas, inclusive febre alta, dores muito fortes no corpo etc.

Embora seja fácil postular uma condição externa aguda quando o fator patogênico e o *Qi* Vertical são fortes, essa condição também ocorre com doenças internas crônicas. Por exemplo, um indivíduo pode desenvolver estagnação de *Qi* intensa (uma condição de Cheio) causada por problemas emocionais e seu *Qi* Vertical é forte: isso resulta em uma condição unicamente Cheia, que é interna e crônica. Na verdade, essa situação é encontrada frequentemente nos pacientes que, embora agredidos por um fator patogênico forte, têm constituição vigorosa que produz *Qi* Vertical forte e, por essa razão, comumente alcançam uma idade avançada, apesar desses fatores patogênicos fortes.

O Boxe 27.15 resume a condição evidenciada por fator patogênico forte e *Qi* Vertical forte.

Boxe 27.15 Fator patogênico forte | *Qi* Vertical Forte

- Condição unicamente do tipo Cheio
- Pode ser externo ou interno
- Sintomas muito intensos e pronunciados
- Quando é externo, causa febre alta.

▶ Fator patogênico forte | *Qi* Vertical deficiente

Embora as três situações evidenciadas por fator patogênico forte e *Qi* Vertical deficiente, fator patogênico fraco e *Qi* vertical forte, e fator patogênico fraco e *Qi* Vertical deficiente causem uma condição do tipo Cheio/Vazio, na verdade elas são muito diferentes e essas diferenças serão explicadas a seguir com exemplos.

Quando o fator patogênico é forte e o *Qi* Vertical é deficiente, a condição é de um distúrbio de Cheio/Vazio combinados, que pode ser externo ou interno e é extremamente comum.

Um exemplo desse distúrbio do tipo Cheio/Vazio externo é um indivíduo com *Qi* Vertical deficiente (extremamente comum), que é invadido por Vento externo forte. Como o *Qi* Vertical está deficiente, as manifestações clínicas são menos intensas que as do caso descrito antes (*i. e.*, quando o fator patogênico e o *Qi* Vertical são fortes). Ao contrário do caso anterior, quando o paciente tem febre, neste caso ela é muito baixa.

Um exemplo de uma condição interna com fator patogênico forte e *Qi* Vertical deficiente é um indivíduo que desenvolve a síndrome de fadiga pós-viral, que se caracteriza por Umidade intensa e pronunciada, mas com *Qi* Vertical deficiente: essa condição é muito comum. Nesses casos, o *Qi* Vertical ainda tenta erradicar o fator patogênico, mas o faz de forma ineficaz. Isso é exatamente o que acontece com a síndrome de fadiga pós-viral, na qual o *Qi* Vertical do paciente não consegue eliminar o fator patogênico: isso resulta em uma condição crônica muito prolongada que, ao longo de um período longo, nem piora nem melhora.

Outro exemplo de uma condição interna com fator patogênico forte e *Qi* Vertical deficiente é um paciente que tem uma condição grave causada por Fleuma e deficiências coexistentes de Baço e Rins: essa condição é muito comum e, nos indivíduos idosos, pode causar doenças graves.

O Boxe 27.16 resume a condição causada por fator patogênico forte e *Qi* Vertical deficiente.

Boxe 27.16 Fator patogênico forte | *Qi* Vertical deficiente

- Condição de Cheio/Vazio combinados
- Pode ser externa ou interna
- Quando é externa, causa febre moderada
- Observada frequentemente com a síndrome de fadiga pós-viral.

▶ Fator patogênico fraco | *Qi* Vertical forte

Essa situação também resulta em condições do tipo Cheio/Vazio combinados, que podem ser externos ou internos. Embora seja uma condição do tipo Cheio/Vazio semelhante ao que foi descrito antes (fator patogênico forte e *Qi* Vertical deficiente), suas manifestações clínicas são muito diferentes e, em geral, mais brandas (porque o fator patogênico é fraco).

Um exemplo de condição externa com essas características é a de um paciente com *Qi* Vertical forte, que é invadido por Vento externo brando: nesse caso, as manifestações clínicas são muito brandas, não há febre e o paciente geralmente consegue trabalhar durante todo o período da doença.

Um exemplo de condição interna com fator patogênico fraco e *Qi* Vertical forte é um paciente que apresenta uma condição branda de Umidade, mas tem *Qi* Vertical forte: nesse caso, as manifestações clínicas também são brandas.

O Boxe 27.17 resume a condição causada por fator patogênico fraco com *Qi* Vertical forte.

Boxe 27.17 Fator patogênico fraco | *Qi* Vertical forte

- Condição do tipo Cheio/Vazio combinados
- Sintomas brandos
- Quando é externo, causa febre moderada.

▶ Fator patogênico fraco | *Qi* Vertical deficiente

Pode parecer estranho que essa condição (na qual o fator patogênico e o *Qi* Vertical são "fracos") também seja definida como Cheio/Vazio. No entanto, é descrita como tal porque, embora fraco, há um fator patogênico. Essa condição também pode ser externa ou interna, e as manifestações clínicas são as mais brandas dentre as três situações referidas.

Um exemplo dessa situação em condições externas é o de um paciente com *Qi* Vertical deficiente que sofre invasão de Vento externo brando: as manifestações clínicas são muito brandas e não há febre.

Um exemplo dessa situação em condições internas é o de um paciente que apresenta deficiência crônica de *Qi* Vertical e também tem Fleuma ou Umidade branda. A situação marcada por fator patogênico fraco e *Qi* Vertical deficiente é a que faz com que os sintomas persistam por muitos anos, sem melhorar ou piorar.

O Boxe 27.18 resume a condição causada por fator patogênico fraco com *Qi* Vertical deficiente

---

Boxe 27.18 Fator patogênico fraco | *Qi* Vertical deficiente

- Condição de Cheio/Vazio combinados
- Sintomas muito brandos
- Doença crônica com duração longa e protraída
- Quando é externo, não causa febre.

Interação entre fatores patogênicos e *Qi* Vertical

Os fatores patogênicos e o *Qi* Vertical não são entidades invariáveis, mas interagem constantemente uns com os outros. Isso ocorre porque todo fator patogênico afeta e frequentemente altera a natureza e também porque cada fator patogênico tende a causar danos ao *Qi* Vertical de uma forma ou outra. Por exemplo, o Vento externo comumente transforma-se em Calor e torna-se interno (isto acontece quando uma infecção das vias respiratórias superiores progride para infecção pulmonar). A estagnação do *Qi* frequentemente causa estase do Sangue. Umidade pode resultar na formação de Fleuma.

O Boxe 27.19 resume a interação entre *Qi* Vertical e fatores patogênicos.

Além de modificar sua natureza, os fatores patogênicos também têm muita tendência de causar danos ao *Qi* Vertical de várias formas. Por exemplo, o Calor resseca os Fluidos Corporais e pode causar danos à energia *Yin*; Umidade ou Fleuma afeta o *Qi* e causa deficiência de *Qi*; estase grave do Sangue pode causar secura dos Fluidos Corporais; estagnação do *Qi* interfere na ascensão/descensão normal do *Qi*; Frio congela o Sangue e causa estase do Sangue; Frio também tende a enfraquecer o *Yang Qi*.

Boxe 27.19 Evolução dos fatores patogênicos

- Fatores patogênicos evoluem e transformam-se
- Fatores patogênicos tendem a causar danos ao *Qi* Vertical.

Por outro lado, o *Qi* Vertical interage com os fatores patogênicos porque, quando são externos, ele tenta erradicá-los; quando são internos, o *Qi* Vertical tem influência sobre eles e tenta eliminá-los. Por exemplo, com as invasões de Vento externo, o *Qi* Vertical luta com o fator patogênico e febre é o resultado desse combate.

Com as condições internas, o *Qi* Vertical também luta contra o fator patogênico: por exemplo, quando um paciente é invadido por Umidade, por sua própria natureza o *Qi* tenta transformar, inativar e excretar esse fator patogênico. O sucesso ou fracasso dessa tentativa depende da força relativa da Umidade e do *Qi* Vertical: em geral, quanto mais tempo a condição estiver enraizada no corpo, mais difícil é para o *Qi* do organismo eliminá-la. Quando tem uma chance, o *Qi* Vertical pode realmente expelir os fatores patogênicos. Por exemplo, quando um paciente é sobrecarregado com Umidade, uma alteração simples dos hábitos alimentares pode ser a única coisa necessária para dar ao *Qi* Vertical uma chance de eliminar esse fator patogênico, mesmo sem tratamento com acupuntura ou ervas (Figura 27.8 e Boxe 27.20).

A interação entre fatores patogênicos e *Qi* Vertical pode tornar-se muito complexa à medida que um afeta o outro; por exemplo, um fator patogênico pode causar danos ao *Qi* que, por sua vez, pode fortalecer o próprio fator patogênico original ou resultar na formação de outro fator patogênico novo (Figuras 27.9 e 27.10).

Por exemplo, a invasão de Vento externo pode obstruir o *Qi* e isso, por sua vez, pode resultar na formação de Umidade (isso acontece frequentemente nas crianças). A deficiência de *Qi* pode resultar em Umidade que, por sua vez, enfraquece ainda mais o *Qi*. As Figuras 27.11 a 27.14 ilustram exemplos das interações complexas entre fatores patogênicos e *Qi* Vertical.

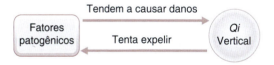

Figura 27.8 Interação entre fatores patogênicos e *Qi* Vertical.

Boxe 27.20 *Qi* Vertical *versus* fatores patogênicos

- Com as invasões de fatores patogênicos externos, o *Qi* Vertical luta para erradicá-los
- Com os fatores patogênicos internos, o *Qi* Vertical influencia e tenta eliminá-los.

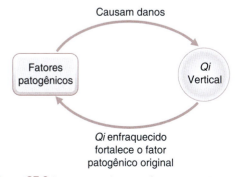

Figura 27.9 Fatores patogênicos enfraquecem o *Qi* Vertical.

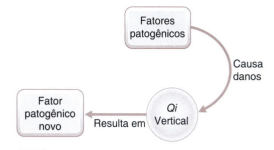

Figura 27.10 Interação complexa entre fatores patogênicos e *Qi* Vertical.

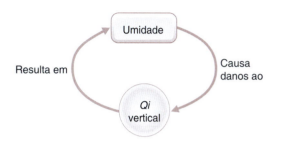

Figura 27.11 Interação entre Umidade e *Qi*.

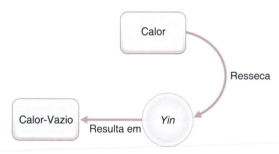

Figura 27.12 Interação entre Calor, *Yin* e Calor-Vazio.

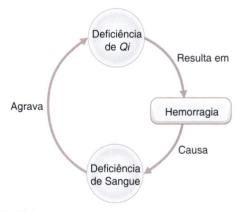

Figura 27.13 Interação entre deficiência de *Qi*, hemorragia e deficiência de Sangue.

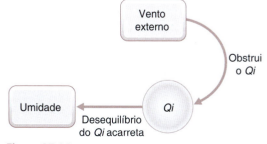

Figura 27.14 Interação entre Vento externo, *Qi* e Umidade.

Resultados do aprendizado

Neste capítulo, você aprendeu:
- A importância de diagnosticar corretamente a natureza de Cheio/Vazio de uma condição
- O significado de "fator patogênico" em medicina chinesa, tanto externo quanto interno
- A natureza da condição de "Cheio" ou "Excesso"
- A natureza da condição de "Vazio" ou "Deficiência"
- A natureza da condição de "Cheio/Vazio" combinados
- As seis situações teóricas diferentes que, dependendo da potência relativa do fator patogênico e do Qi Vertical, resultam em condições do tipo Cheio, Vazio ou Cheio/Vazio combinados
- A dinâmica da interação entre fatores patogênicos e Qi Vertical.

Questões de autoavaliação

1. Quais são as três formas pelas quais um fator patogênico externo pode penetrar diretamente no Interior do corpo?
2. Cite três exemplos de fatores patogênicos internos.
3. Quais condições são necessárias para definir um padrão como Cheio?
4. Quais são as diferenças entre as características da dor de uma condição dos tipos Cheio e Vazio?
5. Quais condições são necessárias para definir um padrão como Cheio/Vazio combinados?
6. Descreva o tipo de condição e a gravidade geral dos sintomas de um paciente com *Qi* Vertical deficiente, que é invadido por Vento externo forte.
7. Por que um paciente com *Qi* Vertical deficiente e Umidade branda poderia ter sintomas persistentes por muitos anos?
8. Com o Calor no corpo causa danos ao *Qi* Vertical?

Ver respostas no Apêndice 6.

Nota

1. 1979 The Yellow Emperor's Classic of Internal Medicine – Simple Questions (*Huang Di Nei Jing Su Wen* 黄帝内经素问), People's Health Publishing House, Beijing, publicado originalmente c.100 a.C., p. 173–174.

Patologia do Desequilíbrio de Yin-Yang

PARTE 5

28

- Desequilíbrio entre Yin e Yang, 323
- Desequilíbrio de Yin-Yang e padrões de Calor e Frio, 324
- Transformação e interação entre Yin e Yang, 324
- Excesso de Yang, 324
- Deficiência de Yang, 325
- Excesso de Yin, 325
- Deficiência de Yin, 325
- Princípios de tratamento, 326

Este capítulo descreve a patologia de um desequilíbrio entre Yin e Yang.

Desequilíbrio entre Yin e Yang

O desequilíbrio entre Yin e Yang é um aspecto fundamental da patologia de acordo com a medicina chinesa. Na verdade, poderíamos dizer que todas as manifestações clínicas e todos os tipos de patologia deságuam, por fim, em um desequilíbrio entre Yin e Yang: isto é, todas as condições patológicas poderiam ser atribuídas a uma dentre quatro situações (ver Figuras 1.7 e 1.11 a 1.15, no Capítulo 1): excesso de Yang, deficiência de Yang, excesso de Yin e deficiência de Yin.

Por exemplo, Calor e Fogo são condições de Excesso de Yang; a deficiência de Yang do Baço e/ou do Rim certamente é um tipo de deficiência de Yang; Frio-Cheio é uma condição de Excesso de Yin; deficiência de Yin do Rim é um tipo de deficiência de Yin.

É importante salientar que os parâmetros usados quando nos referimos a "Excesso de Yang" e "Deficiência de Yang" (ou, do mesmo modo, "Excesso de Yin" e "Deficiência de Yin") *não* são os mesmos. Na verdade, a expressão "Excesso de Yang" não indica um "excesso" de Yang Qi normal, mas a existência de um fator patogênico Yang (i. e., Calor). Por outro lado, "Deficiência de Yang" significa uma deficiência ou escassez de Yang Qi normal. Em outras palavras, Yang na expressão "Excesso de Yang" indica Calor patológico; Yang na expressão "Deficiência de Yang" significa Calor fisiológico.

Do mesmo modo, "Excesso de Yin" não significa "excesso" de substâncias Yin normais, mas a existência de um fator patogênico Yin, isto é, Frio, Umidade, estase de Sangue ou Fleuma. Por outro lado, "Deficiência de Yin" refere-se a uma deficiência de substâncias Yin, líquidos e Essência. Sangue também é um tipo de substância Yin e a deficiência de Sangue é um tipo de "Deficiência de Yin". Em outras palavras, Yin na expressão "Excesso de Yin" indica Frio, Umidade, estase de Sangue ou Fleuma, que são condições patológicas; Yin na expressão "Deficiência de Yin" significa substâncias Yin fisiológicas – líquidos, Essência e Sangue.

Também é importante ressaltar que essas quatro situações patológicas não são necessariamente excludentes. Por exemplo, a deficiência de Yang do Baço e do Rim frequentemente resulta na formação de Fleuma que, por si mesmo, é um tipo de "Excesso de Yin", porque é uma acumulação patológica de líquidos (embora seja importante salientar que a Fleuma pode estar associada ao Calor, mas isso geralmente acontece nos casos em que há formação de Fleuma ao longo de períodos longos). Do mesmo modo, a deficiência de Yang do Baço e do Rim frequentemente resulta em formação de edema que, por si mesmo, é um tipo de "Excesso de Yin" porque é uma acumulação patológica de líquidos (Figura 28.1).

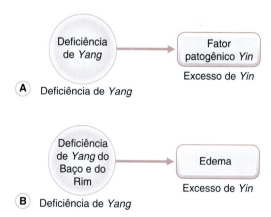

Figura 28.1 Deficiência de Yang associada ao Excesso de Yin.

O Boxe 28.1 resume os quatro tipos de desequilíbrio de Yin-Yang.

Boxe 28.1 Os quatro desequilíbrios de Yin-Yang

- Excesso de Yang
- Deficiência de Yang
- Excesso de Yin
- Deficiência de Yin.

Desequilíbrio de *Yin-Yang* e padrões de Calor e Frio

Desse modo, a deficiência de *Yang* geralmente causa Frio-Vazio, mas também está associada ao Excesso de *Yin*, por exemplo, quando forma Umidade ou Fleuma. Essas duas situações podem ser representadas graficamente na Figura 28.2.

O equilíbrio relativo entre *Yin* e *Yang* está refletido nas condições de Calor ou Frio: Calor é um excesso de *Yang* e Frio é um excesso de *Yin*. Por essa razão, podemos postular a correspondência entre *Yin*/*Yang*, Frio/Calor e Cheio/Vazio de acordo com o Boxe 28.2.

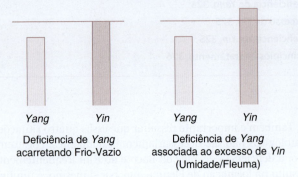

Figura 28.2 Deficiência de *Yang* resultando em Frio-Vazio e deficiência de *Yang* associada a uma condição de Frio-Cheio.

Boxe 28.2 Desequilíbrio de *Yin-Yang* e padrões de Calor e Frio

- Excesso de *Yang* = Calor-Cheio
- Deficiência de *Yang* = Frio-Vazio
- Excesso de *Yin* = Frio-Cheio
- Deficiência de *Yin* = Calor-Vazio.

Transformação e interação entre *Yin* e *Yang*

A tendência é que Frio-Cheio e Calor-Cheio por fim resultem em Frio-Vazio e Calor-Vazio, respectivamente. Na verdade, Frio-Cheio tende a enfraquecer o *Yang Qi*, e isso causa deficiência de *Yang* que, por sua vez, acarreta Frio-Cheio. O Calor-Cheio tende a esgotar *Yin Qi* e isso causa deficiência de *Yin* que, por sua vez, resulta em Calor-Vazio (Figura 28.3).

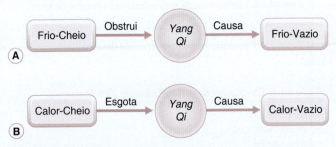

Figura 28.3 Interações entre Frio-Cheio e Frio-Vazio (**A**) e entre Calor-Cheio e Calor-Vazio (**B**).

A Deficiência de *Yang* e a Deficiência de *Yin* não são mutuamente excludentes e podem ocorrer simultaneamente. Em geral, isso acontece apenas nos casos de deficiência dos Rins. Como os Rins são a raiz, a origem de todas as energias *Yin* e *Yang* do corpo e a origem do Fogo fisiológico e da Água, a deficiência dos Rins frequentemente (embora nem sempre) inclui uma deficiência de *Yin* e *Yang*. Isso é especialmente comum nas mulheres com mais de 45 anos.

Yin e *Yang* consomem-se mutuamente e isto é muito evidente, especialmente na patologia. O Excesso de *Yin* (i. e., Frio, Umidade ou Fleuma) tende a esgotar *Yang* (porque impede a mobilização e a transformação do *Yang*), enquanto o Excesso de *Yang* (i. e., Calor) tende a esgotar *Yin* (porque tende a ressecar *Yin*).

O Boxe 28.3 resume a transformação e a interação entre *Yin* e *Yang*.

Boxe 28.3 Transformação e interação entre *Yin-Yang*

- Por fim, Frio-Cheio e Calor-Cheio resultam em Frio-Vazio e Calor-Vazio
- A Deficiência de *Yang* e a Deficiência de *Yin* não são mutuamente excludentes e podem ocorrer simultaneamente (sobretudo nos Rins)
- *Yin* e *Yang* consomem-se mutuamente
- O Excesso de *Yin* (i. e., Frio, Umidade ou Fleuma) tende a esgotar *Yang*
- O Excesso de *Yang* (i. e., Calor) tende a esgotar *Yin*.

Excesso de *Yang*

"Excesso de *Yang*" é uma expressão abstrata e geral. Na prática, quais são as formas que o "Excesso de *Yang*" pode assumir e como isso ocorre? Basicamente, existem três tipos de "Excesso de *Yang*":

- Pode ser um fator patogênico *Yang* externo, inclusive Vento-Calor ou Canícula
- Pode ser Calor gerado internamente (em geral, por estresse emocional ou dieta) – por exemplo, Fogo de Coração, Fogo de Fígado
- Pode ser Calor derivado da transformação de outros fatores patogênicos (até mesmo Frio) – por exemplo, Vento externo (até mesmo Vento-Frio) transformando-se em Calor (Figura 28.4).

O Excesso de *Yang* causa sinais e sintomas de Calor, inclusive sensação de calor, sede e urina escura. Os órgãos principais afetados pelo Excesso de *Yang* são Coração, Fígado, Pulmões e Estômago.

O Boxe 28.4 resume o Excesso de *Yang*.

Boxe 28.4 Excesso de *Yang*

- Pode ser um fator patogênico externo, inclusive Vento-Calor ou Canícula
- Pode ser Calor gerado internamente, por exemplo, Fogo de Coração, Fogo de Fígado
- Pode ser Calor derivado da transformação de outros fatores patogênicos
- O excesso de *Yang* causa sinais e sintomas de Calor, inclusive sensação de calor, sede e urina escura
- O excesso de *Yang* de origem interna pode ser causado por estresse emocional ou irregularidade do hábito alimentar
- Os órgãos principais afetados pelo Excesso de *Yang* são Coração, Fígado, Pulmões e Estômago.

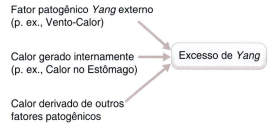

Figura 28.4 Tipos de Excesso de Yang.

Deficiência de Yang

Como foi mencionado antes, enquanto a expressão "Excesso de Yang" significa excesso de Calor patológico, "Deficiência de Yang" indica deficiência de calor fisiológico (i. e., Yang Qi). Uma das funções do Qi é aquecer o corpo, porque depende do calor fisiológico para realizar suas funções. A deficiência de Yang causa Frio-Vazio e, consequentemente, o paciente tem alguns sintomas de Frio, inclusive sensação de frio, desejo de aquecer-se, membros frios, urina clara etc.

A deficiência de Yang pode ser causada por fatores dietéticos (ingestão exagerada de alimentos frios), trabalho físico excessivo ou excesso de trabalho. Além disso, a deficiência de Yang pode ser causada por Frio-Cheio; na verdade, quando a condição de Frio-Cheio permanece no corpo, depois de algum tempo (em geral, em questão de meses), isso esgota o Yang Qi e causa deficiência de Yang.

Os órgãos principais afetados pela deficiência de Yang são Coração, Baço, Pulmões, Rins e Estômago.

O Boxe 28.5 resume a Deficiência de Yang.

Boxe 28.5 Deficiência de Yang

- "Deficiência de Yang" significa deficiência de calor fisiológico, isto é, Yang Qi
- A Deficiência de Yang causa Frio-Vazio
- O paciente tem sintomas de Frio, inclusive sensação de frio, desejo de aquecer-se, membros frios, urina clara etc.
- A Deficiência de Yang pode ser causada por fatores dietéticos (ingestão exagerada de alimentos frios), trabalho físico excessivo ou excesso de trabalho
- A Deficiência de Yang também pode ser causada por Frio-Cheio
- Os órgãos principais afetados pela Deficiência de Yang são Coração, Baço, Pulmões, Rins e Estômago.

Excesso de Yin

"Excesso de Yin" significa excesso de fatores patogênicos Yin, inclusive Frio. Em seu sentido amplo, isso pode incluir também Umidade e Fleuma, porque esses fatores patogênicos frequentemente se originam da deficiência de Yang (embora seja importante ressaltar que Umidade e Fleuma comumente estão associadas ao Calor).

Basicamente, existem quatro tipos de "Excesso de Yin":

- Pode ser um fator patogênico externo, inclusive Vento-Frio ou Umidade-Frio
- Pode ser Frio externo invadindo diretamente o Interior do corpo, sem passar por um estágio Exterior (isso acontece no Estômago, nos Intestinos e no Útero)

- Pode ser Frio externo invadindo os canais e as articulações (causando Síndrome de Obstrução Dolorosa)
- Pode ser Umidade ou Fleuma gerada internamente. Embora esses dois fatores patogênicos geralmente se originem da deficiência de Yang, intrinsecamente Umidade e Fleuma são fatores patogênicos Yin e um tipo de "Excesso de Yin" (nesse caso, portanto, há coexistência de "Excesso de Yin" e "Deficiência de Yang").

Vale ressaltar que, mesmo quando estão combinados com Calor, a Umidade e a Fleuma ainda são fatores patogênicos "Yin" porque representam um acúmulo de fluidos patológicos.

As manifestações clínicas do Excesso de Yin incluem sinais e sintomas de Frio, inclusive sensação de frio, membros frios, dor, urina clara etc. (Figura 28.5).

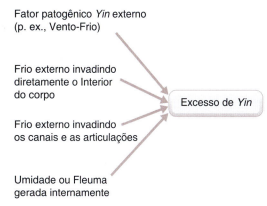

Figura 28.5 Tipos de Excesso de Yin.

Os órgãos afetados mais comumente pelo Excesso de Yin são Estômago, Pulmões, Intestinos e Útero.

O Boxe 28.6 resume o Excesso de Yin.

Boxe 28.6 Excesso de Yin

- "Excesso de Yin" significa excesso de fatores patogênicos Yin, inclusive Frio (mas também Umidade e Fleuma)
- Existem quatro tipos de "Excesso de Yin":
  - Pode ser um fator patogênico Yin externo, inclusive Vento-Frio ou Umidade-Frio
  - Pode ser Frio externo invadindo diretamente o Interior do corpo, sem passar por um estágio Exterior (isso acontece no Estômago, nos Intestinos e no Útero)
  - Pode ser Frio externo invadindo os canais e as articulações (causando Síndrome de Obstrução Dolorosa)
  - Pode ser Umidade ou Fleuma gerada internamente
- As manifestações clínicas do Excesso de Yin incluem sinais e sintomas de Frio, inclusive sensação de frio, membros frios, dor, urina clara etc.
- Os órgãos afetados mais comumente pelo Excesso de Yin são Estômago, Pulmões, Intestinos e Útero.

Deficiência de Yin

A deficiência de Yin consome os fluidos corporais – as substâncias Yin de cada órgão, a Essência e o Sangue. A causa principal da deficiência de Yin nos pacientes ocidentais é excesso de trabalho, conforme foi definido no Capítulo 22. Em geral, a deficiência de Yin desenvolve-se muito gradativa e lentamente ao longo de vários anos. A única exceção a essa regra é a deficiência de *Yin* que pode desenvolver-se rapidamente com as doenças febris, quando o Calor patológico consome os fluidos corporais e o *Yin*.

As manifestações clínicas da deficiência de *Yin* incluem secura (p. ex., boca seca à tarde), pele seca, olhos secos etc.

Quando a deficiência de *Yin* persiste por muito tempo, por fim leva ao desenvolvimento de Calor-Vazio. Por essa razão, as manifestações clínicas incluem as de Calor, inclusive sensação de calor à tarde, boca seca com desejo de tomar goles pequenos etc. É importante notar que, embora a deficiência de *Yin finalmente* cause Calor-Vazio, ela pode persistir por alguns anos sem levar a esta condição patológica. A língua reflete essas condições com muita clareza. A deficiência de *Yin* manifesta-se na língua pela inexistência de saburra: isto é, língua sem saburra, mas com cor normal, indica deficiência de *Yin* (sem Calor-Vazio). Língua vermelha sem saburra sugere deficiência de *Yin* com Calor-Vazio.

Os órgãos afetados mais comumente pela deficiência de *Yin* são Coração, Pulmões, Rins, Fígado e Estômago.

O Boxe 28.7 resume a deficiência de *Yin*.

Boxe 28.7 Deficiência de *Yin*

- A Deficiência de *Yin* consome excessivamente os fluidos corporais – as substâncias *Yin* de cada órgão, a Essência e o Sangue
- A causa principal da deficiência de *Yin* é excesso de trabalho
- A deficiência de *Yin* pode ser causada por Calor-Cheio
- As manifestações clínicas da deficiência de *Yin* incluem secura, inclusive boca seca à tarde, pele seca, olhos secos etc.
- Quando a deficiência de *Yin* persiste por muito tempo, finalmente leva ao desenvolvimento de Calor-Vazio
- As manifestações clínicas incluem sinais e sintomas de Calor, inclusive sensação de calor à tarde, boca seca com desejo de tomar goles pequenos etc.
- Os órgãos afetados mais comumente pela deficiência de *Yin* são Coração, Pulmões, Rins, Fígado e Estômago

Princípios de tratamento

A compreensão da patologia dos desequilíbrios entre *Yin* e *Yang* é crucial à seleção do princípio e do método de tratamento.

O princípio de tratamento está diretamente relacionado não apenas com o desequilíbrio de *Yin-Yang*, como também à natureza de Quente-Frio e Cheio-Vazio da patologia. Em termos mais simples, existem apenas quatro princípios de tratamento básicos:

- Com o Excesso de *Yang* – eliminar o Calor
- Com a Deficiência de *Yang* – tonificar o *Yang*
- Com o Excesso de *Yin* – expelir o Frio
- Com a Deficiência de *Yin* – nutrir o *Yin*.

Com os Excessos de *Yang* e *Yin*, a ênfase é dirigida à "limpeza" e "eliminação" dos fatores patogênicos, enquanto nos casos de Deficiências de *Yang* e *Yin* deve-se enfatizar a "tonificação" e a "nutrição" do *Qi* do corpo. Nesse aspecto, é importante notar que "expelir Frio" nos casos de Excesso de *Yin* deve ser interpretado em sentido amplo, inclusive eliminar Umidade e Fleuma (que também são Excessos de *Yin*).

O Boxe 28.8 resume os princípios de tratamento.

Além disso, o desequilíbrio de *Yin-Yang* também determina o método de tratamento da acupuntura (Boxe 28.9).

Até aqui, descrevemos o princípio de tratamento para Calor-Cheio (Excesso de *Yang*) e Frio-Cheio (Excesso de *Yin*), mas o que dizer quanto ao Calor-Vazio e Frio-Vazio? Nos casos de Calor-Vazio, deve-se nutrir simultaneamente o *Yin* e eliminar o Calor (e não usar moxabustão); nos casos de Frio-Vazio, deve-se tonificar e aquecer simultaneamente o *Yang* (com moxabustão).

Boxe 28.8 Princípios de tratamento

- Excesso de *Yang*: eliminar o Calor
- Deficiência de *Yang*: tonificar o *Yang*
- Excesso de *Yin*: expelir o Frio
- Deficiência de *Yin*: nutrir o *Yin*
- Frio-Vazio: expelir Frio, tonificar e aquecer o *Yang*
- Calor-Vazio: eliminar o Calor, nutrir o *Yin*.

Boxe 28.9 Desequilíbrio de *Yin-Yang* e os métodos de tratamento da acupuntura

- Excesso de *Yang*: eliminar Calor e não usar moxabustão
- Deficiência de *Yang*: tonificar *Yang* e usar moxabustão
- Excesso de *Yin*: expelir Frio e usar moxabustão
- Deficiência de *Yin*: nutrir *Yin* e não usar moxabustão.

Resultados do aprendizado

Neste capítulo, você aprendeu:

- A importância de entender como todas as manifestações clínicas e patologias podem ser descritas em termos de desequilíbrio entre *Yin* e *Yang*
- As quatro situações patológicas básicas do desequilíbrio de *Yin* e *Yang*
- A diferença entre o *Yin* patológico do "Excesso de *Yin*" e o *Yin* fisiológico da "Deficiência de *Yin*" (o mesmo em relação com *Yang*)
- As correspondências do desequilíbrio de *Yin* e *Yang* em termos de Frio/Calor e Cheio/Vazio
- A transformação e a interação de *Yin* e *Yang*
- As diversas formas assumidas pelo "Excesso de *Yang*" e pela "Deficiência de *Yang*" e suas causas
- As formas assumidas pelo "Excesso de *Yin*" e pela "Deficiência de *Yin*" e suas causas
- A relação entre a natureza do desequilíbrio de *Yin-Yang* e o princípio e o método de tratamento necessários.

Questões de autoavaliação

1. Quais são as quatro situações patológicas básicas em termos de *Yin* e *Yang*, Frio-/Calor e Cheio/Vazio?
2. Complete a seguinte sentença: "Frio-Cheio tende a _____ *Yang Qi*; isto causa _____ que, por sua vez, resulta em _____."
3. Quais são os três tipos básicos do "Excesso de *Yang*"?
4. Cite três causas possíveis da Deficiência de *Yang*.
5. Qual é a causa principal da deficiência de *Yin* nos pacientes ocidentais?
6. Qual é a manifestação clínica típica associada à deficiência de *Yin*?
7. Complete a sentença: "Com o Excesso de *Yang*, _____. Com a Deficiência de *Yang*, _____. Com o Excesso de *Yin*, _____. Com a Deficiência de *Yin*, _____."

Ver respostas no Apêndice 6.

Patologia do Mecanismo do Qi

PARTE 5

29

- Patologia da ascensão/descensão do Qi, 328
  - Patologia da ascensão/descensão do Qi nos Órgãos Internos, 328
  - Patologia da ascensão/descensão do Qi nos canais, 330
  - Patologia da ascensão/descensão do Qi nos orifícios e órgãos dos sentidos, 332
- Patologia da entrada/saída do Qi, 332
  - Patologia da entrada/saída do Qi nos canais, 333
  - Patologia da entrada/saída do Qi no espaço entre a pele e os músculos, 333
- Patologia da entrada/saída do Qi nas cavidades do Triplo Aquecedor, 333
- Patologia da entrada/saída do Qi nos órgãos, 334
- Patologia da entrada/saída do Qi nas articulações, 334
- Patologia da entrada/saída do Qi nos orifícios, 335
- Patologia da entrada/saída do Qi na Essência, 335
- Patologia da entrada/saída do Qi na Mente (Shen), 335
- Patologia da entrada/saída do Qi nas Membranas (Huang), 336
- Patologia da entrada/saída do Qi no Tecido Adiposo (Gao), 336
- Notas, 337

"Mecanismo do Qi" (Qi Ji) é o complexo de todos os movimentos do Qi em todos os órgãos e em todas as partes do corpo. Em termos mais específicos, o Mecanismo do Qi consiste na ascensão/descensão e na entrada/saída do Qi (ver Capítulo 4). Conforme foi descrito no Capítulo 4, a ascensão/descensão e a entrada/saída harmoniosas do Qi são essenciais à mobilização e à transformação do Qi em todas as partes do corpo e em todos os estágios do processo, que resulta na formação de Qi e Sangue; esses movimentos também são essenciais ao metabolismo dos fluidos corporais.

O Mecanismo do Qi está baseado em quatro movimentos fundamentais do Qi (ver Figura 4.7, no Capítulo 4):

1. Ascensão (movimento Yang)
2. Descensão (movimento Yin)
3. Entrada (movimento Yang)
4. Saída (movimento Yin).

Em patologia, a ascensão ou a saída excessiva representam uma condição patológica do Yang (não um "Excesso" de Yang, mas um *movimento* excessivo do Yang), enquanto a descensão ou a entrada excessiva representa uma condição patológica de Yin (não um "Excesso" de Yin, mas um *movimento* excessivo de Yin). O desequilíbrio da ascensão/descensão e da entrada/saída do Qi tem repercussões importantes em todos os órgãos e em qualquer processo patológico.

 Atenção

- Ascensão ou saída excessiva: patologia de Yang
- Descensão ou entrada excessiva: patologia de Yin.

O Capítulo 68 do *Questões Simples* tem a seguinte afirmação: "*Quando não há ascensão/descensão, não há nascimento, crescimento, maturação e declínio. Quando não há entrada/saída, não há nascimento, crescimento, transformação, recepção e armazenamento. Quando o mecanismo do Qi funciona bem, há espaço para nascimento e transformação; quando o mecanismo do Qi está alterado, há fragmentação e não ocorre nascimento ou transformação.*"[1]

Zhou Xue Hai, em seu livro *Notes on Reading Medical Books* (*Du Yi Sui Bi*, 1891), afirma que: "*As faculdades de ver, ouvir, sentir odores e sabores e pensar dependem todas da ascensão/descensão e entrada/saída harmoniosas do Qi: quando o Qi está obstruído [em sua ascensão/descensão e entrada/saída], essas faculdades não são normais.*"[2]

 Atenção

"*Quando não há ascensão/descensão, não há nascimento, crescimento, maturação e declínio. Quando não há entrada/saída, não há nascimento, crescimento, transformação, recepção e armazenamento.*"

Em patologia, uma condição do Mecanismo do Qi causa alterações patológicas em todos os órgãos e em todas as partes do corpo, mas especialmente nas seguintes estruturas ou processos:

- Órgãos Internos
- Canais
- Yin e Yang
- Qi e Sangue
- Fluidos Corporais
- Qi Nutritivo (Ying Qi) e Qi Defensivo (Wei Qi)
- Orifícios e órgãos dos sentidos.

É importante estudar e compreender a patologia da ascensão/descensão e entrada/saída do *Qi* porque isso abre outra dimensão além da que é estabelecida por Cheio-Vazio e *Yin-Yang*. Na verdade, algumas das patologias da ascensão/descensão e entrada/saída do *Qi* fogem a uma definição em termos de Cheio-Vazio, Calor-Frio ou *Yin-Yang*. A patologia da ascensão do *Yang* do Fígado é um bom exemplo disso. Com a ascensão do *Yang* do Fígado, o *Qi* do Fígado sobe excessivamente e causa cefaleias e tontura. Como deveríamos classificar essa patologia em termos de Cheio-Vazio, Calor-Frio e *Yin-Yang*? Essa condição não é de Cheio nem Vazio, porque é simplesmente um desequilíbrio do movimento do *Qi*; também não é Quente ou Frio (existem alguns poucos sintomas brandos de Calor com *Yang* do Fígado, mas isso *não* é Calor-Cheio no mesmo sentido de Fogo de Fígado); pela mesma razão, a condição não é de uma patologia por excesso de *Yang*, nem é uma patologia de Calor-Vazio. Então, como poderíamos classificar e, mais importante ainda, entender a patologia da ascensão do *Yang* do Fígado? Essa condição representa simplesmente uma patologia do Mecanismo do *Qi* e, mais especificamente, da ascensão/descensão do *Qi*: isto é, o *Qi* do Fígado sobe em excesso (condição também conhecida como "rebelião do *Qi*"). Os termos fundamentais relativos à patologia do Mecanismo do *Qi* não são "Deficiência" ou "Excesso", mas sim "desequilíbrio", "perturbação", "contracorrente" e "obstrução" do *Qi*.

Em seguida, vejamos a patologia da ascensão/descensão e entrada/saída do *Qi*. Embora as patologias da ascensão/descensão e da entrada/saída do *Qi* sejam descritas separadamente, é importante entender que os dois processos estão inter-relacionados e afetam um ao outro.

No *Notes on Reading Medical Books* (*Du Yi Sui Bi*, 1891), Zhou Xue Hai afirma que: "*Sem ascensão/descensão, não há entrada/saída; sem entrada/saída, não há ascensão/descensão. A ascensão/descensão e a entrada/saída do Qi influenciam mutuamente uma à outra.*"[3]

Em termos gerais, com as doenças internas, ocorre mais de uma condição de ascensão/descensão do *Qi*, enquanto com as doenças externas há mais de um desequilíbrio da entrada/saída do *Qi*. Por exemplo, a ascensão do *Yang* do Fígado – uma doença interna – caracteriza-se por um desequilíbrio da ascensão/descensão do *Qi*; por outro lado, uma invasão de Vento externo no Exterior (uma doença externa) caracteriza-se por um desequilíbrio da entrada/saída do *Qi*.

O Boxe 29.1 resume a patologia geral do Mecanismo do *Qi*.

Boxe 29.1 Patologia do Mecanismo do *Qi*

- O Mecanismo do *Qi* está baseado em quatro movimentos: ascensão, descensão, entrada e saída
- O Mecanismo do *Qi* afeta o metabolismo dos fluidos
- Ascensão e saída são movimentos de *Yang*; descensão e entrada são movimentos de *Yin*
- Os desequilíbrios do Mecanismo do *Qi* afetam todos os órgãos, todos os processos e todas as partes do corpo
- As patologias dos movimentos de ascensão/descensão e entrada/saída fogem às definições em termos de Cheio-Vazio e Calor-Frio
- Quanto às patologias do Mecanismo do *Qi*, os termos fundamentais são "obstrução", "desequilíbrio", "contracorrente" e "perturbação".

Patologia da ascensão/descensão do *Qi*

Em determinados processos fisiológicos, o *Qi* precisa ascender; em outros, descer: isto se aplica a todos os órgãos e a todas as partes do corpo. Por exemplo, o *Qi* do Baço ascende, enquanto o *Qi* do Estômago desce (os movimentos do *Qi* para cada órgão estão descritos no Capítulo 3). Ascensão é um movimento *Yang*, enquanto a descensão é *Yin*. Por exemplo, a ascensão do *Qi* do Baço é *Yang* e, na verdade, o *Qi* do Baço não consegue ascender se o *Yang* do Baço falha na deficiência de *Qi* do Baço.

O que provoca desequilíbrio da ascensão/descensão do *Qi*? As duas causas mais comuns são fatores emocionais e dietéticos. Na verdade, o primeiro efeito de todas as emoções é perturbar os movimentos do *Qi*; por exemplo, a preocupação bloqueia o *Qi*, medo causa descensão do *Qi*, enquanto raiva faz o *Qi* ascender. Por essa razão, poderíamos dizer que o primeiro efeito de todas as emoções é causar desequilíbrio da ascensão/descensão do *Qi*. Por exemplo, a raiva causa ascensão do *Qi* do Fígado, enquanto o medo provoca descensão do *Qi* do Rim.

As causas dietéticas principais dos desequilíbrios da ascensão/descensão do *Qi* provêm dos hábitos alimentares, mas que daquilo que o indivíduo come. Por exemplo, comer muito rápido ou trabalhar logo depois das refeições provoca ascensão do *Qi*.

A descrição seguinte das patologias da ascensão/descensão do *Qi* aborda três áreas principais:

- Órgãos
- Canais
- Orifícios e órgãos dos sentidos.

▶ Patologia da ascensão/descensão do *Qi* nos Órgãos Internos

A ascensão/descensão normal do *Qi* nos Órgãos Internos é essencial ao seu funcionamento adequado e à transformação do *Qi*, que resulta na produção de *Qi* e Sangue. O *Qi* de cada Órgão Interno circula em determinada direção apropriada (aqui, o termo "apropriado" é a tradução da palavra chinesa *shun*, que significa "na mesma direção que", mas que também incorpora os conceitos confucianos de "conformar-se" e "obedecer"). As direções apropriadas da circulação do *Qi* em cada órgão são as seguintes:

- *Qi* do Baço ascende
- *Qi* do Estômago desce
- *Qi* do Pulmão desce (mas sobe em um dos seus aspectos)
- *Qi* do Coração desce
- *Qi* do Fígado ascende e estende-se em todas as direções
- *Qi* do Rim desce (mas também ascende em determinados aspectos)
- *Qi* da Bexiga, do Intestino Delgado e do Intestino Grosso descem.

Como já foi mencionado no Capítulo 4, o Estômago e o Baço constituem o centro dos cruzamentos do *Qi* e sua descensão e ascensão, respectivamente, são cruciais à regulação de todo o Mecanismo do *Qi*.

No idioma chinês, as direções "inapropriadas" do *Qi* são referidas como *ni*, que significa "rebelde" ou "contracorrente" (aqui também, o termo "rebelde" remonta aos conceitos confucianos de falta de conformidade e desobediência). Eu descrevo a direção contrária do *Qi* como rebelião do *Qi*.

Vejamos então a descrição das patologias da rebelião do *Qi* nos diversos órgãos.

Baço

O Baço envia *Qi* para cima (aos Pulmões e ao Coração) e seu *Qi* dos Alimentos (*Gu Qi*) aos Pulmões para combinar-se com o ar e formar *Qi* Torácico (*Zong Qi*) (Figura 29.1; ver também Figura 3.18, no Capítulo 3).

Quando o *Qi* do Baço desce em vez de ascender, ele não consegue subir ao tórax e aos Pulmões de forma a transportar o *Qi* dos Alimentos e, consequentemente, toda a produção de *Qi* é prejudicada e isso pode causar deficiência de *Qi*. Além disso, quando o *Qi* do Baço desce, isso pode causar fezes amolecidas ou prolapso dos órgãos.

> **Nota clínica**
>
> Os pontos VC-12 *Zhongwan* e VG-20 *Baihui* estimulam a ascensão do *Qi* do Baço.

Estômago

O Estômago envia *Qi* impuro para baixo na direção dos Intestinos (Figura 29.2; ver também Figura 3.18, no Capítulo 3). Quando o *Qi* do Estômago ascende em vez de descer, isso causa soluços, náuseas, vômitos e eructações. Como o Estômago transporta as essências do Alimento a todo o corpo e especialmente aos membros, a ascensão do *Qi* do Estômago também interfere na produção de *Qi* e Sangue e pode causar deficiência de *Qi*.

> **Nota clínica**
>
> O ponto VC-10 *Xiawan* estimula a descensão de *Qi* do Estômago.

Pulmões

Os Pulmões são os órgãos situados mais acima e, por esta razão, seu *Qi* desce naturalmente. O *Qi* do Pulmão desce na direção dos Rins: quando o *Qi* do Pulmão desce, a respiração é normal. O *Qi* do Pulmão também desce de forma a comunicar-se com a Bexiga (Figura 29.3; ver também Figura 3.13, no Capítulo 3).

Em patologia, quando o *Qi* do Pulmão ascende em vez de descer, isso pode causar tosse, dificuldade de respirar e, ocasionalmente, retenção urinária (especialmente nos indivíduos idosos) (ver Figura 3.13, no Capítulo 3).

De certa forma, o *Qi* do Pulmão ascende para transportar *Qi* Defensivo (*Wei Qi*) ao espaço entre a pele e os músculos: isto é conhecido como difusão do *Qi* do Pulmão. Em patologia, quando o *Qi* do Pulmão não consegue ascender ao espaço entre a pele e os músculos, o *Qi* Defensivo torna-se deficiente e o espaço entre a pele e os músculos fica muito "aberto": isso torna o indivíduo suscetível à invasão por fatores patogênicos externos.

> **Nota clínica**
>
> O ponto P-7 *Lieque* estimula a descensão do *Qi* do Pulmão.

Coração

Em condições de saúde, o *Qi* do Coração desce na direção dos Rins (Figura 29.4; ver também Figura 3.19, no Capítulo 3). Quando o *Qi* do Coração ascende em vez de descer, ele afeta a Mente e causa ansiedade, inquietude mental e insônia. A ascensão do *Qi* do Coração também causa náuseas.

A descensão do *Qi* do Coração e do Sangue do Coração também é importante para estimular a transformação de *Yang* em *Yin* e a liberação do sangue no início da menstruação, bem como de *Yin* em *Yang* e a liberação dos óvulos durante a ovulação. As falhas de descensão do *Qi* do Coração e do Sangue do Coração podem causar irregularidades menstruais.

> **Nota clínica**
>
> O ponto C-5 *Tongi* estimula a descensão do *Qi* do Coração.

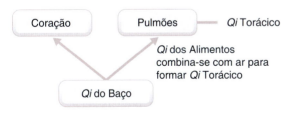

Figura 29.1 Ascensão do *Qi* do Baço.

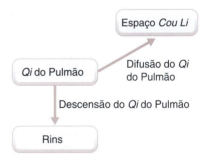

Figura 29.3 Descensão e difusão do *Qi* do Pulmão.

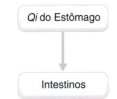

Figura 29.2 Descensão do *Qi* do Estômago.

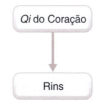

Figura 29.4 Descensão do *Qi* do Coração.

Fígado

Nos indivíduos saudáveis, o *Qi* do Fígado ascende na direção do Coração e dos Pulmões e também dos olhos. O movimento de ascensão do *Qi* do Fígado é coordenado com a descensão do *Qi* do Pulmão. Além disso, o *Qi* do Fígado estende-se em todas as direções, ajudando os Órgãos Internos a canalizar seu *Qi* nas direções certas. Por exemplo, o *Qi* do Fígado facilita a ascensão do *Qi* do Baço e a descensão do *Qi* do Estômago (Figura 29.5; ver também Figura 3.14, no Capítulo 3).

Em patologia, o *Qi* do Fígado pode não conseguir ascender na direção do Coração e isso poderia ter repercussões principalmente na esfera mental–emocional, tornando o indivíduo deprimido e sem propósitos. É importante lembrar que a Alma Etérea (*Hun*, que tem sua moradia no Fígado) "vem e vai", conferindo à Mente (*Shen*, que tem sua moradia no Coração) a capacidade de manter relacionamentos e projetar-se ao exterior: isto afeta a capacidade do indivíduo de planejar e ter ideias, planos, inspiração etc. Portanto, quando o *Qi* do Fígado não consegue ascender, a Alma Etérea não "entra e sai" suficientemente e o indivíduo fica deprimido. No nível físico, quando *Qi* do Fígado não consegue ascender aos olhos, o *Qi* limpo não alcança esses orifícios do sentido e o paciente tem borramento visual.

Por outro lado, também em patologia, o *Qi* do Fígado pode ascender excessivamente, causando o que se conhece como ascensão de *Yang* do Fígado: isso causa irritabilidade, propensão aos rompantes de raiva, cefaleia e tontura. No nível mental–emocional, quando o *Qi* do Fígado ascende excessivamente (especialmente com Fogo de Fígado), a Alma Etérea "vem e vai" exageradamente, provocando "movimentação" excessiva da Mente: isso causa comportamento ligeiramente maníaco.

A ascensão fisiológica do *Qi* do Fígado é coordenada com a descensão do *Qi* do Pulmão. Energeticamente (embora não seja evidente anatomicamente), o Fígado está situado no lado esquerdo e seu *Qi* ascende, enquanto os Pulmões estão no lado direito e seu *Qi* desce. A ascensão do *Qi* do Fígado e a descensão do *Qi* do Pulmão influenciam mutuamente um ao outro e são interdependentes.

> **Nota clínica**
> - O ponto VB-40 *Qiuxu* estimula a ascensão fisiológica do *Qi* do Fígado
> - O ponto F-3 *Taichong* domina o *Qi* do Fígado rebelde.

Rins

O *Qi* do Rim desce à Bexiga para facilitar a micção (Figura 29.6; ver também Figura 3.16, no Capítulo 3). Em patologia, quando o *Qi* do Rim não consegue descer na direção da Bexiga, o paciente pode ter retenção urinária. Quando *Qi* do Rim não consegue descer, ele não pode "agarrar" o *Qi* do Pulmão e isso pode causar dificuldade de respirar.

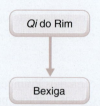

Figura 29.6 Descensão do *Qi* do Rim.

Em outro sentido, os Rins descrevem um movimento ascendente à medida que o *Yang* do Rim vaporiza os líquidos e os envia para cima aos Pulmões. Quando o *Qi* do Rim não consegue ascender nesse aspecto, os Pulmões sofrem ressecamento e o paciente tem tosse seca.

> **Nota clínica**
> O ponto VC-4 *Guanyuan* estimula a descensão do *Qi* do Rim.

Bexiga

O *Qi* da Bexiga desce para facilitar a excreção da urina. Quando o *Qi* da Bexiga não consegue descer, o paciente tem retenção urinária.

Intestino Delgado

O *Qi* do Intestino Delgado desce para facilitar os movimentos dos produtos da digestão na direção do Intestino Grosso e dos líquidos na direção da Bexiga. Quando o *Qi* do Intestino Delgado não pode descer, o paciente pode ter distensão e dor abdominais.

Intestino Grosso

O *Qi* do Intestino Grosso desce para facilitar a excreção das fezes. Quando o *Qi* do Intestino Grosso não consegue descer, o paciente tem constipação e distensão abdominal.

▶ Patologia da ascensão/descensão do *Qi* nos canais

A ascensão/descensão apropriada do *Qi* nos canais é extremamente importante para a regulação dos movimentos do *Qi* em todo o corpo, afora os Órgãos Internos.

Como vimos antes, a ascensão/descensão do *Qi* nos Órgãos Internos é perturbada principalmente por estresse emocional e ingestão alimentar irregular. De que forma a

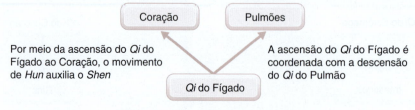

Figura 29.5 Ascensão do *Qi* do Fígado.

ascensão/descensão do *Qi* nos canais é desequilibrada? Isso ocorre principalmente como consequência da invasão dos canais por fatores patogênicos externos, ou da estagnação local nos canais em consequência de traumatismo ou esforço repetitivo.

Por exemplo, quando um canal é invadido por Frio ou Umidade externa, isso provoca estagnação local em uma articulação e impede a ascensão/descensão normal do *Qi* por esse canal. Quando a circulação do *Qi* para cima ou para baixo por um canal está obstruída, o paciente tem dor. Desse modo, a dor é causada pela interrupção da ascensão/descensão do *Qi* nesse canal (Figura 29.7).

Em termos gerais, quando o *Qi* não consegue ascender por um canal em determinada área traumatizada ou submetida a esforço repetitivo, os músculos situados abaixo dessa área ficam rígidos, enquanto os músculos localizados acima parecem flácidos. Do mesmo modo, quando o *Qi* não consegue descer por um canal de determinada área traumatizada ou submetida a esforço repetitivo, os músculos situados acima dessa área parecem rígidos, enquanto os músculos localizados abaixo parecem flácidos (Figura 29.8).

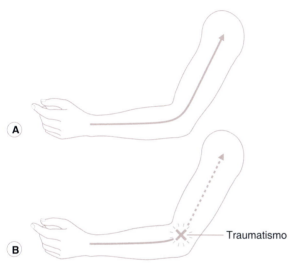

Figura 29.7 Interrupção da ascensão/descensão do *Qi* por um canal.

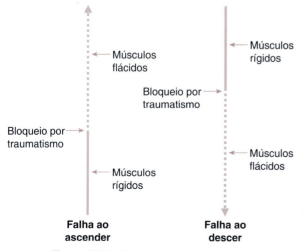

Figura 29.8 Falhas de ascensão e descensão.

Cada canal tem um movimento de ascensão ou descensão apropriado do *Qi*: por exemplo, no braço, o *Qi* dos canais *Yang* ascende na direção da cabeça, enquanto o *Qi* dos canais *Yin* desce do tórax na direção das mãos, de acordo com o seguinte esquema:

- Canais *Yang* do braço ascendem das pontas dos dedos das mãos para a cabeça
- Canais *Yin* do braço descem do tórax para as pontas dos dedos das mãos
- Canais *Yang* da perna descem da cabeça para os dedos dos pés
- Canais *Yin* da perna ascendem dos dedos dos pés para o tórax.

Desse modo, conclui-se que a ascensão/descensão do *Qi* pelos canais pode ser perturbada da seguinte forma:

- Canais *Yang* do braço: impossibilidade de ascender adequadamente
- Canais *Yin* do braço: impossibilidade de descer adequadamente
- Canais *Yang* da perna: impossibilidade de descer adequadamente
- Canais *Yin* da perna: impossibilidade de ascender adequadamente.

A seguir, descreverei um exemplo de cada um dos grupos mencionados antes. Quando um indivíduo faz esforço repetitivo com o cotovelo (talvez jogando tênis) no canal do Intestino Grosso, isso impede que o *Qi* do Intestino Grosso ascenda adequadamente e a consequência é dor no cotovelo. À palpação cuidadosa e quando o problema é de longa duração, é provável que o examinador perceba que os músculos situados abaixo do cotovelo parecem rígidos, enquanto os músculos localizados acima parecem flácidos.

Quando um indivíduo faz esforço repetitivo ou sofre traumatismo do músculo peitoral no canal dos Pulmões, isso impede que o *Qi* do Pulmão desça na direção da mão. Isso provoca estagnação localizada no músculo peitoral e, consequentemente, o indivíduo tem dor.

Quando um indivíduo sofre traumatismo ou faz esforço repetitivo com o músculo da coxa ao longo do canal do Estômago, o *Qi* do canal desse órgão não consegue descer adequadamente: isso provoca estagnação localizada e, portanto, dor. À palpação cuidadosa e quando o problema é de longa duração, é provável que o médico perceba que os músculos situados acima da área de estagnação na coxa parecem rígidos, enquanto os músculos localizados acima dessa área parecem flácidos.

Quando um indivíduo tem traumatismo ou faz esforço repetitivo com os músculos da panturrilha ao longo do canal do Baço, o *Qi* do canal desse órgão não consegue ascender adequadamente: isso provoca estagnação localizada e, consequentemente, o paciente tem dor. À palpação cuidadosa e quando o problema é de longa duração, o examinador provavelmente percebe que os músculos situados abaixo da área de estagnação na panturrilha parecem rígidos, enquanto os músculos localizados acima parecem flácidos.

Portanto, podemos dizer que, com todos os problemas dos canais (i. e., um problema localizado que não afeta os Órgãos Internos) causados por traumatismo ou invasão por fatores patogênicos externos, há interrupção da ascensão/descensão do *Qi*, que provoca estagnação local e, consequentemente, dor.

▶ Patologia da ascensão/descensão do Qi nos orifícios e órgãos dos sentidos

A ascensão/descensão do *Qi* é crucial para levar *Qi* aos orifícios: isso "ilumina" os orifícios e permite que nossos órgãos dos sentidos tenham os sentidos de visão, audição, olfato e paladar. É importante lembrar que a Mente também é, neste sentido, considerada um "orifício" do Coração e, consequentemente, a ascensão/descensão do *Qi* é crucial também ao funcionamento normal do cérebro.

Nesse ponto, é útil repetir o trecho, mencionado anteriormente, do *Notes on Reading Medical Books*: "*As faculdades de ver, ouvir, sentir odores e sabores e pensar dependem todas da ascensão/descensão e entrada/saída harmoniosas do Qi; quando o Qi está obstruído [em sua ascensão/descensão e entrada/saída], essas faculdades não são normais.*"[4] Essa citação diz claramente que a ascensão/descensão do *Qi* é crucial ao funcionamento normal dos órgãos dos sentidos e do cérebro. No Capítulo 5 do *Questões Simples*, há a seguinte citação: "*O Yang limpo ascende aos orifícios superiores; o Yin turvo desce aos orifícios inferiores.*"[5]

Os orifícios superiores (olhos, nariz, orelhas, boca e Mente) dependem da ascensão do *Qi* para trazer *Yang* limpo para cima: isso "ilumina" os orifícios e ativa os órgãos dos sentidos correspondentes (Figura 29.9). Assim como a ascensão do *Qi* limpo é importante, a descensão do *Qi* turvo é igualmente importante. Na verdade, em alguns casos o problema patológico desses órgãos dos sentidos não é tanto que o *Qi* limpo não sobe, mas que o *Qi* turvo não desce.

Na verdade, a patologia e as manifestações clínicas atribuídas à impossibilidade de que o *Qi* ascenda aos orifícios superiores não são as mesmas causadas pela impossibilidade de que o *Qi* desça: no primeiro caso, o *Qi* limpo não consegue ascender para "iluminar" os orifícios, enquanto no último caso o *Qi* turvo não pode descer desses orifícios.

A Tabela 29.1 descreve as manifestações clínicas atribuídas à impossibilidade de que o *Qi* ascenda ou desça em cada um dos orifícios superiores.

Tabela 29.1 Manifestações clínicas da impossibilidade de que o *Qi* ascenda ou desça dos orifícios superiores.

	Qi não sobe	*Qi* não desce
Olhos	Borramento visual	Olhos colados, dor ocular
Orelhas	Dificuldade de ouvir	Produção excessiva de cera
Nariz	Redução ou perda completa do olfato	Nariz entupido, secreção nasal
Boca	Perda do paladar	Paladar pegajoso
Mente	Pensamento obscurecido, entorpecimento, memória ruim	Sensação de peso, entorpecimento e tontura na cabeça

Os orifícios inferiores (uretra e ânus) dependem da descensão do *Qi* (turvo) para a excreção normal da urina e das fezes. Em patologia, a impossibilidade de que o *Qi* desça causa retenção urinária ou constipação (Figura 29.10).

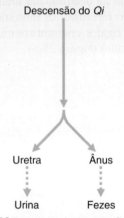

Figura 29.10 Descensão do *Qi* aos orifícios inferiores.

Patologia da entrada/saída do Qi

A entrada/saída do *Qi* é o segundo aspecto do Mecanismo do *Qi*. A ascensão/descensão do *Qi* estabelece a dimensão vertical ao Mecanismo do *Qi*, enquanto a entrada/saída do *Qi* fornece a dimensão horizontal (ver Figura 3.12, no Capítulo 3). A entrada/saída do *Qi* é um processo essencial do Mecanismo do *Qi*, que ocorre em todos os órgãos e tecidos e em todas as partes do corpo. Como veremos, a entrada/saída do *Qi* é especialmente importante para a mobilização, a transformação e a excreção dos líquidos e, por essa razão, em patologia seu desequilíbrio forma Umidade, Fleuma ou edema.

A fisiologia da entrada/saída do *Qi* foi descrita no Capítulo 4. A seguinte descrição das patologias da entrada/saída do *Qi* tem as seguintes subdivisões:

- Canais
- Espaço entre a pele e os músculos
- Cavidades do Triplo Aquecedor
- Órgãos
- Articulações
- Orifícios
- Essência (*Jing*)
- Mente (*Shen*)
- Membranas (*Huang*)
- Tecido adiposo (*Gao*).

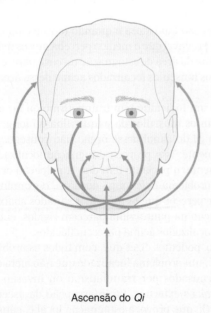

Figura 29.9 Ascensão do *Qi* aos orifícios superiores.

▶ Patologia da entrada/saída do Qi nos canais

Conforme está descrito no Capítulo 4, a entrada/saída do Qi é um aspecto importante do movimento entre as três camadas energéticas Yang, que são Yang Maior (Tai Yang), Yang Menor (Shao Yang) e Yang Brilhante, assim como entre as três camadas energéticas Yin, ou seja, Yin Maior (Tai Yin), Yin Terminal (Jue Yin) e Yin Menor (Shao Yin). Agrupados dessa forma, os canais estão localizados em diferentes profundidades, ou seja (ver Figura 4.9, no Capítulo 4):

	Yang	Yin
Superficial	Yang Maior	Yin Maior
"Articulação"	Yang Menor	Yin Terminal
Profunda	Yang Brilhante	Yin Menor

Há um movimento "horizontal" entre os três níveis dos canais existentes dentro dos canais Yang e dos canais Ying: por exemplo, no caso dos canais Yang, um movimento entre os canais de Yang maior, Yang Brilhante e Yang Menor. Como os canais do Yang Maior são superficiais e os canais do Yang Brilhante são profundos (dentro dos canais Yang), esse movimento do Qi faz parte da entrada/saída do Qi.

Um exemplo claro desse movimento ocorre na face. A face é ricamente suprida por todos os canais Yang, que estão ilustrados grosseiramente na Figura 29.11 (tenha em mente que a figura ilustra apenas o trajeto superficial dos canais, não o trajeto profundo, que é mais complexo). (Outro exemplo baseado nos canais do ombro está ilustrado na Figura 4.10, no Capítulo 4).

Por exemplo, na face há um movimento "horizontal" do Qi (ver Figura 29.11) entre os canais do Yang maior, do Yang Brilhante e do Yang Menor, que faz parte da entrada/saída do Qi.

Um desequilíbrio da entrada/saída do Qi nesses canais causa estagnação e dor localizadas. Por isso, é importante ressaltar que a estagnação e a dor localizadas podem ser causadas por um desequilíbrio da ascensão/descensão do Qi, ou da entrada/saída do Qi.

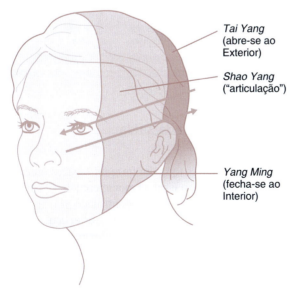

Figura 29.11 Canais Yang da face.

O Boxe 29.2 resume as patologias da entrada/saída do Qi nos canais.

Boxe 29.2 Patologias da entrada/saída do Qi nos canais

- Existem três profundidades dentro dos canais Yang e Yin (Yang Maior e Yin Maior são mais externos e Yang Brilhante e Yin Menor são mais internos, respectivamente, nos canais Yang e Yin)
- O movimento horizontal do Qi entre esses três planos energéticos é uma expressão da entrada/saída do Qi
- Um desequilíbrio desse movimento horizontal causa estagnação local.

▶ Patologia da entrada/saída do Qi no espaço entre a pele e os músculos

O espaço entre a pele e os músculos é uma das cavidades do Triplo Aquecedor e é conhecido como *Cou Li*, que eu traduzo como "Espaços e Textura" (ver Figura 4.11, no Capítulo 4). Desse modo, embora geralmente traduzamos o termo *Cou Li* como "espaço entre a pele e os músculos", em termos estritos esse espaço é apenas um dos espaços *Cou Li*.

O espaço entre a pele e os músculos é um plano energético correspondente à superfície do corpo, também conhecida como "Exterior" do corpo. A fisiologia desse espaço está descrita no Capítulo 4.

Em patologia, a "saída" excessiva do Qi do espaço entre a pele e os músculos implica movimento excessivo de Yang: isso torna o espaço entre a pele e os músculos muito "apertado", diminui a transpiração e – se o paciente for invadido por um fator patogênico externo – febre alta. A "entrada" excessiva do Qi no espaço entre a pele e os músculos implica movimento excessivo de Yin: isso torna o espaço entre a pele e os músculos muito "relaxado". O Qi Defensivo não circula bem, os poros ficam muito abertos e o paciente está sujeito às invasões por fatores patogênicos (ainda que sejam fracos) (Figura 29.12).

O Boxe 29.3 resume as patologias da entrada e da saída do Qi no espaço entre a pele e os músculos.

Boxe 29.3 Patologias da entrada/saída do Qi no espaço entre a pele e os músculos

- O espaço entre a pele e os músculos faz parte das cavidades do Triplo Aquecedor, que são conhecidas como *Cou Li*
- O espaço entre a pele e os músculos é o "Exterior" do corpo
- O Qi Defensivo e o suor estão no espaço entre a pele e os músculos
- A saída excessiva do Qi torna o espaço entre a pele e os músculos muito "apertado"
- A entrada excessiva do Qi torna o espaço entre a pele e os músculos muito "aberto".

▶ Patologia da entrada/saída do Qi nas cavidades do Triplo Aquecedor

O Triplo Aquecedor está descrito com mais detalhes no Capítulo 18 e sua relação com a entrada/saída do Qi no Capítulo 4. O Triplo Aquecedor é um sistema de cavidades e "espaços" do corpo, que variam de cavidades e espaços muito grandes até os muito pequenos. Todas essas cavidades são conhecidas como *Cou* (p. ex., *Cou Li*, ou "Espaços e Textura"). Em termos mais específicos, o Triplo Aquecedor é formado de três cavidades amplas do tórax (Aquecedor Superior), cavidade abdominal superior (Aquecedor Médio) e cavidades abdominais inferior

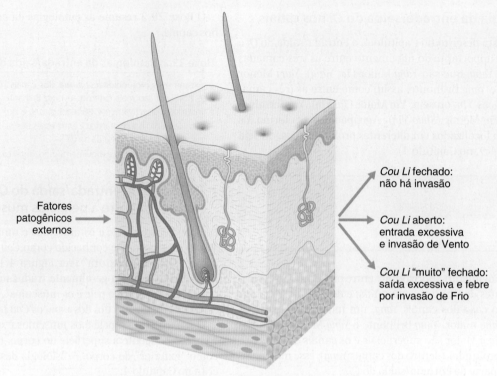

Figura 29.12 Patologia da entrada/saída do *Qi* no espaço entre a pele e os músculos.

e pélvica (Aquecedor Inferior). O espaço entre a pele e os músculos é uma das cavidades do Triplo Aquecedor, assim como as cavidades articulares (ver Figura 4.13, no Capítulo 4).

Com relação à entrada/saída do *Qi* nas cavidades do corpo, o Triplo Aquecedor assegura que todas as passagens e cavidades estejam abertas e que o *Qi* entre e saia dessas cavidades de forma equilibrada. Como uma das funções principais do Triplo Aquecedor é assegurar e regular a transformação, o transporte e a excreção dos fluidos, a entrada/saída do *Qi* nas cavidades do Triplo Aquecedor é essencial ao metabolismo normal dos fluidos. Desse modo, um desequilíbrio da entrada/saída do *Qi* nas cavidades do Triplo Aquecedor leva à formação de Umidade, Fleuma ou edema.

O Boxe 29.4 resume as patologias da entrada e da saída do *Qi* nas cavidades do Triplo Aquecedor.

> **Boxe 29.4 Patologias da entrada/saída do *Qi* nas cavidades do Triplo Aquecedor**
>
> - O Triplo Aquecedor consiste em um sistema de "cavidades" (como tórax e cavidades abdominal e pélvica)
> - O desequilíbrio da entrada/saída do *Qi* nas cavidades do Triplo Aquecedor.

▶ Patologia da entrada/saída do *Qi* nos órgãos

A entrada/saída do *Qi* nos órgãos é o mecanismo pelo qual os Órgãos Internos influenciam seus respectivos tecidos, ou seja:

- Pulmões – pele
- Baço – músculos
- Fígado – tendões
- Coração – vasos sanguíneos
- Rins – ossos.

Por essa razão, a entrada/saída do *Qi* de cada órgão assegura a comunicação entre todos os órgãos e seus tecidos correspondentes. Em patologia, um distúrbio da entrada/saída do *Qi* entre um órgão e seu tecido correspondente causa alterações patológicas do tecido relevante, conforme está ilustrado na Tabela 29.2.

Tabela 29.2 Patologias da entrada/saída do *Qi* entre cada órgão e seu tecido correspondente.

Órgão	Tecido	Saída excessiva	Entrada excessiva
Pulmões	Pele	Espaço entre a pele e os músculos muito "apertado"	Espaço entre a pele e os músculos muito "relaxado"
Baço	Músculos	Músculos rígidos	Músculos flácidos
Fígado	Tendões	Contrações dos tendões, cãibras	Tendões muito frouxos, suscetíveis à lesão
Coração	Vasos sanguíneos	Endurecimento dos vasos	Frouxidão dos vasos (p. ex., veias varicosas)
Rins	Ossos	Transpiração noturna	Estase sanguínea

▶ Patologia da entrada/saída do *Qi* nas articulações

As cápsulas articulares também formam espaços ou cavidades, nas quais o *Qi* entra e sai. O movimento do *Qi* para dentro e para fora das articulações é controlado principalmente por quaisquer canais que atravessem essas articulações. Entretanto, esse movimento também é influenciado geralmente pelo Fígado (porque esse órgão controla todos os tendões) e pelo Triplo Aquecedor (porque ele controla todas as cavidades). A entrada/saída do *Qi* em uma articulação está ilustrada na Figura 4.13, no Capítulo 4.

Quando o *Qi* entra e sai das articulações de forma equilibrada, o indivíduo não tem dor articular e seus movimentos são desimpedidos. Em patologia, quando há saída excessiva de *Qi*, a articulação torna-se rígida e dolorosa e sua extensão é difícil; quando há entrada excessiva de *Qi*, a articulação torna-se fraca e dolorosa e sua adução é difícil.

O Boxe 29.5 resume as patologias da entrada e da saída do *Qi* nas articulações.

Boxe 29.5 Patologias da entrada/saída do *Qi* nas articulações

- Articulações são cavidades que fazem parte do Triplo Aquecedor
- O *Qi* entra e sai das cavidades articulares, assegurando a saúde das articulações
- A saída excessiva de *Qi* das articulações causa rigidez; a entrada excessiva provoca fraqueza.

▶ Patologia da entrada/saída do *Qi* nos orifícios

A entrada/saída do *Qi* é muito importante para a saúde dos orifícios e dos seus órgãos do sentido correspondentes. Como vimos antes, a ascensão/descensão do *Qi* é importante para a saúde dos orifícios, na medida em que a ascensão do *Qi* assegura que o *Yang* limpo alcance os orifícios superiores. A entrada/saída do *Qi* afeta os orifícios, principalmente os órgãos dos sentidos, porque assegura que o *Qi* circule para dentro e para fora desses órgãos e, desse modo, possibilite os sentidos apropriados de visão, audição, olfato e paladar. Em outras palavras, a ascensão do *Qi* limpo aos orifícios superiores é o pré-requisito necessário ao funcionamento normal dos sentidos, mas a entrada/saída adequada do *Qi* nos orifícios é a forma como os órgãos dos sentidos comunicam-se com o mundo exterior por meio da visão, audição, olfato e paladar.

Em patologia, os desequilíbrios da entrada/saída do *Qi* nos orifícios afetam os órgãos dos sentidos correspondentes. As manifestações clínicas desses desequilíbrios estão relacionadas na Tabela 29.3. O Boxe 29.6 resume as patologias da entrada/saída do *Qi* nos orifícios.

Tabela 29.3 Patologias da entrada/saída do *Qi* nos orifícios.

Orifício	Saída excessiva	Entrada excessiva
Olhos	Vermelhos e doloridos	Visão turva
Orelhas	Secreção e dor nas orelhas	Tinido
Nariz	Secreção e entupimento nasais	Corrimento nasal com secreção profusa e aquosa
Boca	Paladar pegajoso	Perda do paladar

Boxe 29.6 Patologias da entrada/saída do *Qi* nos orifícios

- A entrada/saída do *Qi* nos orifícios assegura a saúde dos órgãos dos sentidos
- O desequilíbrio da entrada/saída do *Qi* nos orifícios causa redução da acuidade dos órgãos dos sentidos.

▶ Patologia da entrada/saída do *Qi* na Essência

A Alma Corpórea (*Po*) é descrita comumente como "a entrada e a saída da Essência" (*Jing*). Essa "entrada e saída" da alma Corpórea é outro aspecto da entrada/saída do *Qi* em geral.

Atenção

A Alma Corpórea (*Po*) é a "entrada e saída da Essência".

Em patologia, um desequilíbrio da entrada/saída do *Qi* em relação à Essência afeta a forma com que ela promove e participa das diversas atividades fisiológicas. Isso se evidencia principalmente na área da resistência aos fatores patogênicos e na esfera sexual.

Na área da resistência aos fatores patogênicos, a saída excessiva da Alma Corpórea com relação à Essência causa reação exagerada do *Qi* Vertical aos fatores patogênicos externos: isto se evidencia comumente por doenças alérgicas, inclusive asma e rinite alérgica. A entrada excessiva da Alma Corpórea relativamente à Essência causa perda da capacidade de reação do *Qi* Vertical aos fatores patogênicos externos: isso torna o indivíduo suscetível à invasão por fatores patogênicos externos.

Na esfera da sexualidade, a saída excessiva da Alma Corpórea com relação à Essência causa desejo sexual exagerado, enquanto a entrada excessiva provoca perda do desejo sexual ou impotência (masculina).

O Boxe 29.7 resume as patologias da entrada e da saída do *Qi* na Essência.

Boxe 29.7 Patologias da entrada/saída do *Qi* na Essência

- A Alma Corpórea é a "entrada e saída" da Essência
- Um desequilíbrio da entrada e da saída da Alma Corpórea afeta a Essência
- A saída excessiva da Alma Corpórea pode causar reações alérgicas ou desejo sexual exagerado
- A entrada excessiva da Alma Corpórea pode causar propensão aos resfriados ou impotência.

▶ Patologia da entrada/saída do *Qi* na Mente (*Shen*)

Como está descrito no Capítulo 4, a entrada e saída do *Qi* na Mente devem ser entendidas no contexto de coordenação entre a Mente do Coração e a Alma Etérea (*Hun*) do Fígado. Algumas vezes, a Alma Etérea é definida como "ir e vir da Mente": isto é, ela sempre está buscando, sonhando (em termos de sonhos), explorando, fazendo planos e sendo inspirada. Por essa razão, em um nível psíquico, isso constitui a "entrada e saída do *Qi*" (i. e., "ir e vir") na Mente.

Atenção

A Alma Etérea (*Hun*) representa o "ir e vir" (i. e., entrar/sair) da Mente (*Shen*).

Em patologia, quando há "saída (i. e., 'ir') excessiva de *Qi*", o movimento natural da Alma Etérea fica fora de controle (isso poderia ocorrer porque o controle e a integração da Mente não são suficientes), o indivíduo tem muitos sonhos vívidos, faz muitos projetos que frequentemente não realiza e tem muitas ideias que costumam resultar em caos; nos casos graves, isto pode transformar-se em comportamento maníaco. Quando há "entrada ('vir') excessiva do *Qi*", o movimento natural da Alma Etérea é deficiente (isso poderia ocorrer porque o controle da Mente é muito rígido), o indivíduo tende a estar deprimido, a ficar confuso quanto à direção que deve tomar na vida e a não ter visão, objetivos, sonhos de vida e inspiração (Figura 29.13).

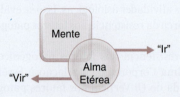

Figura 29.13 Patologia da entrada/saída do *Qi* entre a mente e a Alma Etérea.

O Boxe 29.8 resume as patologias da entrada e saída do *Qi* na Mente.

> **Nota clínica**
>
> O ponto VB-40 *Qiuxu* pode estimular o "ir" da Alma Etérea, enquanto o ponto F-3 *Taichong* pode promover o "vir" (i. e., conter seu movimento) da Alma Etérea.

> **Boxe 29.8 Patologias da entrada/saída do *Qi* na Mente**
>
> - A Alma Etérea corresponde ao "ir e vir" da Mente
> - "Ir e vir" é um tipo de entrar/sair
> - A saída excessiva da Alma Etérea pode causar um estado de Mente muito caótico
> - A entrada excessiva da Alma Etérea pode causar depressão.

▶ Patologia da entrada/saída do *Qi* nas Membranas (*Huang*)

Conforme está descrito no Capítulo 4, *Huang* significa literalmente "membranas" e refere-se às membranas que cobrem todo o corpo, com uma camada superficial abaixo da pele e uma camada mais interna. As membranas têm a função de *envolver* e *ancorar* os órgãos, os músculos e os ossos e de *conectar* os órgãos entre si.

As Membranas estão localizadas apenas no abdome e, *grosso modo*, correspondem às fáscias (superficiais e profundas), ao peritônio, ao mesentério e ao omento. O estroma (i. e., rede de tecido conjuntivo ou órgãos) também é um exemplo de Membranas.

A entrada e a saída apropriadas do *Qi* nas Membranas asseguram a circulação suave do *Qi* no abdome e também o metabolismo normal dos fluidos.

Em patologia, quando há saída excessiva do *Qi*, o paciente tem estagnação do *Qi* nas Membranas, que causa distensão e dor abdominais; quando há entrada excessiva do *Qi*, o paciente tem deficiência e, possivelmente, drenagem do *Qi* com enfraquecimento das Membranas e talvez edema.

A patologia da Rebelião do *Qi* no Vaso Penetrador (*Chong Mai*) é um desequilíbrio da entrada e da saída do *Qi* nas Membranas do abdome (ver Capítulo 53).

O Boxe 29.9 resume a patologia da entrada e da saída do *Qi* nas Membranas.

> **Boxe 29.9 Patologia da entrada/saída do *Qi* nas Membranas**
>
> - As Membranas (*Huang*) são fáscias, peritônio, mesentério, omento e estroma
> - A entrada/saída do *Qi* nas Membranas assegura a circulação homogênea do *Qi* no abdome e contribui para o metabolismo saudável dos fluidos
> - A saída excessiva do *Qi* das Membranas causa estagnação do *Qi* no abdome
> - A entrada excessiva do *Qi* nas Membranas causa enfraquecimento dos músculos abdominais e edema.

▶ Patologia da entrada/saída do *Qi* no Tecido Adiposo (*Gao*)

No idioma chinês, o Tecido Adiposo é conhecido como *Gao*. *Grosso modo*, isso corresponde ao tecido adiposo da medicina ocidental, mas tem um significado ligeiramente diferente. Enquanto na perspectiva ocidental o tecido adiposo está distribuído por todo o corpo, o Tecido Adiposo (*Gao*) da medicina chinesa refere-se principalmente ao tecido adiposo do abdome (nos homens e nas mulheres) e das mamas femininas e também inclui as membranas peritoneais que envolvem os órgãos (as membranas peritoneais são formadas de tecido conjuntivo, não de tecido adiposo).

A entrada e a saída do *Qi* no Tecido Adiposo dependem basicamente do Baço: a entrada e a saída equilibradas do *Qi* nesse tecido resultam na formação de tecidos normais.

Em patologia, a entrada excessiva do *Qi* pode causar acumulação de gordura e obesidade, enquanto a saída excessiva do *Qi* pode acarretar emagrecimento.

O Boxe 29.10 resume a patologia da entrada e da saída do *Qi* no Tecido Adiposo.

> **Boxe 29.10 Patologia da entrada/saída do *Qi* no Tecido Adiposo**
>
> - *Grosso modo*, o Tecido Adiposo (*Gao*) corresponde aos tecidos adiposos do abdome e das mamas
> - A saída excessiva do *Qi* do Tecido Adiposo pode causar obesidade, enquanto a entrada excessiva pode provocar emagrecimento.

 Resultados do aprendizado

Neste capítulo, você aprendeu:
- A importância de compreender a patologia da ascensão/descensão e entrada/saída do *Qi*, além dos conceitos de Cheio/Vazio, Calor/Frio e Yin-Yang
- Porque a ascensão ou a saída excessiva do *Qi* é uma patologia Yang, enquanto sua descensão ou entrada excessiva é uma patologia Yin
- Como algumas patologias da ascensão/descensão ou entrada/saída fogem às definições em termos de Cheio-Vazio ou Calor-Frio
- As causas principais de desequilíbrio da ascensão/descensão do *Qi*
- As diversas patologias da ascensão/descensão do *Qi* nos Órgãos Internos, nos canais, nos orifícios e nos órgãos dos sentidos
- A patologia da entrada/saída do *Qi* nos canais, principalmente o movimento "horizontal" entre os três planos energéticos dos canais Yang e Yin
- Como a entrada ou a saída excessiva do *Qi* no espaço entre a pele e os músculos pode levar essa cavidade a tornar-se muito "apertada" ou "aberta"

- Como um desequilíbrio da entrada/saída do *Qi* nas cavidades do Triplo Aquecedor resulta em anormalidades do metabolismo dos fluidos e na formação de Umidade, Fleuma ou edema
- A patologia da entrada/saída do *Qi* nos órgãos e como isso afeta seus tecidos correspondentes
- Como a entrada ou a saída excessiva do *Qi* nas articulações afeta a saúde articular
- A importância da entrada/saída apropriada do *Qi* nos orifícios de forma a assegurar o funcionamento normal dos órgãos dos sentidos
- As consequências de um desequilíbrio da entrada/saída da Alma Corpórea em relação à Essência, principalmente na resistência aos fatores patogênicos e na função sexual
- A função da Alma Etérea no "ir e vir" (entrar/sair) da Mente e os problemas causados pelo desequilíbrio desse processo
- A patologia da entrada/saída excessiva do *Qi* nas Membranas e no Tecido Adiposo.

Questões de autoavaliação

1. Complete a seguinte sentença: "Os termos fundamentais aplicáveis à patologia do Mecanismo do *Qi* não são 'Deficiência' ou 'Excesso', mas sim '_____', '_____' e '_____' do *Qi*."
2. Quais são as duas causas mais comuns de desequilíbrio da ascensão/descensão do *Qi*?
3. Em qual direção o Estômago envia seu *Qi*? Cite três sintomas que poderiam ser causados quando há contracorrente do *Qi* do Estômago.

4. Quais poderiam ser os sintomas psicológicos da impossibilidade de o *Qi* do Fígado ascender?
5. O que você esperaria sentir à palpação do braço de um paciente que contundiu seu cotovelo, impedindo que o *Qi* do canal do Intestino Grosso ascenda adequadamente?
6. De que forma a ascensão do *Qi* afeta os orifícios superiores?
7. Qual seria o resultado da "entrada" excessiva do *Qi* no espaço entre a pele e os músculos?
8. Por que a disfunção da entrada/saída do *Qi* nas cavidades do Triplo Aquecedor resulta na formação de Umidade, Fleuma ou edema?
9. De que forma a entrada/saída excessiva da Alma Corpórea afeta a função sexual?
10. De que forma a saída excessiva do *Qi* poderia afetar as Membranas do abdome?

Ver respostas no Apêndice 6.

Notas

1. 1979 The Yellow Emperor's Classic of Internal Medicine – Simple Questions (*Huang Di Nei Jing Su Wen* 黄帝内经素问), People's Health Publishing House, Beijing, first published c.100 bc, p. 173–174.
2. Citado em Wang Xue Tai 1988 Great Treatise of Chinese Acupuncture (*Zhong Guo Zhen Jiu Da Quan* 中国针灸大全), Henan Science Publishing House, p. 162.
3. Ibid., p. 163.
4. Ibid., p. 162.
5. Simple Questions, p. 32.

Parte **6**

Identificação dos Padrões

Introdução

A expressão "identificação dos padrões" (*bian zheng*, em chinês) indica o processo de identificar a desarmonia básica responsável por todas as manifestações clínicas. Isso constitui a essência do diagnóstico e da patologia em medicina chinesa. Identificar um padrão consiste em discernir o padrão subjacente de desarmonia considerando-se o quadro formado por todos os sinais e sintomas.

Em vez de analisar os sinais e os sintomas um a um e tentar descobrir uma causa para cada um, como o faz a medicina ocidental, a medicina chinesa forma um quadro geral que leve em consideração todos os sinais e sintomas de forma a reconhecer a desarmonia subjacente (Boxe 1). Nesse aspecto, a medicina chinesa não busca basicamente as causas, mas os padrões. Desse modo, quando dizemos que determinado paciente tem o padrão de deficiência de *Yin* do Rim, esta não é a causa da doença (que deve ser buscada no estilo de vida do indivíduo), mas a desarmonia subjacente à doença, ou a forma como o problema evidencia-se. Evidentemente, em outros aspectos, depois de reconhecer o padrão subjacente, a medicina chinesa dá um passo adiante no sentido de tentar identificar a causa da desarmonia.

> **Boxe 1 Identificação dos padrões**
> - Indica o processo de identificar a desarmonia básica subjacente às manifestações clínicas do paciente
> - A medicina chinesa não busca causas, mas padrões.

Conceito de "padrão"

Desse modo, o *padrão* (também conhecido como "síndrome") é um quadro formado pelas manifestações clínicas do paciente, que aponta para a natureza, a localização e a patologia da condição. A arte da identificação dos padrões reside em ver o quadro formado pelas manifestações clínicas do paciente: isto é conseguido utilizando-se as ferramentas descritas na Parte 4 sobre Diagnóstico (Figura 1).

Por exemplo, quando um paciente queixa-se de falta de apetite, fezes amolecidas, fadiga, voz fraca, propensão a resfriar-se e aversão a falar, podemos identificar neste caso dois padrões. O primeiro (evidenciado pelos três primeiros sintomas) é deficiência de *Qi* do Baço, enquanto o outro é deficiência de *Qi* do Pulmão. Por definição, por meio dos padrões desse tipo identificamos a patologia (deficiência de *Qi*) e a localização da doença (Baço e Pulmões).

Conceito de "doença" de acordo com a medicina chinesa

O conceito de *doença* de acordo com a medicina chinesa é diferente do que é adotado pela medicina ocidental. Em medicina chinesa, "doença" na verdade é um "sintoma" da medicina ocidental. Por exemplo, em ginecologia, "Menstruações Dolorosas" é uma categoria de doença, enquanto em medicina ocidental é um sintoma (além disto, a medicina ocidental poderia tentar descobrir uma "doença" [p. ex., endometriose] que cause o sintoma de "menstruações dolorosas") (Figura 2). Outros exemplos de "doenças" de acordo com a medicina chinesa são Diarreia, Constipação, Tosse, Dificuldade de Respirar, Tontura, Cefaleias, Dor Epigástrica, Dor Abdominal etc. Como podemos perceber, de acordo com a medicina ocidental, todos esses são sintomas, em vez de "doenças".

Entretanto, não há razão que impeça a aplicação do processo de diferenciação dos padrões de acordo com a medicina chinesa às doenças descritas pela medicina ocidental e, na verdade, muitos livros de medicina chinesa moderna fazem exatamente isto.[1] Por exemplo, a doença referida pela medicina ocidental como "doença cardíaca coronariana" corresponde *grosso modo* à "Síndrome de Obstrução Dolorosa do Tórax" (*Síndrome Bi do Tórax*) em medicina chinesa. Se examinássemos e estabelecêssemos um diagnóstico médico de acordo com a medicina chinesa em um número suficientemente grande de pacientes com doença cardíaca coronariana, seríamos capazes de identificar os padrões demonstrados mais comumente por esses pacientes. Considerando as estruturas hospitalares existentes para a prática da medicina chinesa na China e o grande número de pacientes que as utilizam, os médicos chineses modernos estão aptos a aplicar a diferenciação de padrões chineses às doenças catalogadas pela medicina ocidental.

Outro exemplo que nos vem à mente é o da endometriose. Como o sintoma principal da endometriose são menstruações dolorosas, podemos tratar essa doença referindo-nos à doença chinesa conhecida como "Menstruações Dolorosas". Entretanto, quando analisamos os padrões apresentados por grande número de mulheres portadoras de endometriose, também

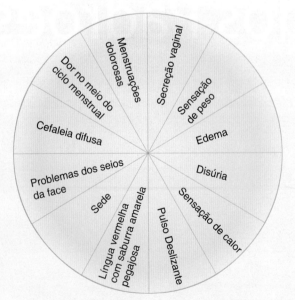

Figura 1 Padrão em medicina chinesa (Umidade-Calor).

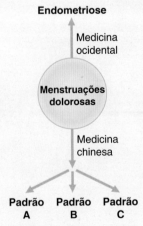

Figura 2 Relação entre doença e padrões de acordo com a medicina chinesa.

é possível estabelecer a diferenciação dos padrões chineses da endometriose. Na verdade, em alguns casos, a diferenciação dos padrões de acordo com a doença descrita pela medicina ocidental, em vez da medicina chinesa, pode melhorar nosso tratamento. Endometriose é um bom exemplo disso. Na China moderna, existe consenso geral de que a migração dos tecidos endometriais para fora do Útero possa ser entendida como um caso de estase do Sangue. Se nos basearmos unicamente no diagnóstico e na identificação dos padrões de acordo com a medicina chinesa, em algumas mulheres com endometriose poderíamos não encontrar sinais de estase do Sangue (a língua não seria Arroxeada, as menstruações não seriam muito dolorosas, não haveria massas abdominais etc.) e, por esta razão, não aplicaríamos o método terapêutico importante para revigorar o Sangue.

O conceito de "doença" é muito antigo em medicina chinesa e pode ser encontrado a partir do livro *Clássico de Medicina do Imperador Amarelo*. Por exemplo, o *Eixo Espiritual* descreve Depressão Maníaca (*Dian Kuang*) no Capítulo 22 e Síndrome de Obstrução Dolorosa (*Bi*) no Capítulo 27. O *Questões Simples* descreve Tosse no Capítulo 38 e Síndrome de Obstrução Dolorosa (*Bi*) no Capítulo 43.

Evidentemente, existe alguma correspondência entre as doenças descritas pelas medicinas ocidental e chinesa. Por exemplo, a doença referida pela medicina chinesa como "Dor Epigástrica" certamente pode corresponder às doenças digestivas catalogadas pela medicina ocidental, inclusive úlcera gástrica, que se evidencia por dor epigástrica. Contudo, nunca há uma correspondência direta única entre as doenças descritas pelas medicinas chinesa e ocidental. No exemplo citado antes, pouquíssimos pacientes têm dor epigástrica sem que também tenham uma úlcera gástrica.

Por fim, em alguns casos, existe uma correspondência direta entre as doenças descritas pelas medicinas ocidental e chinesa, com base na qual duas condições são absolutamente idênticas. Exemplos dessa correspondência direta entre as doenças descritas pelas medicinas ocidental e chinesa são epilepsia (*dian xian*), malária (*nue ji*), disenteria (*li ji*) e sarampo (*ma zhen*).

O Boxe 2 resume o conceito de "doença" de acordo com a medicina chinesa.

> **Boxe 2 Conceito de "doença" de acordo com a medicina chinesa**
>
> - Em medicina chinesa, "doença" (p. ex., Menstruações Dolorosas) na verdade é um sintoma de acordo com a medicina ocidental
> - A descrição das "doenças" pode ser encontrada a partir do *Clássico de Medicina do Imperador Amarelo*.

Relação entre doenças e padrões de acordo com a medicina chinesa

Em medicina chinesa, um princípio importante e fundamental é que a mesma doença pode manifestar-se por padrões diferentes e o mesmo padrão pode originar diversas doenças diferentes. Isso está resumido no ditado "uma doença, muitos padrões; um padrão, muitas doenças" (Figura 3). É importante ter em mente que esse ditado aplica-se às "doenças" da medicina chinesa, mas não às da medicina ocidental. Por exemplo, a "doença" conhecida como Menstruações Dolorosas pode evidenciar-se por vários padrões diferentes, inclusive estagnação do Qi, estase do Sangue, Frio no Útero, Umidade-Calor no Útero etc. Esse é um princípio muito importante da medicina chinesa, que assegura que cada paciente seja tratado individualmente e explica por que não existe um tratamento padronizado para "Menstruações Dolorosas".

Por outro lado, um padrão pode ser encontrado em diversas doenças diferentes. Por exemplo, o padrão de estagnação do Qi do Fígado pode ser um fator causador de Menstruações Dolorosas, Síndrome Pré-Menstrual, Dor Epigástrica, Dor Abdominal, Dor nos Hipocôndrios etc.

O Boxe 3 resume a relação entre doenças e padrões.

> **Boxe 3 Relação entre doenças e padrões**
>
> - Uma doença manifesta-se por diferentes padrões; um padrão pode ser encontrado em muitas doenças diferentes.

Comparação dos conceitos de "doença" de acordo com a medicina chinesa e a medicina ocidental

O mesmo princípio "uma doença, muitos padrões; um padrão, muitas doenças" aplica-se à relação entre as doenças catalogadas pelas medicinas chinesa e ocidental e poderíamos cunhar um ditado moderno: "uma doença chinesa, muitas doenças ocidentais; uma doença ocidental, muitas doenças chinesas" (Figura 4).

Por exemplo, a "doença" chinesa conhecida como Dor Abdominal pode corresponder a várias doenças ocidentais, inclusive colite ulcerativa, colo irritável, diverticulite etc. Por outro lado, uma doença ocidental pode corresponder a várias doenças chinesas. Por exemplo, a doença ocidental referida como hipertensão arterial pode corresponder em medicina chinesa a Tontura, Cefaleias e Tinido; a colite ulcerativa pode corresponder à Dor Abdominal ou à Diarreia (Boxe 4).

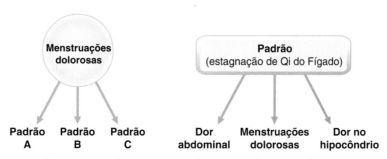

Figura 3 "Uma doença, muitos padrões; um padrão, muitas doenças."

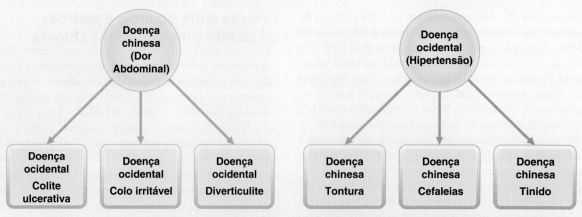

Figura 4 "Uma doença chinesa, muitas doenças ocidentais; uma doença ocidental, muitas doenças chinesas."

Boxe 4 Relação entre as doenças das medicinas chinesa e ocidental

- Uma doença chinesa (p. ex., Dor Abdominal) corresponde a várias doenças ocidentais (colite ulcerativa, colo irritável, diverticulite).
- Uma doença ocidental (p. ex., hipertensão arterial) corresponde a várias doenças chinesas diferentes (p. ex., Tontura, Cefaleias, Tinido).

Boxe 5 "Sinais e sintomas" de acordo com a medicina chinesa

- A medicina chinesa leva em consideração muitos sinais e sintomas que não poderiam ser entendidos como tais pela medicina ocidental (p. ex., incapacidade de tomar decisões, orelhas pequenas, olhos opacos etc.).

Características dos "sintomas" e "sinais" de acordo com a medicina chinesa

Em medicina chinesa, os "sinais e sintomas" têm significados muito diferentes dos que são utilizados em medicina ocidental. Essas manifestações clínicas são diferentes da área relativamente exígua explorada pela medicina ocidental, apesar de sua bateria de exames de imagem e testes laboratoriais. Em vez disso, o doutor de medicina chinesa amplia sua visão para avaliar alterações em sentido amplo das funções corporais comuns (além dos sintomas iniciais), inclusive micção, evacuação, transpiração, sede e assim por diante.

Além disso, o doutor de medicina chinesa leva em consideração muitas manifestações clínicas, que variam de determinados sinais faciais e corporais até traços psicológicos e emocionais que não são realmente "sinais" e "sintomas" reais, mas expressões de determinada desarmonia. Algumas das manifestações clínicas que contribuem para formar um quadro da desarmonia subjacente poderiam não ser consideradas como "sinais" ou "sintomas" pela medicina ocidental.

Por exemplo, inexistência de sede, incapacidade de tomar decisões, olhos com aspecto opaco, sede com vontade de beber goles pequenos ou orelhas pequenas são todas manifestações significativas em medicina chinesa, que não seriam consideradas como importantes pela medicina ocidental. Desse modo, sempre que os termos "sinais" e "sintomas" ocorrem, eles devem ser interpretados nesse sentido amplo. Ao longo de muitos séculos de experiência clínica acumulada por incontáveis doutores, a medicina chinesa desenvolveu um sistema diagnóstico abrangente e extremamente eficaz e uma sintomatologia que permitem identificar padrões de doença e as desarmonias subjacentes.

O Boxe 5 resume os "sinais" e "sintomas" de acordo com a medicina chinesa.

Identificação dos padrões

A identificação dos padrões também segue o processo típico da filosofia natural chinesa, que busca relações em vez de causas. Cada sinal e sintoma tem apenas um significado em relação com todos os outros: um sintoma pode significar coisas diferentes em diversas situações. Por exemplo, língua seca acompanhada de sensação de calor ao anoitecer, boca seca com vontade de tomar pequenos goles, transpiração noturna e pulso Flutuante-Vazio indicam deficiência de *Yin* (causa mais comum de língua seca), enquanto língua seca acompanhada de sensação de frio, inexistência de sede, mãos frias e urina volumosa e clara sugerem deficiência de *Yang* (uma causa muito rara de língua seca).

O processo de identificar padrões de desarmonia combina os princípios do diagnóstico, da patologia e do tratamento – todos em conjunto. Quando dizemos que determinado padrão caracteriza-se por deficiência de *Yang* do Baço com retenção de Umidade, estamos definindo a natureza da condição (deficiência de *Yang* com presença de Umidade), a localização (Baço) e, por extensão, o princípio do tratamento (tonificar *Yang* e dissolver a Umidade).

No caso especial dos padrões exteriores, com a expressão "identificação do padrão" também nos referimos à identificação da "causa". Por exemplo, quando dizemos que determinado complexo de manifestações clínicas forma o padrão de invasão exterior de Vento-Frio, identificamos simultaneamente a causa (Vento-Frio), o tipo de padrão e, por extensão, o princípio do tratamento que, nesse caso, poderia ser liberar o Exterior e expelir o Frio.

A identificação do padrão permite-nos descobrir a natureza e as características da condição, a localização da doença, o princípio de tratamento e o prognóstico.

Como está ressaltado no *Essentials of Chinese Acupuncture*, "*a identificação [do padrão] não é realizada a partir de uma simples lista de sinais e sintomas, mas com base em uma reflexão sobre a patogenia da doença*".[2]

Em outras palavras, não devemos apenas identificar o padrão, mas também entender como ele começou e como seus diferentes aspectos interagem entre si. Por exemplo, quando identificamos o padrão de deficiência de *Qi* do Baço, devemos avançar um pouco mais e descobrir como esses dois padrões interagem e determinar se um pode ser considerado a causa do outro.

O Boxe 6 resume a identificação dos padrões de acordo com a medicina chinesa.

Boxe 6 Identificação dos padrões

- A identificação dos padrões busca relações em vez de causas
- A identificação dos padrões combina princípios do diagnóstico, da patologia e do tratamento – todos em conjunto
- Com as doenças exteriores, a identificação dos padrões também descobre a causa (p. ex., Vento externo)
- Além de identificar o padrão, devemos entender sua origem, progressão e relação com outros padrões.

Métodos de identificação dos padrões

Existem vários métodos usados para identificar padrões. Esses métodos são aplicáveis a situações diferentes e foram elaborados em diversas épocas ao longo do desenvolvimento da medicina chinesa. Os vários métodos usados para identificar padrões são:

- Identificação dos padrões de acordo com os Oito Princípios
- Identificação dos padrões de acordo com *Qi*, Sangue e Fluidos Corporais
- Identificação dos padrões de acordo com os Órgãos Internos
- Identificação dos padrões de acordo com os fatores patogênicos
- Identificação dos padrões de acordo com os 12 Canais
- Identificação dos padrões de acordo com os Oito Vasos Extraordinários
- Identificação dos padrões de acordo com os Cinco Elementos
- Identificação dos padrões de acordo com os Seis Estágios
- Identificação dos padrões de acordo com os Quatro Níveis
- Identificação dos padrões de acordo com os Três Aquecedores.

A descrição dos métodos usados para identificar padrões está dividida da seguinte maneira:

- Seção 1: *Identificação dos Padrões de Acordo com os Oito Princípios e Qi-Sangue-Fluidos Corporais*
- Seção 2: *Identificação dos Padrões de Acordo com os Órgãos Internos*
- Seção 3: *Identificação dos Padrões de Acordo com os Fatores Patogênicos*
- Seção 4: *Identificação dos Padrões de Acordo com os 12 Canais, os Oito Vasos Extraordinários e os Cinco Elementos*

Cada um desses métodos é aplicável a diferentes casos e, a seguir, há uma descrição sucinta sobre a aplicabilidade de cada método disponível para identificar padrões. Descrições mais detalhadas sobre cada método são encontradas nos capítulos pertinentes.

▶ Identificação dos padrões de acordo com os Oito Princípios

Os elementos usados nessa identificação estão presentes em todos os textos de medicina chinesa a partir dos livros *Clássico de Medicina do Imperador Amarelo* e *Discussion on Cold-induced Diseases*. Em sua forma atual, esse método de identificação dos padrões foi elaborado por Cheng Zhong Ling nos primórdios da dinastia Qing.

A identificação dos padrões de acordo com os Oito Princípios está baseada nas categorias de Interior/Exterior, Quente/Frio, Cheio/Vazio e *Yin/Yang*. Esse método é o resumo de todas as outras abordagens usadas para identificar padrões e é aplicável a todos os casos, tanto doenças interiores quanto exteriores. Esse método de identificação dos padrões está descrito no Capítulo 30.

▶ Identificação dos padrões de acordo com *Qi*, Sangue e Fluidos Corporais

Esse método de identificação dos padrões descreve as desarmonias básicas do *Qi*, do Sangue e dos Fluidos Corporais, inclusive deficiência, estagnação e rebelião do *Qi*; deficiência, estase, Calor e perda de Sangue; e deficiência de líquidos, edema e Fleuma.

Esse método específico é muito importante e é utilizado constantemente na prática clínica, especialmente para diagnosticar doenças internas. Ele é integrado aos outros métodos de identificação de acordo com os Órgãos Internos e de acordo com os Oito Princípios. Esse método de identificação está descrito no Capítulo 31.

▶ Identificação dos padrões de acordo com os Órgãos Internos

Também nesse caso, os elementos desse processo de identificação dos padrões estão presentes ao longo de todos os textos de medicina chinesa a partir dos seus primórdios, embora em sua forma atual tenha sido formulado durante os primeiros anos da dinastia Qing.

Esse método de identificação está baseado nas alterações patológicas que ocorrem nos Órgãos Internos e é o mais importante dentre todos os diversos sistemas usados para diagnosticar e tratar doenças internas.

O método de identificação dos padrões de acordo com os Órgãos Internos consiste basicamente em aplicar os Oito Princípios aos Órgãos Internos específicos. Por exemplo, de acordo com os Oito Princípios, uma condição pode ser causada por Calor-Cheio, mas com a aplicação do método de identificação de acordo com os Órgãos Internos podemos determinar o órgão afetado por Calor-Cheio, por exemplo, Fogo de Fígado. Esse método de identificação está descrito nos Capítulos 32 a 42.

▶ Identificação dos padrões de acordo com os fatores patogênicos

Esse método de identificação dos padrões está baseado nas alterações patológicas que ocorrem quando o corpo é invadido por fatores patogênicos como Vento, Umidade, Frio, Calor, Secura e Fogo. Todos esses fatores patogênicos podem ser externos ou internos. Esse método de identificação está descrito no Capítulo 43.

343

▶ Identificação dos padrões de acordo com os Seis Estágios

Esse método foi elaborado por Zhang Zhong Jing (nascido a *c.* 158 d.C.) em seu *Discussion on Cold-induced Diseases*. Esse método de identificação é usado principalmente para diagnosticar e tratar doenças causadas por Frio externo, mas algumas de suas fórmulas fitoterápicas recomendadas ainda são utilizadas hoje em dia para tratar condições de Calor interno.

Esse método de identificação foi a bíblia dos doutores chineses, especialmente no norte da China, durante cerca de 16 séculos, até ser suplantado (principalmente no sul da China) pelo método de identificação de acordo com os Quatro Níveis e os Três Aquecedores. Esse método de identificação está descrito no Capítulo 44.

▶ Identificação dos padrões de acordo com os Quatro Níveis

Esse método foi desenvolvido por Ye Tian Shi (1667-1746) em seu livro *Discussion of Warm Diseases* e descreve as alterações patológicas causadas por Vento-Calor externo. Esse é o método mais importante e amplamente utilizado para identificar padrões e tratar doenças infecciosas febris que começam com invasão por Vento-Calor externo. Em minha opinião, esse método de identificação dos padrões é extremamente importante e útil para tratar doenças exteriores e suas consequências. Esse método de identificação está descrito no Capítulo 45.

▶ Identificação dos padrões de acordo com os Três Aquecedores

Esse método foi elaborado por Wu Ju Tong (1758-1836) em seu livro *A Systematic Identification of Febrile Diseases*. Esse método de identificação dos padrões geralmente é combinado com o que foi descrito antes para diagnosticar e tratar doenças infecciosas febris que começam com invasão por Vento-Calor. Esse método de identificação está descrito no Capítulo 46.

Esses últimos três métodos de identificação dos padrões estão profundamente enraizados na tradição da fitoterapia, em vez de na acupuntura: na verdade, esses métodos podem ser entendidos e colocados em sua perspectiva certa apenas no contexto da fitoterapia.

▶ Identificação dos padrões de acordo com os 12 Canais

Esse método de identificação é o mais antigo de todos. A referência a esse método ocorre no *Eixo Espiritual*.[3] Esse método de identificação dos padrões está descrito no Capítulo 47 e descreve os sinais e sintomas relacionados com cada canal, em vez de cada órgão.

Essa abordagem à identificação dos padrões tem sua aplicabilidade quando um acupunturista trata uma condição que é causada por alguma lesão de um canal, em vez de um órgão interno, ou ainda por lesão de um órgão interno que se evidencie ao longo do seu canal correspondente. Por essa razão, esse método não é usado para tratar doenças internas, porque não fornece ao médico informações suficientes para estabelecer o diagnóstico ou formular um método de tratamento. Quando o médico trata uma condição interna – isto é, uma doença de um órgão interno – o método preferível de identificação dos padrões é o que está baseado nos Órgãos Internos.

▶ Identificação dos padrões de acordo com os Oito Vasos Extraordinários

Esse método de identificação dos padrões está baseado na interpretação das manifestações clínicas causadas por desarmonias dos Oito Vasos Extraordinários. Essas desarmonias estão descritas no Capítulo 48 e a patologia dos Oito Vasos Extraordinários também está exposta nos Capítulos 52 e 53.

▶ Identificação dos padrões de acordo com os Cinco Elementos

Esse método de identificação dos padrões está baseado na interpretação das manifestações clínicas com base nos ciclos de Geração, Controle, Dominância e Contradominância dos Cinco Elementos. Esse método está descrito no Capítulo 49.

Notas

1. Hu Xi Ming 1989 Great Treatise of Secret Formulae in Chinese Medicine (*Zhong Guo Zhong Yi Mi Fang Da Quan* 中国中医秘方大全) Esse livro é apenas um exemplo dentre diversos livros modernos de medicina chinesa que descrevem um padrão de identificação aplicado às doenças catalogadas com base na medicina ocidental.
2. Beijing, Shanghai and Nanjing College of Traditional Chinese Medicine 1980 Essentials of Chinese Acupuncture, Foreign Languages Press, Beijing, p. 60.
3. 1981 Spiritual Axis (*Ling Shu Jing* 灵枢经), People's Health Publishing House, Beijing, publicado originalmente c.100 a.C, p. 30–39.

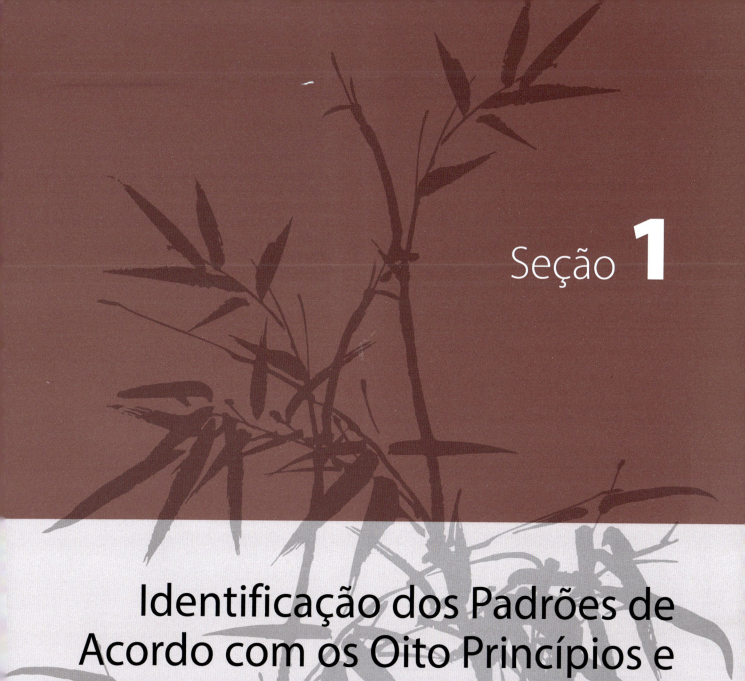

Seção 1

Identificação dos Padrões de Acordo com os Oito Princípios e *Qi*-Sangue-Fluidos Corporais

Introdução

A Seção 1 inclui dois métodos usados para identificar padrões:

- Capítulo 30: *Identificação dos Padrões de Acordo com os Oito Princípios*
- Capítulo 31: *Identificação dos Padrões de Acordo com Qi-Sangue-Fluidos Corporais.*

Identificação dos padrões de acordo com os Oito Princípios

A identificação dos padrões de acordo com os Oito Princípios está baseada nas categorias de Interior/Exterior, Quente/Frio, Cheio/Vazio e *Yin/Yang*. Esse método é o resumo de todas as outras abordagens usadas para identificar padrões e é aplicável a todos os casos, tanto de doenças interiores como exteriores. Esse método de identificação dos padrões está descrito no Capítulo 30.

Identificação dos padrões de acordo com *Qi*, Sangue e Fluidos Corporais

Esse método de identificação dos padrões descreve as desarmonias básicas do *Qi*, do Sangue e dos Fluidos Corporais, inclusive deficiência, estagnação e rebelião do *Qi*; deficiência, estase, Calor e perda de Sangue; e deficiência de líquidos, edema e Fleuma.

Esse método específico é muito importante e é utilizado constantemente na prática clínica, especialmente nas doenças internas. O método é integrado com os métodos de identificação baseados nos Órgãos Internos e nos Oito Princípios. Esse método de identificação está descrito no Capítulo 31.

SEÇÃO 1 PARTE 6

Identificação dos Padrões de Acordo com os Oito Princípios
30

Exterior-Interior, 348
Exterior, 348
Interior, 350
Quente-Frio, 350
Quente, 350
Frio, 352
Quente e Frio combinados, 354
Frio no Exterior-Calor no Interior, 354
Calor no Exterior-Frio no Interior, 354
Calor em cima-Frio embaixo, 354

Combinação dos padrões de Calor e Frio, 354
Frio Verdadeiro-Calor Falso e Calor Verdadeiro-Frio Falso, 354
Cheio-Vazio, 355
Condições de Cheio, 355
Condições de Cheio-Vazio combinados, 355
Condições de Vazio, 355
Yin-Yang, 357
Colapso de *Yin*, 357
Colapso de *Yang*, 357
Notas, 358

A identificação dos padrões de acordo com os Oito Princípios é a base de todos os outros métodos usados para descrever padrões. Em medicina chinesa, esse é o fundamento básico da identificação dos padrões, possibilitando ao médico identificar a localização e a natureza da desarmonia, assim como estabelecer o princípio de tratamento.

Embora o termo "Oito Princípios" seja relativamente recente na medicina chinesa (primórdios da dinastia Qing), seus aspectos principais estavam descritos nos livros *Clássico de Medicina do Imperador Amarelo* e *Discussion on Cold-induced Diseases*. Esses dois clássicos contêm muitas referências aos aspectos de Interior/Exterior, Quente/Frio, Cheio/Vazio e *Yin/Yang* das doenças.

Por exemplo, no Capítulo 62 do *Questões Simples*, há a seguinte citação: "*Quando Yang está deficiente, há Frio externo; quando Yin está deficiente, há Calor interno; quando Yang está em excesso, há Calor externo; quando Yin está em excesso, há Frio interno.*"[1] Essa descrição sucinta e concisa engloba todos os Oito Princípios: isto é, Calor e Frio, Interior e Exterior, Cheio e Vazio e *Yin* e *Yang*.

O mesmo capítulo do *Questões Simples* afirma que: "*No corpo humano, há Essência, Qi, Fluidos Corporais, 4 membros, 9 orifícios, 5 Órgãos Yin, 16 áreas, 365 pontos – todos estão sujeitos às 100 doenças, que se originam de Vazio ou Cheio [Xu-Shi].*"[2] Também nesse caso, essa descrição sucinta realça com muita clareza como todas as condições caracterizam-se por Cheio ou Vazio.

O doutor Zhang Jing Yue (1563-1640) (também conhecido como Zhang Jie Bin) descreveu um método de identificação dos padrões de acordo com os princípios citados antes e denominou este método de "Seis Mudanças" (*Liu Bian*, 六 变), que eram Interior/Exterior, Cheio/Vazio e Quente/Frio.

Durante os primórdios da dinastia Qing, na época do Imperador Kang Xi (1661-1690), o doutor Cheng Zhong Ling escreveu *Essential Comprehension of Medical Studies* (*Yi Xue Xin Wu*, 医 学 心 悟), no qual o autor, pela primeira vez, usou o termo "Oito Princípios" (*Ba Gang*, 八 纲).

O método de identificação dos padrões de acordo com os Oito Princípios difere de todos os outros na medida em que constitui a base teórica de todos eles e é aplicável a todos os casos. Por exemplo, o método de identificação dos padrões de acordo com os Canais é aplicável apenas aos problemas associados aos canais e isto de acordo com os Órgãos Internos nos casos de condições relacionadas com os órgãos; contudo, o método de identificação dos padrões de acordo com os Oito Princípios é aplicável a todos os casos porque nos permite diferenciar entre Exterior e Interior, Quente e Frio e Cheio e Vazio. Por essa razão, esse método permite-nos decidir qual método de identificação dos padrões aplica-se a determinado caso. Nenhuma condição é tão complexa que não possa ser incluída no âmbito do método de identificação baseado nos Oito Princípios.

É importante compreender que identificar um padrão de acordo com os Oito Princípios não significa "categorizar" rigidamente a desarmonia de forma a "encaixar" suas manifestações clínicas em categorias estritas. Pelo contrário, o entendimento dos Oito Princípios permite-nos desemaranhar padrões complicados e identificar suas contradições básicas, reduzindo as diversas manifestações da doença aos seus elementos essenciais simples e relevantes.

> **Atenção**
>
> Identificar padrões não significa classificá-los em categorias estritas. Esse processo requer um entendimento da patogenia, da progressão e das relações entre os padrões.

Embora esse processo possa ser aparentemente rígido e até certo ponto forçado a princípio, depois de alguns anos de prática, ele torna-se absolutamente natural e espontâneo.

Os Oito Princípios não devem ser entendidos em termos de "isto ou aquilo". Certamente, em muitos casos, encontramos distúrbios que são Exteriores e Interiores simultaneamente, ou Quente e Frio, ou Cheio e Vazio, ou *Yin* e *Yang*. Também é possível que uma condição tenha todas essas características ao mesmo tempo. O propósito de aplicar os Oito Princípios não é categorizar a desarmonia, mas entender sua patogenia e sua natureza. Apenas com o entendimento disso podemos decidir quanto ao tratamento de determinada desarmonia.

> **Atenção**
>
> Os Oito Princípios não são "isto ou aquilo", mas estão todos inter-relacionados. Uma condição pode ser classificada com os padrões de Quente e Frio, ou Cheio e Vazio.

Além disso, nem todas as condições precisam ter todas as quatro características (Interior ou Exterior, Quente ou Frio, Cheio ou Vazio e *Yin* ou *Yang*). Por exemplo, uma condição não deve ser necessariamente quente ou fria. A deficiência de Sangue é um exemplo disso, porque não inclui quaisquer sintomas de Quente ou Frio.

Por fim, embora a identificação dos padrões de acordo com os Oito Princípios constitua o fundamento de todos os outros métodos, esse método não é aplicado rígida e mecanicamente na prática clínica. Na maioria dos casos, a Identificação dos Padrões de acordo com os Oito Princípios está implícita à Identificação dos Padrões de acordo com os Órgãos Internos, ou de acordo com o *Qi*, Sangue e Fluidos Corporais.

Por exemplo, se encontrássemos um paciente que referisse fadiga, fezes amolecidas, falta de apetite, sensação de frio, membros frios, plenitude abdominal, sensação de peso, pulso Encharcado e saburra pegajosa na língua, de acordo com a patologia dos Órgãos Internos, esse certamente seria um caso óbvio de deficiência de *Yang* do Baço e retenção de Umidade. Poderíamos identificar os padrões dessa forma, sem realmente pensar em "classificá-los" de acordo com os Oito Princípios, porque esta classificação está implícita. Nesse caso, a deficiência de *Yang* do Baço representa uma condição de Vazio, enquanto a Umidade indica uma condição de Cheio; como o problema afeta o Baço, ele é Interior; como há sintomas de Frio, a condição é de Frio (Frio-Vazio); por fim, com base na perspectiva de *Yin-Yang*, há uma deficiência de *Yang*. Como foi mencionado antes, essa classificação está implícita nesse caso de deficiência de *Yang* do Baço com presença de Umidade.

Entretanto, ainda é importante avaliar a desarmonia sob a perspectiva dos Oito Princípios para determinar o que tem prioridade: Cheio e Vazio (*i. e.*, qual é o aspecto predominante da desarmonia). A Identificação dos Padrões de acordo com os Oito Princípios fornece as ferramentas necessárias a essa avaliação.

Os Oito Princípios estão descritos no Boxe 30.1.

Boxe 30.1 Os Oito Princípios

1. Interior-Exterior
2. Quente-Frio
3. Cheio-Vazio (ou Excesso-Deficiência)
4. *Yin-Yang*.

Exterior-Interior

A diferenciação entre Exterior e Interior não é baseada no que causou a desarmonia (etiologia), mas com base na localização da doença. Por exemplo, uma doença pode ser causada por um fator patogênico externo, mas quando afeta os Órgãos Internos a condição deve ser classificada como Interior. Por essa razão, uma doença é classificada como "exterior" não porque se originou de um fator patogênico externo, mas porque suas manifestações estão localizadas no "Exterior" do corpo.

O Boxe 30.1 descreve os Oito princípios.

▶ Exterior

Definição

Primeiramente, precisamos definir o "Exterior" do corpo. O "Exterior" do corpo inclui a pele, os músculos e os canais. Em termos mais específicos, o "Exterior" refere-se ao espaço entre a pele e os músculos: este é o espaço no qual o *Qi* Defensivo (*Wei Qi*) e o suor estão localizados e também é o primeiro espaço a ser invadido por fatores patogênicos externos. Algumas vezes, esse espaço também é descrito como "Porção do *Qi* Defensivo do Pulmão".

Uma condição é definida como "exterior" quando os fatores patogênicos estão localizados no "Exterior", conforme foi definido antes. Com o risco de ser repetitivo: por esta razão, uma condição é definida como "exterior" com base em sua localização (*i. e.*, no "Exterior") e não de acordo com a etiologia (p. ex., Vento externo). Portanto, o diagnóstico das condições "exteriores" é firmado com base em suas manifestações clínicas.

Pele, músculos e canais formam o "Exterior" do corpo, enquanto os Órgãos Internos constituem o "Interior".

Padrões exteriores

As manifestações clínicas causadas pela invasão do Exterior por um fator patogênico são conhecidas como "padrão exterior", enquanto as manifestações clínicas causadas por uma desarmonia dos Órgãos Internos são referidas como "padrão interior".

Quando dizemos que uma condição exterior afeta a pele, os músculos e os canais, queremos com isto significar que essas áreas foram invadidas por um fator patogênico externo, acarretando manifestações clínicas "exteriores" típicas. Entretanto, estaríamos equivocados em supor que qualquer problema que se evidencie na pele seja um "padrão exterior". Na verdade, a maioria das condições cutâneas crônicas é devida a um padrão interior evidenciado na pele.

Existem dois tipos de condições exteriores: as que afetam a pele e os músculos e são causadas por um fator patogênico externo, que têm início súbito (p. ex., invasão de Vento-Frio ou Vento-Calor); e as que afetam os canais e têm início mais lento (p. ex., Síndrome de Obstrução Dolorosa).

Manifestações clínicas dos padrões externos

Quando um fator patogênico externo invade a pele e os músculos, ele causa um conjunto característico de sinais e sintomas que são descritos como um "padrão exterior". É difícil propor generalizações quanto ao que constituem esses sinais e sintomas, porque isso depende de outras características: isto é, se as manifestações clínicas são do tipo Frio ou quente e do tipo Cheio ou Vazio. Contudo, febre e aversão ao frio ocorrendo simultaneamente sempre indica invasão de um fator patogênico externo. Esses sintomas foram descritos no Capítulo 21. De forma a lembrar ao leitor sucintamente, a expressão "aversão ao frio" indica calafrios de início súbito, que ocorrem quando contraímos um resfriado ou outras doenças exteriores agudas: esse sintoma é uma sensação subjetiva de frio. "Febre" (*fa re*, em chinês) não indica necessariamente febre, mas sim a sensação objetiva de calor percebido à palpação do corpo do paciente.

Em termos gerais, podemos dizer que os sintomas principais de um padrão exterior são "febre", aversão ao frio, dores no corpo, rigidez do pescoço e pulso Flutuante. O início é súbito e o tratamento certo geralmente induz uma mudança e melhora acentuada do problema.

O Boxe 30.2 resume as manifestações clínicas dos padrões exteriores.

Quando a condição é de Frio (p. ex., Vento-Frio), os sinais e sintomas são "febre" discreta, aversão marcante ao frio, dores intensas no corpo, rigidez grave do pescoço, nenhuma transpiração ou sede, pulso Flutuante e saburra branca e fina na língua.

O Boxe 30.3 resume as manifestações clínicas dos padrões de Frio exterior.

Quando a condição é de Calor (p. ex., Vento-Calor), os sinais e sintomas são febre, aversão ao frio, transpiração discreta, sede, pulso Flutuante-Rápido, língua com saburra branca e fina e, algumas vezes, vermelhidão das superfícies laterais e/ou anterior da língua. Nesse caso, as dores no corpo não são muito fortes.

O Boxe 30.4 resume as manifestações clínicas dos padrões de Calor exterior.

Boxe 30.2 Manifestações clínicas dos padrões exteriores

Aversão ao frio, "febre", dores no corpo, rigidez do pescoço e pulso Flutuante.

Boxe 30.3 Manifestações clínicas do padrão de Frio exterior

"Febre" discreta, aversão marcante ao frio, dores intensas no corpo, rigidez grave do pescoço, nenhuma transpiração ou sede, Pulso Flutuante-Tenso e saburra branca e fina na língua.

Boxe 30.4 Manifestações clínicas do padrão de Calor exterior

Aversão ao frio, "febre", transpiração discreta, sede, pulso Flutuante-Rápido, língua com saburra branca e fina e, em alguns casos, vermelhidão nas superfícies laterais e/ou anterior da língua.

Os fatores principais que permitem diferenciar a natureza Quente ou Fria de um padrão exterior são:

- Sede (Quente) ou sua ausência (Frio)
- Pulso Tenso (Frio) ou Rápido (Quente).

As características de um padrão exterior também dependem de sua natureza de Cheio ou Vazio. Quando um indivíduo tende a ter deficiência de *Qi* ou Sangue, o padrão exterior mostra características de Vazio. Isso também é descrito como um padrão exterior causado por Vento-Frio com predomínio de Vento. É importante ressaltar que "Vazio" aqui deve ser entendido em seu sentido relativo: isto é, o padrão ainda é de Cheio (porque há um fator patogênico), mas ele é *relativamente* Vazio (em comparação com outros padrões). Na verdade, um padrão exterior caracteriza-se por Plenitude por definição, porque consiste em uma invasão por um fator patogênico externo. O *Qi* do paciente ainda está relativamente preservado e o fator patogênico luta contra o *Qi* do organismo. É exatamente isso que define uma condição de Cheio: isto é, uma condição que se caracteriza pela presença de um fator patogênico e a luta resultante com o *Qi* do corpo. Desse modo, por definição, uma condição exterior deve ser Cheia. Entretanto, de acordo com a condição preexistente do indivíduo, pode-se ainda diferenciar uma condição exterior em Cheia e Vazia, mas apenas em termos relativos.

As manifestações clínicas de um padrão de Vazio exterior são nenhuma ou pouca febre, transpiração, aversão ao vento, dores discretas no corpo, pulso Flutuante-Lento e língua com saburra branca fina (Boxe 30.5).

Quando um indivíduo tende à Plenitude, o padrão exterior tem características de Cheio. As manifestações clínicas desse padrão de Cheio exterior são febre, nenhuma transpiração, dores intensas no corpo, aversão ao frio, pulso Flutuante-Tenso e língua com saburra branca e fina (Boxe 30.6).

Boxe 30.5 Manifestações clínicas do padrão de Vazio exterior

Pouca ou nenhuma febre, transpiração, aversão ao vento, dores discretas no corpo, pulso Flutuante-Lento e língua com saburra branca e fina.

Boxe 30.6 Manifestações clínicas do padrão de Cheio Exterior

Febre, nenhuma transpiração, dores intensas no corpo, aversão ao frio, pulso Flutuante-Tenso e língua com saburra branca e fina.

Os fatores principais que permitem diferenciar entre uma condição Exterior de Cheio ou Vazio são:

- Transpiração (Vazio) ou sua ausência (Cheio)
- Pulso (Lento em Vazio e Apertado em Cheio)
- Gravidade das dores no corpo (intensas com Cheio, menos intensas com Vazio).

Caso clínico 30.1

Uma jovem de 13 anos adoeceu por algo que ela descreveu como "influenza". A temperatura era de 38,8°C e ela tinha dor de garganta, tosse, cefaleia, dores em todas as articulações, sede discreta e transpiração branda. A língua era ligeiramente avermelhada nas superfícies laterais e o pulso era Flutuante nas duas posições Frontais.

Esse é um exemplo claro de invasão de Vento-Calor exterior.

O segundo tipo de padrão exterior é o que ocorre quando um fator patogênico externo invade gradativamente os canais, causando uma Síndrome de Obstrução Dolorosa. Essa condição caracteriza-se por obstrução da circulação do *Qi* nos canais e nas articulações por um fator patogênico, que pode ser Frio, Umidade, Vento ou Calor.

Nos casos de obstrução por Frio, geralmente apenas uma articulação á afetada, a dor é grave e é aliviada com a aplicação de calor. Nos casos de obstrução por Vento, a dor passa de uma articulação para outra. Nos casos de obstrução por Umidade, o paciente tem inflamação das articulações, enquanto nos casos de obstrução por Calor a dor é grave e as articulações estão edemaciadas e quentes.

▶ Interior

Uma desarmonia é definida como Interior quando os Órgãos Internos são afetados. Isso pode ter começado com um fator patogênico externo, mas, quando a doença está localizada no Interior, a condição é definida como um padrão interior e deve ser tratada como tal (Figura 30.1).

É impossível fazer generalizações quanto às manifestações clínicas das condições interiores, porque elas dependem do órgão afetado e se o problema é de natureza Quente ou Fria e Cheia ou Vazia.

Quando uma condição interior começa com a invasão por um fator patogênico externo, os sintomas mais importantes que assinalam a mudança de estágio do exterior para o interior são: desaparecimento da aversão ao frio e início da aversão ao calor. Por exemplo, quando um paciente é invadido por Vento (seja Vento-Frio ou Vento-Calor), no estágio inicial o fator patogênico está no Exterior e o problema é definido como exterior: os dois sintomas principais que demonstram isto são aversão ao frio e "febre" (conforme está definida no Capítulo 21). Nesse estágio, o fator patogênico é expelido por completo e o paciente recupera-se, ou ele penetra no Interior: quando isto acontece, o problema passa a ser interior. As alterações principais que marcam essa progressão do fator patogênico ao interior são o desaparecimento da aversão ao frio e o início da aversão ao calor.

A maioria dos padrões dos Órgãos Internos descritos nos Capítulos 32 a 42 é interna. Esses padrões são causados principalmente por causas internas de doença, inclusive estresse emocional, dieta e excesso de trabalho.

Os padrões interiores do tipo Quente ou Frio e Cheio ou Vazio estão descritos sucintamente a seguir.

Quente-Frio

Os termos Quente e Frio descrevem a natureza de um padrão, e suas manifestações clínicas dependem de se eles estão combinados com uma condição de Cheio ou Vazio.

▶ Quente

Cheio-Quente

O padrão de Cheio-Quente pode ser externo (p. ex., Vento-Calor) ou interno. As manifestações da invasão de Vento-Calor já foram descritas antes. O padrão de Calor-Cheio (interno ou externo) é uma manifestação do Excesso de *Yang* (Figura 30.2).

As manifestações principais de Calor-Cheio como uma condição interna são sede, sensação de calor, alguma inquietude mental, rubor facial, fezes secas, urina escassa e escura, pulso Rápido-Cheio e língua Avermelhada com saburra amarela. Afora isso, é difícil fazer generalizações porque as outras manifestações clínicas dependem do órgão afetado.

Além das manifestações clínicas descritas antes, existem outros indicadores diagnósticos que sugerem Calor.

Qualquer erupção cutânea vermelha e elevada, que pareça quente ao toque, indica Calor. Por exemplo, a urticária aguda normalmente assume esse padrão. Como também ocorre com a dor, qualquer sensação de ardência indica Calor: por exemplo, a sensação de ardência da cistite, ou a sensação de ardência no estômago. Qualquer perda de sangue com grandes quantidades de sangue vermelho-escuro indica Calor no Sangue. No que se refere à mente, qualquer condição evidenciada por inquietude extrema ou comportamento maníaco indica Calor no Coração. Evidentemente, a sensação subjetiva de calor também indica Calor.

Etiologia

O padrão de Calor-Cheio interno pode originar-se diretamente da ingestão exagerada de alimentos ricos em calor (p. ex., carnes vermelhas, especiarias e álcool) ou, indiretamente, do estresse emocional. Na verdade, o estresse emocional tende a causar estagnação do *Qi* em seus estágios iniciais; quando o *Qi* fica estagnado por algum tempo, isto geralmente forma algum Calor. Com o transcorrer de mais tempo, o Calor pode transformar-se em Fogo. Por fim, o padrão de Calor-Cheio interno também pode originar-se da transformação de um fator patogênico que penetre no Interior e transforme-se em Calor ao fazê-lo (Figura 30.3 e Boxe 30.7).

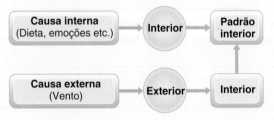

Figura 30.1 Origem do padrão interior.

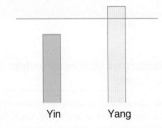

Figura 30.2 Calor-Cheio por Excesso de *Yang*.

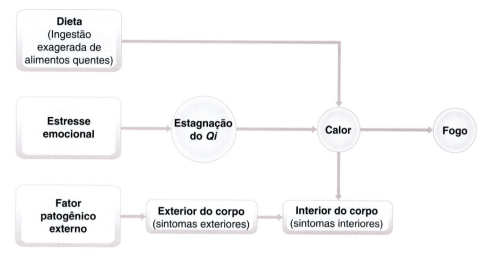

Figura 30.3 Etiologia do padrão de Calor-Cheio.

Boxe 30.7 Calor-Cheio

Manifestações
- Sede, sensação de calor, inquietude mental, rubor facial, fezes secas, urina escassa e escura, pulso Rápido-Cheio, língua Avermelhada com saburra amarela (Calor-Cheio Interno).

Etiologia
- Problemas emocionais
- Dieta (ingestão exagerada de carnes vermelhas, condimentos e álcool)
- Penetração de um fator patogênico externo no Interior e sua transformação em Calor.

Caso clínico 30.2

Uma mulher de 50 anos referia dor ardente no epigástrio. Além disso, a paciente queixava-se de náuseas com vômitos ocasionais, sangramento gengival, respiração difícil, sede e insônia. Sua língua era Avermelhada, tinha uma rachadura no centro, havia saburra amarela espessa e pegajosa e era seca. O pulso era Cheio e ligeiramente Rápido.

Essas manifestações clínicas indicam Calor-Cheio no Estômago.

Calor-Vazio

Na perspectiva de *Yin-Yang*, o padrão de Calor-Vazio origina-se da Deficiência de *Yin* (Figura 30.4). Quando a energia *Yin* está deficiente por um período longo, ela é consumida e *Yang* encontra-se em Excesso relativo. É importante lembrar que *Yin* pode estar deficiente por muitos anos, até que o paciente desenvolva o padrão de Calor-Vazio. Por essa razão, esse padrão sempre se origina da deficiência de *Yin*, mas esta última pode ocorrer sem Calor-Vazio. A língua mostra a diferença claramente: com a deficiência de *Yin*, a língua não tem saburra, mas mostra coloração normal; nos casos de deficiência de *Yin* com Calor-Vazio, a língua não tem saburra e é vermelha.

As manifestações clínicas principais de Calor-Vazio são as seguintes: sensação de calor depois do meio-dia ou ao entardecer, boca seca com vontade de tomar pequenos goles, garganta seca à noite, transpiração noturna, sensação de calor no tórax e nas palmas e plantas (condição também conhecida como "calor nos cinco palmos"), fezes secas, urina escassa e escura, pulso Flutuante-Vazio e Rápido e língua Avermelhada sem saburra.

Também nesse caso, essas descrições são apenas sinais e sintomas gerais; as demais manifestações clínicas dependem do órgão acometido predominantemente. Em muitos casos, o padrão de Calor-Vazio origina-se da deficiência de *Yin* do Rim. Como o *Yin* do Rim é o fundamento de todas as energias *Yin* do corpo, quando está deficiente ele pode afetar o *Yin* do Fígado, do Coração e do Pulmão. A deficiência prolongada de *Yin* em qualquer um desses órgãos pode acarretar o padrão de Calor-Vazio, que se evidencia por vários sinais e sintomas, inclusive inquietude mental e insônia quando há deficiência de *Yin* do Coração; irritabilidade e cefaleias quando há deficiência de *Yin* do Fígado; e rubor malar e tosse seca quando há deficiência de *Yin* do Pulmão.

Além dessas manifestações clínicas, sob o ponto de vista mental–emocional, o padrão de Calor-Vazio pode ser reconhecido comumente por uma sensação típica de inquietude mental, agitação e ansiedade difusa. O indivíduo sente que alguma coisa está errada, mas não consegue descrever o que ou como. A inquietude de Calor-Vazio é muito diferente da que ocorre com Calor-Cheio e quase sempre é possível perceber visualmente o Vazio subjacente ao Calor.

Nota clínica
- *Calor-Cheio* causa inquietude mental grave, agitação, ansiedade e insônia com sono agitado
- *Calor-Vazio* causa inquietude mental vaga, que piora ao anoitecer, ansiedade com agitação e despertares noturnos frequentes.

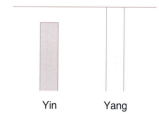

Figura 30.4 Calor-Vazio causado por Deficiência de *Yin*.

Na prática, é importante diferenciar entre Calor-Cheio e Calor-Vazio, porque o princípio de tratamento no primeiro caso é eliminar o Calor, enquanto no último é nutrir o Yin (Tabela 30.1).

Também é importante ressaltar que Calor-Vazio não é menos "real" que o Calor-Cheio. O termo "Vazio" da expressão "Calor-Vazio" pode dar a impressão falsa de que isso não seja Calor "real"; na verdade, Calor-Vazio produz tanto calor quanto Calor-Cheio, embora em formas diferentes.

Etiologia

Calor-Vazio origina-se da deficiência de *Yin*: por esta razão, as causas de Calor-Vazio são as mesmas que causam deficiência de *Yin*. As causas são:

- Excesso de trabalho (no sentido de trabalhar muitas horas seguidas)
- Alimentação irregular
- Atividade sexual excessiva
- Perda sanguínea profusa e persistente (inclusive menorragia)

O Boxe 30.8 resume as manifestações clínicas e a etiologia de Calor-Vazio.

Tabela 30.1 Comparação entre Calor-Cheio e Calor-Vazio.

	Calor-Cheio	Calor-Vazio
Face	Face vermelha por inteiro	Rubor malar
Sede	Desejo de beber água gelada	Desejo de tomar pequenos goles
Pálpebra	Vermelha na parte interna	Linha vermelha fina na parte interna
Paladar	Amargo	Sem paladar amargo
Sensação de calor	Durante todo o dia	Depois do meio-dia ou ao entardecer
Febre	Alta	Baixa depois do meio-dia
Mente	Muito inquieta e agitada	Ansiedade vaga, agitação
Intestinos	Constipação intestinal, dor abdominal	Fezes secas, sem dor abdominal
Sangramento	Profuso	Discreto
Sono	Perturbado por sonhos, muito agitado	Desperta frequente durante a noite ou nas primeiras horas da manhã
Pele	Erupções cutâneas vermelhas, quentes e dolorosas	Erupções cutâneas escarlatiniformes, não elevadas e indolores
Pulso	Cheio-Rápido-Transbordante	Flutuante-Vazio, Rápido
Língua	Vermelha com saburra amarela	Vermelha e descamada
Método de tratamento	Eliminar Calor	Nutrir o *Yin*, eliminar Calor-Vazio

Boxe 30.8 Calor-Vazio

Manifestações
- Sensação de calor depois do meio-dia ou ao anoitecer, boca seca com desejo de tomar pequenos goles, garganta seca à noite, sudorese noturna, sensação de calor no peito, nas palmas e nas plantas (calor nos cinco palmos), fezes secas, urina escassa e escura, pulso Flutuante-Vazio e Rápido, língua Vermelha sem saburra.

Etiologia
- Excesso de trabalho (no sentido de trabalhar muitas horas seguidas)
- Alimentação irregular
- Atividade sexual excessiva
- Perda sanguínea profusa e persistente (inclusive menorragia)

Caso clínico 30.3

Uma mulher de 54 anos tinha ansiedade grave, insônia, tontura, tinido, dor persistente na região lombar baixa, sensação de calor ao anoitecer, boca seca e transpiração noturna. A face era avermelhada nas regiões malares. O pulso era Flutuante-Vazio e ligeiramente Rápido e sua língua era Vermelha e Descamada.

Esse é um exemplo de Calor-Vazio (boca seca, sensação de calor, rubor malar, transpiração noturna, pulso Rápido e língua Vermelha-Descamada) causado por deficiência de *Yin* do Rim (dor persistente na região lombar, tontura e tinido). O Calor-Vazio tinha afetado o Coração, conforme indicado pela ansiedade e insônia.

▶ Frio

Frio-Cheio

As manifestações clínicas principais são sensação de frio, membros frios, nenhuma sede, palidez facial, dor abdominal agravada por compressão, desejo de ingerir líquidos quentes, fezes amolecidas, urina abundante e clara, pulso Profundo-Cheio-Tenso e língua Pálida com saburra branca espessa.

Essas são as manifestações clínicas de Frio-Cheio interior, porque Frio Exterior (na forma de Vento-Frio) já foi descrito antes.

O Frio contrai e obstrui e isso frequentemente provoca dor. Por essa razão, dor (principalmente dor abdominal) é uma manifestação comum de Frio-Cheio. Além disso, tudo que é branco ou roxo-azulado pode indicar Frio. Por exemplo, palidez da face ou da língua, saburra branca da língua, língua roxo-azulada e lábios ou dedos das mãos ou dos pés azulados.

Na perspectiva de *Yin-Yang*, o padrão de Frio-Cheio origina-se do Excesso de *Yin* (Figura 30.5).

Em alguns casos, o Frio Exterior pode penetrar diretamente no Interior. O Frio exterior pode invadir principalmente o Estômago (causando vômito e dor epigástrica), os Intestinos (diarreia e dor abdominal) e o Útero (dismenorreia aguda). Todas essas condições poderiam ter início agudo. Além disso, o Frio também pode invadir o canal do Fígado e causar inflamação e dor no escroto.

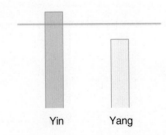

Figura 30.5 Frio-Cheio causado por Excesso de *Yin*.

Cheio-Vazio

A diferenciação entre as qualidades de Cheio e Vazio é extremamente importante. Essa diferenciação é estabelecida de acordo com a existência ou inexistência de um fator patogênico e com a potência das energias do corpo. É importante definir claramente as condições de Cheio e Vazio. As manifestações clínicas dessas condições também estão descritas no Capítulo 27 sobre Patologia.

Uma condição de *Cheio* caracteriza-se pela existência de algum fator patogênico (que pode ser interno ou externo) de qualquer tipo e pelo fato de que o *Qi* do corpo está relativamente preservado. Por essa razão, o organismo luta contra o fator patogênico e isto resulta em sinais e sintomas muito exuberantes. Portanto, o termo "Cheio" refere-se à plenitude de um fator patogênico, não à plenitude do *Qi*.

Uma condição de *Vazio* caracteriza-se pela fraqueza do *Qi* do corpo e pela inexistência de algum fator patogênico.

Quando o *Qi* do corpo é fraco, mas algum fator patogênico incide cronicamente sobre ele, a condição é de natureza Vazia, embora complicada pela qualidade de Cheio.

O Boxe 30.11 resume as características das condições de Cheio, Vazio e Cheio-Vazio.

As manifestações clínicas evidenciadas por observação comumente são importantes para diferenciar as condições de Cheio e Vazio. Voz forte e alta, dor excruciante, face muito vermelha, sudorese profusa, inquietude, movimentos de jogar as cobertas para longe e rompantes temperamentais são sinais de uma condição de Cheio. Voz fraca, dor difusa e persistente, face muito pálida, transpiração suave, inquietude, movimento de enrolar o corpo nas cobertas e temperamento tranquilo são sinais de uma condição de Vazio.

Boxe 30.11 Cheio-Vazio

1. A condição de **Cheio** caracteriza-se pela existência de um fator patogênico, enquanto o *Qi* Vertical está relativamente preservado e lutando ativamente contra o fator patogênico
2. A condição de **Vazio** caracteriza-se por Vazio (Deficiência) de *Qi* Vertical e inexistência de algum fator patogênico
3. A condição de **Cheio-Vazio** caracteriza-se por Vazio do *Qi* Vertical com coexistência de um fator patogênico crônico, que o *Qi* Vertical não consegue debelar eficazmente.

▶ Condições de Cheio

Embora seja difícil generalizar, as manifestações clínicas principais de uma condição de Cheio são doença aguda, agitação, irritabilidade, voz forte, respiração ruidosa, dor agravada pela pressão, tinido agudo, urina escassa, constipação intestinal e pulso do tipo Cheio.

Como sempre, é difícil propor generalizações e alguns dos sinais e sintomas referidos antes não podem ser classificados estritamente como manifestações de uma condição de Cheio. Para citar apenas um exemplo, constipação intestinal está incluída entre os sintomas de Cheio porque comumente é causada por estagnação ou por Calor, mas também existem condições de Deficiência que causam constipação intestinal, inclusive deficiência de Sangue ou *Yin*.

Além disso, os sinais e sintomas enumerados antes são generalizações amplas, na verdade muito gerais para que possam ser usadas na prática clínica.

Alguns exemplos de condições de Cheio poderiam ser mencionados. Primeiramente, por definição, qualquer condição exterior causada por invasão de Frio, Vento, Umidade ou Calor exterior é do tipo Cheio porque se caracteriza pela presença desses fatores patogênicos externos.

Qualquer fator patogênico interno também acarreta condições do tipo Cheio, contanto que o *Qi* do organismo seja suficientemente forte para entrar em combate contra esses fatores patogênicos. Exemplos disso são Frio, Calor, Umidade, Vento, Fogo e Fleuma interiores. A estagnação do *Qi* e a estase do Sangue também são condições de Cheio.

O Boxe 30.12 resume as manifestações clínicas de uma condição do tipo Cheio.

Boxe 30.12 Condições de Cheio

Início agudo, agitação, irritabilidade, voz forte, respiração ruidosa, dor agravada por compressão, tinido agudo, urina escassa, constipação intestinal e pulso Cheio.

▶ Condições de Cheio-Vazio combinados

Os distúrbios que se caracterizam por uma combinação de Cheio e Vazio ocorrem quando há um fator patogênico, mas sua influência não é muito vigorosa, enquanto o *Qi* do corpo é fraco e não reage adequadamente contra ele. Exemplos de condições de Vazio complicadas por Cheio são deficiência de *Yin* do Rim com ascensão do *Yang* do Fígado; deficiência de *Yin* do Rim com intensificação do Calor-Vazio no Coração; deficiência de *Qi* do Baço com retenção de Umidade ou Fleuma; deficiência de Sangue com estase de Sangue; e deficiência de *Qi* com estase de Sangue.

O Boxe 30.13 cita exemplos de condições de Cheio-Vazio combinados.

Boxe 30.13 Condições de Cheio-Vazio combinados

Exemplos
- Deficiência de *Yin* do Rim com ascensão do *Yang* do Fígado
- Deficiência de Sangue do Fígado com ascensão do *Yang* do Fígado
- Deficiência de *Qi* do Baço com Fleuma
- Deficiência de Sangue com estase do Sangue
- Deficiência de *Yang* do Rim com Umidade.

▶ Condições de Vazio

É impossível fazer generalizações quanto às manifestações clínicas das condições do tipo Vazio, porque elas dependem do órgão e da Substância Vital afetados. Em geral, as manifestações clínicas mais comuns são fadiga, fezes amolecidas, voz fraca, vontade de deitar-se, língua ligeiramente Pálida e pulso Fraco.

As manifestações clínicas das condições de Vazio e, especificamente, das deficiências de *Qi* e Sangue também estão descritas no Capítulo 31.

Podemos distinguir quatro tipos de Vazio:

1. *Qi* Vazio
2. *Yang* Vazio
3. Sangue Vazio
4. *Yin* Vazio.

Qi Vazio

As manifestações clínicas são palidez facial, voz fraca, sudorese escassa (durante o dia), leve dificuldade de respirar, fadiga, falta de apetite e pulso Vazio.

Essas manifestações clínicas são apenas sintomas de *Qi* Vazio do Pulmão e do Baço, que são referidas comumente nos livros de medicina chinesa, porque o Baço é que produz *Qi* e os Pulmões o governam. Entretanto, podem ocorrer muitos outros sintomas de Vazio do *Qi*, de acordo com os órgãos afetados, especialmente Coração ou Rins. Esses sintomas estão descritos no capítulo sobre Identificação dos Padrões de acordo com os Órgãos Internos (ver Capítulos 32 a 42).

O *Qi* Vazio é a primeira condição e menos grave dentre todas as deficiências que podemos ter. A maioria dos sintomas citados antes origina-se da fraqueza do *Qi* do Pulmão, que não consegue controlar a respiração, assim como da fraqueza do *Qi* do Baço, que não pode transformar e transportar.

O Boxe 30.14 resume as manifestações clínicas do *Qi* Vazio.

Boxe 30.14 *Qi* Vazio

- Face pálida, voz fraca, sudorese discreta, leve dificuldade de respirar, fadiga, fezes amolecidas, falta de apetite e pulso Vazio.

Caso clínico 30.6

Um homem de 30 anos referia fadiga, falta de apetite e catarro persistente no nariz e na garganta. Seu pulso era Vazio e a língua era ligeiramente Pálida e levemente Edemaciada.

Essas manifestações clínicas indicam deficiência de Qi do Baço complicada pela existência de Umidade (responsável pelo muco).

Yang Vazio

Além dos sintomas do *Qi* Vazio, as manifestações clínicas principais são: calafrios, face pálida e brilhante, membros frios, nenhuma sede, desejo de tomar bebidas quentes, fezes amolecidas, urina frequente e clara, pulso Fraco e língua Pálida e úmida.

O *Qi* faz parte do *Yang* e o Vazio de *Qi* tem características semelhantes às do Vazio de *Yang*. Na verdade, essas duas condições são praticamente iguais, apenas enfatizando aspectos diferentes das funções do *Qi*. Com o Vazio de *Qi*, a função de transformação do *Qi* é afetada predominantemente, enquanto nos casos de Vazio de *Yang* as funções de aquecimento e proteção do *Qi* estão prejudicadas.

Os órgãos afetados mais comumente pela deficiência de *Yang* são Baço, Rins, Pulmão, Coração e Estômago. Os padrões de cada uma dessas deficiências estão descritos no capítulo sobre padrões dos Órgãos Internos (ver Capítulos 32 a 42).

Caso clínico 30.7

Uma mulher de 30 anos tinha fadiga, calafrios, dores lombares baixas crônicas, urina frequente e pálida e fezes amolecidas. Seu pulso era Fraco, especialmente no lado direito, enquanto sua língua era Pálida e úmida.

Essas manifestações clínicas indicam claramente deficiências de *Yang* do Baço e do Rim.

O Boxe 30.15 resume as manifestações clínicas do *Yang* Vazio.

Boxe 30.15 *Yang* Vazio

- Calafrios, face pálida e brilhante, membros frios, nenhuma sede, desejo de tomar bebidas quentes, fezes amolecidas, urina frequente e clara, pulso Fraco e língua Pálida e úmida (além das manifestações clínicas do *Qi* Vazio).

Sangue Vazio

As manifestações clínicas principais do Vazio do Sangue são face pálida e opaca, lábios pálidos, visão embaçada, cabelos ressecados, fadiga, perda de memória, dormência ou formigamento, insônia, menstruações escassas ou amenorreia, pulso Fino ou Áspero e língua Pálida e Fina.

Os sinais e sintomas mencionados antes são devidos à disfunção de vários órgãos. O Vazio de Sangue do Fígado causa turvação da visão, fadiga, dormência ou formigamento e menstruações escassas. O Vazio de Sangue do Coração causa palidez facial e labial, língua Pálida e insônia.

O Sangue faz parte de *Yin* e o Vazio crônico de Sangue causa secura, resultando em cabelos e unhas ressecados.

Os órgãos afetados mais comumente pelo Vazio de Sangue são Coração, Fígado e Baço. Esses padrões estão descritos nos Capítulos 32, 34 e 36.

Caso clínico 30.8

Uma mulher de 27 anos referia fadiga, perda de memória, menstruação escassa, constipação intestinal e insônia. Seu pulso era Áspero e sua língua era Pálida e Fina.

Essas manifestações clínicas indicam deficiências de Sangue do Fígado (menstruação escassa, fadiga, constipação intestinal) e do Coração (perda de memória, insônia).

O Boxe 30.16 resume as manifestações clínicas do Sangue Vazio.

Boxe 30.16 Sangue Vazio

- Face pálida e opaca, palidez labial, turvação da visão, cabelos ressecados, fadiga, déficit de memória, dormência ou formigamento, insônia, menstruações escassas, pulso Fino ou Áspero e língua Pálida e Fina.

Yin Vazio

As manifestações clínicas principais do Vazio de *Yin* são sensação de calor à tarde ou ao anoitecer, garganta seca à noite, transpiração noturna, corpo magro, pulso Flutuante-Vazio e língua sem saburra.

Etiologia

Frio-Cheio Interior pode ser causado por ingestão exagerada de alimentos energeticamente frios (inclusive saladas, frutas e bebidas geladas) ou por Frio externo. Quando o Frio externo invade o corpo, a invasão começa nos canais e depois se estende aos órgãos. Por exemplo, a invasão de Frio externo no Baço é comum: quando está no canal, a condição ainda é de Frio exterior; quando está no Baço, a condição é de Frio interno.

O Boxe 30.9 resume as manifestações clínicas e a etiologia de Frio-Cheio.

Boxe 30.9 Frio-Cheio

Manifestações
- Sensação de frio, membros frios, nenhuma sede, palidez facial, dor abdominal agravada por compressão, desejo de tomar líquidos quentes, fezes amolecidas, urina profusa e clara, pulso Profundo-Cheio-Tenso e língua Pálida com saburra branca espessa (Frio-Cheio Interno).

Etiologia
- Alimentos frios (saladas, frutas e bebidas geladas)
- Penetração do Frio externo no Interior.

Caso clínico 30.4

Uma mulher de 24 anos teve episódio súbito de dor abdominal espástica grave. As fezes ficaram amolecidas, a língua tinha saburra branca, espessa e pegajosa e seu pulso era Profundo e Tenso.

Essas manifestações clínicas indicavam claramente um ataque de Frio exterior e Umidade. Isso era um caso de Frio-Cheio. A gravidade e o início súbito das dores indicavam uma condição de Frio, assim como a saburra espessa da língua (no caso de Frio-Vazio, a saburra seria fina). O Frio e a Umidade vieram do exterior, mas haviam invadido diretamente o Interior, neste caso os Intestinos. A natureza Fria do padrão era evidente pela saburra branca e pelo pulso Tenso. A existência de Umidade com Frio era indicada pela espessura da saburra da língua e pelas fezes amolecidas (porque a Umidade obstruía a função do Baço de transformar, embora o próprio Frio também pudesse causar fezes amolecidas).

Frio-Vazio

Na perspectiva de *Yin-Yang*, o padrão de Frio-Vazio origina-se da deficiência de *Yang* (Figura 30.6).

As manifestações clínicas principais são sensação de frio, membros frios, face pálida e opaca, nenhuma sede, inquietude, transpiração, fezes amolecidas, urina abundante e clara, pulso Profundo-Lento ou Fraco e língua Pálida com saburra branca fina.

A condição de Frio-Vazio ocorre quando *Yang Qi* está fraco e não consegue aquecer o corpo. Isso está relacionado mais comumente à deficiência de *Yang* do Baço e/ou *Yang* do Rim.

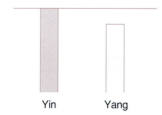

Figura 30.6 Frio-Vazio causado por Deficiência de *Yang*.

A causa mais comum é deficiência de *Yang* do Baço. Quando ocorre essa deficiência, o Baço não consegue aquecer os músculos, e daí se origina a sensação de frio. O Baço precisa de calor para desempenhar sua função de transformar os alimentos e, quando há deficiência de *Yang*, o alimento não é transformado adequadamente e as fezes ficam amolecidas.

A Tabela 30.2 ilustra a diferença entre Frio-Cheio e Frio-Vazio.

Tabela 30.2 Comparação entre Frio-Cheio e Frio-Vazio.

	Frio-Cheio	**Frio-Vazio**
Face	Branco-brilhante	Branco-opaco
Dor	Aguda, piora com a pressão	Difusa, melhora com a pressão
Intestinos	Melhora depois de evacuar	Piora depois de evacuar
Pulso	Cheio-Tenso-Profundo	Fraco-Lento-Profundo
Língua	Saburra branca espessa	Saburra branca fina

Etiologia

A causa de Frio-Vazio é deficiência de *Yang*. As causas principais da deficiência de *Yang* são:

- Trabalho físico excessivo
- Dieta, isto é, ingestão insuficiente de alimentos quentes
- Atividade sexual excessiva (*Yang* do Rim)
- Frio interno acarretando danos ao *Yang*.

O Boxe 30.10 resume as manifestações clínicas e a etiologia de Vazio-Frio.

Boxe 30.10 Vazio-Frio

Manifestações
- Sensação de frio, membros frios, face pálida e opaca, ausência de sede, agitação, transpiração, fezes amolecidas, urina abundante e clara, pulso Profundo-Lento ou Fraco e língua Pálida com saburra branca fina

Etiologia
- Trabalho físico excessivo
- Dieta, isto é, ingestão insuficiente de alimentos quentes
- Atividade sexual excessiva (*Yang* do Rim)
- Frio interno causando danos ao *Yang*.

Caso clínico 30.5

Uma mulher de 31 anos referia fadiga, aumento do peso, constipação intestinal e calafrios. No passado, a paciente também tinha apresentado crescimento da glândula tireoide. Sua língua era muito Pálida e Edemaciada e o pulso era muito Fino, Profundo e Lento.

Esse é um caso inequívoco de deficiência de *Yang* com Frio-Vazio interno. A fadiga, os calafrios, a língua Pálida e Edemaciada e o pulso Profundo-Lento indicam deficiência de *Yang* do Baço. Essa deficiência resultou na formação de Umidade interna, que se evidenciava por aumento do peso, língua Edemaciada e crescimento da glândula tireoide. Nesse caso, a constipação intestinal era devida à deficiência de *Yang*, porque o *Yang Qi* deficiente não consegue facilitar a função de descensão dos Intestinos. Esse tipo de constipação intestinal é menos comum porque, normalmente, a deficiência de *Yang* causa fezes amolecidas.

Quente e Frio combinados

Em muitos casos, a condição pode caracterizar-se pela coexistência de Calor e Frio. Isso pode ser:

- Frio no Exterior e Calor no Interior
- Calor no Exterior e Frio no Interior
- Calor em cima e Frio embaixo
- Combinação dos padrões de Calor e Frio
- Calor Falso-Frio Verdadeiro e Frio Falso-Calor Verdadeiro.

▶ Frio no Exterior-Calor no Interior

Essa condição ocorre quando o indivíduo tem uma condição preexistente de Calor interior e, em seguida, sofre uma invasão de Vento-Frio exterior.

Os sinais e sintomas poderiam incluir febre com aversão ao frio, nenhuma transpiração, cefaleia e rigidez de nuca, dores por todo o corpo (manifestações do Frio exterior), irritabilidade e sede (manifestações do Calor Interior).

Essa condição também ocorre com os ataques de Calor Latente combinado com uma invasão recente de Vento-Frio. De acordo com a teoria das doenças do Calor (causadas por Vento-Calor exterior), um indivíduo pode ser atacado por Frio no inverno, sem desenvolver quaisquer manifestações clínicas disso. O Frio pode ficar dormente no Interior e transformar-se em Calor. Na primavera, com a ascensão da energia *Yang*, o Calor interior pode ser empurrado para o Exterior, especialmente quando é combinado com um ataque recente de Vento-Frio. Por essa razão, o paciente poderia ter sinais e sintomas de um ataque de Vento-Frio, mas também sinais de Calor interior, inclusive sede, irritabilidade e pulso Fino-Rápido, conforme foi descrito antes.

▶ Calor no Exterior-Frio no Interior

Essa condição ocorre simplesmente quando um paciente com uma condição de Frio é atacado por Vento-Calor exterior. Por essa razão, o paciente tem alguns sintomas da invasão exterior de Vento-Calor (inclusive febre com aversão ao frio, dor de garganta, sede, cefaleia e pulso Flutuante-Rápido) e alguns sintomas de Frio interior (como fezes amolecidas, calafrios e urina profusa e clara).

▶ Calor em cima-Frio embaixo

Em alguns casos, o paciente tem Calor em cima (porque o Calor tende a subir) e Frio embaixo. As manifestações clínicas dessa condição poderiam incluir sede, irritabilidade, regurgitação ácida, gosto amargo, úlceras na boca (manifestações do Calor em cima), fezes amolecidas, borborigmos e urina profusa e clara (manifestações do Frio embaixo).

▶ Combinação dos padrões de Calor e Frio

A condição mais comum na qual há manifestações de Calor e de Frio ocorre quando esses padrões simplesmente coexistem. Essa condição é extremamente comum na prática clínica. Por exemplo, é comum que um paciente tenha deficiência de *Yang* do Rim e Umidade-Calor na Bexiga, ou deficiência de *Yang* do Baço e Fogo de Fígado.

Por essa razão, não devemos ficar surpresos quando encontramos sintomas contraditórios de Quente e Frio na prática clínica: na maioria dos casos, essas manifestações clínicas são devidas à coexistência dos padrões de Quente e Frio. Voltando ao exemplo anterior, quando um paciente tem deficiência de *Yang* do Baço, ele pode sentir frio em geral, mas ter face avermelhada e sede.

▶ Frio Verdadeiro-Calor Falso e Calor Verdadeiro-Frio Falso

Em alguns casos, pode haver sinais e sintomas contraditórios de Quente e Frio, um deles sendo atribuído a uma aparência "falsa". Em geral, isso ocorre apenas nas condições extremas e é muito raro. É importante não confundir esse fenômeno com as situações comuns em que Calor e Frio estão simplesmente combinados, como foi descrito no exemplo anterior. Por exemplo, é perfeitamente possível que alguém tenha uma condição de Umidade-Calor na Bexiga e Frio no Baço. Isso é simplesmente uma combinação dos sintomas de Quente e Frio em dois órgãos diferentes, mas não pode ser classificado na categoria de Calor Falso e Frio Verdadeiro, ou vice-versa.

Nos casos de Calor Falso e Frio Falso, o diagnóstico por meio da língua demonstra sua maior utilidade porque a cor do corpo da língua quase sempre reflete o problema real. Quando a cor do corpo da língua é Vermelha, isto indica Calor; quando é Pálida, isto sugere Frio.

É importante mencionar aqui que o Calor Falso e o Frio Falso não são iguais a Calor-Vazio e Frio-Vazio. Calor-Vazio e Frio-Vazio originam-se da deficiência de *Yin* ou *Yang*, respectivamente, mas, apesar disto, há Calor ou Frio. Nos casos de Calor ou Frio Falso, a aparência é falsa: isto é, não há Calor ou Frio, respectivamente.

As manifestações clínicas do Calor Falso e do Frio Falso estão ilustradas mais claramente na Tabela 30.3

Tabela 30.3 Manifestações clínicas do Calor Falso e do Frio Falso.

Sinais diagnósticos	Frio Verdadeiro-Calor Falso	Calor Verdadeiro-Frio Falso
Por observação	Malares vermelhos, mas a cor vermelha é como talco – recobre o branco da face; irritabilidade, mas também inquietude, desejo de ficar deitado com o corpo enrolado; língua Pálida e úmida	Face escura, olhos brilhantes com "espírito", lábios vermelhos e secos, irritabilidade, corpo da língua volumoso, língua Vermelha e seca
Por ausculta	Respiração tranquila; voz baixa	Respiração ruidosa; voz alta
Por interrogação	Sede, mas nenhuma vontade de beber, ou desejo de ingerir líquidos quentes; corpo parece quente, mas não quer ser coberto; dor de garganta, mas sem eritema ou edema; urina clara	Sede com desejo de beber líquidos gelados; urina escassa e escura, constipação intestinal, sensação de ardência no ânus
Por palpação	Pulso Rápido, Flutuante e Grande, mas Vazio	Pulso Profundo e Cheio; membros frios, mas tórax quente

Mais uma vez, esses sintomas são apenas manifestações gerais de Vazio do *Yin*, porque os outros sintomas dependem dos órgãos afetados predominantemente. Os órgãos acometidos mais comumente por *Yin* Vazio são Rins, Pulmões, Coração, Fígado e Estômago.

Outros sinais e sintomas também dependem da existência de Calor-Vazio ou não. Quando a deficiência de *Yin* é grave, depois de algum tempo o paciente desenvolve Calor-Vazio, que causa (além dos sintomas da deficiência de *Yin* citados antes) as seguintes manifestações clínicas: febre baixa, sensação de calor ao anoitecer, calor nos cinco palmos e língua Vermelha.

Yin também umidifica e, portanto, podem ocorrer sintomas de ressecamento como garganta e língua secas.

O Boxe 30.17 resume as manifestações clínicas do *Yin* Vazio.

Boxe 30.17 *Yin* Vazio

- Sensação de calor à tarde ou ao anoitecer, garganta seca à noite, sudorese noturna, corpo magro, pulso Flutuante-Vazio e língua Vermelha-Descamada e seca.

Caso clínico 30.9

Uma mulher de 45 anos tinha tontura, sudorese noturna, dor difusa na região lombar baixa e tinido discreto. Seu pulso era Fino e sua língua tinha cor normal com saburra sem raiz.

Essas manifestações clínicas indicam deficiência de *Yin* do Rim e *Yin* do Estômago (a saburra "sem raiz" sugere deficiência de *Yin* do Estômago).

Caso clínico 30.10

Uma mulher de 31 anos tinha apresentado dores abdominal e hipogástrica graves 6 meses antes da consulta. Durante esse episódio, a paciente havia se retorcido em espasmos e apresentou ligeira elevação da temperatura. Depois disso, as fezes ficaram amolecidas e ela sentiu-se muito fraca. Ocasionalmente, a dor abdominal reaparecia na fossa ilíaca direita depois de realizar esforços e piorava quando a região era comprimida. Além disso, a paciente apresentou secreção vaginal. O apetite não era bom, suas pernas pareciam fracas e ela sentia-se geralmente exausta. Ao longo dos últimos 2 meses, a paciente apresentou algum sangramento entre as menstruações e edema discreto dos tornozelos. A língua estava descamada, exceto por alguma saburra amarela e fina ao centro. Havia rachaduras como "massas de gelo flutuante" na base, enquanto o corpo da língua era fino. O pulso era Rápido, Deslizante, ligeiramente Flutuante e Vazio e, nas duas posições Posteriores, o pulso era Fino, embora também ligeiramente em Corda. Sua voz era muito fraca e, em geral, a paciente parecia fraca e retraída.

Esse caso muito complicado está descrito aqui para ilustrar a mistura complexa de Vazio e Cheio evidenciados simultaneamente. Antes de tudo, o início súbito da dor abdominal com elevação discreta da temperatura provavelmente indicava uma invasão de Umidade-Calor exterior. Contudo, a paciente certamente já tinha deficiência de *Qi* do Baço: isto é evidente pelo pulso Vazio e Fino, a exaustão geral e a voz fraca. A deficiência de *Qi* do Baço havia resultado na formação de Umidade e, por este motivo, a secreção vaginal.

Além da deficiência do Baço, a paciente também deve ter desenvolvido deficiência de *Yin* do Rim: isto é evidente pela língua descamada, rachaduras na base da língua, pulso Flutuante-Vazio e Rápido e tornozelos edemaciados. Em geral, esse último sinal é um indício da deficiência de *Yang* do Rim, mas, como foi explicado antes, é muito comum encontrar uma combinação de sinais e sintomas das deficiências de *Yin* e *Yang* do Rim: isto acontece porque o *Yin* do Rim e o *Yang* do Rim compartilham a mesma raiz e a deficiência de um frequentemente causa deficiência secundária do outro. Nesse caso, a deficiência de *Yin* do Rim era primária e a deficiência de *Yang* do Rim (edema dos tornozelos) era secundária. Como pode acontecer que uma mulher de 31 anos tenha deficiência tão

---

grave de *Yin* do Rim? Com o interrogatório, ficou evidente que, durante muitos anos, ela trabalhara arduamente por longas horas. Seu trabalho também exigia levantar algum peso e isto, ao longo do tempo, danificou seus Rins enquanto o excesso de trabalho causou danos ao *Yin* do Rim. Contudo, levantar peso também pode causar estagnação do *Qi* no Aquecedor Inferior. Esse fator coexistente (em combinação com Umidade-Calor exterior) explica sua dor abdominal grave. Se a dor fosse causada apenas pela Umidade-Calor, ela não seria tão grave.

Mais recentemente, o sangramento entre as menstruações era devido às deficiências de *Qi* e *Yin*, que não conseguiam manter o Sangue.

Em resumo, esse caso demonstra uma combinação de Vazio do *Qi* (Baço) e do *Yin* (Rins) com Cheio na forma de Umidade-Calor. Além disso, o caso demonstra uma combinação de condições do interior e do exterior, porque a Umidade-Calor originou-se inicialmente de uma invasão exterior, mas – em razão da deficiência de *Qi* do Baço preexistente – depois se transformou em Umidade interior.

Yin-Yang

As categorias de *Yin* e *Yang* no contexto dos Oito Princípios têm dois significados: em sentido geral, eles são um resumo dos outros seis, enquanto em sentido mais estrito eles são usados principalmente em Vazio de *Yin* e *Yang* e Colapso de *Yin* e *Yang*.

Yin e *Yang* são generalizações dos seis outros Princípios, porque Interior, Vazio e Frio são *Yin* e Exterior, Cheio e Calor são *Yang*.

Em sentido mais específico, as categorias de *Yin* e *Yang* podem definir dois tipos de Vazio e também dois tipos de Colapso. Os Vazios de *Yin* e *Yang* já foram descritos.

Colapso de *Yin* ou *Yang* indica simplesmente um estado súbito e extremamente grave de Vazio, mas também implica uma separação completa entre *Yin* e *Yang*. O colapso de *Yin* ou *Yang* é frequentemente seguido de morte, embora isto nem sempre ocorra.

▶ Colapso de *Yin*

As manifestações clínicas principais são transpiração profusa, pele quente ao toque, membros quentes, boca seca com desejo de ingerir goles pequenos de líquidos gelados, retenção de urina, constipação intestinal, pulso Flutuante-Vazio e Rápido e língua Vermelha-Descamada, Curta e Seca.

▶ Colapso de *Yang*

As manifestações clínicas principais são calafrios, membros frios, respiração fraca, transpiração profusa com suor oleoso, nenhuma sede, urina volumosa e frequente ou incontinência, fezes amolecidas ou incontinência, pulso Mínimo-Profundo e língua Pálida-Úmida-Edemaciada-Curta.

Os dois casos descritos a seguir são histórias muito complicadas usadas para ilustrar a interação dos Oito Princípios na mesma doença.

Caso clínico 30.11

Uma mulher de 45 anos tinha sangramento uterino profuso e persistente. O sangramento começava a cada menstruação e, em seguida, estendia-se por 3 semanas. O sangue era inicialmente escuro, mas depois se tornou claro e não causava dor. Além disso, a paciente tinha tensão pré-menstrual, irritabilidade (ela dizia que "poderia matar alguém") e edema das mamas.

Ela sentia-se muito cansada na maior parte do tempo, não dormia bem e transpirava durante a noite. Além disso, a paciente queixava-se de micções frequentes e acordava duas vezes durante a noite para urinar. As fezes estavam amolecidas há 3 anos e a paciente sentia-se sedenta. Quando interrogada se sentia frio ou calor, ela respondeu: "os dois". A paciente tinha sobrepeso. Seu pulso era Profundo, Fraco e, nas duas posições Posteriores, era muito Fraco. Sua língua era ligeiramente Vermelha, tendendo ao Arroxeado, mas também ligeiramente Pálida nas superfícies laterais. A língua estava descamada ao centro e havia uma saburra sem raiz na base – a base propriamente dita não tinha "espírito". Também havia rachaduras no centro e na base.

Essas manifestações clínicas pintavam um quadro muito complexo. O que se pode evidenciar com base nos exames do pulso e da língua era, primeiramente, deficiências de *Yin* do Estômago e do Rim: a inexistência de "espírito" na base, a saburra sem raiz na base, as rachaduras na base, a transpiração noturna e a sede indicam deficiência de *Yin* do Rim. O centro descamado e rachado sugere deficiência de *Yin* do Estômago. A deficiência dos Rins também era confirmada pelo pulso muito Profundo e Fraco nas posições Posteriores. Como sintomas contraditórios à deficiência de *Yin*, a paciente tinha micções frequentes, superfícies laterais pálidas da língua, sensação ocasional de frio e diarreia. Micções frequentes, noctúria, sensação de frio e diarreia são causadas pela deficiência de *Yang* do Rim. Em muitos casos, há coexistência das deficiências de *Yin* do Rim e *Yang* do Rim, porque ambos compartilham da mesma raiz e a deficiência de um frequentemente causa deficiência mais branda do outro. Nesse caso, a deficiência de *Yin* do Rim era predominante nessa ocasião (com base nos exames da língua e do pulso). As deficiências de *Yin* do Rim e *Yang* do Rim explicam por que a paciente sentia frio algumas vezes, mas não em outras ocasiões.

A cor vermelho-arroxeada da língua, as menstruações dolorosas com sangue inicialmente escuro e a tensão pré-menstrual sugerem estagnação do *Qi* do Fígado e do Sangue do Fígado. A estase de Sangue do Fígado provavelmente era uma consequência da deficiência crônica de Sangue do Fígado, que é evidente com base na cor pálida das superfícies laterais da língua e na fadiga referida pela paciente.

O sangramento profuso e persistente é causado pelas deficiências de *Qi* e *Yin*, que não conseguem manter o sangue. Esse tipo de sangramento é por deficiência, em vista da cor clara do sangue depois da cor escura inicial.

Em resumo, esse caso demonstra deficiências (Rins, Estômago e Sangue do Fígado), Excesso (estase de Sangue), deficiência de *Yin* (Rins e Estômago), deficiência de *Yang* (também dos Rins), sintomas de frio (diarreia, micções frequentes, sensação de frio) e sintomas de Quente (sensação de quente). Desse modo, o caso ilustra simultaneamente Cheio e Vazio, Calor e Frio, *Yin* e *Yang*.

Caso clínico 30.12

Um homem jovem de 18 anos tinha epilepsia desde a idade de 11 anos. As crises caracterizavam-se por convulsões graves e eliminação de espuma pela boca. Além disso, o paciente tinha enxaquecas, tinido e irritabilidade. Seu pulso era Fino, Rápido e ligeiramente em Corda. Sua língua era Vermelha, mais vermelha nas bordas, endurecida e com saburra amarela, pegajosa e espessa.

Havia alguma contradição entre o pulso e a língua e os sintomas do paciente. A língua indica uma condição de Calor-Cheio (Vermelha com saburra) e a existência de Fleuma (saburra pegajosa). Isso também indica Fogo de Fígado (mais vermelha nas bordas). Esses dois são padrões de Cheio (Fogo de Fígado e Fleuma). O pulso era Fino e isto sugeria deficiência de Sangue.

A Fleuma origina-se da deficiência crônica de *Qi* do Baço, significando que ele não consiga produzir Sangue e que isto cause deficiência de Sangue do Fígado (daí o pulso Fino). A deficiência de Sangue do Fígado acarreta ascensão do *Yang* do Fígado e estimulação do Vento de Fígado, daí as convulsões epilépticas. Por essa razão, a epilepsia desse paciente era atribuível a duas causas coexistentes: estimulação do Vento de Fígado e vaporização da Fleuma no cérebro. A estimulação do Vento de Fígado causa convulsões, enquanto a vaporização da Fleuma no cérebro provoca perda da consciência durante as crises.

Em resumo, essa condição caracteriza-se por Vazio (*Qi* do Baço e Sangue do Fígado) e Cheio (Vento de Fígado e Fleuma).

Resultados do aprendizado

Neste capítulo, você aprendeu:

- As origens históricas da identificação dos padrões de acordo com os Oito Princípios
- Porque a identificação dos padrões de acordo com os Oito Princípios sempre pode ser aplicada a todos os casos
- A importância de não ser muito rígido na aplicação dos Oito Princípios e de evitar a abordagem de "um ou outro"
- Como identificar uma desarmonia em termos de Exterior-Interior, de acordo com a localização da doença
- A definição de "Exterior" do corpo e padrões "exteriores" com suas manifestações clínicas típicas
- A definição dos padrões "interiores" e as alterações que acontecem quando um fator patogênico passa do Exterior para o Interior do corpo
- Como reconhecer as causas e as manifestações clínicas dos padrões de Quente e Frio, dependendo se estão combinados com um padrão de Cheio ou Vazio
- A identificação dos padrões caracterizados pela coexistência de Calor e Frio
- Como identificar a natureza de Cheio/Vazio de uma condição, de acordo com a existência ou a inexistência de um fator patogênico e com a força do *Qi* do corpo
- As manifestações clínicas dos diversos padrões de Vazio: *Qi* Vazio, *Yang* Vazio, Sangue Vazio e *Yin* Vazio
- Como identificar padrões de acordo com *Yin* e *Yang*, ambos resumindo os outros seis Princípios e, especificamente, como reconhecer o Colapso de *Yin* ou de *Yang*.

Questões de autoavaliação

1. Defina "Exterior" do corpo e explique o que significa um padrão "exterior".
2. Quais são as duas manifestações clínicas mais típicas causadas por invasão do Exterior por um fator patogênico?
3. Quais são os sinais principais que permitem diferenciar entre a natureza de Quente ou Frio de um padrão exterior?
4. Como você poderia dizer se um padrão exterior é Cheio ou Vazio?
5. Com base em qual sintoma você poderia afirmar que um fator patogênico progrediu para o Interior?
6. Cite três manifestações clínicas de uma condição interna de Calor-Cheio.
7. Como os sintomas mental–emocionais que caracterizam uma condição de Calor-Cheio diferem de outra condição de Calor-Vazio?
8. Cite quantas manifestações clínicas de Frio-Cheio interno você for capaz.
9. Um paciente tem sensação de frio, fezes amolecidas, língua pálida e edemaciada e pulso Profundo e Lento. De qual padrão você suspeitaria e qual seria sua natureza em termos de Quente/Frio e Cheio/Vazio?
10. Como você descreveria as seguintes manifestações clínicas com base nos Oito Princípios: sede, irritabilidade, regurgitação ácida, gosto amargo, úlceras da boca, fezes amolecidas, borborigmos e urina abundante e clara.
11. Defina uma condição de Cheio e Vazio.
12. Cite três sinais gerais de uma condição de Vazio.
13. Cite três manifestações clínicas de Sangue Vazio.

Ver respostas no Apêndice 6.

Notas

1. 1979 The Yellow Emperor's Classic of Internal Medicine – Simple Questions (*Huang Di Nei Jing Su Wen* 黄帝内经素问), People's Health Publishing House, Beijing, first published c.100 bc, p. 341.
2. Ibid., p. 334.

SEÇÃO 1 PARTE 6

Identificação dos Padrões de Acordo com *Qi*-Sangue-Fluidos Corporais

31

Identificação dos padrões do *Qi*, 359

Deficiência do *Qi*, 359

Afundamento do *Qi*, 359

Estagnação do *Qi*, 360

Rebelião do *Qi*, 360

Identificação dos padrões do Sangue, 361

Deficiência de Sangue, 361

Estase do Sangue, 362

Calor no Sangue, 363

Perda de Sangue, 363

Identificação dos padrões dos Fluidos Corporais, 364

Deficiência de Fluidos Corporais, 364

Edema, 365

Fleuma, 365

Nota, 368

A identificação dos padrões de acordo com o *Qi*, o Sangue e os Fluidos Corporais baseia-se nas alterações patológicas dessas Substâncias Vitais. Esses padrões descrevem as manifestações clínicas que ocorrem quando *Qi*, Sangue e Fluidos Corporais encontram-se em estados anormais.

Há alguma superposição entre esses padrões e os que estão baseados nos Oito Princípios e nos Órgãos Internos. Por exemplo, o padrão de deficiência de *Qi* é praticamente o mesmo da deficiência de *Qi* de acordo com os Oito Princípios. Os padrões baseados nas alterações do *Qi*, do Sangue e dos Fluidos Corporais são importantes porque completam o quadro clínico que emerge dos padrões de acordo com os Oito Princípios e dos Órgãos Internos.

Identificação dos padrões do *Qi*

Os padrões patológicos das desarmonias do *Qi* são:

- Deficiência do *Qi*
- Afundamento do *Qi*
- Estagnação do *Qi*
- Rebelião do *Qi*.

▶ Deficiência do *Qi*

Manifestações clínicas: incluem dispneia branda, voz fraca, sudorese espontânea, perda do apetite, fezes amolecidas, fadiga e pulso Vazio.

Essas manifestações clínicas são os sinais e sintomas das deficiências de *Qi* do Pulmão e do Baço. Evidentemente, também pode haver deficiência de *Qi* de outros órgãos. A deficiência de *Qi* do Coração é evidenciada por palpitações, enquanto

a deficiência de *Qi* do Rim causa micções frequentes. Como foi mencionado no capítulo sobre os Oito Princípios (Capítulo 30), geralmente são citados apenas os sintomas das deficiências de *Qi* do Pulmão e de *Qi* do Baço: primeiramente, porque são mais comuns e, em segundo lugar, porque os Pulmões governam o *Qi* e o Baço é a fonte de *Qi* em razão de suas atividades de transformação e transporte. Os padrões das deficiências de *Qi* do Coração e do Rim estão descritos nos Capítulos 32 e 37.

O Boxe 31.1 resume a deficiência do *Qi*.

Nota clínica

Os pontos VC-6 *Qihai* e E-36 *Zusanli* podem tonificar o *Qi* em geral.

Boxe 31.1 Deficiência de *Qi*

- Leve dificuldade de respirar, voz fraca, transpiração espontânea, falta de apetite, fezes amolecidas, fadiga e pulso Vazio.

▶ Afundamento do *Qi*

Manifestações clínicas: incluem sensação de peso para baixo, fadiga, inquietude, depressão mental, prolapso dos órgãos (estômago, útero, intestinos, ânus, vagina ou bexiga) e pulso Vazio.

Além dos sintomas mencionados, o paciente também pode ter qualquer outro sintoma atribuído à deficiência de *Qi*. Na verdade, o "afundamento do *Qi*" é apenas um aspecto específico da deficiência de *Qi* e essencialmente não a distingue desta. Por essa razão, com o "afundamento do *Qi*", a deficiência de *Qi* está implícita.

Entretanto, essa diferenciação é importante porque, quando se considera o tratamento, é necessário não apenas tonificar, mas também levantar o *Qi*. Existem ervas e pontos de acupuntura especiais (inclusive VG-20 *Baihui* com moxabustão) que produzem esses efeitos.

O Boxe 31.2 resume o afundamento do *Qi*.

> **Nota clínica**
>
> O ponto VG-20 *Baihui* pode ser usado com moxabustão para levantar o *Qi* nos casos em que está afundado.

> **Boxe 31.2 Afundamento do *Qi***
>
> - Dispneia branda, voz fraca, transpiração espontânea, falta de apetite, fezes amolecidas, fadiga, sensação de peso para baixo, depressão mental, inquietude, prolapso de um órgão, pulso Vazio.

▶ Estagnação do *Qi*

Manifestações clínicas: incluem sensação de distensão, dor em distensão que muda de um lugar para outro, depressão mental, irritabilidade, melancolia, variações frequentes do humor, suspiros frequentes, pulso em Corda, corpo da língua de cor normal ou ligeiramente Avermelhada nas laterais.

Essas são apenas descrições gerais, embora sejam os sintomas essenciais e diferenciadores da estagnação do *Qi*. A sensação de distensão (conhecida como *zhang* em chinês), que pode afetar a garganta, o hipocôndrio, tórax, epigástrio, abdome e hipogástrio, é o mais característico e importante desses sintomas da estagnação do *Qi*. (Em geral, os pacientes que falam inglês poderiam usar o termo "inchaço" em vez de "distensão".) Os sintomas emocionais são muito característicos e frequentes com a estagnação do *Qi*, principalmente de *Qi* do Fígado.

> **Atenção**
>
> Distensão é o sintoma principal da estagnação do *Qi*.

Outros sinais e sintomas dependem do órgão afetado. O fígado é o principal órgão afetado pela estagnação do *Qi* e, na verdade, a estagnação de *Qi* do Fígado é encontrada com muita frequência na prática clínica. Contudo, é importante ressaltar que outros órgãos são afetados pela estagnação do *Qi*, por exemplo, Coração, Pulmões, Estômago e Intestinos.

O Boxe 31.3 resume a estagnação do *Qi*, que também é descrita no Capítulo 27.

> **Boxe 31.3 Estagnação do *Qi***
>
> - Sensação de distensão, dor dilatante que se move de um lugar para outro, depressão mental, irritabilidade, melancolia, oscilações frequentes do humor, suspiros frequentes, pulso em Corda, corpo da língua de cor normal ou ligeiramente Avermelhada nas laterais.

▶ Rebelião do *Qi*

O *Qi* rebelde ocorre quando o *Qi* circula em direção errada (i. e., em uma direção diferente da que seria esperada de sua fisiologia normal). Embora o afundamento do *Qi* possa ser considerado um tipo de *Qi* rebelde na medida em que o *Qi* do Baço circula em direção errada (para baixo, em vez de para cima), o termo *Qi* "rebelde" geralmente é usado para descrever o fluxo errado do *Qi* para cima.

A direção normal do *Qi* varia de um órgão para outro, porque cada órgão tem sua própria direção normal de circulação do *Qi*, mas a maioria flui para baixo. Isso foi descrito nos Capítulos 3 e 4. Em resumo, a direção normal da circulação em cada órgão é a seguinte:

> - *Qi* do Baço: para cima
> - *Qi* do Estômago: para baixo
> - *Qi* do Pulmão: para baixo
> - *Qi* do Coração: para baixo
> - *Qi* do Fígado: em todas as direções e para cima
> - *Qi* dos Intestinos: para baixo
> - *Qi* do Rim: para baixo (mas também para cima em alguns aspectos)
> - *Qi* da Bexiga: para baixo.

A Tabela 31.1 resume os diferentes tipos de *Qi* rebelde e suas manifestações clínicas, enquanto as Figuras 31.1 a 31.6 ilustram as direções e suas manifestações clínicas.

Como também ocorre com o afundamento do *Qi*, a identificação do *Qi* rebelde é importante sob o ponto de vista terapêutico porque existem ervas e pontos de acupuntura específicos para controlar a rebelião do *Qi*. Um ponto de acupuntura muito conhecido e usado para controlar o *Qi* está na extremidade oposta do ponto VG-20 *Baihui* (que levanta o *Qi*): ou seja, R-1 *Yongquan*.

A patologia da rebelião do *Qi* também está descrita no Capítulo 29.

Tabela 31.1 Tipos de rebelião do *Qi*.

Órgão	Direção normal do *Qi*	Direção patológica do *Qi*	Sinais e sintomas
Estômago	Para baixo	Para cima	Eructações, soluços, náuseas e vômitos
Baço	Para cima	Para baixo	Diarreia, prolapso
Fígado	Para cima	i) Para cima em excesso	Cefaleia, tontura, irritabilidade
		ii) Horizontalmente – para o Estômago	Náuseas, eructações, vômitos
		– para o Baço	Diarreia
		– para os Intestinos	Fezes secas
		iii) Para baixo	Ardência ao urinar
Pulmões	Para baixo	Para cima	Tosse, asma
Rins	Para baixo	Para cima	Asma
Coração	Para baixo	Para cima	Inquietude mental, insônia

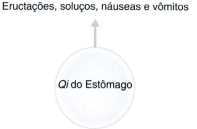

Figura 31.1 Rebelião do *Qi* do Estômago.

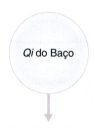

Figura 31.2 Rebelião do *Qi* do Baço.

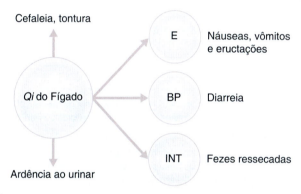

Figura 31.3 Rebelião do *Qi* do Fígado. E, estômago; BP, baço; INT, intestinos.

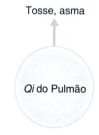

Figura 31.4 Rebelião do *Qi* do Pulmão.

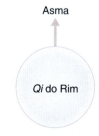

Figura 31.5 Rebelião do *Qi* do Rim.

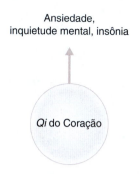

Figura 31.6 Rebelião do *Qi* do Coração.

Identificação dos padrões do Sangue

Os padrões patológicos do Sangue são:

- Deficiência de Sangue
- Estase de Sangue
- Calor no Sangue
- Perda de Sangue.

▶ Deficiência de Sangue

Manifestações clínicas: incluem pele branco-amarelada opaca, tontura, déficit de memória, dormência ou formigamento, visão embaçada, insônia, palidez labial, menstruações escassas ou amenorreia, depressão, ansiedade branda, língua Pálida e ligeiramente ressecada, pulso Fino ou Áspero.

Vários órgãos estão encarregados da formação do Sangue, mas principalmente Baço, Rins e Fígado: por esta razão, a deficiência de Sangue geralmente está associada à deficiência de um ou mais desses órgãos. A deficiência de Sangue do Fígado é a mais comum e é particularmente frequente nas mulheres.

Quando o Sangue do Fígado está deficiente, isto pode afetar especialmente o Coração. Os sintomas citados antes são combinados com sintomas das deficiências de Sangue do Fígado (dormência, visão embaçada, tontura, menstruações escassas) e Sangue do Coração (pele amarelada, déficit de memória, insônia, depressão e ansiedade branda).

Nos casos graves de longa duração, a deficiência de Sangue também pode causar algum ressecamento, porque o Sangue faz parte de *Yin*. Isso é evidenciado pela língua especialmente seca, pele ressecada, cabelos secos e unhas esbranquiçadas. Em outros casos, o ressecamento crônico do Sangue pode resultar na formação de Vento na pele que, quando combinado com o ressecamento, pode causar algumas doenças cutâneas evidenciadas por ressecamento e prurido da pele.

A deficiência de Sangue do Fígado é uma causa comum de ascensão do *Yang* do Fígado (especialmente nas mulheres); por fim, a deficiência de Sangue do Fígado também pode resultar em Vento interno, que se evidencia por vertigem, tiques e tremores finos (Figura 31.7).

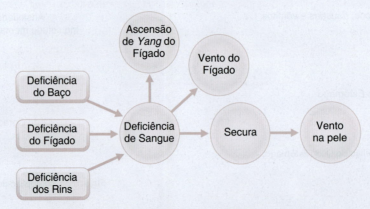

Figura 31.7 Consequências patológicas da deficiência de Sangue.

O Boxe 31.4 resume a deficiência de Sangue.

Nota clínica

Os pontos VC-4 *Guanyuan*, E-36 *Zusanli*, F-8 *Ququan* e BP-6 *Sanyinjiao* podem nutrir o Sangue em geral.

Boxe 31.4 Deficiência de Sangue

- Pele branco-amarelada e opaca, tontura, déficit de memória, dormência ou formigamento, visão embaçada, insônia, palidez labial, menstruações escassas ou amenorreia, depressão, ansiedade branda, língua Pálida e ligeiramente ressecada, pulso Fino ou Áspero.

▶ Estase do Sangue

Manifestações clínicas: incluem pele escura e lábios arroxeados; dor difusa e persistente, fixo e perfurante; massas abdominais que não se movem; unhas arroxeadas, sangramento de sangue escuro com coágulos pretos, menstruações dolorosas com coágulos escuros; língua Arroxeada, pulso em Corda, Firme ou Áspero.

Essas manifestações clínicas são apenas sintomas gerais da estase de Sangue, sem referência específica aos órgãos específicos. Um dos sintomas principais que diferenciam a estase de Sangue é dor fixa em apenas um local, do tipo incômodo ou perfurante. Nesse aspecto, é útil comparar e contrastar a estagnação do *Qi* com a estase do Sangue (Tabela 31.2).

Tabela 31.2 Comparação entre estagnação do Qi e estase do Sangue.

	Estagnação do *Qi*	**Estase do Sangue**
Dor/distensão	Mais distensão que dor	Mais dor que distensão
Localização	Dor que se movimenta	Dor fixa
Características	Dor dilatante	Dor incômoda ou perfurante
Massas abdominais	Surgem e desaparecem	Fixas
Pele	Não se manifesta na pele	Pode ser evidenciada por manchas roxas ou equimoses
Face	Pode não ter alterações	Cor escura ou verde-azulada
Língua	Cor normal ou ligeiramente vermelha	Roxa nas laterais
Pulso	Em Corda	Em Corda, Firme ou Áspero

O órgão afetado mais comumente pela estase de Sangue é o Fígado. Outros órgãos acometidos são Coração, Pulmões, Estômago, Intestinos e Útero. Os sinais e sintomas referidos a cada um desses órgãos são descritos no Boxe 31.5.

Boxe 31.5 Estase de Sangue

Pele escura, lábios arroxeados, dor incômoda, fixa e do tipo pontada, massas abdominais que não se movem, unhas arroxeadas, sangramento com sangue escuro e coágulos pretos, menstruações dolorosas com coágulos escuros, língua Arroxeada, pulso em Corda, Firme ou Áspero.

Fígado
Unhas arroxeadas, face escura, menstruações dolorosas com sangue menstrual escuro e coágulos pretos, dor abdominal, dor pré-menstrual, língua Arroxeada especialmente nas laterais, pulso em Corda ou Firme.

Coração
Lábios arroxeados, dor em pontada ou facada no peito, inquietude mental, língua Arroxeada das laterais até a ponta, veias arroxeadas e distendidas sob a língua, pulso Áspero ou Nodoso.

Pulmões
Sensação de opressão no peito, tosse com expectoração de sangue escuro, língua Arroxeada das laterais até a ponta, veias arroxeadas e distendidas sob a língua.

Estômago
Dor epigástrica, vômitos de sangue escuro, sangue escuro nas fezes, língua Arroxeada no centro.

Intestinos
Dor abdominal grave, sangue escuro nas fezes.

Útero
Menstruações dolorosas, dor pré-menstrual, sangue menstrual escuro com coágulos pretos, amenorreia, massas abdominais fixas, língua Arroxeada, pulso em Corda ou Firme.

Nota clínica

Pontos para estase de Sangue

- Fígado: F-3 *Taichong*
- Coração: C-5 *Tongli*
- Pulmões: P-5 *Chize*
- Estômago: E-34 *Liangqiu*
- Intestinos: E-37 *Shangjuxu*
- Útero: R-14 *Siman* e F-3 *Taichong*.

A estase de Sangue pode ser causada por (Figura 31.8):

- *Estagnação do Qi*: esta é a causa mais comum de estase do Sangue. O *Qi* movimenta o Sangue e, quando está estagnado, o mesmo acontece com o Sangue
- *Deficiência de Qi*: a deficiência de *Qi* por um período longo pode causar estase de Sangue, porque o *Qi* torna-se muito fraco para movimentar o Sangue
- *Calor no Sangue*: Calor no Sangue pode levar o sangue a condensar e estagnar
- *Deficiência de Sangue*: quando a deficiência de Sangue persiste por muito tempo, ela causa deficiência de *Qi* e, em seguida, estase de Sangue por limitação da função de movimentação pelo *Qi*
- *Frio interno*: isto torna a circulação do Sangue mais lenta e congela o Sangue (ver Figura 31.8)
- *Fleuma*: embora a Fleuma não cause diretamente estase do Sangue, ela pode agravá-la.

▶ Calor no Sangue

Manifestações clínicas: incluem sensação de calor, doenças cutâneas com erupções vermelhas, sede, sangramento, língua Vermelha e pulso Rápido.

Essas manifestações clínicas são apenas os sintomas gerais de Calor no Sangue. Outros sintomas podem ocorrer, dependendo do órgão afetado.

Quando o Sangue do Coração tem Calor, o paciente apresenta ansiedade, inquietude mental e úlceras na boca. Quando o Sangue do Fígado tem Calor, ocorrem doenças cutâneas caracterizadas por prurido, calor e eritema. Esse é um dos tipos mais comuns de doença cutânea.

Quando o Calor no Sangue afeta o Útero e o Vaso Penetrador, a paciente tem sangramento excessivo durante a menstruação. Quando há Calor no Sangue dos Intestinos, aparece sangue nas fezes.

A estase do Sangue também está descrita no Capítulo 27. A Figura 31.9 ilustra as manifestações clínicas de Calor no Sangue, enquanto o Boxe 31.6 resume o Calor no Sangue.

Boxe 31.6 Calor no Sangue

Sensação de calor, doenças cutâneas com erupções vermelhas, sede, sangramento, língua Vermelha e pulso Rápido.

Calor no Sangue do Coração
Ansiedade, inquietude mental e úlceras na boca.

Calor no Sangue do Fígado
Doenças cutâneas caracterizadas por prurido, calor e eritema.

Calor no Sangue do Útero
Sangramento excessivo durante as menstruações.

Calor no Sangue dos Intestinos
Sangue nas fezes.

Nota clínica

Os pontos F-2 *Xingjian* e BP-10 *Xuehai* podem resfriar o Sangue. Outra combinação é F-3 *Taichong* com R-2 *Rangu*.

▶ Perda de Sangue

Manifestações clínicas: incluem epistaxe, hematêmese, hemoptise, melena, menorragia, metrorragia e hematúria.

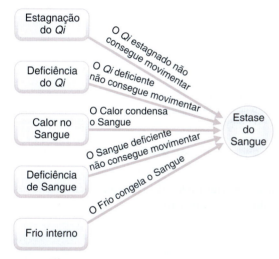

Figura 31.8 Causas de estase do Sangue.

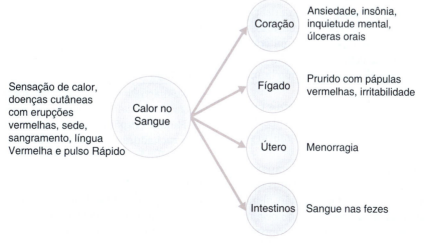

Figura 31.9 Calor no Sangue.

A perda de sangue pode ter duas causas principais: porque o *Qi* deficiente não consegue segurar o Sangue, ou porque o Calor do Sangue empurra o sangue para fora dos vasos sanguíneos. O primeiro caso é um tipo de Deficiência, enquanto o último é um tipo de Excesso com perda de Sangue. Duas outras causas menos comuns de sangramento são estase do Sangue e deficiência de *Yin*. Essas duas condições podem ser diferenciadas (Tabela 31.3).

O Boxe 31.7 resume a perda de Sangue.

Tabela 31.3 Diferenciação das causas de hemorragia.

Causa	Cor do sangue	Volume
Calor no sangue	Vermelho-vivo ou escuro	Profuso
Estase de sangue	Muito escuro com coágulos	Escasso
Deficiência de *Qi*	Pálido	Profuso e prolongado
Deficiência de *Yin*	Vermelho-vivo	Escasso

Boxe 31.7 Deficiência de Sangue

- Epistaxe, hematêmese, hemoptise, melena, menorragia, metrorragia e hematúria.

Identificação dos padrões dos Fluidos Corporais

Os padrões patológicos dos Fluidos Corporais são:

- Deficiência de Fluidos Corporais
- Edema
- Fleuma.

Umidade também é uma patologia dos Fluidos Corporais, mas como também pode ser de origem externa, esta condição está descrita no Capítulo 43 (Identificação dos Padrões de acordo com os fatores patogênicos).

▶ Deficiência de Fluidos Corporais

Manifestações clínicas: incluem ressecamento da pele, da boca e do nariz; tosse seca; lábios e língua secos.

Os Fluidos Corporais fazem parte do *Yin* e sua deficiência sempre causa uma condição evidenciada por secura. Isso não é o mesmo que deficiência de *Yin* e pode ser uma condição que precede a este último tipo de deficiência. A deficiência de Fluidos Corporais pode ser considerada uma forma branda da deficiência de *Yin*.

Por outro lado, a deficiência de Fluidos Corporais também pode originar-se da deficiência de *Yin*: quando *Yin* está deficiente por muito tempo, os Fluidos Corporais também se tornam deficientes.

A deficiência de Fluidos Corporais pode ser causada por fatores dietéticos (ingestão exagerada de alimentos que ressecam, inclusive alimentos assados, ou ingestão alimentar irregular). Esse tipo de deficiência também pode originar-se da perda profusa e prolongada de líquidos por transpiração (p. ex., durante uma doença febril), vômitos e diarreia.

Como há intercâmbio constante entre líquidos e Sangue, a deficiência de líquidos também pode ser causada por perdas agudas e profusas de sangue (p. ex., durante o parto) ou por perdas sanguíneas crônicas profusas (p. ex., menorragia).

Por fim, a deficiência crônica grave de Sangue pode causar secura e deficiência de fluidos (Figura 31.10).

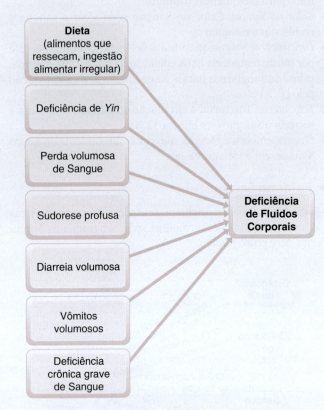

Figura 31.10 Causas da deficiência de Fluidos Corporais.

A deficiência de fluidos afeta principalmente Pulmões, Estômago, Rins e Intestino Grosso.

> **Nota clínica**
>
> Nos casos de deficiência de Fluidos Corporais, primeiramente nutro todo o *Yin* do Estômago por meio dos pontos VC-12 *Zhongwan*, E-36 *Zusanli* e BP-6 *Sanyinjiao*.

Pulmões

Os sintomas principais são pele ressecada e tosse seca.

Estômago

O Estômago é a fonte dos líquidos e a deficiência de *Qi* do Estômago e, especialmente, de *Yin* do Estômago causa deficiência de Fluidos Corporais. Os sintomas principais são língua seca com rachaduras horizontais e boca seca, mas sem vontade de ingerir fluidos, ou com desejo de tomar pequenos goles.

Rins

Os Rins governam a Água e a deficiência de *Yin* do Rim causa ressecamento e deficiência de Fluidos Corporais. Os sintomas principais são urina escassa, boca seca à noite e garganta seca.

Intestino Grosso

O Intestino Grosso está relacionado com o Estômago na esfera do *Yang* Brilhante e a deficiência de fluidos do Estômago é transmitida facilmente ao Intestino Grosso. Os sintomas principais são fezes secas.

O Boxe 31.8 resume a deficiência de Fluidos Corporais.

Boxe 31.8 Deficiência de Fluidos Corporais

Pele, boca, nariz, tosse, lábios e língua secos.

Pulmões
Pele ressecada e tosse seca.

Estômago
Língua seca com rachaduras horizontais e boca seca, mas sem vontade de ingerir líquidos, ou com desejo de tomar pequenos goles.

Rins
Urina escassa, boca seca à noite e garganta seca.

Intestino Grosso
Fezes ressecadas.

▶ Edema

O edema consiste na distensão dos tecidos em consequência da retenção de líquidos fora das células. Na perspectiva da medicina chinesa, isso é causado pelo extravasamento dos líquidos de seus trajetos normais até o espaço entre a pele e os músculos. A distensão causada pelo edema geralmente forma cacifo ao ser comprimida: isto é, quando pressionamos com um dedo, a pressão deixa uma depressão que demora muito tempo para desaparecer.

O edema é causado por uma deficiência de *Yang* do Baço, do Pulmão ou do Rim, ou de todos esses três órgãos. Pulmões, Baço e Rins são os três órgãos principais envolvidos com a transformação e o transporte dos líquidos. Quando um ou mais desses órgãos está deficiente, os Fluidos Corporais não são transformados adequadamente, extravasam dos canais e acumulam-se no espaço sob a pele. Essa é a causa do edema (Figura 31.11).

Quando o edema é causado por deficiência de *Yang* do Pulmão, ele acumula-se na parte superior do corpo (p. ex., face e mãos). Esse tipo de edema também pode ser causado por invasão de Vento-Frio externo interferindo com a função dos Pulmões de difundir e descer os Fluidos Corporais.

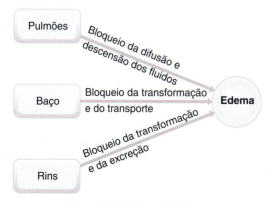

Figura 31.11 Causas de edema.

O edema causado por deficiência de *Yang* do Baço tende a afetar a parte intermediária do corpo, inclusive abdome (ascite) e membros.

Quando o edema é causado por deficiência de *Yang* do Rim, ele afeta a parte inferior do corpo, incluindo-se pernas e tornozelos.

O Boxe 31.9 resume os edemas originados dos Pulmões, do Baço e dos Rins.

O edema causado por deficiências de *Yang* do Baço, do Pulmão e do Rim é o tipo mais comum. Existem duas outras causas menos frequentes de edema, ou seja, estagnação do *Qi* e Umidade: nesses dois casos, o edema não forma cacifo.

Nota clínica

Os pontos principais para edema são VC-9 *Shuifen*, VC-5 *Shimen*, BP-9 *Yinlingquan* e B-22 *Sanjiaoshu*.

O Boxe 31.10 resume os tipos de edema.

Boxe 31.9 Edemas originados dos Pulmões, do Baço e dos Rins

- *Deficiência de Yang do Pulmão*: edema da face e das mãos
- *Deficiência de Yang do Baço*: abdome e membros
- *Deficiência de Yang do Rim*: parte inferior do corpo, pernas e tornozelos.

Boxe 31.10 Tipos de edema

- *Com cacifo*: deficiências de *Yang* do Baço, do Pulmão e/ou do Rim
- *Sem cacifo*: estagnação do *Qi* e Umidade.

▶ Fleuma

O conceito de Fleuma é muito abrangente e importante em medicina chinesa e essa condição patológica é extremamente comum na prática clínica. A Fleuma é simultaneamente uma condição patológica e um fator etiológico. Na verdade, a Fleuma retida por muito tempo transforma-se em causa de doença.

A causa principal da formação de Fleuma é deficiência do Baço. Quando o Baço não consegue transformar e transportar Fluidos Corporais, estes se acumulam e transformam-se em Fleuma. Os Pulmões e os Rins também participam da formação de Fleuma. Quando os Pulmões não conseguem difundir e descer líquidos e quando os Rins não conseguem transformar e excretar líquidos, estes podem acumular-se na forma de Fleuma. Entretanto, o Baço sempre é o fator principal na formação de Fleuma.

Os sinais essenciais da Fleuma são corpo da língua Edemaciado, saburra pegajosa na língua e pulso Deslizante ou em Corda. Outros sinais e sintomas podem incluir sensação de opressão no peito, náuseas, sensação de peso, sensação de entorpecimento da cabeça e tontura.

Existem muitas formas de classificar a Fleuma e duas delas estão descritas neste livro. A primeira classificação está baseada na diferenciação entre Fleuma substancial e não substancial; a segunda está de acordo com a relação entre Fleuma e outros fatores patogênicos.

Fleuma substancial *versus* não substancial

Existem dois tipos de Fleuma: um "substancial" e outro "não substancial". Nos clássicos antigos, esses dois tipos eram descritos como Fleuma "que tem forma" e Fleuma "sem forma".

A Fleuma substancial pode ser percebida visualmente; por exemplo, escarro que se acumula nos Pulmões e é expectorado durante os episódios de bronquite ou outras doenças pulmonares.

A Fleuma não substancial pode ser retida nos tecidos subcutâneos ou nos canais e pode obstruir os orifícios do Coração ou a Vesícula Biliar ou os Rins na forma de cálculos. Esse tipo pode depositar-se nas articulações na forma de deformidades ósseas artríticas.

Os dois tipos de Fleuma podem ser resumidos da seguinte forma.

Fleuma substancial

Fleuma substancial é a Fleuma dos Pulmões.

Fleuma não substancial

Sob a pele

Esse tipo adquire a forma de "caroços" sob a pele (embora nem todos os "caroços" sejam atribuídos à Fleuma), inflamações dos gânglios nervosos, crescimento dos linfonodos, edema da tireoide e lipomas.

Nos canais

A Fleuma dos canais não é visível na forma de inchação, mas causa dormência. Isso é mais comum nos indivíduos idosos e está associado frequentemente ao Vento-apoplexia.

O Boxe 31.11 resume as manifestações clínicas essenciais da Fleuma.

Entorpecimento no Coração

A Fleuma não substancial pode obstruir os orifícios do Coração e entorpecer a Mente (*Shen*). Nos casos graves, isso desencadeia alguns tipos de doença mental, inclusive esquizofrenia e depressão maníaca, além de epilepsia. Contudo, o entorpecimento na Mente pela Fleuma também pode ter formas mais brandas e causar confusão mental, depressão ou ansiedade.

Na Vesícula Biliar ou nos Rins

Os cálculos da Vesícula Biliar ou dos Rins são considerados uma forma de Fleuma, que se origina da "fervura e fermentação" da Fleuma por ação do Calor depois de muito tempo.

Nas articulações

As deformidades ósseas que ocorrem nos pacientes com artrite reumatoide crônica são consideradas uma forma de Fleuma. Quando os líquidos não são transformados e acumulam-se nas articulações por muito tempo, eles podem formar Fleuma, que depois pode condensar e formar proliferações ósseas.

Boxe 31.11 Manifestações clínicas essenciais da Fleuma

- *Língua e pulso*: corpo da língua Edemaciado com saburra pegajosa na língua; pulso Deslizante ou em Corda
- *Outros sintomas*: sensação de opressão no peito, náuseas, sensação de peso, sensação de entorpecimento da cabeça e tontura.

O Boxe 31.12 resume o que é Fleuma não substancial.

A Fleuma (substancial ou não substancial) pode assumir diversas formas, de acordo com suas combinações com outros fatores patogênicos.

Boxe 31.12 Fleuma não substancial

Sob a pele
Caroços sob a pele, inflamação dos gânglios neurais, crescimento dos linfonodos, edema da tireoide, lipomas.

Nos canais
Dormência.

Entorpecimento no Coração
Doença mental.

Na Vesícula Biliar ou nos Rins
Cálculos biliares ou renais.

Nas articulações
Deformidades ósseas da artrite reumatoide crônica.

Tipos de Fleuma de acordo com sua natureza

Os tipos de Fleuma descritos a seguir são (Tabela 31.4):

- Mucosidade
- Fleuma-Calor
- Frio-Fleuma
- Vento-Fleuma
- Qi-Fleuma
- Fleuma-Fluidos

Tabela 31.4 Tipos de Fleuma.

	Área afetada
Mucosidade nos Pulmões	Órgãos Internos
Fleuma-Fogo no Estômago	Órgãos Internos
Fleuma entorpecendo o Coração	Órgãos Internos
Fleuma bloqueando canais	Membros
Fleuma sob a pele	Pele
Fleuma nas articulações	Articulações

Mucosidade

Essa condição evidencia-se por expectoração de muco muito volumoso, branco, pegajoso e relativamente fácil de eliminar; sensação de opressão no peito e no epigástrio; náuseas; gosto pegajoso, nenhuma sede; língua Edemaciada com saburra pegajosa; e pulso Deslizante.

Esse tipo de Fleuma está associado aos padrões dos Pulmões.

Fleuma-Calor

Essa condição tem como manifestações clínicas muco amarelo e pegajoso, sensação de opressão no peito, náuseas, face avermelhada, boca seca, inquietude, língua Vermelha e Edemaciada com saburra amarela pegajosa; e pulso Rápido-Deslizante.

Esse tipo de Fleuma afeta os Pulmões, o Estômago ou o Coração.

Frio-Fleuma

Essa condição manifesta-se com expectoração de muco aquoso branco, sensação de opressão no peito, membros frios, náuseas, língua Pálida e Edemaciada com saburra branca úmida e pulso Profundo-Deslizante-Lento.

Esse tipo de Fleuma é encontrado frequentemente com os padrões do Estômago ou dos Pulmões.

Vento-Fleuma

Essa condição causa tontura, náuseas, vômitos, dormência nos membros (principalmente unilateral), tosse com expectoração de muco, sensação de opressão no peito, som de estertor na garganta e afasia, língua Edemaciada e Desviada com saburra pegajosa e pulso em Corda.

Esse tipo de Fleuma está associado ao Golpe de Vento (apoplexia).

Qi-Fleuma

Esse tipo de Fleuma não é substancial e evidencia-se por sensação de edema da garganta (embora sem edema comprovado), dificuldade de engolir, sensação de opressão no peito e no diafragma, irritabilidade, instabilidade do humor, depressão e pulso em Corda.

Esse tipo de Fleuma geralmente está associado à estagnação do *Qi* na garganta e é causado por problemas emocionais, que causam (ou são causados) estagnação do *Qi* do Fígado. Em medicina chinesa, a sensação típica de aperto na garganta é conhecida como "síndrome do caroço de ameixa" e aparece e desaparece, de acordo com as variações de humor.

Fleuma-Fluidos

Por fim, outro tipo de Fleuma em medicina chinesa é conhecido como *Yin*, que significa simplesmente "líquido" ou "aquoso". Na verdade, o termo para "Fleuma" (*tan yin*) é composto de dois outros termos: *tan*, que significa pegajoso, e *yin*, que significa aquoso – quando são combinados, esses dois termos (*tan yin*) indicam o que eu chamo de "Mucosidade" em geral, ou Mucosidade específica no Estômago ou nos Intestinos. Clavey descreve isso como "muco fino".[1]

Essa condição é um tipo de Fleuma substancial, que se caracteriza por escarro branco, muito líquido e fino. Em alguns casos, pode-se realmente ouvir o ruído de borrifar no corpo.

Existem quatro tipos de Fleuma-Fluidos, descritos a seguir.

1. Fleuma-Fluidos no Estômago e nos Intestinos

Em chinês, isso é conhecido como *tan yin*, que significa "muco e líquidos". Essa condição evidencia-se por plenitude e distensão abdominais, vômitos de líquidos aquosos, língua e boca secas sem vontade de beber líquidos, som de esguicho no estômago, sensação de plenitude no peito, fezes amolecidas, emagrecimento, pulso Profundo-Deslizante ou em Corda e língua Edemaciada com saburra pegajosa.

2. Fleuma-Fluidos nos hipocôndrios

Em chinês, essa condição é conhecida como *xuan yin*, que significa "líquidos suspensos". As manifestações clínicas são dores nos hipocôndrios, que pioram ao tossir e respirar; sensação de distensão dos hipocôndrios; dificuldade de respirar; língua Edemaciada com saburra pegajosa; e pulso Profundo-em Corda.

3. Fleuma-Fluidos nos membros

Em chinês, isso é referido como *yi yin*, que significa "líquidos inundantes". Essa condição evidencia-se por sensação de peso no corpo, dores musculares, nenhuma transpiração ou vontade de ingerir líquidos, tosse com escarro branco abundante, língua Edemaciada com saburra branca pegajosa e pulso em Corda.

4. Fleuma-Fluidos acima do diafragma

Em chinês, isso é referido como *zhi yin*, que significa "líquidos incitantes". Essa condição evidencia-se por tosse, asma; edema; sensação de opressão no peito; tontura; escarro branco abundante, língua Edemaciada com saburra branca, pegajosa e espessa; e pulso em Corda. Todos esses sintomas são agravados pela exposição ao frio.

A Fleuma também está descrita no Capítulo 27. O Boxe 31.13 resume as considerações sobre Fleuma.

Nota clínica

Os pontos principais para Fleuma são VC-9 *Shuifen*, VC-5 *Shimen*, BP-9 *Yinlingquan*, E-40 *Fenglong* e B-22 *Sanjiaoshu*.

Boxe 31.13 Fleuma

Mucosidade
Expectoração de muco branco, pegajoso e muito abundante; sensação de opressão no peito e no epigástrio; náuseas; gosto pegajoso e nenhuma sede; língua Edemaciada com saburra pegajosa; e pulso Deslizante

Fleuma-Calor
Expectoração de muco amarelo e pegajoso; sensação de opressão no peito; náuseas; face avermelhada e boca seca; inquietude; língua Vermelha e Edemaciada com saburra amarela e pegajosa; e pulso Rápido-Deslizante

Frio-Fleuma
Expectoração de muco branco aquoso; sensação de opressão no peito; membros frios; náuseas; língua Pálida e Edemaciada com saburra branca e úmida; e pulso Profundo-Deslizante-Lento

Vento-Fleuma
Tontura, náuseas e vômitos; dormência dos membros (principalmente unilateral); expectoração de muco; sensação de opressão no peito; som de estertor na garganta e afasia; língua Edemaciada e Desviada com saburra pegajosa; e pulso em Corda

Qi-Fleuma
Sensação de edema na garganta (mas sem edema perceptível), dificuldade de engolir, sensação de opressão no peito e no diafragma; irritabilidade; variações do humor e depressão; pulso em Corda

Fleuma-Fluidos
Expectoração de muco aquoso e muito fino; tontura; língua Edemaciada com saburra pegajosa; pulso em Corda

---

Caso clínico 31.1

Um homem de 32 anos referia fadiga, falta de apetite, sensação de entorpecimento (confusão) e peso na cabeça. Além disso, o paciente tinha sensação de opressão no peito, falta de concentração e tontura. Seu pulso era Vazio, mas também ligeiramente Deslizante, enquanto sua língua era Pálida e Edemaciada com saburra pegajosa.

Essas manifestações clínicas são causadas por deficiência de *Qi* do Baço resultando na formação de Fleuma (do tipo não substancial). A Fleuma causa entorpecimento, sensação de peso, tontura e incapacidade de pensar claramente, porque impede a ascensão do *Yang Qi* limpo à cabeça.

Capítulo 31 | Identificação dos Padrões de Acordo com Qi-Sangue-Fluidos Corporais

6

Resultados do aprendizado

Neste capítulo, você aprendeu:
- Como identificar os quatro padrões patológicos de desarmonia do *Qi*: deficiência, afundamento, estagnação e rebelião do *Qi*
- Porque a deficiência de *Qi* caracteriza-se por sinais e sintomas de deficiência de *Qi* do Pulmão e *Qi* do Baço
- A relação entre afundamento do *Qi* e deficiência do *Qi*
- A importância da distensão como característica da estagnação do *Qi*
- Os vários tipos de *Qi* rebelde
- Como reconhecer os quatro padrões patológicos do Sangue: Deficiência, Estase, Calor no Sangue e perda de Sangue
- As características dos diversos tipos de estase do Sangue: do Fígado, Coração, Pulmões, Estômago, Intestinos e Útero
- As causas de estase do Sangue: estagnação do *Qi*, deficiência de *Qi*, Calor no Sangue, deficiência de Sangue ou Frio Interno
- Os diversos tipos de Calor no Sangue: Calor no Sangue do Coração, Calor no Sangue do Fígado, Calor no Sangue do Útero e Calor no Sangue dos Intestinos
- As causas e os sintomas da perda de Sangue
- Como reconhecer os três tipos de padrões patológicos dos Fluidos Corporais: Deficiência de Fluidos Corporais, Edema e Fleuma
- As causas da deficiência de Fluidos Corporais e a importância da secura como sintoma identificador
- A importância da deficiência de *Yang* do Pulmão, do Baço e do Rim na etiologia do Edema
- O significado do conceito de Fleuma em medicina chinesa e sua frequência na prática clínica
- As funções do Baço, dos Pulmões e dos Rins na formação da Fleuma
- A diferença entre Fleumas substancial e não substancial
- Como reconhecer os diversos tipos de Fleuma.

Questões de autoavaliação

1. Cite os quatro padrões patológicos de desarmonia do *Qi*.
2. Cite três sintomas da estagnação do *Qi*.
3. Um paciente tem pele amarelada, déficit de memória, insônia, depressão e ansiedade branda. De qual padrão você suspeitaria?
4. Qual órgão é afetado mais comumente pela estase do Sangue?
5. Quais são as manifestações clínicas típicas do Calor no Sangue do Fígado?
6. Quais fatores dietéticos poderiam causar deficiência de Fluidos Corporais?
7. Quais são os *sinais* essenciais da Fleuma?
8. Qual é o sintoma principal do acúmulo de Fleuma não substancial nos canais?
9. Quais órgãos são afetados comumente por Fleuma-Calor?
10. Quais são os sinais e sintomas principais de *Qi*-Fleuma?

Ver respostas no Apêndice 6.

Nota

1. Clavey S 2003 Fluid Physiology and Pathology in Traditional Chinese Medicine, Churchill Livingstone, Edinburgh. Esse livro é enfaticamente recomendado porque contém a descrição mais completa sobre Umidade, Fleuma e edema.

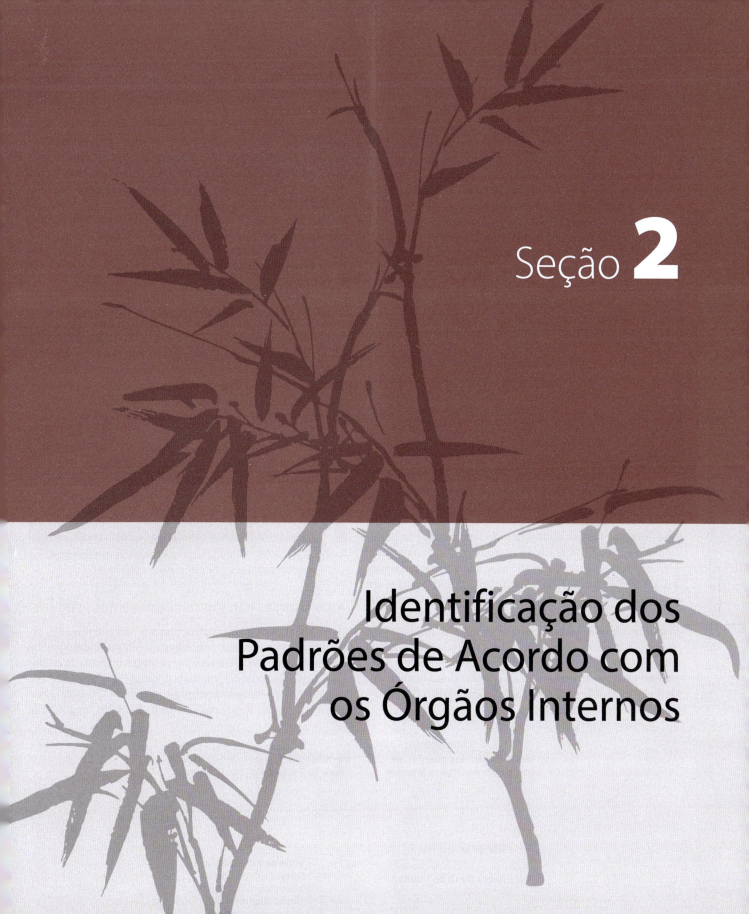

Seção 2

Identificação dos Padrões de Acordo com os Órgãos Internos

Introdução

A identificação dos padrões de acordo com os Órgãos Internos baseia-se nos sinais e sintomas que ocorrem quando o *Qi* e o Sangue dos Órgãos Internos estão desequilibrados.

Esse método de identificação dos padrões é usado principalmente nos pacientes com condições internas crônicas, mas também inclui alguns padrões externos agudos.

Os padrões dos Órgãos Internos são uma aplicação do método de identificação dos padrões com base nos Oito Princípios à desarmonia específica de determinado Órgão Interno. Por exemplo, de acordo com a identificação baseada nos Oito Princípios, os sinais e sintomas da deficiência de *Qi* são dificuldade de respirar, voz fraca, palidez facial, fadiga e falta de apetite. Embora seja útil para diagnosticar uma condição evidenciada por deficiência de *Qi*, esse método não é suficientemente detalhado e não descobre qual órgão está afetado. Por essa razão, esse método é muito geral para fornecer indícios quanto ao tratamento necessário.

De acordo com a identificação dos padrões baseada nos Órgãos Internos, os sinais e sintomas mencionados antes podem ser também classificados como deficiência de *Qi* do Pulmão (falta de ar e voz fraca) e deficiência de *Qi* do Baço (fadiga e falta de apetite). Isso é mais útil na prática clínica porque fornece indícios concretos quanto aos órgãos que precisam ser tratados (Figura 1).

A identificação dos padrões de acordo com os Órgãos Internos é o método mais importante na prática clínica, principalmente quando se trata de doenças internas crônicas.

Embora a identificação dos padrões de acordo com os Órgãos Internos seja resultado de uma sistematização relativamente recente (primórdios da dinastia Qing), elementos desse método existiram na medicina chinesa desde os tempos antigos. Por exemplo, o livro *Discussion of Prescriptions of the Golden Chest* (*Jin Gui Yao Lue Fang Lun*, 220 d.C.) afirma que: "*Quando Vento invade os Pulmões, o paciente tem tosse, boca seca, falta de ar, garganta seca sem sede, ato repetido de cuspir saliva e calafrios.*"[1] Embora os sintomas descritos sejam um pouco diferentes dos que poderíamos atribuir normalmente a uma invasão externa de Vento, o trecho citado ainda assim é um exemplo de identificação dos padrões com base nos Órgãos Internos (nesse caso, Pulmões).

Outro exemplo é o *Dictionary of Origin of Diseases* (*Bing Yuan Ci Dian*), que descreve os sinais e sintomas de vários padrões como "Frio no Coração", "Deficiência do Pericárdio" e "Calor-Vazio no Coração".[2]

O *Discussion of the Origin of Symptoms in Diseases* (*Zhu Bing Yuan Hou Lun*, 610 d.C.), de Chao Yuan Fang, descreve padrões ao longo de todo o texto. Por exemplo, o capítulo sobre Exaustão (*Xu Lao*) descreve os sintomas dos padrões da deficiência dos Pulmões, da deficiência do Fígado etc.[3] Em termos gerais, os padrões dos Órgãos Internos são mencionados nos livros antigos basicamente em relação com fórmulas fitoterápicas relevantes e, por esta razão, esses padrões aplicam-se mais à tradição da fitoterapia que à acupuntura.

Vejamos a seguir algumas das características desse método de identificação dos padrões.

▶ Um padrão pode ter apenas alguns sintomas

Nas páginas seguintes, os padrões de cada órgão estão descritos detalhadamente. É importante compreender que, na prática, nem todos os sinais e sintomas descritos precisam necessariamente estar presentes ao mesmo tempo. Na verdade, esses padrões descrevem casos avançados de desarmonia de determinados órgãos. Em alguns casos, apenas dois sintomas são suficientes para reconhecer o padrão de um Órgão Interno específico. Na realidade, a verdadeira arte do diagnóstico em medicina chinesa consiste em conseguir detectar determinada desarmonia a partir de um número mínimo de sinais e sintomas.

Atenção

Nem todas as manifestações clínicas citadas em cada padrão precisam estar presentes para que um padrão seja diagnosticado.

▶ Os padrões não são compartimentos estreitos

Os padrões dos Órgãos Internos não são "compartimentos estreitos", dentro dos quais encaixamos determinados sinais e sintomas. Na prática, é essencial ter conhecimentos da etiologia e da patologia de determinada desarmonia. Por essa razão, o objetivo desse método de identificação não é "classificar" os sinais e sintomas de acordo com os padrões dos órgãos, mas

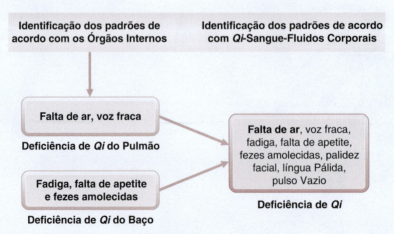

Figura 1 Deficiência de *Qi* na identificação dos padrões de acordo com os Órgãos Internos e com o *Qi*, o Sangue e os Fluidos Corporais.

entender como os sinais e sintomas originam-se e como interagem entre si, de forma a reconhecer a desarmonia prevalente no órgão.

Os padrões não são apenas um conjunto de sinais e sintomas, mas uma expressão da desarmonia prevalente de um indivíduo. Os sinais e sintomas são usados para reconhecer o caráter e a natureza da desarmonia que, por si mesma, fornece indícios quanto à abordagem e ao princípio de tratamento necessários. Um aspecto essencial da identificação dos padrões com base nos Órgãos Internos é a relação entre os sinais e sintomas que constituem o quadro de uma desarmonia.

> **Atenção**
>
> Não existe correspondência entre os padrões dos órgãos com base na medicina chinesa e as doenças desses órgãos conforme são descritas pela medicina ocidental.

> **Atenção**
>
> Os padrões dos órgãos não são "compartimentos estreitos", nos quais encaixamos determinados sinais e sintomas. É essencial ter conhecimentos sobre etiologia e patologia de uma desarmonia específica.

▶ Os padrões dos órgãos não são "doenças" dos órgãos, conforme entende a medicina ocidental

Os padrões dos órgãos não são doenças no sentido aplicado pela medicina ocidental. Não existe correspondência entre os padrões dos órgãos com base na medicina chinesa e as doenças dos órgãos catalogadas pela medicina ocidental. Por exemplo, um paciente pode ter deficiência de *Yin* do Rim sem qualquer doença renal identificável com base na perspectiva da medicina ocidental. Por outro lado, um paciente pode ter inflamação renal conforme é descrita pela medicina ocidental, mas isto não corresponde a um padrão dos Rins com base na perspectiva da medicina chinesa.

▶ Os padrões dos órgãos conforme são referidos descrevem casos avançados dessas desarmonias

Os padrões dos órgãos aparecem com diferentes níveis de gravidade e os sinais e sintomas citados na categoria de cada órgão geralmente descrevem apenas os casos avançados de desarmonia de um órgão. Na prática, quando um padrão apenas começou a desenvolver-se, seus sinais e sintomas são escassos e brandos. Identificar o padrão de um órgão à medida que comece a desenvolver-se, com apenas alguns sinais e sintomas, demonstra o potencial pleno da medicina chinesa na prevenção das doenças.

Por exemplo, os sinais e sintomas da deficiência de *Yin* do Rim são tinido, tontura, sudorese noturna, boca seca à noite, dor lombar, língua Vermelha sem saburra e pulso Flutuante-Vazio e Rápido. Na verdade, esse quadro de sinais e sintomas descreve um caso muito avançado de deficiência de *Yin* do Rim. Na prática, quando a deficiência de *Yin* do Rim começa a desenvolver-se, o paciente pode ter apenas dor lombar, transpiração noturna branda e língua com saburra ligeiramente sem raiz: essas manifestações clínicas poderiam ser suficientes para justificar o diagnóstico desse tipo de deficiência.

> **Atenção**
>
> Os padrões dos órgãos aparecem com níveis diferentes de gravidade e os sinais e sintomas citados em cada padrão geralmente descrevem apenas os casos avançados de desarmonia de determinado órgão. Na prática, quando um padrão começa a desenvolver-se, seus sinais e sintomas são escassos e brandos.

▶ Combinação de padrões

Na prática, vários padrões podem ocorrer simultaneamente. As combinações podem ser:

- Dois ou mais padrões do mesmo órgão *Yin* (p. ex., estagnação de *Qi* do Fígado e Fogo de Fígado)
- Dois ou mais padrões de órgãos *Yin* diferentes (p. ex., Fogo de Fígado e Fogo de Coração)
- Um ou mais padrões de um órgão *Yin* com um ou mais padrões de um órgão *Yang* (p. ex., deficiência de *Qi* do Baço e Umidade-Calor na Bexiga)
- Um padrão interno e outro externo (p. ex., retenção de Mucosidade nos Pulmões e ataque externo de Vento-Frio nos Pulmões)
- Um padrão de órgão interno e um padrão de Canal (p. ex., deficiência de *Qi* do Pulmão e Síndrome de Obstrução Dolorosa no canal do Intestino Grosso).

▶ As anormalidades da língua e do pulso podem ser as únicas manifestações clínicas de um padrão

É importante lembrar que os sinais da língua e do pulso são elementos importantes do quadro de uma desarmonia e, com finalidades diagnósticas, nunca devem ser usados simplesmente para "confirmar" a existência de determinado padrão.

Isso levanta duas questões: a primeira é que, conforme foi mencionado antes, não devemos usar os sinais da língua e do pulso simplesmente para confirmar um diagnóstico, isto é, devemos ter mente aberta e estar preparados para explorar e explicar por que a língua e o pulso podem estar contradizendo o padrão prevalente (p. ex., o paciente tem Fogo de Fígado, mas seu pulso é Lento).

A segunda questão é que, ocasionalmente, mesmo a língua e o pulso podem ser suficientes para diagnosticar o padrão de um órgão. Por exemplo, quando o pulso dos Rins de um paciente é repetidamente muito Fraco nas duas posições Posteriores, isso certamente indica uma deficiência dos Rins, ainda que não existam quaisquer sintomas referidos a esses órgãos. Na verdade, isso é muito comum na prática e permite-nos tratar o paciente de forma a *evitar* uma doença.

> **Atenção**
>
> Os sinais referidos à língua e ao pulso são elementos importantes do quadro de uma desarmonia: nunca devem ser usados simplesmente para "confirmar" a existência de determinado padrão e, em alguns casos, podem ser as únicas manifestações desse padrão específico.

▶ Padrões de deficiência de *Yin* | Diferenciação com Calor-Vazio

No caso dos padrões da deficiência de *Yin*, eu separo as manifestações clínicas da deficiência propriamente dita e as que são atribuíveis ao Calor-Vazio (que se origina da deficiência de *Yin*). Faço isso para ressaltar o fato de que, embora o Calor-Vazio origine-se da deficiência de *Yin*, isto ocorre apenas nos casos graves e duradouros. Em outras palavras, um paciente pode ter deficiência de *Yin* por muitos anos, sem desenvolver sinais e sintomas de Calor-Vazio. Tenho observado isso especialmente nos pacientes que podem ter, ao longo de vários anos, o padrão de deficiência de *Yin* do Estômago evidenciada por sua língua com rachaduras profundas na área do Estômago (ver Figuras 23.31 e 23.33, no Capítulo 23) e, apesar disso, não apresentam sintomas de Calor-Vazio.

▶ Os padrões não estão entalhados na pedra

Por fim, é importante salientar que os padrões não estão entalhados na pedra, isto é, autores diferentes podem relatar manifestações clínicas ligeiramente diferentes para o mesmo padrão. Por exemplo, algumas vezes "insônia" é citada como manifestação clínica da deficiência de Sangue do Fígado, mas não em outros casos. Por essa razão, não devemos ficar surpresos ao constatar que os livros de texto variam quanto às suas relações de padrões.

Na discussão dos padrões de cada órgão, os aspectos são os descritos a seguir.

Resumo sucinto das funções do órgão

Isso é apenas um resumo sucinto das funções do órgão, de forma que o leitor lembre-se delas sem precisar consultar os capítulos anteriores dedicados às funções dos órgãos.

É importante lembrar as funções dos órgãos porque os padrões dos órgãos refletem o que acontece quando suas funções são prejudicadas, de forma que as manifestações clínicas não se tornem simples "listas" a serem decoradas, mas um desenvolvimento lógico iniciado a partir dos desequilíbrios das funções fisiológicas.

Manifestações clínicas

Essa seção inclui as manifestações clínicas descritas na forma mais abrangente possível. Tive o cuidado de separar as manifestações clínicas da deficiência de *Yin* e as que são causadas por Calor-Vazio, de forma a enfatizar que essa deficiência pode ocorrer sem Calor-Vazio.

As fontes principais das manifestações clínicas são:

> 1981 Syndromes and Treatment of the Internal Organs (*Zang Fu Zheng Zhi* 脏 腑 证 治), Tianjin Scientific Publishing House, Tianjin.
>
> 1979 Patterns and Treatment of Kidney Diseases (*Shen Yu Shen Bing de Zheng Zhi* 肾 与 肾 病 的 证 治), Hebei People's Publishing House, Hebei.
>
> Beijing College of Traditional Chinese Medicine 1980 Practical Chinese Medicine (*Shi Yong Zhong Yi Xue* 实 用 中 医 学), Beijing Publishing House, Beijing.
>
> Anwei College of Traditional Chinese Medicine 1979 Clinical Manual of Chinese Medicine (*Zhong Yi Lin Chuang Shou Li* 中 医 临 床 手 册), Anwei Scientific Publishing House, Anwei.

> Lu Fang 1981 Identification of Diseases and Patterns in Internal Medicine (*Nei Ke Bian Bing Yu Bian Zheng* 内 科 辨 病 与 辨 证), Heilongjiang People's Publishing House, Harbin.
>
> Cheng Shao An 1994 Diagnosis, Patterns and Treatment in Chinese Medicine (*Zhong Yi Zheng Hou Zhen Duan Zhi Liao Xue* 中 医 证 候 诊 断 治 疗 学), Beijing Science Publishing House, Beijing.
>
> Zhao Jin Ze 1991 Differential Diagnosis and Patterns in Chinese Medicine (*Zhong Yi Zheng Hou Jian Bie Zhen Duan Xue* 中 醫 证 候 鉴 别 诊 断 学), People's Health Publishing House, Beijing.
>
> Zhao Jin Duo 1985 Identification of Patterns and Diagnosis in Chinese Medicine (*Zhong Yi Zheng Zhuang Jian Bie Zhen Duan Xue* 中 醫 证 状 鉴 别 诊 断 学, People's Health Publishing House, Beijing.

Etiologia

Essa seção inclui as causas mais comuns de cada padrão, de acordo com minha experiência.

Patologia

Essa seção explica como as manifestações clínicas surgem e o processo patológico que as embasa. Por exemplo, a tosse é causada pela impossibilidade de o *Qi* do Pulmão descer; os sibilos são causados pela impossibilidade de difundir *Qi* dos Pulmões; as unhas esbranquiçadas são causadas pela deficiência de Sangue do Fígado, que não consegue nutrir as unhas, etc.

Precursores patológicos do padrão

Essa seção analisa os padrões ou outros processos patológicos que poderiam resultar no padrão em questão. Por exemplo, a deficiência de Sangue do Coração frequentemente se origina da deficiência de Sangue do Fígado.

Progressões patológicas do padrão

Essa seção indica um ou mais padrões que podem desenvolver-se em consequência do padrão em questão. Por exemplo, a deficiência de Sangue do Fígado frequentemente causa deficiência de Sangue do Coração, ou ascensão do *Yang* do Fígado etc.

Tratamento com acupuntura

No que diz respeito ao tratamento com acupuntura, os pontos mais úteis são mencionados para cada padrão. Entretanto, é importante entender que essas referências não são prescrições de pontos, mas simplesmente os melhores pontos a serem usados de acordo com suas funções. Por essa razão, nem todos os pontos mencionados poderiam ser necessariamente utilizados em cada caso.

Além disso, quando as funções de cada ponto são explicadas, apenas as funções relevantes ao padrão em questão estão mencionadas. Por exemplo, com o padrão de colapso de *Yang* do Coração, o ponto VG-20 *Baihui* é recomendado por sua função de restaurar a consciência, ainda que tenha muitas outras funções que não estão citadas nesse padrão. As funções dos pontos estão descritas com detalhes nos Capítulos 54 a 68.

Por fim, com referência ao método de aplicação das agulhas, sempre que indicarmos o método de sedação, deve-se entender que ele deva ser substituído pelo método neutro em todos os casos comuns, isto é:

- Quando a doença é crônica
- Quando o paciente está muito fraco ou é muito idoso
- Quando há um padrão misto de Deficiência e Excesso.

Fórmula fitoterápica

Essa seção descreve a fórmula fitoterápica recomendada para cada padrão.

Notas

1. 1981 Discussion of Prescriptions of the Golden Chest (*Jin Gui Yao Lue Fang Lun* 金 匮 要 略 方 论), Zhejiang Scientific Publishing House, Zhejiang, first published c.ad 220, p. 51.

2. Wu Ke Qian Origin of Diseases Dictionary (*Bing Yuan Ci Dian* 病 源 辞 典), Tianjin Ancient Texts Publishing House, Tianjin, 1988, p. 87 and p. 92.

3. Chao Yuan Fang 1991 Discussion of the Origin of Symptoms in Diseases (*Zhu Bing Yuan Hou Lun* 诸 病 源 候 论), People's Health Publishing House, Beijing, first published ad 610, p. 87.

Padrões do Coração 32

- Etiologia geral, 374
  - Fatores patogênicos externos, 374
  - Emoções, 375
- Padrões de deficiência, 375
  - Deficiência de *Qi* do Coração, 375
  - Deficiência de *Yang* do Coração, 377
  - Colapso de *Yang* do Coração, 378
  - Deficiência de Sangue do Coração, 379
  - Deficiência de *Yin* do Coração, 381
- Padrões de excesso, 382
  - Fogo agitando o Coração, 382
  - Fleuma-Fogo perturbando o Coração, 384
  - Fleuma entorpecendo a Mente, 386
  - Estagnação de *Qi* do Coração, 387
  - Obstrução no Canal do Coração, 389
- Padrões de deficiência-excesso, 390
  - Estase de Sangue do Coração, 390
- Padrões combinados, 392
- Notas, 393

As funções do Coração (ver Capítulo 6) são:

- Governa o Sangue
- Controla os vasos sanguíneos
- Manifesta-se na compleição
- Abriga a Mente
- Abre-se na língua
- Controla a sudorese.

Boxe 32.1 Etiologia geral dos padrões do Coração

- Fatores patogênicos externos
- Emoções
  - Alegria
  - Tristeza e mágoa
  - Raiva
  - Preocupação
- Dieta
- Excesso de trabalho.

As funções mais importantes dentre as que foram citadas são as de governar o Sangue e abrigar a Mente (*Shen*). A maioria das alterações patológicas do Coração reflete essas funções e afeta o Sangue e a Mente.

Governar o Sangue e abrigar a Mente são funções complementares, que se afetam mutuamente. Sangue e *Yin* são a "residência" da Mente: quando Sangue e *Yin* são saudáveis, a mente está em bom estado e o indivíduo sente-se mentalmente feliz e vitalizado. Quando há deficiência de Sangue e *Yin*, a Mente sofre, o indivíduo sente-se infeliz, deprimido e sem vitalidade. Por outro lado, quando a Mente é perturbada por problemas emocionais, isto pode causar fraqueza do Sangue ou *Yin* e, consequentemente, acarretar sintomas de deficiência de Sangue do Coração ou *Yin* do Coração.

Etiologia geral

Os fatores etiológicos descritos a seguir estão resumidos no Boxe 32.1.

▶ Fatores patogênicos externos

Em termos gerais, os fatores climáticos externos não afetam diretamente o Coração. Dentre todos os fatores climáticos, Fogo e Calor são os que mais afetam o Coração, mas ainda assim isso não ocorre diretamente. A medicina chinesa sustenta que os fatores patogênicos externos não afetam diretamente o Coração, mas em vez disto acometem o Pericárdio. No Capítulo 71 do *Eixo Espiritual*, há a seguinte citação: "*Quando fatores patogênicos externos atacam o Coração, eles penetram primeiramente no Pericárdio.*"[1] Desse modo, quando Calor externo invade o corpo, ele afeta o Pericárdio em vez de o Coração. Esse padrão está descrito no Capítulo 33.

Os fatores patogênicos externos como causadores de doenças estão descritos no Capítulo 21.

 Atenção

Em geral, os fatores patogênicos externos não afetam diretamente o Coração, mas sim o Pericárdio.

▶ Emoções

Alegria

O Coração está relacionado com a "alegria" de acordo com o esquema de correspondências dos Cinco Elementos. Em condições normais, um estado mental feliz certamente é benéfico à Mente e ao corpo. Apenas quando a alegria é excessiva que se torna causa de doença e pode causar danos ao Coração. (O significado do termo "alegria" como causa de doença está descrito no Capítulo 20.)

Alegria e estimulação excessivas podem causar danos ao Coração e, mais especificamente, tornar o Qi do Coração mais lento e deficiente, causando dilatação do órgão.

Tristeza e mágoa

Embora estejam relacionadas com os Pulmões de acordo com o esquema dos Cinco Elementos, tristeza e mágoa afetam profundamente o Qi do Coração. Os Pulmões e o Coração estão diretamente relacionados, porque um governa o Qi e outro, o Sangue; ambos se ajudam mutuamente e estão situados no tórax.

Tristeza e mágoa causam deficiência de Qi do Pulmão que, por sua vez, afeta o Coração e provoca deficiência de Qi do Coração. No Capítulo 39 do *Questões Simples*, afirma-se que: "A tristeza dissolve o Qi."[2]

Tristeza e mágoa são causas muito comuns de deficiência de Qi do Coração e, quando afetam os Pulmões e o Coração, essas emoções comumente podem ser evidenciadas no pulso na forma de pulso muito Fraco nas duas posições Anteriores (i. e., posições do Coração e dos Pulmões).

Tristeza e mágoa prolongadas causando deficiência de Qi por um período longo podem causar estagnação do Qi que, por sua vez, pode transformar-se em Calor. Quando isso acontece, essas emoções causam Calor no Coração.

> **Nota clínica**
>
> A deficiência de Qi do Coração e do Pulmão pode provocar estagnação do Qi nesses órgãos, de forma que a deficiência e a estagnação do Qi coexistem.

Raiva

Em medicina chinesa, o termo "raiva" inclui sentimentos de frustração e ressentimento (ver causas de doença, no Capítulo 20).

Embora a raiva afete diretamente o Fígado, essa emoção também pode afetar indiretamente o Coração. A raiva provoca ascensão do Yang do Fígado ou Fogo de Fígado, e isso pode ser transmitido facilmente ao Coração, resultando em Fogo de Coração. Isso se evidencia na língua pela cor Vermelha nas superfícies laterais do corpo e na ponta da língua e, possivelmente, por pontos vermelhos na ponta.

Preocupação

Preocupação é uma das causas emocionais mais comuns de adoecimento em nossa sociedade. A preocupação bloqueia o Qi, ou seja, provoca estagnação do Qi e isso afeta os Pulmões e o Baço: os Pulmões porque, quando o indivíduo está preocupado, a respiração é superficial; e o Baço porque esse órgão é responsável pelos pensamentos e pelas ideias. O Capítulo 8 do *Eixo Espiritual* confirma que a preocupação bloqueia o Qi: "A Preocupação causa obstrução do Qi, de forma que ele fica estagnado."[3]

Entretanto, a preocupação também afeta profundamente o Coração, causando estagnação do Qi no Coração e no tórax, palpitações, sensação discreta de aperto no peito e insônia.

É importante ressaltar que a preocupação também afeta o Fígado e pode causar ascensão do Yang do Fígado. Zhang Jing Yue disse: "*Preocupação causa ascensão do Qi e pode afetar o Fígado; o Fígado torna-se hiperativo e invade o Baço.*"[4]

As emoções como causadores de doença estão descritas no Capítulo 20. Os efeitos das emoções no Coração estão ilustrados na Figura 32.1 e resumidos no Boxe 32.2. O Boxe 32.3 resume os sinais e sintomas que são considerados "indícios" de patologia do Coração.

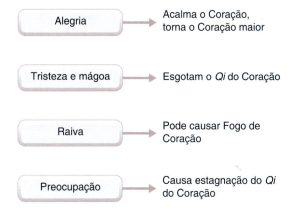

Figura 32.1 Emoções que afetam o Coração.

> **Boxe 32.2 Emoções que afetam o Coração**
>
> - Alegria (acalma o Qi do Coração)
> - Tristeza (esgota o Qi do Coração)
> - Mágoa (esgota o Qi do Coração)
> - Raiva (provoca ascensão do Qi do Coração)
> - Preocupação (bloqueia o Qi do Coração).

> **Boxe 32.3 "Indícios" de patologia do Coração**
>
> - Sintomas mental–emocionais
> - Patologia da Mente refletida no brilho (shen) dos olhos
> - Depressão, ansiedade e insônia
> - Palpitações.

Padrões de deficiência

▶ Deficiência de Qi do Coração

Manifestações clínicas

Palpitações, dispneia aos esforços, palidez facial, transpiração espontânea, fadiga e depressão branda (Figura 32.2).

- *Língua*: Pálida ou de cor normal
- *Pulso*: Vazio. Nos casos graves, o pulso do Coração poderia parecer ligeiramente Transbordante e Vazio (i. e., pareceria muito superficial e um pouco pulsátil com a pressão suave exercida pelo dedo, mas Vazio quando se aplica pressão mais firme)
- *Sintomas fundamentais*: palpitações, fadiga e pulso Vazio.

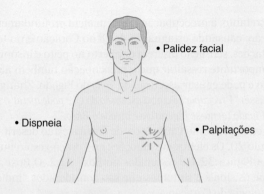

Figura 32.2 Deficiência de *Qi* do Coração.

Etiologia

Problemas emocionais

Problemas emocionais – especialmente causados por tristeza ou mágoa – podem causar deficiência de *Qi* do Coração.

Perda de Sangue

Esse padrão pode ser causado por uma doença crônica, principalmente depois de uma hemorragia grave ou de sangramentos crônicos prolongados (p. ex., menorragia). O Coração governa o Sangue e, como o Sangue é a Mãe do *Qi*, qualquer perda sanguínea grave ou persistente causa deficiência de *Qi* do Coração que, por sua vez, leva à deficiência de *Qi* do Coração.

Patologia

Esse padrão inclui sinais gerais da deficiência de *Qi* (inclusive dificuldade de respirar, transpiração, palidez, fadiga e pulso Vazio) e palpitações, que é o sinal cardinal da deficiência de *Qi* do Coração. Nesse caso, as palpitações são apenas suaves e ocasionais.

Nesse ponto, é importante definir "palpitações". O termo "palpitações" indica uma sensação subjetiva do paciente, que percebe que o coração está batendo desconfortavelmente. Em geral, não estamos cientes dos batimentos do nosso coração, mas quando percebemos esses batimentos que nos parecem vagamente desagradáveis, isto é conhecido como "palpitações".

É importante salientar que as "palpitações" nada têm a ver com a frequência ou o ritmo do coração. Em muitos casos, os pacientes podem sentir "palpitações" como se o coração estivesse batendo mais rapidamente, mas essa aceleração nem sempre é real. Por outro lado, o pulso de um indivíduo pode ser rápido, mas, se ele não tem consciência disso, esse sintoma não poderia ser definido como "palpitações". Por essa razão, quando perguntamos sobre "palpitações", é importante explicar ao paciente o que queremos dizer com isso. Quando perguntamos ao paciente: "Você sente palpitações?", a maioria pode supor que estamos perguntando se o coração bate mais rápido. Por essa razão, eu geralmente pergunto: "Você alguma vez sente que seu coração bate desconfortavelmente?"

 Atenção

"Palpitações" são uma sensação subjetiva do paciente, que percebe desconfortavelmente os batimentos cardíacos; isto nada tem a ver com a avaliação objetiva da frequência ou do ritmo cardíaco.

Precursores patológicos do padrão

A deficiência de *Qi* do Coração pode ser causada por deficiência de *Qi* do Rim. Em alguns casos, a deficiência de *Qi* do Coração também pode ser atribuída à deficiência de *Qi* da Vesícula Biliar (Figura 32.3).

Progressões patológicas do padrão

A deficiência de *Qi* do Coração frequentemente causa deficiência de *Yang* do Coração. Isso também pode afetar os Pulmões e associar-se à deficiência de *Qi* do Pulmão: isso acontece principalmente quando há estresse emocional (ver Figura 32.3).

Tratamento

Princípio de tratamento: tonificar o *Qi* do Coração.

Acupuntura

- *Pontos*: C-5 *Tongli*, PC-6 *Neiguan*, B-15 *Xinshu*, VC-17 *Shanzhong*, VC-6 *Qihai* e VG-14 *Dazhui*
- *Método*: todos com o método de tonificação
- *Explicação*:
  - C-5 tonifica o *Qi* do Coração
  - PC-6 também tonifica o *Qi* do Coração e poderia ser especialmente útil quando tristeza é a causa do padrão
  - B-15 é o ponto *Shu* Dorsal e tonifica o *Qi* do Coração. Também deve ser aplicada moxabustão diretamente nesse ponto
  - VC-17 é o ponto Mestre do *Qi* e tonifica o *Qi* do Aquecedor Superior e, consequentemente, o *Qi* do Coração. Esse ponto também poderia ser especialmente útil quando tristeza é a causa da doença, porque ele tonifica o *Qi* do Pulmão e do Coração
  - VC-6 tonifica o *Qi* do corpo inteiro e, por essa razão, fortalece o *Qi* do Coração. Esse ponto poderia ser especialmente útil quando a deficiência do Coração resulta de uma doença crônica com deficiência geral de *Qi*
  - VG-14 com aplicação direta de cones de moxa tonifica o *Qi* do Coração.

Fórmula fitoterápica

Bao Yuan Tang – Decocção para Preservar a Fonte.

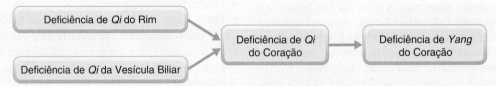

Figura 32.3 Padrão de deficiência de *Qi* do Coração: precursores e progressão.

Três Tesouros

Acalmar Shen (variação de Gui Pi Tang).

▶ Deficiência de *Yang* do Coração

Manifestações clínicas

Palpitações, dispneia aos esforços, fadiga, transpiração espontânea, sensação branda de abafamento ou desconforto na região do coração, sensação de frio, mãos frias, face pálida e brilhante, lábios ligeiramente escuros.

- *Língua*: Pálida, ligeiramente úmida
- *Pulso*: Profundo-Fraco; nos casos graves, Nodoso (Figura 32.4 e Boxe 32.4)
- *Sintomas fundamentais*: palpitações, mãos frias, pulso Profundo-Fraco.

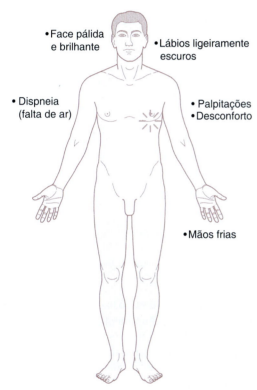

Figura 32.4 Deficiência de *Yang* do Coração.

Boxe 32.4 Deficiência de *Qi* do Coração

Manifestações clínicas
Palpitações, dispneia aos esforços, palidez facial, transpiração espontânea, fadiga, depressão branda, língua Pálida, pulso Vazio.

Tratamento
C-5 *Tongli*, PC-6 *Neiguan*, B-15 *Xinshu*, VC-17 *Shanzhong*, VC-6 *Qihai* e VG-14 *Dazhui*.

Etiologia

A etiologia é basicamente a mesma da deficiência de *Qi* do Coração. Por essa razão, a deficiência de *Yang* do Coração pode ser causada indiretamente por qualquer uma das causas da deficiência de *Yang* do Rim (ver Capítulo 37).

Patologia

Alguns dos sintomas são os mesmos da deficiência de *Qi* do Coração (palpitações, dispneia, fadiga, transpiração e palidez facial): isso ocorre porque a deficiência de *Qi* do Coração poderia ser considerada como parte da deficiência de *Yang* do Coração. Em outras palavras, não é possível ter deficiência de *Yang* sem deficiência de *Qi*.

As sensações de frio e as mãos frias ocorrem porque o *Yang* do Coração não transporta Sangue às extremidades de forma a aquecê-las. A sensação branda de entupimento na região do tórax ocorre porque *Yang* do Coração não mobiliza o *Qi* do tórax e, por essa razão, resulta em estagnação suave do *Qi* nessa região.

A face pálida e brilhante é típica da deficiência de *Yang* (com a deficiência de Sangue, a face poderia ser pálida e opaca).

Os lábios são ligeiramente escuros porque o *Qi* do Coração deficiente não consegue mobilizar o *Qi* e o Sangue e isso pode causar estase discreta de Sangue. Vale ressaltar que esse sinal poderia aparecer apenas nos casos graves e avançados da deficiência de *Yang* do Coração.

A língua é Pálida porque o *Yang* do Coração não consegue transportar Sangue suficiente para a língua e também é ligeiramente úmida porque o *Yang* do Coração não pode transformar os líquidos que, consequentemente, acumulam-se na língua.

O pulso Profundo e Fraco reflete a deficiência de *Yang*. O pulso Nodoso (pulso Lento que para a intervalos irregulares) poderia ser encontrado nos casos graves.

Precursores patológicos do padrão

A deficiência de *Yang* do Coração pode ser causada indiretamente por uma deficiência crônica de *Yang* do Rim, porque este último é a fonte de todas as energias *Yang* do corpo.

O Estômago e o Baço também afetam diretamente o Coração (ver Capítulo 2) e a deficiência de *Yang* do Estômago e/ou do Baço é uma causa comum da deficiência de *Yang* do Coração.

A deficiência de *Yang* do Coração também pode ser causada pela deficiência de *Qi* do Coração (Figura 32.5).

Progressões patológicas do padrão

A possível consequência clinicamente mais importante da deficiência de *Yang* do Coração é estase de Sangue do Coração. A deficiência de *Yang* do Coração não consegue mobilizar o *Qi* no tórax; isso pode resultar primeiramente em estagnação do *Qi* do Coração e, depois, em estase de Sangue do Coração. Esse padrão é clinicamente importante porque faz parte de algumas doenças clínicas do Ocidente, inclusive angina do peito e doença cardíaca coronariana (ver Figura 32.5).

Tratamento

Princípio de tratamento: tonificar e aquecer o *Yang* do Coração.

Acupuntura

- *Pontos*: C-5 *Tongli*, PC-6 *Neiguan*, B-15 *Xinshu*, VC-17 *Shanzhong*, VC-6 *Qihai* e VG-14 *Dazhui*
- *Método*: todos com método de tonificação, possivelmente com aplicação de moxabustão
- *Explicação*:
  - C-5 e PC-6 tonificam o *Qi* do Coração (ver seção anterior)

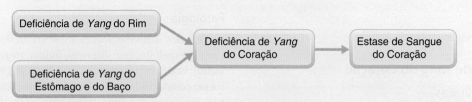

Figura 32.5 Padrão de deficiência de *Yang* do Coração: precursores e progressão.

- B-15 tonifica o *Yang* do Coração quando se utiliza moxabustão
- VC-17 também tonifica o *Yang* do Coração quando se utiliza moxabustão. Esse ponto pode ser especialmente útil quando há entupimento do tórax
- VC-6 com moxabustão também tonifica todas as energias *Yang* do corpo e é especialmente útil quando a deficiência de *Yang* do Coração resulta da deficiência de *Yang* do Rim
- VG-14 com aplicação direta de moxabustão tonifica o *Yang* do Coração.

Fórmula fitoterápica

Rou Fu Bao Yuan Tang – *Decocção para Preservar a Fonte*. O Boxe 32.5 resume a deficiência de *Yang* do Coração.

Boxe 32.5 Deficiência de *Yang* do Coração

Manifestações clínicas

Palpitações, dispneia aos esforços, fadiga, transpiração espontânea, sensação branda de entupimento ou desconforto na região do tórax, sensação de frio, mãos frias, face pálida e brilhante, lábios ligeiramente escuros, língua Pálida, pulso Profundo-Fraco.

Tratamento

C-5 *Tongli*, PC-6 *Neiguan*, B-15 *Xinshu*, VC-17 *Shanzhong*, VC-6 *Qihai* e VG-14 *Dazhui*.

▶ Colapso de *Yang* do Coração

Manifestações clínicas

Palpitações, falta de ar, respirações superficiais e fracas, transpiração profusa, membros frios, cianose nos lábios, pele branco-acinzentada e, nos casos graves, coma (Figura 32.6).

- *Língua*: muito Pálida ou Roxo-Azulada, Curta
- *Pulso*: Escondido-Mínimo-Nodoso
- *Sintomas fundamentais*: cianose labial, pulso Escondido-Mínimo, membros frios.

Etiologia

A etiologia é a mesma da deficiência de *Yang* do Coração. Entretanto, o colapso de *Yang* do Coração sempre é causado por uma deficiência crônica e grave de *Yang* do Rim. Desse modo, todas as causas da deficiência de *Yang* do Rim são, indiretamente, causas do colapso de *Yang* do Coração: isso pode incluir atividade sexual excessiva, excesso de trabalho por um período longo, ou uma doença crônica.

Patologia

Esse padrão é um caso extremo da deficiência de *Yang* do Coração e não é muito diferente desta. As manifestações clínicas são basicamente as mesmas da deficiência de *Yang* do Coração,

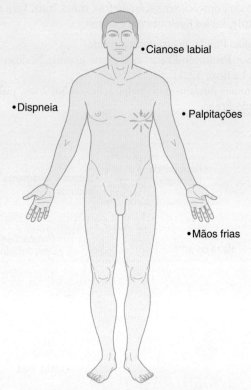

Figura 32.6 Colapso de *Yang* do Coração.

apenas mais graves. Além disso, o paciente tem cianose labial, que ocorre porque o *Yang Qi* deficiente não consegue mobilizar o Sangue, resultando então em estase grave deste último.

O coma é causado pelo colapso total do *Qi* do Coração e, por essa razão, a mente não tem "residência". Esse coma é do tipo de Deficiência.

A língua pode ser curta (*i. e.*, não pode ser estendida muito para fora da boca) porque a deficiência de *Yang* é tão grave que o *Yang Qi* não pode realizar qualquer movimento com os músculos da língua. Além disso, a deficiência de *Yang* forma Frio interno, que contrai os músculos; por esta razão, a língua não pode ser esticada para fora.

O pulso Escondido é um caso extremo do pulso Profundo e reflete a deficiência grave de *Yang*. O pulso Nodoso reflete a deficiência grave de *Yang*, que não fornece ao Coração energia suficiente para contrair regularmente.

Precursores patológicos do padrão

O Colapso de *Yang* do Coração sempre é causado por uma deficiência crônica e grave de *Yang* do Rim. O colapso total do *Qi* (seja *Yin Qi* ou *Yang Qi*) sempre é atribuído ao colapso da energia dos Rins (seja *Yin* do Rim ou *Yang* do Rim), que é o fundamento de todas as energias do corpo (Figura 32.7).

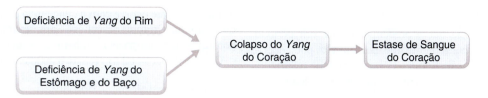

Figura 32.7 Padrão do Colapso de *Yang* do Coração: precursores e progressões.

Deficiência geral de *Yang*, especialmente do Baço e do Estômago, também é um precursor frequente desse padrão. O *Yang* do Estômago é especialmente importante porque o canal do Estômago controla o Grande Canal de Conexão do Estômago (também conhecido como *Xu Li*), que bate no quinto espaço intercostal. A pulsação do ventrículo esquerdo, que pode ser palpada no quinto espaço intercostal, era conhecida como "batimento de *Xu Li*" (ver Capítulo 51).

Progressão patológica do padrão

O Colapso de *Yang* do Coração é uma condição grave, séria e aguda, corresponde ao infarto agudo do miocárdio na medicina Ocidental. Quando não causa morte, a principal consequência é a estase de Sangue grave.

Tratamento

Princípios de tratamento: recuperar *Yang*, restaurar a consciência, controlar a transpiração.

Acupuntura

- *Pontos*: VC-6 *Qihai*, VC-4 *Guanyuan*, VC-8 *Shenque*, VG-4 *Mingmen*, E-36 *Zusanli*, PC-6 *Neiguan*, B-23 *Shenshu*, VG-20 *Baihui*, VG-14 *Dazhui*, B-15 *Xinshu*
- *Método*: todos com método de tonificação, sem retenção da agulha; também deve ser usada moxabustão
- *Explicação*:
  - VC-4, VC-6 e VC-8 recuperam *Yang Qi* e interrompem a transpiração quando se aplica indiretamente moxabustão ou gengibre, ou acônito
  - VG-4 com moxabustão tonifica o *Yang* do Rim
  - E-36 e PC-6 fortalecem o *Yang* do Coração
  - B-23 com moxabustão fortalece o *Yang* do Rim
  - VG-20 é o ponto de encontro de todos os canais *Yang*: ele recupera *Yang* e promove a reanimação quando é usado com moxabustão direta
  - VG-14 e B-15 combinados podem tonificar o *Yang* do Coração quando se aplica moxabustão diretamente.

É importante interromper a transpiração porque a sudorese profusa enfraquece ainda mais o coração por dois mecanismos. Primeiramente, a perda de suor implica perda de *Qi* Defensivo, que representa mais perda de *Yang*. Em segundo lugar, a perda de fluidos com a transpiração causa deficiência de Sangue, em razão da relação de permuta entre os Fluidos Corporais e o Sangue. A deficiência de Sangue resultante enfraquece ainda mais o Coração.

Fórmula fitoterápica

Shen Fu Tang – *Decocção de Ginseng-Acônito*.

O Boxe 32.6 resume o Colapso de *Yang* do Coração.

Boxe 32.6 Colapso de *Yang* do Coração

Manifestações clínicas

Palpitações, dispneia, respirações superficiais e fracas, sudorese profusa, membros frios, cianose labial, pele branco-acinzentada, coma (nos casos graves), língua muito Pálida ou Azulada, pulso Escondido-Mínimo-Nodoso.

Tratamento

VC-6 *Qihai*, VC-4 *Guanyuan*, VC-8 *Shenque*, VG-4 *Mingmen*, E-36 *Zusanli*, PC-6 *Neiguan*, B-23 *Shenshu*, VG-20 *Baihui*, VG-14 *Dazhui*, B-15 *Xinshu*.

▶ Deficiência de Sangue do Coração

Manifestações clínicas

Palpitações, tontura, insônia, sono perturbado por sonhos, memória fraca, ansiedade, tendência a sobressaltar-se, pele pálida e opaca, lábios pálidos (Figura 32.8).

- *Língua*: Pálida, Fina, ligeiramente seca
- *Pulso*: Áspero ou Fino
- *Sintomas fundamentais*: palpitações, insônia, memória fraca, língua Pálida.

Etiologia

Dieta

As dietas pobres em nutrientes ou alimentos formadores de Sangue (inclusive carne) podem causar deficiência de *Qi* do Baço. O *Qi* dos Alimentos (*Gu Qi*) produzido pelo Baço é a base para a formação do Sangue: por esta razão, a deficiência prolongada de *Qi* do Baço pode resultar em deficiência de Sangue. Por sua vez, a deficiência de Sangue pode enfraquecer o Coração e causar deficiência de Sangue do Coração. Por essa razão, a deficiência de Sangue do Coração está frequentemente associada à deficiência de *Qi* do Baço.

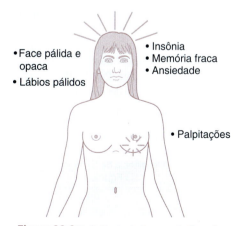

Figura 32.8 Deficiência de Sangue do Coração.

Estresse emocional

Tristeza, mágoa, ansiedade e preocupação por um período longo podem perturbar a Mente que, por sua vez, pode deprimir a função do Coração. Como o Coração governa o Sangue, isso finalmente causa deficiência de Sangue do Coração.

Sangramento grave

Uma hemorragia profusa (p. ex., durante o parto) pode causar deficiência de Sangue, porque o Coração governa o Sangue. Com o tempo, isso pode causar deficiência de Sangue do Coração. Na verdade, a medicina chinesa sustenta que essa seja a causa principal da depressão pós-parto.

Patologia

O Coração governa o Sangue: quando o Sangue está deficiente, o Coração sofre e a Mente fica privada de sua "residência" – isto explica sintomas como insônia, sono perturbado por sonhos, ansiedade e tendência a sobressaltar-se. Além disso, o Coração controla as faculdades mentais e, quando há deficiência de Sangue do Coração, os pensamentos são confusos e a memória é fraca.

O Sangue é a mãe do *Qi*: quando o Sangue do Coração está deficiente, o *Qi* do Coração também entra em deficiência e isso causa palpitações. Existe uma diferença sutil entre as palpitações causadas por deficiência de *Qi* do Coração ou de Sangue do Coração. No primeiro caso, o *Qi* do Coração é que está deficiente e não consegue controlar o Sangue. No segundo, o Sangue do Coração é que está deficiente e não consegue nutrir o *Qi*. Embora ambas sejam descritas como palpitações, a apresentação clínica dos sintomas varia em cada caso. Nos pacientes com deficiência de *Qi* do Coração, as palpitações ocorrem mais durante o dia e podem ocorrer aos esforços, sem qualquer outra sensação específica. Nos casos de deficiência de Sangue do Coração, as palpitações ocorrem mais ao anoitecer, mesmo em repouso, com sensação discreta de mal estar no peito ou ansiedade.

> **Nota clínica**
>
> As palpitações causadas pela deficiência de *Qi* do Coração são mais comuns durante o dia, enquanto as que estão associadas à deficiência de Sangue do Coração são mais frequentes à tarde ou ao anoitecer.

Tontura é um sintoma geral da deficiência de Sangue e ocorre porque o Sangue não consegue nutrir o cérebro.

A pele pálida e opaca reflete a deficiência de Sangue (com a deficiência de *Yang*, a pele é pálida e brilhante).

A língua é a ramificação do Coração; quando há deficiência de Sangue do Coração, quantidades insuficientes de Sangue chegam à língua, que se torna Pálida. Ressecamento suave (relacionado com a deficiência de Sangue) diferencia esse tipo de língua da que ocorre com a deficiência de *Yang* do Coração, que é úmida. Quando não chega Sangue suficiente na língua por um período longo, ela também se torna Fina.

O pulso Áspero ou Fino reflete a deficiência de Sangue.

Precursores patológicos do padrão

Deficiência de Sangue do Fígado é o precursor mais comum da deficiência de Sangue do Coração por duas razões. Primeiramente, quando há deficiência de Sangue, isto geralmente começa com deficiência de Sangue do Fígado: como o Coração governa o Sangue, o Sangue do Coração também se torna deficiente. Em segundo lugar, como o Fígado é a Mãe do Coração com base na teoria dos Cinco Elementos, uma patologia do Fígado é facilmente transferida ao Coração; por exemplo, assim como a deficiência de Sangue do Fígado pode afetar o Coração, Fogo de Fígado também pode atingir o Coração e causar Fogo de Coração (Figura 32.9).

Progressão patológica do padrão

A deficiência de Sangue do Coração finalmente pode causar deficiência de *Yin* do Coração, porque o Sangue faz parte de *Yin*.

Embora no nível físico seja o Baço que afeta o Coração (o *Qi* dos Alimentos produzido pelo Baço é a origem do Sangue), no nível mental–emocional a deficiência de Sangue do Coração pode afetar o Baço (porque o Coração é a Mãe do Baço de acordo com a teoria dos Cinco Elementos), causando introspecção e humor taciturno (ver Figura 32.9).

Tratamento

Princípios de tratamento: nutrir o Sangue, tonificar o Coração e acalmar a Mente.

Acupuntura

- *Pontos*: C-7 *Shenmen*, VC-14 *Juque*, VC-15 *Jiuwei*, VC-4 *Guanyuan*, B-17 *Geshu* (com moxabustão) e B-20 *Pishu*
- *Método*: todos com método de tonificação. Pode ser aplicada moxabustão
- *Explicação*:
  - C-7 nutre o Sangue do Coração e acalma a Mente
  - VC-14 e VC-15 tonificam o Sangue do Coração e acalmam a Mente. Esses pontos são especialmente úteis quando há ansiedade acentuada
  - VC-4, B-17 e B-20 tonificam o Sangue. B-17 é o ponto Mestre (*Hui*) do Sangue, e B-20 é o ponto *Shu* Dorsal do Baço e tonifica o *Qi* do Baço para produzir mais Sangue.

Fórmula fitoterápica

Shen Qi Si Wu Tang – *Decocção de Quatro Substâncias com Ginseng-Astrágalo.*

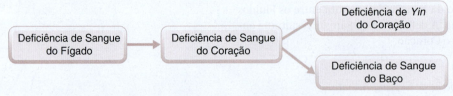

Figura 32.9 Padrão da deficiência de Sangue do Coração: precursores e progressões.

Três Tesouros

Acalmar Shen (variação de Gui Pi Tang).

Caso clínico 32.1

Uma senhora de 51 anos tinha circulação ruim nas mãos e nos pés, memória fraca, tontura, dormência nos dedos das mãos, cefaleias incômodas e persistentes no vértice, palpitações e insônia. Sua língua era Pálida, ligeiramente alaranjada nos lados, enquanto seu pulso era Áspero.

Esse é um exemplo claro de deficiência de Sangue do Coração e do Fígado (a cor alaranjada da língua nos lados indica deficiência prolongada de Sangue do Fígado).

O Boxe 32.7 resume a deficiência de Sangue do Coração.

Boxe 32.7 Deficiência de Sangue do Coração

Manifestações clínicas
Palpitações, tontura, insônia, sono perturbado por sonhos, memória fraca, ansiedade, tendência a sobressaltar-se, pele pálida e opaca, lábios pálidos, língua Pálida e Fina, pulso Áspero ou Fino.

Tratamento
C-7 *Shenmen*, VC-14 *Juque*, VC-15 *Jiuwei*, VC-4 *Guanyuan*, B-17 *Geshu* (com moxa) e B-20 *Pishu*.

▶ Deficiência de *Yin* do Coração

Manifestações clínicas

Palpitações, insônia, sono perturbado por sonhos, tendência a sobressaltar-se, memória fraca, ansiedade, inquietude mental, "mal-estar", "impaciência", boca e garganta secas, sudorese noturna (Figura 32.10).

- *Língua*: sem saburra, rachadura profunda na linha média chegando até a ponta
- *Pulso*: Flutuante-Vazio
- *Sintomas fundamentais*: palpitações, inquietude mental, sudorese noturna, língua sem saburra.

Calor-Vazio

Rubor malar, sensação de calor, especialmente ao anoitecer, parece "quente e incomodado", calor nos cinco palmos.

- *Língua*: Vermelha sem saburra, ponta mais vermelha com pontos vermelhos
- *Pulso*: Flutuante-Vazio e Rápido ou Fogo-Rápido.

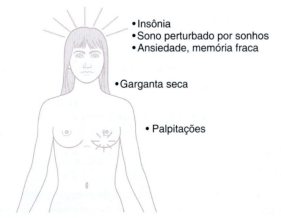

Figura 32.10 Deficiência de *Yin* do Coração.

Etiologia

Estresse emocional

Ansiedade de longa duração, preocupação e medo podem prejudicar o *Yin* do Coração, geralmente causando danos primeiramente ao Sangue do Coração.

Excesso de trabalho

Excesso de trabalho (no sentido de trabalhar muitas horas e sob estresse, conforme foi descrito no Capítulo 22) prejudica o *Yin*. Quando o excesso de trabalho está associado ao estresse emocional e à ansiedade, a Mente torna-se perturbada e o paciente desenvolve deficiência de *Yin* do Coração. Essa condição é muito comum nos pacientes que atendemos no Ocidente, onde nosso estilo de vida frenético tende muito a causar deficiência de *Yin*.

Calor externo causando danos ao Yin

A deficiência de *Yin* do Coração também pode começar depois de um ataque de Calor externo seguido do consumo dos Fluidos Corporais e esgotamento do *Yin* do Coração. Contudo, isso geralmente acontece apenas nos países muito quentes.

Patologia

Como foi mencionado, o padrão de deficiência de *Yin* do Coração inclui o da deficiência de Sangue do Coração. Em outras palavras, não é possível ter deficiência de *Yin* do Coração sem deficiência de Sangue do Coração, porque *Yin* corporifica o Sangue. Os sinais e sintomas comuns à deficiência de Sangue do Coração são insônia, sono perturbado por sonhos, tendência a sobressaltar-se, memória fraca e ansiedade. Entretanto, existe uma ligeira diferença quanto à insônia. Com a deficiência de Sangue do Coração, o paciente acha difícil adormecer, mas dorme bem depois que consegue adormecer. Com a deficiência de *Yin* do Coração, o paciente acha difícil adormecer *e* acorda várias vezes durante a noite.

"Inquietude mental" é uma tradução da expressão em chinês *xin fan*, que literalmente significa "coração sente-se vexado". Isso indica o sentimento de irritabilidade ou inquietude mental, que é típico da deficiência de *Yin*. O paciente sente-se inquieto, impaciente ou irritável sem qualquer razão aparente. Esse quadro acompanha-se da sensação de calor na face, geralmente ao final da tarde.

O rubor malar, o calor nos cinco palmos (sensação de calor nas palmas, nas plantas e no peito) e a sensação de calor são todos devidos ao Calor-Vazio causado pela deficiência de *Yin*.

Esse padrão é mais comum nos indivíduos de meia-idade ou idosos, porque a deficiência de *Yin* geralmente ocorre nesta faixa etária. O padrão de deficiência de Sangue do Coração é mais frequente nos indivíduos jovens, especialmente mulheres.

Língua sem saburra, mas de cor normal, indica deficiência de *Yin*. É apenas quando Calor-Vazio é pronunciado que a língua torna-se Vermelha e completamente sem saburra. A ponta vermelha com pontos vermelhos reflete a disseminação do Calor-Vazio dentro do Coração (a ponta reflete as condições do Coração).

O pulso Flutuante-Vazio ou Fino reflete a deficiência de *Yin*. O pulso geralmente é Fraco nas duas posições Posteriores, refletindo a deficiência de *Yin* do Rim, ao mesmo tempo que é

Transbordante nas duas posições Anteriores, refletindo a disseminação de Calor-Vazio no Coração. Quando o Calor-Vazio é pronunciado, o pulso torna-se Rápido.

> **⚠ Atenção**
>
> Lembre-se: embora a deficiência de *Yin* por fim resulte em Calor-Vazio, essa deficiência pode ocorrer por muito tempo sem Calor-Vazio.

Precursores patológicos do padrão

A deficiência de *Yin* do Coração frequentemente está associada ou é causada pela deficiência de *Yin* do Rim. Isso torna a Água deficiente, de forma que o *Yin* do Rim não consegue subir para nutrir e resfriar o Coração. Como o *Yin* do Coração perde a nutrição do *Yin* do Rim, isso por fim causa intensificação do Calor-Vazio no Coração (Figura 32.11).

A deficiência de *Yin* do Fígado também pode resultar no padrão de deficiência de *Yin* do Coração.

Progressões patológicas do padrão

A deficiência de *Yin* do Coração normalmente não causa outros padrões específicos além de Calor-Vazio (quando a deficiência é profunda) (ver Figura 32.11).

Tratamento

Princípios de tratamento: nutrir o *Yin* do Coração, acalmar a Mente. Quando o Calor-Vazio é pronunciado, eliminar esse fator patogênico.

Acupuntura

- *Pontos*: C-7 *Shenmen*, VC-14 *Juque*, VC-15 *Jiuwei*, VC-4 *Guanyuan*, C-6 *Yinxi*, BP-6 *Sanyinjiao* e R-7 *Fuliu*
- *Método*: todos com método de tonificação, sem moxabustão
- *Explicação*:
  - C-7 nutre o Sangue do Coração e o *Yin* do Coração e acalma a Mente
  - VC-14 e VC-15 acalmam a Mente. Em especial, o ponto VC-15 é excelente para acalmar a mente quando há ansiedade acentuada e inquietude mental
  - VC-4 nutre *Yin* e "aterra" a Mente
  - C-6 nutre o *Yin* do Coração e, quando é combinado com R-7, interrompe a transpiração noturna
  - BP-6 nutre *Yin* e acalma a Mente
  - R-7 tonifica os Rins e, quando é combinado com C-6, interrompe a transpiração noturna.

Fórmula fitoterápica

Tian Wang Bu Xin Dan – *Pílula para Tonificar o Coração do Imperador Celestial*.

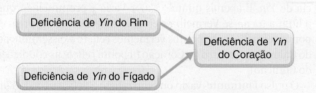

Figura 32.11 Padrão da deficiência de *Yin* do Coração: precursores e progressões.

Tesouro das Mulheres

Imperatriz Celestial (variação da Tian Wang Bu Xin Dan).

O Boxe 32.8 resume a deficiência de *Yin* do Coração.

Boxe 32.8 Deficiência de *Yin* do Coração

Manifestações clínicas

Palpitações, insônia, sono perturbado por sonhos, tendência a sobressaltar-se, memória fraca, ansiedade, inquietude mental, "impaciência", "irritabilidade", boca e garganta secas, transpiração noturna, língua sem saburra, pulso Flutuante-Vazio.

Tratamento

C-7 *Shenmen*, VC-14 *Juque*, VC-15 *Jiuwei*, VC-4 *Guanyuan*, C-6 *Yinxi*, BP-6 *Sanyinjiao* e R-7 *Fuliu*.

Caso clínico 32.2

Uma senhora de 50 anos tinha transpiração noturna, dor lombar, sensação de calor na face ao anoitecer e boca seca à noite. Sua língua era Vermelha, mais vermelha na ponta e Descamada; seu pulso era Fraco e muito Profundo e Fraco nas duas posições Posteriores.

Esse é um caso de deficiência de *Yin* do Coração e do Rim com Calor-Vazio no Coração.

Padrões de excesso

▶ Fogo agitando o Coração

Manifestações clínicas

Palpitações, sede, úlceras na boca e na língua, inquietude mental, sensação de agitação, sensação de calor, insônia, sono perturbado por sonhos, face vermelha, urina escura ou sangue na urina, gosto amargo (depois de uma noite de sono ruim) (Figura 32.12).

- *Língua*: Vermelha, ponta mais vermelha e edemaciada com pontos vermelhos, saburra amarela. Pode haver uma rachadura na linha média chegando até a ponta
- *Pulso*: Cheio-Rápido-Transbordante, especialmente na posição Anterior esquerda. O pulso também poderia ser Precipitado (Rápido, interrompido a intervalos irregulares)
- *Sintomas fundamentais*: úlceras da língua, sede, palpitações, língua Vermelha.

Etiologia

Estresse emocional

Problemas emocionais como ansiedade crônica, preocupação constante e depressão podem causar Fogo de Coração. Depois de um período longo, essas emoções podem causar estagnação do *Qi* e, quando este fica estagnado por muitos anos, pode formar Fogo. Em especial, a estagnação prolongada do *Qi* associada à depressão mental pode transformar-se em Fogo, resultando no aparecimento do padrão de Fogo agitando o Coração.

Dieta

A ingestão exagerada de alimentos de energia quente (condimentos e carnes vermelhas), mas especialmente de álcool, pode contribuir para causar esse padrão.

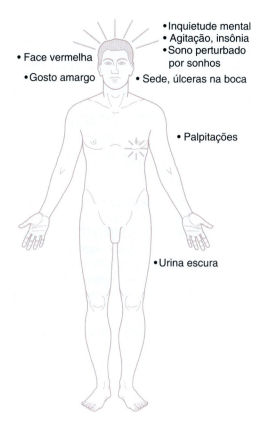

Figura 32.12 Fogo agitando o Coração.

Patologia

Esse é um padrão de Excesso de Calor-Cheio no Coração e contrasta com o que foi descrito antes (deficiência de *Yin* do Coração), no qual há Calor-Vazio no Coração. Existem vários sintomas de Calor, inclusive sede, rubor facial, sensação de calor, língua Vermelha e pulso Rápido-Transbordante ou Precipitado.

A língua é a ramificação do Coração e, quando este tem Fogo, o excesso de Calor pode abrasar para cima até a língua, resultando na formação de úlceras. Essas úlceras têm bordas elevadas e vermelhas ao redor e são muito dolorosas (úlceras com bordas brancas ao redor podem ser causadas por Calor-Vazio associado à deficiência de *Yin*).

A inquietude mental é muito marcante e deve-se ao excesso de Calor no Coração, que causa perturbação da Mente. Essa "inquietude mental" é diferente da que ocorre com a deficiência de *Yin* do Coração, porque é mais grave e o paciente parece mais inquieto, agitado, quente e geralmente mais pletórico.

A insônia é causada pelo Calor do Coração perturbando a Mente à noite. O paciente acorda frequentemente e tem sonhos perturbadores, geralmente de incêndios e de estar voando.

A face vermelha é causada pela intensificação do Calor para cima e evidencia-se na pele, que é a manifestação externa do Coração. Esse rubor facial pode ser diferenciado da vermelhidão de Calor-Vazio do Coração (causado pela deficiência de *Yin*), no qual apenas as regiões malares ficam ruborizadas (rubor malar), enquanto nos casos de Fogo agitando o Coração, toda a face fica vermelha.

Gosto amargo é um sintoma de Calor-Cheio no Coração, porque esse órgão abre-se para a língua e controla o paladar. O gosto amargo do Fogo de Coração pode ser diferenciado do que ocorre nos casos de Fogo de Fígado pelo fato de que o primeiro ocorre apenas de manhã e está relacionado com a qualidade do sono: quando o paciente passa uma noite sem dormir, ele sente gosto amargo na boca pela manhã; quando dorme melhor, não sente gosto amargo.

> **Nota clínica**
>
> O gosto amargo de Fogo de Fígado ocorre todos os dias; o gosto amargo causado pelo Fogo de Coração ocorre apenas depois de uma noite de sono ruim.

A urina escura ou o sangue na urina é causado pela transmissão do Fogo de Coração ao Intestino Delgado (com o qual o Coração está relacionado interior e exteriormente) e daí para a Bexiga (com o qual o Intestino Delgado está relacionado dentro do *Yang* Maior).

A língua é Vermelha com saburra, refletindo a condição de Calor-Cheio. A ponta vermelha e edemaciada demonstra a localização do Calor no Coração.

O pulso Rápido indica Calor e sua qualidade Transbordante, especialmente na posição Anterior, demonstra a existência de Fogo de Coração.

Precursores patológicos do padrão

O Fogo de Coração é transmitido frequentemente pelo Fogo de Fígado, porque o Fígado é a Mãe do Coração de acordo com a teoria dos Cinco Elementos. A transmissão pelo Fígado também se deve à origem emocional desses dois padrões. Na verdade, raiva, frustração e ressentimento podem causar Fogo de Fígado e, como o Coração abriga a Mente que reconhece e sente tais emoções, o Fogo de Fígado é transmitido ao Coração, resultando em Fogo de Coração (Figura 32.13).

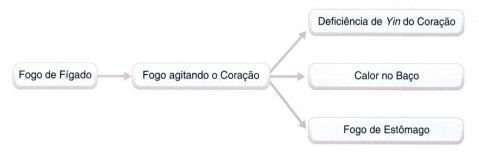

Figura 32.13 Padrão de Fogo agitando o Coração: precursores e progressões.

Progressões patológicas do padrão

O Fogo de Coração pode afetar o Baço e causar Calor no Baço, mas também pode acometer o Estômago e resultar em Fogo de Estômago.

Quando o Fogo de Coração persiste por muitos anos, o Fogo pode danificar o *Yin* e causar deficiência de *Yin* do Coração com sinais e sintomas complexos atribuídos à coexistência de Fogo e deficiência de *Yin* (ver Figura 32.13).

Tratamento

Princípios de tratamento: eliminar Calor, drenar Fogo e acalmar a Mente.

Acupuntura

- *Pontos*: C-9 *Shaochong*, C-8 *Shaofu*, C-7 *Shenmen*, VC-15 *Jiuwei*, BP-6 *Sanyinjiao*, R-6 *Zhaohai*, IG-11 *Quchi*, VG-24 *Shenting* e VG-19 *Hounding*
- *Método*: todos com método de sedação, exceto BP-6 e R-6, que devem ser tonificados. Sem moxabustão
- *Explicação*:
  - C-9 e C-8 eliminam Fogo de Coração
  - C-7 acalma a Mente
  - VC-15 acalma a Mente e elimina Calor
  - BP-6 e R-6 são usados para promover *Yin* e resfriar o Fogo, ainda que possa não haver deficiência de *Yin*
  - IG-11 elimina Calor
  - VG-24 e VG-19 acalmam a Mente.

Fórmula fitoterápica

Xie Xin Tang – *Decocção para Drenar o Coração*.

Três Tesouros

Drenar o Fogo (variação de Long Dan Xie Gan Tang).

O Boxe 32.9 resume o Fogo agitando o Coração.

Boxe 32.9 Fogo agitando o Coração

Manifestações clínicas

Palpitações, sede, úlceras na boca e na língua, inquietude mental, sensação de agitação, sensação de calor, insônia, sono perturbado por sonhos, face vermelha, urina escura ou sangue na urina, gosto amargo, língua Vermelha e edemaciada com pontos vermelhos, saburra amarela, pulso Cheio-Rápido-Transbordante.

Tratamento

C-9 *Shaochong*, C-8 *Shaofu*, C-7 *Shenmen*, VC-15 *Jiuwei*, BP-6 *Sanyinjiao*, R-6 *Zhaohai*, IG-11 *Quchi*, VG-24 *Shenting* e VG-19 *Hounding*.

Caso clínico 32.3

Uma mulher de 34 anos tinha ansiedade grave, insônia, preocupação e humor taciturno, palpitações e inquietude mental. A paciente também referia cefaleias, que afetavam o olho direito e o lado da cabeça ao longo do canal da Vesícula Biliar. As cefaleias eram muito fortes e do tipo pulsátil. As menstruações eram irregulares, algumas vezes atrasadas e outras adiantadas – o volume era grande e havia sangue escuro com coágulos. Além disso, a paciente sentia irritabilidade pré-menstrual. Seu pulso era em Corda, mas Fino e sua língua era Vermelho-Escura com pontos vermelhos ao longo das superfícies laterais e na ponta; a ponta era mais vermelha e edemaciada e havia saburra amarela espessa.

Essas manifestações clínicas eram muito complicadas. O padrão em geral é de Calor-Cheio, porque a língua era Vermelha e tinha saburra. Também havia Fogo de Fígado, que causava as cefaleias. Isso era evidente também com base na qualidade em Corda do pulso e na cor Vermelha da língua com pontos vermelhos nas superfícies laterais. Depois de um período longo, Fogo de Fígado pode ser facilmente transmitido ao Coração e causar Fogo de Coração: esta era a causa da ansiedade, insônia, palpitações, preocupação, inquietude mental e ponta da língua vermelha e edemaciada com pontos vermelhos. Além disso, também havia estase de Sangue do Fígado evidenciada pela irritabilidade pré-menstrual e pela irregularidade de suas menstruações com sangue escuro-coagulado.

▶ Fleuma-Fogo perturbando o Coração

Manifestações clínicas

Palpitações, sede, face vermelha, gosto amargo, sensação de opressão no peito, expectoração de muco, estridor na garganta, inquietude mental, insônia, sono perturbado por sonhos, agitação, fala incoerente, confusão mental, comportamento precipitado, tendência a bater ou ralhar com as pessoas, riso e choro descontrolados, gritos, resmungar para si próprio, depressão e embotamento mental, comportamento maníaco (Figura 32.14).

- *Língua*: Vermelha, Edemaciada; saburra espessa, seca e amarela; rachadura profunda na área do Coração. A ponta pode ser mais vermelha e edemaciada com pontos vermelhos
- *Pulso*: Cheio-Rápido-Deslizante ou Rápido-Transbordante-Deslizante, ou Rápido-Cheio-em-Corda
- *Sintomas fundamentais*: todos os diversos sintomas mentais e língua Vermelha com saburra amarela e pegajosa.

Etiologia

Estresse emocional

Problemas emocionais graves e depressão causam estagnação do *Qi* que, depois de um tempo longo, transforma-se em Fogo.

Dieta

A ingestão exagerada de alimentos gordurosos e quentes forma Calor e Fleuma.

Patologia

Esse é um padrão de Excesso evidenciado pela existência de Fogo perturbando o Coração e Fleuma obstruindo esse órgão. Todos os sintomas mentais são atribuídos à Fleuma obstruindo os orifícios do Coração e perturbando a Mente. Embora as manifestações clínicas principais sejam originadas

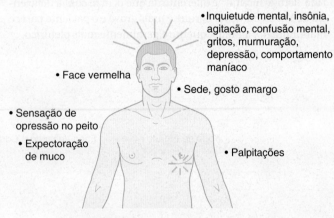

Figura 32.14 Fleuma-Fogo perturbando o Coração.

da disfunção do Coração, esse padrão também se caracteriza pela incapacidade do Qi do Baço em transformar e transportar fluidos, que se acumulam na forma de Fleuma. O Calor interno facilita esse processo, condensando os fluidos em Fleuma.

É interessante comparar esse padrão com o anterior quanto aos seus aspectos mentais. O Fogo de Coração agita a Mente e o paciente tem insônia, sono perturbado por sonhos, ansiedade, agitação etc., mas a Mente não é obnubilada: isto é, não há perda do discernimento. Com Fleuma e Fogo no Coração, o Fogo agita a Mente como no caso anterior, mas aqui a Fleuma obstrui a Mente: essa obstrução é que acarreta perda do discernimento e transtornos mentais, inclusive depressão maníaca.

Na verdade, existem dois aspectos diferentes nesse padrão, que podem ocorrer separada ou alternadamente (como ocorre com a depressão maníaca):

1. Depressão e obnubilação mental, resmunga consigo próprio: isto é conhecido como *Dian* em chinês, que significa "insanidade"
2. Riso ou choro descontrolado, gritos, comportamento violento, bate ou ralha com as pessoas, fala incoerente: isto é conhecido como *Kuang* em chinês, que significa "comportamento violento".

Esses dois padrões são do tipo de Excesso e são causados pela obstrução do Coração e da Mente por Fleuma e Fogo. É importante que o médico não seja confundido pela natureza Yin dos sintomas do tipo *Dian* e pense que é um padrão de Deficiência a necessitar de tonificação.

A saburra amarela e pegajosa da língua reflete a existência de Fleuma e a cor Vermelha do corpo indica a presença de Calor.

A qualidade Deslizante do pulso indica Fleuma.

É importante salientar que as manifestações clínicas descritas antes foram retiradas dos livros chineses e descrevem basicamente um paciente com doença bipolar (fala incoerente, confusão mental, comportamento precipitado, tendência a bater ou ralhar com as pessoas, riso ou choro descontrolado, gritos, murmura consigo próprio, depressão e obnubilação mental, comportamento maníaco). Entretanto, vale ressaltar que esse padrão pode e realmente ocorre sem doença bipolar. Muitos pacientes podem ter Fleuma-Fogo perturbando o Coração, sem desenvolver doença bipolar.

Nota clínica

A Fleuma obstrui a Mente e causa obnubilação ou transtorno mental (este último quando a Fleuma combina-se com Fogo). Os pontos PC-5 e E-40 removem a Fleuma da Mente.

Precursores patológicos do padrão

Como esse padrão caracteriza-se pela presença de Fleuma, deve coexistir uma deficiência subjacente do Baço e, possivelmente, também dos Pulmões e dos Rins. É a deficiência do Baço que resulta na formação da Fleuma. Contudo, porque condensa os fluidos corporais, o Fogo contribui para a formação da Fleuma (Figura 32.15).

Progressões patológicas do padrão

Esse padrão pode ter várias progressões patológicas. O Fogo de Coração pode causar danos ao Yin e levar à sua deficiência: isto resulta em um quadro clínico muito complexo com Fogo, Fleuma e deficiência de Yin.

A Fleuma obstrui o Qi e, consequentemente, pode causar deficiência de Qi do Baço ou agravar essa condição. Como Fleuma é um acúmulo patológico dos Fluidos Corporais, na verdade ela pode causar ressecamento.

Por fim, como o Fogo condensa o Sangue e a Fleuma está ligada ao Sangue por meio dos Fluidos Corporais, o Fogo e a Fleuma podem causar estase do Sangue, que leva à obstrução da Mente (ver Figura 32.15).

Tratamento

Princípios de tratamento: eliminar o Calor, drenar o Fogo, dissolver a Fleuma, acalmar a Mente e abrir os orifícios da Mente.

Acupuntura

- *Pontos*: PC-5 *Jianshi*, C-7 *Shenmen*, C-8 *Shaofu*, C-9 *Shaochong*, PC-7 *Daling*, VC-15 *Jiuwei*, B-15 *Xinshu*, VC-12 *Zhongwan*, E-40 *Fenglong*, BP-6 *Sanyinjiao*, B-20 *Pishu*, F-2 *Xingjian*, VB-13 *Benshen*, VG-24 *Shenting* e VB-17 *Zhengying*
- *Método*: todos com o método de sedação, exceto VC-12 e B-20, que devem ser tonificados. Sem moxabustão
- *Explicação*:
  - PC-5 dissolve Fleuma do Coração e limpa os orifícios
  - C-7 acalma a Mente
  - C-8 e C-9 eliminam Fogo de Coração
  - PC-7 acalma a Mente e elimina Fogo de Coração
  - VC-15 pacifica a mente
  - B-15 elimina Fogo de Coração
  - VC-12 tonifica o Baço para dissolver Fleuma
  - E-40 dissolve Fleuma
  - BP-6 dissolve Fleuma e acalma a Mente
  - B-20 tonifica o Baço para dissolver Fleuma
  - F-2 abate o fogo para conduzi-lo para baixo
  - VB-13 e VG-24 acalmam a Mente
  - VB-17 abre os orifícios da Mente.

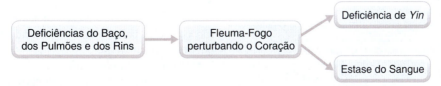

Figura 32.15 Padrão de Fleuma-Fogo perturbando o Coração: precursores e progressões.

Prescrição antiga

Existe uma prescrição antiga para comportamento maníaco, que foi elaborada por Sun Si Miao (581–682), o eminente doutor da dinastia Tang e autor do *Thousand Golden Ducat Presciptions*. Essa prescrição é: VG-26 *Renzhong*, P-11 *Shaoshang*, BP-1 *Yinbai*, PC-7 *Daling*, B-62 *Shenmai*, VG-16 *Fengfu*, E-6 *Jiache*, VC-24 *Chengjiang*, PC-8 *Laogong*, VG-23 *Shangxing*, VC-1 *Huiyin*, IG-11 *Quchi* e ponto extra *Haiquan* (nas vias sublinguais). Esses pontos devem ser ativados por agulha um de cada vez nessa ordem, sem reter a agulha e com o método redutor: utilizar o lado esquerdo dos homens e o lado direito das mulheres.

Esses pontos são conhecidos como "13 pontos Espírito segundo Sun Si Miao" e estão descritos no Capítulo 51.

Fórmula fitoterápica

Wen Dan Tang – *Decocção para Aquecer a Vesícula Biliar.*

Três Tesouros

Limpar a Alma (variação de Wen Dan Tang).

O Boxe 32.10 resume Fleuma-Fogo perturbando o Coração.

Boxe 32.10 Fleuma-Fogo perturbando o Coração

Manifestações clínicas

Palpitações, sede, rubor facial, gosto amargo, sensação de opressão no peito, expectoração de muco, som estertoroso na garganta, insônia, sono perturbado por sonhos, agitação, fala incoerente, confusão mental, comportamento agressivo, tendência a bater ou ralhar com as pessoas, riso ou choro descontrolado, grito, murmuração consigo próprio, depressão e obnubilação mental, comportamento maníaco; língua Vermelha, mais vermelha e edemaciada na ponta com pontos vermelhos; saburra pegajosa, amarela e seca; rachadura profunda na área do Coração, pulso Cheio-Rápido-Deslizante ou Rápido-Transbordante-Deslizante, ou Rápido-Cheio-em-Corda.

Tratamento

PC-5 *Jianshi*, C-7 *Shenmen*, C-8 *Shaofu*, C-9 *Shaochong*, PC-7 *Daling*, VC-15 *Jiuwei*, B-15 *Xinshu*, VC-12 *Zhongwan*, E-40 *Fenglong*, BP-6 *Sanyinjiao*, B-20 *Pishu*, VG-20 *Baihui*, F-2 *Xingjian*, VB-13 *Benshen*, VB-17 *Zhengying* e VG-24 *Shenting*.

Caso clínico 32.4

Uma mulher de 37 anos padecia do que fora diagnosticado como depressão maníaca desde sua adolescência. Os sintomas variavam, dependendo se ela estava na fase maníaca ou depressiva.

Na fase maníaca, os sinais e sintomas eram palpitações, atividade incontrolável, "não consegue parar", fala muito rápido, excitada excessivamente, riso descontrolado e pensamentos obsessivos. Na fase depressiva, os sinais e sintomas eram medo de fracassar, frustração, humor deprimido, não quer ver as pessoas, fadiga, incapacidade de trabalhar, mentalmente confusa. A língua era Vermelha com a ponta mais vermelha e edemaciada com pontos vermelhos e havia saburra amarela espessa e pegajosa. O pulso era Cheio e Transbordante.

Todas essas manifestações indicam obstrução dos orifícios do Coração e entorpecimento da Mente por Fogo e Fleuma. A língua Vermelha, o pulso Transbordante e os sintomas mentais indicavam Fogo, enquanto a saburra pegajosa da língua sugeria a existência de Fleuma.

Caso clínico 32.5

Uma mulher de 67 anos tinha depressão maníaca há muitos anos. Ela tinha crises de depressão alternando com episódios de comportamento maníaco. Esses sintomas começaram depois da morte do seu marido. Durante a fase depressiva, ela sentia-se extremamente taciturna, não tinha interesse na vida, não se lavava e não conversava com ninguém. Durante a fase maníaca, ela tinha muita energia, ficava vários dias sem dormir e gastava dinheiro descontroladamente. Seu pulso era em Corda e Transbordante nas posições Anteriores. Sua língua era Vermelha com saburra pegajosa e amarela em toda a superfície e a ponta era mais vermelha e edemaciada.

Todas essas manifestações clínicas indicavam Fleuma e Fogo perturbando o Coração e obstruindo seus orifícios, o que causava seus sintomas mentais.

▶ Fleuma entorpecendo a Mente

Manifestações clínicas

Confusão mental, perda da consciência, estupor letárgico, fala incoerente ou enrolada, afasia, vômitos de muco, som estertoroso na garganta, depressão mental e olhos muito opacos (Figura 32.16).

- *Língua*: Edemaciada com saburra espessa e pegajosa, rachadura na linha média alcançando a ponta (rachadura do Coração)
- *Pulso*: Deslizante
- *Sintomas fundamentais*: confusão mental, som estertoroso na garganta, língua Edemaciada com saburra pegajosa.

Etiologia

Constituição

Nas crianças, esse padrão é constitucional.

Dieta

Nos adultos, esse padrão pode ser causado por ingestão exagerada de alimentos crus, frios e gordurosos, resultando na formação de Fleuma. Entretanto, para que a Fleuma obstrua o Coração, a origem dietética desse padrão geralmente está associada a problemas emocionais graves, inclusive ansiedade de longa duração.

Patologia

Esse padrão também é conhecido como "Fleuma obstruindo os orifícios do Coração". Esse padrão é do tipo de Excesso e é muito semelhante ao que foi descrito antes, com exceção de que não há Fogo. Embora sejam semelhantes, esses dois padrões ocorrem em tipos de pacientes e situações diferentes. O padrão de Fleuma entorpecendo a Mente é encontrado nas crianças, quando pode ser uma das causas de retardo mental ou dificuldades de falar, mas também nos adultos depois de um episódio de apoplexia, quando o Vento combina-se com Fleuma e causa coma, paralisia e afasia. Nesses dois casos, todos os sintomas mentais graves do padrão descrito antes estão ausentes.

A confusão mental, o estupor letárgico e a inconsciência são causados pela Fleuma obstruindo o Coração e, consequentemente, a Mente.

O Coração abre-se na língua e a Fleuma impede que ela se movimente, explicando a ocorrência de afasia. O efeito obstrutivo da Fleuma no Coração impede que o *Qi* do Coração abra-

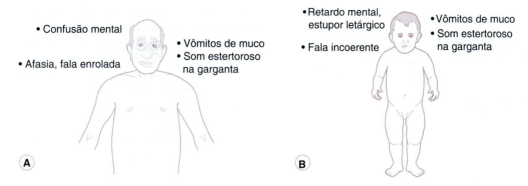

Figura 32.16 Fleuma entorpecendo a Mente.

se para dentro da língua e o Sangue do Coração de abrigar a mente: por esta razão, os "orifícios" do Coração (Mente e língua) são obstruídos.

Os vômitos e o som estertoroso na garganta são atribuídos à obstrução do tórax por Fleuma.

O corpo da língua edemaciado com saburra pegajosa e o pulso Deslizante refletem a presença da Fleuma.

Precursores patológicos do padrão

Em muitos casos, as deficiências do Baço, dos Pulmões e dos Rins resultam na formação de Fleuma e esta é a origem desse padrão nos adultos (Figura 32.17).

Progressões patológicas do padrão

A obstrução do Qi por Fleuma pode tender a causar deficiência de Qi, enquanto a retenção prolongada de Fleuma pode causar secura e estase de Sangue, especialmente nos indivíduos idosos (ver Figura 32.17).

Tratamento

Princípios de tratamento: abrir o Coração, dissolver Fleuma e abrir os orifícios da Mente.

Acupuntura

- *Pontos*: PC-5 *Jianshi*, C-9 *Shaochong*, B-15 *Xinshu*, E-40 *Fenglong*, VG-26 *Renzhong* e VC-12 *Zhongwan*, B-20 *Pishu*, VG-14 *Dazhui*
- *Método*: todos com método de sedação, exceto VC-12 *Zhongwan* e B-20 *Pishu*, que devem ser tonificados
- *Explicação*:
  - PC-5 dissolve Fleuma do Coração. Esse é o ponto principal para esse padrão
  - C-9 limpa o Coração e abre seus orifícios. No caso de perda da consciência, ele poderia ser sangrado
  - B-15 limpa o Coração e é especialmente útil nas crianças para eliminar Fleuma do Coração: ele estimula as faculdades intelectuais e a fala da criança
  - E-40 dissolve Fleuma
  - VG-26 é usado para recuperar a consciência, se for necessário
  - VC-12 e B-20 tonificam o Baço e dissolvem Fleuma
  - VG-14 limpa o Coração e tonifica o *Yang* do Coração, que deve ser estimulado para mobilizar Fleuma.

Fórmula fitoterápica

Di Tan Tang – *Decocção para Depurar Fleuma*.
  Gun Tan Wan – *Pílula para Dispersar a Fleuma*.
  O Boxe 32.11 resume Fleuma entorpecendo a Mente.

Boxe 32.11 Fleuma entorpecendo a Mente

Manifestações clínicas

Confusão mental, inconsciência, estupor letárgico, fala incoerente, vômitos de muco, som estertoroso na garganta, depressão mental, instabilidade emocional, afasia, olhos muito opacos, língua Edemaciada com saburra espessa e pegajosa, rachadura do Coração, pulso Deslizante.

Tratamento

PC-5 *Jianshi*, C-9 *Shaochong*, B-15 *Xinshu*, E-40 *Fenglong*, VG-26 *Renzhong*, VC-12 *Zhongwan*, B-20 *Pishu* e VG-14 *Dazhui*.

▶ Estagnação de Qi do Coração

Manifestações clínicas

Palpitações, sensação de distensão ou opressão no peito, depressão, sensação suave de ter um bolo na garganta, dificuldade de respirar branda, suspiros, falta de apetite, náuseas discretas, membros frios, lábios ligeiramente arroxeados e pele pálida (Figura 32.18).

- *Língua*: ligeiramente Pálida e Arroxeada nos lados da região torácica (ver Figura 23.19, no Capítulo 23, e Figura 32.19)
- *Pulso*: Vazio, embora muito ligeiramente Transbordante na posição Anterior esquerda.

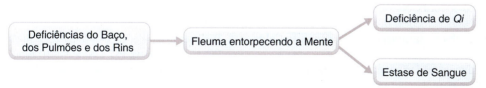

Figura 32.17 Padrão de Fleuma entorpecendo a Mente: precursores e progressões.

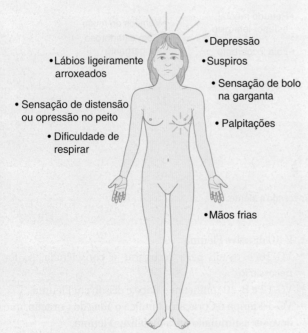

Figura 32.18 Estagnação de *Qi* do Coração.

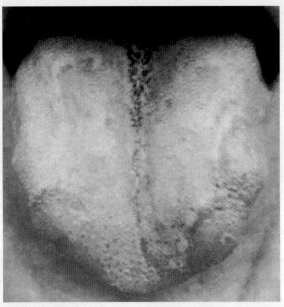

Figura 32.19 Língua ligeiramente Pálida e Arroxeada na região do tórax/mama à esquerda. (Esta figura encontra-se reproduzida em cores no Encarte.)

Etiologia

Estresse emocional

Estresse emocional é a única causa desse padrão. Tristeza, mágoa e preocupação afetam o Coração e podem causar estagnação de *Qi* do Coração no tórax. Na verdade, esse é exatamente o primeiro efeito dessas emoções. Depois de algum tempo, a estagnação do *Qi* resulta na formação de Calor e causa Calor no Coração.

Por que essas emoções poderiam causar estagnação de *Qi* em alguns pacientes e, mais comumente, deficiência de *Qi* em outros? Em termos gerais, isso depende de três fatores.

Primeiramente, quando um paciente tem constituição robusta e tende a desenvolver padrões de Cheio, ele apresenta estagnação de *Qi* do Coração em vez de deficiência quando está sujeito a esse tipo de estresse emocional. Em segundo lugar, a estagnação de *Qi* é mais provável quando o indivíduo tende a suprimir e ocultar suas emoções. Em terceiro lugar, a estagnação de *Qi* é mais provável quando há estagnação de *Qi* do Fígado preexistente, mas é importante ressaltar que a estagnação de *Qi* do Coração pode e ocorre sem estagnação deste último.

Patologia

A sensação de distensão do peito, a sensação suave de ter um bolo na garganta e os suspiros indicam estagnação de *Qi*. À medida que o *Qi* do Coração fica estagnado, o paciente apresenta certa dificuldade de respirar em consequência da estagnação, em vez da deficiência de *Qi*. A estagnação de *Qi* também torna os lábios ligeiramente arroxeados. A pele é pálida, não tanto em razão da deficiência de *Qi*, mas porque a estagnação de *Qi* do Coração no tórax não consegue ascender à face.

O sintoma de falta de apetite (normalmente causado pela deficiência do Baço) é atribuído à impossibilidade de o *Qi* do Coração descer na direção do Estômago. As náuseas brandas devem-se à impossibilidade de o *Qi* do Coração descer porque está estagnado.

A qualidade ligeiramente Transbordante do pulso do Coração é um indício importante desse padrão.

Precursores patológicos do padrão

Estagnação do *Qi* do Fígado é um precursor possível desse padrão. Quando o *Qi* do Fígado está estagnado, ele pode interferir com o livre fluxo do *Qi* em qualquer órgão e, quando o indivíduo está sujeito a estresse emocional, o *Qi* do Coração é facilmente afetado.

Esse padrão também pode originar-se da deficiência de *Qi* do Coração quando esta é causada por tristeza ou mágoa. Na verdade, quando o *Qi* está deficiente, ele não circula adequadamente e isto pode causar estagnação secundária de *Qi*: deste modo, o *Qi* pode estar deficiente e também estagnado (Figura 32.20).

Progressões patológicas do padrão

A estagnação do *Qi* do Coração pode facilmente causar estase de Sangue do Coração, que é um padrão potencialmente mais grave. A estagnação de *Qi* do Coração no tórax também pode afetar o Fígado e causar estagnação de *Qi* do Fígado (ver Figura 32.20).

Tratamento

Princípios de tratamento: mobilizar o *Qi* do Coração, abrir o tórax e acalmar a Mente.

Acupuntura

- *Pontos*: PC-6 *Neiguan*, C-5 *Tongli*, C-7 *Shenmen*, VC-15 *Jiuwei*, VC-17 *Shanzhong*, P-7 *Lieque* e E-40 *Fenglong*
- *Método*: todos com método de sedação
- *Explicação*:
  - PC-6 abre o tórax, mobiliza o *Qi* e acalma a Mente

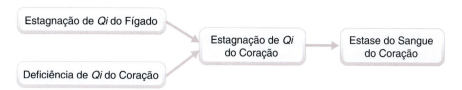

Figura 32.20 Padrão de estagnação de *Qi* do Coração: precursores e progressões.

- C-5 mobiliza o *Qi* do Coração e acalma a Mente
- C-7 acalma a Mente
- VC-15 abre o tórax e acalma a Mente
- VC-17 mobiliza o *Qi* no tórax
- P-7 mobiliza o *Qi* no tórax
- E-40 é usado nesses casos não para dissolver Fleuma, mas para abrir o tórax e mobilizar o *Qi* do tórax.

Fórmula fitoterápica

Mu Xiang Liu Qi Yin – *Decocção para Mobilizar Qi de Auckland.*
Ban Xia Hou Po Tang – *Decocção de Pinellia-Magnólia.*

Três Tesouros

Abrir o Coração (Variação de Ban Xia Hou Po Tang).

O Boxe 32.12 resume a estagnação de *Qi* do Coração.

Boxe 32.12 Estagnação de *Qi* do Coração

Manifestações clínicas

Palpitações, sensação de distensão ou opressão no peito, depressão, sensação suave de ter um bolo na garganta, dificuldade de respirar, suspiros, falta de apetite, náuseas discretas, membros frios, lábios ligeiramente arroxeados, pele pálida, língua ligeiramente Pálida e Arroxeada nas superfícies laterais da área do tórax, pulso Vazio, mas muito ligeiramente Transbordante na posição Anterior esquerda.

Tratamento

PC-6 *Neiguan*, C-5 *Tongli*, C-7 *Shenmen*, VC-15 *Jiuwei*, VC-17 *Shanzhong*, P-7 *Lieque* e E-40 *Fenglong*.

▶ Obstrução no Canal do Coração

Manifestações clínicas

Palpitações, dificuldade de respirar com incapacidade de ficar deitado, depressão, inquietude mental; sensação de opressão no peito; dor em pontada ou estocada na região do coração, que aparece e desaparece e pode irradiar para a região superior do dorso ou o ombro; dor agravada por exposição ao frio e aliviada pelo calor; expectoração de muco; sensação de peso; aversão a falar; mãos frias, suspiros; lábios, face e unhas arroxeadas (Figura 32.21).

- *Língua*: Arroxeada nos lados da região do tórax, Edemaciada com saburra pegajosa
- *Pulso*: em Corda, Áspero ou Nodoso; Deslizante quando há predomínio de Fleuma.

Etiologia

Estresse emocional

Estresse emocional na forma de preocupação, ansiedade e raiva pode causar estagnação de *Qi* do Coração que, com o tempo, acarreta estase de Sangue do Coração.

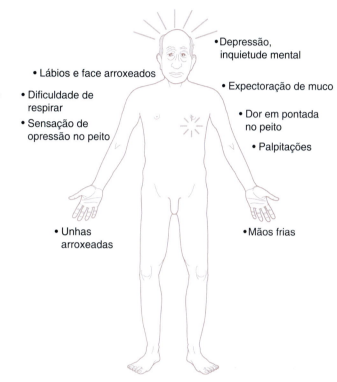

Figura 32.21 Canal do Coração obstruído.

Dieta

A ingestão exagerada de laticínios e alimentos gordurosos resulta na formação de Fleuma, que é um dos fatores patogênicos desse padrão.

Trabalho físico excessivo

Trabalho físico excessivo causa danos ao *Yang* do Rim e ao *Yang* do Coração; o *Yang* do Coração deficiente não consegue mobilizar o *Qi* e o Sangue no tórax e isso causa estase de Sangue como consequência do Frio.

Patologia

Essa condição é complexa e caracteriza-se por estase de Sangue, Fleuma, estagnação de *Qi* e Frio.

A Fleuma obstrui o tórax e causa sensação de opressão no peito, expectoração de muco, sensação de peso, dificuldade de respirar com incapacidade de ficar deitado e língua Edemaciada.

A estase de Sangue obstrui o tórax e causa a dor em pontada ou estocada e também a cor arroxeada dos lábios, da face e das unhas e a língua Arroxeada.

O Frio contrai e congela e isso causa a sensação de frio e as mãos frias. Os sintomas mental–emocionais (depressão, inquietude mental) são causados pela estagnação do *Qi* e estase do Sangue.

Nota clínica

Esse padrão e o seguinte – estase de Sangue do Coração – são os únicos dois padrões do Coração que incluem dor torácica.

Precursores patológicos do padrão

Em geral, a estagnação do *Qi* precede a esse padrão, porque a estase de Sangue frequentemente é causada pela estagnação do *Qi*.

A deficiência do Baço e/ou dos Rins geralmente também é a origem desse padrão, porque isso resulta na formação de Fleuma.

A deficiência de *Yang* também é um precursor desse padrão, porque acarreta Frio (Figura 32.22).

Progressões patológicas do padrão

A estase de Sangue e a Fleuma podem ocasionar progressões patológicas. Na verdade, a estase de Sangue e a Fleuma podem causar secura. A Fleuma também obstrui o *Qi* e, por esta razão, pode agravar as deficiências de *Qi* e *Yang* (ver Figura 32.22).

Tratamento

Princípios de tratamento: mobilizar o *Qi* do Coração e o Sangue do Coração, eliminar a estase, abrir o tórax, dissolver Fleuma, expelir Frio e acalmar a Mente.

Acupuntura

- *Pontos*: PC-6 *Neiguan*, C-5 *Tongli*, C-7 *Shenmen*, VC-15 *Jiuwei*, VC-17 *Shanzhong*, P-7 *Lieque*, E-40 *Fenglong*, IG-4 *Hegu*, B-15 *Xinshu*, B-17 *Geshu* e VC-12 *Zhongwan*
- *Método*: todos com método de sedação, exceto VC-12, que deve ser tonificado
- *Explicação*:
  - PC-6 abre o tórax, mobiliza *Qi* e Sangue e acalma a Mente
  - C-5 mobiliza o *Qi* do Coração e o Sangue do Coração e acalma a Mente
  - C-7 acalma a Mente
  - VC-15 abre o tórax e acalma a Mente
  - VC-17 mobiliza o *Qi* no tórax
  - P-7 e IG-4 regulam a ascensão e a descensão do *Qi* no tórax e, por esta razão, mobilizam o *Qi*
  - E-40 dissolve Fleuma
  - B-15 mobiliza o *Qi* do Coração
  - B-17 mobiliza Sangue
  - VC-12 tonifica o Baço para dissolver Fleuma.

Fórmula fitoterápica

Zhi Shi Gua Lou Gui Zhi Tang – *Decocção de Citrus-Trichosanthes-Ramulus Cinnamomi* – mais Dan Shen – *Raiz de Salviae miltiorrhizae*.

O Boxe 32.13 resume a obstrução no Canal do Coração.

Boxe 32.13 Obstrução no Canal do Coração

Manifestações clínicas

Palpitações, dificuldade de respirar com incapacidade de ficar deitado, depressão, inquietude mental; sensação de opressão no peito; dor em pontada ou estocada na região do tórax, que pode aparecer e desaparecer e pode irradiar para a parte superior do dorso ou o ombro; dor agravada pela exposição ao frio e atenuada pelo calor; expectoração de muco; sensação de peso; aversão a falar; mãos frias; suspiros; lábios, face e unhas arroxeados.

- *Língua*: Arroxeada nos lados da região do tórax, Edemaciada com saburra pegajosa
- *Pulso*: em Corda, Áspero ou Nodoso; Deslizante quando há predomínio de Fleuma.

Tratamento

PC-6 *Neiguan*, C-5 *Tongli*, C-7 *Shenmen*, VC-15 *Jiuwei*, VC-17 *Shanzhong*, P-7 *Lieque*, E-40 *Fenglong*, IG-4 *Hegu*, B-15 *Xinshu*, B-17 *Geshu* e VC-12 *Zhongwan*.

Padrões de deficiência-excesso

▶ Estase de Sangue do Coração

Manifestações clínicas

Palpitações; dor em pontada ou estocada no peito, que pode irradiar para a superfície interna do braço esquerdo ou para o ombro; sensação de opressão ou aperto no peito; cianose dos lábios e das unhas; mãos frias (Figura 32.23).

- *Língua*: inteiramente Arroxeada ou apenas nos lados correspondentes à região do tórax
- *Pulso*: Áspero, em Corda ou Nodoso
- *Sintomas fundamentais*: dor em pontada no peito, cianose dos lábios, língua arroxeada.

Etiologia

Estresse emocional

Problemas emocionais, especialmente ansiedade, mágoa ou preocupação por período longo, podem causar estase de Sangue no tórax. O tórax é a parte do corpo onde emoções reprimidas são guardadas comumente e, por esta razão, essas emoções podem facilmente causar empecilhos à circulação do *Qi* ou do Sangue nessa região. Além disso, todas essas emoções perturbam a Mente. O Sangue do Coração é a base

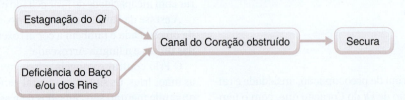

Figura 32.22 Padrão de obstrução no Canal do Coração: precursores e progressões.

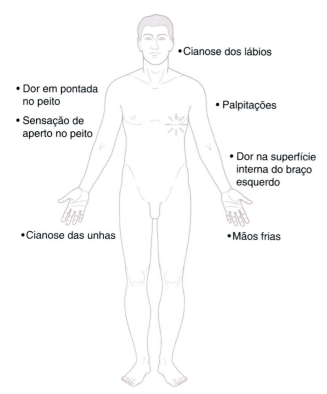

Figura 32.23 Estase de Sangue do Coração.

fisiológica da Mente e qualquer transtorno emocional que constranja a Mente pode causar estagnação de *Qi* e/ou Sangue do Coração.

Patologia

Esse padrão não ocorre independentemente, mas é originado de outros padrões do Coração, especialmente deficiência de *Yang* do Coração, deficiência de Sangue do Coração ou estagnação de *Qi* do Coração. Por essa razão, os sinais e sintomas variam de acordo com a origem do padrão. Os sinais e sintomas referidos antes são apenas os que estão relacionados com a estase de Sangue do Coração e, na prática, poderiam ser encontrados outros sintomas de deficiência de *Yang* do Coração, deficiência de *Yang* do Coração ou estagnação de *Qi* do Coração.

Quando essa condição deve-se à deficiência de *Yang* do Coração ou Sangue do Coração, esse padrão está associado a um padrão de Deficiência/Excesso combinados. Na maioria dos casos, a estase de Sangue do Coração deriva-se da deficiência de *Yang* do Coração.

O *Yang Qi* mobiliza e transporta. Quando há deficiência de *Yang* do Coração, ele não consegue mobilizar o Sangue no tórax: por esta razão, o Sangue fica estagnado nessa área e provoca dor e sensação de aperto. A intensidade da dor pode variar de uma discreta sensação de pontadas até dor perfurante intensa. Dor torácica é o sintoma fundamental desse padrão e apenas outro padrão do Coração (obstrução no Canal do Coração) tem o mesmo sintoma. Nos casos típicos, a dor ocorre em episódios repetidos e é provocada por esforço ou clima frio.

A cianose dos lábios e das unhas e as mãos frias são atribuídas à estagnação de Sangue do Coração, que não alcança a face e as mãos. A estase do Sangue no tórax também obstrui a circulação do *Qi* Torácico, que normalmente tem a função de facilitar o movimento do *Qi* do Pulmão e do *Qi* do Coração até as mãos – isso causa mãos frias.

A cor Arroxeada do corpo da língua reflete a estase do Sangue. Na maioria dos casos, a língua é Roxo-Azulada, refletindo o Frio interno associado à deficiência de *Yang*, que causa estase do Sangue.

O pulso Áspero ou em Corda reflete a estase do Sangue. Quando há deficiência de *Yang* com Frio, o pulso pode ser Nodoso. A irregularidade do pulso é atribuída à estagnação do Sangue, que o impede de circular adequadamente.

Precursores patológicos do padrão

Esse padrão pode ser originado de outros padrões do Coração, principalmente deficiência de *Yang* do Coração. Por essa razão, qualquer uma das causas que resultam em deficiência de *Yang* do Coração pode – a longo prazo – acarretar estase de Sangue do Coração.

Estagnação do *Qi* do Coração também é um precursor comum desse padrão porque, quando o *Qi* fica estagnado, ele não consegue mobilizar o Sangue e frequentemente o resultado é estase do Sangue.

Pelas mesmas razões, a estagnação do *Qi* do Fígado pode ser um precursor desse padrão. O canal do Fígado afeta o tórax, e o impedimento à livre circulação do *Qi* do Fígado pode afetar facilmente o Coração, resultando primeiramente em estagnação do *Qi* do Coração e depois em estase do Sangue do Coração (Figura 32.24).

Progressões patológicas do padrão

A estase de Sangue do Coração pode resultar na formação de Fleuma, em vista da interação entre estes dois fatores patogênicos. Secura pode ser uma consequência da estase de Sangue a longo prazo, especialmente nos indivíduos idosos (ver Figura 32.24).

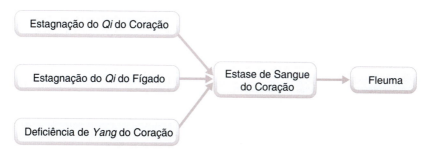

Figura 32.24 Padrão de estase de Sangue do Coração: precursores e progressões.

Tratamento

Princípios de tratamento: mobilizar Sangue, eliminar estase, tonificar e aquecer Yang do Coração e acalmar a Mente.

Acupuntura

- *Pontos*: PC-6 *Neiguan*, PC-4 *Ximen*, C-5 *Tongli*, VC-17 *Shanzhong*, B-14 *Jueyinshu*, B-17 *Geshu*, BP-10 *Xuehai* e R-25 *Shencang*
- *Método*: todos com o método de sedação durante uma crise, ou mesmo método entre as crises. Moxabustão pode ser aplicada quando há deficiência de *Yang* do Coração
- *Explicação*:
  - PC-6 mobiliza o Sangue do Coração e abre o tórax. Esse é o ponto principal
  - PC-4 é o ponto de Acúmulo e é especialmente útil para suprimir dor torácica
  - C-5 mobiliza o Sangue do Coração e acalma a Mente
  - VC-17 mobiliza Qi e Sangue no tórax e estimula a circulação do Qi Torácico. Moxabustão depois de agulha pode ser usada quando há deficiência de *Yang* do Coração
  - B-14 mobiliza o Sangue do Coração
  - B-17 mobiliza o Sangue e elimina estase
  - BP-10 mobiliza o Sangue
  - R-25 é um ponto torácico local usado para mobilizar Qi e Sangue no tórax. Esse ponto é especialmente útil quando a deficiência de *Yang* do Coração está associada à deficiência de *Yang* do Rim.

Fórmula fitoterápica

Xue Fu Zhu Yu Tang – *Decocção para Eliminar Estase da Mansão do Sangue*.

Três Tesouros

Vermelho Estimulante (Variação de Xue Fu Zhu Yu Tang).

O Boxe 32.14 resume a estase de Sangue do Coração.

Boxe 32.14 Estase de Sangue do Coração

Manifestações clínicas
Palpitações, dor em pontada ou estocada no tórax, que pode irradiar para a superfície interna do braço esquerdo ou ao ombro; sensação de opressão ou aperto no tórax; cianose dos lábios e das unhas; mãos frias; língua inteiramente Arroxeada, ou apenas nas superfícies laterais da área do tórax; pulso Áspero, em Corda ou Nodoso.

Tratamento
PC-6 *Neiguan*, PC-4 *Ximen*, C-5 *Tongli*, VC-17 *Shanzhong*, B-14 *Jueyinshu*, B-17 *Geshu*, BP-10 *Xuehai* e R-25 *Shencang*.

Caso clínico 32.6

Há 30 anos, uma senhora de 52 anos apresentava episódios de palpitações graves e dor em pontadas no tórax, que irradiava para o braço esquerdo. Durante as crises, seus lábios ficavam cianóticos e ela sentia frio. A língua era Roxo-Azulada e o pulso era Nodoso.

Esse é um exemplo de estase de Sangue do Coração causada por deficiência de *Yang* do Coração.

Caso clínico 32.7

Um homem de 77 anos tinha sensação mais ou menos constante de aperto no peito, que era desencadeada por esforço. A língua era Roxo-Avermelhada e o pulso era em Corda.

Esse é um exemplo de estase de Sangue do Coração causada por Fogo de Coração.

Padrões combinados

- Deficiências de Sangue do Coração e Sangue do Fígado (descritas com os padrões do Fígado, no Capítulo 34)
- Deficiências de Sangue do Coração e Sangue do Baço (descritas com os padrões do Baço, no Capítulo 36)
- Deficiências de Qi do Coração e Qi do Pulmão (descritas com os padrões dos Pulmões, no Capítulo 35)
- Rins e Coração desarmonizados (descritos com os padrões dos Rins, no Capítulo 37).

Resultados do aprendizado

Neste capítulo, você aprendeu:
- O conceito de que o Coração não é afetado diretamente pelos fatores climáticos externos
- Como a excitação excessiva, a tristeza, a mágoa, a raiva e a preocupação afetam o Coração
- Como identificar os seguintes padrões de deficiência:
  - *Deficiência de Qi do Coração*: palpitações suaves e outros sintomas da deficiência de Qi
  - *Deficiência de Yang do Coração*: semelhante à deficiência de Qi do Coração, com mãos frias e peito abafado
  - *Colapso de Yang do Coração*: deficiência extrema de *Yang* do Coração com cianose dos lábios
  - *Deficiência de Sangue do Coração*: insônia, ansiedade e memória fraca, porque a Mente fica privada de sua residência, com palpitações causadas por deficiência de Qi do Coração
  - *Deficiência de Yin do Coração*: semelhante à deficiência de Sangue do Coração com inquietude mental, transpiração noturna e outros sintomas de Calor-Vazio
- Como identificar os seguintes padrões de Excesso:
  - *Fogo agitando o Coração*: úlceras da língua, palpitações e sintomas de Calor
  - *Fleuma-Fogo perturbando o Coração*: sintomas mentais atribuídos à Fleuma (perda do discernimento) e ao Fogo (agitação) obstruindo os orifícios do Coração e perturbando a Mente
  - *Fleuma entorpecendo a Mente*: confusão mental e som estertoroso na garganta em consequência da obstrução causada por Fleuma
  - *Estagnação de Qi do Coração*: distensão no peito, bolo na garganta, depressão e suspiros devidos às emoções que causam estagnação no tórax
  - *Obstrução no Canal do Coração*: opressão e dor no peito causadas por estase de Sangue, Fleuma, estagnação de Qi e Frio
  - *Estase de Sangue do Coração*: dor em pontada no peito e cianose dos lábios, geralmente originada da deficiência de *Yang* do Coração.

Dicas para o aprendizado

- Lembre-se: todos os padrões do Coração começam com "palpitações" (com exceção da "Fleuma entorpecendo a Mente"); portanto, esta é a primeira palavra que você deveria escrever quando lhe pedirem para descrever um padrão do Coração

- Em seguida, pense nas funções do Coração e chegue a alguns sintomas relacionados. A função mais importante do Coração é abrigar a Mente e, por esta razão, coloque alguns sintomas mental–emocionais correspondentes, tendo em mente a diferença entre as condições de Cheio e Vazio. Por exemplo, com a deficiência de Sangue do Coração, escreva "ansiedade branda"; com Fogo de Coração, escreva "agitação"
- Lembre-se dos orifícios relacionados com o Coração, isto é, língua (p. ex., úlceras na língua com Fogo de Coração)
- Lembre-se que a estase de Sangue do Coração é o único padrão que se evidencia por dor ("dor no peito")
- Como ocorre com todos os padrões, lembre-se que os sintomas gerais são os mais "seguros" de acrescentar a qualquer padrão – por exemplo, "sensação de calor" nos casos de padrões de Fogo; "sensação de frio" com a deficiência de *Yang*; "palidez facial" nos casos de deficiência de *Qi* e *Yang*; e fadiga com os padrões de Vazio
- Por fim, lembre-se das qualidades do pulso – por exemplo, Vazio para deficiência de *Qi*, Fraco e Profundo para deficiência de *Yang*, Flutuante-Vazio para deficiência de *Yin* e Áspero ou Fino para deficiência de Sangue.

Questões de autoavaliação

1. Quais são as seis funções do Coração de acordo com a teoria da medicina Chinesa?
2. De que forma a tristeza e a mágoa prolongadas poderiam por fim resultar em Calor no Coração?
3. Descreva o pulso que você poderia encontrar em um caso grave de deficiência de *Qi* do Coração.

4. Descreva a patologia da sensação de "entupimento do peito" associada à deficiência de *Yang* do Coração. Qual é a consequência potencial clinicamente mais importante desse sintoma?
5. Ao tratar um caso de colapso de *Yang* do Coração, por que é importante interromper a transpiração?
6. De que forma a tristeza prolongada causa deficiência de Sangue?
7. Como as palpitações da deficiência de *Qi* do Coração diferem das que são causadas pela deficiência de Sangue do Coração?
8. Descreva as qualidades possíveis do pulso de um paciente com deficiência de *Yin* do Coração.
9. Em geral, que tipo de língua está associado ao padrão de Fogo agitando o Coração?
10. Com exceção do Coração, qual é o outro órgão principal implicado no padrão de Fleuma-Fogo perturbando o Coração?
11. Em que condições o padrão de Fleuma entorpecendo a Mente ocorre frequentemente nos adultos?
12. Qual é o tipo de língua associado ao padrão de estagnação de *Qi* do Coração?
13. Qual é o sintoma fundamental ao diagnóstico da estase de Sangue do Coração?

Ver respostas no Apêndice 6.

Notas

1. 1981 Spiritual Axis (*Ling Shu Jing* 灵枢经), People's Health Publishing House, Beijing, first published c.100 bc, p. 128.
2. 1979 The Yellow Emperor's Classic of Internal Medicine – Simple Questions (*Huang Di Nei Jing Su Wen* 黄帝内经素问), People's Health Publishing House, Beijing, first published c.100 bc, p. 221.
3. Spiritual Axis, p. 24.
4. 1982 Zhang Jing Yue 'Classic of Categories' (*Lei Jing* 类经), People's Health Publishing House, Beijing, first published 1624, p. 464.

SEÇÃO 2 PARTE 6

Padrões do Pericárdio 33

O Pericárdio nas invasões de fatores patogênicos
externos, 394
  Calor no Pericárdio, 395
O Pericárdio como "residência" da Mente, 396
  Deficiência de Sangue do Pericárdio, 396
  Fogo de Pericárdio, 398

Fleuma-Fogo perturbando o Pericárdio, 399
O Pericárdio como "centro do tórax", 401
  Estagnação de *Qi* no Pericárdio, 401
  Estase de Sangue no Pericárdio, 402
Notas, 404

Conforme foi mencionado no Capítulo 11, o Pericárdio não tem suas funções definidas com tanta clareza quanto os outros órgãos *Yin*; por esta razão, sua patologia também não está muito bem definida.

Na patologia, o Coração e o Pericárdio estão relacionados muito diretamente, mas o que diferencia os padrões do Coração dos padrões do Pericárdio é a participação deste último como um dos *canais* do tórax. Por essa razão, com os padrões do Pericárdio gerados por estresse mental–emocional, a patologia predominante está refletida no acometimento do canal do Pericárdio com sinais e sintomas referidos ao tórax: por exemplo, sensação de opressão no peito, sensação de "entupimento" do tórax, ou sensação de distensão do peito e dor torácica.

Outra característica que diferencia os padrões do Coração dos padrões do Pericárdio é o envolvimento do canal dos Pulmões. Como foi mencionado no Capítulo 11, o Pericárdio é o centro do tórax, onde ele afeta tanto o Coração quanto os Pulmões e, consequentemente, o *Qi* Torácico (*Zong Qi*): por esta razão, o canal do Pericárdio é como o agente propulsor do *Qi* e do Sangue do Coração e dos Pulmões. Desse modo, os padrões do Pericárdio podem ter sinais e sintomas como dificuldade de respirar e mãos frias.

Uma terceira característica que diferencia os padrões do Coração dos padrões do Pericárdio é que estes últimos frequentemente também afetam o canal do Fígado. Isso tem duas razões: primeiramente, porque o Fígado e o Pericárdio estão relacionados dentro dos canais do *Yin* Terminal (*Jue Yin*); em segundo lugar porque, em seu movimento de ascensão (por problemas emocionais), o Fogo Ministerial afeta o Fígado, a Vesícula Biliar e o Pericárdio.

A quarta característica que diferencia os padrões do Coração dos padrões do Pericárdio é que este último está envolvido na patologia das febres agudas. Por exemplo, um dos dois padrões do Nível do *Qi* Nutritivo (*Ying*) de acordo com os Quatro Níveis das doenças *Wen Bing* é "Calor no Pericárdio". Esse é um dos aspectos do conceito chinês de que o Pericárdio "protege o Coração": isto é, ele é invadido pelos fatores patogênicos externos que se dirigiam ao Coração (ver adiante).

Podemos identificar três áreas principais da patologia do Pericárdio:

- O Pericárdio como "protetor" do Coração: invasões de fatores patogênicos externos
  - Calor no Pericárdio
- O Pericárdio como residência da Mente: problemas mental–emocionais
  - Deficiência de Sangue do Pericárdio
  - Fogo no Pericárdio
  - Fleuma-Fogo perturbando o Pericárdio
- O Pericárdio como "centro do tórax": patologia dos canais
  - Estagnação do *Qi* no Pericárdio
  - Estase de Sangue no Pericárdio.

O Pericárdio nas invasões de fatores patogênicos externos

Em termos gerais, os fatores climáticos externos não afetam diretamente o Coração. Dentre todos os fatores climáticos, Fogo e Calor são os que afetam mais comumente o Coração, mas ainda assim isto não ocorre diretamente. A medicina chinesa sustenta que os fatores patogênicos externos não afetam diretamente o Coração, mas sim o Pericárdio. No Capítulo 71 do *Eixo Espiritual*, há a seguinte citação: "*Quando fatores patogênicos externos atacam o Coração, eles penetram no Pericárdio em vez de no Coração.*"[1] Desse modo, quando Calor externo invade o corpo, ele facilmente afeta o Pericárdio.

O Boxe 33.1 resume os fatores que poderiam dar "indícios gerais" de patologia do Pericárdio.

Nota clínica

Quatro fatores principais diferenciam os padrões do Coração e do Pericárdio:
1. Envolvimento do canal do Pericárdio no tórax: sensação de entupimento, opressão, distensão ou dor no peito
2. Envolvimento do canal dos Pulmões: dificuldade de respirar, mãos frias
3. Frequentemente, envolvimento do canal do Fígado: irritabilidade, cefaleia
4. Envolvimento do Pericárdio com as febres agudas.

O padrão de invasão do Pericárdio por Calor é especialmente significativo no contexto da fitoterapia chinesa das doenças infecciosas causadas por Calor externo. Isso indica uma condição de invasão rápida de Calor externo no Nível do *Qi* Nutritivo (*Ying*) (com base na teoria dos Quatro Níveis), que se evidencia por temperatura muito alta, *delirium* e, nos casos graves, coma. A invasão do Pericárdio por Calor entorpece a Mente e causa coma. Esse padrão é conhecido como "Calor no Pericárdio" e é um dos dois padrões do Nível *Ying*. Esse padrão é o mesmo padrão de Calor no Pericárdio do estágio do Aquecedor Superior com base na Identificação de Padrões dos Três Aquecedores (Figura 33.1).

As manifestações clínicas desses dois padrões são praticamente idênticas e, por esta razão, descrevo aqui apenas um deles.

Boxe 33.1 "Indícios gerais" de patologia do Pericárdio

- Problemas mental–emocionais, especialmente nos relacionamentos
- Sintomas torácicos: entupimento, distensão, opressão, aperto e dor.

▶ Calor no Pericárdio

(Nível do *Qi* Nutritivo com base nos Quatro Níveis ou no Estágio do Aquecedor Superior de acordo com os Três Aquecedores.) (Ver Capítulo 45.)

Manifestações clínicas

Febre noturna, confusão mental, fala incoerente ou afasia, *delirium*, calor no corpo, mãos e pés frios, máculas (Figura 33.2).

- *Língua*: Vermelha e seca, sem saburra
- *Pulso*: Fino-Rápido
- *Sintomas fundamentais*: febre noturna, *delirium*, língua Vermelha sem saburra.

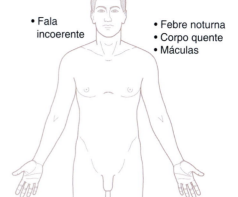

Figura 33.2 Calor no Pericárdio.

Dica de diagnóstico

Febre noturna, *delirium* e língua Vermelha sem saburra são suficientes para diagnosticar Calor no Pericárdio.

Etiologia

Essa condição é atribuída à invasão de Vento-Calor, que penetra no Interior e transforma-se em Calor interno, que passa pelos Níveis do *Qi* Defensivo e do *Qi* antes de chegar ao Nível do *Qi* Nutritivo (ver Figura 33.1).

Patologia

Essa condição caracteriza-se por Calor no Nível do *Qi* Nutritivo (*Ying*). Com base na teoria dos Quatro Níveis, o Calor interno

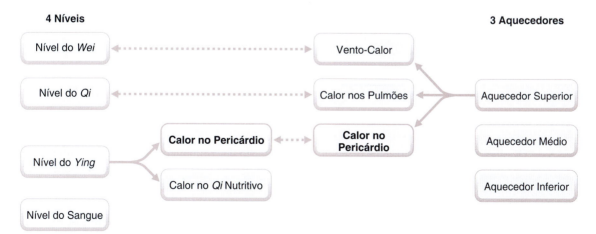

Figura 33.1 Calor no Pericárdio nos contextos dos Quatro Níveis e dos Três Aquecedores.

também é classificado por sua localização ao Nível do *Qi*, do *Qi* Nutritivo e do Sangue – essa progressão reflete a profundidade do Calor.

Quando o Calor penetra ao Nível do *Qi* Nutritivo, ele começa a causar danos ao *Yin* e ressecar os Fluidos Corporais e, por esta razão, a língua não tem saburra e é seca. O calor entorpece a Mente e isto causa *delirium*. A febre noturna é típica do Calor situado ao Nível do *Qi* Nutritivo.

As mãos e os pés estão frios em consequência do Frio Falso: esse fenômeno é devido ao fato de que o Calor é tão intenso que dificulta a circulação do *Qi* aos membros, resultando em mãos e pés frios. Esse é um exemplo de Frio Falso-Calor Verdadeiro.

Precursores patológicos do padrão

O único precursor desse padrão é Calor no Nível do Qi (Figura 33.3).

Progressões patológicas do padrão

O Calor no Pericárdio pode progredir ao próximo nível, resultando em Calor ao Nível do Sangue. Nesse nível, o Vento interno pode desenvolver-se e causar convulsões (ver Figura 33.3).

Tratamento

Princípio de tratamento: eliminar Calor ao Nível do *Qi* Nutritivo.

Acupuntura

- *Pontos*: PC-9 Zhongchong, PC-8 Laogong, C-9 Shaochong, R-6 Zhaohai e BP-6 Sanyinjiao
- *Método*: sedação, exceto para R-6, que deve ser tonificado
- *Explicação*:
  - PC-9 e PC-8 eliminam Calor do Pericárdio
  - C-9 elimina Calor do Pericárdio e limpa a Mente
  - R-6 e BP-6 nutrem os líquidos para evitar danos adicionais ao *Yin*.

Fórmula fitoterápica

Qing Ying Tang – *Decocção para Limpar [Calor] o Qi Nutritivo*.

O Boxe 33.2 resume o Calor no Pericárdio.

Boxe 33.2 Calor no Pericárdio

(Nível do *Qi* Nutritivo com base nos Quatro Níveis, ou Estágio do Aquecedor Superior de acordo com os Três Aquecedores.)

Manifestações clínicas
Febre noturna, confusão mental, fala incoerente ou afasia, *delirium*, corpo quente, mãos e pés frios, máculas, língua Vermelha e seca sem saburra, pulso Fino-Rápido.

Tratamento
PC-9 Zhongchong, PC-8 *Laogong*, C-9 *Shaochong*, R-6 *Zhaohai* e BP-6 *Sanyinjiao*.

O Pericárdio como "residência" da Mente

No Capítulo 8 do *Questões Simples*, encontramos a seguinte citação: "O Pericárdio é o embaixador e dele provêm a alegria e a felicidade."[2] Incidentalmente, nesse trecho, o Pericárdio é na verdade referido como "centro do tórax" (*Shan Zhong*).

Como também ocorre com o Coração, o Pericárdio abriga a Mente e, por esta razão, afeta profundamente nosso estado mental-emocional. É importante dizer que a função protetora do Pericárdio em relação ao Coração, que foi mencionada antes, está refletida principalmente na esfera mental-emocional, na qual o "Fogo Ministerial" do Pericárdio protege o "Fogo Imperial" do Coração.

Dois aspectos principais diferenciam os padrões do Pericárdio e do Coração no plano mental-emocional: o primeiro é o acometimento do canal do Pericárdio no tórax; o segundo é a manifestação frequente de estresse mental-emocional atribuído aos problemas de relacionamento.

O segundo aspecto provavelmente é o equivalente psíquico da função citada do Pericárdio no tórax, no que se refere à mobilização do *Qi* e do Sangue do Coração e dos Pulmões: assim como ocorre no nível físico, no plano mental-emocional o Pericárdio é responsável pela "mobilização" na direção dos outros (*i. e.*, relacionamentos). Considerando que o Pericárdio está relacionado com o Fígado dentro dos canais do *Yin* Terminal, esse "movimento" também está relacionado com o "movimento" da Alma Etérea (*Hun*) de si própria para as outras pessoas por meio de interações e relacionamentos sociais e familiares (Figura 33.4).

Os padrões descritos a seguir são:

- Deficiência de Sangue do Pericárdio
- Fogo de Pericárdio
- Fleuma-Fogo perturbando o Pericárdio.

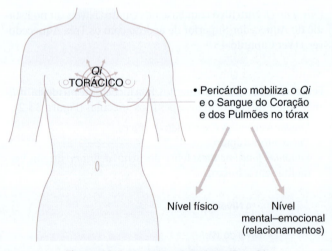

Figura 33.4 Pericárdio e *Qi* Torácico (*Zong Qi*).

▶ Deficiência de Sangue do Pericárdio

Manifestações clínicas

Sensação de entupimento e desconforto no peito, dor difusa no tórax, dificuldade de respirar muito branda, palpitações,

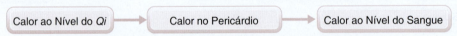

Figura 33.3 Padrão de Calor no Pericárdio: precursores e progressões.

ansiedade, insônia, tontura, sono perturbado por sonhos, memória fraca, tendência a sobressaltar-se, pele pálida e opaca, lábios pálidos, mãos frias, menstruações escassas, amenorreia (Figura 33.5).

- *Língua*: Pálida, Fina, ligeiramente seca
- *Pulso*: Áspero ou Fino, mas ligeiramente duro na posição Anterior esquerda
- *Sintomas fundamentais*: desconforto no peito, palpitações, insônia, pulso Áspero.

Dica de diagnóstico

Desconforto no peito, palpitações e insônia são suficientes para diagnosticar deficiência de Sangue do Pericárdio.

Etiologia

A causa desse padrão é estresse emocional, inclusive tristeza e mágoa, frequentemente em razão de relacionamentos rompidos.

Patologia

O Coração e o Pericárdio abrigam a Mente: quando o Sangue do Coração e do Pericárdio está deficiente, a Mente perde sua residência e, por esta razão, fica agitada – isso causa insônia, sono perturbado por sonhos, tendência a sobressaltar-se e ansiedade. O Sangue do Coração é um dos fatores que contribuem para a memória e a deficiência de Sangue do Pericárdio causa memória fraca.

Quando o Sangue está deficiente, o *Qi* e o Sangue não conseguem circular adequadamente no canal do Pericárdio e isso resulta na sensação de entupimento e desconforto no peito, ou dor difusa no tórax. Como o Pericárdio é o agente propulsor do *Qi* do Coração e do *Qi* do Pulmão no meio do tórax, a deficiência de Sangue do Pericárdio pode causar dispneia. Como o Sangue está deficiente, ele não consegue circular adequadamente até as mãos e isto é responsável pelas mãos frias.

Em vista da relação entre o Pericárdio e o Útero (ver Capítulo 11), a deficiência de Sangue do Pericárdio das mulheres pode causar menstruações escassas ou amenorreia.

Nos casos típicos, o pulso na posição do Coração é ligeiramente duro (embora o pulso em geral possa ser Áspero ou Fino), indicando acometimento do canal do Pericárdio.

Precursores patológicos do padrão

Evidentemente, a própria deficiência de Sangue do Coração pode ser o precursor desse padrão. As deficiências de *Qi* e Sangue do Baço também são precursores comuns desse padrão (Figura 33.6).

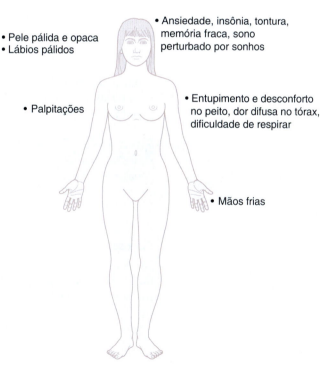

Figura 33.5 Deficiência de Sangue do Pericárdio.

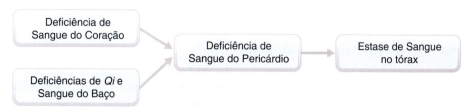

Figura 33.6 Padrão da deficiência de Sangue do Pericárdio: precursores e progressões.

Progressões patológicas do padrão

A deficiência de Sangue do Pericárdio pode causar estase de Sangue no tórax (ver Figura 33.6).

Tratamento

Princípios de tratamento: nutrir o Sangue, fortalecer o Coração e o Pericárdio e mobilizar o Qi e o Sangue no tórax.

Acupuntura

- *Pontos*: PC-6 *Neiguan*, C-7 *Shenmen*, VC-14 *Juque*, VC-15 *Jiuwei*, VC-4 *Guanyuan*, B-17 *Geshu* (com moxa), B-20 *Pishu*, B-14 *Jueyinshu*, VC-17 *Shanzhong*, PC-6 *Neiguan* e BP-4 *Gongsun* em combinação (*Yin Wei Mai*)
- *Método*: tonificação
- *Explicação*:
  - PC-6 tonifica o Pericárdio e mobiliza *Qi*
  - C-7 nutre o Sangue do Coração e acalma a Mente
  - VC-14 e VC-15 nutrem o Sangue do Coração e acalmam a Mente
  - VC-4 nutre o Sangue em geral
  - B-17 com moxa direta nutre o Sangue
  - B-20 é usado para nutrir o Sangue quando há deficiência do Baço
  - B-14 tonifica o Coração, os Pulmões e o Pericárdio e mobiliza *Qi* e Sangue no tórax
  - PC-6 e BP-4 em combinação abrem o Vaso *Yin* de Conexão (*Yin Wei Mai*), nutrem o Sangue e acalmam a Mente.

Fórmula fitoterápica

Shen Qi Si Wu Tang – *Decocção de Quatro Substâncias com Ginseng-Astragalus*.

O Boxe 33.3 resume a deficiência de Sangue do Pericárdio.

Boxe 33.3 Deficiência de Sangue do Pericárdio

Manifestações clínicas

Sensação de entupimento e desconforto no peito, dor difusa no tórax, dispneia muito branda, palpitações, ansiedade, insônia, tontura, sono perturbado por sonhos, memória fraca, tendência a sobressaltar-se, pele pálida e opaca, lábios pálidos, mãos frias, língua Pálida, Fina, ligeiramente seca, pulso Áspero ou Fino, mas ligeiramente duro na posição Anterior esquerda.

Tratamento

PC-6 *Neiguan*, C-7 *Shenmen*, VC-14 *Juque*, VC-15 *Jiuwei*, VC-4 *Guanyuan*, B-17 *Geshu* (com moxa), B-20 *Pishu*, B-14 *Jueyinshu*, VC-17 *Shanzhong*, PC-6 *Neiguan* e BP-4 *Gongsun* em combinação (Vaso *Yin* de Conexão).

▶ Fogo de Pericárdio

Manifestações clínicas

Palpitações, sensação de aperto e calor no peito, dor torácica branda, respirações rápidas, sede, úlceras na boca e na língua, inquietude mental, sensação de agitação, sensação de calor, insônia, sono perturbado por sonhos, face vermelha, gosto amargo (depois de uma noite de sono ruim), menstruações profusas (Figura 33.7).

- *Língua*: Vermelha, ponta mais vermelha e edemaciada com pontos vermelhos e saburra amarela. Pode haver uma rachadura na linha média chegando até a ponta

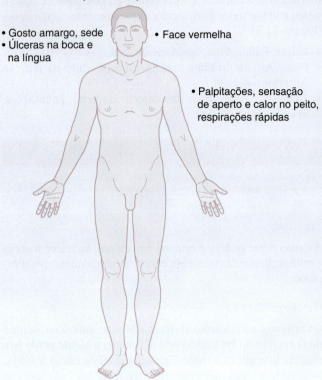

Figura 33.7 Fogo de Pericárdio.

- *Pulso*: Cheio-Rápido-Transbordante, especialmente na posição Anterior esquerda. O pulso também poderia ser Precipitado (Rápido e interrompido a intervalos irregulares)
- *Sintomas fundamentais*: palpitações, sensação de aperto no peito, sede, gosto amargo e insônia.

Dica de diagnóstico

Palpitações, sensação de aperto no peito, gosto amargo e insônia são suficientes para diagnosticar Fogo de Pericárdio.

Etiologia

Estresse emocional

Todas as emoções que afetam o Coração causam alguma estagnação do *Qi* nesse órgão: depois de algum tempo, isso pode transformar-se em Calor e depois Fogo. As emoções que causam isso podem ser tristeza, mágoa, preocupação, raiva, frustração, ressentimento e mágoa.

Dieta

A ingestão exagerada de alimentos quentes (carnes vermelhas) e álcool pode contribuir para a formação de Fogo e, consequentemente, para esse padrão.

Patologia

O Fogo no Pericárdio perturba a Mente e causa insônia, inquietude mental, sensação de agitação e sono perturbado por sonhos. As manifestações mental–emocionais são muito mais proeminentes e agitadas que as atribuídas à deficiência de Sangue do Pericárdio.

O Pericárdio afeta a boca e a língua e, por esta razão, o Fogo pode causar úlceras na boca, sede e gosto amargo.

O acometimento do canal do Pericárdio no tórax causa sensação de aperto e calor no peito e dor torácica branda. As respirações rápidas são causadas pela influência do Pericárdio nos Pulmões.

Considerando a relação entre o Pericárdio e o Útero (ver Capítulo 11), o Fogo de Pericárdio pode aquecer o Sangue e causar menstruações profusas secundárias ao Calor no Sangue.

Precursores patológicos do padrão

O Fogo de Fígado pode ser um precursor desse padrão, especialmente porque os canais do Fígado e do Pericárdio estão relacionados dentro dos canais do Yin Terminal (*Jue Yin*) (Figura 33.8).

Progressões patológicas do padrão

O Fogo de Pericárdio pode causar danos ao Yin e levar à deficiência de Yin do Coração. Em vista da relação mencionada antes entre o Fígado e o Pericárdio, o Fogo de Pericárdio também pode causar Fogo de Fígado (ver Figura 33.8).

Tratamento

Princípio de tratamento: drenar o Fogo do Coração e do Pericárdio.

Acupuntura

- *Pontos*: PC-8 *Laogong*, C-8 *Shaofu*, B-14 *Jueyinshu*, VC-15 *Jiuwei*, VC-14 *Juque*, VC-17 *Shanzhong*, IG-11 *Quchi*, VG-24 *Shenting*, VG-19 *Houding*, BP-6 *Sanyinjiao* e F-2 *Xingjian*
- *Método*: sedação, exceto BP-6, que deve ser tonificado
- *Explicação*:
  - PC-8 e C-8 drenam Fogo do Pericárdio e do Coração
  - B-14 elimina o Fogo de Pericárdio
  - VC-14 e VC-15 eliminam Calor no Coração e acalmam a Mente
  - VC-17 – ponto de Alarme do Pericárdio – elimina o Calor no Pericárdio
  - IG-11 é usado para eliminar Calor quando os sintomas de Fogo são muito marcantes
  - VG-24 e VG-19 acalmam a Mente
  - BP-6 é usado para nutrir Yin e reduzir o Fogo
  - F-2 drena o Fogo de Fígado e é usado para ajudar a drenar o Fogo de Pericárdio em vista da relação descrita antes entre os canais do Fígado e do Pericárdio. Esse ponto é especialmente útil quando o padrão é causado por raiva, frustração ou ressentimento.

Fórmula fitoterápica

Xie Xin Tang – *Decocção para Drenar o Coração*.

O Boxe 33.4 resume o Fogo de Pericárdio.

Boxe 33.4 Fogo de Pericárdio

Manifestações clínicas

Palpitações, sensação de aperto e calor no peito, dor torácica branda, respirações rápidas, sede, úlceras na boca e na língua, inquietude mental, sensação de agitação, sensação de calor, insônia, sono perturbado por sonhos, face vermelha, gosto amargo (depois de uma noite de sono ruim), língua Vermelha, ponta mais vermelha e edemaciada com pontos vermelhos, saburra amarela, pulso Cheio-Rápido-Transbordante, especialmente na posição Anterior esquerda.

Tratamento

PC-8 *Laogong*, C-8 *Shaofu*, B-14 *Jueyinshu*, VC-15 *Jiuwei*, VC-14 *Juque*, VC-17 *Shanzhong*, IG-11 *Quchi*, VG-24 *Shenting*, VG-19 *Houding*, BP-6 *Sanyinjiao* e F-2 *Xingjian*.

▶ Fleuma-Fogo perturbando o Pericárdio

Manifestações clínicas

Palpitações, sensação de opressão e calor no peito, dor torácica, respirações rápidas, sede, face vermelha, gosto amargo, expectoração de muco, som estertoroso na garganta, inquietude mental, insônia, sono perturbado por sonhos, agitação, fala incoerente, confusão mental, comportamento precipitado, tendência a agredir ou repreender as pessoas, riso ou choro incontrolável, gritos, murmuração consigo próprio, depressão e entorpecimento mental, comportamento maníaco (Figura 33.9).

- *Língua*: Vermelha, Edemaciada com saburra amarela, pegajosa e seca, rachadura profunda na área do Coração. A ponta pode ser mais vermelha e edemaciada com pontos vermelhos
- *Pulso*: Cheio-Rápido-Deslizante ou Rápido-Transbordante-Deslizante, ou Rápido-Cheio-em-Corda
- *Sintomas fundamentais*: sensação de opressão e dor no peito, todos os sintomas mentais, língua Vermelha e Edemaciada com saburra amarela pegajosa.

Dica de diagnóstico

Sensação de opressão e dor no peito, todos os sintomas mentais e língua Vermelha e Edemaciada com saburra amarela pegajosa são suficientes para diagnosticar Fleuma-Fogo perturbando o Pericárdio.

Etiologia

Estresse emocional

Todas as emoções que afetam o Coração causam alguma estagnação do Qi nesse órgão: depois de algum tempo, isso pode transformar-se em Calor e depois Fogo. As emoções que causam isso podem ser tristeza, mágoa, preocupação, raiva, frustração e ressentimento.

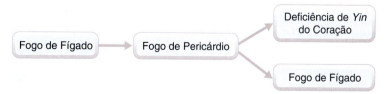

Figura 33.8 Padrão do Fogo de Pericárdio: precursores e progressões.

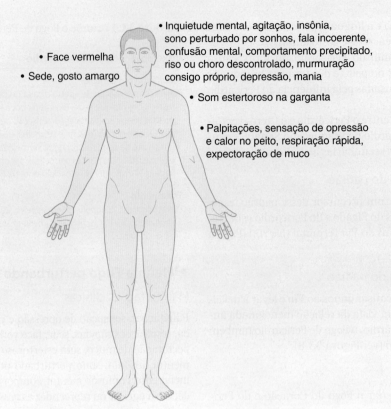

Figura 33.9 Fleuma-Fogo perturbando o Pericárdio.

Dieta

A ingestão exagerada de alimentos quentes e gordurosos leva à formação de Fleuma.

Patologia

O Fogo perturba a Mente e causa inquietude mental, insônia, sono perturbado por sonhos e agitação. A Fleuma obstrui a mente e causa confusão mental, comportamento precipitado, tendência a bater ou ralhar com as pessoas, riso ou choro descontrolado, gritos, murmuração consigo próprio, depressão e entorpecimento mental e comportamento maníaco.

A sensação de opressão e calor no peito e a dor torácica são atribuídas ao envolvimento do canal do Pericárdio. As respirações rápidas devem-se à influência do Pericárdio sobre o canal dos Pulmões.

Conforme mencionado com referência ao padrão de Fleuma-Fogo perturbando o Coração, as manifestações clínicas descritas aqui são as de um paciente com doença bipolar plenamente desenvolvida. Na prática, esse padrão também pode ocorrer nos pacientes que não têm esse transtorno mental. Por essa razão, os sinais e sintomas podem ser mais brandos que os descritos no padrão referido aqui.

Precursores patológicos do padrão

Em muitos casos, a deficiência do Baço resultando na formação de Fleuma é o precursor desse padrão. Em razão da condensação dos Fluidos Corporais, o Fogo contribui para a formação da Fleuma (Figura 33.10).

Progressões patológicas do padrão

Esse padrão pode ter várias progressões patológicas. O Fogo de Pericárdio pode causar danos ao *Yin* e levar à deficiência dessa energia: isso causa um quadro clínico muito complexo evidenciado por Fogo, Fleuma e deficiência de *Yin*.

A Fleuma obstrui o *Qi* e, por esta razão, pode causar (ou agravar) a deficiência de *Qi* do Baço. Como Fleuma é um acúmulo patológico de Fluidos Corporais, na verdade ele pode causar secura.

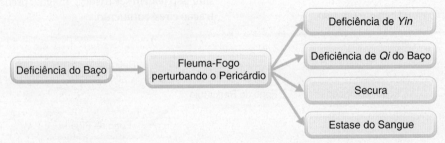

Figura 33.10 Padrão de Fleuma-Fogo perturbando o Pericárdio: precursores e progressões.

Finalmente, como o Fogo condensa o Sangue e como a Fleuma está ligada ao Sangue por meio dos Fluidos Corporais, tanto o Fogo quanto a Fleuma podem causar estase de Sangue, que acentua a obstrução da Mente (ver Figura 33.10).

Tratamento

Princípios de tratamento: drenar o Fogo do Pericárdio e do Coração, dissolver a Fleuma, abrir os orifícios da Mente e acalmar a Mente.

Acupuntura

- *Pontos*: PC-5 *Jianshi*, C-7 *Shenmen*, C-8 *Shaofu*, C-9 *Shaochong*, PC-7 *Daling*, VC-15 *Jiuwei*, B-15 *Xinshu*, B-14 *Jueyinshu*, VC-17 *Shanzhong*, VC-12 *Zhongwan*, E-40 *Fenglong*, BP-6 *Sanyinjiao*, B-20 *Pishu*, F-2 *Xingjian*, VB-13 *Benshen*, VG-24 *Shenting*, VB-17 *Zhengying*
- *Método*: todos com método de sedação, exceto VC-12 e B-20, que devem ser tonificados. Sem moxabustão
- *Explicação*:
  - PC-5 dissolve Fleuma do Coração e limpa os orifícios
  - C-7 acalma a Mente
  - C-8 e C-9 eliminam Fogo de Coração
  - PC-7 acalma a Mente e elimina Fogo de Coração
  - VC-15 acalma a Mente
  - B-15 elimina Fogo de Coração
  - B-14 e VC-17 – pontos *Shu* Dorsais e de Alarme do Pericárdio, respectivamente – drenam Fogo e acalmam a Mente
  - VC-12 tonifica o Baço para dissolver Fleuma
  - E-40 dissolve Fleuma
  - BP-6 dissolve Fleuma e acalma a Mente
  - B-20 tonifica o Baço para dissolver Fleuma
  - F-2 abate o Fogo para conduzi-lo para baixo
  - VB-13 e VG-24 acalmam a Mente
  - VB-17 abre os orifícios da Mente.

Fórmula fitoterápica

Wen Dan Tang – *Decocção para Aquecer a Vesícula Biliar*.

O Boxe 33.5 resume Fleuma-Fogo perturbando o Pericárdio.

Boxe 33.5 Fleuma-Fogo perturbando o Pericárdio

Manifestações clínicas

Palpitações, sensação de opressão e calor no peito, dor torácica, respirações rápidas, sede, face vermelha, gosto amargo, expectoração com muco, som estertoroso na garganta, inquietude mental, insônia, sono perturbado por sonhos, agitação, fala incoerente, confusão mental, comportamento precipitado, tendência a bater ou ralhar com as pessoas, riso ou choro incontrolável, gritos, murmuração consigo próprio, depressão e obnubilação mental, comportamento maníaco.

- *Língua*: Vermelha, Edemaciada com saburra amarela, pegajosa e seca, rachadura profunda na área do Coração. A ponta pode ser mais vermelha e edemaciada com pontos vermelhos
- *Pulso*: Cheio-Rápido-Deslizante, ou Rápido-Transbordante-Deslizante, ou Rápido-Cheio-em-Corda.

Tratamento

PC-5 *Jianshi*, C-7 *Shenmen*, C-8 *Shaofu*, C-9 *Shaochong*, PC-7 *Daling*, VC-15 *Jiuwei*, B-15 *Xinshu*, B-14 *Jueyinshu*, VC-17 *Shanzhong*, VC-12 *Zhongwan*, E-40 *Fenglong*, BP-6 *Sanyinjiao*, B-20 *Pishu*, F-2 *Xingjian*, VB-13 *Benshen*, VB-17 *Zhengying*, VG-24 *Shenting*.

O Pericárdio como "centro do tórax"

O canal do Pericárdio dirige-se ao centro do tórax e essa área – conhecida como *Shan Zhong* – está sob a influência do Pericárdio. O Capítulo 35 do *Eixo Espiritual* afirma que: "*O centro do tórax [Shan Zhong] é o palácio do Pericárdio [Xin Zhu].*"[3]

Porque está no centro do tórax, o Pericárdio influencia o *Qi* Torácico (*Zong Qi*) e, consequentemente, o Coração e os Pulmões. O Pericárdio, localizado nessa área, atua como agente propulsor do *Qi* e do Sangue do Coração e dos Pulmões: por esta razão, os padrões do Pericárdio caracterizam-se por manifestações clínicas situadas ao longo dos canais do tórax, causando aperto, distensão, opressão ou dor no peito.

Os padrões descritos a seguir são:

- Estagnação de *Qi* no Pericárdio
- Estase de Sangue no Pericárdio.

▶ Estagnação de *Qi* no Pericárdio

Manifestações clínicas

Sensação de distensão e dor suave no peito, sensação de aperto no peito, dificuldade de respirar, suspiros, sensação de bolo na garganta, palpitações, depressão, irritabilidade, falta de apetite, membros fracos e frios, lábios ligeiramente arroxeados, pele pálida (Figura 33.11).

- *Língua*: ligeiramente Pálida e Arroxeada nas superfícies laterais da área do tórax (ver Figura 23.19, no Capítulo 23)
- *Pulso*: Vazio, mas muito ligeiramente Transbordante na posição Anterior esquerda
- *Sintomas fundamentais*: palpitações, sensação de distensão no peito.

Dica de diagnóstico

Palpitações e sensação de distensão do peito são suficientes para diagnosticar estagnação de *Qi* no Pericárdio.

Etiologia

A causa desse padrão sempre é estresse emocional. Tristeza, mágoa, preocupação e culpa bloqueiam o *Qi* no tórax e causam sua estagnação nessa área.

Patologia

A sensação de distensão e a dor suave no tórax e a sensação de aperto no peito são causadas pela estagnação do *Qi* ao longo do canal do Pericárdio. Suspiros e dispneia branda são atribuídos à estagnação do *Qi* no canal dos Pulmões (afetado pelo canal do Pericárdio).

Depressão e irritabilidade são causadas pela estagnação do *Qi*. Todos os outros sintomas são devidos à estagnação do *Qi* no Coração e já foram explicados na descrição do padrão de estagnação de *Qi* do Coração no Capítulo 32.

Precursores patológicos do padrão

Estagnação de *Qi* do Fígado pode ser um precursor desse padrão (Figura 33.12).

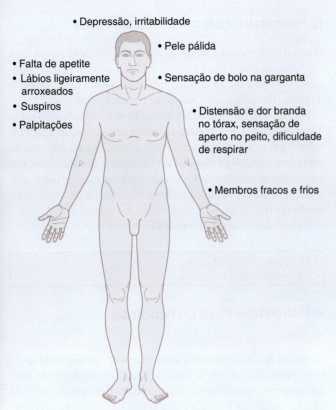

Figura 33.11 Estagnação do *Qi* do Pericárdio.

- VC-14 e VC-15 abrem o tórax e acalmam a Mente
- VC-17 – ponto de Alarme do Pericárdio – mobiliza o *Qi* no canal do Pericárdio no tórax
- B-14 – ponto *Shu* Dorsal do Pericárdio – mobiliza o *Qi* no Pericárdio
- P-7 mobiliza o *Qi* no tórax
- E-40 é usado aqui não para dissolver Fleuma, mas para abrir o tórax e mobilizar o *Qi* do tórax
- IG-4 regula a ascensão e a descensão do *Qi* e, deste modo, mobilizam *Qi*.

Fórmula fitoterápica

Mu Xiang Liu Qi Yin – *Decocção para Fluir Qi de Auckland*.
Ban Xia Hou Po Tang – *Decocção de Pinellia-Magnólia*.
O Boxe 33.6 resume a estagnação do *Qi* no Pericárdio.

Boxe 33.6 Estagnação do *Qi* no Pericárdio

Manifestações clínicas

Sensação de distensão e dor suave no tórax, sensação de aperto no peito, dificuldade de respirar, suspiros, sensação de bolo na garganta, palpitações, depressão, irritabilidade, falta de apetite, membros fracos e frios, lábios ligeiramente arroxeados, pele pálida, língua ligeiramente Pálida e Arroxeada nos lados da região torácica, pulso Vazio, mas muito ligeiramente Transbordante na posição Anterior esquerda.

Tratamento

PC-6 *Neiguan*, C-5 *Tongli*, C-7 *Shenmen*, VC-14 *Juque*, VC-15 *Jiuwei*, VC-17 *Shanzhong*, B-14 *Jueyinshu*, P-7 *Lieque*, E-40 *Fenglong*, IG-4 *Hegu*.

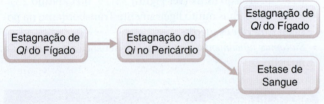

Figura 33.12 Padrão de estagnação do *Qi* do Pericárdio: precursores e progressões.

Progressões patológicas do padrão

Quando não é seu precursor, a estagnação do *Qi* no Pericárdio pode causar estagnação de *Qi* do Fígado. A estagnação de *Qi* prolongada também pode acarretar estase de Sangue, que é até mais provável quando a estagnação do *Qi* afeta o Pericárdio e também o Coração (ver Figura 33.12).

Tratamento

Princípios de tratamento: mobilizar o *Qi* no tórax, regular o Pericárdio e o Coração e acalmar a Mente.

Acupuntura

- *Pontos*: PC-6 *Neiguan*, C-5 *Tongli*, C-7 *Shenmen*, VC-14 *Juque*, VC-15 *Jiuwei*, VC-17 *Shanzhong*, B-14 *Jueyinshu*, P-7 *Lieque*, E-40 *Fenglong*, IG-4 *Hegu*
- *Método*: sedação
- *Explicação*:
  - PC-6 abre o tórax, mobiliza o *Qi* e acalma a Mente
  - C-5 mobiliza o *Qi* do Coração e acalma a Mente
  - C-7 acalma a Mente

▶ Estase de Sangue no Pericárdio

Manifestações clínicas

Palpitações, dor em pontada ou estocada no peito, que pode irradiar para a superfície interna do braço esquerdo ou o ombro, sensação de opressão ou constrição no peito, dispneia, cianose dos lábios e das unhas, mãos frias, menstruações dolorosas com coágulos escuros (Figura 33.13).

- *Língua*: Arroxeada por inteiro, ou apenas nos lados da região do tórax
- *Pulso*: Áspero, em Corda ou Nodoso
- *Sintomas fundamentais*: dor em pontada no peito, lábios arroxeados.

Dica de diagnóstico

Dor em pontada no peito e lábios arroxeados são suficientes para diagnosticar estase de Sangue no Pericárdio.

Etiologia

Problemas emocionais – especialmente ansiedade, mágoa, preocupação e culpa – por um período longo podem causar estase de Sangue no tórax. O tórax é a parte do corpo em que mais provavelmente se acumulam emoções contidas e, por esta razão, isso facilmente causa interferência com a circulação do *Qi* e do Sangue nessa área. Além disso, todas essas emoções perturbam a Mente. O Sangue do Coração é a base fisiológica da Mente e qualquer problema emocional que constranja a Mente pode causar estagnação do *Qi* e/ou do Sangue do Coração.

Patologia

A patologia desse padrão já foi explicada quando descrevemos o padrão de estase do Sangue no Coração no Capítulo 32. A dor no peito e no braço é causada pela estase do Sangue no canal do Pericárdio. A dificuldade de respirar é atribuída à estase do Sangue no canal dos Pulmões.

Considerando a relação entre o Pericárdio e o Útero (ver Capítulo 11), a estase de Sangue do Pericárdio pode causar menstruações dolorosas com sangue menstrual escuro e coagulado.

Precursores patológicos do padrão

A estagnação do *Qi* no canal do Pericárdio quase sempre é o precursor desse padrão; a estagnação do *Qi* do Fígado também pode ser um precursor desse padrão. O canal do Fígado afeta o tórax e o impedimento à circulação livre do *Qi* do Fígado pode afetar facilmente o Pericárdio (com o qual o Fígado está relacionado dentro dos canais do *Yin* Terminal), resultando primeiramente na estagnação de *Qi* e, depois, na estase do Sangue (Figura 33.14).

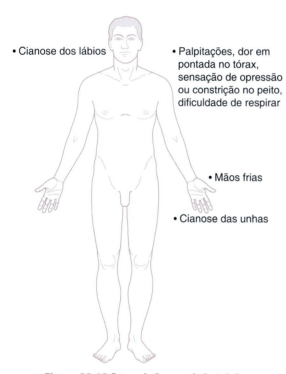

Figura 33.13 Estase do Sangue do Pericárdio.

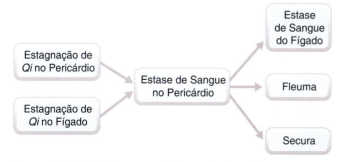

Figura 33.14 Padrão de estase de Sangue do Pericárdio: precursores e progressões.

Progressões patológicas do padrão

A estase de Sangue do Pericárdio pode resultar na formação de Fleuma, em razão da interação entre esses dois fatores patogênicos. Secura pode ser uma consequência crônica da estase de Sangue, especialmente nos indivíduos idosos.

A estase de Sangue no Pericárdio também pode causar estase de Sangue no Fígado em razão da relação entre esses dois canais dentro dos canais do *Yin* Terminal (*Jue Yin*) (ver Figura 33.14).

Tratamento

Princípios de tratamento: mobilizar Sangue no tórax, regular o Pericárdio e o Coração e acalmar a Mente.

Acupuntura

- *Pontos*: PC-6 *Neiguan*, PC-4 *Ximen*, C-7 *Shenmen*, VC-14 *Juque*, VC-17 *Shanzhong*, B-14 *Jueyinshu*, B-17 *Geshu* e BP-10 *Xuehai*
- *Método*: sedação
- *Explicação*:
  - PC-6 mobiliza o Sangue no canal do Pericárdio e abre o tórax. Esse é o ponto principal
  - PC-4 é o ponto de Acumulação e é especialmente útil para suprimir dor torácica
  - C-7 acalma a mente
  - VC-14 mobiliza o Coração-Sangue
  - VC-17 – ponto de Alarme do Pericárdio – mobiliza o *Qi* e o Sangue no tórax e estimula a circulação do *Qi* Torácico
  - B-14 – o ponto *Shu* Dorsal do Pericárdio – mobiliza o Sangue no Pericárdio
  - B-17 mobiliza o Sangue e elimina a estase
  - BP-10 mobiliza o Sangue.

Fórmula fitoterápica

Xue Fu Zhu Yu Tang – *Decocção para Eliminar Estase da Mansão do Sangue.*

O Boxe 33.7 resume a estase de Sangue do Pericárdio.

Três Tesouros

Estimulante Vermelho (variação de Xue Fu Zhu Yu Tang).

> **Boxe 33.7 Estase de Sangue do Pericárdio**
>
> **Manifestações clínicas**
> Palpitações, dor em pontada ou estocada no peito, que pode irradiar para a superfície interna do braço esquerdo ou o ombro, sensação de opressão ou constrição no peito, dispneia, cianose dos lábios e das unhas, mãos frias, língua Arroxeada por inteiro ou apenas nos lados da área do tórax, pulso Agitado, em Corda ou Nodoso.
>
> **Tratamento**
> PC-6 *Neiguan*, PC-4 *Ximen*, C-7 *Shenmen*, VC-14 *Juque*, VC-17 *Shanzhong*, B-14 *Jueyinshu*, B-17 *Geshu* e BP-10 *Xuehai*.

 Resultados do aprendizado

Neste capítulo, você aprendeu:
- Os fatores que diferenciam os padrões do Pericárdio dos padrões do Coração, especialmente sintomas torácicos (canal do Pericárdio) e envolvimento dos canais dos Pulmões e do Fígado

- As características das três áreas principais da patologia do Pericárdio: invasões de fatores patogênicos externos, problemas mental–emocionais e patologia dos canais do tórax
- Como reconhecer o seguinte padrão originado de uma invasão de Calor externo:
- *Calor no Pericárdio*: febre noturna, *delirium* e língua vermelha com saburra
- Como diferenciar entre as patologias do Pericárdio e a do Coração na esfera mental–emocional (acometimento do canal do Pericárdio e problemas de "relacionamento")
- Como reconhecer os seguintes padrões relacionados com a função do Pericárdio de abrigar a Mente:
  - *Deficiência de Sangue do Pericárdio*: desconforto no peito, palpitações e insônia
  - *Fogo de Pericárdio*: palpitações, aperto no peito, sede, gosto amargo e insônia
  - *Fleuma-Fogo perturbando o Pericárdio*: opressão e dor no peito, sintomas mentais e língua Vermelha e Edemaciada com saburra amarela e pegajosa
- A função do Pericárdio como "centro do tórax" e como agente propulsor do *Qi* e do Sangue do Coração e dos Pulmões
- O significado das sensações de aperto, distensão, opressão e dor no peito com as patologias do Pericárdio
- Como reconhecer os seguintes padrões relacionados com o papel do Pericárdio como "centro do tórax":
  - *Estagnação de Qi no Pericárdio*: palpitações e sensação de distensão no peito
  - *Estase de Sangue do Pericárdio*: dor torácica em pontada e lábios arroxeados.

Dicas para o aprendizado

Padrões do Pericárdio
- Antes de tudo, quando você pensar em Pericárdio, pense em "tórax". Por essa razão, os padrões do Pericárdio têm mais sintomas torácicos que os padrões do Coração, por exemplo, dor torácica; sensação de opressão, distensão ou entupimento do peito; desconforto no tórax

- O Pericárdio "pega as rajadas de vento" no Coração e é afetado pelo Calor externo. Os padrões de Calor no Pericárdio aparecem com doenças febris que causam obstrução da Mente e, consequentemente, *delirium*, febre noturna, afasia, confusão mental e inconsciência
- O Pericárdio afeta o Sangue e causa Calor no Sangue e, consequentemente, doenças cutâneas com erupções maculosas vermelhas
- O Pericárdio abriga a Mente e é especialmente afetado por Calor e Fleuma-Calor, daí insônia, inquietude mental, agitação e comportamento maníaco
- O Pericárdio afeta o Útero, especialmente quando há Calor no Sangue, daí menorragia.

Questões de autoavaliação

1. Por qual mecanismo o canal dos Pulmões é afetado frequentemente pela patologia do Pericárdio?
2. Por que não há saburra na língua com o padrão de Calor no Pericárdio?
3. Descreva as características mental–emocionais da patologia do pericárdio.
4. Um paciente tem insônia, palpitações e sensação desconfortável de congestão no peito. Qual é seu diagnóstico?
5. Explique a patologia do sintoma de respirações rápidas com o padrão de Fogo de Pericárdio.
6. Quais são os dois precursores patológicos prováveis do padrão de Fleuma-Fogo perturbando o Pericárdio?
7. Como você esperaria que estivesse a língua de um paciente com padrão de estase de Sangue no Pericárdio?

Ver respostas no Apêndice 6.

Notas

1. 1981 Spiritual Axis (*Ling Shu Jing* 灵枢经), People's Health Publishing House, Beijing, publicado originalmente c.100 a.C., p. 128.
2. 1979 The Yellow Emperor's Classic of Internal Medicine – Simple Questions (*Huang Di Nei Jing Su Wen* 黄帝内经素问), People's Health Publishing House, Beijing, publicado originalmente c.100 a.C., p. 58.
3. Spiritual Axis, p. 75.

SEÇÃO 2 · PARTE 6

Padrões do Fígado 34

Etiologia geral, 406

Padrões de Cheio, 407

  Estagnação de *Qi* do Fígado, 407

  Qi do Fígado estagnado transformando-se em Calor, 409

  Rebelião do *Qi* do Fígado, 410

  Estase de Sangue do Fígado, 412

  Fogo queimando no Fígado, 414

  Calor-Umidade no Fígado, 416

  Estagnação de Frio no canal do Fígado, 417

Padrões de Vazio, 418

  Deficiência de Sangue do Fígado, 418

  Deficiência de *Yin* do Fígado, 420

Padrões de Cheio/Vazio, 422

  Yang do Fígado ascendendo, 422

  Vento no Fígado excitando Vento no interior, 424

Padrões combinados, 428

  Rebelião do *Qi* do Fígado invadindo o Baço, 428

  Rebelião do *Qi* do Fígado invadindo o Estômago, 429

  Fogo de Fígado agredindo os Pulmões, 431

  Deficiência simultânea de Sangue do Fígado e do Coração, 432

  Considerações sobre as combinações comuns de padrões do Fígado, 434

Notas, 436

As funções do Fígado (ver Capítulo 7) são:

- Armazena Sangue
- Assegura o livre fluxo do *Qi*
- Controla os tendões
- Manifesta-se nas unhas
- Abre-se nos olhos
- Controla as lágrimas
- Abriga a Alma Etérea (*Hun*)
- É afetado pela raiva.

As duas funções mais importantes do Fígado são as de assegurar o fluxo livre do *Qi* e armazenar Sangue. O livre fluxo do *Qi* do Fígado afeta todos os órgãos e as diversas partes do corpo. Esse processo ajuda o Baço a transformar e transportar as essências dos alimentos e o Estômago a decompor e maturar os alimentos. Além disso, o *Qi* do Fígado ajuda o *Qi* do Baço a ascender e o *Qi* do Estômago a descer. O *Qi* do Fígado estimula a secreção de bile pela Vesícula Biliar e assegura o livre fluxo do *Qi* nos Intestinos e no Útero, deste modo afetando a menstruação.

Além disso, o livre fluxo do *Qi* do Fígado tem influência fundamental no estado emocional: ele assegura o "fluxo suave" da nossa vida emocional. Quando o *Qi* do Fígado fica contido por muito tempo, nossa vida emocional caracteriza-se por depressão, frustração, irritabilidade e tensão emocional em geral.

Como o Fígado assegura o livre fluxo do *Qi*, mas não participa da sua produção e do seu fornecimento propriamente ditos, esse órgão raramente tem deficiência de *Qi* (embora tenha padrões de deficiência de Sangue e *Yin*). Em relação com

o *Qi*, o padrão mais importante e comum é o de estagnação de *Qi* do Fígado. Entretanto, a deficiência de *Qi* do Fígado ocorre e evidencia-se basicamente no nível psicológico como depressão, timidez e falta de iniciativa.

Embora raramente ocorra deficiência de *Qi* do Fígado, o Sangue e o *Yin* do Fígado frequentemente estão deficientes. O Fígado armazena Sangue, que pode facilmente ser exaurido, resultando em sinais e sintomas de deficiência de Sangue e menstruações escassas. O Sangue do Fígado também pode estagnar: em geral, isto é uma consequência da estagnação do *Qi* do Fígado. *Qi* é o "comandante do Sangue": quando há estagnação de *Qi*, o Sangue congela.

A relação funcional entre o Fígado e os tendões comumente se evidencia em condições patológicas por fadiga física e fraqueza ou contração dos tendões.

A patologia do Fígado também se caracteriza por alterações rápidas, inclusive erupções cutâneas que se formam rapidamente, tinido súbito, rompantes repentinos de raiva ou, nos casos graves, colapso súbito e coma.

O Boxe 34.1 resume os indícios possíveis de patologia do Fígado.

Boxe 34.1 "Indícios" de patologia do Fígado

- Alterações rápidas (p. ex., doenças cutâneas)
- Oscilações para cima e para baixo (p. ex., nível de energia, humor)
- Oscilações emocionais para cima e para baixo
- Mau humor, irritabilidade
- Problemas oculares
- Sensação de "distensão"
- Problemas ginecológicos.

Nota

Depois de descrever os padrões do Fígado, explicarei as combinações comuns desses padrões, que são encontradas na prática clínica.

Todos os padrões do Fígado descritos adiante estão subdivididos com os seguintes temas:

- Manifestações clínicas
- Etiologia
- Patologia
- Precursores patológicos do padrão
- Progressões patológicas do padrão
- Tratamento
  - Acupuntura
  - Fórmula fitoterápica.

Etiologia geral

Fatores patogênicos externos

Os dois fatores patogênicos que afetam o Fígado são Vento e Umidade.

O Vento externo não ataca o Fígado diretamente (invade a porção do *Qi* Defensivo do Pulmão), mas pode agravar uma condição de Vento interno do Fígado; por exemplo, isso poderia desencadear um ataque de Vento interno no Fígado, resultando em apoplexia.

Em alguns casos, o Vento externo pode agravar uma desarmonia interna do Fígado (p. ex., *Yang* do Fígado ascendendo) e causar rigidez de nuca e cefaleias.

> **Nota clínica**
>
> O Vento externo pode agravar uma desarmonia interna do Fígado (p. ex., *Yang* do Fígado ascendendo, Vento no Fígado).

O Vento externo também pode excitar o Sangue armazenado no Fígado e causar erupções cutâneas, que começam subitamente e mudam rapidamente (p. ex., urticária). Nesses casos, o Vento geralmente se combina com Calor para formar Calor no Sangue do Fígado nos níveis superficiais dos canais de Conexão do Sangue. O início súbito e as alterações rápidas são típicos do Vento como fator patogênico.

Os fatores patogênicos externos como causas de doença estão descritos no Capítulo 21.

> **Nota clínica**
>
> O Vento externo pode afetar o Sangue do Fígado e causar ou agravar doenças cutâneas.

Emoções

Raiva

Raiva é a emoção relacionada mais diretamente com o Fígado. Como foi dito antes (ver Capítulo 20), "raiva" é um termo amplo usado em medicina chinesa que inclui sentimentos como frustração, raiva reprimida, ressentimento e irritação. Como sempre acontece em medicina chinesa, a relação entre determinada emoção e um órgão é mútua: a função do Fígado de assegurar o fluxo livre do *Qi* tem influência marcante no estado emocional e, por outro lado, o estado emocional afeta a função do Fígado.

Desse modo, quando o Fígado funciona bem e seu *Qi* circula livremente, o estado emocional é de felicidade e liberdade e o indivíduo mantém seu bom humor e expressa livremente suas emoções. Quando o *Qi* do Fígado fica estagnado e não pode fluir livremente, ele fica retido e afeta o estado emocional, causando raiva e irritabilidade.

Depois de um período longo, a estagnação de *Qi* do Fígado dificulta gravemente o fluxo do *Qi*, resultando em um estado emocional taciturno de ressentimento constante, raiva reprimida ou depressão. No nível físico, essas emoções contidas poderiam ser "levadas" ao tórax, hipocôndrio, epigástrio, abdome ou garganta. Nesses casos, o indivíduo poderia referir sensação de aperto no peito, distensão do hipogástrio ou tensão na região do estômago, ou ainda distensão abdominal ou sensação de bolo na garganta com dificuldade de engolir. O indivíduo tende a suspirar repetidamente.

Quando o *Qi* do Fígado se rebela e provoca ascensão do *Yang* do Fígado, o indivíduo sente-se muito irritável, "perde o controle" facilmente e tem cefaleias.

A estagnação do *Qi* por um período longo pode resultar na formação de Calor, porque a implosão do *Qi* causada pela contenção emocional gera calor. Essa condição evidencia-se comumente na língua, que apresenta superfícies laterais e ponta vermelhas, possivelmente com pontos vermelhos na extremidade.

O Boxe 34.2 resume os efeitos da raiva.

> **Boxe 34.2 Raiva**
>
> - O termo "raiva" inclui frustração e ressentimento
> - A raiva pode causar estagnação do *Qi* do Fígado ou ascensão do *Yang* do Fígado
> - A raiva faz o *Qi* ascender e é uma causa comum de cefaleias associadas à ascensão do *Yang* do Fígado.

Preocupação

A preocupação afeta principalmente os Pulmões, mas também pode atacar o Fígado e causar estagnação de *Qi* do Fígado. Isso acontece principalmente quando a preocupação está relacionada com o trabalho e está associada à frustração.

Em minha experiência, a preocupação também pode causar ascensão do *Yang* do Fígado.

Tristeza

Embora nos livros de medicina chinesa o Fígado sempre esteja relacionado apenas com a raiva, a tristeza também pode afetar esse órgão e isso acontece especialmente nas mulheres. No Capítulo 8 do *Eixo Espiritual* encontramos a seguinte citação: "*A tristeza e o choque no Fígado causam danos à Alma Etérea.*"[1] Nesse mesmo capítulo, o autor também diz: "*Quando a tristeza afeta o Fígado, ela causa danos à Alma Etérea; isso acarreta confusão mental... Yin é perturbado, os tendões contraem e há desconforto no hipocôndrio.*"[2]

Dieta

A ingestão exagerada de alimentos de energia quente (como carnes vermelhas, condimentos e álcool) pode resultar na formação de Fogo de Fígado. O consumo excessivo de alimentos gordurosos (p. ex., laticínios e alimentos fritos) pode levar à formação de Umidade no Fígado (e, em geral, também na Vesícula Biliar).

A ingestão insuficiente de alimentos que aquecem e nutrem o Sangue, inclusive carnes e grãos, pode resultar em uma condição de deficiência do Sangue, que pode causar deficiência de Sangue do Fígado. Isso é mais comum nas mulheres, que necessitam especialmente de um suplemento adequado de alimentos formadores do Sangue em determinadas épocas de sua vida, inclusive puberdade e depois do nascimento de um filho, bem como depois de cada menstruação, ainda que em menor grau.

A dieta como causa de doença está descrita no Capítulo 22.

Perda de Sangue

Um sangramento grave (p. ex., uma hemorragia depois do nascimento de um bebê) pode causar deficiência de Sangue do Fígado.

O Boxe 34.3 resume a etiologia geral dos padrões do Fígado.

Boxe 34.3 Etiologia geral dos padrões do Fígado

- Fatores patogênicos externos
- Emoções
  - Raiva
  - Preocupação
  - Tristeza
- Dieta
- Perda de sangue.

Padrões de Cheio

▶ Estagnação de *Qi* do Fígado

Manifestações clínicas

- Sensação de distensão do hipocôndrio, tórax, epigástrio ou abdome; suspiros frequentes
- Melancolia, depressão, mau humor, oscilações do estado mental, "sensação de nervosismo", sensação de ter um bolo na garganta
- Menstruações irregulares, distensão das mamas antes da menstruação, tensão e irritabilidade pré-menstruais (Figura 34.1)
- *Língua*: o corpo da língua pode ter cor normal. Nos casos graves, pode ser ligeiramente Vermelho nas laterais
- *Pulso*: em Corda, especialmente no lado esquerdo
- *Sintomas fundamentais*: sensação de distensão, depressão, mau humor, pulso em Corda.

Dica de diagnóstico

Sensação de distensão e pulso em Corda são suficientes para diagnosticar estagnação do *Qi* do Fígado.

Etiologia

Estresse emocional

Sem dúvida, problemas emocionais são as causas mais importantes (senão as únicas) de estagnação de *Qi* do Fígado. Como foi mencionado antes, um estado de frustração, raiva repri-

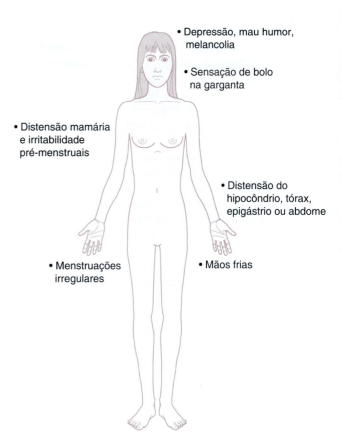

Figura 34.1 Estagnação de *Qi* do Fígado.

mida ou ressentimento por um período longo pode impedir a circulação do *Qi*, de forma que ele não flua livremente e fique acumulado, resultando na estagnação de *Qi* no Fígado.

Patologia

Esse certamente é o mais comum de todos os padrões do Fígado e também um dos mais frequentes de todos (embora, em minha opinião, ele tenda a ser diagnosticado exageradamente). Evidentemente, nem todas as manifestações citadas antes precisam estar presentes para firmar o diagnóstico de estagnação de *Qi* do Fígado. Nos parágrafos anteriores, eu dispus as manifestações clínicas desse padrão em três grupos diferentes para ressaltar as patologias diversas de cada um. A estagnação de *Qi* do Fígado tem efeitos muito abrangentes e manifesta-se por diversos sinais e sintomas.

No nível físico, a estagnação de *Qi* do Fígado pode evidenciar-se no hipocôndrio, tórax, epigástrio e abdome. A estagnação ocorre com uma sensação típica de distensão. "Distensão" é uma tradução do termo chinês *zhang*, que se refere a uma sensação subjetiva de inchaço referida pelo paciente, ainda que no epigástrio e no abdome também possa ser percebida visualmente e palpada objetivamente. À inspeção, o abdome parece distendido e à palpação é percebido como um pouco duro, embora elástico (como um balão). Suspiro é uma forma espontânea de liberar o *Qi* estagnado no tórax.

Nota clínica

"Distensão" (*zhang*) é o sintoma principal da estagnação do *Qi*. A maioria dos pacientes que falam inglês poderia usar o termo "inchaço".

O segundo grupo de sintomas inclui várias manifestações emocionais, que são muito comuns e típicas da estagnação de Qi no Fígado. Essas manifestações clínicas são atribuídas à falta de Qi no nível psíquico. A estagnação de Qi do Fígado impede o "ir e vir" da Alma Etérea (*Hun*) e isso acarreta depressão, sensação de não ter propósito na vida, falta de projetos e sonhos etc. A estagnação do Qi também causa uma sensação de irritabilidade.

A estagnação de Qi do Fígado na garganta (por onde também passa o canal do Fígado) causa sensação de ter um bolo na garganta (em medicina chinesa, isto é descrito como uma sensação de ter um "caroço de ameixa na garganta"). A sensação aparece e desaparece, dependendo do estado emocional do indivíduo. Nos casos típicos, os sintomas emocionais oscilam: o indivíduo pode passar por períodos de depressão quando todos os sintomas físicos também ocorrem, mas também por períodos em que a depressão desaparece e os sintomas físicos regridem. Essa oscilação é típica da estagnação de Qi do Fígado.

Por fim, a estagnação de Qi do Fígado pode dificultar o fluxo do Qi e do Sangue nos vasos Concepção e Penetrador (*Ren Mai* e *Chong Mai*) e, deste modo, afetar o Útero, resultando em menstruações irregulares e tensão pré-menstrual com distensão das mamas (que também estão sob influência do canal do Fígado).

Esse padrão é do tipo Cheio e não deve ser confundido pelo estado emocional do paciente, que pode parecer do tipo de "Deficiência" (*i. e.*, o paciente está deprimido, taciturno e quieto). Apesar de sua aparência, esse estado é causado pela "implosão" do Qi em consequência da estagnação do Qi do Fígado e, por esta razão, deve ser tratado como um padrão de Excesso. Nos casos em que os pacientes têm estagnação de Qi do Fígado, mas parecem abatidos, o pulso em Corda é um sinal fundamental que indica esse tipo de padrão.

É importante descrever o aspecto da língua com a estagnação de Qi do Fígado. A maioria dos livros de medicina chinesa afirma que a língua dos pacientes com esse padrão é Arroxeada ou tem as laterais arroxeadas. Eu discordo e acho que uma alteração da cor no corpo da língua reflete a alteração no estado do Sangue, mais que no estado do Qi. Por esta razão, quando a língua está Arroxeada, eu sempre atribuo isso à estase do Sangue. Nos casos de estagnação do Qi, o corpo da língua pode realmente não mudar de cor, de forma que essa patologia não se evidencia na língua; nos casos graves de estagnação do Qi, a língua pode estar ligeiramente Avermelhada nas superfícies laterais.

> **Nota clínica**
>
> Nos casos de estagnação do Qi, a língua pode ter cor normal, ou seja, *não* é Arroxeada. Nos casos graves, a língua pode estar Avermelhada nas laterais.

A qualidade do pulso associado à estagnação do Qi é em Corda e essa alteração é encontrada com muita frequência na prática clínica. Na verdade, eu diria que, quando o pulso *não* é em Corda (ou ao menos parcialmente em Corda), então não há estagnação de Qi do Fígado.

É importante salientar que, nas mulheres, a estagnação de Qi do Fígado pode ser atribuída ocasionalmente à deficiência de Sangue do Fígado, ou pode estar associada a esta última condição. Quando isso acontece, o padrão é uma combinação de Excesso (estagnação do Qi) e de Deficiência (Sangue do Fígado). Os sinais e sintomas são ligeiramente diferentes e, em geral, predominam as manifestações do tipo de Deficiência; acima de tudo, o pulso geralmente pode ser Fino e apenas ligeiramente em Corda à esquerda. Na verdade, a fórmula famosa conhecida como Xiao Yao San (*Pó Itinerante Livre e Fácil*) é usada para esse padrão, mas, quando há estagnação de Qi do Fígado sem outras condições coexistentes, a fórmula indicada é Yue Ju Wan (*Pílula de Gardenia-Ligusticum*) (ver adiante).

> **Nota clínica**
>
> Nas mulheres, a estagnação de Qi do Fígado frequentemente é causada por ou está associada à deficiência de Sangue do Fígado:
> - Os sinais e sintomas são ligeiramente diferentes e, em geral, predominam as manifestações do tipo de Deficiência
> - A paciente está deprimida, em vez de irritável
> - O pulso pode ser Fino em geral e apenas ligeiramente em Corda à esquerda
> - Xiao Yao San é usada para tratar estagnação de Qi do Fígado originada ou associada à deficiência de Sangue do Fígado
> - Yue Ju Wan é usada para tratar estagnação "pura" de Qi do Fígado.

Precursores patológicos do padrão

Existem poucos precursores patológicos da estagnação de Qi do Fígado, porque este padrão geralmente é o estágio inicial de um processo patológico causado por estresse emocional. Entretanto, o padrão de estagnação do Qi do Fígado pode ser uma consequência secundária da deficiência de Sangue do Fígado: isso ocorre porque o Qi e o Sangue do Fígado representam os aspectos *Yang* e *Yin* do Fígado, respectivamente – ambos afetam um ao outro (Figuras 34.2 e 34.3).

Como os Rins são a Mãe do Fígado com base na teoria dos Cinco Elementos, a deficiência dos Rins pode causar estagnação secundária de Qi do Fígado.

Progressões patológicas do padrão

Como o Qi é o "comandante do Sangue" e, "quando o Qi está estagnado, o Sangue congela", a estagnação persistente do Qi do Fígado pode facilmente causar estase de Sangue do Fígado. Essa é a consequência mais importante da estagnação de Qi do Fígado e será descrita como um padrão independente.

Com o tempo, a estagnação de Qi do Fígado frequentemente leva à formação de Calor no Fígado (ver Figura 34.3).

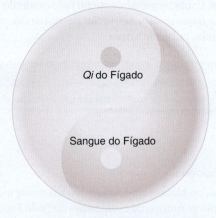

Figura 34.2 Qi do Fígado e Sangue do Fígado.

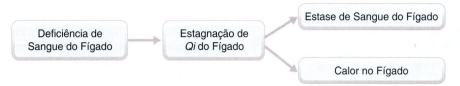

Figura 34.3 Padrão de estagnação do *Qi* do Fígado: precursores e progressões.

Tratamento

Princípios de tratamento: tranquilizar o Fígado e mobilizar o *Qi*.

Acupuntura

- *Pontos*: VB-34 *Yanglingquan*, F-3 *Taichong*, F-13 *Zhangmen*, F-14 *Qimen*, TA-6 *Zhigou* e PC-6 *Neiguan*
- *Método*: sedação, sem moxabustão
- *Explicação*:
  - VB-34 mobiliza o *Qi* do Fígado e afeta especialmente a região do hipocôndrio
  - F-3 também mobiliza o *Qi* do Fígado e afeta especialmente a garganta e a cabeça
  - F-13 regula o *Qi* do Fígado no Aquecedor Médio, principalmente quando ele invade o Baço
  - F-14 regula o *Qi* do Fígado no Aquecedor Médio, principalmente quando ele afeta o Estômago
  - TA-6 mobiliza o *Qi* do Fígado e afeta especialmente os lados do corpo
  - PC-6 mobiliza o *Qi* do Fígado (em virtude da relação entre os canais do Fígado e do Pericárdio dentro do Terminal *Yin*). Esse ponto deve ser especialmente indicado quando a estagnação de *Qi* do Fígado é causada por problemas emocionais.

Fórmula fitoterápica

Yue Ju Wan – *Pílula de Gardenia-Ligusticum* (para estagnação de *Qi* do Fígado sem causa aparente).

Xiao Yao San – *Pó Itinerante Livre e Fácil* (para estagnação de *Qi* do Fígado secundária à deficiência de Sangue do Fígado).

Três Tesouros e Tesouros das Mulheres

Liberar Constrição (variação de Yue Ju Wan).
Libertar a Lua (variação de Xiao Yao San).
O Boxe 34.4 resume a estagnação de *Qi* do Fígado.

Boxe 34.4 Estagnação do *Qi* do Fígado

Manifestações clínicas
- Sensação de distensão do hipocôndrio, tórax, epigástrio ou abdome; suspiros frequentes
- Melancolia, depressão, mau humor, oscilação do estado mental, "sensação de nervosismo", sensação de ter um bolo na garganta
- Menstruações irregulares, distensão mamária antes das menstruações, tensão e irritabilidade pré-menstruais
- *Língua*: a cor do corpo da língua pode ser normal. Nos casos graves, pode ser ligeiramente Avermelhada nas superfícies laterais
- *Pulso*: em Corda, especialmente no lado esquerdo.

Tratamento
VB-34 *Yanglingquan*, F-3 *Taichong*, F-13 *Zhangmen*, F-14 *Qimen*, TA-6 *Zhigou* e PC-6 *Neiguan*.

Caso clínico 34.1

Uma mulher de 50 anos referia fadiga, oscilações acentuadas do humor, depressão e irritabilidade pré-menstruais, distensão mamária antes da menstruação e aumento da glândula tireoide com sensação de constrição da garganta. O pulso era em Corda, o corpo da língua tinha cor normal e era apenas ligeiramente Vermelho nas laterais.

Essas manifestações clínicas indicavam estagnação de *Qi* do Fígado, que se evidenciava mais na garganta que no hipocôndrio. A depressão, as variações do humor e a irritabilidade pré-menstrual com distensão das mamas, o pulso em Corda, e a cor ligeiramente Avermelhada nas laterais da língua indicavam claramente estagnação de *Qi* do Fígado. Se a paciente tivesse menstruações dolorosas com sangue coagulado escuro e a língua fosse Arroxeada, teríamos o diagnóstico de estase de Sangue do Fígado.

Caso clínico 34.2

Uma mulher de 34 anos tinha dores espasmódicas no epigástrio e no abdome, indigestão, eructações, sensação de plenitude e distensão do abdome e náuseas. As evacuações alternavam entre constipação intestinal com fezes pequenas escassas e diarreia. O pulso era em Corda e a língua era Avermelhada com os lados mais vermelhos e cobertura amarela.

Esses sinais e sintomas indicavam estagnação de *Qi* do Fígado, que invadia o Estômago (dor e distensão epigástricas, eructações e náuseas), o Baço (diarreia, dor e distensão abdominais) e os Intestinos (constipação intestinal com fezes pequenas e escassas). O pulso em Corda e a cor Avermelhada nas laterais da língua confirmavam o envolvimento do Fígado. Por essa razão, nesse caso os sinais e sintomas envolviam três órgãos (Estômago, Baço e Intestinos), mas todos provinham do fator primário – estagnação de *Qi* do Fígado. A cor Vermelha da língua demonstrava que a estagnação de *Qi* do Fígado começava a transformar-se em Calor, como comumente ocorre depois de um período longo.

▶ *Qi* do Fígado estagnado transformando-se em Calor

Manifestações clínicas

Distensão do hipocôndrio ou do epigástrio, sensação suave de opressão no peito, irritabilidade, melancolia, depressão, mau humor, sensação de ter um bolo na garganta, sensação de calor, face avermelhada, sede, tendência a ter rompantes de raiva, tensão pré-menstrual, menstruações irregulares, distensão mamária pré-menstrual, menstruações volumosas (Figura 34.4).

- *Língua*: Avermelhada nas laterais
- *Pulso*: em Corda, especialmente no lado esquerdo, e ligeiramente Rápido
- *Sintomas fundamentais*: sensação de distensão, irritabilidade, sensação de calor, pulso em Corda, língua com lados Vermelhos.

Dica de diagnóstico

Sensação de distensão, pulso em Corda e língua Avermelhada nas laterais poderiam ser suficientes para diagnosticar *Qi* do Fígado estagnado transformando-se em Calor.

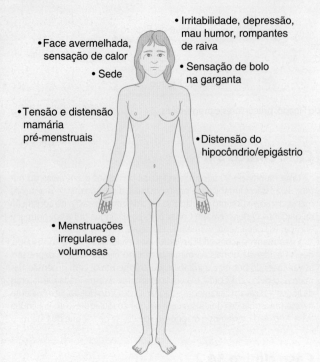

Figura 34.4 *Qi* do Fígado estagnado transformando-se em Calor.

Etiologia

Estresse emocional

A etiologia desse padrão é exatamente igual à da estagnação de *Qi* do Fígado.

Dieta

A ingestão exagerada de alimentos de energia quente (inclusive carnes vermelhas, condimentos e álcool) pode facilitar a formação de Calor em consequência da estagnação do *Qi*.

Patologia

A patologia desse padrão é a mesma que foi descrita em relação à estagnação do *Qi*. Com esse padrão, o paciente tem algum Calor derivado da estagnação do *Qi*, que se evidencia por sensação de calor, face avermelhada, sede, língua Avermelhada nas laterais e pulso ligeiramente Rápido.

Quanto ao aspecto emocional, a presença de Calor torna o indivíduo mais suscetível a ter rompantes de raiva e à ansiedade, enquanto a estagnação de *Qi* do Fígado leva o paciente a reprimir mais a raiva e ficar de mau humor.

Precursores patológicos do padrão

Estagnação de *Qi* do Fígado é o precursor patológico desse padrão. Esse padrão tende mais a originar-se da estagnação do *Qi*, caso em que se desenvolve independentemente, que quando é uma consequência da deficiência de Sangue do Fígado ou da deficiência dos Rins (Figura 34.5).

Progressões patológicas do padrão

Com o tempo, o Calor produzido pela estagnação de *Qi* no Fígado pode, por sua vez, transformar-se em Fogo de Fígado. Com esse padrão, o Calor é mais intenso (ver adiante) (ver Figura 34.5).

Tratamento

Princípios de tratamento: tranquilizar o Fígado, mobilizar *Qi* e eliminar um pouco de Calor.

Acupuntura

- *Pontos*: VB-34 *Yanglingquan*, F-3 *Taichong*, F-13 *Zhangmen*, F-14 *Qimen*, TA-6 *Zhigou*, PC-6 *Neiguan* e F-2 *Xingjian*
- *Método*: sedação, sem moxa
- *Explicação*:
  - As ações dos primeiros seis pontos já foram descritas com referência aos padrões anteriores. Vale ressaltar que, quando o Calor origina-se da estagnação do *Qi*, o princípio de tratamento é tranquilizar o Fígado e eliminar *Qi*, em vez de eliminar Calor diretamente
  - F-2 é usado quando os sinais e sintomas de Calor no Fígado são acentuados.

Fórmula fitoterápica

Dan Zhi Xiao Yao San – *Pó Itinerante Livre e Fácil de Gardênia da Montanha*.

Três Tesouros

Libertar o Sol (variação de Dan Zhi Xiao Yao San).

O Boxe 34.5 resume o padrão de *Qi* do Fígado estagnado transformando-se em Calor.

Boxe 34.5 *Qi* do Fígado estagnado transformando-se em Calor

Manifestações clínicas

Distensão do hipocôndrio ou epigástrio, sensação suave de opressão no peito, irritabilidade, melancolia, depressão, mau humor, sensação de bolo na garganta, sensação de calor, face avermelhada, sede, tendência a ter rompantes de raiva, tensão pré-menstrual, menstruações irregulares, distensão mamária pré-menstrual, menstruações volumosas, língua Avermelhada nas laterais, pulso em Corda.

Tratamento

VB-34 *Yanglingquan*, F-3 *Taichong*, F-13 *Zhangmen*, F-14 *Qimen*, TA-6 *Zhigou*, PC-6 *Neiguan* e F-2 *Xingjian*.

▶ Rebelião do *Qi* do Fígado

Manifestações clínicas

Distensão do hipocôndrio ou epigástrio, soluços, suspiros, náuseas e vômitos, eructações, "sensação de chacoalhar no estômago" e irritabilidade; nas mulheres, distensão das mamas (Figura 34.6).

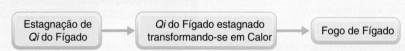

Figura 34.5 Padrão de estagnação de *Qi* do Fígado transformando-se em Calor: precursores e progressões.

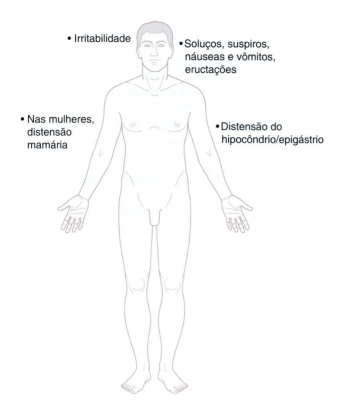

Figura 34.6 Rebelião do *Qi* do Fígado.

do *Qi* do Fígado, o movimento horizontal do *Qi* do Fígado na verdade é *acentuado* e os sintomas emocionais são menos numerosos. Por outro lado, o paciente tem muito mais sintomas digestivos (Figura 34.7).

Além da sensação de distensão, a maioria dos sintomas desse padrão é atribuída ao impedimento da descensão do *Qi* do Estômago em razão da rebelião do *Qi* do Fígado. Essas queixas são soluços, eructações, náuseas e vômitos.

Nas mulheres, pode haver distensão mamária em consequência da rebelião do *Qi* do Fígado para cima no tórax afetando as mamas.

Com esse padrão, a característica principal do pulso é que ele é em Corda nas duas posições Médias (i. e., nas posições do Fígado e do Estômago).

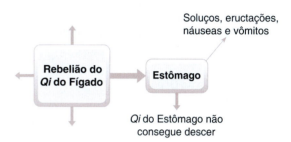

Figura 34.7 Rebelião do *Qi* do Fígado invadindo o Estômago.

- *Língua*: nos casos brandos, a cor da língua pode não estar alterada; nos casos graves, as laterais estão Avermelhadas
- *Pulso*: em Corda. O pulso pode ser especialmente em Corda nas posições do Fígado e do Estômago.

Dica de diagnóstico

Eructações, irritabilidade e pulso em Corda poderiam ser suficientes para diagnosticar a rebelião do *Qi* do Fígado.

Etiologia

Estresse emocional

Raiva, frustração, preocupação e ressentimento podem causar rebelião do *Qi* do Fígado.

Dieta

Comer apressadamente ou quando está sob estresse; comer enquanto trabalha; ficar enraivecido durante as refeições; e comer de pé podem levar o *Qi* do Fígado a rebelar-se horizontalmente.

Patologia

Com esse padrão, o *Qi* do Fígado "rebela-se" horizontalmente: isto é, seu movimento horizontal no epigástrio (que, em condições fisiológicas, colabora com as funções do Estômago e do Baço) torna-se excessivo e dificulta a descensão do *Qi* do Estômago.

É importante ressaltar que esse mecanismo patológico é diferente do que ocorre com a estagnação do *Qi*. Nesse último caso, o livre fluxo do *Qi* do Fígado é impedido e o indivíduo tem sintomas emocionais muito marcantes; nos casos de rebelião

Precursores patológicos do padrão

O *Qi* do Fígado estagnado pode tornar-se rebelde (mas não o contrário): por esta razão, o padrão de estagnação de *Qi* do Fígado pode preceder ao padrão de rebelião do *Qi* do Fígado (Figura 34.8).

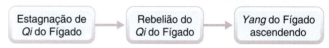

Figura 34.8 Padrão de rebelião do *Qi* do Fígado: precursores e progressões.

Progressões patológicas do padrão

A rebelião do *Qi* do Fígado pode facilmente causar ascensão do *Yang* do Fígado e, nesses casos, os sinais e sintomas estão referidos à cabeça (cefaleias, tontura, tinido) (ver Figura 34.8).

Tratamento

Princípios de tratamento: tranquilizar o Fígado e subjugar o *Qi* do Fígado.

Acupuntura

- *Pontos*: F-14 *Qimen*, PC-6 *Neiguan*, VB-34 *Yanglingquan*, F-3 *Taichong*, TA-6 *Zhigou*, IG-4 *Hegu*, E-21 *Liangmen* e E-19 *Burong*
- *Método*: sedação, sem moxabustão
- *Explicação*:
  - F-4 é o ponto principal para subjugar o *Qi* do Fígado quando ele invade o Estômago, isto é, esse ponto harmoniza o Fígado e o Estômago

- PC-6 subjuga a rebelião do *Qi* do Fígado, faz o *Qi* do Estômago descer e acalma a mente
- VB-34 tranquiliza o Fígado e mobiliza *Qi*. Esse ponto atua no hipocôndrio
- F-3 tranquiliza o Fígado, mobiliza *Qi*, acalma a mente e estabelece a Alma Etérea
- TA-6 mobiliza o *Qi* do Fígado
- IG-4 regula a ascensão e a descensão do *Qi* e, deste modo, ajuda a subjugar o *Qi* do Fígado
- E-21 e E-19 fazem o *Qi* do Estômago descer.

Fórmula fitoterápica

Chai Hu Shu Gan Tang – *Decocção de Bupleurum para Tranquilizar o Fígado*.

Yi Gan San – *Pó para Restringir o Fígado*.

Si Ni San – *Pó dos Quatro Rebeldes*.

O Boxe 34.6 resume o padrão de rebelião do *Qi* do Fígado. A Tabela 34.1 compara e contrasta a estagnação de *Qi* do Fígado com a rebelião do *Qi* do Fígado.

Boxe 34.6 Rebelião do *Qi* do Fígado

Manifestações clínicas

Distensão do hipocôndrio ou epigástrio, soluços, suspiros, náuseas e vômitos, eructações, "sensação de chacoalhar no estômago", irritabilidade; nas mulheres, distensão mamária; língua normal ou ligeiramente Avermelhada nas laterais; pulso em Corda.

Tratamento

F-14 *Qimen*, PC-6 *Neiguan*, VB-34 *Yanglingquan*, F-3 *Taichong*, TA-6 *Zhigou*, IG-4 *Hegu*, E-21 *Liangmen* e E-19 *Burong*.

Tabela 34.1 Comparação da estagnação de Qi do Fígado com a rebelião do Qi do Fígado.

	Estagnação de *Qi* do Fígado	Rebelião do *Qi* do Fígado
Cinco Elementos	Madeira hipoativa	Madeira hiperativa
Patologia	Circulação impedida	*Qi* do Fígado hiperativo circulando em direção errada
Manifestações	Depressão, melancolia, infelicidade, mau humor; distensão do hipocôndrio, epigástrio, tórax e abdome; sensações de plenitude e *opressão*	Distensão do hipocôndrio, tórax, epigástrio e abdome; eructações, náuseas e vômitos; soluços
Pulso	Em Corda e "relutante"	Em Corda, principalmente nas duas posições médias
Progressão	Fogo de Fígado. Pode transformar-se em rebelião do *Qi* do Fígado	–
Princípio de tratamento	Mobilizar *Qi*, eliminar a estagnação com ervas picantes	Subjugar a rebelião do *Qi* do Fígado com ervas adocicadas
Alma Etérea	Estimula seu ir e vir	Contém seu ir e vir
Acupuntura	F-14, F-3, VB-34, TA-6, PC-6, VG-24, VB-13	F-14, PC-6, VB-34, F-3, TA-6, IG-4, E-21, E-19
Prescrições	Yue Ju Wan Xiao Yao San	Chai Hu Shu Gan Tang Yi Gan San Si Ni San

▶ Estase de Sangue do Fígado

Manifestações clínicas

Dor no hipocôndrio, dor abdominal, vômitos de sangue, epistaxe, menstruações dolorosas e irregulares, sangue menstrual coagulado e escuro, infertilidade, massas no abdome, unhas e lábios arroxeados, pele arroxeada ou escura, pele seca (nos casos graves), petéquias arroxeadas (Figura 34.9).

- *Língua*: Arroxeada, especialmente ou apenas nos lados. Nos casos graves, manchas arroxeadas nas laterais
- *Pulso*: em Corda ou Firme
- *Sintomas fundamentais*: sangue menstrual coagulado e escuro, língua Arroxeada.

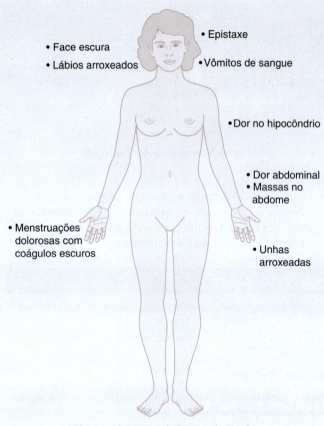

Figura 34.9 Estase de Sangue do Fígado.

Dica de diagnóstico

Dor em pontada e língua Arroxeada são suficientes para diagnosticar estase do Sangue.

Etiologia

A estase de Sangue não tem fatores etiológicos diretos, porque é uma patologia que se desenvolve a partir de outras condições patológicas, principalmente estagnação de *Qi*, Frio ou Calor. A causa mais comum de estase do Sangue do Fígado é estagnação de *Qi* do Fígado e, por esta razão, os fatores etiológicos que causam estagnação de *Qi* do Fígado podem, a longo prazo, causar estase de Sangue do Fígado.

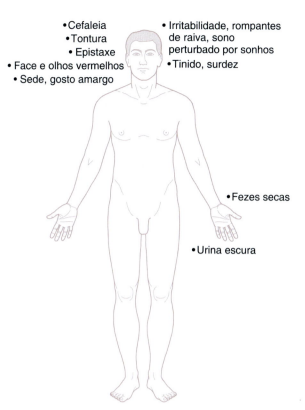

Figura 34.11 Fogo queimando no Fígado.

- *Língua*: corpo Avermelhado, mais vermelho nas laterais; saburra amarela seca
- *Pulso*: Cheio-em Corda-Rápido
- *Sintomas fundamentais*: cefaleia, irritabilidade, face e olhos vermelhos, língua Vermelha com cobertura amarela.

Dica de diagnóstico

Língua Vermelha com laterais mais vermelhas e cobertura amarela poderiam ser suficientes para diagnosticar Fogo de Fígado.

Etiologia

Estresse emocional

A causa mais comum desse padrão é um estado emocional prolongado de raiva, ressentimento, raiva reprimida ou frustração. A repressão emocional provoca estagnação e implosão do Qi, resultando na formação de Calor.

Dieta

A ingestão exagerada de álcool, alimentos fritos e carnes vermelhas pode contribuir para a formação de Calor no Fígado.

Patologia

Esse padrão caracteriza-se por Calor-Cheio no Fígado. O Fogo de Fígado tem uma tendência natural a queimar para cima; por esta razão, alguns dos sinais e sintomas refletem a ascensão do Fogo de Fígado para cima na direção da cabeça, inclusive face e olhos avermelhados, cefaleia temporal, tontura, sono perturbado por sonhos e irritabilidade. O Fogo agita a Mente e os sintomas mental–emocionais são mais acentuados que nos casos de Yang do Fígado ascendendo ou estagnação de Qi do Fígado. O paciente está mais sujeito a ter rompantes de raiva.

O Fogo de Fígado ascende às orelhas e obstrui seus orifícios, causando tinido e surdez que, nesse caso, caracterizam-se por início súbito. O tinido é percebido como um assobio agudo.

A cefaleia é causada pela ascensão do Yang do Fígado e pelo Fogo de Fígado e é muito intensa, do tipo pulsátil, geralmente nas têmporas ou nos olhos.

O gosto amargo é causado pela ascensão do Fogo de Fígado na direção da garganta e da boca. O gosto amargo também pode ser causado por Fogo de Coração, mas nesses casos se evidencia apenas pela manhã depois de uma noite mal dormida (não ocorre depois de uma noite de sono reparador). Quando o gosto amargo é causado pelo Fogo de Fígado, ele é percebido durante todo o dia e não apenas pela manhã.

O Fogo de Fígado seca os Fluidos Corporais, resultando em constipação intestinal com fezes secas e urina escura e concentrada.

Em alguns casos, o Fogo de Fígado aquece o Sangue e provoca seu extravasamento na forma de epistaxe ou vômitos, ou expectoração sanguinolenta (hemoptise).

A cor Vermelha do corpo da língua reflete o Calor e laterais mais vermelhas indicam a localização do Calor no Fígado. A saburra amarela seca confirma que se trata de um padrão de Calor-Cheio.

A qualidade do pulso é Cheio-Rápido e isto reflete a condição de Calor-Cheio, enquanto sua qualidade em Corda indica a localização do Calor no Fígado.

O Boxe 34.8 resume os efeitos do Fogo.

Boxe 34.8 Fogo

- O Fogo seca os fluidos (sede, urina escura, fezes secas)
- O Fogo agita a Mente (agitação, insônia, inquietude)
- O Fogo pode causar sangramento (menorragia, epistaxe).

Precursores patológicos do padrão

O Fogo de Fígado frequentemente se origina da estagnação prolongada do Qi do Fígado: quando o Qi fica estagnado por muito tempo, ele "implode" e gera Calor que, em seguida, pode transformar-se em Fogo.

A ascensão do Yang do Fígado também poderia transformar-se em Fogo de Fígado, especialmente quando há fatores etiológicos dietéticos (Figura 34.12).

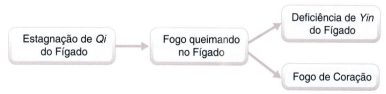

Figura 34.12 Padrão de Fogo queimando no Fígado: precursores e progressões.

Progressões patológicas do padrão

O Fogo de Fígado pode secar Yin e, deste modo, causar deficiência de Yin do Fígado. O Fogo de Fígado também é transmitido facilmente ao Coração, acarretando formação de Fogo de Coração: isto é mais provável quando a causa do problema é estresse emocional grave (ver Figura 34.12).

Tratamento

Princípios de tratamento: limpar o Fígado, drenar o Fogo.

Acupuntura

- *Pontos*: F-2 *Xingjian*, F-3 *Taichong*, VB-20 *Fengchi*, *Taiyang*, VB-13 *Benshen*, IG-11 *Quchi*, VB-1 *Tongziliao*, VB-9 *Tianchong*, VB-8 *Shuaigu*, VB-6 *Xuanli*, BP-6 *Sanyinjiao*, F-1 *Dadun*
- *Método*: sedação, sem moxabustão
- *Explicação*:
  - F-2 é o ponto principal a ser usado: ele é específico para drenar Fogo de Fígado
  - F-3 drena o Fígado
  - VB-20 drena o Fogo de Fígado e subjuga o *Qi* do Fígado ascendendo. Esse é um ponto muito importante a ser usado nos casos de problemas oculares ou cefaleia causada por Fogo de Fígado
  - *Taiyang* (ponto extra) elimina Fogo de Fígado e é usado para tratar cefaleia temporal
  - VB-13 subjuga o *Yang* do Fígado ascendendo e acalma a Mente
  - IG-11 elimina Calor
  - VB-1, VB-9, VB-8 e VB-6 são pontos locais importantes para ascensão do Fogo de Fígado à cabeça e devem ser usados apenas quando há cefaleia
  - BP-6 é usado para nutrir *Yin*, que ajuda a drenar Fogo
  - F-1 limpa o Fígado e subjuga o *Yang* do Fígado e o Fogo de Fígado ascendendo.

Fórmula fitoterápica

Long Dan Xie Gan Tang – *Decocção de Genciana para Drenar o Fígado*.

Dang Gui Long Hui Tang – *Decocção de Angelica-Genciana-Aloes*.

Três Tesouros

Drenar o Fogo (variação de Long Dan Xie Gan Tang).

O Boxe 34.9 resume o Fogo queimando no Fígado.

Boxe 34.9 Fogo queimando no Fígado

Manifestações clínicas

Irritabilidade, tendência a ter rompantes de raiva, tinido, surdez, cefaleia temporal, tontura, face e olhos vermelhos, sede, gosto amargo, sono perturbado por sonhos, constipação intestinal com fezes secas, urina amarelo-escura, epistaxe, hematêmese e hemoptise, língua Avermelhada com laterais mais vermelhas, saburra amarela e seca, pulso Cheio-em Corda-Rápido.

Tratamento

F-2 *Xingjian*, F-3 *Taichong*, VB-20 *Fengchi*, *Taiyang*, VB-13 *Benshen*, IG-11 *Quchi*, VB-1 *Tongziliao*, VB-9 *Tianchong*, VB-8 *Shuaigu*, VB-6 *Xuanli*, BP-6 *Sanyinjiao*, F-1 *Dadun*.

▶ Calor-Umidade no Fígado

Manifestações clínicas

Plenitude no hipocôndrio, abdome ou hipogástrio; gosto amargo, gosto pegajoso, falta de apetite, náuseas, sensação de peso no corpo, secreção vaginal amarela, prurido vaginal, eczema ou feridas na vulva, sangramento e/ou dor no meio do ciclo; dor, eritema e edema do escroto; erupções cutâneas papulosas ou vesiculares genitais e prurido; dificuldade de urinar; ardência ao urinar; urina escura (Figura 34.13).

- *Língua*: corpo Avermelhado com laterais mais vermelhas, saburra amarela pegajosa
- *Pulso*: Deslizante-em Corda-Rápido
- *Sintomas fundamentais*: plenitude no hipocôndrio e no abdome, sensação de peso, náuseas, gosto amargo e pegajoso, saburra amarela pegajosa, pulso Deslizante.

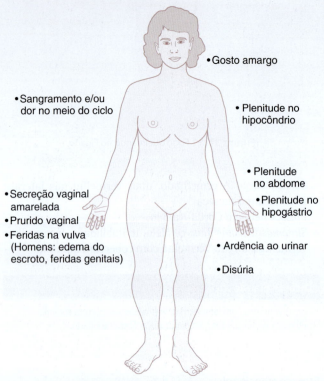

Figura 34.13 Calor-Umidade no Fígado.

Dica de diagnóstico

Sensação de plenitude e peso e língua com saburra amarela e pegajosa são suficientes para diagnosticar Calor-Umidade: em combinação com a língua com laterais vermelhas, esses sinais e sintomas são suficientes para diagnosticar Calor-Umidade no Fígado.

Etiologia

Dieta

A ingestão exagerada de laticínios e alimentos gordurosos ou uma dieta irregular leva à formação de Umidade.

Fatores patogênicos externos

Umidade externa é uma causa comum da formação de Calor-Umidade. A Umidade externa invade os canais das pernas (neste caso, o Fígado) e depois pode facilmente se estabelecer nos órgãos. Com o tempo, a Umidade frequentemente se combina com Calor para formar Calor-Umidade. Nos países tropicais quentes, a Umidade e o Calor externos invadem o corpo e geram Calor-Umidade desde o início.

Patologia

Esse padrão origina-se da combinação de Calor no Fígado com Umidade. A sensação de *plenitude* é típica de Umidade.

A Umidade é "pegajosa" e isto explica o gosto pegajoso, a secreção vaginal e as feridas na vagina. A umidade infunde para baixo e esta é a razão por que se evidencia frequentemente como feridas ou eczema da região genital.

A Umidade obstrui o Aquecedor Médio, dificultando a descensão do Qi do Estômago: isto causa náuseas e perda do apetite. A Umidade é "pesada" e isto causa a sensação típica de peso no corpo.

A Umidade infunde para baixo e pode obstruir as vias urinárias, causando ardência ao urinar e dificuldade de urinar.

A viscosidade da saburra da língua indica a existência de Umidade e o pulso Deslizante também reflete esse fator patogênico. O pulso também pode ser em Corda, refletindo a desarmonia do Fígado.

O Boxe 34.10 resume as características da Umidade.

Boxe 34.10 Umidade

A Umidade caracteriza-se por:
- *Plenitude* (sensação de plenitude no epigástrio ou abdome)
- *Peso* (sensação de peso)
- *Viscosidade* (gosto pegajoso, lesões cutâneas com exsudato, fezes pegajosas).

Precursores patológicos do padrão

A deficiência de Qi do Baço pode ser o precursor desse padrão, porque a Umidade pode formar-se quando o Baço não consegue desempenhar suas funções de transportar e transformar.

A estagnação prolongada de Qi do Fígado pode formar Calor no Fígado, que se combina com Umidade. Por essa razão, todas as causas de estagnação de Qi do Fígado (raiva excessiva etc.) podem contribuir para esse padrão (Figura 34.14).

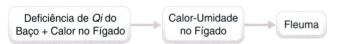

Figura 34.14 Padrão de Calor-Umidade no Fígado: precursores e progressões.

Progressões patológicas do padrão

A Umidade pode resultar na formação de Fleuma quando persiste por alguns anos (ver Figura 34.14).

Tratamento

Princípios de tratamento: eliminar Umidade, limpar o Fígado, eliminar Calor.

Acupuntura

- *Pontos*: F-14 *Qimen*, VB-34 *Yanglingquan*, B-18 *Ganshu*, VC-12 *Zhongwan*, BP-9 *Yinlingquan*, BP-6 *Sanyinjiao*, IG-11 *Quchi* e F-2 *Xingjian*

- *Método*: sedação em todos os pontos, exceto VC-12, que deve ser tonificado
- *Explicação*:
    - F-14 regula o Qi do Fígado no hipocôndrio e no epigástrio
    - VB-34 dissolve a Umidade no Fígado e na Vesícula Biliar
    - B-18 dissolve a Umidade do Fígado
    - VC-12 tonifica o Baço para dissolver Umidade
    - BP-9 e BP-6 dissolvem Umidade. Esses dois pontos são especialmente úteis para dissolver Umidade do Aquecedor Inferior
    - IG-11 dissolve Umidade e elimina Calor
    - F-2 elimina Calor no Fígado.

Fórmula fitoterápica

Long Dan Xie Gan Tang – *Decocção de Genciana para Drenar o Fígado*.

O Boxe 34.11 resume Calor-Umidade no Fígado.

Boxe 34.11 Calor-Umidade no Fígado

Manifestações clínicas

Plenitude no hipocôndrio, abdome ou hipogástrio; gosto amargo, gosto pegajoso, falta de apetite, náuseas, sensação de peso no corpo, secreção vaginal amarela, prurido vaginal, eczema ou feridas na vulva, sangramento e/ou dor no meio do ciclo; dor, eritema e edema do escroto; erupções cutâneas papulosas ou vesiculares genitais e prurido; dificuldade de urinar; ardência ao urinar; urina escura, Língua vermelha com laterais mais vermelhas, saburra amarela pegajosa, pulso Deslizante-em Corda-Rápido.

Tratamento

F-14 *Qimen*, VB-34 *Yanglingquan*, B-18 *Ganshu*, VC-12 *Zhongwan*, BP-9 *Yinlingquan*, BP-6 *Sanyinjiao*, IG-11 *Quchi* e F-2 *Xingjian*.

▶ Estagnação de Frio no canal do Fígado

Manifestações clínicas

Plenitude e distensão do hipogástrio com dor referida para baixo ao escroto e aos testículos e para cima ao hipocôndrio; a dor é aliviada por calor; estiramento dos testículos ou contração do escroto; cefaleia vertical, sensação de frio, mãos e pés frios, vômitos de líquido aquoso claro ou vômito seco (Figura 34.15). Nas mulheres, pode haver afundamento da vagina.

- *Língua*: Pálida e úmida com saburra branca
- *Pulso*: Profundo-em Corda-Lento
- *Sintomas fundamentais*: dor no hipogástrio referida ao escroto, mãos e pés frios, pulso em Corda-Profundo-Lento.

Etiologia

Esse padrão é causado pela invasão de Frio externo.

Patologia

Esse padrão é causado pela invasão do canal do Fígado por Frio. O canal do Fígado flui ao redor dos órgãos genitais externos. O Frio contrai e, consequentemente, o paciente tem dor e contração do escroto.

O pulso é Profundo, refletindo a presença de Frio interno; em Corda, indicando o acometimento do Fígado; e Lento sugerindo a existência de Frio.

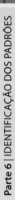
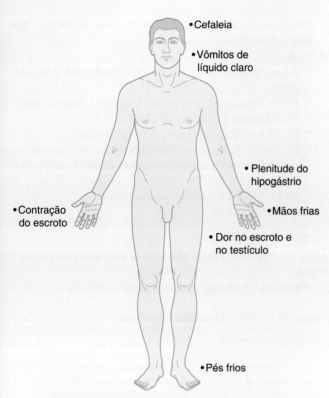

Figura 34.15 Estagnação de Frio no canal do Fígado.

Precursores patológicos do padrão

Um estado interno preexistente de estagnação de Qi do Fígado pode predispor o paciente a desenvolver esse padrão depois da invasão por Frio (Figura 34.16).

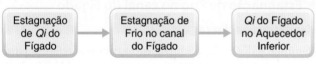

Figura 34.16 Padrão de estagnação de Frio no canal do Fígado: precursores e progressões.

Progressões patológicas do padrão

A estagnação de Frio no canal do Fígado pode causar estagnação de Qi do Fígado no Aquecedor Inferior (ver Figura 34.16).

Tratamento

Princípio de tratamento: limpar o Fígado e expelir o Frio.

Acupuntura

- *Pontos*: VC-3 *Zhongji*, F-5 *Ligou*, F-1 *Dadun*, F-3 *Taichong*. Pode ser aplicada moxabustão
- *Método*: sedação com aplicação de moxabustão opcional
- *Explicação*:
  - VC-3 com moxabustão dispersa o Frio do Aquecedor Inferior
  - F-5, que é o ponto de Conexão do canal de Conexão do Fígado e flui em torno dos órgãos genitais, pode dispersar Frio do canal do Fígado

- F-1 limpa o canal do Fígado e remove a obstrução do Aquecedor Inferior por Frio
- F-3 dissolve os espasmos e ajuda a atenuar a contração.

Fórmula fitoterápica

Nuan Gan Jian – *Decocção para Aquecer o Fígado*.

O Boxe 34.12 resume a estagnação de Frio no canal do Fígado.

Boxe 34.12 Estagnação de Frio no canal do Fígado

Manifestações clínicas

Plenitude e distensão do hipogástrio com dor referida para baixo ao escroto e aos testículos e para cima ao hipocôndrio; a dor é aliviada por calor; estiramento dos testículos ou contração do escroto; cefaleia vertical, sensação de frio, mãos e pés frios, vômitos de líquido aquoso claro ou vômito seco (ver Figura 34.15). Nas mulheres, pode haver afundamento da vagina, língua Pálida e úmida com cobertura branca, pulso Profundo-em Corda-Lento.

Tratamento

VC-3 *Zhongji*, F-5 *Ligou*, F-1 *Dadun*, F-3 *Taichong*.

Padrões de Vazio

▶ Deficiência de Sangue do Fígado

Manifestações clínicas

Tontura, dormência ou formigamento dos membros, insônia, borramento visual, "manchas flutuantes" à frente dos olhos, visão prejudicada à noite, menstruação escassa ou amenorreia, pele pálida e opaca sem brilho, lábios pálidos, fraqueza muscular, cãibras, unhas esbranquiçadas e quebradiças, cabelos e pele secos, depressão e sentimento de inutilidade (Figura 34.17).

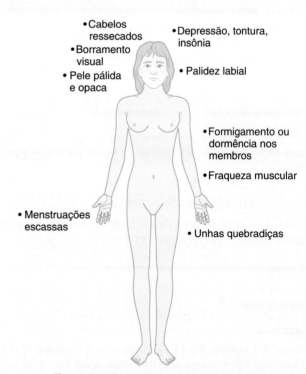

Figura 34.17 Deficiência de Sangue do Fígado.

- *Língua*: corpo Pálido, especialmente nas laterais que, nos casos extremos, podem adquirir coloração alaranjada. Língua Fina e ligeiramente seca
- *Pulso*: Áspero ou Fino
- *Sintomas fundamentais*: borramento visual, menstruações escassas, pele pálida e opaca, língua Pálida.

Dica de diagnóstico

Borramento visual, língua Pálida e pulso Áspero são suficientes para diagnosticar deficiência de Sangue do Fígado.

Etiologia

Dieta

Uma dieta pobre em alimentos nutritivos ou formadores de Sangue (inclusive carnes e grãos) pode enfraquecer o Baço que, por sua vez, não consegue produzir Sangue suficiente. Quando o Baço não produz quantidades suficientes de Sangue, a quantidade de Sangue armazenado no Fígado também é insuficiente.

Estresse emocional

Emoções como tristeza e mágoa podem exaurir diretamente o Sangue do Fígado, conforme foi mencionado antes na seção *Etiologia geral*. O estresse emocional também pode causar deficiência de Sangue esgotando inicialmente o *Qi*, que depois não consegue produzir Sangue suficiente.

Atividade física excessiva

Atividade física excessiva causa danos principalmente ao *Yang* do Baço e do Rim. À medida que esses dois órgãos enfraquecem, eles podem causar deficiência de Sangue porque o *Qi* do Alimento do Baço é o precursor do Sangue e os Rins são a origem do *Tian Gui*, que forma o Sangue menstrual. Essa é a razão por que as mulheres atletas frequentemente têm amenorreia.

Entretanto, exercícios excessivos também causam danos aos tendões e, consequentemente, ao Fígado: depois de muito tempo, isso pode causar deficiência de Sangue do Fígado.

Perda de Sangue

Uma hemorragia grave (p. ex., durante o parto) também pode causar deficiência de Sangue do Fígado.

Patologia

A deficiência de Sangue do Fígado é muito mais comum nas mulheres que nos homens. O Fígado armazena Sangue e qualquer deficiência de Sangue frequentemente se evidencia na esfera de ação desse órgão. Como o Fígado abre-se nos olhos, quando o Sangue do Fígado está deficiente, os olhos não recebem nutrição e umidade, razão pela qual o indivíduo não consegue enxergar claramente.

O Fígado controla os tendões e, quando o Sangue do Fígado está deficiente, eles não recebem nutrição e umidade e o paciente tem fraqueza muscular, cãibras ou formigamento.

Tontura, palidez labial e pele pálida e opaca são sinais gerais da deficiência de Sangue. Como o Fígado tem sua manifestação externa nas unhas, quando há deficiência de Sangue do Fígado elas não recebem nutrição e tornam-se esbranquiçadas e quebradiças.

O Sangue do Fígado está diretamente relacionado com os vasos Concepção e Penetrador (*Ren Mai* e *Chong Mai*), que são dependentes do Fígado para receber seu suprimento de Sangue. Por essa razão, quando o Sangue do Fígado está deficiente, os vasos Concepção e Penetrador também não recebem Sangue suficiente, resultando em menstruações escassas ou amenorreia.

O Fígado abriga a Alma Etérea (*Hun*) e especialmente o Sangue do Fígado "ancora" a Alma Etérea durante a noite. Quando há deficiência de Sangue do Fígado, a Alma Etérea pode ficar "desancorada" durante a noite e o paciente não consegue dormir bem ou sonha muito.

A Alma Etérea é responsável pelo "ir e vir" da Mente e também se responsabiliza pela capacidade de planejar, fazer projetos, relacionar-se com outras pessoas, ter sonhos na vida etc. Quando há deficiência de Sangue do Fígado, a Alma Etérea não está enraizada no Sangue do Fígado e isso pode resultar no "ir e vir" excessivos: isso causa insônia, ansiedade e tendência a ter muitos projetos, objetivos, sonhos e planos ao mesmo tempo de uma forma muito "dispersiva". Por outro lado, quando o Sangue e o *Qi* do Fígado estão deficientes, o "ir e vir" da Alma Etérea não são suficientes e o indivíduo pode tornar-se deprimido e pode ter sentimento de inutilidade ou falta de objetivo.

Atenção

Quando há deficiência de Sangue do Fígado, a Alma Etérea (*Hun*) não está enraizada no Sangue do Fígado e isso pode acarretar um "ir e vir" excessivos: isso causa insônia, ansiedade e tendência a ter muitos projetos, objetivos, sonhos e planos ao mesmo tempo de forma muito "dispersiva". Por outro lado, quando há deficiência simultânea de Sangue e *Qi* do Fígado, o "ir e vir" da Alma Etérea não é suficiente e o indivíduo pode tornar-se deprimido e ter um sentimento de inutilidade ou falta de objetivos.

Nota clínica

O Sangue do Fígado nutre:
- Olhos: visão turva
- Tendões: formigamento, cãibras
- Unhas: unhas sulcadas
- Útero: menstruações escassas
- Alma Etérea: insônia, sonhos.

A língua é Pálida e sua secura suave indica deficiência de Sangue. Nos casos graves, a língua também poderia ser Fina. É importante salientar nesse ponto que, embora a deficiência de Sangue não tenda a tornar a língua Fina, na prática uma língua fina não é encontrada frequentemente e a língua Edemaciada é muito mais comum. Isso ocorre porque Umidade e Fleuma (que tornam a língua Edemaciada) são fatores patogênicos muito comuns e difundidos: por esta razão, embora o paciente possa ter deficiência de Sangue, o edema da língua "obscurece" essa condição.

O pulso Áspero ou Fino é típico da deficiência de Sangue.

Nota clínica

A deficiência de Sangue do Fígado é muito mais comum nas mulheres que nos homens.

Precursores patológicos do padrão

Os Rins desempenham um papel importante na formação do Sangue e a deficiência desses órgãos pode causar deficiência de Sangue (Figura 34.18).

Progressões patológicas do padrão

A deficiência de Sangue do Fígado frequentemente causa deficiência de Sangue do Coração, especialmente quando o paciente está submetido a estresse emocional.

Como o Sangue desempenha um papel importante na formação da Essência e o Fígado e os Rins mantêm relações fisiológicas muito diretas, a deficiência de Sangue do Fígado pode causar deficiência dos Rins (ou vice-versa, conforme foi mencionado antes).

Nas mulheres, a deficiência de Sangue do Fígado comumente causa estagnação secundária de Qi do Fígado e, nesses casos, os sinais e sintomas da estagnação do Qi são mais brandos, há depressão pré-menstrual em vez de irritabilidade e o pulso é apenas ligeiramente em Corda e geralmente Fino.

Por fim, também nas mulheres, a deficiência de Sangue do Fígado é a causa mais comum da ascensão do Yang do Fígado, que acarreta cefaleias. Nos casos típicos, a mulher tem dois tipos de cefaleia – um difuso, causado pela deficiência de Sangue do Fígado, e crises ocasionais de cefaleia pulsátil grave, associadas à ascensão do Yang do Fígado (ver Figura 34.18).

O Boxe 34.13 resume as consequências da deficiência de Sangue do Fígado.

Boxe 34.13 Consequências da deficiência de Sangue do Fígado

- Pode causar deficiência de Sangue do Coração
- Pode causar deficiência dos Rins
- Pode causar estagnação secundária de Qi do Fígado
- Pode causar ascensão do Yang do Fígado.

Tratamento

Princípios de tratamento: tonificar o fígado e nutrir o Sangue.

Acupuntura

- *Pontos*: F-8 *Ququan*, BP-6 *Sanyinjiao*, E-36 *Zusanli*, VC-4 *Guanyuan*, B-18 *Ganshu*, B-20 *Pishu*, B-23 *Shenshu*, B-17 *Geshu*, ponto *Yuyao* extra
- *Método*: tonificação, com aplicação opcional de moxabustão
- *Explicação*:
  - F-8 nutre o Sangue do Fígado
  - E-36 e BP-6 tonificam o Qi Pós-Celestial para produzir Sangue. A combinação desses três pontos (F-8, E-36 e BP-6) é excelente para nutrir o Sangue
  - VC-4 (com aplicação direta de moxa) nutre o Sangue, especialmente o Sangue menstrual
  - B-18 tonifica o Fígado
  - B-20 tonifica o Baço para produzir Sangue
  - B-23 tonifica os Rins para produzir Sangue
  - B-17 com aplicação direta de moxa nutre o Sangue
  - *Yuyao* é um ponto local adequado para tratar cefaleias difusas ou borramento visual causado pela deficiência de Sangue do Fígado.

Fórmula fitoterápica

Bu Gan Tang – *Decocção para Tonificar o Fígado*.

Três Tesouros

Brocado dos Tendões.
 Abrilhantar os Olhos.
 Mar Precioso (variação de Ba Zhen Tang).
 O Boxe 34.14 resume a deficiência de Sangue do Fígado.

Boxe 34.14 Deficiência de Sangue do Fígado

Manifestações clínicas

Tontura, dormência ou formigamento dos membros, insônia, borramento visual, "manchas flutuantes" à frente dos olhos, visão prejudicada à noite, menstruação escassa ou amenorreia, pele pálida e opaca sem brilho, lábios pálidos, fraqueza muscular, cãibras, unhas esbranquiçadas e quebradiças, cabelos e pele secos, depressão e sentimento de inutilidade; língua Pálida, Fina e ligeiramente seca; pulso Áspero ou Fino.

Tratamento

F-8 *Ququan*, BP-6 *Sanyinjiao*, E-36 *Zusanli*, VC-4 *Guanyuan*, B-18 *Ganshu*, B-20 *Pishu*, B-23 *Shenshu*, B-17 *Geshu*, ponto *Yuyao* extra.

Caso clínico 34.5

Uma mulher de 38 anos tinha memória fraca, fadiga, sensação de formigamento nos membros, cabelos secos e constipação intestinal com fezes ligeiramente duras. Seu pulso era Áspero e sua língua era Pálida, Fina e ligeiramente seca.

Todos esses sinais e sintomas são atribuídos à deficiência de Sangue do Fígado.

▶ Deficiência de Yin do Fígado

Manifestações clínicas

Tontura, dormência ou formigamento dos membros, insônia, visão turva, manchas "flutuantes" diante dos olhos, olhos secos, visão noturna reduzida, menstruações escassas

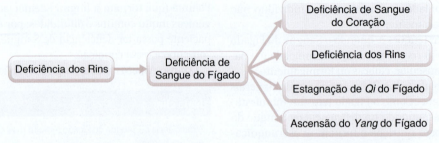

Figura 34.18 Padrão da deficiência de Sangue do Fígado: precursores e progressões.

ou amenorreia, pele pálida e opaca sem brilho, mas com regiões malares vermelhas; fraqueza muscular, cãibras, unhas esbranquiçadas e quebradiças, pele e cabelos muito secos, depressão e sensação de inutilidade (falta de objetivos) (Figura 34.19).

- *Língua*: cor normal sem saburra, ou saburra sem raiz
- *Pulso*: Flutuante-Vazio
- *Sintomas fundamentais*: visão turva, olhos secos, língua sem saburra.

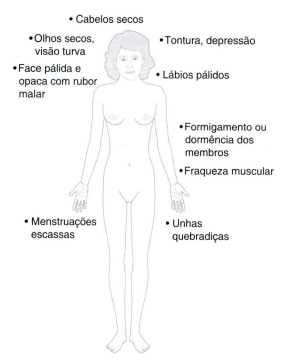

Figura 34.19 Deficiência de *Yin* do Fígado.

Calor-Vazio

Rubor malar, ansiedade, sensação de calor ao anoitecer, sudorese noturna, calor nos cinco palmos, sede com desejo de tomar pequenos goles, sangramento menstrual profuso.

- *Língua*: Avermelhada sem saburra
- *Pulso*: Flutuante-Vazio e ligeiramente Rápido.

Dica de diagnóstico

Olhos secos e língua sem saburra poderiam ser suficientes para diagnosticar deficiência de *Yin* do Fígado.

Etiologia

A etiologia da deficiência de *Yin* do Fígado é exatamente a mesma da deficiência de Sangue do Fígado.

Patologia

A deficiência de *Yin* do Fígado está relacionada muito diretamente com a deficiência de Sangue do Fígado. Como se pode observar na relação das manifestações clínicas, a deficiência de *Yin* do Fígado inclui todos os mesmos sinais e sintomas da deficiência de Sangue do Fígado.

As manifestações clínicas principais que diferenciam as deficiências de *Yin* e Sangue do Fígado são olhos secos, rubor malar e língua sem saburra.

Os olhos secos são causados pelo *Yin* do Fígado deficiente, que não nutre e umidifica os olhos. O rubor malar é atribuído à ascensão de Calor-Vazio em virtude da deficiência de *Yin*, embora os malares possam ser pálidos em razão da deficiência preexistente de Sangue do Fígado.

A falta de saburra da língua é um sinal importante que diferencia esse padrão. Vale ressaltar que a língua pode não ser necessariamente vermelha, porque ela adquire essa característica apenas quando Calor-Vazio é acentuado.

Quando a deficiência de *Yin* é avançada, o paciente desenvolve Calor-Vazio e isso faz com que as regiões malares tornem-se mais vermelhas e ele tenha sede com desejo de beber pequenos goles, sudorese noturna e calor nos cinco palmos. O Calor-Vazio também afeta o paciente sob o ponto de vista mental–emocional. Quando há deficiência de *Yin* do Fígado e Calor-Vazio, isso agita a Alma Etérea (que não tem raiz porque o *Yin* do Fígado é deficiente), de forma que seu "ir e vir" é exagerado, causando ansiedade, insônia, inquietude mental e atividade mental excessiva em termos de planos, projetos, sonhos e metas que são buscadas de forma "dispersiva".

Precursores patológicos do padrão

A deficiência de Sangue do Fígado quase sempre é o precursor da deficiência de *Yin* do Fígado. A deficiência de *Yin* do Rim também facilita o desenvolvimento da deficiência de *Yin* do Fígado em consequência da deficiência de Sangue do Fígado (Figura 34.20).

Progressões patológicas do padrão

A deficiência de *Yin* do Fígado pode afetar os Rins e causar deficiência de *Yin* do Rim. Além disso, a deficiência de *Yin* do Fígado pode facilmente levar à ascensão do *Yang* do Fígado.

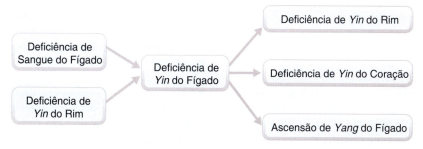

Figura 34.20 Padrão de deficiência de *Yin* do Fígado: precursores e progressões.

Por fim, o *Yin* do Fígado afeta o *Yin* do Coração e, deste modo, a deficiência de *Yin* do Fígado pode causar deficiência de *Yin* do Coração (ver Figura 34.20).

O Boxe 34.15 resume as consequências da deficiência de *Yin* do Fígado.

Boxe 34.15 Consequências da deficiência de *Yin* do Fígado

- Pode causar deficiência de *Yin* do Rim
- Pode causar ascensão de *Yang* do Fígado
- Pode causar deficiência de *Yin* do Coração.

Tratamento

Princípios de tratamento: tonificar o Fígado, nutrir *Yin* e, se necessário, eliminar Calor-Vazio.

Acupuntura

- *Pontos*: F-8 *Ququan*, BP-6 *Sanyinjiao*, E-36 *Zusanli*, VC-4 *Guanyuan*, R-3 *Taixi*, R-6 *Zhaohai* e F-2 *Xingjian*
- *Método*: tonificação (exceto para F-2), sem moxabustão
- *Explicação*:
  - Os primeiros 4 pontos (F-8, E-36, BP-6 e VC-4) são os mesmos usados para nutrir o Sangue do Fígado
  - R-3 e R-6 são usados para nutrir o *Yin* do Rim e do Fígado
  - F-2 em sedação é usado quando há Calor-Vazio.

Fórmula fitoterápica

Yi Guan Jian – *Decocção de uma Corrente*.

Três Tesouros

Raiz do Espírito (variação de Yin Mei Tang).
Nutrir a Alma (variação de Suan Zao Ren Tang).

O Boxe 34.16 resume as manifestações clínicas e o tratamento da deficiência de *Yin* do Fígado.

Boxe 34.16 Deficiência de *Yin* do Fígado

Manifestações clínicas
Tontura, dormência ou formigamento dos membros, insônia, visão turva, manchas "flutuantes" diante dos olhos, olhos secos, visão noturna reduzida, menstruações escassas ou amenorreia, pele pálida e opaca sem brilho, mas com regiões maxilares vermelhas; fraqueza muscular, cãibras, unhas esbranquiçadas e quebradiças, pele e cabelos muito secos, depressão e sensação de inutilidade (falta de objetivos), língua de cor normal sem saburra, ou com saburra sem raiz, pulso Flutuante-Vazio.

Tratamento
F-8 *Ququan*, BP-6 *Sanyinjiao*, E-36 *Zusanli*, VC-4 *Guanyuan*, R-3 *Taixi*, R-6 *Zhaohai* e F-2 *Xingjian*.

Padrões de Cheio/Vazio

▶ *Yang* do Fígado ascendendo

Manifestações clínicas

Cefaleia, que pode localizar-se apenas nas regiões temporais, nos olhos ou na superfície lateral da cabeça; tontura, tinido, surdez e visão turva; boca e garganta secas; insônia, irritabilidade e sensação de esgotamento; tendência a ter rompantes de raiva, rigidez da nuca (Figura 34.21).

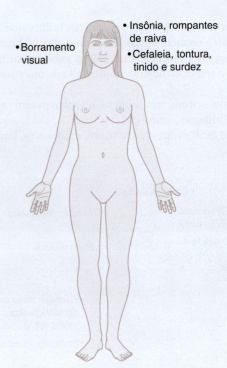

Figura 34.21 *Yang* do Fígado ascendendo.

- *Língua*: as características da língua podem variar amplamente, dependendo da condição subjacente que causa a ascensão de *Yang* do Fígado. Quando é causada pela deficiência de Sangue do Fígado, a cor da língua é Pálida; quando é devida à deficiência de *Yin* do Fígado, a língua não tem saburra. Em alguns casos, a ascensão de *Yang* do Fígado pode ser causada pela rebelião do *Qi* do Fígado: nesses casos, a cor do corpo da língua pode ser normal ou ligeiramente Avermelhada nas laterais
- *Pulso*: em Corda. Entretanto, quando também há deficiência de Sangue ou *Yin* do Fígado, o pulso pode ser em Corda apenas de um lado, ou também pode ser em Corda, mas Fino
- *Sintomas fundamentais*: cefaleia, irritabilidade, pulso em Corda.

Dica de diagnóstico

Cefaleias pulsáteis com pulso em Corda poderiam ser suficientes para diagnosticar o padrão de *Yang* do Fígado ascendendo.

Etiologia

Estresse emocional

A causa mais comum da ascensão do *Yang* do Fígado são problemas emocionais, principalmente raiva, frustração e ressentimento por um período longo. A raiva provoca ascensão do *Qi* e isso leva a um movimento excessivo de ascensão do *Qi* do Fígado.

Dieta

Comer com pressa, ficar enraivecido durante as refeições e comer enquanto trabalha são condições que podem causar ascensão de *Qi* do Fígado, resultando no padrão de ascensão de *Yang* do Fígado.

Patologia

Esse é um padrão de Deficiência/Excesso combinados, porque se origina da deficiência de *Yin* do Fígado e/ou *Yin* do Rim, ou de Sangue do Fígado, causando ascensão do *Yang* do Fígado. De acordo com a teoria dos Cinco Elementos, quando a ascensão do *Yang* do Fígado origina-se da deficiência dos Rins, a Água está deficiente e não consegue nutrir e "submergir" a Madeira, que se torna muito seca e provoca ascensão do *Yang* do Fígado.

Desse modo, esse padrão caracteriza-se por um desequilíbrio entre *Yin* do Fígado (que está deficiente) e *Yang* do Fígado (que está em excesso). Esse padrão é um tipo de rebelião do *Qi* do Fígado, que se caracteriza por ascensão excessiva do *Yang* do Fígado. Embora existam alguns sintomas de Calor (como garganta seca), esse padrão não é de Calor-Cheio, mas simplesmente um desequilíbrio entre *Yin* e *Yang* com ascensão excessiva de *Qi*.

As manifestações clínicas descritas antes são apenas as que se originam da ascensão do *Yang* do Fígado. Na prática, esses sinais e sintomas normalmente estão associados a algumas outras manifestações clínicas da deficiência de *Yin* do Fígado e/ou *Yin* do Rim, ou da deficiência de Sangue do Fígado.

A diferença principal entre o padrão de *Yang* do Fígado ascendendo e Fogo queimando no Fígado é que, neste último caso, há um Fogo "sólido" ressecando os Fluidos Corporais e causando sinais e sintomas de secura, inclusive constipação intestinal, urina escura e escassa, olhos e face vermelhos e gosto amargo – essas manifestações clínicas não ocorrem com a ascensão de *Yang* do Fígado. O padrão de Fogo de Fígado queimando é unicamente de Excesso, enquanto *Yang* do Fígado ascendendo é um padrão de Deficiência/Excesso combinados, que se caracteriza por um desequilíbrio entre *Yin* e *Yang* e por ascensão do *Qi* sem Fogo "sólido".

A maioria das manifestações clínicas é atribuída à ascensão do *Yang* do Fígado à cabeça: tinido e surdez (ambos de início súbito), tendência a ter rompantes de raiva e cefaleia. Cefaleia é um dos sintomas mais comuns e diferenciadores da ascensão de *Yang* do Fígado e, por outro lado, esse padrão é a causa mais comum de cefaleias crônicas.

Nota clínica

Yang do Fígado ascendendo é a causa mais comum de cefaleias crônicas.

Nos casos típicos, a cefaleia causada pela ascensão de *Yang* do Fígado localiza-se nas duas têmporas, mas também pode ocorrer na superfície lateral da cabeça (canal da Vesícula Biliar) ou pouco acima dos olhos. Em geral, a cefaleia é unilateral. Com respeito às cefaleias, a medicina chinesa sustenta que as condições de Excesso evidenciam-se mais comumente no lado direito, enquanto as condições de Deficiência são mais comuns no lado esquerdo. Por essa razão, no caso da ascensão de *Yang* do Fígado, a cefaleia seria mais comum no lado direito, mas isto certamente não é uma regra absoluta. A cefaleia geralmente é do tipo pulsátil.

A língua e o pulso podem ter apresentações diversas, dependendo da condição subjacente à ascensão de *Yang* do Fígado.

A Tabela 34.2 ilustra as diferenças entre *Yang* do Fígado ascendendo e Fogo de Fígado.

Tabela 34.2 Comparação entre Yang do Fígado ascendendo e Fogo de Fígado.

	Yang do Fígado ascendendo	Fogo de Fígado	Característica comum
Etiologia	Estresse emocional	Estresse emocional e dieta	Ascensão excessiva do *Qi* do Fígado
Patologia	Desequilíbrio entre *Yin* e *Yang*, ascensão excessiva do *Qi* do Fígado, sem Calor real	Calor-Cheio	
Oito Princípios	–	Calor-Cheio	
Sintomas	Cefaleias	Cefaleias e problemas oculares	
Princípio terapêutico	Subjugar o *Yang* do Fígado	Drenar Fogo	
Tratamento fitoterápico	Ervas doces para normalizar o fluxo de *Qi* do Fígado, ervas dissipadoras para subjugar *Yang*	Ervas amargas frias para drenar Fogo	

Nota clínica

As características da patologia do *Yang* do Fígado ascendendo são:
- Desequilíbrio entre *Yin* e *Yang*
- Ascensão excessiva de *Qi* do Fígado
- Inexistência de um padrão de Calor.

Precursores patológicos do padrão

A ascensão de *Yang* do Fígado sempre é causada por alguma outra condição patológica, que pode ser deficiência de *Yin* do Fígado, deficiência de *Yin* do Rim, deficiência simultânea de *Yin* do Fígado e do Rim, ou deficiência de Sangue do Fígado. Quando a ascensão é causada por uma deficiência dos Rins, a ascensão do *Yang* do Fígado geralmente é resultado da deficiência simultânea de *Yin* do Fígado e do Rim; contudo, na prática, esse padrão também pode ser causado pela deficiência de *Yang* do Rim. Isso ocorre porque o *Yin* e o *Yang* do Rim têm a mesma raiz e a deficiência de um sempre implica a deficiência do outro (embora em menor grau). Por essa razão, quando o *Yang* do Rim está deficiente, o *Yin* do Rim também está deficiente até certo ponto e pode causar sinais e sintomas de *Yang* do Fígado ascendendo (Figura 34.22).

Progressões patológicas do padrão

Com o tempo, o *Yang* do Fígado ascendendo pode transformar-se em Fogo de Fígado, especialmente quando o paciente ingere uma dieta com quantidades excessivas de alimentos de energia quente.

A ascensão do *Yang* do Fígado também pode, com o transcorrer do tempo, levar ao desenvolvimento de Vento de Fígado, especialmente nos indivíduos idosos (ver Figura 34.22).

Tratamento

Princípios de tratamento: subjugar o *Yang* do Fígado e nutrir *Yin* ou Sangue.

Acupuntura

- *Pontos*: F-3 *Taichong*, TA-5 *Waiguan*, PC-6 *Neiguan*, IG-4 *Hegu*, VB-43 *Xiaxi*, VB-38 *Yangfu*, VB-20 *Fengchi*, B-2 *Zanzhu*, ponto *Taiyang* extra, VB-9 *Tianchong*, VB-8 *Shuaigu*,

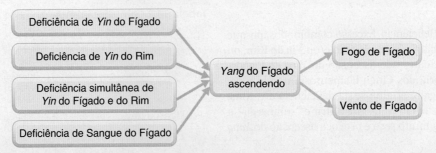

Figura 34.22 Padrão de *Yang* do Fígado ascendendo: precursores e progressões.

VB-6 *Xuanli*. No caso de deficiência de Sangue do Fígado ou *Yin* do Fígado: BP-6 *Sanyinjiao*, F-8 *Ququan*, E-36 *Zusanli*, R-3 *Taixi* e R-6 *Zhaohai*

- *Método*: sedação nos pontos para subjugar o *Yang* do Fígado e tonificação nos pontos para nutrir *Yin* ou Sangue
- *Explicação*:
  - F-3 subjuga o *Yang* do Fígado. Esse é o ponto distal principal a ser utilizado
  - TA-5 subjuga o *Yang* do Fígado e é especialmente indicado para tratar cefaleias ao longo do canal da Vesícula Biliar
  - PC-6 ajuda a subjugar o *Yang* do Fígado e acalma a Mente
  - IG-4 regula a ascensão e a descensão do *Qi* e, consequentemente, ajuda a subjugar o *Yang* do Fígado
  - VB-43 é o ponto distal principal para tratar cefaleias ao redor dos olhos ou nas têmporas
  - VB-38 é um ponto distal usado para subjugar o *Yang* do Fígado e é indicado comumente para tratar enxaquecas crônicas e persistentes
  - VB-20 é um ponto adjacente importante para subjugar *Yang* do Fígado
  - B-2, *Taiyang*, VB-9, VB-8 e VB-6 são pontos locais importantes para tratar cefaleias causadas pelo *Yang* do Fígado ascendendo e são escolhidos de acordo com a localização da dor
  - BP-6, F-8 e E-36 nutrem o Sangue e o *Yin* do Fígado
  - R-3 e R-6 são usados quando há deficiência de *Yin* do Rim.

Fórmula fitoterápica

Tian Ma Gou Teng Yin – *Decocção de Gastrodia-Uncaria*.

Ling Jiao Gou Teng Tang – *Decocção de Cornu Antelopis-Uncaria*.

O Boxe 34.17 resume o padrão de *Yang* do Fígado ascendendo.

Boxe 34.17 *Yang* do Fígado ascendendo

Manifestações clínicas

Cefaleia, que pode localizar-se apenas nas regiões temporais, nos olhos ou na superfície lateral da cabeça; tontura, tinido, surdez e visão turva; boca e garganta secas; insônia, irritabilidade e sensação de esgotamento; tendência a ter rompantes de raiva, rigidez da nuca; língua Pálida quando há deficiência de Sangue do Fígado, ou sem cobertura quando há deficiência de *Yin*; pulso em Corda.

Tratamento

F-3 *Taichong*, TA-5 *Waiguan*, PC-6 *Neiguan*, IG-4 *Hegu*, VB-43 *Xiaxi*, VB-38 *Yangfu*, VB-20 *Fengchi*, B-2 *Zanzhu*, ponto *Taiyang* extra, VB-9 *Tianchong*, VB-8 *Shuaigu*, VB-6 *Xuanli*. No caso de deficiência de Sangue do Fígado ou *Yin* do Fígado: BP-6 *Sanyinjiao*, F-8 *Ququan*, E-36 *Zusanli*, R-3 *Taixi* e R-6 *Zhaohai*.

Três Tesouros

Curvar Bambu.

Caso clínico 34.6

Uma mulher de 35 anos tinha cefaleia desde a idade de 14 anos. As cefaleias ocorriam na têmpora e na cavidade ocular direitas, eram do tipo pulsátil e estavam associadas a náuseas e visão turva. As menstruações eram muito escassas e a paciente geralmente se sentia cansada. Além disso, ela tinha cabelos secos, memória fraca e insônia. Seu pulso era Áspero, mas ligeiramente em Corda à esquerda, enquanto sua língua era Pálida, mas com manchas avermelhadas nas laterais.

Esse caso ilustra bem a ascensão de *Yang* do Fígado em consequência da deficiência de Sangue do Fígado. Os sinais e sintomas atribuíveis ao *Yang* do Fígado ascendendo eram cefaleia, náuseas, pulso em Corda à esquerda e manchas vermelhas nas laterais da língua. Os sinais e sintomas da deficiência de Sangue do Fígado eram menstruações escassas, cabelos secos, memória fraca, insônia, pulso Áspero e língua Pálida. A memória fraca e a insônia também indicavam que a deficiência do Sangue havia afetado o Coração.

▶ Vento no Fígado excitando Vento no interior

Existem quatro tipos diferentes de Vento do Fígado, cada qual com uma causa diferente. Esses tipos são:

- Calor extremo gerando Vento
- *Yang* do Fígado ascendendo e gerando Vento
  - *Yang* do Fígado ascendendo e originando-se da deficiência de *Yin* do Fígado
  - *Yang* do Fígado ascendendo e originando-se da deficiência simultânea de *Yin* do Fígado e do Rim
  - *Yang* do Fígado ascendendo e originando-se da deficiência de Sangue do Fígado
- Fogo de Fígado gerando Vento
- Deficiência de Sangue do Fígado gerando Vento.

As manifestações clínicas gerais de Vento do Fígado são tremor, tiques, dormência, tontura e convulsões ou paralisia (Figura 34.23). Os sinais de Vento interno caracterizam-se por movimento ou sua ausência e daí se originam os tremores e as convulsões, ou a paralisia (como ocorre com apoplexia). O Vento interno sempre está relacionado com o Fígado, porque as convulsões e os tremores são explicados pela medicina chinesa como "abalos" dos tendões, que são controlados pelo Fígado.

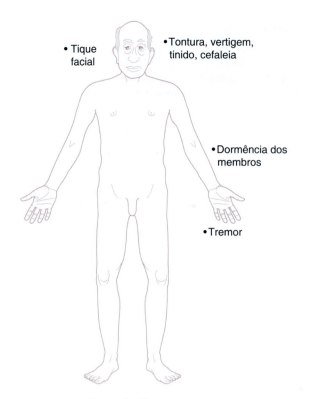

Figura 34.23 Vento de Fígado.

Cada um dos quatro tipos de Vento de Fígado citados antes está descrito separadamente. Nesta seção, não descreverei os precursores e as progressões patológicas do Vento interno porque, em termos gerais, eles estão descritos junto com os padrões pertinentes. Além disso, no caso dos três subpadrões de ascensão do *Yang* do Fígado que geram Vento, não citarei a etiologia e a patologia, porque são as mesmas dos padrões descritos antes.

O Boxe 34.18 resume Vento interno.

Boxe 34.18 Vento Interno

- Tremor
- Tiques
- Dormência/formigamento
- Tontura
- Convulsões
- Paralisia.

Dica de diagnóstico

"Quando algo se move involuntariamente, é Vento."

Calor extremo gerando Vento

Manifestações clínicas

Temperatura alta, convulsões, rigidez de nuca, tremores dos membros, opistótono e, nos casos graves, coma.

- *Língua*: Vermelho-Escura, Rígida, com saburra amarela e seca
- *Pulso*: em Corda e Rápido.

Etiologia

Esse padrão é causado por uma invasão de Calor-Vento externo, que depois se transforma em Calor interno. Quando o Calor chega ao nível do Sangue, ele pode resultar na formação de Vento interno (ver Capítulo 45). Esse tipo de Vento é encontrado nos pacientes com doenças febris, inclusive meningite.

Patologia

Quando o Calor chega ao nível do Sangue dos pacientes com doenças febris, ele causa danos ao *Yin* e a deficiência de *Yin* resulta na ascensão do Vento interno.

Tratamento

Princípios de tratamento: resfriar o Sangue, nutrir *Yin* e extinguir o Vento.

Acupuntura

- *Pontos*: F-3 *Taichong*, pontos extras *Shixuan*, VG-20 *Baihui*, VG-16 *Fengfu*, VB-20 *Fengchi*, VG-8 *Jinsuo* e VG-14 *Dazhui*
- *Método*: sedação; sangrar os pontos *Shixuan*
- *Explicação*:
  - F-3 extingue o Vento de Fígado
  - Os pontos *Shixuan* (na ponta de cada dedo) extinguem Vento e resfriam o Sangue quando são picados para provocar sangramento
  - VG-20, VG-16 e VB-20 extinguem Vento
  - VG-8 alivia espasmos e controla convulsões
  - VG-14 é picado para resfriar o Sangue.

Fórmula fitoterápica

Ling Jiao Gou Teng Tang – *Decocção de Cornu Antelopis-Uncaria*.
Da Ding Feng Zhu Big – *Pérola para Parar Vento* (doença febril com Calor causando danos ao *Yin*).

O Boxe 34.19 resume o padrão de Calor extremo gerando Vento.

Boxe 34.19 Calor extremo gerando Vento

Manifestações clínicas
Temperatura alta, convulsões, rigidez de nuca, tremores dos membros, opistótono e, nos casos graves, coma.

- *Língua*: Vermelho-Escura, Rígida, com saburra amarela e seca
- *Pulso*: em Corda e Rápido.

Tratamento
F-3 *Taichong*, pontos extras *Shixuan*, VG-20 *Baihui*, VG-16 *Fengfu*, VB-20 *Fengchi*, VG-8 *Jinsuo* e VG-14 *Dazhui*.

Yang do Fígado ascendendo e gerando Vento

A ascensão de *Yang* do Fígado pode gerar Vento quando persiste por alguns anos. Em geral, isso acontece apenas nos indivíduos idosos. Podemos distinguir as manifestações clínicas de acordo com a causa da ascensão do *Yang* do Fígado, isto é:

- *Yang* do Fígado ascendendo e originando-se da deficiência de *Yin* do Fígado
- *Yang* do Fígado ascendendo e originando-se da deficiência simultânea de *Yin* do Fígado e do Rim
- *Yang* do Fígado ascendendo e originando-se da deficiência de Sangue do Fígado.

Yang do Fígado ascendendo e originando-se da deficiência de Yin do Fígado

Manifestações clínicas

Tremor, tique facial, tontura grave, tinido, cefaleia, hipertensão, garganta e olhos secos, visão turva, dormência ou formigamento dos membros, memória fraca.

- *Língua*: cor normal, sem saburra
- *Pulso*: em Corda e Fino.

Tratamento

Princípios de tratamento: subjugar o *Yang* do Fígado, extinguir Vento e nutrir o *Yin* do Fígado.

Acupuntura

- *Pontos*: F-3 *Taichong*, VB-20 *Fengchi*, IG-4 *Hegu*, TA-5 *Waiguan*, VG-19 *Houding*, BP-6 *Sanyinjiao*, F-8 *Ququan* e R-3 *Taixi*
- *Método*: sedação nos pontos que extinguem Vento e tonificação nos pontos que nutrem o *Yin* do Fígado
- *Explicação*:
  - F-3 subjuga o *Yang* do Fígado e extingue o Vento
  - VB-20 extingue o Vento e subjuga *Yang*
  - IG-4 ajuda a subjugar *Yang*
  - TA-5 subjuga o *Yang* do Fígado
  - VG-19 extingue Vento
  - BP-6, F-8 e R-3 nutrem o *Yin* do Fígado.

O Boxe 34.20 resume o padrão de *Yang* do Fígado ascendendo e originando-se da deficiência de *Yin* do Fígado.

Fórmula fitoterápica

San Jia Fu Mai Tang – *Decocção das Três Carapaças para Restaurar o Pulso*.

> **Boxe 34.20** *Yang* do Fígado ascendendo e originando-se da deficiência de *Yin* do Fígado
>
> **Manifestações clínicas**
> Tremor, tique facial, tontura grave, tinido, cefaleia, hipertensão, garganta e olhos secos, visão turva, dormência ou formigamento dos membros, memória fraca.
> - *Língua*: cor normal, sem saburra
> - *Pulso*: em Corda e Fino.
>
> **Tratamento**
> F-3 *Taichong*, VB-20 *Fengchi*, IG-4 *Hegu*, TA-5 *Waiguan*, VG-19 *Houding*, BP-6 *Sanyinjiao*, F-8 *Ququan* e R-3 *Taixi*.

Yang do Fígado ascendendo e originando-se da deficiência simultânea de Yin do Fígado e do Rim

Manifestações clínicas

Tremor, tique facial, tontura grave, tinido, cefaleia, garganta e olhos secos, borramento visual, dormência ou formigamento dos membros, memória fraca, dor lombar, urina escassa, sudorese noturna e, possivelmente, hipertensão.

- *Língua*: cor normal, sem saburra
- *Pulso*: em Corda e Fino.

Tratamento

Princípios de tratamento: subjugar o *Yang* do Fígado, extinguir Vento e nutrir o *Yin* do Fígado e do Rim.

Acupuntura

- *Pontos*: F-3 *Taichong*, VB-20 *Fengchi*, IG-4 *Hegu*, TA-5 *Waiguan*, VG-19 *Houding*, BP-6 *Sanyinjiao*, F-8 *Ququan*, R-3 *Taixi*, R-6 *Zhaohai*, VC-4 *Guanyuan*
- *Método*: sedação nos pontos que extinguem Vento e subjugam *Yang* e tonificação nos pontos que nutrem o *Yin* do Fígado e do Rim
- *Explicação*:
  - Os primeiros 8 pontos foram explicados com o padrão anterior
  - R-6 e VC-4 nutrem o *Yin* do Rim.

Fórmula fitoterápica

Zhen Gan Xi Feng Tang – *Decocção para Pacificar o Fígado e Subjugar o Vento*.

Jian Ling Tang – *Decocção para Construir Ladrilhos do Telhado*.

O Boxe 34.21 resume o padrão de *Yang* do Fígado ascendendo e originando-se da deficiência simultânea de *Yin* do Fígado e do Rim.

Yang do Fígado ascendendo e originando-se da deficiência de Sangue do Fígado

Manifestações clínicas

Tremor, tontura, tinido, cefaleia, hipertensão, garganta seca, borramento visual, dormência ou formigamento dos membros, memória fraca, insônia.

- *Língua*: Pálida e Fina
- *Pulso*: em Corda e Fino.

Tratamento

Princípios de tratamento: subjugar o *Yang* do Fígado, extinguir Vento e nutrir o Sangue do Fígado.

Acupuntura

- *Pontos*: F-3 *Taichong*, VB-20 *Fengchi*, IG-4 *Hegu*, TA-5 *Waiguan*, VG-19 *Houding*, BP-6 *Sanyinjiao*, F-8 *Ququan*, R-3 *Taixi*, B-17 *Geshu* e VC-4 *Guanyuan*
- *Método*: sedação nos pontos que subjugam *Yang* e extinguem Vento, tonificação nos pontos que nutrem o Sangue do Fígado
- *Explicação*:
  - Os primeiros 8 pontos foram explicados no padrão anterior
  - B-17 nutre o Sangue
  - VC-4 nutre o Sangue.

> **Boxe 34.21** *Yang* do Fígado ascendendo e originando-se da deficiência simultânea de *Yin* do Fígado e do Rim
>
> **Manifestações clínicas**
> Tremor, tique facial, tontura grave, tinido, cefaleia, garganta e olhos secos, borramento visual, dormência ou formigamento dos membros, memória fraca, dor lombar, urina escassa, sudorese noturna e, possivelmente, hipertensão.
> - *Língua*: cor normal, sem saburra
> - *Pulso*: em Corda e Fino.
>
> **Tratamento**
> F-3 *Taichong*, VB-20 *Fengchi*, IG-4 *Hegu*, TA-5 *Waiguan*, VG-19 *Houding*, BP-6 *Sanyinjiao*, F-8 *Ququan*, R-3 *Taixi*, R-6 *Zhaohai*, VC-4 *Guanyuan*.

Fórmula fitoterápica

E Jiao Ji Zi Huang Tang – *Decocção de Gelatina de Corii Asini-Gema de Ovo.*

Três Tesouros

Curvar Bambu combinado com *Nutrir a Raiz.*

O Boxe 34.22 resume o padrão de *Yang* do Fígado ascendendo e originando-se da deficiência de Sangue do Fígado.

Boxe 34.22 *Yang* do Fígado ascendendo e originando-se da deficiência de Sangue do Fígado

Manifestações clínicas
Tremor, tontura, tinido, cefaleia, hipertensão, garganta seca, borramento visual, dormência ou formigamento dos membros, memória fraca, insônia.
- *Língua*: Pálida e Fina
- *Pulso*: em Corda e Fino.

Tratamento
F-3 *Taichong*, VB-20 *Fengchi*, IG-4 *Hegu*, TA-5 *Waiguan*, VG-19 *Houding*, BP-6 *Sanyinjiao*, F-8 *Ququan*, R-3 *Taixi*, B-17 *Geshu* e VC-4 *Guanyuan*.

Fogo de Fígado gerando Vento

Manifestações clínicas

Tremor, irritabilidade, tendência a ter rompantes de raiva, tinido e/ou surdez (com início súbito), cefaleia temporal, tontura, face e olhos vermelhos, sede, gosto amargo, sono perturbado por sonhos, constipação intestinal com fezes secas, urina amarelo-escura, epistaxe, hematêmese e hemoptise.

- *Língua*: Avermelhada com laterais mais vermelhas e saburra amarela seca
- *Pulso*: em Corda e Rápido.

Etiologia

A etiologia desse padrão é a mesma do padrão de Fogo de Fígado descrito antes.

Patologia

Fogo de Fígado pode gerar Vento quando persiste por alguns anos: isso é mais provável nos indivíduos idosos. Esse fenômeno pode ser comparado com um incêndio na floresta, que espalha ventos. Esse padrão é de Calor-Cheio.

Tratamento

Princípios de tratamento: limpar o Fígado, drenar Fogo e extinguir o Vento.

Acupuntura

- *Pontos*: F-2 *Xingjian*, F-3 *Taichong*, VB-20 *Fengchi*, IG-11 *Quchi*, VB-1 *Tongziliao*, BP-6 *Sanyinjiao*, F-1 *Dadun* e VG-8 *Jinsuo*
- *Método*: sedação, sem moxabustão
- *Explicação*:
  - F-2 drena Fogo de Fígado
  - F-3 extingue Vento do Fígado
  - VB-20 extingue Vento
  - IG-11 drena Fogo
  - VB-1 extingue Vento do Fígado
  - BP-6 é usado para nutrir *Yin* e ajudar a drenar Fogo
  - F-1 extingue Vento do Fígado
  - VG-8 alivia espasmos e tremores.

O Boxe 34.23 resume o padrão de Fogo de Fígado gerando Vento.

Fórmula fitoterápica

Ling Jiao Gou Teng Tang – *Decocção de Cornu Antelopis-Uncaria* mais Long Dan Cao – *Raiz de Gentianae scabrae.*

Boxe 34.23 Fogo de Fígado gerando Vento

Manifestações clínicas
Tremor, irritabilidade, tendência a ter rompantes de raiva, tinido e/ou surdez (com início súbito), cefaleia temporal, tontura, face e olhos vermelhos, sede, gosto amargo, sono perturbado por sonhos, constipação intestinal com fezes secas, urina amarelo-escura, epistaxe, hematêmese e hemoptise.
- *Língua:* Vermelha com laterais mais vermelhas e saburra amarela e seca
- *Pulso*: em Corda e Rápido.

Tratamento
F-2 *Xingjian*, F-3 *Taichong*, VB-20 *Fengchi*, IG-11 *Quchi*, VB-1 *Tongziliao*, BP-6 *Sanyinjiao*, F-1 *Dadun* e VG-8 *Jinsuo*.

Deficiência de Sangue do Fígado gerando Vento

Manifestações clínicas

Tremor fino, tique facial, tontura, visão turva, dormência ou formigamento dos membros, memória fraca, insônia e menstruações escassas.
- *Língua*: Pálida e Fina
- *Pulso*: em Corda e Fino.

Etiologia

A etiologia desse padrão é a mesma da deficiência de Sangue do Fígado.

Patologia

A deficiência de Sangue do Fígado pode levar ao desenvolvimento de Vento interno porque a área normalmente ocupada pelo Sangue dos vasos sanguíneos é "invadida" pelo Vento. Enquanto o padrão de Vento descrito antes (Fogo de Fígado gerando Vento) possa ser comparado com o vento gerado por um incêndio florestal, o Vento do padrão de deficiência de Sangue do Fígado gerando Vento pode ser comparado às rajadas fortes geradas por espaços vazios das estações de metrô subterrâneo.

Com o Vento originado da deficiência de Sangue do Fígado, os tremores são menos acentuados que nos casos de Vento-Cheio.

Tratamento

Princípios de tratamento: nutrir o Sangue do Fígado e extinguir Vento.

Acupuntura

- *Pontos*: F-3 *Taichong*, VB-20 *Fengchi*, IG-4 *Hegu*, TA-5 *Waiguan*, VG-19 *Houding*, BP-6 *Sanyinjiao*, F-8 *Ququan*, R-3 *Taixi*, B-17 *Geshu* e VC-4 *Guanyuan*
- *Método*: sedação nos pontos que extinguem Vento, tonificação nos pontos que nutrem o Sangue do Fígado. Pode ser aplicada moxabustão no ponto B-17
- *Explicação*:
  - F-3 e VB-20 extinguem Vento
  - IG-4 ajuda a subjugar *Yang* e, desse modo, extinguir Vento

- TA-5 e VG-19 extinguem o Vento do Fígado
- BP-6, F-8 e R-3 nutrem o Sangue do Fígado
- VC-4 e B-17 nutrem o Sangue.

Fórmula fitoterápica

E Jiao Ji Zi Huang Tang – *Decocção de Gelatina de Corii Asini-Gema de Ovo*.

O Boxe 34.24 resume o padrão de deficiência de Sangue do Fígado gerando Vento.

Boxe 34.24 Deficiência de Sangue do Fígado gerando Vento

Manifestações clínicas

Tremor fino, tique facial, tontura, visão turva, dormência ou formigamento dos membros, memória fraca, insônia e menstruações escassas.
- *Língua*: Pálida e Fina
- *Pulso*: em Corda e Fino.

Tratamento

F-3 *Taichong*, VB-20 *Fengchi*, IG-4 *Hegu*, TA-5 *Waiguan*, VG-19 *Houding*, BP-6 *Sanyinjiao*, F-8 *Ququan*, R-3 *Taixi*, B-17 *Geshu* e VC-4 *Guanyuan*.

Padrões combinados

Os padrões combinados do Fígado são:

- Rebelião do *Qi* do Fígado invadindo o Baço
- Rebelião do *Qi* do Fígado invadindo o Estômago
- Fogo de Fígado agredindo os Pulmões
- Deficiência simultânea de Sangue do Coração e do Fígado.

▶ Rebelião do *Qi* do Fígado invadindo o Baço

Manifestações clínicas

Irritabilidade, distensão e dor abdominais, alternância de constipação intestinal e diarreia, fezes algumas vezes endurecidas e pequeninas, outras vezes amolecidas; flatulência; e fadiga (Figura 34.24).

- *Língua*: cor normal ou ligeiramente Vermelha nas laterais
- *Pulso*: em Corda à esquerda e Fraco à direita
- *Sintomas fundamentais*: alternância de constipação intestinal e diarreia, distensão e dor abdominais, pulso em Corda.

Dica de diagnóstico

Alternância de constipação intestinal e diarreia e pulso em Corda poderiam ser suficientes para diagnosticar rebelião do *Qi* do Fígado invadindo o Baço.

Etiologia

Estresse emocional

Em geral, esse padrão é causado por problemas emocionais que afetam o Fígado, inclusive raiva, frustração e ressentimento. Depois de um período longo, essas emoções causam estagnação de *Qi* do Fígado e isto interfere nas funções do Baço, impedindo que o *Qi* desse órgão ascenda.

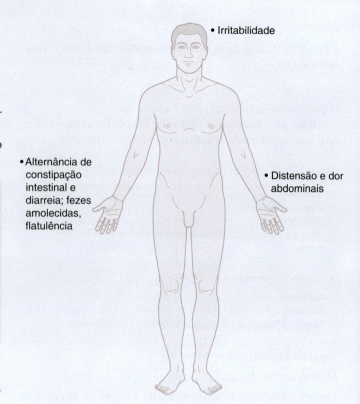

Figura 34.24 Rebelião do *Qi* do Fígado invadindo o Baço.

Dieta

Hábitos alimentares irregulares, especialmente comer com pressa quando se está preocupado, com raiva ou trabalhando, pode causar rebelião de *Qi* do Fígado na direção do Baço, cujas funções de transporte e transformação podem ser prejudicadas.

Patologia

O Fígado é responsável pelo livre fluxo do *Qi* por todo o corpo. Quando o *Qi* do Fígado torna-se rebelde (*i. e.*, seu movimento horizontal na direção do Baço é acentuado), ele frequentemente interfere nas funções de transformação e transporte do Baço e impede que o *Qi* do Baço ascenda: em medicina chinesa, diz-se que o "Fígado invade o Baço", ou que o "Fígado e o Baço não estão harmonizados".

Com base na teoria dos Cinco Elementos, esse padrão corresponde à Madeira dominando Terra. De acordo com a teoria dos Oito Princípios, este é um padrão de Deficiência e Excesso combinados: Excesso de *Qi* do Fígado (rebelião do *Qi* do Fígado) e deficiência de *Qi* do Baço.

Quando a rebelião do *Qi* do Fígado predomina, o paciente tem constipação intestinal com fezes diminutas, secas e difíceis de eliminar. Quando a deficiência do Baço predomina, o paciente tem fezes amolecidas. A distensão e a dor abdominais são causadas pela estagnação de *Qi* do Fígado no abdome. Distensão é o sintoma mais característico da rebelião do *Qi* do Fígado. O paciente também pode ter alguma dor (geralmente do tipo "distensivo"), mas não é muito forte.

Esse padrão pode evidenciar-se de duas formas, dependendo do aspecto que é enfatizado. Em uma situação, o Fígado está primariamente em Excesso e rebelde e "invade" ativamente o

Baço, interferindo com suas funções de transformar e transportar. Por essa razão, esse padrão é basicamente de Excesso: o paciente tem constipação intestinal mais comumente que diarreia e a distensão e a dor abdominais são muito marcantes.

Em outra situação, o Baço é primariamente deficiente e "permite" ser invadido pelo Fígado. Esse padrão é basicamente de Deficiência: o paciente tem fezes amolecidas mais comumente que constipação intestinal e a dor abdominal é apenas branda.

Nota clínica

Quando a rebelião do *Qi* do Fígado invade o Baço, podem ocorrer duas situações diferentes:
1. O Fígado está hiperativo e invade o Baço
2. O Baço está fraco e se "deixa" ser invadido pelo Fígado (ainda que este não esteja hiperativo).

Isso explica por que a língua poderia ser Vermelha nas laterais ou de cor normal. No primeiro caso, quando o Fígado invade ativamente o Baço, a língua poderia ser Vermelha nas superfícies laterais. No segundo caso, quando o Baço está fraco e se permite ser invadido pelo Fígado, a língua poderia ter cor normal.

Nota clínica

O padrão de rebelião do *Qi* do Fígado invadindo o Baço é observado frequentemente nos pacientes com síndrome do colo irritável.

Precursores patológicos do padrão

A rebelião do *Qi* do Fígado pode originar-se da estagnação de *Qi* do Fígado (Figura 34.25).

Progressões patológicas do padrão

Quando persiste por muito tempo, a rebelião do *Qi* do Fígado pode enfraquecer o Baço e causar deficiência de *Qi* do Baço e, em alguns casos, até mesmo deficiência de *Yin* do Baço.

A combinação de rebelião do *Qi* do Fígado com impedimento subsequente ao livre fluxo do *Qi* e deficiência de *Qi* do Baço pode levar à limitação do transporte e da transformação dos fluidos e à formação de Umidade. A combinação desses três fatores (rebelião do *Qi* do Fígado, deficiência do Baço e Umidade) é muito comum nos pacientes com síndrome do colo irritável (ver Figura 34.25).

Tratamento

Princípios de tratamento: subjugar o *Qi* rebelde e tonificar o Baço.

Acupuntura

- *Pontos*: F-13 *Zhangmen*, F-14 *Qimen*, F-3 *Taichong*, VB-34 *Yanglingquan*, VC-6 *Qihai*, TA-6 *Zhigou*, PC-6 *Neiguan*, E-25 *Tianshu*, BP-15 *Daheng*, VC-12 *Zhongwan*, E-36 *Zusanli*, BP-6 *Sanyinjiao*, BP-4 *Gongsun* e PC-6 *Neiguan* combinados (*Chong Mai*)
- *Método*: sedação nos pontos para harmonizar o Fígado, tonificação nos pontos para tonificar o Baço
- *Explicação*:
  - F-13 harmoniza o Fígado e o Baço
  - F-14 harmoniza o Fígado e promove o livre fluxo do *Qi* do Fígado
  - F-3 promove o livre fluxo do *Qi* do Fígado e atenua a dor abdominal
  - VB-34 promove o livre fluxo do *Qi* do Fígado e, em combinação com VC-6 *Qihai*, atenua a dor abdominal
  - VC-6 suprime a dor abdominal e, em combinação com VB-34 *Yanglingquan*, mobiliza o *Qi* no abdome
  - TA-6 e PC-6 mobilizam o *Qi* do Fígado e acalmam a mente
  - E-25 e BP-15 harmonizam o Fígado e o Baço e tratam constipação intestinal e fezes amolecidas
  - VC-12, E-36 e BP-6 tonificam o Baço. BP-6 também harmoniza o Fígado e o Baço e suprime a dor abdominal
  - BP-4 e PC-6 combinados abrem o Vaso Penetrador (*Chong Mai*) e harmonizam o Fígado e o Baço, principalmente nos casos de doenças digestivas.

O Boxe 34.25 resume o padrão rebelião do *Qi* do Fígado invadindo o Baço.

Boxe 34.25 Rebelião do *Qi* do Fígado invadindo o Baço

Manifestações clínicas

Irritabilidade, distensão e dor abdominais, alternância de constipação intestinal e diarreia, fezes algumas vezes endurecidas e pequeninas (pedaços pequenos), outras vezes amolecidas; flatulência; e fadiga.
- *Língua*: cor normal ou ligeiramente Avermelhada nas laterais
- *Pulso*: em Corda à esquerda e Fraco à direita.

Tratamento

F-13 *Zhangmen*, F-14 *Qimen*, F-3 *Taichong*, VB-34 *Yanglingquan*, VC-6 *Qihai*, TA-6 *Zhigou*, PC-6 *Neiguan*, E-25 *Tianshu*, BP-15 *Daheng*, VC-12 *Zhongwan*, E-36 *Zusanli*, BP-6 *Sanyinjiao*, BP-4 *Gongsun* e PC-6 *Neiguan* combinados.

Fórmula fitoterápica

Xiao Yao San – *Pó para Fluir Livre e Facilmente*.

Tesouro das Mulheres

Liberar a Lua (variação de Xiao Yao San).

▶ Rebelião do *Qi* do Fígado invadindo o Estômago

Manifestações clínicas

Irritabilidade, distensão e dor no epigástrio e no hipocôndrio, sensação de opressão no epigástrio, regurgitação ácida, soluços, eructações, náuseas e vômitos, suspiros, membros fracos (Figura 34.26).

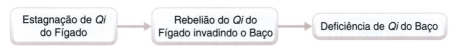

Figura 34.25 Padrão de rebelião do *Qi* do Fígado invadindo o Baço: precursores e progressões.

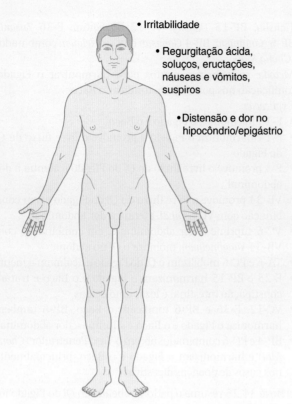

Figura 34.26 Rebelião do *Qi* do Fígado invadindo o Estômago.

- *Língua*: cor normal ou ligeiramente Avermelhada nas laterais
- *Pulso*: em Corda à esquerda e Fraco à direita, ou em Corda nas duas posições Médias.

Etiologia

Como também ocorre com o padrão descrito antes, esse padrão também é causado por problemas emocionais combinados com hábitos dietéticos irregulares e excesso de trabalho.

Patologia

Esse padrão caracteriza-se por rebelião do *Qi* do Fígado invadindo o Estômago e interferindo com a descensão do *Qi* do Estômago: isso provoca ascensão do *Qi* do Estômago e, consequentemente, eructações, náuseas e vômitos.

A rebelião do *Qi* do Fígado no Aquecedor Médio também interfere nas funções de decompor e maturar os alimentos no Estômago, resultando em distensão do epigástrio e regurgitação ácida.

A rebelião do *Qi* do Fígado provoca distensão, dor e irritabilidade. O mesmo que foi dito acerca da rebelião do *Qi* do Fígado invadindo o Baço também se aplica a esse padrão no que se refere às duas condições possíveis da língua. Por essa razão, a língua poderia ser Avermelhada nas laterais quando o *Qi* do Fígado invade primariamente o Estômago, ou de cor normal quando o Estômago é inicialmente fraco e permite ser invadido pelo Fígado.

Precursores patológicos do padrão

A rebelião do *Qi* do Fígado pode ser causada pela estagnação do *Qi* do Fígado (Figura 34.27).

Progressões patológicas do padrão

A rebelião do *Qi* do Fígado pode enfraquecer o Estômago quando persiste por muito tempo até causar danos ao *Yin* do Estômago (ver Figura 34.27).

Tratamento

Princípios de tratamento: subjugar a rebelião do *Qi* do Fígado e tonificar o Estômago.

Acupuntura

- *Pontos*: F-14 *Qimen*, VB-34 *Yanglingquan*, VC-13 *Shangwan*, VC-10 *Xiawan*, E-21 *Liangmen*, E-19 *Burong*, E-36 *Zusanli*, E-34 *Liangqiu* e B-21 *Weishu*.
- *Método*: sedação nos pontos para harmonizar o Fígado e tonificação nos pontos para tonificar o Estômago
- *Explicação*:
  - F-14 harmoniza o Fígado no Aquecedor Médio. Esse ponto é especialmente útil para harmonizar o Fígado e o Estômago
  - VB-34 harmoniza o Fígado e estimula o livre fluxo do *Qi* do Fígado, principalmente no hipocôndrio
  - VC-13 impede a ascensão do *Qi* do Estômago rebelde
  - VC-10 estimula a descensão do *Qi* do Estômago
  - E-21 e E-19 fazem o *Qi* do Estômago descer
  - E-36 tonifica o Estômago
  - E-34 suprime a dor epigástrica
  - B-21 tonifica o Estômago e é especialmente importante nos casos crônicos.

Fórmula fitoterápica

Si Mo Tang – *Decocção de Quatro Ervas Moídas*.
   Xuan Fu Dai Zhe Tang – *Decocção de Inula-Haematite*.
   Ju Pi Zhu Ru Tang – *Decocção de Citrus-Bambusa*.
   Ding Xiang Shi Di Tang – *Decocção de Caryophyllum-Diospyros*.
   Ban Xia Hou Po Tang – *Decocção de Pinellia-Magnolia* mais Zuo Jin Wan – *Pílula de Metal da Esquerda*.

O Boxe 34.26 resume o padrão de rebelião do *Qi* do Fígado invadindo o Estômago.

Boxe 34.26 Rebelião do *Qi* do Fígado invadindo o Estômago

Manifestações clínicas

Irritabilidade, distensão e dor no epigástrio e no hipocôndrio, sensação de opressão no epigástrio, regurgitação ácida, soluços, eructações, náuseas e vômitos, suspiros, membros fracos.

- *Língua*: cor normal ou ligeiramente Avermelhada nas laterais
- *Pulso*: em Corda à esquerda e Fraco à direita, ou em Corda nas duas posições Médias.

Tratamento

F-14 *Qimen*, VB-34 *Yanglingquan*, VC-13 *Shangwan*, VC-10 *Xiawan*, E-21 *Liangmen*, E-19 *Burong*, E-36 *Zusanli*, E-34 *Liangqiu* e B-21 *Weishu*.

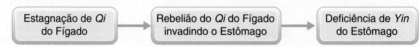

Figura 34.27 Padrão de rebelião do *Qi* do Fígado invadindo o Estômago: precursores e progressões.

▶ Fogo de Fígado agredindo os Pulmões

Manifestações clínicas

Dispneia, asma, sensação de plenitude e distensão do tórax e do hipocôndrio, tosse com escarro amarelo ou tingido de sangue, cefaleia, tontura, face vermelha, sede, gosto amargo, olhos injetados de sangue, urina escura e escassa, constipação intestinal (Figura 34.28).

- *Língua*: Vermelha com laterais mais vermelhas e saburra amarela e seca
- *Pulso*: em Corda
- *Sintomas fundamentais*: dispneia, asma, plenitude no hipocôndrio, cefaleia e pulso em Corda.

Etiologia

Esse padrão é causado pela raiva, que resulta na formação de Fogo de Fígado, geralmente depois de um período longo de estagnação de *Qi* do Fígado.

O padrão também é agravado pela ingestão exagerada de alimentos quentes e gordurosos, que tendem a formar Calor.

Patologia

O Fígado controla o livre fluxo do *Qi*: isso afeta a descensão do *Qi* do Pulmão. Quando o *Qi* do Fígado fica estagnado por um período longo, ele transforma-se em Fogo de Fígado. O Fogo tende a subir e, por esta razão, o *Qi* do Fígado rebela-se para cima na direção do tórax. Nessa região, ele impede que o *Qi* do Pulmão desça e isso provoca dispneia e asma.

A estagnação do *Qi* do Fígado causa sensação de distensão no peito e no hipocôndrio.

A ascensão do Fogo de Fígado provoca cefaleia, tontura, face vermelha, olhos injetados de sangue, sede e gosto amargo. O Fogo no corpo condensa os fluidos e causa urina escura e escassa e constipação intestinal; quando o Fogo entra no Sangue, ele aquece o Sangue e isso provoca sangramento e, consequentemente, escarro tingido de sangue.

Com base na teoria dos Cinco Elementos, esse padrão é descrito como Madeira agredindo Metal.

A cor Vermelha nas laterais da língua reflete a existência de Fogo de Fígado.

Precursores patológicos do padrão

Em geral, o Fogo de Fígado pode desenvolver-se (embora nem sempre) em consequência da estagnação prolongada de *Qi* do Fígado. A ascensão de *Yang* do Fígado também pode transformar-se em Fogo de Fígado (Figura 34.29).

Progressões patológicas do padrão

Esse padrão pode trazer várias consequências patológicas em razão de sua patologia relativamente complexa. Primeiramente, o Fogo de Fígado pode secar os Fluidos Corporais e causar deficiência de *Yin*. Com a condensação dos Fluidos Corporais, o Fogo também pode levar à formação de Fleuma; esse processo poderia ser facilitado pela desregulação do Mecanismo do *Qi* com impedimento à descensão de *Qi* do Pulmão e ascensão excessiva de *Qi* do Fígado.

Considerando a relação de Mãe-Filho entre Madeira e Fogo com base na teoria dos Cinco Elementos, o Fígado afeta o Coração e, consequentemente, o Fogo de Fígado muitas vezes leva à formação de Fogo de Coração (ver Figura 34.29).

Tratamento

Princípios de tratamento: limpar o Fígado, drenar o Fogo, subjugar o *Qi* do Fígado e estimular a descensão de *Qi* do Fígado.

Acupuntura

- *Pontos*: F-2 *Xingjian*, F-3 *Taichong*, F-14 *Qimen*, VC-17 *Shanzhong*, VC-22 *Tiantu*, PC-6 *Neiguan*, P-7 *Lieque* e IG-11 *Quchi*
- *Método*: sedação

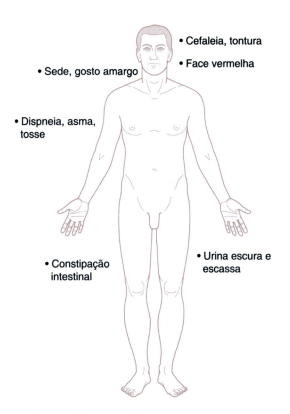

Figura 34.28 Fogo de Fígado agredindo os Pulmões.

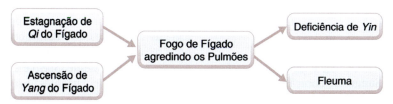

Figura 34.29 Padrão de Fogo de Fígado agredindo os Pulmões: precursores e progressões.

- *Explicação*:
  - F-2 elimina Fogo de Fígado
  - F-3 subjuga o *Qi* do Fígado
  - F-14 harmoniza o *Qi* do Fígado no tórax
  - VC-17 e VC-22 estimulam a descensão do *Qi* do Pulmão
  - PC-6 harmoniza o *Qi* do Fígado no tórax (em virtude da relação entre Fígado e Pericárdio dentro do *Yin* Terminal) e estimula a descensão do *Qi* do Pulmão
  - P-7 estimula a descensão do *Qi* do Pulmão
  - IG-11 elimina Calor.

O Boxe 34.27 resume o padrão de Fogo de Fígado agredindo os Pulmões.

Boxe 34.27 Fogo de Fígado agredindo os Pulmões

Manifestações clínicas

Dispneia, asma, sensação de plenitude e distensão do tórax e do hipocôndrio, tosse com escarro amarelo ou tingido de sangue, cefaleia, tontura, face vermelha, sede, gosto amargo, olhos injetados de sangue, urina escura e escassa, constipação intestinal (ver Figura 34.28).
- *Língua*: Vermelha com laterais mais vermelhas e saburra amarela e seca
- *Pulso*: em Corda.

Tratamento

F-2 *Xingjian*, F-3 *Taichong*, F-14 *Qimen*, VC-17 *Shanzhong*, VC-22 *Tiantu*, PC-6 *Neiguan*, P-7 *Lieque* e IG-11 *Quchi*.

Fórmula fitoterápica

Long Dan Xie Gan Tang – *Decocção de Genciana para Drenar o Fígado*.

▶ Deficiência simultânea de Sangue do Fígado e do Coração

Manifestações clínicas

Palpitações, tontura, insônia, sono perturbado por sonhos, memória fraca, ansiedade, tendência a sobressaltar-se, pele pálida e opaca, lábios pálidos, visão turva, manchas flutuantes à frente dos olhos, visão noturna reduzida, formigamento ou dormência dos membros, menstruações escassas ou amenorreia, cãibras, fraqueza muscular, pele e cabelos secos, depressão, sensação de inutilidade (falta de objetivos), unhas esbranquiçadas e quebradiças (Figura 34.30).
- *Língua*: Pálida, Fina, ligeiramente seca
- *Pulso*: Áspero ou Fino
- *Sintomas fundamentais*: palpitações, tontura, borramento visual, insônia, memória fraca e língua Pálida.

Dica de diagnóstico

Visão turva, palpitações, língua Pálida e pulso Áspero são suficientes para diagnosticar deficiência simultânea de Sangue do Fígado e do Coração.

Etiologia

Estresse emocional

Ansiedade, preocupação, tristeza e mágoa afetam o Coração e podem causar deficiência de Sangue do Coração. Preocupação e tristeza também podem afetar o Fígado e causar deficiência de Sangue do Fígado.

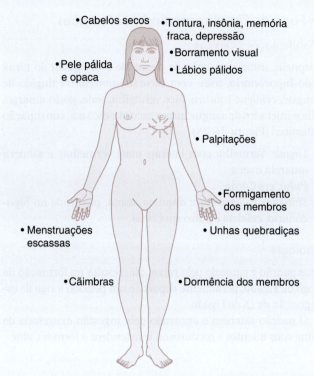

Figura 34.30 Deficiência simultânea de Sangue do Fígado e do Coração.

Dieta

Dieta pobre em nutrientes e alimentos que nutrem o Sangue pode causar deficiência de Sangue do Fígado.

Trabalho físico excessivo

Trabalho físico excessivo pode causar danos aos tendões e, consequentemente, ao Sangue do Fígado. Atividade exagerada de correr pode provocar danos ao Sangue do Coração.

Perda de Sangue

Uma hemorragia profusa, como a que pode ocorrer durante o nascimento de um bebê, pode esgotar o Sangue do Fígado e, por sua vez, isso pode causar deficiência de Sangue do Coração.

Patologia

As patologias dos padrões de deficiência de Sangue do Coração e deficiência de Sangue do Fígado estão descritas com os padrões pertinentes (ver padrões do Coração, no Capítulo 32).

A combinação das deficiências de Sangue do Coração e do Fígado é muito comum, especialmente nas mulheres. Na verdade, Coração e Fígado são os dois órgãos principais que sofrem com a deficiência de Sangue, porque o primeiro governa e o segundo armazena Sangue.

O Sangue do Coração e o Sangue do Fígado interagem um com o outro e, no caso de algumas manifestações clínicas, há superposição, de forma que elas podem ser atribuídas à patologia de um ou de outro desses órgãos. Por exemplo, insônia pode ser atribuída à deficiência de Sangue do Coração ou do Fígado, porque a Mente (*Shen*) e a Alma Etérea (*Hun*) desempenham funções importantes no sono. A Mente está ancorada no Sangue do Coração e a Alma Etérea, no Sangue do Fígado: quando um dos dois está deficiente, a Mente ou a Alma Etérea "vagueia" durante a noite, causando insônia. A insônia associada à deficiência de Sangue do Fígado caracteriza-se por mais sonhos.

Tontura é outro sintoma para o qual há superposição, porque pode ser causado por deficiência de Sangue do Coração ou do Fígado (Figura 34.31).

Os dois sintomas principais das deficiências de Sangue do Coração e de Sangue do Fígado são, respectivamente, palpitações e visão turva.

Dica de diagnóstico

Apenas visão turva e palpitações poderiam ser suficientes para diagnosticar deficiência simultânea de Sangue do Coração e do Fígado.

Em termos gerais, essa combinação de padrões tem mais tendência a começar com a deficiência de Sangue do Fígado, em vez de Sangue do Coração. Como as mulheres estão mais sujeitas à deficiência de Sangue do Fígado que os homens, essa combinação de padrões é mais comum nas primeiras, nas quais menstruações escassas é um sinal da deficiência de Sangue do Fígado.

A combinação das deficiências de Sangue do Coração e do Fígado é encontrada comumente nas mulheres com depressão puerperal. Quando a mulher tem perda profusa de sangue durante o nascimento (ou sangramento "grave" em relação aos seus níveis preexistentes de Sangue do Fígado), isso pode causar deficiência de Sangue do Fígado; como o Fígado é a Mãe do Coração, essa condição pode causar deficiência de Sangue do Coração. O Sangue do Coração deficiente pode ser incapaz de abrigar a Mente e a paciente torna-se deprimida e tem insônia.

Nota clínica

A deficiência simultânea de Sangue do Fígado e do Coração é especialmente comum nas mulheres, nas quais causam menstruações escassas e depressão puerperal.

Precursores patológicos do padrão

Em alguns casos, a deficiência dos Rins pode ser o precursor dessa combinação de padrões, especialmente nas mulheres e principalmente com distúrbios ginecológicos. Os Rins são a Mãe do Fígado e a Essência dos Rins nutre o Sangue do Fígado. Além disso, embora o Fígado armazene Sangue (e, consequentemente, também sangue menstrual), os Rins são a origem do sangue menstrual (*Tian Gui*), conforme está descrito no Capítulo 3.

É importante ressaltar que, em algumas mulheres jovens, a deficiência dos Rins pode ocasionalmente se evidenciar simplesmente por pulso Fraco nas duas posições Posteriores (Figura 34.32).

Progressões patológicas do padrão

Embora a deficiência dos Rins possa ser a raiz dessa combinação de padrões, a própria deficiência simultânea de Sangue do Fígado e do Coração pode igualmente causar deficiência dos Rins, especialmente nas mulheres.

A deficiência crônica de Sangue do Coração e do Fígado causa secura, que se evidencia por pele e cabelos secos, unhas esbranquiçadas e secas e lábios ressequidos.

Por fim, a deficiência crônica de Sangue do Coração e do Fígado causa deficiência de *Yin* desses dois órgãos (ver Figura 34.32).

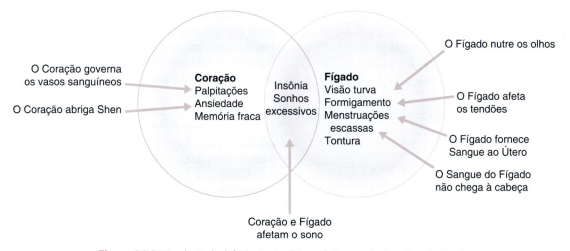

Figura 34.31 Patologia da deficiência simultânea de Sangue do Coração e do Fígado.

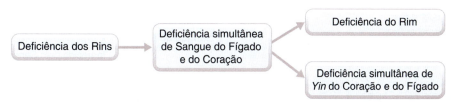

Figura 34.32 Padrão da deficiência simultânea de Sangue do Coração e do Fígado: precursores e progressões.

O Boxe 34.28 descreve as consequências da deficiência simultânea de Sangue do Fígado e do Coração.

Boxe 34.28 Consequências da deficiência simultânea de Sangue do Fígado e do Coração

- Podem causar deficiência dos Rins
- Causam secura
- Podem causar deficiência de *Yin* do Fígado e do Coração.

Tratamento

Princípios de tratamento: nutrir o Sangue, tonificar o Coração e o Fígado, acalmar a Mente e assentar a Alma Etérea.

Acupuntura

- *Pontos*: C-7 *Shenmen*, VC-14 *Juque*, VC-15 *Jiuwei*, VC-4 *Guanyuan*, B-17 *Geshu* (com moxa), B-20 *Pishu*, F-8 *Ququan*, BP-6 *Sanyinjiao*, E-36 *Zusanli*, B-18 *Ganshu* e B-23 *Shenshu*.
- *Método*: todos com método de tonificação. Pode ser usada moxabustão
- *Explicação*:
  - C-7 nutre o Sangue do Coração e acalma a Mente
  - VC-14 e VC-15 nutrem o Sangue do Coração e acalmam a Mente. Esses pontos são especialmente úteis quando há ansiedade grave
  - VC-4, B-17 e B-20 nutrem o Sangue. B-17 é o ponto Mestre do Sangue e B-20 é o ponto de Transporte Posterior do Baço e tonifica o *Qi* do Baço para produzir mais Sangue
  - F-8, E-36 e BP-6 nutrem Sangue do Fígado
  - B-18 e B-23 nutrem o Sangue do Fígado, principalmente nos casos de problemas ginecológicos

Fórmula fitoterápica

Gui Pi Tang – *Decocção para Tonificar o Baço*.
Sheng Yu Tang – *Decocção do Sábio Curador*.
Bu Gan Tang – *Decocção para Tonificar o Fígado*.
Dang Gui Ji Xue Teng Tang – *Decocção de Angélica-Ji Xue Teng*.

O Boxe 34.29 resume a deficiência simultânea de Sangue do Coração e do Fígado.

Boxe 34.29 Deficiência simultânea de Sangue do Coração e do Fígado

Manifestações clínicas
Palpitações, tontura, insônia, sono perturbado por sonhos, memória fraca, ansiedade, tendência a sobressaltar-se, pele pálida e opaca, lábios pálidos, visão turva, manchas flutuantes à frente dos olhos, visão noturna reduzida, formigamento ou dormência dos membros, menstruações escassas ou amenorreia, cãibras, fraqueza muscular, pele e cabelos secos, depressão, sensação de inutilidade (falta de objetivos), unhas esbranquiçadas e quebradiças.
- *Língua*: Pálida, Fina, ligeiramente seca
- *Pulso*: Áspero ou Fino.

Tratamento
C-7 *Shenmen*, VC-14 *Juque*, VC-15 *Jiuwei*, VC-4 *Guanyuan*, B-17 *Geshu* (com moxa), B-20 *Pishu*, F-8 *Ququan*, BP-6 *Sanyinjiao*, E-36 *Zusanli*, B-18 *Ganshu* e B-23 *Shenshu*.

▶ Considerações sobre as combinações comuns de padrões do Fígado

O Fígado é muito diferente dos outros órgãos porque seus padrões comumente ocorrem em combinações. Na prática, é comum encontrar dois, frequentemente três e algumas vezes até quatro padrões do Fígado ocorrendo simultaneamente. Essa combinação de padrões é muito mais comum com o Fígado que os demais órgãos. Por exemplo, é comum encontrar pacientes que têm estagnação de *Qi* do Fígado, estase de Sangue do Fígado e ascensão de *Yang* do Fígado; por outro lado, eu nunca encontrei pacientes que tivessem, por exemplo, Fogo de Coração, estase de Sangue do Coração e deficiência de *Yin* do Coração.

De certa forma, a combinação frequente de vários padrões do Fígado é o correspondente patológico do livre fluxo do *Qi* do Fígado. Assim como em condições de saúde o *Qi* do Fígado flui livremente em todas as direções, em todos os órgãos e em todas as partes do corpo, com as condições patológicas essa circulação do *Qi* do Fígado em todas as direções e partes do corpo resulta no desenvolvimento de vários padrões simultâneos.

A seguir, descreverei algumas combinações comuns de padrões do Fígado.

Estagnação de *Qi* do Fígado e deficiência de Sangue do Fígado

A combinação da estagnação de *Qi* do Fígado com deficiência de Sangue do Fígado é muito comum nas mulheres (ver Figuras 34.2 e 34.33). Esses padrões podem simplesmente ocorrer juntos, ou a deficiência de Sangue do Fígado pode resultar na estagnação do *Qi* do Fígado. O Sangue do Fígado é *Yin* e o *Qi* do Fígado é *Yang*: os dois precisam apoiar-se mutuamente e "misturar-se" harmoniosamente.

Quando a estagnação do *Qi* do Fígado é causada pela deficiência de Sangue do Fígado, o padrão é de Cheio e Vazio combinados e os sintomas da estagnação são mais brandos do que poderíamos chamar de "estagnação pura de *Qi* do Fígado": isto é, a estagnação que se desenvolve independentemente do estresse emocional.

A combinação da estagnação de *Qi* do Fígado com deficiência de Sangue do Fígado é encontrada comumente nas mulheres portadores de distúrbios pré-menstruais. Quando a estagnação de *Qi* do Fígado origina-se da ou está associada à deficiência de Sangue do Fígado, os sinais e sintomas pré-menstruais principais são depressão (mais que irritabilidade), choro, sensação de inutilidade (ou falta de objetivo de vida), distensão mamária branda ou imperceptível, língua Pálida e pulso Áspero ou Fino em geral e ligeiramente em Corda à esquerda.

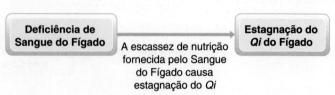

Figura 34.33 Deficiência de Sangue do Fígado e estagnação de *Qi* do Fígado.

Estagnação de Qi do Fígado e ascensão de Yang do Fígado

A combinação da estagnação de Qi do Fígado com ascensão de Yang do Fígado é frequente. O paciente poderia ter sensação de distensão abdominal, depressão, humor taciturno e cefaleias pulsáteis crônicas (Figura 34.34).

Deficiência de Sangue do Fígado, estagnação de Qi do Fígado, estase de Sangue do Fígado e ascensão de Yang do Fígado

Neste caso, existem quatro padrões. Por exemplo, uma mulher poderia ter menstruações escassas, borramento visual e formigamento (deficiência de Sangue do Fígado); tensão pré-menstrual e distensão mamária (estagnação de Qi do Fígado); menstruações dolorosas com coágulos escuros (estase de Sangue do Fígado); e cefaleias pré-menstruais de natureza pulsátil com náuseas, vômitos e alterações visuais (ascensão de Yang do Fígado) (Figura 34.35).

Deficiência de Sangue do Fígado, ascensão de Yang do Fígado e rebelião do Qi do Fígado

Neste caso, existem três padrões. Por exemplo, uma mulher poderia ter problemas digestivos com indigestão, eructações, náuseas regurgitação ácida (rebelião do Qi do Fígado); fadi-ga, borramento visual e pele e cabelos secos (deficiência de Sangue do Fígado); e cefaleias pulsáteis crônicas (ascensão de Yang do Fígado) (Figura 34.36).

Rebelião do Qi do Fígado e ascensão de Yang do Fígado

A combinação de rebelião do Qi do Fígado com ascensão de Yang do Fígado é comum porque, quando o Qi do Fígado rebela-se horizontalmente, é provável que também se rebele para cima. O paciente poderia ter indigestão, eructações, regurgitação ácida e cefaleias pulsáteis (Figura 34.37).

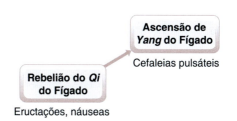

Figura 34.37 Rebelião do Qi do Fígado e ascensão de Yang do Fígado.

Estagnação de Qi do Fígado e Fogo de Fígado

A combinação da estagnação de Qi do Fígado com Fogo de Fígado é frequente, porque a estagnação prolongada do Qi pode formar Calor e depois Fogo. Os sinais e sintomas poderiam ser sensação de distensão, irritabilidade, humor taciturno, depressão (estagnação de Qi do Fígado) e sensação de calor, sede, gosto amargo e olhos injetados de sangue (Fogo de Fígado) (Figura 34.38).

Nas mulheres, a combinação desses dois padrões frequentemente causa problemas urinários crônicos atribuídos à descensão do Fogo de Fígado, que acarreta sinais e sintomas como aumento da frequência urinária e dor ao urinar. Embora o Fogo de Fígado queime naturalmente para cima (daí o gosto amargo, a sede e os olhos injetados de sangue), também

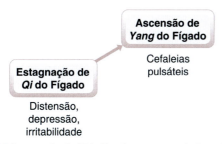

Figura 34.34 Estagnação de Qi do Fígado e ascensão de Yang do Fígado.

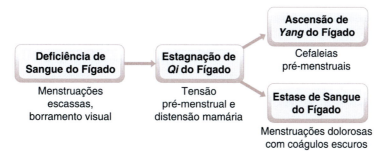

Figura 34.35 Deficiência de Sangue do Fígado, estagnação de Qi do Fígado, ascensão de Yang do Fígado e estase de Sangue do Fígado.

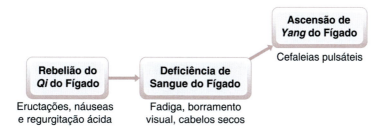

Figura 34.36 Rebelião do Qi do Fígado, deficiência de Sangue do Fígado e ascensão de Yang do Fígado.

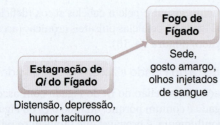

Figura 34.38 Estagnação de *Qi* do Fígado com Fogo de Fígado.

pode descer ao Aquecedor Inferior, e isso é especialmente comum quando esse padrão está combinado com estagnação de *Qi* do Fígado.

Resultados do aprendizado

Neste capítulo, você aprendeu:

- A esfera ampla de influência do Fígado sobre os outros Órgãos Internos: Baço, Estômago, Vesícula Biliar, Intestinos e Útero
- As características gerais da patologia do Fígado
- O efeito do Vento e da Umidade externos no Fígado
- Como raiva, preocupação e tristeza podem afetar o Fígado
- A função da dieta como causa de desequilíbrio do Fígado
- Como reconhecer os seguintes padrões de Excesso:
  - *Estagnação de Qi do Fígado*: distensão, depressão/humor taciturno, problemas menstruais e pulso em Corda
  - *Qi do Fígado estagnado transformando-se em Calor*: distensão, irritabilidade mais acentuada, sensação de calor e língua com laterais Vermelhas
  - *Rebelião do Qi do Fígado*: o *Qi* do Fígado rebela-se horizontalmente e causa distensão, soluços e eructações
  - *Estase de Sangue do Fígado*: sangue menstrual coagulado e escuro, dor menstrual em pontadas e língua Arroxeada
  - *Fogo queimando no Fígado*: cefaleia, irritabilidade, face e olhos vermelhos e outros sinais de Calor
  - *Calor-Umidade no Fígado*: sensação de plenitude e peso, náuseas e língua com saburra amarela e pegajosa
  - *Estagnação de Frio no canal do Fígado*: dor hipogástrica referida ao escroto e pulso em Corda-Profundo-Lento
- Como reconhecer os seguintes padrões de Deficiência:
  - *Deficiência de Sangue do Fígado*: borramento visual, menstruações escassas, face pálida e opaca e língua Pálida – mais comum nas mulheres
  - *Deficiência de Yin do Fígado*: borramento visual, olhos secos e língua sem saburra
- Como reconhecer os seguintes padrões de Cheio/Vazio:
  - *Yang do Fígado ascendendo*: cefaleia, irritabilidade e pulso em Corda quando se origina da deficiência de *Yin* do Fígado ou *Yin* do Rim, ou de Sangue do Fígado
  - *Calor extremo gerando Vento*: convulsões e temperatura alta
  - *Yang do Fígado ascendendo e gerando Vento* (deficiência de *Yin* do Fígado): tremor, tontura e cefaleia
  - *Yang do Fígado ascendendo e gerando Vento* (deficiências de *Yin* do Fígado e *Yin* do Rim): tremor, dor lombar e sudorese noturna
  - *Yang do Fígado ascendendo e gerando Vento* (deficiência de Sangue do Fígado): tremor, borramento visual e dormência
  - *Fogo de Fígado gerando Vento*: tremor, irritabilidade, face e olhos vermelhos, mais comum nos idosos
  - *Deficiência de Sangue do Fígado gerando Vento*: tremor fino, tiques, dormência e menstruações escassas
- Como reconhecer os seguintes padrões combinados:
  - *Rebelião do Qi do Fígado invadindo o Baço*: distensão abdominal, constipação intestinal e diarreia alternadas porque Madeira prevalece na Terra
  - *Rebelião do Qi do Fígado invadindo o Estômago*: dor e opressão epigástricas, soluços e eructações porque o *Qi* do Fígado interfere na descensão do *Qi* do Estômago
  - *Fogo de Fígado agredindo os Pulmões*: asma, plenitude no hipocôndrio, cefaleia e pulso em Corda
  - *Deficiência simultânea de Sangue do Coração e do Fígado*: palpitações, borramento visual, insônia e língua Pálida
- Como reconhecer as seguintes combinações dos padrões do Fígado:
  - *Estagnação de Qi do Fígado e deficiência de Sangue do Fígado*
  - *Estagnação de Qi do Fígado e ascensão de Yang do Fígado*
  - *Deficiência de Sangue do Fígado, estagnação de Qi do Fígado, estase de Sangue do Fígado e ascensão de Yang do Fígado*
  - *Deficiência de Sangue do Fígado, ascensão de Yang do Fígado e rebelião do Qi do Fígado*
  - *Rebelião do Qi do Fígado e ascensão de Yang do Fígado*
  - *Estagnação de Qi do Fígado e Fogo de Fígado*

Questões de autoavaliação

1. Quais são as funções do Fígado?
2. Cite as características gerais da patologia do Fígado.
3. Quais são os dois sinais/sintomas mais importantes para diagnosticar estagnação de *Qi* do Fígado?
4. Como a língua de um paciente poderia sugerir que a estagnação de *Qi* do Fígado transformou-se em Calor?
5. Quando o *Qi* do Fígado rebela-se "horizontalmente" ao epigástrio, qual padrão você poderia diagnosticar? Cite dois sintomas fundamentais desse padrão.
6. Qual é o ponto de acupuntura principal a ser usado quando o *Qi* do Fígado invade o Estômago?
7. Quais são os sintomas mais importantes da estagnação de Sangue no Útero?
8. Qual é a patologia das fezes secas e da constipação intestinal associadas ao padrão de Fogo queimando no Fígado?
9. Quais sinais/sintomas poderiam permitir-lhe diagnosticar Calor-Umidade no Fígado?
10. Qual sinal você buscaria encontrar nas mãos quando suspeita de deficiência de Sangue do Fígado?
11. Um paciente tem borramento visual, olhos ressecados e língua sem saburra. De qual padrão você suspeitaria?
12. Quais são os princípios de tratamento indicados para tratar ascensão de Yang do Fígado?
13. Cite três sintomas de Vento interno.
14. Quais pontos do Vaso Concepção (*Ren Mai*) você poderia usar para ajudar a descensão do *Qi* do Estômago quando o *Qi* do Fígado invadiu o Estômago?
15. Um paciente tem borramento visual e palpitações. Qual é o padrão provável?

Ver respostas no Apêndice 6.

Notas

1. 1981 Spiritual Axis (*Ling Shu Jing* 灵枢经), People's Health Publishing House, Beijing, first published c.100 bc, p. 24.
2. Ibid., p. 24.

SEÇÃO 2 | PARTE 6

Padrões dos Pulmões 35

Etiologia geral, 437
  Fatores patogênicos externos, 437
  Dieta, 438
  Emoções, 438
  Estilo de vida, 439
Padrões de Vazio, 439
  Deficiência de *Qi* do Pulmão, 439
  Deficiência de *Yin* do Pulmão, 440
  Secura nos Pulmões, 442
Padrões de Cheio | Externos, 443
  Invasão dos Pulmões por Vento-Frio, 443
  Invasão dos Pulmões por Vento-Calor, 445

Invasões dos Pulmões por Vento-Água, 446
Padrões de Cheio | Internos, 447
  Calor nos Pulmões, 447
  Mucosidade nos Pulmões, 448
  Frio-Fleuma nos Pulmões, 449
  Fleuma-Calor nos Pulmões, 451
  Fleuma-Seca nos Pulmões, 452
  Fleuma-Fluidos obstruindo os Pulmões, 453
Padrões combinados, 454
  Deficiência de *Qi* do Pulmão e *Qi* do Coração, 454
Nota, 457

As funções dos Pulmões são as seguintes (ver Capítulo 8):

- Governam o *Qi* e a respiração
- Controlam os canais e os vasos sanguíneos
- Controlam a difusão e a descensão do *Qi*
- Regulam todas as atividades fisiológicas
- Regulam as passagens de Água
- Controlam a pele e os pelos
- Abrem-se no nariz
- Controlam o muco nasal
- Abrigam a Alma Corpórea.

A função principal dos Pulmões é a de governar o *Qi*, e a deficiência de *Qi* é o padrão de Deficiência mais comum desse órgão

Os Pulmões desempenham a função de difundir e descer Fluidos Corporais e *Qi* Defensivo (*Wei Qi*) e são os órgãos mais "externos" encarregados de controlar a pele e o *Qi* Defensivo. Isso significa que os Pulmões são os primeiros órgãos afetados pelos fatores patogênicos externos, inclusive Vento-Frio e Vento-Calor. Por esta razão, três dos padrões descritos a seguir são externos: isto é, não incluem danos aos Pulmões propriamente ditos, mas apenas à sua "porção Externa".

O Boxe 35.1 resume os fatores que fornecem "indícios" quanto a uma patologia dos Pulmões.

Boxe 35.1 "Indícios" de patologia dos Pulmões

- Deficiência de *Qi* (voz fraca, falta de ar)
- Palidez
- Tórax magro
- Tristeza
- Doenças da pele, inclusive eczema
- Constituição atópica (asma alérgica e eczema)
- Fleuma
- Invasões externas de Vento (aversão ao frio, espirros, coriza)
- Nenhuma conexão ginecológica.

Etiologia geral

▶ Fatores patogênicos externos

Vento

Os Pulmões controlam a pele, são os órgãos mais "externos" e afetam o *Qi* Defensivo: por todas estas razões, os Pulmões são os órgãos mais fácil e diretamente afetados pelos fatores patogênicos externos, principalmente Vento, Calor, Fogo, Frio, Umidade e Secura. Em alguns casos, os Pulmões são referidos como órgãos "delicados" em razão de sua suscetibilidade às invasões por fatores patogênicos externos.

> **Nota clínica**
>
> Os Pulmões são descritos como órgãos "delicados" porque estão mais sujeitos às invasões por fatores patogênicos externos.

Os fatores patogênicos externos entram em luta com o *Qi* Defensivo e dificultam a difusão e a descensão do *Qi* do Pulmão. Todos os sinais e sintomas causados por esses padrões de Cheio são reflexos da limitação da difusão e da descensão do *Qi* do Pulmão (cefaleia, dores no corpo, aversão ao frio, espirros, nariz entupido, tosse etc.).

Em geral, o Vento combina-se com outros fatores patogênicos (especialmente Frio e Calor) para formar Vento-Frio e Vento-Calor: esses são os dois fatores patogênicos externos que mais comumente atacam os Pulmões. Quando os Pulmões são atacados por esses fatores patogênicos externos, apenas sua porção Externa (ou a porção do *Qi* Defensivo do Pulmão) é invadida, não os órgãos dos Pulmões propriamente ditos. Por essa razão, o padrão é externo, ainda que os pacientes possam ter sintomas como tosse.

> **Nota clínica**
>
> Quando os Pulmões são invadidos por fatores patogênicos externos, apenas sua "porção Externa" é afetada, não os Pulmões propriamente ditos.

Secura

Os Pulmões também são facilmente danificados por Secura, na medida em que necessitam de certa quantidade de umidade para funcionar normalmente (podemos citar o líquido umidificante da cavidade pleural). Por essa razão, um clima excessivamente seco pode tornar os Pulmões secos, resultando em sinais e sintomas como tosse seca, garganta ressecada e pele seca.

É importante ter em mente que a secura artificial (p. ex., ambientes muito secos com aquecimento central) também afeta os Pulmões da mesma forma que um clima seco.

Umidade

Em geral, a Umidade não ataca diretamente os Pulmões, exceto quando se combina com Vento – nesses casos, a Umidade não apenas interfere nas funções dos Pulmões de difundir e descer, acarretando os sinais e sintomas externos comuns citados antes, como também sua função de regular as passagens de Água, resultando em edema facial.

Os fatores patogênicos externos como causas de doença estão descritos no Capítulo 21.

▶ Dieta

A dieta tem influência importante na função dos Pulmões. A ingestão exagerada de alimentos crus e frios pode formar Umidade e Fleuma internas, que se originam da disfunção do Baço e frequentemente são "armazenadas" nos Pulmões. Em medicina chinesa, afirma-se que "o Baço produz Fleuma e os Pulmões a armazenam". Nesse caso, poderia haver secreções profusas de escarro nos Pulmões. Por essa razão, a ingestão exagerada de alimentos crus e frios está contraindicada nos casos de asma devida à retenção de Mucosidade nos Pulmões.

Além dos alimentos crus e frios, a ingestão excessiva de alimentos gordurosos e laticínios causa os mesmos efeitos nos Pulmões, resultando na formação de Fleuma.

A dieta como causa de doença está descrita no Capítulo 22.

▶ Emoções

Tristeza e mágoa

Tristeza e mágoa esgotam o *Qi* do Pulmão. Em termos mais específicos, essas duas emoções causam deficiência de *Qi* do Pulmão: isto frequentemente se evidencia por um pulso Fraco nas duas posições Anteriores. Com o tempo, a deficiência de *Qi* no tórax impede a circulação adequada do *Qi* e isso pode levar à sua estagnação nessa região. Desse modo, a deficiência e a estagnação de *Qi* podem ocorrer simultaneamente e isto é comum (Figura 35.1).

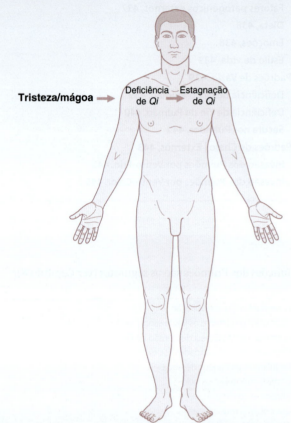

Figura 35.1 Efeito da tristeza e da mágoa no *Qi* do Pulmão.

Preocupação

A preocupação "bloqueia" o *Qi* e provoca sua estagnação no tórax, afetando os Pulmões. Isso se evidencia por sensação suave de aperto no peito, respiração superficial, suspiros e pulso muito ligeiramente Tenso na posição dos Pulmões.

As emoções como causa de doença estão descritas no Capítulo 20.

> **Nota clínica**
>
> Em minha experiência, tristeza e mágoa (por perda e separação) são causas emocionais importantes e muito comuns de doença nos pacientes ocidentais.

▶ **Estilo de vida**

Permanecer sentado por períodos longos inclinado sobre uma mesa para ler ou escrever pode enfraquecer o *Qi* do Pulmão (porque o tórax fica limitado e a respiração normal é dificultada).

O tabagismo (cigarros comuns ou maconha) resseca os Pulmões e danifica os fluidos desses órgãos.

O Boxe 35.2 resume a etiologia geral dos padrões dos Pulmões.

> **Boxe 35.2 Etiologia geral dos padrões dos Pulmões**
> - Fatores patogênicos externos
> - Dieta
> - Emoções
>   - Tristeza e mágoa
>   - Preocupação
> - Estilo de vida.

Padrões de Vazio

▶ Deficiência de *Qi* do Pulmão

Manifestações clínicas

Dispneia branda, tosse suave, voz fraca, transpiração diurna espontânea, aversão a falar, pele pálida e brilhante, tendência a contrair resfriados, fadiga e aversão ao frio (Figura 35.2).

- *Língua*: Pálida
- *Pulso*: Vazio, especialmente na posição Anterior direita
- *Sintomas fundamentais*: falta de ar, voz fraca e pulso Vazio.

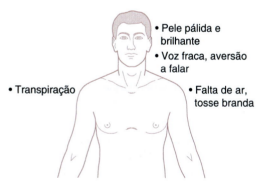

Figura 35.2 Deficiência de *Qi* do Pulmão.

> **Dica de diagnóstico**
>
> Dispneia branda e pulso Vazio na posição dos Pulmões são suficientes para diagnosticar deficiência de *Qi* do Pulmão.

Etiologia

Constituição

Antes de tudo, esse padrão poderia ser causado por fraqueza hereditária dos Pulmões, principalmente quando um dos pais teve tuberculose pulmonar. Nesses casos, a língua geralmente tem uma ou duas rachaduras transversais pequenas na área dos Pulmões (Figuras 35.3 e 22.5, reproduzida em cores no Encarte) e o pulso pode ser palpado em posição mais alta no punho em posição medial à posição Anterior normal. Quando o pulso pode ser palpado nessa posição, ele comumente é Deslizante e ligeiramente em Corda (Figura 35.4).

Estresse emocional

Tristeza e mágoa esgotam o *Qi* do Pulmão e causam deficiência de *Qi* do Pulmão. Com o tempo, o *Qi* deficiente não consegue circular no tórax e isso resulta em sua estagnação.

Estilo de vida

A deficiência de *Qi* do Pulmão também pode ser causada pelo hábito de permanecer muitas horas inclinado sobre uma mesa. Isso impede a circulação e, a longo prazo, causa deficiência de *Qi* do Pulmão.

A deficiência de *Qi* do Pulmão também pode ser induzida pelo uso exagerado da voz durante muitos anos (p. ex., professores).

Fatores patogênicos externos

O padrão da deficiência de *Qi* do Pulmão também pode ser atribuído a um ataque externo de Vento-Frio ou Vento-Calor tratado inadequadamente, de forma que algum fator patogênico permanece no corpo e, a longo prazo, causa deficiência de *Qi* do Pulmão.

Patologia

Os Pulmões governam o *Qi* e a respiração e, quando há deficiência de *Qi*, as respirações são curtas, especialmente quando o indivíduo faz esforço. Nesse caso, a falta de ar é apenas branda (diferente da que ocorre nos casos de bronquite ou asma) e ocorre principalmente aos esforços.

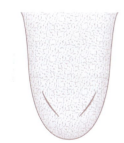

Figura 35.3 Rachaduras da língua.

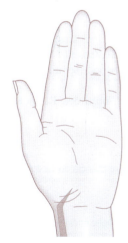

Figura 35.4 Posição "especial" dos Pulmões no pulso.

Os Pulmões enviam *Qi* para baixo e, quando há deficiência de *Qi* do Pulmão, ele não pode descer e isso provoca tosse.

O tom e a força da voz são expressões da potência do *Qi* Torácico (*Zong Qi*) que, por sua vez, depende do *Qi* do Pulmão; por esta razão, voz fraca e aversão a conversar fazem parte desse padrão.

O *Qi* do Pulmão afeta a pele e controla o *Qi* Defensivo, que regula a abertura e o fechamento dos poros. Quando *Qi* do Pulmão está fraco, o *Qi* Defensivo do espaço entre a pele e os músculos fica enfraquecido; esse espaço também fica "aberto" e os poros tornam-se flácidos e deixam o suor sair.

O *Qi* Defensivo aquece a pele e os músculos e daí se origina a aversão ao frio dos pacientes com padrão de deficiência de *Qi* do Pulmão.

A pele pálida e brilhante reflete a deficiência de *Yang* (que, no caso dos Pulmões, é o mesmo que deficiência de *Qi*).

Por fim, o *Qi* Defensivo protege o corpo contra os fatores patogênicos externos: quando há deficiência de *Qi* do Pulmão, o *Qi* Defensivo não tem força suficiente e não é difundido adequadamente pelos Pulmões, de forma que não consegue proteger o corpo eficazmente e este se torna suscetível à invasão de Vento externo.

O pulso Vazio reflete a deficiência de *Qi*.

Precursores patológicos do padrão

Terra é a Mãe do Metal e a deficiência de *Qi* do Baço frequentemente causa deficiência de *Qi* do Pulmão. A deficiência de *Qi* do Coração também pode causar deficiência de *Qi* do Pulmão, considerando-se as relações diretas entre esses dois órgãos no tórax: essa condição é comum, especialmente quando a causa da doença é estresse emocional (Figura 35.5).

Progressões patológicas do padrão

Antes de tudo, a deficiência de *Qi* do Pulmão com o tempo pode causar estagnação do *Qi* do Pulmão. Como foi mencionado antes, embora a deficiência de *Qi* do Baço possa causar deficiência de *Qi* do Pulmão, o contrário também é possível, de forma que a deficiência de *Qi* do Pulmão pode estar associada à deficiência de *Qi* do Baço (ver Figura 35.5).

Tratamento

Princípios de tratamento: tonificar o *Qi* do Pulmão e aquecer o *Yang*.

Acupuntura

- *Pontos*: P-9 *Taiyuan*, P-7 *Lieque*, VC-6 *Qihai*, B-13 *Feishu*, VG-12 *Shenzhu*, E-36 *Zusanli* e VC-12 *Zhongwan*
- *Método*: tonificação, pode ser aplicada moxabustão
- *Explicação*:
  - P-9 é o ponto Fonte dos Pulmões e tonifica o *Qi* do Pulmão
  - P-7 tonifica o *Qi* do Pulmão e estimula sua descensão. Por essa razão, esse ponto é especialmente útil quando há tosse ou um fator patogênico residual deixado por um ataque precedente de Vento-Frio ou Vento-Calor
  - VC-6 tonifica o *Qi*. O trajeto profundo do canal dos Pulmões alcança esse ponto onde se conecta com o canal do Intestino Grosso
  - B-13 tonifica o *Qi* do Pulmão
  - VG-12 tonifica o *Qi* do Pulmão e seu uso é especialmente importante nos casos crônicos
  - E-36 e VC-12 tonificam o *Qi* do Estômago e o *Qi* do Baço. Em muitos casos, é necessário tonificar o Estômago e o Baço de forma a nutrir os Pulmões. Com base na teoria dos Cinco Elementos, isso corresponde a "Tonificar a Terra para nutrir o Metal". O trajeto profundo do canal dos Pulmões começa na região do ponto VC-12.

Fórmula fitoterápica

Ren Shen Bu Fei Tang – *Decocção de Ginseng para Tonificar os Pulmões*.

O Boxe 35.3 resume a deficiência de *Qi* do Pulmão.

Boxe 35.3 Deficiência de *Qi* do Pulmão

Manifestações clínicas

Dispneia branda, tosse suave, voz fraca, transpiração espontânea durante o dia, aversão a falar, pele pálida e brilhante, tendência a contrair resfriados, fadiga, aversão ao frio, língua Pálida, pulso Vazio, especialmente na posição Anterior direita.

Tratamento

P-9 *Taiyuan*, P-7 *Lieque*, VC-6 *Qihai*, B-13 *Feishu*, VG-12 *Shenzhu*, E-36 *Zusanli* e VC-12 *Zhongwan*.

▶ Deficiência de *Yin* do Pulmão

Manifestações clínicas

Tosse seca ou com escarro escasso e pegajoso, voz fraca e/ou rouca, boca e garganta secas, garganta pegajosa, fadiga, aversão a conversar, corpo ou tórax magro, sudorese noturna (Figura 35.6).

- *Língua*: de cor normal, seca sem saburra (ou saburra sem raiz) na parte anterior
- *Pulso*: Flutuante-Vazio
- *Sintomas fundamentais*: tosse seca, voz fraca ou rouca, garganta seca, sudorese noturna.

Calor Vazio

Sensação de calor ao anoitecer, febre à tarde, calor nos cinco palmos, rubor malar

- *Língua*: Vermelha sem saburra
- *Pulso*: Flutuante-Vazio e Rápido.

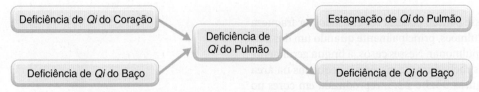

Figura 35.5 Padrão da deficiência de *Qi* do Pulmão: precursores e progressões.

Boxe 35.6 Invasão dos Pulmões por Vento-Frio

Manifestações clínicas
Aversão ao frio, febre, tosse, coceira na garganta, dispneia branda, nariz entupido ou escorrendo com secreção líquida e clara, espirros, cefaleia occipital, dores no corpo, língua com saburra branca e fina, pulso Flutuante-Tenso.

Tratamento
P-7 *Lieque*, B-12 *Fengmen*, VG-16 *Fengfu*.

▶ Invasão dos Pulmões por Vento-Calor

Manifestações clínicas

Aversão ao frio, febre, tosse, dor de garganta, nariz entupido ou escorrendo com secreção amarela, espirros, cefaleia, dores no corpo, transpiração suave, sede branda e tonsilas edemaciadas (Figura 35.13).

- *Língua*: ligeiramente Vermelha nos lados das áreas do tórax, ou na parte anterior
- *Pulso*: Flutuante-Rápido
- *Sintomas fundamentais*: febre, aversão ao frio, dor de garganta, pulso Flutuante-Rápido.

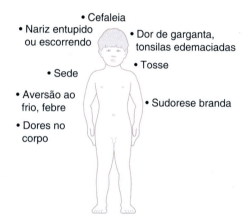

Figura 35.13 Invasão dos Pulmões por Vento-Calor.

Dica de diagnóstico

Aversão ao frio e "febre" são as manifestações essenciais da invasão externa de Vento.

Etiologia

Esse padrão é atribuído à exposição a um clima quente com vento. Ver descrição da etiologia desse padrão na seção anterior dedicada ao padrão de Vento-Frio.

Do mesmo modo que com Vento-Frio, existem alguns fatores artificiais que podem causar invasão de Vento-Calor, inclusive aquecimento central e algumas outras fontes artificiais de calor no ambiente de trabalho (p. ex., trabalhadores de cozinhas ou fornos).

Patologia

Esse padrão é o mesmo da invasão de Vento-Frio, com a única diferença que o Vento, nesse caso, combina-se com Calor. Com a invasão de Vento-Calor, febre é mais comum.

Com a invasão de Vento-Calor, o paciente também sente aversão ao frio, semelhante ao que ocorre com a invasão de Vento-Frio. Isso ocorre porque o fator patogênico obstrui a circulação do *Qi* Defensivo que, por esta razão, não consegue aquecer os músculos.

O Calor externo resseca os Fluidos Corporais, resultando em sede e dor de garganta.

A saburra da língua pode ser branda (ainda que a cor branca geralmente indique Frio) porque, no estágio bem inicial da invasão por Vento-Calor, não há tempo suficiente para que o Calor transforme-se em saburra amarela.

Precursores patológicos do padrão

Como é um padrão externo causado pela invasão de Vento externo, não existem precursores patológicos. Entretanto, quando o *Qi* defensivo está fraco, o indivíduo é especialmente suscetível às invasões por fatores patogênicos externos (Figura 35.14).

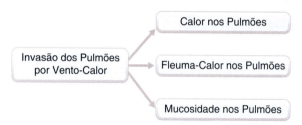

Figura 35.14 Padrão de invasão dos Pulmões por Vento-Calor: precursores e progressões.

Progressões patológicas do padrão

Quando o Vento invade o corpo, ele causa um padrão externo: isto é, o fator patogênico está localizado no Exterior e ainda não afetou os Órgãos Internos (ver Figura 35.14). Quando isso acontece, podem ocorrer apenas três resultados possíveis:

1. O fator patogênico externo é expelido e o paciente recupera-se totalmente
2. O fator patogênico externo penetra no Interior
3. O fator patogênico externo parece regredir, mas o paciente continua com um fator patogênico residual (em geral, Fleuma-Calor nos Pulmões no caso da invasão por Vento-Calor).

Tratamento

Princípios de tratamento: liberar o Exterior, eliminar Calor, estimular a descensão e a difusão do *Qi* dos Pulmões.

Acupuntura

- *Pontos*: P-7 *Lieque*, IG-4 *Hegu*, IG-11 *Quchi*, P-11 *Shaoshang*, VG-14 *Dazhui*, B-12 *Fengmen* (com aplicação de ventosa), VG-16 *Fengfu*, VB-20 *Fengchi*, TA-5 *Waiguan*
- *Método*: sedação, sem moxabustão
- *Explicação*:
  - P-7 estimula a difusão do *Qi* dos Pulmões para expelir Vento
  - IG-4 e IG-11 liberam o Exterior e eliminam Calor
  - P-11 (agulhado até sangrar) é especialmente útil para dor de garganta e tonsilas edemaciadas

- VG-14 elimina Calor
- B-12, VG-16 e VB-20 expelem Vento externo
- TA-5 expele Vento-Calor e libera o Exterior.

Fórmula fitoterápica

Sang Ju Yin – *Decocção de Morus-Chrysanthemum*.
Yin Qiao San – *Pó de Forsythia-Lonicera*.

Três Tesouros

Expelir Vento-Calor (variação de Yin Qiao San).

Nota clínica

A fórmula *Yin Qiao San* (elaborada por *Wu Ju Tong*) é muito eficaz para tratar invasões de Vento-Calor. Nenhuma casa com crianças deve ficar sem ela!

O Boxe 35.7 resume a invasão dos Pulmões por Vento-Calor.

Boxe 35.7 Invasão dos Pulmões por Vento-Calor

Manifestações clínicas
Aversão ao frio, febre, tosse, dor de garganta, nariz entupido ou escorrendo com secreção amarela, cefaleia, dores no corpo, sudorese suave, sede branda, tonsilas edemaciadas, língua ligeiramente Vermelha nos lados das áreas do Tórax ou na parte anterior, pulso Flutuante-Rápido.

Tratamento
P-7 *Lieque*, IG-4 *Hegu*, IG-11 *Quchi*, P-11 *Shaoshang*, VG-14 *Dazhui*, B-12 *Fengmen* (com aplicação de ventosa), VG-16 *Fengfu*, VB-20 *Fengchi*, TA-5 *Waiguan*.

▶ Invasões dos Pulmões por Vento-Água

Manifestações clínicas

Edema súbito dos olhos e da face, que se espalha gradativamente para todo o corpo; pele brilhante e lustrosa, urina escassa e clara, aversão ao vento, febre, tosse, dispneia branda (Figura 35.15).
- *Língua*: saburra branca pegajosa
- *Pulso*: Flutuante-Deslizante
- *Sintomas fundamentais*: edema súbito da face, aversão ao vento, pulso Flutuante-Deslizante.

Dica de diagnóstico

Aversão ao frio e "febre" são as manifestações essenciais da invasão externa de Vento.

Etiologia

Esse padrão é causado pela exposição ao Vento-Frio e à Umidade externos.

Patologia

Esse padrão externo é causado pela invasão de Vento-Frio e Umidade. Esse padrão é diferente de uma invasão normal de Vento-Frio porque prejudica a função dos Pulmões de controlar as passagens de Água, resultando em edema facial.

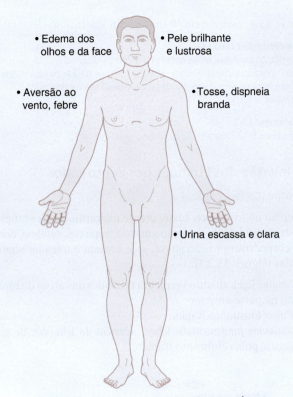

Figura 35.15 Invasão dos Pulmões por Vento-Água.

Como a porção do *Qi* Defensivo do Pulmão é obstruída por Vento-Frio-Umidade externo, os Pulmões não conseguem direcionar os fluidos para baixo: isso também causa edema facial e urina escassa.

A pele brilhante e lustrosa e a urina clara refletem a deficiência de *Yang*, porque o *Qi* Defensivo está obstruído pelo Vento-Frio-Umidade externo.

A aversão ao vento é atribuída à impossibilidade de o *Qi* Defensivo aquecer os músculos. Basicamente, a expressão "aversão ao vento" é o mesmo que "aversão ao frio", exceto por uma diferença de intensidade: a aversão ao frio é mais forte. Alguns médicos afirmam que a aversão ao frio é sentida mesmo dentro de casa, enquanto a aversão ao vento é experimentada apenas no exterior.

A febre reflete a luta entre o *Qi* Defensivo e o Vento-Frio-Umidade externo.

A tosse e a dispneia são atribuídas ao impedimento da descensão do *Qi* do Pulmão.

A saburra pegajosa da língua reflete a existência de Umidade. A qualidade Deslizante do pulso também indica Umidade. A qualidade Flutuante do pulso reflete a existência de um fator patogênico no Exterior.

Precursores patológicos do padrão

Como esse padrão é causado pela invasão de um fator patogênico externo, não existem precursores patológicos (Figura 35.16).

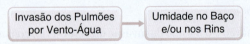

Figura 35.16 Invasão dos Pulmões por Vento-Água: precursores e progressões.

Progressões patológicas do padrão

Como esse padrão caracteriza-se por Umidade, ele pode causar obstrução do Baço e/ou dos Rins por Umidade (ver Figura 35.16).

Tratamento

Princípios de tratamento: liberar o Exterior, expelir Frio, dissolver a Umidade, restaurar a descensão do *Qi* do Pulmão e abrir as passagens de Água.

Acupuntura

- *Pontos*: P-7 *Lieque*, IG-6 *Pianli*, IG-7 *Wenli*, IG-4 *Hegu*, B-12 *Fengmen*, VC-9 *Shuifen*, B-13 *Feishu* e VG-26 *Renzhong*
- *Método*: sedação
- *Explicação*:
  - P-7 libera o Exterior, estimula a descensão do *Qi* do Pulmão e abre as passagens de Água
  - IG-6 abre as passagens de Água
  - IG-7 é o ponto de Acúmulo do canal do Intestino Grosso e é usado para tratar doenças agudas
  - IG-4 libera o Exterior e abre as passagens de Água
  - B-12 e B-13 liberam o Exterior e estimulam a descensão do *Qi* do Pulmão.
  - VC-9 abre as passagens de Água e dissolve o edema
  - VG-26 (também conhecido como *Shuigou*, que significa "valeta de água") abre as passagens de Água do Aquecedor Superior.

Fórmula fitoterápica

Xiao Qing Long Tang – *Decocção do Pequeno Dragão Verde*.

O Boxe 35.8 resume a invasão dos Pulmões por Vento-Água.

> **Boxe 35.8 Invasão dos Pulmões por Vento-Água**
>
> **Manifestações clínicas**
> Edema súbito dos olhos e da face, que se espalha gradativamente para todo o corpo; pele brilhante e lustrosa, urina escassa e clara, aversão ao frio, febre, tosse, dispneia branda, saburra da língua branca e pegajosa, pulso Flutuante-Deslizante.
>
> **Tratamento**
> P-7 *Lieque*, IG-6 *Pianli*, IG-7 *Wenli*, IG-4 *Hegu*, B-12 *Fengmen*, VC-9 *Shuifen*, B-13 *Feishu* e VG-26 *Renzhong*.

Padrões de Cheio | Internos

▶ Calor nos Pulmões

Manifestações clínicas

Tosse, dispneia branda, sensação de calor, dor no peito, batimento das asas do nariz, sede, face vermelha (Figura 35.17).
- *Língua*: Vermelha com saburra amarela
- *Pulso*: Transbordante-Rápido
- *Sintomas fundamentais*: tosse, sensação de calor, sede, língua Vermelha com saburra amarela.

> **Dica de diagnóstico**
>
> Tosse com sensação de calor e língua Vermelha são suficientes para diagnosticar Calor nos Pulmões.

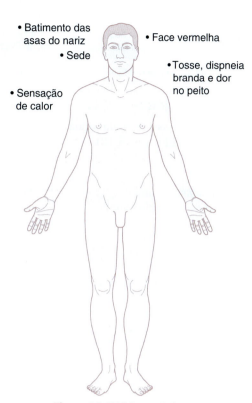

Figura 35.17 Calor nos Pulmões.

Etiologia

Calor nos Pulmões pode ser agudo ou crônico. Quando é agudo, geralmente é causado por uma invasão de Vento externo, que se torna interno e transforma-se em Calor.

Calor nos Pulmões crônico pode ser causado por Calor residual ou pela combinação de uma dieta rica em alimentos quentes e tabagismo (porque o tabaco é de natureza quente e drenante).

Patologia

O Calor nos Pulmões impede a descensão do *Qi* do Pulmão e isso causa tosse e dispneia. O paciente tem sinais e sintomas gerais de Calor, inclusive sede, face vermelha e sensação de calor. A obstrução do tórax por Calor causa dor no peito.

O batimento das asas do nariz é causado por Calor nos Pulmões, na medida em que os Pulmões abrem-se no nariz: esse sinal é encontrado apenas nos casos agudos.

Nos casos agudos de Calor nos Pulmões, geralmente também há febre e, com base na Identificação de Padrões de acordo com os Quatro Níveis, esse padrão corresponde ao padrão de Calor nos Pulmões no Nível do *Qi* (Capítulo 45).

Nos casos crônicos, esse padrão geralmente se deve à retenção de algum fator patogênico residual. Isso ocorre quando um indivíduo sofre invasão de Vento externo, parece recuperar-se (geralmente depois de usar antibióticos), mas persiste com Calor residual nos Pulmões (no Interior). Isso comumente se evidencia pela cor vermelha na parte anterior da língua (área dos Pulmões).

Precursores patológicos do padrão

Calor nos Pulmões pode ser causado por um fator patogênico externo que penetrou no Interior e transformou-se em Calor (Figura 35.18).

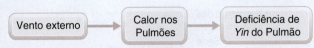

Figura 35.18 Padrão de Calor nos Pulmões: precursores e progressões.

Progressões patológicas do padrão

Calor nos Pulmões resseca os fluidos e pode levar à deficiência de *Yin* do Pulmão (ver Figura 35.18).

Tratamento

Princípios de tratamento: eliminar o Calor nos Pulmões e restabelecer a descensão do *Qi* do Pulmão.

Acupuntura

- *Pontos:* P-5 *Chize*, P-10 *Yuji*, P-7 *Lieque*, IG-11 *Quchi*, P-1 *Zhongfu* e B-13 *Feshu*
- *Método:* sedação, sem moxabustão
- *Explicação:*
  - P-5 e P-10 eliminam Calor nos Pulmões
  - P-7 restabelece a descensão do *Qi* do Pulmão
  - IG-11 elimina Calor
  - P-1 e B-13 eliminam Calor nos Pulmões e restabelecem a descensão do *Qi* do Pulmão.

Fórmula fitoterápica

Ma Xing Shi Gan Tang – *Decocção de Efedra-Prunus-Gypsum-Glycyrrhiza.*

O Boxe 35.9 resume Calor nos Pulmões.

Boxe 35.9 Calor nos Pulmões

Manifestações clínicas
Tosse, dispneia branda, sensação de calor, dor no peito, batimento das asas do nariz, sede, face vermelha, língua Vermelha com saburra amarela, pulso Transbordante-Rápido.

Tratamento
P-5 *Chize*, P-10 *Yuji*, P-7 *Lieque*, IG-11 *Quchi*, P-1 *Zhongfu* e B-13 *Feshu*.

▶ Mucosidade nos Pulmões

Manifestações clínicas

Episódios de tosse crônica com escarro profuso, branco e pegajoso, embora fácil de expectorar; pele branca e pastosa; muco na garganta, sensação de opressão no peito, dispneia, aversão a ficar deitado, sibilos, náuseas, sensação de peso, entorpecimento (confusão) e tontura na cabeça (Figura 35.19).
- *Língua:* Edemaciada com saburra branca pegajosa
- *Pulso:* Deslizante ou Encharcado
- *Sintomas fundamentais:* tosse crônica com escarro branco profuso, língua com saburra branca, espessa e pegajosa.

Dica de diagnóstico

Tosse com expectoração profusa de escarro pegajoso é suficiente para diagnosticar Mucosidade nos Pulmões.

Dica de diagnóstico

Com todos os padrões de Fleuma nos Pulmões, muco na garganta e língua Edemaciada podem ser suficientes para diagnosticá-los.

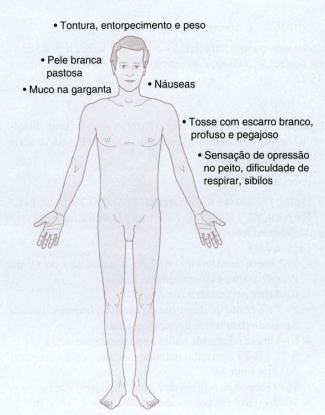

Figura 35.19 Mucosidade nos Pulmões.

Etiologia

Fatores patogênicos externos

Ataques repetidos de fatores patogênicos externos podem enfraquecer os Pulmões e o Baço, resultando na formação de Fleuma, que se deposita nos Pulmões.

Dieta

A ingestão exagerada de laticínios, alimentos gordurosos e/ou alimentos frios e crus resulta na formação de Fleuma e, consequentemente, pode contribuir para o desenvolvimento desse padrão.

Patologia

Esse padrão de Cheio é de natureza crônica. Com base na teoria dos Oito Princípios, essa condição é um padrão de Excesso com presença de Frio no Interior, que se caracteriza pela presença de Fleuma retida nos Pulmões. Essa Fleuma está associada ou se origina da Umidade. A "qualidade" de umidade desse tipo de Fleuma evidencia-se pela aderência da saburra e pelo fato de que o escarro é expectorado facilmente.

Contudo, essa condição raramente é um padrão unicamente de Excesso, porque a Fleuma com frequência se origina de uma disfunção crônica do Baço, que não consegue transformar e transportar fluidos, que se acumulam na forma de Fleuma. Como mencionado antes, o Baço produz Fleuma e os Pulmões a armazenam.

A existência de Fleuma é claramente indicada pelo escarro profuso e pela sensação de opressão no peito.

A Fleuma obstrui os Pulmões e impede a descensão do *Qi* do Pulmão, explicando a tosse e a dispneia. A aversão a ficar deitado deve-se à obstrução do Aquecedor Superior pela Fleuma. O paciente não gosta de ficar deitado de costas e prefere sentar-se ou ser levantado porque a obstrução do tórax por Fleuma piora na posição horizontal. Esse é um sinal típico de um padrão de Cheio.

A pele branca reflete a deficiência de Yang do Baço e dos Pulmões, enquanto sua qualidade pastosa indica a existência de Fleuma e Umidade.

A sensação de opressão no peito é causada pela obstrução do tórax por Fleuma e é um sintoma típico e diferenciador desse fator patogênico.

As sensações de entorpecimento e peso na cabeça e a tontura são causadas pela obstrução dos orifícios da cabeça pela Fleuma.

O edema da língua reflete a presença de Fleuma, enquanto a aderência da saburra da língua indica Umidade.

O Pulso poderia ser Deslizante quando o padrão é unicamente de Cheio e o Qi do paciente não está enfraquecido. Entretanto, nos casos crônicos em que o Qi do paciente está enfraquecido, o Pulso poderia ser Encharcado, refletindo a existência de Umidade e a fraqueza do Qi.

Esse padrão pode ser agudo ou crônico. Nos casos agudos, ele geralmente ocorre depois de uma invasão de Vento nos Pulmões que não foi tratada adequadamente e o paciente apresenta tosse de início súbito com escarro profuso. Nos casos crônicos, o padrão é causado por deficiência do Baço, que forma Umidade e Fleuma armazenadas nos Pulmões.

Precursores patológicos do padrão

Em geral, a deficiência de Qi do Baço ou Yang do Baço é uma precondição para o desenvolvimento desse padrão, porque isso predispõe o paciente à formação de Umidade e/ou Fleuma.

Nos indivíduos idosos, a deficiência de Yang do Rim também é um precursor frequente desse padrão (Figura 35.20).

Progressões patológicas do padrão

Embora a deficiência do Baço frequentemente seja o precursor desse padrão, ele também pode agravar essa deficiência em razão da obstrução do Baço pela Umidade e pela Fleuma.

A retenção prolongada de Fleuma, especialmente nos idosos, pode levar à Secura. Também nos indivíduos idosos, a Fleuma pode causar ou agravar a estase de Sangue (ver Figura 35.20).

Tratamento

Princípios de tratamento: dissolver Umidade e Fleuma, restabelecer a descensão do Qi do Pulmão.

Acupuntura
- *Pontos*: P-5 *Chize*, P-7 *Lieque*, P-1 *Zhongfu*, VC-17 *Shanzhong*, E-40 *Fenglong*, PC-6 *Neiguan*, VC-22 *Tiantu*, VC-12 *Zhongwan*, B-20 *Pishu*, VC-9 *Shuifen* e B-13 *Feishu*
- *Método*: sedação em todos os pontos, exceto B-20 *Pishu* e VC-12 *Zhongwan*, que devem ser tonificados
- *Explicação*:
  - P-5 expele Fleuma dos Pulmões
  - P-7 restabelece a descensão do Qi do Pulmão e controla a tosse
  - P-1 controla a tosse, restabelece a descensão do Qi do Pulmão e dissolve Fleuma
  - VC-17 restabelece a descensão do Qi do Pulmão
  - E-40 dissolve Fleuma
  - PC-6 abre o tórax e expele Fleuma do tórax
  - VC-22 expele Fleuma da garganta e P-7 restabelece a descensão do Qi do Pulmão e suprime a tosse
  - VC-12 e B-20 tonificam o Baço para dissolver Fleuma
  - VC-9 estimula as funções do Baço de transformar e transportar e dissolve Umidade e Fleuma
  - B-13 restabelece a descensão do Qi do Pulmão.

Fórmula fitoterápica

Er Chen Tang – *Decocção dos Dois Velhos*.

O Boxe 35.10 resume Mucosidade nos Pulmões.

Três Tesouros

Mar Límpido (variação de Er Chen Tang).

Boxe 35.10 Mucosidade nos Pulmões

Manifestações clínicas

Episódios de tosse crônica com escarro profuso, branco e pegajoso, embora fácil de expectorar; pele branca e pastosa; sensação de opressão no peito; muco na garganta; dispneia; aversão a ficar deitado; sibilos, náuseas; sensação de peso, entorpecimento e tontura na cabeça; língua Edemaciada com saburra branca pegajosa, pulso Deslizante ou Encharcado.

Tratamento

P-5 *Chize*, P-7 *Lieque*, P-1 *Zhongfu*, VC-17 *Shanzhong*, E-40 *Fenglong*, PC-6 *Neiguan*, VC-22 *Tiantu*, VC-12 *Zhongwan*, B-20 *Pishu*, VC-9 *Shuifen* e B-13 *Feishu*.

▶ Frio-Fleuma nos Pulmões

Manifestações clínicas

Tosse com expectoração de escarro aquoso e branco, agravado pela exposição ao frio; sensação de frio; mãos frias; muco na garganta; tontura; sensação de opressão no peito; sensação de

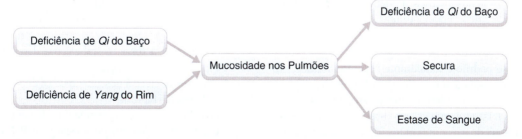

Figura 35.20 Padrão de Mucosidade nos Pulmões: precursores e progressões.

frio no peito; sensação de peso, entorpecimento e tontura na cabeça (Figura 35.21).
- *Língua*: Edemaciada e úmida com saburra branca pegajosa
- *Pulso*: Deslizante-Lento
- *Sintomas fundamentais*: tosse com escarro aquoso branco, muco na garganta, língua Edemaciada com saburra branca pegajosa.

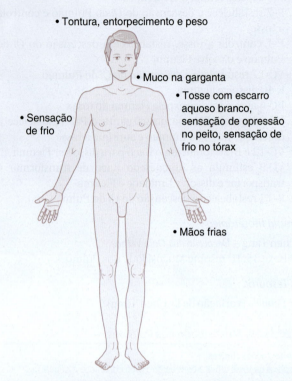

Figura 35.21 Frio-Fleuma nos Pulmões.

Dica de diagnóstico
Tosse com expectoração de escarro aquoso branco é suficiente para diagnosticar Frio-Fleuma nos Pulmões.

Etiologia

Fatores patogênicos externos
Invasões repetidas de Vento-Frio podem enfraquecer os Pulmões e o Baço e levar à formação de Frio-Fleuma. Isso pode acontecer principalmente quando o indivíduo tem deficiência de *Yang* como traço constitucional preexistente.

Dieta
A ingestão exagerada de laticínios, alimentos crus e frios e bebidas geladas pode causar Frio-Fleuma.

Patologia
A patologia desse padrão é semelhante à do que foi descrito antes, ou seja, Mucosidade nos Pulmões. A diferença principal está nas características da Fleuma: nesse caso, a Fleuma está associada ao Frio. Isso torna o escarro branco e aquoso e desencadeia sintomas de frio como mãos frias, sensação de frio em geral e sensação de frio no peito.

Escarro na garganta e sensação de opressão no peito são típicos de Fleuma. Tontura e sensação de peso e entorpecimento na cabeça são causados pela obstrução dos orifícios da cabeça por Fleuma.

Precursores patológicos do padrão
Em geral, a deficiência de *Yang* do Baço é uma precondição para o desenvolvimento desse padrão, porque predispõe o paciente à formação de Umidade e/ou Fleuma.

Nos indivíduos idosos, a deficiência de *Yang* do Rim também é um precursor frequente desse padrão (Figura 35.22).

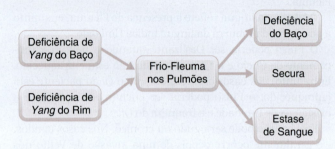

Figura 35.22 Padrão de Frio-Fleuma nos Pulmões: precursores e progressões.

Progressões patológicas do padrão
Embora a deficiência do Baço frequentemente seja o precursor desse padrão, o próprio padrão também pode agravar esse tipo de deficiência em consequência da obstrução do Baço pela Umidade e pela Fleuma.

A retenção prolongada de Fleuma, especialmente nos indivíduos idosos, pode causar Secura. Também nessa faixa etária, a Fleuma pode causar ou agravar a estase de Sangue (ver Figura 35.22).

Tratamento
Princípios de tratamento: dissolver a Fleuma, expelir o Frio, aquecer o *Yang* e restabelecer a descensão do *Qi* do Pulmão.

Acupuntura
- *Pontos*: P-5 *Chize*, P-7 *Lieque*, P-1 *Zhongfu*, VC-17 *Shanzhong*, E-40 *Fenglong*, PC-6 *Neiguan*, VC-22 *Tiantu*, VC-12 *Zhongwan*, B-20 *Pishu*, VC-9 *Shuifen*, B-13 *Feishu* e B-23 *Shenshu*
- *Método*: sedação em todos os pontos, exceto B-20 *Pishu*, VC-12 *Zhongwan* e B-23 *Shenshu*, que devem ser tonificados. Também deve ser aplicada moxabustão.
- *Explicação*:
  - P-5 expele Fleuma dos Pulmões
  - P-7 restabelece a descensão do *Qi* do Pulmão e suprime a tosse
  - P-1 suprime a tosse, restabelece a descensão do *Qi* do Pulmão e dissolve Fleuma
  - VC-17 restabelece a descensão do *Qi* do Pulmão
  - E-40 dissolve Fleuma
  - PC-6 abre o tórax e expele Fleuma do peito
  - VC-22 expele Fleuma da garganta e P-7 restabelece a descensão do *Qi* do Pulmão e suprime a tosse

- VC-12 e B-20 tonificam o Baço para dissolver Fleuma
- VC-9 estimula as funções do Baço de transformar e transportar e dissolve Fleuma
- B-13 restabelece a descensão do *Qi* do Pulmão
- B-23 é reforçado para tonificar *Yang* do Rim.

Fórmulas fitoterápicas

She Gan Ma Huang Tang – *Decocção de Belamcanda-Éfedra*.

Ling Gui Zhu Gan Tang – *Decocção de Ramulus-Cinnamomi-Atractylodis-Glycyrrhiza*.

Ling Gan Wu Wei Jiang Xin Tang – *Decocção de Poria-Glycyrrhiza-Schisandra-Zingiberis-Asarum*.

San Zi Yang Qin Tang – *Decocção de Três Sementes para Nutrir os Ancestrais*.

O Boxe 35.11 resume Frio-Fleuma nos Pulmões.

Boxe 35.11 Frio-Fleuma nos Pulmões

Manifestações clínicas

Tosse com expectoração de escarro branco e aquoso, agravada pela exposição ao frio; sensação de frio, mãos frias; muco na garganta; tontura e sensação de opressão no peito; sensação de frio no peito; sensação de peso, entorpecimento e tontura na cabeça, língua Edemaciada e úmida com saburra branca e pegajosa, pulso Deslizante-Lento.

Tratamento

P-5 *Chize*, P-7 *Lieque*, P-1 *Zhongfu*, VC-17 *Shanzhong*, E-40 *Fenglong*, PC-6 *Neiguan*, VC-22 *Tiantu*, VC-12 *Zhongwan*, B-20 *Pishu*, VC-9 *Shuifen*, B-13 *Feishu* e B-23 *Shenshu*.

▶ Fleuma-Calor nos Pulmões

Manifestações clínicas

Tosse canina com escarro profuso espesso amarelo ou esverdeado; dispneia e sibilos; sensação de opressão no peito, muco na garganta; sensação de calor e sede; insônia, agitação e sensação de peso e entorpecimento (confusão na cabeça); tontura (Figura 35.23).

- *Língua*: Vermelha, Edemaciada, com saburra amarela pegajosa
- *Pulso*: Deslizante-Rápido
- *Sintomas fundamentais*: tosse, escarro amarelo ou esverdeado, língua com saburra amarela grossa e pegajosa, pulso Rápido-Deslizante.

Dica de diagnóstico

Tosse canina com expectoração de escarro amarelo e pegajoso é suficiente para diagnosticar Fleuma-Calor nos Pulmões.

Etiologia

Dieta

Esse padrão pode ser causado pela ingestão exagerada de alimentos quentes e gordurosos (inclusive carnes fritas, álcool, alimentos gordurosos e picantes), resultando na formação de Fleuma e Calor.

A ingestão alimentar irregular dificulta a ascensão do *Qi* do Baço e a descensão do *Qi* do Estômago, acarretando formação de Fleuma.

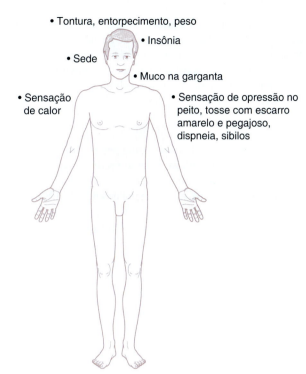

Figura 35.23 Fleuma-Calor nos Pulmões.

Estilo de vida

Tabagismo também pode ser um fator predisponente a esse padrão, porque o tabaco tem energia quente e seca sob a perspectiva da medicina chinesa. Por um lado, a energia quente do tabaco gera Calor e, por outro, o efeito drenante do fumo condensa os Fluidos Corporais em Fleuma.

Fatores patogênicos externos

Esse padrão também pode ser provocado ou agravado por invasão de Vento-Calor. Em muitos casos, a formação de Fleuma-Calor nos Pulmões é a consequência da invasão de Vento no Nível do *Qi* Defensivo para o Nível do *Qi*.

Com as doenças crônicas, a Fleuma-Calor dos Pulmões é um fator patogênico residual que persiste depois da invasão de Vento. Isso é muito comum nas crianças.

Estresse emocional

Raiva, frustração e ressentimento causam estagnação do *Qi* que, por sua vez, pode resultar na formação de Calor.

Patologia

Essa condição crônica é semelhante à que foi descrita antes, ou seja, Mucosidade, embora acompanhada de Calor. Nos casos crônicos, a Fleuma pode combinar-se facilmente com Calor. Nesse caso, a condição subjacente também é uma deficiência de *Qi* do Baço resultando na formação de Fleuma.

De acordo com a teoria dos Oito Princípios, esse padrão é uma condição de Excesso com presença de Calor no Interior. Nos casos agudos, esse padrão é encontrado comumente quando o Vento externo (em geral, Vento-Calor) não é expelido e penetra no Interior, transformando-se em Calor. A perturbação causada pelo Vento externo desorganiza o Mecanismo do *Qi* e resulta na formação de Fleuma. A Fleuma-Calor deposita-se nos Pulmões e causa infecção torácica aguda, geralmente com febre.

Nos casos crônicos, a Fleuma resulta de uma disfunção dos Pulmões, do Baço e dos Rins e o padrão de Fleuma-Calor é encontrado mais comumente nos indivíduos de meia-idade ou idosos. Nos casos crônicos, a Fleuma-Calor nos Pulmões comumente é um fator patogênico residual que persiste depois da invasão de Vento.

Precursores patológicos do padrão

Em geral, a deficiência do Baço é uma precondição para o desenvolvimento desse padrão, porque predispõe o paciente à formação de Umidade e/ou Fleuma.

Nos indivíduos idosos, a deficiência dos Rins também é um precursor frequente desse padrão. A estagnação persistente do *Qi* pode resultar em Calor e contribuir para o desenvolvimento desse padrão (Figura 35.24).

Progressões patológicas do padrão

Embora a deficiência do Baço frequentemente seja o precursor desse padrão, o próprio padrão também pode agravar este tipo de deficiência em razão da obstrução do Baço por Umidade e Fleuma.

A retenção persistente de Fleuma, especialmente nos idosos, pode causar Secura. Também nessa faixa etária, a Fleuma pode acarretar ou agravar a estase de Sangue.

O componente de Calor do padrão de Fleuma-Calor pode ressecar os Fluidos Corporais e causar deficiência de *Yin* (ver Figura 35.24).

Tratamento

Princípios de tratamento: dissolver a Fleuma, eliminar o Calor e estimular a descensão do *Qi* do Pulmão.

Acupuntura

- *Pontos*: P-5 *Chize*, P-7 *Lieque*, P-10 *Yuji*, IG-11 *Quchi*, P-1 *Zhongfu*, B-13 *Feishu*, VC-12 *Zhongwan* e E-40 *Fenglong*.
- *Método*: sedação, exceto para VC-12, que deve ser estimulado com agulha pelo método neutro
- *Explicação*:
  - P-5 elimina Calor e Fleuma dos Pulmões
  - P-7 restabelece a descensão do *Qi* do Pulmão e suprime a tosse
  - P-10 elimina Calor dos Pulmões
  - IG-11 elimina Calor
  - P-1 restabelece a descensão do *Qi* do Pulmão e elimina Calor nos Pulmões
  - B-13 elimina Calor nos Pulmões
  - VC-12 dissolve Fleuma (com método neutro)
  - E-40 dissolve Fleuma.

Fórmulas fitoterápicas

Wen Dan Tang – *Decocção para Aquecer a Vesícula Biliar*.
Qing Qi Hua Tang – *Decocção para Limpar Qi e Dissolver Fleuma*.

Três Tesouros

Limpar a Alma (variação da Wen Dan Tang).
Ressoar Metal (variação da Qing Qi Hua Tan Tang).
O Boxe 35.12 resume Fleuma-Calor nos Pulmões.

Boxe 35.12 Fleuma-Calor nos Pulmões

Manifestações clínicas

Tosse canina com escarro profuso e pegajoso amarelo ou esverdeado; dispneia e sibilos; sensação de opressão no peito; muco na garganta; sensação de calor, sede, insônia e agitação; sensação de peso e entorpecimento na cabeça, tontura; língua Vermelha e Edemaciada com saburra amarela pegajosa; pulso Deslizante-Rápido.

Tratamento

P-5 *Chize*, P-7 *Lieque*, P-10 *Yuji*, IG-11 *Quchi*, P-1 *Zhongfu*, B-13 *Feishu*, VC-12 *Zhongwan* e E-40 *Fenglong*.

▶ Fleuma-Seca nos Pulmões

Manifestações clínicas

Tosse seca com alguma expectoração ocasional difusa de pouco escarro; dispneia e sensação de opressão no peito; pouco muco na garganta; sensação de peso e entorpecimento na cabeça, tontura; garganta seca; sibilos; pele seca e pastosa (Figura 35.25).

- *Língua*: Edemaciada com saburra seca e pegajosa, ou sem saburra
- *Pulso*: Fino-Deslizante
- *Sintomas fundamentais*: tosse seca com expectoração ocasional de pouco escarro, sensação de opressão no peito.

Dica de diagnóstico

Tosse seca com expectoração difícil de pouco muco é suficiente para diagnosticar Fleuma-Seca nos Pulmões.

Etiologia

Dieta

A ingestão exagerada de alimentos gordurosos e laticínios pode resultar na formação de Fleuma. Hábitos alimentares irregulares durante muitos anos também podem levar à formação de Fleuma, independentemente do que o indivíduo ingere.

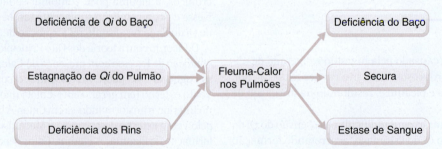

Figura 35.24 Padrão de Fleuma-Calor nos Pulmões: precursores e progressões.

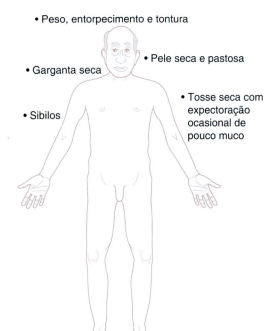

Figura 35.25 Fleuma-Seca nos Pulmões.

Patologia

Em geral, Fleuma-Seca ocorre apenas nos idosos e sempre resulta de um processo patológico muito longo. Esse padrão desenvolve-se porque a Fleuma causa Secura, ou porque se acumula em um paciente com deficiência de *Yin* preexistente. Secura e Fleuma podem parecer contraditórias, mas não o são, porque Fleuma é um acúmulo de fluidos *patológicos*, enquanto Secura é uma deficiência de fluidos *fisiológicos*.

Um sintoma típico de Fleuma-Seca é tosse seca com expectoração difícil e ocasional de escarro escasso. O paciente também tem todas as manifestações clínicas de Fleuma, inclusive sensação de opressão no peito, escarro escasso na garganta, sensação de peso e entorpecimento na cabeça e tontura.

A secura causa garganta e língua secas.

Precursores patológicos do padrão

A Fleuma propriamente dita (que pode ser Mucosidade, Frio-Fleuma ou Fleuma-Calor) pode causar Secura quando persiste por alguns anos (Figura 35.26).

Progressões patológicas do padrão

O padrão de Fleuma-Seca pode causar deficiência de *Yin* do Pulmão plenamente desenvolvida combinada com Fleuma (ver Figura 35.26).

Tratamento

Princípios de tratamento: dissolver Fleuma, nutrir os fluidos, nutrir o *Yin* do Pulmão, restabelecer a descensão do *Qi* do Pulmão.

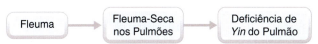

Figura 35.26 Padrão de Fleuma-Seca nos Pulmões: precursores e progressões.

Acupuntura

- *Pontos*: P-9 *Taiyuan*, P-7 *Lieque* e R-6 *Zhaohai* em combinação; VC-12 *Zhongwan*, E-36 *Zusanli*, BP-6 *Sanyinjiao*, E-40 *Fenglong*, B-13 *Feishu* e VC-17 *Shanzhong*
- *Método*: tonificação nos pontos que promovem os fluidos e o *Yin* do Pulmão; sedação nos demais. Sem moxa.
- *Explicação*:
  - P-9 nutre o *Yin* do Pulmão
  - P-7 restabelece a descensão do *Qi* do Pulmão
  - P-7 e R-6 combinados abrem o Vaso Concepção (*Ren Mai*) e nutrem o *Yin*
  - VC-12, E-36 e BP-6 promovem fluidos
  - E-40 dissolve Fleuma
  - B-13 e VC-17 restabelecem a descensão do *Qi* do Pulmão.

Fórmula fitoterápica

Bei Um Gua Lou San – *Pó de Fritillaria-Trichosanthes*.

O Boxe 35.13 resume Fleuma-Seca nos Pulmões.

Boxe 35.13 Fleuma-Seca nos Pulmões

Manifestações clínicas

Tosse seca, embora com expectoração difícil ocasional de escarro escasso; dispneia, sensação de opressão no peito, muco escasso na garganta; sensação de peso e entorpecimento na cabeça; garganta seca; sibilos, pele seca e pastosa; língua Edemaciada com saburra seca e pegajosa, pulso Fino-Deslizante.

Tratamento

P-9 *Taiyuan*, P-7 *Lieque* e R-6 *Zhaohai* em combinação; VC-12 *Zhongwan*, E-36 *Zusanli*, BP-6 *Sanyinjiao*, E-40 *Fenglong*, B-13 *Feishu* e VC-17 *Shanzhong*.

▶ Fleuma-Fluidos obstruindo os Pulmões

Manifestações clínicas

Tosse com expectoração de escarro branco líquido, dispneia; som de borrifo no tórax, vômitos de escarro branco, aquoso e espumoso; sensação de opressão no peito; sensação de peso e entorpecimento na cabeça, tontura; sensação de frio; tosse que pode ser desencadeada por um susto (Figura 35.27).

- *Língua*: Pálida com saburra branca, espessa e pegajosa
- *Pulso*: Fino-Deslizante ou Encharcado ou em Corda
- *Sintomas fundamentais*: tosse com escarro branco, aquoso e espumoso.

Dica de diagnóstico

Tosse com expectoração de escarro branco, aquoso e espumoso nos pacientes idosos é suficiente para diagnosticar Fleuma-Fluidos nos Pulmões.

Etiologia

Dieta

A ingestão exagerada de alimentos gordurosos e laticínios pode resultar na formação de Fleuma.

Esforço físico excessivo

Esforço físico excessivo enfraquece o *Yang* do Baço e o *Yang* do Rim: isso resulta na formação de Fleuma.

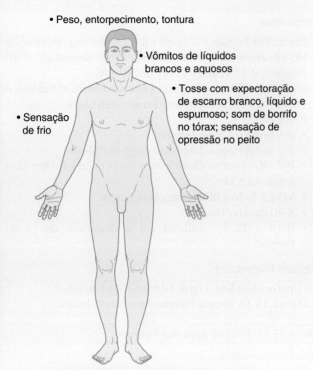

Figura 35.27 Fleuma-Fluidos nos Pulmões.

Patologia

Esse padrão é uma condição crônica de Fleuma nos Pulmões e caracteriza-se por um tipo especial de Fleuma, que é muito líquido, diluído e espumoso. Eu chamo isso de "Fleuma-Fluidos" (*Tan Yin*): sempre indica que o distúrbio é crônico e que o corpo está fraco. Essa condição também se caracteriza por deficiência de *Yang* do Baço, do Pulmão e do Rim (daí a sensação de frio e o corpo da língua Pálido).

Em geral, esse padrão é encontrado apenas nos indivíduos idosos.

Precursores patológicos do padrão

A condição subjacente a esse padrão é uma deficiência crônica de *Yang* do Baço, do Pulmão e do Rim (Figura 35.28).

Progressões patológicas do padrão

Fleuma-Fluidos é um processo especialmente obstrutivo e agrava a deficiência de *Yang* do Baço, do Pulmão e do Rim.

Fleuma-Fluidos podem principalmente obstruir *Yang* do Coração e levar ao padrão de "Fluxo excessivo de Água ao Coração" (ver padrões dos Rins, no Capítulo 37) (ver Figura 35.28).

Tratamento

Princípio de tratamento: dissolver o muco, tonificar o *Yang* do Baço, do Pulmão e do Rim.

Acupuntura

- *Pontos*: P-5 *Chize*, P-9 *Taiyuan*, VC-17 *Shanzhong*, B-13 *Feishu*, E-40 *Fenglong*, B-43 *Gaohuangshu*, VC-12 *Zhongwan*, E-36 *Zusanli*, VC-9 *Shuifen*, BP-9 *Yinlingquan*, B-20 *Pishu* e B-23 *Shenshu*.
- *Método*: sedação em P-5, E-40, BP-9 e VC-9; equalizador em B-13, VC-17 e P-5; tonificação em todos os demais pontos. Pode ser aplicada moxabustão.
- *Explicação*:
  - P-5 elimina Fleuma dos Pulmões
  - P-9 tonifica o *Qi* do Pulmão e dissolve Fleuma. Esse ponto está especialmente indicado para as condições crônicas
  - VC-17 restabelece a descensão do *Qi* do Pulmão
  - B-13 dissolve Fleuma
  - B-43 tonifica o *Qi* do Pulmão e está indicado para condições crônicas
  - VC-12 dissolve Fleuma
  - E-36 e B-20 tonificam o *Qi* do Baço
  - VC-9 dissolve Fleuma facilitando a transformação e o transporte dos fluidos
  - B-23 tonifica o *Yang* do Rim.

Fórmula fitoterápica

Ling Gan Wu Wei Jiang Xin Tang – *Decocção de Poria-Glycyrrhiza-Schisandra-Zingiberis-Asarum*.

O Boxe 35.14 resume Fleuma-Fluidos nos Pulmões.

Boxe 35.14 Fleuma-Fluidos nos Pulmões

Manifestações clínicas

Tosse com expectoração de escarro branco e aquoso; dispneia, som de borrifo no tórax, vômitos de escarro branco, aquoso e espumoso; sensação de opressão no peito; sensação de peso e entorpecimento na cabeça, tontura; sensação de frio; tosse que pode ser provocada por um susto; língua Pálida com saburra branca, espessa e pegajosa; pulso Fino-Deslizante ou Encharcado ou em Corda.

Tratamento

P-5 *Chize*, P-9 *Taiyuan*, VC-17 *Shanzhong*, B-13 *Feishu*, E-40 *Fenglong*, B-43 *Gaohuangshu*, VC-12 *Zhongwan*, E-36 *Zusanli*, VC-9 *Shuifen*, BP-9 *Yinlingquan*, B-20 *Pishu* e B-23 *Shenshu*.

Padrões combinados

▶ Deficiência de *Qi* do Pulmão e *Qi* do Coração

Manifestações clínicas

Dispneia branda, tosse suave, voz fraca, aversão a falar, pele branca e brilhante, tendência a contrair resfriados, fadiga, palpitações, depressão, sudorese espontânea e suspiros (Figura 35.29).

- *Língua*: Pálida
- *Pulso*: Vazio, especialmente nas duas posições Anteriores.

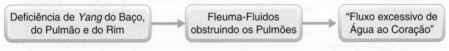

Figura 35.28 Padrão de Fleuma-Fluidos obstruindo os Pulmões: precursores e progressões.

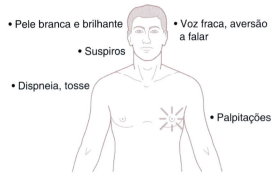

Figura 35.29 Deficiência de *Qi* do Coração e *Qi* do Pulmão.

Etiologia

Problemas emocionais

Problemas emocionais – especialmente causados por tristeza ou mágoa – podem causar deficiência de *Qi* do Coração. Essas mesmas emoções e preocupação podem causar deficiência de *Qi* do Pulmão.

Excesso de trabalho

O excesso de trabalho pode causar danos ao *Qi* do Coração e do Pulmão: isto é especialmente provável quando o indivíduo tem uma ocupação que requer o uso contínuo da voz (p. ex., professores). A deficiência de *Qi* é a primeira consequência patológica do excesso de trabalho que, a longo prazo, finalmente causa deficiência de *Yin*.

> **Nota clínica**
>
> As deficiências simultâneas de *Qi* do Pulmão e *Qi* do Coração são comuns quando o paciente é afetado por problemas emocionais como tristeza e mágoa.

Patologia

A patologia da deficiência de *Qi* do Coração está descrita no Capítulo 32, enquanto a patologia da deficiência de *Qi* do Pulmão foi explicada antes neste capítulo.

As deficiências simultâneas de *Qi* do Coração e *Qi* do Pulmão são muito comuns e ocorre principalmente quando o paciente está submetido a estresse emocional.

A dispneia branda e a tosse suave são causadas pela deficiência de *Qi* do Pulmão, que não consegue descer: esse sintoma é apenas uma dificuldade branda de respirar.

Os Pulmões controlam a voz (também por meio de sua influência no *Qi* Torácico) e, quando estão deficientes, a voz é fraca e o paciente tem aversão a falar.

Os Pulmões difundem o *Qi* Defensivo no espaço entre a pele e os músculos e isso determina a resistência do indivíduo aos fatores patogênicos: quando o *Qi* do Pulmão está deficiente, ele não difunde *Qi* Defensivo adequadamente, este *Qi* não circula normalmente no espaço entre a pele e os músculos e esse espaço pode ser invadido facilmente por fatores patogênicos externos.

Quanto ao sintoma de sudorese espontânea, há uma superposição de fatores porque ele pode ser causado pela deficiência de *Qi* do Pulmão, que não consegue consolidar os Fluidos Corporais no espaço entre a pele e os músculos, ou pela deficiência de *Qi* do Coração, que não consegue reter o suor.

Precursores patológicos do padrão

A deficiência de *Qi* do Rim pode ser um precursor desse padrão (Figura 35.30).

Progressões patológicas do padrão

As deficiências de *Qi* do Coração e *Qi* do Pulmão podem causar deficiência de Sangue do Coração, porque o *Qi* deficiente não consegue produzir Sangue suficiente.

Especialmente quando o estresse emocional é a causa do problema, as deficiências de *Qi* do Coração e *Qi* do Pulmão podem provocar estagnação do *Qi* no tórax, porque o *Qi* deficiente não consegue circular nessa área. Como foi mencionado antes, a deficiência de *Qi* e a estagnação do *Qi* podem ocorrer simultaneamente. A longo prazo, a estagnação de *Qi* no tórax pode causar estase do Sangue nessa região (ver Figura 35.30).

Tratamento

Princípios de tratamento: tonificar o *Qi*, fortalecer o Coração e os Pulmões e acalmar a Mente.

Acupuntura

- *Pontos*: P-9 *Taiyuan*, P-7 *Lieque*, VC-6 *Qihai*, B-13 *Feishu*, VG-12 *Shenzhu*, E-36 *Zusanli*, VC-12 *Zhongwan*, C-5 *Tongli*, PC-6 *Neiguan*, B-15 *Xinshu* e VC-17 *Shanzhong*
- *Método*: todos com o método de tonificação. Moxabustão pode ser aplicada
- *Explicação*:
  - P-9, P-7, B-13 e VG-12 tonificam o *Qi* do Pulmão
  - VC-6 tonifica o *Qi* em geral, mas também especificamente o *Qi* do Pulmão (o canal dos Pulmões origina-se dessa área)

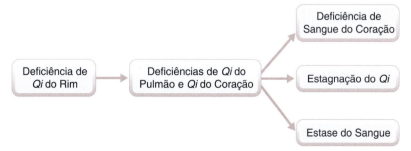

Figura 35.30 Padrão de deficiência de *Qi* do Coração e *Qi* do Pulmão: precursores e progressões.

- E-36 e VC-12 são usados para tonificar o *Qi* em geral. Esses pontos também melhoram especificamente o *Qi* do Pulmão porque Terra é Mãe do Metal
- C-5, PC-6 e B-15 tonificam o *Qi* do Coração
- VC-17 tonifica o *Qi* Torácico (*Zong Qi*) e, consequentemente, o *Qi* do Pulmão e o *Qi* do Coração.

Fórmula fitoterápica

Si Jun Zi Tang – *Decocção dos Quatro Cavalheiros mais Huang Qi Radix Astragali membranacei.*

Bao Yuan Tang – *Decocção para Preservar a Fonte.*

Bu Fei Tang – *Decocção para Tonificar os Pulmões.*

Sheng Mai San – *Pó para Gerar o Pulso.*

O Boxe 35.15 resume a deficiência de *Qi* do Pulmão e *Qi* do Coração.

Boxe 35.15 Deficiência de Qi do Coração e Qi do Pulmão

Manifestações clínicas

Dispneia branda, tosse suave, voz fraca, aversão a falar, pele branca e brilhante, tendência a contrair resfriados, fadiga, palpitações, dispneia aos esforços, depressão, sudorese espontânea, suspiros, língua Pálida e pulso Vazio.

Tratamento

P-9 *Taiyuan*, P-7 *Lieque*, VC-6 *Qihai*, B-13 *Feishu*, VG-12 *Shenzhu*, E-36 *Zusanli*, VC-12 *Zhongwan*, C-5 *Tongli*, PC-6 *Neiguan*, B-15 *Xinshu* e VC-17 *Shanzhong*.

Outros padrões combinados são:
- Deficiências de *Qi* do Pulmão e *Yang* do Rim (ver os padrões "Deficiência dos Rins, fluxo excessivo de Água aos Pulmões", ou "Rins falhando na recepção do *Qi*", no Capítulo 37)
- Deficiências de *Yin* do Pulmão e *Yin* do Rim (ver padrões combinados dos Rins, no Capítulo 37)
- Fogo de Fígado agredindo os Pulmões (ver padrões combinados do Fígado, no Capítulo 34)
- Deficiências de *Qi* do Pulmão e *Qi* do Baço (ver padrões combinados do Baço, no Capítulo 36).

Resultados do aprendizado

Neste capítulo, você aprendeu:
- Com o Vento externo (combinado com Calor ou Frio) pode invadir a porção Externa dos Pulmões e causar padrões externos
- Os efeitos da Secura e da Umidade nos Pulmões
- A importância da dieta nas doenças dos Pulmões, especialmente dos alimentos que formam Fleuma
- Como a tristeza, a mágoa e a preocupação podem causar uma desarmonia dos Pulmões
- A importância da postura e do tabagismo na etiologia das desarmonias dos Pulmões
- Como reconhecer os seguintes padrões de Deficiência:
  - *Deficiência de Qi do Pulmão*: dispneia branda, voz fraca e pulso Vazio na posição dos Pulmões
  - *Deficiência de Yin do Pulmão*: tosse seca, sudorese noturna e saburra da língua sem raiz na parte anterior da língua
  - *Secura nos Pulmões*: tosse e garganta secas, voz rouca e língua seca
- Como reconhecer os seguintes padrões de Excesso:
  - Externos:
    - *Invasão dos Pulmões por Vento-Frio*: aversão ao frio, espirros, febre e pulso Flutuante
    - *Invasão dos Pulmões por Vento-Calor*: aversão ao frio, febre e pulso Flutuante-Rápido
    - *Invasão dos Pulmões por Vento-Água*: aversão ao vento, edema súbito da face e pulso Flutuante-Deslizante
  - Internos:
    - *Calor nos Pulmões*: tosse, sensação de calor e língua Vermelha com saburra amarela
    - *Mucosidade nos Pulmões*: tosse crônica com escarro branco volumoso e língua com saburra branca e pegajosa
    - *Frio-Fleuma nos Pulmões*: tosse com escarro branco e líquido, muco na garganta e língua Edemaciada com saburra branca e pegajosa
    - *Fleuma-Calor nos Pulmões*: tosse canina com escarro amarelo ou esverdeado pegajoso
    - *Fleuma-Seca nos Pulmões*: tosse seca com expectoração difícil de escarro escasso
    - *Fleuma-Fluidos obstruindo os Pulmões*: tosse com expectoração de escarro branco, aquoso e espumoso
- Como reconhecer o seguinte padrão combinado:
  - *Deficiência de Qi do Pulmão e Qi do Coração*: dispneia, voz fraca, palpitações e pulso Vazio
- Conhecer as seguintes combinações de padrões dos Pulmões:
  - Deficiências de *Qi* do Pulmão e *Yang* do Rim
  - Deficiências de *Yin* do Pulmão e *Yin* do Rim
  - Fogo de Fígado agredindo os Pulmões
  - Deficiências de *Qi* do Pulmão e *Qi* do Baço.

Dicas para o aprendizado

Deficiência de *Qi* do Pulmão
- Primeiramente, pense nos sintomas gerais da deficiência de *Qi*: fadiga, pulso Vazio e língua Pálida
- Em seguida, acrescente os sintomas da deficiência de *Qi* que estão relacionados com os Pulmões, tendo em mente a influência que esses órgãos exercem na respiração e na voz: dificuldade de respirar, voz fraca
- Os Pulmões afetam o *Qi* Defensivo: por esta razão, pode haver sudorese espontânea e tendência a contrair resfriados.

Deficiência de *Yin* do Pulmão
- Primeiramente, pense nos sintomas gerais da deficiência de *Yin*: sudorese noturna, boca seca, língua sem saburra, pulso Flutuante-Vazio
- Lembre-se que os Pulmões afetam a respiração, a voz e a garganta: tosse seca, voz rouca e garganta seca.

Pulmões invadidos por Vento
- Primeiramente, lembre-se dos sintomas fundamentais da invasão de Vento externo: *aversão ao frio e febre simultâneas*
- Os Pulmões controlam a respiração: tosse
- Os Pulmões abrem-se no nariz: espirros, congestão nasal
- Quando há invasão de Vento externo, sempre pense em invasão dos canais do *Yang* Maior, daí rigidez e cefaleia occipitais

Fleuma nos Pulmões
- Primeiramente, lembre-se das manifestações gerais da Fleuma: sensação de opressão no peito, escarro na garganta, náuseas, sensação de peso, tontura, entorpecimento da cabeça, língua Edemaciada com saburra pegajosa e pulso Deslizante
- Com todos os padrões de Fleuma nos Pulmões, há tosse com expectoração de escarro
- Diferencie o tipo de escarro, isto é, profuso e pegajoso com Mucosidade; branco e líquido com Frio-Fleuma; e pegajoso e amarelo com Fleuma-Calor.

Questões de autoavaliação

1. Qual é a função principal dos Pulmões?
2. Por que os Pulmões algumas vezes são descritos como órgãos "delicados"?
3. Como os pacientes que vivem em climas úmidos poderiam ser afetados pela Secura?
4. Quais tipos de alimentos poderiam favorecer a formação de Fleuma nos Pulmões?
5. Que tipo de pulso você esperaria encontrar em um paciente com deficiência de *Qi* do Pulmão causada por tristeza e mágoa de longa duração?
6. Quais hábitos poderiam contribuir para a deficiência de *Qi* do Pulmão?
7. Quais são os sinais e sintomas fundamentais ao diagnóstico do padrão de invasão dos pulmões por Vento-Frio?
8. Qual é a patologia do sintoma de "aversão ao frio" com uma invasão externa?
9. Explique o edema facial associado ao padrão de invasão dos Pulmões por Vento-Água.
10. Quais fatores relacionados com o estilo de vida você gostaria de investigar em um paciente com padrão de Calor nos Pulmões?
11. Cite duas manifestações clínicas que poderiam indicar a existência de Fleuma em qualquer padrão dos Pulmões.
12. Descreva os diversos aspectos do escarro nos cinco padrões de Fleuma nos Pulmões.
13. Qual é a causa mais comum das deficiências de *Qi* do Coração e *Qi* do Pulmão?

Ver respostas no Apêndice 6.

Nota

1. Nanjing College of Traditional Chinese Medicine, Shang Han Lun Research Group 1980 Discussion on Cold-induced Diseases (*Shang Han Lun* 伤寒论) by Zhang Zhong Jing, Shanghai Scientific Publishing House, Shanghai, first published c.ad 220.

Padrões do Baço 36

SEÇÃO 2 PARTE 6

Etiologia geral, 458

Fatores patogênicos externos, 458

Estresse emocional, 459

Dieta, 459

Padrões de Vazio, 459

Deficiência de *Qi* do Baço, 459

Deficiência de *Yang* do Baço, 461

Afundamento do *Qi* do Baço, 463

Baço não controlando o Sangue, 464

Deficiência de Sangue do Baço, 465

Padrões de Cheio, 467

Umidade-Frio invadindo o Baço, 467

Umidade-Calor invadindo o Baço, 468

Padrões combinados, 470

Deficiência simultânea de Sangue do Baço e do Coração, 470

Deficiência simultânea de *Qi* do Baço e do Pulmão, 471

Deficiência simultânea de Sangue do Baço e do Fígado, 473

Obstrução do Baço por Umidade com estagnação de *Qi* do Fígado, 474

Notas, 476

As funções do Baço (ver Capítulo 9) são:

- Governa a transformação e o transporte
- Controla a ascensão do *Qi*
- Controla o Sangue
- Controla os músculos e os quatro membros
- Abre-se na boca
- Manifesta-se nos lábios
- Controla a saliva
- Abriga o Intelecto (*Yi*)
- É afetado pela introspecção.

As funções mais importantes do Baço são as de transportar e transformar os alimentos e os líquidos. Por essa razão, qualquer desarmonia do Baço sempre afeta o processo digestivo e causa sinais e sintomas como distensão abdominal, falta de apetite e fezes amolecidas.

O Baço controla os músculos e é responsável por transportar o *Qi* dos Alimentos (*Gu Qi*) aos músculos de todo o corpo e, especialmente, aos quatro membros. Em geral, uma desarmonia nessa esfera causa fadiga, que é um sintoma extremamente comum da deficiência do Baço.

Por fim, o Baço controla o Sangue e o enfraquecimento do *Qi* do Baço frequentemente causa sangramento. Essa é uma causa comum de sangramento do tipo de Deficiência.

"Indícios" de patologia do Baço
- Fadiga
- Distúrbios digestivos
- Pele amarelada e opaca
- Distensão abdominal.

A descrição dos padrões do Baço está precedida de uma explicação da etiologia geral das desarmonias do órgão.

Etiologia geral

▶ Fatores patogênicos externos

O Baço é facilmente atacado por Umidade externa, que pode invadir o corpo de diferentes formas em razão das condições ambientais ou dos hábitos de vida, inclusive residir em áreas úmidas ou uma casa úmida, usar roupas úmidas depois de nadar ou praticar exercícios, sentar-se em superfícies úmidas e andar na água. As mulheres estão especialmente sujeitas à Umidade externa, especialmente durante certos períodos de sua vida: ou seja, durante a puberdade, a cada período menstrual e depois do nascimento de um filho.[1]

A invasão do Baço por Umidade externa causa plenitude abdominal, falta de apetite, náuseas, sensação de peso, língua com saburra pegajosa e espessa e pulso Deslizante.

A Umidade externa pode combinar-se com Calor ou Frio, acarretando sinais e sintomas de Umidade-Calor ou Umidade-Frio.

Os fatores patogênicos externos como causa de doenças estão descritos no Capítulo 21.

Nota clínica

A invasão do Baço por Umidade é uma condição extremamente comum na prática clínica. Os pontos BP-9 *Yinlingquan* e BP-6 *Sanyinjiao* dissolvem Umidade.

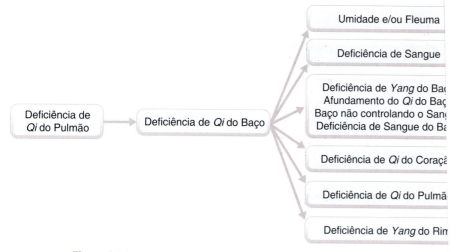

Figura 36.3 Padrão da deficiência de *Qi* do Baço: precursores e progressões.

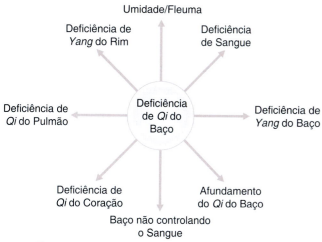

Figura 36.4 Consequências da deficiência de *Qi* do Baço.

Tratamento

Princípio de tratamento: tonificar o *Qi* do Baço.

Acupuntura

- *Pontos*: VC-12 *Zhongwan*, E-36 *Zusanli*, BP-3 *Taibai*, BP-6 *Sanyinjiao*, B-20 *Pishu* e B-21 *Weishu*
- *Método*: tonificação. Pode ser aplicada moxabustão
- *Explicação*:
  - VC-12 tonifica o *Qi* do Baço
  - E-36 tonifica o *Qi* do Baço. O Estômago e o Baço estão muito diretamente relacionados e os pontos do canal do Estômago são usados comumente para tonificar o Baço
  - BP-3 é o ponto Fonte do Baço e tonifica o *Qi* do Baço
  - BP-6 tonifica o *Qi* do Baço. O uso dos pontos E-36 e BP-6 bilateralmente com moxa nas agulhas é um método de tonificação do Baço extremamente eficaz, que fornece mais energia ao paciente quase de imediato
  - B-20 e B-21 podem tonificar o *Qi* do Baço. A combinação desses dois pontos é especialmente importante para tratar condições crônicas causadas pelas deficiências do Baço e do Estômago.

Fórmula fitoterápica

Si Jun Zi Tang – *Decocção dos Quatro Cav[alheiros]*
Liu Jun Zi Tang – *Decocção dos Seis C[avalheiros com]* alguma Umidade).

Três Tesouros

Terra Próspera (variação de Liu Jun Zi Ta[ng])

> **Nota clínica**
> A utilização bilateral dos pontos E-36 e BP-6 co[m] método de tonificação do Baço extremamente e[ficaz] energia ao paciente quase de imediato.

O Boxe 36.2 resume a deficiência de [*Qi* do Baço.]

Boxe 36.2 Deficiência de *Qi* do Baço

Manifestações clínicas
Falta de apetite, distensão abdominal branda dep[ois de comer,] lassitude, vontade de deitar-se, pele pálida, fra[queza, fezes] amolecidas, língua Pálida, pulso Vazio.

Tratamento
VC-12 *Zhongwan*, E-36 *Zusanli*, BP-3 *Taibai*, BP-6 S[anyinjiao,] B-21 *Weishu*.

▶ Deficiência de *Yang* do Baço

Manifestações clínicas

Falta de apetite, distensão abdominal su[ave depois de comer,] fadiga, lassitude, vontade de deitar-se e[m pouco tempo,] fraqueza dos membros, fezes amolecid[as,] membros frios, edema (Figura 36.5).

- *Língua*: Pálida e úmida
- *Pulso*: Profundo-Fraco
- *Sintomas fundamentais*: fezes amolecid[as,] membros frios e fadiga.

> **Dica de diagnóstico**
> Fezes amolecidas, sensação de frio e fadiga são su[ficientes para] diagnosticar deficiência de *Yang* do Baço.

▶ Estresse emocional

Introspecção

O termo "introspecção" refere-se à atitude de pensar exageradamente, "ruminar", pensar sobre o passado e, nos casos extremos, pensar obsessivamente. A introspecção provoca estagnação do *Qi* e afeta principalmente o Baço, embora também os Pulmões.[2] Em determinadas circunstâncias, quando os hábitos dietéticos do paciente são irregulares, a introspecção pode causar deficiência de *Qi* do Baço.

No termo "introspecção" também está incluso o uso excessivo da mente para estudar, concentrar e memorizar porque, depois de um período longo, essas atividades tendem a enfraquecer o Baço.

Preocupação

A preocupação prejudica principalmente os Pulmões, mas também o Baço. Essa emoção "bloqueia" o *Qi*, ou seja, provoca estagnação do *Qi*; contudo, quando os hábitos dietéticos do paciente são irregulares, isso também pode causar deficiência de *Qi* do Baço. Quando afeta o Baço, essa emoção causa principalmente estagnação no sistema digestivo com sinais e sintomas como distensão e dor abdominais.

As emoções como causas de doenças estão descritas no Capítulo 20.

▶ Dieta

Como o Baço está encarregado de transformar e transportar os alimentos, a dieta desempenha um papel extremamente importante nas desarmonias do Baço. É comum se dizer que o Baço prefere alimentos quentes e secos. O termo "morno" quer dizer quente, tanto em termos de temperatura quanto de energia do alimento. Todos os alimentos podem ser classificados como mornos (ou quentes) ou frescos (ou frios). Exemplos de alimentos quentes são carnes (especialmente as vermelhas) e a maioria dos condimentos. Exemplos de alimentos frios são todos os itens crus (saladas), frutas (com poucas exceções), vegetais (com poucas exceções) e bebidas frias ou geladas.

A ingestão excessiva de alimentos frios dificulta as funções de transformação e transporte do Baço e causa problemas digestivos e Umidade interna.

A dieta como causa de doenças está descrita no Capítulo 22.
O Boxe 36.1 resume a etiologia geral dos padrões do Baço.

Boxe 36.1 Etiologia geral dos padrões do Baço

- Fatores patogênicos externos
- Estresse emocional
  - Introspecção
  - Preocupação
- Dieta.

Padrões de Vazio

▶ Deficiência de *Qi* do Baço

Manifestações clínicas

Falta de apetite, distensão abdominal branda depois de comer, fadiga, lassitude, vontade de deitar-se, pele pálida, fraqueza de membros, fezes amolecidas (Figura 36.1).

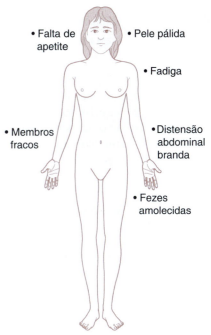

Figura 36.1 Deficiência de *Qi* do Baço.

- *Língua*: Pálida
- *Pulso*: Vazio
- *Sintomas fundamentais*: falta de apetite, fadiga, fezes amolecidas.

> **Dica de diagnóstico**
> Fadiga e fezes amolecidas podem ser suficientes para diagnosticar deficiência de *Qi* do Baço.

Etiologia

Dieta

Como foi mencionado antes, a ingestão exagerada de alimentos frios e crus pode dificultar as funções do Baço de transformar e transportar e causa deficiência de *Qi* do Baço. O Baço prefere alimentos quentes. Comer a intervalos irregulares ou ingerir alimentos em excesso também pode forçar a capacidade do Baço e causar deficiência de *Qi* do Baço. Comer muito pouco ou ingerir uma dieta pobre em proteínas também pode causar deficiência do Baço.

 Atenção

O Baço gosta de alimentos quentes (em termos de energia e temperatura) e secos e tem aversão aos alimentos frios (em termos de energia e temperatura) e úmidos.

Estresse emocional

Introspecção (no sentido explicado antes) e preocupação podem enfraquecer o Baço e causar deficiência de *Qi* do Baço.

Fatores climáticos

Exposição prolongada à umidade (seja do clima ou do local de moradia) pode enfraquecer o Baço e causar deficiência de *Qi* do Baço.

> **Atenção**
> Umidade é um fator climático que afeta o Baço com muita frequência.

Doença crônica

Qualquer doença prolongada tende a enfraquecer o Baço e causar deficiência de *Qi* do Baço. Isso explica por que Umidade e Fleuma são consequências comuns das doenças crônicas, porque o *Qi* do Baço é enfraquecido e isso resulta na formação desses dois fatores patogênicos.

Patologia

Sem dúvida alguma, essa é a desarmonia mais comum do Baço e provavelmente também é o padrão mais comum em geral, certamente como consequência de nossos hábitos dietéticos irregulares e do uso excessivo da mente para estudar, trabalhar etc.

O padrão da deficiência de *Qi* do Baço também é fundamental a todas as desarmonias desse órgão, porque todos os outros padrões de Deficiência do Baço são apenas variações deste primeiro. Por exemplo, o padrão de deficiência de *Yang* do Baço nada mais é que um estágio mais avançado da deficiência de *Qi* do Baço; o padrão de afundamento do *Qi* do Baço é um tipo de deficiência de *Qi* desse órgão, que se caracteriza pelo afundamento do *Qi*; o padrão de Baço não controlando o Sangue é exatamente igual ao da deficiência de *Qi* do Baço, quando o *Qi* desse órgão não consegue segurar o Sangue dentro dos vasos sanguíneos; o padrão da deficiência de Sangue do Baço descreve as manifestações clínicas que ocorrem quando o *Qi* desse órgão é deficiente e o *Qi* dos Alimentos (*Gu Qi*) não consegue formar Sangue (Figura 36.2).

> **Nota clínica**
> Deficiência de *Yang* do Baço, afundamento do *Qi* do Baço, Baço não controlando o Sangue e deficiência de Sangue do Baço são todas variações da deficiência de *Qi* do Baço.

A interferência com as funções do Baço de transformar e transportar causa vários sintomas digestivos, inclusive distensão abdominal, fezes amolecidas e falta de apetite. Como o Baço é responsável por transportar o *Qi* dos Alimentos aos quatro membros, quando há deficiência de *Qi* do Baço, os membros ficam privados de nutrientes e parecem fracos. Além disso, o Baço transporta o *Qi* dos Alimentos para todo o corpo

e, por essa razão, o paciente [...] tem deficiência de *Qi* do Baço. [...] ciente, o paciente geralmente [...]

Quando a deficiência de *Qi* [...] po, a incapacidade de o *Qi* [...] resultar na formação de Umid[...] sar obesidade.

O pulso Vazio reflete a defic[...]

> **Nota clínica**
> Deficiência de *Qi* do Baço é um dos [...] clínica. Essa é a causa mais frequente[...]

Precursores patológicos do [...]

Existem poucos padrões precu[...] Baço, porque ela própria é um p[...] é, que se origina primariament[...] outros padrões. Contudo, de[...] ser um precursor da deficiência [...]

Progressões patológicas do [...]

Como foi mencionado, a defici[...] sora de muitos outros padrões. [...] crônica de *Qi* do Baço pode le[...] e/ou Fleuma.

A deficiência de *Qi* do Baço p[...] ência de Sangue, porque o *Qi* [...] te não consegue produzir Sang[...] muito mais comum nas mulher[...] *Qi* do Baço frequentemente cau[...] resulta no padrão da "deficiên[...] está descrita adiante (ver Figu[...]

A deficiência de *Qi* do Baço ta[...] ficiência de *Yang* do Baço, do af[...] Baço não controlando o Sangue [...] do Baço.

A deficiência de *Qi* do Baço [...] ção, resultando na deficiência [...] temente, de Sangue do Cora[...] levando à deficiência de *Qi* do [...] ca de *Qi* do Baço também po[...] do Rim, especialmente quando [...] ilustra as diversas consequências [...] *Qi* do Baço.

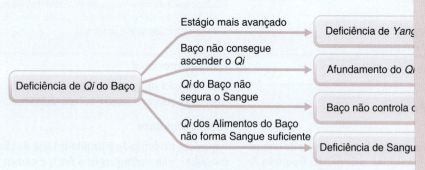

Figura 36.2 Variações da deficiência de *Qi* do Baço.

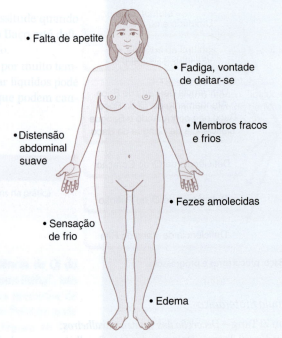

Figura 36.5 Deficiência de *Yang* do Baço.

Etiologia

A etiologia desse padrão é praticamente igual à da deficiência de *Qi* do Baço – a única diferença é que o padrão da deficiência de *Yang* do Baço tem mais tendência a ser causado pela exposição a um ambiente frio e úmido.

Patologia

Esse padrão é praticamente igual ao da deficiência de *Qi* do Baço, embora com acréscimo dos sinais e sintomas de Frio, inclusive sensação de frio e membros frios. Essas manifestações clínicas são atribuídas à incapacidade de o *Yang* do Baço aquecer o corpo.

O edema é causado pela interferência com as funções do Baço de transformar e transportar líquidos; quando os líquidos não podem ser transformados, eles podem acumular-se sob a pele, resultando na formação de edema.

A língua é Pálida em razão da deficiência de *Yang* e úmida porque a limitação da função do Baço de transportar líquidos resulta em acúmulo na língua.

O pulso é Profundo e Fraco, refletindo a deficiência de *Yang*.

Precursores patológicos do padrão

Em geral, a deficiência de *Yang* do Baço sempre se origina da deficiência de *Qi* do Baço (Figura 36.6).

Progressões patológicas do padrão

As progressões patológicas desse padrão são as mesmas da deficiência de *Qi* do Baço. Em comparação com a deficiência de *Qi* do Baço, a deficiência de *Yang* do Baço tende ainda mais a resultar na formação de Umidade e/ou Fleuma (ver Figura 36.6).

Tratamento

Princípios de tratamento: tonificar e aquecer o *Yang* do Baço.

Acupuntura

- *Pontos*: os mesmos para deficiência de *Qi* do Baço, com acréscimo de BP-9 *Yinlingquan*, VC-9 *Shuifen*, E-28 *Shuidao* e B-22 *Sanjiaoshu*, que devem ser sedados quando há Umidade
- *Método*: tonificação. Deve ser aplicada moxabustão
- *Explicação*:
  - BP-9 dissolve Umidade do Aquecedor Inferior
  - VC-9, E-28 e B-22 estimulam o Baço a transformar e transportar líquidos e eliminam o edema.

Fórmula fitoterápica

Li Zhong Tang – *Decocção para Regular o Centro*.

O Boxe 36.3 resume a deficiência de *Yang* do Baço.

> **Boxe 36.3 Deficiência de *Yang* do Baço**
>
> **Manifestações clínicas**
> Falta de apetite, distensão abdominal suave depois de comer, fadiga, lassitude, vontade de deitar-se enroscado, pele pálida, fraqueza dos membros, fezes amolecidas, sensação de frio, membros frios, edema, língua Pálida e úmida, pulso Profundo-Fraco.
>
> **Tratamento**
> VC-12 *Zhongwan*, E-36 *Zusanli*, BP-3 *Taibai*, BP-6 *Sanyinjiao*, B-20 *Pishu* e B-21 *Weishu*. BP-9 *Yinlingquan*, VC-9 *Shuifen*, E-28 *Shuidao* e B-22 *Sanjiaoshu*.

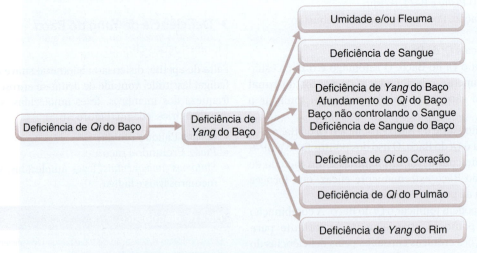

Figura 36.6 Padrão da deficiência de *Yang* do Baço: precursores e progressões.

▶ Afundamento do *Qi* do Baço

Manifestações clínicas

Falta de apetite, distensão abdominal suave depois de comer, fadiga, lassitude, pele pálida, fraqueza dos membros, fezes amolecidas, depressão, tendência à obesidade, sensação de peso para baixo no abdome; prolapso do estômago, do útero, do ânus ou da bexiga; aumento da frequência urinária e urgência de urinar; menorragia (Figura 36.7).

- *Língua*: Pálida
- *Pulso*: Fraco. Quando há prolapso do Estômago, isso pode ser sentido na posição média direita do pulso. Quando dividimos a posição do Estômago no pulso em três partes, a parte superior simplesmente não é sentida quando há prolapso do Estômago
- *Sintomas fundamentais*: sensação de peso para baixo, pulso Fraco.

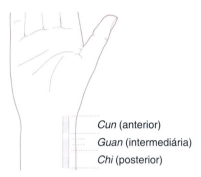

Figura 36.7 Afundamento do *Qi* do Baço.

Dica de diagnóstico

Sensação de peso para baixo e pulso Fraco são suficientes para diagnosticar afundamento de *Qi* do Baço.

Atenção

Afundamento de *Qi* do Baço é causa principal de prolapso dos órgãos.

Etiologia

A etiologia é a mesma da deficiência de *Qi* do Baço. Além disso, as pessoas que, por força de seu trabalho, precisam ficar de pé por muitas horas todos os dias estão mais sujeitas a ter esse padrão quando existem outros fatores em seu estilo de vida que causem deficiência de *Qi* do Baço.

Patologia

A patologia é praticamente igual à da deficiência de *Qi* do Baço. A diferença principal é que esse padrão reflete a interferência com a função do Baço de ascender o *Qi*.

O aumento da frequência urinária e a urgência de urinar são atribuídos ao afundamento do *Qi*, que não consegue controlar a urina. Isso acontece principalmente quando também há afundamento do *Qi* do Rim. O afundamento de *Qi* do Baço também pode causar sangramento menstrual excessivo, embora isso seja mais provável quando também há afundamento do *Qi* do Rim.

Nota clínica

Especialmente nas pacientes com problemas urinários e menstruais, o afundamento do *Qi* do Baço está associado comumente ao afundamento do *Qi* do Rim.

Precursores patológicos do padrão

Os precursores patológicos são os mesmos da deficiência de *Qi* do Baço. Além disso, o afundamento do *Qi* do Rim também pode resultar nesse padrão (Figura 36.8).

Progressões patológicas do padrão

As progressões patológicas são as mesmas da deficiência de *Qi* do Baço. Além disso, o afundamento do *Qi* do Baço pode provocar afundamento do *Qi* do Rim (ver Figura 36.8).

Tratamento

Princípios de tratamento: tonificar Qi do Baço e ascender *Qi*.

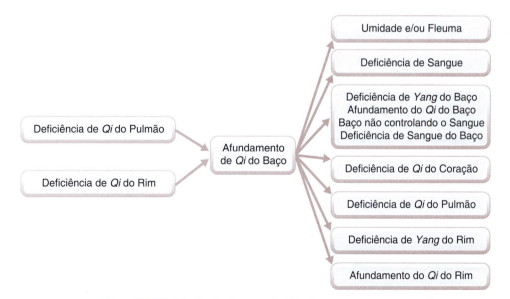

Figura 36.8 Padrão do afundamento de *Qi* do Baço: precursores e progressões.

Acupuntura

- *Pontos*: todos os pontos indicados para deficiência de *Qi* do Baço, acrescidos de VG-20 *Baihui*, VC-6 *Qihai*, E-21 *Liangmen* e VG-1 *Chengqiang*.
- *Método*: tonificação. Pode ser usada moxabustão
- *Explicação*:
  - VG-20 faz o *Qi* ascender. Quando é usado para ascender *Qi*, devem ser aplicados cones de moxa. Esse ponto é especialmente útil para tratar prolapso uterino
  - VC-6 tonifica e ascende o *Qi*. Esse ponto é usado para tratar todos os tipos de prolapso
  - E-21 tonifica o Estômago e é usado para tratar prolapso do Estômago
  - VG-1 é usado para tratar prolapso do ânus.

Fórmula fitoterápica

Bu Zhong Yi Qi Tang – *Decocção para Tonificar o Centro e Melhorar o Qi.*

Três Tesouros

Tonificar Qi e Relaxar os Músculos (variação de Bu Zhong Yi Qi Tang).

> **Nota clínica**
>
> Os três pontos principais para levantar o *Qi* do Baço são VG-20 *Baihui*, VC-12 *Zhongwan* e VC-6 *Qihai*.

O Boxe 36.4 resume o afundamento do *Qi* do Baço.

> **Boxe 36.4 Afundamento do *Qi* do Baço**
>
> **Manifestações clínicas**
> Falta de apetite, distensão abdominal suave depois de comer, fadiga, lassitude, pele pálida, fraqueza dos membros, fezes amolecidas, depressão, tendência à obesidade, sensação de peso para baixo no abdome; prolapso do estômago, do útero, do ânus ou da bexiga; aumento da frequência urinária e urgência de urinar; menorragia, língua Pálida, pulso Fraco.
>
> **Tratamento**
> VC-12 *Zhongwan*, E-36 *Zusanli*, BP-3 *Taibai*, BP-6 *Sanyinjiao*, B-20 *Pishu*, B-21 *Weishu*, D-20 *Baihui*, VC-6 *Qihai*, E-21 *Liangmen* e VG-1 *Chengqiang*.

▶ **Baço não controlando o Sangue**

Manifestações clínicas

Falta de apetite, distensão abdominal suave depois de comer, fadiga, lassitude, pele pálida e amarelada, fraqueza dos membros, fezes amolecidas, depressão, manchas de sangue sob a pele, sangue na urina ou nas fezes, sangramento uterino excessivo (Figura 36.9).

- *Língua*: Pálida
- *Pulso*: Fraco ou Fino
- *Sintomas fundamentais*: pulso Fino, língua Pálida e sangramento.

> **Dica de diagnóstico**
>
> Pulso Fino, língua Pálida e sangramento são suficientes para diagnosticar o padrão de *Qi* do Baço não controlando o Sangue.

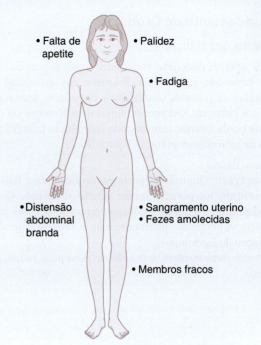

Figura 36.9 Baço não controlando o Sangue.

Etiologia

A mesma da deficiência de *Qi* do Baço.

Patologia

Todos esses sinais e sintomas são atribuídos à interferência com a função do Baço de controlar o Sangue. Quando o *Qi* do Baço está deficiente, ele não consegue manter o sangue dentro dos vasos sanguíneos e ocorrem sangramentos de várias fontes, inclusive sob a pele, nas fezes ou na urina, ou no útero. Esse sangramento é do tipo de Deficiência, ao contrário do sangramento associado ao Calor no Sangue, que é do tipo de Excesso.

> **Nota clínica**
>
> Dentre os casos de sangramento, praticamente a metade é atribuída ao Baço que não controla o Sangue e a metade ao Calor no Sangue.

Precursores patológicos do padrão

Os precursores desse padrão são os mesmos da deficiência de *Qi* do Baço (Figura 36.10).

Progressões patológicas do padrão

As progressões patológicas desse padrão são as mesmas da deficiência de *Qi* do Baço. Além disso, quando o sangramento persiste por alguns anos, isso pode causar deficiência de Sangue e/ou *Qi* (porque o Sangue é a mãe do *Qi*) (ver Figuras 36.10 e 36.11).

Tratamento

Princípios de tratamento: tonificar o *Qi* do Baço e controlar o sangramento.

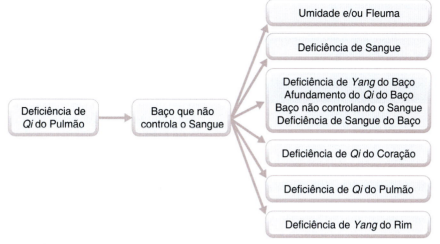

Figura 36.10 Padrão do Baço não controlando o Sangue: precursores e progressões.

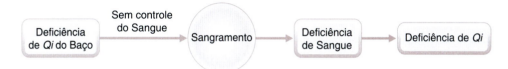

Figura 36.11 Consequências do sangramento causado por deficiência de *Qi* do Baço.

Acupuntura

- *Pontos*: os mesmos da deficiência de *Qi* do Baço, acrescidos de: BP-10 *Xuehai*, B-17 *Geshu*, BP-1 *Yinbai* e BP-4 *Gongsun*
- *Método*: tonificação. Pode ser usada moxabustão
- *Explicação*:
    - BP-10 fortalece a função do Baço de manter o sangue dentro dos vasos sanguíneos
    - B-17 tonifica o Sangue e controla o sangramento, quando é estimulado por agulha
    - BP-1 com cones de moxa fortalece a função do Baço de segurar o Sangue e interrompe sangramento uterino. Moxabustão pode ser aplicada nesse ponto apenas para controlar sangramento quando se origina da deficiência de *Qi* do Baço
    - BP-4 controla o sangramento relacionado com o Baço.

Fórmula fitoterápica

Gui Pi Tang – *Decocção para Tonificar o Baço*.

> **Nota clínica**
>
> Os pontos principais que devem ser usados para controlar sangramento que ocorre porque o *Qi* do Baço deficiente não consegue segurar o Sangue são VG-20 *Baihui*, VC-12 *Zhongwan*, VC-6 *Qihai* e BP-10 *Xuehai*.

O Boxe 36.5 resume o padrão do Baço não controlando o Sangue.

▶ Deficiência de Sangue do Baço

Manifestações clínicas

Falta de apetite, distensão abdominal suave depois de comer, fadiga, lassitude, pele pálida e opaca, fraqueza dos membros, fezes soltas, depressão, corpo magro, menstruações escassas ou amenorreia, insônia (Figura 36.12).

Boxe 36.5 Baço não controlando o Sangue

Manifestações clínicas

Falta de apetite, distensão abdominal suave depois de comer, fadiga, lassitude, pele pálida e amarelada, fraqueza dos membros, fezes amolecidas, depressão, manchas de sangue sob a pele, sangue na urina ou nas fezes, sangramento uterino excessivo, língua Pálida, pulso Fraco ou Fino.

Tratamento

VC-12 *Zhongwan*, E-36 *Zusanli*, BP-3 *Taibai*, BP-6 *Sanyinjiao*, B-20 *Pishu*, B-21 *Weishu*, BP-10 *Xuehai*, B-17 *Geshu*, BP-1 *Yinbai* e BP-4 *Gongsun*.

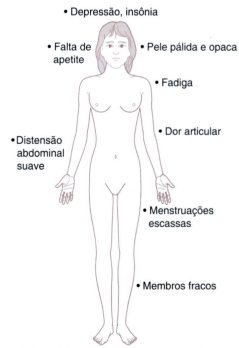

Figura 36.12 Deficiência de Sangue do Baço.

- *Língua*: Pálida, Fina e ligeiramente seca
- *Pulso*: Áspero ou Fino
- *Sintomas fundamentais*: fadiga, distensão abdominal suave, menstruações escassas, língua Pálida.

Dica de diagnóstico

Fadiga, distensão abdominal suave e menstruações escassas são suficientes para diagnosticar deficiência de Sangue do Baço.

Etiologia

A etiologia desse padrão é a mesma da deficiência de *Qi* do Baço. A dieta desempenha um papel especialmente importante na etiologia da deficiência de Sangue do Baço: a ingestão insuficiente de alimentos que formam Sangue (inclusive carnes e grãos) é um fator etiológico frequente no desenvolvimento desse padrão.

Patologia

Em termos estritos, não existe algo como "Sangue do Baço", porque esse órgão não está relacionado com o Sangue da mesma forma que o Coração ou o Fígado. O Coração governa o Sangue e o Fígado armazena o Sangue, razão pela qual podemos dizer "Sangue do Coração" e "Sangue do Fígado". Por outro lado, o Baço está relacionado com o *Qi* e, na verdade, a deficiência de *Qi* quase sempre inclui a deficiência de *Qi* do Baço. Entretanto, o *Qi* dos Alimentos (*Gu Qi*) produzido pelo Baço é o precursor do Sangue, na medida em que este é transformado em Sangue com a ajuda dos Pulmões e do Coração.

Por essa razão, a expressão "deficiência de Sangue do Baço" indica simplesmente uma deficiência de *Qi* do Baço, que causa deficiência de Sangue: como mencionado, uma dieta carente de alimentos que nutrem o Sangue é a causa habitual dessa condição.

Portanto, esse padrão apresenta todas as manifestações clínicas da deficiência de *Qi* do Baço, inclusive falta de apetite, distensão abdominal suave depois de comer, fadiga, lassitude, pele pálida e opaca, fraqueza dos membros e fezes amolecidas. Além disso, o paciente também tem sinais e sintomas da deficiência de Sangue, inclusive menstruações escassas ou amenorreia, língua Fina e pulso Áspero ou Fino.

Note que também há certo grau de depressão e insônia, porque a deficiência de Sangue pode afetar o Coração, assim como o corpo provavelmente é magro (em razão da deficiência de Sangue) em vez de tender à obesidade, como ocorre nos casos da deficiência de *Qi* do Baço.

A língua e o pulso também refletem a deficiência de Sangue, porque a primeira é fina e ligeiramente seca (em vez de ligeiramente úmida, como se observa com a deficiência de *Qi* do Baço) e o pulso é Áspero ou Fino (em vez de Vazio ou Fraco, como ocorre nos casos de deficiência de *Qi* do Baço e de *Yang* do Baço, respectivamente).

Precursores patológicos do padrão

Os precursores patológicos desse padrão são os mesmos da deficiência de *Qi* do Baço. Além disso, a deficiência de Sangue do Fígado frequentemente facilita o desenvolvimento da deficiência de Sangue do Baço (Figura 36.13).

Progressões patológicas do padrão

As progressões patológicas desse padrão são as mesmas da deficiência de *Qi* do Baço. Além disso, a deficiência de Sangue do Baço pode levar facilmente às deficiências de Sangue do Coração e Sangue do Fígado (ver Figura 36.13).

Tratamento

Princípios de tratamento: tonificar o *Qi* do Baço e nutrir o Sangue.

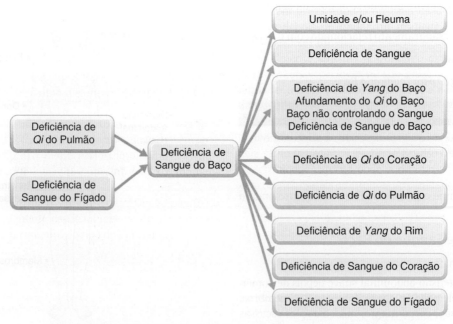

Figura 36.13 Padrão da deficiência de Sangue do Baço: precursores e progressões.

Acupuntura

- *Pontos*: VC-12 *Zhongwan*, E-36 *Zusanli*, BP-3 *Taibai*, BP-6 *Sanyinjiao*, B-20 *Pishu*, B-21 *Weishu*, VC-4 *Guanyuan* e B-17 *Geshu* (com moxa direta)
- *Método*: tonificação. Moxabustão pode ser aplicada
- *Explicação*:
  - VC-12, E-36, BP-3, BP-6, B-20 e B-21 tonificam o Baço
  - VC-4 nutre o Sangue, especialmente em relação ao Útero
  - B-17 com cones de moxa aplicados diretamente nutre o Sangue.

Fórmula fitoterápica

Gui Pi Tang – *Decocção para Tonificar o Baço*.

Três Tesouros

Acalmar Shen (variação da Gui Pi Tang).
  Mar Precioso (variação da Ba Zhen Tang).
  O Boxe 36.6 resume a deficiência de Sangue do Baço.

Boxe 36.6 Deficiência de Sangue do Baço

Manifestações clínicas
Falta de apetite, distensão abdominal suave depois de comer, fadiga, lassitude, pele pálida e opaca, fraqueza dos membros, fezes soltas, depressão, corpo magro, menstruações escassas ou amenorreia e insônia; língua Pálida, Fina e ligeiramente seca, pulso Áspero ou Fino.

Tratamento
VC-12 *Zhongwan*, E-36 *Zusanli*, BP-3 *Taibai*, BP-6 *Sanyinjiao*, B-20 *Pishu*, B-21 *Weishu*, VC-4 *Guanyuan* e B-17 *Geshu*.

Padrões de Cheio

▶ Umidade-Frio invadindo o Baço

Manifestações clínicas

Falta de apetite, sensação de plenitude no epigástrio e/ou abdome; sensação de frio no epigástrio, que melhora com a aplicação de calor; sensação de peso na cabeça e no corpo; gosto adocicado ou perda do paladar; ausência de sede; fezes amolecidas; lassitude, fadiga, náuseas, edema, pele branca e opaca, leucorreia (secreção vaginal) branca excessiva (Figura 36.14).

- *Língua*: Pálida com saburra branca pegajosa
- *Pulso*: Deslizante-Lento
- *Sintomas fundamentais*: plenitude abdominal, sensação de peso, língua com saburra branca pegajosa.

Dica de diagnóstico

Plenitude abdominal e língua com saburra branca pegajosa poderiam ser suficientes para diagnosticar Umidade-Frio invadindo o Baço.

Etiologia

Esse padrão é causado pela exposição à Umidade externa, que poderia estar associada às condições climáticas ou de moradia. Vale salientar que, embora esse padrão seja de origem externa (i. e., é causado por Umidade externa), quando está no Baço, o padrão é de Umidade interna e constitui um padrão interno.

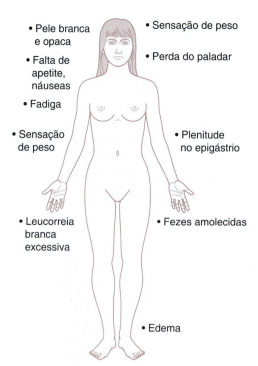

Figura 36.14 Umidade-Frio invadindo o Baço.

Patologia

Esse padrão de Excesso ocorre quando o Baço é invadido por Umidade externa. As manifestações clínicas citadas antes correspondem ao estágio agudo, mas esse padrão também pode ser crônico. As manifestações clínicas poderiam ser diferentes nos casos crônicos, principalmente no que se refere à língua e ao pulso. A língua poderia ser mais Pálida e o pulso parcialmente Fraco ou Encharcado.

A Umidade obstrui o tórax e o epigástrio e impede a circulação normal do *Qi*, causando a sensação típica de plenitude. A Umidade é um fator patogênico "pesado" e obstrui os músculos, daí a sensação característica de peso no corpo.

A Umidade impede que o *Yang* limpo ascenda à cabeça e isso causa a sensação de peso na cabeça.

As náuseas são causadas pela obstrução do epigástrio pela Umidade, impedindo que o *Qi* do Estômago desça.

O Baço abre-se na boca e, quando a Umidade obstrui esse órgão, ela afeta o paladar.

A Umidade é pesada e tende a descer: quando isso acontece, ela causa leucorreia.

A saburra pegajosa ou escorregadia da língua é altamente sugestiva de Umidade, assim como ocorre com o pulso Deslizante. O pulso poderia ser Lento apenas quando o Frio é acentuado.

O padrão descrito aqui se origina da invasão do Baço por Umidade externa, mas manifestações clínicas muito semelhantes podem ser causadas pela deficiência crônica de *Qi* do Baço resultando na formação de Umidade. Os aspectos diferenciadores principais são o pulso e a língua. No caso de Umidade causada por deficiência crônica de *Qi* do Baço, o pulso poderia ser Fraco e apenas ligeiramente Deslizante (em vez de Cheio-Deslizante) e a língua poderia ser Pálida e ter saburra fina (em vez de saburra espessa).

Nota clínica

BP-9 *Yinlingquan*, BP-6 *Sanyinjiao*, VC-9 *Shuifen*, VC-5 *Shimen* e B-22 *Sanjiaoshu* são cinco pontos importantes para dissolver Umidade.

Precursores patológicos do padrão

Nos casos agudos, não existem precursores patológicos desse padrão, porque ele é causado por uma invasão externa de Umidade. Entretanto, na realidade, quase sempre há deficiência preexistente de *Qi* do Baço, que predispõe o paciente à invasão de Umidade externa (Figura 36.15).

Progressões patológicas do padrão

Quando a Umidade obstrui o Baço por algum tempo, inevitavelmente causa (ou agrava) a deficiência do Baço. A Umidade-Frio também pode causar deficiência de *Yang* do Rim quando persiste por algum tempo.

Por fim, em alguns casos, a Umidade no Baço pode interferir com o livre fluxo do *Qi* do Fígado e resultar em estagnação (ver Figura 36.15).

Tratamento

Princípios de tratamento: dissolver a Umidade, expelir o Frio.

Acupuntura

- *Pontos*: BP-9 *Yinlingquan*, BP-6 *Sanyinjiao*, BP-3 *Taibai*, VC-12 *Zhongwan*, E-8 *Touwei*, B-22 *Sanjiaoshu*, B-20 *Pishu*, VC-9 *Shifen*, VC-11 *Jianli*, E-22 *Guanmen* e E-28 *Shuidao*
- *Método*: sedação ou neutro, exceto nos pontos que tonificam o Baço, que deve ser ativado por agulha com tonificação
- *Explicação*:
  - BP-9 dissolve Umidade do Aquecedor Inferior
  - BP-6 e BP-3 dissolvem Umidade
  - VC-12 tonifica o Baço para dissolver Umidade
  - E-8 dissolve Umidade na cabeça. Esse ponto é especialmente indicado para tratar sensação de peso na cabeça ou cefaleia devida à Umidade
  - B-22 dissolve Umidade, especialmente do Aquecedor Inferior
  - B-20 tonifica o Baço
  - VC-9 dissolve Umidade. Especialmente quando é combinado com VC-11 e E-22, esse ponto dissolve Umidade do Aquecedor Médio
  - E-28 dissolve Umidade do Aquecedor Inferior e do Útero

Fórmula fitoterápica

Ping Wei San – *Pó para Equilibrar o Estômago*.

Três Tesouros

Drenar os Campos (variação de Huo Po Xia Ling Tang).

O Boxe 36.7 resume Umidade-Frio invadindo o Baço.

Boxe 36.7 Umidade-Frio invadindo o Baço

Manifestações clínicas

Falta de apetite, sensação de plenitude no epigástrio e/ou abdome; sensação de frio no epigástrio, que melhora com a aplicação de calor; sensação de peso na cabeça e no corpo; gosto adocicado ou perda do paladar; ausência de sede; fezes amolecidas; lassitude, fadiga, náuseas, edema, pele branca e opaca, leucorreia branca excessiva, língua Pálida com saburra branca e pegajosa, pulso Deslizante-Lento.

Tratamento

BP-9 *Yinlingquan*, BP-6 *Sanyinjiao*, BP-3 *Taibai*, VC-12 *Zhongwan*, E-8 *Touwei*, B-22 *Sanjiaoshu*, B-20 *Pishu*, VC-9 *Shifen*, VC-11 *Jianli*, E-22 *Guanmen* e E-28 *Shuidao*.

▶ Umidade-Calor invadindo o Baço

Manifestações clínicas

Sensação de plenitude no epigástrio e/ou abdome inferior, dor epigástrica e/ou abdominal, falta de apetite, sensação de peso, sede sem vontade de beber, náuseas e vômitos, fezes amolecidas com odor fétido, sensação de ardência no ânus, sensação de calor, urina escassa e escura, febre baixa, cefaleia difusa com sensação de peso na cabeça, pele amarelada e opaca como casca de tangerina, escleróticas oculares amareladas, suor oleoso, gosto amargo, prurido ou erupções cutâneas (pápulas ou vesículas), transpiração que não atenua a febre e não resulta em eliminação de Calor (Figura 36.16).

- *Língua*: Vermelha com saburra amarela pegajosa
- *Pulso*: Deslizante-Rápido
- *Sintomas fundamentais*: plenitude abdominal, sensação de peso, língua com saburra amarela e pegajosa.

Dica de diagnóstico

Plenitude abdominal e língua com saburra amarela e pegajosa poderiam ser suficientes para diagnosticar Umidade-Calor invadindo o Baço.

Etiologia

Em geral, esse padrão é atribuído à Umidade-Calor externa (i.e., exposição ao clima quente e úmido). Também pode ser causado pela ingestão de alimentos contaminados ou sujos.

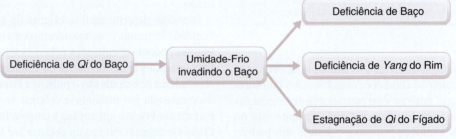

Figura 36.15 Padrão de Umidade-Frio invadindo o Baço: precursores e progressões.

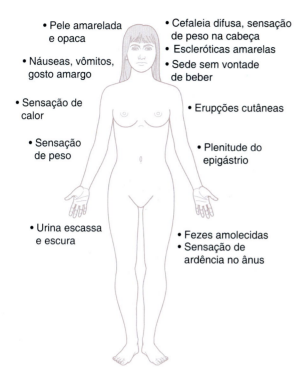

Figura 36.16 Umidade-Calor invadindo o Baço.

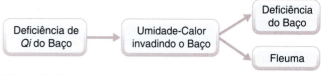

Figura 36.17 Padrão de Umidade-Calor invadindo o Baço: precursores e progressões.

Patologia

A patologia é essencialmente a mesma do padrão de Umidade-Frio invadindo o Baço, com a diferença de que, nesse caso, há Calor. A maioria dos sinais e sintomas pode ser analisada da mesma forma que as manifestações clínicas de Umidade-Frio. Por exemplo, a sensação de plenitude do epigástrio e/ou abdome, a sensação de peso, a náuseas, a língua com saburra pegajosa e o pulso Deslizante são atribuídos à Umidade.

A febre baixa é causada pela vaporização da Umidade-Calor e é constante ao longo de todo o dia (ao contrário da febre baixa causada pela deficiência de *Yin*, que ocorre apenas à tarde ou nas primeiras horas da noite).

O odor fétido das fezes, o gosto amargo, a sensação de ardência no ânus e a urina escassa e escura indicam Calor.

É importante ressaltar que, conforme foi descrito antes, esse padrão aplica-se apenas aos casos relativamente agudos de invasão de Umidade-Calor. Nos casos mais crônicos que encontramos na prática clínica, alguns dos sinais e sintomas referidos antes estão ausentes: por exemplo, a febre, a sensação de ardência no ânus e a pele semelhante à casca de tangerina. Contudo, essas manifestações clínicas podem ser encontradas nos casos crônicos: por exemplo, nos pacientes com colite ulcerativa.

Nota clínica

Umidade-Calor é uma causa extremamente comum de distúrbios urinários e/ou doenças cutâneas.

Precursores patológicos do padrão

Nos casos agudos, não existem precursores patológicos desse padrão porque ele é causado por uma invasão externa de Umidade. Contudo, na realidade, quase sempre há uma deficiência preexistente de *Qi* do Baço, que predispõe o paciente a esse tipo de invasão (Figura 36.17).

Nos casos crônicos, esse padrão pode desenvolver-se a partir de uma combinação de deficiência do Baço com Calor (em geral, no Estômago).

Progressões patológicas do padrão

O componente de Umidade do padrão de Umidade-Calor pode obstruir o Baço e causar ou agravar uma deficiência desse órgão. O componente de Calor desse padrão pode agravar a Umidade por condensação dos fluidos ou, com o tempo, também pode resultar na formação de Fleuma (ver Figura 36.17).

Tratamento

Princípios de tratamento: dissolver a Umidade, eliminar o Calor.

Acupuntura

- *Pontos*: BP-9 *Yinlingquan*, BP-6 *Sanyinjiao*, VG-9 *Zhiyang*, IG-11 *Quchi*, B-20 *Pishu*, VB-34 *Yanglingquan*, VC-9 *Shuifen*, VC-11 *Jianli*, E-22 *Guanmen*, E-28 *Shuidao* e B-22 *Sanjiaoshu*
- *Método*: sedação, exceto nos pontos que fortalecem o Baço, que devem ser tonificados. Sem moxabustão
- *Explicação*:
  - BP-9 e BP-6 dissolvem Umidade e Umidade-Calor do Aquecedor Inferior
  - VG-9 dissolve Umidade-Calor
  - IG-11 elimina Calor e dissolve Umidade
  - B-20 tonifica o Baço
  - VB-34 dissolve Umidade-Calor
  - VC-9 dissolve Umidade estimulando a transformação e o transporte dos líquidos
  - VC-9, VC-11 e E-22 dissolvem Umidade do Aquecedor Médio
  - E-28 e B-22 dissolvem Umidade do Aquecedor Inferior.

Fórmula fitoterápica

Lian Po Yin – *Decocção de Coptis-Magnólia*.

Três Tesouros

Relaxar os Músculos (variação de Lian Po Yin).

O Boxe 36.8 resume Umidade-Calor invadindo o Baço.

Boxe 36.8 Umidade-Calor invadindo o Baço

Manifestações clínicas

Sensação de plenitude no epigástrio e/ou abdome inferior, dor epigástrica e/ou abdominal, falta de apetite, sensação de peso, sede sem vontade de beber, náuseas e vômitos, fezes amolecidas com odor fétido, sensação de ardência no ânus, sensação de calor, urina escassa e escura, febre baixa, cefaleia difusa com sensação de peso na cabeça, pele amarelada e opaca como casca de tangerina, escleróticas oculares amareladas, suor oleoso, gosto amargo, prurido ou erupções cutâneas (pápulas ou vesículas), transpiração que não atenua a febre e não resulta em eliminação de Calor, língua Vermelha com saburra amarela pegajosa, pulso Deslizante-Rápido.

Tratamento

BP-9 *Yinlingquan*, BP-6 *Sanyinjiao*, VG-9 *Zhiyang*, IG-11 *Quchi*, B-20 *Pishu*, VB-34 *Yanglingquan*, VC-9 *Shuifen*, VC-11 *Jianli*, E-22 *Guanmen*, E-28 *Shuidao* e B-22 *Sanjiaoshu*.

Padrões combinados

▶ Deficiência simultânea de Sangue do Baço e do Coração

Manifestações clínicas

Palpitações, tontura, insônia, sono perturbado por sonhos, memória fraca, ansiedade, tendência a sobressaltar-se, pele pálida e opaca, palidez labial, fadiga, fraqueza muscular, fezes amolecidas, falta de apetite e menstruações escassas (Figura 36.18).

- *Língua*: Pálida e Fina
- *Pulso*: Áspero ou Fino
- *Sintomas fundamentais*: palpitações, insônia, fadiga, fezes amolecidas, menstruações escassas.

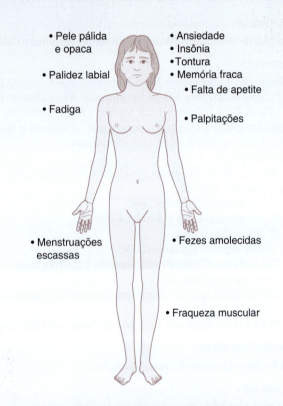

Figura 36.18 Deficiência simultânea de Sangue do Baço e do Coração.

> **Dica de diagnóstico**
>
> Palpitações, insônia, fezes amolecidas e menstruações escassas poderiam ser suficientes para diagnosticar deficiência simultânea de Sangue do Baço e do Coração.

Etiologia

Dieta

Uma dieta pobre em nutrientes e alimentos formadores do Sangue (inclusive carnes vermelhas) causa deficiência de Sangue em geral e, especificamente, deficiência de Sangue do Baço.

Estresse emocional

Tristeza, mágoa, ansiedade e preocupação por um período longo podem perturbar a Mente que, por sua vez, pode deprimir a função do Coração. Como o Coração governa o Sangue, isso por fim pode resultar em deficiência de Sangue do Coração.

Trabalho físico excessivo

O excesso de trabalho físico pode causar danos aos músculos e, consequentemente, ao Baço: quando esse órgão está em deficiência por um período longo, a deficiência de Sangue do Baço pode desenvolver-se porque o *Qi* dos Alimentos é o precursor do Sangue.

A etiologia da deficiência simultânea de Sangue do Baço e do Coração geralmente é uma combinação dos três fatores citados antes.

Sangramento grave

Uma hemorragia profusa (p. ex., durante o nascimento de um bebê) pode causar deficiência de Sangue, porque o Coração governa o Sangue. Com o tempo, isso pode causar deficiência de Sangue do Coração. Como o *Qi* do Baço sustenta o Sangue, o sangramento também pode enfraquecer o *Qi* do Baço e, finalmente, o Sangue do Baço.

Patologia

A patologia da deficiência de Sangue do Coração já foi descrita antes. A "deficiência de Sangue do Baço" origina-se da deficiência de *Qi* desse órgão e essa expressão descreve as alterações patológicas que ocorrem quando o *Qi* dos Alimentos (*Gu Qi*) produzido pelo Baço não permite a formação de Sangue suficiente. As manifestações clínicas relacionadas com o "Sangue do Baço" são basicamente as mesmas da deficiência de *Qi* do Baço, quando ela resulta na produção insuficiente de Sangue.

Fadiga e fraqueza muscular são atribuídas à deficiência de *Qi* do Baço, que não transporta as essências dos alimentos aos músculos. As fezes tornam-se amolecidas quando o *Qi* do Baço desce em vez de ascender e as funções do Baço de transportar e transformar as essências dos alimentos são prejudicadas.

Quando o *Qi* do Alimento produzido pelo Baço não permite a formação de Sangue suficiente, o Sangue do Baço torna-se deficiente e isso pode resultar em menstruações escassas. Vale salientar que esse é apenas um dos fatores envolvidos na patologia das menstruações escassas. Em uma perspectiva diferente, os Rins são a fonte do *Tian Gui*, ou Sangue menstrual (Figura 36.19).

Precursores patológicos do padrão

A deficiência de Sangue do Baço sempre é precedida da deficiência de *Qi* do Baço: não é possível existir a primeira sem a última.

A deficiência de Sangue do Fígado pode resultar na deficiência de Sangue do Coração e/ou Baço, de forma que pode ocorrer deficiência de Sangue em todos esses três órgãos (Coração, Fígado e Baço) (Figura 36.20).

Progressões patológicas do padrão

A deficiência simultânea de Sangue do Coração e do Baço pode causar deficiência de Sangue do Fígado e deficiência dos Rins (ver Figura 36.20).

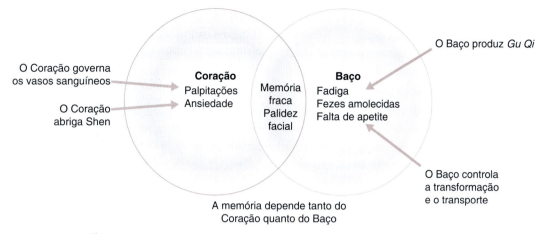

Figura 36.19 Patologia da deficiência simultânea de Sangue do Baço e do Coração.

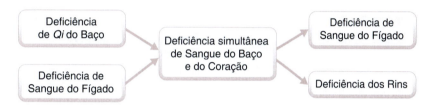

Figura 36.20 Padrão da deficiência simultânea de Sangue do Baço e do Coração: precursores e progressões.

Tratamento

Princípios de tratamento: nutrir o Sangue, tonificar o Coração e o Baço e acalmar a Mente.

Acupuntura

- *Pontos*: C-7 *Shenmen*, PC-6 *Neiguan*, VC-14 *Juque*, VC-15 *Jiuwei*, VC-4 *Guanyuan*, B-17 *Geshu* (com moxa), B-20 *Pishu*, VC-12 *Zhongwan*, E-36 *Zusanli* e BP-6 *Sanyinjiao*
- *Método*: tonificação em todos. Pode ser aplicada moxabustão
- *Explicação*:
  - C-7 nutre o Sangue do Coração e acalma a Mente
  - PC-6 tonifica o Sangue do Coração e acalma a Mente
  - VC-14 e VC-15 tonificam o Sangue do Coração e acalmam a Mente. Esses dois pontos são especialmente úteis quando há ansiedade acentuada
  - VC-4, B-17 e B-20 tonificam o Sangue. B-17 é o ponto Mestre do Sangue e B-20 é o ponto *Shu* Dorsal do Baço e este último tonifica o *Qi* do Baço para produzir mais Sangue
  - B-20, VC-12, E-36 e BP-6 tonificam o *Qi* e o Sangue do Baço.

Fórmula fitoterápica

Gui Pi Tang – *Decocção para Tonificar o Baço*.

Três Tesouros

Acalmar o Shen (variação de Gui Pi Tang).

O Boxe 36.9 resume a deficiência simultânea de Sangue do Baço e do Coração.

Boxe 36.9 Deficiência simultânea de Sangue do Baço e do Coração

Manifestações clínicas

Palpitações, tontura, insônia, sono perturbado por sonhos, memória fraca, ansiedade, tendência a sobressaltar-se, pele pálida e opaca, palidez labial, fadiga, fraqueza muscular, fezes amolecidas, falta de apetite e menstruações escassas, língua Pálida e Fina, Pulso Áspero ou Fino.

Tratamento

C-7 *Shenmen*, PC-6 *Neiguan*, VC-14 *Juque*, VC-15 *Jiuwei*, VC-4 *Guanyuan*, B-17 *Geshu* (com moxa), B-20 *Pishu*, VC-12 *Zhongwan*, E-36 *Zusanli* e BP-6 *Sanyinjiao*.

▶ Deficiência simultânea de *Qi* do Baço e do Pulmão

Manifestações clínicas

Falta de apetite, distensão abdominal suave depois de comer, fadiga, lassitude, palidez, fraqueza dos membros, fezes amolecidas, tendência à obesidade, dispneia branda, tosse suave, voz fraca, sudorese diurna espontânea, aversão a conversar, tendência a pegar resfriados, aversão ao frio (Figura 36.21).

- *Língua*: Pálida
- *Pulso*: Vazio, especialmente no lado direito
- *Sintomas fundamentais*: falta de apetite, fadiga e dispneia.

Dica de diagnóstico

Falta de apetite, fadiga e dispneia poderiam ser suficientes para diagnosticar deficiência simultânea de *Qi* do Baço e do Pulmão.

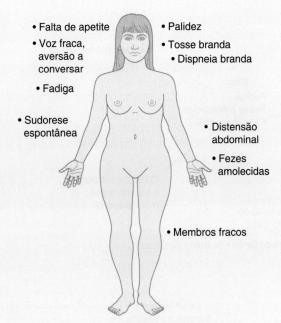

Figura 36.21 Deficiência simultânea de *Qi* do Baço e do Pulmão.

Etiologia

Dieta

Hábitos dietéticos irregulares ou dieta pobre em nutrientes pode causar deficiência de *Qi* do Baço.

Estilo de vida

Estilo de vida sedentário com postura abaixada sobre uma mesa pode causar deficiência de *Qi* do Pulmão. As profissões que exigem falar muito (p. ex., professor) também podem enfraquecer o *Qi* do Pulmão.

Em condições patológicas, a deficiência de um frequentemente afeta o outro: uma dieta pobre em nutrientes enfraquece o Baço e, por fim, afeta os Pulmões porque eles não recebem quantidades suficientes de *Qi* dos Alimentos. Por outro lado, respiração insatisfatória, falta de exercícios e intervalos muito longos reclinado sobre uma mesa ao longo de vários anos enfraquecem o *Qi* do Pulmão: a quantidade de ar inspirado é insuficiente, o *Qi* do Pulmão enfraquece e, por esta razão, os Pulmões dispõem de quantidades insuficientes de *Qi* para produzir o *Qi* Verdadeiro (*Zhen Qi*).

Patologia

O Baço e os Pulmões estão envolvidos na produção de *Qi* e afetam um ao outro em condições de saúde e doença (Figura 36.22).

O Baço é a fonte de *Qi* dos Alimentos, a partir do qual todo *Qi* é produzido; os Pulmões controlam a respiração e a inspiração do ar, que se combina com *Qi* do Alimento para produzir *Qi* Verdadeiro. Desse modo, esses dois órgãos determinam os estágios cruciais da produção de *Qi*. Em medicina chinesa, há o seguinte ditado: *"O Baço é a fonte de Qi e os Pulmões são o eixo do Qi."* [3]

Precursores patológicos do padrão

Em geral, a deficiência simultânea de *Qi* do Baço e dos Pulmões é um padrão de "primeira linha", ou seja, frequentemente não tem precursores patológicos porque ela própria é um padrão precursor (Figura 36.23).

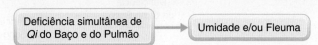

Figura 36.23 Padrão da deficiência simultânea de *Qi* do Baço e do Pulmão.

Progressões patológicas do padrão

A deficiência prolongada de *Qi* do Baço comumente resulta na formação de Umidade e/ou Fleuma. A deficiência de *Qi* do Pulmão, especialmente quando se combina com a deficiência de *Qi* do Baço, pode contribuir para a formação de Fleuma (ver Figura 36.23).

Tratamento

Princípio de tratamento: tonificar o *Qi* do Pulmão e do Baço.

Acupuntura

- *Pontos*: P-9 *Taiyuan*, B-13 *Feishu*, P-7 *Lieque*, VG-12 *Shenzhu*, VC-6 *Qihai*, E-36 *Zusanli*, VC-12 *Zhongwan*, BP-3 *Taibai*, BP-6 *Sanyinjiao*, B-20 *Pishu* e B-21 *Weishu*
- *Método*: tonificação
- *Explicação*:
  - P-9 e B-13 tonificam o *Qi* do Pulmão
  - P-7 tonifica o *Qi* do Pulmão e restabelece sua descensão

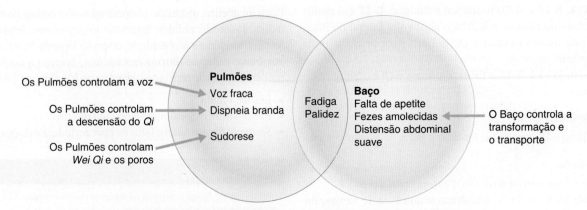

Figura 36.22 Patologia das deficiências simultâneas de *Qi* do Baço e do Pulmão.

- VG-12 tonifica o *Qi* do Pulmão, principalmente nas doenças crônicas
- VC-6 tonifica o *Qi* em geral. O canal dos Pulmões desce até a região em que se localiza esse ponto
- E-36, VC-12, BP-3, BP-6, B-20 e B-21 tonificam o *Qi* do Baço.

Fórmula fitoterápica

Si Jun Zi Tang – *Decocção dos Quatro Cavalheiros* – mais Huang Qi Radix *Astragali membranacei*.

Liu Jun Zi Tang – *Decocção dos Seis Cavalheiros* – mais Huang Qi Radix *Astragali membranacei*.

O Boxe 36.10 resume a deficiência simultânea de *Qi* do Baço e do Pulmão.

Boxe 36.10 Deficiência simultânea de Qi do Baço e do Pulmão

Manifestações clínicas

Falta de apetite, distensão abdominal suave depois de comer, fadiga, lassitude, palidez, fraqueza dos membros, fezes amolecidas, tendência à obesidade, dispneia branda, tosse suave, foz fraca, sudorese diurna espontânea, aversão a falar, tendência a pegar resfriados, aversão ao frio, língua Pálida, pulso Vazio, especialmente no lado direito.

Tratamento

P-9 *Taiyuan*, B-13 *Feishu*, P-7 *Lieque*, VG-12 *Shenzhu*, VC-6 *Qihai*, E-36 *Zusanli*, VC-12 *Zhongwan*, BP-3 *Taibai*, BP-6 *Sanyinjiao*, B-20 *Pishu* e B-21 *Weishu*.

▶ Deficiência simultânea de Sangue do Baço e do Fígado

Manifestações clínicas

Falta de apetite, distensão abdominal suave depois de comer, fadiga, lassitude, pele pálida e opaca, fraqueza dos membros, fezes amolecidas, corpo magro, menstruações escassas ou amenorreia, insônia, tontura, dormência dos membros, visão turva, manchas "flutuantes" à frente dos olhos, visão noturna reduzida, palidez labial, fraqueza muscular, cãibras, unhas esbranquiçadas e quebradiças, pele e cabelos secos, depressão branda, sensação de inutilidade (falta de objetivo na vida) (Figura 36.24).

- *Língua*: corpo Pálido, especialmente nas laterais que, nos casos extremos, podem adquirir coloração alaranjada e estar secas
- *Pulso*: Áspero ou Fino
- *Sintomas fundamentais*: fezes amolecidas, menstruações escassas, borramento visual e língua com laterais pálidas.

Dica de diagnóstico

Fezes amolecidas, menstruações escassas e borramento visual poderiam ser suficientes para diagnosticar deficiência simultânea de Sangue do Baço e do Fígado.

Etiologia

Em geral, esse padrão é atribuído aos fatores dietéticos: seja uma dieta com carência de nutrientes ou com quantidades excessivas de alimentos crus e frios.

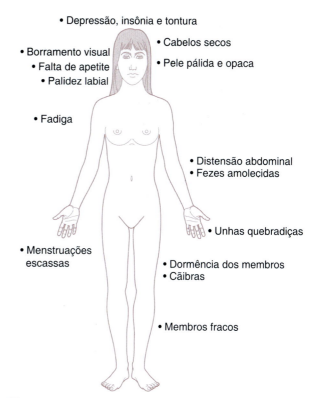

Figura 36.24 Deficiência simultânea de Sangue do Baço e do Fígado.

Patologia

O Baço é a origem do Sangue, porque o *Qi* dos Alimentos (*Gu Qi*) produzido pelo Baço constitui a base para a formação do Sangue. Quando há deficiência de *Qi* do Baço, a quantidade de Sangue produzida é insuficiente. Como o Fígado armazena Sangue, quando ele está deficiente, o Fígado tem Sangue insuficiente. Isso causa tontura, borramento visual, dormência, menstruações escassas e língua com laterais pálidas ou de cor laranja.

A depressão branda e o sentimento de inutilidade (falta de objetivo na vida) são devidos à falta de "movimento" da Alma Etérea (*Hun*) abrigada no Fígado.

Os outros sinais e sintomas como fezes amolecidas, falta de apetite e membros fracos são típicos da deficiência de *Qi* do Baço (Figura 36.25).

Precursores patológicos do padrão

A deficiência de *Qi* do Baço sempre precede à deficiência de Sangue do Baço (Figura 36.26).

Progressões patológicas do padrão

A deficiência simultânea de Sangue do Baço e do Fígado pode causar deficiência de Sangue do Coração (ver Figura 36.26).

Tratamento

Princípios de tratamento: tonificar *Qi* do Baço e nutrir o Sangue do Fígado.

Acupuntura

- *Pontos*: F-8 *Ququan*, BP-6 *Sanyinjiao*, VC-4 *Guanyuan*, B-18 *Ganshu*, B-23 *Shenshu*, VC-12 *Zhongwan*, E-36 *Zusanli*, BP-3 *Taibai*, B-20 *Pishu*, B-21 *Weishu* e B-17 *Geshu* (com aplicação direta de moxa)

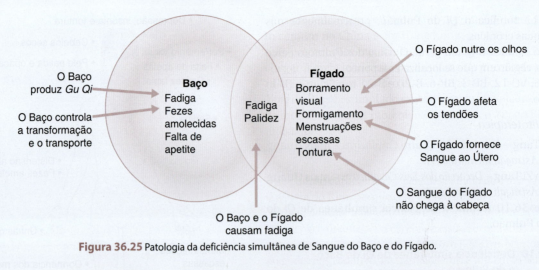

Figura 36.25 Patologia da deficiência simultânea de Sangue do Baço e do Fígado.

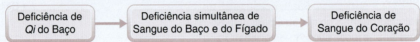

Figura 36.26 Padrão da deficiência simultânea de Sangue do Baço e do Fígado: precursores e progressões.

- *Método*: tonificação; pode ser aplicada moxabustão
- *Explicação*:
  - F-8 e BP-6 tonificam o Sangue do Fígado
  - VC-4 nutre o Sangue
  - B-18 e B-23 nutrem o Sangue do Fígado
  - VC-12, E-36, BP-3, B-20 e B-21 tonificam o *Qi* do Baço
  - B-17 nutre o Sangue (com aplicação direta de moxa).

Fórmula fitoterápica

Gui Pi Tang – *Decocção para Tonificar o Baço*.

Três Tesouros

Acalmar Shen (variação de Gui Pi Tang).

O Boxe 36.11 resume a deficiência simultânea de Sangue do Baço e do Fígado.

Boxe 36.11 Deficiência simultânea de Sangue do Baço e do Fígado

Manifestações clínicas

Falta de apetite, distensão abdominal suave depois de comer, fadiga, lassitude, pele pálida e opaca, fraqueza dos membros, fezes amolecidas, corpo magro, menstruações escassas ou amenorreia, insônia, tontura, dormência dos membros, visão turva, manchas "flutuantes" à frente dos olhos, visão noturna reduzida, palidez labial, fraqueza muscular, cãibras, unhas esbranquiçadas e quebradiças, pele e cabelos secos, depressão branda, sensação de inutilidade (falta de objetivo na vida); língua pálida, especialmente nas laterais, e seca; pulso Áspero ou Fino.

Tratamento

F-8 *Ququan*, BP-6 *Sanyinjiao*, VC-4 *Guanyuan*, B-18 *Ganshu*, B-23 *Shenshu*, VC-12 *Zhongwan*, E-36 *Zusanli*, BP-3 *Taibai*, B-20 *Pishu*, B-21 *Weishu* e B-17 *Geshu*.

▶ Obstrução do Baço por Umidade com estagnação de *Qi* do Fígado

Manifestações clínicas

Sensação de opressão e plenitude no epigástrio, náuseas, ausência de apetite, fezes amolecidas, sensação de peso, boca seca sem vontade de beber, pele amarelada, dor no hipocôndrio, gosto pegajoso, distensão do epigástrio e do hipocôndrio, irritabilidade (Figura 36.27).

- *Língua*: saburra amarelada espessa e pegajosa
- *Pulso*: Deslizante-em Corda
- *Sintomas fundamentais*: plenitude no epigástrio, distensão do hipocôndrio e língua com saburra amarelada espessa e pegajosa.

Dica de diagnóstico

Plenitude do epigástrio, distensão do hipocôndrio e língua com saburra amarela espessa e pegajosa.

Etiologia

Esse padrão é causado pela ingestão exagerada de alimentos gordurosos e laticínios, que tendem a formar Umidade no Baço.

Patologia

Quando o Baço está deficiente e não consegue desempenhar suas funções de transformar e transportar, líquidos acumulam-se na forma de Umidade. A Umidade impede a circulação do *Qi* no Aquecedor Médio, interferindo com a direção certa do seu fluxo (ascensão do *Qi* do Baço, descensão do *Qi* do Estômago e livre fluxo do *Qi* do Fígado). Depois de muito tempo, a obstrução por Umidade forma Calor. A Umidade começa a interferir com o livre fluxo do *Qi* do Fígado e com o fluxo da bile: o *Qi* do Fígado fica estagnado no Aquecedor Médio e a Vesícula Biliar não consegue secretar bile.

Na perspectiva dos Cinco Elementos, isso corresponde a Terra agredindo Madeira.

Precursores patológicos do padrão

A deficiência de *Qi* do Baço pode resultar na formação de Umidade: isso obstrui o Aquecedor Médio e pode interferir com o livre fluxo do *Qi* do Fígado (Figura 36.28).

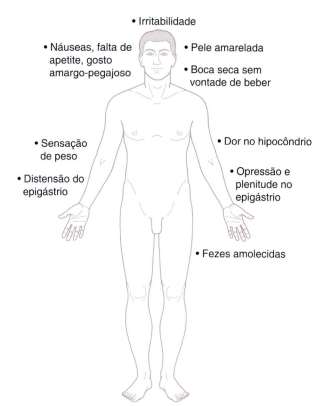

Figura 36.27 Obstrução do Baço por Umidade com estagnação de *Qi* do Fígado.

Progressões patológicas do padrão

Depois de algum tempo, a Umidade no Aquecedor Médio pode formar Fleuma. A estagnação de *Qi* do Fígado pode causar estase de Sangue ou formar Calor (ver Figura 36.28).

Tratamento

Princípios de tratamento: dissolver Umidade, promover o livre fluxo do *Qi* do Fígado e eliminar Calor.

Acupuntura

- *Pontos*: VC-12 *Zhongwan*, BP-6 *Sanyinjiao*, BP-3 *Taibai*, BP-9 *Yinlingquan*, B-20 *Pishu*, F-13 *Zhangmen*, F-14 *Qimen*, VB-24 *Riyue*, VB-34 *Yanglingquan*, F-3 *Taichong* e E-19 *Burong*
- *Método*: sedação para os pontos dos canais do Fígado e da Vesícula Biliar, assim como para BP-6, F-13 e BP-3 (para dissolver Fleuma); tonificação para os outros pontos (para tonificar o Baço)

- *Explicação*
  - VC-12 tonifica o Baço para dissolver Umidade
  - BP-6, BP-3 e BP-9 dissolvem Umidade
  - B-20 tonifica o Baço para dissolver Umidade
  - F-13 promove o livre fluxo do *Qi* do Fígado e dissolve Umidade do Aquecedor Médio
  - F-14 promove o livre fluxo do *Qi* do Fígado
  - VB-24 promove o livre fluxo do *Qi* do Fígado e a secreção de bile
  - VB-34 promove o livre fluxo do *Qi* do Fígado no Aquecedor Médio
  - F-3 promove o livre fluxo do *Qi* do Fígado
  - E-19 elimina Umidade do Aquecedor Médio.

Fórmula fitoterápica

Ping Wei San – *Pó para Equilibrar o Estômago* – mais Mu Xiang Radix *Auklandiae lappae* e Xiang Fu *Rhizoma Cyperi rotundi*.

Huo Xiang Zheng Qi San – *Pó de Hissopo para Qi Vertical* – mais Mu Xiang Radix *Aucklandiae lappae* e Xiang Fu *Rhizoma Cyperi rotundi*.

Yi Jia Jian Zheng Qi San – *Primeira Variação do Pó para Qi Vertical*.

O Boxe 36.12 resume a obstrução do Baço por Umidade com estagnação de *Qi* do Fígado.

Boxe 36.12 Obstrução do Baço por Umidade com estagnação de Qi do Fígado

Manifestações clínicas

Sensação de opressão e plenitude no epigástrio, náuseas, ausência de apetite, fezes amolecidas, sensação de peso, boca seca sem vontade de beber, pele amarelada, dor no hipocôndrio, gosto pegajoso, distensão do epigástrio e do hipocôndrio, irritabilidade, língua com saburra amarela espessa e pegajosa, pulso Deslizante-em Corda.

Tratamento

VC-12 *Zhongwan*, BP-6 *Sanyinjiao*, BP-3 *Taibai*, BP-9 *Yinlingquan*, B-20 *Pishu*, F-13 *Zhangmen*, F-14 *Qimen*, VB-24 *Riyue*, VB-34 *Yanglingquan*, F-3 *Taichong* e E-19 *Burong*.

 Resultados do aprendizado

Neste capítulo, você aprendeu:

- O significado da Umidade (externa ou interna) como causa de desequilíbrio do Baço e sua frequência na prática clínica
- Os efeitos da preocupação e da introspecção no *Qi* do Baço
- Como a dieta pode afetar positiva ou negativamente o Baço
- Como reconhecer os seguintes padrões de Deficiência:
  - *Deficiência de Qi do Baço*: fadiga e fezes amolecidas com língua Pálida e pulso Vazio

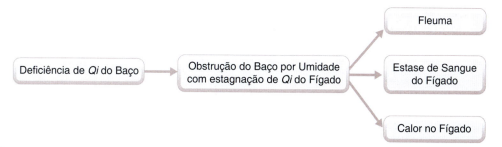

Figura 36.28 Padrão da obstrução do Baço por Umidade com estagnação de *Qi* do Fígado: precursores e progressões.

- *Deficiência de Yang do Baço*: fezes amolecidas, fadiga e sensação de frio com língua Pálida e Úmida
- *Afundamento do Qi do Baço*: sensação de peso para baixo, pulso Fraco e outros sinais e sintomas da deficiência de *Qi* do Baço
- *Baço não controlando o Sangue*: pulso Fino, língua Pálida e sangramento
- *Deficiência de Sangue do Baço*: fadiga, distensão abdominal suave e menstruações escassas
- Como reconhecer os seguintes padrões de Excesso:
  - *Umidade-Frio invadindo o Baço*: plenitude abdominal e língua com saburra branca e espessa
  - *Umidade-Calor invadindo o Baço*: plenitude abdominal e língua com saburra amarela e espessa
- Como reconhecer os seguintes padrões combinados:
  - *Deficiência simultânea de Sangue do Baço e do Coração*: palpitações, insônia, fezes amolecidas e menstruações escassas
  - *Deficiência simultânea de Qi do Baço e do Pulmão*: falta de apetite, fadiga e dispneia
  - *Deficiência simultânea de Sangue do Baço e do Fígado*: fezes amolecidas, menstruações escassas e borramento visual
  - *Obstrução do Baço por Umidade com estagnação de Qi do Fígado*: plenitude no epigástrio, distensão do hipocôndrio e língua com saburra amarela, espessa e pegajosa
- Como lembrar-se do seguinte padrão combinado do Baço:
  - Deficiência simultânea de *Qi* do Baço e do Estômago (descrita com os padrões do Estômago, no Capítulo 38).

Dicas para o aprendizado

Deficiência de Qi do Baço

Primeiramente, pense nas manifestações gerais da deficiência de *Qi*: fadiga, língua Pálida e pulso Vazio.

Com a desarmonia do Baço, os sintomas digestivos são fundamentais e, por esta razão, lembre-se que o paciente tem falta de apetite e fezes amolecidas.

A deficiência de *Qi* do Baço é o núcleo de todos os outros padrões de deficiência do Baço, isto é:
- Deficiência de *Yang* do Baço: membros frios
- Afundamento do *Qi* do Baço: prolapso
- Baço não controlando o Sangue: sangramento
- Deficiência de Sangue do Baço: menstruações escassas.

Umidade no Baço

Primeiramente, pense nas manifestações gerais de Umidade: sensação de peso, plenitude abdominal, língua com saburra pegajosa e pulso Deslizante.

Em seguida, como também ocorre com todos os padrões do Baço, os sintomas digestivos são fundamentais, daí náuseas, falta de apetite e plenitude epigástrica.

Nos casos de Umidade-Frio, acrescente membros frios e sensação de frio; nos casos de Umidade-Calor, acrescente sensação de calor e sede sem vontade de beber.

Lembre-se que Umidade é um padrão de Cheio e que está refletido na saburra da língua (espessa e pegajosa) e no pulso (Deslizante-Cheio).

Questões de autoavaliação

1. Quando uma mulher poderia estar especialmente suscetível a uma invasão de Umidade externa?
2. Quais são os hábitos dietéticos que podem causar deficiência de Qi do Baço?
3. Qual é a patologia dos membros fracos e da fadiga associados ao padrão de deficiência de Qi do Baço?
4. Por que a língua úmida está associada à deficiência de Yang do Baço?
5. Qual é o fator etiológico mais importante responsável pela deficiência de Sangue do Baço?
6. Uma mulher refere falta de apetite, plenitude abdominal, sensação de cabeça e corpo pesados, leucorreia e tem língua Pálida com saburra branca e pegajosa. De qual padrão você suspeitaria?
7. Qual é o precursor clínico comum do padrão crônico de Umidade-Calor invadindo o Baço?
8. Quais sintomas fundamentais você poderia buscar para diagnosticar o padrão de deficiência simultânea de Sangue do Baço e do Coração?
9. Qual é a patologia dos sintomas de Calor associados ao padrão combinado de Obstrução do Baço por Umidade com Estagnação de Qi do Fígado?

Ver respostas no Apêndice 6.

Notas

1. O conceito de que as mulheres deveriam prestar atenção para não se exporem à Umidade durante o período menstrual e especialmente depois do nascimento de um bebê está profundamente enraizado na cultura chinesa. Mesmo hoje em dia, nas regiões rurais, algumas mulheres adotam o costume de não se lavarem de forma alguma por 1 mês depois do nascimento de um bebê. Em todas as regiões da China, tanto nas áreas rurais quanto nas cidades, as mulheres frequentemente não lavam seus cabelos quando estão menstruadas.
2. Alguns livros de texto modernos de medicina chinesa, inclusive *Essentials of Chinese Acupuncture*, chamam a emoção relacionada com o Baço de "meditação". Evidentemente, isso é um erro de tradução do caractere chinês que significa simplesmente "pensar" ou "introspecção". Longe de ser uma causa de doença, a meditação é muito benéfica ao Baço e ao Coração.
3. 1981 Syndromes and Treatment of the Internal Organs (*Zang Fu Zheng Zhi 脏 腑 证 治*), Tianjin Scientific Publishing House, Tianjin, p. 291.

SEÇÃO 2 PARTE 6

Padrões do Rim 37

Etiologia geral, 478
  Fraqueza hereditária, 478
  Estresse emocional, 479
  Atividade sexual excessiva, 479
  Doenças crônicas, 479
  Excesso de trabalho, 479
  Idade avançada, 479
Padrões de Vazio, 480
  Deficiência de *Yang* do Rim, 480
  Deficiência de *Yin* do Rim, 481
  Qi do Rim sem Firmeza, 483

Rins falhando na recepção do *Qi, 485*
Deficiência de Essência do Rim, 486
Padrões de Vazio/Cheio, 488
  Deficiência de *Yang* do Rim, fluxo excessivo de Água, 488
  Deficiência de *Yin* do Rim, Calor-Vazio queimando, 490
Padrões combinados, 491
  Deficiência simultânea de *Yin* do Rim e *Yin* do Fígado, 491
  Rins e Coração desarmonizados, 493
  Deficiência simultânea de *Yin* do Rim e do Pulmão, 495
  Deficiência simultânea de *Yang* do Rim e do Baço, 496
Notas, 499

As funções dos Rins são (ver Capítulo 10):

- Armazenam a Essência (*Jing*) e governam o nascimento, o crescimento, a reprodução e o desenvolvimento
- Produzem Medula, que preenche o cérebro e controla os ossos
- Governam a Água
- Controlam o recebimento do *Qi*
- Abrem-se nas orelhas
- Manifestam-se nos cabelos
- Controlam a saliva
- Controlam os dois orifícios inferiores
- Abrigam a Força de Vontade (*Zhi*)
- Controlam o Portão da Vitalidade (Fogo Ministerial, *Ming Men*).

A função principal do Rim é armazenar Essência e governar o nascimento, o crescimento e a reprodução. Como a Essência do Rim nunca pode estar em excesso, mas apenas pode estar deficiente, a teoria da medicina chinesa sustenta que os Rins não têm padrões de Excesso, mas apenas de Deficiência. Entretanto, existe uma exceção porque a Umidade-Calor aguda pode afetar a Bexiga e os Rins. Com as doenças crônicas, contudo, todos os padrões do Rim são do tipo de Deficiência, ou do tipo de Deficiência/Excesso combinados.

Um aspecto fundamental a qualquer patologia do Rim é a dualidade entre *Yin* do Rim e *Yang* do Rim. Embora essa dualidade possa ser observada tanto em fisiologia quanto em patologia, é nas condições patológicas que se torna mais evidente.

O *Yin* do Rim representa a Essência (*Jing*) e os líquidos dentro dos Rins. O *Yang* do Rim é a força motriz de todos os processos fisiológicos e a raiz da transformação e do movimento: isto

é o Fogo fisiológico. O *Yin* do Rim é o fundamento material do *Yang* do Rim, enquanto *Yang* do Rim é a manifestação externa do *Yin* do Rim.

Todos os processos patológicos dos Rins manifestam-se obrigatoriamente por uma deficiência de *Yin* do Rim ou *Yang* do Rim. Por exemplo, os padrões de *Qi* do Rim sem Firmeza e Rins falhando na recepção do *Qi* são variações da deficiência de *Yang* do Rim, enquanto o padrão de deficiência da Essência do Rim é um tipo de deficiência de *Yin* do Rim (embora, algumas vezes, possa ser evidenciada por sinais e sintomas de deficiência de *Yang* do Rim). Desse modo:

Deficiência de *Yang* do Rim	Deficiência de *Yin* do Rim
Qi do Rim sem Firmeza	Deficiência de Essência do Rim
Rim falhando na recepção do *Qi*	

Entretanto, como foi mencionado antes no capítulo sobre funções do Rim (Capítulo 10), *Yin* do Rim e *Yang* do Rim têm a mesma raiz e nada mais são que as duas manifestações da mesma substância. Por essa razão, nas condições patológicas, a deficiência de *Yin* do Rim também implica obrigatoriamente – ainda que em menor grau – deficiência de *Yang* do Rim, e vice-versa. Em alguns casos e principalmente nas mulheres com mais de 45 anos, a deficiência do Rim quase sempre inclui *Yin* do Rim e *Yang* do Rim. Entretanto, é importante ressaltar que a deficiência sempre é primariamente de *Yin* ou de *Yang*: ela nunca pode ser de 50% de *Yin* e 50% de *Yang*. Isso pode ser expresso graficamente (Figura 37.1).

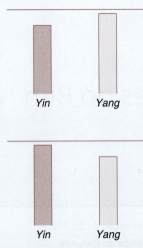

Figura 37.1 Deficiências simultâneas de Yin do Rim e Yang do Rim.

É interessante notar que esse diagrama difere dos que foram geralmente apresentados até aqui, porque a coluna de *Yin* está abaixo da marca normal nos casos de deficiência de *Yang*, enquanto a coluna de *Yang* está abaixo da marca normal nos casos de deficiência de *Yin*. Isso é uma representação visual do fato de que *Yin* do Rim e *Yang* do Rim têm a mesma origem e um não pode estar em deficiência sem que o outro também esteja ligeiramente deficiente (embora em grau mais brando).

Essa condição é muito comum na prática clínica. Com que frequência encontramos pacientes com rubor malar, urina escura, sudorese noturna, tinido (deficiência de *Yin* do Rim), mas também com edema dos tornozelos (deficiência de *Yang* do Rim)? Ou como é comum encontrar pacientes com micções frequentes de urina clara, que se sentem friorentos e têm dor lombar (deficiência de *Yang* do Rim), mas também referem sudorese noturna (deficiência de *Yin* do Rim)?

> **Atenção**
>
> As deficiências simultâneas de *Yin* do Rim e *Yang* do Rim são muito comuns na prática clínica, especialmente nas mulheres com mais de 45 anos.

Nota clínica

1. Deficiências simultâneas de *Yang* do Rim e *Yin* do Rim com predomínio da primeira: dor lombar, sensação de frio, joelhos frios, micções abundantes e frequentes, sudorese noturna
2. Deficiências simultâneas de *Yang* do Rim e *Yin* do Rim com predomínio da segunda: tontura, tinido, sudorese noturna, garganta seca à noite, pés frios, tornozelos inchados.

Os Rins são conhecidos como "Raiz do *Qi* Pré-Celestial", porque eles armazenam a Essência. Os Rins quase sempre são afetados por doenças crônicas. Existe um ditado em medicina chinesa que é o seguinte: "Uma doença crônica sempre alcança os Rins."

> **Atenção**
>
> Os Rins quase sempre são afetados pelas doenças crônicas.

Os Rins também são a raiz de todos os outros órgãos, porque *Yin* do Rim é o fundamento do *Yin* do Fígado e do Coração, enquanto *Yang* do Rim é o fundamento do *Yang* do Baço e do Pulmão. Desse modo, a maioria das doenças crônicas finalmente se evidencia por desarmonia do Rim, seja deficiência de *Yin* do Rim ou *Yang* do Rim. Como os Rins são o fundamento das energias *Yin* e *Yang* de todos os outros órgãos, os padrões combinados dos Rins com outros órgãos estão descritos neste capítulo.

Yin do Rim é a raiz do:	*Yang* do Rim é a raiz do:
Fígado	Baço
Coração	Pulmões
Pulmões	Coração

O Boxe 37.1 resume os fatores que poderiam indicar patologia do Rim.

Boxe 37.1 "Indícios" de patologia do Rim

- Dor lombar
- Tendência à obesidade quando há deficiência de *Yang* do Rim
- Magreza quando há deficiência de *Yin* do Rim
- Emocionalmente: tendência à depressão
- Problemas sexuais
- Esgotamento
- Problemas crônicos e prolongados.

A descrição dos padrões do Rim é precedida de uma explicação da etiologia geral das desarmonias desses órgãos.

Etiologia geral

▶ Fraqueza hereditária

O *Qi* Pré-Celestial de cada indivíduo é formado por ocasião da concepção a partir da união das Essências do Rim de cada genitor (espermatozoides e óvulos são apenas as manifestações externas da Essência do Rim). Por essa razão, a constituição hereditária depende da força e da qualidade das Essências dos genitores, principalmente no momento da concepção.

A medicina chinesa sempre tem enfatizado claramente a relação entre as Essências dos genitores e a constituição hereditária dos filhos. Alguns textos antigos até descreviam detalhadamente as épocas mais auspiciosas ou desfavoráveis para a concepção.[1]

Quando as Essências dos pais são fracas, os Rins dos seus filhos também serão fracos. Isso pode ser evidenciado por desenvolvimento ósseo deficiente, algum grau de retardo mental, peito de pombo, coluna enfraquecida, incontinência, enurese, dentes fracos e cabelos finos.

Um dos fatores mais importantes a determinar a condição dos pais é sua idade. Como a Essência do Rim declina com a idade, quando os pais concebem quando são muito velhos, a constituição dos seus filhos pode ser afetada. Da mesma forma, quando os pais estão esgotados por ocasião da concepção, isso também pode provocar fraqueza hereditária dos seus filhos. Isso pode explicar a diferença ocasional marcante no aspecto físico e na personalidade dos irmãos.

A fraqueza hereditária como causa de doenças está descrita no Capítulo 22.

▶ Estresse emocional

A emoção correspondente aos Rins é medo. Isso inclui medo, ansiedade e choque. Em medicina chinesa, diz-se que medo faz o *Qi* descer. Nas crianças, isso se evidencia por enurese: na verdade, em muitos casos a enurese é causada por uma situação de ansiedade ou insegurança na família da criança.

Contudo, nos adultos, o medo e ansiedade frequentemente não fazem o *Qi* descer, mas ascender. Com muita frequência, uma situação prolongada de ansiedade pode causar Calor-Vazio nos Rins, que sobe para a cabeça e acarreta boca seca, rubor malar, inquietude mental e insônia.

Os Rins também são afetados por preocupação e culpa.

As emoções como causa de doenças estão descritas no Capítulo 20.

▶ Atividade sexual excessiva

Nos livros de medicina chinesa, essa condição é descrita modestamente como "negócios irregulares no quarto de dormir" ou "labores excessivos no quarto de dormir". Tradicionalmente, o conceito de que atividade sexual excessiva pode enfraquecer os Rins é muito antigo e pode ser encontrado no livro *Clássico de Medicina do Imperador Amarelo*.[2]

Como foi mencionado no capítulo sobre causas diversas de doenças (Capítulo 22), atividade sexual excessiva enfraquece a energia do Rim porque as essências sexuais são uma das manifestações da Essência do Rim e o orgasmo simplesmente tende a esgotar esse elemento. Neste ponto, é importante ressaltar que a expressão "atividade sexual excessiva" significa realmente ejaculação masculina e orgasmo feminino. Atividade sexual sem ejaculação ou orgasmo não causa esgotamento da Essência do Rim. O termo "atividade sexual excessiva" também inclui masturbação, que afeta tanto a energia do Rim quanto as relações sexuais com um parceiro.

Entretanto, existe uma diferença importante no que se refere aos efeitos da atividade sexual na Essência do Rim entre os homens e as mulheres. O esperma (referido como *Tian Gui* no primeiro capítulo do livro *Questões Simples*) é uma manifestação direta da Essência do Rim e, por esta razão, as ejaculações muito frequentes podem enfraquecê-lo. Nas mulheres, *Tian Gui* é o sangue menstrual e os óvulos: como neste caso não há perda dessas substâncias durante a atividade sexual das mulheres, não há perda correspondente de Essência do Rim. A consequência disso é que a atividade sexual não esgota a Essência do Rim das mulheres, como ocorre nos homens (Figura 37.2).

Contudo, existem duas causas sexuais importantes de doença nas mulheres: a primeira é ter relações sexuais durante o período menstrual, porque isso provoca estase do Sangue no abdome; a segunda é atividade sexual muito precoce (durante ou em torno da puberdade), que causa danos graves aos Vasos Concepção e Penetrador (*Ren Mai* e *Chong Mai*). Essas condições patológicas estão descritas no Capítulo 22.

▶ Doenças crônicas

Como foi mencionado, a maioria das doenças crônicas finalmente afeta os Rins. Nos estágios avançados de uma doença crônica, quase sempre se pode encontrar o padrão de deficiência de *Yin* do Rim ou *Yang* do Rim. Por exemplo, quando um paciente tem deficiência de *Yang* do Baço por muitos anos, é muito provável que isso cause deficiência de *Yang* do Rim.

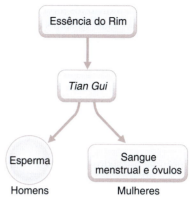

Figura 37.2 Diferenças sexuais entre os homens e as mulheres.

▶ Excesso de trabalho

O excesso de trabalho é entendido tanto em sentido físico quanto mental. Trabalho físico excessivo ou atividade física durante um período longo enfraquece o *Yang* do Rim. O excesso de trabalho no sentido de trabalhar muitas horas sem repouso apropriado ao longo de muitos anos em condições de estresse por fim enfraquece o *Yin* do Rim. Na verdade, essa é a causa mais comum da deficiência de *Yin* do Rim nas sociedades ocidentais industrializadas.

Uma vida inteira de trabalho em condições de estresse, falta de relaxamento, muitas horas seguidas de trabalho, refeições apressadas, hábitos alimentares irregulares, ingestão alimentar tarde da noite, discutir sobre negócios enquanto se come e trabalho mental excessivo não equilibrado com exercícios físicos são fatores que se somam para erodir as energias *Yin*, porque o corpo nunca tem oportunidade para recuperar-se. O resultado é que, em vez de usar as energias *Yang*, que são prontamente repostas pelo *Qi* Pós-Celestial, o corpo começa a lançar mão das essências *Yin*, que são armazenadas nos Rins. Por fim, isso causa deficiência de *Yin* do Rim. Quando, além disso, também há estresse intenso, preocupação e ansiedade geralmente associados ao excesso de trabalho, essa condição também pode acarretar Calor-Vazio (ver Figura 22.5, no Capítulo 22).

O excesso de trabalho como causa de doenças está descrito no Capítulo 22.

> **⚠ Atenção**
>
> Períodos normais de trabalho equilibrado com repouso consomem energias *Yang*, que são constantemente repostas (pelo repouso). Excesso de trabalho consome energias *Yin*, que não são facilmente repostas.

▶ Idade avançada

A Essência do Rim declina com a idade e, na verdade, a medicina chinesa entende o processo de envelhecimento como resultado da redução da Essência do Rim ao longo de toda nossa vida. Por essa razão, idade avançada não é realmente uma "causa de doença", mas o declínio fisiológico da Essência do Rim.

Por esta razão, muitos indivíduos idosos têm deficiência da Essência do Rim e, na verdade, os sinais e sintomas do envelhecimento são atribuídos ao seu declínio. A audição diminui porque a Essência do Rim não consegue chegar às orelhas; os ossos tornam-se frágeis e fracos porque a Essência do Rim não consegue nutrir os ossos e a medula óssea; e a função sexual deteriora porque os declínios de Essência do Rim e do Fogo do Portão da Vitalidade não conseguem nutrir os órgãos sexuais.

O Boxe 37.2 resume a etiologia geral dos padrões do Rim.

> **Boxe 37.2 Etiologia geral dos padrões do Rim**
> - Fraqueza hereditária
> - Estresse emocional
> - Atividade sexual excessiva
> - Doenças crônicas
> - Excesso de trabalho
> - Idade avançada.

Padrões de Vazio

▶ Deficiência de *Yang* do Rim

Manifestações clínicas

Dor lombar, tontura, tinido, joelhos fracos e frios, sensação de frio na região lombar, sensação de frio em geral, pernas fracas, pele branca e brilhante, fadiga, lassitude, urina abundante e clara, micções noturnas, apatia, edema das pernas, infertilidade feminina, fezes amolecidas, depressão, impotência, ejaculação precoce, contagem baixa de espermatozoides, redução da libido (Figura 37.3).

- *Língua*: Pálida e úmida
- *Pulso*: Profundo-Fraco
- *Sintomas fundamentais*: dor lombar, sensação de frio, urina abundante e clara, língua Pálida, pulso Profundo.

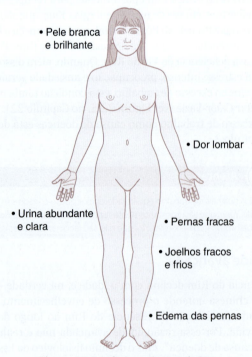

Figura 37.3 Deficiência de *Yang* do Rim.

> **Dica de diagnóstico**
> Dor lombar, sensação de frio em geral, e pulso Fraco na posição dos Rins são suficientes para diagnosticar deficiência de *Yang* do Rim.

Etiologia

Doenças crônicas

Doenças crônicas, especialmente as que se evidenciam por deficiência de *Yang* do Baço, podem causar deficiência de *Yang* do Rim depois de um período longo de evolução.

Atividade sexual excessiva

Atividade sexual excessiva também pode causar deficiência de *Yang* do Rim. Isso acontece principalmente quando um indivíduo fica exposto ao frio imediatamente depois de ter relações sexuais.

Nas mulheres, atividade sexual muito precoce durante a puberdade pode enfraquecer *Yang* do Rim.

Trabalho físico excessivo

Trabalho ou exercício físico excessivo pode enfraquecer *Yang* do Rim.

Dieta

Ingestão exagerada de alimentos frios e crus pode enfraquecer o *Yang* do Baço e o *Yang* do Rim.

Patologia

Esse é o padrão clássico da deficiência de *Yang* e, por esta razão, caracteriza-se por sintomas de Frio interno.

Quando *Yang* do Rim está deficiente, o Fogo do Portão da Vitalidade (*Ming Men*) não consegue aquecer o corpo e isso causa sensação de frio nas costas e nos joelhos e sensação de frio em geral.

Quando há deficiência de *Yang* do Rim, os Rins não têm *Qi* suficiente para fortalecer os ossos e as costas, daí a dor lombar e a fraqueza das pernas e dos joelhos.

A deficiência de *Yang* do Rim não permite o aquecimento da Essência e, por esta razão, a energia sexual fica privada de nutrição da Essência e do calor do *Yang* do Rim. Isso causa impotência, ejaculação precoce, contagem baixa de espermatozoides, esperma fino e frio nos homens, infertilidade das mulheres, ou redução da libido dos homens e das mulheres.

> **Atenção**
> A deficiência de *Yang* do Rim causa perda da libido. Por outro lado, Calor-Vazio dentro dos Rins provoca desejo sexual exagerado.

Quando o *Yang* do Rim está deficiente, ele não consegue transformar líquidos que, por esta razão, acumulam-se e resultam em micções abundantes de urina clara. Em casos especiais nos quais o *Yang* do Rim está tão deficiente que não consegue mobilizar qualquer fluido, o efeito resultante pode ser o contrário: isto é, urina escassa (embora clara). Quando os fluidos acumulam-se sob a pele, o paciente apresenta edema das pernas. O acúmulo de fluidos na língua explica seu aspecto úmido.

O *Yang* do Rim deficiente não consegue nutrir o Baço e, por esta razão, os músculos não recebem nutrição: isso causa fadiga, lassitude e língua Pálida. Sob o ponto de vista psicológico, isso se evidencia por apatia, perda da força de vontade e depressão.

O *Yang* do Rim deficiente não ilumina o cérebro, e isso provoca tontura, e também não ilumina as orelhas, e isso causa tinido.

Precursores patológicos do padrão

A Deficiência de *Yang* do Baço é o precursor mais comum desse padrão. A retenção de Umidade (resultante da deficiência do Baço) por um período longo afeta, por fim, os Rins porque impede a mobilização dos fluidos e, consequentemente, leva à deficiência de *Yang* do Rim.

A deficiência de *Yang* do Rim também pode ser originada da deficiência de *Yin* do Rim e, nesses casos, *Yin* e *Yang* estão deficientes (embora com predomínio da deficiência de *Yang*) (Figuras 37.4 e 37.5).

Progressões patológicas do padrão

A deficiência de *Yang* do Rim pode causar deficiência de *Yang* em vários órgãos, principalmente Baço, Estômago, Pulmões e Coração. Na verdade, nos pacientes com doenças crônicas, a deficiência prolongada de *Yang* do Rim sempre afeta um ou mais dos órgãos citados antes (ver Figura 37.5).

Tratamento

Princípios de tratamento: tonificar e aquecer os Rins, fortalecer o Fogo do Portão da Vitalidade.

Acupuntura

- *Pontos*: B-23 *Shenshu*, VG-4 *Mingmen*, VC-4 *Guanyuan*, VC-6 *Qihai*, R-3 *Taixi*, R-7 *Fuliu*, B-52 *Zhishi*, ponto extra *Jinggong* (1,25 cm em posição lateral ao ponto B-52 *Zhishi*)
- *Método*: tonificação; deve ser aplicada moxabustão
- *Explicação*:
  - B-23 tonifica *Yang* do Rim
  - VG-4 fortalece o Fogo do Portão da Vitalidade. Pode ser aplicada moxa
  - VC-4 (com moxa) tonifica *Yang* do Rim e o *Qi* Original
  - VC-6 (com moxa) tonifica *Yang* do Rim
  - R-3 tonifica os Rins
  - R-7 é específico para tonificar *Yang* do Rim
  - B-52 tonifica os Rins, especialmente seu aspecto mental – isto é, Força de Vontade
  - *Jinggong* tonifica *Yang* do Rim e aquece a Essência.

Fórmula fitoterápica

You Gui Wan – *Pílula para Reparar o [Rim] Direito*.
Jin Gui Shen Qi Wan – *Pílula Qi do Rim do Peito Dourado*.

Três Tesouros

Fortalecer a Raiz (variação da You Gui Wan).

O Boxe 37.3 resume a deficiência de *Yang* do Rim.

> **Boxe 37.3 Deficiência de Yang do Rim**
>
> **Manifestações clínicas**
> Dor lombar, tontura, tinido, joelhos fracos e frios, sensação de frio na região lombar, sensação de frio em geral, pernas fracas, pele branca e brilhante, fadiga, lassitude, urina abundante e clara, micções noturnas, apatia, edema das pernas, infertilidade feminina, fezes amolecidas, depressão, impotência, ejaculação precoce, contagem baixa de espermatozoides, redução da libido, língua Pálida e úmida, pulso Profundo-Fraco.
>
> **Tratamento**
> B-23 *Shenshu*, VG-4 *Mingmen*, VC-4 *Guanyuan*, VC-6 *Qihai*, R-3 *Taixi*, R-7 *Fuliu*, B-52 *Zhishi*, ponto extra *Jinggong* (1,25 cm em posição lateral ao ponto B-52 *Zhishi*).

▶ Deficiência de *Yin* do Rim

Manifestações clínicas

Tontura, tinido, vertigem, memória fraca, dificuldade de ouvir, transpiração noturna, boca e garganta secas à noite, dor lombar, dores ósseas, poluções noturnas, constipação intestinal, urina escassa e escura, infertilidade, ejaculação precoce, fadiga, lassitude, depressão e ansiedade branda (Figura 37.6).

- *Língua*: cor normal, sem saburra
- *Pulso*: Flutuante-Vazio
- *Sintomas fundamentais*: dor lombar, sudorese noturna.

Calor-Vazio

Calor nos cinco palmos, sensação de calor ao entardecer, rubor malar, ondas de calor da menopausa, sede com vontade de beber goles pequenos, ansiedade que se manifesta ao entardecer, poluções noturnas com sonhos.

- *Língua*: Vermelha sem saburra; nos casos graves apresenta rachaduras.
- *Pulso*: Flutuante-Vazio e ligeiramente Rápido.

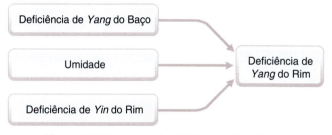

Figura 37.4 Precursores da deficiência de *Yang* do Rim.

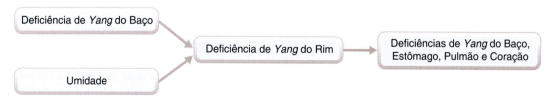

Figura 37.5 Padrão da deficiência de *Yang* do Rim: precursores e progressões.

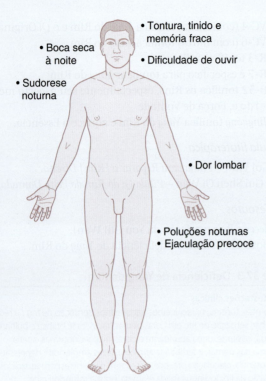

Figura 37.6 Deficiência de *Yin* do Rim.

> **Dica de diagnóstico**
>
> Apenas dor lombar e sudorese noturna são suficientes para diagnosticar deficiência de *Yin* do Rim.

Etiologia

Excesso de trabalho

Conforme foi descrito no Capítulo 22, excesso de trabalho por vários anos enfraquece *Yin* do Rim.

Atividade sexual excessiva

Atividade sexual excessiva esgota a Essência do Rim e o *Yin* do Rim.

Perda de fluidos corporais

A perda de Fluidos Corporais, que podem ser consumidos pelo Calor depois de uma doença febril, pode causar deficiência de *Yin* do Rim.

Perda de sangue

Perda de sangue por um período longo (p. ex., menorragia) pode causar deficiência de Sangue do Fígado que, por sua vez, pode resultar em deficiência de *Yin* do Rim. Em medicina chinesa, diz-se que o Fígado e o Rim compartilham da mesma raiz.

Doenças crônicas

Uma doença crônica de longa duração, especialmente quando é transmitida do Fígado, Coração ou Pulmões, pode causar deficiência de *Yin* do Rim.

Doses excessivas de fitoterápicos chineses

Doses excessivas de fitoterápicos chineses usados para fortalecer *Yang* do Rim, ou o uso de fármacos inadequados (para fortalecer *Yang* do Rim, quando *Yin* do Rim deveria ser fortalecido) causam deficiência de *Yin* do Rim. A primeira condição é muito comum na China e em Hong Kong, porque o hábito de tomar preparações medicinais para fortalecer *Yang* do Rim ao chegar à meia idade está profundamente enraizado na cultura chinesa. Quando o uso dessas preparações é exagerado e o *Yang* do Rim é estimulado excessivamente pela administração de muitos fármacos fitoterápicos quentes, o *Yin* do Rim é prejudicado.[3]

Patologia

Esse padrão caracteriza-se pela deficiência de *Yin* e também de Essência do Rim, porque esta última faz parte do *Yin* do Rim.

O *Yin* do Rim deficiente não consegue produzir Medula suficiente para preencher o cérebro e isso provoca tontura, tinido, vertigem e memória fraca. A tontura pode ser branda e o tinido pode ser gradativo, com início lento e um ruído semelhante ao de água corrente.

A deficiência de *Yin* do Rim também leva à escassez de Fluidos Corporais e provoca secura, que resulta em boca seca à noite, constipação intestinal e urina escassa e escura.

A sudorese noturna ocorre em razão da deficiência de *Yin* e da impossibilidade de manter o *Qi* Defensivo (*Wei Qi*) no corpo durante a noite (o *Qi* Defensivo retira-se para dentro do *Yin* à noite), de forma que as essências nutritivas preciosas de *Yin* escapam pelo suor. Desse modo, a sudorese noturna é muito diferente da transpiração diurna porque, no primeiro caso, as essências nutritivas de *Yin* são perdidas, enquanto no segundo caso há perda de fluidos de *Yang*. A sudorese noturna também é conhecida como "evaporação dos ossos", enquanto a transpiração diurna é referida como "evaporação dos músculos". Outro termo usado para descrever sudorese noturna é "transpiração do assaltado", provavelmente para indicar que o corpo foi roubado de suas essências *Yin* preciosas.

> **Nota clínica**
>
> A deficiência de *Yin* do Rim frequentemente causa sudorese noturna, que representa uma perda de fluidos *Yin*. A sudorese noturna é "evaporação dos ossos", isto é, perda de fluidos profundos preciosos. Essa condição também é conhecida como "transpiração do assaltado" porque rouba do corpo essências *Yin* preciosas.

> **Atenção**
>
> Vale lembrar que, embora a deficiência de *Yin* seja a causa mais comum, a sudorese noturna nem sempre se deve a essa condição (em alguns casos, pode ser causada por Umidade-Calor).

A deficiência de *Yin* do Rim pode causar deficiência de Essência, que causa poluções noturnas.

A dor lombar e dores ósseas são atribuídas à impossibilidade de nutrir os ossos com Essência do Rim.

O *Yin* do Rim deficiente induz à deficiência da força de vontade e o paciente entra em depressão. Também há ansiedade branda, porque a deficiência de *Yin* causa certa ascensão de Calor-Vazio. A ansiedade é mais acentuada quando há uma condição plenamente desenvolvida de Calor-Vazio.

Precursores patológicos do padrão

A deficiência de *Yin* do Fígado pode causar deficiência de *Yin* do Rim, porque o Fígado e os Rins compartilham da mesma raiz. Entretanto, a deficiência de *Yin* do Coração ou do Pulmão também pode acarretar deficiência de *Yin* do Rim.

Nas mulheres, a deficiência prolongada de Sangue do Fígado também pode levar à deficiência de *Yin* do Rim.

A deficiência de *Yin* do Rim também pode ser causada pela deficiência de *Yang* do Rim e, nesses casos, *Yin* e *Yang* estão deficientes (embora com predomínio da deficiência de *Yin*) (Figura 37.7).

Progressões patológicas do padrão

A deficiência de *Yin* do Rim pode causar deficiências de *Yin* em vários órgãos, especialmente Fígado, Coração, Pulmões e Estômago (ver Figura 37.7).

Tratamento

Princípio de tratamento: nutrir o *Yin* do Rim.

Acupuntura

- *Pontos*: VC-4 *Guanyuan*, R-3 *Taixi*, R-6 *Zhaohai*, R-10 *Yingu*, R-9 *Zhubin*, BP-6 *Sanyinjiao*, VC-7 *Yinjiao*, P-7 *Lieque* e R-6 *Zhaohai* em combinação (pontos de abertura do Vaso Concepção)
- *Método*: tonificação, sem moxabustão
- *Explicação*:
  - VC-4 sem moxa tonifica *Yin* do Rim e Essência do Rim (com moxa, pode tonificar *Yang* do Rim)
  - R-3 tonifica os Rins
  - R-6 é específico para tonificar *Yin* do Rim e melhora a garganta (especialmente indicado para tratar boca seca à noite)
  - R-10 é específico para tonificar *Yin* do Rim
  - R-9 tonifica *Yin* do Rim e é especialmente útil nos casos de ansiedade e tensão emocional originadas do Rim
  - BP-6 tonifica o *Yin* do Fígado e o *Yin* do Rim e acalma a mente
  - VC-7 nutre *Yin*
  - P-7 e R-6 combinados abrem o Vaso Concepção (*Ren Mai*) e nutrem o *Yin* do Rim.

Fórmula fitoterápica

Zuo Gui Wan – Pílula para Restaurar o [Rim] Esquerdo.
Liu Wei Di Huang Wan – Pílula Rehmannia com Seis Ingredientes.

Três Tesouros

Nutrir a Raiz (variação da Zuo Gui Wan).

O Boxe 37.4 resume a deficiência de *Yin* do Rim.

Boxe 37.4 Deficiência de Yin do Rim

Manifestações clínicas

Tontura, tinido, vertigem, memória fraca, dificuldade de ouvir, transpiração noturna, boca e garganta secas à noite, dor lombar, dores ósseas, poluções noturnas, constipação intestinal, urina escassa e escura, infertilidade, ejaculação precoce, fadiga, lassitude, depressão e ansiedade branda, língua de cor normal sem saburra, pulso Flutuante-Vazio.

Tratamento

VC-4 *Guanyuan*, R-3 *Taixi*, R-6 *Zhaohai*, R-10 *Yingu*, R-9 *Zhubin*, BP-6 *Sanyinjiao*, VC-7 *Yinjiao*, P-7 *Lieque* e R-6 *Zhaohai* em combinação (pontos de abertura do Vaso Concepção).

Caso clínico 37.1

Um homem de 50 anos tinha dor intensa na virilha esquerda com urina escassa e muito escura, boca seca e sudorese noturna. Essa dor ocorria em episódios intermitentes e era causada por um cálculo renal alojado no ureter. A língua era Vermelho-Escura e quase inteiramente destituída de saburra; a ponta era mais vermelha; tinha uma rachadura extremamente profunda na linha média com rachaduras menores que se originavam da principal; e era seca. No dia do exame, o pulso era Profundo e em Corda (quando o pulso tem essas duas qualidades, ele também é referido como pulso Firme).

A transpiração noturna, a boca seca e a urina escassa e muito escura indicavam deficiência de *Yin* do Rim. Essa impressão era confirmada pela língua, que estava totalmente descamada: isso sempre indica deficiência de *Yin* do Rim, que também era sugerida por sua secura. A rachadura profunda na linha média com rachaduras menores também sugeria deficiência grave de *Yin* do Rim. A cor Vermelho-Escura da língua sugeria que a deficiência de *Yin* do Rim havia causado uma condição de Calor-Vazio. Nesse caso, o pulso estava afetado pelo episódio agudo e refletia a estagnação interna de *Qi* e Sangue e a dor intensa causada pelo cálculo do ureter.

Com base na interrogação, concluiu-se que esse paciente estava muito preocupado e ansioso com a insegurança de seu emprego ao longo dos últimos anos. A ansiedade estava refletida na ponta da língua vermelha, indicando Calor-Vazio no Coração. Provavelmente, a ansiedade, o medo e a insegurança tinham levado à deficiência do Rim.

▶ Qi do Rim sem Firmeza

Manifestações clínicas

Dor e fraqueza na região lombar, joelhos fracos, micções frequentes de urina clara, urina com jato fraco, micções abundantes, gotejamento depois de urinar, incontinência urinária, enurese, micções noturnas, poluções noturnas sem sonhos, ejaculação precoce, espermatorreia, fadiga, sensação de frio, membros frios; nas mulheres, prolapso do útero, secreção vaginal branca, sensação de repuxamento na região inferior do abdome, aborto espontâneo (Figura 37.8).

- *Língua*: Pálida
- *Pulso*: Profundo-Fraco, especialmente nas posições Posteriores
- *Sintomas fundamentais*: gotejamento depois de urinar, leucorreia crônica, dor lombar.

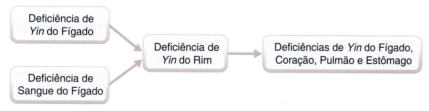

Figura 37.7 Padrão da deficiência de *Yin* do Rim: precursores e progressões.

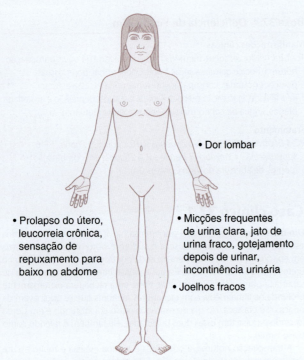

Figura 37.8 *Qi* do Rim sem firmeza.

- Dor lombar
- Prolapso do útero, leucorreia crônica, sensação de repuxamento para baixo no abdome
- Micções frequentes de urina clara, jato de urina fraco, gotejamento depois de urinar, incontinência urinária
- Joelhos fracos

> **Dica de diagnóstico**
> Gotejamento depois de urinar, leucorreia crônica e dor lombar são suficientes para diagnosticar *Qi* do Rim sem Firmeza.

Etiologia

Atividade sexual excessiva

Nos homens, atividade sexual excessiva é a causa mais comum e importante desse padrão.

Parto

Nas mulheres, muitos partos realizados com intervalos curtos podem causar esse padrão. Isso também pode acontecer quando o parto é demorado e causa esgotamento grave do *Qi*.

Trabalho físico excessivo

Trabalho ou exercício físico excessivo esgota o *Yang* do Baço e o *Yang* do Rim e pode resultar no padrão de *Qi* do Rim sem Firmeza.

Patologia

Esse padrão tem duas características marcantes. Primeiramente, ele é um tipo de deficiência de *Yang* do Rim, explicando assim os sintomas de Frio. Em segundo lugar, também é um tipo de afundamento do *Qi* do Rim e isso causa os diversos sintomas de "vazar" para baixo.

Esse padrão caracteriza-se por fraqueza de um dos dois "orifícios *Yin* inferiores" (i. e., uretra e "Portão do Esperma" dos homens), resultando nas manifestações de "vazamento". Em termos gerais, os sinais e sintomas podem ser classificados em dois grupos: urinários e sexuais. Esse padrão também é conhecido como "*Qi* Original Inferior [*Yuan Qi*] sem Firmeza" para indicar que também é causado por uma fraqueza do *Qi* Original e do Fogo do Portão da Vitalidade (*Ming Men*). O *Qi* Ori-

ginal está fraco no Aquecedor Inferior e não consegue segurar os líquidos e o esperma, explicando assim a característica de "vazamento" da maioria dos sintomas.

Quando o *Qi* do Rim e o *Qi* Original estão fracos, os Rins não conseguem fornecer *Qi* suficiente para que a Bexiga desempenhe sua função de transformar o *Qi*, daí a urina não pode ser mantida e isto causa micções frequentes, incontinência, enurese, jato urinário fraco e gotejamento pós-miccional.

Quando o *Qi* do Rim está deficiente, ele não consegue segurar o esperma (ou as secreções vaginais das mulheres) e isso causa espermatorreia, ejaculação precoce, poluções noturnas sem sonhos e leucorreia crônica. As poluções noturnas não estão associadas aos sonhos porque são causadas por uma condição de Deficiência total, de forma que o esperma extravasa porque o *Qi* do Rim não consegue segurá-lo. Quando as poluções noturnas estão acompanhadas de sonhos sexuais vívidos, isso indica que exista algum Calor-Vazio nos Rins despertando o desejo sexual.

O paciente urina durante a noite porque o *Yang Qi* não é Firme, o *Yang* não consegue controlar o *Yin* à noite e, consequentemente, o *Yin* predomina e o indivíduo precisa urinar à noite.

Quando o *Yang* do Rim está deficiente, o *Qi* pode afundar e isso pode causar prolapso do útero e sensação de repuxamento para baixo no abdome inferior. A leucorreia crônica também pode ser uma das manifestações do afundamento do *Qi* secundário às deficiências crônicas do Baço e do Rim.

Precursores patológicos do padrão

A deficiência de *Yang* do Rim é um precursor desse padrão. A deficiência crônica e prolongada de *Yang* do Baço também pode causar o padrão de *Qi* do Rim sem Firmeza (Figura 37.9).

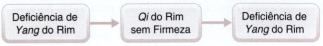

Deficiência de *Yang* do Rim → *Qi* do Rim sem Firmeza → Deficiência de *Yang* do Rim

Figura 37.9 Padrão do *Qi* do Rim sem firmeza: precursores e progressões.

Progressões patológicas do padrão

O *Qi* do Rim sem firmeza pode facilmente levar ao desenvolvimento de um quadro completo de deficiência de *Yang* do Rim (ver Figura 37.9).

Tratamento

Princípios de tratamento: tonificar e estabilizar o *Qi* do Rim, levantar o *Qi* e tonificar o *Yang* do Rim.

Acupuntura

- *Pontos*: B-23 *Shenshu*, VG-4 *Mingmen*, R-3 *Taixi*, B-52 *Zhishi*, VC-4 *Guanyuan*, ponto extra *Jinggong*, VC-6 *Qihai*, VG-20 *Baihui*, R-13 *Qixue* e B-32 *Ciliao*.
- *Método*: tonificação; pode ser aplicada moxa
- *Explicação*:
  - B-23 tonifica o *Yang* do Rim e firma o *Qi*
  - VG-4 tonifica o *Yang* do Rim e o Fogo do Portão da Vitalidade. Esse ponto é importante para controlar incontinência, enurese, micções excessivas etc
  - R-3 tonifica os Rins
  - B-52 tonifica o *Yang* do Rim e aumenta a Força de vontade
  - VC-4 com moxa tonifica o *Yang* do Rim e o *Qi* Original

Precursores patológicos do padrão

A deficiência de *Yang* do Rim pode levar a esse padrão. A deficiência de *Qi* do Pulmão também pode resultar nesse padrão quando é muito prolongada (Figura 37.11).

Progressões patológicas do padrão

O padrão dos Rins falhando na recepção do *Qi* pode resultar na formação de Fleuma que, por sua vez, poderia agravar a dispneia (ver Figura 37.11).

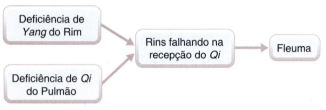

Figura 37.11 Padrão do Rim falhando na recepção do *Qi*: precursores e progressões.

Tratamento

Princípios de tratamento: tonificar e aquecer os Rins, estimular a recepção do *Qi* pelos Rins e estimular a descensão do *Qi* do Pulmão.

Acupuntura

- *Pontos*: R-7 *Fuliu*, R-3 *Taixi*, P-7 *Lieque* e R-6 *Zhaohai* combinados (pontos de abertura do Vaso Concepção, ou *Ren Mai*); E-36 *Zusanli*, B-23 *Shenshu*, VG-4 *Mingmen*, VC-6 *Qihai*, VC-17 *Shanzhong*, R-25 *Shencang*, VG-12 *Shenzhu*, B-13 *Feishu*, VC-4 *Guanyuan* e R-13 *Qixue*
- *Método*: tonificação; pode ser aplicada moxa
- *Explicação*:
  - R-7 fortalece o recebimento de *Qi* pelos Rins
  - R-3 tonifica os Rins
  - P-7 e R-6 combinados abrem o Vaso Concepção, estimulam a descensão do *Qi* do Pulmão e o recebimento de *Qi* pelos Rins e melhoram a garganta
  - E-36 tonifica o *Qi* em geral e seu uso é importante nas doenças crônicas
  - B-23 e VG-4 tonificam o *Yang* do Rim
  - VC-6 tonifica o *Yang* do Rim (usado com moxa) e puxa o *Qi* para baixo até o abdome
  - VC-17 tonifica o *Qi* e estimula a descensão do *Qi* do Pulmão
  - R-25 é um ponto local importante do canal do Rim no tórax e é usado para estimular a recepção do *Qi* pelo Rim e melhorar a respiração
  - VG-12 e B-13 tonificam o *Qi* do Pulmão e são importantes nas doenças crônicas
  - VC-4 e R-13 tonificam os Rins e R-13 fortalece especificamente a recepção do *Qi* pelos Rins.

Fórmula fitoterápica

You Gui Wan – *Pílula para Restaurar o [Rim] Direito* – mais Dong Chong Xia Cao – *Sclerotium Cordicipitis chinensis* – e Wu Wei Zi – *Fructus Schisandrae chinensis*.

Shen Ge San – *Pó de Ginseng-Gecko*.

Su Zi Jiang Qi Tang – *Decocção de Semente de Perilla para Subjugar Qi*.

Três Tesouros

Fortalecer a Raiz (variação da You Gui Wan).

O Boxe 37.6 resume o padrão Rins falhando na recepção do *Qi*.

Boxe 37.6 Rins falhando na recepção do *Qi*

Manifestações clínicas

Dispneia aos esforços, respirações fracas e rápidas, dificuldade de inspirar, tosse crônica e/ou asma, transpiração espontânea, membros frios, membros frios depois de transpirar, edema facial, corpo magro, inquietude mental, urina clara durante a crise de asma, dor lombar, tontura e tinido, língua Pálida, pulso Profundo-Fraco-Tenso.

Tratamento

R-7 *Fuliu*, R-3 *Taixi*, P-7 *Lieque* e R-6 *Zhaohai* combinados (pontos de abertura do Vaso Concepção, ou *Ren Mai*); E-36 *Zusanli*, B-23 *Shenshu*, VG-4 *Mingmen*, VC-6 *Qihai*, VC-17 *Shanzhong*, R-25 *Shencang*, VG-12 *Shenzhu*, B-13 *Feishu*, VC-4 *Guanyuan* e R-13 *Qixue*.

▶ Deficiência de Essência do Rim

Manifestações clínicas

Nas crianças: desenvolvimento ósseo anormal, fechamento tardio das fontanelas, surdez, embotamento ou retardo mental (Figura 37.12).

Nos adultos: amolecimento dos ósseos, fraqueza dos joelhos e das pernas, memória fraca, dentes moles, queda ou encanecimento prematuro dos cabelos, fraqueza da atividade sexual, dor lombar, infertilidade, esterilidade, amenorreia primária, tontura, tinido, surdez, borramento visual, desatenção, redução da acuidade mental (Figura 37.13).

- *Língua*: sem saburra quando esse padrão ocorre com deficiência de *Yin* do Rim preexistente; Pálida quando ocorre nos casos de deficiência de *Yang* do Rim preexistente
- *Pulso*: Flutuante-Vazio ou em Couro
- *Sintomas fundamentais*: crianças: desenvolvimento ósseo anormal; adultos: joelho fraco, queda dos cabelos, atividade sexual fraca.

Dica de diagnóstico

Desenvolvimento ósseo anormal das crianças; joelhos fracos, queda dos cabelos e atividade sexual fraca dos adultos são suficientes para diagnosticar deficiência de Essência do Rim.

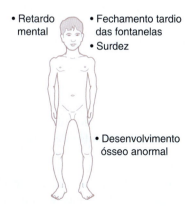

Figura 37.12 Deficiência de Essência do Rim em crianças.

- *Jinggong* tonifica o *Yang* do Rim e firma o Portão do Esperma
- VC-6 tonifica e firma o *Qi*
- VG-20 eleva o *Qi* afundado
- R-13 fortalece o Portão do Esperma e tonifica os Rins
- B-32 firma o *Qi* dos órgãos sexuais.

Fórmula fitoterápica

You Gui Wan – *Pílula para Restaurar o [Rim] Direito* – mais Huang Qi *Radix Astragali membranacei* e Qian Shi *Semen Euryales ferocis*.

Jin suo Gu Jing Wan – *Pílula da Chave de Metal para Consolidar a Essência*.

Fu Tu Dan – *Pílula de Poria-Cuscuta*.

O Boxe 37.5 resume o padrão de *Qi* do Rim sem Firmeza.

Boxe 37.5 *Qi* do Rim sem Firmeza

Manifestações clínicas

Dor e fraqueza na região lombar, joelhos fracos, micções frequentes de urina clara, urina com jato fraco, micções abundantes, gotejamento depois de urinar, incontinência urinária, enurese, micções noturnas, poluções noturnas sem sonhos, ejaculação precoce, espermatorreia, fadiga, sensação de frio, membros frios; nas mulheres, prolapso do útero, leucorreia branca, sensação de repuxamento na região inferior do abdome, aborto espontâneo, língua Pálida, pulso Profundo-Fraco, especialmente nas posições Posteriores.

Tratamento

B-23 *Shenshu*, VG-4 *Mingmen*, R-3 *Taixi*, B-52 *Zhishi*, VC-4 *Guanyuan*, ponto extra *Jinggong*, VC-6 *Qihai*, VG-20 *Baihui*, R-13 *Qixue* e B-32 *Ciliao*.

▶ Rins falhando na recepção do *Qi*

Manifestações clínicas

Dispneia aos esforços, respirações fracas e rápidas, dificuldade de inspirar, tosse crônica e/ou asma, transpiração espontânea, membros frios, membros frios depois de transpirar, edema facial, corpo magro, inquietude mental, urina clara durante a crise de asma, dor lombar, tontura e tinido (Figura 37.10).

- *Língua*: Pálida
- *Pulso*: Profundo-Fraco-Tenso
- *Sintomas fundamentais*: dispneia aos esforços, dor lombar e urina clara.

Dica de diagnóstico

Dispneia aos esforços, dor lombar baixa e urina clara são suficientes para diagnosticar o padrão Rins falhando na recepção do *Qi*.

Etiologia

Fraqueza hereditária

A fraqueza hereditária dos Pulmões e dos Rins pode ser o fator predisponente ao desenvolvimento desse padrão.

Doenças crônicas

Uma doença crônica de longa duração, que inevitavelmente afeta os Rins – especialmente quando é transmitida dos Pulmões – pode causar esse padrão.

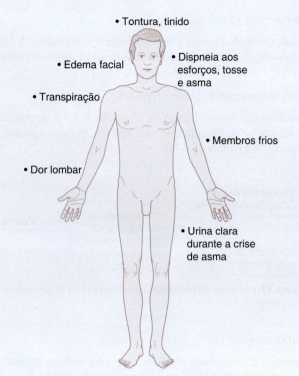

Figura 37.10 Rins falhando na recepção do *Qi*.

Trabalho físico excessivo

Trabalho ou esforço físico excessivo, principalmente durante a puberdade, além de movimentos exageradamente repetitivos de levantar-se e ficar de pé, podem causar esse padrão.

Patologia

Basicamente, esse padrão é uma limitação da função do Rim de receber *Qi* e também é considerado um tipo de deficiência de *Yang* do Rim.

Quando os Rins estão fracos e não conseguem receber e segurar *Qi* embaixo, este acumula-se em cima e provoca Excesso acima (no tórax) e Deficiência embaixo (no abdome), daí a dispneia e a asma. Os Rins controlam a inspiração e, consequentemente, a asma caracteriza-se por dificuldade de inspirar mais que de expirar o ar (os Pulmões controlam a expiração).

Quando o *Yang* do Rim está deficiente, todas as energias *Yang* do corpo estão deficientes, inclusive o *Qi* Defensivo – isso explica a transpiração e os membros frios.

Além disso, a deficiência de *Yang* do Rim causa micções abundantes de urina clara, geralmente durante uma crise de asma.

Esse padrão pode ocorrer apenas nos pacientes com doenças crônicas de longa duração e isso explica os sintomas como lassitude, magreza corporal e esgotamento mental.

Esse padrão também se caracteriza pela impossibilidade de comunicação entre os Pulmões e os Rins. Como foi explicado antes, os Pulmões e os Rins precisam comunicar-se e ajudar-se mutuamente, em especial no que se refere à função respiratória (os Pulmões controlam a expiração e os Rins controlam a inspiração) e aos movimentos dos líquidos. Quando o *Yang* do Rim está deficiente, os líquidos não podem ser transformados e isso provoca edema que, nesse caso, localiza-se na face porque os Pulmões também são afetados.

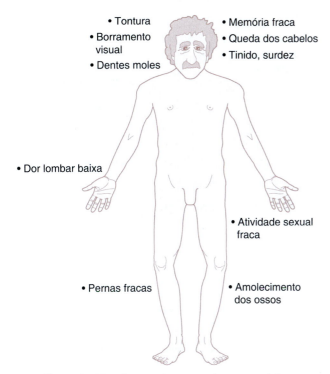

Figura 37.13 Deficiência de Essência do Rim em adultos.

Etiologia

Fraqueza hereditária

Nas crianças, esse padrão sempre é causado por fraqueza hereditária da Essência do Rim (que pode ser atribuída ao fato de os pais serem muito velhos ou estarem em condições ruins de saúde por ocasião da concepção).

Atividade sexual excessiva

Nos adultos, o padrão de deficiência de Essência do Rim pode ser causado por atividade sexual excessiva.

Perda de sangue

Nas mulheres, a deficiência de Essência do Rim pode ser causada por sangramentos prolongados ao longo de alguns anos, inclusive os que ocorrem nas mulheres que têm menstruações volumosas.

Parto

Muitos nascimentos com intervalos curtos podem causar deficiência de Essência do Rim nas mulheres, mas hoje em dia isso raramente ocorre nos países industrializados ocidentais.

Patologia

Esse padrão pode ser considerado um tipo de deficiência de *Yin* do Rim, porque a Essência do Rim faz parte de *Yin*. Entretanto, também há um elemento de *Yang* na Essência do Rim, de forma que a deficiência de Essência do Rim também pode ocorrer nos pacientes com deficiência preexistente de *Yang* do Rim. Nesse caso, a língua poderia ser Pálida.

> **Nota clínica**
>
> Embora a Essência seja uma substância *Yin*, a deficiência de Essência do Rim pode ocorrer nos pacientes com deficiências de *Yin* do Rim e *Yang* do Rim preexistentes (a primeira é mais comum que a segunda).

Quando esse padrão ocorre nos pacientes com deficiência preexistente de *Yin* do Rim, pode haver outros sinais e sintomas da deficiência de *Yin*, inclusive tinido e tontura.

Esse padrão caracteriza-se por uma deficiência de Essência: por esta razão, suas manifestações clínicas afetam o crescimento, a reprodução e os ossos – todos sob o controle da Essência. Quando a Essência do Rim está deficiente, ela não consegue produzir Medula e nutrir os ossos – isso explica o desenvolvimento ósseo anormal, o fechamento tardio das fontanelas, o amolecimento dos ossos e a fraqueza dos joelhos e das pernas. Os dentes podem ser entendidos como uma extensão dos tecidos ósseos e por isto os dentes são moles.

A Essência do Rim produz a Medula, que preenche o cérebro; quando a Essência está deficiente, a quantidade de Medula formada não é suficiente para preencher o Cérebro e, consequentemente, os adultos têm memória fraca e as crianças têm embotamento ou retardo mental.

A Essência do Rim também controla o crescimento dos cabelos e, por esta razão, esse padrão está associado à queda ou ao encanecimento prematuro dos cabelos.

A Essência do Rim é a base material da função sexual saudável e isso explica por que os pacientes têm atividade sexual fraca.

Precursores patológicos do padrão

As deficiências de *Yin* do Rim e *Yang* do Rim podem causar deficiência de Essência do Rim (Figura 37.14).

Progressões patológicas do padrão

A deficiência de Essência do Rim pode causar deficiência de *Yang* do Rim ou *Yin* do Rim. Nas mulheres, esse padrão também pode levar à deficiência de Sangue do Fígado, porque a Essência desempenha um papel importante na formação do Sangue (ver Figura 37.14).

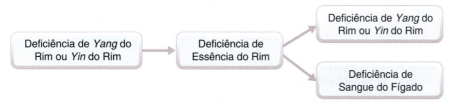

Figura 37.14 Padrão da deficiência de Essência do Rim: precursores e progressões.

Tratamento

Princípios de tratamento: nutrir a Essência e tonificar os Rins

Acupuntura

- *Pontos*: R-3 *Taixi*, R-6 *Zhaohai*, VC-4 *Guanyuan*, R-13 *Qixue*, B-23 *Shenshu*, VG-4 *Mingmen*, VB-39 *Xuazhong*, VG-20 *Baihui*, B-15 *Xinshu*, B-11 *Dashu*, VG-17 *Naohu* e VG-16 *Fengfu*
- *Método*: tonificação. Pode ser aplicada moxa, a menos que haja deficiência acentuada de *Yin* com Calor-Vazio
- *Explicação*:
  - R-3 tonifica o *Yin* e a Essência do Rim
  - R-6 tonifica o *Yin* do Rim
  - VC-4 e R-13 tonificam a Essência
  - B-23 tonifica os Rins
  - VG-4 tonifica o elemento *Yang* da Essência. Esse ponto poderia ser utilizado apenas quando a deficiência de Essência do Rim está associada à deficiência preexistente acentuada de *Yang*
  - VB-39 tonifica a Medula Óssea
  - VG-20 estimula a Medula a preencher o Cérebro
  - B-15 tonifica o Coração para abrigar a Mente e, desse modo, tonifica o Cérebro
  - B-11 nutre os ossos
  - VG-17 e VG-16 são pontos do Mar de Medula e, por esta razão, estimulam a nutrição do Cérebro pela Medula.

Fórmula fitoterápica

Zuo Gui Wan – *Pílula para Restaurar o [Rim] Direito*.

Três Tesouros

Nutrir a Raiz (variação da Zuo Gui Wan).

O Boxe 37.7 resume a deficiência de Essência do Rim.

Boxe 37.7 Deficiência de Essência do Rim

Manifestações clínicas das crianças
Desenvolvimento ósseo anormal, fechamento tardio das fontanelas, surdez, embotamento ou retardo mental.

Manifestações clínicas dos adultos
Amolecimento dos ossos, fraqueza dos joelhos e das pernas, memória fraca, dentes moles, queda prematura dos cabelos, fraqueza da atividade sexual, dor lombar, infertilidade, esterilidade, amenorreia primária, tontura, tinido, surdez, borramento visual, desatenção, redução da acuidade mental, língua sem saburra quando há deficiência de *Yin* do Rim; Pálida quando há deficiência de *Yang* do Rim; pulso Flutuante-Vazio ou em Couro.

Tratamento
R-3 *Taixi*, R-6 *Zhaohai*, VC-4 *Guanyuan*, R-13 *Qixue*, B-23 *Shenshu*, VG-4 *Mingmen*, VB-39 *Xuazhong*, VG-20 *Baihui*, B-15 *Xinshu*, B-11 *Dashu*, VG-17 *Naohu* e VG-16 *Fengfu*.

Padrões de Vazio/Cheio

▶ Deficiência de *Yang* do Rim, fluxo excessivo de Água

Manifestações clínicas

Edema, especialmente das pernas e dos tornozelos, sensação de frio nas pernas e nas costas, plenitude e distensão do abdome, dor na região lombar, sensação de frio em geral, urina escassa e clara (Figura 37.15).

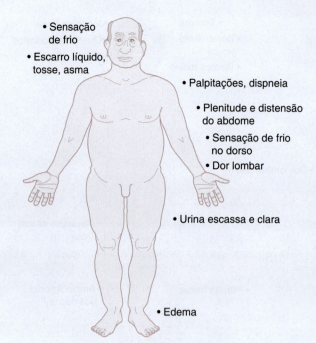

Figura 37.15 Deficiência de *Yang* do Rim, fluxo excessivo de Água.

- *Fluxo excessivo de Água ao Coração*: sinais e sintomas referidos antes, acrescidos de palpitações, dispneia e mãos frias
- *Fluxo excessivo de Água aos Pulmões*: sinais e sintomas referidos antes, acrescidos de escarro líquido e espumoso, tosse, asma e dispneia aos esforços
- *Língua*: Pálida, Edemaciada e úmida com saburra branca
- *Pulso*: Profundo-Fraco-Lento
- *Sintomas fundamentais*: edema dos tornozelos, pulso Profundo-Fraco, língua Pálida-Edemaciada
  - *Fluxo excessivo de Água ao Coração*: todos os anteriores, mais palpitações
  - *Fluxo excessivo de Água aos Pulmões*: todos os anteriores, mais escarro líquido e espumoso.

Dica de diagnóstico

Edema dos tornozelos, dispneia, pulso Profundo-Fraco-Lento e língua Pálida-Edemaciada são suficientes para diagnosticar deficiência de *Yang* do Rim com fluxo excessivo de Água.

Etiologia

Dieta

Ingestão exagerada de alimentos crus e frios pode enfraquecer o *Yang* do Baço e o *Yang* do Rim.

Trabalho físico excessivo

Trabalho ou esforço físico exagerado, principalmente levantar pesos, enfraquece o *Yang* do Baço e o *Yang* do Rim.

Atividade sexual excessiva

Nos homens, atividade sexual excessiva enfraquece o *Yang* do Rim.

Fraqueza hereditária

A deficiência de *Yang* do Rim pode ser causada por uma constituição hereditária fraca.

Doenças crônicas

Uma doença crônica, principalmente quando se evidencia por deficiência de *Yang* do Baço, pode levar à deficiência de *Yang* do Rim depois de um período longo.

Patologia

O *Yang* do Rim não consegue transformar líquidos, que se acumulam sob a pele e formam edema. Com base na teoria dos Oito Princípios, esse padrão é de Deficiência/Excesso porque a Deficiência de *Yang* do Rim leva ao acúmulo de líquidos que, por sua vez, é uma condição de Excesso.

Além de afetar o próprio Rim, em alguns casos a deficiência de *Yang* também pode comprometer o Coração ou os Pulmões. Quando afeta o Coração, o paciente tem palpitações e mãos frias, que são atribuídas à deficiência de *Yang* do Coração.

Quando afeta os Pulmões, o paciente tem escarro líquido, fino e espumoso, que indica formação de Fleuma-Fluidos. Esse sintoma é atribuído à deficiência de *Qi* do Pulmão por um período longo. Além disso, a deficiência de *Yang* do Rim implica na incapacidade de os Rins receberem o *Qi* e, por esta razão, o paciente tem tosse e asma. Esse quadro é necessariamente uma condição muito crônica.

Precursores patológicos do padrão

A retenção crônica e prolongada de Umidade, que interfere na função do Rim de transformar fluidos, pode resultar nesse padrão.

A deficiência de *Yang* do Rim com fluxo excessivo de Água também pode ser transmitida pela deficiência de *Yang* do Baço de longa duração, especialmente quando o paciente também tem Umidade.

Nos casos de fluxo excessivo de Água ao Coração, esse padrão pode ser transmitido pela deficiência de *Yang* do Coração.

Nos casos de fluxo excessivo de Água aos Pulmões, esse padrão pode ser transmitido pela deficiência de *Qi* do Pulmão combinada com Fleuma-Fluidos no Interior.

As Figuras 37.16 e 37.17 resumem os precursores da deficiência de *Yang* do Rim com fluxo excessivo de Água.

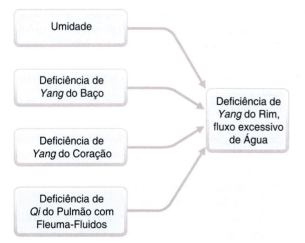

Figura 37.16 Precursores da deficiência de *Yang* do Rim, fluxo excessivo de Água.

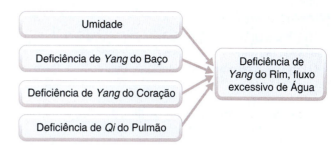

Figura 37.17 Deficiência de *Yang* do Rim, fluxo excessivo de Água: precursores e progressões.

Progressões patológicas do padrão

Esse padrão é uma condição extrema que, por sua vez, geralmente se desenvolve a partir de outros padrões (ver Figura 37.17).

Tratamento

Princípios de tratamento: tonificar e aquecer os Rins, transformar a Água e aquecer e tonificar o *Yang* do Baço. No caso de fluxo excessivo de Água ao Coração ou aos Pulmões, aquecer e tonificar o *Yang* do Coração ou o *Yang* do Pulmão, respectivamente.

Acupuntura

- *Pontos*: VG-4 *Mingmen*, B-23 *Shenshu*, B-22 *Sanjiaoshu*, B-20 *Pishu*, VC-9 *Shuifen*, E-28 *Shuidao*, BP-9 *Yinlingquan*, BP-6 *Sanyinjiao*, R-7 *Fuliu*
    - *Para fluxo excessivo de Água ao Coração:* VG-15 *Dazhui* (com moxa) e B-15 *Xinshu*
    - *Para fluxo excessivo de Água aos Pulmões:* P-7 *Lieque*, B-13 *Feishu* e VG-12 *Shenzhu*
- *Método*: tonificar os pontos para fortalecer o *Yang* do Rim e o *Yang* do Baço (B-23, VG-4, B-20 e R-7) ou o *Yang* do Coração (VG-14 e B-15) ou os Pulmões (B-13, P-7 e VG-12). Método de sedação em todos os outros pontos para dissolver Umidade e transformar Água. Pode ser aplicada moxa. Utilizar agulhas grossas e deixar os pontos abertos depois de retirá-las, de forma que algumas gotas de líquido possam sair
- *Explicação*:
    - VG-4 fortalece o Fogo do Portão da Vitalidade (*Ming Men*), que promove a transformação da Água
    - B-23 tonifica o *Yang* do Rim
    - B-22 estimula a transformação dos fluidos no Aquecedor Inferior
    - B-20 tonifica o *Yang* do Baço (com moxa)
    - VC-9 promove a transformação dos fluidos
    - E-28 promove a transformação dos fluidos no Aquecedor Inferior
    - BP-9 e BP-6 dissolvem Fleuma do Aquecedor Inferior
    - R-7 tonifica o *Yang* do Rim e elimina edema
    - VG-14 com aplicação direta de moxa tonifica o *Yang* do Coração
    - B-15 com moxa tonifica o *Yang* do Coração
    - P-7 estimula a função dos Pulmões de regular as passagens de Água e elimina edema
    - B-13 e VG-12 tonificam o *Qi* do Pulmão.

Fórmula fitoterápica

Jin Gui Shen Qi Wan – *Pílula do Peito Dourado para Qi do Rim* – mais Wu Ling San – *Pó dos Cinco Ling*.

O Boxe 37.8 resume a deficiência de *Yang* do Rim, fluxo excessivo de Água.

Boxe 37.8 Deficiência de *Yang* do Rim, fluxo excessivo de Água

Manifestações clínicas

Edema, especialmente das pernas e dos tornozelos, sensação de frio nas pernas e no dorso, plenitude e distensão do abdome, dor na região lombar, sensação de frio em geral, urina escassa e clara.

- *Fluxo excessivo de Água ao Coração*: sinais e sintomas referidos antes, acrescidos de palpitações, dispneia e mãos frias
- *Fluxo excessivo de Água aos Pulmões*: sinais e sintomas referidos antes, acrescidos de escarro líquido e espumoso, tosse, asma e dispneia aos esforços
- *Língua*: Pálida, Edemaciada e úmida com saburra branca
- *Pulso*: Profundo-Fraco-Lento.

Tratamento

VG-4 *Mingmen*, B-23 *Shenshu*, B-22 *Sanjiaoshu*, B-20 *Pishu*, VC-9 *Shuifen*, E-28 *Shuidao*, BP-9 *Yinlingquan*, BP-6 *Sanyinjiao*, R-7 *Fuliu*.
- *Para fluxo excessivo de Água ao Coração*: VG-15 *Dazhui* (com moxa) e B-15 *Xinshu*
- *Para fluxo excessivo de Água aos Pulmões*: P-7 *Lieque*, B-13 *Feishu* e VG-12 *Shenzhu*.

▶ Deficiência de *Yin* do Rim, Calor-Vazio queimando

Manifestações clínicas

Rubor malar, inquietude mental, insônia, sudorese noturna, febre baixa, febre vespertina, calor nos cinco palmos, sensação de calor ao entardecer, urina escassa e escura, sangue na urina, garganta seca especialmente à noite, sede com vontade de beber goles pequenos, tontura, tinido, dificuldade de ouvir, dor lombar, poluções noturnas com sonhos, desejo sexual exagerado, fezes secas (Figura 37.18).

- *Língua*: Vermelha, rachada com ponta vermelha, sem saburra
- *Pulso*: Flutuante-Vazio e Rápido
- *Sintomas fundamentais*: rubor malar, tontura, tinido, sensação de calor ao entardecer, língua Vermelha sem saburra.

Dica de diagnóstico

Apenas tinido e língua Vermelha sem saburra poderiam ser suficientes para diagnosticar deficiência de *Yin* do Rim com Calor-Vazio.

Etiologia

A etiologia desse padrão é igual à da deficiência de *Yin* do Rim, mas com acréscimo de problemas emocionais como ansiedade e preocupação crônicas.

Patologia

Esse padrão corresponde a um estágio avançado da deficiência de *Yin* do Rim, que acarretou a formação de Calor-Vazio acentuado: por esta razão, o padrão é uma condição de Deficiência/Excesso combinados, no qual Calor-Vazio representa o elemento de Excesso.

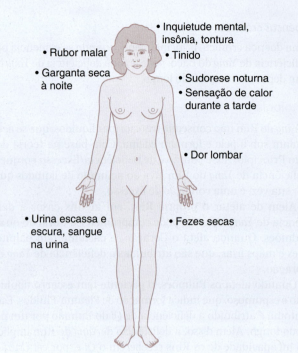

Figura 37.18 Deficiência de *Yin* do Rim, com presença de Calor-Vazio.

A maioria dos sinais e sintomas é causada pela combustão do Calor-Vazio e pela secura atribuída à deficiência de *Yin*.

O rubor malar é uma vermelhidão facial, mas apenas na área demarcada das "maçãs do rosto", sem ocupar as bochechas por inteiro. A febre vespertina é típica de Calor-Vazio, mas também pode simplesmente ser uma sensação de calor durante a tarde, em vez de uma elevação real da temperatura.

O Calor-Vazio que se origina da deficiência de *Yin* do Rim pode subir e perturbar o Coração e, consequentemente, a Mente – isso causa insônia e inquietude mental. Em chinês, essa condição é descrita como "coração sente-se irritado" e descreve um estado de impaciência, inquietude e ansiedade vaga e indefinível, embora muito real e perturbadora para o paciente. A insônia caracteriza-se pelo fato de que o paciente adormece facilmente, mas acorda várias vezes durante a noite, ou também nas primeiras horas da manhã.

A deficiência de *Yin* leva ao esgotamento dos Fluidos Corporais e, consequentemente, causa Secura; o Calor-Vazio também contribui para o ressecamento dos Fluidos Corporais e, por esta razão, o paciente tem garganta seca à noite, urina concentrada e fezes secas. Nos casos graves, o Calor-Vazio também pode provocar o extravasamento do Sangue para fora dos vasos sanguíneos, resultando no aparecimento de sangue na urina.

A deficiência de *Yin* causa deficiência de Essência, explicando por que o paciente tem poluções noturnas. Essas poluções são acompanhadas de sonhos sexuais vívidos, porque o Calor-Vazio agita e Mente e produz desejo sexual intenso.

A língua é Vermelha em consequência do Calor-Vazio e não tem saburra porque há deficiência de *Yin*. As rachaduras também refletem a deficiência de *Yin*.

A qualidade Flutuante-Vazia do pulso reflete a deficiência de *Yin*, enquanto o pulso Rápido indica Calor-Vazio.

A Figura 37.19 resume as manifestações clínicas do Calor-Vazio.

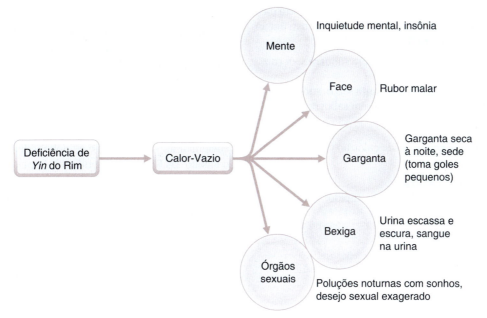

Figura 37.19 Manifestações clínicas do Calor-Vazio.

Precursores patológicos do padrão

Esse padrão sempre é causado pela deficiência de *Yin* do Rim (Figura 37.20).

Progressões patológicas do padrão

Esse padrão não tem muitas progressões patológicas porque intrinsecamente é um padrão terminal. Quando o Calor-Vazio é pronunciado, ele causa sangramento (ver Figura 37.20).

Tratamento

Princípios de tratamento: nutrir o *Yin* do Rim, eliminar Calor-Vazio e acalmar a Mente.

Acupuntura

- **Pontos**: R-3 *Taixi*, R-6 *Zhaohai*, R-10 *Yingu*, R-9 *Zhubin*, VC-4 *Guanyuan*, R-2 *Rangu*, BP-6 *Sanyinjiao*, C-5 *Tongli*, P-7 *Lieque*, P-10 *Yuji*, C-6 *Yinxi*, VG-24 *Shenting* e IG-11 *Quchi*
- **Método**: tonificação nos pontos para nutrir o *Yin* do Rim (R-3, -6, -9, -10, VC-4, BP-6) e sedação nos demais. Certamente, não se deve usar moxabustão
- **Explicação**:
  - R-3 tonifica os Rins
  - R-6 e R-10 nutrem o *Yin* do Rim
  - R-9 tonifica o *Yin* do Rim e acalma a Mente
  - VC-4 nutre o *Yin* do Rim e acalma a Mente
  - R-2 elimina Calor-Vazio dos Rins
  - BP-6 nutre o *Yin* do Rim e acalma a Mente
  - C-5 e P-7 são usados para conduzir Calor para baixo e para fora da cabeça (onde causa perturbação da Mente)
  - P-10 elimina Calor nos Pulmões e é usado quando há sintomas de Calor (tosse seca, escarro sanguinolento). Também conduz Calor para baixo e para fora da cabeça
  - C-6 elimina Calor-Vazio e acalma a Mente
  - VG-24 acalma a Mente
  - IG-11 elimina Calor.

Fórmula fitoterápica

Liu Wei Di Huang Wan – *Pílula de Rehmannia com Seis Ingredientes* – mais Di Gu Pi – *Cortex Lycii radicis* – e Zhi Mu – *Radix Anemarrhenae asphodeloidis*.

O Boxe 37.9 resume a deficiência de *Yin* do Rim com presença de Calor-Vazio.

Boxe 37.9 Deficiência de *Yin* do Rim com presença de Calor-Vazio

Manifestações clínicas

Rubor malar, inquietude mental, insônia, sudorese noturna, febre baixa, febre vespertina, calor nos cinco palmos, sensação de calor ao entardecer, urina escassa e escura, sangue na urina, garganta seca especialmente à noite, sede com vontade de beber goles pequenos, tontura, tinido, dificuldade de ouvir, dor lombar, poluções noturnas com sonhos, desejo sexual exagerado, fezes secas.
- *Língua*: Vermelha, rachada com ponta vermelha, sem saburra
- *Pulso*: Flutuante-Vazio e Rápido.

Tratamento

R-3 *Taixi*, R-6 *Zhaohai*, R-10 *Yingu*, R-9 *Zhubin*, VC-4 *Guanyuan*, R-2 *Rangu*, BP-6 *Sanyinjiao*, C-5 *Tongli*, P-7 *Lieque*, P-10 *Yuji*, C-6 *Yinxi*, VG-24 *Shenting* e IG-11 *Quchi*.

Padrões combinados

▶ Deficiência simultânea de *Yin* do Rim e *Yin* do Fígado

Manifestações clínicas

Tontura, tinido, dificuldade de ouvir, dor lombar baixa, cefaleia occipital ou vertical difusa e incômoda, insônia, dormência ou formigamento dos membros, olhos ressecados, borramento visual; garganta, cabelos e pele secos; unhas quebradiças; va-

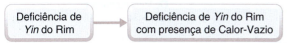

Figura 37.20 Padrão de deficiência de *Yin* do Rim com Calor-Vazio queimando: precursores e progressões.

gina seca, sudorese noturna, fezes secas, poluções noturnas, menstruações escassas ou amenorreia, ciclo menstruação atrasado, infertilidade (Figura 37.21).

- *Língua*: cor normal sem saburra, ou com saburra sem raiz
- *Pulso*: Flutuante-Vazio
- *Sintomas fundamentais*: olhos e garganta secos, sudorese noturna, menstruação escassa, língua sem saburra.

Calor-Vazio

Calor nos cinco palmos, sensação de calor ao entardecer, ondas de calor da menopausa.

- *Língua*: Vermelha sem saburra
- *Pulso*: Flutuante-Vazio e ligeiramente Rápido.

Dica de diagnóstico

Apenas olhos secos, garganta seca, dor lombar e língua sem saburra são suficientes para diagnosticar as deficiências simultâneas de Yin do Rim e Yin do Fígado.

Etiologia

A etiologia é a mesma das deficiências de *Yin* do Rim e *Yin* do Fígado, mas com o componente adicional de problemas emocionais causados por raiva, frustração e depressão.

Patologia

Esse padrão inclui sinais e sintomas das deficiências de *Yin* do Fígado e *Yin* do Rim, mas é importante ter em mente que a deficiência de *Yin* do Fígado engloba a deficiência de Sangue do Fígado. Os Rins correspondem à Água e devem nutrir o Fígado, que corresponde à Madeira. Desse modo, *Yin* e o Sangue do Fígado dependem da nutrição fornecida pelo *Yin* e pela Essência do Rim (Figura 37.22).

Olhos secos são um dos sintomas da deficiência de *Yin* do Fígado e devem-se ao fato de que o *Yin* do Fígado não consegue umidificá-los. Na verdade, olhos secos são um dos sintomas mais característicos da deficiência de *Yin* do Fígado. Sono perturbado por sonhos, insônia, dormência, borramento visual e menstruações escassas ou amenorreia são sinais e sintomas da deficiência de Sangue do Fígado, que faz parte da deficiência de *Yin* do Fígado.

A cefaleia também é atribuída à deficiência de Sangue do Fígado e pode localizar-se no occipício (quando está relacionada com os Rins) ou no vértice da cabeça (quando está relacionada com o canal do Fígado). Quando o *Yin* do Fígado está deficiente, o *Yang* do Fígado pode subir e, nesse caso, a cefaleia poderia estar localizada nas têmporas e ser do tipo pulsátil, em vez de difuso e incômodo.

Todos os outros sintomas são atribuídos à deficiência de *Yin* do Rim e todos já foram explicados.

A infertilidade das mulheres pode ser causada pelo Sangue do Fígado deficiente que não consegue nutrir o Útero e pela deficiência de Essência do Rim que não pode promover a concepção.

O pulso é Flutuante-Vazio e isso reflete a deficiência de *Yin*. A inexistência de saburra na língua indica deficiência de *Yin*.

Precursores patológicos do padrão

Esse padrão pode originar-se da deficiência simultânea de Sangue do Fígado e *Yin* do Fígado (Figura 37.23).

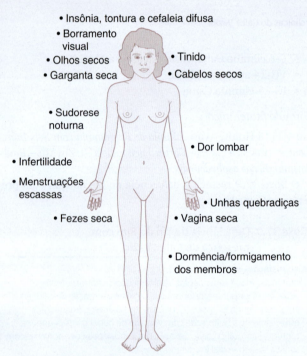

Figura 37.21 Deficiência simultânea de *Yin* do Rim e *Yin* do Fígado.

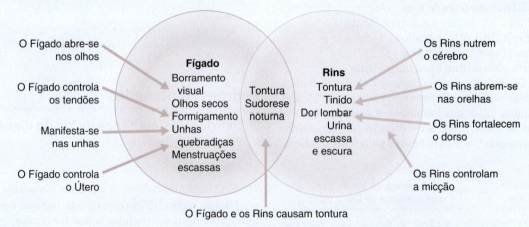

Figura 37.22 Patologia da deficiência simultânea de *Yin* do Rim e *Yin* do Fígado.

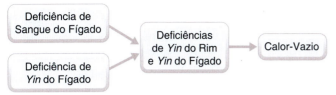

Figura 37.23 Padrão da deficiência simultânea de *Yin* do Rim e *Yin* do Fígado.

Progressões patológicas do padrão

A consequência mais comum desse padrão é a formação de Calor-Vazio (ver Figura 37.23).

Tratamento

Princípio de tratamento: nutrir *Yin* do Fígado e do Rim.

Acupuntura

- *Pontos*: R-3 *Taixi*, R-6 *Zhaohai*, F-8 *Ququan*, VC-4 *Guanyuan*, B-23 *Shenshu*, R-13 *Qixue*, BP-6 *Sanyinjiao* e B-10 *Tianzhu*
- *Método*: tonificação
- *Explicação*:
  - R-3 tonifica os Rins
  - R-6 tonifica o *Yin* do Rim
  - F-8 tonifica o Sangue do Fígado e o *Yin* do Fígado
  - VC-4 tonifica *Yin* do Rim, *Yin* do Fígado e Essência do Rim
  - B-23 tonifica os Rins dos pacientes com doenças crônicas
  - R-13 nutre o *Yin* do Rim
  - BP-6 nutre o *Yin* do Fígado e o *Yin* do Rim
  - B-10 pode ser usado para tratar cefaleia occipital.

Fórmula fitoterápica

Zuo Gui Wan – *Pílula para Restaurar o [Rim] Direito*.

Qi Ju Di Huang Wan – *Pílula de Lycium-Chrysanthemum-Rehmannia*.

O Boxe 37.10 resume a deficiência simultânea de *Yin* do Rim e *Yin* do Fígado.

Boxe 37.10 Deficiência simultânea de *Yin* do Rim e *Yin* do Fígado

Manifestações clínicas

Tontura, tinido, dificuldade de ouvir, dor lombar, cefaleia occipital ou vertical difusa e incômoda, insônia, dormência ou formigamento dos membros, olhos ressecados, borramento visual; garganta, cabelos e pele secos; unhas quebradiças; vagina seca, sudorese noturna, fezes secas, poluções noturnas, menstruações escassas ou amenorreia, ciclo menstrual atrasado, infertilidade, língua de cor normal sem saburra, ou com saburra sem raiz; pulso Flutuante-Vazio.

Tratamento

R-3 *Taixi*, R-6 *Zhaohai*, F-8 *Ququan*, VC-4 *Guanyuan*, B-23 *Shenshu*, R-13 *Qixue*, BP-6 *Sanyinjiao* e B-10 *Tianzhu*.

▶ Rins e Coração desarmonizados

Manifestações clínicas

Palpitações, inquietude mental, insônia, sono perturbado por sonhos, ansiedade, memória fraca, tontura, tinido, dificuldade de ouvir, dor lombar, poluções noturnas com sonhos, sensação de calor ao entardecer, garganta seca à noite, sede com vontade de tomar goles pequenos, sudorese noturna, calor nos cinco palmos, urina escassa e escura e fezes secas (Figura 37.24).

- *Língua*: Vermelha com ponta mais vermelha, sem saburra; rachadura na linha média da área do Coração
- *Pulso*: Flutuante-Vazio e Rápido, ou Profundo-Fraco nas duas posições Posteriores e relativamente Transbordante nas duas posições Anteriores
- *Sintomas fundamentais*: palpitações, tontura, tinido, sudorese noturna, língua Vermelha com ponta mais vermelha e rachadura na linha média, sem saburra.

Dica de diagnóstico

Palpitações, tinido, sudorese noturna e língua Vermelha com ponta mais vermelha e rachadura na linha média, embora sem saburra, são suficientes para diagnosticar o padrão de Coração e Rins desarmonizados.

Etiologia

A etiologia é a mesma da deficiência de *Yin* do Rim com acréscimo do componente emocional dos problemas emocionais como ansiedade, tristeza e depressão. Choques emocionais e a tristeza subsequente ao rompimento de relacionamentos são causas comuns da deficiência de *Yin* do Coração com esse padrão.

Patologia

Basicamente, esse padrão caracteriza-se por deficiência de *Yin* do Rim que não consegue nutrir *Yin* do Coração, que também se torna deficiente. Isso leva à intensificação do Calor-Vazio no Coração: por esta razão, esse padrão de deficiência de *Yin* inclui manifestações de Calor-Vazio no Coração (Figura 37.25).

Sob a perspectiva mental, a Essência (*Jing*) é o fundamento da Mente. Quando a Essência está deficiente, a Mente sofre. Desse modo, a relação de dependência mútua entre os Rins e o Coração encontra sua expressão também na relação entre a Essência e a Mente.

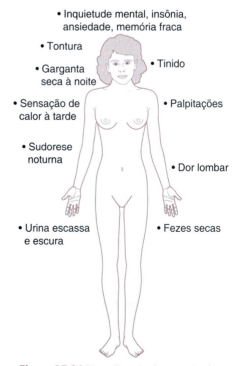

Figura 37.24 Rins e Coração desarmonizados.

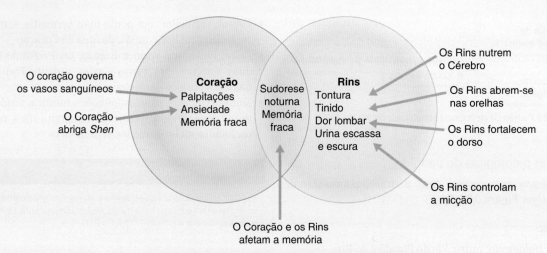

Figura 37.25 Patologia do Rim e Coração desarmonizados.

Quando o *Yin* do Rim está fraco e o *Yin* do Coração está deficiente, o Calor-Vazio abrasa dentro do Coração, resultando em inquietude mental, insônia (acorda várias vezes durante a noite), palpitações e língua com ponta vermelha.

Memória fraca, tontura, tinido e surdez são manifestações atribuíveis à impossibilidade do *Yin* do Rim nutrir o cérebro e abrir-se para as orelhas.

A sensação de calor ao entardecer, a urina escura, a língua Vermelha e o pulso Rápido são devidos à exacerbação do Calor-Vazio.

Precursores patológicos do padrão

Em geral, esse padrão origina-se da deficiência de *Yin* do Rim, mas também pode ser causado pela deficiência crônica de *Yin* do Coração (Figura 37.26).

Progressões patológicas do padrão

A combustão do Calor-Vazio pode aquecer o Sangue e causar sangramento (ver Figura 37.26).

Tratamento

Princípios de tratamento: nutrir *Yin* do Coração e do Rim, eliminar Calor-Vazio do Coração e acalmar a Mente.

Acupuntura

- *Pontos*: C-7 *Shenmen*, C-6 *Yinxi*, C-5 *Tongli*, ponto extra *Yintang*, B-15 *Xinshu*, VC-15 *Jiuwei*, VG-24 *Shenting*, R-3 *Taixi*, R-10 *Yingu*, R-9 *Zhubin*, R-6 *Zhaohai*, VC-4 *Guanyuan*, BP-6 *Sanyinjiao*
- *Método*: tonificação nos pontos para nutrir *Yin* do Rim (R-3, -6, -9, -10, VC-4, BP-6), sedação nos pontos para eliminar Calor-Vazio do Coração (C-5, -6, -7, B-15), neutralizar os demais (*Yintang*, VC-15, VG-24)

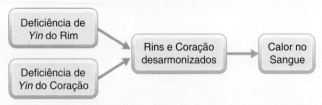

Figura 37.26 Padrão dos Rins e Coração desarmonizados: precursores e progressões.

- *Explicação*:
  - C-7 acalma a Mente
  - C-6 elimina Calor-Vazio e nutre o *Yin* do Coração (é específico para sudorese noturna quando combinado com R-7 *Fuliu*)
  - C-5 elimina Calor-Vazio do Coração e conduz o calor para baixo e para fora da cabeça
  - *Yintang* acalma a Mente
  - B-15 elimina Calor no Coração
  - VC-15 acalma a Mente e nutre *Yin* do Coração
  - VG-24 acalma a Mente
  - R-3, R-9 e R-10 tonificam o *Yin* do Rim. O ponto R-9 acalma especialmente a Mente
  - R-6 nutre *Yin* do Rim
  - VC-4 nutre o *Yin* do Rim e a Essência do Rim e conduz o Calor para baixo
  - BP-6 nutre *Yin* e acalma a Mente.

Fórmula fitoterápica

Tian Wang Bu Xin Dan – *Pílula do Imperador Celestial para Tonificar o Coração*.

Três Tesouros

Imperatriz Celestial (variação da Tian Wang Bu Xin Dan).

O Boxe 37.11 resume o padrão dos Rins e Coração desarmonizados.

Boxe 37.11 Rins e Coração desarmonizados

Manifestações clínicas

Palpitações, inquietude mental, insônia, sono perturbado por sonhos, ansiedade, memória fraca, tontura, tinido, dificuldade de ouvir, dor lombar, poluções noturnas com sonhos, sensação de calor ao entardecer, garganta seca à noite, sede com vontade de tomar goles pequenos, sudorese noturna, calor nos cinco palmos, urina escassa e escura e fezes secas, língua Vermelha com ponta mais vermelha, mas sem saburra; rachadura na linha média da área do Coração; pulso Flutuante-Vazio e Rápido, ou Profundo-Fraco nas duas posições Posteriores e relativamente Transbordante nas duas posições Anteriores.

Tratamento

C-7 *Shenmen*, C-6 *Yinxi*, C-5 *Tongli*, ponto extra *Yintang*, B-15 *Xinshu*, VC-15 *Jiuwei*, VG-24 *Shenting*, R-3 *Taixi*, R-10 *Yingu*, R-9 *Zhubin*, R-6 *Zhaohai*, VC-4 *Guanyuan*, BP-6 *Sanyinjiao*.

▶ Deficiência simultânea de *Yin* do Rim e do Pulmão

Manifestações clínicas

Tosse seca que piora ao entardecer, garganta e boca secas, corpo magro, dispneia aos esforços, dor lombar, sudorese noturna, tontura, tinido, dificuldade de ouvir, urina escassa (Figura 37.27).

- *Língua*: cor normal sem saburra, ou com saburra sem raiz
- *Pulso*: Flutuante-Vazio
- *Sintomas fundamentais*: tosse seca, tontura, tinido, sudorese noturna, língua sem saburra.

Calor-Vazio

Sensação de calor ao entardecer, calor nos cinco palmos, febre vespertina, rubor malar.

- *Língua*: Vermelha sem saburra
- *Pulso*: Flutuante-Vazio e ligeiramente Rápido.

> **Dica de diagnóstico**
>
> Tosse seca, tinido e língua sem saburra podem ser suficientes para diagnosticar as deficiência simultânea de *Yin* do Rim e do Pulmão.

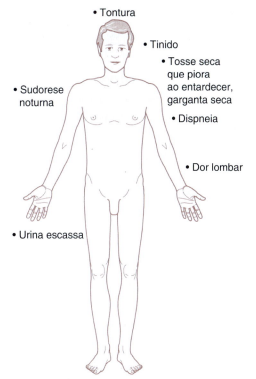

Figura 37.27 Deficiência simultânea de *Yin* do Rim e do Pulmão.

Etiologia

A etiologia desse padrão é a mesma da deficiência de *Yin* do Rim, com acréscimo do componente emocional de preocupação por um período longo resultando em desequilíbrio da energia dos Pulmões.

Patologia

Esse padrão caracteriza-se por deficiência simultânea de *Yin* do Pulmão e do Rim e não deve ser confundido com o padrão de "Rins falhando na recepção do *Qi*", que se caracteriza por deficiência simultânea de *Yang* do Rim e *Qi* do Pulmão (Figura 37.28).

A deficiência de *Yin* provoca esgotamento dos Fluidos Corporais e causa secura, razão pela qual o paciente tem tosse e boca secas.

A dispneia aos esforços é causada pela impossibilidade de os Rins receberem e manterem o *Qi*.

Esse padrão ocorre apenas com doenças muito crônicas e, por esta razão, caracteriza-se por esgotamento do *Qi* do corpo, que leva à fraqueza dos membros e ao emagrecimento.

Todos os outros sinais e sintomas são típicos da deficiência de *Yin* do Rim (sudorese noturna, tontura, tinido, dificuldade de ouvir e urina escassa).

Precursores patológicos

Evidentemente, esse padrão geralmente se origina da deficiência de *Yin* do Rim; contudo, também pode ser causado por uma condição crônica de deficiência de *Yin* do Pulmão (Figura 37.29).

Progressões patológicas do padrão

Por fim, esse padrão resulta no desenvolvimento de Calor-Vazio e, consequentemente, pode causar sangramento atribuível ao Calor no Sangue (ver Figura 37.29).

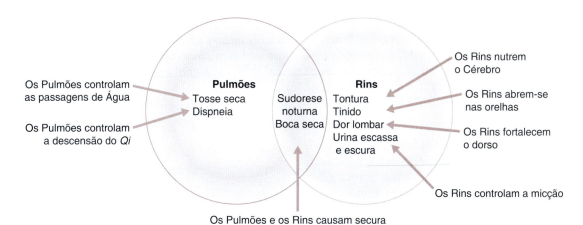

Figura 37.28 Patologia da deficiência simultânea de *Yin* do Rim e do Pulmão.

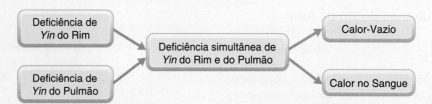

Figura 37.29 Padrão da deficiência simultânea de *Yin* do Rim e do Pulmão.

Tratamento

Princípios de tratamento: nutrir o *Yin* do Pulmão e do Rim, nutrir os Fluidos Corporais.

Acupuntura

- *Pontos*: R-3 *Taixi*, R-6 *Zhaohai*, P-7 *Lieque* e R-6 *Zhaohai* combinados (pontos de abertura do Vaso Concepção, ou *Ren Mai*); VC-4 *Guanyuan*, R-13 *Qixue*, P-9 *Taiyuan*, P-1 *Zhongfu*, BP-6 *Sanyinjiao*, B-43 *Gaohuangshu*
- *Método*: tonificação, sem moxabustão
- *Explicação*:
  - R-3 tonifica o *Yin* do Rim
  - P-7 e R-6 combinados abrem o Vaso Concepção, melhoram a garganta, estimulam o recebimento de *Qi* pelos Rins e tonificam o *Yin* do Rim e do Pulmão
  - VC-4 e R-13 nutrem o *Yin* e a Essência do Rim
  - P-9 nutre o *Yin* do Pulmão
  - P-1 nutre o *Yin* do Pulmão, restabelece a descensão do *Qi* do Pulmão e suprime a tosse
  - BP-6 nutre o *Yin* do Rim e promove os fluidos
  - B-43 tonifica o *Yin* do Pulmão e é específico para tratar doenças crônicas.

Fórmula fitoterápica

Ba Xian Chang Shou Wan – *Pílula da Longevidade dos Oito Imortais*.

O Boxe 37.12 resume a deficiência simultânea de *Yin* do Rim e do Pulmão.

> **Boxe 37.12 Deficiência simultânea de *Yin* do Rim e do Pulmão**
>
> **Manifestações clínicas**
> Tosse seca que piora ao entardecer, garganta e boca secas, corpo magro, dispneia aos esforços, dor lombar, sudorese noturna, tontura, tinido, dificuldade de ouvir, urina escassa; língua de cor normal sem saburra, ou com saburra sem raiz; pulso Flutuante-Vazio.
>
> **Tratamento**
> R-3 *Taixi*, R-6 *Zhaohai*, P-7 *Lieque* e R-6 *Zhaohai* combinados (pontos de abertura do Vaso Concepção, ou *Ren Mai*); VC-4 *Guanyuan*, R-13 *Qixue*, P-9 *Taiyuan*, P-1 *Zhongfu*, BP-6 *Sanyinjiao*, B-43 *Gaohuangshu*.

▶ Deficiência simultânea de *Yang* do Rim e do Baço

Manifestações clínicas

Dor lombar, joelhos fracos e frios, sensação de frio nas costas, sensação de frio em geral, pernas fracas, pele branca e brilhante, impotência, ejaculação precoce, contagem baixa de espermatozoides, esperma fino e frio, redução da libido, fadiga, lassitude, urina abundante e clara, urina escassa e clara, micções noturnas, apatia, edema das pernas, infertilidade feminina, fezes amolecidas, depressão, falta de apetite, distensão abdominal suave, vontade de deitar-se, diarreia nas primeiras horas da manhã, diarreia crônica (Figura 37.30).

- *Língua*: Pálida e úmida
- *Pulso*: Profundo-Fraco
- *Sintomas fundamentais*: dor lombar, sensação de frio em geral, fezes amolecidas, pulso Profundo-Fraco.

> **Dica de diagnóstico**
>
> Dor lombar, sensação de frio em geral, fezes amolecidas e pulso Profundo-Fraco são suficientes para diagnosticar a deficiência simultânea de *Yang* do Rim e do Baço.

Etiologia

A etiologia desse padrão é a mesma da deficiência de *Yang* do Rim, com o componente adicional de ingestão exagerada de alimentos crus e frios.

Patologia

Esse padrão sempre se evidencia por uma condição crônica e representa um estágio mais avançado da deficiência de *Yang* do Baço, a partir da qual geralmente se desenvolve (Figura 37.31).

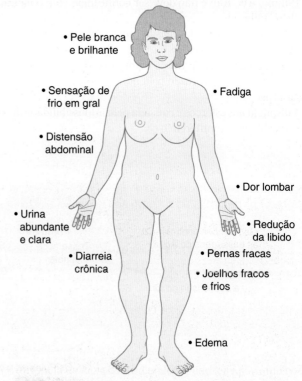

Figura 37.30 Deficiência simultânea de *Yang* do Rim e do Baço.

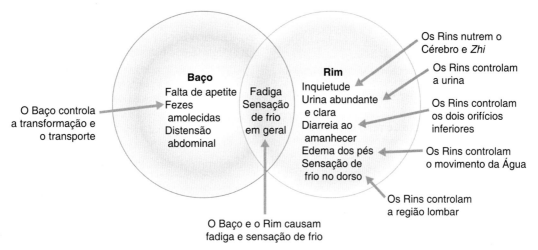

Figura 37.31 Patologia da deficiência combinada de *Yang* do Rim e do Baço.

O Baço é a Raiz do *Qi* Pós-Celestial e, quando está deficiente, não consegue nutrir os músculos, resultando em fraqueza muscular. A deficiência geral de *Qi* causa fadiga, lassitude e vontade de deitar-se.

Quando há deficiência de *Yang* do Baço, ele não consegue transportar nutrientes aos membros, que parecem estar frios. Além disso, a deficiência de *Yang* do Rim implica fraqueza do Fogo do Portão da Vitalidade (*Ming Men*), que também contribui para os diversos sintomas de frio (sensação de frio nas costas e nas pernas).

O *Yang* do Rim deficiente não consegue transformar a Água e acumulam-se líquidos, daí o edema e a urina abundante. Nos casos graves, também poderia ocorrer o contrário, isto é, urina escassa. Isso acontece quando a deficiência de *Yang* é tão acentuada, que ele não consegue mobilizar absolutamente qualquer fluido.

O *Yang* do Rim deficiente não consegue transformar os fluidos do abdome e ajudar o Baço a transportar e transformar, resultando em diarreia crônica.

O *Yang* do Baço deficiente não pode transformar e transportar e, por esta razão, o paciente tem distensão abdominal.

Precursores patológicos do padrão

Esse padrão é causado frequentemente por uma condição crônica de deficiência de *Yang* do Baço (Figura 37.32).

Progressões patológicas do padrão

Quando persiste por muito tempo, esse padrão frequentemente resulta na formação de Umidade e/ou Fleuma. Além disso, quando esse padrão combinado é crônico, ele pode causar o padrão de deficiência de *Yang* do Rim com fluxo excessivo de Água (ver Figura 37.32).

Tratamento

Princípios de tratamento: tonificar e aquecer o *Yang* do Baço e dos Rins.

Acupuntura

- *Pontos*: B-23 *Shenshu*, VG-4 *Mingmen*, VC-4 *Guanyuan*, VC-6 *Qihai*, R-3 *Taixi*, R-7 *Fuliu*, B-52 *Zhishi*, VC-12 *Zhongwan*, E-36 *Zusanli*, BP-3 *Taibai*, B-20 *Pishu*, B-21 *Weishu*, VC-9 *Shuifen*, E-37 *Shangjuxu*, E-25 *Tianshu*, B-25 *Dachangshu*
- *Método*: tonificação; deve ser usada moxabustão
- *Explicação*:
  - B-23 tonifica o *Yang* do Rim
  - VG-4 fortalece o Fogo do Portão da Vitalidade
  - VC-4 tonifica o *Yang* do Rim (com aplicação direta de cones de moxa)
  - VC-6 tonifica o *Qi* em geral e o *Yang* quando é usado com moxa direta. Esse ponto é importante para tratar diarreia crônica
  - R-3 tonifica os Rins
  - R-7 tonifica o *Yang* do Rim e elimina edema
  - B-52 tonifica o *Yang* do Rim, fortalece a Força de vontade e nutre a Essência: este ponto é bom para tratar depressão causada por deficiência de *Yang* do Rim
  - VC-12, E-36 e BP-3 tonificam o *Yang* do Baço
  - B-20 e B-21 tonificam o *Yang* do Baço
  - VC-9 estimula a transformação e o transporte dos fluidos para eliminar Umidade
  - E-37 é o ponto do Mar Inferior do Intestino Grosso e é específico para controlar diarreia crônica
  - E-25 suprime diarreia
  - B-25 é o ponto *Shu* Dorsal do Intestino Grosso e suprime diarreia.

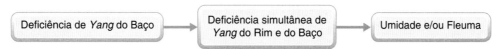

Figura 37.32 Padrão da deficiência simultânea de *Yang* do Rim e do Baço: precursores e progressões.

Fórmula fitoterápica

Li Zhong Wan – *Pílula para Regular o Centro* – mais Jin Gui Shen Qi Wan – *Pílula do Peito Dourado para Qi do Rim*.

O Boxe 37.13 resume a deficiência simultânea de *Yang* do Rim e do Baço.

Boxe 37.13 Deficiência simultânea de Yang do Rim e do Baço

Manifestações clínicas

Dor lombar, joelhos fracos e frios, sensação de frio no dorso, sensação de frio em geral, pernas fracas, pele branca e brilhante, impotência, ejaculação precoce, contagem baixa de espermatozoides, esperma fino e frio, redução da libido, fadiga, lassitude, urina abundante e clara, urina escassa e clara, micções noturnas, apatia, edema das pernas, infertilidade feminina, fezes amolecidas, depressão, falta de apetite, distensão abdominal suave, vontade de deitar-se, diarreia nas primeiras horas da manhã, diarreia crônica, língua Pálida e úmida, pulso Profundo-Fraco.

Tratamento

B-23 *Shenshu*, VG-4 *Mingmen*, VC-4 *Guanyuan*, VC-6 *Qihai*, R-3 *Taixi*, R-7 *Fuliu*, B-52 *Zhishi*, VC-12 *Zhongwan*, E-36 *Zusanli*, BP-3 *Taibai*, B-20 *Pishu*, B-21 *Weishu*, VC-9 *Shuifen*, E-37 *Shangjuxu*, E-25 *Tianshu*, B-25 *Dachangshu*.

Resultados do aprendizado

Neste capítulo, você aprendeu:

- A teoria de que os Rins nunca podem estar em Excesso, apenas em Deficiência
- A importância da dualidade entre *Yin* do Rim e *Yang* do Rim nas patologias dos Rins
- A frequência da deficiência simultânea de *Yin* do Rim e *Yang* do Rim na prática clínica
- Como os Rins são afetados por uma doença crônica, porque eles são a raiz de todos os outros órgãos
- A importância da hereditariedade, que determina a força dos Rins de uma criança
- Os efeitos adversos do medo, da ansiedade e do choque no *Qi* do Rim
- Como atividade sexual, doenças crônicas e excesso de trabalho podem causar deficiência do Rim
- O papel da Essência do Rim no processo de envelhecimento
- Como reconhecer os seguintes padrões de Deficiência:
  - *Deficiência de Yang do Rim*: dor lombar, sensação de frio e pulso Fraco na posição dos Rins
  - *Deficiência de Yin do Rim*: dor lombar e sudorese noturna
  - *Qi do Rim sem Firmeza*: gotejamento pós-miccional, leucorreia crônica e dor lombar
  - *Rins falhando na recepção do Qi*: dispneia aos esforços, dor lombar e urina clara
  - *Deficiência de Essência do Rim*: desenvolvimento ósseo anormal das crianças; joelhos fracos, queda de cabelos e atividade sexual fraca dos adultos
- Como reconhecer os seguintes padrões de Vazio/Cheio:
  - *Deficiência de Yang do Rim, fluxo excessivo de Água*: edema dos tornozelos, dispneia, pulso Profundo-Fraco-Lento e língua Pálida-Edemaciada
- *Deficiência de Yin do Rim com presença de Calor-Vazio*: rubor malar, tontura, tinido, sensação de calor ao entardecer e língua Vermelha-Descamada
- Como reconhecer os seguintes padrões combinados:
  - *Deficiência combinada de Yin do Rim e do Fígado*: olhos ressecados, boca seca, sudorese noturna, dor lombar e língua sem saburra
  - *Rins e Coração desarmonizados*: palpitações, tinido, sudorese noturna e língua Vermelha sem saburra, com ponta mais vermelha e rachadura na linha média
  - *Deficiência simultânea de Yin do Rim e do Pulmão*: tosse seca, tinido e língua sem saburra
  - *Deficiência simultânea de Yang do Rim e do Baço*: dor lombar, sensação de frio em geral, fezes amolecidas e pulso Profundo-Fraco.

Dicas para o aprendizado

Deficiência do Rim

Com todos os padrões do Rim, comece lembrando das três manifestações gerais, que são dor lombar, tontura e tinido.

Nos casos de deficiência de *Yang*, acrescente joelhos frios, sensação de frio em geral, língua Pálida e pulso Profundo-Fraco.

Nos casos de deficiência de *Yin*, acrescente sensação de calor ao entardecer e sudorese noturna, língua sem saburra e pulso Flutuante-Vazio.

Nos casos de deficiência de Essência, acrescente sintomas de três áreas principais:

- Cérebro: memória fraca, tontura
- Ossos: ossos fracos
- Cabelos: queda dos cabelos, queda prematura dos cabelos.
- Nos casos em que falta firmeza no *Qi* do Rim, lembre que tudo está "caindo": micções frequentes, incontinência urinária, ejaculação precoce, poluções seminais e secreção uretral.

Nos casos de Rins falhando na recepção do *Qi*, o foco é a respiração: asma crônica, dispneia e dificuldade de inspirar.

Questões de autoavaliação

1. Complete a seguinte sentença: "O *Yin* do Rim é a raiz do _____, do _____ e do Pulmão. O *Yang* do Rim é a raiz do _____, do _____ e do Coração."
2. Quais são os fatores principais que determinam a força hereditária do *Qi* do Rim de uma criança?
3. Qual é o efeito que a ansiedade e o medo de longa duração tendem a causar no *Qi* dos adultos?
4. Qual é a causa mais comum da deficiência de *Yin* do Rim nas sociedades industrializadas ocidentais?
5. Por que a função sexual diminui com a idade?
6. Quais são os fatores etiológicos que podem causar deficiência de *Yang* do Rim?
7. Qual é a patologia da tontura e da vertigem associadas à deficiência de *Yin* do Rim?
8. Por que acontece sudorese noturna e por que isso pode causar danos ao corpo?
9. Quais sintomas fundamentais você esperaria encontrar em uma mulher com diagnóstico de *Qi* do Rim sem Firmeza?
10. Qual é a característica da respiração da asma causada por deficiência de *Yang* do Rim?

11. Quais sinais e sintomas você esperaria encontrar em um adulto com deficiência de Essência do Rim?

12. Quando a deficiência de *Yang* do Rim afeta o Coração, quais sinais e sintomas você poderia encontrar?

13. Quais são as características da insônia nos estágios avançados da deficiência de *Yin*?

14. Qual é a patologia da infertilidade das mulheres com deficiência simultânea de *Yin* do Rim e do Fígado?

15. Que tipo de pulso você esperaria encontrar com o padrão de Rins e Coração desarmonizados?

Ver respostas no Apêndice 6.

Notas

1. Sou Nu King (Classic of the Simple Girl), La sexualité taoiste de la Chine ancienne, translated by Leung Kwok Po, Seghers, Paris, 1978, p. 108.

2. 1979 The Yellow Emperor's Classic of Internal Medicine – Simple Questions (*Huang Di Nei Jing Su Wen* 黄帝内经素问), People's Health Publishing House, Beijing, publicado inicialmente em torno do ano 100 d.C., à página 2, encontramos que: "*Hoje em dia... pessoas têm relações sexuais embriagadas... por isso dificilmente chegam à idade de 50 anos.*"

3. Os alquimistas chineses antigos da escola taoista buscavam o elixir da imortalidade ou longevidade. A maioria dessas prescrições contém ervas muito quentes, algumas vezes tóxicas, usadas para tonificar o Fogo do Portão da Vitalidade. Essas pílulas fitoterápicas tornaram-se muito populares durante a dinastia Ming e, na verdade, alguns imperadores morreram em consequência de *superdosagens* dessas preparações. O primeiro imperador do império chinês unificado – Qin Shi Huang Di – também morreu usando "elixires da imortalidade".

SEÇÃO 2 | PARTE 6

Padrões do Estômago 38

Etiologia geral, 501
  Dieta, 501
  Estresse emocional, 502
  Fatores patogênicos externos, 503
Padrões de Vazio, 503
  Deficiência de *Qi* do Estômago, 503
  Estômago Deficiente e Frio, 505
  Deficiência de *Yin* do Estômago, 506
Padrões de Cheio, 507
  Estagnação de *Qi* do Estômago, 507

Calor no Estômago (ou Fleuma-Calor no Estômago), 509
Frio invadindo o Estômago, 510
Qi do Estômago rebelando-se para cima, 511
Umidade-Calor no Estômago, 512
Retenção de Alimento no Estômago, 514
Estase de Sangue no Estômago, 515
Padrões combinados, 516
  Deficiência simultânea de *Qi* do Estômago e *Qi* do Baço, 516
  Deficiência simultânea de *Yin* do Estômago e
  Yin do Baço, 517

As funções do Estômago são (ver Capítulo 13):

- Controla o "recebimento"
- Controla "o amadurecimento e a decomposição" do alimento
- Controla o transporte das essências dos alimentos
- Controla a descensão do *Qi*
- É a origem dos fluidos.

A função principal do Estômago é a de "amadurecer e decompor" os alimentos: isto é, transformar e digerir o alimento, de forma que o Baço possa separar as essências destiladas dos alimentos. Por esta razão, é natural que todos os padrões do Estômago tenham alguns sintomas digestivos.

Em conjunto com o Baço, o Estômago ocupa uma posição central no Aquecedor Médio e está localizado no centro de todos os trajetos do *Qi* dos demais órgãos, alguns dos quais ascendem e outros descem. Normalmente, o próprio *Qi* do Estômago desce a fim de enviar o alimento digerido para baixo, enquanto o *Qi* do Baço ascende para direcionar o *Qi* dos Alimentos para os Pulmões e o Coração.

Em razão do entrecruzamento complexo dos trajetos percorridos pelo *Qi* no Aquecedor Médio, o Estômago ocupa uma posição estratégica e desempenha um papel crucial de forma a assegurar o livre fluxo do *Qi* nesse Aquecedor. Em condições de doença, o Estômago é frequentemente afetado pela estagnação do *Qi*, pela rebelião do *Qi* (i. e., subir em vez de descer) ou pela retenção de alimentos.

O Estômago e o Baço formam a Raiz do *Qi* Pós-Celestial: isto significa que esses órgãos são a fonte de todo o *Qi* que é produzido pelo corpo depois do nascimento. Quando o Estômago está deficiente, a quantidade de *Qi* produzida pelo corpo não é suficiente e o indivíduo sente fadiga e fraqueza, que são sintomas muito gerais referidos ao Estômago. A fadiga causada pela deficiência simultânea do *Qi* do Estômago e do *Qi* do Baço é uma das queixas clínicas encontradas mais comumente na prática médica.

Nota clínica

A fadiga causada pela deficiência simultânea de *Qi* do Estômago e *Qi* do Baço é um dos sintomas clínicos encontrados mais comumente na prática médica.

O Estômago e o Baço – a Raiz do *Qi* Pós-Celestial – são tão essenciais à nossa saúde que o *Qi* do Estômago veio a ser identificado com a "vida" e a falta desse elemento, com a "morte". Evidentemente, isso não deve ser entendido literalmente. Isso significa simplesmente que, enquanto há o *Qi* do Estômago, qualquer doença pode ser debelada; quando o *Qi* do Estômago está fraco, qualquer doença é mais difícil de ser tratada. Desse modo, a potência relativa do *Qi* do Estômago é um fator prognóstico fundamental.

A condição do *Qi* do Estômago pode ser avaliada na língua e no pulso. Na língua, o *Qi* do Estômago manifesta-se por uma saburra sem raiz, que corresponde ao estágio inicial da deficiência de *Qi* do Estômago, enquanto a inexistência completa de saburra é um indício inequívoco de deficiência de *Yin* do Estômago (Figura 38.1).

A saburra sem raiz forma-se quando o Estômago está fraco e deixa de enviar sua "umidade suja" (que é o subproduto normal de suas atividades de amadurecer e decompor os alimentos) para cima até a língua: nesses casos, não há forma-

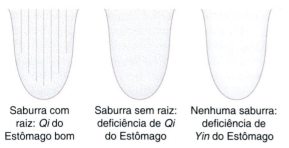

Figura 38.1 Saburra da língua com as deficiências de *Qi* do Estômago e *Yin* do Estômago.

ção de uma saburra nova e, por esta razão, a antiga perde sua raiz. A saburra sem raiz parece variegada, como se tivesse sido borrifada na parte superior da língua, em vez de originar-se da superfície da língua, como acontece com a saburra normal (Figura 38.2). A saburra com raiz não pode ser raspada, enquanto a saburra sem raiz pode.

O pulso do *Qi* do Estômago é suave e relativamente macio; por isto, costuma-se dizer que o pulso que não tem essas qualidades e está alterado de uma forma ou de outra (*i. e.*, muito duro ou muito macio) não tem "*Qi* do Estômago".

Outro sinal da deficiência do Estômago na língua é uma rachadura na área do Estômago. A rachadura do Estômago é mais larga e está localizada principalmente na região central da língua (Aquecedor Médio), ao contrário da rachadura do Coração que é muito estreita e estende-se ao longo de toda a língua (do Aquecedor Inferior ao Superior). A Figura 23.33 ilustra uma rachadura do Estômago, enquanto a Figura 23.32 demonstra uma rachadura do Coração.

> **Nota clínica**
>
> Sempre que encontro sinais de deficiência do Estômago (p. ex., uma rachadura do Estômago ou saburra sem raiz), eu também tonifico o Estômago, mesmo que o paciente não tenha sintomas digestivos. Nesses casos, uso os pontos VC-12 *Zhongwan*, E-36 *Zusanli* e BP-6 *Sanyinjiao*.

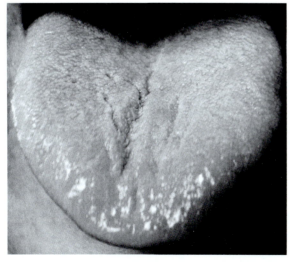

Figura 38.2 Saburra sem raiz: deficiência de *Qi* do Estômago. (Esta figura encontra-se reproduzida em cores no Encarte.)

A importância do Estômago e do Baço na saúde e na doença é tão grande que, durante a dinastia Yuan, desenvolveu-se toda uma escola que enfatizava a importância desses dois órgãos para a fisiologia, a patologia e o tratamento. Essa foi a "Escola do Estômago e do Baço", da qual o representante mais famoso foi Li Dong Yuan (1180–1251), autor da importante obra intitulada *Discussion on Stomach and Spleen* (*Pi Wei Lun*, 1246).

Por fim, é importante lembrar que o Estômago é a origem dos fluidos, porque tudo que se bebe precisa ser transformado e digerido por esse órgão. Por esta razão, o Estômago pode ser afetado pela deficiência de *Yin* e, na verdade, a deficiência de *Yin* do Estômago geralmente é o início de uma patologia por deficiência de *Yin* que, mais tarde, afeta também outros órgãos.

O Boxe 38.1 resume as informações detalhadas anteriormente.

A descrição dos padrões do Estômago é precedida de uma explicação da etiologia dos padrões desse órgão.

Boxe 38.1 Estômago

- A função principal do Estômago é amadurecer e decompor os alimentos
- O Estômago ocupa uma posição central no Aquecedor Médio e seu *Qi* desce
- O impedimento ao livre fluxo do *Qi* do Estômago no Aquecedor Médio causa estagnação de *Qi* do Estômago ou provoca rebelião do *Qi* do Estômago para cima
- O Estômago e o Baço são a Raiz do *Qi* Pós-Celestial
- O *Qi* do Estômago foi associado à "vida" (*i. e.*, prognóstico favorável) e sua ausência, à "morte" (*i. e.*, prognóstico desfavorável)
- A existência de saburra sem raiz indica deficiência de *Qi* do Estômago; a inexistência de saburra sugere deficiência de *Yin* do Estômago
- O pulso com *Qi* do Estômago é suave e perfeitamente macio
- A Escola do Estômago e do Baço (Li Dong Yuan) enfatizava o papel central do Estômago e do Baço na saúde e na doença.

Etiologia geral

▶ Dieta

Dieta certamente é a causa principal das doenças do Estômago. Tal patologia pode ser abordada de várias perspectivas, inclusive o tipo de alimento ingerido, a regularidade dos horários das refeições e as condições da ingestão alimentar.

O tipo de alimento ingerido

Esse tema é muito complexo e não pode ser explicado aqui com muitos detalhes, porque a composição dos alimentos ingeridos deve levar em consideração algumas variáveis, inclusive tipo de alimento, estação do ano e a constituição física, o estado de saúde e a ocupação do indivíduo. A irregularidade dietética como causa de doenças está descrita no Capítulo 22.

Em termos gerais, o Estômago prefere alimentos que são úmidos e não muito secos (o Baço prefere o contrário, isto é, alimentos secos). Caldos e mingaus são exemplos de alimentos preferidos pelo Estômago; os alimentos assados por muito tempo (inclusive pães) são "secos".

Quando um indivíduo ingere alimentos muito secos (p. ex., alimentos assados e grelhados), o Estômago pode tornar-se seco e, por fim, entrar em deficiência de *Yin*.

Além disso, o Estômago pode ser prejudicado pela ingestão exagerada de alimentos muito quentes ou muito frios em termos energéticos. A ingestão exagerada de alimentos quentes (inclusive carnes, principalmente as vermelhas, condimentos e álcool) pode produzir Calor no Estômago.

Evidentemente, não é possível definir em termos absolutos o que é ingestão "exagerada" desses alimentos, porque isso depende da constituição do indivíduo, da estação do ano e de sua ocupação. Quando um indivíduo tem deficiência de *Yang*, é conveniente comer mais alimentos aquecidos. Esses alimentos também são mais apropriados durante o inverno e nos países frios. Quando um indivíduo faz trabalho físico pesado, também é conveniente comer mais alimentos quentes.

A ingestão exagerada de alimentos frios (inclusive vegetais, especialmente crus; frutas; e bebidas geladas) pode formar Frio no Estômago. Semelhante ao que foi dito quanto aos alimentos quentes, a ingestão exagerada de alimentos frios poderia ser apropriada a um indivíduo que tivesse excesso de Calor, ou que vivesse em um país muito quente.

O Boxe 38.2 resume as considerações sobre o Estômago em relação ao tipo de alimento ingerido.

> **Boxe 38.2 Estômago e tipo de alimento ingerido**
>
> - O Estômago prefere alimentos úmidos (caldos e mingaus)
> - O Estômago não gosta de alimentos secos (assados ou grelhados, pães)
> - A ingestão exagerada de carnes, condimentos e álcool (alimentos quentes) causa Calor no Estômago
> - A ingestão exagerada de vegetais crus, frutas e bebidas geladas (alimentos frios) causa Frio no Estômago.

Regularidade dos horários das refeições

Tradicionalmente, os chineses enfatizam a importância de comer a intervalos regulares. Isso porque o corpo tem um ritmo natural de fluxo do *Qi* nos diferentes órgãos e nas diferentes horas do dia e não seria conveniente ingerir alimentos quando o *Qi* do Estômago está inativo. Evidentemente, o Estômago não seria capaz de digerir os alimentos adequadamente. Aconselhar a comer a intervalos regulares pode parecer muito antiquado para alguns pacientes, mas a experiência mostra que a ingestão alimentar a intervalos irregulares causa transtornos no Estômago. Por esta razão, é importante:

> - Fazer refeições a intervalos regulares
> - Tomar um bom desjejum (em alguns países, as pessoas tomam apenas uma xícara pequena de café forte)
> - Não comer demais ou de menos
> - Não beliscar entre as refeições
> - Não comer muito tarde à noite
> - Não comer muito rápido.

A ingestão alimentar excessiva impede que o Estômago faça a digestão adequada dos alimentos, de forma que ele fica estagnado no Aquecedor Médio e o *Qi* do Estômago não consegue descer.

Ingerir pouco alimento ou desenvolver um tipo de desnutrição causada por dietas inadequadas e muito estritas causa deficiências do Estômago e do Baço.

Beliscar constantemente ou comer apressadamente não oferece ao Estômago tempo suficiente para digerir os alimentos adequadamente e provoca retenção de alimento.

Comer tarde da noite (período *Yin*) força o Estômago a usar sua energia *Yin* e causa deficiência de *Yin* do Estômago.

O Boxe 38.3 resume as informações pertinentes à regularidade dos horários das refeições.

> **Boxe 38.3 Estômago e regularidade dos horários das refeições**
>
> - Comer exageradamente impede que o Estômago faça a digestão adequada dos alimentos e provoca retenção de alimento
> - Comer pouco ou seguir uma dieta estrita ou inadequada provoca deficiências do Estômago e do Baço
> - Beliscar continuamente ou comer com pressa provoca retenção de alimento
> - Comer tarde da noite provoca deficiência de *Yin* do Estômago.

As condições da ingestão alimentar

Além do tipo e da quantidade de alimentos ingeridos e dos horários das refeições, as circunstâncias que envolvem a ingestão alimentar também são extremamente importantes. Um indivíduo poderia comer os alimentos mais puros e balanceados a intervalos absolutamente regulares, mas se os alimentos são ingeridos em um estado mental negativo (p. ex., quando se está muito triste, com raiva ou preocupado), isto não seria nada bom.

O estado emocional da mente durante as refeições é importante. Se ingerirmos alimentos quando estamos preocupados com alguma coisa (p. ex., com nosso trabalho), isso causa estagnação do *Qi* no Estômago ou provoca rebelião do *Qi* do Estômago para cima. Se o alimento é ingerido quando estamos tristes, isso pode causar deficiência de *Qi* do Estômago.

Quando as horas das refeições são frequentemente ocasiões de discussões familiares (infelizmente, isso ocorre comumente), mesmo os melhores alimentos não são digeridos e provocam retenção alimentar no Estômago e estagnação do *Qi* no Aquecedor Médio, ou rebelião do *Qi* do Estômago para cima. Comer com pressa, tentar comer rapidamente durante um horário de almoço exíguo e comer enquanto o indivíduo trabalha também causam estagnação do *Qi* no Estômago, ou rebelião do *Qi* do Estômago para cima. Ler enquanto come causa deficiência de *Qi* do Estômago.

A dieta como causa de doenças está descrita no Capítulo 22. As condições da ingestão alimentar estão resumidas no Boxe 38.4.

> **Boxe 38.4 Estômago e condições da ingestão alimentar**
>
> - Comer quando se está preocupado causa estagnação do *Qi* do Estômago ou rebelião do *Qi* do Estômago para cima
> - Comer quando se está triste causa deficiência de *Qi* do Estômago
> - Comer quando se está com raiva provoca rebelião do *Qi* do Estômago para cima, ou estagnação do *Qi* do Estômago
> - Comer fazendo várias coisas ao mesmo tempo e comer com pressa causam deficiência de *Qi* do Estômago.

▶ Estresse emocional

Como também acontece em parte com o Baço, o Estômago é afetado principalmente por preocupação e pensamentos excessivos. A preocupação causa estagnação do *Qi* no Estômago, que se evidencia por dor ardente e incômoda, eructações e náuseas.

Trabalho mental excessivo ou introspecção por um período de muitos anos causam deficiência de *Qi* do Estômago.

A raiva também afeta o Estômago, seja direta ou indiretamente por meio do Fígado. Raiva, frustração e ressentimento causam estagnação do *Qi* do Fígado, que invade o Estômago e provoca náuseas, eructações ou distensão abdominal.

O estresse emocional como causa de doenças está descrito no Capítulo 20. O Boxe 38.5 resume a relação entre estresse emocional e o Estômago.

Boxe 38.5 Estômago e estresse emocional

- Preocupação causa estagnação do *Qi* no Estômago
- Trabalho mental excessivo provoca deficiência de *Qi* do Estômago
- Raiva pode afetar diretamente o Estômago
- Raiva, frustração e ressentimento causam estagnação do *Qi* do Fígado, que invade o Estômago.

▶ Fatores patogênicos externos

O Estômago pode ser afetado diretamente por fatores climáticos, principalmente o Frio. O Frio pode invadir diretamente o Estômago (sem passar pelas barreiras Externas do corpo) e resultar na formação de Frio Interno nesse órgão, que causa sinais e sintomas como dor aguda e vômitos de início súbito.

Os fatores patogênicos externos como causa de doenças estão descritos no Capítulo 21.

Os Boxes 38.6 e 38.7 resumem a etiologia geral dos padrões do Estômago e os fatores que podem ser "indícios" de patologia do Estômago.

Boxe 38.6 Etiologia geral dos padrões do Estômago

- Dieta
  - Tipo de alimento ingerido
  - Regularidade dos horários das refeições
  - Condições da ingestão alimentar
- Estresse emocional
- Fatores patogênicos externos.

Boxe 38.7 "Indícios" de patologia do Estômago

- Fadiga
- Queixas digestivas
- Fraqueza dos membros
- O *Qi* do Estômago e o *Yin* do Estômago estão refletidos diretamente na saburra da língua.

Padrões de Vazio

▶ Deficiência de *Qi* do Estômago

Manifestações clínicas

Sensação desconfortável no epigástrio, ausência de apetite, perda do paladar, fezes amolecidas, fadiga principalmente de manhã, membros fracos (Figura 38.3).

- *Língua*: Pálida
- *Pulso*: Vazio, especialmente na posição Média Direita
- *Sintomas fundamentais*: fadiga de manhã, sensação desconfortável no epigástrio, pulso Vazio na posição do Estômago.

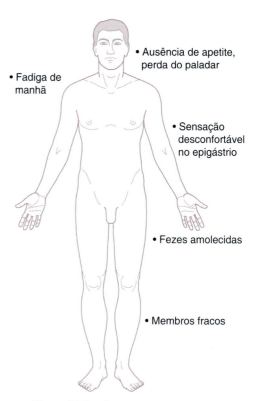

Figura 38.3 Deficiência de *Qi* do Estômago.

Nota clínica

A deficiência de *Qi* do Estômago é um dos padrões encontrados mais comumente na prática clínica e é uma causa frequente de fadiga crônica.

Dica de diagnóstico

Fadiga de manhã e pulso Fraco na posição do Estômago são suficientes para diagnosticar deficiência de *Qi* do Estômago.

Etiologia

Dieta

A causa mais comum das desarmonias do Estômago é dietética. Dieta pobre em nutrientes e proteínas, ou simplesmente comer pouco (para fazer "dieta"), pode causar deficiência de *Qi* do Estômago.

Como foi mencionado antes, hábitos alimentares irregulares também podem causar deficiência de *Qi* do Estômago.

Doenças crônicas

A deficiência de *Qi* do Estômago também pode ser uma consequência de doenças crônicas, que enfraquecem o *Qi* em geral. Por exemplo, é muito comum encontrar deficiência de *Qi* do Estômago depois de uma doença prolongada, tal como mononucleose ("doença do beijo").

Patologia

O Estômago é a Raiz do *Qi* Pós-Celestial e o estágio inicial da produção de *Qi* a partir dos alimentos: por esta razão, quando o Estômago está fraco, o *Qi* é deficiente e todos os outros órgãos sofrem. Fadiga é a queixa principal da deficiência do Estômago e piora de manhã, correspondendo ao pico de atividade do Estômago entre as 7:00 e 9:00 da manhã.

O *Qi* do Estômago deficiente não consegue descer e isso causa a sensação difusamente desconfortável no epigástrio, que indica uma condição de Deficiência (se fosse uma condição de Excesso, a sensação de desconforto seria mais intensa ou o paciente teria dor).

Quando há deficiência de *Qi* do Estômago, o *Qi* do Baço também se torna comumente deficiente, porque o Estômago e o Baço estão diretamente relacionados. Isso causa falta de apetite, fezes amolecidas, perda do paladar e língua Pálida.

Quando o *Qi* do Estômago está fraco, ele não consegue transportar as essências dos alimentos aos membros e isso provoca sensação de fraqueza dos membros.

Precursores patológicos do padrão

A deficiência de *Qi* do Baço frequentemente leva ao padrão de deficiência de *Qi* do Estômago (Figura 38.4).

Progressões patológicas do padrão

Em geral, a deficiência de *Qi* do Estômago corresponde ao estágio inicial de um processo patológico, que pode ter diversos desfechos. Primeiramente, a deficiência de *Qi* do Estômago pode causar deficiência de *Yin* do Estômago depois de alguns anos.

Em alguns casos, a deficiência de *Qi* do Estômago causa estagnação do *Qi* e, depois, estase do Sangue. O impedimento à descensão do *Qi* do Estômago (que ocorre frequentemente com a deficiência de *Qi* do Estômago) pode resultar na formação de Fleuma (Figuras 38.4 e 38.5).

Tratamento

Princípio de tratamento: tonificar o *Qi* do Estômago.

Acupuntura

- *Pontos*: E-36 *Zusanli*, VC-12 *Zhongwan*, B-21 *Weishu* e VC-6 *Qixai*
- *Método*: tonificação; pode ser aplicada moxabustão
- Explicação:
    - E-36 é o ponto principal para tonificar o *Qi* do Estômago. A aplicação de moxa na agulha é especialmente eficaz
    - VC-12 tonifica o *Qi* do Estômago e o *Qi* do Baço
    - B-21 tonifica o *Qi* do Estômago. Esse ponto é importante nos casos de fadiga extrema. Também pode ser aplicada moxabustão
    - VC-6 tonifica o *Qi* em geral e está indicado aos casos crônicos de deficiência de *Qi* do Estômago, especialmente quando as fezes estão amolecidas.

Fórmula fitoterápica

Si Jun Zi Tang – *Decocção dos Quatro Cavalheiros*.

Três Tesouros

Terra Próspera (variação da Liu Jun Zi Tang).

O Boxe 38.8 resume a deficiência de *Qi* do Estômago.

Boxe 38.8 Deficiência de Qi do Estômago

Manifestações clínicas

Sensação desconfortável no epigástrio, ausência de apetite, perda do paladar, fezes amolecidas, fadiga principalmente de manhã, membros fracos, língua Pálida, pulso Vazio, especialmente na posição Média Direita.

Tratamento

E-36 *Zusanli*, VC-12 *Zhongwan*, B-21 *Weishu* e VC-6 *Qixai*.

Dica de diagnóstico

A deficiência de *Qi* do Baço e a deficiência de *Qi* do Estômago são causas comuns de fadiga crônica. Essas duas deficiências podem ser diferenciadas porque a primeira causa distensão abdominal suave e geralmente fezes amolecidas, enquanto a segunda acarreta desconforto brando no epigástrico (e, em geral, mais sintomas digestivos altos) e também fraqueza dos membros.

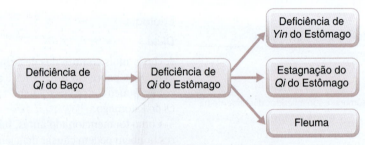

Figura 38.4 Padrão da deficiência de *Qi* do Estômago: precursores e progressões.

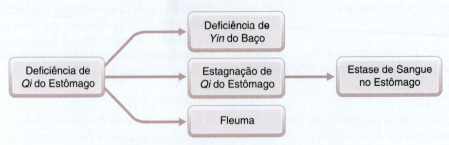

Figura 38.5 Consequências da deficiência de *Qi* do Estômago.

▶ Estômago Deficiente e Frio

Manifestações clínicas

Desconforto ou dor difusa no epigástrio, que melhora depois de comer e com a aplicação de pressão ou massagem; ausência de apetite, preferência por alimentos e bebidas mornas, vômitos de líquido claro, ausência de sede, membros fracos e frios, fadiga, palidez (Figura 38.6).

- *Língua*: Pálida e úmida
- *Pulso*: Profundo-Fraco-Lento, especialmente na posição Média Direita
- *Sintomas fundamentais*: desconforto no epigástrio, que melhora depois de comer; fadiga; membros frios.

Dica de diagnóstico

Desconforto no epigástrio que melhora depois de comer, fadiga e membros frios são suficientes para diagnosticar Estômago Deficiente e Frio.

Etiologia

Dieta

Dieta pobre em alimentos nutritivos (p. ex., proteínas) pode causar o padrão de Estômago Deficiente e Frio. Esse padrão também pode ser causado pela ingestão exagerada de bebidas e alimentos frios, sorvetes, saladas, frutas e bebidas geladas.

Fatores patogênicos externos

O Frio Externo pode invadir o Estômago e, quando não é expelido, depois de algum tempo interfere na função do órgão e causa deficiência de *Qi* do Estômago.

Patologia

A patologia é semelhante à que foi descrita no padrão anterior, com acréscimo dos sintomas de Frio-Vazio. Normalmente, esse padrão está associado à deficiência de *Yang* do Baço, que forma Frio interno e resulta em membros frios, fezes amolecidas, vômitos de líquidos claros, nenhuma sede, preferência por bebidas e alimentos mornos e pulso Fraco.

Quando o *Qi* do Estômago está deficiente, a condição pode agravar-se depois de evacuar (em razão da relação do Estômago e do Intestino Grosso com *Yang* Brilhante), daí a acentuação da sensação de desconforto epigástrico depois de uma evacuação.

Como o desconforto é causado por uma condição de Deficiência, ele melhora com a ingestão de alimentos e com a aplicação de pressão ou massagem.

Precursores patológicos do padrão

Esse padrão pode ser a consequência da deficiência de *Yang* do Baço (Figura 38.7).

Progressões patológicas do padrão

O Estômago Deficiente e Frio pode resultar na estagnação do *Qi* e, em seguida, estase de Sangue. Além disso, esse padrão pode levar à formação de Fleuma (ver Figura 38.7).

Tratamento

Princípios de tratamento: tonificar e aquecer o *Qi* do Estômago e do Baço.

Acupuntura

- *Pontos*: E-36 Zusanli, VC-12 Zhongwan, B-20 Pishu, B-21 Weishu e VC-6 Qihai
- *Método*: tonificação; deve ser usada moxabustão

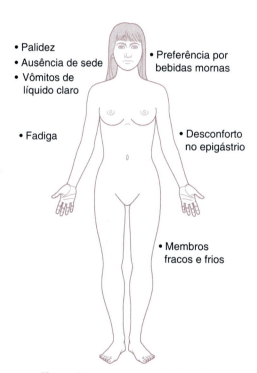

Figura 38.6 Estômago Deficiente e Frio.

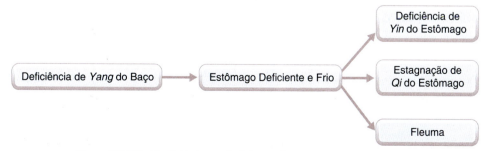

Figura 38.7 Padrão de Estômago Deficiente e Frio: precursores e progressões.

- Explicação:
  - E-36 tonifica o *Qi* do Estômago
  - VC-12 tonifica o *Qi* do Estômago e o *Qi* do Baço
  - B-20 tonifica o *Qi* do Baço
  - B-21 tonifica o *Qi* do Estômago
  - VC-6 tonifica o *Qi* em geral. Moxabustão com aplicação de gengibre pode ser colocada nesse ponto: esse é o melhor método para tratar Frio-Vazio no Estômago.

Fórmula fitoterápica

Huang Qi Jian Zhong Tang – *Decocção de Astrágalo para fortalecer o Centro.*

Xiao Jian Zhong Tang – *Decocção Pequena para Fortalecer o Centro.*

O Boxe 38.9 resume o padrão de Estômago Deficiente e Frio.

Boxe 38.9 Estômago Deficiente e Frio

Manifestações clínicas

Desconforto ou dor difusa no epigástrio, que melhora depois de comer e com a aplicação de pressão ou massagem; ausência de apetite, preferência por alimentos e bebidas mornas, vômitos de líquido claro, ausência de sede, membros fracos e frios, fadiga, palidez, língua Pálida e úmida, pulso Profundo-Fraco-Lento, especialmente na posição Média Direita.

Tratamento

E-36 *Zusanli*, VC-12 *Zhongwan*, B-20 *Pishu*, B-21 *Weishu* e VC-6 *Qihai*.

▶ Deficiência de *Yin* do Estômago

Manifestações clínicas

Ausência de apetite ou pouca fome, mas sem vontade de comer; constipação intestinal (fezes ressecadas); dor incômoda e persistente ou ligeiramente ardente no epigástrio; boca e garganta secas, especialmente à tarde, com vontade de tomar pequenos goles; sensação branda de plenitude depois de comer (Figura 38.8).

- *Língua*: sem saburra no centro, ou com saburra sem raiz; corpo da língua de cor normal
- *Pulso*: Flutuante-Vazio na posição Média Direita
- *Sintomas fundamentais*: dor epigástrica incômoda e difusa, boca seca, língua sem saburra, ou com saburra sem raiz no centro.

Calor-Vazio

Sede com vontade de tomar pequenos goles, sensação de fome, sudorese noturna, calor nos cinco palmos, sangramento gengival, sensação de calor ao anoitecer.

- *Língua*: Vermelha e sem saburra no centro
- *Pulso*: Flutuante-Vazio na posição Média Direita e ligeiramente Rápido.

Dica de diagnóstico

Apenas a inexistência de saburra no centro da língua é suficiente para diagnosticar deficiência de *Yin* do Estômago.

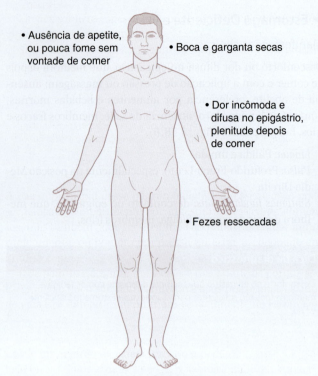

Figura 38.8 Deficiência de *Yin* do Estômago.

Etiologia

Dieta

A causa mais comum da deficiência de *Yin* do Estômago é uma dieta desbalanceada e hábitos alimentares irregulares, principalmente comer tarde da noite, "pular" refeições, "engolir um lanche rápido" durante um curto intervalo de almoço apressado, preocupação com o trabalho enquanto come, ir direto ao trabalho logo depois da refeição, comer enquanto trabalha na própria mesa, conforme foi descrito no início deste capítulo. Todos esses hábitos esgotam profundamente o *Qi* do Estômago e, quando persistem por um período longo, começam a enfraquecer o *Yin* do Estômago. Comer tarde da noite esgota especialmente o *Yin* do Estômago.

Constituição

Em alguns casos, a deficiência de *Yin* do Estômago pode ser constitucional e, por esta razão, é encontrada ocasionalmente em pacientes jovens, adolescentes e até mesmo crianças.

Febre

Febre alta durante a evolução de uma doença infecciosa pode causar deficiência de *Yin* do Estômago em sua forma aguda. Entretanto, normalmente isso não dura muito tempo e o *Yin* do Estômago volta ao normal dentro de alguns dias ou semanas depois do final da doença. Contudo, em alguns casos, a deficiência de *Yin* do Estômago pode persistir.

Fármacos

Os antibióticos podem causar danos ao *Qi* do Estômago e ao *Yin* do Estômago, levando ao desprendimento da saburra da língua. Quando o tratamento com antibióticos não é muito longo, o *Yin* do Estômago normalmente volta ao normal depois que o uso dos fármacos termina.

Patologia

O Estômago é a origem dos fluidos e, quando seu *Yin* está deficiente, o paciente tem secura e isto causa fezes ressecadas, boca e garganta secas e sede. A boca seca associada à deficiência de *Yin* do Estômago é peculiar, na medida em que se caracteriza por vontade de tomar pequenos goles. Como a sede é causada pela deficiência de *Yin*, o paciente prefere beber pequenos goles ou, em alguns casos, quer até beber líquidos mornos.

Dica de diagnóstico

Boca seca com vontade de tomar pequenos goles é um sinal típico da deficiência de *Yin* do Estômago.

A sensação de calor durante a tarde é atribuída à deficiência de *Yin*. O sinal mais significativo da deficiência de *Yin* do Estômago é uma língua sem saburra, ou com saburra sem raiz no centro (área do Estômago).

Precursores patológicos do padrão

A deficiência de *Yin* do Estômago sempre é causada pela deficiência de *Qi* do Estômago (a menos que seja causada por antibióticos) (Figura 38.9).

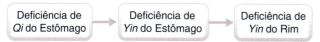

Figura 38.9 Padrão da deficiência de *Yin* do Estômago: precursores e progressões.

Progressões patológicas do padrão

A deficiência de *Yin* do Estômago frequentemente causa deficiência de *Yin* do Rim ou deficiência de *Yin* de outros órgãos quando persiste por alguns anos (ver Figura 38.9).

Nota clínica

A deficiência de *Yin* do Estômago quase sempre é o precursor da deficiência de *Yin* do Rim.

Tratamento

Princípios de tratamento: nutrir o *Yin* do Estômago e promover os fluidos.

Acupuntura

- *Pontos*: VC-12 Zhongwan, E-36 Zusanli, BP-6 Sanyinjiao e BP-3 Taibai
- *Método*: tonificação, sem moxabustão
- *Explicação*:
  - VC-12 tonifica o *Yin* do Estômago
  - E-36 tonifica o *Qi* do Estômago e o *Yin* do Estômago
  - BP-6 tonifica o *Yin* do Estômago e promove os fluidos
  - BP-3 promove os fluidos.

Fórmula fitoterápica

Sha Shen Mai Dong Tang – *Decocção de Glehnia-Ophiopogan*.
Shen Ling Bai Zhu San – *Pó de Ginseng-Poria-Atratylodes*.
Yi Wei Tang – *Decocção para Melhorar o Estômago*.

Três Tesouros

Mansão Central (variação da Shen Ling Bai Zhu San).
Primavera de Jade (variação da Sha Shen Mai Dong Tang).
O Boxe 38.10 resume a deficiência de *Yin* do Estômago.

Boxe 38.10 Deficiência de *Yin* do Estômago

Manifestações clínicas

Ausência de apetite ou pouca fome, mas sem vontade de comer; constipação intestinal (fezes ressecadas); dor incômoda e persistente ou ligeiramente ardente no epigástrio; boca e garganta secas, especialmente à tarde, com vontade de tomar pequenos goles; sensação branda de plenitude depois de comer.
- *Língua*: sem saburra no centro, ou com saburra sem raiz; corpo da língua de cor normal
- *Pulso*: Flutuante-Vazio na posição Média Direita.

Tratamento
VC-12 *Zhongwan*, E-36 *Zusanli*, BP-6 *Sanyinjiao* e BP-3 *Taibai*.

Padrões de Cheio

▶ Estagnação de *Qi* do Estômago

Manifestações clínicas

Dor e distensão do epigástrio, eructações, náuseas e vômitos, soluços e irritabilidade (Figura 38.10).

- *Língua*: nenhum sinal específico na língua, exceto que, nos casos graves, ela pode estar Vermelha nas laterais da parte central
- *Pulso*: em Corda na posição Média Direita.

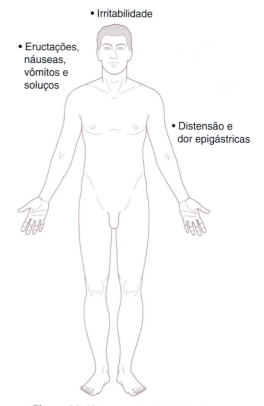

Figura 38.10 Estagnação de *Qi* do Estômago.

Dica de diagnóstico

Distensão epigástrica, eructações e irritabilidade são suficientes para diagnosticar estagnação de *Qi* do Estômago.

Etiologia

Dieta

Comer com pressa, trabalhar enquanto come, alimentar-se quando está tenso ou aborrecido e comer de pé: todos esses hábitos causam esse padrão.

Estresse emocional

Raiva, frustração e ressentimento (as mesmas emoções que afetam o Fígado) podem afetar o Estômago e causar estagnação de *Qi* do Estômago. Essas emoções têm mais tendência a afetar o Estômago quando o indivíduo também tem hábitos alimentares irregulares.

Nota clínica

A combinação de hábitos dietéticos irregulares e estresse emocional causa estagnação do *Qi* do Estômago; o próprio estresse emocional tende a causar estagnação de *Qi* do Fígado.

Patologia

A distensão epigástrica é o sintoma principal da estagnação de *Qi* do Estômago. A estagnação do *Qi* no Aquecedor Médio também leva o *Qi* do Estômago a ascender e isso provoca eructações, náuseas e vômitos e soluços. A irritabilidade é atribuída à estagnação do *Qi*.

A língua pode não mostrar sinais em presença desse padrão, exceto nos casos graves, nos quais pode ser ligeiramente Vermelha nas laterais da parte central.

Precursores patológicos do padrão

A estagnação de *Qi* do Fígado pode ser transmitida ao Estômago, causando estagnação de *Qi* do Estômago (Figura 38.11).

Progressões patológicas do padrão

A estagnação de *Qi* do Estômago pode causar estase de Sangue no Estômago quando essa condição persiste por muito tempo.

Além disso, a estagnação de *Qi* do Estômago pode formar Calor e resultar em Fogo de Estômago ou Calor no Estômago. Com os distúrbios de longa duração, a estagnação também pode contribuir para a formação de Fleuma e resultar em Fleuma-Fogo de Estômago (Figuras 38.11 e 38.12).

Tratamento

Princípios de tratamento: mobilizar o *Qi* do Estômago, eliminar a estagnação e restabelecer a descensão do *Qi* do Estômago.

Acupuntura

- *Pontos*: E-34 *Liangqiu*, E-21 *Liangmen*, E-19 *Burong*, R-21 *Youmen*, TA-6 *Zhigou*, P-6 *Neiguan*, BP-4 *Gongsun* com PC-6 *Neiguan* (pontos de abertura do Vaso Penetrador – *Chong Mai*), VB-34 *Yanglingquan* com VC-12 *Zhongwan*, E-40 *Fenglong*
- *Explicação*:
  - E-34 é o ponto de acúmulo do canal do Estômago; sua ativação mobiliza o *Qi* do Estômago e é usada para tratar condições do tipo Cheio
  - E-21 e E-19 restabelecem a descensão do *Qi* do Estômago
  - R-21 é um ponto do Vaso Penetrador (*Chong Mai*) e restabelece a descensão do *Qi* do Estômago e elimina a estagnação no Aquecedor Médio
  - TA-6 mobiliza o *Qi* e elimina a estagnação no Aquecedor Médio
  - PC-6 restabelece a descensão do *Qi* do Estômago e acalma a Mente

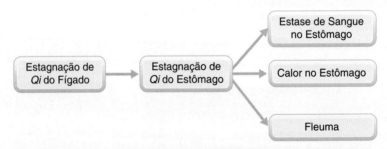

Figura 38.11 Padrão da estagnação de *Qi* do Estômago: precursores e progressões.

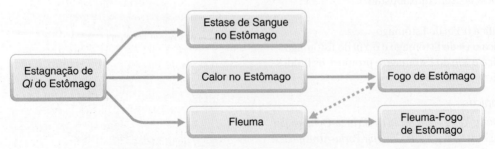

Figura 38.12 Consequências da estagnação de *Qi* do Estômago.

- BP-4 e P-6 combinados abrem o Vaso Penetrador (*Chong Mai*) e mobilizam *Qi* no Aquecedor Médio
- VB-34 em combinação com VC-12 mobiliza *Qi* e elimina a estagnação do Aquecedor Médio
- E-40 mobiliza *Qi* do Estômago, restabelece a descensão do *Qi* do Estômago e acalma a Mente.

Fórmula fitoterápica

Chen Xiang Jiang San – *Pó de Aquilaria para Subjugar o Qi*.
Ban Xia Hou Po Tang – *Decocção de Pinellia-Magnólia*.
Zuo Jin Wan – *Pílula Metal da Esquerda*.
O Boxe 38.11 resume a estagnação de *Qi* do Estômago.

Boxe 38.11 Estagnação de Qi do Estômago

Manifestações clínicas

Dor e distensão epigástricas, eructações, náuseas e vômitos, soluços, irritabilidade; nenhum sinal específico na língua, exceto nos casos graves, quando pode estar Vermelha nas laterais da parte central; pulso em Corda na posição Média Direita.

Tratamento

E-34 *Liangqiu*, E-21 *Liangmen*, E-19 *Burong*, R-21 *Youmen*, TA-6 *Zhigou*, PC-6 *Neiguan*, BP-4 *Gongsun* com PC-6 *Neiguan* (pontos de abertura do Vaso Penetrador – *Chong Mai*), VB-34 *Yanglingquan* com VC-12 *Zhongwan*, E-40 *Fenglong*.

▶ Calor no Estômago (ou Fleuma-Calor no Estômago)

Manifestações clínicas

Dor epigástrica ardente, sede intensa com vontade de tomar líquidos gelados, inquietude mental, fezes ressecadas, boca seca, úlceras da boca, regurgitação ácida, náuseas e vômitos depois de comer, fome exagerada, hálito fétido, sensação de calor (Figura 38.13).

- *Língua*: Vermelha no centro com saburra amarelo-clara ou amarelo-escura seca
- *Pulso*: Rápido e ligeiramente Transbordante na posição Média Direita
- *Sintomas fundamentais*: sensação de ardência no epigástrio, sede com vontade de tomar líquidos gelados, língua Vermelha com saburra amarela espessa.

Fleuma-Calor

Além dos sinais e sintomas citados antes: sensação de opressão no peito e no epigástrio, muco nas fezes, expectoração com muco, transtorno mental.

- *Língua*: Vermelha com saburra amarela pegajosa
- *Pulso*: Rápido-Deslizante-Transbordante.

Dica de diagnóstico

Sensação de ardência no epigástrio, sede com vontade de tomar líquidos gelados e língua Vermelha com saburra amarela espessa são suficientes para diagnosticar Calor no Estômago.

Etiologia

Dieta

Esse padrão pode ser causado pela ingestão exagerada de alimentos quentes no sentido descrito antes (i. e., carnes, condimentos e álcool) e pelo tabagismo (o tabaco tem energia

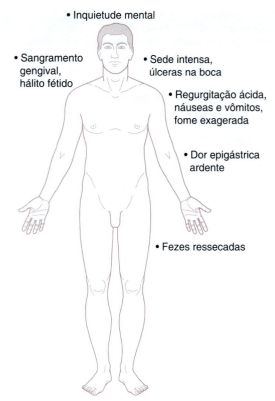

Figura 38.13 Calor no Estômago.

quente). No caso de Fleuma-Calor, a condição é causada pela ingestão exagerada de alimentos quentes gordurosos, inclusive alimentos bem fritos.

Estresse emocional

Raiva, frustração e ressentimento causam estagnação do *Qi* do Estômago que, por sua vez, leva à formação de Calor no Estômago.

Patologia

Esse padrão é de Calor-Cheio no interior do Estômago. O Calor no Estômago queima os fluidos e, por esta razão, o paciente tem sede intensa, constipação intestinal e língua seca.

O Calor provoca extravasamento de Sangue no canal do Estômago, resultando em sangramento gengival. O edema e a dor das gengivas são atribuídos ao Calor que ascende pelo canal do Estômago.

A condição de Calor-Cheio obstrui o Estômago e interfere na descensão do *Qi* do Estômago, explicando a ocorrência de regurgitação ácida, náuseas e vômitos. O líquido regurgitado é "ácido" porque o Calor fermenta os fluidos do Estômago. A fome exagerada é causada pelo Calor no Estômago.

Nos casos de Fleuma-Calor, a Fleuma causa mais obstrução e sensação de opressão no epigástrio e no tórax.

A Fleuma e o Calor no Estômago podem afetar a Mente e causar sintomas mentais graves, inclusive depressão maníaca.

É importante salientar que as manifestações clínicas citadas antes são as de Calor no Estômago, que é uma forma mais branda de Fogo de Estômago. Nos pacientes com esta última condição, os sintomas são mais graves. Por exemplo, pode haver sangramento gengival, a língua pode ser mais Vermelha e a saburra, mais escura e seca.

> **Nota clínica**
>
> Em comparação com Calor, o Fogo tem as seguintes características diferentes:
> - É mais intenso (sede intensa)
> - Seca mais os fluidos (fezes ressecadas, urina escura)
> - Pode causar sangramento (gengival)
> - Perturba mais a Mente (inquietude mental)
> - A língua é mais seca e a saburra é mais escura.

Precursores patológicos do padrão

Em geral, o Calor no Estômago é causado por outros padrões, inclusive estagnação de Qi do Estômago (Figura 38.14).

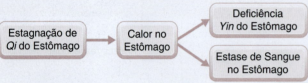

Figura 38.14 Padrão de Calor no Estômago: precursores e progressões.

Tratamento

Princípios de tratamento: eliminar Calor no Estômago e estimular a descensão do Qi do Estômago.

Acupuntura

- *Pontos*: E-44 *Neiting*, E-34 *Liangqiu*, E-21 *Liangmen*, VC-13 *Shangwan*, IG-11 *Quchi*, IG-4 *Hegu*, VC-11 *Jianli*, BP-15 *Daheng*
- *Método*: sedação, exceto em VC-12 e VC-13, nos quais se deve utilizar o método equalizador
- *Explicação*:
  - E-44 elimina Calor no Estômago
  - E-34 é o ponto de Acúmulo do Estômago e é usado para tratar condições de Cheio. Além disso, esse ponto controla sangramentos (nos casos de sangramento gengival)
  - E-21 elimina Calor no Estômago e estimula a descensão do Qi do Estômago
  - VC-13 subjuga o Qi do Estômago rebelde
  - IG-11 elimina Calor em geral
  - IG-4 elimina Calor no Estômago
  - VC-11 elimina Calor no Estômago
  - BP-15 estimula as evacuações e é usado quando há constipação intestinal.

Fórmula fitoterápica

Tiao Wei Cheng Qi Tang – *Decocção para Regular o Estômago e Conduzir Qi*.
   Qing Wei San – *Pó para Limpar o Estômago*.
   Liang Ge San – *Pó para Resfriar o Diafragma*.
O Boxe 38.12 resume o padrão de Calor do Estômago.

> **Boxe 38.12 Calor no Estômago**
>
> **Manifestações clínicas**
> Dor epigástrica ardente, sede intensa com vontade de tomar líquidos gelados, inquietude mental, fezes ressecadas, boca seca, úlceras da boca, regurgitação ácida, náuseas e vômitos depois de comer, fome exagerada, hálito fétido, sensação de calor, língua Vermelha no centro com saburra amarelo-clara ou amarelo-escura (ou até preta) e seca, pulso Rápido e ligeiramente Transbordante na posição Média Direita.
>
> **Tratamento**
> E-44 *Neiting*, E-34 *Liangqiu*, E-21 *Liangmen*, VC-13 *Shangwan*, IG-4 *Hegu*, VC-11 *Jianli*, BP-15 *Daheng*.

Caso clínico 38.1

Uma mulher de 60 anos havia perdido os sentidos de olfação e paladar 2 anos antes. Nos últimos 10 anos, a paciente também tinha dor epigástrica, sensação de um "nó" no estômago e náuseas. Ela frequentemente sentia muita sede e bebia grandes volumes de água diariamente. Algumas vezes, a paciente tinha sangramentos gengivais. Além disso, ela se queixava de falta de apetite e fezes amolecidas. O pulso era Cheio e em Corda, especialmente na posição Média Direita; a língua era Vermelha no centro e tinha saburra amarela seca.

Essa paciente tinha Calor no Estômago ("nó" no estômago, sede e sangramento gengival) e deficiência de Qi do Baço (falta de apetite e fezes amolecidas). A perda dos sentidos olfatório e gustativo era atribuída à deficiência do Baço, mas também à "queimação" do Calor no Estômago.

▶ Frio invadindo o Estômago

Manifestações clínicas

Dor súbita e intensa no epigástrio, sensação de frio em geral, membros frios, preferência por calor, vômitos de líquidos claros (que podem aliviar a dor), náuseas, sensação piora depois de tomar líquidos gelados, que são rapidamente vomitados; preferência por líquidos mornos (Figura 38.15).

- *Língua*: saburra branca espessa
- *Pulso*: Profundo-Tenso-Lento
- *Sintomas fundamentais*: dor súbita no epigástrio, vômitos, sensação de frio em geral, pulso Profundo-Tenso.

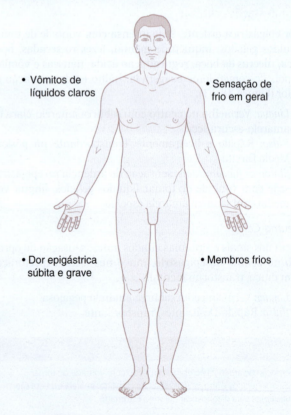

Figura 38.15 Frio invadindo o Estômago.

> **Dica de diagnóstico**
>
> Dor súbita no epigástrio e pulso Tenso são suficientes para diagnosticar Frio invadindo o Estômago.

Etiologia

Essa condição é causada pela invasão do Estômago por Frio externo causada pela exposição ao frio e à ingestão exagerada de alimentos frios e bebidas geladas.

Patologia

Esse é um padrão de Frio-Cheio no Interior, que é causado pela invasão do Estômago por Frio externo. O Estômago é um dos três órgãos (além dos Intestinos e do Útero) que podem ser atacados diretamente por Frio externo, que não passa pelas camadas externas do corpo.

O Frio externo bloqueia o Estômago e impede que o Qi do Estômago desça, causando vômito e dor.

O Frio deprime o *Yang* do Estômago e do Baço e impede que as essências dos alimentos cheguem ao corpo, daí a sensação de frio, pulso Lento, preferência por líquidos mornos e agravamento com a ingestão de líquidos frios.

É importante salientar que as manifestações clínicas citadas antes descrevem o estágio agudo da invasão do Estômago por Frio. Quando o Frio não é expelido e atendemos o paciente algumas semanas ou meses depois da invasão inicial, os sintomas caracterizam uma condição de Frio-Vazio: nestes casos, a dor epigástrica é menos intensa, a saburra da língua é menos espessa e o pulso é menos Cheio. Como o Frio causa danos ao *Yang*, quando a condição persiste, o Estômago desenvolve Frio-Vazio e deficiência de *Yang* (i. e., o padrão de Estômago Deficiente e Frio descrito antes). Por esta razão, o padrão descrito aqui de Frio invadindo o Estômago pode resultar no Estômago Deficiente e Frio (Figura 38.16).

Precursores patológicos do padrão

Esse padrão não tem precursores patológicos porque é uma invasão de Frio externo. Contudo, deficiência de *Yang* preexistente comumente é o fator predisponente (Figura 38.17).

Progressões patológicas do padrão

Conforme foi mencionado na seção sobre Patologia, o padrão de Frio invadindo o Estômago pode, depois de alguns meses, levar ao padrão de Estômago Deficiente e Frio, porque esse fator patogênico causa danos ao *Yang* (ver Figura 38.17).

Tratamento

Princípios de tratamento: expelir Frio, aquecer o Estômago e estimular a descensão do Qi do Estômago.

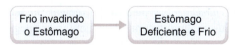

Figura 38.17 Padrão de Frio invadindo o Estômago: precursores e progressões.

Acupuntura
- *Pontos*: E-21 *Liangmen*, BP-4 *Gongsun*, VC-13 *Shangwan*, E-34 *Liangqiu*
- *Método*: sedação; pode ser aplicada moxabustão combinada com agulha (não apenas moxa). Método equalizador se o problema for subagudo
- *Explicação*:
  - E-21 expele Frio do Estômago quando é usado com moxa depois da aplicação da agulha
  - BP-4 expele Estômago-Frio, estimula a descensão do Qi do Estômago e desobstrui o Estômago
  - VC-13 subjuga o Qi rebelde do Estômago
  - E-34 é o ponto de Acúmulo e, por esta razão, é apropriado para padrões dolorosos agudos. Esse ponto dissolve obstruções do Estômago e suprime a dor.

Fórmula fitoterápica

Liang Fu Wan – *Pílula de Alpinia-Cyperus*.

O Boxe 38.13 resume o padrão de Frio invadindo o Estômago.

Boxe 38.13 Frio invadindo o Estômago

Manifestações clínicas

Dor súbita e intensa no epigástrio, sensação de frio em geral, membros frios, preferência por calor, vômitos de líquidos claros (que podem aliviar a dor), náuseas, sensação piora depois de tomar líquidos gelados, que são rapidamente vomitados; preferência por líquidos mornos, língua com saburra branca e espessa, pulso Profundo-Tenso-Lento.

Tratamento

E-21 *Liangmen*, BP-4 *Gongsun*, VC-13 *Shangwan*, E-34 *Liangqiu*.

▶ Qi do Estômago rebelando-se para cima

Manifestações clínicas

Náuseas, dificuldade de engolir, eructações, vômitos e soluços (Figura 38.18).

- *Língua*: nenhuma alteração
- *Pulso*: Tenso ou em Corda na posição Média Posterior
- *Sintomas fundamentais*: náuseas, eructações.

Etiologia

Dieta

Comer com pressa, trabalhar enquanto come, ingerir alimentos quando se está tenso ou aborrecido e comer de pé: todos esses hábitos causam esse padrão.

Estresse emocional

Raiva, frustração e ressentimento (as mesmas emoções que afetam o Fígado) podem afetar o Estômago e causar rebelião do Qi do Estômago para cima. Essas emoções tendem mais a afetar o Estômago quando o indivíduo também tem hábitos alimentares irregulares.

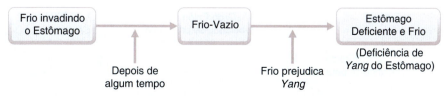

Figura 38.16 Consequências da invasão do Estômago por Frio.

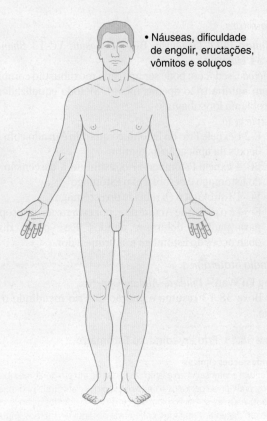

- Náuseas, dificuldade de engolir, eructações, vômitos e soluços

Figura 38.18 *Qi* do Estômago rebelando-se para cima.

Patologia

Esse padrão é uma expressão do impedimento à descensão do *Qi* do Estômago. Em muitos casos, esse padrão não se desenvolve independentemente, mas acompanha outros padrões como Fogo de Estômago, estagnação de *Qi* do Estômago ou Frio invadindo o Estômago.

Todos os sinais e sintomas são causados pela impossibilidade de fazer o *Qi* do Estômago descer e por rebelar-se para cima.

Precursores patológicos do padrão

Praticamente todos os padrões do Estômago podem ser precursores desse padrão: por exemplo, estagnação de *Qi* do Estômago, Frio invadindo o Estômago, Fogo de Estômago, Fleuma-Fogo de Estômago etc.

O *Qi* do Fígado também exerce influência importante nesse padrão e o *Qi* do Fígado rebelde pode provocar rebelião do *Qi* do Estômago para cima (Figura 38.19).

Progressões patológicas do padrão

A rebelião do *Qi* do Estômago para cima pode afetar o Vaso Penetrador (*Chong Mai*) e causar rebelião do *Qi* nesse vaso (ver Figura 38.19).

Tratamento

Princípios de tratamento: subjugar o *Qi* rebelde e estimular a descensão do *Qi* do Estômago.

Acupuntura

- *Pontos*: VC-13 *Shangwan*, VC-10 *Xiawan*, PC-6 *Neiguan*, BP-4 *Gongsun*, E-21 *Liangmen*, E-19 *Burong*
- *Método*: sedação
- *Explicação*:
  - VC-13 subjuga o *Qi* do Estômago rebelde
  - VC-10 estimula a descensão do *Qi* do Estômago
  - PC-6 e BP-4 estimulam a descensão do *Qi* do Estômago
  - E-21 e E-19 estimulam a descensão do *Qi* do Estômago.

Fórmula fitoterápica

Ding Xiang Shi Di Tang – *Decocção de Caryophyllum-Diospyros*.
Huo Xiang Zheng Qi San – *Pó de Agastaches para Qi Vertical*.
Ban Xia Hou Po Tang – *Decocção de Pinellia-Magnólia*.

O Boxe 38.14 resume o padrão de *Qi* do Estômago rebelando-se para cima.

Boxe 38.14 *Qi* do Estômago rebelando-se para cima

Manifestações clínicas
Náuseas, dificuldade de engolir, eructações, vômitos e soluços, nenhuma alteração da língua, pulso Tenso ou em Corda na posição Média Direita.

Tratamento
VC-13 *Shangwan*, VC-10 *Xiawan*, PC-6 *Neiguan*, BP-4 *Gongsun*, E-21 *Liangmen*, E-19 *Burong*.

▶ Umidade-Calor no Estômago

Manifestações clínicas

Sensação de plenitude e dor no epigástrio, sensação de peso, dor facial, nariz entupido ou secreção nasal espessa e pegajosa, sede sem vontade de beber, náuseas, sensação de calor em geral, pele amarela e opaca, gosto pegajoso (Figura 38.20).

- *Língua*: Vermelha com saburra amarela pegajosa
- *Pulso*: Deslizante-Rápido
- *Sintomas fundamentais*: plenitude no epigástrio, sensação de peso, náuseas, língua com saburra amarela e pegajosa.

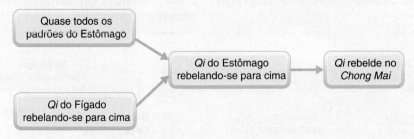

Figura 38.19 Padrão de *Qi* do Estômago rebelando-se para cima: precursores e progressões.

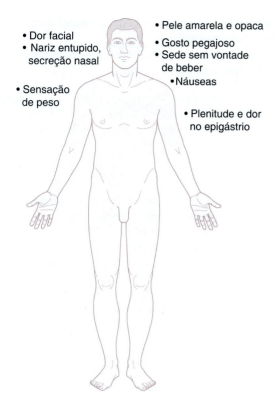

Figura 38.20 Umidade-Calor no Estômago.

Dica de diagnóstico

Plenitude epigástrica, náuseas e língua com saburra amarela pegajosa são suficientes para diagnosticar Umidade-Calor no Estômago.

Etiologia

Dieta

A ingestão exagerada de laticínios e alimentos fritos gordurosos pode resultar na formação de Umidade-Calor. Os alimentos fritos gordurosos são especialmente propícios a causar esse padrão, porque os alimentos gordurosos tendem a formar Umidade e a fritura torna-os mais quentes, de forma que pode resultar na formação de Calor.

Estresse emocional

O estresse emocional atribuído à raiva, à frustração e ao ressentimento – que leva à estagnação do Qi do Estômago – com o tempo pode resultar na formação de Calor, porque o Qi estagnado comumente gera Calor.

Patologia

A Umidade obstrui o Aquecedor Médio e impede a descensão do Qi do Estômago: isso causa náuseas e sensação de plenitude epigástrica.

A Umidade é "pegajosa" e por isto o paciente tem gosto pegajoso e língua com saburra pegajosa. A sensação de peso é causada pela Umidade, porque ela obstrui os músculos. O nariz entupido e a secreção nasal amarela são atribuídos ao muco no canal do Estômago em seu trajeto na face. Essa é uma causa comum de sinusite crônica.

O elemento de Calor do padrão de Umidade-Calor causa sede, mas a obstrução do Aquecedor Médio pela Umidade explica a relutância do paciente em beber: isto pode parecer um sintoma estranho, mas é referido nesses casos.

A pele amarela e opaca e o pulso Deslizante refletem a Umidade.

Nota clínica

Umidade-Calor no Estômago frequentemente causa sintomas na face (em razão do canal do Estômago), inclusive dor facial e secreção nasal (como ocorre nos casos de sinusite).

Precursores patológicos do padrão

A deficiência de Qi do Baço quase sempre precede esse padrão, porque o Qi do Baço deficiente não consegue transformar e transportar e resulta na formação de Umidade. Em muitos casos, o Calor no Estômago também é um precursor desse padrão, não apenas porque o Calor combina-se com a Umidade, mas também porque o próprio Calor pode contribuir para a formação desta última em razão da condensação dos líquidos (Figura 38.21).

Progressões patológicas do padrão

Umidade-Calor no Estômago pode resultar na formação de Fleuma (em geral, Fleuma-Calor) (ver Figura 38.21).

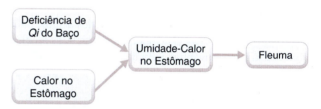

Figura 38.21 Padrão de Umidade-Calor no Estômago: precursores e progressões.

Tratamento

Princípios de tratamento: dissolver Umidade, eliminar Calor e restabelecer a descensão do Qi do Estômago.

Acupuntura

- *Pontos*: E-44 Neiting, E-34 Liangqiu, E-21 Liangmen, VC-12 Zhongwan, VC-13 Shangwan, IG-11 Quchi, IG-4 Hegu, VC-11 Jianli, E-25 Tianshu, E-40 Fenglong, BP-9 Yinlingquan, VC-9 Shuifen
- *Método*: sedação ou equalizador (casos crônicos), exceto para VC-12, que deve ser tonificado. Sem moxabustão
- *Explicação*:
  - E-44 elimina Calor no Estômago
  - E-34 –ponto de acúmulo – é usado para tratar condições do tipo Cheio
  - E-21 restabelece a descensão do Qi do Estômago
  - VC-12 tonifica o Baço para dissolver Umidade
  - VC-13 subjuga o Qi rebelde do Estômago: esse ponto é usado quando as náuseas são intensas
  - IG-11 elimina Calor
  - IG-4 elimina Calor do Estômago e restabelece a descensão do Qi do Estômago

- VC-11 elimina Calor no Estômago
- E-25 elimina Calor no Estômago
- E-40 restabelece a descensão do *Qi* do Estômago
- BP-9 dissolve Umidade
- VC-9 promove a transformação e o transporte dos fluidos e, deste modo, dissolve Umidade.

Fórmula fitoterápica

Lian Po Yin – *Decocção de Coptis-Magnolia*.

O Boxe 38.15 resume o padrão de Umidade-Calor no Estômago.

Boxe 38.15 Umidade-Calor no Estômago

Manifestações clínicas

Sensação de plenitude e dor no epigástrio, sensação de peso, dor facial, nariz entupido ou secreção nasal espessa e pegajosa, sede sem vontade de beber, náuseas, sensação de calor em geral, pele amarela e opaca, gosto pegajoso, língua Vermelha com saburra amarela pegajosa, pulso Deslizante-Rápido.

Tratamento

E-44 *Neiting*, E-34 *Liangqiu*, E-21 *Liangmen*, VC-12 *Zhongwan*, VC-13 *Shangwan*, IG-11 *Quchi*, IG-4 *Hegu*, VC-11 *Jianli*, E-25 *Tianshu*, E-40 *Fenglong*, BP-9 *Yinlingquan*, VC-9 *Shuifen*.

▶ Retenção de Alimento no Estômago

Manifestações clínicas

Plenitude, dor e distensão do epigástrio, que são aliviadas depois de vomitar; náuseas e vômitos de líquidos ácidos, hálito fétido, regurgitação ácida, eructações, insônia, fezes amolecidas ou constipação intestinal, falta de apetite (Figura 38.22).

- *Língua*: saburra espessa (que pode ser branca ou amarela)
- *Pulso*: Cheio-Deslizante
- *Sintomas fundamentais*: plenitude epigástrica, regurgitação ácida, língua com saburra espessa.

Dica de diagnóstico

Plenitude epigástrica, regurgitação ácida e língua com saburra espessa são suficientes para diagnosticar retenção de Alimento no Estômago.

Etiologia

A causa principal desse padrão é dietética. Esse padrão pode ser causado simplesmente por ingestão excessiva de alimentos, mas também pode ser atribuído ao hábito de comer muito rapidamente, ou comer com pressa ou estar preocupado enquanto come.

Esse padrão é comum nos bebês e nas crianças, porque seu Estômago e Baço são naturalmente fracos nos primeiros anos de vida e os alimentos acumulam-se facilmente no Estômago.

Patologia

Esse é um padrão de Cheio interno e pode estar associado ao Frio ou ao Calor – nesses casos, a saburra da língua poderia ser branca ou amarela, respectivamente.

A maioria dos sinais e sintomas é causada pela obstrução do alimento no Estômago, impedindo que o *Qi* do Estômago desça e causando náuseas, vômitos, sensação de plenitude, eructações e regurgitação ácida.

O hálito fétido deve-se à fermentação do alimento, que permanece no Estômago por muito tempo.

A retenção prolongada de alimento no Estômago causa obstrução do Aquecedor Médio e impede a descensão do *Qi* do Coração. Isso causa perturbação da Mente à noite e é responsável pela insônia do paciente.

O pulso Deslizante indica a existência de alimentos não digeridos.

Precursores patológicos do padrão

Deficiência de *Qi* do Baço é um precursor frequente desse padrão (Figura 38.23).

Progressões patológicas do padrão

A retenção de Alimento no Estômago tende a formar Calor e resultar em Calor no Estômago. Em combinação com o impedimento à descensão do *Qi* do Estômago, o alimento não digerido também pode levar à formação de Umidade ou Fleuma (ver Figura 38.23).

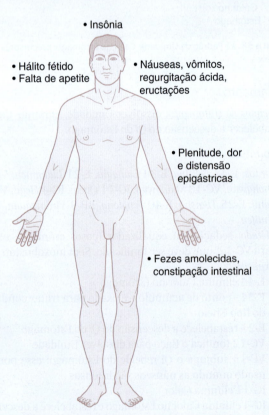

Figura 38.22 Retenção de Alimento no Estômago.

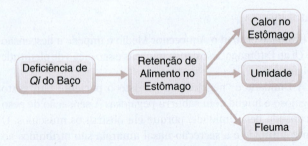

Figura 38.23 Padrão de retenção de Alimento no Estômago: precursores e progressões.

Tratamento

Princípios de tratamento: eliminar a retenção de Alimento e estimular a descensão do Qi do Estômago.

Acupuntura

- *Pontos*: VC-13 *Shangwan*, VC-10 *Xiawan*, E-21 *Liangmen*, E-44 *Neiting*, E-45 *Lidui*, BP-4 *Gongsun*, PC-6 *Neiguan*, E-40 *Fenglong*, E-19 *Burong*, R-21 *Youmen*, VC-12 *Zhongwan*.
- *Método*: sedação
- *Explicação*:
  - VC-13 subjuga o Qi rebelde do Estômago
  - VC-10 estimula a descensão do Qi do Estômago
  - E-21 estimula a descensão do Qi do Estômago e elimina o alimento estagnado
  - E-44 dissolve o alimento estagnado e elimina Calor
  - E-45 dissolve o alimento estagnado e acalma a Mente (quando há insônia)
  - BP-4 dissolve o alimento estagnado
  - PC-6 estimula a descensão do Qi do Estômago
  - E-40 restabelece a descensão do Qi do Estômago
  - E-19 e R-21 restabelecem a descensão do Qi do Estômago. E-19 é específico para eliminar retenção de Alimento
  - VC-12 elimina retenção de Alimento.

Fórmula fitoterápica

Bao He Wan – *Pílula para Preservar e Harmonizar*.

Zhi Shi Dao Zhi Wan – *Pílula de Citrus para Eliminar Estagnação*.

O Boxe 38.16 resume a retenção de Alimento no Estômago.

Boxe 38.16 Retenção de Alimento no Estômago

Manifestações clínicas

Plenitude, dor e distensão do epigástrio, que são aliviadas depois de vomitar; náuseas e vômitos de líquidos ácidos, hálito fétido, regurgitação ácida, eructações, insônia, fezes amolecidas ou constipação intestinal, falta de apetite.
- *Língua*: saburra espessa (pode ser branca ou amarela)
- *Pulso*: Cheio-Deslizante.

Tratamento

VC-13 *Shangwan*, VC-10 *Xiawan*, E-21 *Liangmen*, E-44 *Neiting*, E-45 *Lidui*, BP-4 *Gongsun*, PC-6 *Neiguan*, E-40 *Fenglong*, E-19 *Burong*, R-21 *Youmen*, VC-12 *Zhongwan*.

▶ Estase de Sangue no Estômago

Dor epigástrica grave em pontadas, que pode piorar à noite; aversão à pressão; náuseas e vômitos, possivelmente de sangue; vômitos de alimentos semelhantes à borra de café (Figura 38.24).

- *Língua*: Arroxeada
- *Pulso*: em Corda
- *Sintomas fundamentais*: dor em pontadas no epigástrio, vômitos de sangue escuro.

Dica de diagnóstico

Dor em pontadas no epigástrio e língua arroxeada no centro são suficientes para diagnosticar estase de Sangue no Estômago.

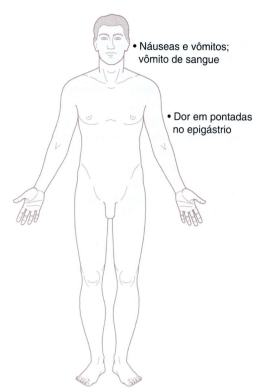

Figura 38.24 Estase de Sangue no Estômago.

Etiologia

Como a estase de Sangue é uma condição patológica que sempre se origina de outros distúrbios patológicos, não há uma etiologia específica. Por exemplo, não podemos dizer que essa ou aquela emoção ou dieta causa estase de Sangue. Normalmente, a estase de Sangue é causada por três condições principais: estagnação do Qi, Frio e Calor. Desse modo, os fatores etiológicos que levam a essas três condições patológicas causam *indiretamente* estase do Sangue.

Patologia

Em muitos casos, a estase de Sangue causa dor em pontadas ou incômoda e maçante, daí a dor epigástrica em pontadas. Essa dor é muito mais intensa que a de qualquer outro padrão do Estômago.

A estase de Sangue sempre se evidencia por sangue de cor escura e isso explica os vômitos de sangue escuro.

Como o Estômago está relacionado com o Intestino Grosso, a estase do Sangue estende-se a este último órgão e evidencia-se por sangue nas fezes.

A língua Arroxeada reflete a estase de Sangue. Vale salientar que a língua pode não ser necessariamente Arroxeada: quando um paciente tem manifestações clínicas inequívocas de estase de Sangue, mas sua língua não é Arroxeada, isso significa simplesmente que a estase não é grave.

Nota clínica

Estase de Sangue é uma patologia muito importante, porque acarreta *potencialmente* doenças graves, inclusive câncer, doença cardíaca e acidente vascular encefálico. Por exemplo, um paciente não pode desenvolver carcinoma gástrico unicamente em razão da estagnação de Qi no Estômago, mas sim como consequência da estase de Sangue no Estômago.

Precursores patológicos do padrão

Esse padrão sempre é uma condição crônica resultante de vários outros desequilíbrios patológicos. Em geral, a estase de Sangue pode ser causada por estagnação de *Qi*, Frio ou Calor. Com referência especificamente ao Estômago, quatro padrões podem então ser as causas mais prováveis da estase do Sangue: ou seja, estagnação de *Qi* do Estômago, Frio invadindo o Estômago, Estômago Deficiente e Frio e Calor no Estômago. Entretanto, a maioria dos padrões do tipo Cheio do Estômago pode resultar em estase de Sangue nesse órgão: por exemplo, retenção de Alimento no Estômago, *Qi* do Estômago rebelando-se para cima, Umidade-Calor no Estômago e *Qi* do Fígado invadindo o Estômago (Figura 38.25).

Progressões patológicas do padrão

A estase de Sangue no Estômago é uma consequência de outros padrões e, por esta razão, não causa intrinsecamente outros padrões (ver Figura 38.25).

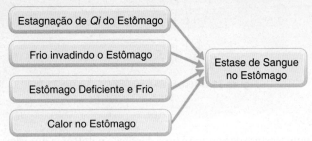

Figura 38.25 Padrão da estase de Sangue no Estômago: precursores e progressões.

Tratamento

Princípios de tratamento: fortalecer o Sangue, eliminar estase e estimular a descensão do *Qi* do Estômago.

Acupuntura

- **Pontos**: E-34 *Liangqiu*, E-21 *Liangmen*, E-19 *Burong*, R-21 *Youmen*, TA-6 *Zhigou*, PC-6 *Neiguan*, BP-4 *Gongsun* com PC-6 *Neiguan* (pontos de abertura do Vaso Penetrador – *Chong Mai*), VB-34 *Yanglingquan* com VC-12 *Zhongwan*, E-40 *Fenglong*, B-17 *Geshu*, BP-10 *Xuehai*, IG-4 *Hegu*, VC-11 *Jianli*
- **Método**: sedação, sem moxabustão
- **Explicação**:
  - E-34 – ponto de Acúmulo – mobiliza *Qi* e Sangue no canal
  - E-21 e E-19 restabelecem a descensão do *Qi* do Estômago
  - R-21 restabelece a descensão do *Qi* do Estômago e revigora o Sangue (porque é um ponto do Vaso Penetrador [*Chong Mai*], que está no Mar de Sangue)
  - TA-6 mobiliza o *Qi* no Aquecedor Médio
  - PC-6 revigora o Sangue e restabelece a descensão do *Qi* do Estômago
  - BP-4 e PC-6 combinados abrem o Vaso Penetrador (*Chong Mai*), revigoram o Sangue e restabelecem as descensão do *Qi* do Estômago
  - VB-34 com VC-12 mobilizam *Qi* no Aquecedor Médio
  - E-40 restabelece a descensão do *Qi* do Estômago
  - B-17 e BP-10 revigoram o Sangue
  - IG-4 restabelece a descensão do *Qi* do Estômago
  - VC-11 restabelece a descensão do *Qi* do Estômago

Fórmula fitoterápica

Shi Xiao San – *Pó para Abrir um Sorriso*.
Dan Shen Yin – *Decocção de Sálvia*.
Ge Xia Zhu Yu Tang – *Decocção para Eliminar Estase abaixo do Diafragma*.
Tong You Tang – *Decocção para Penetrar o Profundo*.

Três Tesouros

Vermelho Excitante (variação da Xue Fu Zhu Yu Tang).

O Boxe 38.17 resume o padrão de estase do Sangue no Estômago.

Boxe 38.17 Estase de Sangue no Estômago

Manifestações clínicas

Dor epigástrica grave em pontadas, que pode piorar à noite; aversão à pressão; náuseas e vômitos, possivelmente de sangue; vômitos de alimentos semelhantes à borra de café, língua Arroxeada, pulso em Corda.

Tratamento

E-34 *Liangqiu*, E-21 *Liangmen*, E-19 *Burong*, R-21 *Youmen*, TA-6 *Zhigou*, PC-6 *Neiguan*, BP-4 *Gongsun* com PC-6 *Neiguan* (pontos de abertura do Vaso Penetrador – *Chong Mai*), VB-34 *Yanglingquan* com VC-12 *Zhongwan*, E-40 *Fenglong*, B-17 *Geshu*, BP-10 *Xuehai*, IG-4 *Hegu*, VC-11 *Jianli*.

Padrões combinados

▶ Deficiência simultânea de *Qi* do Estômago e *Qi* do Baço

Manifestações clínicas

Falta de apetite, distensão abdominal suave depois de comer, fadiga, lassitude, palidez, fraqueza dos membros, fezes amolecidas, sensação desconfortável no epigástrio, perda do paladar (Figura 38.26).

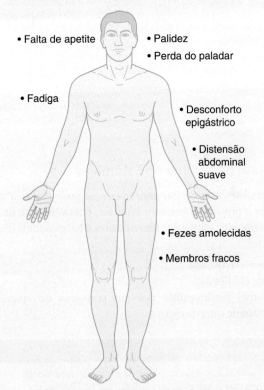

Figura 38.26 Deficiência simultânea de *Qi* do Estômago e *Qi* do Baço.

- *Língua*: Pálida
- *Pulso*: Vazio, especialmente na posição Média Direita
- *Sintomas fundamentais*: falta de apetite, desconforto epigástrico e fadiga.

Dica de diagnóstico

Falta de apetite, desconforto epigástrico e fadiga são suficientes para diagnosticar a deficiência simultânea de *Qi* do Estômago e *Qi* do Baço.

Etiologia

A etiologia desse padrão é a mesma das deficiências combinadas de *Qi* do Baço e *Qi* do Estômago: isto é, basicamente dietética.

Patologia

A patologia desse padrão já foi explicada com os padrões pertinentes da deficiência simultânea de *Qi* do Baço e *Qi* do Estômago.

Nota clínica

A deficiência simultânea de *Qi* do Estômago e *Qi* do Baço é extremamente comum na prática clínica.

Precursores patológicos do padrão

Como esse padrão geralmente é a raiz de outros padrões, não há um precursor patológico.

A deficiência simultânea de *Qi* do Estômago e do Baço é muito comum (Figura 38.27).

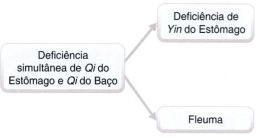

Figura 38.27 Padrão da deficiência simultânea de *Qi* do Estômago e *Qi* do Baço.

Progressões patológicas do padrão

A deficiência de *Qi* do Estômago e do Baço pode causar deficiência de *Yin* em um desses órgãos, ou simultaneamente nos dois.

Esse padrão também pode resultar na formação de Umidade ou Fleuma (ver Figura 38.27).

Tratamento

Princípio de tratamento: tonificar o *Qi* do Estômago e do Baço.

Acupuntura

- *Pontos*: VC-12 *Zhongwan*, E-36 *Zusanli*, BP-3 *Taibai*, BP-6 *Sanyinjiao*, B-20 *Pishu*, B-21 *Weishu*, VC-6 *Qihai*
- *Método*: tonificação. Pode ser aplicada moxabustão

- *Explicação*:
  - VC-12, E-36, BP-3 e BP-6 tonificam o Estômago e o Baço
  - B-20 tonifica o Baço e está especialmente indicado para tratar doenças crônicas
  - B-21 tonifica o Estômago e está especialmente indicado para tratar doenças crônicas
  - VC-6 tonifica o *Qi* em geral.

Fórmula fitoterápica

Si Jun Zi Tang – *Decocção dos Quatro Cavalheiros*.
Shen Ling Bai Zhu San – *Pó de Ginseng-Poria-Atratylodes*.

Três Tesouros

Terra Próspera (variação da Liu Jun Zi Tang).
Mansão Central (variação da Shen Ling Bai Zhu Tang).
O Boxe 38.18 resume a deficiência simultânea de *Qi* do Estômago e *Qi* do Baço.

Boxe 38.18 Deficiência simultânea de *Qi* do Estômago e *Qi* do Baço

Manifestações clínicas

Falta de apetite, distensão abdominal suave depois de comer, fadiga, lassitude, palidez, fraqueza dos membros, fezes amolecidas, sensação desconfortável no epigástrio, perda do paladar, língua Pálida, pulso Vazio, especialmente na posição Média Direita.

Tratamento

VC-12 *Zhongwan*, E-36 *Zusanli*, BP-3 *Taibai*, BP-6 *Sanyinjiao*, B-20 *Pishu*, B-21 *Weishu*, VC-6 *Qihai*.

▶ Deficiência simultânea de *Yin* do Estômago e *Yin* do Baço

Manifestações clínicas

Falta de apetite, boca seca, sede com desejo de tomar pequenos goles, fezes ressecadas, lábios secos, náuseas brandas, fadiga, sensação desconfortável no epigástrio, perda do paladar (Figura 38.28).

- *Língua*: sem saburra
- *Pulso*: Flutuante-Vazio, especialmente na posição Média Direita
- *Sintomas fundamentais*: boca e lábios secos, desconforto epigástrico, fadiga.

Dica de diagnóstico

Boca e lábios secos, desconforto epigástrico e língua sem saburra são suficientes para diagnosticar a deficiência simultânea de *Yin* do Estômago e *Yin* do Baço.

Etiologia

A etiologia desse padrão é a mesma das deficiências combinadas de *Qi* do Estômago e *Qi* do Baço: isto é, basicamente dietética. Esse padrão desenvolve-se principalmente nos indivíduos que comem enquanto trabalham, ingerem alimentos tarde da noite, comem apressadamente etc.

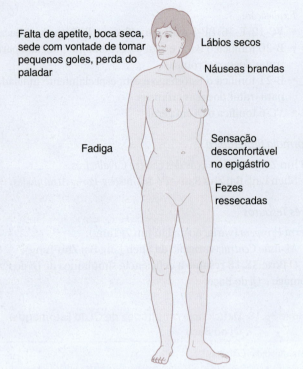

Figura 38.28 Deficiência simultânea de *Yin* do Estômago e *Yin* do Baço.

Patologia

Em geral, a deficiência simultânea de *Yin* do Estômago e do Baço origina-se das deficiências combinadas de *Qi* do Estômago e do Baço. Como o Estômago é a fonte de *Yin*, sua deficiência causa boca seca e sede: a vontade de beber em pequenos goles é típica da deficiência de *Yin*. Lábios secos são um sinal muito característico da deficiência de *Yin* do Baço. Como o Baço afeta os Intestinos, as fezes são ressecadas (Figura 38.29).

> **Nota clínica**
>
> A deficiência simultânea de *Yin* do Estômago e do Baço é extremamente comum na prática clínica.

Precursores patológicos do padrão

Esse padrão quase sempre se origina da deficiência simultânea de *Qi* do Estômago e *Qi* do Baço (Figura 38.30).

Progressões patológicas do padrão

A deficiência de *Yin* do Estômago frequentemente causa deficiência de *Yin* do Rim (ver Figura 38.30).

Tratamento

Princípio de tratamento: tonificar o *Yin* do Estômago e do Baço.

Acupuntura

- *Pontos*: VC-12 Zhongwan, E-36 Zusanli, BP-6 *Sanyinjiao*
- *Método*: tonificação. Moxabustão
- *Explicação*:
  - VC-12, E-36 e BP-6 tonificam o *Yin* do Estômago e do Baço.

Fórmula fitoterápica

Shen Ling Bai Zhu San – *Pó de Ginseng-Poria-Atratylodes*.

O Boxe 38.19 resume o padrão da deficiência simultânea de *Yin* do Estômago e *Yin* do Baço.

O padrão combinado de *Qi* do Fígado invadindo o Estômago está descrito com os padrões do Fígado, no Capítulo 34.

> **Boxe 38.19 Deficiência simultânea de *Yin* do Estômago e *Yin* do Baço**
>
> **Manifestações clínicas**
> Falta de apetite, boca seca, sede com desejo de tomar pequenos goles, fezes ressecadas, lábios secos, náuseas brandas, fadiga, sensação desconfortável no epigástrio, perda do paladar.
> - *Língua*: sem saburra
> - *Pulso*: Flutuante-Vazio, especialmente na posição Média Direita.
>
> **Tratamento**
> VC-12 *Zhongwan*, E-36 *Zusanli*, BP-6 *Sanyinjiao*.

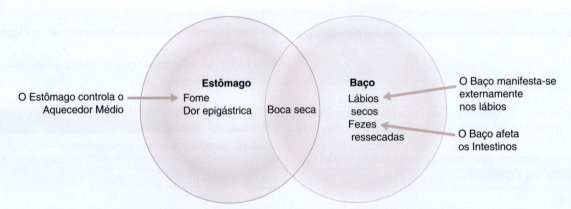

Figura 38.29 Patologia da deficiência simultânea de *Yin* do Estômago e *Yin* do Baço.

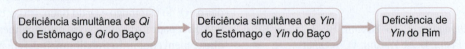

Figura 38.30 Padrão da deficiência simultânea de *Yin* do Estômago e *Yin* do Baço: precursores e progressões.

Resultados do aprendizado

Neste capítulo, você aprendeu:
- A importância do Estômago, tanto em razão de sua posição central no Aquecedor Médio, quanto de seu papel como Raiz do *Qi* Pós-Celestial
- O significado prognóstico do *Qi* do Estômago e como isso se evidencia na língua e no pulso
- A importância histórica atribuída ao Estômago por Li Dong Yuan e sua "Escola do Estômago e do Baço"
- O papel da dieta como causa principal das patologias do Estômago, principalmente no que se refere ao tipo de alimento ingerido, à regularidade dos horários das refeições e às condições da ingestão alimentar
- Como o estresse emocional e o Frio externo podem afetar o Estômago e causar doença
- Como reconhecer os seguintes padrões de Deficiência:
  - *Deficiência de Qi do Estômago*: fadiga de manhã, sensação desconfortável no epigástrio e pulso Fraco na posição do Estômago
  - *Estômago Deficiente e Frio*: desconforto no epigástrio, que melhora depois de comer; fadiga; e membros frios
  - *Deficiência de Yin do Estômago*: dor epigástrica incômoda e persistente, boca seca, língua sem saburra, ou com saburra sem raiz no centro
- Como reconhecer os seguintes padrões de Cheio:
  - *Estagnação de Qi do Estômago*: distensão epigástrica, eructações e irritabilidade
  - *Calor (ou Fleuma-Calor) do Estômago*: sensação de ardência no epigástrio, sede com vontade de tomar líquidos frios e língua Vermelha com saburra amarela espessa (Fleuma-Calor também causa transtorno mental, muco nas fezes, expectoração com muco e língua com saburra amarela espessa)
  - *Frio invadindo o Estômago*: dor súbita no epigástrio, vômitos, pulso Profundo-Tenso
  - *Qi do Estômago rebelando-se para cima*: náuseas, eructações e soluços
  - *Umidade-Calor no Estômago*: plenitude epigástrica, náuseas e língua com saburra amarela pegajosa
  - *Retenção de Alimento no Estômago*: plenitude epigástrica, regurgitação ácida, língua com saburra espessa
  - *Estase de Sangue no Estômago*: dor em pontada no epigástrio e língua com centro arroxeado
- Como reconhecer o seguinte padrão combinado:
  - *Deficiência simultânea de Qi do Estômago* e *Qi* do Baço: falta de apetite, desconforto epigástrico e fadiga.

Questões de autoavaliação

1. Qual é a função principal do Estômago?
2. Por que a posição do Estômago é tão importante?
3. Qual é a patologia da fadiga associada à deficiência de *Qi* do Estômago?
4. Como o *Qi* do Estômago se manifesta na língua e no pulso?
5. Que tipo de alimentos o Estômago supostamente prefere?
6. Por que é importante comer a intervalos regulares?
7. Qual é o sintoma principal da deficiência de *Qi* do Estômago?
8. Por que a evacuação poderia agravar o desconforto epigástrico associado ao padrão de Estômago Deficiente e Frio?
9. Como estaria a língua do paciente com padrão de deficiência de *Yin* do Estômago?
10. Quais são os dois fatores etiológicos que se combinam e causam o padrão de estagnação de *Qi* no Estômago?
11. Qual é a patologia das náuseas e dos vômitos associados ao padrão de Calor no Estômago?
12. O que acontece quando a invasão de Frio no Estômago não é tratada?
13. Por que geralmente há dor facial e sinusite nos pacientes com padrão de Umidade-Calor no Estômago?
14. Um paciente tem o padrão de retenção de Alimento no Estômago e não consegue dormir. Explique a patologia da insônia.
15. Por que é tão importante que a estase de Sangue no Estômago seja tratada adequadamente?

Ver respostas no Apêndice 6.

SEÇÃO 2 PARTE 6

Padrões do Intestino Delgado 39

Etiologia geral, 520
  Dieta, 520
  Estresse emocional, 520
Padrões de Cheio, 521
  Calor-Cheio no Intestino Delgado, 521

Dor no Intestino Delgado decorrente do *Qi*, 522
Obstrução no Intestino Delgado, 523
Infestação do Intestino Delgado por vermes, 524
Padrão de Vazio, 525
Intestino Delgado Deficiente e Frio, 525

As funções do Intestino Delgado são (ver Capítulo 14):

- Controla o recebimento e a transformação
- Separa os fluidos.

A função principal do Intestino Delgado é a de receber e transformar os alimentos, separando as partes limpa e suja. Além disso, esse órgão desempenha uma função importante em relação ao movimento dos fluidos, porque separa os fluidos puros dos impuros. Para que possa desempenhar essa função relacionada com os fluidos, o Intestino Delgado está em comunicação direta com a Bexiga, facilitando a função desse órgão de transformar o *Qi*.

O Intestino Delgado transforma os alimentos em colaboração com o Baço, enquanto transforma os fluidos em colaboração com o *Yang* da Bexiga e do Rim. Nesses dois casos, a função do Intestino Delgado está subordinada ao *Yang* do Baço e do Rim. Por essa razão, a maioria dos padrões do Intestino Delgado consiste em manifestações diferentes dos padrões de *Yang* do Baço e *Yang* do Rim.

Antes de descrever os padrões do Intestino Delgado, apresentamos uma explicação da etiologia geral.

Etiologia geral

▶ Dieta

O Intestino Delgado é fácil e prontamente afetado pelo tipo e pela energia dos alimentos ingeridos. A ingestão exagerada de alimentos crus e frios pode formar Frio no Intestino Delgado, enquanto a ingestão excessiva de alimentos quentes pode produzir Calor.

▶ Estresse emocional

O Intestino Delgado é afetado pelos mesmos tipos de estresse emocional que afetam o Baço e o Fígado. O Intestino delgado pode ser afetado por tristeza que acomete um indivíduo e des-

trói sua clareza mental e sua capacidade de raciocinar claramente, que são funções desempenhadas por esse órgão.

A preocupação também afeta o Intestino Delgado, resultando na estagnação de *Qi* nesse órgão. Raiva, frustração e ressentimento também provocam estagnação do *Qi* no Intestino Delgado.

O Boxe 39.1 resume a etiologia geral dos padrões do Intestino Delgado.

De forma a compreender a patologia do Intestino Delgado, é importante diferenciar entre seu canal e suas associações com outros órgãos. Em outras palavras, alguns dos seus padrões podem ser explicados à luz de uma conexão de canais, enquanto outros à luz de uma conexão com determinado órgão. Por exemplo, a relação do Intestino Delgado com o Coração está baseada em uma relação de canais: o padrão de Calor-Cheio no Intestino Delgado causa alguns sinais e sintomas de Fogo de Coração, inclusive úlceras na língua e insônia (em razão da conexão dos canais do Intestino Delgado e do Coração), mas não palpitações (referidas ao órgão do Coração). Com base na teoria dos Cinco Elementos, o Intestino Delgado e o Coração estão relacionados na forma de um par *Yang-Yin*, mas essa conexão pode ser observada mais claramente no nível dos canais que no nível dos órgãos.

Por outro lado, o Intestino Delgado como órgão mantém relações com outros órgãos como Baço, Fígado e Bexiga. Por essa razão, alguns dos sinais e sintomas referidos ao Intestino Delgado estão relacionados com o Baço (fezes amolecidas),

---

Boxe 39.1 Etiologia geral dos padrões do Intestino Delgado

- Dieta
- Estresse emocional
  - Tristeza
  - Preocupação
  - Raiva.

outros com o Fígado (distensão e dor abdominais) e alguns com a Bexiga (sintomas urinários) (Figura 39.1).

O Boxe 39.2 relaciona os fatores que podem ser considerados "indícios" de patologia do Intestino Delgado.

Boxe 39.2 "Indícios" de patologia do Intestino Delgado
- Distúrbios intestinais
- Borborigmo
- Problemas de clareza mental e discernimento.

Padrões de Cheio

▶ Calor-Cheio no Intestino Delgado

Manifestações clínicas

Inquietude mental, insônia, úlceras na boca e/ou língua, dor de garganta, surdez, sensação desconfortável e sensação de calor no peito, dor abdominal, sede com vontade de tomar líquidos frios, urina escassa e escura, dor ardente ao urinar e sangue na urina (Figura 39.2).

- *Língua*: Vermelha com ponta mais vermelha e edemaciada, saburra amarela
- *Pulso*: Transbordante-Rápido, especialmente na posição Anterior. Quando há sintomas urinários, o pulso pode ser em Corda na posição Posterior Esquerda
- *Sintomas fundamentais*: dor abdominal, úlceras na língua, urina escassa e escura, micções dolorosas.

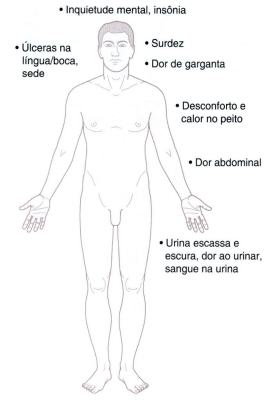

Figura 39.2 Calor-Cheio no Intestino Delgado.

Dica de diagnóstico

Dor abdominal, úlceras na língua e urina escassa e escura são suficientes para diagnosticar o padrão de Calor-Cheio no Intestino Delgado.

Etiologia

Dieta

A ingestão exagerada de alimentos quentes (carnes, condimentos e álcool) pode resultar no padrão de Calor-Cheio no Intestino Delgado. Nesse caso, o Calor no Intestino Delgado geralmente está associado ao Calor no Estômago.

Estresse emocional

O estresse emocional resultante de raiva, frustração, ressentimento e preocupação pode resultar na formação de Calor no Intestino Delgado. Nesse caso, conforme foi explicado antes, o Calor no Intestino Delgado está associado ao Calor no Coração no nível dos canais.

Patologia

Esse padrão está diretamente relacionado com a queimação do Fogo no Coração e, com base na teoria dos Oito Princípios, é um padrão de Calor-Cheio.

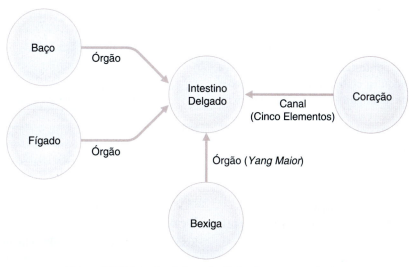

Figura 39.1 Conexões do Intestino Delgado com outros órgãos.

521

O Fogo no Coração causa inquietude mental, úlceras na língua, dor de garganta e sede. O Fogo de Coração é transmitido ao Intestino Delgado, com o qual o Coração está relacionado interna e externamente. Essa condição patológica interfere na função do Intestino Delgado de separar fluidos no Aquecedor Inferior e provoca combustão dos fluidos, resultando em urina escassa e escura e dor ao urinar. Nos casos graves de Calor, isso pode causar extravasamento de sangue e eliminação de sangue na urina.

A surdez é causada pela obstrução do canal do Intestino Delgado (que passa pela orelha) pelo Fogo.

A língua reflete a condição de Calor-Cheio, porque é Vermelha com saburra; a ponta pode ser mais vermelha e edemaciada, refletindo o Fogo de Coração. O pulso é Rápido e Transbordante em razão do Calor.

Precursores patológicos do padrão

O Fogo de Coração pode causar Calor-Cheio no Intestino Delgado, porque o Coração e este último órgão estão relacionados com base na teoria dos Cinco Elementos (Figura 39.3).

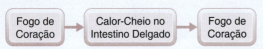

Figura 39.3 Padrão de Calor-Cheio no Intestino Delgado: precursores e progressões.

Progressões patológicas do padrão

A condição de Calor-Cheio no Intestino Delgado pode causar Fogo de Coração (ver Figura 39.3).

Tratamento

Princípio de tratamento: drenar Fogo de Coração e do Intestino Delgado.

Acupuntura

- *Pontos*: ID-2 *Qiangu*, ID-5 *Yanggu*, C-5 *Tongli*, C-8 *Shaofu*, E-39 *Xiajuxu*
- *Método*: sedação, sem moxabustão
- *Explicação*:
  - ID-2 elimina Calor no Intestino Delgado
  - ID-5 também elimina Calor no Intestino Delgado e acalma a mente. Esse ponto também é muito útil para ajudar o paciente a adquirir clareza e discernir as opções disponíveis. Ele afeta a língua e é usado quando há úlceras na língua
  - C-5 e C-8 drenam Fogo de Coração
  - E-39 é o ponto do Mar Inferior para o Intestino Delgado e suprime dor abdominal.

Fórmula fitoterápica

Dao Chi San – Pó para Eliminar Vermelhidão.

Dao Chi Qing Xin Tang – Decocção para Eliminar Vermelhidão e Clarear o Coração.

O Boxe 39.3 resume o padrão de Calor-Cheio no Intestino Delgado.

Boxe 39.3 Calor-Cheio no Intestino Delgado

Manifestações clínicas

Inquietude mental, insônia, úlceras na boca e/ou língua, dor de garganta, surdez, sensação desconfortável e sensação de calor no peito, dor abdominal, sede com vontade de tomar líquidos frios, urina escassa e escura, ardência ao urinar e sangue na urina, língua Vermelha com ponta mais vermelha e edemaciada, saburra amarela; pulso Transbordante-Rápido, especialmente na posição Anterior.

Tratamento

ID-2 *Qiangu*, ID-5 *Yanggu*, C-5 *Tongli*, C-8 *Shaofu*, E-39 *Xiajuxu*.

▶ Dor no Intestino Delgado decorrente do *Qi*

Manifestações clínicas

Dor espasmódica no abdome inferior, que pode estender-se às costas; distensão abdominal, aversão à compressão do abdome, borborigmo, flatulência; dor abdominal aliviada pela eliminação de gases; dor nos testículos (Figura 39.4).

- *Língua*: saburra branca
- *Pulso*: Profundo-em Corda, especialmente nas posições Posteriores
- *Sintomas fundamentais*: dor espasmódica no abdome inferior, borborigmo, pulso Profundo-em Corda.

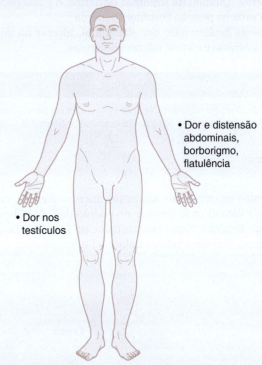

Figura 39.4 Dor no Intestino Delgado decorrente do *Qi*.

Dica de diagnóstico

Apenas dor espasmódica no abdome inferior é suficiente para diagnosticar o padrão de dor no Intestino Delgado decorrente do *Qi*.

Etiologia

Dieta

Esse padrão pode ser causado pela ingestão exagerada de alimentos crus e frios, que interferem com a função de transformação do Intestino Delgado.

Estresse emocional

Esse padrão pode ser causado por quaisquer fatores que causem estagnação de *Qi* do Fígado: isto é, raiva, frustração e ressentimento.

Patologia

A patologia é devida à estagnação do *Qi* no Intestino delgado e, em geral, está associada à estagnação do *Qi* do Fígado com invasão do Baço. Essa condição pode ser aguda ou crônica. Nos casos agudos, é uma condição unicamente de Cheio; nos casos crônicos, é uma condição de Cheio/Vazio, que se caracteriza por Excesso de *Qi* do Fígado (estagnação) e Deficiência de *Qi* do Baço.

Todos os sinais e sintomas são atribuíveis à estagnação do *Qi* no Intestino Delgado e no Fígado, impedindo o livre fluxo do *Qi* do Fígado e a transformação dos fluidos pelo Intestino Delgado. A estagnação do *Qi* causa dor em distensão e, consequentemente, dor abdominal espasmódica com distensão. O paciente tem aversão a ter seu abdome pressionado, porque isso agrava a obstrução causada pela estagnação do *Qi*.

O pulso Profundo e em Corda reflete a obstrução do *Qi* no Interior.

Precursores patológicos do padrão

Estagnação do *Qi* do Fígado é o precursor mais comum desse padrão (Figura 39.5).

Progressões patológicas

A estagnação do *Qi* pode resultar em estagnação do *Qi* do Fígado (quando não se origina desta condição). A estagnação do *Qi* no Intestino Delgado também afeta o Baço, resultando em estagnação e deficiência de *Qi* nesse órgão (ver Figura 39.5).

Tratamento

Princípios de tratamento: mobilizar o *Qi* do Intestino Delgado, promover o livre fluxo do *Qi* do Fígado.

Acupuntura

- *Pontos*: VC-6 *Qihai*, VB-34 *Yanglingquan*, F-13 *Zhangmen*, E-27 *Daju*, E-29 *Guilai*, BP-6 *Sanyinjiao*, F-3 *Taichong*, E-39 *Xiajuxu*
- *Método*: sedação; pode ser usada moxa quando há alguns sinais de Frio
- *Explicação*:
  - VC-6 em combinação com VB-34 mobiliza *Qi* no Aquecedor Inferior e alivia a dor
  - F-13 harmoniza o Fígado e o Baço. Esse ponto poderia ser particularmente útil nos padrões crônicos
  - E-27 e E-29 mobilizam *Qi* no abdome inferior, estimulam as funções do Intestino Delgado e suprimem a dor abdominal
  - BP-6 suprime a dor abdominal
  - F-3 elimina a estagnação de *Qi* do Fígado
  - E-39 é o ponto do Mar Inferior do Intestino Delgado e é específico para tratar dor abdominal.

Fórmula fitoterápica

Chai Hu Shu Gan Tang – *Decocção de Bupleurum para Acalmar o Fígado*.

O Boxe 39.4 resume o padrão de dor no Intestino Delgado decorrente do *Qi*.

Boxe 39.4 Dor no Intestino Delgado decorrente do *Qi*

Manifestações clínicas

Dor espasmódica no abdome inferior, que pode estender-se às costas; distensão abdominal, aversão à compressão do abdome, borborigmo, flatulência; dor abdominal aliviada pela eliminação de gases; dor nos testículos, língua com saburra Branca, pulso Profundo-em Corda, especialmente nas posições Posteriores.

Tratamento

VC-6 *Qihai*, VB-34 *Yanglingquan*, F-13 *Zhangmen*, E-27 *Daju*, E-29 *Guilai*, BP-6 *Sanyinjiao*, F-3 *Taichong*, E-39 *Xiajuxu*.

▶ Obstrução no Intestino Delgado

Manifestações clínicas

Dor abdominal grave, aversão à pressão, distensão abdominal, constipação intestinal, vômitos, borborigmo, flatulência (Figura 39.6).

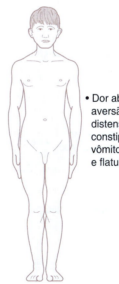

- Dor abdominal grave, aversão à pressão, distensão abdominal, constipação intestinal, vômitos, borborigmo e flatulência

Figura 39.6 Obstrução no Intestino Delgado.

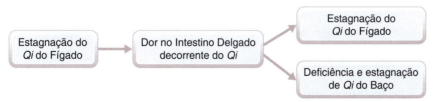

Figura 39.5 Padrão de dor no Intestino Delgado decorrente do *Qi*: precursores e progressões.

- *Língua*: saburra branca e espessa
- *Pulso*: Profundo, em Corda
- *Sintomas fundamentais*: dor abdominal grave e súbita, constipação intestinal, vômitos, pulso Profundo-em Corda.

> **Dica de diagnóstico**
>
> Dor abdominal grave e súbita, constipação intestinal, vômitos e pulso Profundo-em Corda são suficientes para diagnosticar a Obstrução no Intestino Delgado.

Etiologia

Esse padrão pode ser causado pela ingestão exagerada de alimentos crus e frios, que bloqueiam totalmente a função de transformação do Intestino Delgado.

Patologia

Esse padrão é muito semelhante ao que foi descrito antes, mas difere deste porque sempre é um padrão agudo. O padrão de Obstrução no Intestino Delgado caracteriza-se por obstrução e estagnação grave no Intestino Delgado, daí a dor abdominal grave e súbita e a constipação intestinal.

A obstrução do Intestino Delgado é tão grave, que interfere na descensão do *Qi* do Estômago e causa vômitos.

Na perspectiva da medicina ocidental, essa condição é semelhante à apendicite aguda. Contudo, também pode ocorrer sem apendicite.

Precursores patológicos do padrão

Estagnação do *Qi* do Fígado e Frio nos Intestinos podem ser precursores desse padrão (Figura 39.7).

Progressões patológicas do padrão

Esse padrão pode causar estagnação de *Qi* do Fígado (ver Figura 39.7).

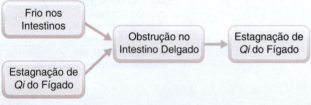

Figura 39.7 Padrão de Obstrução no Intestino Delgado: precursores e progressões.

Tratamento

Princípios de tratamento: remover a obstrução no Aquecedor Inferior, mobilizar o *Qi* do Intestino Delgado.

Acupuntura

- *Pontos*: E-39 *Xiajuxu*, ponto extra *Lanweixue*, VC-6 *Qihai*, VB-34 *Yanglingquan*, E-25 *Tianshu*, BP-6 *Sanyinjiao*, F-3 *Taichong*
- *Método*: sedação; pode ser aplicada eletroestimulação.
- *Explicação*:
  - E-39 suprime a dor abdominal e mobiliza o *Qi* do Intestino Delgado
  - *Lanweixue* está localizado entre E-37 *Shangjuxu* e E-36 *Zusanli* e corresponde ao apêndice. Por essa razão, esse ponto é usado quando está hipersensível (deve-se escolher a área mais sensível entre E-36 e E-37) e há suspeita de apendicite
  - VC-6 e VB-34 suprimem dor abdominal
  - E-25 suprime dor abdominal
  - BP-6 suprime dor abdominal
  - F-3 suprime dor e espasmos abdominais e promove o livre fluxo do *Qi* do Fígado.

Fórmula fitoterápica

Zhi Shi Dao Zhi Wan – *Pílula de Citrus para Eliminar Estagnação*.
Tian Tai Wu Yao San – *Pó de Lindera de Alta Qualidade*.

O Boxe 39.5 resume o padrão de Obstrução no Intestino Delgado.

> **Boxe 39.5 Obstrução no Intestino Delgado**
>
> **Manifestações clínicas**
> Dor abdominal grave, aversão à pressão, distensão abdominal, constipação intestinal, vômitos, borborigmo, flatulência, língua com saburra branca espessa, pulso Profundo-em Corda.
>
> **Tratamento**
> E-39 *Xiajuxu*, ponto extra *Lanweixue*, VC-6 *Qihai*, VB-34 *Yanglingquan*, E-25 *Tianshu*, BP-6 *Sanyinjiao*, F-3 *Taichong*.

▶ Infestação do Intestino Delgado por vermes

Manifestações clínicas

(Figura 39.8)

Dor e distensão abdominais, gosto desagradável na boca, palidez.

- *Lombrigas* (áscaris): dor abdominal, vômitos de lombrigas, membros frios
- *Ancilóstomos*: desejo de comer coisas estranhas como terra, cera, arroz cru ou folhas de chá
- *Oxiúro*: prurido anal, pior à noite
- *Tênia*: fome constante.

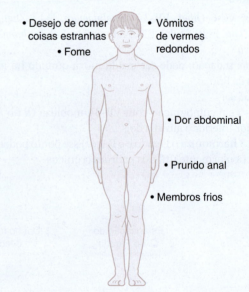

Figura 39.8 Infestação do Intestino Delgado por vermes.

Etiologia

Evidentemente, a etiologia desse padrão é uma invasão externa de vermes causada pela ingestão de alimentos contaminados.

Patologia

Sem dúvida, esse padrão consiste na obstrução do Intestino Delgado por vermes (dor abdominal) e na desnutrição que se desenvolve como consequência dessa infestação. De acordo com a medicina chinesa, a infestação por vermes parece ser causada por uma condição de Frio no Baço e nos Intestinos, que permite a proliferação dos vermes.

Precursores patológicos do padrão

Em geral, o precursor desse padrão é uma condição de Frio do Baço e dos Intestinos, que se origina da ingestão exagerada de alimentos crus e frios ou, por outro lado, uma constituição que favorece a invasão por vermes (Figura 39.9).

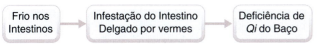

Figura 39.9 Padrão de infestação do Intestino Delgado por vermes: precursores e progressões.

Progressões patológicas

Esse padrão pode causar facilmente deficiência de *Qi* do Baço (ver Figura 39.9).

Tratamento

A acupuntura não é aplicável nesse caso e fitoterapia é a modalidade terapêutica preferida.

Fórmulas fitoterápicas

Li Zhong An Hui Tang – *Decocção para Regular o Centro e Acalmar Lombrigas.*

Lian Mei An Hui Tang – *Decocção de Picrorhiza-Mume para Acalmar Lombrigas.*

Hua Chong Wan – *Pílula para Dissolver Parasitos.*

Qu Tiao Tang – *Decocção para Expelir Tênias.*

O Boxe 39.6 resume o padrão de infestação do Intestino Delgado por vermes.

Boxe 39.6 Infestação do Intestino Delgado por vermes

Manifestações clínicas

Dor e distensão abdominais, gosto desagradável na boca, palidez.

- *Lombrigas* (áscaris): dor abdominal, vômitos de lombrigas, membros frios
- *Ancilóstomos*: desejo de comer coisas estranhas como terra, cera, arroz cru ou folhas de chá
- *Oxiúro*: prurido anal, pior à noite
- *Tênia*: fome constante.

Tratamento

Fórmulas fitoterápicas:

Li Zhong An Hui Tang – *Decocção para Regular o Centro e Acalmar Lombrigas*

Lian Mei An Hui Tang – *Decocção de Picrorhiza-Mume para Acalmar Lombrigas*

Hua Chong Wan – *Pílula para Dissolver Parasitos*

Qu Tiao Tang – *Decocção para Expelir Tênias.*

Padrão de Vazio

▶ Intestino Delgado Deficiente e Frio

Manifestações clínicas

Dor abdominal incômoda e difusa aliviada por pressão, vontade de tomar bebidas quentes, borborigmo, diarreia, urina abundante e clara, membros frios (Figura 39.10).

- *Língua*: corpo Pálido, saburra branca
- *Pulso*: Profundo-Fraco-Lento
- *Sintomas fundamentais*: dor abdominal incômoda e difusa, borborigmo, diarreia.

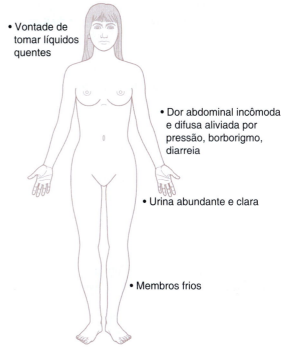

Figura 39.10 Intestino Delgado Deficiente e Frio.

Dica de diagnóstico

Dor abdominal incômoda e difusa, borborigmo e diarreia são suficientes para diagnosticar o padrão de Intestino Delgado Deficiente e Frio.

Etiologia

O fator etiológico mais importante é dietético e consiste na ingestão exagerada de alimentos crus e frios.

Patologia

Na perspectiva da teoria dos Nove Princípios, esse é um padrão interno de Deficiência e Frio. Em geral, esse padrão está associado à deficiência de *Yang* do Baço e é difícil diferenciá-los. Borborigmo é o sinal principal atribuível ao acometimento do Intestino Delgado.

Todos os outros sinais e sintomas são atribuídos à existência de Frio-Vazio no Intestino Delgado, que dificulta a separação dos alimentos e dos fluidos, resultando em diarreia. O Frio obstrui os Intestinos e causa dor.

Precursores patológicos do padrão

A deficiência de *Yang* do Baço quase sempre é o precursor patológico desse padrão (Figura 39.11).

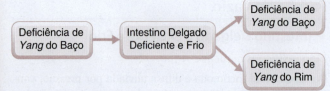

Figura 39.11 Padrão de Intestino Delgado Deficiente e Frio: precursores e progressões.

Progressões patológicas do padrão

Embora esse padrão possa ser causado pela deficiência de *Yang* do Baço, também pode acarretar deficiência de *Yang* do Baço. Uma condição crônica de Deficiência e Frio no Intestino Delgado também pode causar deficiência de *Yang* do Rim (ver Figura 39.11).

Tratamento

Princípios de tratamento: expelir Frio, aquecer os Intestinos e tonificar o *Yang* do Baço.

Acupuntura

- *Pontos*: VC-6 *Qihai*, E-25 *Tianshu*, E-39 *Xiajuxu*, E-36 *Zusanli*, B-20 *Pishu*, B-27 *Xiaochangshu*
- *Método*: tonificação; pode ser aplicada moxabustão
- *Explicação*:
  - VC-6 com cones de moxa sobre gengibre é específico para Frio-Vazio nos Intestinos
  - E-25 controla a diarreia e alivia a dor abdominal
  - E-39, o ponto do Mar Inferior (He) do Intestino Delgado, é específico para tratar dor abdominal
  - E-36 com moxabustão tonifica o *Yang* e expele o Frio
  - B-20 tonifica o *Yang* do Baço
  - B-27 é o ponto *Shu* Dorsal do Intestino Delgado e expele Frio desse órgão.

Fórmula fitoterápica

Xiao Jian Zhong Tang – *Decocção Pequena para Fortalecer o Centro*.

Shen Lin Bai Zhu San – *Pó de Ginseng-Poria-Atractylodes*.

O Boxe 39.7 resume o padrão de Intestino Delgado Deficiente e Frio.

Boxe 39.7 Intestino Delgado Deficiente e Frio

Manifestações clínicas

Dor abdominal incômoda e difusa aliviada por pressão, vontade de tomar bebidas quentes, borborigmo, diarreia, urina abundante e clara, membros frios, língua Pálida com saburra branca, pulso Profundo-Fraco-Lento.

Tratamento

VC-6 *Qihai*, E-25 *Tianshu*, E-39 *Xiajuxu*, E-36 *Zusanli*, B-20 *Pishu*, B-27 *Xiaochangshu*.

 Resultados do aprendizado

Neste capítulo, você aprendeu:

- As funções principais do Intestino Delgado: transformar alimentos e fluidos e separar os puros dos impuros
- O papel da dieta e do estresse emocional na etiologia das patologias do Intestino Delgado

- A importância de entender a patologia do Intestino Delgado em termos de conexões existentes entre canais (com o Coração) e entre os órgãos (Baço, Fígado e Bexiga)
- Como reconhecer os seguintes padrões de Cheio:
  - *Calor-Cheio no Intestino Delgado*: dor abdominal, úlceras na língua, urina escassa e escura, dor ao urinar
  - *Dor no Intestino Delgado decorrente do Qi*: dor espasmódica no abdome inferior, borborigmos e pulso Profundo-em Corda
  - *Obstrução no Intestino Delgado*: dor abdominal grave e súbita, constipação intestinal, vômitos e pulso Profundo-em Corda
  - *Infestação do Intestino Delgado por vermes*: dor e distensão abdominais, gosto desagradável na boca, pele descorada e outros sinais e sintomas, dependendo do tipo de verme
- Como reconhecer o seguinte padrão de Deficiência:
  - *Intestino Delgado Deficiente e Frio*: dor abdominal incômoda e difusa, borborigmos e diarreia.

 Dicas para o aprendizado

Padrões do Intestino Delgado

- Com qualquer patologia do Intestino Delgado, escreva "borborigmos". Com a patologia intestinal, há muita superposição entre o Baço, o Fígado e o Intestino Delgado: "borborigmo" assinala a existência de uma patologia deste último órgão
- Lembre-se de que, como canal, o Intestino Delgado está relacionado com o Coração e, por esta razão, o paciente tem úlceras na boca e na língua
- Lembre-se de que, como órgão, o Intestino Delgado está relacionado com a Bexiga e, consequentemente, o paciente tem problemas urinários.

Calor no Intestino Delgado

- Primeiramente, escreva os sinais e sintomas gerais de Calor: sensação de calor em geral, sede, língua Vermelha com saburra amarela, pulso Rápido-Transbordante
- Em seguida, lembre-se de que, como canal, o Intestino Delgado está relacionado com o Coração: úlceras da língua, insônia e inquietude mental
- Em seguida, acrescente alguns sintomas intestinais como dor abdominal
- Por fim, lembre-se de que, como órgão, o Intestino Delgado está relacionado com a Bexiga: Urina escura, ardência ao urinar, sangue na urina.

Dor no Intestino Delgado decorrente do Qi

- Lembre-se: esse é um caso grave de estagnação de *Qi* do Fígado, que afeta o abdome: distensão e dor abdominais
- Em seguida: acrescente dois sintomas que sempre deveriam ser acrescidos a qualquer patologia intestinal relacionada com o Intestino Delgado: borborigmos e flatulência.

Questões de autoavaliação

1. Complete a seguinte sentença: "O Intestino Delgado transforma alimentos em colaboração com o _____, enquanto transforma fluidos em colaboração com a _____ e o _____."
2. Tristeza prolongada pode afetar o Intestino Delgado e causar quais sintomas em especial?
3. Calor-Cheio no Intestino Delgado geralmente está associado a qual padrão?
4. Um paciente apresenta o padrão de dor no Intestino Delgado decorrente do *Qi*. Qual seria sua reação à compressão do seu abdome?
5. Qual é a causa provável do padrão de Obstrução no Intestino Delgado?
6. Quais condições fisiológicas a medicina chinesa sugere que favoreçam à infestação dos Intestinos por vermes?
7. Um paciente tem sintomas de deficiência de *Yang* do Baço e você suspeita de que o Intestino Delgado também esteja Deficiente e Frio. Qual sintoma pode confirmar isso?

Ver respostas no Apêndice 6.

SEÇÃO 2 | PARTE 6

Padrões do Intestino Grosso 40

Etiologia geral, 527
  Fatores patogênicos externos, 527
  Estresse emocional, 527
  Dieta, 527
Padrões de Cheio, 528
  Umidade-Calor no Intestino Grosso, 528
  Calor no Intestino Grosso, 529

Calor obstruindo o Intestino Grosso, 530
Frio invadindo o Intestino Grosso, 532
Estagnação de *Qi* no Intestino Grosso, 533
Padrões de Vazio, 534
  Secura no Intestino Grosso, 534
  Frio no Intestino Grosso, 535
  Colapso do Intestino Grosso, 536

A função principal do Intestino Grosso é receber alimentos e líquidos do Intestino Delgado. Depois de reabsorver parte dos fluidos, o Intestino Grosso excreta fezes.

As duas funções principais do Intestino Grosso são (ver Capítulo 15):

- Controla a passagem e a condução
- Transforma as fezes e reabsorve fluidos

Por esta razão, é evidente que todos os padrões do Intestino Grosso estão relacionados com distúrbios nos movimentos peristálticos.

Antes de descrever os padrões do Intestino Delgado, apresentarei uma explicação da etiologia geral.

Etiologia geral

▶ Fatores patogênicos externos

Frio

O Intestino Grosso pode ser invadido diretamente por Frio externo (sem passar pelas camadas externas do corpo). Isso resulta da exposição ao frio excessivo por um período longo, ou ao frio sazonal habitual, mas sem roupas adequadas. A Umidade-Frio entra pelo chão e sobe até o Aquecedor Inferior, de onde pode entrar no Intestino Grosso e causar dor abdominal e diarreia. Muitos casos de dor abdominal baixa, especialmente nas crianças, são atribuíveis ao Frio interno resultante da invasão de Frio externo.

Umidade

A Umidade externa também pode invadir o Intestino Grosso quando o indivíduo usa roupas inapropriadas no clima frio e úmido, ou quando se senta no chão úmido.

▶ Estresse emocional

Tristeza

A tristeza afeta primariamente os Pulmões, mas também pode afetar indiretamente o Intestino Grosso em razão da relação entre esses dois órgãos no contexto do Elemento Metal. A tristeza causa deficiência de *Qi* nos Pulmões e no Intestino Grosso.

Preocupação

Como o Intestino Grosso está relacionado externa e internamente com os Pulmões, esse primeiro órgão também é igualmente afetado pela preocupação. A preocupação esgota o *Qi* do Pulmão, que não consegue descer e ajudar o Intestino Grosso a desempenhar suas funções. Isso provoca estagnação de *Qi* no Intestino Grosso, que causa sinais e sintomas como distensão e dor abdominais, constipação intestinal com fezes em pedaços alternando com diarreia.

Raiva

Raiva, frustração e ressentimento afetam o Intestino Grosso e causam estagnação do *Qi* nesse órgão. Essas emoções tendem mais a afetar o Intestino Grosso quando são vividas depois do almoço (p. ex., voltar ao trabalho estressante logo depois de almoçar).

▶ Dieta

A dieta certamente afeta o Intestino Grosso diretamente. A ingestão exagerada de alimentos crus e frios pode formar Frio interno e diarreia subsequente.

Por outro lado, a ingestão exagerada de alimentos gordurosos pode formar Umidade no Intestino Grosso. Alimentos fritos gordurosos podem formar Umidade-Calor no Intestino Grosso.

O Boxe 40.1 resume a etiologia geral dos padrões do Intestino Grosso, e o Boxe 40.2 resume os fatores que podem ser considerados "indícios" de patologia do Intestino Grosso.

Boxe 40.1 Etiologia geral dos padrões do Intestino Grosso

- Fatores patogênicos externos
  - Frio
  - Umidade
- Estresse emocional
  - Tristeza
  - Preocupação
  - Raiva
- Dieta.

Boxe 40.2 "Indícios" de patologia do Intestino Grosso

- Problemas intestinais
- Constipação intestinal/diarreia.

Padrões de Cheio

▶ Umidade-Calor no Intestino Grosso

Manifestações clínicas

Dor abdominal que não é aliviada por uma evacuação; plenitude abdominal, diarreia, muco e sangue nas fezes; odor fétido nas fezes, ardência no ânus, urina escassa e escura, febre; transpiração que não diminui com a febre; sensação de calor, sede sem vontade de beber, sensação de peso no corpo e nos membros (Figura 40.1).

- *Língua*: Vermelha com saburra amarela e pegajosa
- *Pulso*: Deslizante-Rápido
- *Sintomas fundamentais*: dor abdominal, diarreia com muco e sangue nas fezes.

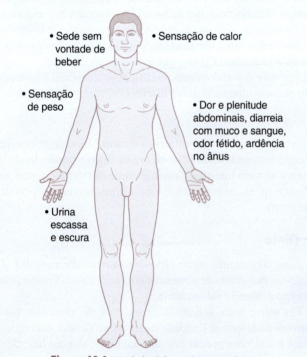

Figura 40.1 Umidade-Calor no Intestino Grosso.

Dica de diagnóstico

Dor abdominal e diarreia com muco e sangue nas fezes são suficientes para diagnosticar o padrão de Umidade-Calor no Intestino Grosso.

Etiologia

Dieta

Esse padrão pode ser causado pela ingestão exagerada de alimentos gordurosos e quentes, que levam à formação de Umidade-Calor. Quando é combinado com alimentos gordurosos, o álcool também é comumente um fator etiológico desse padrão.

Estresse emocional

Problemas emocionais como ansiedade e preocupação por um período longo causam a formação de Calor interno. Quando é combinado com os fatores dietéticos citados antes, isso pode resultar na formação de Umidade-Calor no Intestino Grosso.

Patologia

A retenção de Umidade no Intestino Grosso interfere com suas funções de absorver fluidos e excretar fezes: por esta razão, os fluidos não são absorvidos e o paciente tem diarreia. Muco nas fezes indica Umidade. O sangue nas fezes é atribuído ao Calor no Intestino Grosso, que provoca extravasamento de sangue dos vasos.

Fezes com odor forte, ardência no ânus, sede, urina escura, febre, língua Vermelha com pulso Rápido são indícios de Calor.

A sensação de peso, a sensação de plenitude no abdome, a língua com saburra pegajosa e o pulso Deslizante sugerem Umidade.

Febre que não melhora com a transpiração indica Umidade: contudo, é importante lembrar que a febre pode ocorrer apenas nos casos graves. Na maioria dos casos encontrados na prática clínica, o paciente não tem febre.

O padrão de Umidade-Calor pode apresentar-se com algumas variações na prática clínica, dependendo se há predomínio de Calor ou Umidade. Além disso, é importante salientar que o Intestino Grosso também pode ser afetado por Umidade sem Calor. Nesse caso, o elemento de Calor não está presente e as fezes têm apenas muco, mas não sangue.

Nota clínica

É importante lembrar que o Intestino Grosso também pode ser afetado por Umidade sem Calor. Nesse caso, os sintomas de Calor estão ausentes e as fezes têm apenas muco, mas não sangue.

De acordo com a medicina ocidental, embora as patologias dos intestinos delgado e grosso sejam muito diferentes e diferenciáveis, em medicina chinesa uma patologia intestinal frequentemente envolve o Intestino Delgado e o Intestino Grosso. Por esta razão, nos casos de Umidade-Calor no Intestino Delgado ou Grosso, eu percebo que uma alteração comum do pulso é que ele pode ser igualmente Deslizante ou em Corda nas duas posições Posteriores (o Intestino Delgado está na posição Posterior esquerda e o Intestino Grosso na posição Posterior direita).

Dica de diagnóstico

Nos casos de Umidade-Calor no Intestino Delgado ou Grosso, uma alteração comum do pulso poderia ser igualmente Deslizante ou em Corda nas duas posições Posteriores (o Intestino Delgado está na posição Posterior esquerda e o Intestino Grosso, na posição Posterior direita).

Nota clínica

Colite ulcerativa e doença de Crohn são diagnosticadas comumente nos pacientes com padrão de Umidade-Calor no Intestino Grosso.

Precursores patológicos do padrão

Deficiência de *Qi* do Baço é um precursor patológico muito frequente desse padrão, porque ela predispõe o paciente à formação de Umidade (Figura 40.2).

Progressões patológicas do padrão

Primeiramente, Umidade-Calor no Intestino Grosso comumente causa Umidade-Calor no Intestino Delgado.

A obstrução do Aquecedor Inferior pela Umidade pode causar deficiência de *Qi* do Baço (ver Figura 40.2).

Tratamento

Princípios de tratamento: eliminar o Calor, dissolver a Umidade e controlar a diarreia.

Acupuntura

- *Pontos*: BP-9 *Yinlingquan*, BP-6 *Sanyinjiao*, VC-3 *Zhongji*, B-22 *Sanjiaoshu*, E-25 *Tianshu*, E-27 *Daju*, VC-6 *Qihai*, B-25 *Dachangshu*, IG-11 *Quchi*, VC-12 *Zhongwan*, B-20 *Pishu*, E-37 *Shangjuxu*, BP-10 *Xuehai*
- *Método*: sedação, sem moxabustão
- *Explicação*:
  - BP-9 e BP-6 dissolvem Umidade do Aquecedor Inferior
  - VC-3 e B-22 dissolvem Umidade do Aquecedor Inferior
  - E-25 é o ponto Coletor Anterior do Intestino Grosso e controla diarreia
  - E-27 suprime a dor abdominal
  - VC-6 mobiliza *Qi* no abdome inferior e ajuda a dissolver Umidade
  - B-25 elimina Calor no Intestino Grosso
  - IG-11 elimina Calor
  - VC-12 e B-20 tonificam o Baço para dissolver Umidade
  - E-37, o ponto do Mar Inferior do Intestino Grosso, suprime diarreia
  - BP-10 controla sangramento.

Fórmula fitoterápica

Ge Gen Qin Lian Tang – *Decocção de Pueraria-Scutellaria-Coptis*
Bai Tou Weng Tang – *Decocção de Pulsatilla*.
Shao Yao Tang – *Decocção de Peônia*.

O Boxe 40.3 resume o padrão de Umidade-Calor no Intestino Grosso.

Nota clínica

Bai Tou Weng Tang é minha fórmula favorita (evidentemente, com variações) para colite ulcerativa ou doença de Crohn.

Boxe 40.3 Umidade-Calor no Intestino Grosso

Manifestações clínicas

Dor abdominal que não é aliviada por uma evacuação; plenitude abdominal, diarreia, muco e sangue nas fezes; odor fétido nas fezes, ardência no ânus, urina escassa e escura, febre; transpiração que não diminui com a febre; sensação de calor, sede sem vontade de beber, sensação de peso no corpo e nos membros, língua Vermelha com saburra amarela pegajosa, pulso Deslizante-Rápido.

Tratamento

BP-9 *Yinlingquan*, BP-6 *Sanyinjiao*, VC-3 *Zhongji*, B-22 *Sanjiaoshu*, E-25 *Tianshu*, E-27 *Daju*, VC-6 *Qihai*, B-25 *Dachangshu*, IG-11 *Quchi*, VC-12 *Zhongwan*, B-20 *Pishu*, E-37 *Shangjuxu*, BP-10 *Xuehai*.

Caso clínico 40.1

Um homem de 45 anos queixava-se de diarreia crônica com muco nas fezes, dor abdominal, flatulência e irritabilidade. Seu pulso era em Corda, Cheio e ligeiramente Deslizante. Sua língua era Vermelha com saburra amarela pegajosa, que era mais espessa na base. De acordo com os termos da medicina ocidental, o diagnóstico desse paciente era doença de Crohn.

Esse é um caso de Umidade-Calor no Intestino Grosso com Fogo de Fígado preexistente (tomando como base o pulso em Corda, a língua Vermelha e a irritabilidade). Isso demonstra como os padrões dos órgãos *Yang* acompanham-se frequentemente ou são causados por padrões dos órgãos *Yin*. Também é interessante salientar como não existe correspondência direta entre as doenças catalogadas pela medicina ocidental e os padrões dos órgãos descritos pela medicina chinesa. Na verdade, a condição desse paciente afetava o Intestino Delgado na perspectiva da medicina ocidental, mas o Intestino Grosso com base na perspectiva da medicina chinesa.

▶ Calor no Intestino Grosso

Manifestações clínicas

Constipação intestinal com fezes ressecadas, sensação de ardência na boca, língua seca, ardência e inflamação do ânus, urina escassa e escura (Figura 40.3).

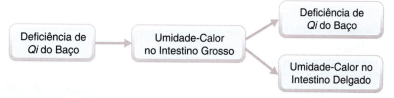

Figura 40.2 Padrão de Umidade-Calor no Intestino Grosso: precursores e progressões.

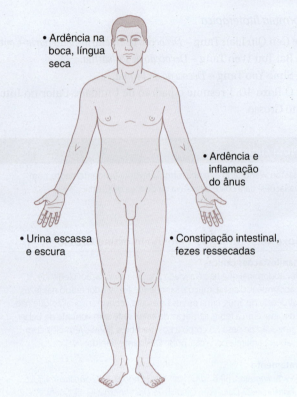

Figura 40.3 Calor no Intestino Grosso.

- *Língua*: saburra amarela (ou marrom ou preta), seca e espessa
- *Pulso*: Cheio-Rápido
- *Sintomas fundamentais*: fezes ressecadas, sensação de ardência no ânus, língua com saburra amarela, seca e espessa.

> **Dica de diagnóstico**
>
> Fezes ressecadas, sensação de ardência no ânus e língua com saburra amarela, seca e espessa são suficientes para diagnosticar Calor no Intestino Grosso.

Etiologia

Esse padrão é causado pela ingestão exagerada de alimentos quentes (p. ex., carne de cordeiro ou vaca e álcool) e "secos" (p. ex., carnes grelhadas ou assadas).

Patologia

Esse é um padrão de Excesso com Calor-Cheio e Secura. A Secura não é causada pela Deficiência, mas é uma consequência da ação comburente do Calor-Cheio sobre os Fluidos Corporais.

Todos os sinais e sintomas refletem a condição de Calor-Cheio no Intestino Grosso: fezes ressecadas, ardência e inflamação do ânus, língua com saburra amarela, seca e espessa, pulso Rápido.

O Intestino Grosso está diretamente relacionado com o Estômago (no contexto do *Yang* Brilhante) e também há Calor no Estômago, que acarreta boca e língua secas.

O Calor no Aquecedor Inferior torna a urina mais concentrada e escassa, daí sua coloração escura.

Em termos gerais, esse padrão evidencia-se mais comumente por uma condição aguda.

Precursores patológicos do padrão

Calor no Estômago pode ser o precursor patológico desse padrão (Figura 40.4).

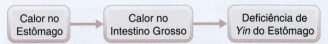

Figura 40.4 Padrão de Calor no Intestino Grosso: precursores e progressões.

Progressões patológicas do padrão

O Calor no Intestino Grosso prejudica os fluidos e pode levar à deficiência simultânea de *Yin* do Estômago e do Intestino Grosso (ver Figura 40.4).

Tratamento

Princípios de tratamento: eliminar o Calor no Intestino Grosso e no Estômago e melhorar os Fluidos Corporais.

Acupuntura

- *Pontos*: E-25 *Tianshu*, B-25 *Dachangshu*, IG-11 *Quchi*, E-37 *Shangjuxu*, E-44 *Neiting*, IG-2 *Erjian*, BP-6 *Sanyinjiao*, R-6 *Zhaohai*, VC-12 *Zhongwan*.
- *Método*: sedação para os pontos usados para eliminar Calor; tonificação para os pontos utilizados para promover os fluidos (BP-6, VC-12 e R-6). Certamente, sem moxabustão
- *Explicação*:
  - E-25 e B-25 (pontos Coletor Anterior e *Shu* Dorsal do Intestino Grosso, respectivamente) eliminam Calor no Intestino Grosso
  - IG-11 elimina Calor no Intestino Grosso
  - E-37 é o ponto do Mar Inferior para o Intestino Grosso e elimina Calor desse órgão
  - E-44 elimina Calor no Estômago
  - IG-2 elimina Calor no Intestino Grosso
  - BP-6, R-6 e VC-12 melhoram os Fluidos Corporais.

Fórmula fitoterápica

Ma Zi Ren Wan – *Pílula de Cannabis*.

O Boxe 40.4 resume o padrão de Calor no Intestino Grosso.

> **Boxe 40.4 Calor no Intestino Grosso**
>
> **Manifestações clínicas**
> Constipação intestinal com fezes ressecadas, sensação de ardência na boca, língua seca, ardência e inflamação do ânus, urina escassa e escura, língua com saburra amarela (ou marrom ou preta), seca e espessa, pulso Cheio-Rápido.
>
> **Tratamento**
> E-25 *Tianshu*, B-25 *Dachangshu*, IG-11 *Quchi*, E-37 *Shangjuxu*, E-44 *Neiting*, IG-2 *Erjian*, BP 6 *Sanyinjiao*, R-6 *Zhaohai*, VC-12 *Zhongwan*.

▶ Calor obstruindo o Intestino Grosso

Manifestações clínicas

Constipação intestinal, ardência no ânus; distensão e dor abdominais, que pioram com pressão; febre alta ou vespertina (febre que aumenta depois do meio-dia); transpiração, especialmente nos membros, vômitos, sede, *delirium* (Figura 40.5).

Patologia

Primeiramente, esse padrão quase sempre está associado à deficiência de *Yin* do Estômago. O padrão caracteriza-se simplesmente por uma condição de Secura e deficiência de Fluidos Corporais. Secura é um estágio que precede à deficiência de *Yin* plenamente desenvolvida.

O hálito fétido não é causado pelo Calor, mas pela retenção do Alimento em consequência da constipação intestinal.

Precursores patológicos do padrão

Em geral, esse padrão é precedido da deficiência de *Qi* do Estômago e do Intestino Grosso (Figura 40.14).

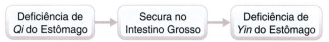

Figura 40.14 Padrão de Secura no Intestino Grosso: precursores e progressões.

Progressões patológicas do padrão

Deficiência de *Yin* do Estômago e do Intestino Grosso é a consequência patológica comum da Secura (ver Figura 40.14).

Tratamento

Princípio de tratamento: promover os fluidos no Intestino Grosso.

Acupuntura

- *Pontos*: E-36 *Zusanli*, BP-6 *Sanyinjiao*, VC-4 *Guanyuan*, R-6 *Zhaohai*, E-25 *Tianshu*, BP-15 *Daheng*
- *Método*: tonificação
- *Explicação*:
  - E-36 pode promover os fluidos do Estômago e do Intestino Grosso
  - BP-6 e VC-4 tonificam *Yin* e promovem os fluidos
  - R-6 tonifica *Yin* e promove os fluidos e está indicado principalmente para umidificar as fezes
  - E-25 umidifica os Intestinos
  - BP-15 umidifica as fezes e trata constipação intestinal.

Fórmula fitoterápica

Zeng Ye Tang – *Decocção para Aumentar Líquidos*.

Qing Zao Run Chang Tang – *Decocção para Eliminar Secura e Umidificar os Intestinos*.

Wu Ren Wan – *Pílula de Cinco Sementes*.

Tian Di Jian – *Decocção de Céu e Terra*.

Si Wu Ma Zi Ren Wan – *Pílula de Cannabis e Quatro Substâncias*.

Ma Zi Ren Wan – *Pílula de Cannabis*.

O Boxe 40.8 resume o padrão de Secura no Intestino Grosso.

Boxe 40.8 Secura no Intestino Grosso

Manifestações clínicas

Fezes ressecadas difíceis de evacuar, boca e garganta secas, corpo magro, hálito fétido, tontura, língua seca com corpo Pálido ou Vermelho, saburra sem raiz, pulso Fino.

Tratamento

E-36 *Zusanli*, BP-6 *Sanyinjiao*, VC-4 *Guanyuan*, R-6 *Zhaohai*, E-25 *Tianshu*, BP-15 *Daheng*.

▶ Frio no Intestino Grosso

Manifestações clínicas

Fezes amolecidas como excrementos de pato, dor abdominal incômoda e difusa, borborigmos, urina clara, membros frios (Figura 40.15).

- *Língua*: Pálida
- *Pulso*: Profundo-Fraco
- *Sintomas fundamentais*: fezes amolecidas, dor abdominal incômoda e difusa, membros frios.

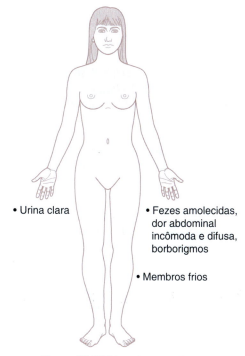

Figura 40.15 Frio no Intestino Grosso.

Dica de diagnóstico

Fezes amolecidas, dor abdominal incômoda e difusa e membros frios são suficientes para diagnosticar Frio no Intestino Grosso.

Etiologia

Esse padrão pode ser causado pela ingestão exagerada de alimentos crus e frios e pela exposição prolongada do abdome a temperaturas baixas.

Patologia

Esse é um padrão de Frio interno com Deficiência e, basicamente, é igual à deficiência de *Yang* do Baço. É importante salientar que a diferença entre esse padrão e o do Frio invadindo o Intestino Grosso foi descrita antes: o primeiro caracteriza-se por Frio-Vazio e é uma condição crônica, enquanto o segundo caracteriza-se por Frio-Cheio e é uma condição aguda.

Precursores patológicos do padrão

Deficiência de *Yang* do Baço quase sempre é o precursor desse padrão (Figura 40.16).

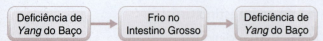

Figura 40.16 Padrão de Intestino Grosso Frio: precursores e progressões.

Progressões patológicas do padrão

Quando esse padrão não é causado pela deficiência de *Yang* do Baço, ele próprio pode ser o precursor desta última condição (ver Figura 40.16).

Tratamento

Princípios de tratamento: tonificar e aquecer o Intestino Grosso e o Baço.

Acupuntura

- *Pontos*: E-25 *Tianshu*, VC-6 *Qihai*, E-36 *Zusanli*, E-37 *Shangjuxu*, B-25 *Dachangshu*, B-20 *Pishu*
- *Método*: tonificação com utilização obrigatória de moxabustão
- *Explicação*:
  - E-25 controla a diarreia e a dor
  - VC-6 tonifica *Qi* e suprime diarreia crônica.
    O quadrado quente pode ser usado nesses dois pontos
  - E-36 tonifica o *Qi* do Baço
  - E-37 suprime diarreia crônica
  - B-25, o ponto *Shu* Dorsal do Intestino Grosso, tonifica esse órgão e suprime a diarreia
  - B-20 tonifica o *Qi* do Baço.

Fórmula fitoterápica

Liang Fu Wan – *Pílula de Alpinia Cyperus*.

O Boxe 40.9 resume o padrão de Frio no Intestino Grosso.

Boxe 40.9 Intestino Grosso Frio

Manifestações clínicas
Fezes amolecidas como excrementos de pato, dor abdominal incômoda e difusa, borborigmos, urina clara, membros frios, língua Pálida, pulso Profundo-Fraco.

Tratamento
E-25 *Tianshu*, VC-6 *Qihai*, E-36 *Zusanli*, E-37 *Shangjuxu*, B-25 *Dachangshu*, B-20 *Pishu*.

▶ Colapso do Intestino Grosso

Manifestações clínicas

Diarreia crônica, prolapso anal, hemorroidas, fadiga depois de evacuar, membros frios, nenhum apetite, esgotamento mental, vontade de beber líquidos mornos, desejo de receber massagens no abdome (Figura 40.17).

- *Língua*: Pálida
- *Pulso*: Profundo-Fino-Fraco
- *Sintomas fundamentais*: diarreia crônica, prolapso anal.

Dica de diagnóstico

Diarreia crônica e prolapso anal são suficientes para diagnosticar Colapso do Intestino Grosso.

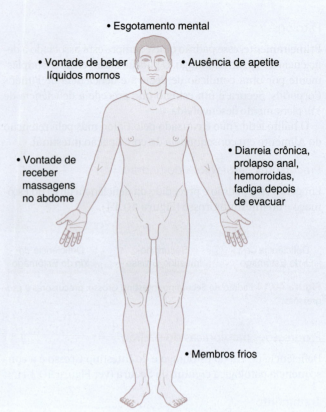

Figura 40.17 Colapso do Intestino Grosso.

Etiologia

Esse padrão pode ser causado por qualquer uma das causas de deficiência do Baço e do Estômago. Esforço físico excessivo é uma causa especialmente comum desse padrão.

Patologia

Esse padrão é atribuído à deficiência crônica de *Qi* do Baço, do Estômago e do Intestino Grosso com afundamento do *Qi* do Baço.

O afundamento do *Qi* do Baço provoca prolapso anal e diarreia crônica. As deficiências do Estômago e de *Qi* e *Yang* do Baço são responsáveis pela falta de apetite, membros frios e vontade de tomar líquidos mornos. O desejo de receber massagens no abdome e a fadiga depois de evacuar indicam um padrão de Deficiência.

Precursores patológicos do padrão

Afundamento do *Qi* do Baço sempre é o precursor desse padrão (Figura 40.18).

Progressões patológicas do padrão

O Colapso do Intestino Grosso pode afetar outros órgãos do Aquecedor Inferior, especialmente a Bexiga, possivelmente resultando no afundamento do *Qi* e na disfunção da bexiga (ver Figura 40.18).

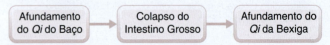

Figura 40.18 Padrão de Colapso do Intestino Grosso: precursores e progressões.

Tratamento

Princípios de tratamento: tonificar o Estômago e o Baço, ascender o *Qi*.

Acupuntura

- *Pontos*: VC-6 *Qihai*, E-25 *Tianshu*, E-36 *Zusanli*, BP-3 *Taibai*, B-20 *Pishu*, B-21 *Weishu*, VG-20 *Baihui*
- *Método*: tonificação; pode ser aplicada moxabustão
- *Explicação*:
  - VC-6 tonifica e levanta o *Qi*
  - E-25 tonifica o Intestino Grosso e suprime diarreia. A caixa quente pode ser aplicada nos pontos VC-6 *Qihai* e E-25 *Tianshu*
  - E-36 tonifica o *Qi* do Estômago e o *Qi* do Baço
  - BP-3 tonifica o *Qi* do Baço
  - B-20 e B-21 tonificam o Baço e o Estômago
  - VG-20 com aplicação direta de moxa levanta o *Qi* e é usado para tratar prolapso anal.

Fórmula fitoterápica

Bu Zhong Yi Qi Tang – *Decocção para Tonificar o Centro e Melhorar o Qi*.

O Boxe 40.10 resume o padrão de Colapso do Intestino Grosso.

Boxe 40.10 Colapso do Intestino Grosso

Manifestações clínicas

Diarreia crônica, prolapso anal, hemorroidas, fadiga depois de evacuar, membros frios, ausência de apetite, esgotamento mental, vontade de beber líquidos mornos, desejo de receber massagens no abdome.
- *Língua*: Pálida
- *Pulso*: Profundo-Fino-Fraco.

Tratamento

VC-6 *Qihai*, E-25 *Tianshu*, E-36 *Zusanli*, BP-3 *Taibai*, B-20 *Pishu*, B-21 *Weishu*, VG-20 *Baihui*.

Resultados do aprendizado

Neste capítulo, você aprendeu:
- As funções principais do Intestino Grosso: controlar a passagem e a condução, transformar as fezes e reabsorver os fluidos
- O papel do Frio e da Umidade Externos na etiologia dos padrões do Intestino Grosso
- Como tristeza, preocupação e raiva podem afetar negativamente o Intestino Grosso
- O papel da dieta (alimentos crus, frios ou gordurosos) na etiopatogenia do Intestino Grosso
- Como reconhecer os seguintes padrões de Cheio:
  - *Umidade-Calor no Intestino Grosso*: dor abdominal e diarreia com muco e sangue nas fezes
  - *Calor no Intestino Grosso*: fezes ressecadas, sensação de ardência no ânus e língua com saburra amarela, seca e espessa
  - *Calor obstruindo o Intestino Grosso*: constipação intestinal, dor abdominal, febre e língua com saburra amarela, seca e espessa
  - *Frio invadindo o Intestino Grosso*: dor abdominal súbita, diarreia e sensação de frio em geral
  - *Estagnação de Qi no Intestino Grosso*: distensão e dor abdominal com fezes em pedaços
- Como reconhecer os seguintes padrões de Vazio:
  - *Secura no Intestino Grosso*: fezes ressecadas e difíceis de evacuar, corpo magro
  - *Frio no Intestino Grosso*: fezes amolecidas, dor abdominal incômoda e difusa, membros frios
  - *Colapso do Intestino Grosso*: diarreia crônica e prolapso anal.

Dicas para o aprendizado

Umidade-Calor no Intestino Grosso
- Primeiramente, lembre-se dos sintomas gerais de Calor que você deve acrescentar a qualquer padrão de Calor: sensação de calor em geral, sede, língua Vermelha com saburra amarela, pulso Rápido
- Em seguida, lembre-se dos sintomas gerais de Umidade: *plenitude* abdominal, sensação de *peso*, saburra *pegajosa*, *muco* nas fezes, pulso *Deslizante*
- Por fim, acrescente os sintomas específicos do Intestino Grosso: diarreia (com muco), dor abdominal.

Questões de autoavaliação

1. Quais são as duas funções principais do Intestino Grosso?
2. Quais são as três formas mais comuns pelas quais o Intestino Grosso pode ser invadido diretamente por Frio e Umidade do ambiente?
3. Quais são as três emoções que afetam negativamente o Intestino Grosso e qual efeito elas têm no *Qi* desse órgão?
4. Qual é a patologia da diarreia associada ao padrão de Umidade-Calor no Intestino Grosso?
5. Complete a seguinte sentença: "Calor no Intestino Grosso é um padrão de _____ com _____ e _____."
6. Como o padrão de Calor obstruindo o Intestino Grosso difere do padrão de Calor no Intestino Grosso, considerando que ambos são padrões internos de Calor-Cheio?
7. Qual é o tipo de dor associada ao padrão de Frio invadindo o Intestino Grosso? Explique a patologia dessa dor.
8. Qual é o sintoma mais característico da estagnação do *Qi* no Intestino Grosso?
9. O padrão de Secura no Intestino Grosso está quase sempre associado a que outro padrão?
10. Como o padrão de Frio no Intestino Grosso difere do padrão de Frio invadindo o Intestino Grosso?
11. Quais são as duas patologias do *Qi* que caracterizam o padrão de Colapso do Intestino Grosso?

Ver respostas no Apêndice 6.

SEÇÃO 2 PARTE 6

Padrões da Vesícula Biliar 41

Etiologia geral, 538
  Dieta, 538
  Estresse emocional, 538
  Fatores patogênicos externos, 538
Padrões de Cheio, 538
  Umidade na Vesícula Biliar, 538

Umidade-Calor na Vesícula Biliar, 540
Padrões de Vazio, 542
  Vesícula Biliar deficiente, 542
Padrão combinado, 543
  Umidade-Calor na Vesícula Biliar e no Fígado, 543
Nota, 545

As funções da Vesícula Biliar são (ver Capítulo 16):

- Armazena e excreta bile
- Controla a tomada de decisões
- Controla os tendões.

A função principal da Vesícula Biliar é armazenar bile e seus padrões quase sempre estão diretamente relacionados com os padrões do Fígado. A função da Vesícula Biliar de armazenar e excretar bile depende de que o Fígado assegure o livre fluxo do *Qi*.

A Vesícula Biliar é afetada facilmente por Umidade formada em consequência de um distúrbio das funções do Baço de transformar e transportar.

No plano mental, a Vesícula Biliar é responsável pela coragem e capacidade de decisão. Quando a Vesícula Biliar é deficiente, o indivíduo não tem coragem e acha difícil tomar decisões.

Antes de descrever os padrões da Vesícula Biliar, explicarei a etiologia geral desses padrões.

Etiologia geral

▶ Dieta

A ingestão exagerada de alimentos gordurosos e oleosos resulta na formação de Umidade, que pode alojar-se na Vesícula Biliar.

▶ Estresse emocional

Como também ocorre com o Fígado, a Vesícula Biliar é afetada pela raiva. Raiva, frustração e ressentimento guardado podem causar estagnação de *Qi* do Fígado que, por sua vez, pode formar Calor, que também afeta a Vesícula Biliar. A raiva guardada por um período longo implode e forma Calor no Fígado e na Vesícula Biliar, com sinais e sintomas como irritabilidade, gosto amargo, sede, cefaleias etc.

No plano emocional, a Vesícula Biliar também afeta a coragem e a capacidade de tomar decisões. A energia fraca da Vesícula Biliar pode causar timidez e covardia. Isso também está

implícito em algumas expressões da língua chinesa, inclusive "Vesícula Biliar grande" para indicar "coragem" e "Vesícula Biliar pequena" como indicativo de "covardia ou timidez".

▶ Fatores patogênicos externos

A Umidade externa pode invadir a Vesícula Biliar e resultar no padrão de Umidade na Vesícula Biliar. Nos países quentes e úmidos, Umidade e Calor podem causar o padrão de Umidade-Calor na Vesícula Biliar.

O Boxe 41.1 resume a etiologia geral dos padrões da Vesícula Biliar. O Boxe 41.2 resume os fatores que podem ser considerados "indícios" de patologia da Vesícula Biliar.

Boxe 41.1 Etiologia geral dos padrões da Vesícula Biliar

- Dieta
- Estresse emocional
- Fatores patogênicos externos.

Boxe 41.2 "Indícios" de patologia da Vesícula Biliar

- Problemas digestivos
- Dor no hipocôndrio
- Tendência à obesidade
- Dificuldade de tomar decisões.

Padrões de Cheio

▶ Umidade na Vesícula Biliar

Manifestações clínicas

Icterícia, olhos e pele amarelados e opacos, dor nos hipocôndrios, plenitude e distensão, náuseas e vômitos, incapacidade de digerir gorduras, escleróticas amarelas e opacas, urina turva, ausência de sede, gosto pegajoso, cefaleia difusa e incômoda, sensação de peso no corpo (Figura 41.1).

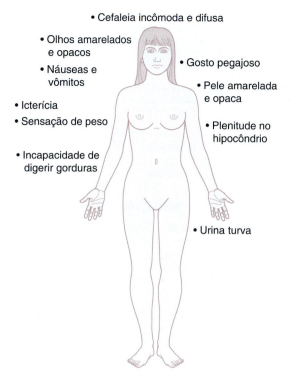

Figura 41.1 Umidade na Vesícula Biliar.

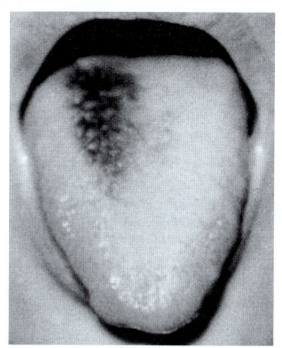

Figura 41.2 Saburra unilateral associada à patologia da Vesícula Biliar. (Esta figura encontra-se reproduzida em cores no Encarte.)

- *Língua*: saburra branca, espessa e pegajosa, seja bilateralmente em duas faixas, ou unilateral
- *Pulso*: Deslizante-em Corda
- *Sintomas fundamentais*: plenitude no hipocôndrio, sensação de peso, saburra pegajosa unilateral.

Dica de diagnóstico

Plenitude no hipocôndrio, sensação de peso e saburra pegajosa unilateral são suficientes para diagnosticar Umidade na Vesícula Biliar.

Etiologia

Fatores patogênicos externos

A Umidade externa pode invadir a Vesícula Biliar e causar retenção de Umidade nesse órgão.

Dieta

A causa mais comum desse padrão é ingestão exagerada de alimentos gordurosos e oleosos e de laticínios.

Patologia

A Umidade na Vesícula Biliar causa a sensação típica de plenitude no hipocôndrio e sensação geral de peso. Como a Umidade interfere no livre fluxo do *Qi* do Fígado, que fica estagnado, essa condição pode causar distensão e dor no hipocôndrio.

Náuseas e vômitos são causados pela obstrução do Aquecedor Médio pela Umidade, impedindo a descensão do *Qi* do Estômago.

A Umidade é "pegajosa" e "turva" e, por esta razão, a urina turva e o gosto pegajoso refletem esse fator patogênico. A Umidade pode alojar-se na cabeça e causar cefaleia incômoda e difusa.

A saburra pegajosa unilateral da língua é típica de uma patologia da Vesícula Biliar (Figura 41.2).

É importante salientar que as manifestações clínicas descritas antes foram retiradas dos livros de medicina chinesa. Os pacientes que eu encontro com Umidade na Vesícula Biliar têm sinais e sintomas muito mais brandos, mesmo quando apresentam colecistite ou colelitíase. Por exemplo, os únicos sinais e sintomas de Umidade podem ser uma língua com saburra pegajosa, sensação de peso e pulso Deslizante.

Precursores patológicos do padrão

A deficiência de *Qi* do Baço pode predispor o paciente à formação de Umidade e contribuir para o desenvolvimento desse padrão. A estagnação do *Qi* do Fígado no Aquecedor Médio também pode contribuir para a formação de Umidade na Vesícula Biliar (Figura 41.3).

Progressões patológicas do padrão

Primeiramente, a Umidade na Vesícula Biliar comumente se combina com Calor e forma Umidade-Calor (descrita a seguir). No Aquecedor Médio, a Umidade obstrui o livre fluxo do *Qi* do Fígado e pode levar à sua estagnação.

Quando a Umidade combina-se com Calor, a Umidade-Calor pode resultar na formação de Fleuma-Calor (ver Figura 41.3).

Tratamento

Princípios de tratamento: dissolver a Umidade, limpar a Vesícula Biliar e promover o livre fluxo de *Qi* do Fígado.

Acupuntura

- *Pontos*: VB-24 *Riyue*, F-14 *Qimen*, VC-12 *Zhongwan*, VB-34 *Yanglingquan*, ponto extra *Dannangxue*, VG-9 *Zhiyang*, B-19 *Danshu*, B-20 *Pishu*, TA-6 *Zhigou*, E-19 *Burong*

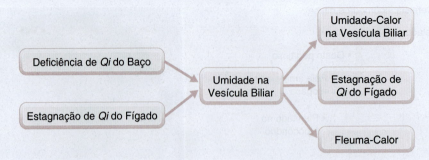

Figura 41.3 Padrão de Umidade na Vesícula Biliar: precursores e progressões.

- *Método*: sedação ou equalizador, exceto em B-20, que deve ser tonificado quando há deficiência do Baço. Pode ser usada moxabustão quando há sinais e sintomas de Frio
- *Explicação*:
    - VB-24, VB-34, VG-9 e B-19 dissolvem Umidade da Vesícula Biliar
    - F-14 harmoniza o Fígado e a Vesícula Biliar e promove o livre fluxo do Qi do Fígado
    - VC-12 dissolve Umidade
    - *Dannangxue* dissolve Umidade da Vesícula Biliar
    - B-20 tonifica o Baço para dissolver Umidade
    - TA-6 promove o livre fluxo do Qi do Fígado no hipocôndrio
    - E-19 promove a descensão do Qi do Estômago para aliviar a obstrução do Aquecedor Médio e tratar náuseas e vômitos.

Fórmula fitoterápica

San Ren Tang – *Decocção de Três Sementes* – mais Yin Chen Hao – *Herba Artemisiae capillaris*.

O Boxe 41.3 resume o padrão de Umidade na Vesícula Biliar.

Boxe 41.3 Umidade na Vesícula Biliar

Manifestações clínicas

Icterícia, olhos e pele amarelados e opacos, dor no hipocôndrio, plenitude e distensão, náuseas e vômitos, incapacidade de digerir gorduras, escleróticas amarelas e opacas, urina turva, ausência de sede, gosto pegajoso, cefaleia difusa e incômoda, sensação de peso no corpo; língua com saburra branca, pegajosa e espessa, seja bilateralmente em duas faixas, ou unilateral; pulso Deslizante-em Corda.

Tratamento

VB-24 *Riyue*, F-14 *Qimen*, VC-12 *Zhongwan*, VB-34 *Yanglingquan*, ponto extra *Dannangxue*, VG-9 *Zhiyang*, B-19 *Danshu*, B-20 *Pishu*, TA-6 *Zhigou*, E-19 *Burong*.

▶ Umidade-Calor na Vesícula Biliar

Manifestações clínicas

Dor, plenitude e distensão do hipocôndrio; náuseas e vômitos, incapacidade de digerir gorduras, pele amarelada, urina escassa e amarelo-escura, febre, sede sem vontade de beber, gosto amargo, tontura, tinido, irritabilidade, sensação de peso no corpo, dormência dos membros, edema dos pés, fezes amolecidas ou constipação intestinal, alternância das sensações de frio e calor, escleróticas amarelas, sensação de calor em geral (Figura 41.4).

- *Língua*: saburra amarela, pegajosa e espessa, seja bilateralmente em duas faixas, ou unilateral
- *Pulso*: Deslizante-em Corda-Rápido

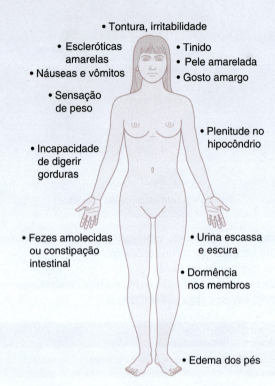

Figura 41.4 Umidade-Calor na Vesícula Biliar.

- *Sintomas fundamentais*: plenitude no hipocôndrio, gosto amargo e língua com saburra amarela, pegajosa e espessa no lado direito.

Dica de diagnóstico

Distensão do hipocôndrio, gosto amargo e saburra amarela e pegajosa no lado direito são suficientes para diagnosticar Umidade-Calor na Vesícula Biliar.

Etiologia

Fatores patogênicos externos

A Umidade externa pode invadir a Vesícula Biliar e causar retenção de Umidade nesse órgão. Em seguida, a Umidade pode facilmente se combinar com Calor. Nos países quentes e úmidos, Umidade e Calor invadem o corpo e formam Umidade-Calor.

Dieta

A causa mais comum desse padrão é ingestão exagerada de alimentos gordurosos e oleosos e de laticínios. Esse padrão ocorre principalmente quando o indivíduo come alimentos fritos e gordurosos.

Estresse emocional

Esse padrão é causado comumente por sentimentos de raiva por períodos longos, causando estagnação de *Qi* do Fígado e implosão do *Qi* estagnado em Calor.

Patologia

A Umidade na Vesícula Biliar causa sensação típica de plenitude no hipocôndrio e sensação generalizada de peso. A Umidade interfere no livre fluxo do *Qi* do Fígado, que fica estagnado e pode causar distensão e dor no hipocôndrio.

Náuseas e vômitos são causados pela obstrução do Aquecedor Médio pela Umidade, impedindo a descensão do *Qi* do Estômago.

A Umidade é "pegajosa" e "turva" e, por esta razão, a urina turva e o gosto pegajoso refletem Umidade. A Umidade pode alojar-se na cabeça e causar cefaleia incômoda e difusa.

A saburra pegajosa unilateral da língua é típica de uma patologia da Vesícula Biliar.

Gosto amargo, febre, urina escura e sede são sinais e sintomas de Calor. O paciente tem sede em razão do Calor, mas não tem vontade de beber devido à existência de Umidade no Aquecedor Médio.

Na perspectiva ocidental, esse padrão é encontrado comumente nos pacientes com colelitíase (cálculos na vesícula biliar). Na perspectiva da medicina chinesa, os cálculos representam uma forma extrema de Umidade e Fleuma em seu estado substancial. Os cálculos desenvolvem-se ao longo de um período longo a partir da Fleuma sob as ações "fervente e fermentativa" do Calor.

É importante ressaltar que os livros de medicina chinesa sempre enfatizam a Umidade-Calor quando descrevem os padrões da Vesícula Biliar, mas alguns pacientes ocidentais têm Umidade sem muito Calor.

> **Nota clínica**
>
> Os cálculos da Vesícula Biliar representam uma forma extrema de Umidade e Fleuma em seu estado mais substancial. Esses cálculos desenvolvem-se ao longo de um período longo a partir da Fleuma sob as ações "fervente e fermentativa" do Calor.

Precursores patológicos do padrão

A deficiência de *Qi* do Baço pode predispor o paciente à formação de Umidade e contribuir para o desenvolvimento desse padrão. A estagnação de *Qi* do Fígado no Aquecedor Médio também pode contribuir para a formação de Umidade na Vesícula Biliar (Figura 41.5).

Progressões patológicas do padrão

A Umidade no Aquecedor Médio obstrui o livre fluxo de *Qi* do Fígado e pode provocar sua estagnação.

A Umidade-Calor pode resultar no padrão de Fleuma-Calor (ver Figura 41.5).

Tratamento

Princípios de tratamento: dissolver Umidade, eliminar Calor na Vesícula Biliar e estimular o livre fluxo do *Qi* do Fígado.

Acupuntura

- *Pontos*: VB-24 *Riyue*, F-14 *Qimen*, VC-12 *Zhongwan*, VB-34 *Yanglingquan*, ponto extra *Dannangxue*, VG-9 *Zhiyang*, B-19 *Danshu*, B-20 *Pishu*, IG-11 *Quchi*, TA-6 *Zhigou*, E-19 *Burong*
- *Método*: sedação (exceto em B-20, que deve ser tonificado)
- *Explicação*:
  - VB-24 e B-19 (respectivamente, pontos de alarme e *Shu* Dorsal) eliminam Calor na Vesícula Biliar
  - F-14 promove o livre fluxo de *Qi* do Fígado
  - VC-12 e B-20 dissolvem Umidade
  - VB-34 estimula o livre fluxo de *Qi* do Fígado, dissolve Umidade e elimina Calor
  - O ponto especial *Dannangxue* (ligeiramente abaixo de VB-34) tem a mesma função que o ponto VB-34 e é usado apenas quando há hipersensibilidade à pressão
  - VG-9 elimina Calor na Vesícula Biliar, estimula o livre fluxo do *Qi* do Fígado e dissolve Umidade
  - IG-11 elimina Calor e dissolve Umidade
  - TA-6 estimula o livre fluxo do *Qi* do Fígado no hipocôndrio e elimina Calor dos canais do *Yang* Menor
  - E-19 estimula a descensão do *Qi* do Estômago para aliviar a obstrução do Aquecedor Médio e tratar náuseas e vômitos.

Fórmula fitoterápica

Yin Chen Hao Tang – *Decocção de Artemisia capillaris*.

O Boxe 41.4 resume o padrão de Umidade-Calor na Vesícula Biliar.

> **Boxe 41.4 Umidade-Calor na Vesícula Biliar**
>
> **Manifestações clínicas**
>
> Dor, plenitude e distensão do hipocôndrio; náuseas e vômitos, incapacidade de digerir gorduras, pele amarelada, urina escassa e amarelo-escura, febre, sede sem vontade de beber, gosto amargo, tontura, tinido, irritabilidade, sensação de peso no corpo, dormência dos membros, edema dos pés, fezes amolecidas ou constipação intestinal, alternância das sensações de frio e calor, escleróticas amarelas, sensação de calor em geral; língua com saburra amarela, pegajosa e espessa, seja bilateralmente em duas faixas, ou unilateral; pulso Deslizante-em Corda-Rápido.
>
> **Tratamento**
>
> VB-24 *Riyue*, F-14 *Qimen*, VC-12 *Zhongwan*, VB-34 *Yanglingquan*, ponto extra *Dannangxue*, VG-9 *Zhiyang*, B-19 *Danshu*, B-20 *Pishu*, IG-11 *Quchi*, TA-6 *Zhigou*, E-19 *Burong*.

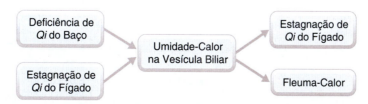

Figura 41.5 Padrão de Umidade-Calor na Vesícula Biliar: precursores e progressões.

Padrões de Vazio

▶ Vesícula Biliar deficiente

Manifestações clínicas

Tontura, visão turva, manchas flutuantes diante dos olhos, nervosismo, timidez, tendência a sobressaltar-se, falta de coragem e iniciativa, indecisão, suspiros, acorda nas primeiras horas da manhã, sonhos agitados (Figura 41.6).

- *Língua*: Pálida ou normal
- *Pulso*: Fraco
- *Sintomas fundamentais*: timidez, falta de iniciativa, indecisão.

> **Dica de diagnóstico**
>
> Timidez, falta de iniciativa e indecisão são suficientes para diagnosticar Vesícula Biliar deficiente.

Etiologia

Nesse caso, não há "etiologia" porque o padrão descreve determinado tipo de indivíduo, em vez de um conjunto de manifestações clínicas. Evidentemente, timidez e falta de coragem também poderiam ser causadas por determinados relacionamentos interpessoais da família durante a infância, inclusive uma criança mais nova repetidamente "abusada" por seus irmãos maiores, ou uma criança que nunca é encorajada e é constantemente reprovada. Nesses casos, não poderíamos "diagnosticar" esse padrão de Vesícula Biliar deficiente.

Patologia

Mais que um "padrão", essa condição é realmente a descrição de determinado tipo de caráter ou personalidade. O elemento fundamental desse "padrão" é o caráter do indivíduo: isto é, sua falta de coragem, timidez e falta de iniciativa.

A Vesícula Biliar é o aspecto *Yang* do Fígado e, em medicina chinesa, diz-se que o *Yang* do Fígado pode estar apenas em excesso, jamais em deficiência. Entretanto, nesse caso, esse padrão descreve uma condição de deficiência da Vesícula Biliar, que geralmente está associada à deficiência de *Qi* do Fígado. Embora o padrão de deficiência de *Qi* do Fígado não seja mencionado comumente, ele existe e suas manifestações clínicas incluem alguns sintomas da deficiência de Sangue do Fígado, inclusive tontura e borramento visual (que também estão presentes no padrão de Vesícula Biliar deficiente). Essencialmente, o padrão de Vesícula Biliar deficiente ocorre simultaneamente ao de deficiência de *Qi* do Fígado (Figura 41.7).

Na verdade, a Vesícula Biliar representa o aspecto *Yang* do Fígado e, quando este primeiro órgão é deficiente, o *Qi* do Fígado também está em deficiência, resultando em caráter indeciso e depressão.

Em geral, a deficiência de *Qi* do Fígado inclui também alguma deficiência de Sangue do Fígado e isso também pode acarretar medo e falta de coragem (enquanto Calor no Sangue pode causar raiva). O Sangue é a raiz da Alma Etérea (*Hu*). Quando o Sangue é deficiente, a Alma Etérea sofre e isso se evidencia por medo (especialmente ao sair da cama durante a noite).

O livro *Classic of Categories* (1624) de Zhang Jie Bin afirma que: "*O Fígado armazena Sangue e o Sangue é a residência da Alma Etérea. Quando o Fígado está deficiente, há medo; quando está em excesso, há raiva.*"[1]

Normalmente, a deficiência de Sangue do Fígado causa ansiedade e insônia. Entretanto, quando se combina com a deficiência de *Qi* do Fígado, a primeira condição acarreta medo, falta de coragem, indecisão e, comumente, depressão. Quando o *Qi* do Fígado está deficiente, o "ir e vir" da Alma Etérea é insuficiente e o indivíduo é tímido, envergonhado e deprimido (ver Capítulo 7).

Precursores patológicos do padrão

A deficiência de Sangue do Fígado pode causar deficiência de *Qi* do Fígado e Vesícula Biliar deficiente (Figura 41.8).

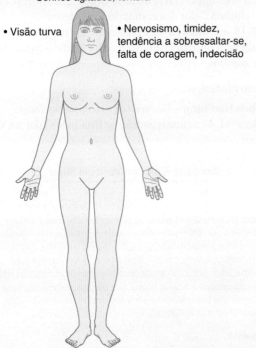

Figura 41.6 Vesícula Biliar deficiente.

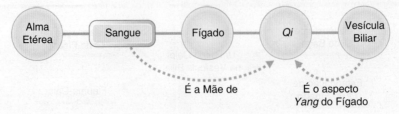

Figura 41.7 Relação entre *Qi* do Fígado e Vesícula Biliar.

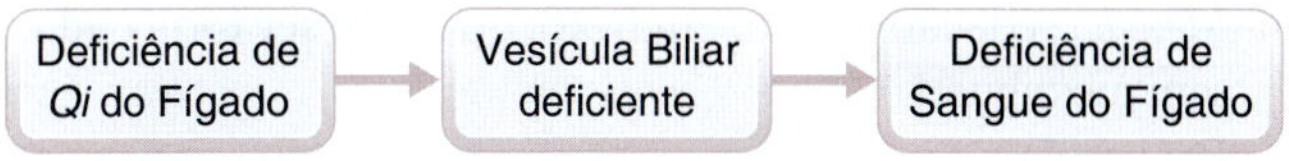

Figura 41.8 Padrão de Vesícula Biliar deficiente: precursores e progressões.

Progressões patológicas do padrão

A Vesícula Biliar deficiente pode levar à deficiência de Sangue do Fígado (ver Figura 41.8).

Tratamento

Princípios de tratamento: tonificar e aquecer a Vesícula Biliar e tonificar o Qi do Fígado.

Acupuntura

- *Pontos*: VB-40 *Qiuxu*, F-8 *Ququan*, E-36 *Zusanli*, BP-6 *Sanyinjiao*, VC-4 *Guanyuan*, B-18 *Ganshu*, B-47 *Hunmen*
- *Método*: tonificação; pode ser aplicada moxabustão
- *Explicação*:
  - VB-40 é o ponto Fonte para tonificar a Vesícula Biliar e produz um efeito satisfatório nesse aspecto mental específico da Vesícula Biliar
  - F-8, E-36 e BP-6 tonificam o Sangue e o Qi do Fígado
  - VC-4 tonifica o Fígado
  - B-18 tonifica o Fígado, especialmente o Qi e o Yang do Fígado
  - B-47 influencia o aspecto mental do Fígado e regula a Alma Etérea. Nesse caso, ele pode estimular seu "ir e vir".

Fórmula fitoterápica

Wen Dan Tang – *Decocção para Aquecer a Vesícula Biliar*.

An Shen Ding Zhi Wan – *Pílula para Acalmar o Espírito e Consolidar a Força de Vontade*.

NOTA: a fórmula Wen Dan Tang, elaborada originalmente por Sun Si-Miao, era usada para tratar irritabilidade e insônia causadas por Frio na Vesícula Biliar depois de uma doença grave. A fórmula original omitia Fu Ling e continha Sheng Jiang em dose mais alta (12 g).

O Boxe 41.5 resume o padrão de Vesícula Biliar deficiente.

Boxe 41.5 Vesícula Biliar deficiente

Manifestações clínicas

Tontura, visão turva, manchas flutuantes diante dos olhos, nervosismo, timidez, tendência a sobressaltar-se, falta de coragem e iniciativa, indecisão, suspiros, acorda nas primeiras horas da manhã, sonhos agitados, língua Pálida ou normal, pulso Fraco.

Tratamento

VB-40 *Qiuxu*, F-8 *Ququan*, E-36 *Zusanli*, BP-6 *Sanyinjiao*, VC-4 *Guanyuan*, B-18 *Ganshu*, B-47 *Hunmen*.

Padrão combinado

▶ Umidade-Calor na Vesícula Biliar e no Fígado

Manifestações clínicas

Dor, plenitude e distensão do hipocôndrio; náuseas e vômitos, incapacidade de digerir gorduras, pele amarelada; urina escassa, amarela e escura; febre, sede sem vontade de beber, gosto amargo; tontura, escleróticas amarelas, tinido, irritabilidade, sensação de peso no corpo, dormência dos membros, edema dos pés, ardência ao urinar, dificuldade de urinar, secreção vaginal amarelada excessiva, fezes amolecidas ou constipação intestinal, alternância das sensações de calor e frio, sensação de calor em geral, erupções cutâneas papulosas e prurido na genitália, edema e calor no escroto (Figura 41.9).

- *Língua*: saburra amarela, pegajosa e espessa, seja bilateral ou unilateralmente
- *Pulso*: Deslizante-em Corda-Rápido
- *Sintomas fundamentais*: plenitude no hipocôndrio, gosto amargo, saburra amarela e espessa no lado direito, erupções e prurido na pele genital.

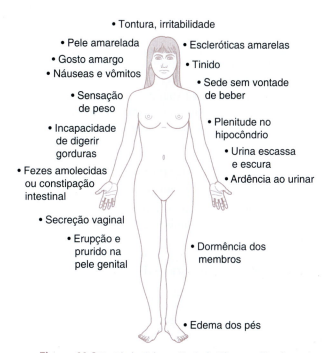

Figura 41.9 Umidade-Calor na Vesícula Biliar e no Fígado.

Dica de diagnóstico

Plenitude no hipocôndrio, gosto amargo, saburra amarela e espessa no lado direito, erupções e prurido na pele genital são suficientes para diagnosticar Umidade-Calor na Vesícula Biliar e no Fígado.

Nota clínica

A existência de sintomas genitais (secreção vaginal amarelada excessiva, erupções e prurido na pele genital, edema e calor no escroto) é o que diferencia o padrão de Umidade-Calor na Vesícula Biliar e no Fígado do padrão de Umidade-Calor na Vesícula Biliar.

Etiologia

Fatores patogênicos externos

A Umidade externa pode invadir a Vesícula Biliar e o Fígado e resultar na retenção de Umidade nesses órgãos. Em seguida, a Umidade pode facilmente se combinar com Calor. Nos países quentes e úmidos, Umidade e Calor invadem o corpo e formam Umidade-Calor.

Dieta

A causa mais comum desse padrão é ingestão exagerada de alimentos gordurosos e oleosos e de laticínios. Esse padrão é especialmente frequente quando o indivíduo ingere alimentos fritos e gordurosos.

Estresse emocional

Esse padrão é causado frequentemente por sentimentos de raiva por um período longo, resultando em estagnação de *Qi* do Fígado e implosão do *Qi* estagnado em Calor. Com o padrão de Umidade-Calor na Vesícula Biliar e no Fígado, o estresse emocional desempenha um papel mais importante que nos casos em que há Umidade-Calor apenas na Vesícula Biliar.

Patologia

A patologia de Umidade-Calor na Vesícula Biliar já foi discutida anteriormente. O envolvimento do Fígado causa os seguintes sintomas urinários e genitais: ardência e dificuldade ao urinar, secreções vaginais, erupções cutâneas papulosas e prurido na genitália, edema e calor no escroto. O envolvimento dos canais do Fígado também causa edema nos pés.

Precursores patológicos do padrão

Umidade-Calor na Vesícula Biliar é um precursor frequente desse padrão. A estagnação crônica de *Qi* do Fígado, que forma Umidade e Calor, também pode ser o precursor desse padrão.

A deficiência de *Qi* do Baço também pode ser um fator predisponente desse fator (Figura 41.10).

Progressões patológicas do padrão

Esse padrão pode levar ao fator patogênico de Fleuma-Calor (ver Figura 41.10).

Tratamento

Princípios de tratamento: dissolver Umidade, eliminar Calor, limpar o Fígado e a Vesícula Biliar e promover o livre fluxo do *Qi* do Fígado.

Acupuntura

- *Pontos*: VB-24 *Riyue*, F-14 *Qimen*, B-18 *Ganshu*, VC-12 *Zhongwan*, VB-34 *Yanglingquan*, ponto extra *Dannangxue*, VG-9 *Zhiyang*, B-19 *Danshu*, B-20 *Pishu*, IG-11 *Quchi*, TA-6 *Zhigou*, E-19 *Burong*, F-3 *Taichong*, F-5 *Ligou*
- *Método*: sedação (exceto em B-20, que deve ser tonificado), sem moxabustão
- *Explicação*:
  - VB-24, VB-34, *Dannangxue*, VG-9 e B-19 dissolvem Umidade e eliminam Calor na Vesícula Biliar
  - F-14 e B-18 dissolvem Umidade e eliminam Calor no Fígado
  - VC-12 dissolve Umidade
  - B-20 tonifica o Baço para dissolver Fleuma
  - IG-11 elimina Calor
  - TA-6 promove o livre fluxo de *Qi* do Fígado no hipocôndrio
  - E-19 promove a descensão do *Qi* do Estômago para aliviar a obstrução do Aquecedor Médio e tratar náuseas e vômitos
  - F-13 promove o livre fluxo do *Qi* do Fígado
  - F-5 promove o livre fluxo do *Qi* do Fígado e dissolve Umidade das áreas urinária e genital

Fórmula fitoterápica

Long Dan Xie Gan Tang – *Decocção de Genciana para Drenar o Fígado*.

O Boxe 41.6 resume o padrão de Umidade-Calor na Vesícula Biliar e no Fígado.

Boxe 41.6 Umidade-Calor na Vesícula Biliar e no Fígado

Manifestações clínicas

Dor, plenitude e distensão do hipocôndrio; náuseas e vômitos, incapacidade de digerir gorduras, pele amarelada; urina escassa, amarela e escura; febre, sede sem vontade de beber, gosto amargo; tontura, escleróticas amarelas, tinido, irritabilidade, sensação de peso no corpo, dormência dos membros, edema dos pés, ardência ao urinar, dificuldade de urinar, secreção vaginal amarelada excessiva, fezes amolecidas ou constipação intestinal, alternância das sensações de calor e frio, sensação de calor em geral, erupções cutâneas papulosas e prurido na genitália, edema e calor no escroto, língua com saburra amarela, pegajosa e espessa bilateralmente ou apenas de um lado.

- *Pulso*: Deslizante-em Corda-Rápido.

Tratamento

VB-24 *Riyue*, F-14 *Qimen*, B-18 *Ganshu*, VC-12 *Zhongwan*, VB-34 *Yanglingquan*, ponto extra *Dannangxue*, VG-9 *Zhiyang*, B-19 *Danshu*, B-20 *Pishu*, IG-11 *Quchi*, TA-6 *Zhigou*, E-19 *Burong*, F-3 *Taichong*, F-5 *Ligou*.

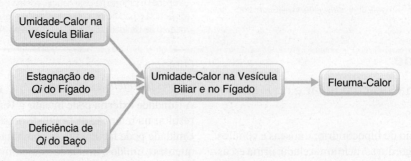

Figura 41.10 Padrão de Umidade-Calor na Vesícula Biliar e no Fígado: precursores e progressões.

Resultados do aprendizado

Neste capítulo, você aprendeu:
- A importância da função da Vesícula Biliar de armazenar bile
- A relação direta entre as patologias da Vesícula Biliar e do Fígado
- A suscetibilidade da Vesícula Biliar aos efeitos adversos da Umidade
- O papel da Vesícula Biliar no plano mental determinando a coragem e a capacidade de tomar decisões
- O papel da dieta (alimento gorduroso/oleoso), do estresse emocional (raiva) e da Umidade externa na etiopatogenia da Vesícula Biliar
- Como reconhecer os seguintes padrões de Cheio:
  - *Umidade na Vesícula Biliar*: plenitude no hipocôndrio, sensação de peso, saburra pegajosa unilateral
  - *Umidade-Calor na Vesícula Biliar*: plenitude no hipocôndrio, gosto amargo, saburra amarela, pegajosa e espessa no lado direito
- Como reconhecer o seguinte padrão de Deficiência:
- *Vesícula Biliar deficiente*: timidez, falta de iniciativa e indecisão
- Como reconhecer o seguinte padrão combinado:
  - *Umidade-Calor na Vesícula Biliar e no Fígado*: plenitude no hipocôndrio, gosto amargo, saburra amarela e espessa no lado direito, erupções e prurido na pele genital.

Dicas para o aprendizado

Umidade-Calor na Vesícula Biliar
- Como sempre, primeiro escreva os sintomas gerais de Calor: sensação de calor, sede, língua Vermelha com saburra amarela, pulso Rápido
- Em seguida, lembre-se dos sintomas gerais de Umidade: *plenitude* abdominal, sensação de *peso*, língua com saburra *pegajosa*, pulso *Deslizante*
- Lembre-se de que a área afetada pelo canal da Vesícula Biliar é o hipocôndrio: por isto, os sintomas de plenitude, dor e distensão do hipocôndrio
- Lembre-se da conexão com o canal do Fígado: irritabilidade
- Por fim, lembre-se da influência importante do canal da Vesícula Biliar na cabeça: tontura, tinido.

Questões de autoavaliação

1. A função da Vesícula Biliar de armazenar e secretar bile depende da função de qual órgão?
2. Quais são os dois fatores etiológicos que podem resultar no padrão de Umidade na Vesícula Biliar?
3. Qual saburra da língua você esperaria encontrar com o padrão de Umidade-Calor na Vesícula Biliar?
4. Qual doença definida pela medicina ocidental está associada comumente ao diagnóstico de Umidade-Calor na Vesícula Biliar?
5. Qual é a etiologia do padrão de Vesícula Biliar deficiente?

Ver respostas no Apêndice 6.

Nota

1. Zhang Jie Bin 1982 Classic of Categories (*Lei Jing* 类经), People's Health Publishing House, p. 53. First published in 1624.

SEÇÃO 2 — PARTE 6

Padrões da Bexiga 42

Etiologia geral, 546
Fatores patogênicos
externos, 546
Estresse emocional, 546
Atividade sexual excessiva, 546
Esforço físico excessivo, 546

Padrões de Cheio, 547
Umidade-Calor na Bexiga, 547
Umidade-Frio na Bexiga, 548
Padrões de Vazio, 549
Bexiga Deficiente e Fria, 549
Cistite intersticial, 550

A função da Bexiga é (ver Capítulo 17):

- Remover a água pela transformação do Qi.

A função principal da Bexiga é de "transformação do *Qi*": isto é, transformar e excretar fluidos por ação do *Qi*. A Bexiga recebe dos Rins o *Qi* necessário para executar essa função: por esta razão, nas condições patológicas, a deficiência da Bexiga frequentemente resulta da deficiência de *Yang* do Rim. Contudo, os Rins não têm padrões de Cheio, de forma que todos os padrões de Cheio que fazem parte do sistema urinário estão na categoria dos padrões da Bexiga. Nessa perspectiva, os padrões da Bexiga são muito importantes, porque eles preenchem uma falha existente entre os padrões das doenças urinárias.

Sob o ponto de vista fisiológico, a Bexiga está relacionada diretamente com o Intestino Delgado, do qual recebe a parte "impura" dos fluidos que foram separados em partes "pura" e "impura".

O acúmulo de Umidade é o fator patológico mais comum dos padrões da Bexiga.

Etiologia geral

▶ Fatores patogênicos externos

Os fatores climáticos têm influência importante nos desequilíbrios da Bexiga. Exposição excessiva ao clima frio e úmido, sentar-se em superfícies úmidas ou viver em locais úmidos pode resultar em acúmulo de Umidade na Bexiga. Isso pode ser evidenciado por Umidade-Frio ou Umidade-Calor (ainda que se origine do Frio externo).

Nos países tropicais, a exposição à Umidade-Calor também provoca diretamente acúmulo de Umidade-Calor na Bexiga.

▶ Estresse emocional

Sob o ponto de vista emocional, a Bexiga e também os Rins são afetados por medo. Especialmente nas crianças, medo, ansiedade ou insegurança provoca afundamento do *Qi* na Bexiga, resultando em enurese noturna.

Nos adultos, as desarmonias da Bexiga frequentemente se evidenciam por sentimentos de desconfiança e ciúmes.

▶ Atividade sexual excessiva

Atividade sexual excessiva esgota o *Yang* do Rim e, por esta razão, também afeta indiretamente a Bexiga, porque esse órgão retira sua energia do *Yang* do Rim. Isso pode acarretar micções volumosas e frequentes, noctúria ou incontinência. Como foi explicado no capítulo sobre causas diversas de doença (Capítulo 22), atividade sexual excessiva afeta mais comumente homens que mulheres.

Atividade sexual muito precoce (tanto meninos quanto meninas) pode causar danos aos Vasos Penetrador e Concepção (*Chong Mai* e *Ren Mai*) e causar problemas urinários em épocas posteriores da vida. Atividade sexual "muito precoce" é a que ocorre durante ou mesmo antes da puberdade.

▶ Esforço físico excessivo

Esforço físico excessivo, especialmente levantar pesos, pode enfraquecer a Bexiga e o *Yang* do Rim e causar o padrão de Bexiga Deficiente e Fria.

O Boxe 42.1 resume a etiologia geral dos padrões da Bexiga, e o Boxe 42.2 relaciona os fatores que podem ser usados como "indícios" dos padrões da Bexiga.

Boxe 42.1 Etiologia geral dos padrões da Bexiga

- Fatores patogênicos externos
  - Frio
  - Umidade
- Estresse emocional
  - Medo
  - Ciúmes, desconfiança
- Atividade sexual excessiva
- Esforço físico excessivo.

Boxe 42.2 "Indícios" dos padrões da Bexiga

- Problemas urinários (desconforto, dor, dificuldade, aumento da frequência, perda do controle)
- Umidade no Aquecedor Inferior (urina turva, dificuldade de urinar)
- Afundamento do *Qi* (micções frequentes, incontinência)
- "Cistite" crônica (geralmente sem infecção real, mas com afundamento do *Qi*)
- Língua com saburra pegajosa e espessa na base, geralmente com pontos vermelhos.

Padrões de Cheio

▶ Umidade-Calor na Bexiga

Manifestações clínicas

Micções frequentes e urgentes, ardência ao urinar, dificuldade de urinar (o jato é interrompido no meio da micção), urina amarelo-escura e/ou turva, sangue na urina, febre, sede sem vontade de beber, plenitude e dor no hipogástrio, sensação de calor em geral (Figura 42.1).

- *Língua*: saburra amarela, pegajosa e espessa na base, com manchas vermelhas
- *Pulso*: Deslizante-Rápido e ligeiramente em Corda na posição Posterior Esquerda

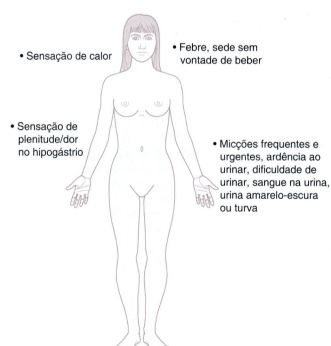

Figura 42.1 Umidade-Calor na Bexiga.

- *Sintomas fundamentais*: ardência ao urinar, urina escura, dificuldade de urinar.

Dica de diagnóstico

Ardência ao urinar, urina escura e dificuldade de urinar são suficientes para diagnosticar Umidade-Calor na Bexiga.

Etiologia

Fatores patogênicos externos

Esse padrão pode ser causado pela exposição excessiva à Umidade e ao Frio. A Umidade e o Frio penetram na Bexiga vindo de baixo e resultam na formação de Umidade na Bexiga que, por sua vez, pode causar e frequentemente se transforma em Umidade-Calor. Desse modo, é importante entender que a Umidade-Frio externa pode causar um padrão de Umidade-Calor na Bexiga. Na verdade, o efeito que um fator patogênico externo produz no órgão depende também da constituição do indivíduo e se ele tem constituição *Yang*; a umidade externa realmente pode formar Umidade-Calor. Na verdade, o padrão de Umidade-Calor na Bexiga é muito comum na maioria dos países, inclusive nos que são muito frios.

Nota clínica

Umidade e Frio externos podem levar e frequentemente causam a formação de Umidade-Calor na Bexiga.

Estresse emocional

Sob o ponto de vista emocional, esse padrão pode ser causado por sentimentos de desconfiança ou ciúmes guardados por um período longo.

Patologia

De acordo com a teoria dos Oito Princípios, esse padrão é de Calor-Cheio interno e caracteriza-se pela existência de Umidade e Calor na Bexiga.

A Umidade obstrui as vias urinárias e causa dificuldade de urinar, micções urgentes e urina turva. Nos casos extremos, a Umidade pode materializar-se em "areia" ou cálculos urinários. A língua com saburra pegajosa indica Umidade.

O Calor na Bexiga causa ardência ao urinar, urina escura, manchas vermelhas na base da língua e pulso Rápido.

Precursores patológicos do padrão

A Umidade na Bexiga (sem Calor) frequentemente se transforma em Umidade-Calor. Em muitos casos, a deficiência de *Qi* do Baço predispõe o paciente ao padrão de Umidade na Bexiga. A deficiência de *Yang* do Rim também contribui para a formação de Umidade no Aquecedor Inferior: por esta razão, não deveríamos nos surpreender ao encontrar a condição de Umidade-Calor na Bexiga (Calor de acordo com a teoria dos Oito Princípios) associada à deficiência de *Yang* do Rim (Frio-Vazio com base na teoria dos Oito Princípios) (Figura 42.2).

Progressões patológicas do padrão

Nos pacientes com condições crônicas e especialmente nos indivíduos idosos, a Umidade-Calor na Bexiga pode levar à deficiência de *Yin* do Rim (ver Figura 42.2).

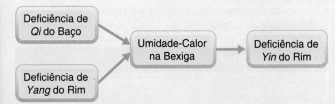

Figura 42.2 Padrão de Umidade-Calor na Bexiga: precursores e progressões.

Tratamento

Princípios de tratamento: dissolver Umidade, eliminar Calor e abrir as passagens de Água do Aquecedor Inferior.

Acupuntura
- *Pontos*: BP-9 *Yinlingquan*, BP-6 *Sanyinjiao*, B-22 *Sanjiaoshu*, B-28 *Pangguangshu*, VC-3 *Zhongji*, B-63 *Jinmen*, B-66 *Tonggu*, E-28 *Shuidao*
- *Método*: sedação, sem moxabustão
- *Explicação*:
  - BP-9 e BP-6 dissolvem Umidade do Aquecedor Inferior
  - B-22 estimula a transformação da Água no Aquecedor Inferior e abre suas passagens de Água
  - B-28 é o ponto *Shu* Dorsal da Bexiga e elimina Calor desse órgão
  - VC-3 é o ponto de Alarme da Bexiga e elimina calor desse órgão
  - B-63 é o ponto de Acúmulo da Bexiga e suprime dor ao urinar, especialmente nos casos agudos
  - B-66 elimina Calor da Bexiga
  - E-28 promove a transformação dos fluidos no Aquecedor Inferior e, por esta razão, contribui para dissolver a Umidade na Bexiga.

Fórmula fitoterápica

Ba Zheng San – *Pó para Retificação de Oito Ervas*.

O Boxe 42.3 resume o padrão de Umidade-Calor na Bexiga.

Boxe 42.3 Umidade-Calor na Bexiga

Manifestações clínicas

Micções frequentes e urgentes, ardência ao urinar, dificuldade de urinar (o jato é interrompido no meio da micção), urina amarelo-escura e/ou turva, sangue na urina, febre, sede sem vontade de beber, plenitude e dor no hipogástrio, sensação de calor em geral; língua com saburra amarela, pegajosa e espessa na base com manchas vermelhas; pulso Deslizante-Rápido e ligeiramente em Corda na posição Posterior Esquerda.

Tratamento

BP-9 *Yinlingquan*, BP-6 *Sanyinjiao*, B-22 *Sanjiaoshu*, B-28 *Pangguangshu*, VC-3 *Zhongji*, B-63 *Jinmen*, B-66 *Tonggu*, E-28 *Shuidao*.

Caso clínico 42.1

Uma mulher jovem de 30 anos apresentava episódios recorrentes e persistentes de desconforto ao urinar há 7 anos. O problema começara 7 anos antes com três episódios agudos de ardência ao urinar, que foram tratados com antibióticos, ainda que as uroculturas não demonstrassem infecções bacterianas. Desde então, a paciente referia desconforto constante na uretra, algumas vezes com ardência ao urinar e sensação de precisar urinar constantemente. A cor da urina variava de amarelo-escura a pálida.

A paciente sempre sentia frio. Seu pulso era muito Fino, Fraco e Profundo. A língua era Pálida, sem "espírito" e com saburra amarela manchada na base.

Os próprios sintomas urinários certamente eram causados por Umidade-Calor obstruindo a Bexiga (ardência ao urinar, urina algumas vezes escura, desconforto constante, saburra amarela suja na base da língua). Contudo, esses sinais e sintomas ocorriam no contexto de uma deficiência de *Yang* do Rim (pulso muito Profundo e Fino, língua muito Pálida sem "espírito", algumas vezes com urina clara). Quanto ao tratamento, seria importante eliminar Umidade-Calor da Bexiga antes de tonificar e aquecer o *Yang* do Rim, porque o método terapêutico de aquecimento poderia agravar a Umidade-Calor da Bexiga.

Caso clínico 42.2

Uma mulher de 73 anos tinha ardência persistente ao urinar. A dor era percebida na uretra e no hipogástrio. A urina era escura. Ocasionalmente, a paciente tinha alguma hesitação para urinar. O pulso era Cheio e em Corda, especialmente na posição Posterior. A língua era Vermelho-Escura com saburra amarela pegajosa e espessa na base e manchas vermelhas nessa área.

Essas manifestações clínicas sugeriam retenção de Umidade-Calor na Bexiga. Essa condição estava refletida claramente na língua, que tinha saburra amarela espessa (indicativa de Calor) e era pegajosa (sugestiva de Umidade). A ardência ao urinar era causada pelo Calor e a retenção ocasional de urina era atribuível à Umidade obstruindo as passagens de Água do Aquecedor Inferior.

▶ **Umidade-Frio na Bexiga**

Manifestações clínicas

Micções frequentes e urgentes, dificuldade de urinar (o jato é interrompido no meio do fluxo), sensação de peso no hipogástrio e na uretra, urina turva e clara (Figura 42.3).

- *Língua*: saburra pegajosa e branca na base
- *Pulso*: Deslizante-Lento e ligeiramente em Corda na posição Posterior Esquerda
- *Sintomas fundamentais*: dificuldade de urinar, sensação de peso, urina turva e clara.

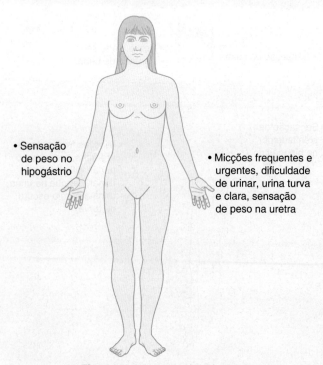

Figura 42.3 Umidade-Frio na Bexiga.

Dica de diagnóstico

Dificuldade de urinar, sensação de peso no hipogástrio e urina clara são suficientes para diagnosticar Umidade-Frio na Bexiga.

Etiologia

Esse padrão é causado pela exposição excessiva à Umidade e ao Frio externos.

Patologia

Esse padrão caracteriza-se pela presença de Umidade e Frio no Aquecedor Inferior. A Umidade é pesada, obstrui as passagens de Água do Aquecedor Inferior e interfere na função da Bexiga de transformação do *Qi*. Isso causa micções difíceis e urgentes e sensação de peso, que é típica de Umidade. Umidade é "suja" e torna a urina turva.

A saburra pegajosa e o pulso Deslizante refletem a Umidade.

Precursores patológicos do padrão

A deficiência de *Qi* do Baço comumente é um fator predisponente que leva à formação de Umidade. Nos pacientes com problemas urinários, a deficiência de *Yang* do Rim também é um fator predisponente frequente para a formação de Umidade (Figura 42.4).

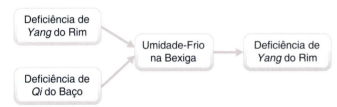

Figura 42.4 Padrão de Umidade-Frio na Bexiga: precursores e progressões.

Progressões patológicas do padrão

Umidade-Frio na Bexiga obstrui o Aquecedor Inferior e isso pode causar deficiência de *Yang* do Rim (ver Figura 42.4).

Tratamento

Princípios de tratamento: dissolver Umidade, expelir Frio e remover a obstrução das passagens de Água do Aquecedor Inferior.

Acupuntura

- **Pontos**: BP-9 *Yinlingquan*, BP-6 *Sanyinjiao*, B-22 *Sanjiaoshu*, VC-3 *Zhongji*, E-28 *Shuidao*, VC-9 *Shuifen*, B-28 *Pangguangshu*
- **Método**: sedação; deve ser usada moxabustão, especialmente quando há sintomas pronunciados de Frio
- **Explicação**:
  - BP-9 e BP-6 dissolvem Umidade do Aquecedor Inferior
  - B-22 abre as passagens de Água do Aquecedor Inferior
  - VC-3 e B-28, pontos de Alarme e *Shu* Dorsal da Bexiga, respectivamente, dissolvem Umidade desse órgão
  - E-28 dissolve Umidade do Aquecedor Inferior
  - VC-9 dissolve Umidade em geral.

Fórmula fitoterápica

Ba Zheng San – *Pó Retificador de Oito Ervas*.
Shi Wei San – *Pó de Pyrrosia*.
O Boxe 42.4 resume o padrão de Umidade-Frio na Bexiga.

Boxe 42.4 Umidade-Frio na Bexiga

Manifestações clínicas

Micções frequentes e urgentes, dificuldade de urinar (o jato é interrompido no meio do fluxo), sensação de peso no hipogástrio e na uretra, urina turva e clara, língua com saburra branca e pegajosa na base, pulso Deslizante-Lento e ligeiramente em Corda na posição Posterior Esquerda.

Tratamento

BP-9 *Yinlingquan*, BP-6 *Sanyinjiao*, B-22 *Sanjiaoshu*, VC-3 *Zhongji*, E-28 *Shuidao*, VC-9 *Shuifen*, B-28 *Pangguangshu*.

Padrões de Vazio

▶ Bexiga Deficiente e Fria

Manifestações clínicas

Micções frequentes de urina clara, incontinência, enurese, dor lombar baixa, tontura, noctúria, secreção uretral branca, sensação de frio em geral (Figura 42.5).

- *Língua*: Pálida, úmida
- *Pulso*: Profundo-Fraco
- *Sintomas fundamentais*: micções frequentes de urina clara, pulso Profundo-Fraco.

Dica de diagnóstico

Micções frequentes de urina abundante e clara e pulso Profundo-Fraco são suficientes para diagnosticar Bexiga Deficiente e Fria.

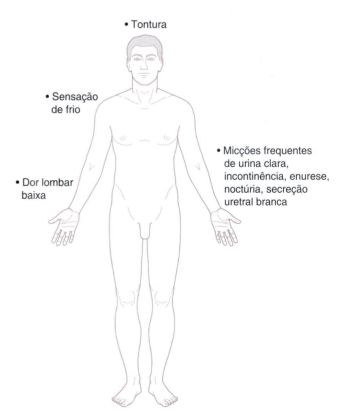

Figura 42.5 Bexiga Deficiente e Fria.

Etiologia

Atividade sexual excessiva

Nos homens, esse padrão pode ser causado por atividade sexual excessiva, que enfraquece o *Yang* do Rim. Nos homens e nas mulheres, esse padrão também pode ser atribuído à iniciação de atividade sexual em idade muito precoce (*i. e.*, durante ou mesmo antes da puberdade).

Fatores patogênicos externos

O padrão de Bexiga Deficiente e Fria também pode ser causado pela exposição excessiva ao frio, ou por viver em locais frios e úmidos. As mulheres são especialmente suscetíveis à invasão de Frio no Aquecedor Inferior, principalmente durante as menstruações.

Esforço físico excessivo

Esforço físico excessivo, principalmente levantar pesos, pode tornar a Bexiga Deficiente e Fria.

Patologia

Esse padrão é semelhante ao da deficiência de *Yang* do Rim ou *Qi* do Rim sem Firmeza, embora com ênfase na patologia da Bexiga, em vez de na patologia dos Rins.

A Bexiga obtém seu *Qi* do *Yang* do Rim para transformar fluidos e, quando esse órgão está deficiente, ele não consegue controlar os fluidos, que extravasam e causam micções frequentes de urina clara abundante e também incontinência, enurese ou noctúria.

Precursores patológicos do padrão

Deficiência de *Yang* do Rim é o precursor patológico mais comum desse padrão (Figura 42.6).

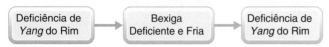

Figura 42.6 Padrão de Bexiga Deficiente e Fria: precursores e progressões.

Progressões patológicas do padrão

Embora a deficiência de *Yang* do Rim possa ser o precursor do padrão de Bexiga Deficiente e Fria, ela também pode ser sua consequência (ver Figura 42.6).

Tratamento

Princípios de tratamento: tonificar e aquecer a Bexiga e o *Yang* do Rim.

Acupuntura

- *Pontos*: B-23 *Shenshu*, VG-4 *Mingmen*, B-28 *Pangguangshu*, VC-4 *Guanyuan*, VC-3 *Zhongji*, VC-6 *Qihai*, VG-20 *Baihui*
- *Método*: tonificação; pode ser aplicada moxabustão
- *Explicação*:
    - B-23 e VG-4 com moxa tonificam fortemente o *Yang* do Rim e a Bexiga
    - B-28 tonifica a Bexiga
    - VC-4 com moxa fortalece o *Qi* e o *Yang* do Aquecedor Inferior
    - VC-3, ponto de Alarme da Bexiga, tonifica esse órgão e pode ser ativado com moxabustão
    - VC-6 tonifica o *Qi* do Aquecedor Inferior
    - VG-20 tonifica e levanta o *Qi* e é especialmente indicado quando há enurese ou incontinência.

Fórmula fitoterápica

Suo Quan Wan – *Pílula para Comprimir a Mola*.
Sang Piao Xiao San – *Pílula de Ootheca Mantidis*.
Tu Si Zi Wan – *Pílula de Cuscuta*.

O Boxe 42.5 resume o padrão de Bexiga Deficiente e Fria.

Boxe 42.5 Bexiga Deficiente e Fria

Manifestações clínicas

Micções frequentes de urina clara, incontinência, enurese, dor lombar baixa, tontura, noctúria, secreção uretral branca, sensação de frio em geral, língua Pálida e úmida, pulso Profundo-Fraco.

Tratamento

B-23 *Shenshu*, VG-4 *Mingmen*, B-28 *Pangguangshu*, VC-4 *Guanyuan*, VC-3 *Zhongji*, VC-6 *Qihai*, VG-20 *Baihui*.

▶ Cistite intersticial

Cistite intersticial é muito comum, especialmente nas mulheres. Os sinais e sintomas principais são:

- Pressão desconfortável na bexiga
- Dor na bexiga
- Aumento da frequência e da urgência urinárias
- Sensação de ardência
- Tenesmo vesical
- Dor e distensão suprapúbicas
- Ocasionalmente, incontinência branda
- Noctúria.

A urinocultura é estéril e não há infecção bacteriana, razão pela qual os antibióticos são ineficazes (Figura 42.7).

Na perspectiva da medicina chinesa, geralmente há deficiência dos Rins (noctúria, incontinência branda, aumento da frequência e da urgência urinárias) combinada com Umidade, com ou sem Calor (pressão desconfortável na bexiga, dor na bexiga, sensação de ardência e tenesmo vesical). Em muitos casos, também há afundamento do *Qi* do Rim nos casos de incontinência urinária. Em alguns pacientes, também pode haver estagnação do *Qi* do Fígado e isso se evidencia por dor e distensão suprapúbica.

Curiosamente, os pacientes geralmente têm dor suprapúbica significativa com pouco aumento da frequência, ou dor suprapúbica menos intensa com aumento da frequência das micções. Na perspectiva da medicina chinesa, a primeira condição indica estagnação de *Qi* do Fígado, enquanto a segunda sugere deficiência dos Rins.

Nos casos de cistite intersticial, eu geralmente uso variações da fórmula Xie Fen Qing Tang – *Decocção de Dioscorea hypoglauca para Separar o Puro*. Com acupuntura, uso o Vaso Concepção (*Ren Mai*) com P-7 *Lieque* à direita e R-6 *Zhaohai* à esquerda, mais VC-3 *Zhongji*, VG-20 *Baihui*, BP-9 *Yinlingquan*, R-3 *Taixi*, B-23 *Shenshu* e B-28 *Pangguangshu*.

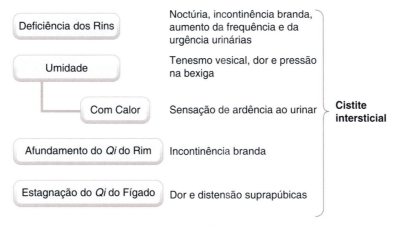

Figura 42.7 Patologia da cistite intersticial.

 Resultados do aprendizado

Neste capítulo, você aprendeu:
- A função principal da Bexiga de transformar e excretar fluidos
- O conceito de que os Rins não têm padrões de Cheio e, por esta razão, todos os padrões de Cheio do sistema urinário são classificados como padrões da Bexiga
- A predisposição da Bexiga à invasão por Umidade, Frio e Umidade-Calor
- Como medo e ansiedade podem afetar negativamente a Bexiga
- A associação entre as desarmonias da Bexiga e os sentimentos de desconfiança e ciúmes
- Como atividade sexual excessiva e esforço físico exagerado podem causar patologia da Bexiga
- Como reconhecer os seguintes padrões de Cheio:
  - *Umidade-Calor na Bexiga*: ardência ao urinar, urina escura e dificuldade de urinar
  - *Umidade-Frio na Bexiga*: dificuldade de urinar, sensação de peso, urina turva e clara
- Como reconhecer o seguinte padrão de Vazio:
  - *Bexiga Deficiente e Fria*: micções frequentes de urina clara, pulso Profundo-Fraco.

 Dicas para o aprendizado

Umidade-Calor na Bexiga
- Primeiramente, escreva os sinais e sintomas gerais de Calor: sensação de calor em geral, sede, língua Vermelha com saburra amarela, pulso Rápido
- Em seguida, lembre-se dos sinais e sintomas gerais de Umidade: *plenitude* abdominal, sensação de *peso*, língua com saburra *pegajosa*, pulso *Deslizante*
- Por fim, acrescente as queixas urinárias, lembrando que a Umidade *obstrui* as vias urinárias e causa *turbidez*, enquanto o Calor concentra a urina: dificuldade e dor ao urinar, urina turva e escura.

Questões de autoavaliação

1. De qual órgão a Bexiga recebe fluidos?
2. Como a Bexiga poderia ser invadida por Umidade?
3. Por que o padrão de Umidade-Calor na Bexiga é comum mesmo nos países frios?
4. Qual tipo de língua está associado ao padrão de Umidade-Calor na Bexiga?
5. Qual é a patologia da dificuldade de urinar associada ao padrão de Umidade-Frio na Bexiga?
6. Qual é o precursor patológico mais comum do padrão de Bexiga Deficiente e Fria?

Ver respostas no Apêndice 6.

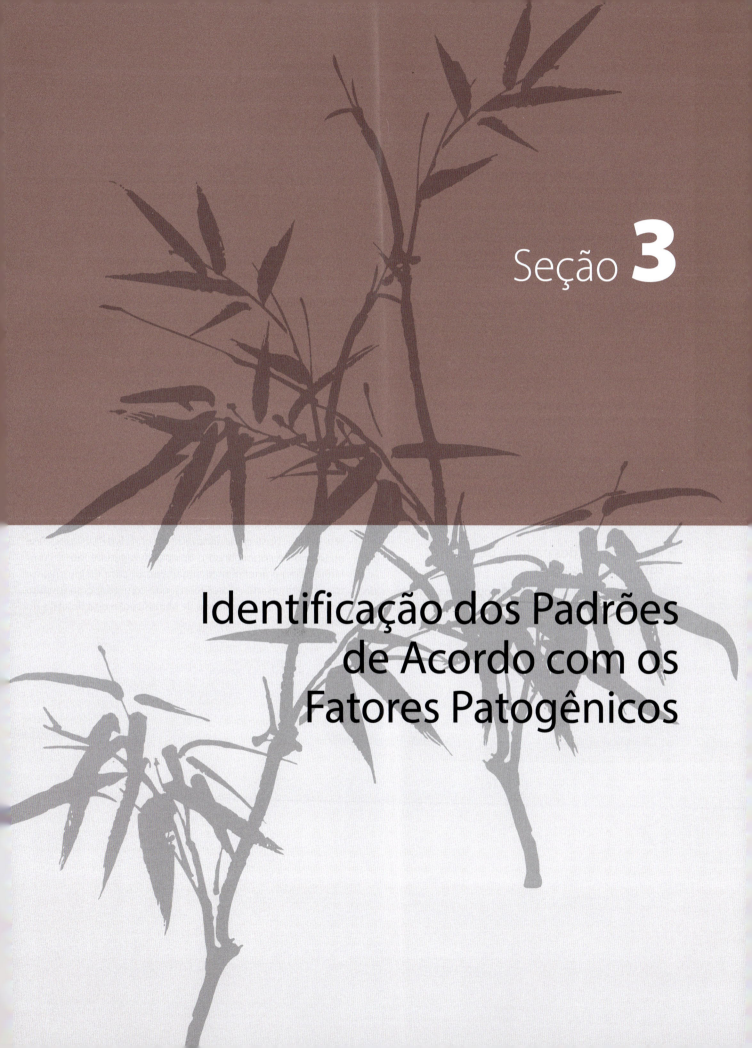

Seção 3

Identificação dos Padrões de Acordo com os Fatores Patogênicos

Introdução

Os fatores patogênicos incluem agentes externos e internos que causam doença. Os fatores patogênicos externos são climáticos e incluem Vento, Frio, Umidade, Secura, Calor e Fogo. Os fatores patogênicos internos propriamente ditos resultam de alguma desarmonia: deste modo, eles podem transformar-se em fatores patogênicos. Exemplos de fatores patogênicos internos são estagnação de *Qi*, estase de Sangue e Fleuma. Além disso, os fatores patogênicos climáticos externos podem tornar-se internos, razão pela qual há um fator patogênico interno correspondente a cada fator patogênico externo: por exemplo, existe Umidade externa e interna.

A Seção 3 da Parte 6 descreve quatro métodos diferentes utilizados para identificar os padrões:

- Capítulo 43: *Identificação dos Padrões de Acordo com os Fatores Patogênicos*
- Capítulo 44: *Identificação dos Padrões de Acordo com os Seis Estágios*
- Capítulo 45: *Identificação dos Padrões de Acordo com os Quatro Níveis*
- Capítulo 46: *Identificação dos Padrões de Acordo com os Três Aquecedores.*

▶ Identificação dos padrões de acordo com os fatores patogênicos

Esse método de identificação dos padrões está baseado nas alterações patológicas que ocorrem quando o corpo é invadido por fatores patogênicos como Vento, Umidade, Frio, Calor, Secura e Fogo. Todos esses fatores patogênicos podem ser externos ou internos. Esse método de identificação está descrito no Capítulo 43.

▶ Identificação dos padrões de acordo com os Seis Estágios

Esse método foi formulado por Zhang Zhong Jing (nascido c. 158 d.C.) em seu livro *Discussion on Cold-induced Diseases*. Esse método de identificação é usado principalmente para diagnosticar e tratar doenças causadas por Frio externo, mas algumas de suas prescrições fitoterápicas recomendadas ainda são usadas hoje em dia para tratar condições associadas ao Calor interno.

Esse método de identificação foi a bíblia dos doutores chineses por cerca de 16 séculos, especialmente no norte da China, até ser suplantado, principalmente no sul da China, pelo método de identificação dos padrões de acordo com os Quatro Níveis e os Três Aquecedores. O reconhecimento dos padrões de acordo com os Seis Estágios está descrito no Capítulo 44.

▶ Identificação dos padrões de acordo com os Quatro Níveis

Esse método foi elaborado por Ye Tian Shi (1667-1746) em seu *Discussion of Warm Diseases* (*Wen Bing Lun*) e descreve as alterações patológicas causadas pelo Vento-Calor externo. Esse é o método mais importante e amplamente utilizado para reconhecer padrões e tratar doenças infecciosas febris, que começam com a invasão de Vento-Calor externo. Pessoalmente, acho esse método de reconhecimento de padrões extremamente importante e útil para tratar doenças externas e suas consequências. Esse método de identificação está descrito no Capítulo 45.

▶ Identificação dos padrões de acordo com os Três Aquecedores

Esse método foi formulado por Wu Ju Tong (1758-1836) em seu livro *A Systematic Identification of Febrile Diseases*. Esse método de reconhecimento dos padrões geralmente é combinado com o que foi mencionado antes para diagnosticar e tratar doenças infecciosas febris, que começam com invasão de Vento-Calor. Esse método de identificação está descrito no Capítulo 46.

Identificação dos Padrões de Acordo com os Fatores Patogênicos

43

SEÇÃO 3 | PARTE 6

Vento, 556
　Vento externo, 557
　Vento interno, 560
Frio, 560
　Frio externo, 562
　Frio interno, 563
Canícula, 564
Umidade, 564
　Umidade externa, 566
　Umidade interna, 567
　Diferenças entre Umidade e Fleuma, 568

Secura, 569
　Secura externa, 569
　Secura interna, 569
Fogo, 570
　Diferenças entre "Calor" e "Fogo", 571
　Manifestações clínicas gerais de Fogo, 571
　Órgãos afetados pelo Fogo, 572
　Fogo-Cheio *versus* Fogo-Vazio, 573
　Calor Tóxico, 573
Notas, 573

Os fatores patogênicos incluem Vento, Frio, Umidade, Calor, Secura e Fogo e invadem o corpo de várias formas. Todos eles podem ter origem externa ou interna e sempre correspondem a um padrão de Cheio, de acordo com os Oito Princípios. Na verdade, com base na teoria dos Oito Princípios, uma condição de Cheio é definida pela existência de um fator patogênico, enquanto o *Qi* do corpo ainda está relativamente preservado.

Evidentemente, os fatores patogênicos estão associados com frequência a algum tipo de Deficiência e, nesses casos, o padrão é uma condição de Cheio-Vazio combinados. No que diz respeito aos fatores patogênicos, uma condição de Cheio-Vazio combinados pode originar-se de duas formas: um fator patogênico pode causar Deficiência (p. ex., Fogo enfraquece *Yin*), ou uma Deficiência pode levar ao desenvolvimento de um fator patogênico (p. ex., deficiência de *Qi* do Baço leva à formação de Umidade).

Em termos gerais, os fatores patogênicos são mais relevantes que os padrões de desarmonia como causas de doença. No Capítulo 21, esses fatores foram descritos como causadores de doença em relação com o clima; aqui, descreveremos esses fatores simplesmente como padrões de doença, independentemente das influências climáticas.

Como foi explicado antes, o diagnóstico de um fator patogênico não é firmado com base na história do paciente, mas com base no padrão dos sinais e sintomas existentes. Evidentemente, quando são entendidos como causas de doença, os fatores climáticos têm influência direta e bem definida no corpo e seu ataque corresponde à sua natureza. Por exemplo, um indivíduo exposto ao clima quente e seco provavelmente desenvolve um padrão de invasão de "Vento-Secura". Contudo, quando são considerados como fatores patogênicos, as influências climáticas são até certo ponto irrelevantes, porque o diagnóstico é firmado apenas com base nas manifestações clínicas. Por exemplo, quando um indivíduo tem secreção nasal, aversão ao frio, espirros, cefaleia, rigidez de nuca, tosse e pulso Flutuante, essas manifestações clínicas apontam para um padrão de Vento-Frio externo. É irrelevante se esse paciente foi exposto a um clima frio ou não e, em geral, não é necessário fazer este tipo de pergunta.

 Atenção

Quando um paciente apresenta todos os sintomas de determinado fator patogênico climático (p. ex., Vento-Frio), podemos diagnosticar esse fator patogênico sem levar em consideração a exposição a essa condição climática (p. ex., não precisamos perguntar se o paciente foi exposto ao vento e ao frio).

Alguns fatores patogênicos gerados internamente causam sinais e sintomas patológicos semelhantes aos dos fatores climáticos externos. Essas manifestações clínicas serão descritas junto com o fator patogênico externo relevante.

Os fatores patogênicos são:

- Vento
- Frio
- Canícula
- Umidade
- Secura
- Fogo.

Vento, Canícula, Secura e Fogo são fatores patogênicos *Yang* e, por esta razão, tendem a causar danos ao *Yin*. Frio e Umidade são fatores patogênicos *Yin* e, por isto, tendem a desequilibrar o *Yang*. É importante salientar que Umidade é um fator patogênico *Yin*, ainda que possa estar associada ao Calor. Mesmo nesses casos, a Umidade causa obstrução do *Yang*.

Vento, Frio, Canícula, Umidade e Secura são sazonais e mantêm as seguintes relações (os órgãos relevantes afetados estão entre parênteses):

- Vento = Primavera (Fígado)
- Frio = Inverno (Rins)
- Canícula = Verão (Coração)
- Umidade = final do Verão (Baço)
- Secura = Outono (Pulmões).

O Fogo não tem associação sazonal. Evidentemente, a relação entre determinado fator patogênico e uma estação específica do ano não deve ser interpretada tão rigidamente porque cada fator patogênico, embora mais prevalente em sua estação correspondente, pode ocorrer em qualquer estação. Canícula é o único fator patogênico estritamente sazonal, isto é, pode ocorrer apenas no Verão. Além disso, Canícula é o único fator patogênico que pode ser apenas externo: por outro lado, todos os outros fatores patogênicos podem ser gerados externa ou internamente.

Em geral, os livros de medicina chinesa também incluem Fleuma e estase de Sangue como fatores patogênicos. Isso ocorre porque, embora Fleuma e estase de Sangue sejam propriamente consequências de uma desarmonia, nas condições crônicas eles tornam-se *causas* de desarmonias adicionais e, consequentemente, comportam-se como fatores patogênicos. Fleuma e estase de Sangue estão descritas no Capítulo 31.

Vento

Vento é de natureza *Yang* e tende a causar malefícios ao Sangue e *Yin*. Frequentemente, Vento é o veículo por meio do qual outros fatores climáticos invadem o corpo. Por exemplo, o Frio frequentemente entra no corpo na forma de Vento-Frio e o Calor como Vento-Calor.

As manifestações clínicas atribuídas ao Vento assemelham-se à ação do próprio vento na Natureza: o vento começa repentinamente e altera-se rapidamente; move-se com rapidez; sopra intermitentemente; e balança o alto das árvores. O Vento causa movimentos involuntários na forma de tremores ou convulsões.

Entretanto, o Vento também pode causar seu oposto: isto é, paralisia e rigidez. Existe um ditado que capta essa característica clínica do Vento: *"Rigidez súbita é causada por Vento."*[1] Isso se refere às manifestações clínicas resultantes do Vento interno e externo. Na verdade, o Vento interno pode causar paralisia (p. ex., Vento-apoplexia), enquanto o Vento externo pode provocar paralisia facial ou simplesmente rigidez do pescoço.

As manifestações clínicas principais de Vento são:

- Início rápido
- Causa alterações rápidas dos sinais e sintomas
- Causa sinais e sintomas que mudam de um lugar para outro no corpo
- Causa tremores ou convulsões, mas também rigidez ou paralisia
- Causa dormência e/ou formigamento
- Afeta a parte superior do corpo
- Afeta primeiramente os Pulmões (Vento externo)
- Afeta o Fígado (Vento interno)
- Afeta a pele
- Causa prurido.

Essas características estão explicadas com mais detalhes adiante.

O Vento começa repentinamente

Seja externo ou interno, o Vento tem início súbito. Por exemplo, uma invasão de Vento externo causando resfriado comum começa de forma muito repentina; a invasão de Vento nos músculos do pescoço causa rigidez de nuca de um dia para outro; o Vento-apoplexia (causado por Vento externo) tem início súbito.

O Vento causa alterações rápidas

O Vento-Frio externo pode causar alterações muito rápidas nos sintomas de um dia para outro, ou mesmo no mesmo dia: isto é especialmente comum nas crianças. Outro exemplo claro de alterações clínicas rápidas são as que ocorrem com as doenças cutâneas causadas por Vento.

O Vento causa manifestações clínicas que mudam de um lugar para outro

O exemplo mais claro disso é a migração da dor de uma articulação para outra com a Síndrome de Obstrução Dolorosa causada por Vento (Síndrome *Bi*).

O Vento causa convulsões ou tremores, mas também paralisia ou rigidez

O Vento pode causar duas manifestações clínicas opostas, sejam movimentos involuntários (p. ex., tremores), ou ausência de movimentos (p. ex., paralisia ou rigidez). Todos os movimentos involuntários, inclusive tremores da doença de Parkinson, tiques ou convulsões durante uma doença febril, são atribuídos ao Vento interno "sacudindo os tendões".

O Vento contrai e pode causar efeitos contrários: isto é, falta de movimentos, inclusive rigidez, enrijecimento, paralisia associada ao Vento-apoplexia, ou paralisia facial.

O Vento causa dormência e/ou formigamento

Em geral, o Vento causa dormência e/ou formigamento, especialmente unilateral. Por exemplo, a dormência unilateral dos primeiros três dedos da mão pode prenunciar um ataque de Vento-apoplexia. A dormência facial pode ser causada pela invasão de Vento externo nos canais de Conexão (*Luo*) da face.

O Vento afeta a parte superior do corpo

A invasão dos canais e das articulações por Vento externo causando Síndrome de Obstrução Dolorosa associada ao Vento geralmente afeta a parte superior do corpo: por exemplo, o pescoço e os ombros.

O Vento interno pode causar cefaleia e vertigem. As doenças cutâneas causadas pelo Vento afetam principalmente a cabeça e as mãos.

O Vento afeta primeiramente os Pulmões (Vento externo)

A invasão do Exterior do corpo por Vento externo afeta primeiramente a Porção do *Qi* Defensivo do Pulmão.

O Vento afeta o Fígado (Vento interno)

O Vento interno sempre inclui alguma patologia do Fígado. Os sinais e sintomas de Vento – inclusive vertigem – são atribuídos à ascensão do *Qi* do Fígado para a parte superior do corpo. Tremores e convulsões são devidos à ação do Vento "sacudindo os tendões", que são controlados pelo Fígado.

O Vento afeta a pele

O Vento pode causar diversas doenças cutâneas, que se caracterizam por prurido generalizado, acometimento da parte superior do corpo, erupções cutâneas de início súbito e progressão rápida.

O Vento causa prurido

A invasão de Vento externo pode causar prurido na garganta. As doenças cutâneas causadas por invasão de Vento geralmente se caracterizam por prurido intenso. A deficiência de Sangue do Fígado pode levar à formação de Vento na pele, causando prurido: isso ocorre, por exemplo, com o prurido das mulheres que estão na menopausa.

Todas as manifestações clínicas citadas até aqui se aplicam ao Vento externo e interno, exceto os tremores, as convulsões e a paralisia (que ocorrem apenas com Vento interno) e o acometimento inicial dos Pulmões (que se aplica apenas ao Vento externo). Apenas a paralisia facial (paralisia de Bell) pode ser causada por Vento externo.

▶ Vento externo

O Vento externo invade a Porção do *Qi* Defensivo do Pulmão (o "Exterior" do corpo) e causa sinais e sintomas externos como aversão ao frio, febre, rigidez e cefaleia occipitais e pulso Flutuante. O Vento externo pode combinar-se com Vento, Calor, Umidade, Secura e Água.

O Vento externo também pode invadir diretamente os canais da face e causar desvio da comissura labial e dos supercílios (paralisia facial).

Além disso, o Vento externo pode invadir qualquer canal (principalmente os canais *Yang*) e alojar-se nas articulações, causando rigidez e dor articulares (Síndrome de Obstrução Dolorosa). Nos casos típicos, a dor seria "migratória", ou seja, passando de uma articulação para outra em cada dia.

Por fim, o Vento também pode afetar alguns Órgãos Internos, principalmente o Fígado. De acordo com o sistema de correspondências dos Cinco Elementos, Vento pertence à Madeira e ao Fígado. Em muitos casos, essa relação pode ser observada quando um indivíduo sujeito a ter enxaquecas é acometido por alguns dias de clima tempestuoso (principalmente vento oriental), que causa dor cervical e cefaleia (Figura 43.1).

A seguir, veremos cinco tipos diferentes de invasões por Vento externo:

- Invasão de Vento na Porção do Qi Defensivo do Pulmão (resfriado comum)
- Invasão de Vento nos canais da face (paralisia facial)
- Invasão de Vento nos canais e nas articulações (Síndrome de Obstrução Dolorosa)
- Aflição do canal do Fígado por Vento externo
- Vento na pele.

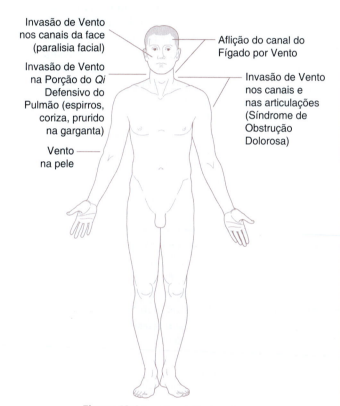

Figura 43.1 Invasões de Vento externo.

Invasão de Vento na Porção do *Qi* Defensivo do Pulmão

O Vento externo penetra na pele e interfere na circulação do *Qi* Defensivo no espaço entre a pele e os músculos. Como o *Qi* Defensivo aquece os músculos, quando sua circulação está dificultada pelo Vento, o indivíduo sente-se friorento e tem aversão ao frio. "Aversão ao frio ou ao vento" é um sintoma típico e fundamental da invasão de Vento externo e consiste não apenas em sensação de frio e calafrios, como também em relutância a sair ao frio fora de casa.

Os Pulmões controlam a difusão do *Qi* Defensivo (*Wei Qi*) no Exterior do corpo e também a abertura e o fechamento dos poros. A presença de Vento no espaço entre a pele e os músculos interfere na difusão e na descensão do *Qi* do Pulmão e causa espirros e, possivelmente, tosse. O bloqueio à difusão e à descensão do *Qi* do Pulmão impede a disseminação e a descensão dos fluidos dos Pulmões e isso acarreta coriza com secreção aquosa profusa.

A luta entre o Vento patogênico e o *Qi* Defensivo na pele e nos músculos pode causar "febre", que não é necessariamente uma elevação da temperatura, mas sim uma sensação objetiva de calor à palpação do corpo do paciente. O Vento ataca primeiramente os canais mais superficiais, que são os canais do *Yang* Maior (Intestino Delgado e Bexiga) e obstrui a circulação do *Qi* Defensivo em seu interior: isso causa rigidez e dor ao longo desses canais e principalmente na região posterior do pescoço.

O Vento ataca a parte superior da cabeça e frequentemente se aloja na garganta, causando sensação de prurido nessa região.

Quando o Vento combina-se com Frio e há predomínio deste último, o paciente não transpira porque o Frio contrai os poros. O pulso é Tenso: isto corresponde a um ataque de Frio no estágio do *Yang* Maior de acordo com os Seis Estágios (ver Capítulo 44). Isso é mais provável quando um indivíduo tem constituição relativamente forte e mostra uma tendência aos padrões de Excesso: nesses casos, o *Qi* Defensivo do corpo reage vigorosamente, os poros ficam fechados e o indivíduo não transpira. Esse é um padrão de Cheio Externo.

Quando o Frio não é tão predominante, mas o Vento predomina, os poros ficam abertos, o indivíduo transpira suavemente e o pulso é Lento: isso corresponde ao padrão de ataque de Vento no estágio do *Yang* Maior de acordo com os Seis Estágios (ver Capítulo 44). Isso é mais provável quando um indivíduo tem constituição relativamente fraca e uma tendência a desenvolver padrões de Deficiência: nesses casos, o *Qi* Nutritivo (*Ying Qi*) é fraco, os poros ficam abertos e o paciente tem transpiração suave. Esse é um padrão de Vazio Externo. É importante lembrar que, embora os livros de medicina chinesa descrevam esse padrão como "Vazio Externo", eles o fazem apenas em relação com a invasão de Vento-Frio com predomínio de Frio, que é referida como "Cheio Externo". Contudo, esses dois padrões são Cheios na perspectiva dos Oito Princípios porque se caracterizam pela existência de um fator patogênico (Vento).

Quando há invasão de Vento externo, o *Qi* Defensivo reage apressando-se para chegar ao Exterior do corpo e isso é refletido no pulso, que se torna mais superficial (pulso Flutuante).

Consequentemente, em resumo, os sinais e sintomas da invasão de Vento externo são:

- Aversão ao frio ou ao vento
- Espirros e tosse
- Secreção nasal
- "Febre"
- Rigidez e dor na região occipital
- Prurido na garganta
- Transpiração ou não (dependendo se há predomínio de Vento ou Frio)
- Pulso Flutuante.

O Vento externo combina-se com outros fatores patogênicos, principalmente Frio, Calor, Umidade e Água. Por essa razão, descreverei a seguir as manifestações clínicas dos cinco tipos de Vento externo:

- Vento-Frio
- Vento-Calor
- Vento-Umidade
- Vento-Secura
- Vento-Água.

Vento-Frio

Aversão ao frio, espirros, tosse, coriza com muco aquoso branco, febre, dor e rigidez graves na região occipital, ausência de transpiração ou sede, pulso Flutuante-Tenso, corpo da língua sem alterações de cor, saburra branca fina.

Explicação

A patologia da invasão de Vento-Frio já foi explicada antes.

Nota clínica

Os pontos principais para expelir Vento-Frio são IG-4 *Hegu*, P-7 *Lieque* e B-12 *Fengmen* (com aplicação de ventosa).

Vento-Calor

Aversão ao frio, febre, espirros, tosse, coriza com muco ligeiramente amarelado, dor e rigidez na região occipital, transpiração branda, prurido e dor na garganta, tonsilas edemaciadas, sede, pulso Flutuante-Rápido, corpo da língua de cor Vermelha na ponta ou nas laterais, saburra branca fina.

Explicação

Nesse caso, a patologia é a mesma do padrão de Vento-Frio, exceto que, como o Vento está combinado com Calor, o paciente também tem alguns sinais de Calor, inclusive sede, muco amarelo, mais febre, pulso rápido e corpo da língua ligeiramente Vermelho na ponta ou nas laterais.

Com a invasão de Vento-Calor, também há aversão ao frio porque esse fator patogênico interfere na circulação do *Qi* Defensivo na pele e nos músculos. Como o *Qi* Defensivo aquece os músculos, o impedimento de sua circulação causa aversão ao frio nos estágios iniciais.

O corpo da língua é Vermelho na ponta ou nas laterais porque essas áreas refletem o Exterior do corpo, em contraste com o centro da língua, que está referido à condição do Interior do corpo. A saburra da língua é branca nos estágios iniciais, porque o fator patogênico está no Exterior.

Nota clínica

Os pontos principais para expelir Vento-Calor são IG-4 *Hegu*, P-7 *Lieque*, TA-5 *Waiguan* e B-12 *Fengmen* (com aplicação de ventosa).

Vento-Umidade

Aversão ao frio, febre, linfonodos cervicais inflamados, náuseas, transpiração, rigidez occipital, dores no corpo, mialgia, sensação de peso no corpo, articulações edemaciadas, pulso Flutuante-Deslizante.

Explicação

Esse padrão consiste na invasão de Vento e Umidade externos nos estágios iniciais. A umidade tem qualidade obstrutiva: quando obstrui os canais de Conexão, ela causa inflamação dos linfonodos do pescoço; quando obstrui os músculos, a Umidade causa mialgia e sensação de peso no corpo; quando obstrui as articulações, ela causa dor articular.

> **Nota clínica**
>
> Os pontos principais para expelir Vento-Umidade são IG-4 *Hegu*, P-7 *Lieque*, B-13 *Feishu* e VC-9 *Shuifen*.

Vento-Secura

Febre, aversão branda ao frio, transpiração suave; pele, nariz, boca e garganta secas; tosse seca; dor de garganta; língua seca com saburra branca fina, pulso Flutuante-Rápido.

Explicação

Esse padrão é de Vento-Calor com Secura no Nível do *Qi* Defensivo e, por esta razão, há aversão ao frio. Os outros sintomas são atribuídos à Secura prejudicando os Fluidos Corporais.

A saburra da língua é branca porque o fator patogênico está no Exterior.

> **Nota clínica**
>
> Os pontos principais para expelir Vento-Secura são IG-4 *Hegu*, P-7 *Lieque*, P-9 *Taiyuan* e B-12 *Fengmen (com aplicação de ventosa)*.

Vento-Água

Aversão ao frio, febre; edema, principalmente na face; face e olhos inchados; tosse com muco aquoso e branco profuso, transpiração, ausência de sede, pulso Flutuante.

Explicação

Nesse caso, o Vento externo impede que os Pulmões abram as passagens de Água e difundam e desçam fluidos. Os fluidos não podem descer e, por esta razão, transbordam sob a pele causando edema. Isso poderia ser mais acentuado na face, porque é causado por uma disfunção dos Pulmões, que afeta predominantemente o Aquecedor Superior.

O edema facial que ocorre no estágio inicial da nefrite aguda poderia ser considerado uma manifestação de "Vento-Água".

Invasão de Vento nos canais da face (paralisia facial)

Como foi mencionado antes, o Vento externo pode invadir o corpo sem causar "sintomas externos": isto é, aversão ao frio e febre, que ocorrem quando pegamos um resfriado comum ou gripe.

Em alguns casos, o Vento externo pode simplesmente invadir os canais da face e causar paralisia facial (paralisia de Bell). De acordo com a medicina ocidental, isso é conhecido como paralisia facial periférica (porque afeta apenas os nervos periféricos), de forma a diferenciá-la da paralisia facial "central" causada por um acidente vascular encefálico (que afeta o sistema nervoso central).

Como o Vento contrai e enrijece as coisas, a invasão dos canais da face por Vento externo causa paralisia facial: isso afeta especialmente os canais do Estômago e do Intestino Grosso.

A medicina chinesa também faz uma distinção relativa aos canais afetados porque, quando o Vento externo afeta os canais principais da face, ele causa paralisia; quando acomete apenas os canais de Conexão da face, ele causa unicamente dormência.

> **Nota clínica**
>
> IG-4 *Hegu* e TA-5 *Waiguan* são os pontos distais principais a serem usados para tratar paralisia facial, enquanto E-7 *Xiaguan* é o ponto local principal.

Invasão de Vento nos canais e nas articulações (Síndrome de Obstrução Dolorosa)

Outro exemplo de invasão por Vento externo sem sintomas exteriores é a que ocorre quando o Vento externo invade os canais e instala-se nas articulações: essa condição é conhecida como Síndrome Obstrutiva Dolorosa (Síndrome *Bi*).

Em geral, a Síndrome de Obstrução Dolorosa é causada por invasão de Vento, Umidade ou Frio, mas o Vento sempre está presente porque atua como "ponta de lança" para que a Umidade e o Frio invadam as articulações.

Quando Vento é a causa principal da Síndrome de Obstrução Dolorosa, a dor articular geralmente é "migratória" (passa de uma articulação para outra).

Aflição do canal do Fígado por Vento externo

O Vento externo pode invadir o canal do Fígado no pescoço e na cabeça, causando rigidez de nuca (porque também afeta o canal da Vesícula Biliar). Além disso, o Vento externo pode agravar uma condição de ascensão de *Yang* do Fígado e causar cefaleia: os pacientes com enxaqueca (quando é causada pela ascensão do *Yang* do Fígado) comumente referem que o clima tempestuoso pode desencadear uma crise de enxaqueca.

> **Nota clínica**
>
> Os pontos principais para expelir Vento externo no canal do Fígado são ID-3 *Houxi*, F-3 *Taichong*, VG-16 *Fengfu* e VB-20 *Fengchi*.

Vento na pele

Por fim, o Vento na pele desempenha um papel importante nas doenças cutâneas: essa condição é um tipo especial de Vento, que não é externo nem interno, ou que é ambos simultaneamente. Entretanto, o padrão de Vento na pele é mais bem classificado e descrito como Vento externo. Esse padrão pode ser entendido como um tipo de Vento externo, na medida em que muitas doenças cutâneas podem ser causadas ou agravadas por vento externo. Por outro lado, o Vento na pele pode ser classificado como um tipo de Vento interno, porque algumas vezes pode originar-se de uma desarmonia do Fígado: por exemplo, Fogo de Fígado ou deficiência de Sangue do Fígado.

O Boxe 43.1 resume as invasões de Vento externo.

As características principais do Vento na pele são:

- Prurido intenso generalizado
- Erupções cutâneas que aparecem subitamente e espalham-se rapidamente
- Pápulas vermelhas pequenas, especialmente na parte superior do corpo.

Boxe 43.1 Invasões de Vento externo

- Invasão de Vento na Porção do *Qi* Defensivo do Pulmão (resfriado comum)
- Invasão de Vento nos canais da face (paralisia facial)
- Invasão de Vento nos canais e nas articulações (Síndrome de Obstrução Dolorosa)
- Aflição do canal do Fígado por Vento externo (p. ex., cefaleia por ascensão do *Yang* do Fígado provocada por Vento externo)
- Vento na pele.

Nota clínica

Os pontos principais para expelir Vento na pele são IG-4 *Hegu*, IG-11 *Quchi*, TA-6 *Zhigou*, BP-10 *Xuehai* e B-12 *Fengmen* (com aplicação de ventosa).

▶ Vento interno

Embora algumas das manifestações clínicas sejam iguais, o Vento interno tem origem em causas inteiramente diferentes das que estão associadas ao Vento externo. Algumas de suas manifestações clínicas também são diferentes.

As manifestações clínicas principais de Vento interno são: tremores, tiques, tontura grave, vertigem e dormência. Nos casos graves, os pacientes têm: convulsões, perda da consciência, opistótono, hemiplegia e desvio da comissura labial.

Nota clínica

Os pontos principais para extinguir Vento interno são F-3 *Taichong*, VG-16 *Fengfu* e VB-20 *Fengchi*. Outros pontos dependem da condição subjacente.

O Vento interno sempre está relacionado com uma desarmonia do Fígado e pode originar-se de diversas condições patológicas:

- Calor extremo pode causar Vento de Fígado. Isso acontece nos estágios tardios das doenças febris, quando o Calor entra na parte do Sangue e forma Vento. Esse processo é semelhante ao vento gerado por um grande incêndio na floresta. As manifestações clínicas são febre alta, *delirium*, convulsões, coma e opistótono. Esses sinais e sintomas são encontrados comumente nos pacientes com meningite e são devidos à presença de Vento no Fígado e de Calor no Pericárdio.
- A ascensão do *Yang* do Fígado pode causar Vento de Fígado nos casos crônicos. As manifestações clínicas são tontura grave, vertigem, cefaleia, tremores, tiques e irritabilidade
- Fogo de Fígado pode formar Vento de Fígado
- A deficiência de Sangue e/ou *Yin* do Fígado pode formar Vento de Fígado. Essa condição é devida à deficiência de Sangue, que forma um espaço vazio dentro dos vasos sanguíneos, que então é ocupado por Vento interno. Isso poderia ser comparado com rajadas de vento geradas algumas vezes em determinadas estações de metrô subterrâneo (em chinês,

essa condição é referida como "Vento de pés de galinha", porque os tremores são semelhantes aos movimentos espasmódicos dos pés das galinhas quando elas ciscam o chão em busca de alimento)
- A deficiência simultânea de *Yin* do Rim e do Fígado também pode levar à formação de Vento interno. Isso é mais comum nos indivíduos idosos. As manifestações clínicas são tontura, vertigem e tremores suaves.

Os padrões causados pelo Vento interno no Fígado estão descritos com mais detalhes no Capítulo 34. O Boxe 43.2 resume o Vento interno.

Boxe 43.2 Vento interno

- Calor extremo (doença febril)
- Ascensão de *Yang* do Fígado
- Fogo de Fígado
- Deficiência de Sangue e/ou *Yin* do Fígado
- Deficiência simultânea de *Yin* do Fígado e do Rim.

Frio

Frio é um fator patogênico *Yin* e, como tal, tende a causar danos ao *Yang*. Frio pertence ao Inverno, mas pode invadir o corpo em qualquer época do ano e afeta especialmente os Rins. No Capítulo 74 do *Questões Simples*, encontramos a seguinte citação: "*O Frio contrai e pertence aos Rins.*"[2]

O Frio pode ser externo ou interno e Cheio ou Vazio. Por definição, o Frio externo é Cheio, enquanto o Frio interno pode ser Cheio ou Vazio. O Frio-Cheio interno origina-se da invasão de Frio externo: quando está no Interior e nos Órgãos Internos, o Frio é interno. O Frio-Vazio interno pode ser formado de duas formas: ou se origina do Frio-Cheio interno (porque, depois de algum tempo, o Frio-Cheio provoca danos ao *Yang* e, consequentemente, transforma-se em Frio-Vazio), ou é causado por alguma deficiência de *Yang* (do Baço e/ou do Rim) (Figuras 43.2 e 43.3).

Podemos identificar cinco características principais do Frio.

O Frio causa danos ao *Yang*

Independentemente se é externo ou interno, o Frio tende a causar danos ao *Yang*: Baço e Rins geralmente são os primeiros órgãos afetados pelo Frio.

O Frio congela o Sangue

O Frio congela o Sangue e, por esta razão, é uma causa importante de estase de Sangue. Quando o Sangue fica estagnado, o paciente tem dor intensa: quando a estase é causada pelo Frio, a dor acompanha-se de calafrios, é agravada pelo frio e é atenuada com a aplicação de calor. A invasão do Útero pelo Frio causando estase de Sangue nesse órgão é um exemplo muito comum de Frio congelando Sangue: isso causa menstruações dolorosas com eliminação de coágulos escuros e pequenos.

No Capítulo 39 do *Questões Simples*, encontramos que: "*Quando o Frio invade os canais, ele retarda a circulação: fora dos canais, ele reduz o Sangue [sua circulação]; dentro dos canais, ele dificulta o movimento do Qi e isso causa dor.*"[3] No Capítulo 43 desse mesmo livro, vemos que: "*Frio causa dor.*"[4]

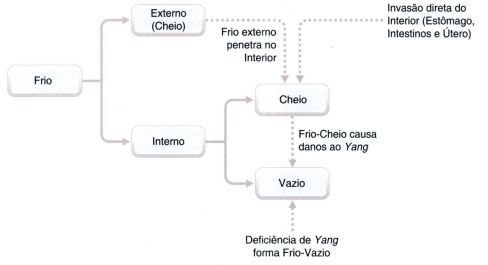

Figura 43.2 Frios externo e interno.

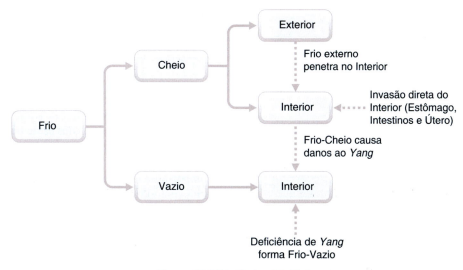

Figura 43.3 Frio-Cheio e Frio-Vazio.

Nota clínica

Nas mulheres, a estase de Sangue causada pelo Frio é uma causa muito comum de menstruações dolorosas.

O Frio contrai

O Frio contrai os tecidos (músculos, tendões, vasos sanguíneos, pele). No Capítulo 39 do *Questões Simples*, vemos que: "*Frio causa contração.*"[5] A contração provoca dor e, quando está associada à estase de Sangue descrita antes, isso também é uma causa de dor atribuída ao Frio.

Por esta razão, existe o seguinte ditado: "*A retenção de Frio provoca dor.*"[6]

Como o Frio causa contração, as contrações dos músculos e dos tendões pelo Frio provoca rigidez e dor.

O Frio causa secreções claras

O Frio frequentemente se evidencia por secreções aquosas finas e claras, inclusive secreção nasal branca e clara, urina muito clara, fezes amolecidas e aquosas e secreções vaginais líquidas e claras. Outro ditado esclarece essa característica do Frio: "*Uma doença caracterizada por secreções líquidas finas, claras e frias é causada pelo Frio.*"[7]

O Frio pertence aos Rins

De acordo com o esquema de correspondências entre os órgãos, as estações do ano e as condições climáticas, o Frio pertence ao Inverno e aos Rins. Isso significa que o Frio certamente é mais prevalente no Inverno e que tem tendência clara a causar danos aos Rins (especialmente *Yang* do Rim). Entretanto, é importante salientar que o Frio pode ocorrer em qualquer estação e que causa danos a outros órgãos além dos Rins (Baço, Estômago, Coração, Intestinos e Útero).

O Boxe 43.3 resume as características do Frio.

Boxe 43.3 Características do Frio

- Frio é Yin e causa danos ao *Yang*
- Frio congela (Sangue)
- Frio contrai
- Frio causa secreções claras
- Frio pertence aos Rins.

As manifestações clínicas gerais de Frio (sem diferenciação entre Cheio ou Vazio) são:

- Sensação de frio em geral
- Membros frios
- Secreções claras e finas
- Dor (do tipo espástico ou espasmódico)
- Agravação pelo frio e atenuação com a aplicação de calor
- Desejo de tomar bebidas mornas
- Nenhuma sede
- Pele branca
- Língua com saburra branca
- Corpo da língua Pálido
- Pulso Lento.

▶ Frio externo

Podemos reconhecer quatro tipos principais de invasão por Frio externo (Figura 43.4):

1. Quando é introduzido pelo Vento, o Frio pode invadir o Exterior do corpo e causar sinais e sintomas de Vento-Frio, que já foram descritos
2. O Frio pode invadir diretamente canais e articulações (sem sintomas externos) e causar Síndrome de Obstrução Dolorosa (Síndrome *Bi*), que se evidencia por dor, geralmente (embora nem sempre) em uma articulação
3. O Frio pode invadir músculos e tendões e causar dor e rigidez localizados
4. O Frio pode invadir diretamente três órgãos, isto é, Estômago, Intestinos e Útero.

Invasão de Frio na Porção do *Qi* Defensivo do Pulmão

Isso corresponde a uma invasão de Vento-Frio, que já foi descrita nas seções anteriores.

Invasão dos canais e das articulações por Frio (Síndrome de Obstrução Dolorosa)

Quando o Frio invade os canais e instala-se nas articulações, ele causa Síndrome de Obstrução Dolorosa por Frio (Síndrome *Bi*). Essa síndrome caracteriza-se por dor intensa, geralmente em uma única articulação. A dor é agravada pela exposição ao frio e atenuada com a aplicação de calor.

Invasão dos músculos e dos tendões por Frio

O Frio externo pode invadir músculos e tendões e causar dor e rigidez localizadas. Isso é muito comum nos músculos dos ombros e do pescoço. Por exemplo, o início súbito de rigidez e impossibilidade de movimentar o pescoço geralmente se deve ao Frio nos músculos cervicais.

Invasão de Frio externo no Estômago, nos Intestinos e no Útero

O Frio externo pode invadir diretamente três órgãos: Estômago (quando causa dor epigástrica e vômitos), Intestinos (dor abdominal e diarreia) e Útero (dismenorreia aguda). Em todos esses três casos, os sintomas estão acompanhados de calafrios e a dor é agravada por frio e atenuada com a aplicação de calor.

É importante lembrar que, embora esse Frio tenha *origem* externa, quando afeta esses três órgãos ele é Frio interno.

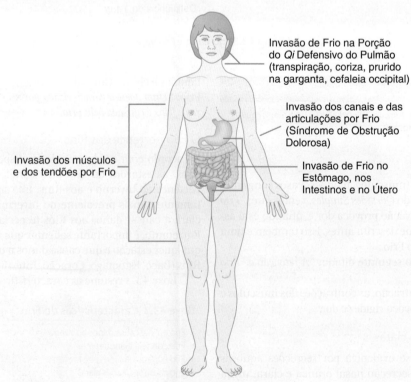

Figura 43.4 Frio externo.

O Boxe 43.4 resume as invasões de Frio externo.

Boxe 43.4 Invasões de Frio externo

- Invasão de Frio externo (com Vento) na Porção do *Qi* Defensivo do Pulmão (resfriado comum)
- Invasão de Frio nos canais e nas articulações (Síndrome de Obstrução Dolorosa)
- Invasão de Frio nos músculos e nos tendões (dor e rigidez musculares)
- Invasão direta dos órgãos internos por Frio (Estômago, Intestinos e Útero)
- Estômago: vômitos e dor epigástrica
- Intestinos: diarreia e dor abdominal
- Útero: dismenorreia aguda.

▶ Frio interno

O Frio interno pode ser Cheio ou Vazio (ver descrição dos Oito Princípios, no Capítulo 30). O Frio-Cheio interno origina-se do Frio externo, que pode ser Vento-Frio ou Frio invadindo diretamente alguns órgãos. Esses casos foram mencionados há pouco. Nos dois casos, quando o Frio externo penetra no Interior e nos Órgãos Internos, ele transforma-se em Frio-Cheio (Figura 43.5).

Os outros dois tipos de invasão por Frio externo, isto é, Frio invadindo canais e articulações (Síndrome de Obstrução Dolorosa) e Frio invadindo músculos e tendões, tendem a manter-se no exterior.

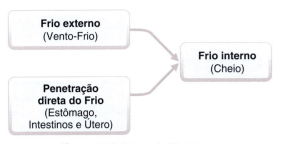

Figura 43.5 Origem do Frio interno.

Frio-Cheio

As manifestações clínicas principais de Frio-Cheio são:

- Sensação de frio em geral
- Membros frios
- Secreções claras e finas
- Dor grave
- Agravação da dor com a aplicação de pressão
- Agravação por frio e atenuação com aplicação de calor
- Vontade de tomar bebidas mornas
- Ausência de sede
- Pele branca e brilhante
- Língua com saburra branca espessa
- Pulso Lento-Cheio-Tenso.

Em termos gerais, o Frio-Cheio interno pode persistir apenas por um intervalo relativamente curto. Depois da retenção prolongada, o Frio interno consome *Yang* (em geral, primeiramente do Baço) e resulta em Frio-Vazio. Desse modo, o padrão de Frio-Cheio pode transformar-se em um padrão de Frio-Vazio.

As manifestações clínicas do Frio-Cheio e Frio-Vazio são muito semelhantes, porque ambos têm a mesma origem. A diferença principal é que Frio-Cheio caracteriza-se por dor grave de início súbito e língua e pulso com indícios de Excesso: por exemplo, a língua tem saburra branca espessa e o pulso é Cheio e Tenso.

Frio-Vazio

As manifestações clínicas principais do Frio-Vazio são:

- Sensação de frio em geral
- Membros frios
- Secreções claras e finas
- Dor difusa e incômoda
- Melhora da dor com aplicação de pressão
- Agravação por frio e atenuação com aplicação de calor
- Vontade de tomar bebidas mornas
- Ausência de sede
- Pele branca e opaca
- Língua com saburra branca fina
- Corpo da língua Pálido
- Pulso Lento-Fraco.

O Frio-Vazio interno origina-se da deficiência de *Yang*, geralmente do Baço, dos Pulmões ou dos Rins. Nesse caso, o Frio não provém do exterior, mas é gerado internamente pela deficiência de *Yang* (Figura 43.6).

Como foi mencionado antes, o Frio-Vazio também pode ser causado pela transformação do Frio-Cheio: na verdade, esta última condição não pode persistir por muito tempo, porque o Frio causa danos ao *Yang* e, consequentemente, depois de algum tempo provoca deficiência de *Yang*. Quando isso acontece, o Frio-Cheio transforma-se em Frio-Vazio.

Além das manifestações clínicas gerais descritas antes, os outros sinais e sintomas variam de acordo com os órgãos mais afetados. Coração, Pulmões, Baço, Estômago e Rins podem desenvolver deficiência de *Yang* e formar Frio interno.

Os sinais e sintomas da deficiência de *Yang* do Coração (além dos sintomas gerais mencionados antes) com Frio interno são "entupimento" e dor no peito, lábios roxos e pulso Nodoso.

Com a deficiência de *Qi* do Pulmão, os pacientes tendem a contrair resfriados e tossir com expectoração de muco branco.

Com a deficiência de *Yang* do Baço, os pacientes têm diarreia ou fezes amolecidas e algum tipo de dor abdominal.

Com a deficiência de *Yang* do Rim, os pacientes têm micções frequentes e volumosas de urina clara, dor lombar, pés e joelhos frios e impotência nos homens ou leucorreia branca nas mulheres.

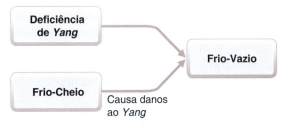

Figura 43.6 Origem do Frio-Vazio.

As manifestações clínicas das deficiências de *Yang* dos vários órgãos estão descritas nos capítulos sobre identificação dos padrões de acordo com os Órgãos Internos.

A Tabela 43.1 relaciona as manifestações clínicas de Frio-Cheio e Frio-Vazio.

Tabela 43.1 Diferenciação entre Frio-Cheio e Frio-Vazio.

	Frio-Cheio	**Frio-Vazio**
Início	Agudo	Indolente
Dor	Intensa, espasmódica	Persistente e difusa
Língua	Saburra branca espessa	Saburra branca fina Corpo Pálido
Pulso	Cheio-Tenso-Lento	Fraco-Profundo-Lento

Canícula

Canícula é um fator patogênico *Yang* e, por esta razão, tende a causar danos ao *Yin*. Esse fator patogênico é diferente dos demais por duas razões: primeiramente, ele está definitivamente relacionado com uma estação específica do ano, porque pode ocorrer apenas no verão; em segundo lugar, ele pode ser apenas um fator patogênico externo, ou seja, não tem um equivalente interno.

As manifestações clínicas de Canícula são:

- Febre
- Aversão ao frio
- Transpiração
- Cefaleia
- Sensação de peso
- Sensação desconfortável no epigástrio
- Irritabilidade
- Sede
- Língua Vermelha na parte anterior ou nas laterais com saburra branca pegajosa
- Pulso Áspero e Rápido.

A Canícula invade a Porção do *Qi* Defensivo do corpo (*i. e.*, Exterior) e isso explica por que os pacientes têm aversão ao frio (ainda que o Calor externo seja intenso). Entretanto, existe forte tendência a transferir-se para o nível do *Qi* praticamente desde o início e isso explica por que os pacientes têm sintomas de Calor interno, inclusive irritabilidade, sede, língua Vermelha e pulso Rápido.

A Canícula frequentemente se combina com Umidade e, por essa razão, os pacientes têm sensação de peso e sensação desconfortável no epigástrio, língua com saburra pegajosa e pulso Áspero. A saburra da língua é branca porque o fator patogênico está no Exterior.

Em resumo, a Canícula causa manifestações clínicas de Vento externo, Umidade e Calor interno.

Nos casos graves, a Canícula pode invadir o Pericárdio e causar obnubilação mental, que se evidencia por *delirium* ou perda da consciência.

As características da Canícula podem ser resumidas da seguinte forma:

A Canícula causa danos ao *Yin*

Canícula é um fator patogênico *Yang* e, deste modo, existe uma tendência inequívoca a causar danos ao *Yin* (*i. e.*, prejudicar os líquidos).

A Canícula é um fator patogênico sazonal

A Canícula pode ocorrer apenas no Verão e pode ser apenas externo (*i. e.*, ao contrário dos outros fatores patogênicos externos, não há um equivalente interno).

A Canícula invade a parte superior do corpo

A Canícula invade a parte superior do corpo e, por esta razão, o paciente tem cefaleia.

A Canícula é dispersiva

A natureza dispersiva da Canícula causa transpiração.

A Canícula tem algum Calor interno

A Canícula tende a transferir-se muito rapidamente ao Interior e, por esta razão, os pacientes têm alguns sinais e sintomas de Calor interno, inclusive irritabilidade e sede.

A Canícula abriga umidade

A Canícula frequentemente abriga Umidade e, por esta razão, os pacientes têm sensação de peso e sensação desconfortável no epigástrio.

O Boxe 43.5 resume as características da Canícula.

Boxe 43.5 Características da Canícula

- Canícula causa danos ao *Yin*
- Canícula é um fator patogênico sazonal
- Canícula invade a parte superior do corpo
- Canícula é dispersiva
- Canícula tem algum Calor interno
- Canícula abriga Umidade.

Umidade

Umidade é um fator patogênico *Yin* e tende a causar danos ao *Yang*. A Umidade climática refere-se não apenas ao clima úmido, mas também às condições ambientais e pessoais como viver em uma casa úmida, usar roupas úmidas, caminhar na água, trabalhar em locais úmidos ou se sentar no chão molhado.

As características da Umidade são que ela é pegajosa, é difícil de ser eliminada, é pesada, torna as coisas lentas, infunde para baixo e causa crises repetidas. Quando a Umidade externa invade o corpo, ela tende a invadir primeiramente a parte inferior, geralmente as pernas. A partir das pernas, a Umidade pode descer pelos canais da perna e estabelecer-se em qualquer um dos órgãos da cavidade pélvica. Quando se instala no sistema genital feminino, ela causa secreções vaginais; quando se aloja nos intestinos, causa fezes amolecidas; quando se deposita na Bexiga, causa dificuldade de urinar, aumento da frequência urinária e ardência ao urinar.

No Capítulo 29 do *Questões Simples*, encontramos que: "*O Vento é um fator patogênico Yang, Umidade é um fator patogênico Yin; com as invasões de Vento, a parte superior do corpo é afetada primeiramente; com as invasões de Umidade, a parte inferior do corpo é afetada inicialmente.*"[8]

As manifestações clínicas de Umidade são extremamente variadas, dependendo de sua localização e natureza (quente ou fria), mas as queixas gerais são sensação de peso no corpo ou na cabeça, falta de apetite, sensação de plenitude no peito ou no epigástrio, gosto pegajoso, dificuldade de urinar, secreção vaginal branca e pegajosa, língua com saburra pegajosa e pulso Deslizante ou Encharcado.

O Boxe 43.6 resume as manifestações clínicas gerais de Umidade.

As diversas manifestações clínicas podem ser correlacionadas com as características principais de Umidade, como descrito a seguir.

Boxe 43.6 Manifestações clínicas gerais de Umidade

- Sensação de peso
- Falta de apetite
- Sensação de plenitude
- Gosto pegajoso
- Dificuldade de urinar
- Secreção vaginal
- Língua com saburra pegajosa
- Pulso Deslizante ou Encharcado.

Umidade é pesada

A Umidade é naturalmente "pesada": isso faz o corpo pesar para baixo e causa sensação de fadiga, peso nos membros ou na cabeça, ou sensação de "entorpecimento" ("confusão") na cabeça. Como a Umidade é pesada, ela causa sensação de plenitude e opressão no peito, no epigástrio ou no abdome e tende a depositar-se no Aquecedor Inferior. Contudo, a Umidade frequentemente afeta também a cabeça, causando os sinais e sintomas mencionados antes. Isso acontece porque ela impede que o *Yang* puro ascenda à cabeça para abrilhantar os orifícios dos sentidos e limpar o cérebro.

Umidade é suja

A umidade é "suja" e isso se reflete nas secreções sujas, inclusive urina ou secreções vaginais turvas, ou doenças de pele que se caracterizam por exsudação de fluidos sujos e espessos, inclusive alguns tipos de eczema.

Umidade é pegajosa

A umidade é "pegajosa" e isso se evidencia na saburra pegajosa da língua, no gosto pegajoso e no pulso Deslizante. A natureza pegajosa da Umidade também explica por que ela é muito difícil de ser eliminada. Em muitos casos, a Umidade torna-se crônica e manifesta-se por crises frequentes e repetidas.

O Boxe 43.7 resume as qualidades da Umidade.

Boxe 43.7 Qualidades da Umidade

- Pesada
- Suja
- Pegajosa.

As manifestações clínicas de Umidade podem ser classificadas com base em sua localização da seguinte forma (Figura 43.7):

- *Cabeça*: sensação de peso e entorpecimento (confusão) na cabeça
- *Olhos*: pálpebras vermelhas e edemaciadas, secreção ocular, terçóis
- *Boca*: úlceras nas gengivas da boca, lábios vermelhos e edemaciados
- *Estômago e Baço*: sensação de plenitude no epigástrio, sensação de plenitude pós-prandial, gosto pegajoso, fezes amolecidas, falta de apetite, pulso Encharcado
- *Aquecedor Inferior*: secreção vaginal excessiva, menstruações dolorosas, infertilidade, urina turva, dor e dificuldade de urinar, edema ou eczema do escroto, eczema genital, prurido genital
- *Pele*: vesículas (Umidade sem Calor), pápulas (Umidade-Calor com predomínio deste último), transpiração oleosa, qualquer lesão exsudativa
- *Articulações*: edemaciadas e doloridas (Síndrome de Obstrução Dolorosa Fixa secundária à Umidade, ou também Síndrome de Obstrução Dolorosa Migratória quando a Umidade está combinada com Vento)
- *Canais de Conexão (Luo)*: dormência e perda da sensibilidade.

A Umidade pode causar numerosas doenças, de acordo com sua localização e, sem levar em consideração a diferença entre Umidade interna e externa, sua localização pode ser resumida da seguinte forma:

- Órgãos Internos
- Canais
- Pele.

Os tipos de doença de acordo com a localização da Umidade são os seguintes:

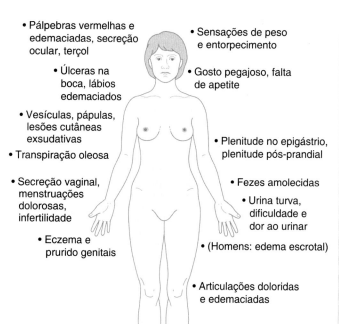

Figura 43.7 Manifestações clínicas de Umidade.

Órgãos Internos
- Estômago e Baço (dor e plenitude epigástricas, digestão difícil, sensação de plenitude, gosto pegajoso, falta de apetite)
- Vesícula Biliar (dor e plenitude no hipocôndrio)
- Bexiga (dor e dificuldade de urinar, urina turva)
- Útero (infertilidade, secreção vaginal excessiva, dor e/ou sangramento no meio do ciclo)
- Intestinos (fezes amolecidas com muco, dor e plenitude abdominais)
- Rins (urina turva, dificuldade de urinar)
- Fígado (plenitude, dor e distensão do hipocôndrio, icterícia).

Canais
- Nas articulações (Síndrome de Obstrução Dolorosa Úmida, articulações doloridas e edemaciadas)
- Na cabeça (sensação de peso na cabeça, cefaleia frontal difusa e persistente).

Pele
- Umidade é a causa de muitas doenças cutâneas que se evidenciam por lesões cutâneas exsudativas, vesículas ou pápulas.

Nota clínica

Os pontos gerais principais usados para eliminar Umidade são VC-12 *Zhongwan*, VC-9 *Shuifen*, VC-5 *Shimen*, B-22 *Sanjiaoshu*, BP-9 *Yinlingquan*. Esses são apenas os pontos gerais e muitos outros podem ser utilizados, dependendo do tipo e da localização da Umidade.

A classificação da Umidade é muito complexa, mas pode ser dividida em dois grupos gerais de Umidade (externa e interna).

A Figura 43.8 ilustra a classificação complexa da Umidade.

▶ Umidade externa

Existem três tipos possíveis de invasão por Umidade externa:

1. Uma invasão de Umidade que pode afetar a Bexiga, os Intestinos, o Estômago, o Útero e a Vesícula Biliar
2. Uma invasão de Umidade nos canais, causando Síndrome de Obstrução Dolorosa Úmida em seu estágio agudo
3. Uma invasão de Umidade-Calor do tipo *Doença do Calor* no nível do *Qi* Defensivo, que se evidencia por febre.

Invasão de Umidade externa nos Órgãos Internos

A Umidade externa pode invadir Bexiga, Intestinos, Estômago, Útero e Vesícula Biliar.

Invasão de Umidade externa na Bexiga

Dificuldade e dor ao urinar de início súbito, micções frequentes e de pequeno volume, urina turva, sensação de peso na região inferior do abdome, língua com saburra pegajosa e espessa na base, pulso talvez Deslizante na posição Posterior Esquerda.

Quando está associada ao Calor: dor em ardência ao urinar, urina escura, sede sem vontade de beber líquidos, língua com saburra amarela e pulso ligeiramente Rápido.

Invasão de Umidade externa no Estômago

Vômitos e/ou diarreia líquida sem odor, de início súbito; dor epigástrica, sensação de "entupimento" no epigástrio, membros frios, ausência de apetite; língua com saburra branca, espessa e pegajosa; pulso Deslizante.

Invasão de Umidade externa nos Intestinos

Diarreia líquida sem odor, de início súbito, dor abdominal, sensação de peso, língua com saburra branca, espessa e pegajosa; pulso Deslizante.

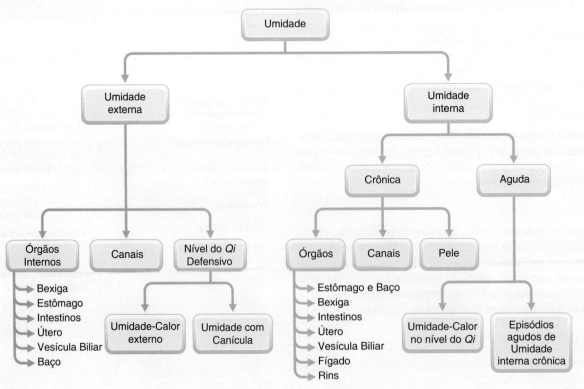

Figura 43.8 Classificação da Umidade.

Invasão de Umidade externa no Útero

Menstruações dolorosas de início súbito (inesperadamente quando, antes, as menstruações eram indolores), secreção vaginal excessiva, língua com saburra branca, espessa e pegajosa na base, pulso Deslizante.

Invasão de Umidade externa na Vesícula Biliar

Dor no hipocôndrio de início súbito, sensação de peso, gosto amargo, língua com saburra amarela e espessa em um dos lados, pulso Deslizante.

Invasão de Umidade aguda externa nos canais

Esse é um estágio agudo da Síndrome de Obstrução Dolorosa (Síndrome *Bi*) Úmida. Quando há acometimento de apenas uma articulação, o quadro geralmente é de Umidade-Frio; quando várias articulações são afetadas, o quadro frequentemente se deve à Umidade-Calor. As manifestações clínicas principais são articulações doloridas e edemaciadas com sensação de peso, que começam repentinamente.

Invasão de Umidade-Calor externo agudo no nível do *Qi Defensivo*

Isso pode ser Umidade-Calor ou Canícula externo combinado com Umidade.

Umidade-Calor externo no nível do Qi Defensivo

Aversão ao frio, febre, o corpo parece quente ao toque, linfonodos edemaciados, febre mais alta durante a tarde, cefaleia como se a cabeça estivesse enfaixada, sensação de opressão no peito e no epigástrio, gosto pegajoso, ausência de sede, língua com saburra branca e pegajosa (branca porque representa o estágio inicial), pulso Encharcado.

Canícula externa com Umidade

Febre, aversão branda ao frio, transpiração, cefaleia, sensação de peso no corpo, sensação desconfortável no epigástrio, irritabilidade, sede, língua Vermelha com saburra pegajosa, pulso Encharcado-Rápido

O Boxe 43.8 resume a Umidade externa.

Boxe 43.8 Umidade Externa

- Umidade externa nos órgãos
  - Bexiga: dificuldade de urinar com início súbito
  - Estômago: vômitos de início súbito
  - Intestinos: diarreia aguda
  - Útero: dismenorreia aguda, secreção vaginal
  - Vesícula Biliar: dor aguda no hipocôndrio
  - Baço: diarreia aguda
- Umidade externa nos canais/articulações: articulações doloridas e edemaciadas
- Umidade-Calor ao nível do *Qi* Defensivo.

▶ Umidade interna

A Umidade interna é atribuída à deficiência do Baço e, em alguns casos, à deficiência dos Rins. Quando a função do Baço de transformar e transportar Fluidos Corporais falha, os fluidos não são transformados e acumulam-se na forma de Umidade.

Existem dois tipos possíveis de Umidade interna: crônica e aguda.

A Umidade interna crônica pode afetar:

- Os Órgãos Internos
- Os canais
- A pele.

A Umidade interna aguda inclui Umidade-Calor ao nível do *Qi*, tendo como base a Identificação de padrões de acordo com os Quatro Níveis: episódios agudos de uma condição crônica.

Umidade crônica

A Umidade crônica é causada por invasão aguda de Umidade externa, ou por fatores dietéticos.

Umidade crônica nos Órgãos Internos

A Umidade interna crônica pode estar localizada em qualquer um dos seguintes órgãos:

- Estômago e Baço
- Bexiga
- Intestinos
- Útero
- Vesícula Biliar
- Fígado
- Rins.

As manifestações clínicas da Umidade interna crônica nos Órgãos Internos estão descritas a seguir.

Umidade no Baço e no Estômago

Sensação de plenitude e peso no epigástrio e abdome, náuseas e vômitos, gosto pegajoso, fezes amolecidas com muco, língua com saburra pegajosa, pulso Encharcado.

Umidade na Bexiga

Dificuldade de urinar com pouca ou nenhuma dor, urina turva, saburra pegajosa na base da língua, pulso Encharcado.

Umidade nos Intestinos

Sensação de plenitude e peso no abdome, fezes amolecidas com muco, saburra pegajosa na base da língua, pulso Encharcado.

Umidade no Útero

Sensação de plenitude e peso no abdome, secreção vaginal, dor e/ou sangramento no meio do ciclo, menstruações dolorosas, língua com saburra pegajosa na base, pulso Encharcado.

Umidade na Vesícula Biliar

Dor e plenitude no hipocôndrio, língua com saburra pegajosa unilateral, pulso Encharcado.

Umidade no Fígado

Dor e dificuldade de urinar, urina turva, plenitude e distensão do hipogástrio, secreção vaginal, feridas e prurido genitais, língua com saburra pegajosa na base, pulso Encharcado.

Umidade nos Rins

Dor e dificuldade de urinar, urina opaca, sensação de peso nas costas, dor lombar, língua com saburra pegajosa na base, pulso Encharcado.

Umidade crônica nos canais

Evidentemente, a retenção crônica de Umidade nos canais e nas articulações é a causa principal da Síndrome de Obstrução Dolorosa Úmida. Essa síndrome evidencia-se por dor, edema e sensação de peso nas articulações.

Umidade crônica na pele

Retenção crônica de Umidade na pele é a causa principal de várias doenças cutâneas, principalmente eczema (atópico ou não). A Umidade depositada na pele evidencia-se por vesículas, pápulas ou lesões cutâneas exsudativas e congestão da pele.

Umidade aguda

Em termos gerais, a Umidade interna aguda pode ser a única encontrada no nível do *Qi* na identificação dos padrões de acordo com os Quatro Níveis (ver Capítulo 45). Isso ocorre porque os ataques de Umidade geralmente têm origem externa.

Evidentemente, uma condição de Umidade crônica pode acarretar exacerbações agudas ocasionais: por exemplo, isso acontece com a cistite intersticial (em geral, causada por Umidade-Calor na Bexiga com deficiência dos Rins preexistente).

O Boxe 43.9 resume a Umidade interna.

Boxe 43.9 Umidade interna

Crônica
- Nos Órgãos
  - Estômago e Baço
  - Bexiga
  - Intestinos
  - Útero
  - Vesícula Biliar
  - Fígado
  - Rins
- Nos canais/articulações
- Na pele

Aguda
- Umidade-Calor ao nível do *Qi*
- Episódio agudo de Umidade crônica.

Caso clínico 43.1

Uma mulher de 32 anos referia dor nos músculos do pescoço, dos ombros e dos braços e fadiga extrema. Seus sintomas começaram 4 meses antes, quando adoeceu com sinais e sintomas de gripe, dor de garganta, dores articulares e temperatura alta em maio (primavera, no hemisfério norte). Duas semanas depois, a paciente sentiu mais dor nas articulações e nos músculos, a temperatura continuava a subir à noite, ela referia sensação de peso e sentia-se quente e fria. Esse quadro persistiu por 3 meses. O apetite não era bom, o sono era agitado e a paciente referia plenitude e distensão do epigástrico depois de comer. A língua tinha cor normal e apresentava saburra amarela pegajosa na base, que se estendia na direção do centro. O pulso era Encharcado.

O episódio súbito de febre com dores musculares e articulares e sensação de peso indicavam invasão de Umidade-Calor externa. A temperatura elevada à noite também sugeria Umidade-Calor, uma hipótese também confirmada pela língua com saburra amarela e pegajosa. A duração prolongada do quadro e a retenção de Umidade enfraqueceram o *Qi* do Baço e, por esta razão, a paciente tinha fadiga extrema e pulso Encharcado. As dores musculares ainda eram atribuídas à retenção de Umidade nos músculos.

▶ Diferenças entre Umidade e Fleuma

Umidade e Fleuma são semelhantes em suas características. Ambas são causadas por alguma disfunção do Baço na transformação e no transporte dos fluidos. Entretanto, existem algumas diferenças entre Umidade e Fleuma:

- A Umidade pode ter origem interior ou exterior, enquanto a Fleuma pode originar-se apenas de alguma disfunção interna
- Na maioria dos casos, a Umidade interna origina-se da disfunção do Baço na transformação e no transporte dos Fluidos Corporais, enquanto os Pulmões e os Rins também estão envolvidos na formação de Fleuma
- Embora a Umidade possa instalar-se na cabeça, impedindo que o *Yang* puro ascenda, ela acomete principalmente a parte inferior do corpo, enquanto a Fleuma afeta principalmente as partes intermediária e superior do corpo. Por exemplo, os problemas urinários são causados frequentemente por Umidade no Aquecedor Inferior e na Bexiga, enquanto os distúrbios intestinais que se evidenciam por muco ou sangue nas fezes são atribuídos a Umidade-Calor nos intestinos. Por outro lado, a Fleuma afeta predominantemente o tórax, causando sensação de opressão no peito; na garganta, levando à acumulação de escarro na garganta; ou na cabeça, provocando sensação de peso, entorpecimento e tontura
- A Umidade na cabeça causa uma sensação característica de peso, enquanto a Fleuma, ao contrário da primeira, também causa tontura
- A Fleuma pode "vaporizar" em torno da Mente, causando transtornos mentais ou, em alguns casos, retardo mental das crianças, enquanto a Umidade não causa esse efeito
- A Fleuma pode ser retida nos canais e sob a pele, acarretando edemas e nódulos, enquanto a Umidade afeta predominantemente os Órgãos Internos, a pele ou as articulações
- A Umidade interna origina-se apenas da disfunção do Baço, enquanto a Fleuma também pode ser causada pela ação condensativa do Fogo sobre os Fluidos Corporais
- A Umidade afeta principalmente o Baço, Estômago, Vesícula Biliar, Bexiga e Intestinos (com exceção do Baço, todos os demais são órgãos *Yang*), enquanto a Fleuma acomete predominantemente os Pulmões, Coração, Rins e Estômago (com exceção deste último, todos os demais são órgãos *Yin*)
- Embora a Fleuma tenha a característica básica de peso, ela não tem as características da Umidade, que é pegajosa, suja e de fluir para baixo
- A Fleuma pode estar associada a vários outros fatores patogênicos, que causam Fleuma-Frio, Mucosidade, Vento-Fleuma, Secura-Fleuma, Fleuma-Calor e *Qi*-Fleuma, enquanto a Umidade combina-se com Frio, Calor ou Vento
- A Fleuma pode assumir uma forma muito líquida e diluída conhecida como Fleuma-Líquidos, enquanto a Umidade assume apenas uma forma
- No que se refere ao diagnóstico por meio do pulso, a Umidade e a Fleuma podem ser evidenciadas por pulso Deslizante. Contudo, a primeira também se evidencia por um pulso Encharcado, enquanto a última também pode manifestar-se com um pulso em Corda
- Na perspectiva do diagnóstico por exame da língua, a Umidade e a Fleuma podem formar uma saburra pegajosa, mas a segunda também pode evidenciar-se por uma saburra seca e áspera. Esse tipo de saburra é encontrado comumente dentro de uma rachadura central na área da língua correspondente ao Estômago, indicando a existência de Fleuma-Calor no Estômago
- Sob o ponto de vista da aplicação de acupuntura, embora existam algumas semelhanças quanto ao tratamento para Umidade e Fleuma, o canal do Baço é usado mais comumente para eliminar a primeira, enquanto o canal do Estômago é utilizado mais frequentemente para dissolver Fleuma. Por exemplo, BP-9 *Yinlingquan*, BP-6 *Sanyinjiao* e BP-3 *Taibai* são os pontos principais para eliminar Umidade, enquanto E-40 *Fenglong* é o ponto mais importante para dissolver a Fleuma
- A Umidade pode ser aguda ou crônica, enquanto a Fleuma pode ser apenas crônica (com a exceção importante da Fleuma que se forma dentro de alguns dias depois de uma invasão de Vento, que se tornou interno e afetou os Pulmões)
- Por fim, na perspectiva da fitoterapia, as ervas usadas para drenar Umidade ou dissolver Fleuma fazem parte de dois grupos inteiramente diferentes, com efeitos terapêuticos diversos.

Secura

Secura é um fator patogênico *Yang* e tende a causar danos ao Sangue ou ao *Yin*. Esse fator está relacionado com a estação do outono e os Pulmões. A secura desenvolve-se em clima muito seco, mas também pode ocorrer com algumas condições artificiais, inclusive prédios com aquecimento central e umidade muito baixa.

As manifestações clínicas caracterizam-se simplesmente por secura e são as seguintes:

- Garganta seca
- Lábios ressecados
- Língua seca
- Boca seca
- Pele ressecada
- Fezes ressecadas
- Urina escassa.

▶ Secura externa

A Secura externa origina-se da invasão de Vento-Secura externo. Isso ocorre quando o indivíduo sofre uma invasão de Vento nos climas muito secos, ou quando é exposto às condições artificiais de trabalho com baixa umidade.

Como essa condição é uma invasão de Vento externo, os pacientes têm aversão ao frio e febre. Outros sinais e sintomas são tosse seca, boca e garganta secas, nariz ressecado, língua seca e pulso Flutuante.

▶ Secura interna

A Secura interna pode desenvolver-se de três formas (Figura 43.9):

1. Pode originar-se da Secura externa
2. Pode ser causada pela deficiência de *Yin*
3. Pode começar internamente, geralmente em razão de causas dietéticas (nesse caso, pode causar deficiência de *Yin*).

As causas internas de Secura incluem ingestão exagerada de alimentos ressecadores (como assados); hábitos alimentares irregulares, que enfraquecem o *Yin* do Estômago; uso excessivo da voz (p. ex., professores), que enfraquece *Yin* do Pulmão; atividade sexual excessiva dos homens, que enfraquece o *Yin* do Rim; menorragia crônica das mulheres, que debilita o Sangue e o *Yin* do Fígado e do Rim; e tabagismo, que causa danos ao *Yin* do Pulmão e do Rim. É interessante ressaltar que, na perspectiva da medicina chinesa, o tabaco tem natureza ressecadora e seca Sangue, *Yin* e Essência, afetando negativamente não apenas os Pulmões, mas também os Rins.

O Boxe 43.10 resume as causas internas de Secura

Boxe 43.10 Causas internas de Secura

- Ingestão exagerada de alimentos ressecadores (p. ex., assados)
- Hábitos alimentares irregulares, que enfraquecem o *Yin* do Estômago
- Uso excessivo da voz (p. ex., professores), que debilita o *Yin* do Pulmão
- Atividade sexual excessiva dos homens, que enfraquece o *Yin* do Rim
- Menorragia crônica das mulheres, que causa danos ao Sangue e ao *Yin* do Fígado e do Rim
- Tabagismo, que causa danos ao *Yin* do Pulmão e do Rim.

Atenção

O tabagismo causa prejuízos ao Sangue, ao *Yin* do Rim e à Essência do Rim. O tabagismo causa secura.

Três órgãos são especialmente afetados pela Secura (ou seja, Estômago, Pulmões e Rins) e os sinais e sintomas são os mesmos da Secura externa. Como foi mencionado antes, a Secura interna nem sempre é causada pela deficiência de *Yin*, porque em alguns casos representa o estágio que a precede. Existe um ditado que afirma o seguinte: "*Embranquecimento e rachadura são devidos à Secura.*"[9] Isso descreve a pele seca e a língua rachada associadas comumente à Secura.

Secura do Estômago

O Estômago é a origem dos fluidos e, quando o indivíduo tem hábitos alimentares irregulares (inclusive comer à noite, comer com pressa, ou voltar ao trabalho logo depois de comer), os fluidos do Estômago são esgotados e isso resulta em um estado de secura, que é o precursor da deficiência de *Yin*.

As manifestações clínicas principais da Secura do Estômago são boca e língua secas e rachaduras na língua.

O Boxe 43.11 resume o padrão de Secura do Estômago.

Boxe 43.11 Secura do Estômago

Boca e língua secas, rachaduras na língua.

Nota clínica

Os pontos para tratar Secura do Estômago são VC-12 *Zhongwan*, E-36 *Zusanli* e BP-6 *Sanyinjiao*.

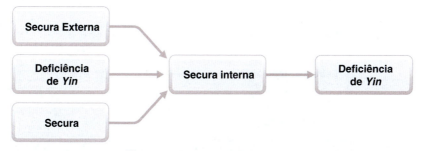

Figura 43.9 Origens da Secura interna.

Secura dos Pulmões

Os pulmões gostam de ser mantidos úmidos (pelo "vapor" que provém dos Rins) e têm aversão à Secura. O uso excessivo da voz por muitos anos pode causar Secura dos Pulmões, que pode ser o precursor da deficiência de Qi do Pulmão.

As manifestações clínicas principais da Secura dos Pulmões são boca e garganta secas, tosse seca, língua e pele ressecadas e voz rouca. Em razão da relação com o Intestino Delgado, os casos graves de Secura dos Pulmões podem ter fezes ressecadas.

O Boxe 43.12 resume Secura dos Pulmões.

Boxe 43.12 Secura dos Pulmões
Boca e garganta secas, tosse seca, língua e pele ressecadas e voz rouca.

Nota clínica
Os pontos principais para tratar Secura dos Pulmões são VC-12 *Zhongwan*, P-9 *Taiyuan* e BP-6 *Sanyinjiao*.

Secura dos Rins

A Secura dos Rins pode ser causada por atividade sexual excessiva dos homens, menorragia crônica das mulheres e tabagismo. As manifestações clínicas principais da Secura dos Rins são garganta seca com vontade de tomar pequenos goles de água durante a noite, micções escassas, língua seca com rachadura, sangue menstrual seco e pele ressecada.

O Boxe 43.13 resume o padrão de Secura dos Rins.

Boxe 43.13 Secura dos Rins
Garganta seca com vontade de tomar pequenos goles durante à noite, urina escassa, língua seca com rachaduras, sangue menstrual seco e pele ressecada.

Fogo

"Fogo" e "Calor" são dois fatores patogênicos muito comuns e a terminologia pertinente é repleta de dificuldades.

Primeiramente, o termo "Calor" geralmente é usado com no mínimo dois significados diferentes. Por um lado, "Calor" é um termo geral que inclui quaisquer manifestações clínicas evidenciadas por Calor, que pode ser Calor interno, Vento-Calor externo ou Fogo. Nesse sentido, o "Fogo" está classificado no grupo geral de "Calor".

Em sentido mais estrito, embora Calor e Fogo tenham algumas características em comum e a mesma natureza, esses dois fatores patogênicos diferem quanto ao grau de intensidade (i. e., Fogo é mais intenso que Calor) e suas manifestações clínicas (e seus tratamentos) são até certo ponto diferentes.

Existe outra diferença importante entre Calor e Fogo. Enquanto o termo Calor sempre significa Calor patológico, "Fogo" pode significar o Fogo fisiológico do corpo (Fogo Ministerial, ou Fogo do Portão da Vitalidade) ou Fogo patológico (p. ex., "Fogo de Fígado").

No *Clássico de Medicina do Imperador Amarelo*, o Fogo fisiológico do corpo é referido algumas vezes como "Fogo Menor" (*Shao Huo*), enquanto o Fogo patológico é conhecido como "Fogo Exuberante" (*Zhuang Huo*). O Capítulo 5 do *Questões Simples* enfatiza claramente a natureza patológica do Fogo Exuberante e a natureza fisiológica do Fogo Menor: "*O Fogo Exuberante [zhuang huo] consome Qi, o Fogo Menor [shao huo] fortalece o Qi. O Fogo Exuberante dispersa Qi, o Fogo Menor gera Qi.*"[10] (Figura 43.10).

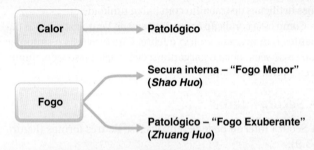

Figura 43.10 Fogo fisiológico e fogo patológico.

Fogo é um fator patogênico predominantemente interno. O único tipo de "Fogo externo" poderia ser encontrado com as doenças do Calor. O Fogo pode originar-se da transformação de outros fatores patogênicos (p. ex., Vento, Frio, Canícula, Umidade), mas quando afeta os Órgãos Internos ele é um fator patogênico interno.

Outras causas de Fogo são ingestão exagerada de alimentos quentes e álcool, estresse emocional (o Qi estagnado transforma-se em Fogo) e tabagismo (Figura 43.11).

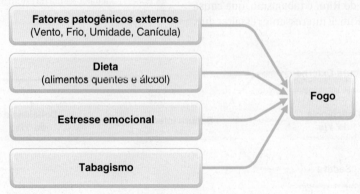

Figura 43.11 Etiologia do Fogo.

▶ Diferenças entre "Calor" e "Fogo"

Como foi mencionado antes, quando o termo "Calor" é utilizado em sentido mais estrito, ele significa uma forma mais branda de Fogo.

Evidentemente, Calor e Fogo têm a mesma natureza e algumas características em comum; ambos causam sede, sensação de calor, alguma inquietude mental, língua Vermelha e pulso Rápido. Entretanto, existem algumas diferenças importantes nas manifestações clínicas, complicações possíveis e tratamento.

Fogo é mais "sólido" que Calor, tende a movimentar-se e resseca mais que o Calor; estas características do Fogo causam urina escassa e escura e fezes ressecadas. O Fogo movimenta-se para cima (e causa úlceras na boca, por exemplo) ou causa danos aos vasos sanguíneos (seguidos de sangramento). Além disso, o Fogo tende a afetar mais a Mente que o Calor, causando ansiedade, agitação mental, insônia ou doença mental.

Por esta razão, as características do Fogo são:

- Subir à cabeça
- Secar fluidos
- Causar danos ao Sangue e ao *Yin*
- Causar sangramento
- Afetar a Mente.

A diferenciação entre o padrão de canais do *Yang* Brilhante e o padrão de órgãos do *Yang* Brilhante na identificação dos padrões de acordo com os Seis Estágios ilustra claramente a diferença entre Calor e Fogo (ver Capítulo 44). O padrão dos canais do *Yang* Brilhante caracteriza-se por Calor evidenciado na forma de febre, sede e transpiração, mas sem constipação intestinal ou dor abdominal. O padrão dos órgãos caracteriza-se por manifestações clínicas semelhantes acrescidas de constipação intestinal e dor abdominal.

Isso ocorre porque, com o padrão dos órgãos, o Calor tornou-se mais "sólido" e transformou-se em Fogo, que resseca as fezes nos intestinos e causa constipação intestinal. Além disso, o padrão dos órgãos pode caracterizar-se por alterações mentais como *delirium*, porque o Fogo afeta a Mente. Exatamente a mesma diferença existe entre o padrão de Calor do Estômago e Calor-Secura dos Intestinos no nível do *Qi*, de acordo com os Quatro Níveis (ver Capítulo 45).

Vejamos outro exemplo: Calor no Estômago pode causar sede, mas Fogo no Estômago acarreta sangramento gengival, úlceras da gengiva e hematêmese, porque o Fogo sobe mais que o Calor e agita o Sangue, causando sangramento.

A diferença entre ascensão do *Yang* do Fígado e Fogo de Fígado queimando para cima é outro exemplo interessante das diferenças entre Calor e Fogo. A ascensão do *Yang* do Fígado resulta de um desequilíbrio entre *Yin* e *Yang* dentro do Fígado: quando *Yang* do Fígado sobe excessivamente, ele causa tontura, cefaleias, garganta seca, irritabilidade e, possivelmente, rubor facial. A garganta seca, o rubor facial e a irritabilidade são sinais e sintomas de Calor, mas não de Fogo. Quando o Fígado tem Fogo excessivo, além desses sinais e sintomas, o paciente tem sede intensa, gosto amargo, urina escassa e escura, fezes ressecadas, inquietude mental marcante e, possivelmente, vômitos de sangue ou epistaxe.

Existe uma diferença importante quanto ao tratamento de Calor em contraste com Fogo. Com os padrões de Calor, o método terapêutico consiste em "eliminar Calor" (*Xie Re*) com ervas frias picantes para empurrar o Calor para fora (p. ex., Bai Hu Tang); com os padrões de Fogo, o método terapêutico consiste em "drenar Fogo" (*Xie Huo*) com ervas frias amargas (p. ex., Tiao Wei Cheng Qi Tang). Infelizmente, a forma *pinyin* dos dois caracteres *xie* citados antes é a mesma, embora os caracteres sejam diferentes (ver Glossário). Em inglês, eu ressalto essa diferença utilizando o termo "eliminar" para Calor e "drenar" para Fogo.

Em seguida, descreverei as manifestações clínicas de Fogo com mais detalhes.

▶ Manifestações clínicas gerais de Fogo

Fogo é um fator patogênico *Yang* e sobe

Em geral, o Fogo causa manifestações clínicas referidas à cabeça porque é de sua natureza subir vigorosamente. Por exemplo, o Fogo de Fígado pode causar vermelhidão, edema e dor nos olhos; o Fogo de Coração pode formar úlceras na língua; o Fogo de Estômago pode causar úlceras na boca.

Fogo resseca

Fogo é mais ressecante que Calor e, por esta razão, ele causa urina escassa e escura e fezes ressecadas.

Fogo causa danos ao Sangue e ao *Yin*

Como causa ressecamento, o Fogo pode trazer prejuízos ao Sangue e ao *Yin*, especialmente o Sangue do Fígado e ao *Yin* do Rim.

Fogo causa sangramento

O Fogo pode causar sangramento do nariz quando afeta o Fígado; sangramento com vômitos quando afeta o Estômago e/ou o Fígado; sangramento com tosse quando acomete os pulmões; sangramento nas fezes quando acomete os Intestinos; sangramento na urina quando envolve a Bexiga e/ou o Fígado; e sangramento sob a pele quando afeta o Fígado.

Fogo pode gerar Vento

No contexto das doenças do Calor (ver Capítulo 45), Fogo ao nível do *Qi* pode gerar Vento de Fígado, que poderia sugerir que a doença progrediu ao nível do Sangue sem passar pelo nível do *Qi* Nutritivo. Essa condição é mais provável nas crianças.

Fogo afeta a Mente

O Fogo afeta mais a Mente que o Calor. Ele agita a Mente e causa insônia, inquietude mental, irritabilidade profunda, tendência a ter rompantes de raiva (com Fogo de Fígado) e agitação.

Fogo causa úlceras com edema

Por fim, o Fogo pode formar úlceras com bordas vermelhas e edemaciadas.

O Boxe 43.14 resume as características principais do Fogo (em contraste com Calor).

Boxe 43.14 Características principais do Fogo (em contraste com Calor)

- Queima para cima
- É muito ressecante
- Causa prejuízos ao Sangue e ao Yin
- Pode causar sangramentos
- Pode gerar Vento
- Afeta a Mente
- Causa úlceras com bordas edemaciadas.

A seguir, há uma relação de alguns ditados que descrevem a natureza e as manifestações clínicas do Calor ou do Fogo:

"*As doenças que se manifestam por sons timpânicos são causadas por Fogo.*"[11] Isso descreve a condição de Fogo ou Calor nos Intestinos, que causa borborigmos e distensão abdominal.

"*Alterações anormais e líquidos escuros são manifestações de calor.*"[12] Esse ditado descreve a tendência do Fogo de produzir alterações rápidas para pior nos pacientes com doenças agudas. Por exemplo, quando Vento-Calor externo invade a Porção do Qi Defensivo do Pulmão, o Calor pode (em alguns casos) penetrar rapidamente no Pericárdio e causar hipertermia e coma. Essa condição é conhecida como "transmissão anormal". A segunda parte do ditado refere-se aos líquidos escuros e concentrados geralmente são produzidos pelo Fogo, inclusive urina escassa e escura.

"*Vômitos de líquidos ácidos e derramamento súbito são manifestações de Calor.*"[13] A primeira parte deste ditado descreve uma condição de Calor no Estômago causando vômito e regurgitação ácida. A segunda parte do ditado descreve um quadro de diarreia súbita com fezes fétidas, que podem ocorrer quando há Fogo nos Intestinos.

"*Comportamento maníaco é uma manifestação de Fogo.*"[14] O Fogo pode afetar facilmente a Mente e causar inquietude, agitação e, nos casos graves, comportamento maníaco (rir descontroladamente, gritar, agredir as pessoas, falar incessantemente etc.). Essa é uma característica específica do Fogo em contraste com Calor. No Capítulo 74 do *Questões Simples*, encontramos que: "*Comportamento maníaco é atribuído ao Fogo.*"[15]

▶ Órgãos afetados pelo Fogo

O Fogo pode afetar o Coração, Fígado, Estômago, Pulmões e Intestinos e suas manifestações clínicas relacionadas com cada um desses órgãos foram descritas detalhadamente nos capítulos sobre identificação dos padrões de acordo com os Órgãos Internos (ver Capítulos 32 a 42). A seguir, citaremos apenas as manifestações clínicas essenciais (Figura 43.12).

Fogo de Coração

Úlceras na língua, insônia, agitação, inquietude mental, língua com ponta vermelha.

Fogo de Fígado

Olhos vermelhos, edemaciados e doloridos; cefaleia, gosto amargo, irritabilidade, tendência a ter explosões de raiva, língua com laterais vermelhas, pulso em Corda

Fogo de Estômago

Úlceras na boca, sede, dor epigástrica; língua com saburra amarelo-escura, seca e espessa.

Fogo nos Pulmões

Tosse com sangue, expectoração de escarro amarelo e espesso.

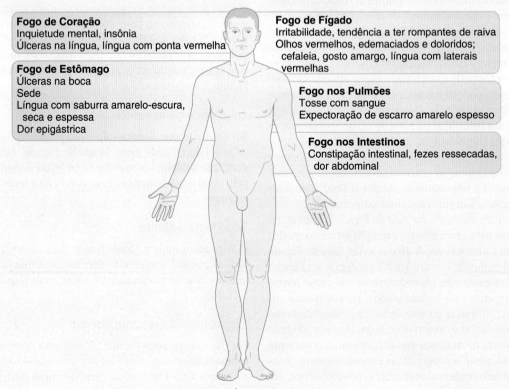

Figura 43.12 Órgãos afetados pelo Fogo.

Fogo nos Intestinos

Constipação intestinal com fezes secas, dor abdominal.

▶ Fogo-Cheio *versus* Fogo-Vazio

O Fogo pode ser do tipo de Excesso ou Deficiência. As manifestações clínicas de Fogo do tipo Excesso são rubor facial e ocular, sensação acentuada de calor, boca seca, gosto amargo, constipação intestinal, urina escassa e escura, sede, agitação mental, língua vermelha com saburra amarela seca e pulso Cheio-Rápido. Quando o Fogo entra no Sangue, ele pode produzir manchas arroxeadas escuras sob a pele (máculas) e sangramento.

O Fogo do tipo Deficiência (em geral, referido como Calor-Vazio) é causado pela deficiência de *Yin* e evidencia-se por sudorese noturna, sensação de calor no peito, nas palmas e nas plantas; bochechas vermelhas; boca seca; sensação de calor à tarde; língua Vermelha sem saburra; e pulso Flutuante-Vazio e Rápido.

O padrão de Fogo-Cheio é tratado por drenagem do Fogo com ervas frias e amargas, enquanto Fogo-Vazio é tratado por nutrição do *Yin* e uso de ervas que eliminam Calor-Vazio.

A Tabela 43.2 compara e contrasta as manifestações clínicas de Fogo-Cheio e Fogo-Vazio. O Boxe 43.15 resume os padrões de Fogo-Cheio e Fogo-Vazio.

Tabela 43.2 Diferenças entre Fogo-Cheio e Fogo-Vazio.

	Fogo-Cheio	Fogo-Vazio
Sensação de calor	Todas as horas	Ao anoitecer
Sede	Intensa, todas as horas	Ao anoitecer e durante a noite (vontade de tomar pequenos goles)
Boca seca	Sempre	À noite
Gosto amargo	Sim	Não
Mente	Agitação intensa	Distraída, inquietude suave ao anoitecer
Língua	Vermelha com saburra amarelo-escura e seca	Vermelha sem saburra
Pulso	Cheio-Profundo-Rápido	Flutuante-Vazio, Rápido

Boxe 43.15 Fogo-Cheio *versus* Fogo-Vazio

Fogo-Cheio
Face e olhos vermelhos, sensação marcante de calor, boca seca, gosto amargo, constipação intestinal, urina escassa e escura, sede, agitação mental, manchas arroxeadas escuras sob a pele (máculas); sangue na tosse, no vômito, na urina ou nas fezes; epistaxe, língua Vermelha com saburra amarela e seca, pulso Cheio-Rápido.

Fogo-Vazio
Sudorese noturna; sensação de calor no peito, nas palmas e nas plantas; bochechas vermelhas; boca seca; sensação de calor à tarde; língua Vermelha sem saburra e pulso Flutuante-Vazio e Rápido.

Nota clínica

A língua é muito importante para diferenciar entre Calor-Cheio e Calor-Vazio. Nos dois casos, a língua é Vermelha, mas no primeiro tem saburra, enquanto no último não tem.

Nota clínica

- Fogo de Coração: C-3 *Shaohai*
- Fogo de Fígado: F-2 *Xingjian*
- Fogo de Estômago: E-44 *Neiting*
- Fogo nos Pulmões: P-4 *Chize*
- Fogo nos Intestinos: IG-11 *Quchi*, E-25 *Tianshu*.

▶ Calor Tóxico

Antes de terminar a descrição do Fogo, vale mencionar a condição conhecida como Calor Tóxico (*Re Du*). Calor Tóxico é semelhante em natureza ao Fogo (mais que ao Calor).

Com as condições internas crônicas, o Calor Tóxico desenvolve-se a partir do Fogo e suas características principais podem ser resumidas por cinco palavras:

- Edema
- Eritema
- Calor
- Pus
- Dor.

O Calor Tóxico evidencia-se por edema, por exemplo, inflamação de um furúnculo volumoso, apêndice inflamado, algumas vezes inflamação da próstata, uma úlcera inflamada, linfonodos dolorosos e edemaciados, acne com pústulas muito grandes e elevadas etc.

O Calor Tóxico frequentemente se evidencia externamente por eritema e calor, inclusive um furúnculo, carbúnculo, acne com pústulas grandes etc.

Pus combinado com as manifestações clínicas mencionadas antes (edema, eritema e calor) também indica Calor Tóxico: por exemplo, um furúnculo volumoso e todos os tipos de pústulas.

Por fim, o Calor Tóxico geralmente causa dor: por exemplo, um furúnculo grande, apêndice inflamado, próstata edemaciada e dolorida no períneo, carbúnculo etc.

O Calor Tóxico também pode ser um fator patogênico agudo: nesse caso, ele está associado ao Vento-Calor. Por exemplo, quando uma criança sofre invasão de Vento-Calor e contrai tonsilite com tonsilas muito inflamadas e exsudato, isso indica Calor Tóxico.

O Boxe 43.16 resume Calor Tóxico.

Boxe 43.16 Calor Tóxico

- Edema
- Eritema
- Calor
- Pus
- Dor.

Notas

1. Zhai Ming Yi 1979 Clinical Chinese Medicine (*Zhong Yi Lin Chuang Ji Chu* 中医临床基础) Henan Publishing House, p. 132.
2. 1979 The Yellow Emperor's Classic of Internal Medicine – Simple Questions (*Huang Di Nei Jing Su Wen* 黄帝内经素问) People's Health Publishing House, Beijing, publicado originalmente c. 100 a.C., p. 538.
3. Ibid., p. 218.
4. Ibid., p. 245.
5. Ibid., p. 221.
6. Clinical Chinese Medicine, p. 133.
7. Clinical Chinese Medicine, p. 133.
8. Simple Questions, p. 180.
9. Clinical Chinese Medicine, p. 135.
10. Simple Questions, p. 33.
11. Clinical Chinese Medicine, p. 133.
12. Clinical Chinese Medicine, p. 133.
13. Clinical Chinese Medicine, p. 134.
14. Clinical Chinese Medicine, p. 134.
15. Simple Questions, p. 539.

SEÇÃO 3 — PARTE 6

Identificação dos Padrões de Acordo com os Seis Estágios

44

Estágio do *Yang* Maior, 575

Padrões dos canais, 576

   Invasão de Vento-Frio com predomínio do Vento (Ataque de Vento), 576

   Invasão de Vento-Frio com predomínio do Frio (Ataque de Frio), 577

Padrões dos órgãos, 577

   Acúmulo de Água, 577

   Acúmulo de Sangue, 578

Estágio do *Yang* Brilhante, 578

   Padrão dos canais do *Yang* Brilhante (*Yang Ming*), 578

   Padrão dos órgãos do *Yang* Brilhante (*Yang Ming*), 579

Estágio do *Yang* Menor (*Shao Yang*), 580

Estágio do *Yin* Maior (*Tai Yin*), 581

Estágio do *Yin* Menor (*Shao Yin*), 581

   Transformação do Frio, 581

   Transformação do Calor, 582

Estágio do *Yin* Terminal (*Jue Yin*), 582

Notas, 583

A identificação dos padrões de acordo com os Seis Estágios foi formulada por Zhang Zhong Jing (150-219 d.C.) em seu famoso *Discussion of Cold-induced Diseases* (*Shang Han Lun* – cerca de 220 d.C.). Embora o *Clássico de Medicina do Imperador Amarelo* aborde a patologia e o tratamento das doenças de origem externa em vários capítulos, o *Discussion of Cold-induced Diseases* foi o primeiro manual clínico a descrever sistematicamente a patologia e o tratamento das doenças causadas por invasão de fatores patogênicos externos. Contudo, o significado histórico e clínico desse livro vai muito além de uma simples descrição da patologia e do tratamento das doenças causadas por fatores patogênicos externos, porque algumas das fórmulas de fitoterapia nele indicadas são muito importantes e utilizadas frequentemente na clínica moderna.

Durante alguns séculos, o *Discussion of Cold-induced Diseases* dominou o pensamento médico chinês sobre doenças de origem externa e, consequentemente, na maioria dos casos elas eram atribuídas à invasão de Vento com Frio, embora o livro também descreva padrões de Vento-Calor. Alguns séculos depois, no final da dinastia Ming e especialmente nos primórdios da dinastia Qing, surgiu uma nova escola de pensamento que enfatizava o Vento-Calor externo na patologia e no tratamento das doenças externas e essas doenças foram referidas como *Wen Bing*, ou "Doenças do Calor" (ver Capítulos 45 e 46). Os doutores que descreveram as manifestações clínicas e o tratamento das "Doenças do Calor" são referidos coletivamente como "Escola das Doenças do Calor".

Embora o termo "Doença do Calor" (*wen bing*) já apareça no *Clássico de Medicina do Imperador Amarelo* e também no próprio *Discussion of Cold-induced Diseases*, nesses livros esta expressão tem um significado diferente do que adquiriu na Escola das Doenças do Calor. O *Questões Simples* (*Su Wen*) menciona as doenças causadas por Calor externo nos Capítulos 3, 5, 31, 32, 33, 71 e 74, enquanto o *Eixo Espiritual* (*Ling Shu*) nos Capítulos 23 e 74. Na verdade, o próprio *Questões Simples* descreve as manifestações clínicas dos Seis Estágios (i. e., *Yang* Maior, *Yang* Brilhante, *Yang* Menor; *Yin* Maior, *Yin* Menor e *Yin* Terminal), embora com sinais e sintomas diferentes dos que aparecem no *Discussion of Cold-induced Diseases*. Entretanto, como o pensamento médico sobre as doenças de origem externa era dominado pela ênfase no Frio externo como fator patogênico principal, mesmo as doenças que se caracterizavam por manifestações de Calor (as chamadas "Doenças do Calor") eram explicadas como uma transformação do Frio.

Por exemplo, no Capítulo 3 do *Questões Simples*, encontramos que: "*Quando o Frio ataca no Inverno, ele causa uma Doença do Calor na Primavera.*"[1] No Capítulo 4 desse mesmo livro, vemos que: "*Essência é a raiz do corpo: quando é armazenada [no Inverno], as Doenças do Calor não ocorrem na Primavera.*"[2]

O *Clássico das Dificuldades* (*Nan Jing*) afirma no Capítulo 58 que: "*Existem cinco tipos de danos causados pelo Frio: ataque de Vento, ataque de Frio, Calor-Umidade [shi wen], doença do Calor e doença Quente [wen bing].*"[3]

O *Discussion of Cold-induced Diseases* tornou-se um texto tão impositivo sobre tratamento das doenças de origem externa, que se desenvolveu uma convenção rígida de acordo com a qual "*O método não deve afastar-se de Shang Han [Lun]: a prescrição deve seguir Zhong Jing.*"[4]

Desse modo, o termo "Danos causados pelo Frio" (*Shang Han*) tem dois significados diferentes. Em sentido amplo elaborado durante os séculos que se seguiram à época de Zhang Zhong Jing até a dinastia Song, *Shang Han* não se referia especificamente ao Frio, mas aos fatores patogênicos externos em geral. Em sentido mais estrito desenvolvido nos séculos subsequentes aos da dinastia Song, o termo *Shang Han* passou a referir-se às invasões de Frio externo e é uma expressão que contrasta com o termo *Wen Bing*, que significa invasão de Vento-Calor externo (Figura 44.1).

A expressão *shang han* tem ainda outro significado. No estágio do *Yang* maior de invasão de Vento-Frio, há uma diferenciação adicional entre o predomínio de Frio (sem transpiração) referido como *shang han* e o predomínio de Vento (com transpiração) denominado *zhong feng* (ataque de Vento).

O conceito e a natureza do "Vento" como fator patogênico externo já foram descritos nos Capítulos 21 e 43. O *Discussion of Cold-induced Diseases* descreve dois tipos de invasão por fatores patogênicos externos no estágio inicial, isto é, um "ataque de Vento" (literalmente, "Golpe de Vento", ou *zhong feng*)[5] e um "ataque de Frio" (literalmente, "dano causado pelo Frio", ou *shang han*). Essencialmente, esses dois padrões descrevem as manifestações clínicas que ocorrem depois da invasão de Vento externo com Frio (hoje conhecido como Vento-Frio) – o primeiro com ênfase no Vento e o último com predomínio do Frio.

Os Seis Estágios descritos no *Discussion of Cold-induced Diseases* estão esquematizados na Figura 44.2.

Estágio do *Yang* Maior

O primeiro estágio – *Yang* Maior – é o estágio inicial e o único externo: no estágio do *Yang* Maior, o Vento externo ainda está no Exterior do corpo e os Órgãos Internos não foram afetados

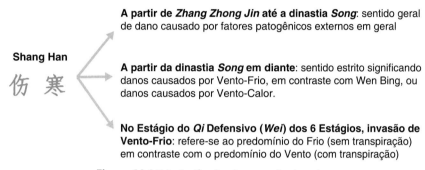

Figura 44.1 Três significados da expressão *shang han*.

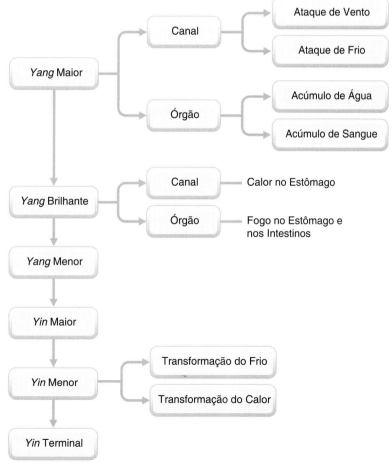

Figura 44.2 Os Seis Estágios.

(embora o estágio do *Yang* Maior também tenha dois padrões de órgãos). Todos os outros estágios caracterizam-se pela penetração do fator patogênico no Interior: no estágio do *Yang* Brilhante no *Yang* e nos três estágios do *Yin* no próprio *Yin*. O estágio do *Yin* Menor é até certo ponto diferente, porque se caracteriza pela oscilação do fator patogênico entre o Exterior e o Interior.

Nesse estágio, independentemente do padrão, existem três sintomas essenciais (Figura 44.3):

1. Aversão ao frio
2. Cefaleia e rigidez cervical
3. Pulso Flutuante.

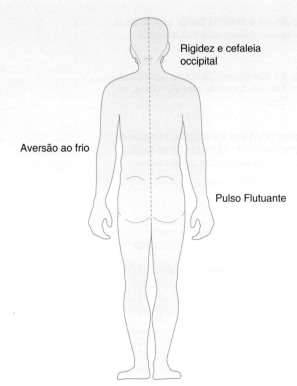

Figura 44.3 Estágio do *Yang* Maior.

Aversão ao frio

Esse sintoma é causado pela obstrução do espaço entre a pele e os músculos pelo Vento externo e já foi descrito antes.

Cefaleia e rigidez cervical

Nos casos típicos, a cefaleia é occipital. O Vento contrai e impede o movimento, daí a rigidez cervical. O Vento externo obstrui os canais do *Yang* maior e isso causa a cefaleia occipital típica (i. e., ao longo dos canais do *Yang* maior, do Intestino Delgado e da Bexiga).

Pulso Flutuante

O pulso Flutuante é percebido bem na superfície e, na verdade, "flutua" sob o dedo; esse tipo de pulso também é relativamente grande. O pulso Flutuante reflete o afluxo do *Qi* Defensivo para a superfície do corpo de forma a encontrar e combater o Vento externo.

> **Nota clínica**
>
> Os três sintomas essenciais de uma invasão de Vento externo são:
> 1. Aversão ao frio
> 2. Cefaleia occipital e rigidez do pescoço
> 3. Pulso Flutuante.

Padrões dos canais

▶ Invasão de Vento-Frio com predomínio do Vento (Ataque de Vento)

Manifestações clínicas

Aversão branda ao frio, aversão ao vento, febre baixa, transpiração suave, cefaleia, rigidez do pescoço, espirros, pulso Flutuante-Lento.

Patologia

Esse padrão caracteriza-se por dois aspectos: há predomínio do Vento em comparação com o Frio e há deficiência de *Qi* Nutritivo (*Ying Qi*) em comparação com o *Qi* Defensivo (*Wei Qi*).

A aversão ao frio indica uma sensação subjetiva de frio experimentada subitamente pelo paciente: nos casos típicos, esta sensação de frio não é aliviada quando o indivíduo cobre seu corpo. Na verdade, nos casos graves, o paciente pode deitar-se na cama debaixo de vários cobertores e, ainda assim, ter calafrios. A aversão ao frio é causada pela obstrução do espaço entre a pele e os músculos pelo Vento externo: isso impede a circulação do *Qi* Defensivo nesse espaço e, consequentemente, ele não consegue aquecer os músculos. Com um Ataque de Vento (em comparação com um Ataque de Frio), a aversão ao frio é branda; a expressão "aversão ao vento" equivale a "aversão ao frio", embora mais branda.

O termo "febre" não significa hipertermia propriamente dita, mas a sensação *objetiva* de calor à palpação da pele do paciente: a ocorrência simultânea da sensação subjetiva de frio ("aversão ao frio") e de "febre" é típica da invasão de Vento externo. A "febre" reflete a luta entre o Vento externo e o *Qi* do corpo. O que eu traduzo como "febre" equivale ao termo chinês *fa re*: isto é, "emissão de calor" (ver Glossário).

Com um Ataque de Vento, o paciente transpira suavemente porque o *Qi* Nutritivo deficiente não consegue manter o suor no espaço entre a pele e os músculos. O padrão de Ataque de Vento do estágio do *Yang* Maior caracteriza-se por um desequilíbrio relativo entre o *Qi* Defensivo e o *Qi* Nutritivo: o primeiro é "cheio" e o segundo "vazio". No idioma chinês, essa condição é resumida pela expressão "[*Qi*] Defensivo forte, [*Qi*] Nutritivo fraco" (*Wei qiang, Ying ruo*). Nesse caso, o *Qi* Defensivo é "forte" apenas em comparação com o *Qi* Nutritivo, que é fraco.

A cefaleia occipital e a rigidez cervical são causadas pela obstrução do *Qi* nos canais do *Yang* Maior do Intestino Delgado e da Vesícula Biliar: como o Vento invade naturalmente a parte superior do corpo, esse tipo de obstrução localiza-se na cabeça e no pescoço.

Os espirros são causados pelo impedimento à difusão do *Qi* do Pulmão no nariz. O pulso Flutuante reflete o afluxo do *Qi* Defensivo na direção da superfície do corpo para combater o Vento externo. O pulso é Lento porque o Vento contrai e arrefece.

Embora tanto o Ataque de Vento quanto o Ataque de Frio sejam condições de Cheio em razão da existência de um fator patogênico, o primeiro é mais Vazio em comparação com o segundo porque, no primeiro caso, o *Qi* Nutritivo está relativamente fraco.

Quanto à localização do fator patogênico, com um Ataque de Vento ele está nos músculos, enquanto com um Ataque de Frio sua localização é a pele.

Tratamento

Princípios de tratamento: limpar o Exterior, expelir Vento e Frio, restabelecer a difusão do *Qi* do Pulmão, harmonizar o *Qi* Nutritivo e o *Qi* Defensivo.

Acupuntura

B-12 *Fengmen* com aplicação de ventosa, P-7 *Lieque*, IG-4 *Hegu*, VB-20 *Fengchi*, TA-5 *Waiguan*, E-36 *Zusanli*, VG-16 *Fengfu*.

Fórmula fitoterápica

Gui Zhi Tang – *Decocção de Ramulus Cinnamomi*.

O Boxe 44.1 resume a invasão de Vento-Frio com predomínio de Vento.

Boxe 44.1 Invasão de Vento-Frio com predomínio do Vento (Ataque de Vento)

Manifestações clínicas
Aversão branda ao frio, aversão ao vento, febre baixa, transpiração suave, cefaleia, rigidez do pescoço, espirros, pulso Flutuante-Lento.

Tratamento
- *Acupuntura*: B-12 *Fengmen* com aplicação de ventosa, P-7 *Lieque*, IG-4 *Hegu*, VB-20 *Fengchi*, TA-5 *Waiguan*, E-36 *Zusanli*, VG-16 *Fengfu*
- *Fitoterapia*: Gui Zhi Tang – *Decocção de Ramulus Cinnamomi*.

▶ Invasão de Vento-Frio com predomínio do Frio (Ataque de Frio)

Manifestações clínicas

Aversão ao frio, febre branda, ausência de transpiração, cefaleia, rigidez cervical, espirros, coriza com secreção branca, dispneia, pulso Flutuante-Tenso.

Patologia

A aversão ao frio, a febre, a cefaleia, a rigidez de nuca, os espirros e o pulso Flutuante já foram explicados antes e a patologia é a mesma de um Ataque de Vento.

Uma diferença crucial entre o Ataque de Vento e o Ataque de Frio é que, com o primeiro, há transpiração suave, enquanto com último não há transpiração. A ausência de transpiração com um Ataque de Frio reflete uma condição mais Cheia que um Ataque de Vento: isto é, o *Qi* Defensivo e o *Qi* Nutritivo estão em condição de excesso, que se caracteriza por invasão de Vento externo e por "constrição" do espaço entre a pele e os músculos. O Frio contrai os poros e isso impede que ocorra transpiração.

A coriza com secreção nasal branca é atribuída ao impedimento transitório à descensão do *Qi* do Pulmão, que não consegue transformar fluidos no Aquecedor Superior, especialmente no nariz. A dispneia também é devida ao impedimento à descensão do *Qi* do Pulmão.

A qualidade do pulso Tenso reflete o Frio.

Tratamento

Princípios de tratamento: liberar o Exterior, expelir Vento e Frio, restabelecer a difusão e a descensão do *Qi* do Pulmão.

Acupuntura

B-12 *Fengmen* com aplicação de ventosa, P-7 *Lieque*, IG-4 *Hegu*, TA-5 *Waiguan*, VB-20 *Fengchi*, VG-16 *Fengfu*. Pode ser aplicada moxa.

Fórmula fitoterápica

Ma Huang Tang – *Decocção de Éfedra*.

A Tabela 44.1 contrasta as manifestações clínicas de um Ataque de Frio e de um Ataque de Vento. O Boxe 44.2 resume a invasão de Vento-Frio com predomínio do Frio.

Tabela 44.1 Comparação do Ataque de Frio e do Ataque de Vento com o padrão do *Yang* Maior.

	Ataque de Frio	Ataque de Vento
Transpiração	Nenhuma	Suave
Dores	Acentuadas	Brandas
Cefaleia	Grave	Branda
Aversão ao frio	Marcante	Suave
Pulso	Flutuante-Tenso	Flutuante-Lento
Sintomas comuns	Pulso Flutuante, cefaleia, calafrios e aversão ao frio	

Boxe 44.2 Invasão de Vento-Frio com predomínio de Frio (Ataque de Frio)

Manifestações clínicas
Aversão ao frio, febre branda, ausência de transpiração, cefaleia, rigidez cervical, espirros, coriza com secreção branca, dispneia, pulso Flutuante-Tenso.

Tratamento
- *Acupuntura*: B-12 *Fengmen* com aplicação de ventosa, P-7 *Lieque*, IG-4 *Hegu*, TA-5 *Waiguan*, VB-20 *Fengchi*. Pode ser aplicada moxabustão, VG-16 *Fengfu*
- *Fórmula fitoterápica*: Ma Huang Tang – *Decocção de Éfedra*.

Padrões dos órgãos

▶ Acúmulo de Água

Manifestações clínicas

Aversão ao frio, febre, retenção de urina, sede branda, vômitos de líquidos pouco depois de beber, pulso Flutuante-Rápido.

Patologia

Embora o *Yang* Maior represente o estágio inicial de uma invasão de Frio, que se caracteriza pela localização do fator patogênico no Exterior, ele tem dois padrões referidos aos órgãos quando os fatores patogênicos penetraram no Interior.

No caso de acúmulo de Água, o fator patogênico está no órgão da Bexiga, embora o paciente ainda tenha sintomas de Vento no Exterior: ou seja, aversão ao frio, febre e pulso Flutuante.

A função da Bexiga de transformação do *Qi* é prejudicada. A água não é transformada e isso provoca retenção de urina, sede e vômitos depois de beber. A sede é causada pela interferência com a separação dos fluidos pela Bexiga e porque os fluidos desse órgão não sobem, não em razão de uma deficiência de fluidos: por este motivo, esse tipo de sede não é aliviado com a ingestão de líquidos e o paciente vomita logo depois de beber. Independentemente de quanto líquido é ingerido, ele acumula-se no Estômago e provoca vômito depois de beber.

Tratamento

Princípios de tratamento: liberar o Exterior, melhorar a função da Bexiga de transformar *Qi* e facilitar a excreção dos fluidos.

Acupuntura

VC-9 *Shuifen*, VC-3 *Zhongji*, E-28 *Shuidao*, P-7 *Lieque*, B-22 *Sanjiaoshu*, B-39 *Weiyang*, B-64 *Jinggu*.

Fórmula fitoterápica

Wu Ling San – *Pó dos Cinco "Ling"*

O Boxe 44.3 resume o padrão de Acúmulo de Água.

Boxe 44.3 Acúmulo de Água com padrão dos órgãos do Yang Maior

Manifestações clínicas
Aversão ao frio, febre, retenção de urina, sede branda, vômitos de líquidos pouco depois de beber, pulso Flutuante-Rápido.

Tratamento
- *Acupuntura*: VC-9 *Shuifen*, VC-3 *Zhongji*, E-28 *Shuidao*, P-7 *Lieque*, B-22 *Sanjiaoshu*, B-39 *Weiyang*, B-64 *Jinggu*
- *Fórmula fitoterápica*: Wu Ling San – *Pó dos Cinco "Ling".*

▶ Acúmulo de Sangue

Manifestações clínicas

Distensão, plenitude e sensação de urgência no hipogástrio, sangue na urina, inquietude mental, língua Roxo-Avermelhada sem saburra, pulso Profundo-Fino-Rápido ou Profundo-Áspero.

Patologia

Esse padrão caracteriza-se pelo acúmulo de Calor e estase no Aquecedor Inferior e no órgão da Bexiga. A estase na Bexiga causa distensão, plenitude e sensação de urgência no hipogástrio.

Como a função da Bexiga é afetada e o fator patogênico está no nível do Sangue, o paciente tem sangue na urina.

O Sangue é a residência da Mente: como há Calor e estase no nível do Sangue, o paciente tem inquietude mental (que, no *Discussion of Cold-induced Diseases*, aparece como "comportamento maníaco", ou *fa kuang*).

Em razão da estase de Sangue, os vasos sanguíneos são obstruídos e, por este motivo, o pulso pode ser Áspero.

Tratamento

Princípios de tratamento: revigorar o Sangue, eliminar estase do Aquecedor Inferior, eliminar Calor da Bexiga.

Acupuntura

VC-3 *Zhongji*, R-14 *Siman*, E-28 *Shuidao*, B-39 *Weiyang*, B-22 *Sanjiaoshu*, BP-10 *Xuehai*, F-3 *Taichong*, BP-6 *Sanyinjiao*.

Fórmula fitoterápica

Tao He Cheng Qi Tang – *Decocção de Pérsica para Conduzir Qi.*

A Tabela 44.2 compara as manifestações clínicas de Acúmulo de Água com Acúmulo de Sangue com o padrão dos órgãos do *Yang* Maior. O Boxe 44.4 resume o padrão de Acúmulo de Sangue.

Tabela 44.2 Comparação de Acúmulo de Água com Acúmulo de Sangue com o padrão dos órgãos do *Yang* Maior.

	Acúmulo de Água	Acúmulo de Sangue
Padrão	Calor na Bexiga no nível do *Qi*	Calor na Bexiga no nível do Sangue
Sinais e sintomas	Retenção urinária, nenhuma alteração mental	Sangue na urina, transtornos mentais

---

Boxe 44.4 Acúmulo de Sangue com padrão dos órgãos do Yang Maior

Manifestações clínicas
Distensão, plenitude e sensação de urgência no hipogástrio; sangue na urina; inquietude mental; língua Roxo-Avermelhada sem saburra, pulso Profundo-Fino-Rápido, ou Profundo-Áspero.

Tratamento
- *Acupuntura*: VC-3 *Zhongji*, R-14 *Siman*, E-28 *Shuidao*, B-39 *Weiyang*, B-22 *Sanjiaoshu*, BP-10 *Xuehai*, F-3 *Taichong*, BP-6 *Sanyinjiao*
- *Fórmula fitoterápica*: Tao He Cheng Qi Tang – *Decocção de Pérsica para Conduzir Qi.*

Estágio do *Yang* Brilhante

▶ Padrão dos canais do *Yang* Brilhante (*Yang Ming*)

Manifestações clínicas

Febre alta, transpiração profusa, sede intensa, rubor facial, sensação de calor em geral, irritabilidade, *delirium*, língua Vermelha com saburra amarela, pulso Transbordante-Rápido ou Grande-Rápido (Figura 44.4).

Patologia

No estágio do *Yang* Brilhante, o fator patogênico chegou ao Interior e transformou-se em Calor. Por essa razão, na perspectiva da teoria dos Oito Princípios, esse padrão é de Cheio-Quente interno. Esse padrão pode desenvolver-se a partir dos estágios do *Yang* Maior e do *Yang* Menor.

Existem dois tipos de padrões no estágio do *Yang* Brilhante: um que se caracteriza por Calor "sem forma" (*wu xing*) e é referido como "padrão dos canais do *Yang* Brilhante"; e outro que se caracteriza por Calor "com forma" (*you xing*) e também é conhecido como "padrão dos órgãos do *Yang* Brilhante". Também poderíamos dizer que o padrão dos canais caracteriza-se por Calor, enquanto o padrão dos órgãos evidencia-se por Fogo (ver adiante).

Com o padrão de canais, há Calor e, embora esteja no Interior, ele é intenso e está projetado na direção da superfície do corpo: por esta razão, esse Calor é eliminado com ervas frias *picantes*, que o empurram para fora (o sabor picante descreve o movimento flutuante para fora). Eu uso o termo "eliminar Calor" (*xie re*) para descrever essa ação (ver Glossário).

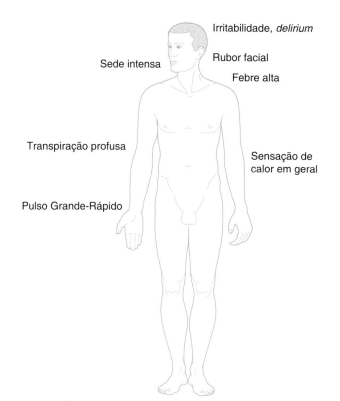

Figura 44.4 Padrão dos canais do *Yang* Brilhante.

▶ Padrão dos órgãos do *Yang* Brilhante (*Yang Ming*)

Manifestações clínicas

Febre alta que piora à tarde, transpiração profusa, transpiração nos membros, plenitude e dor abdominais, constipação intestinal, fezes ressecadas, sede, urina escura, língua Vermelha com saburra amarela, espessa e grossa, pulso Profundo-Cheio-Deslizante-Rápido (Figura 44.5).

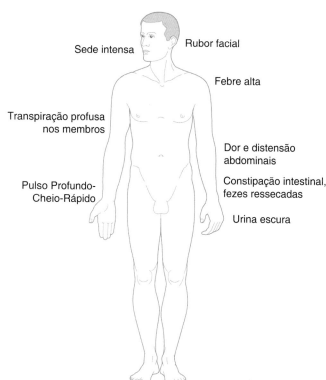

Figura 44.5 Padrão dos órgãos do *Yang* Brilhante.

Esse padrão caracteriza-se por aquilo que chamamos de os "quatro grandes": sede grande (intensa), transpiração grande (profusa), febre grande (alta) e pulso Grande. O Calor intenso causa sede e transpiração: o Calor está no Estômago e, como esse órgão é a origem dos líquidos, o paciente tem sede intensa. Ao contrário do estágio do *Yang* Maior, nesse caso "febre" não significa uma elevação real da temperatura causada por Calor interno: por esta razão, esse tipo de febre é "interno", enquanto no estágio do *Yang* Maior a febre é "externa". Além da febre, também há sensação acentuada de calor e definitivamente nenhuma aversão ao frio: na verdade, o desaparecimento da aversão ao frio e o início da aversão ao calor prenunciam a mudança do estágio do *Yang* maior para o estágio do *Yang* Brilhante.

Tratamento

Princípio de tratamento: eliminar Calor no Estômago.

Acupuntura

IG-11 *Quchi*, VG-14 *Dazhui*, PC-3 *Quze*, E-44 *Neiting*, E-43 *Xiangu*.

Fórmula fitoterápica

Bai Hu Tang – *Decocção do Tigre Branco*.

O Boxe 44.5 resume o padrão dos canais do *Yang* Brilhante.

Boxe 44.5 Padrão dos canais do *Yang* Brilhante

Manifestações clínicas
Febre alta, transpiração profusa, sede intensa, rubor facial, sensação de calor em geral, irritabilidade, *delirium*, língua Vermelha com saburra amarela, pulso Transbordante-Rápido ou Grande-Rápido.

Tratamento
- *Acupuntura*: IG-11 *Quchi*, VG-14 *Dazhui*, PC-3 *Quze*, E-44 *Neiting*, E-43 *Xiangu*
- *Fórmula fitoterápica*: Bai Hu Tang – *Decocção do Tigre Branco*.

Patologia

Esse padrão também se caracteriza por Calor interno no Estômago e nos Intestinos. Entretanto, o Calor é mais intenso e causou prejuízos aos fluidos corporais, resultando em secura. Algumas das manifestações clínicas são as mesmas do padrão dos canais do *Yang* Brilhante: isto é, febre, sensação de calor em geral, sede e transpiração.

Como o Calor (nesse caso, referido como Fogo) causou danos aos Fluidos Corporais e resultou em secura, os pacientes têm fezes ressecadas e constipação intestinal: o acúmulo de fezes ressecadas em consequência da constipação intestinal provoca dor e plenitude abdominal. Nesse caso, além do Calor ser mais intenso (e, por esta razão, referido como Fogo), ele também é mais ressecante e está em um nível energético mais profundo que o Calor do padrão dos canais do *Yang* Brilhante. Por esta razão, o Calor não pode ser expelido ao exterior por ervas frias picantes, mas deve ser conduzido para baixo e expelido pelas fezes por estimulação das evacuações com ervas frias amargas. Esse método terapêutico eu chamo de "drenar Fogo" (*xie huo*, tendo em mente que aqui o termo *xie* é diferente de *xie* de "eliminar Calor"; ver Glossário).

O pulso Profundo reflete a localização mais profunda do Fogo, em comparação com o Calor (com o qual o pulso era Transbordante ou Grande).

Tratamento

Princípios de tratamento: drenar Fogo do Estômago e dos Intestinos, mobilizar Fogo para baixo.

Acupuntura

IG-11 *Quchi*, VG-14 *Dazhui*, PC-3 *Quze*, E-33 *Neiting*, E-43 *Xiangu*, E-25 *Tianshu*, BP-15 *Daheng*, E-37 *Shangjuxu*, BP-6 *Sanyinjiao*.

Fórmula fitoterápica

Tiao Wei Cheng Qi Tang – *Decocção para Regular o Estômago e Conduzir Qi*.

A Tabela 44.3 compara as manifestações clínicas do padrão dos canais do *Yang* Brilhante com o padrão dos órgãos do *Yang* Brilhante. O Boxe 44.6 resume o padrão dos órgãos do *Yang* Brilhante.

Tabela 44.3 Diferenças entre os padrões dos canais e os padrões dos órgãos do *Yang* Brilhante dos Seis Estágios.

	Padrão dos canais	Padrão dos órgãos
Manifestações clínicas comuns	Febre, nenhum calafrio, sensação de calor em geral, sede, língua Vermelha com saburra amarela, pulso Rápido	
Diferenças	Transpiração profusa, pulso Transbordante, língua com saburra fina	Constipação-dor abdominal, pulso Profundo-Cheio, língua com saburra espessa

---

Boxe 44.6 Padrão dos órgãos do *Yang* Brilhante

Manifestações clínicas
Febre alta que piora à tarde, transpiração profusa, transpiração nos membros, plenitude e dor abdominais, constipação intestinal, fezes ressecadas, sede, urina escura, língua Vermelha com saburra amarela, espessa e grossa, pulso Profundo-Cheio-Deslizante-Rápido.

Tratamento
- *Acupuntura*: IG-11 *Quchi*, VG-14 *Dazhui*, PC-3 *Quze*, E-33 *Neiting*, E-43 *Xiangu*, E-25 *Tianshu*, BP-15 *Daheng*, E-37 *Shangjuxu*, BP-6 *Sanyinjiao*
- *Fórmula fitoterápica*: Tiao Wei Cheng Qi Tang – *Decocção para Regular o Estômago e Conduzir Qi*.

Estágio do *Yang* Menor (Shao Yang)

Manifestações clínicas

Alternância de calafrios (ou sensação de frio) e febre (ou sensação de calor), gosto amargo, garganta seca, borramento visual, plenitude e distensão no hipocôndrio, nenhuma vontade de comer ou beber, irritabilidade, náuseas e vômitos, língua com saburra branda fina unilateral, pulso em-Corda-Fino (Figura 44.6).

Patologia

Com esse padrão, o fator patogênico "oscila" entre os estágios do *Yang* maior e do *Yang* Brilhante: quando se dirige ao *Yang* Maior, o paciente tem aversão ao frio (da mesma

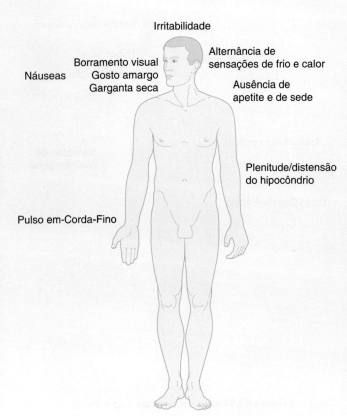

Figura 44.6 Padrão do *Yang* Menor.

forma que no estágio do *Yang* Maior); quando caminha na direção do *Yang* Brilhante, o paciente sente-se quente ou tem febre. Por esta razão, o padrão do *Yang* Menor é descrito como sendo "metade interno e metade externo": isso não significa que é metade interno e metade externo em suas características, mas que o fator patogênico oscila (ou "balança") entre o Exterior (*Yang* Maior) e o Interior (*Yang* Brilhante).

É importante salientar que a aversão ao frio e a sensação de calor se *alternam* e que não são simultâneas, como ocorre com o padrão do *Yang* Maior. Além disso, quando não há febre propriamente dita, a sensação de calor do padrão do *Yang* Menor é uma sensação *subjetiva* de calor, enquanto a "emissão de calor" do padrão do *Yang* Maior é uma sensação *objetiva* de que o corpo do paciente está quente à palpação.

Outros sinais e sintomas são típicos do canal da Vesícula Biliar: gosto amargo, garganta seca, borramento visual, plenitude e distensão nos hipocôndrios, irritabilidade, náuseas e vômitos.

Nos casos típicos, a língua tem saburra unilateral.

Tratamento

Princípio de tratamento: harmonizar o *Yang* Menor.

Acupuntura

TA-5 *Waiguan*, TA-6 *Zhigou*, VB-41 *Zulinqi*, VG-13 *Taodao*.

Fórmula fitoterápica

Xiao Chai Hu Tang – *Decocção de Bupleurum Pequena*.

O Boxe 44.7 resume o padrão do *Yang* Menor.

Boxe 44.7 *Yang* Menor

Manifestações clínicas

Alternância de calafrios (ou sensação de frio) e febre (ou sensação de calor), gosto amargo, garganta seca, borramento visual, plenitude e distensão nos hipocôndrios, nenhuma vontade de comer ou beber, irritabilidade, náuseas e vômitos, língua com saburra branda fina unilateral, pulso em Corda-Fino.

Tratamento
- *Acupuntura*: TA-5 *Waiguan*, TA-6 *Zhigou*, VB-41 *Zulinqi*, VG-13 *Taodao*
- *Fórmula fitoterápica*: Xiao Chai Hu Tang – Decocção de Bupleurum Pequena.

Estágio do *Yin* Maior (*Tai Yin*)

Manifestações clínicas

Plenitude abdominal, sensação de frio em geral, vômitos, ausência de apetite, diarreia, ausência de sede, fadiga, língua Pálida com saburra branca pegajosa, pulso Profundo-Fraco-Lento (Figura 44.7).

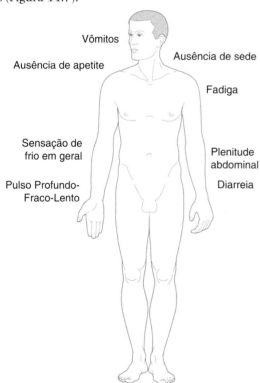

Figura 44.7 Padrão do *Yin* Maior.

Patologia

O padrão do *Yin* Maior é o primeiro dos padrões *Yin* e caracteriza-se por deficiência de *Yang* do Baço com Frio. A obstrução do abdome pelo Frio causa plenitude abdominal e vômitos, enquanto os outros sinais e sintomas são causados pela deficiência de *Yang* do Baço.

Na perspectiva da teoria dos Oito Princípios, o padrão é de Frio-Vazio interno.

Tratamento

Princípios de tratamento: tonificar o *Yang* do Baço, expelir Frio.

Acupuntura

VC-12 *Zhongwan*, B-20 *Pishu*, E-36 *Zusanli*, E-25 *Tianshu*, BP-6 *Sanyinjiao*. Pode ser aplicada moxabustão.

Fórmula fitoterápica

Li Zhong Tang – *Decocção para Regular o Centro*.
O Boxe 44.8 resume o padrão do *Yin* Maior.

Boxe 44.8 *Yin* Maior

Manifestações clínicas

Plenitude abdominal, sensação de frio em geral, vômitos, ausência de apetite, diarreia, ausência de sede, fadiga, língua Pálida com saburra branca pegajosa, pulso Profundo-Fraco-Lento.

Tratamento
- *Acupuntura*: VC-12 *Zhongwan*, B-20 *Pishu*, E-36 *Zusanli*, E-25 *Tianshu*, BP-6 *Sanyinjiao*. Pode ser aplicada moxabustão
- *Fórmula fitoterápica*: Li Zhong Tang – *Decocção para Regular o Centro*.

Estágio do *Yin* Menor (*Shao Yin*)

O estágio do *Yin* Menor tem dois padrões conhecidos como "transformação do Frio" e "transformação do Calor". Basicamente, esses padrões descrevem uma deficiência de *Yang* do Rim com Frio-Vazio e deficiência de *Yin* do Rim Calor-Vazio, respectivamente.

▶ Transformação do Frio

Manifestações clínicas

Calafrios, sensação de frio em geral, deita-se com o corpo enroscado, apatia, vontade de dormir, membros frios, diarreia, ausência de sede, micções frequentes de urina clara, língua Pálida e úmida com saburra branca, pulso Profundo-Fraco-Lento (Figura 44.8).

Patologia

A patologia desse padrão é essencialmente a da deficiência de *Yang* do Rim com Frio.

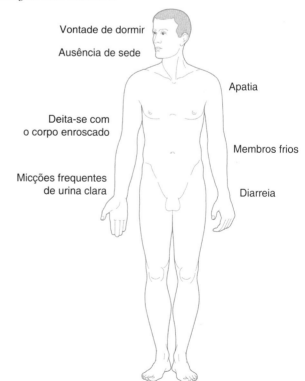

Figura 44.8 Padrão do *Yin* Menor, transformação do Frio.

Tratamento

Princípios de tratamento: tonificar o Yang do Rim, expelir Frio.

Acupuntura

B-23 *Shenshu*, VC-4 *Guanyuan*, VC-6 *Qihai*, VC-8 *Shenque*, R-7 *Fuliu*, R-3 *Taixi*. Pode ser aplicada moxabustão.

Fórmula fitoterápica

Si Ni Tang – *Decocção dos Quatro Rebeldes*.

O Boxe 44.9 resume o padrão do Yin Menor, transformação do Frio.

Boxe 44.9 Yin Menor, transformação do Frio

Manifestações clínicas
Calafrios, sensação de frio em geral, deita-se com o corpo enroscado, apatia, vontade de dormir, membros frios, diarreia, ausência de sede, micções frequentes de urina clara, língua Pálida e úmida com saburra branca, pulso Profundo-Fraco-Lento.

Tratamento
- *Acupuntura*: B-23 *Shenshu*, VC-4 *Guanyuan*, VC-6 *Qihai*, VC-8 *Shenque*, R-7 *Fuliu*, R-3 *Taixi*. Pode ser aplicada moxabustão
- *Fórmula fitoterápica*: Si Ni Tang – *Decocção dos Quatro Rebeldes*.

▶ Transformação do Calor

Manifestações clínicas

Sensação de calor em geral, irritabilidade, insônia, boca e garganta secas durante a noite, urina escura, sudorese noturna, língua Vermelha sem saburra, pulso Fino-Rápido (Figura 44.9).

Patologia

A patologia desse padrão é a mesma da deficiência de Yin do Rim com Calor-Vazio.

Tratamento

Princípios de tratamento: nutrir o Yin do Rim, eliminar Calor-Vazio.

Acupuntura

VC-4 *Guanyuan*, VC-6 *Qihai*, R-3 *Taixi*, R-6 *Zhaohai*, BP-6 *Sanyinjiao*.

Fórmula fitoterápica

Huang Lian E Jiao Tang – *Decocção de Coptis-Colla Asini*.

O Boxe 44.10 resume o padrão do Yin Menor, transformação do Calor.

Boxe 44.10 Yin Menor, transformação do Calor

Manifestações clínicas
Sensação de calor em geral, irritabilidade, insônia, boca e garganta seca durante a noite, urina escura, sudorese noturna, língua Vermelha sem saburra, pulso Fino-Rápido.

Tratamento
- *Acupuntura*: VC-4 *Guanyuan*, VC-6 *Qihai*, R-3 *Taixi*, R-6 *Zhaohai*, BP-6 *Sanyinjiao*
- *Fórmula fitoterápica*: Huang Lian E Jiao Tang – Decocção de Coptis-Colla Asini.

Estágio do Yin Terminal (*Jue Yin*)

Manifestações clínicas

Sede persistente, sensação de energia subindo ao tórax, dor e sensação de calor na região do coração, fome sem vontade de comer, membros frios, diarreia, vômitos, vômitos de lombrigas, pulso em Corda (Figura 44.10).

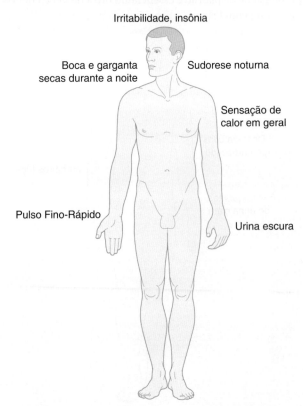

Figura 44.9 Padrão do Yin Menor, transformação do Calor.

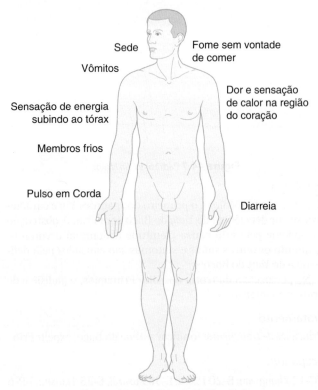

Figura 44.10 Padrão do Yin Terminal.

Patologia

Esse padrão caracteriza-se por Calor em cima (sede, sensação de energia subindo, dor e sensação de calor na região do coração, fome) e Frio embaixo (sem vontade de comer, membros frios, vômitos).

Em alguns casos, esse padrão está associado às infestações por lombrigas.

Tratamento

Princípios de tratamento: eliminar Calor em cima, expelir Frio embaixo, harmonizar o canal do Fígado.

Acupuntura

F-3 *Taichong*, IG-4 *Hegu*, BP-4 *Gongsun* e PC-6 *Neiguan*.

Fórmula fitoterápica

Wu Mei Wan – *Decocção de Prunus Mume*.

O Boxe 44.11 resume o padrão do *Yin* Terminal.

Boxe 44.11 *Yin* Terminal

Manifestações clínicas
Sede persistente, sensação de energia subindo ao tórax, dor e sensação de calor na região do coração, fome sem vontade de comer, membros frios, diarreia, vômitos, vômitos de lombrigas, pulso em Corda.

Tratamento
- *Acupuntura*: F-3 *Taichong*, IG-4 *Hegu*, BP-4 *Gongsun* e PC-6 *Neiguan*
- *Fórmula fitoterápica*: Wu Mei Wan – *Decocção de Prunus Mume*.

Resultados do aprendizado

Neste capítulo, você aprendeu:

- O contexto histórico da identificação dos padrões de acordo com os Seis Estágios (especialmente Zhang Zhong Jing e seu livro *Shang Han Lun*)
- Os três sintomas essenciais do estágio do *Yang* Maior de uma invasão de Vento externo: aversão ao frio, cefaleia e rigidez cervical, pulso Flutuante
- Como reconhecer os seguintes padrões do estágio do *Yang* Maior:

Padrões dos canais
- *Invasão de Vento-Frio com predomínio do Vento*: transpiração suave, deficiência de *Qi* Nutritivo, aversão branda ao frio
- *Invasão de Vento-Frio com predomínio do Frio*: ausência de transpiração, aversão ao frio, pulso Flutuante-Tenso

Padrões dos órgãos
- *Acúmulo de Água*: sintomas de Vento no Exterior com retenção de urina, sede branda e vômitos depois de beber; causados pelo fator patogênico na Bexiga
- *Acúmulo de Sangue*: plenitude e sensação de urgência no hipogástrio, sangue na urina e inquietude mental causada pelo acúmulo de Calor e estase no Aquecedor Inferior e na Bexiga
- Como reconhecer os seguintes padrões do estágio do *Yang* Brilhante:
  - *Padrão dos canais do Yang Brilhante*: caracterizado por "quatro grandes": sede, transpiração, febre e pulso Grandes
  - *Padrão dos órgãos do Yang Brilhante*: febre, transpiração, sede, plenitude abdominal e constipação intestinal causadas por Calor mais intenso em um nível energético mais profundo que o do padrão dos canais (no Estômago e nos Intestinos)
- Como reconhecer os padrões restantes com base nos Seis Estágios:
  - *Yang Menor*: alternância de calafrios e febre causada pelo fator patogênico oscilando entre os estágios do *Yang* Maior e do *Yang* Brilhante, com sintomas referidos à Vesícula Biliar
  - *Yin Maior*: caracterizado por deficiência de *Yang* do Baço com Frio (plenitude abdominal, vômitos e sensação de frio em geral)
  - *Yin Menor, transformação do Frio*: patologia da deficiência de *Yang* do Rim com Frio (calafrios, micções frequentes de urina clara, língua Pálida e úmida com saburra branca)
  - *Yin Menor, transformação do Calor*: patologia da deficiência de *Yin* do Rim com Calor-Vazio (sensação de Calor, boca e garganta secas à noite, sudorese noturna, língua Vermelha sem saburra)
  - *Yin Terminal*: caracterizado por Calor em cima (sede, sensação de energia subindo ao tórax, dor e sensação de calor na região do coração, fome) e Frio embaixo (membros frios, vômitos).

Questões de autoavaliação

1. Qual texto forneceu a primeira descrição sistemática da patologia e do tratamento das doenças causadas por invasão de fatores patogênicos externos? Quem foi o autor e em que século ele foi escrito?
2. Quais são os três sintomas essenciais da invasão no estágio do *Yang* Maior?
3. Por que há cefaleia occipital com a invasão de Vento no estágio do *Yang* Maior?
4. Explique por que a invasão de Vento-Frio com predomínio do Vento caracteriza-se por transpiração suave.
5. Qual tipo de pulso você esperaria palpar em um paciente com invasão de Vento-Frio com predomínio do Frio?
6. Explique a patologia da retenção de urina, da sede e dos vômitos depois de beber, que estão associados ao padrão dos órgãos de acúmulo de Água.
7. Por que poderia aparecer sangue na urina com o padrão dos órgãos de acúmulo de Sangue?
8. Quais são os "quatro grandes" que caracterizam o padrão dos canais no estágio do *Yang* Brilhante?
9. Quais são as diferenças do pulso entre os padrões dos órgãos e dos canais do *Yang* Brilhante?
10. Qual é o sintoma principal do estágio do *Yang* Menor?
11. Qual padrão dos órgãos mais se assemelha ao padrão do *Yin* Maior?
12. Que tipo de língua e pulso você esperaria encontrar com o padrão do *Yin* Menor?
13. Cite um sintoma de Calor em cima e um sintoma de Frio embaixo associados ao padrão do *Yin* Terminal.

Ver respostas no Apêndice 6.

Notas

1. 1979 The Yellow Emperor's Classic of Internal Medicine – Simple Questions (*Huang Di Nei Jing Su Wen* 黄帝内经素问), People's Health Publishing House, Beijing, publicado originalmente c.100 a.C, p. 21.
2. Ibid., p. 24.
3. Nanjing College of Traditional Chinese Medicine 1979 A Revised Explanation of the Classic of Difficulties (*Nan Jing Jiao Shi* 难经校释), People's Health Publishing House, Beijing, publicado originalmente c. d.C 100, p. 128.
4. Nanjing College of Traditional Chinese Medicine 1978 A Study of Warm Diseases (*Wen Bing Xue* 温病学), Shanghai Scientific Publishing House, Shanghai, p. 12.
5. Não confunda com a doença do mesmo nome: *Zhong Feng*, ou Vento-Apoplexia.

SEÇÃO 3 PARTE 6

Identificação dos Padrões de Acordo com os Quatro Níveis

45

Natureza das Doenças do Calor, 584

Relação entre Vento-Calor e Doenças do Calor, 585

Os Quatro Níveis, 585

Doenças do Calor e erupções cutâneas, 586

Nível do *Qi* Defensivo (*Wei*), 588

Vento-Calor, 588

Canícula, 589

Umidade-Calor, 589

Calor-Secura, 589

Nível do *Qi*, 590

Calor nos Pulmões (Calor no tórax e no diafragma), 590

Calor no Estômago, 590

Calor-Secura nos Intestinos, 591

Calor na Vesícula Biliar, 591

Umidade-Calor no Estômago e no Baço, 591

Nível do *Qi* Nutritivo (*Ying*), 592

Calor no nível do *Qi* Nutritivo, 592

Calor no Pericárdio, 592

Nível do Sangue, 592

Calor agitando o Sangue, 592

Fogo provocando Vento, 593

Vento-Vazio agitando o Interior, 593

Colapso de *Yin*, 593

Colapso de *Yang*, 594

Calor latente, 594

Relações entre os Quatro Níveis, os Seis Estágios e os Três Aquecedores, 596

A identificação dos padrões de acordo com os Quatro Níveis foi elaborada por Ye Tian Shi em seu livro *A Discussion on Warm Diseases* (*Wen Bing Lun*, 1746). Na prática clínica, a identificação dos padrões de acordo com os Quatro Níveis é o recurso mais útil para interpretar a patologia e escolher o tratamento das doenças causadas pela invasão de Vento-Calor.

Como foi mencionado no Capítulo 44, a identificação dos padrões de acordo com os Seis Estágios – elaborada por Zhang Zhong Jing em seu livro *Discussion of Cold-Induced Diseases* (*Shang Han Lun*, ano 220 d.C.) – dominou o entendimento da patologia e do tratamento das doenças de origem externa durante 14 séculos. Embora alguns pacientes sofressem claramente invasões de Vento-Calor durante todos esses séculos e algumas vozes dissonantes tivessem sido ouvidas durante as dinastias Song e Ming, uma teoria abrangente das doenças causadas por Vento-Calor externo não foi elaborada antes do final da dinastia Ming e início da dinastia Qing (século XVII).

Em termos mais específicos, esses doutores elaboraram a teoria das "Doenças do Calor" (*Wen Bing*) como uma categoria patológica nova e diferente das doenças causadas por Vento externo, que eram classificadas no grupo geral das doenças *Shang Han* (i. e., doenças causadas pela invasão de Vento e Frio). Como mencionamos no capítulo anterior, até mesmo as doenças do Calor eram explicadas como uma transformação do fator patogênico Frio. Os doutores que contribuíram para essa teoria eram conhecidos coletivamente como pertencentes

à "Escola das Doenças do Calor" e, dentre estes, os mais influentes foram Wu You Ke (1582-1652), autor do livro *Discussion on Warm Epidemics* (*Wen Yi Lun*); Ye Tian Shi (1677-1746), autor de *Discussion on Warm Diseases* (*Wen Bing Lun*); e Wu Ju Tong (1758-1836), autor do livro *Systematic Differentiation of Warm Diseases* (*Wen Bing Tiao Bian*). Ye Tian Shi elaborou o método de reconhecimento dos padrões de acordo com os Quatro Níveis, enquanto Wu Ju Tong formulou o método de identificação dos padrões de acordo com os Três Aquecedores. Aliás, esse último autor elaborou a fórmula amplamente utilizada para o estágio inicial de invasão de Vento-Calor, que é conhecida como Yin Qiao San, ou *Pó de Forsythia-Lonicera*.

▶ Natureza das Doenças do Calor

A teoria das Doenças do Calor representou um afastamento revolucionário importante em medicina chinesa. Por definição, todas as Doenças do Calor são causadas por Vento-Calor externo, mas têm características especiais que podem ser resumidas da seguinte forma:

- Todas se evidenciam por febre
- O fator patogênico entra pelo nariz e pela boca
- Todas são infecciosas
- A progressão das doenças é rápida
- O fator patogênico das Doenças do Calor tem forte tendência a causar danos ao *Yin*.

A segunda e a terceira características são especialmente importantes e recentes na história da medicina chinesa. Até o surgimento da Escola das Doenças do Calor, acreditava-se que os fatores patogênicos entrassem no corpo através da pele, daí a recomendação da transpiração como método terapêutico nos estágios iniciais; a Escola das Doenças do Calor defende que os fatores patogênicos entrem pelo nariz e pela boca. Essa é uma concepção muito perspicaz, que está de acordo com a visão da medicina ocidental, porque os vírus e as bactérias que causam as Doenças do Calor entram através das mucosas do nariz e da boca.

Um aspecto ainda mais importante foi a descoberta da natureza infecciosa dessas doenças. Esse conceito – formulado antes da introdução da medicina ocidental na China – foi revolucionário porque, no passado, acreditava-se que os fatores que determinavam a suscetibilidade de um indivíduo às invasões dos fatores patogênicos externos devessem ser buscados no desequilíbrio relativo entre o fator patogênico externo e o *Qi* do corpo. Embora esse desequilíbrio também desempenhe um papel importante no desenvolvimento das Doenças do Calor, a Escola das Doenças do Calor reconhecia que alguns fatores patogênicos que causavam essas doenças poderiam ser muito fortes – na verdade, "virulentos", conforme uma expressão usada em medicina ocidental – e muitas pessoas sucumbiriam a eles, mesmo que o *Qi* do corpo pudesse estar relativamente forte. Além disso, os doutores da Escola das Doenças do Calor reconheciam a natureza ocasionalmente epidêmica de algumas dessas doenças e afirmavam claramente que, em alguns casos, vilarejos inteiros ou até mesmo cidades por inteiro poderiam ser dizimados por uma epidemia de alguma doença infecciosa.

▶ Relação entre Vento-Calor e Doenças do Calor

Por definição, todas as Doenças do Calor são causadas por invasão de Vento-Calor, mas nem toda invasão de Vento-Calor é uma Doença do Calor. Por natureza, as Doenças do Calor são mais virulentas e infecciosas, caracterizam-se por Calor mais intenso, desenvolvem-se rapidamente e têm forte tendência a causar danos ao *Yin*.

Alguns exemplos de "Doenças do Calor" são gripe, sarampo, rubéola, varicela (catapora), mononucleose (doença do beijo), caxumba (parotidite epidêmica), síndrome de angústia respiratória do adulto (SARA), meningite, encefalite, coqueluche (*pertussis*) e escarlatina.

> **Atenção**
>
> Por definição, todas as Doenças do Calor são causadas por invasão de Vento-Calor, mas nem toda invasão de Vento-Calor é uma Doença do Calor.

> **Nota clínica**
>
> Alguns exemplos de "Doenças do Calor" são gripe, sarampo, rubéola, varicela (catapora), mononucleose (doença do beijo), caxumba (parotidite epidêmica), síndrome de angústia respiratória do adulto (SARA), meningite, encefalite, coqueluche (*pertussis*) e escarlatina.

▶ Os Quatro Níveis

A interpretação das manifestações clínicas das Doenças do Calor de acordo com os Quatro Níveis foi elaborada por Ye Tian Shi. Esse método é uma teoria brilhante, que fornece o recurso mais útil na prática clínica para diagnosticar, interpretar e tratar as doenças causadas por Vento-Calor externo e suas consequências, independentemente se são Doenças do Calor ou não.

Na prática clínica, a teoria dos Quatro Níveis é mais relevante que a teoria dos Seis Estágios. Por exemplo, uma das consequências mais comuns da invasão de Vento-Calor é a transformação do Vento-Calor externo em Fleuma nos Pulmões resultando em uma infecção torácica: essa condição é contemplada pela teoria dos Quatro Níveis (correspondendo a Calor nos Pulmões no nível do *Qi*), enquanto não é prevista com base nos Seis Estágios.

O nível do *Qi* contempla o padrão de Umidade-Calor no Estômago e no Baço como consequência de uma invasão de Vento-Calor: esta condição é muito comum na prática clínica e, apesar disto, não está prevista com base na teoria dos Seis Estágios.

O nível do Sangue inclui os padrões que se caracterizam por convulsões atribuídas à formação de Vento interno: estas convulsões são complicações típicas das doenças infantis, inclusive meningite, mas não estão contempladas com base na teoria dos Seis Estágios.

Os Quatro Níveis são: *Qi* Defensivo, *Qi*, *Qi* Nutritivo e Sangue (*Wei*, *Qi*, *Ying*, *Xue*): o primeiro nível é o único externo e caracteriza-se pela existência de Vento-Calor na superfície energética do corpo. Os outros três níveis são internos e todos se caracterizam por Calor interno; contudo, o brilhantismo dessa teoria está em seu reconhecimento de três diferentes profundidades de penetração do fator patogênico interno, neste caso, Calor. Cada nível tem sua patologia e seu tratamento específicos (Figura 45.1).

Antes de descrever as manifestações clínicas de cada padrão, farei uma descrição geral dos Quatro Níveis.

> **Atenção**
>
> Os três níveis do *Qi*, do *Qi* Nutritivo e do Sangue (*Qi*, *Ying* e *Xue*) são internos e todos se caracterizam por Calor interno, embora com diferenças de profundidade energética.

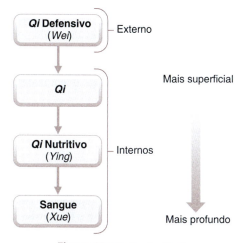

Figura 45.1 Os Quatro Níveis.

Nível do *Qi* Defensivo (*Wei*)

O nível do *Qi* Defensivo é o estágio inicial das invasões de Vento-Calor: este é o único nível externo (*i. e.*, caracteriza-se pela presença de Vento externo no Exterior do corpo). O nível do *Qi* Defensivo inclui quatro padrões diferentes, de acordo com a natureza do fator patogênico: ou seja, Vento-Calor, Canícula, Umidade-Calor e Calor-Secura. Dentre esses quatro padrões, Vento-Calor certamente é o mais comum.

Nível do *Qi* (*Qi*)

O nível do *Qi* é interno, isto é, o fator patogênico penetrou no Interior e também se transformou em Calor. Entretanto, o nível do *Qi* é o mais superficial dos três níveis internos. Existe um ditado sobre o nível do *Qi*, que diz: "*Ninguém morre no nível do Qi*"; isto significa que, no contexto das doenças febris agudas, ao contrário dos níveis do *Qi* Nutritivo e do Sangue, o nível do *Qi* nunca é potencialmente fatal.

O nível do *Qi* caracteriza-se por Calor Interno Cheio com sinais e sintomas como febre, sede, sensação de calor em geral, inquietude mental, língua Vermelha com saburra amarela espessa e pulso Rápido-Cheio. Essas manifestações clínicas são apenas sintomas gerais, porque as demais queixas dependem do padrão envolvido, que podem ser cinco: Calor nos Pulmões (Calor no tórax e no diafragma), Calor no Estômago, Calor-Secura nos Intestinos, Calor na Vesícula Biliar e Umidade-Calor no Estômago e no Baço.

No nível do *Qi*, na verdade existem dois tipos de Calor – um que denominamos "Calor" e outro que é referido como "Fogo". O padrão de Calor-Secura nos Intestinos caracteriza-se por Fogo, enquanto os outros quatro caracterizam-se por Calor. Fogo tem a mesma natureza do Calor, mas em comparação com este último tem as seguintes características diferenciadoras:

- É mais intenso (sede intensa, febre alta, sensação intensa de calor em geral)
- Afeta mais a Mente (inquietude mental, *delirium*)
- É mais ressecante (sede intensa, fezes ressecadas, constipação intestinal, língua com saburra muito seca)
- Está em um plano energético mais profundo que o Calor (pulso Profundo, em comparação com o pulso Transbordante do Calor)
- Pode causar sangramento
- Com as doenças febris agudas das crianças, pode formar Vento interno rapidamente.

O padrão de Calor no Estômago é evidenciado por Calor no Estômago (e equivale ao padrão dos canais do *Yang* Brilhante, de acordo com os Seis Estágios), enquanto o padrão de Calor-Secura nos Intestinos representa Fogo (e equivale ao padrão dos órgãos do *Yang* Brilhante).

A Tabela 45.1 compara os níveis do *Qi* Defensivo e do *Qi*, enquanto a Tabela 45.2 compara Calor e Fogo no nível do *Qi*.

Nível do *Qi* Nutritivo (*Ying*)

No nível do *Qi* Nutritivo, o Calor penetrou até um plano energético mais profundo e começou a prejudicar o *Yin*. Nesse nível, o Calor está obstruindo a Mente e o Pericárdio, causando *delirium* e até mesmo coma. Febre noturna é um sinal característico do nível do *Qi* Nutritivo.

Tabela 45.1 Comparação dos níveis do *Qi* Defensivo e do *Qi* no método de identificação dos padrões de acordo com os Quatro Níveis.

Nível	Oito Princípios	Órgãos	*Qi* Vertical	Localização
Qi Defensivo	Calor-Cheio externo	Nenhum	Forte	Exterior (o *Qi* vertical reage no Exterior; aversão ao frio)
Qi	Calor-Cheio interno	Afetados	Forte	Interior (o *Qi* Vertical reage no Interior; nenhuma aversão ao frio)

Tabela 45.2 Comparação entre Calor e Fogo no nível do *Qi*.

	Calor no Estômago (Calor)	Calor-Secura nos Intestinos (Fogo)
Manifestações comuns	Febre, sensação de calor em geral, sede, língua Vermelha com saburra amarela espessa, pulso Rápido	
Diferenças	Transpiração profusa, pulso Transbordante, língua com saburra não muito seca	Constipação intestinal, plenitude/dor abdominal, inquietude mental, boca seca, pulso Profundo-Cheio, língua com saburra seca e espessa

O aspecto da língua no nível do *Qi* Nutritivo é um sinal importante, que diferencia entre este nível e o precedente (nível do *Qi*): no nível do *Qi* Nutritivo, a língua é Vermelho-Escura *sem* saburra (enquanto no nível do *Qi* é Vermelha com saburra espessa).

Existem dois padrões no nível do *Qi* Nutritivo: Calor no nível do *Qi* Nutritivo e Calor no Pericárdio.

Nível do Sangue (*Xue*)

O nível do Sangue é o plano energético mais profundo e o Calor está afetando o Sangue. Existem vários padrões diferentes com diversas manifestações clínicas, mas os sinais e sintomas principais do nível do Sangue são os seguintes:

- Há deficiência de *Yin*
- O Calor afeta o Sangue e causa sangramento
- O Calor no Sangue causa sangramento sob a pele com aparecimento de máculas
- Há formação de Vento interno, que causa convulsões e tremores
- Pode haver colapso do *Yin* ou do *Yang*.

Máculas são um indício muito claro de que o Calor chegou no nível do Sangue. Nesse nível, existem cinco padrões: Calor mobilizando o Sangue, Calor provocando o Vento, Vento-Vazio agitando no Interior, Colapso de *Yin* e Colapso de *Yang*.

A Tabela 45.3 compara as manifestações clínicas dos Quatro Níveis, enquanto a Tabela 45.4 diferencia os Quatro Níveis com base no aspecto da língua.

▶ Doenças do Calor e erupções cutâneas

Algumas Doenças do Calor frequentemente se evidenciam por erupção cutânea; alguns exemplos de doenças exantemáticas (*i. e.*, que causam erupções ou exantemas) são sarampo, rubéola e varicela. É importante diferenciar entre *vesículas*, *pápulas* e *máculas* (Tabela 45.5).

Tabela 45.3 Comparação dos Quatro Níveis.

Sinais e sintomas	Qi Defensivo	Qi	Qi Nutritivo/Sangue
Febre	Febre branda, aversão ao frio	Febre alta, sensação de calor em geral	Febre noturna
Sede	Branda	Intensa, vontade de tomar líquidos frios	Boca seca, vontade de tomar pequenos goles
Estado mental	Inalterado	Pode ter *delirium*, a mente geralmente está lúcida	*Delirium*, desmaio, confusão mental
Transpiração	Espontânea	Profusa	Sudorese noturna
Língua	Laterais/parte anterior Vermelha, saburra branca fina	Corpo Vermelho, saburra amarela espessa	Corpo Vermelho, sem saburra
Pulso	Flutuante-Rápido	Grande-Rápido, Profundo-Cheio-Rápido ou Deslizante-Rápido	Fino-Rápido
Resumo	Padrão externo	Padrão interno, Qi Vertical forte	Padrão interno, Qi Vertical fraco

Tabela 45.4 Comparação do aspecto da língua nos Quatro Níveis.

Língua	Qi Defensivo				Qi	Qi Nutritivo	Sangue
	Vento-Calor	Canícula	Calor-Secura	Umidade-Calor			
Corpo	Laterais ou parte anterior Avermelhadas	Vermelho	Seco	Vermelho	Vermelho	Vermelho-Escuro	Vermelho-Escuro
Saburra	Fina e branca ou amarelada	Fina e branca	Fina e branca, seca	Branca e pegajosa	Espessa, seca, amarela ou marrom (pegajosa na Umidade-Calor do Estômago e do Baço)	Ausente	Ausente
Observação					Saburra mais importante	Corpo mais importante	Corpo mais importante

Tabela 45.5 Comparação de pápulas, vesículas e máculas.

Tipo	Formato	Localização	Consequências
Pápulas (*Zhen*)	Semelhante a grãos minúsculos brotando da pele; vermelhas; podem ser percebidas ao toque	Tórax, abdome, dorso, principalmente face. Raramente nos membros	Deixam marcas
Vesículas (*Bao*)	Redondas, brancas, evidenciadas como pequenas bolhas de água; formato semelhante a grãos de arroz ou pérolas; podem ser percebidas ao toque	Tórax, abdome, axilas, pescoço; raramente nos membros; nunca na face	Deixam marcas
Máculas (*Ban*)	Manchas circulares grandes no nível da pele, sem formar elevações na pele; não podem ser percebidas ao toque	Tórax, abdome, dorso, especialmente face; raramente nos membros	Não deixam marcas

Vesículas são manchas semelhantes a bolhas cheias de fluido claro e sempre indicam Umidade (Figura 45.2). *Pápulas* são manchas sólidas vermelhas: geralmente indicam Calor no nível do Qi, especialmente nos Pulmões e no Estômago (Figura 45.3). *Máculas* são manchas sob a pele que, ao contrário das vesículas e das pápulas, não podem ser percebidas à palpação: sempre indicam Calor no nível do Qi Nutritivo ou do Sangue (Figura 45.4).

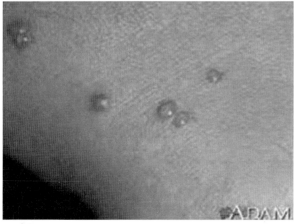

Figura 45.2 Vesículas. (Esta figura encontra-se reproduzida em cores no Encarte.)

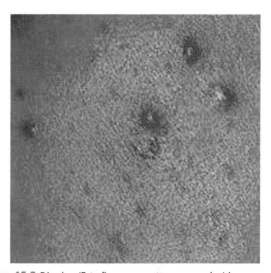

Figura 45.3 Pápulas. (Esta figura encontra-se reproduzida em cores no Encarte.)

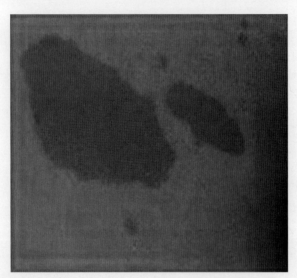

Figura 45.4 Máculas. (Esta figura encontra-se reproduzida em cores no Encarte.)

Nível do *Qi* Defensivo (*Wei*)

▶ Vento-Calor

Manifestações clínicas

Febre, aversão ao frio, cefaleia, dor de garganta, transpiração espontânea, coriza com secreção amarela, tonsilas edemaciadas, dores no corpo, sede suave, língua Vermelha na parte anterior ou nas laterais com saburra branca fina, pulso Flutuante-Rápido.

Patologia

A patologia da aversão ao frio e da "febre" é a mesma do estágio do *Yang* Maior, que foi descrito no Capítulo 44. É importante notar que, ao contrário do que se poderia pensar, *há* aversão ao frio com as invasões de Vento-Calor porque o Vento (seja com Frio ou Calor) obstrui o *Qi* Defensivo no espaço entre a pele e os músculos, de forma que ele não consegue aquecer o corpo.

Nos casos de invasões comuns de Vento-Calor, a "febre" pode não ser realmente elevação da temperatura, mas uma sensação objetiva de calor à palpação do corpo do paciente; contudo, no caso das Doenças do Calor, a febre pode ser real (com elevação da temperatura).

A cefaleia é causada pela obstrução dos canais da cabeça pelo Vento externo, da mesma forma como acontece no estágio do *Yang* Maior. As dores no corpo, que podem ser muito intensas, são atribuídas à obstrução dos músculos pelo Vento externo. A saburra da língua é branca porque o fator patogênico está no Exterior.

A dor de garganta é causada pela invasão de Vento no canal dos Pulmões no nível da garganta: garganta vermelha e dolorida é um sinal típico da invasão de Vento-Calor, em comparação com Vento-Frio.

Tratamento

Princípios de tratamento: liberar o Exterior, expelir Vento-Calor, restabelecer a difusão e a descensão do *Qi* do Pulmão.

Acupuntura

IG-4 *Hegu*, IG-11 *Quchi*, TA-5 *Waiguan*, VG-14 *Dazhui*, B-12 *Fengmen* (com aplicação de ventosa), P-11 *Shaoshang*.

Fórmula fitoterápica

Yin Qiao San – *Decocção de Lonicera-Forsythia*.
Sang Ju Yin – *Decocção de Morus-Chrysanthemum*.

A Tabela 45.6 explica as diferenças entre as manifestações clínicas da invasão de Vento-Frio (Seis Estágios) e Vento-Calor (Quatro Níveis). O Boxe 45.1 resume o padrão de Vento-Calor.

Boxe 45.1 Vento-Calor

Manifestações clínicas

Febre, aversão ao frio, cefaleia, dor de garganta, transpiração espontânea, coriza com secreção amarela, tonsilas edemaciadas, dores no corpo, sede suave, língua Vermelha na parte anterior ou nas laterais com saburra branca fina, pulso Flutuante-Rápido.

Tratamento

- *Acupuntura*: IG-4 *Hegu*, IG-11 *Quchi*, TA-5 *Waiguan*, VG-14 *Dazhui*, B-12 *Fengmen* (com aplicação de ventosa), P-11 *Shaoshang*
- *Fórmula fitoterápica*:
    - Yin Qiao San – Decocção de *Lonicera-Forsythia*
    - Sang Ju Yin – Decocção de *Morus-Chrysanthemum*

Nota clínica

A fórmula *Yin Qiao San* (amplamente disponível como remédio patenteado) é o mesmo tratamento para o estágio inicial das invasões de Vento-Calor.

Tabela 45.6 Comparação das invasões de Vento-Frio (Seis Estágios) e de Vento-Calor (Quatro Níveis).

	Vento-Frio (Seis Estágios)	**Vento-Calor (Quatro Níveis)**
Patologia	Vento-Frio no Exterior causando obstrução do *Qi* Defensivo	Vento-Calor prejudicando o *Qi* Defensivo e impedindo a descensão do *Qi* do Pulmão
Via de penetração	Pele	Nariz e boca
Febre	Suave ou inexistente	Mais alta
Calafrios	Intensos	Brandos
Dores	Graves	Brandas
Cefaleia	Occipital	Profunda, grave
Transpiração	Sem transpiração quando há predomínio de Frio; transpiração apenas na parte superior do corpo quando há predomínio de Vento	Transpiração espontânea
Sede	Não	Suave
Urina	Clara	Ligeiramente escura
Língua	Corpo com cor normal, saburra branca fina	Laterais e/ou parte anterior Vermelhas, saburra branca fina
Pulso	Flutuante-Tenso	Flutuante-Rápido
Tratamento	Ervas quentes picantes para provocar transpiração	Ervas frias picantes para liberar o Exterior

▶ Canícula

Manifestações clínicas

Febre, aversão ao frio, ausência de transpiração, cefaleia, sensação de peso, sensação desconfortável no epigástrio, irritabilidade, sede, língua Vermelha na parte anterior ou nas laterais com saburra branca pegajosa, pulso Encharcado e Rápido.

Patologia

Canícula é um fator patogênico sazonal: isto é, ocorre apenas no Verão (enquanto o Vento-Calor pode ocorrer em qualquer época do ano). A Canícula invade a porção do *Qi* Defensivo do corpo (*i. e.*, o Exterior) e isso explica por que o paciente tem aversão ao frio. Contudo, esse fator patogênico tem forte tendência a avançar até o nível do *Qi*, quase sempre desde o início; isso explica por que há sinais e sintomas de Calor interno, inclusive irritabilidade, sede, língua Vermelha e pulso Rápido.

A Canícula frequentemente se combina com Umidade e por isso os pacientes têm sensação de peso e sensação desconfortável no epigástrio, língua com saburra pegajosa e pulso Encharcado. A saburra da língua é branca porque o fator patogênico está no Exterior.

Em resumo, a Canícula inclui manifestações clínicas de Vento externo, Umidade e Calor interno.

Tratamento

Princípios de tratamento: liberar o Exterior, expelir Canícula, eliminar o Calor e promover os fluidos.

Acupuntura

IG-4 *Hegu*, IG-11 *Quchi*, TA-5 *Waiguan*, VG-14 *Dazhui*, VG-26 *Renzhong*, B-40 *Weizhong*, PC-9 *Zhongchong*.

Fórmula fitoterápica

Qing Luo Yin – *Decocção para Limpar os Canais de Conexão*.
O Boxe 45.2 resume Canícula.

Boxe 45.2 Canícula

Manifestações clínicas
Febre, aversão ao frio, ausência de transpiração, cefaleia, sensação de peso, sensação desconfortável no epigástrio, irritabilidade, sede, língua Vermelha na parte anterior ou nas laterais com saburra branca pegajosa, pulso Encharcado e Rápido.

Tratamento
- *Acupuntura*: IG-4 *Hegu*, IG-11 *Quchi*, TA-5 *Waiguan*, VG-14 *Dazhui*, VG-26 *Renzhong*, B-40 *Weizhong*, PC-9 *Zhongchong*
- *Fórmula fitoterápica*: Qing Luo Yin – *Decocção para Limpar os Canais de Conexão.*

▶ Umidade-Calor

Manifestações clínicas

Febre que piora à tarde, corpo quente ao toque, aversão ao frio, linfonodos aumentados, cefaleia, sensação de peso, sensação de opressão no epigástrio, gosto pegajoso, sede sem vontade de beber, língua com saburra branca pegajosa, pulso Encharcado.

Patologia

Esse padrão é de Umidade-Calor no nível do *Qi* Defensivo, quando a Umidade está no Exterior: por esta razão, o paciente tem aversão ao frio. Entretanto, a Umidade-Calor tem mais tendência a afetar o nível do *Qi* que o Vento-Calor. A Umidade obstrui o Aquecedor Médio e isso causa sensação de opressão no epigástrio; como obstrui os músculos, a Umidade também causa a sensação típica de peso. Gosto pegajoso sem vontade de beber é um sinal típico de Umidade-Calor: o Calor causa sede, mas, como a Umidade obstrui o Aquecedor Médio, o paciente não sente vontade de beber. Os linfonodos inflamados refletem Umidade e são um sinal característico importante desse padrão.

A cefaleia geralmente é frontal e é causada pela Umidade no canal do Estômago na face. A saburra da língua é branca porque o fator patogênico está no Exterior.

Tratamento

Princípios de tratamento: liberar o Exterior, dissolver a Umidade e eliminar o Calor.

Acupuntura

IG-4 *Hegu*, IG-11 *Quchi*, BP-8 *Yinlingquan*, BP-6 *Sanyinjiao*, VC-12 *Zhongwan*, VC-9 *Shuifen*.

Fórmula fitoterápica

Huo Xiang Zheng Qi San – *Pó de Agastaches para Qi Vertical*.
O Boxe 45.3 resume Umidade-Calor.

Boxe 45.3 Umidade-Calor

Manifestações clínicas
Febre que piora à tarde, corpo quente ao toque, aversão ao frio, linfonodos aumentados, cefaleia, sensação de peso, sensação de opressão no epigástrio, gosto pegajoso, sede sem vontade de beber, língua com saburra branca pegajosa, pulso Encharcado.

Tratamento
- *Acupuntura*: IG-4 *Hegu*, IG-11 *Quchi*, BP-8 *Yinlingquan*, BP-6 *Sanyinjiao*, VC-12 *Zhongwan*, VC-9 *Shuifen*
- *Fórmula fitoterápica*: Huo Xiang Zheng Qi San – *Pó de Agastaches para Qi Vertical.*

▶ Calor-Secura

Manifestações clínicas

Febre, aversão branda ao frio, transpiração espontânea; pele, boca e garganta secas; tosse seca; dor de garganta, língua Seca com saburra branca fina, pulso Flutuante-Rápido.

Patologia

Esse padrão é de Calor-Secura no nível do *Qi* Defensivo e, por esta razão, o paciente tem aversão ao frio. Outros sintomas são atribuídos aos danos causados pelo ressecamento dos fluidos corporais.

A saburra da língua é branca porque o fator patogênico está no Exterior.

Tratamento

Princípios de tratamento: liberar o Exterior, eliminar Calor, promover os fluidos.

Acupuntura

IG-4 *Hegu*, IG-11 *Quchi*, TA-5 *Waiguan*, BP-6 *Sanyinjiao*, P-9 *Taiyuan*, VC-12 *Zhongwan*, E-36 *Zusanli*.

Fórmula fitoterápica

Xing Su San – *Pó de Prunus-Perilla*.
Sang Xing Tang – *Decocção de Morus-Prunus*.
O Boxe 45.4 resume Calor-Secura.

Boxe 45.4 Calor-Secura

Manifestações clínicas

Febre, aversão branda ao frio, transpiração espontânea; pele, boca e garganta secas; tosse seca; dor de garganta, língua Seca com saburra branca fina, pulso Flutuante-Rápido.

Tratamento

- *Acupuntura*: IG-4 *Hegu*, IG-11 *Quchi*, TA-5 *Waiguan*, BP-6 *Sanyinjiao*, P-9 *Taiyuan*, VC-12 *Zhongwan*, E-36 *Zusanli*
- *Fórmula fitoterápica*:
  - Xing Su San – *Pó de Prunus-Perilla*
  - Sang Xing Tang – *Decocção de Morus-Prunus*.

Nível do *Qi*

▶ Calor nos Pulmões (Calor no tórax e no diafragma)

Manifestações clínicas

Febre alta, sensação de calor em geral, nenhuma aversão ao frio, sede, tosse com escarro amarelo fino, dispneia, transpiração, língua Vermelha com saburra amarela, pulso Deslizante-Rápido.

Patologia

Esse é um padrão de Calor interno no nível do *Qi* do Pulmão. Como também ocorre com todos os padrões do nível do *Qi*, o paciente tem febre, sensação de calor em geral, sede e transpiração.

A descensão do *Qi* do Pulmão é dificultada pelo Calor e isso causa tosse e dispneia.

Esse padrão também pode aparecer com Fleuma e, nesses casos, o paciente poderia ter expectoração de escarro amarelo pegajoso e profuso.

Tratamento

Princípios de tratamento: limpar o *Qi*, eliminar Calor nos Pulmões, dissolver Fleuma, restabelecer a descensão do *Qi* do Pulmão.

Acupuntura

P-5 *Chize*, P-10 *Yuji*, VG-14 *Dazhui*, IG-11 *Quchi*, P-1 *Zhongfu*, B-13 *Feishu*.

Fórmula fitoterápica

Ma Xing Shi Gan Tang – *Decocção de Ephedra-Prunus-Gypsum-Glycyrrhiza*.
Xie Bai San – *Pó para Drenar o Branco*.
Qing Qi Hua Tan Tang – *Decocção para Limpar o Qi e Dissolver Fleuma (quando também há Fleuma)*

Wu Hu Tang – *Decocção dos Cinco Tigres*.
O Boxe 45.5 resume o padrão de Calor nos Pulmões.

Boxe 45.5 Calor nos Pulmões (Calor no tórax e no diafragma)

Manifestações clínicas

Febre alta, sensação de calor em geral, nenhuma aversão ao frio, sede, tosse com escarro amarelo fino, dispneia, transpiração, língua Vermelha com saburra amarela, pulso Deslizante-Rápido.

Tratamento

- *Acupuntura*: P-5 *Chize*, P-10 *Yuji*, VG-14 *Dazhui*, IG-11 *Quchi*, P-1 *Zhongfu*, B-13 *Feishu*
- *Fórmula fitoterápica*:
  - Ma Xing Shi Gan Tang – *Decocção de Ephedra-Prunus-Gypsum-Glycyrrhiza*
  - Xie Bai San – *Pó para Drenar o Branco*
  - Qing Qi Hua Tan Tang – *Decocção para Limpar o Qi e Dissolver Fleuma (quando também há Fleuma)*
  - Wu Hu Tang – *Decocção dos Cinco Tigres*.

▶ Calor no Estômago

Manifestações clínicas

Febre alta que piora à tarde, nenhuma aversão ao frio, sensação de calor em geral, sede intensa, transpiração profusa, língua Vermelha com saburra amarela, pulso Transbordante-Rápido.

Patologia

Esse padrão é de Calor interno no nível do *Qi* do Estômago. Como também acontece com todos os padrões do nível do *Qi*, o paciente tem febre, sensação de calor em geral, sede e transpiração.

A patologia desse padrão é a mesma do padrão dos canais do *Yang* Brilhante, de acordo com a teoria dos Seis Estágios.

Tratamento

Princípios de tratamento: limpar o *Qi*, eliminar Calor no Estômago.

Acupuntura

E-44 *Neiting*, E-34 *Liangqiu*, E-21 *Liangmen*, E-43 *Xiangu*, IG-11 *Quchi*, E-25 *Tianshu*.

Fórmula fitoterápica

Bai Hu Tang – *Decocção do Tigre Branco*.
O Boxe 45.6 resume o padrão de Calor no Estômago.

Boxe 45.6 Calor no Estômago

Manifestações clínicas

Febre alta que piora à tarde, nenhuma aversão ao frio, sensação de calor em geral, sede intensa, transpiração profusa, língua Vermelha com saburra amarela, pulso Transbordante-Rápido.

Tratamento

- *Acupuntura*: E-44 *Neiting*, E-34 *Liangqiu*, E-21 *Liangmen*, E-43 *Xiangu*, IG-11 *Quchi*, E-25 *Tianshu*
- *Fórmula fitoterápica*: Bai Hu Tang – *Decocção do Tigre Branco*.

▶ Calor-Secura nos Intestinos

Manifestações clínicas

Febre alta que piora à tarde, constipação intestinal, fezes ressecadas, ardência no ânus, dor e plenitude abdominais, irritabilidade, *delirium*, língua Vermelha com saburra seca, amarela e pegajosa, pulso Profundo-Cheio-Rápido.

Patologia

Esse padrão é de Fogo (em vez de Calor) no Estômago e nos Intestinos. A diferença entre Calor e Fogo já foi descrita antes e a patologia desse padrão é a mesma do estágio dos órgãos do *Yang* Brilhante de acordo com os Seis Estágios.

Tratamento

Princípios de tratamento: drenar Fogo, limpar o Estômago e os Intestinos, mobilizar para baixo.

Acupuntura

IG-11 *Quchi*, E-25 *Tianshu*, BP-15 *Daheng*, E-37 *Shangjuxu*, E-39 *Xiajuxu*.

Fórmula fitoterápica

Tiao Wei Cheng Qi Tang – *Decocção para Regular o Estômago e Conduzir Qi*.

O Boxe 45.7 resume o padrão de Calor-Secura nos Intestinos.

Boxe 45.7 Calor-Secura nos Intestinos

Manifestações clínicas
Febre alta que piora à tarde, constipação intestinal, fezes ressecadas, ardência no ânus, dor e plenitude abdominais, irritabilidade, *delirium*, língua Vermelha com saburra seca, amarela e pegajosa, pulso Profundo-Cheio-Rápido.

Tratamento
- *Acupuntura*: IG-11 *Quchi*, E-25 *Tianshu*, BP-15 *Daheng*, E-37 *Shangjuxu*, E-39 *Xiajuxu*
- *Fórmula fitoterápica*: Tiao Wei Cheng Qi Tang – *Decocção para Regular o Estômago e Conduzir Qi*.

▶ Calor na Vesícula Biliar

Manifestações clínicas

Sensações de frio e calor alternadas com predomínio de calor, gosto amargo, sede, garganta seca, dor no hipocôndrio, náuseas, sensação de plenitude no epigástrio, língua Vermelha com saburra amarela pegajosa unilateral, pulso em Corda-Rápido.

Patologia

De acordo com a teoria dos Seis Estágios, esse padrão é equivalente ao padrão do *Yang* Menor: isto ocorre quando o fator patogênico oscila entre o Exterior (causando sensação de frio) e o Interior (causando sensação de calor). A diferença principal entre o padrão de Calor na Vesícula Biliar com base nos Quatro Níveis e o padrão do *Yang* Menor de acordo com a teoria dos Seis Estágios é que o primeiro caracteriza-se por mais Calor e também por alguma Umidade (daí a saburra pegajosa da língua).

Tratamento

Princípios de tratamento: harmonizar o *Yang* Menor, eliminar o Calor na Vesícula Biliar.

Acupuntura

VB-34 *Yanglingquan*, VB-43 *Xiaxi*, TA-6 *Zhigou*, TA-5 *Waiguan*.

Fórmula fitoterápica

Hao Qin Qing Dan Tang – *Decocção de Artemisia-Scutellaria para Limpar a Vesícula Biliar*.

O Boxe 45.8 resume o padrão de Calor na Vesícula Biliar.

Boxe 45.8 Calor na Vesícula Biliar

Manifestações clínicas
Sensações de frio e calor alternados com predomínio de calor, gosto amargo, sede, garganta seca, dor no hipocôndrio, náuseas, sensação de plenitude no epigástrio, língua Vermelha com saburra amarela pegajosa unilateral, pulso em Corda-Rápido.

Tratamento
- *Acupuntura*: VB-34 *Yanglingquan*, VB-43 *Xiaxi*, TA-6 *Zhigou*, TA-5 *Waiguan*
- *Fórmula fitoterápica*: Hao Qin Qing Dan Tang – *Decocção de Artemisia-Scutellaria para Limpar a Vesícula Biliar*.

▶ Umidade-Calor no Estômago e no Baço

Manifestações clínicas

Febre contínua que diminui depois de transpirar, mas logo depois aumenta novamente; sensação de peso no corpo e na cabeça; sensação de opressão no peito e no epigástrio, náuseas, fezes amolecidas, língua Vermelha com saburra amarela e pegajosa, pulso Encharcado-Rápido.

Patologia

Esse padrão é de Umidade-Calor no nível do *Qi* do Estômago e do Baço. A Umidade obstrui o Aquecedor Médio e isso causa sensação de opressão no peito e no epigástrio e náuseas. A Umidade interfere na função do Baço de transformar e transportar e isso causa fezes amolecidas. A sensação de peso é causada pela obstrução dos músculos pela Umidade.

A Umidade-Calor causa transpiração, mas isso não reduz a febre porque o suor provém do espaço entre a pele e os músculos e a Umidade está no Interior.

Tratamento

Princípios de tratamento: eliminar Calor no Estômago e no Baço, dissolver Umidade.

Acupuntura

VC-12 *Zhongwan*, BP-9 *Yinlingquan*, BP-6 *Sanyinjiao*, VC-9 *Shuifen*, E-36 *Zusanli*, IG-11 *Quchi*, VC-12 *Zhongwan*, B-20 *Pishu*, B-22 *Sanjiaoshu*.

Fórmula fitoterápica

Lian Po Yin – *Decocção de Coptis-Magnólia*.

O Boxe 45.9 resume o padrão de Umidade-Calor no Estômago e no Baço.

Boxe 45.9 Umidade-Calor no Estômago e no Baço

Manifestações clínicas

Febre contínua que diminui depois de transpirar, mas logo depois aumenta novamente; sensação de peso no corpo e na cabeça; sensação de opressão no peito e no epigástrio, náuseas, fezes amolecidas, língua Vermelha com saburra amarela e pegajosa, pulso Encharcado-Rápido.

Tratamento

- *Acupuntura*: VC-12 *Zhongwan*, BP-9 *Yinlingquan*, BP-6 *Sanyinjiao*, VC-9 *Shuifen*, E-36 *Zusanli*, IG-11 *Quchi*, VC-12 *Zhongwan*, B-20 *Pishu*, B-22 *Sanjiaoshu*
- *Fórmula fitoterápica*: Lian Po Yin – *Decocção de Coptis-Magnolia*.

Nível do *Qi* Nutritivo (*Ying*)

▶ Calor no nível do *Qi* Nutritivo

Manifestações clínicas

Febre noturna, boca seca sem vontade de beber, inquietude mental, insônia, *delirium*, fala incoerente ou afasia, máculas, língua Vermelha sem saburra, pulso Fino-Rápido.

Patologia

No nível do *Qi* Nutritivo, o Calor afeta a Mente e isso causa inquietude mental, *delirium* e insônia. A febre noturna reflete a penetração do Calor no nível do *Qi* Nutritivo.

O Calor no nível do *Qi* Nutritivo pode aquecer o Sangue e formar máculas. Nesse nível, o Calor causou danos ao *Yin* e isso explica por que a língua não tem saburra, enquanto sua cor Vermelha indica Calor.

Tratamento

Princípios de tratamento: eliminar o Calor do *Qi* Nutritivo, promover os fluidos.

Acupuntura

PC-9 *Zhongchong*, PC-8 *Laogong*, C-9 *Shaochong*, R-6 *Zhaohai*, pontos extras *Shixuan*.

Fórmula fitoterápica

Qing Ying Tang – *Decocção para Limpar [Calor] o Qi Nutritivo*.

O Boxe 45.10 resume o padrão de Calor no nível do *Qi* Nutritivo.

Boxe 45.10 Calor no nível do *Qi* Nutritivo

Manifestações clínicas

Febre noturna, boca seca sem vontade de beber, inquietude mental, insônia, *delirium*, fala incoerente ou afasia, máculas, língua Vermelha sem saburra, pulso Fino-Rápido.

Tratamento

- *Acupuntura*: PC-9 *Zhongchong*, PC-8 *Laogong*, C-9 *Shaochong*, R-6 *Zhaohai*, pontos extras *Shixuan*
- *Fórmula fitoterápica*: Qing Ying Tang – *Decocção para Limpar [Calor] o Qi Nutritivo*.

▶ Calor no Pericárdio

Manifestações clínicas

Febre noturna, confusão mental, fala incoerente ou afasia, *delirium*, corpo quente, mãos e pés frios, máculas, língua Vermelha sem saburra, pulso Fino-Rápido.

Patologia

A patologia desse padrão é praticamente igual à do padrão que foi descrito antes, com exceção de que os sinais mentais causados pela invasão de Calor no Pericárdio são mais numerosos. Mãos e pés frios são um sinal de Frio Falso e são atribuídos ao fato de que o Calor é tão intenso, que interrompe a circulação do *Qi* às mãos.

Tratamento

Princípios de tratamento: eliminar o Calor do *Qi* Nutritivo, eliminar o Calor do Pericárdio, reanimar a consciência e promover os fluidos.

Acupuntura

PC-9 *Zhongchong*, PC-3 *Quze*, PC-8 *Laogong*, C-9 *Shaochong*, R-6 *Zhaohai*, IG-11 *Quchi*, pontos extras *Shixuan*.

Fórmula fitoterápica

Qing Ying Tang – *Decocção para Limpar [Calor] o Qi Nutritivo*.

O Boxe 45.11 resume o padrão de Calor no Pericárdio.

Boxe 45.11 Calor no Pericárdio

Manifestações clínicas

Febre noturna, confusão mental, fala incoerente ou afasia, *delirium*, corpo quente, mãos e pés frios, máculas, língua Vermelha sem saburra, pulso Fino-Rápido.

Tratamento

- *Acupuntura*: PC-9 *Zhongchong*, PC-3 *Quze*, PC-8 *Laogong*, C-9 *Shaochong*, R-6 *Zhaohai*, IG-11 *Quchi*, pontos extras *Shixuan*
- *Fórmula fitoterápica*: Qing Ying Tang – *Decocção para Limpar [Calor] o Qi Nutritivo*.

Nível do Sangue

▶ Calor agitando o Sangue

Manifestações clínicas

Febre alta, inquietude mental, comportamento maníaco, máculas escuras, vômitos de sangue, epistaxe, sangue nas fezes, sangue na urina, língua Vermelho-Escura sem saburra, pulso em Corda-Rápido.

Patologia

O Calor chegou ao nível do Sangue e aquece o Sangue, causando seu derramamento para fora dos vasos sanguíneos: isso causa sangramento em vários locais, inclusive sob a pele (máculas). Embora as máculas possam ocorrer também no nível do *Qi* Nutritivo, elas são mais características do nível do Sangue.

O Calor no Sangue perturba a Mente e causa inquietude mental e comportamento maníaco.

Tratamento

Princípios de tratamento: eliminar Calor do Sangue, interromper o sangramento.

Acupuntura

B-17 *Geshu*, BP-10 *Xuehai*, F-5 *Ligou*, BP-4 *Gongsun*, IG-11 *Quchi*, F-2 *Xingjian*, R-6 *Zhaohai*, C-9 *Shaochong*, pontos extras *Shixuan*.

Fórmula fitoterápica

Xi Jiao Di Huang Tang – *Decocção de Cornus Rhinoceri-Rehmannia*.
  O Boxe 45.12 resume o padrão de Calor agitando o Sangue.

Boxe 45.12 Calor agitando o Sangue

Manifestações clínicas
Febre alta, inquietude mental, comportamento maníaco, máculas escuras, vômitos de sangue, epistaxe, sangue nas fezes, sangue na urina, língua Vermelho-Escura sem saburra, pulso em Corda-Rápido.

Tratamento
- *Acupuntura*: B-17 *Geshu*, BP-10 *Xuehai*, F-5 *Ligou*, BP-4 *Gongsun*, IG-11 *Quchi*, F-2 *Xingjian*, R-6 *Zhaohai*, C-9 *Shaochong*, pontos extras *Shixuan*
- *Fórmula fitoterápica*: Xi Jiao Di Huang Tang – Decocção de *Cornus Rhinoceri-Rehmannia*.

▶ Fogo provocando Vento

Manifestações clínicas

Febre alta, desmaio, abalos dos membros, convulsões, rigidez cervical, opistótono, bulbos oculares girados para cima, dentes trancados, língua Vermelho-Escura sem saburra, pulso em Corda-Rápido.

Patologia

No nível do Sangue, o Calor afeta o Fígado e isso provoca Vento interno, algo semelhante ao que acontece quando um incêndio na floresta desencadeia ventos fortes. Esse é um padrão de Vento interno do tipo Cheio. O Vento causa convulsões, abalos dos membros, rigidez de nuca, opistótono e dentes cerrados.

Tratamento

Princípios de tratamento: eliminar Calor do Sangue, extinguir o Vento.

Acupuntura

BP-10 *Xuehai*, IG-11 *Quchi*, F-2 *Xingjian*, R-6 *Zhaohai*, C-9 *Shaochong*, F-3 *Taichong*, VG-16 *Fengfu*, VB-20 *Fengchi*, ID-3 *Houxi* e B-62 *Shenmai* combinados, pontos extras *Shixuan*.

Fórmula fitoterápica

Ling Jiao Gou Teng Tang – *Decocção de Cornu Antelopis-Uncaria*.
  O Boxe 45.13 resume o padrão de Calor provocando o Vento.

Boxe 45.13 Calor provocando o Vento

Manifestações clínicas
Febre alta, desmaio, abalos dos membros, convulsões, rigidez cervical, opistótono, bulbos oculares girados para cima, dentes trancados, língua Vermelho-Escura sem saburra, pulso em Corda-Rápido.

Tratamento
- *Acupuntura*: BP-10 *Xuehai*, IG-11 *Quchi*, F-2 *Xingjian*, R-6 *Zhaohai*, C-9 *Shaochong*, F-3 *Taichong*, VG-16 *Fengfu*, VB-20 *Fengchi*, ID-3 *Houxi* e B-62 *Shenmai* combinados, pontos extras *Shixuan*
- *Fórmula fitoterápica*: Ling Jiao Gou Teng Tang – Decocção de Cornu *Antelopis-Uncaria*.

▶ Vento-Vazio agitando o Interior

Manifestações clínicas

Febre baixa, tremor dos membros, abalos, perda de peso, rubor malar, agitação, língua Vermelho-Escura sem saburra, pulso Seco e Fino-Rápido.

Patologia

No nível do Sangue, o Calor causa danos ao *Yin* do Fígado e do Rim e isso provoca Vento interno, que é do tipo Vazio. O Vento interno causa tremor ou abalos dos membros.

Tratamento

Princípios de tratamento: eliminar Calor do Sangue, nutrir o *Yin* do Fígado e do Rim, extinguir o Vento.

Acupuntura

F-3 *Taichong*, VG-16 *Fengfu*, VB-20 *Fengchi*, ID-3 *Houxi* e B-62 *Shenmai* combinados, F-8 *Ququan*, R-6 *Zhaohai*, R-3 *Taixi* e BP-6 *Sanyinjiao*.

Fórmula fitoterápica

Zhen Gan Xi Feng Tang – *Decocção para Pacificar o Fígado e Extinguir Vento*.
  O Boxe 45.14 resume o padrão de Vento-Vazio agitando o Interior.

Boxe 45.14 Vento-Vazio agitando o Interior

Manifestações clínicas
Febre baixa, tremor dos membros, abalos, perda de peso, rubor malar, agitação, língua Vermelho-Escura sem saburra, pulso Seco e Fino-Rápido.

Tratamento
- *Acupuntura*: F-3 *Taichong*, VG-16 *Fengfu*, VB-20 *Fengchi*, ID-3 *Houxi* e B-62 *Shenmai* combinados, F-8 *Ququan*, R-6 *Zhaohai*, R-3 *Taixi* e BP-6 *Sanyinjiao*
- *Fórmula fitoterápica*: Zhen Gan Xi Feng Tang – *Decocção para Pacificar o Fígado e Extinguir Vento*.

▶ Colapso de *Yin*

Manifestações clínicas

Febre baixa, sudorese noturna, inquietude mental, boca seca com vontade de tomar pequenos goles de líquidos, calor nos cinco palmos, rubor malar, emagrecimento, língua Vermelho-Escura e Seca sem saburra, pulso Fino-Rápido.

Patologia

Colapso de *Yin* ou *Yang* pode ser a consequência final do Calor no nível do Sangue. A patologia do colapso de *Yin* está explicada no capítulo sobre identificação dos padrões de acordo com os Oito Princípios (Capítulo 30).

Tratamento

Princípios de tratamento: restaurar o *Yin*, reanimar a consciência.

Acupuntura

E-36 *Zusanli*, R-3 *Taixi*, BP-6 *Sanyinjiao*, R-6 *Zhaohai*, VC-4 *Guanyuan*.

Fórmula fitoterápica

Da Bu Yin Wan – *Pílula Suprema para Tonificar Yin*.

O Boxe 45.15 resume o Colapso de *Yin*.

Boxe 45.15 Colapso de Yin

Manifestações clínicas
Febre baixa, sudorese noturna, inquietude mental, boca seca com vontade de tomar pequenos goles de líquidos, calor nos cinco palmos, rubor malar, emagrecimento, língua Vermelho-Escura e Seca sem saburra, pulso Fino-Rápido.

Tratamento
- *Acupuntura*: E-36 *Zusanli*, R-3 *Taixi*, BP-6 *Sanyinjiao*, R-6 *Zhaohai*, VC-4 *Guanyuan*
- *Fórmula fitoterápica*: Da Bu Yin Wan – *Pílula Suprema para Tonificar Yin*.

▶ Colapso de *Yang*

Manifestações clínicas

Sensação de frio em geral, membros frios, pele branca brilhante, transpiração profusa na fronte, agitação, língua Pálida-Edemaciada e Curta, pulso Escondido, Lento e Disperso.

Patologia

A patologia do Colapso de *Yang* já foi explicada no capítulo sobre identificação dos padrões de acordo com os Oito Princípios (Capítulo 30).

Tratamento

Princípios de tratamento: restaurar o *Yang*, reanimar a consciência.

Acupuntura

E-36 *Zusanli*, VC-6 *Qihai*, VC-4 *Guanyuan*, VC-8 *Shenque*. Pode ser aplicada moxabustão.

Fórmula fitoterápica

Shen Fu Tang – *Decocção de Ginseng-Aconitum*.

O Boxe 45.16 resume o padrão de Colapso de *Yang* e o Boxe 45.17 resume os Quatro Níveis.

Boxe 45.16 Colapso de *Yang*

Manifestações clínicas
Sensação de frio em geral, membros frios, pele branca brilhante, transpiração profusa na fronte, agitação, língua Pálida-Edemaciada e Curta, pulso Escondido, Lento e Disperso.

Tratamento
- *Acupuntura*: E-36 *Zusanli*, VC-6 *Qihai*, VC-4 *Guanyuan*, VC-8 *Shenque*. Pode ser aplicada moxabustão.
- *Fórmula fitoterápica*: Shen Fu Tang – *Decocção de Ginseng-Aconitum*.

Boxe 45.17 Resumo dos Quatro Níveis

- Nível do *Qi* Defensivo: aversão ao frio e febre
- Nível do *Qi*: aversão ao frio, febre e sensação de calor em geral
- Nível do *Qi* Nutritivo: alterações mentais, febre noturna
- Nível do Sangue: febre noturna, sangramento, máculas, Vento interno.

Calor latente

O conceito de Calor Latente é muito antigo em medicina chinesa e foi mencionado pela primeira vez no livro *Clássico de Medicina do Imperador Amarelo*. O Calor Latente ocorre quando um fator patogênico externo penetra no corpo sem causar sintomas perceptíveis nessa ocasião; em seguida, o fator patogênico penetra no Interior e lá fica "incubado", transformando-se em Calor interno. Esse último tipo de Calor emerge na forma de sintomas agudos: quando isso ocorre, a condição é conhecida como Calor Latente.

A razão pela qual um fator patogênico externo invade o corpo sem causar sintomas agudos geralmente é uma deficiência dos Rins: deste modo, o desenvolvimento de Calor Latente indica deficiência preexistente dos Rins, que induz uma resposta imune fraca à invasão de um fator patogênico externo.

As manifestações clínicas principais da ocorrência de Calor Latente são:

Atenção

- Início agudo
- Sede
- Irritabilidade
- Insônia
- Fadiga e lassidão súbitas
- Membros fracos
- Urina escura
- Língua Vermelha
- Pulso Rápido.

Os outros sinais e sintomas dependem do tipo de Calor Latente e estão descritos adiante. É importante salientar o fato de que o Calor Latente "emergir" depois de um período de incubação não significa que esteja sendo "expelido" pelo corpo, mas simplesmente que está sendo transferido ao exterior e manifestando-se.

A Figura 45.5 ilustra o conceito de Calor Latente com base no *Clássico de Medicina do Imperador Amarelo* e a Figura 45.6 compara e contrasta as patologias da invasão de Vento-Calor e do Calor Latente. As Figuras 45.7 a 45.9 ilustram os tipos de Calor Latente e os padrões que se originam dele.

A Tabela 45.7 compara as manifestações clínicas do Vento-Calor com as do Calor Latente.

O Calor Latente pode evidenciar-se no nível do *Qi* ou do Sangue. Existem três padrões principais, dois no nível do *Qi* e um no nível do Sangue, conforme está descrito a seguir:

- Nível do *Qi*
  - Tipo *Yang* Menor
  - Tipo *Yang* Brilhante
- Nível do Sangue
  - Tipo *Yin* Menor.

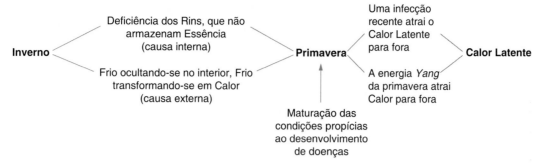

Figura 45.5 Calor Latente.

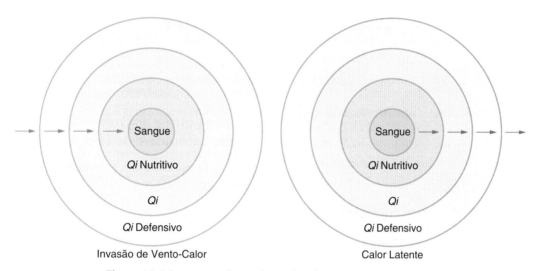

Figura 45.6 Comparação das patologias do Calor Latente e do Vento-Calor.

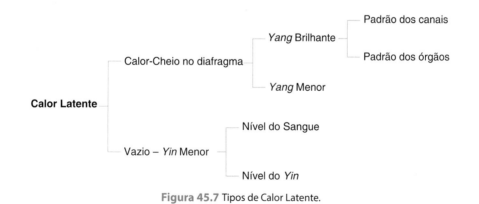

Figura 45.7 Tipos de Calor Latente.

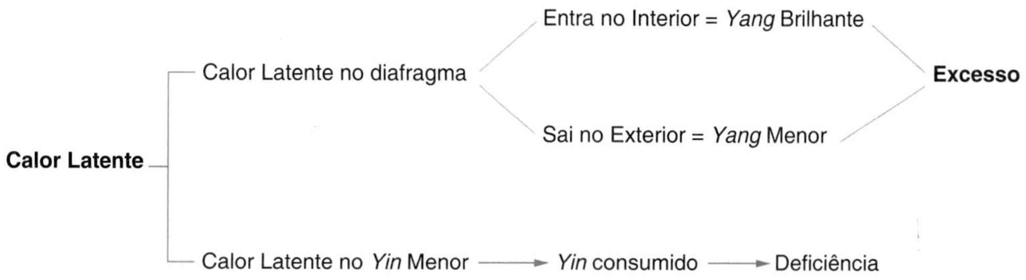

Figura 45.8 Tipos Cheio e Vazio de Calor Latente.

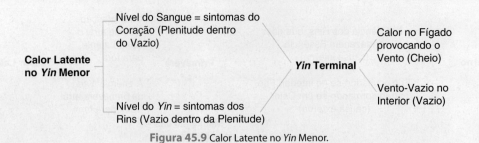

Figura 45.9 Calor Latente no *Yin* Menor.

Tabela 45.7 Comparação das invasões de Vento-Calor e Calor Latente.

	Vento-Calor	Calor Latente
Sintomas	Aversão ao frio, sudorese, febre	Nenhuma aversão ao frio (a menos que esteja combinado com uma infecção recente)
Tosse	Presente	Ausente
Pulso	Flutuante-Rápido	Rápido, também em Corda ou Intermitente
Língua	Saburra branca fina	Língua Vermelha desde o começo
Patologia	Facilmente transmissível ao Pericárdio	Facilmente consome *Yin* e seca os líquidos

Tabela 45.8 Comparação das manifestações clínicas do Calor Latente nos níveis do *Qi* e do Sangue.

	Calor	Sede	Manchas na pele	Língua	Pulso
Nível do *Qi*	Evidente	Sede sem vontade de beber	Pápulas	Vermelha	Grande
Nível do Sangue	Não tão evidente	Boca seca, sem vontade de beber	Máculas	Vermelho-Escura	Fino-Rápido

Calor Latente, tipo *Yang* Menor

Alternância de calafrios e febre, gosto amargo, dor no hipocôndrio, eritema dos olhos, surdez, vômitos, sensação de opressão no diafragma, língua Vermelha com saburra amarela unilateral, pulso em Corda.

Calor Latente, tipo *Yang* Brilhante

Padrão dos canais

Sensação de calor em geral, sede, transpiração, febre, pulso Grande.

Padrão dos órgãos

Febre, dor e plenitude abdominais, constipação intestinal, língua Vermelha com saburra marrom e seca, pulso Profundo-Cheio.

Calor Latente, tipo *Yin* Menor

Sensação de cansaço dos membros antes do início dos outros sintomas, insônia, irritabilidade, boca e garganta secas, urina escassa e escura, cefaleia, dor lombar, fadiga, língua Vermelha, pulso Rápido.

Nível do Qi Nutritivo

Gotículas de óleo na fronte, boca e dentes secos, irritabilidade, *delirium*, urina escassa, sangue na urina, língua Vermelho-Escura sem saburra, pulso Fino-Rápido.

Nível do Sangue

Delirium, sensação de desmaio iminente, membros secos, transpiração, irritabilidade, máculas, sangue na urina, epistaxe, língua Vermelho-Escura sem saburra, pulso Fino-Rápido.

A Tabela 45.8 compara as manifestações clínicas do Calor Latente nos níveis do *Qi* e do Sangue.

Relações entre os Quatro Níveis, os Seis Estágios e os Três Aquecedores

Embora a identificação dos padrões de acordo com os Seis Estágios tenha começado na dinastia Han, enquanto os métodos de identificação baseado nos Quatro Níveis e nos Três Aquecedores date da dinastia Qing, existem alguns pontos de contato entre os três. Primeiramente, os três descrevem os sinais e sintomas da invasão de Vento externo quando ele está no Exterior em seus estágios iniciais e quando está no Interior em suas fases mais avançadas.

O estágio do *Yang* Maior de acordo com a teoria dos Seis Estágios é semelhante ao nível do *Qi* Defensivo proposto pela teoria dos Quatro Níveis, porque ambos se referem às invasões de Vento externo – no primeiro caso, Vento-Frio; no segundo, Vento-Calor.

No estágio do *Yang* Brilhante baseado nos Seis Estágios, os dois subtipos referidos como "padrão dos canais do *Yang* Brilhante" e "padrão dos órgãos do *Yang* Brilhante" são praticamente iguais aos padrões de "Calor no *Yang* Brilhante" e "Calor-Secura no Estômago e nos Intestinos" relativos ao nível do *Qi* de acordo com os Quatro Níveis: na verdade, as mesmas fórmulas fitoterápicas são aplicáveis aos dois casos. O estágio do *Yang* Menor (teoria dos Seis Estágios) é praticamente igual ao padrão de Calor na Vesícula Biliar no nível do *Qi*: o primeiro caracteriza-se pelo predomínio de Frio, enquanto o segundo por predomínio de Calor com alguma Umidade.

A identificação dos padrões de acordo com os Três Aquecedores é muito semelhante ao método de reconhecimento baseado nos Quatro Níveis. Alguns padrões são praticamente iguais aos referidos aos Quatro Níveis, com exceção de que são analisados na perspectiva dos Três Aquecedores: isto é, os padrões do Aquecedor Superior, do Aquecedor Médio e do Aquecedor Inferior. Os padrões do Aquecedor Médio correspondem ao nível do *Qi*, enquanto os padrões do Aquecedor Inferior correlacionam-se com os níveis do *Qi* Nutritivo e do Sangue. Por outro lado, os padrões do Aquecedor Superior abrangem os níveis do *Qi* Defensivo, do *Qi* e do *Qi* Nutritivo.

As Figuras 45.10 a 45.12 ressaltam conexões adicionais entre esses três métodos de identificação dos padrões.

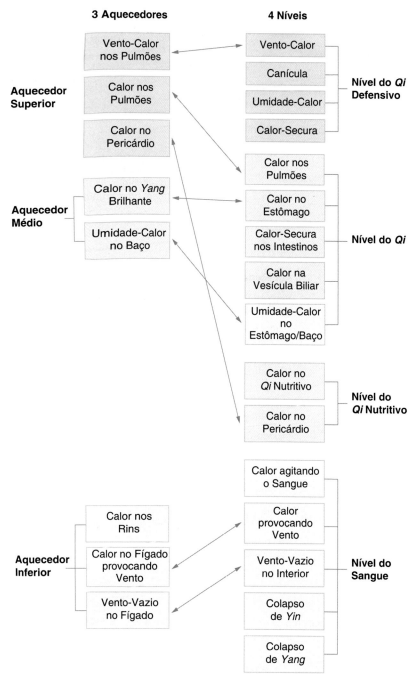

Figura 45.10 Relações entre os Três Aquecedores e os Quatro Níveis.

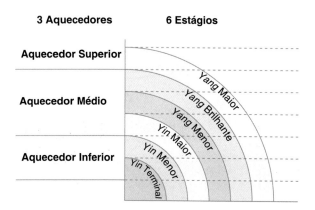

Figura 45.11 Relações entre os Seis Estágios e os Três Aquecedores.

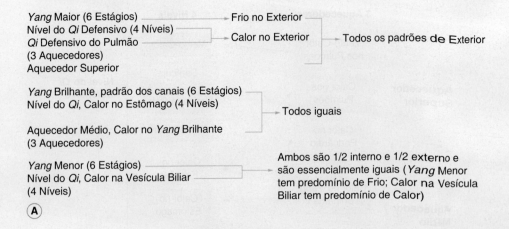

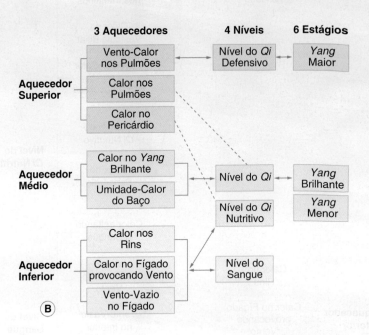

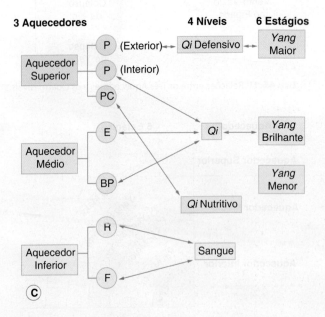

Figura 45.12 Relações entre os Seis Estágios, os Quatro Níveis e os Três Aquecedores. (*Continua*)

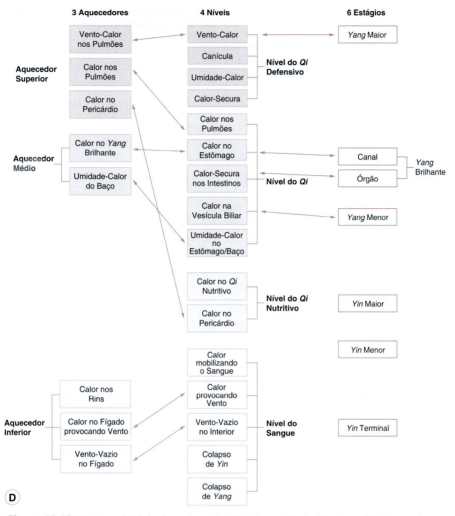

Figura 45.12 (*Continuação*) Relações entre os Seis Estágios, os Quatro Níveis e os Três Aquecedores.

Resultados do aprendizado

Neste capítulo, você aprendeu:
- O contexto histórico do reconhecimento de padrões de acordo com os Quatro Níveis
- As características fundamentais das Doenças do Calor e como diferem das teorias adotadas anteriormente
- A teoria de que as Doenças do Calor sejam causadas por invasão de Vento-Calor, ainda que nem todas as invasões de Vento-Calor sejam Doenças do Calor
- A utilidade clínica da teoria dos Quatro Níveis: patologias e tratamentos diferentes baseados nas diversas profundidades de penetração do Calor patogênico
- Os quatro padrões do nível do *Qi* Defensivo, quando o fator patogênico está no Exterior do Corpo
- O significado do nível do *Qi*, que se caracteriza por Calor Interno Cheio, quando o fator patogênico penetrou no Interior e transformou-se em Calor
- As características do nível do *Qi* Nutritivo, quando o Calor penetrou até um plano energético mais profundo, causa danos ao *Yin* e obstrui a Mente
- O nível do Sangue como plano energético mais profundo, que se caracteriza por deficiência de *Yin*, sangramento, máculas, *delirium* ou coma e sintomas de Vento interno
- A ocorrência de erupções cutâneas como manifestação clínica das Doenças do Calor

- Como reconhecer os seguintes padrões no nível do *Qi* Defensivo:
  - *Vento-Calor*: febre, aversão ao frio, cefaleia, dor de garganta, dores no corpo, pulso Flutuante-Rápido
  - *Canícula*: febre, aversão ao frio, pulso Encharcado e Rápido com manifestações de Vento externo, Umidade e Calor interno
  - *Umidade-Calor*: aversão ao frio, sensação de opressão no epigástrio, sensação de peso, sede sem vontade de beber, pulso Encharcado-Lento
  - *Calor-Secura*: febre e aversão ao frio com sintomas de secura prejudicando os Fluidos Corporais
- Como reconhecer os seguintes padrões no nível do *Qi*:
  - *Calor nos Pulmões*: febre alta, sensação de calor em geral, sede, transpiração e dispneia
  - *Calor no Estômago*: Febre alta (pior à tarde), sensação de calor em geral, sede intensa e transpiração
  - *Calor-Secura nos Intestinos*: febre alta, constipação intestinal, ardência no ânus, plenitude e dor abdominais
  - *Calor na Vesícula Biliar*: sensações de frio e calor alternadas com predomínio de Calor, dor no hipocôndrio, náuseas, língua Vermelha com saburra amarela, espessa e pegajosa unilateral
  - *Umidade-Calor no Estômago e no Baço*: febre contínua com reduções depois de transpirar, mas que retorna pouco depois; sensação de peso no corpo e na cabeça, sensação de opressão no peito e no epigástrio, fezes amolecidas, língua Vermelha com saburra amarela e pegajosa
- Como reconhecer os seguintes padrões no nível do *Qi* Nutritivo:

- *Calor no nível do Qi Nutritivo*: febre noturna, inquietude mental, insônia, máculas e língua Vermelha sem saburra
- *Calor no Pericárdio*: febre noturna, confusão mental, fala incoerente ou afasia, corpo quente, mãos e pés frios
- Como reconhecer os seguintes padrões no nível do Sangue:
  - *Calor agitando o Sangue*: febre alta, máculas escuras, vômitos de sangue, epistaxe, sangue nas fezes e na urina e inquietude mental
  - *Calor provocando Vento*: febre alta, desmaio, abalos dos membros, convulsões, rigidez de nuca, opistótono e dentes cerrados
  - *Vento-Vazio agitando o Interior*: febre baixa, tremor dos membros, abalos, rubor malar, língua Seca-Vermelha sem saburra e pulso Fino-Rápido
  - *Colapso de Yin*: febre baixa, sudorese noturna, inquietude mental, boca seca com vontade de tomar pequenos goles, rubor malar e pulso Fino-Rápido
  - *Colapso de Yang*: sensação de frio, membros frios, pele branca e brilhante, transpiração profusa na fronte, língua Pálida, Edemaciada e Curta, pulso Escondido-Lento-Disperso
- Como reconhecer as manifestações clínicas principais da emergência do Fogo Latente e identificar os seguintes padrões:
  - *Calor Latente, tipo Yang Menor*: alternância de calafrios e febre, gosto amargo, dor no hipocôndrio, sensação de opressão no diafragma, língua Vermelha com saburra amarela unilateral
  - *Calor Latente, tipo Yang Brilhante (padrão dos canais)*: sensação de calor em geral, sede, transpiração, febre
  - *Calor Latente, tipo Yang Brilhante (padrão dos órgãos)*: febre, dor e plenitude abdominais, constipação intestinal, língua Vermelha com saburra marrom seca, pulso Profundo-Cheio
  - *Calor Latente, tipo Yin Menor*: sensação de cansaço nos membros, antes dos outros sintomas; insônia, irritabilidade, boca e garganta secas; urina escassa e escura; fadiga, pulso Rápido
  - *Calor Latente, tipo Yin Menor (nível do Ying)*: gotículas de óleo na fronte, boca e dentes secos, língua Vermelho-Escura sem saburra, pulso Fino-Rápido
  - *Calor Latente, tipo Yin Menor (nível do Sangue)*: delirium, sensação de desmaio, membros secos, sudorese, máculas, epistaxe, língua Vermelho-Escura sem saburra
- Como a teoria dos Quatro Níveis relaciona-se com as teorias dos Seis Estágios e dos Três Aquecedores.

Questões de autoavaliação

1. Em que século Ye Tian Shi elaborou e implantou a teoria da identificação dos padrões de acordo com os Quatro Níveis em seu livro "Estudo das Doenças do Calor" (*Wen Bing Lun*)?
2. Cite três das cinco características especiais das doenças do Calor.
3. Que perspectivas novas a Escola das Doenças do Calor trouxe para a teoria dos fatores patogênicos externos?
4. Cite três sintomas gerais de um fator patogênico no nível do *Qi*.
5. Cite dois sintomas gerais que diferenciam o nível do *Qi* Nutritivo e o nível do *Qi*.
6. Qual sintoma é um sinal inequívoco de que o Calor chegou ao nível do Sangue?
7. Descreva uma mácula.
8. Por que há aversão ao frio com as invasões de Vento-Calor no nível do *Qi* Defensivo?
9. Quais são os três fatores patogênicos que caracterizam uma invasão de Canícula?
10. Você suspeita de uma invasão de Umidade-Calor no nível do *Qi* Defensivo e pergunta ao paciente como é sua sede. Qual seria sua resposta provável?
11. Qual é a patologia da tosse e da dispneia com o padrão de Calor nos Pulmões no nível do *Qi*?
12. Qual poderia ser seu princípio de tratamento principal para o padrão de Calor-Secura nos Intestinos?
13. O Calor na Vesícula Biliar no nível do *Qi* está associado a qual padrão, de acordo com os Seis Estágios?
14. Por que a transpiração não diminui a febre de Umidade-Calor no Estômago e no Baço?
15. Como você esperaria que fosse a língua de um paciente com um padrão no nível do *Qi* Nutritivo?
16. Quais são os três sintomas gerais que caracterizam Calor no nível do Sangue?
17. Qual é o fator predisponente habitual de um fator patogênico externo invadindo o corpo sem causar sintomas agudos?
18. Quais são os três padrões principais do Calor Latente (faça referência aos seus níveis)?

Ver respostas no Apêndice 6.

SEÇÃO 3 PARTE 6

Identificação dos Padrões de Acordo com os Três Aquecedores

46

Aquecedor Superior, 601
   Vento-Calor na porção do *Qi* Defensivo do Pulmão, 601
   Calor nos Pulmões (nível do *Qi*), 602
   Calor no Pericárdio (nível do *Qi* Nutritivo), 602
Aquecedor Médio, 602

Calor no *Yang* Brilhante, 602
   Umidade-Calor no Baço, 603
Aquecedor Inferior, 603
   Calor nos Rins, 603
   Calor no Fígado provocando Vento, 603
   Vento-Vazio no Fígado, 604

A identificação dos padrões de acordo com os Três Aquecedores foi elaborada por Wu Ju Tong (1758–1836), autor do livro *Systematic Differentiation of Warm Diseases* (*Wen Bing Tiao Bian*). Esse método de identificação dos padrões classifica as manifestações clínicas das doenças febris causadas por invasão de Vento-Calor de acordo com os Três Aquecedores: isto é, de acordo com sua localização em vez de sua profundidade energética, como ocorre com o método de identificação dos padrões com base nos Quatro Níveis.

Entretanto, a identificação dos padrões de acordo com os Três Aquecedores tem muitos pontos de contato com o sistema de reconhecimento dos padrões baseado nos Quatro Níveis, porque os padrões do Aquecedor Médio são praticamente iguais aos dos níveis do *Qi*, enquanto os padrões do Aquecedor Inferior são essencialmente os mesmos do nível do Sangue. Por outro lado, os padrões do Aquecedor Superior ocorrem em três níveis: *Qi* Defensivo, *Qi* e *Qi* Nutritivo. As conexões entre os Quatro Níveis, os Três Aquecedores e os Seis Estágios estão ressaltadas no Capítulo 45.

Nota clínica

Wu Ju Tong elaborou a fórmula amplamente utilizada Yin Qiao San – *Pó de Lonicera-Forsythia* – que é preferida para o estágio inicial das invasões de Vento-Calor.

Aquecedor Superior

▶ Vento-Calor na porção do *Qi* Defensivo do Pulmão

Manifestações clínicas

Febre, aversão ao frio, cefaleia, dor de garganta, transpiração espontânea, coriza com secreção amarela, tonsilas edemaciadas, dores no corpo, sede branda, língua Vermelha na parte anterior ou nas laterais com saburra branca e fina, pulso Flutuante-Rápido.

Patologia

A patologia desse padrão é a mesma da invasão de Vento-Calor no nível do *Qi* Defensivo, tendo como base a teoria dos Quatro Níveis. A saburra da língua é branca porque o fator patogênico está no Exterior.

Tratamento

Princípios de tratamento: liberar o Exterior, expelir Vento-Calor, restabelecer a difusão e a descensão do *Qi* do Pulmão.

Acupuntura

IG-4 *Hegu*, IG-11 *Quchi*, TA-5 *Waiguan*, VG-14 *Dazhui*, B-12 *Fengmen* (com aplicação de ventosa), P-11 *Shaoshang*.

Fórmula fitoterápica

Yin Qiao San – *Pó de Lonicera-Forsythia*.
   Sang Ju Yin – *Decocção de Morus-Chrysanthemum*.
   O Boxe 46.1 resume o padrão de Vento-Calor na porção do *Qi* Defensivo do Pulmão.

Boxe 46.1 Vento-Calor na porção do Qi Defensivo do Pulmão

Manifestações clínicas
Febre, aversão ao frio, cefaleia, dor de garganta, transpiração espontânea, coriza com secreção amarela, tonsilas edemaciadas, dores no corpo, sede branda, língua Vermelha na parte anterior ou nas laterais com saburra branca e fina, pulso Flutuante-Rápido.

Tratamento
- *Princípios de tratamento*: liberar o Exterior, expelir Vento-Calor, restabelecer a difusão e a descensão do *Qi* do Pulmão
- *Acupuntura*: IG-4 *Hegu*, IG-11 *Quchi*, TA-5 *Waiguan*, VG-14 *Dazhui*, B-12 *Fengmen* (com aplicação de ventosa), P-11 *Shaoshang*
- *Fórmula fitoterápica*:
  - Yin Qiao San – *Pó de Lonicera-Forsythia*
  - Sang Ju Yin – *Decocção de Morus-Chrysanthemum*

▶ Calor nos Pulmões (nível do *Qi*)

Manifestações clínicas

Febre, sudorese, tosse, dispneia, sede, sensação de opressão e dor no peito, língua Vermelha com saburra amarela, pulso Rápido-Transbordante.

Patologia

A patologia desse padrão é praticamente a mesma do padrão de Calor nos Pulmões no nível do *Qi*, de acordo com a teoria dos Quatro Níveis.

Tratamento

Princípios de tratamento: eliminar o Calor nos Pulmões, dissolver a Fleuma, restabelecer a descensão do *Qi* do Pulmão.

Acupuntura

P-5 *Chize*, P-10 *Yuji*, P-1 *Zhongfu*, IG-11 *Quchi*, B-13 *Feishu*.

Fórmula fitoterápica

Ma Xing Shi Gan Tang – *Decocção de Éfedra-Prunus-Gypsum-Glycyrrhiza*.

Wu Hu Tang – *Decocção dos Cinco Tigres*.

Xie Bai San – *Pó para Drenar o Branco*.

Qing Qi Hua Tan Tang – *Decocção para Limpar Qi e Dissolver Fleuma* (quando também há Fleuma).

O Boxe 46.2 resume o padrão de Calor nos Pulmões (nível do *Qi*).

Boxe 46.2 Calor nos Pulmões (nível do *Qi*)

Manifestações clínicas
Febre, sudorese, tosse, dispneia, sede, sensação de opressão e dor no peito, língua Vermelha com saburra amarela, pulso Rápido-Transbordante.

Tratamento
- *Princípios de tratamento*: eliminar o Calor dos Pulmões, dissolver a Fleuma, restabelecer a descensão do *Qi* do Pulmão
- *Acupuntura*: P-5 *Chize*, P-10 *Yuji*, P-1 *Zhongfu*, IG-11 *Quchi*, B-13 *Feishu*
- *Fórmula fitoterápica*:
  - Ma Xing Shi Gan Tang – *Decocção de Éfedra-Prunus-Gypsum-Glycyrrhiza*
  - Wu Hu Tang – *Decocção dos Cinco Tigres*
  - Xie Bai San – *Pó para Drenar o Branco*
  - Qing Qi Hua Tan Tang – *Decocção para Limpar Qi e Dissolver Fleuma* (quando também há Fleuma).

▶ Calor no Pericárdio (nível do *Qi* Nutritivo)

Manifestações clínicas

Febre alta à noite, sensação de queimação no epigástrio, membros frios, *delirium*, afasia, língua Vermelho-Escura e Rígida sem saburra, pulso Fino e Rápido.

Patologia

A patologia desse padrão é essencialmente a mesma do padrão de Calor no Pericárdio no nível do *Qi* Nutritivo, de acordo com os Quatro Níveis.

Tratamento

Princípios de tratamento: eliminar o Calor do Pericárdio, reanimar a consciência, promover os fluidos.

Acupuntura

PC-9 *Zhongchong*, PC-3 *Quze*, IG-11 *Quchi*, PC-8 *Laogong*, C-9 *Shaochong*, R-6 *Zhaohai*, pontos extras *Shixuan*.

Fórmula fitoterápica

Qing Ying Tang – *Decocção para Limpar o Qi Nutritivo*.

O Boxe 46.3 resume o padrão de Calor no Pericárdio (nível do *Qi* Nutritivo).

Boxe 46.3 Calor no Pericárdio (nível do *Qi* Nutritivo)

Manifestações clínicas
Febre alta à noite, sensação de queimação no epigástrio, membros frios, *delirium*, afasia, língua Vermelho-Escura e Rígida sem saburra, pulso Fino e Rápido.

Tratamento
- *Princípios de tratamento*: eliminar Calor no Pericárdio, reanimar a consciência, promover os fluidos
- *Acupuntura*: PC-9 *Zhongchong*, PC-3 *Quze*, IG-11 *Quchi*, PC-8 *Laogong*, C-9 *Shaochong*, R-6 *Zhaohai*, pontos extras *Shixuan*
- *Fórmula fitoterápica*: Qing Ying Tang – *Decocção para Limpar o Qi Nutritivo*.

Aquecedor Médio

▶ Calor no *Yang* Brilhante

Manifestações clínicas

Febre alta que piora à tarde, nenhuma aversão ao frio, sensação de calor em geral, sede intensa, sudorese profusa, língua Vermelha com saburra amarela, pulso Transbordante-Rápido.

Patologia

A patologia desse padrão é praticamente a mesma do padrão de Calor no Estômago no nível do *Qi*, de acordo com a teoria dos Quatro Níveis.

Tratamento

Princípio de tratamento: eliminar o Calor no Estômago.

Acupuntura

E-44 *Neiting*, E-34 *Liangqiu*, E-21 *Liangmen*, E-43 *Xiangu*, IG-11 *Quchi*, E-25 *Tianshu*.

Fórmula fitoterápica

Bai Hu Tang – *Decocção do Tigre Branco*.

O Boxe 46.4 resume o padrão de Calor no *Yang* Brilhante.

Boxe 46.4 Calor no *Yang* Brilhante

Manifestações clínicas
Febre alta que piora à tarde, nenhuma aversão ao frio, sensação de calor em geral, sede intensa, sudorese profusa, língua Vermelha com saburra amarela, pulso Transbordante-Rápido.

Tratamento
- *Princípio de tratamento*: eliminar o Calor no Estômago
- *Acupuntura*: E-44 *Neiting*, E-34 *Liangqiu*, E-21 *Liangmen*, E-43 *Xiangu*, IG-11 *Quchi*, E-25 *Tianshu*
- *Fórmula fitoterápica*:
  - Bai Hu Tang – *Decocção do Tigre Branco*.

▶ Umidade-Calor no Baço

Manifestações clínicas

Febre, plenitude epigástrica, sensação de peso no corpo e na cabeça, náuseas e vômitos, língua Vermelha com saburra amarela pegajosa, pulso Encharcado e Rápido.

Patologia

A patologia desse padrão é praticamente a mesma do padrão de Umidade-Calor no Estômago e no Baço no nível do *Qi*, de acordo com a teoria dos Quatro Níveis.

Tratamento

Princípios de tratamento: eliminar o Calor e dissolver Umidade do Baço.

Acupuntura

VC-12 *Zhongwan*, BP-9 *Yinlingquan*, BP-6 *Sanyinjiao*, VC-9 *Shuifen*, E-36 *Zusanli*, IG-11 *Quchi*, B-20 *Pishu*, B-22 *Sanjiaoshu*.

Fórmula fitoterápica

Lian Po Yin – *Decocção de Coptis-Magnólia*.
   O Boxe 46.5 resume o padrão de Umidade-Calor no Baço.

Boxe 46.5 Umidade-Calor no Baço

Manifestações clínicas
Febre, plenitude epigástrica, sensação de peso no corpo e na cabeça, náuseas e vômitos, língua Vermelha com saburra amarela pegajosa, pulso Encharcado e Rápido.

Tratamento
- *Princípios de tratamento*: eliminar o Calor e dissolver Umidade no Baço
- Acupuntura: VC-12 *Zhongwan*, BP-9 *Yinlingquan*, BP-6 *Sanyinjiao*, VC-9 *Shuifen*, E-36 *Zusanli*, IG-11 *Quchi*, B-20 *Pishu*, B-22 *Sanjiaoshu*
- *Fórmula fitoterápica*: Lian Po Yin – *Decocção de Coptis-Magnólia*.

Aquecedor Inferior

▶ Calor nos Rins

Manifestações clínicas

Febre durante a tarde e ao anoitecer, calor nos cinco palmos, boca e garganta secas, sudorese noturna, surdez, lassitude, língua Vermelho-Escura sem saburra, pulso Flutuante-Vazio e Rápido.

Patologia

A patologia desse padrão é essencialmente a mesma do padrão de transformação de Calor a partir do estágio do *Yin* Menor, de acordo com a teoria dos Seis Estágios.

Tratamento

Princípios de tratamento: nutrir o *Yin* do Rim, eliminar o Calor-Vazio.

Acupuntura

R-3 *Taixi*, R-6 *Zhaohai*, BP-6 *Sanyinjiao*, R-2 *Rangu*, IG-11 *Quchi*.

Fórmula fitoterápica

Huang Lian E Jiao Tang – *Decocção de Coptis-Colla Asini*.
   Xi Jiao Di Huang Tang – *Decocção de Cornus Rhinoceri-Rehmannia*.
   O Boxe 46.6 resume o padrão de Calor nos Rins.

Boxe 46.6 Calor nos Rins

Manifestações clínicas
Febre durante a tarde e ao anoitecer, calor nos cinco palmos, boca e garganta secas, sudorese noturna, surdez, lassitude, língua Vermelho-Escura sem saburra, pulso Flutuante-Vazio e Rápido.

Tratamento
- *Princípios de tratamento*: nutrir o *Yin* do Rim, eliminar Calor-Vazio
- *Acupuntura*: R-3 *Taixi*, R-6 *Zhaohai*, BP-6 *Sanyinjiao*, R-2 *Rangu*, IG-11 *Quchi*
- *Fórmula fitoterápica*:
  - Huang Lian E Jiao Tang – *Decocção de Coptis-Colla Asini*
  - Xi Jiao Di Huang Tang – *Decocção de Cornus Rhinoceri-Rehmannia*.

▶ Calor no Fígado provocando Vento

Manifestações clínicas

Febre alta à noite, coma, convulsões, dentes cerrados, língua Vermelho-Escura sem saburra, pulso em-Corda-Fino-Rápido.

Patologia

A patologia desse padrão é essencialmente a mesma do padrão de Calor provocando Vento no nível do Sangue, de acordo com a teoria dos Quatro Níveis.

Tratamento

Princípios de tratamento: eliminar o Calor, extinguir o Vento, controlar as convulsões e reanimar a consciência.

Acupuntura

F-3 *Taichong*, F-2 *Xingjian*, VB-20 *Fengchi*, VG-16 *Fengfu*, ID-3 *Houxi* e B-62 *Shenmai* combinados, BP-10 *Xuehai*, IG-11 *Quchi*, R-6 *Zhaohai*, C-9 *Shaochong*, Pontos extras *Shixuan*.

Fórmula fitoterápica

Ling Jiao Gou Teng Tang – *Decocção de Cornu Antelopis-Uncaria*.
   O Boxe 46.7 resume o padrão de Calor no Fígado provocando Vento.

Boxe 46.7 Calor no Fígado provocando Vento

Manifestações clínicas
Febre alta à noite, coma, convulsões, dentes cerrados, língua Vermelho-Escura sem saburra, pulso em-Corda-Fino-Rápido.

Tratamento
- *Princípios de tratamento*: eliminar o Calor, extinguir o Vento, controlar as convulsões e reanimar a consciência
- *Acupuntura*: F-3 *Taichong*, F-2 *Xingjian*, VB-20 *Fengchi*, VG-16 *Fengfu*, ID-3 *Houxi* e B-62 *Shenmai* combinados, BP-10 *Xuehai*, IG-11 *Quchi*, R-6 *Zhaohai*, C-9 *Shaochong*, pontos extras *Shixuan*
- *Fórmula fitoterápica*: Ling Jiao Gou Teng Tang – *Decocção de Cornu Antelopis-Uncaria*.

▶ Vento-Vazio no Fígado

Manifestações clínicas

Febre baixa, membros frios, dentes secos e pretos, lábios secos e rachados, convulsões, tremores dos membros, língua Vermelho-Escura sem saburra, pulso Profundo-Fino-Rápido.

Patologia

A patologia desse padrão é praticamente a mesma do padrão de Vento-Vazio agitando o Interior no nível do Sangue, de acordo com a teoria dos Quatro Níveis.

Tratamento

Princípios de tratamento: nutrir o *Yin*, extinguir Vento e controlar as convulsões.

Acupuntura

F-3 *Taichong*, F-2 *Xingjian*, VB-20 *Fengchi*, VG-16 *Fengfu*, ID-3 *Houxi* e B-62 *Shenmai* combinados, R-3 *Taixi*, R-6 *Zhaohai*, BP-6 *Sanyinjiao*, F-8 *Ququan*.

Fórmula fitoterápica

Zhen Gan Xi Feng Tang – *Decocção para Pacificar o Fígado e Extinguir Vento*.

San Jia Fu Mai Tang – *Decocção das Três Carapaças para Restaurar o Pulso*.

Da Ding Feng Zhu – *Grande Pérola para Parar o Vento*.

O Boxe 46.8 resume o padrão de Vento-Vazio do Fígado.

Boxe 46.8 Vento-Vazio no Fígado

Manifestações clínicas

Febre baixa, membros frios, dentes secos e pretos, lábios secos e rachados, convulsões, tremores dos membros, língua Vermelho-Escura sem saburra, pulso Profundo-Fino-Rápido.

Tratamento

- *Princípios de tratamento*: nutrir o *Yin*, extinguir o Vento e controlar as convulsões
- *Acupuntura*: F-3 *Taichong*, F-2 *Xingjian*, VB-20 *Fengchi*, VG-16 *Fengfu*, ID-3 *Houxi* e B-62 *Shenmai* combinados, R-3 *Taixi*, R-6 *Zhaohai*, BP-6 *Sanyinjiao*, F-8 *Ququan*
- *Fórmula fitoterápica*:
    - Zhen Gan Xi Feng Tang – *Decocção para Pacificar o Fígado e Extinguir Vento*
    - San Jia Fu Mai Tang – *Decocção das Três Carapaças para Restaurar o Pulso*
    - Da Ding Feng Zhu – *Grande Pérola para Parar o Vento*

Resultados do aprendizado

Neste capítulo, você aprendeu:

- Como a identificação dos padrões de acordo com os Três Aquecedores está relacionada com o método dos Quatro Níveis
- Como reconhecer os seguintes padrões do Aquecedor Superior:
    - *Vento-Calor na porção do Qi Defensivo do Pulmão*: febre, aversão ao frio, cefaleia, dor de garganta, pulso Flutuante-Rápido
    - *Calor nos Pulmões (nível do Qi)*: febre, sudorese, tosse, dispneia, sede, língua Vermelha com saburra amarela, pulso Rápido-Transbordante
    - *Calor no Pericárdio (nível do Qi Nutritivo)*: febre alta noturna, sensação de queimação no epigástrio, *delirium*, língua Vermelho-Escura e Rígida sem saburra, pulso Fino-Rápido
- Como reconhecer os seguintes padrões do Aquecedor Médio:
    - *Calor no Yang Brilhante*: febre alta que piora à tarde, nenhuma aversão ao frio, sensação de calor em geral, sede intensa, sudorese profusa, língua Vermelha com saburra amarela, pulso Transbordante-Rápido
    - *Umidade-Calor no Baço*: febre, plenitude epigástrica, sensação de peso no corpo e na cabeça, náuseas, língua Vermelha com saburra amarela e pegajosa, pulso Encharcado e Rápido
- Como reconhecer os seguintes padrões do Aquecedor Inferior:
    - *Calor nos Rins*: febre à tarde e ao anoitecer, calor nos cinco palmos, boca e garganta secas, sudorese noturna, língua Vermelho-Escura sem saburra, pulso Flutuante-Vazio e Rápido
    - *Calor no Fígado provocando Vento*: febre alta noturna, coma, convulsões, dentes cerrados, língua Vermelho-Escura sem saburra, pulso em-Corda-Fino-Rápido
    - *Vento-Vazio no Fígado*: febre baixa, membros frios, dentes secos e pretos, convulsões, tremores dos membros, língua Vermelho-Escura sem saburra, pulso Profundo-Fino-Rápido

Questões de autoavaliação

1. De que forma o método de identificação dos padrões de acordo com os Três Aquecedores relaciona-se com o método baseado nos Quatro Níveis?
2. Em qual dos Quatro Níveis está o padrão de Calor nos Pulmões?
3. Cite três sintomas do padrão de Calor no Pericárdio.
4. Você suspeita do diagnóstico de Calor no *Yang* Brilhante. O paciente tem febre alta, sede, parece quente ao toque e não tem aversão ao frio. Esses sinais e sintomas reforçam essa hipótese diagnóstica?
5. Descreva a língua e o pulso do padrão de Calor nos Rins.
6. Quais seriam seus três princípios de tratamento iniciais para o padrão de Vento-Vazio no Fígado?

Ver respostas no Apêndice 6.

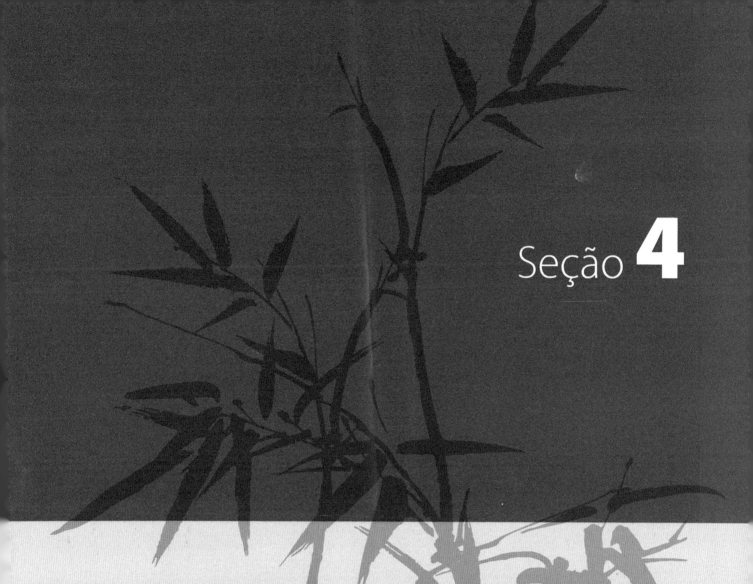

Seção 4

Identificação dos Padrões de Acordo com os 12 Canais, os Oito Vasos Extraordinários e os Cinco Elementos

Introdução

▶ Identificação dos padrões de acordo com os 12 canais

Esse é o mais antigo de todos os métodos de identificação dos padrões. A referência a esse método aparece no livro *Eixo Espiritual*.[1] Esse método de identificação dos padrões, exposto no Capítulo 47, descreve os sinais e sintomas relacionados com cada canal, em vez de cada órgão.

Esse método de reconhecimento dos padrões torna-se útil quando um acupunturista trata uma condição causada por desequilíbrio de um canal, em vez de um Órgão Interno, ou mesmo por desequilíbrio de um Órgão Interno que se manifeste ao longo do seu canal correspondente. Por esta razão, esse método não é usado para tratar desarmonias internas, porque não fornece ao médico informações suficientes para firmar um diagnóstico ou formular um método terapêutico. Para tratar uma condição interna (*i. e.*, doença de um Órgão Interno), o método preferido é a identificação dos padrões de acordo com os Órgãos Internos.

▶ Identificação dos padrões de acordo com os Oito Vasos Extraordinários

Esse método de identificação dos padrões está baseado na interpretação das manifestações clínicas que são causadas por desarmonias dos Oito Vasos Extraordinários. Esse método está descrito no Capítulo 48 e as patologias dos Oito Vasos Extraordinários também estão descritas nos Capítulos 52 e 53.

▶ Identificação dos padrões de acordo com os Cinco Elementos

Esse método de identificação dos padrões está baseado na interpretação das manifestações clínicas de acordo com o ciclo de Geração, ciclo de Dominância e ciclo de Contradominância dos Cinco Elementos. Esses padrões estão descritos no Capítulo 49.

Nota

1. 1981 Spiritual Axis (*Ling Shu Jing* 灵枢经), People's Health Publishing House, Beijing, first published c.100 bc, p. 30–39.

Identificação dos Padrões de Acordo com os 12 Canais

47

SEÇÃO 4 | PARTE 6

Órgão *versus* canal, 607
Pulmões, 609
Intestino Grosso, 609
Estômago, 609
Baço, 610
Coração, 610
Intestino Delgado, 611
Bexiga, 611
Rins, 611
Pericárdio, 612
Triplo Aquecedor, 612
Vesícula Biliar, 613
Fígado, 613
Notas, 615

O método de identificação dos padrões de acordo com os canais é o mais antigo de todos. Sua descrição aparece no Capítulo 10 do livro *Eixo Espiritual*.[1]

Basicamente, esse método de identificação dos padrões permite-nos distinguir os sinais e sintomas de acordo com o canal afetado: por esta razão, o método está interessado nas alterações patológicas que ocorrem no canal, em vez de nos órgãos.

Depois de descrever a patologia dos órgãos em contraposição à patologia dos canais, apresentarei uma lista com as manifestações clínicas da patologia dos canais Principal (*Jing Mai*), de Conexão (*Luo Mai*) e Tendinomuscular (*Jing Jin*).

▶ Órgão *versus* canal

Os órgãos e seus canais relevantes formam uma unidade energética indivisível: problemas dos Órgãos Internos podem afetar os canais relevantes e, por outro lado, desarmonias que começam como problemas relacionados com os canais podem penetrar no Interior e ser transmitidas aos órgãos.

Entretanto, é importante reconhecer tanto a unidade quanto a separação entre os órgãos e os canais. Ambos formam uma unidade, mas também estão separados energeticamente: os canais pertencem ao que se conhece como Exterior, isto é, planos energéticos superficiais do corpo (inclusive pele e músculos), enquanto os órgãos fazem parte do Interior, isto é, plano energético mais profundo do corpo, que inclui órgãos e ossos.

Em condições de doença, pode haver problemas nos canais que não afetam os órgãos e vice-versa. É muito importante reconhecer (e ser capaz de identificar) quando um problema está situado no Exterior e afeta apenas os canais.

Por exemplo, quando um paciente refere dor no ombro ao longo do canal do Intestino Grosso sem qualquer sintomas referidos a esse órgão, pode-se concluir com segurança que esse é apenas um problema do canal, que não afeta os Órgãos Internos. Por outro lado, quando um paciente tem diarreia crônica por um período longo e elimina muco e sangue nas fezes e, depois de alguns anos, apresenta dor no ombro ao longo do canal do Intestino Grosso, esse problema do canal possivelmente é causado por uma doença do seu Órgão Interno correspondente. Contudo, mesmo nesse caso, poderia haver superposição de um problema do Órgão Interno com uma invasão separada do canal por um fator patogênico externo.

Os canais e seus Órgãos Internos relevantes podem ser comparados, respectivamente, com os galhos e as raízes de uma árvore (Figura 47.1). Os galhos de uma árvore podem ser danificados por chuva de granizo, quebrados pelo vento, ou esturricados pelo calor e secura excessivos, mas essas intempéries não afetam suas raízes: isso corresponderia a um problema em um canal do corpo humano. Por outro lado,

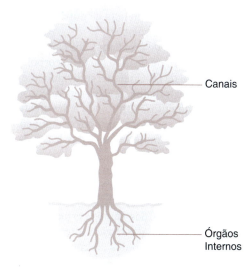

Figura 47.1 Órgãos Internos e canais.

quando o solo é muito pobre e as raízes não obtêm nutrientes suficientes e sofrem, isso corresponderia a um problema de um Órgão Interno do corpo humano.

Os problemas dos canais podem originar-se de quatro fatores:

Primeiramente, esses problemas são causados pela invasão de fatores patogênicos externos, inclusive Frio, Vento ou Umidade. Esses fatores patogênicos invadem primeiramente os canais de Conexão (*Luo*) e depois os canais Principais, estabelecendo-se nas articulações e causando a Síndrome de Obstrução Dolorosa (Síndrome *Bi*). Essa é uma causa extremamente comum de problemas dos canais, que afetam a maioria das pessoas em alguma época de sua vida.

Na verdade, a patologia dos canais está diretamente relacionada com as patologias articulares. Em medicina chinesa, as articulações são mais que apenas estruturas anatômicas: elas desempenham uma função importante no que diz respeito à circulação do *Qi* e do Sangue, com várias implicações para a patologia.

As articulações são estruturas nas quais se concentram ou reúnem *Qi* e Sangue e também são os locais onde o *Qi* passa do Interior para o Exterior ou vice-versa. Como foi dito no Capítulo 4, o *Qi* descreve movimentos em direções complexas para cima e para baixo, para dentro e para fora, constituindo respectivamente a ascensão/descensão e a entrada/saída do *Qi*. As articulações são os locais existentes ao longo dos canais, nos quais o *Qi* entra e sai. Não é por acaso que alguns dos principais pontos *Shu* Dorsais dos membros abaixo dos cotovelos e dos joelhos estão situados nas articulações. Em razão dessa concentração do *Qi*, as articulações são as estruturas nas quais se estabelece facilmente um fator patogênico.

Quando um fator patogênico invade a articulação, ele altera o equilíbrio entre *Yin* e *Yang*, dificulta a circulação do *Qi* e causa estagnação de *Qi* e Sangue: isso provoca dor e, depois de um tempo longo, causa a Síndrome de Obstrução Dolorosa (Síndrome *Bi*). Quando o fator patogênico está associado ao Calor, a articulação parece quente ao toque; quando está associado ao Frio, parece fria ao toque; quando há Umidade, a articulação fica edemaciada; quando há Vento, a dor passa de uma articulação para outra.

Além de serem afetadas por fatores patogênicos externos, as articulações são acometidas pela deficiência geral de *Qi* e Sangue, que pode resultar em falta de nutrição e, consequentemente, fraqueza das articulações.

Outra causa comum de problemas dos canais é o uso exagerado de um membro ou de uma parte do corpo, resultando na estagnação local de *Qi*. Qualquer indivíduo que, em razão de suas condições de trabalho, precisa repetir constantemente os mesmos movimentos, está sujeito a desenvolver problemas dos canais, que se evidenciam por estagnação local de *Qi*. Essa é uma causa muito comum das lesões por esforço repetitivo (LER).

As lesões esportivas também são causas frequentes de problemas dos canais, porque provocam estagnação local de *Qi* no canal.

Por fim, os problemas dos canais certamente podem ser causados por desarmonias dos Órgãos Internos.

O método de identificação dos padrões de acordo com os canais descreve as alterações patológicas que ocorrem nos canais. Entretanto, embora esse seja o objetivo principal desse método de identificação dos padrões, ele pode ser ligeiramente confuso porque os sinais e sintomas descritos no livro *Eixo Espiritual* também incluem algumas manifestações clínicas dos órgãos relevantes e, em alguns casos, até mesmo de outros órgãos.

Por exemplo, entre os sinais e sintomas do canal dos Pulmões estão:

- Garganta congestionada e dolorida, sensação de plenitude no peito, dor na clavícula e no braço – atribuídas ao canal dos Pulmões
- Tosse e asma – atribuídas aos órgãos dos Pulmões
- Dor nos ombros e na parte superior do dorso – atribuída ao canal do Intestino Grosso, com o qual o canal dos Pulmões está relacionado.

Desse modo, os padrões dos canais incluem alguns sinais e sintomas dos próprios órgãos. Essas manifestações clínicas podem ser ignoradas sem problemas, porque poderíamos usar o método de identificação com base nos Órgãos Internos para diagnosticar problemas afetos aos órgãos. Por exemplo, "tosse" e "asma" não são suficientemente específicos para dar uma indicação do padrão possivelmente envolvido. De forma a conseguir isso, é necessário usar o método de identificação dos padrões de acordo com os Órgãos Internos, que fornece uma descrição mais exata do quadro formado pelo padrão. Por exemplo, quando a tosse está associada a escarro branco profuso, sensação de opressão no peito e língua com saburra branca espessa e pegajosa, sabemos que o padrão envolvido é de Mucosidade obstruindo os Pulmões. Quando a tosse é seca e o paciente tem sudorese noturna com sensação de calor no peito, nas palmas e nas plantas, sabemos que o padrão em questão é uma deficiência de *Yin* do Pulmão.

Contudo, também precisamos lembrar que um problema do canal pode afetar os orifícios e os órgãos dos sentidos e que esses problemas nem sempre estão relacionados com os Órgãos Internos. Por exemplo, os Rins abrem-se nas orelhas, mas nem todo problema das orelhas está relacionado com os Rins. Na verdade, os sintomas do canal do Triplo Aquecedor incluem dor na orelha e surdez. Com isso, queremos nos referir à dor na orelha e à surdez de início agudo, provavelmente em consequência da invasão de Vento-Calor externo, porque a surdez de início lento estaria relacionada mais provavelmente com a deficiência do Rim. Os sintomas do canal do Fígado incluem borramento visual e tinido. Desse modo, nem todos os problemas dos órgãos dos sentidos estão relacionados com doenças dos Órgãos Internos.

O método de identificação dos padrões de acordo com os canais é importante para identificar o canal afetado com base nos sinais e sintomas. Por essa razão, as manifestações clínicas relacionadas com o próprio canal são mais importantes.

Evidentemente, o método de identificação dos padrões de acordo com os canais precisa ser baseado no conhecimento detalhado dos canais principais e suas vias profundas.[2]

Afora isso, também precisamos diferenciar entre as condições de Cheio e Vazio que afetam os canais. As condições de Cheio caracterizam-se por dor intensa, rigidez, contrações e cãibras. As condições de Vazio evidenciam-se por dor difusa e persistente, fraqueza dos músculos, atrofia muscular e dormência.

A Plenitude e o Vazio dos canais também podem ser diferenciados com base na cor que aparece ao longo do trajeto do canal e sua temperatura ao toque. Com as condições de Cheio, pode haver coloração vermelha indicando Calor, ou coloração azulada sugerindo Frio. O Calor também poderia ser percebido ao toque. Com as condições de Vazio, o paciente pode ter uma faixa pálida ao longo do trajeto do canal, que também poderia ser fria ao toque.

Em resumo, quando conhecemos os trajetos dos canais detalhadamente e somos capazes de diferenciar as condições de Cheio ou Vazio dos canais, de acordo com as diretrizes descritas antes, qualquer manifestação clínica que se evidencie ao longo do canal pode ser identificada corretamente.[3]

A seguir, há uma relação dos padrões dos canais com base no Capítulo 10 do livro *Eixo Espiritual*. De forma a assegurar clareza, eu omiti os sinais e sintomas dos Órgãos Internos e limitei a descrição apenas aos sinais e sintomas dos canais. Além das manifestações clínicas referidas adiante, qualquer dor, dormência, rigidez, formigamento ou sensação desconfortável ao longo de um canal certamente é um sintoma referido ao canal relevante.

▶ Pulmões

Canal Principal

Febre, aversão ao frio, sensação de opressão no peito, dor na clavícula, nos ombros e nos braços (Figura 47.2).

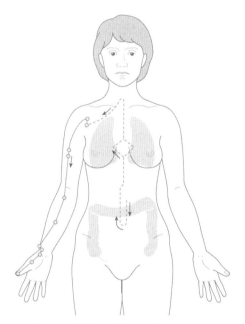

Figura 47.2 Canal Principal dos Pulmões.

Canal de Conexão

Vazio

Bocejos, micções frequentes, dispneia.

Cheio

Palmas das mãos quentes.

Canal Tendinomuscular

Dor, contração e distensão dos músculos ao longo do trajeto do canal; dor e contração dos músculos do tórax e do ombro.

▶ Intestino Grosso

Canal Principal

Dor de garganta, dor de dente, epistaxe, coriza, gengivas inflamadas e doloridas, olhos inflamados, dor ao longo do trajeto do canal (Figura 47.3).

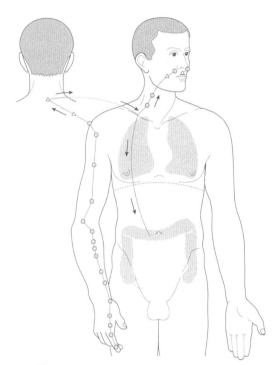

Figura 47.3 Canal Principal do Intestino Grosso.

Canal de Conexão

Vazio

Sensação de frio nos dentes, sensação de aperto no diafragma, perda do sentido do olfato.

Cheio

Dor de dente, surdez, tinido, sensação de calor no centro do peito, dispneia.

Canal Tendinomuscular

Dor, rigidez ou distensão dos músculos ao longo do trajeto do canal, incapacidade de levantar o braço, incapacidade de girar o pescoço, dor no ombro.

▶ Estômago

Canal Principal

Dor nos olhos, epistaxe, edema do pescoço, paralisia facial, pernas e pés frios, dor ao longo do trajeto do canal (Figura 47.4).

Canal de Conexão

Vazio

Flacidez ou atrofia dos músculos das pernas, sensação de frio nos dentes da arcada superior.

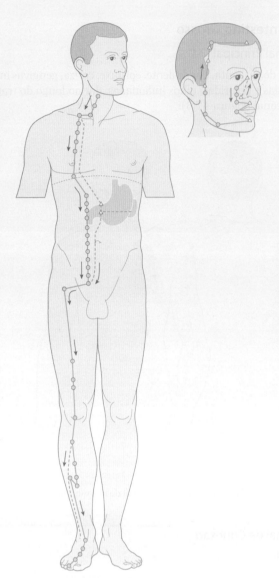

Figura 47.4 Canal Principal do Estômago.

Cheio

Epilepsia, comportamento maníaco ou depressão, garganta inflamada e dolorida, perda súbita da voz, epistaxe.

Grande canal de Conexão do Baço

Palpitações, sensação de plenitude no peito.

Canal Tendinomuscular

Distensão do dedo médio do pé, contração dos músculos da perna e do pé, rigidez dos músculos da coxa, edema na virilha, hérnia, espasmo dos músculos abdominais, distensão dos músculos do pescoço e da região malar, desvio dos olhos e da boca, incapacidade de fechar os olhos em consequência do espasmo muscular, incapacidade de abrir os olhos em consequência da flacidez dos músculos.

▶ Baço

Canal Principal

Secreção vaginal, sensação de frio ao longo do canal, fraqueza dos músculos da perna (Figura 47.5).

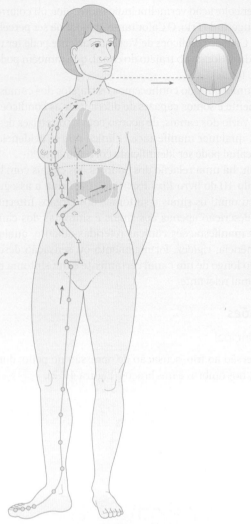

Figura 47.5 Canal Principal do Baço.

Canal de Conexão

Vazio

Distensão abdominal.

Cheio

Dor abdominal, intoxicação alimentar, vômitos, diarreia.

Grande canal de Conexão do Baço

Dor em todo o corpo, fraqueza e flacidez das articulações dos quatro membros, dor lombar irradiada ao abdome.

Canal Tendinomuscular

Distensão do dedo médio do pé, dor na superfície interna do tornozelo, dor nos músculos das superfícies mediais do joelho e da coxa, distensão dos músculos da virilha, distensão dos músculos abdominais, dor nos músculos do tórax e da região média do dorso.

▶ Coração

Canal Principal

Dor nos olhos, dor na superfície interna do braço, dor ao longo da escápula (Figura 47.6).

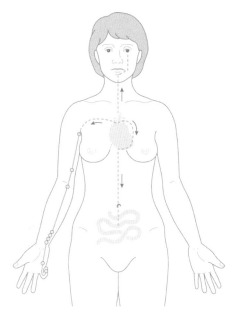

Figura 47.6 Canal Principal do Coração.

Canal de Conexão

Vazio

Afasia.

Cheio

Sensação de distensão e plenitude no tórax e no diafragma.

Canal Tendinomuscular

Dor, rigidez e distensão dos músculos ao longo do trajeto do canal.

▶ Intestino Delgado

Canal Principal

Dor no pescoço, dor no cotovelo, rigidez cervical, dor ao longo das superfícies laterais do braço e da escápula (Figura 47.7).

Canal de Conexão

Vazio

Escabiose, verrugas com formatos de dedos longos.

Cheio

Articulações frouxas dos ombros, fraqueza dos músculos da articulação do cotovelo.

Canal Tendinomuscular

Rigidez e dor nos músculos do dedo mínimo, do braço e do cotovelo; distensão e dor dos músculos da escápula; dor e distensão dos músculos do pescoço; dor desde a orelha até a mandíbula; dor na orelha irradiada ao queixo; edema dos lados do pescoço.

▶ Bexiga

Canal Principal

Febre e aversão ao frio, cefaleia, rigidez cervical, dor na região lombar baixa, dor nos olhos, dor por trás da perna ao longo do canal (Figura 47.8).

Canal de Conexão

Vazio

Coriza, epistaxe.

Cheio

Nariz congestionado, cefaleia, dor lombar, dor cervical, dor no ombro.

Canal Tendinomuscular

Dor e rigidez dos músculos do dedo mínimo do pé, do pé, do calcanhar, do joelho e da coluna vertebral; dor lombar e espasmos da região lombar; pescoço rígido; incapacidade de levantar o ombro; rigidez dos músculos da região axilar; incapacidade de girar a cintura.

▶ Rins

Canal Principal

Dor na região lombar, dor na planta do pé (Figura 47.9).

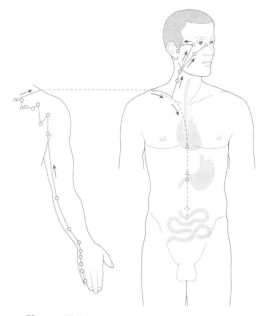

Figura 47.7 Canal Principal do Intestino Delgado.

Canal de Conexão

Vazio

Dor lombar

Cheio

Inquietude mental, depressão, retenção de urina, dor na região do coração, distensão e plenitude no peito.

Canal Tendinomuscular

Dor, rigidez e distensão dos músculos dos dedos do pé, do pé, da superfície interna do tornozelo; rigidez dos músculos da coluna vertebral e do pescoço; incapacidade de inclinar o corpo para frente (quando os músculos da região lombar estão afetados), incapacidade de inclinar o corpo para trás (quando os músculos do tórax estão afetados), convulsões (arqueamento do dorso).

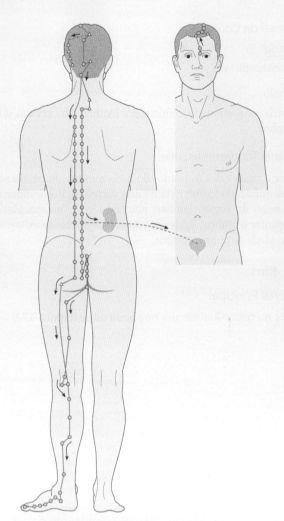

Figura 47.8 Canal Principal da Bexiga.

▶ Pericárdio

Canal Principal

Rigidez do pescoço, dor ao longo do trajeto do canal, contração do cotovelo ou da mão (Figura 47.10).

Canal de Conexão

Vazio

Rigidez da cabeça.

Cheio

Dor na região do coração, inquietude mental.

Canal Tendinomuscular

Dor, rigidez e distensão dos músculos das palmas, da superfície interna do braço, do cotovelo e da axila; dor na região do coração.

▶ Triplo Aquecedor

Canal Principal

Dor ao longo do trajeto do canal, dor no cotovelo, alternância de calafrios e febre, surdez, dor e secreção na orelha, dor nas partes superiores dos ombros (Figura 47.11).

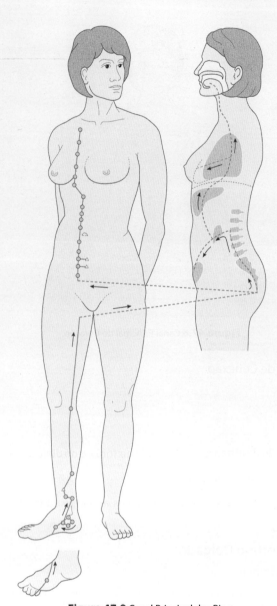

Figura 47.9 Canal Principal dos Rins.

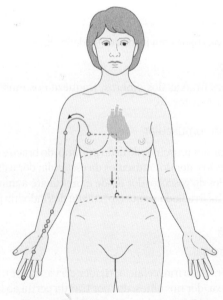

Figura 47.10 Canal Principal do Pericárdio.

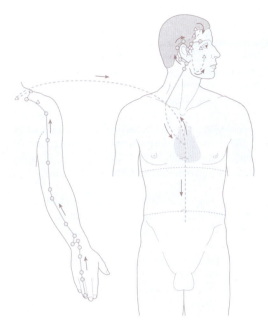

Figura 47.11 Canal Principal do Triplo Aquecedor.

Canal de Conexão

Vazio

Frouxidão da articulação do cotovelo.

Cheio

Contração do cotovelo, dor e edema da garganta, boca seca, dor na superfície externa do braço, incapacidade de levantar o braço.

Canal Tendinomuscular

Distensão, rigidez e torção dos músculos do dedo anular, punho, cotovelo, braço, ombro e pescoço, língua enrolada.

▶ Vesícula Biliar

Canal Principal

Alternância de calafrios e febre, cefaleia, surdez, dor no quadril e nas superfícies laterais das pernas, dor e distensão das mamas (Figura 47.12).

Canal de Conexão

Vazio

Fraqueza e flacidez dos músculos do pé, pés frios, paralisia das pernas, dificuldade de ficar de pé.

Cheio

Desmaio, dor no hipocôndrio.

Canal Tendinomuscular

Dor, rigidez e distensão dos músculos do quarto pododáctilo, da superfície externa do tornozelo, da superfície lateral da perna e do joelho, dificuldade de dobrar os joelhos, paralisia das pernas, dor no peito e no hipocôndrio, incapacidade de abrir os olhos.

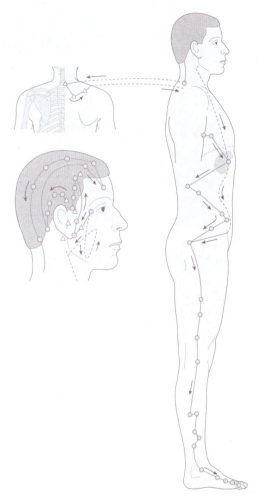

Figura 47.12 Canal Principal da Vesícula Biliar.

▶ Fígado

Canal Principal

Cefaleia, dor e edema dos olhos, cãibras nas pernas (Figura 47.13).

Canal de Conexão

Vazio

Prurido na região genital, impotência.

Cheio

Edema e dor no testículo, cólica, ereção anormal, hérnia.

Canal Tendinomuscular

Dor, rigidez e distensão dos músculos do primeiro pododáctilo e das superfícies internas do tornozelo e das pernas; impotência, contração do escroto ou da vagina, priapismo (ereção persistente).

Como percebemos, alguns dos sinais e sintomas de alguns dos canais *Yin* na verdade são sintomas associados aos canais *Yang*. Por exemplo:

- Pulmões: dor nos ombros (canal do Intestino Grosso)
- Coração: dor na escápula (canal do Intestino Delgado)
- Pericárdio: dor no pescoço (canal do Triplo Aquecedor).

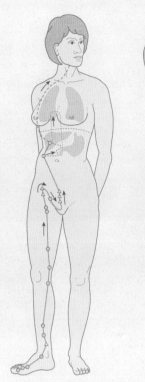

Figura 47.13 Canal Principal do Fígado.

Resultados do aprendizado

Neste capítulo, você aprendeu:
- A relação entre os canais e os órgãos em condições patológicas
- Como são causados os problemas dos canais: invasão externa, uso exagerado de uma parte do corpo, traumatismo e desarmonia dos Órgãos Internos
- A importância de diferenciar entre Cheio e Vazio com os problemas dos canais
- Como reconhecer os seguintes padrões dos canais:
  - *Pulmões*: febre, aversão ao frio, opressão no peito, dor na clavícula, nos ombros e nos braços
    - *Canal de Conexão*: bocejos, micções frequentes, dispneia (Vazio); palmas quentes (Cheio)
    - *Canal Tendino-Muscular*: dor, contração dos músculos ao longo do canal, do tórax e do ombro
  - *Intestino Grosso*: dor de garganta, dor de dente, epistaxe, coriza, gengivas edemaciadas e doloridas
    - *Canal de Conexão*: sensação de frio nos dentes, aperto no diafragma, perda do olfato (Vazio); dor de dente, surdez, tinido, sensação de calor no centro do peito (Cheio)
    - *Canal Tendinomuscular*: dor, rigidez ao longo do canal, incapacidade de levantar o braço ou girar o pescoço
  - *Estômago*: dor nos olhos, epistaxe, edema do pescoço, paralisia facial, pernas e pés frios
    - *Canal de Conexão*: flacidez/atrofia dos músculos das pernas, sensação de frio nos dentes superiores (Vazio); epilepsia, mania/depressão, dor de garganta (Cheio); palpitações, sensação de plenitude no peito (Grande canal de Conexão do Baço)
    - *Canal Tendinomuscular*: distensão do dedo médio do pé, contração dos músculos da perna/pés, edema da virilha, hérnia, distensão dos músculos do pescoço/região malar, desvio da boca/olhos, problemas dos músculos oculares
  - *Baço*: secreção vaginal, sensação de frio ao longo do canal, fraqueza dos músculos das pernas
    - *Canal de Conexão*: distensão abdominal (Vazio); dor abdominal, intoxicação alimentar, vômitos, diarreia (Cheio); dor em todo o corpo, fraqueza/flacidez das articulações, dor lombar irradiada ao abdome (Grande canal de Conexão do Baço)
    - *Canal Tendinomuscular*: distensão do primeiro pododáctilo, dor na superfície interna do tornozelo e nos músculos mediais da coxa/joelho; distensão da virilha/abdome, dor nos músculos do tórax/região dorsal média
  - *Coração*: dor nos olhos, na superfície interna do braço e ao longo da escápula
    - *Canal de Conexão*: afasia (Vazio); distensão/plenitude do tórax/diafragma (Cheio)
    - *Canal Tendinomuscular*: dor/rigidez/distensão ao longo dos músculos do canal
  - *Intestino Delgado*: dor no pescoço, cotovelo, superfície lateral do braço e escápula, rigidez cervical
    - *Canal de Conexão*: escabiose, verrugas com formato de dedos longos (Vazio); articulações flácidas no ombro, fraqueza dos músculos do cotovelo (Cheio)
    - *Canal Tendinomuscular*: rigidez/dor ao longo do dedo mínimo da mão, braço, cotovelo, escápula, pescoço e orelha; dor na orelha
  - *Bexiga*: febre/aversão ao frio, cefaleia, rigidez cervical, dor lombar, dor nos olhos
    - *Canal de Conexão*: coriza, sangramento nasal (Vazio); congestão nasal, dor no dorso/pescoço/ombro (Cheio)
    - *Canal Tendinomuscular*: dor/rigidez ao longo do quinto pododáctilo, pé, tornozelo, joelho, coluna cervical, pescoço e axila
  - *Rins*: dor na região lombar e planta do pé
    - *Canal de Conexão*: dor lombar (Vazio); inquietude mental, depressão, retenção de urina, dor na região do coração, distensão/plenitude no tórax (Cheio)
    - *Canal Tendinomuscular*: dor/rigidez nos pododáctilos, pé, superfície interna do tornozelo, coluna vertebral, pescoço; incapacidade de inclinar o corpo para trás ou para frente
  - *Pericárdio*: rigidez cervical, contração do cotovelo ou da mão
    - *Canal de Conexão*: rigidez da cabeça (Vazio), dor na região do coração, inquietude mental (Cheio)
    - *Canal Tendinomuscular*: dor/rigidez das palmas, superfícies internas do braço, cotovelo, axila; dor na região do coração
  - *Triplo Aquecedor*: dor no cotovelo, na parte superior dos ombros, alternância de calafrios e febre, surdez, dor na orelha
    - *Canal de Conexão*: frouxidão da articulação do cotovelo (Vazio); contração do cotovelo, garganta inflamada/dolorida, boca seca, incapacidade de levantar o braço
    - *Canal Tendinomuscular*: rigidez/distensão do dedo anular da mão, punho, cotovelo, ombro e pescoço; língua enrolada
  - *Vesícula Biliar*: alternância de calafrios e febre, cefaleia, surdez; dor no quadril, superfície lateral da perna, mamas
    - *Canal de Conexão*: fraqueza/flacidez dos músculos do pé; pés frios, paralisia das pernas (Vazio); desmaio, dor no hipocôndrio (Cheio)
    - *Canal Tendinomuscular*: dor/rigidez do quarto pododáctilo, superfície externa do tornozelo, superfícies laterais da perna/joelho, tórax; dificuldade de dobrar os joelhos; incapacidade de abrir os olhos
  - *Fígado*: cefaleia, dor/edema do olho, cãibras nas pernas
    - *Canal de Conexão*: prurido genital, impotência (Vazio); edema/dor no testículo; cólica; ereção anormal, hérnia (Cheio)
    - *Canal Tendinomuscular*: dor, rigidez do primeiro pododáctilo, superfície interna do tornozelo/perna, impotência, priapismo, contração do escroto ou da vagina.

Questões de autoavaliação

1. Descreva a localização energética relativa dos canais e dos órgãos.
2. Cite quatro mecanismos que podem causar problemas dos canais.
3. Descreva o funcionamento energético das articulações.
4. Como você poderia diferenciar entre Cheio e Vazio com base na cor percebida ao longo de um canal?
5. Qual é o sintoma principal de Cheio no canal de Conexão dos Pulmões?
6. Qual sintoma referido à boca poderia ser encontrado com Vazio do canal de Conexão do Intestino Grosso?
7. Qual sintoma muscular poderia implicar o canal Principal do Baço?
8. Qual canal principal você suspeitaria que estivesse envolvido quando o paciente tem dor lombar e dor na planta do pé?
9. Quando um paciente tem calafrios e febre alternados e dor e secreção na orelha, qual canal você pensaria estar afetado?
10. Cite todos os sintomas da região genital que podem indicar problemas dos canais do Fígado.

Ver respostas no Apêndice 6.

Notas

1. 1981 Spiritual Axis (*Ling Shu Jing* 灵枢经), People's Health Publishing House, Beijing, publicado originalmente c.100 a.C, p. 30–38.
2. For a description of the main channels and their deep pathways see Maciocia, 'The Channels of Acupuncture', Elsevier, Edinburgh, 2006.
3. Bensky D-O'Connor J 1981 'Acupuncture, a Comprehensive Text', Eastland Press, Seattle.

Identificação dos Padrões de Acordo com os Oito Vasos Extraordinários

48

Vaso Governador (*Du Mai*), 616
Vaso Concepção (*Ren Mai*), 617
Vaso Penetrador (*Chong Mai*), 617
Padrões combinados dos Vasos Concepção e Penetrador, 618
  Vasos Concepção e Penetrador vazios, 618
  Vasos Concepção e Penetrador instáveis, 619
  Vasos Concepção e Penetrador deficientes e frios, 619
  Estase do Sangue nos Vasos Concepção e Penetrador, 619
  Estase de Sangue e Umidade nos Vasos Concepção e Penetrador, 620
  Calor-Cheio nos Vasos Concepção e Penetrador, 620
  Calor-Vazio nos Vasos Concepção e Penetrador, 620
  Umidade-Calor nos Vasos Concepção e Penetrador, 620
  Calor estagnado nos Vasos Concepção e Penetrador, 621
  Frio-Cheio nos Vasos Concepção e Penetrador, 621
  Útero deficiente e frio, 621
  Umidade e Fleuma no Útero, 621
  Frio estagnado no Útero, 622
  Calor Fetal, 622
  Frio Fetal, 622
  Sangue rebelado para cima depois do parto, 623
Vaso da Cintura (*Dai Mai*), 623
Vaso *Yin* do Calcanhar (*Yin Qiao Mai*), 623
Vaso *Yang* do Calcanhar (*Yang Qiao Mai*), 624
Vaso de Ligação *Yin* (*Yin Wei Mai*), 625
Vaso de Ligação *Yang* (*Yang Wei Mai*), 625
Notas, 626

Para cada um dos vasos extraordinários, apresentaremos listas de prescrições aplicáveis: as fórmulas indicadas são as gerais obtidas do livro *A Study of the Extraordinary Vessels*,[1] de Li Shi Zhen, enquanto as fórmulas recomendadas para os padrões combinados dos Vasos Concepção e Penetrador são específicas para cada padrão e retiradas do livro *Diagnosis, Patterns and Treatment in Chinese Medicine*.[2] Os tipos de pulso também foram reproduzidos de *A Study of the Extraordinary Vessels* de Li Shi Zhen. Como também ocorre com a acupuntura, considerando-se a grande variedade de sinais e sintomas referidos a cada um dos vasos extraordinários, mencionamos apenas os pontos de abertura para cada padrão.

Vaso Governador (*Du Mai*)

Manifestações clínicas

Rigidez e dor na coluna vertebral, dor lombar, fraqueza e arqueamento do dorso, cefaleia, tremores, convulsões, epilepsia, prolapso anal, sangue nas fezes, incontinência urinária, micções dolorosas, poluções noturnas, impotência, irregularidades menstruais, infertilidade, garganta seca, memória fraca, tontura, tinido, depressão, calafrios e febre, comportamento maníaco.

Pulso: Flutuante e Longo em todas as três posições do lado esquerdo (Figura 48.1).

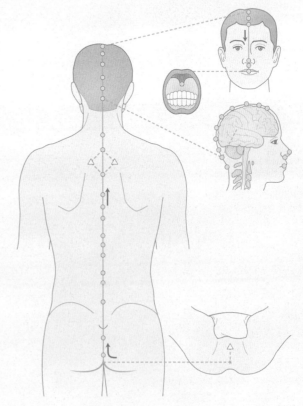

Figura 48.1 Vaso Governador.

Canal de Conexão

Rigidez no dorso, sensação de peso na cabeça, tremor da cabeça.

Tratamento

Acupuntura

ID-3 *Houxi* e B-62 *Shenmai*.

Fórmulas fitoterápicas[3]

Coluna lombar, Medula, Cérebro

Lu Rong – *Cornu Cervi parvum*.
  Lu Jiao – *Cornu Cervi*.
  Lu Jiao Shuang – *Cornu Cervi degelatinatum*.
  Medula de boi e cabra.

Canais *Yang*, Bexiga, Vesícula Biliar

Fu Zi Radix – *Aconiti carmichaeli praeparata*.
  Qiang Huo – *Raxi et Rhizome Notopterygii*.
  Rou Gui – *Corte Cinnamomi cassiae*.
  Du Huo – *Radix Angelicae pubescentis*.
  Fang Feng – *Radix Ledebouriellae sesloidis*.
  Jing Jie – *Herba seu Flos Schizonepetae tenuifoliae*.
  Xi Xin – *Herba Asari cum radice*.
  Gao Ben – *Rhizoma et Radix Ligustici sinensis*.
  Cang Er Zi – *Fructus Xanthii*.
  Gan Jiang – *Rhizoma Zingiberis officinalis*.
  Chuan Jiao – *Pericarpium Zanthoxyli bungeani*.
  Gui Zhi – *Ramulus Cinnamomi cassiae*.
  Fu Zi – *Radix Aconiti carmichaeli praeparata*.
  Wu Tou – *Radix Aconiti carmichaeli*.

Prescrição

Nenhuma prescrição citada por Li Shi Zhen, mas qualquer prescrição tônica para *Yang* dos Rins que contenha as fórmulas fitoterápicas citadas fortalece o Vaso Governador.

Vaso Concepção (*Ren Mai*)

Manifestações clínicas

Poluções noturnas, incontinência urinária, retenção de urina, secreção vaginal, irregularidades menstruais, infertilidade, dor na região genital, dores epigástrica e abdominal, massas abdominais, sinais e sintomas da menopausa (sudorese noturna, ondas de calor), problemas durante a gravidez, amenorreia, edema.

Pulso: Fino-Tenso-Longo nas duas posições Anteriores (Figura 48.2).

Canal de Conexão

Dor e prurido no abdome.

Tratamento

Acupuntura

P-7 *Lieque* e R-6 *Zhaohai*.

Fórmulas fitoterápicas

Tônicos para o Útero e Sangue

Gui Ban – *Plastrum Testudinis*.
  Gui Ban Jiao – *Colla Plastri Testudinis*.

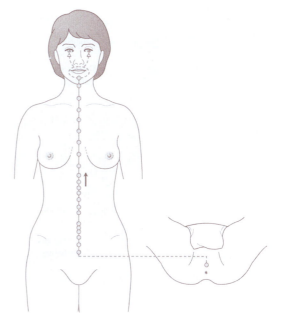

Figura 48.2 Vaso Concepção.

Bie Jia – *Carapacis Amydae sinensis*.
E Jiao – *Gelatinum Corii Asini*.
Zi He Che – *Placenta hominis*.
Zi Shi Ying – *Fluoritum*.
Ai Ye – *Folium Artemisiae Argyi*.

Nutrir *Yin* e eliminar Calor-Vazio

Zhi Mu – *Radix Anemarrhenae*.
  Huang Bo – *Cortex Phellodendri*.
  Xuan Shen – *Radix Scrophulariae ningpoensis*.
  Sheng Di Huang – *Radix Rehmanniae glutinosae*.
  Gou Qi Zi – *Fructus Lycii*.

Prescrição

Da Bu Yin Wan – *Grande Pílula para Tonificar Yin*.

Vaso Penetrador (*Chong Mai*)

Manifestações clínicas

Irregularidades menstruais, infertilidade, menstruações dolorosas, vômitos e náuseas, sensação de ansiedade (*Li Ji*, "urgência interior"), dispneia, dor e distensão abdominais, sensação de energia subindo do abdome para o peito, sensação de aperto e dor no epigástrio e no tórax, palpitações, sensação de obstrução da garganta, sensação de calor na face, pés frios e dormentes com cor roxa, dor umbilical, tensão pré-menstrual, distensão mamária, nódulos das mamas, sinais e sintomas da menopausa (ondas de calor, ansiedade, palpitações), náuseas gravídicas, equimoses espontâneas, epistaxe, infecções fúngicas do primeiro pododáctilo (Figura 48.3).

Pulso: Profundo e Firme em todas as posições de um dos lados, ou Profundo e Firme nas duas posições Médias, ou em Corda nas duas posições Médias.

Tratamento

Acupuntura

BP-4 *Gongsun* e PC-6 *Neiguan*.

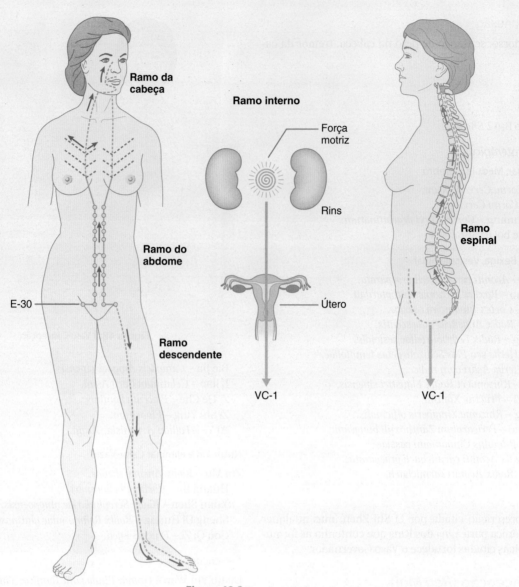

Figura 48.3 Vaso Penetrador.

Fórmulas fitoterápicas

Tônicos para o Útero

Gui Ban – *Plastrum Testudinis*.
 Bie Jia – *Carapacis Amydae sinensis*.
 E Jiao – *Gelatinum Corii Asini*.
 Zi He Che – *Placenta hominis*.

Rebelião do *Qi*

Yan Hu Suo – *Rhizoma Corydalis Yanhusuo*.
 Chuan Lian Zi – *Fructus Meliae toosendan*.
 Xiang Fu – *Rhizoma Cyperi rotundi*.
 Yu Jin – *Tuber Curcumae*.
 Chen Xiang – *Lignum Aquilariae*.
 Tao Ren – *Semen Persicae*.
 Dang Gui – *Radix Angelicae sinensis*.
 Qing Pi – *Pericarpium Citri reticulatae viridae*.
 Wu Zhu Yu – *Fructus Evodiae rutaecarpae*.
 Cong Bai – *Herba Allii fistulosi*.
 Xiao Hui Xiang – *Fructus Foeniculi vulgaris*.
 Chong Wei Zi – *Semen Leonurus heterophylli*.
 Wu Yao – *Radix Linderae Strychnifoliae*.

Prescrição

Nenhuma citada por Li Shi Zhen.

Remédio do Tesouro da Mulher

Vaso Penetrador.

Padrões combinados dos Vasos Concepção e Penetrador

▶ Vasos Concepção e Penetrador vazios

Manifestações ginecológicas

Atraso menstrual, menstruações escassas, amenorreia, infertilidade.

Outras manifestações clínicas

Pele pálida e opaca, tontura, borramento visual, fadiga, depressão, dor lombar, fraqueza do dorso e dos joelhos, redução da libido.

- *Língua*: Pálida
- *Pulso*: Profundo e Fraco, especialmente nas duas posições Posteriores.

Tratamento

Acupuntura

P-7 *Lieque* à direita e R-6 *Zhaohai* à esquerda. VC-4 *Guanyuan*, R-13 *Qixue*, B-23 *Shenshu*. Pode ser aplicada moxabustão.

Prescrição

Da Bu Yuan Jian – *Grande Decocção para Tonificar a Fonte.*
Gui Shen Wan – *Pílula para tonificar os Rins.*
Shou Tai Wan – *Pílula da Longevidade Fetal.*

Remédio do Tesouro das Mulheres

Pérola do Unicórnio.

▶ Vasos Concepção e Penetrador instáveis

Manifestações ginecológicas

Menstruações antecipadas, ciclo abreviado, menstruações volumosas, menstruações irregulares, secreção vaginal crônica persistente, abortamento, lóquios persistentes depois do nascimento de um bebê.

Outras manifestações clínicas

Pele pálida e opaca, depressão, dor lombar, joelhos fracos, sensação de peso empurrando para baixo, aumento da frequência das micções, incontinência urinária, micções noturnas.

- *Língua*: Pálida
- *Pulso*: Profundo e Fraco, especialmente nas duas posições Posteriores.

Tratamento

Acupuntura

P-7 *Lieque* à direita e R-6 *Zhaohai* à esquerda, VC-4 *Guanyuan*, R-13 *Qixue*, B-23 *Shenshu*, VG-20 *Baihui*, VC-6 *Qihai*, ponto extra *Zigong*. Pode ser aplicada moxabustão.

Prescrição

Gu Chong Tang – *Decocção para Consolidar o Vaso Penetrador.*
An Chong Tang – *Decocção para Acalmar o Vaso Penetrador.*
Yi Qi Gu Chong Tang – *Decocção para Beneficiar o Qi e Consolidar o Vaso Penetrador*
Bu Shen Gu Chong Wan – *Pílula para Tonificar os Rins e Consolidar o Vaso Penetrador.*
Lu Jiao Tu Si Zi Wan – *Pílula de Cornus Cervi-Cuscuta.*

▶ Vasos Concepção e Penetrador deficientes e frios

Manifestações ginecológicas

Menstruações atrasadas ou antecipadas, dor abdominal, amenorreia, infertilidade, dor abdominal difusa e persistente depois do parto, sangramento discreto e prolongado depois da menstruação, sangue menstrual diluído e claro.

Outras manifestações clínicas

Dor abdominal difusa e incômoda aliviada com aplicação de pressão e calor, membros frios, sensação de frio, sensação intensa de frio durante a menstruação, redução da libido.

- *Língua*: Pálida e úmida
- *Pulso*: Profundo, Fraco e Lento.

Tratamento

Acupuntura

P-7 *Lieque* à direita e R-6 *Zhaohai* à esquerda, VC-4 *Guanyuan*, R-13 *Qixue*, B-23 *Shenshu*, ponto extra *Zigong*. Deve ser aplicada moxabustão.

Prescrição

Wen Jing Tang – *Decocção para Aquecer as Menstruações.*
Dang Gui Jian Zhong Tang – *Decocção de Angélica para Aquecer o Centro.*
Wen Shen Tiao Qi Tang – *Decocção para Aquecer os Rins e Regular o Qi.*
Yu Yun Tang – *Decocção para Promover Gravidez.*
Bu shen Yang Xue Tang – *Decocção para Tonificar os Rins e Nutrir o Sangue.*

Remédio do Tesouro das Mulheres

Pérola de Unicórnio.

▶ Estase do Sangue nos Vasos Concepção e Penetrador

Manifestações ginecológicas

Ciclo irregular, manchas escuras de sangue antes da menstruação, menstruações dolorosas com sangue e coágulos escuros, amenorreia (secundária à estase do Sangue), infertilidade, retenção de lóquios depois do parto.

Outras manifestações clínicas

Dor abdominal baixa, dor na região umbilical, dor e distensão das mamas, ansiedade, irritabilidade, inquietude mental, tendência a preocupar-se, nódulos da mama, massas abdominais.

- *Língua*: Arroxeada
- *Pulso*: em Corda ou Áspero.

Tratamento

Acupuntura

BP-4 *Gongsun* à direita e PC-6 *Neiguan* à esquerda, R-14 *Siman*, E-29 *Guilai*, BP-6 *Sanyinjiao*, F-3 *Taichong*, R-5 *Shuiquan*.

Prescrição

Xiao Yao San – *Pó Itinerante Livre e Fácil.*
Yue Ju Wan – *Pílula de Ligusticum-Gardenia.*
Wu Yao San – *Pó de Lindera.*
Ge Xia Zhu Yu Tang – *Decocção para Eliminar Estase abaixo do Diafragma.*
Gui Zhi Fu Ling Wan – *Pílula de Ramulus-Cinnamomi-Poria.*
Xiang Leng Wan – *Pílula de Aucklandia-Sparganium.*

Remédio do Tesouro das Mulheres

Excitar o Campo do Elixir.
Harmonizar a Lua.

▶ Estase de Sangue e Umidade nos Vasos Concepção e Penetrador

Manifestações ginecológicas

Ciclo irregular, menstruações volumosas, sangue menstrual escuro com coágulos, manchas escuras de sangue antes das menstruações, dismenorreia, secreção vaginal crônica, massas abdominais, cistos de ovário, endometriose, infertilidade.

Outras manifestações clínicas

Dor no baixo-ventre, sensação de peso no abdome.

- *Língua*: Arroxeada, Edemaciada, com saburra pegajosa
- *Pulso*: em Corda e Deslizante.

Tratamento

Acupuntura

BP-4 *Gongsun* à direita e PC-6 *Neiguan* à esquerda, R-14 *Siman*, E-29 *Guilai*, BP-6 *Sanyinjiao*, F-3 *Taichong*, R-5 *Shuiquan*, BP-9 *Yinlingquan*, E-28 *Shuidao*, VC-3 *Zhongji*, B-22 *Sanjiaoshu*.

Prescrição

Tao Hong Si Wu Tang – *Decocção de Prunus-Carthamus e Quatro Substâncias.*
  Shao Fu Zhu Yu Tang- *Decocção para Eliminar Estase do Abdome Inferior.*
  San Miao Hong Teng Tang – *Decocção de Três Maravilhas e Sargentodoxa.*
  Qing Re Tiao Xue Tang – *Decocção para Eliminar Calor e Regular o Sangue.*
  Cang Fu Dao Tan Wan – *Pílula de Atracylodes-Cyperus para Conduzir Fleuma.*
  Yin Jia Wan – *Pílula de Lonicera-Amyda.*

Remédio do Tesouro das Mulheres

Excitar o Campo do Elixir e Limpar o Palácio.

▶ Calor-Cheio nos Vasos Concepção e Penetrador

Manifestações ginecológicas

Menstruações antecipadas, menstruações volumosas, sangue menstrual vermelho-vivo ou vermelho-escuro, gotejamento abundante, sangramento no meio do ciclo, epistaxe durante a menstruação, lóquios profusos depois do parto, febre puerperal.

Outras manifestações clínicas

Rubor facial, sensação de calor, sede, irritabilidade, insônia.

- *Língua*: Vermelha com saburra amarela
- *Pulso*: Rápido-Transbordante, Cheio no nível médio.

Tratamento

Acupuntura

P-7 *Lieque* à direita e R-6 *Zhaohai* à esquerda, IG-11 *Quchi*, BP-10 *Xuehai*, VC-3 *Zhongji*, F-3 *Taichong*, BP-6 *Sanyinjiao*.

Prescrição

Qing Jing Tang – *Pó para Limpar as Menstruações.*
  Bao Yin Jian – *Decocção para Proteger Yin.*
  Qing Re Gu Jing Tang – *Decocção para Eliminar Calor e Consolidar as Menstruações.*
  Qing Gan Yin Jing Tang – *Decocção para Limpar o Fígado e Dirigir as Menstruações.*
  Jie Du Huo Xue Tang – *Decocção para Expelir Veneno e Revigorar o Sangue.*
  Jing Fang Si Wu Tang – *Decocção de Schizonepeta-Ledebouriella e Quatro Substâncias.*

Remédio do Tesouro das Mulheres

Drenar Vermelhidão.

▶ Calor-Vazio nos Vasos Concepção e Penetrador

Manifestações ginecológicas

Menstruação antecipada, ciclos longos, leucorreia depois da menstruação, sangramento no meio do ciclo, menstruações escassas ou profusas.

Outras manifestações

Sensação de calor durante a tarde, rubor malar, sudorese noturna, calor nos cinco palmos, insônia, inquietude mental, garganta seca durante a noite.

- *Língua*: Vermelha sem saburra
- *Pulso*: Flutuante-Vazio ou Fino e Rápido.

Tratamento

Acupuntura

P-7 *Lieque* à direita e R-6 à esquerda, VC-4 *Guanyuan*, R-2 *Rangu*, BP-6 *Sanyinjiao*.

Prescrição

Liang Di Tang – *Decocção de Dois "Di".*
  Yi Yin Jian – *Decocção de Um Yin.*

Remédio do Tesouro das Mulheres

Eliminar Calor-Vazio e Resfriar as Menstruações.

▶ Umidade-Calor nos Vasos Concepção e Penetrador

Manifestações ginecológicas

Secreção vaginal amarela ou vermelha, pegajosa e volumosa com odor fétido; sangramento e/ou dor no meio do ciclo; menstruações volumosas; dismenorreia; ciclos longos.

Outras manifestações clínicas

Dor abdominal, sensação de peso no abdome, dor ao urinar, muco nas fezes, sensação de calor, febre baixa, urina turva.

- *Língua*: saburra amarela pegajosa
- *Pulso*: Deslizante e Rápido.

Tratamento

Acupuntura

P-7 *Lieque* à direita e R-6 *Zhaohai* à esquerda, VC-3 *Zhongji*, E-28 *Shuidao*, VC-9 *Shuifen*, BP-9 *Yinlingquan*, BP-6 *Sanyinjiao*, IG-11 *Quchi*, B-22 *Sanjiaoshu*.

Prescrição

Zhi Dai Wan – *Pílula para Suprimir Secreção Vaginal.*
    Long Dan Xie Gan Tang – *Decocção de Genciana para Drenar o Fígado.*

Remédio do Tesouro das Mulheres

Drenar Vermelhidão.

▶ Calor estagnado nos Vasos Concepção e Penetrador

Manifestações ginecológicas

Menstruações antecipadas, menstruações escassas ou volumosas, tensão pré-menstrual, menstruação que para e recomeça, coágulos vermelhos.

Outras manifestações clínicas

Distensão abdominal, distensão das mamas, irritabilidade, tendência a ter rompantes de raiva, sensação de calor em geral, garganta seca.

- *Língua*: laterais Vermelhas
- *Pulso*: em Corda.

    Esse Calor origina-se da estagnação prolongada do *Qi*.

Tratamento

Acupuntura

P-7 *Lieque* à direita e R-6 *Zhaohai* à esquerda quando o pulso é em Corda; ou BP-4 *Gongsun* à direita e PC-6 *Neiguan* à esquerda quando o pulso é Firme; F-3 *Taichong*, VC-6 *Qihai*, R-14 *Siman*, F-2 *Xingjian*, F-14 *Qimen*.

Prescrição

Dan Zhi Xiao Yan San – *Pó Itinerante Fácil e Livre de Gardenia do Monte.*
    Hua Gan Jian – *Decocção para Transformar o Fígado.*

Remédio do Tesouro das Mulheres

Libertar o Sol.

▶ Frio-Cheio nos Vasos Concepção e Penetrador

Manifestações ginecológicas

Ciclo atrasado, menstruações dolorosas com cólicas graves e sensação marcante de frio durante a menstruação, sangue vermelho-vivo com coágulos escuros pequenos, infertilidade, dor abdominal depois do parto.

Outras manifestações clínicas

Dor abdominal agravada por compressão e aliviada com aplicação de calor, sensação de frio em geral, membros frios, pele branca e brilhante.

- *Língua*: Pálida ou Roxo-Azulada
- *Pulso*: Profundo, Lento, Tenso.

Tratamento

Acupuntura

P-7 *Lieque* à direita e R-6 *Zhaohai* à esquerda, VC-4 *Guanyuan*, VC-3 *Zhongji*, E-28 *Shuidao*, R-14 *Siman*, ponto extra *Zigong*, E-36 *Zusanli*, BP-6 *Sanyinjiao*, R-5 *Shuiquan*. Deve ser aplicada moxabustão.

Prescrição

Shao Fu Zhu Yu Tang – *Decocção para Eliminar Estase do Abdome Inferior.*
    Wen Jing Tang – *Decocção para Aquecer as Menstruações.*
    Suo Gong Zhu Yu Tang – *Decocção para Contrair o Útero e Eliminar Estase.*

Remédio do Tesouro das Mulheres

Aquecer as Menstruações.

▶ Útero deficiente e frio

Manifestações ginecológicas

Ciclo irregular, menstruações escassas, menstruações dolorosas com dor difusa aliviada com aplicação de calor, secreção vaginal excessiva, infertilidade, abortamento, abortamento iminente, dor abdominal durante o parto, retenção de lóquios depois do parto.

Outras manifestações clínicas

Dor abdominal baixa difusa, incômoda e persistente aliviada pela aplicação de pressão e calor, abdome parece mole à palpação, sensação de frio em geral, membros frios, fezes amolecidas, micções frequentes de urina clara.

- *Língua*: Pálida
- *Pulso*: Profundo e Fraco.

Tratamento

Acupuntura

P-7 *Lieque* à direita e R-6 *Zhaohai* à esquerda, VC-4 *Guanyuan*, R-13 *Qixue*, B-23 *Shenshu*, ponto extra *Zigong*. Deve ser aplicada moxabustão.

Prescrição

Ai Fu Nuan Gong Wan – *Pílula de Artemisia-Cyperus para Aquecer o Útero.*
    Wen Jing Tang – *Decocção para Aquecer as Menstruações.*
    Nei Bu Wan – *Pílula para Tonificar o Interior.*
    Sheng Hua Tang – *Decocção para Gerar e Dissolver.*

Remédio do Tesouro das Mulheres

Aquecer as Menstruações.

▶ Umidade e Fleuma no Útero

Manifestações ginecológicas

Ciclo atrasado, amenorreia, menstruações escassas ou profusas, secreção vaginal excessiva infertilidade, cistos de ovário, miomas, síndrome do ovário policístico, gestação "fantasma" (pseudociese).

Outras manifestações clínicas

Dor abdominal, sensação de peso no abdome, sensação de opressão no peito, escarro na garganta, sensação de peso no corpo, cansaço, fezes amolecidas, pele pálida e opaca, sobrepeso.

- *Língua*: Edemaciada com saburra pegajosa
- *Pulso*: Deslizante.

Tratamento

Acupuntura

P-7 *Lieque* à direita e R-6 *Zhaihai* à esquerda, VC-3 *Zhongji*, E-28 *Shuidao*, ponto extra *Zigong*, VC-9 *Shuifen*, BP-9 *Yinlingquan*, BP-6 *Sanyinjiao*, B-22 *Sanjiaoshu*.

Prescrição

Cang Fu Dao Tan Wan – *Pílula de Atractylodes-Cyperus para Conduzir Fleuma.*

Wei Ling Tang – *Decocção de "Ling" para o Estômago.*

Wan Dai Tang – *Decocção para Interromper Secreção Vaginal.*

Qi Gong Wan – *Pílula para Despertar o Útero.*

Tiao Zheng San – *Pó para Regular o Vertical.*

Remédio do Tesouro das Mulheres

Limpar o Palácio.

▶ Frio estagnado no Útero

Manifestações ginecológicas

Ciclo atrasado, menstruações dolorosas com cólicas graves, sangue menstrual escuro com coágulos, manchas de sangue marrom antes da menstruação, menstruações que param e recomeçam, dor abdominal depois do parto, retenção de lóquios depois do parto, secreção vaginal branca, sensação de frio na vagina, infertilidade.

Outras manifestações clínicas

Dor abdominal agravada pela aplicação de pressão e atenuada com a aplicação de calor, sensação de frio no abdome, sensação de frio em geral, membros frios, lábios arroxeados.

- *Língua*: Roxo-Azulada e úmida
- *Pulso*: Profundo-em Corda-Lento ou Profundo-Áspero-Lento.

Tratamento

Acupuntura

P-7 *Lieque* à direita e R-6 *Zhaohai* à esquerda quando o pulso é Áspero, ou BP-4 *Gongsun* à direita e PC-6 *Neiguan* à esquerda quando o pulso é em Corda, R-14 *Siman*, E-29 *Guilai*, VC-6 *Qihai*, BP-10 *Xuehai*, E-36 *Zusanli*, BP-6 *Sanyinjiao*, F-3 *Taichong*. Deve ser aplicada moxabustão.

Prescrição

Wen Jing Tang – *Decocção para Aquecer as Menstruações.*

Shao Fu Zhu Yu Tang – *Decocção para Eliminar Estase do Abdome Inferior.*

Sheng Hua Tang – *Decocção para Gerar e Dissolver.*

Ai Fu Nuan Gong Wan – *Pílula de Artemisia-Cyperus para Aquecer o Útero.*

Hei Shen San – *Pó de Espírito Negro [Feijão Preto].*

Remédio do Tesouro das Mulheres

Aquecer as Menstruações e Excitar o Campo de Elixir.

▶ Calor Fetal

Manifestações ginecológicas

Sangramento vaginal durante a gravidez, abortamento iminente, inquietude mental durante a gestação, história de abortamentos repetidos.

Outras manifestações clínicas

Rubor facial, sensação de calor, sede, dor abdominal, insônia, inquietude mental, úlceras na boca.

- *Língua*: Vermelha com saburra amarela
- *Pulso*: Rápido e Transbordante.

Tratamento

Acupuntura

P-7 à direita, R-6 à esquerda, IG-11 *Quchi*, BP-10 *Xuehai*, R-2 *Rangu*, F-2 *Xingjian*, PC-7 *Daling*, PC-3 *Quze*.

Prescrição

Bao Yin Jian – *Decocção para Proteger Yin.*

Gu Tai Jian – *Decocção para Consolidar o Feto.*

Qing Hai Wan – *Pílula para Limpar o Mar.*

Qing Re An Tai Yin – *Decocção para Eliminar Calor e Acalmar o Feto.*

▶ Frio Fetal

Manifestações ginecológicas

Abortamento iminente, feto com crescimento anormal, abortamento, história de abortos repetidos.

Outras manifestações clínicas

Sensação de frio em geral, membros frios, regurgitação ácida, náuseas e vômitos, dor abdominal, fezes amolecidas.

- *Língua*: Pálida
- *Pulso*: Profundo e Lento.

Tratamento

Acupuntura

P-7 à direita, R-6 à esquerda, E-36 *Zusanli*, B-23 *Shenshu*, R-9 *Zhubin*. Deve ser aplicada moxabustão.

Prescrição

Li Yin Jian – *Decocção para Regular Yin.*

Chang Tai Bai Zhu San – *Pó de Atractylodes para Longa [Vida] do Feto.*

Bu Shen Gu Chong Wan – *Pílula para Tonificar os Rins e Consolidar o Vaso Penetrador.*

Bu Shen An Tai Yin – *Decocção para Tonificar os Rins e Acalmar o Feto.*

Remédio do Tesouro das Mulheres

Plantar Sementes.

▶ Sangue rebelado para cima depois do parto

Manifestações ginecológicas

Retenção de lóquios, ou lóquios escassos depois do parto.

Outras manifestações clínicas

Inquietude mental, comportamento maníaco, epistaxe, vômitos de sangue, rubor facial, tosse com eliminação de sangue, dor abdominal, pele escura, articulações rígidas, dentes cerrados (trismo).

- *Língua*: Arroxeada
- *Pulso*: em Corda.

Tratamento

Acupuntura

BP-4 *Gongsun* à direita e PC-6 *Neinguan* à esquerda, R-14 *Siman*, BP-10 *Xuehai*, E-29 *Guilai*, F-3 *Taichong*, BP-6 *Sanyinjiao*, VC-3 *Zhongji*, F-1 *Dadun*, BP-1 *Yinbai*, PC-7 *Daling*.

Prescrição

Duo Ming San – *Pó para Agarrar a Vida*.
   Sheng Hua Tang – *Decocção para Gerar e Dissolver*.
   Wu Zhi San – *Pó de Cinco Cítricos*.
   Di Sheng Tang – *Decocção para Apoiar o Sábio*.
   Fo Shou San – *Pó da Mão de Buda*.

Vaso da Cintura (*Dai Mai*)

Manifestações clínicas

Sensação de frio e dor nas regiões média e inferior das costas, dor na região torácica que irradia ao abdome, dor abdominal irradiada à região torácica, flacidez e fraqueza da região lombar, distensão abdominal, secreção vaginal crônica, prolapso uterino, fraqueza e atrofia dos membros inferiores, abortamento, pés frios, amenorreia, irregularidades menstruais, sensação de frio na região genital, infertilidade, poluções noturnas, dor na região umbilical, menstruações dolorosas (causadas por Umidade), sensação de plenitude abdominal, sensação nas costas como se estivesse sentado na água, sensação de peso no corpo, sensação de peso no abdome (como se estivesse usando um cinto "carregando 5.000 moedas", hérnia.
   Pulso: em Corda nas duas posições Médias (Figura 48.4).

Tratamento

Acupuntura

VB-41 *Zulinqi* e TA-5 *Waiguan*.

Fórmulas fitoterápicas

Ervas adstringentes que se infundem ao Aquecedor Inferior

Wu Wei Zi – *Fructus Schisandrae chinensis*.
   Shan Yao – *Radix Dioscoreae oppositae*.
   Qian Shi – *Semen Euryales ferocis*.
   Fu Pen Zi – *Fructus Rubi*.
   Sang Piao – *Xiao Ootheca mantidis*.

Ervas que consolidam o Útero e elevam o *Qi*

Dang Gui – *Radix Angelicae sinensis*.
   Bai Shao – *Radix Paeoniae albae*.
   Xu Duan – *Radix Dipsaci*.

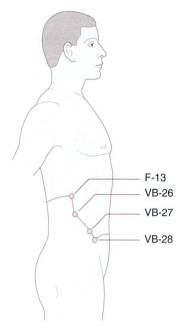

Figura 48.4 Vaso da Cintura.

Long Gu – *Os Draconis*.
Ai Ye – *Folium Artemisiae*.
Sheng Ma – *Rhizoma Camicifugae*.
Gan Cao – *Radix Glycyrrhizae uralensis*.

Prescrição

Gan Jiang Ling Zhu – *Decocção de Glycyrrhiza-Zingiberis-Poria-Atractylodes*.
   Dang Gui Shao Yao San – *Pó de Angelica-Paeonia*.
   Liang Shou Tang – *Decocção de Dois Recebedores*.
   Variação da Bu Zhong Yi Qi Tang – *Decocção para Tonificar o Centro e Beneficiar o Qi* – mais Ba Ji Tian (*Radix Morindae officinalis*), Du Zhong (*Cortex Eucommiae ulmoidis*), Gou Ji (*Rhizoma Cibotii Barometz*), Xu Duan (*Radix Dipsaci Asperi*) e Wu Wei Zi (*Fructus Schisandrae chinensis*).
   Shou Tai Wan – *Pílula da Longevidade do Feto*.

Vaso *Yin* do Calcanhar (*Yin Qiao Mai*)

Manifestações clínicas

Sonolência, epilepsia (convulsões à noite), dor nas costas e no quadril irradiada para a virilha e a genitália, dor no hipogástrio, tremores das pernas, pés virados para dentro, dor abdominal, retesamento dos músculos da superfície interna da perna e flacidez dos músculos da superfície externa, massas abdominais, miomas, dificuldade de dar à luz, retenção da placenta (Figura 48.5).
   Pulso: em Corda nas duas posições Posteriores.

Tratamento

Acupuntura

R-6 *Zhaohai* e P-7 *Lieque*.

Fórmulas fitoterápicas

Yan Hu Suo – *Rhizoma Corydalis yanhusuo*.
   Gua Lou – *Fructus Trichosanthis*.
   Ban Xia – *Rhizoma Pinelliae ternatae*.

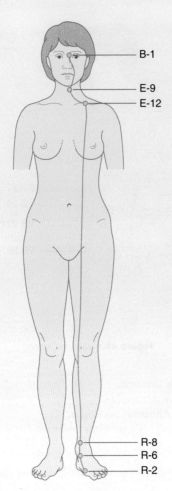

Figura 48.5 Vaso *Yin* do Calcanhar.

Dan Nan Xing – *Rhizoma Arisaematis praeparata*.
Zhi Mu – *Radix Anemmarrhenae asphodeloidis*.
Huang Bo – *Cortex Phellodendri*.
Yuan Zhi – *Radix Polygalea tenufoliae*.
Suan Zao Ren – *Semen Ziziphi spinosae*.
Shi Chang Pu – *Rhizoma Acori graminea*

Prescrição

Si Wu Tang – *Decocção de Quatro Substâncias*.
Ban Xia Tang – *Decocção de Pinellia*.

Vaso *Yang* do Calcanhar (*Yang Qiao Mai*)

Manifestações clínicas

Insônia, epilepsia (convulsões durante o dia), dor e vermelhidão no ângulo interno do olho, dor lombar, ciática com dor ao longo da superfície lateral da perna, tremores das pernas, pés virados para fora, retesamento dos músculos da superfície externa da perna e flacidez dos músculos da superfície interna, Vento-apoplexia, hemiplegia, afasia, paralisia facial, tontura grave, calafrios e febre, cefaleia, rigidez de nuca, comportamento maníaco, depressão maníaca, susto, "vê fantasmas", incapacidade de levantar a perna quando está deitado (Figura 48.6).

Pulso: em Corda nas duas posições Anteriores.

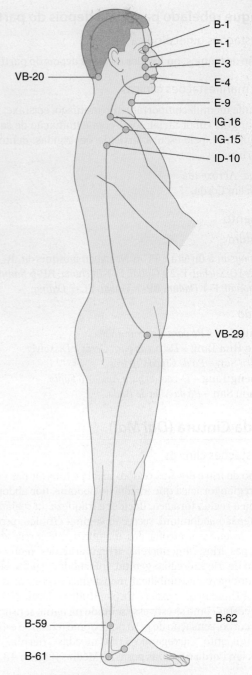

Figura 48.6 Vaso *Yang* do Calcanhar.

Tratamento

Acupuntura

B-62 *Shenmai* e ID-3 *Houxi*.

Fórmulas fitoterápicas

Ma Huang – *Herba Ephedrae*.
  Fang Feng – *Radix Ledebouriellae sesloidis*.
  Cang Zhu – *Rhizoma Atractylodes lanceae*.
  Zhi Gan Cao – *Radix Glycyrrhizae uralensis praeparata*.
  Fang Ji – *Radix Stephaniae tetrandae*.

Prescrição

Sheng Yang Tang – *Decocção para Levantar Yang*.

Vaso de Ligação Yin (Yin Wei Mai)

Manifestações clínicas

Dor na região do coração, plenitude e dor no peito e no hipocôndrio, dor na região dos rins, secura da garganta, ansiedade, insônia, introspecção, pensamentos obsessivos, falta de força de vontade, falta de autocontrole, depressão, tristeza, sensação de ter um nó no peito, que parece apertado e cheio à palpação, melancolia, choro, perda da memória, obnubilação mental, palpitações, choque (Figura 48.7).

Pulso: em Corda na superfície lateral da posição Posterior estendendo-se até a superfície medial da posição Anterior.

Tratamento

Acupuntura

PC-6 *Neiguan* e BP-4 *Gongsun*.

Fórmulas fitoterápicas

Dang Gui – *Radix Angelicae sinensis*.
 Chuan Xiong – *Radix Ligustici Chuanxiong*.

Prescrição

Dang Gui Si Ni Tang – *Decocção de Angélica e Quatro Rebeldes*.
 Wu Zhu Yu Tang – *Decocção de Evodia*.
 Si Ni Tang – *Decocção dos Quatro Rebeldes*.
 Li Zhong Tang – *Decocção para Regular o Centro*.

Vaso de Ligação Yang (Yang Wei Mai)

Manifestações clínicas

Alternância de calafrios e febre, fraqueza dos membros, tontura ao movimentar os olhos, otalgia, rigidez de nuca, dor no hipocôndrio, dor na superfície lateral da perna, tinido, surdez, transpiração.

Pulso: em Corda na superfície medial da posição Posterior estendendo-se até a superfície lateral da posição Anterior (Figura 48.8).

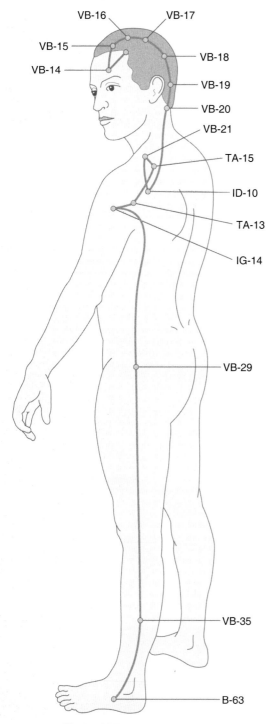

Figura 48.7 Vaso de Ligação *Yin*.

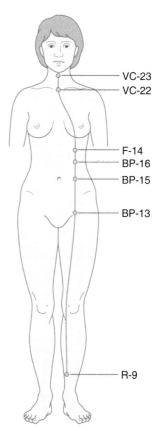

Figura 48.8 Vaso de Ligação *Yang*.

Tratamento

Acupuntura

TA-5 *Waiguan* e VB-41 *Zulinqi*.

Fórmulas fitoterápicas

Gui Zhi – *Ramulus Cinnamomi cassiae*.
   Bai Shao – *Radix Paeoniae lactiflorae*.
   Huang Qi – *Radix Astragali membranacei*.

Prescrição

Dang Gui Gui Zhi Tang – *Decocção de Angelica-Ramulus-Cinnamomi*.

Notas

1. Wang Luo Zhen 1985 A Compilation of the Study of the Eight Extraordinary Vessels (*Qi Jing Ba Mai Kao Jiao Zhu* 奇经八脉考校注), Shanghai Science Publishing House, Shanghai. The Study of the Eight Extraordinary Vessels (*Qi Jing Ba Mai Kao* 奇经八脉考) by Li Shi Zhen was published in 1578.

2. Cheng Shao En 1994 Diagnosis, Patterns and Treatment in Chinese Medicine (*Zhong Yi Zheng Hou Zhen Duan Zhi Liao Xue* 中醫证候诊断治疗学), Beijing Science Publishing House, Beijing, p. 241–278.

3. As fórmulas fitoterápicas e as prescrições foram obtidas de um livro da dinastia Qing conhecido como Matéria Médica das Combinações Apropriadas (*De Pei Ben Cao*), publicado em 1985 por Wang Luo Zhen como Uma Compilação do Estudo dos Oito Vasos Extraordinários (*Qi Jing Ba Mai Kao Jiao Zhu*, 奇经八脉考校注), Shanghai Science Publishing House, Shanghai, p. 129–131.

Vaso de Ligação Yin (Yin Wei Mai)

Manifestações clínicas

Dor na região do coração, plenitude e dor no peito e no hipocôndrio, dor na região dos rins, secura da garganta, ansiedade, insônia, introspecção, pensamentos obsessivos, falta de força de vontade, falta de autocontrole, depressão, tristeza, sensação de ter um nó no peito, que parece apertado e cheio à palpação, melancolia, choro, perda da memória, obnubilação mental, palpitações, choque (Figura 48.7).

Pulso: em Corda na superfície lateral da posição Posterior estendendo-se até a superfície medial da posição Anterior.

Tratamento

Acupuntura

PC-6 *Neiguan* e BP-4 *Gongsun*.

Fórmulas fitoterápicas

Dang Gui – *Radix Angelicae sinensis*.
Chuan Xiong – *Radix Ligustici Chuanxiong*.

Prescrição

Dang Gui Si Ni Tang – *Decocção de Angélica e Quatro Rebeldes*.
Wu Zhu Yu Tang – *Decocção de Evodia*.
Si Ni Tang – *Decocção dos Quatro Rebeldes*.
Li Zhong Tang – *Decocção para Regular o Centro*.

Vaso de Ligação Yang (Yang Wei Mai)

Manifestações clínicas

Alternância de calafrios e febre, fraqueza dos membros, tontura ao movimentar os olhos, otalgia, rigidez de nuca, dor no hipocôndrio, dor na superfície lateral da perna, tinido, surdez, transpiração.

Pulso: em Corda na superfície medial da posição Posterior estendendo-se até a superfície lateral da posição Anterior (Figura 48.8).

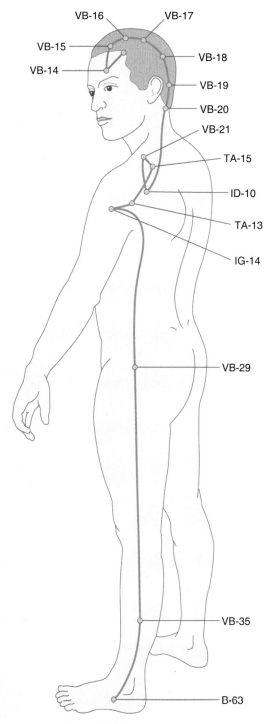

Figura 48.7 Vaso de Ligação *Yin*.

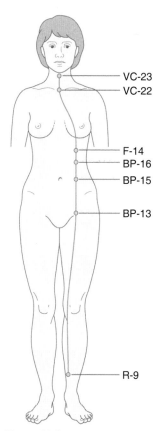

Figura 48.8 Vaso de Ligação *Yang*.

Tratamento

Acupuntura

TA-5 *Waiguan* e VB-41 *Zulinqi*.

Fórmulas fitoterápicas

Gui Zhi – *Ramulus Cinnamomi cassiae*.
   Bai Shao – *Radix Paeoniae lactiflorae*.
   Huang Qi – *Radix Astragali membranacei*.

Prescrição

Dang Gui Gui Zhi Tang – *Decocção de Angelica-Ramulus-Cinnamomi*.

Notas

1. Wang Luo Zhen 1985 A Compilation of the Study of the Eight Extraordinary Vessels (*Qi Jing Ba Mai Kao Jiao Zhu* 奇经八脉考校注), Shanghai Science Publishing House, Shanghai. The Study of the Eight Extraordinary Vessels (*Qi Jing Ba Mai Kao* 奇经八脉考) by Li Shi Zhen was published in 1578.

2. Cheng Shao En 1994 Diagnosis, Patterns and Treatment in Chinese Medicine (*Zhong Yi Zheng Hou Zhen Duan Zhi Liao Xue* 中醫证候诊断治疗学), Beijing Science Publishing House, Beijing, p. 241–278.

3. As fórmulas fitoterápicas e as prescrições foram obtidas de um livro da dinastia Qing conhecido como Matéria Médica das Combinações Apropriadas (*De Pei Ben Cao*), publicado em 1985 por Wang Luo Zhen como Uma Compilação do Estudo dos Oito Vasos Extraordinários (*Qi Jing Ba Mai Kao Jiao Zhu*, 奇经八脉考校注), Shanghai Science Publishing House, Shanghai, p. 129–131.

SEÇÃO 4   PARTE 6

Identificação dos Padrões de Acordo com os Cinco Elementos 49

Padrões do ciclo de Geração, 627
  Madeira não gerando Fogo, 627
  Fogo não gerando Terra, 627
  Terra não gerando Metal, 627
  Metal não gerando Água, 628
  Água não gerando Madeira, 628
Padrões do ciclo de Dominância, 628
  Madeira dominando Terra, 628
  Terra dominando Água, 628

Água dominando Fogo, 628
Fogo dominando Metal, 628
Metal dominando Madeira, 628
Padrões do ciclo de Contradominância, 628
Madeira agredindo Metal, 628
Metal agredindo Fogo, 628
Fogo agredindo Água, 628
Água agredindo Terra, 628
Terra agredindo Madeira, 628

O método de identificação dos padrões de acordo com os Cinco Elementos baseia-se nas alterações patológicas que ocorrem nas disfunções dos ciclos de Geração, de Dominância e de Contradominância dos Cinco Elementos.

Esses padrões não têm muita importância na prática clínica, porque a maioria deles descreve condições clínicas que são expressas mais claramente pelos padrões dos Órgãos Internos. Contudo, em certos casos, alguns padrões dos Cinco Elementos podem descrever condições que não estão no âmbito dos padrões dos Órgãos Internos. Um exemplo disso é o padrão de Deficiência de *Qi* de Madeira (que se evidencia por timidez e indecisão), que não está incluído entre os padrões dos Órgãos Internos.

Podemos diferenciar os padrões dos Cinco Elementos de acordo com os ciclos de Geração, de Dominância e de Contradominância.

Padrões do ciclo de Geração

Esses padrões descrevem condições de deficiência de cada órgão, quando são induzidas por seu Elemento Mãe.

▶ Madeira não gerando Fogo

As manifestações clínicas são timidez, covardia, indecisão, palpitações e insônia (principalmente quando o paciente acorda nas primeiras horas da manhã).

Em alguns casos, esse padrão também é descrito como Deficiência na Vesícula Biliar. Esse padrão não é comum, na medida em que, de acordo com a teoria dos Órgãos Internos, o *Qi* do Fígado ou da Vesícula Biliar dificilmente pode estar deficiente. Esse padrão descreve tal condição. Mais que um padrão, na verdade ele descreve determinado caráter e personalidade

e sua característica dominante é falta de coragem e timidez. Isso corresponde ao padrão de Deficiência na Vesícula Biliar, de acordo com os padrões dos Órgãos Internos.

Na verdade, o *Qi* do Fígado pode estar deficiente e essa condição manifesta-se principalmente no plano psicológico pelas queixas referidas antes, ou seja, timidez, falta de resolução e dificuldade de tomar decisões. Isso corresponde à condição na qual a Alma Etérea (*Hun*) não "vem e vai" suficientemente: ou seja, não permite "movimento" suficiente à Mente (*Shen*).

▶ Fogo não gerando Terra

As manifestações clínicas são fezes amolecidas, calafrios e fraqueza dos membros.

Basicamente, esse padrão descreve uma condição de deficiência de *Yang* do Baço, que se deve ao enfraquecimento do Fogo fisiológico do corpo que, por sua vez, se deve à impossibilidade de que o Fogo fisiológico do corpo forneça Calor para que o Baço desempenhe suas funções de transformar e transportar. Contudo, de acordo com a teoria dos Órgãos Internos, o Baço obtém o calor necessário ao desempenho de suas funções não do *Yang* do Coração, mas sim dos Rins. Isso ocorre porque, ainda que os Rins façam parte do Elemento Água, eles também são a fonte do Fogo fisiológico do corpo. Na prática clínica, a relação entre o *Yang* do Baço e o órgão propriamente dito é mais relevante que a relação entre o Fogo do Coração e o Baço.

▶ Terra não gerando Metal

As manifestações clínicas são fleuma no tórax, tosse e fadiga.

Esse padrão descreve a situação na qual a deficiência do Baço (que causa fadiga) resulta na formação de Fleuma, que obstrui os pulmões.

▶ Metal não gerando Água

As manifestações clínicas são tosse, dispneia, perda da voz e asma.

Segundo o método de identificação dos padrões de acordo com os Órgãos Internos, isso corresponde à condição dos Rins falhando na recepção do *Qi*.

▶ Água não gerando Madeira

As manifestações clínicas são tontura, borramento visual, cefaleias e vertigem.

Esse padrão é o mesmo referido como deficiência simultânea de *Yin* do Fígado e do Rim, de acordo com o esquema dos Órgãos Internos.

Padrões do ciclo de Dominância

▶ Madeira dominando Terra

As manifestações clínicas são dor no hipocôndrio e no epigástrio, sensação de distensão, irritabilidade, fezes amolecidas, falta de apetite e face esverdeada.

Quando as manifestações clínicas pertencem a um Elemento e a cor da face indica o Elemento que lhe domina, a cor geralmente demonstra a origem da desarmonia. Nesse caso, fezes amolecidas e falta de apetite são sintomas da deficiência de Terra (Baço), mas a face é esverdeada: isso indica que a raiz do problema esteja na Madeira, isto é, Madeira dominando Terra. Esse mesmo princípio aplica-se a todos os casos de desarmonia descritos adiante com padrões do ciclo de Dominância.

O padrão de Madeira dominando Terra é muito comum e exatamente igual ao padrão de "Fígado invadindo o Baço", que está descrito no Capítulo 34.

▶ Terra dominando Água

As manifestações clínicas principais são edema, dificuldade de urinar e face amarelada.

Esse padrão ocorre quando o Baço deficiente não consegue transformar e transportar os fluidos, que se acumulam e dificultam a função dos Rins de transformar e excretar fluidos.

▶ Água dominando Fogo

As manifestações clínicas são edema dos tornozelos, cefaleia, sensação de frio em geral, tontura, expectoração de escarro líquido fino e palpitações.

Esse padrão corresponde ao padrão de Deficiência de *Yang* do Rim com fluxo excessivo de Água para o Coração.

▶ Fogo dominando Metal

As manifestações clínicas são tosse com escarro amarelado abundante, sensação de calor em geral e rubor malar.

Esse padrão corresponde ao de Calor-Cheio nos Pulmões.

▶ Metal dominando Madeira

As manifestações clínicas são fadiga, irritabilidade, sensação de distensão, tosse e face esbranquiçada.

Esse padrão corresponde a uma condição na qual o bloqueio da descensão de *Qi* do Pulmão impede o fluxo livre de *Qi* do Fígado.

Padrões do ciclo de Contradominância

▶ Madeira agredindo Metal

As manifestações clínicas são tosse, asma e sensação de distensão do peito e do hipocôndrio.

O canal do Fígado afeta o tórax e a estagnação de *Qi* do Fígado ou o Fogo no Fígado pode obstruir o tórax e impedir a descensão do *Qi* do Pulmão.

▶ Metal agredindo Fogo

As manifestações clínicas são palpitações, insônia e dispneia.

Basicamente, esse padrão descreve uma condição de deficiência simultânea de *Qi* do Pulmão e do Coração.

▶ Fogo agredindo Água

As manifestações clínicas são rubor malar, boca seca à noite, insônia, tontura, dor lombar e sudorese noturna.

De acordo com os Órgãos Internos, esse padrão é idêntico ao de "Rim e Coração desarmonizados", isto é, deficiência de *Yin* do Rim causando Calor-Vazio no Coração.

▶ Água agredindo Terra

As manifestações clínicas são fezes amolecidas, edema, fadiga e fraqueza dos membros.

Esse padrão corresponde à deficiência simultânea de *Yang* do Baço e do Rim.

▶ Terra agredindo Madeira

As manifestações clínicas são icterícia e dor e distensão dos hipocôndrios.

Esse padrão ocorre porque o Baço não consegue transformar os fluidos, resultando na formação de Umidade. A Umidade acumula-se e obstrui o livre fluxo de *Qi* do Fígado, impedindo o fluxo desimpedido de bile.

Resultados do aprendizado

Neste capítulo, você aprendeu:
- Como reconhecer os seguintes padrões do ciclo de Geração:
  - *Madeira não gerando Fogo*: timidez, covardia, indecisão, palpitações e insônia
  - *Fogo não gerando Terra*: fezes amolecidas, calafrios e fraqueza dos membros
  - *Terra não gerando Metal*: fleuma no tórax, tosse e fadiga
  - *Metal não gerando Água*: tosse, dispneia, perda da voz e asma
  - *Água não gerando Madeira*: tontura, borramento visual, cefaleias e vertigem
- Como reconhecer os seguintes padrões do ciclo de Dominância:
  - *Madeira dominando Terra*: dor nos hipocôndrios/epigástrio, sensação de distensão, irritabilidade, fezes amolecidas, falta de apetite, face esverdeada
  - *Terra dominando Água*: edema, dificuldade de urinar, face amarelada

- *Água dominando Fogo*: edema dos tornozelos, dor lombar, sensação de frio em geral, tontura, expectoração de escarro líquido e fino, palpitações
- *Fogo dominando Metal*: tosse com escarro amarelo abundante, sensação de calor em geral, rubor facial
- *Metal dominando Madeira*: fadiga, irritabilidade, sensação de distensão, tosse, face esbranquiçada
- Como reconhecer os seguintes padrões do ciclo de Contradominância:
  - *Madeira agredindo Metal*: tosse, asma e sensação de distensão do tórax e do hipocôndrio
  - *Metal agredindo Fogo*: palpitações, insônia, dispneia
  - *Fogo agredindo Água*: rubor malar, boca seca à noite, insônia, tontura, dor lombar baixa, sudorese noturna
  - *Água agredindo Terra*: fezes amolecidas, edema, fadiga e fraqueza dos membros
  - *Terra agredindo Madeira*: icterícia, dor e distensão no hipocôndrio.

Questões de autoavaliação

1. Qual padrão dos Órgãos Internos corresponde ao padrão de Madeira não gerando Fogo?
2. Descreva os sintomas e sua patologia causados quando Terra não gera Metal.
3. Defina as seguintes manifestações clínicas em termos dos padrões dos ciclos dos Cinco Elementos: tontura, borramento visual, cefaleias e vertigem.
4. Quando um paciente tem vários sintomas referidos aos Pulmões, mas sua face é amarelada, onde você suspeita que esteja a origem da desarmonia?
5. Qual padrão dos Órgãos Internos corresponde ao padrão de Fogo agredindo Água?

Ver respostas no Apêndice 6.

Parte **7**

Os Pontos de Acupuntura

Introdução

Na Parte 7 serão apresentadas as funções dos pontos de acupuntura (acupontos) e os princípios que governam suas combinações.

Na Seção 1 são apresentadas as funções dos pontos de acupuntura de acordo com suas categorias, como, por exemplo, pontos Fonte (*Yuan*), Cinco Pontos de Transporte (*Shu*) etc.

Na Seção 2 são descritas as ações as funções dos principais pontos de cada canal e de alguns pontos extras.

A Parte 7 é dividida nas seguintes seções:

- Seção 1: *Categorias dos Pontos*
- Seção 2: *Funções dos Pontos*.

Seção **1**

Categorias dos Pontos

Introdução

Antes de apresentar as funções de cada ponto, é importante descrever as funções gerais de determinadas categorias de pontos. Embora cada ponto tenha funções específicas e próprias de sua natureza e sua localização, as funções dos pontos também podem ser descritas segundo sua categoria; por exemplo, o ponto F-2 tem muitas funções específicas de sua natureza e sua localização, contudo, como se trata de um ponto Fonte e movimento Fogo, compartilha determinadas características e funções com outros pontos Fontes e movimento Fogo. Isso inevitavelmente leva a algumas generalizações, mas ajuda a entender a natureza e as funções dos pontos de acordo com as categorias.

A Seção 1 apresenta as funções dos pontos segundo suas categorias:

- Capítulo 50: *Os Cinco Pontos de Transporte (Pontos Shu)*
- Capítulo 51: *As Funções de Categorias Específicas de Pontos*
- Capítulo 52: *Os Oito Vasos Extraordinários | Introdução*
- Capítulo 53: *Os Oito Vasos Extraordinários.*

SEÇÃO 1 PARTE 7

Os Cinco Pontos de Transporte (Pontos *Shu*) 50

Ações energéticas dos Cinco Pontos de Transporte, 637
  Ponto Poço, 637
  Ponto Manancial, 637
  Ponto Riacho, 638
  Ponto Rio, 638
  Ponto Mar, 638
	Ações dos Cinco Pontos de Transporte segundo os clássicos, 638
	  Segundo o *Clássico das Dificuldades*, 639
	  Segundo o *Eixo Espiritual*, 640
	  De acordo com as estações do ano, 642
	  De acordo com os Cinco Elementos, 642
	Resumo, 644
	Notas, 646

Os Cinco Pontos de Transporte (pontos *Shu*) consistem nos pontos localizados entre os dedos das mãos e os cotovelos ou entre os dedos dos pés e os joelhos. Eles são atribuídos aos Cinco Elementos, de modo que são conhecidos no Ocidente como "Pontos dos Elementos" ou, algumas vezes, "Pontos de comando". Na França são conhecidos como "Pontos ancestrais".

O termo chinês para esses pontos é *shu* 输, que é quase o mesmo caractere usado para os pontos de transporte posterior ou das costas, e significa "transporte". Para ilustrar a natureza desses pontos, os chineses antigos comparavam a secção de um canal entre os dedos das mãos/dedos dos pés e entre os cotovelos/joelhos com um rio, que começava em um "ponto do poço" nas pontas dos dedos das mãos ou dos pés, tornava-se cada vez maior e mais profundo e terminava no "ponto mar" nos cotovelos ou nos joelhos. Por conseguinte, a partir dos dedos das mãos/dedos dos pés até os cotovelos/joelhos havia um aumento progressivo das dimensões e da profundidade do canal: o ponto mais estreito e superficial se localiza nos dedos das mãos/dedos dos pés e o ponto mais largo e profundo se localiza nos cotovelos/joelhos.

É importante mencionar que essa progressão das dimensões e da profundidade do canal é *independente* do sentido do fluxo do canal, ou seja, aplica-se igualmente aos canais *Yin* ou *Yang* dos membros superiores e inferiores. Embora os canais *Yin* da mão fluam para baixo em direção aos dedos das mãos e os canais *Yang* da mão fluam para cima em direção ao tórax, a comparação do canal com um rio, com a nascente nos dedos das mãos e o delta nos cotovelos, aplica-se igualmente aos dois. Exatamente o mesmo ocorre em relação aos canais dos membros inferiores (Figuras 50.1 e 50.2).

A implicação disso é que a seção dos canais entre os dedos das mãos/dedos dos pés e entre os cotovelos/joelhos é mais superficial que o restante e isso é um dos motivos da importância dos pontos em seu trajeto. A ação energética dos pontos localizados ao longo dessa seção do canal é mais dinâmica do que a de outros pontos e explica seu uso frequente na prática clínica. Na verdade, seria possível praticar acupuntura usando apenas esses pontos. Como é possível verificar na prática, o efeito, por exemplo, do ponto F-3 *Taichong* é muito mais dinâmico do que os pontos F-10 *Wuli* ou F-11 *Yinlian* (localizado na coxa).

A outra implicação do fato de a seção do canal entre os dedos das mãos/dedos dos pés e entre os cotovelos/joelhos ser mais superficial é que essa seção representa a conexão entre o corpo e o meio ambiente. É a seção do canal que é influenciada mais pronta e rapidamente pelo clima e por fatores patogênicos externos. Por esse motivo, os pontos ao longo dessa seção do canal estão mais diretamente relacionados com as estações do ano e podem ser utilizados de acordo com seu ciclo. Pelo mesmo motivo, os pontos ao longo dessa seção do canal são os pontos de entrada de fatores patogênicos externos como Frio, Umidade e Vento.

Outro motivo para o dinamismo dos pontos nessa seção do canal é que nas pontas dos dedos das mãos e dos pés a polaridade da energia muda de *Yin* para *Yang* ou vice-versa. Por causa dessa alteração da polaridade, o *Qi* do canal é mais instável e, portanto, mais facilmente influenciado (Figura 50.3).

Embora normalmente se diga que essa troca de polaridade ocorra nos dedos das mãos e dos pés, isso não pode ocorrer imediatamente em uma articulação e a inércia de um canal em sua extremidade persiste por uma determinada extensão no canal seguinte no cotovelo ou no joelho.

Por exemplo, o canal dos Pulmões termina na ponta do polegar onde a polaridade muda para *Yang* e a energia flui para o canal do Intestino Grosso. Todavia, essa mudança de *Yin* para *Yang* não pode ocorrer instantaneamente em um ponto nas pontas dos dedos e a inércia do canal dos Pulmões persiste, por uma determinada extensão, até a seção inicial do canal do Intestino Grosso.

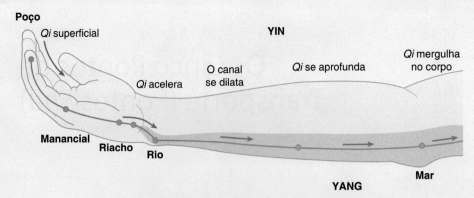

Figura 50.1 Fluxo do *Qi* nos Cinco Pontos de Transporte.

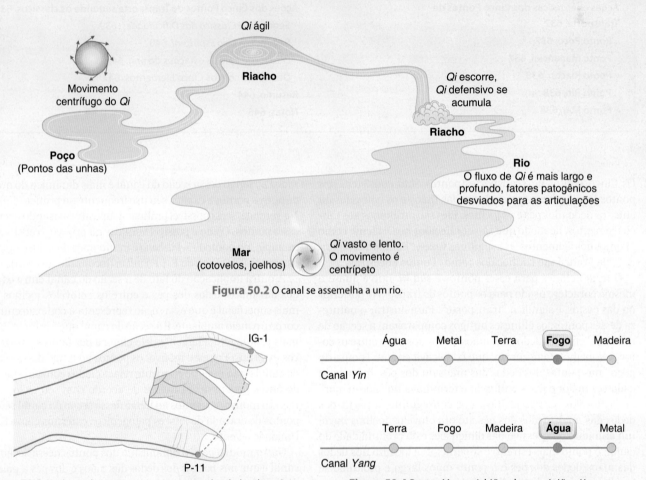

Figura 50.2 O canal se assemelha a um rio.

Figura 50.3 Mudança de *Yin* para *Yang* nas pontas dos dedos das mãos.

Figura 50.4 Pontos Manancial-*Ying* dos canais *Yin* e *Yang*.

Isso pode ser comparado ao encontro de dois rios – quando dois rios se encontram, eles não apenas se fundem no ponto de junção. Com frequência, a corrente de um rio flui independentemente no segundo rio por algum tempo. A progressão dos pontos dos Cinco Elementos ao longo do canal está, provavelmente, relacionada com essa mudança de polaridade porque o segundo ponto pertence ao Fogo nos canais *Yin* e a Água nos canais *Yang*. Isso poderia ser consequente ao fato de o segundo ponto representar o local onde a inércia do canal afluente é mais percebida e se manifesta (Figura 50.4).

O movimento inercial do canal dos Pulmões, por exemplo, persiste no canal do Intestino Grosso, sobretudo no segundo ponto ao longo do canal, que pertence à Água, refletindo a característica *Yin* do canal dos Pulmões. Da mesma forma, o segundo ponto dos canais *Yin* pertence ao Fogo, refletindo a inércia dos canais *Yang* afluentes.

Assim sendo, o segundo ponto ao longo do canal representa o local de inércia máxima do canal anterior e depois desse ponto a inércia diminui progressivamente, desaparecendo por completo no quinto ponto ao longo do canal. Esse é o motivo do estado especialmente instável da energia na seção final/inicial de um canal na ponta dos dedos das mãos e dos pés. Essa instabilidade também é responsável pelo dinamismo dos pontos ao longo dos canais – algo utilizado na prática clínica.

> **Atenção**
>
> Três motivos para o dinamismo dos pontos no final/início de um canal:
> 1. O canal é mais superficial
> 2. Troca de *Yin* para *Yang* (e vice-versa)
> 3. O segundo ponto não está de acordo com a polaridade do canal (Água para os canais *Yang* e Fogo para os canais *Yin*).

Cinco dos pontos localizados ao longo dessa seção do canal são especialmente importantes e são denominados os Cinco Pontos de Transporte (*Shu*): eles também coincidem com o que chamamos pontos dos Elementos.

Cada um dos cinco pontos que ocupa a mesma localização ao longo do canal tem uma denominação. Os termos que usarei são os seguintes:

- Ponto Poço (*Jing*): o ponto na ponta dos dedos das mãos ou dos dedos dos pés
- Ponto Manancial (*Ying*): o segundo ponto dos cinco (em todos os casos é o segundo ponto ao longo do canal)
- Ponto Riacho (*Shu*): o terceiro ponto dos cinco (em todos os casos é o terceiro ponto ao longo do canal, exceto no canal da Vesícula Biliar, onde é o quarto)
- Ponto Rio (*Jing*): o quarto ponto dos cinco, nem sempre o quarto ponto ao longo do canal
- Ponto Mar (*He*): o quinto ponto dos cinco (em todos os casos é o quinto ponto nos cotovelos e joelhos).

Esses termos não representam traduções literais dos termos em chinês, mas eu os utilizarei para evitar os equívocos que as traduções literais poderiam gerar. O emprego desses termos também é justificado pela analogia desses pontos com estágios no curso de um rio apresentada no Capítulo 1 do *Eixo Espiritual*, no qual é dito que "*nos pontos Poço o Qi flui para fora, nos pontos Manancial desliza e escorre, nos pontos Riacho verte, nos pontos Rio se move e nos pontos Mar penetra.*"[1] O *Clássico das Dificuldades* apresenta a mesma descrição no Capítulo 69.[2]

Os significados verdadeiros dos termos são:

- *Jing* = poço
- *Ying* = manancial (de água), lago
- *Shu* = transportar
- *Jing* = atravessar
- *He* = unir, ligar.

Esses termos guardam relação com a ação energética desses pontos, que serão apresentados a seguir.

Ações energéticas dos Cinco Pontos de Transporte

Cada um dos Cinco Pontos de Transporte tem uma ação energética específica na dinâmica do canal que explica o significado de seus nomes.

▶ Ponto Poço

Esse é o ponto de partida do *Qi* (no sentido descrito anteriormente e, portanto, aplica-se tanto a canais *Yin* como *Yang* dos membros superiores e inferiores). Esse é o local onde o canal

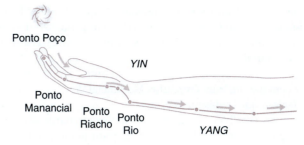

Figura 50.5 Dinâmica centrípeta dos pontos Poço-*Jing*.

é mais superficial e seu calibre é o menor, além de ser o ponto onde a energia muda de polaridade de *Yin* para *Yang* ou vice-versa. O ponto Poço promove um efeito especialmente dinâmico quando é estimulado (Figura 50.5).

Nesse ponto a energia se encontra no estado mais instável, de modo que pode ser fácil e prontamente influenciada e modificada. Isso explica a utilização desses pontos em situações agudas porque os pontos Poço tendem a ser usados para eliminar fatores patogênicos rapidamente em situações agudas. Eles são, por exemplo, usados para extinguir o Vento interno no estágio agudo do acidente vascular cerebral (AVC) ou Golpe de Vento.

De acordo com o *Clássico das Dificuldades*, esses pontos têm movimento centrífugo ("para fora"), ou seja, a energia dos canais tende a apresentar movimento centrífugo nesses locais.[3] A tendência centrífuga dos pontos Poço é explorada para eliminar rapidamente fatores patogênicos quando eles atravessam esses pontos.

Vários exemplos podem ser citados, como o uso de P-11 *Shaoshang* para desmaios, PC-9 *Zhongchong* para desmaio e insolação, C-9 *Shaochong* e ID-1 *Shaoze* para perda da consciência, BP-1 *Yinbai* para convulsões, R-1 *Yongchuan* para perda da consciência e convulsões infantis e IG-1 *Shangyang* para perda da consciência. Os pontos extraordinários *Shixuan* situados nas pontas dos dedos das mãos têm ações que são equivalentes àquelas dos pontos Poço: os pontos *Shixuan* são usados para extinguir o Vento interno nas condições agudas (p. ex., golpe de Vento ou acidente vascular cerebral).

O Boxe 50.1 resume os pontos Poço.

> **Boxe 50.1 Pontos Poço (*Jing*)**
>
> - Ponto de partida do *Qi*
> - Nas pontas dos dedos das mãos e dos dedos dos pés (exceto R-1)
> - O canal é mais superficial e o mais delgado
> - Alteração da polaridade (*Yin* para *Yang* ou vice-versa)
> - Dinâmicos
> - Usados para expelir fatores patogênicos
> - Movimento centrífugo.

▶ Ponto Manancial

Nesse ponto o *Qi* do canal é muito potente e "cheio" de energia potencial prestes a se manifestar, como o movimento em redemoinho da água em um manancial na montanha. Consequentemente, o *Eixo Espiritual* informa que nesse ponto o *Qi* "escorre" ou "desliza", ou seja, é célere. Por causa dessa natureza, os pontos Manancial também são muito dinâmicos e poderosos, podendo modificar rapidamente as situações. Esses pontos têm ação especialmente forte e, em geral, são usados para eliminar fatores patogênicos (internos ou externos) e para eliminar Calor.

Por causa de seu dinamismo, esses pontos devem ser usados com parcimônia. Os pontos Manancial dos pés são mais poderosos que os das mãos e, se houver escolha, os das mãos devem ser escolhidos primeiro (ver também Capítulo 70). Por exemplo, na tomada de decisão sobre um ponto distal para influenciar as têmporas em casos de enxaqueca consequente à elevação do *Yang* do Fígado, poder-se-ia escolher entre o ponto Manancial do canal Vesícula Biliar ou Triplo Aquecedor (VB-43 *Xiaxi* ou TA-2 *Yemen*, respectivamente). O ponto Manancial Triplo Aquecedor é discretamente menos potente e dinâmico que o do canal da Vesícula Biliar e, portanto, poderia ser preferido, especialmente no caso de primeiro tratamento. Obviamente, isso não significa que o ponto Manancial do canal da mão sempre é preferido ao do canal no pé porque, em muitos casos, não existe a opção ou deseja-se deliberadamente um efeito especialmente forte.

No Boxe 50.2 é mostrado um resumo dos pontos Manancial.

> ### Boxe 50.2 Ponto Manancial
>
> - Segundo ponto a partir dos dedos das mãos ou dos pés
> - Dinâmico
> - Semelhante ao movimento em espiral (redemoinho) na nascente de uma fonte na montanha
> - Dispersa Calor
> - Pontos Fogo nos canais *Yin* e pontos Água nos canais *Yang*.

▶ Ponto Riacho

Nesse ponto o *Qi* do canal "verte", gira em espiral e o fluxo começa a ficar maior e discretamente mais profundo no canal. Aqui o fluxo de *Qi* é rápido e grande o suficiente para deslocar outros elementos, daí o nome "ponto de transporte".[4] Nos pontos Riacho os fatores patogênicos externos podem ser "transportados" para o Interior e penetram mais profundamente nos canais. Por outro lado, é nesses pontos que o *Qi* defensivo se reúne.

No Boxe 50.3 é apresentado um resumo dos pontos Riacho.

> ### Boxe 50.3 Ponto Riacho (Shu)
>
> - Terceiro ponto ao longo do canal (exceto VB-41)
> - O *Qi* "verte", cresce e se torna mais profundo
> - Os fatores patogênicos penetram através desse ponto
> - O *Qi* defensivo se acumula nesse ponto.

▶ Ponto Rio

Nesse ponto o Qi do canal é muito maior, mais largo e também mais profundo. O *Qi* flui como uma corrente caudalosa após percorrer um longo trajeto desde a nascente. Nesses pontos os fatores patogênicos externos são desviados para as articulações, os ossos e os tendões. Provavelmente esse é o motivo desses pontos serem denominados *Jing*, que nesse caso significa "atravessar".

No Boxe 50.4 é apresentado um resumo dos pontos Rio.

> ### Boxe 50.4 Ponto Rio (*Jing*)
>
> - *Qi* do canal maior e mais profundo
> - O *Qi* flui como uma corrente
> - Os fatores patogênicos são desviados para articulações e tendões nesses pontos.

▶ Ponto Mar

Nesse ponto o *Qi* do canal é volumoso e profundo; coleta, reúne e se agrega à circulação geral do corpo, como um rio caudaloso que corre para o mar. De acordo com o Capítulo 65 do *Clássico das Dificuldades*, nesse local o *Qi* tem movimento centrípeto (em oposição ao movimento centrífugo do ponto Poço).[5]

Em comparação com os pontos Poço e, ao contrário deles, os pontos Mar são muito menos dinâmicos e seu efeito é menos rápido e menos intenso. Isso se deve ao fato de que, nos pontos Mar, o fluxo do *Qi* é muito mais lento, mais profundo e centrípeto, de modo que não é tão instável e não é possível afetá-lo fácil e rapidamente.

No Boxe 50.5 é apresentado um resumo dos pontos Mar.

A Tabela 50.1 apresenta um resumo dos nomes e das funções dos Cinco Pontos de Transporte.

> ### Boxe 50.5 Pontos Mar (He)
>
> - O *Qi* do canal é substancial e profundo
> - O *Qi* do canal penetra profundamente no corpo e se reúne com a circulação geral de *Qi*
> - Movimento centrípeto
> - Menos dinâmico que os outros Pontos de Transporte.

Tabela 50.1 Nomes e funções dos Cinco Pontos de Transporte.

Pinyin	Chinês	Sentido literal	Minha terminologia
Jing	井	Poço	Poço
Ying	荥	Manancial, piscina	Manancial
Shu	输	Transportar	Riacho
Jing	经	Atravessar	Rio
He	合	Reunir, juntar	Mar

Ações dos Cinco Pontos de Transporte segundo os clássicos

O uso clínico dos Cinco Pontos de Transporte pode ser abordado de quatro pontos de vista diferentes:

> 1. Segundo o Capítulo 68 do *Clássico das Dificuldades*
> 2. Segundo o *Eixo Espiritual*, Capítulos 4, 6 e 44
> 3. Segundo as estações do ano, como no Capítulo 61 do *Questões Simples* e no Capítulo 44 do *Eixo Espiritual*
> 4. Segundo a característica de Cinco Elementos dos pontos como nos Capítulos 64 e 69 do *Clássico das Dificuldades*.

No Boxe 50.6 é apresentado um resumo dos Cinco Pontos de Transporte.

Boxe 50.6 Os Cinco Pontos de Transporte

1. Os Cinco Pontos de Transporte estão localizados entre os dedos das mãos e os cotovelos e entre os dedos dos pés e os joelhos
2. Os Cinco Pontos de Transporte estão relacionados com cada um dos Cinco Elementos
3. A seção do canal onde os Cinco Pontos de Transporte estão localizados é semelhante a um rio, começando nos dedos das mãos e nos dedos dos pés e terminando nos cotovelos e joelhos
4. Existe uma progressão de profundidade e tamanho dos canais desde os dedos das mãos/dedos dos pés até os cotovelos/joelhos, ou seja, os canais são mais finos e mais superficiais nos dedos das mãos/dedos dos pés e mais caudalosos e profundos nos cotovelos/joelhos
5. A polaridade do canal muda nos dedos das mãos e nos dedos dos pés, ou seja, passa de *Yin* para *Yang* e vice-versa
6. A modificação da polaridade e a superficialidade do canal nas extremidades são responsáveis pela ação especialmente dinâmica dos pontos nas pontas dos dedos das mãos e dos pés
7. Os Cinco Pontos de Transporte são denominados Poço (*Jing*), Manancial (*Ying*), Riacho (*Shu*), Rio (*Jing*) e Mar (*He*).
8. O primeiro ponto (Poço) tem movimento centrífugo, enquanto o último ponto (Mar) apresenta movimento centrípeto.

▶ Segundo o *Clássico das Dificuldades*

O Capítulo 68 do *Clássico das Dificuldades* aborda o uso dos Cinco Pontos de Transporte e apresenta diretrizes que ainda são válidas e seguidas por muitos até hoje. Elas são as seguintes:

- Pontos Poço: usados para "*plenitude abaixo do coração*"
- Pontos Manancial: usados para "*sensações quentes do corpo*"
- Pontos Riacho: usados para "*sensação de peso e dor nas articulações*"
- Pontos Rio: usados para "*falta de ar, tosse e sensações de calor e frio*"
- Pontos Mar: usados para "*Rebelião do Qi e diarreia*".[6]

Agora é possível falar mais sobre o uso na prática clínica desses pontos.

Pontos Poço

Os pontos Poço (*Jing*) são usados para irritabilidade, inquietação mental e ansiedade. Isso se aplica tanto aos canais *Yin* como aos *Yang*. Os pontos Poço exercem um efeito especialmente forte no estado mental e promovem modificação rápida do humor. São exemplos de pontos Poço usados desse modo PC-9 *Zhongchong* (irritabilidade, insônia), C-9 *Shaochong* (transtornos mentais, ansiedade, depressão maníaca), BP-1 *Yinbai* (histeria, insônia), E-45 *Lidui* (insônia, confusão mental) e R-1 *Yonquan* (ansiedade).

Pontos Manancial

Os pontos Manancial (*Ying*) são usados para enfermidades febris ou para liberar Calor. Os pontos Manancial são muito usados para liberar Calor e praticamente todos o fazem. É importante mencionar que essa ação é independente de sua característica de Cinco Elementos.

Por exemplo, C-8 *Shaofu* é um ponto Fogo e E-44 *Neiting* é um ponto Água, contudo, ambos dispersam Calor porque são pontos Manancial. Virtualmente todos os pontos Manancial

dispersam Calor em seus respectivos canais e órgãos. Exemplos de pontos amplamente utilizados são C-8 *Shaofu* e PC-8 *Laogong* para dispersar o Fogo de Coração, F-2 *Xingjian* para sedar o Fogo de Fígado, E-44 *Neiting* para dispersar Calor no Estômago, R-2 *Rangu* para dispersar Calor nos Rins, P-11 *Shaoshang* para limpar Calor nos Pulmões ou para expelir Vento-Calor.

Pontos Riacho

Os pontos Riacho (*Shu*) são usados para Síndrome de Obstrução Dolorosa (Síndrome Bi), sobretudo se for consequente a Umidade. Isso se aplica mais a canais *Yang* do que aos canais *Yin*. Os exemplos são: IG-3 *Sanjian*, TA-3 *Zhongzhu* e ID-3 *Houxi* para Síndrome de Obstrução Dolorosa dos dedos das mãos e E-43 *Xiangu* para os dedos dos pés.

Esses pontos podem ser utilizados não apenas como pontos locais para a Síndrome de Obstrução Dolorosa dos dedos das mãos e dos dedos dos pés, mas também como ponto distal para dispersar Vento e Umidade dos canais. O ponto E-43 *Xiangu*, por exemplo, é um ponto distal importante para dispersar Vento-Umidade e Calor nos canais; ID-3 *Houxi*, TA-3 *Zhongzhu* e IG-3 *Sanjian* também podem ser usados como pontos distais para eliminar obstruções decorrentes de Umidade e Frio dos respectivos canais.

Pontos Rio

Os pontos Rio (*Jing*) são utilizados para tosse, asma e condições das vias respiratórias superiores. Isso se aplica mais aos canais *Yin* do que aos canais *Yang* e entre os canais *Yang* se aplica mais aos canais *Yang* Brilhantes. Exemplos são: P-8 *Jingqu* para tosse e asma, BP-5 *Shangqiu* para tosse seca e E-41 *Jiexi* e IG-5 *Yangxi* para dor de garganta e Excesso de natureza. O ponto Rio PC-5 *Jianshi* é usado para sensações de calor e frio.

Pontos Mar

Os pontos Mar (*He*) são usados para todas as doenças gástricas e intestinais. Isso se aplica principalmente aos canais *Yang*, mas também aos canais *Yin*. Exemplos óbvios de pontos Mar de canais *Yang* que tratam condições gástricas e intestinais são E-36 *Zusanli* e VB-35 *Yanglingquan*. Os pontos Mar dos canais *Yin* da perna também tratam condições dos órgãos *Yang*. Pontos como BP-9 *Yinlingquan*, R-10 *Yingu* e F-8 *Ququan* conseguem eliminar Umidade na Bexiga ou nos Intestinos. Por fim, os pontos Mar do canal Pericárdio PC-3 *Quze* também conseguem eliminar Calor nos Intestinos. Outras indicações digestivas dos pontos Mar são indicadas adiante sobre o Capítulo 44 do *Eixo Espiritual*.

Além desses pontos Mar, os canais *Yang* do braço também têm um chamado ponto Mar inferior. Esses são:

- E-37 *Shangjuxu* para o Intestino Grosso
- E-39 *Xiajuxu* para o Intestino Delgado
- B-39 *Weiyang* para o Triplo Aquecedor.

Esses três pontos estão diretamente conectados com seus respectivos órgãos e atuam como pontos Mar, ou seja, tratam condições dos órgãos *Yang*. O ponto E-37 *Shangjuxu*, por exemplo, é usado para diarreia crônica e Umidade-Calor no Intestino Grosso, E-39 *Xiajuxu* para dor intestinal e B-39 *Weiyang* para enurese (se reforçado quando há deficiência do Aquecedor Inferior) ou retenção de urina e edema (se reduzido quando o Aquecedor Inferior estiver em Excesso).

O *Eixo Espiritual* aborda o uso do ponto *Weiyang* (B-39) no Capítulo 2: "*Weiyang (B-39) recebe o Aquecedor Inferior, se esse estiver em Excesso existe retenção de urina, se estiver deficiente ocorre enurese ou incontinência. O ponto deve ser reduzido no caso de excesso e reforçado no caso de deficiência.*"[7]

O *Eixo Espiritual* arrola todos os pontos Mar no Capítulo 4 e prescreve E-37 *Shangjuxu* para o Intestino Grosso, E-39 *Xiajuxu* para o Intestino Delgado e B-39 *Weiyang* para o Triplo Aquecedor.[8]

Por conseguinte, esses três pontos atuam como pontos Mar para o Intestino Grosso, para o Intestino Delgado e para o Triplo Aquecedor e seus pontos Mar superiores (IG-11 *Quchi*, ID-8 *Xiaohai* e TA-10 *Tianjing*) tratam mais frequentemente condições dos canais do pescoço, dos ombros e da face (mas não exclusivamente).

No Boxe 50.7 é mostrado um resumo dos Cinco Pontos de Transporte segundo o *Clássico das Dificuldades*.

Atenção

Os canais Yang do braço (Intestino Grosso, Intestino Delgado e Triplo Aquecedor) têm dois conjuntos de pontos Mar:
1. Os pontos Mar superiores (ID-8, IG-11, TA-10) que são mais comumente usados para condições do pescoço, dos ombros, da face, da cabeça
2. Os pontos Mar inferiores (E-39, E-37 e B-39) que são mais comumente usados para condições dos órgãos relevantes (Intestino Delgado, Intestino Grosso e Triplo Aquecedor).

Boxe 50.7 Os Cinco Pontos de Transporte segundo o *Clássico das Dificuldades*

1. Pontos Poço: "*plenitude abaixo do coração*" (irritabilidade, inquietação mental, insônia)
2. Pontos Manancial: "*sensações de calor do corpo*" (dispersar o Calor)
3. Pontos Riacho: "*sensação de peso e dor articular*" (Síndrome de Obstrução Dolorosa consequente a Umidade)
4. Pontos Rio: "*falta de ar, tosse, sensações de calor e frio*" (tosse, asma)
5. Pontos Mar: "*Rebelião do Qi e diarreia*" (distúrbios digestivos).

▶ **Segundo o *Eixo Espiritual***

Capítulo 44

No Capítulo 44 do *Eixo Espiritual* é afirmado: "*Os órgãos Yin correspondem ao Inverno, usar pontos Poço; cor corresponde a Primavera, usar pontos Manancial; estações do ano correspondem a Verão, usar pontos Riacho; sons correspondem ao final do Verão, usar os pontos Rio; sabores correspondem ao Outono, usar os pontos Mar... Quando os órgãos Yin são afetados, usar os pontos Poço; quando a doença modifica a cor da compleição, usar os pontos Manancial; quando a doença se manifesta de modo intermitente, usar os pontos Riacho; quando a doença compromete a voz e existe estagnação do Qi e do Sangue nos canais, usar os pontos Rio; quando o Estômago é acometido e existem distúrbios digestivos, usar os pontos Mar.*"[9]

Essas regras são razoavelmente objetivas e compartilham alguns aspectos com os do Capítulo 68 do *Clássico das Dificuldades*. O *Eixo Espiritual* preconiza o uso dos pontos Poço para as doenças dos órgãos *Yin*: isso se assemelha à recomendação do *Clássico das Dificuldades* desses pontos para inquietação mental e irritabilidade, sobretudo se derivadas de um padrão de Coração.

O uso do *Eixo Espiritual* dos pontos Rio para condições da voz coincide com o uso do *Clássico das Dificuldades* para condições da garganta. O uso dos pontos Mar também é praticamente o mesmo nos dois clássicos. Todavia, as recomendações do *Eixo Espiritual* são muito menos seguidas na prática clínica do que as do *Clássico das Dificuldades* porque sua importância prática é menor.

O uso específico dos Cinco Pontos de Transporte preconizado no Capítulo 44 do *Eixo Espiritual* não tem muita relevância clínica. Por exemplo, a recomendação do uso dos pontos Poço para condições nos órgãos *Yin* não é, em geral, seguida e, na verdade, contradiz o Capítulo 6 do mesmo livro, que aconselha o uso dos pontos Manancial e Riacho para condições dos órgãos *Yin*. A utilização sugerida dos pontos Manancial quando existe alteração da cor da compleição e dos pontos Riacho quando o acometimento é intermitente também não tem grande importância clínica.

O uso dos pontos Rio quando a voz é acometida é confirmado por suas indicações:

- IG-5 *Yangxi*: excitação excessiva, riso
- E-41 *Jiexi*: excitação excessiva
- PC-5 *Jianshi*: perda da voz, fala hesitante
- BP-5 *Shangqiu*: comprometimento da fala, riso, suspiros
- C-4 *Lingdao*: perda da voz
- R-7 *Fuliu*: língua enrolada com incapacidade de falar
- TA-6 *Zhigou*: perda súbita da voz
- F-4 *Zhongfeng*: suspiros.

O uso dos pontos Mar para distúrbios digestivos é comum e existem muitos exemplos desses pontos:

- P-5 *Chize*: vômitos, diarreia, distensão abdominal
- IG-11 *Quchi*: distensão e dor abdominal
- E-36 *Zusanli*: todos os distúrbios digestivos
- BP-9 *Yinlingquan*: diarreia
- C-3 *Shaohai*: vômito com saliva espumosa
- B-40 *Weizhong*: vômitos, diarreia
- R-7 *Fuliu*: diarreia, distensão abdominal, borborigmo
- PC-3 *Quze*: diarreia, vômitos devido a calor de verão
- TA-10 *Tianjing*: vômitos com pus e sangue
- F-8 *Ququan*: diarreia.

No Boxe 50.8 é apresentado um resumo dos Cinco Pontos de Transporte de acordo com o Capítulo 44 do *Eixo Espiritual*.

Boxe 50.8 Capítulo 44 do *Eixo Espiritual*

1. Pontos Poço: para órgãos Yin
2. Pontos Manancial: quando existe alteração da cor da compleição
3. Pontos Riacho: sintomas intermitentes
4. Pontos Rio: quando a voz é acometida
5. Pontos Mar: doenças gástricas.

Capítulo 4

O *Eixo Espiritual* descreve outras diretrizes sobre o uso dos Cinco Pontos de Transporte, alguns deles em contradição com outros capítulos do mesmo livro. No Capítulo 4 encontramos: "*Os ramos divergentes dos canais Yang se expandem para o Interior e conectam com os órgãos Yang... os pontos Manancial e Riacho [juntos] tratam condições dos canais, os pontos Mar tratam condições dos órgãos.*"[10]

Depois vem a lista dos pontos Mar dos canais *Yang*, arrolando apenas os pontos Mar Inferior para os canais *Yang* do braço, do Intestino Grosso, do Intestino Delgado e do Triplo Aquecedor, ou seja, E-37 *Shangjuxu*, E-39 *Xiajuxu* e B-39 *Weiyang*.

Os pontos Manancial e Riacho dos canais *Yang* são, com frequência, usados no tratamento da Síndrome de Obstrução Dolorosa (Síndrome *Bi*) porque o ponto Riacho é um local de concentração do *Qi* Defensivo e o ponto Manancial é potente e pode ser usado para mover o *Qi* do canal e expelir fatores patogênicos, sobretudo Calor.

O uso dos pontos Mar *Yang* é condizente com o emprego desses pontos segundo o *Clássico das Dificuldades* e o próprio Capítulo 44 do *Eixo Espiritual*, ou seja, para o tratamento de condições dos próprios órgãos *Yang*.

O Boxe 50.9 apresenta um resumo dos Cinco Pontos de Transporte de acordo com o Capítulo 44 do *Eixo Espiritual*.

Boxe 50.9 Capítulo 4 do *Eixo Espiritual*

- *Pontos Manancial e Riacho (dos canais Yang) juntos* para condições do canal
- *Pontos Mar (Inferior)*: condições dos órgãos internos (*Yang*).

Capítulo 6

O Capítulo 6 do *Eixo Espiritual* fornece recomendações diferentes para o uso clínico dos Cinco Pontos de Transporte: "*No Interior existem 5 órgãos Yin e 6 órgãos Yang, no Exterior existem ossos, tendões e pele. Tanto no Interior como no Exterior há Yin e Yang. No Interior os 5 órgãos Yin pertencem ao Yin e os 6 órgãos Yang pertencem ao Yang, enquanto no Exterior os tendões e os ossos pertencem ao Yin e a pele ao Yang. Para doenças de Yin dentro do Yin [ou seja, órgãos Yin], usar pontos Manancial e Riacho dos canais Yin juntos. Para doenças de Yang dentro do Yang [ou seja, na pele], usar os pontos Mar dos canais Yang. Para doenças de Yin dentro do Yang [ou seja, tendões e ossos], usar os pontos Rio dos canais Yin. Para doenças de Yang dentro do Yin [ou seja, em órgãos Yang], usar pontos de Conexão.*"[11]

Para resumir (Figura 50.6):

- Yin dentro do Yin = Órgãos *Yin* = usar pontos Riacho e Manancial dos canais *Yin* em combinação (p. ex., F-2 *Xingjian* e F-3 *Taichong*)
- Yang dentro do Yang = Pele = usar pontos Mar dos canais *Yang* (p. ex., IG-11 *Quchi*)
- Yin dentro do Yang = tendões e ossos = usar pontos Rio dos canais *Yin* (p. ex., BP-5 *Shangqiu*)
- Yang dentro do Yin = Órgãos *Yang* = usar os Pontos de Conexão (*Luo*) dos canais *Yang*.

Essas recomendações aplicam-se apenas parcialmente na prática clínica. Os pontos Manancial e Riacho são, com frequência, usados juntos para dispersar Calor nos órgãos *Yin*. Às vezes, o ponto Manancial pode ser usado para dispersar Calor e o ponto Riacho tonificado para nutrir o *Yin* do canal. Um bom exemplo é o uso de F-2 *Xingjian* (utilizado em sedação para dispersar Fogo de Fígado) e F-3 *Taichong* (utilizado em tonificação para nutrir *Yin* do Fígado). Essa técnica pode ser empregada para nutrir o *Yin* do Fígado e minimizar o *Yang* do Fígado nas cefaleias ou para revigorar o *Yin* do Fígado e dispersar Fogo de Fígado nas doenças urinárias causadas por Fogo de Fígado e Calor na Bexiga.

Os pontos Mar dos canais *Yang*, sobretudo os pontos Mar superiores (tais como IG-11 *Quchi*, ID-8 *Xiaohai* e TA-10 *Tianjing*) são usados, com frequência, para o tratamento da "pele", ou seja, liberar o Exterior nas invasões por fatores patogênicos externos. IG-11 e TA-10 são muito usados para liberar o Exterior e expelir Vento-Calor. O ponto IG-11 *Quchi* é importante para doenças da pele porque resfria o Sangue. A seguir apresentamos exemplos de indicações desses pontos para doenças da pele:

- IG-11 *Quchi*: erisipela, urticária, pele ressecada e descamativa, prurido, herpes-zóster
- B-40 *Weizhong*: vesículas/bolhas, erisipela, eczema, urticária
- TA-10 *Tianjing*: urticária.

Os pontos Rio dos canais *Yin* são, com frequência, usados no tratamento de condições dos tendões e ossos (na Síndrome de Obstrução Dolorosa). Isso se deve ao fato de que o *Qi* nesses pontos é desviado para os tendões, os ossos e as articulações. A seguir apresentamos exemplos de indicações relacionadas com condições articulares e tendinosas nos pontos Rio dos canais *Yin*:

- BP-5 *Shangqiu*: dor e contração dos tendões, Síndrome de Obstrução Dolorosa (Síndrome *Bi*), sensação de peso com artralgia
- C-4 *Lingdao*: espasmos
- R-7 *Fuliu*: atrofia dos membros inferiores
- F-4 *Zhongfeng*: tendões contraídos, lombalgia.

Obviamente, os pontos Rio dos canais *Yang* também tratam condições articulares e tendinosas e o principal exemplo deles é E-41 *Jiexi*.

A regra de usar os Pontos de Conexão para tratar condições dos órgãos *Yang* não é amplamente seguida, sendo preferido o uso dos pontos do Mar Inferior.

No Boxe 50.10 é apresentado um resumo dos Cinco Pontos de Transporte de acordo com o Capítulo 6 do *Eixo Espiritual*.

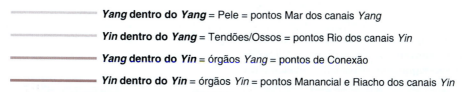

Figura 50.6 Uso dos Cinco Pontos de Transporte de acordo com o Capítulo 6 do *Eixo Espiritual*.

Boxe 50.10 Capítulo 6 do *Eixo Espiritual*

- *Pontos Manancial e Riacho (dos canais Yin) juntos*: para condições dos órgãos Yin
- *Pontos Rio (dos canais Yin)*: para tendões e ossos
- *Pontos Mar (dos canais Yang)*: para condições na pele
- *Pontos de Conexão (Luo) (dos canais Yang)*: para os órgãos Yang.

▶ De acordo com as estações do ano

O Capítulo 44 do *Eixo Espiritual* apresenta diretrizes para o uso dos Cinco Pontos de Transporte de acordo com as estações do ano. Nesse capítulo encontra-se o seguinte trecho: "*No Inverno usar os pontos Poço, na Primavera usar os pontos Manancial, no Verão usar os pontos Riacho, no final do Verão usar os pontos Rio e no Outono usar pontos Mar.*"[12]

Essas regras têm aplicação limitada na prática clínica porque nem sempre é possível escolher pontos segundo o ciclo das estações do ano porque essa escolha poderia conflitar com as demandas terapêuticas de acordo com a condição real do paciente. Não obstante, essas diretrizes podem ser seguidas durante tratamento preventivo sazonal para os pacientes que buscam tratamento para se manterem bem em vez de cura de condições específicas.

O Capítulo 61 do *Questões Simples* discorre sobre o uso dos Cinco Pontos de Transporte de acordo com as estações do ano: "*No Outono usar os pontos Rio para drenar fatores patogênicos Yin e os pontos Mar para drenar fatores patogênicos Yang... No Inverno usar os pontos Poço para reprimir o Qi Yin rebelde e os pontos Manancial para fortalecer o Qi Yang.*"[13] Essas instruções, que contradizem as do Capítulo 44 do *Eixo Espiritual*, não são amplamente seguidas.

No Boxe 50.11 é apresentado um resumo dos Cinco Pontos de Transporte de acordo com as estações do ano.

Boxe 50.11 Os Cinco Pontos de Transporte de acordo com as estações do ano

1. *Pontos Poço*: no Inverno
2. *Pontos Manancial*: na Primavera
3. *Pontos Riacho*: no Verão
4. *Pontos Rio*: no final do Verão
5. *Pontos Mar*: no Outono.

▶ De acordo com os Cinco Elementos

Os Cinco Pontos de Transporte também são utilizados de acordo com suas características de Cinco Elementos. Isso foi estabelecido pela primeira vez no *Clássico das Dificuldades*. No Capítulo 64 é dito que o ponto Poço dos canais *Yin* pertence à Madeira e o ponto Poço dos canais *Yang* pertence ao Metal.[14]

O uso dos Cinco Pontos de Transporte segundo suas características de Cinco Elementos é comentado no Capítulo 69 do *Clássico das Dificuldades* com uma recomendação concisa: "*No caso de Deficiência, tonificar a Mãe, em caso de Excesso, sedar o Filho.*"[15]

Obedecendo a esse princípio e lembrando o Ciclo de Geração dos Cinco Elementos, no caso de deficiência de um canal pode-se escolher o ponto nesse canal que corresponde ao elemento "Mãe" para tonificá-lo. Em caso de Excesso, é possível escolher o ponto correspondente ao Elemento "Filho" para sedá-lo. Por exemplo, se houver deficiência do Fígado, o qual pertence a Madeira, o ponto F-8 *Ququan* é escolhido (e tonificado) porque corresponde à Água, a Mãe da Madeira. Se houver Excesso do Fígado, o ponto F-2 *Xingjian* é escolhido (e reduzido), pois corresponde a Fogo e Fogo é o Filho da Madeira. A Tabela 50.2 lista os pontos de tonificação e sedação de acordo com a Relação Mãe–Filho nos Cinco Elementos.

Portanto, de acordo com essa teoria, cada canal tem um ponto de tonificação e sedação correspondendo ao seu Elemento Mãe e ao seu Elemento Filho, respectivamente. É crucial ressaltar que a técnica com agulha é extremamente importante quando da tonificação ou da sedação (ou seja, estimulando para tonificar e dispersando para sedar). Em outras palavras, não se pode confiar apenas na característica de tonificação ou sedação de um ponto quando se pretende tonificar ou sedar.

Além disso, a característica de tonificação ou sedação de um ponto é, com extrema frequência, sobrepujada por suas outras características. Assim sendo, existem muitas exceções à regra de tonificação e sedação de acordo com os pontos de tonificação e sedação.

Por exemplo, C-9 *Shaochong* e PC-9 *Zhongchong* são pontos de tonificação. Contudo, são mais frequentemente usados para sedação nos casos agudos por serem pontos Poço. C-7 *Shenmen* é o ponto de sedação; contudo, é mais frequentemente usado para tonificar o Sangue do Coração e, assim, nutrir a Mente. IG-11 *Quchi* é o ponto de tonificação, mas também resfria o sangue e libera o Exterior, sendo por sua própria natureza um ponto de sedação. BP-2 *Dadu* é o ponto de tonificação; entretanto, não seria o ponto mais indicado para tonificar o Baço porque os pontos BP-3 *Taibai*, VC-12 *Zhongwan*, E-36 *Zusanli* ou B-20 *Pishu* seriam muito melhores para tonificar o Baço. Por outro lado, o ponto BP-2 é frequentemente usado em moléstias febris para liberar Calor e promover sudorese. O ponto B-67 *Zhiyin* é o ponto de tonificação; entretanto, como se trata de um ponto Poço, é usado com frequência para sedação em casos agudos ou para reprimir *Qi* ascendente que está causando cefaleias.

Tabela 50.2 Pontos de tonificação e sedação segundo os Cinco Elementos.

Canal	Tonificação (Mãe)	Sedação (Filho)
Pulmões	P-9 *Taiyuan*	P-5 *Chize*
Intestino Grosso	IG-11 *Quchi*	IG-2 *Erjian*
Estômago	E-41 *Jiexi*	E-45 *Lidui*
Baço	BP-2 *Dadu*	BP-5 *Shangqiu*
Coração	C-9 *Shaochong*	C-7 *Shenmen*
Intestino Delgado	ID-3 *Houxi*	ID-8 *Xiuohui*
Bexiga	B-67 *Zhiyin*	B-65 *Shugu*
Rins	R-7 *Fuliu*	R-1 *Yongquan*
Pericárdio	PC-9 *Zhongchong*	PC-7 *Daling*
Triplo Aquecedor	TA-3 *Zhongzhu*	TA-10 *Tianjing*
Vesícula Biliar	VB-43 *Xiaxi*	VB-38 *Yangfu*
Fígado	F-8 *Ququan*	F-2 *Xingjian*

Além de serem aplicados na teoria dos pontos de tonificação e sedação, os pontos dos Cinco Elementos também são usados para eliminar fatores patogênicos.

Existe uma correspondência entre os Cinco Elementos e os fatores patogênicos:

- Madeira corresponde a Vento
- Fogo corresponde a Calor ou Fogo
- Terra corresponde a Umidade
- Metal corresponde a Secura
- Água corresponde a Frio.

De acordo com essa correspondência, os pontos de Cinco Elementos podem ser usados para expelir fatores patogênicos relevantes (tanto externos como internos). A única exceção é o ponto Metal, que não é usado para eliminar Umidade. O motivo disso é a própria natureza da Secura. Embora Calor, Fogo, Vento, Umidade e Frio sejam fatores patogênicos que se manifestam como um padrão de Excesso, a Secura se manifesta como deficiência de Fluidos Corpóreos e a maneira de corrigir isso consiste em nutrir os fluidos em vez de "expelir" a Secura.

A aplicação dessa correspondência entre os Cinco Elementos e os fatores patogênicos é usado mais frequentemente nos padrões de Excesso para eliminar o fator patogênico (Tabela 50.3). Aplica-se mais aos canais *Yin* do que aos canais *Yang*, mas não exclusivamente.

Esse método de utilização dos pontos de Elementos para expelir fatores patogênicos relevantes também pode ser aplicado a alguns dos pontos dos canais *Yang*. Vale mencionar que alguns dos pontos Madeira são usados para controlar o Vento Interno, como ID-3 *Houxi*. Outros pontos *Yang* Madeira são utilizados para expelir Vento na Síndrome de Obstrução Dolorosa e alguns pontos Fogo são usados para liberar Calor, como IG-5 *Yangxi* e E-41 *Jiexi*.

A Tabela 50.3 lista todos os Pontos de Transporte dos canais *Yin* com seu uso clínico na eliminação dos fatores patogênicos relacionados com os Cinco Elementos.

A Tabela 50.4 resume as ações e as funções dos Cinco Pontos de Transporte de acordo com os vários pontos de vista comentados anteriormente.

No Boxe 50.12 é apresentado um resumo dos Cinco Pontos de Transporte de acordo com os Cinco Elementos e no Boxe 50.13 existe um resumo dos Cinco Pontos de Transporte para expelir fatores patogênicos.

Tabela 50.3 Comparação entre pontos de Elementos e fatores patogênicos.

Elemento	Ponto	Fator patogênico	Uso
Madeira	Pontos Madeira dos canais *Yin*	Vento	Extingue Vento Interno (estágio agudo do Golpe de Vento)
	Pontos Madeira dos canais *Yang*		Expele Vento externo na Síndrome de Obstrução Dolorosa
Fogo	C-8 *Shaofu*	Calor ou Fogo	Expele Calor do Verão ou dispersa Fogo de Coração
	P-10 *Yuji*		Expele o Vento-Calor ou dispersa Calor nos Pulmões
	PC-8 *Laogong*		Expele Calor do Verão ou dispersa Fogo de Coração
	F-2 *Xingjian*		Elimina Fogo de Fígado
	BP-2 *Dadu*		Dispersa Calor nas doenças febris
	R-2 *Rangu*		Dispersa Calor Vazio, resfria o Sangue
	IG-5 *Yangxi*		Dispersa Calor no Intestino Grosso e Umidade-Calor na Síndrome de Obstrução Dolorosa
	ID-5 *Yanggu*		Resolve Umidade-Calor na Síndrome de Obstrução Dolorosa
	E-41 *Jiexi*		Dispersa Calor no Estômago e Umidade-Calor na Síndrome de Obstrução Dolorosa
Terra	C-7 *Shenmen*	Umidade Fleuma	Não é usado para resolver Fleuma
	PC-7 *Daling*		Resolve Fleuma do Coração
	P-9 *Taiyuan*		Resolve Fleuma dos Pulmões
	BP-3 *Taibai*		Resolve Umidade
	F-3 *Taichong*		Resolve Umidade
	R-3 *Taixi*		Não é usado para resolver Fleuma
	E-36 *Zusanli*		Resolve Umidade
	VB-34 *Yanglingquan*		Resolve Umidade
	B-40 *Weizhong*		Resolve Umidade
	IG-11 *Quchi*		Resolve Umidade-Calor
	ID-8 *Xiaohai*		Resolve Umidade no Aquecedor Superior
	TA-10 *Tianjing*		Resolve Umidade no Aquecedor Superior
Água	C-3 *Shaohai*	Frio	Não é usado para expelir Frio
	PC-3 *Quze*		Não é usado para expelir Frio
	P-5 *Chize*		Expele Frio dos Pulmões
	F-8 *Ququan*		Expele Umidade-Frio do Triplo Aquecedor
	BP-9 *Yinlingquan*		Expele Umidade-Frio do Triplo Aquecedor
	R-10 *Yingu*		Expele Umidade-Frio do Triplo Aquecedor

Tabela 50.4 Características e funções dos Cinco Pontos de Transporte.

Descrição	Poço	Manancial	Riacho	Rio	Mar
Eixo Espiritual, Capítulo 1	Qi sai	O Qi é célere, desliza	O Qi verte	O Qi se desloca	O Qi penetra
Outras descrições	Como a cabeceira de uma fonte, o Qi do canal sai; o Qi é pequeno e superficial	Gotejamento de um manancial; o Qi começa a fluir; o Qi flui celeremente	Como a água fluindo da superfície para a parte profunda; o Qi irriga o corpo	Como a água fluindo livremente em um rio; o Qi está fluindo nos canais; o Qi é mais caudaloso	Como muitas correntes fluviais retornando para o mar; o Qi do canal vai para um final, o Qi é relevante e profundo, junta-se à circulação
Eixo Espiritual, Capítulos 2 e 6	Ponto de partida do Qi	Ponto de convergência	Ponto de entrada de fatores patogênicos	Ponto de concentração	Qi se junta à circulação do corpo
Clássico das Dificuldades, Capítulo 68	Plenitude abaixo do coração; irritação mental	Sensação de Calor, doenças do Calor	Sensação de peso no corpo, articulações dolorosas, Síndrome de Obstrução Dolorosa	Dispneia, tosse, sensação de Calor e Frio, doenças pulmonares	Rebelião do Qi, diarreia, digestão; doenças dos órgãos Qi
Eixo Espiritual, Capítulo 44	Quando órgãos Yin são afetados	Quando a doença se manifesta na compleição	Quando a doença se caracteriza por melhora e agravamento	Quando a doença se reflete na voz	Para doenças do Estômago
Eixo Espiritual, Capítulo 4	–	Doenças do Exterior (canais Yang)	Doenças do Exterior (canais Yang)	–	Doenças do Interior (órgãos Yang)
Eixo Espiritual, Capítulo 6	–	Para órgãos Yin (canais Yin)	Para órgãos Yin (canais Yin)	Para tendões e ossos	Para músculos e pele

---

Boxe 50.12 Cinco Pontos de Transporte de acordo com os Cinco Elementos

- Pontos de tonificação e sedação de acordo com relações Mãe–Filho
- Uso de pontos Elemento para expelir fatores patogênicos relevantes.

Boxe 50.13 Cinco Pontos de Transporte para expelir fatores patogênicos

- *Madeira*: Vento
- *Fogo*: Calor ou Fogo
- *Terra*: Umidade
- *Metal*: nenhum
- *Água*: Frio.

Resumo

Agora podemos resumir as ações dos Cinco Pontos de Transporte de acordo com as várias perspectivas comentadas anteriormente.

Pontos Poço

Clássico das Dificuldades

Para "*plenitude abaixo do coração*", inquietação mental, ansiedade.

Capítulo 44 do Eixo Espiritual

Para tratar órgãos *Yin*.

De acordo com as estações do ano

No Inverno.

De acordo com os fatores patogênicos e os Cinco Elementos

Expelir Vento.

Pontos Manancial

Clássico das Dificuldades

Para "*sensações de calor do corpo*", para dispersar Calor.

Capítulo 44 do Eixo Espiritual

Quando existe alteração da compleição.

Capítulo 4 do Eixo Espiritual

Para condições dos canais (juntamente com pontos Riacho).

Capítulo 6 do Eixo Espiritual

Para condições de órgãos *Yin* (juntamente com pontos Riacho). Ponto Manancial dos canais *Yin*.

De acordo com as estações do ano

Na Primavera.

De acordo com os fatores patogênicos e os Cinco Elementos

Dispersar Calor.

Pontos Riacho

Clássico das Dificuldades

Para "*sensação de peso e dor articular*", para solucionar Umidade, Síndrome de Obstrução Dolorosa.

Capítulo 44 do Eixo Espiritual

Quando existem sintomas intermitentes.

Capítulo 4 do Eixo Espiritual

Para condições dos canais (juntamente com pontos Manancial)

Capítulo 6 do Eixo Espiritual

Para condições dos órgãos *Yin* (juntamente com pontos Manancial). Pontos Riacho dos canais *Yin*.

De acordo com as estações do ano

No Verão.

De acordo com os fatores patogênicos e os Cinco Elementos

Resolver Umidade ou Fleuma.

Pontos Rio

Clássico das Dificuldades

Para "*falta de ar, tosse e sensações de calor e frio*", tosse, asma.

Capítulo 44 do Eixo Espiritual

Quando a voz é acometida.

Capítulo 6 do Eixo Espiritual

Para tendões e ossos. Pontos Rio dos canais *Yin*.

De acordo com as estações do ano

No final do Verão.

Pontos Mar

Clássico das Dificuldades

Para "*Rebelião do Qi e diarreia*", distúrbios digestivos.

Capítulo 44 do Eixo Espiritual

Para doenças do Estômago.

Capítulo 4 do Eixo Espiritual

Para condições dos órgãos Internos (*Yang*).

Capítulo 6 do Eixo Espiritual

Para condições de pele. Pontos Mar dos canais *Yang*.

De acordo com as estações do ano

No Outono.

De acordo com os fatores patogênicos e os Cinco Elementos

Expelir Frio.

Resultados do aprendizado

Nesse capítulo, você aprendeu:

- Como o *Qi* dos canais entre os dedos das mãos/dedos dos pés e cotovelos/joelhos se assemelha a estágios ao longo do fluxo de um rio, começando na nascente e terminando no mar
- A importância dos Pontos de Transporte na prática clínica se deve ao seu efeito especialmente dinâmico
- A conexão entre a seção superficial do canal entre os dedos das mãos/dedos dos pés e cotovelos/joelhos e o ambiente, as estações do ano e o clima
- Os motivos para o dinamismo dos pontos no final e no início de um canal (o canal é mais superficial, passa de *Yin* para *Yang*, inércia do fluxo do canal anterior)
- A ação energética específica dos pontos Poço: superficial e dinâmica, pontos usados em condições agudas, o movimento centrífugo elimina os fatores patogênicos
- A natureza dos pontos Manancial: dinâmicos e potentes, dispersam Calor
- A ação dos pontos Riacho: o fluxo se torna mais caudaloso e mais profundo, local onde os fatores patogênicos penetram no Interior e o *Qi* defensivo se concentra
- A natureza dos pontos Rio: onde o *Qi* flui mais profundamente e é mais caudaloso, onde os fatores patogênicos são desviados para as articulações, os ossos e os tendões
- A ação dos pontos Mar: onde o *Qi* é mais profundo e mais lento e se reúne com o resto do corpo, os pontos apresentam movimento centrípeto e o *Qi* é mais estável
- As ações dos pontos Poço de acordo com as seguintes perspectivas:
  - *Clássico das Dificuldades*: "sensações de peso abaixo do coração", inquietação mental, ansiedade
  - Capítulo 44 do *Eixo Espiritual*: para tratar órgãos *Yin*
  - De acordo com as estações do ano: no Inverno
  - De acordo com os fatores patogênicos e os Cinco Elementos: expelir Vento
- As ações dos pontos Manancial de acordo com as seguintes perspectivas:
  - *Clássico das Dificuldades*: "sensações de calor do corpo", eliminar Calor
    - Capítulo 44 do *Eixo Espiritual*: quando existe alteração da compleição
  - Capítulo 4 do *Eixo Espiritual*: condições nos canais (juntamente com ponto Riacho)
  - Capítulo 6 do *Eixo Espiritual*: condições nos órgãos *Yin* (juntamente com o ponto Riacho). Ponto Manancial dos canais *Yin*
  - De acordo com as estações do ano: na Primavera
  - De acordo com os fatores patogênicos e os Cinco Elementos: dispersar Calor
- As ações dos pontos Riacho de acordo com as seguintes perspectivas:
  - *Clássico das Dificuldades*: "sensação de peso e dor articular", resolução de Umidade, Síndrome de Obstrução Dolorosa
  - Capítulo 44 do *Eixo Espiritual*: sintomas intermitentes
  - Capítulo 4 do *Eixo Espiritual*: condições referentes aos canais (juntamente com ponto Manancial)
  - Capítulo 6 do *Eixo Espiritual*: condições nos órgãos *Yin* (juntamente com ponto Manancial), pontos Riacho dos canais *Yin*
  - De acordo com as estações do ano: no Verão
  - De acordo com os fatores patogênicos e os Cinco Elementos: resolução de Umidade ou Fleuma
- As ações dos pontos Rio de acordo com as seguintes perspectivas:
  - *Clássico das Dificuldades*: "falta de ar, tosse e sensações de calor e frio", tosse, asma
  - Capítulo 44 do *Eixo Espiritual*: quando a voz é acometida
  - Capítulo 6 do *Eixo Espiritual*: tendões e ossos. Pontos Rio dos canais *Yin*
  - De acordo com as estações do ano: no final do Verão
- As ações dos pontos Mar de acordo com as seguintes perspectivas:
  - *Clássico das Dificuldades*: "*Rebelião do Qi e diarreia*", distúrbios digestivos
  - Capítulo 44 do *Eixo Espiritual*: doenças gástricas
  - Capítulo 4 do *Eixo Espiritual*: condições dos Órgãos Internos (*Yang*)
  - Capítulo 6 do *Eixo Espiritual*: condições de pele. Pontos Mar dos canais *Yang*
  - De acordo com as estações do ano: no Outono
  - De acordo com os fatores patogênicos e os Cinco Elementos: expelir Frio.

Questões de autoavaliação

1. O ponto Riacho é o terceiro ponto em todos os canais com exceção de qual canal?
2. Descreva o estado do *Qi* nos pontos Poço.
3. Que tipo de *Qi* se acumula nos pontos Riacho?
4. Qual conjunto de pontos são frequentemente empregados para irritabilidade, inquietação mental e ansiedade?

5. Que pontos são frequentemente utilizados para a Síndrome de Obstrução Dolorosa?

6. Quais são os pontos Mar Inferior para os Intestinos Grosso e Delgado e Triplo Aquecedor?

7. Complete a seguinte afirmativa: "Os pontos _____ dos canais _____ são usados com frequência para tratar doenças da pele."

8. Quando se poderia pensar em usar os Cinco Pontos de Transporte segundo as estações do ano?

9. Complete a seguinte afirmativa: "Quando um canal está deficiente, pode-se escolher o ponto deste canal que corresponde ao Elemento _____ para tonificá-lo."

10. De acordo com a teoria de correspondência entre os pontos dos Cinco Elementos e os fatores patogênicos, que pontos você usaria para dispersar Umidade e Vento?

Ver respostas no Apêndice 6.

Notas

1. 1981 Spiritual Axis (*Ling Shu Jing* 灵枢经), People's Health Publishing House, Beijing, publicado originalmente c.100 a.C, p. 3.
2. Nanjing College of Traditional Chinese Medicine 1979 A Revised Explanation of the Classic of Difficulties (*Nan Jing Jiao Shi* 难经校释), People's Health Publishing House, Beijing, publicado originalmente c. d.C 100, p. 148.
3. Classic of Difficulties, p. 142.
4. Shanghai College of Traditional Medicine (translated by Dan Bensky and John O'Connor), Acupuncture – a Comprehensive Text, Eastland Press, Chicago, 1975, p. 126.
5. Classic of Difficulties, p. 142.
6. Classic of Difficulties, p. 148.
7. Spiritual Axis, p. 7.
8. Spiritual Axis, p. 14.
9. Spiritual Axis, p. 86.
10. Spiritual Axis, p. 14.
11. Spiritual Axis, p. 18–19.
12. Spiritual Axis, p. 86.
13. 1979 The Yellow Emperor's Classic of Internal Medicine – Simple Questions (*Huang Di Nei Jing Su Wen* 黄帝内经素问), People's Health Publishing House, Beijing, publicado originalmente c.100 a.C, p. 330.
14. Classic of Difficulties, p. 139.
15. Classic of Difficulties, p. 151.

SEÇÃO 1 PARTE 7

As Funções de Categorias Específicas de Pontos 51

Pontos Fonte (*Yuan*), 647

    Capítulo 1 do Eixo Espiritual, 647

    Capítulo 66 do *Clássico das Dificuldades, 648*

Pontos de Conexão (*Luo*), 649

    Uso dos pontos de Conexão em conjunção com os pontos Fonte, 651

    Uso dos pontos de Conexão por si mesmos de acordo com o Capítulo 10 do *Eixo Espiritual*, 652

    Uso dos pontos de Conexão de acordo com sua influência espiritual, 652

Pontos *Shu* Dorsais, 653

Pontos de Alarme, 656

Pontos de acúmulo (*Xi*), 657

Pontos Mestres (*Hui*), 658

Pontos dos Quatro Mares, 658

Pontos Janela do Céu, 658

12 Pontos Estrela do Céu de Ma Dan *Yang*, 660

13 Pontos do Espírito segundo Sun Si Miao, 660

Pontos do Sistema dos olhos (*Mu Xi*), 660

Cinco pontos de comando, 662

Notas, 662

Pontos Fonte (*Yuan*)

A natureza e o uso dos pontos Fonte são descritos no primeiro capítulo do *Eixo Espiritual* no Capítulo 66 do *Clássico das Dificuldades*. Para compreender o uso dos pontos Fonte, vale a pena escrutinar esses capítulos.

Os pontos Fonte (*Yuan*) são os seguintes:

- P-9 *Taiyuan*
- IG-4 *Hegu*
- E-42 *Chongyang*
- BP-3 *Taibai*
- C-7 *Shenmen*
- ID-4 *Wangu*
- B-64 *Jinggu*
- R-3 *Taixi*
- PC-7 *Daling*
- TA-4 *Yangchi*
- VB-40 *Qiuxu*
- F-3 *Taichong*.

▶ Capítulo 1 do Eixo Espiritual

Nesse capítulo existem duas declarações sobre os pontos Fonte – uma a respeito de sua utilização para fins diagnósticos e outra sobre seu uso para fins terapêuticos.

A primeira afirmação é: "*Escolha os pontos Fonte quando os cinco órgãos Yin forem acometidos.*"[1] Isso indica, de modo evidente, que os pontos Fonte influenciam diretamente os órgãos *Yin*.

A segunda declaração é: "*Se os cinco órgãos Yin estiverem acometidos, reações anormais aparecerão nos 12 pontos Fonte. Se conhecermos a correspondência dos pontos Fonte com o órgão Yin relevante, podemos diagnosticar quando um órgão Yin está doente.*"[2] Esta afirmação indica claramente que os pontos Fonte estão relacionados com o *Qi* Original (*Yuan Qi*) e que alterações na pele sobre os pontos Fonte indicam anormalidades na função dos órgãos *Yin* e, portanto, podem ser utilizadas para finalidades diagnósticas.

As anormalidades que podem ser observadas nos pontos Fonte incluem tumefação, vermelhidão, vasos sanguíneos congestos (comuns em R-3 *Taixi*), veias varicosas, uma depressão profunda em torno do ponto (uma manifestação também observada com frequência em R-3), branqueamento, coloração azulada ou pele muito flácida.

Não obstante, quando é apresentada uma lista dos pontos Fonte no *Eixo Espiritual*, esta contém pontos diferentes daqueles habitualmente considerados. A lista de pontos Fonte apresentada no *Eixo Espiritual* é a seguinte:

P-9 *Taiyuan* para os Pulmões	2 pontos
PC-7 *Daling* para o Coração	2 pontos
BP-3 *Taibai* para o Baço	2 pontos
F-3 *Taichong* para o Fígado	2 pontos
R-3 *Taixi* para os Rins	2 pontos
Total	*10 pontos*
VC-15 *Jiuwei*, ponto Fonte para o Tecido adiposo (*Gao*)	1 ponto
VC-6 *Qihai*, ponto Fonte para as Membranas (*Huang*)	1 ponto
Total global	*12 pontos*

A propósito dos pontos *Jiuwei* (VC-15) e *Qihai* (VC-6), o *Eixo Espiritual* declara: "*O Qi Original dos Tecidos Adiposos [Gao] se acumula no ponto Jiuwei [VC-15], o Qi Original das Membranas [Huang] se acumula no ponto Qihai [VC-6].*"[3] Embora o livro use outro termo para descrever VC-6 (*Boyang*), esse é o nome antigo de *Qihai*, ou seja, VC-6 (Figura 51.1).

Os pontos VC-15 e VC-6 também são considerados os pontos Fonte para o tórax e o abdome, respectivamente, assim como os pontos Fonte para todos os órgãos *Yin* e para todos os órgãos *Yang*, respectivamente. *Gao* também pode indicar a área abaixo do coração (controlado por VC-15) e *Huang* também pode designar a área acima do diafragma (controlado por VC-6).

O ponto VC-15 é usado para transtornos emocionais e mentais decorrentes de desarmonia dos órgãos *Yin* (p. ex., deficiência do *Yin* do Coração), como ansiedade, inquietação mental ou insônia, e é um ponto extremamente valioso para acalmar a Mente. O ponto VC-6 é utilizado em condições de Deficiência dos órgãos *Yang* porque tonifica vigorosamente o *Yang Qi*.

O elemento surpreendente nesse capítulo é que o *Eixo Espiritual* menciona pontos Fonte apenas para os órgãos *Yin*. O motivo é que o *Qi* dos pontos Fonte provém do *Qi* Original, que está relacionado com os órgãos *Yin* e especialmente com os Rins. Assim sendo, os pontos Fonte são usados mais frequentemente para tonificar os órgãos *Yin*. Todavia, deve ser mencionado que o Capítulo 2 do próprio *Eixo Espiritual* descreve os pontos Fonte dos canais *Yang* como são conhecidos atualmente.[4]

Em contrapartida, os pontos Fonte dos órgãos *Yang* não têm função semelhante e não tonificam os órgãos *Yang* como os pontos Fonte *Yin* tonificam os órgãos *Yin*. Os pontos Fonte *Yang* são usados mais frequentemente nos padrões de Excesso para expelir fatores patogênicos.

O ponto IG-4 *Hegu*, por exemplo, é usado para liberar para o Exterior e expelir Vento. ID-4 *Yanggu* pode ser utilizado para mover o *Qi* estagnado do Fígado e interromper a dor na região costal, B-64 *Jinggu* pode ser agulhado para expelir Umidade-Calor do Aquecedor Inferior, VB-40 *Qiuxu* pode ser usado para estagnação do *Qi* do Fígado, E-42 *Chongyang* pode ser usado para expelir Vento da face nos casos de paralisia facial e TA-4 *Yangchi* pode ser usado para dispersar Calor da Vesícula Biliar que provoca surdez ou para regular o *Yang* Menor.

Obviamente, os pontos Fonte dos canais *Yang* também *podem* ser usados para tonificar os órgãos *Yang* relevantes (como é mencionado no Capítulo 66 do *Clássico das Dificuldades*), mas esse não é a sua indicação principal e não seriam os melhores pontos para isso. Para tonificar os órgãos *Yang*, os melhores pontos seriam os pontos Mar Inferior.

Todavia, uma exceção chama a atenção e é o ponto TA-4 *Yangchi*. Como veremos mais adiante, no Capítulo 66 do *Clássico das Dificuldades* é dito que o *Qi* Original surge de entre os Rins via Triplo Aquecedor. Por conseguinte, o Triplo Aquecedor é como o emissário do *Qi* Original – como os pontos Fonte estão em contato direto com o *Qi* Original, TA-4 pode ser usado para fortalecer o *Qi* Original e costuma ser usado desse modo, sobre na acupuntura japonesa. Todavia, é interessante mencionar que nenhuma das indicações dos textos chineses antigos se refere a uma ação tonificadora desse ponto no *Qi* Original.

A outra declaração admirável nesse capítulo é sobre o ponto PC-7 *Daling* ser o ponto Fonte do Coração. Isso se deve ao fato de que, quando o *Eixo Espiritual* foi escrito, o Coração e o Pericárdio eram considerados um órgão único, daí a constante referência a "5 órgãos *Yin* e 6 órgãos *Yang*". Somente mais tarde o Pericárdio e o Coração foram separados para preservar a simetria de 12 órgãos e 12 canais.

Nos canais *Yin* os pontos Fonte coincidem com os pontos Riacho, isto é, o terceiro ponto a partir o da extremidade distal do canal. Nos canais *Yang* o ponto Fonte segue o ponto Riacho (*Shu*), sendo assim o quarto ponto a partir da extremidade distal do canal (exceto pelo canal da Vesícula Biliar no qual o ponto Fonte é o quinto a partir da extremidade distal).

No Boxe 51.1 é apresentado um resumo das funções dos pontos Fonte no Capítulo 1 do *Eixo Espiritual*.

> **Boxe 51.1 Pontos Fonte (*Yuan*): *Eixo Espiritual***
>
> - Os pontos Fonte mantêm uma relação com o *Qi* Original
> - Eles podem ser usados para fins diagnósticos porque refletem o estado do *Qi* Original de cada órgão *Yin*
> - Eles são usados para fins terapêuticos principalmente para tonificar os órgãos *Yin*
> - Os pontos Fonte dos órgãos *Yin* são mais importantes que os dos órgãos *Yang*.

▶ Capítulo 66 do *Clássico das Dificuldades*

Nesse capítulo do *Clássico das Dificuldades* arrola os 12 pontos Fonte como nós os conhecemos, ou seja, um para cada um dos seis órgãos *Yin* e 6 órgãos *Yang*. A única diferença dos pontos Fonte como normalmente os conhecemos atualmente é que os pontos PC-7 e C-7 são descritos como pontos Fonte para o Coração.[5] Mais uma vez isso se deve ao fato de que outrora o

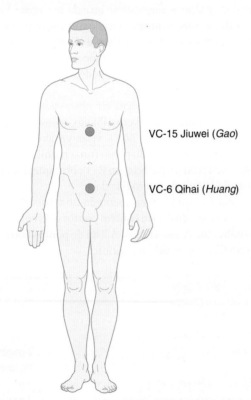

Figura 51.1 Pontos Fonte (*Yuan*) de *Gao* e *Huang* segundo o *Eixo Espiritual*.

Coração e o Pericárdio eram considerados um único órgão e, portanto, o Pericárdio não poderia ter um ponto Fonte.

O restante desse pequeno capítulo do *Clássico das Dificuldades* elucida a correlação entre o Qi Original, o Triplo Aquecedor e os pontos Fonte: *"O Qi Original é a Força Motriz [Dong Qi] localizada entre os dois rins, doa vida e é a raiz dos 12 canais. O Triplo Aquecedor provoca a diferenciação do Qi Original [para suas diferentes funções em torno do corpo]; o Qi Original atravessa os Três Aquecedores e, depois, propaga-se para os 5 órgãos Yin e os 6 órgãos Yang e seus canais. Os locais onde o Qi Original permanece são os pontos Fonte [Yuan]."*[6]

Assim sendo, esse capítulo confirma que os pontos Fonte estão relacionados com o Qi Original. Ao contrário do Capítulo 1 do *Eixo Espiritual*, o *Clássico das Dificuldades* declara que os pontos Fonte podem ser usados para tonificar tanto os órgãos Yin como os órgãos Yang (Figura 51.2).

Particularmente, a função do Triplo Aquecedor como "embaixador" ou "avenida", pela qual flui o Qi Original entre os dois Rins, diferenciando-se em várias formas e se espalhando pelos cinco órgãos Yin e seis órgãos Yang, explica o uso particular do ponto Fonte do Triplo Aquecedor, TA-4 *Yangchi*. Como mencionado anteriormente, esse ponto pode ser usado para tonificar diretamente o Qi Original e para ativar a circulação nos canais. Combinado com o ponto Fonte do Estômago, E-42 *Chongyang*, TA-4 tonifica o Qi e o Qi Original.

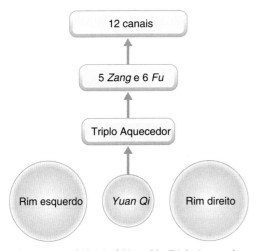

Figura 51.2 Qi Original (Yuan Qi) e Triplo Aquecedor.

No Boxe 51.2 é apresentado um resumo dos pontos Fonte segundo o *Clássico das Dificuldades*.

Boxe 51.2 Pontos Fonte (Yuan): *Clássico das Dificuldades*

- Os pontos Fonte mantêm uma relação com o Qi Original
- O Qi Original atinge os Órgãos Internos, 12 canais e, por fim, os 12 pontos Fonte via Triplo Aquecedor
- Os pontos Fonte tonificam tanto órgãos Yin como órgãos Yang.

Pontos de Conexão (*Luo*)

Existem 16 canais de Conexão, um para cada um dos 12 canais principais, um para os Vasos Governador e Concepção (*Ren* e *Du Mai*), um para o "Grande Canal de Conexão" para o Baço e um "Grande Canal de Conexão" para o Estômago.[7]

Entretanto, existem apenas 15 pontos de Conexão visto que não há menção a um ponto de Conexão para o Grande Canal de Conexão do Estômago.

Os Pontos de Conexão são os seguintes:

- P-7 *Lieque*
- IG-6 *Pianli*
- E-40 *Fenglong*
- BP-4 *Gongsun*
- C-5 *Tongli*
- ID-7 *Zhizheng*
- B-58 *Feiyang*
- R-4 *Dazhong*
- PC-6 *Neiguan*
- TA-5 *Waiguan*
- VB-37 *Guangming*
- F-5 *Ligou*
- VG-1 *Changqiang* do Vaso Governador (*Du Mai*)
- VC-15 *Jiuwei* do Vaso Concepção (*Ren Mai*)
- BP-21 *Dabao* Grande Envoltura do Baço.

Para uma descrição detalhada das vias dos canais de Conexão, o leitor deve procurar o livro *Canais de Acupuntura*, de Maciocia. Em linhas gerais, as vias dos canais de Conexão são as seguintes:

- *Canal de Conexão do Pulmão*: desde P-7 até a eminência tenar
- *Canal de Conexão do Intestino Grosso*: desde IG-6 *Pianli* até os dentes e as orelhas
- *Canal de Conexão do Estômago*: desde E-40 *Fenglong* até o pescoço
- *Canal de Conexão do Baço*: desde BP-4 *Gongsun* para o estômago e os intestinos
- *Canal de Conexão do Coração*: desde C-5 *Tongli* até a língua e os olhos
- *Canal de Conexão do Intestino Delgado*: desde ID-7 *Zhizheng* até o ombro
- *Canal de Conexão da Bexiga*: desde B-58 *Feiyang* até o canal do Rim na perna
- *Canal de Conexão do Rim*: desde R-4 *Dazhong* até o pericárdio
- *Canal de Conexão do Pericárdio*: desde P-7 *Daling* até o coração
- *Canal de Conexão do Triplo Aquecedor*: desde TA-5 *Waiguan* até o pericárdio
- *Canal de Conexão da Vesícula Biliar*: desde VB-37 *Guangming* até o dorso do pé
- *Canal de Conexão do Fígado*: desde F-5 *Ligou* até a genitália externa
- *Canal de Conexão do Vaso Governador*: desde VG-1 *Changqiang* até a coluna vertebral e o occipúcio
- *Canal de Conexão do Vaso Concepção*: desde VC-15 *Jiuwei* até o abdome
- *Grande Envoltura do Baço*: desde BP-21 *Dabao* até o tórax e as costelas.

Cada um dos 12 canais de Conexão relacionado com os canais principais sai de seu ponto de Conexão e se ramifica, ascendendo ao longo de uma trajetória separada.

Existem três maneiras de usar os pontos de Conexão. O ponto de Conexão pode ser estimulado juntamente com o ponto Fonte de seu canal relacionado interna/externamente; pode ser usado isoladamente de acordo com a sintomatologia dos canais de Conexão ou pode ser utilizado para afetar a área influenciada pelo canal de Conexão.

Antes de falar a respeito dessas três maneiras de usar os pontos de Conexão, é essencial uma descrição sucinta da natureza e das características dos próprios canais de Conexão.

Quando se fala de "canal de Conexão", pode-se estar tratando de duas entidades distintas: uma é o próprio canal de Conexão que sai do ponto de Conexão e ascende nas vias descritas anteriormente e a outra é toda a área do corpo localizada entre o canal principal e a pele. No último caso, o canal de Conexão seria descrito mais apropriadamente como a "área dos canais de Conexão" porque não denota um canal verdadeiro, mas toda a parte do corpo que é irrigada pelos canais de Conexão (Figuras 51.3 a 51.5).

Os canais de Conexão são chamados *Luo Mai*: *Luo* significa conexão. Os principais canais são denominados *Jing Mai* e *Jing* significa "via", "rota" ou "caminho". O Capítulo 17 do *Eixo Espiritual* confirma que os canais de Conexão são "horizontais" ou "transversais": "*Os canais Principais estão no Interior, seus ramos horizontais [ou transversais] formam os canais de Conexão.*"[8]

> **Atenção**
>
> O *Canal de Conexão* é a via pela qual o *Qi* sai de cada ponto de Conexão. A *área dos canais de Conexão* é a região do corpo entre os canais principais e a pele atravessada pelos canais de Conexão.

Os canais de Conexão são mais superficiais que os canais principais e correm em todas as direções, horizontalmente em vez de verticalmente, como uma rede. Eles preenchem sobretudo o espaço entre a pele e os músculos, ou seja, o espaço *Cou Li*.

Os 12 canais principais estão localizados entre os canais de Conexão *Yin* e *Yang*. É através dos canais de Conexão *Yin* e *Yang* que o *Qi* Nutritivo, o *Qi* Defensivo e o Sangue dos canais principais se propagam em todas as direções, permeiam e irrigam os Órgãos Internos. Também através dos canais de Conexão que a essência dos Órgãos Internos é levada para os canais principais e, através deles, para todo o corpo.

Os canais de Conexão não conseguem penetrar nas grandes articulações do corpo (como os canais principais fazem) e, portanto, estão restritos aos espaços entre a via profunda dos canais principais e a superfície do corpo. Por esse motivo são muito propensos a estagnação do *Qi* e/ou do Sangue.

> **Atenção**
>
> Os canais de Conexão não conseguem penetrar nas grandes articulações do corpo (como os canais principais fazem) e, portanto, estão restritos aos espaços entre a via profunda dos canais principais e a superfície do corpo. Por esse motivo, são muito propensos a estagnação do *Qi* e/ou do Sangue.

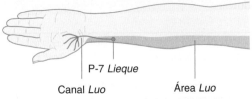

Figura 51.3 Canal de Conexão e área dos canais de Conexão.

No Capítulo 10 do *Eixo Espiritual* encontra-se: "*Os Canais de Conexão não conseguem atravessar as articulações grandes. Para [penetrar e] sair precisam se mover por vias alternativas. Depois eles penetram e se reúnem de novo sob a pele e, portanto, podem ser vistos a partir do exterior. Para atingir o canal de Conexão a agulha precisa ser aplicada acima do acúmulo do local de concentração do Sangue. Mesmo se não houver acúmulo de Sangue, é preciso agulhar rapidamente de modo a provocar sangramento e drenar os fatores patogênicos. Se isso não for feito, pode ser a síndrome Bi ou de Obstrução Dolorosa.*"[9]

Os canais de Conexão ocupam o espaço entre os canais principais e a pele, entretanto, nesse espaço também existem graus de profundidade. Nas camadas superficiais, logo abaixo da pele, existem canais de Conexão canais de Conexão menores denominados canais de Conexão Diminutos e Superficiais.

Os canais principais dos canais de Conexão são chamados *Bie* ("divergentes", o mesmo termo usado para os canais Divergentes). Os canais de Conexão Diminutos são denominados *Sun*, enquanto os canais de Conexão Superficiais são denominados *Fu*.

No Capítulo 17 do *Eixo Espiritual* encontramos: "*Os canais Principais estão no Interior e seus ramos horizontais [ou transversais] formam os canais de Conexão: os canais de Conexão Diminutos se ramificam a partir dos canais de Conexão.*"[10] No Capítulo 10 do *Eixo Espiritual* é dito: "*Os ramos mais superficiais dos canais que podem ser vistos são os canais de Conexão.*"[11]

Todavia, os canais de Conexão também têm uma camada mais profunda além dos canais principais: esses podem ser denominados canais de Conexão e estão conectados com os vasos sanguíneos e o Sangue em geral. É possível diferenciar três camadas na rede de canais relacionadas com *Wei*, *Qi* e Sangue:

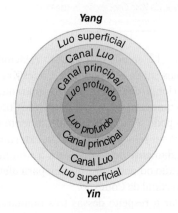

Figura 51.5 Áreas de Conexão e áreas dos canais principais (corte transversal).

> 1. *Uma camada externa*: os canais de Conexão superficiais = nível do *Qi* Defensivo (*Wei*)
> 2. *Uma camada central*: os canais de Conexão = nível do *Qi* e do *Qi* Nutritivo (*Ying*)
> 3. *Uma camada interna*: os canais de Conexão profundos = nível do Sangue.

Esses três níveis poderiam estar relacionados com os Quatro Níveis de *Qi* Defensivo, *Qi*, *Qi* Nutritivo e Sangue.

Agora vamos debater três maneiras de usar os pontos de Conexão.

▶ Uso dos pontos de Conexão em conjunção com os pontos Fonte

Visto que cada canal de Conexão se reúne com seu canal relacionado interior/exteriormente (p. ex., Pulmões-Intestino Grosso), o ponto de Conexão pode tratar não apenas o canal ao qual pertence, mas também seu canal relacionado interior/exteriormente. Em outras palavras, quando é usado o ponto P-7 *Lieque*, não apenas o canal do Pulmão é afetado, mas também o canal do Intestino Grosso. Na verdade, nesse exemplo, é precisamente por esse motivo que P-7 influencia a cabeça e a face (ou seja, através do canal do Intestino Grosso). O canal de Conexão que sai de P-7 vai para a eminência tenar e isso não poderia explicar o efeito desse ponto na cabeça.

Quando um ponto Fonte é usado para tonificar um determinado canal/órgão, o ponto de Conexão do seu canal relacionado interior/exteriormente pode ser usado para fortalecer o tratamento. Assim sendo, o ponto de Conexão é escolhido como um ponto secundário para reforçar a ação do ponto Fonte, escolhido como ponto principal para tratar o canal acometido primariamente.

No caso de deficiência de *Qi* do Pulmão, por exemplo, nós optamos por usar o ponto Fonte do canal do Pulmão (ou seja, P-9 *Taiyuan*) e reforçar sua ação pelo uso de seu canal relacionado interior/exteriormente (ou seja, IG-6 *Pianli*).

Essa técnica se fundamenta na via dos pontos de Conexão enquanto se unem com seus canais relacionados interior/exteriormente. Isso também se reflete no fato de que a sintomatologia de cada canal de Conexão inclui, com frequência, manifestações de seu canal relacionado interior/exteriormente.

O Grande Compêndio de Acupuntura (*Zhen Jiu Da Cheng*, 1601) debate a combinação de ponto Fonte com o ponto de Conexão associado e denomina essa combinação método do Hospedeiro-Convidado, sendo o ponto Fonte o Hospedeiro e o ponto *Luo* o Convidado. Deve ser mencionado que o ponto Fonte é o ponto principal, ou seja, a escolha dos pontos é determinada pela patologia do Hospedeiro (o ponto Fonte do canal acometido). Os sintomas são os seguintes, arrolando primeiro o Hospedeiro (ponto Fonte) e depois o Convidado (ponto de Conexão):

> • *P-9 Taiyuan e IG-6 Pianli*: sensação de opressão no tórax, palmas das mãos quentes, tosse, edema de orofaringe, ressecamento na orofaringe, sudorese, dor no ombro, dos nas mamas, expectoração de fleuma, dispneia

> • *IG-4 Hegu e P-7 Lieque*: dor de dente, gengivas tumefeitas, conjuntivas amareladas, xerostomia, coriza, epistaxe, edema de orofaringe, dor no ombro
> • *BP-3 Taibai e E-40 Fenglong*: rigidez da língua, refluxo de ácido, vômitos, distensão abdominal, sensação de peso, constipação intestinal, astenia, edema de membros inferiores
> • *E-42 Chongyang e BP-4 Gongsun*: plenitude e distensão abdominais, sensação de opressão no tórax, epistaxe, fleuma, dor no pé, dor no tornozelo
> • *C-7 Shenmen e ID-7 Zhizheng*: dor cardíaca, ressecamento na orofaringe, sede, conjuntivas amareladas, xerostomia, palmas das mãos quentes, palpitações, hematêmese, pavor
> • *ID-4 Wangu e C-5 Tongli*: rigidez de nuca, edema e dor na orofaringe, dor no ombro, surdez, conjuntivas amareladas, dor na face lateral dos braços
> • *R-3 Taixi e B-58 Feiyang*: compleição escura, ausência de sede, desejo de deitar, diminuição da visão, sensação de calor, dorsalgia, fraqueza nos membros inferiores, dispneia, timidez (literalmente "tremor e debilidade do Coração e da Vesícula Biliar")
> • *B-64 Jinggu e R-4 Dazhong*: dor nos olhos, dor no pescoço, dor desde o pescoço até as costas e os membros inferiores, mania, epilepsia, opistótono, dor na região das sobrancelhas, epistaxe, conjuntivas amareladas, contração de tendões, prolapso anal
> • *TA-4 Yangchi e PC-6 Neiguan*: tinido, surdez, edema de orofaringe, ressecamento de orofaringe, edema palpebral, otalgia, sudorese, dor interescapular, dor no cotovelo, constipação intestinal, incontinência urinária, retenção de urina
> • *PC-7 Daling e TA-5*: contratura das palmas das mãos, dor no braço, incapacidade de estender o membro superior, sensação de plenitude torácica, tumefação na axila, palpitações, face avermelhada, conjuntivas amareladas, risos e choro
> • *F-3 Taichong e VB-37 Guangming*: distensão abdominal e tumefação no hipogástrio nas mulheres, sensação de plenitude torácica, hérnia, retenção ou incontinência urinária
> • *VB-40 Qiuxu e F-5 Ligou*: compleição cansada, cefaleia, dor nos olhos, edema no pescoço, bócio, dor no hipocôndrio, tumefação e sudorese em axilas.

As combinações que eu prefiro são descritas adiante junto com os sintomas relevantes:

> • *IG-4 Hegu e P-7 Lieque*: para restaurar a descensão do *Qi* do Pulmão, expelir Vento, tratar cefaleia
> • *TA-4 Yangchi e PC-6 Neiguan*: para regular o Triplo Aquecedor, mover o *Qi* do Fígado, acalmar a Mente
> • *BP-3 Taibai e E-40 Fenglong*: para tonificar o Baço e resolver Fleuma
> • *F-3 Taichong e VB-37 Guangming*: iluminar os olhos nos padrões do Fígado
> • *B-64 Jinggu e R-4 Dazhong*: tratamento de ciatalgia (B-64 no lado acometido, R-4 no lado oposto).

No Boxe 51.3 é apresentado um resumo da combinação de pontos Fonte (*Yuan*) e pontos de Conexão (*Luo*).

Boxe 51.3 Combinação de pontos Fonte (*Yuan*) e pontos de Conexão (*Luo*)

• Mencionado no *Grande Compêndio de Acupuntura*, 1601 como combinação "Convidado-Hospedeiro"
• Ponto fonte é usado como ponto principal para tratar canal afetado, por exemplo, P-9 *Taiyuan*
• Ponto de Conexão de canal relacionado interna/externamente é acrescido para reforçar o tratamento, por exemplo, IG-6 *Pianli*.

▶ Uso dos pontos de Conexão por si mesmos de acordo com o Capítulo 10 do *Eixo Espiritual*

O uso dos pontos de Conexão por si mesmos se baseia na sintomatologia Cheio-Vazio de cada canal de Conexão. A sintomatologia Cheio-Vazio dos canais de Conexão é descrita no Capítulo 10 do *Eixo Espiritual*.[12] os sintomas são arrolados na Tabela 51.1.

As indicações dos pontos de Conexão segundo a sintomatologia Cheio-Vazio do Capítulo 10 do *Eixo Espiritual* não têm a mesma relevância clínica para todos os pontos. As indicações, por exemplo, do ponto IG-6 *Pianli* ("sensação de frio nos dentes, plenitude e congestão no tórax") não têm grande importância clínica.

As indicações com maior importância clínica são as seguintes:

- E-40 *Fenglong*: insanidade (Cheio)
- BP-4 *Gongsun*: dor abdominal (Cheio), distensão abdominal (Vazio)
- C-5 *Tongli*: afasia (Vazio)
- R-4 *Dazhong*: dorsalgia (Vazio)
- PC-6 *Neiguan*: dor torácica (Cheio)
- F-5 *Ligou*: condições que acometem a genitália (Cheio), prurido na genitália (Vazio).

No Boxe 51.4 é apresentado um resumo do uso dos pontos de Conexão por si mesmos segundo o Capítulo 10 do *Eixo Espiritual*.

Boxe 51.4 Uso dos pontos de Conexão por si mesmos de acordo com o Capítulo 10 do Eixo Espiritual

- Pontos de Conexão usados por si mesmos
- Pontos de Conexão escolhidos de acordo com estado Cheio ou Vazio do canal de Conexão.

▶ Uso dos pontos de Conexão de acordo com sua influência espiritual

Uso dos pontos de Conexão para influenciar as áreas superficiais de um canal em condições tendinomusculares

Esse é, provavelmente, o uso mais importante dos canais e pontos de Conexão. Cada canal tem uma "área de conexão" que se assemelha a uma rede de pequenos canais na parte superficial do corpo entre os canais principais e a pele ao longo de todo o canal (ver Figuras 51.4 e 51.5). A patologia dessa área e, portanto, dos canais de conexão consiste basicamente em invasões de fatores patogênicos externos que provocam condições tendinomusculares. Assim sendo, os pontos de Conexão são extremamente importantes porque afetam as áreas superficiais dos canais e especialmente as articulações, os tendões, os músculos e a pele nas condições tendinomusculares.

No caso de tendinite do cotovelo ao longo do canal do Intestino Grosso, por exemplo, o ponto de Conexão IG-6 *Pianli* afetará a área do canal de Conexão, ou seja, os tendões e os músculos localizados entre os canais principais e a pele, o local da patologia da tendinite.

Tabela 51.1 Sintomatologia Cheio-Vazio dos pontos de Conexão.

Canal	Cheio		Vazio
Pulmão (P-7 *Lieque*)	Palmas das mãos e punhos quentes		Bocejos, micção frequente, incontinência urinária
Intestino grosso (IG-6 *Pianli*)	Dor de dente, surdez		Sensação de frio nos dentes, sensação de plenitude e congestão no tórax
Estômago (E-40 *Fenglong*)	Cheio: Insanidade (*Kuang*)	Rebelde: Obstrução da orofaringe, perda da voz	Músculos dos membros inferiores flácidos ou atrofiados
Baço (BP-4 *Gongsun*)	Cheio: dor abdominal	*Qi* rebelde: intoxicação alimentar (*Huo Luan*)	Distensão abdominal
Coração (C-5 *Tongli*)	Sensação de plenitude e opressão no tórax		Afasia
Intestino Delgado (ID-7 *Zhizheng*)	Frouxidão articular, atrofia da musculatura dos membros superiores, rigidez do cotovelo		Verrugas longas e digitiformes, descamação pruriginosa
Bexiga (B-58 *Feiyang*)	Congestão nasal, cefaleia, dorsalgia		Secreção nasal clara, epistaxe
Rins (R-4 *Dazhong*)	Cheio: Retenção de urina	Rebelde: irritabilidade, depressão, sensação de opressão no tórax	Lombalgia
Pericárdio (PC-6 *Neiguan*)	Dor torácica		Rigidez da cabeça e do pescoço
Triplo Aquecedor (TA-5 *Waiguan*)	Espasmo do cotovelo		Musculatura flácida do membro superior
Vesícula Biliar (VB-37 *Guangming*)	Desmaios		Musculatura fraca e flácida do pé, dificuldade para ficar de pé a partir da posição sentada
Fígado (F-5 *Ligou*)	Cheio: edema testicular, distúrbios semelhantes a hérnias (*Shan*)	Rebelde: ereção anormal	Prurido na região púbica
Ren Mai (VC-15 *Jiuwei*)	Dor na pele do abdome		Prurido na pele do abdome
Du Mai (VG-1 *Changqiang*)	Rigidez da coluna vertebral		Sensação de peso na cabeça, tremor da cabeça
Grande *Luo* do Baço (BP-21 *Dabao*)	Dor em todo o corpo		Musculatura dos membros enfraquecida
Grande *Luo* do Estômago (*Xu Li*)	Taquipneia, respiração irregular, sensação de nó no tórax		

Quando os pontos de Conexão são agulhados por causa de condições nos canais, eles ocasionalmente são escolhidos no lado oposto ao da condição, no mesmo canal nos casos agudos e no canal relacionado interior/exteriormente. Se, por exemplo, houver dor aguda no ombro direito ao longo do canal do Intestino Grosso e alguns pontos locais no Intestino Grosso são agulhados no lado direito, o ponto IG-6 *Pianli* pode ser adicionado no lado esquerdo para reforçar o tratamento. Em um caso crônico, o ponto P-7 *Lieque* seria agulhado no lado esquerdo.

Uso dos pontos de Conexão para tratar estagnação

Os canais de Conexão (e, portanto, os pontos de Conexão) não são usados apenas para condições tendinomusculares superficiais. Como já foi comentado, os canais de Conexão ocupam a área entre os canais principais e a pele, eles são "horizontais" e formam uma rede de pequenos canais e não conseguem penetrar nas grandes articulações como os canais principais fazem. Isso significa que os canais de Conexão nessa área são muito propensos a estagnação do *Qi* e estase do Sangue. Na verdade, pode-se dizer que a maioria dos sintomas de estagnação no corpo ocorrem na área dos canais de Conexão. Por exemplo, a distensão mamária decorrente de estagnação do *Qi* nas mulheres ocorre na área dos canais de Conexão da mama; um mioma no Útero é consequente à estase do Sangue nos canais de Conexão do Sangue do Útero; a sensação de "bolo na garganta" é secundária a estagnação do *Qi* nos canais de Conexão da orofaringe e assim por diante.

Por conseguinte, os pontos de Conexão são muito importantes no deslocamento do *Qi* e do Sangue nos canais quando esses são afetados por estagnação do *Qi* ou estase do Sangue.

Uso dos pontos de Conexão segundo as manifestações na pele

O *Eixo Espiritual* também afirma no seu Capítulo 10 que *"quando os pontos de Conexão estão Cheios, eles podem ser vistos, quando estão Vazios, não é possível vê-los."*[13] Isso se baseia no fato de que os canais de Conexão são mais superficiais do que os canais principais e se ramificam nos canais Superficiais e Diminutos.

Nos padrões Cheio os canais de Conexão e seus ramos menores estão congestionados e podem ser vistos. Uma coloração esverdeada sugere estagnação nesses canais, uma coloração azulada indica Frio, enquanto uma coloração avermelhada sugere Calor e uma coloração arroxeada indica estase do Sangue.

As áreas das vias dos canais também devem ser palpadas, sendo percebidas como frias ou quentes. Esse achado palpatório, juntamente com a coloração, indica retenção de Frio ou Calor nos canais de Conexão e em suas ramificações, ou seja, uma condição de Excesso.

Nos padrões de Deficiência os canais de Conexão e suas ramificações são vazios de *Qi*, portanto, nada pode ser observado em termos de coloração. Todavia, nos casos graves e crônicos pode ser observada flacidez dos músculos.

Nas condições de Excesso dos canais de Conexão, o ponto de Conexão tem de ser sedado e, nas condições de Deficiência,

tem de ser tonificado. No caso de congestão de vênulas e capilares que se manifesta como máculas em um canal de Conexão, esses vasos sanguíneos podem ser picados e sangrar.

No Boxe 51.5 é apresentado um resumo do uso dos pontos de Conexão segundo sua influência energética.

Obviamente, além dos usos mencionados anteriormente, os pontos de Conexão também são frequentemente utilizados na prática de acordo com sua ação específica, independentemente de serem pontos de Conexão. O ponto E-40 *Fenglong* é muito usado para resolver Fleuma, sem levar em conta o fato de ser um ponto de Conexão do canal do Estômago. Com frequência, o ponto TA-5 *Waiguan* é utilizado para expelir Vento-Calor, o ponto PC-6 *Neiguan* é agulhado com frequência para condições torácicas e transtornos emocionais, P-7 *Lieque* pode ser usado para afetar a cabeça e assim por diante.

Por fim, os pontos de Conexão podem ser usados basicamente de seis maneiras diferentes, como é resumido no Boxe 51.6.

Boxe 51.5 Uso dos pontos de Conexão segundo sua influência energética

- Uso dos pontos de Conexão para influenciar as áreas superficiais de um canal nas condições tendinomusculares
- Uso dos pontos de Conexão para eliminar estagnação do *Qi* e/ou do Sangue nas áreas dos canais de Conexão
- Uso dos pontos de Conexão para drenar ou tonificar os canais de Conexão superficiais de acordo com as manifestações cutâneas.

Boxe 51.6 Seis maneiras de usar os pontos de Conexão

1. Junto com o ponto Fonte do canal afetado primariamente para reforçar sua ação
2. De acordo com a sintomatologia Cheio-Vazio do Capítulo 10 do *Eixo Espiritual*
3. De acordo com sua gama de ações em termos de camadas energéticas, ou seja, para afetar as camadas superficiais nas condições dos canais
4. Para estagnação do *Qi* e estase do Sangue nas áreas dos canais de Conexão
5. Para drenar ou tonificar os canais de Conexão de acordo com as manifestações na pele
6. De acordo com sua ação específica, independente do fato de serem pontos de Conexão (p. ex., E-40 *Fenglong* para resolver Fleuma).

Pontos *Shu* Dorsais

Nunca é demais lembrar a importância terapêutica dos pontos *Shu* Dorsais. Esses pontos são especialmente importantes para o tratamento de doença crônica e, na verdade, pode-se dizer que uma moléstia crônica não pode ser manejada sem o uso desses pontos em algum momento durante o curso do tratamento (Figura 51.6).

O caractere chinês (*Shu* 俞) que denota esses pontos significa "transportar", indicando que eles conduzem o *Qi* para os órgãos internos. Cada ponto é nomeado a partir do órgão correspondente. Por exemplo, *Xin* significa "Coração" e *Xinshu* é o ponto de Transporte para o Coração.

Existe um ponto *Shu* Dorsal para cada órgão *Yin* e para cada órgão *Yang*. Os pontos *Shu* Dorsais estão localizados nas

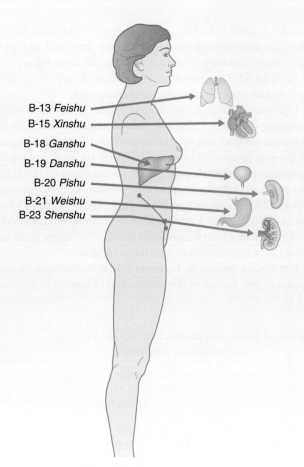

Figura 51.6 Pontos *Shu* Dorsais.

Os pontos *Shu* Dorsais afetam os órgãos de modo direto e, portanto, são usados nas doenças do Interior dos órgãos *Yin* ou *Yang*. Essa é uma faceta muito importante do efeito clínico desses pontos. Eles atuam de modo muito diferente de todos os outros pontos. Durante o tratamento dos Órgãos Internos outros pontos estimulam o *Qi* do canal, que flui então ao longo do canal como uma onda e acaba atingindo os Órgãos Internos. Em minha experiência, quando agulhamos os pontos *Shu* Dorsais, o *Qi* vai *diretamente* para o órgão relevante e não passa pelo intermediário do seu canal. Por esse motivo, eu geralmente deixo a agulha nesses pontos por um período de tempo menor do que em outros pontos do corpo (habitualmente não mais de 10 minutos quando o propósito é tonificação em um adulto).

Nota clínica

Os pontos *Shu* Dorsais atuam de modo diferente de todos os outros pontos. Durante o tratamento dos Órgãos Internos, outros pontos do corpo estimulam o *Qi* do canal, que depois se desloca pelo canal como uma onda e acaba atingindo os Órgãos Internos. Em minha experiência o *Qi* se desloca *diretamente* para o órgão relevante e não através do intermediário do seu canal.

Os pontos *Shu* Dorsais podem ser utilizados tanto para condições agudas como para condições crônicas, embora sejam usados mais frequentemente nas moléstias crônicas.

O caráter dos pontos *Shu* Dorsais é *Yang* e esses pontos são usados especialmente para tonificar o *Yang*. Todavia, também podem ser usados para deficiência de *Yin*. No Capítulo 67 do *Clássico das Dificuldades* encontramos: "As doenças *Yin* se movem para a área *Yang*; as doenças *Yang* se movem para a área *Yin*. Os Pontos de Alarme [Mu] estão localizados na superfície *Yin* [e, portanto, tratam doenças *Yang*]; os pontos *Shu* Dorsais estão localizados na superfície *Yang* [e, portanto, tratam doenças *Yin*]."[14] De acordo com essa afirmativa, os pontos *Shu* Dorsais seriam usados para tratar "doenças *Yin*" e os pontos de Alarme seriam usados para tratar "doenças *Yang*". "Doenças *Yin*" podem ser condições dos órgãos *Yin* ou condições caracterizadas por Frio, portanto, isso significa que os pontos *Shu* Dorsais seriam usados para tonificar os órgãos *Yin* e para aquecer. Em contrapartida, as "doenças *Yang*" representam acometimentos dos órgãos *Yang* ou condições caracterizadas por Calor, ou seja, os pontos de Alarme seriam utilizados para nutrir o *Yin* ou para dispersar Calor. Essas diretrizes são certamente válidas, mas não devem ser obedecidas à risca. Em outras palavras os pontos *Shu* Dorsais também podem ser usados para tonificar os órgãos *Yin* e dispersar Calor e os pontos de Alarme também podem ser usados para tonificar o *Yang* e aquecer.

Outra interpretação possível para "doenças *Yin*" e "doenças *Yang*" seria enfermidades crônicas e agudas, respectivamente. Nessa interpretação os pontos *Shu* Dorsais seriam usados para "doenças *Yin*" (ou seja, doenças crônicas) e os pontos de Alarme seriam usados para as "doenças *Yang*" (ou seja, doenças agudas). Embora essa regra não deva ser interpretada de modo inflexível, trata-se com certeza de uma orientação válida com ampla aplicação climática, isto é, o uso dos pontos

costas, no canal da Bexiga, a 1 ½ *cun* da linha média, no nível de um espaço intervertebral. Os pontos *Shu* Dorsais são os seguintes:

- Pulmões: B-13 *Feishu*
- Pericárdio: B-14 *Jueyinshu*
- Coração: B-15 *Xinshu*
- Fígado: B-18 *Ganshu*
- Vesícula Biliar: B-19 *Danshu*
- Baço: B-20 *Pishu*
- Estômago: B-21 *Weishu*
- Triplo Aquecedor: B-22 *Sanjiaoshu*
- Rins: B-23 *Shenshu*
- Intestino Grosso: B-25 *Dachangshu*
- Intestino Delgado: B-27 *Xiaochangshu*
- Bexiga: B-28 *Pangguangshu*.

Além desses pontos, existem alguns outros que estão localizados no canal da Bexiga, muito próximos aos pontos *Shu* Dorsais, mas sem ter relação com os órgãos. Esses pontos estão relacionados com partes do corpo ou dos canais e são os seguintes:

- Vaso Governador: B-16 *Dushu*
- Diafragma: B-17 *Geshu*
- Mar de Qi: B-24 *Qihaishu*
- Região lombar e Útero: B-26 *Guanyanshu*
- Sacro: B-29 *Zhonglushu*
- Ânus: B-30 *Baihuanshu*.

Shu Dorsais para doenças crônicas e dos pontos de Alarme para as doenças agudas. Os vários usos dos pontos *Shu* Dorsais e dos pontos de Alarme estão resumidos na Tabela 51.2.

Tabela 51.2 Uso clínico dos pontos Shu Dorsais e dos pontos de Alarme.

	Pontos *Shu* Dorsais	Pontos de Alarme
Capítulo 67 do *Clássico das Dificuldades*	Para "doenças *Yin*"	Para "doenças *Yang*"
Órgãos	Doenças dos órgãos *Yin*	Doenças dos órgãos *Yang*
Calor/Frio	Síndromes de Frio (aquecer os órgãos)	Síndromes de Calor (dispersar Calor)
Duração da doença	Doenças crônicas	Doenças agudas

Outra característica desses pontos é que são usados para órgão do sentido do órgão correspondente. O ponto B-18 *Ganshu*, por exemplo, é o ponto *Shu* Dorsal do Fígado e pode ser usado para doenças dos olhos.

Na prática, os pontos *Shu* Dorsais tendem a provocar um efeito mais forte do que os pontos de Alarme. Portanto, são muito úteis quando o paciente se sente muito cansado, exausto ou deprimido. Nesses casos, se houver deficiência do Estômago e do Baço, por exemplo, o uso dos pontos B-20 *Pishu* e B-21 *Weishu* exercem um efeito tonificante intenso.

O uso de B-17 *Geshu* e de B-19 *Danshu* (em chinês "Quatro Flores") também exerce um forte efeito tonificador no *Qi* e no Sangue. O ponto B-23 *Shenshu* deve ser usado em qualquer deficiência dos Rins, sobretudo do *Yang* do Rim, porque é um forte tonificante dos Rins.

Embora os pontos *Shu* Dorsais sejam mais frequentemente utilizados para tonificar os órgãos, também podem ser agulhados nos padrões de Excesso para expelir fatores patogênicos. Uma indicação interessante é a subjugação da rebelião do *Qi* e a dissipação de Calor. O ponto B-21 *Weishu*, por exemplo, pode ser usado para subjugar o *Qi* Rebelde em casos de eructação, náuseas ou vômitos. O ponto B-18 *Ganshu* pode ser usado para mover o *Qi* estagnado do Fígado, enquanto B-15 *Xinshu* pode ser usado para dissipar o Fogo de Coração e o ponto B-13 *Feishu* pode ser usado para difusão e descensão do *Qi* do Pulmão e liberação para o Exterior.

Os pontos *Shu* Dorsais também podem ser utilizados para fins diagnósticos porque eles se tornam dolorosos à compressão ou são espontaneamente dolorosos quando o órgão correspondente é acometido.

O *Eixo Espiritual* debate esse e outros aspectos dos pontos *Shu* Dorsais no Capítulo 51: "*O ponto Shu Dorsal para o centro do tórax está localizado sob a grande vértebra (VG-14 Dazhui), o ponto dos Pulmões está localizado sob a terceira vértebra, o ponto do Coração está situado sob a quinta vértebra, o ponto do diafragma está sob a sétima vértebra, o do Fígado está localizado abaixo da nona vértebra, o do Baço abaixo da décima primeira vértebra e o dos Rins sob a décima quarta vértebra. Todos estão situados a 1,5 cun da coluna vertebral. A dor é aliviada pela compressão desses pontos. Moxabustão é aplicável nesses pontos, nunca agulhamento. Para tonificá-los, os cones de moxa queimam lentamente na pele e para sedá-los os cones de moxa são soprados e retirados rapidamente.*"[15]

Esse trecho estabelece o uso dos pontos *Shu* Dorsais no diagnóstico quando eles se tornam dolorosos à compressão. Isso poderia surpreender o leitor visto que proíbe o agulhamento desses pontos que são usados com frequência na prática clínica. A opinião prevalente é que a proibição do agulhamento desses pontos era uma atitude de cautela excessiva para que não fossem agulhados muito profundamente. Na verdade, esses pontos e especialmente aqueles na parte superior não devem ser agulhados profundamente por causa da possibilidade de lesão pulmonar. Eles devem ser agulhados muito superficialmente (mas não logo abaixo da pele) e obliquamente em direção à linha média.

Outro assunto interessante nessa passagem é a menção de um método de moxabustão para drenagem, em oposição à ideia prevalente de que a moxabustão só é usada para fins de tonificação.

Além do que foi comentado sobre os pontos *Shu* Dorsais ao longo do canal da Bexiga, também existem seis outros pontos *Shu* Dorsais na linha exterior do canal da Bexiga nas costas que são muito importantes. Esses pontos são os seguintes:

- *B-42 Pohu*: "Porta da Alma Corpórea" (no nível de B-13 *Feishu*, Pulmões)
- *B-43 Gaohuangshu*: "ponto de Transporte *Gaohuang*" (no nível de B-14 *Jueyinshu*)
- *B-44 Shentang*: "Morada do Espírito" (no nível de B-15 *Xinshu*, Coração)
- *B-47 Hunmen*: "Porta da Alma Corpórea" (no nível de B-18 *Ganshu*, Fígado)
- *B-49 Yishe*: "Residência da Ideia" (no nível de B-20 *Pishu*, Baço)
- *B-52 Zhishi*: "Residência da Vontade" (no nível de B-23 *Shenshu*, Rins).

Com exceção do ponto B-43 *Gaohuangshu*, os outros cinco pontos exercem um efeito especial no aspecto mental correspondente de cada um dos cinco órgãos *Yin*, ou seja, a Alma Corpórea (*Po*) dos Pulmões, a Mente (*Shen*) do Coração, a Alma Etérea (*Hun*) do fígado, o Intelecto (*Yi*) do Baço e a Vontade (*Zhi*) dos Rins. O *Explanation of the Acupuncture Points* afirma que esses pontos são como uma "janela", uma "porta" ou um "portal": "*os cinco órgãos Yin estão armazenados [ou escondidos], mas eles podem ser vistos do lado de fora [nesses pontos].*"[16]

Por conseguinte, esses pontos podem ser usados em condições emocionais e psicológicas dos órgãos *Yin*. É curioso que, apesar de seus nomes ligarem esses pontos a aspectos espirituais dos cinco Órgãos *Yin*, os textos antigos não descrevem muitas indicações mental–emocionais para esses pontos. Todavia, em minha experiência, esses pontos realmente exercem um profundo efeito mental–emocional, como mostrado adiante.

O ponto B-42 *Pohu* pode ser usado para transtornos emocionais profundos relacionados com tristeza ou pesar afetando os Pulmões. O ponto B-44 *Shentang* pode ser usado para condições mentais relacionadas com o Coração que causam ansiedade e insônia, sobretudo se forem consequentes a Fogo de Coração ou Calor-Vazio no Coração. O ponto B-47 *Hunmen* pode ser usado para ajudar uma pessoa a achar um propósito na vida. É muito útil nos casos de depressão quando a pessoa se sente confusa e não consegue planejar a própria vida. Esse ponto também efetivo para tratar outros transtornos emocionais relacionados com manifestações do Fígado com labilidade do humor e sentimentos de frustração, ressentimento e raiva. Esse ponto também pode estimular (quando a pessoa está deprimida) ou restringir (quando a pessoa está "maníaca") o movimento da Alma Etérea.

O ponto B-49 *Yishe* pode ser utilizado por pacientes com estafa mental ou propensos a divagação. B-52 *Zhishi* pode ser usado para deficiência dos Rins que se manifesta por exaustão significativa, depressão, astenia e sentimentos de impotência e desesperança.

A ação desses pontos é mais forte se forem combinados com os pontos *Shu* Dorsais do órgão *Yin* correspondente, por exemplo, B-23 *Shenshu* e B-52 *Zhishi* para os Rins.

O ponto B-43 *Gaohuangshu* é o ponto *Shu* Dorsal para a área entre o coração e o diafragma (que é denominado *Gaohuang*). Todavia, seu uso só pode ser compreendido se for empregado o outro significado de *Gaohuang*. Em um sentido mais amplo, *Gaohuang* também indica o local de qualquer moléstia crônica e de tratamento muito difícil ou impossível. Assim sendo, esse ponto é usado nas doenças muito crônicas, sobretudo dos Pulmões, e especialmente deficiência do *Yin* do Pulmão. Outrora foi usado para tuberculose pulmonar.

Eu costumo usar os pontos *Shu* Dorsais após aplicar e manter as agulhas na parte frontal do corpo. De modo geral, mantenho os pontos agulhados durante aproximadamente 20 minutos (em adultos), depois as retiro, peço ao paciente para ficar de costas e uso os pontos *Shu* Dorsais. Costumo agulhar esses pontos por um período de tempo menor, ou seja, não mais que 10 minutos (em adultos), esteja eu tonificando ou sedando. Para sedar os fatores patogênicos através desses pontos, uso o agulhamento, enquanto para tonificar os órgãos relevantes através desses pontos uso agulhamento para nutrir o Sangue e o *Yin* e cones de moxa direta para tonificar o *Qi* e o *Yang*.

No Boxe 51.7 é apresentado um resumo dos pontos *Shu* Dorsais.

Boxe 51.7 Pontos *Shu* Dorsais

- Todos estão localizados no canal da Bexiga nas costas
- Um ponto para cada Órgão Interno
- Influenciam os Órgãos Internos diretamente (em vez de através de seus canais)
- São especialmente importantes para a tonificação dos órgãos *Yin*
- Usados frequentemente para aquecer os Órgãos Internos
- Para doenças crônicas
- Influenciam órgãos dos sentidos relevantes (p. ex., B-18 *Ganshu* para os olhos)
- Usados para finalidades diagnósticas (doloridos à compressão).

Pontos de Alarme

Todos os pontos de Alarme, com uma exceção, estão localizados no tórax ou no abdome. O caractere chinês *Mu* (募) significa literalmente "suscitar, coletar, engajar, recrutar". Nesse contexto tem o significado de "coletar", ou seja, os pontos de coleta ou congregação da energia dos órgãos relevantes.

Esses pontos são usados tanto para fins diagnósticos como terapêuticos. Eles são usados para confirmar o diagnóstico porque se tornam dolorosos, seja espontaneamente ou à compressão, quando seus órgãos relevantes são acometidos. Do ponto de vista diagnóstico, são mais importantes que os pontos *Shu* Dorsais.

Para fins terapêuticos, esses pontos são usados para tonificar os Órgãos Internos ou para expelir fatores patogênicos, muitas vezes dispersando Calor. Os pontos de Alarme têm caráter *Yin* e são mais frequentemente nas doenças agudas, embora também sejam usados em casos crônicos. Na verdade, essa é outra explicação possível para a declaração encontrada no Capítulo 67 do *Clássico das Dificuldades* que os pontos de Alarme (em uma superfície *Yin*) são usados para "doenças *Yang*" (e vice-versa para os pontos *Shu* Dorsais). As "doenças *Yang*" podem ser interpretadas como doenças agudas, para as quais são usados os pontos *Shu* Dorsais e as "doenças *Yin*" podem ser interpretadas como moléstias crônicas, para as quais são usados os pontos *Shu* Dorsais. Todavia, como foi dito anteriormente, essa regra não deve ser seguida de modo muito rígido porque os pontos de Alarme podem ser usados para enfermidades crônicas e, por outro lado, os pontos *Shu* Dorsais podem ser utilizados para enfermidades agudas.

A combinação dos pontos de Alarme com os pontos *Shu* Dorsais intensifica os resultados terapêuticos e proporciona um tratamento singularmente forte. Se o paciente for avaliado a intervalos um tanto infrequentes (2 semanas ou mais), a combinação dos pontos de Alarme com os pontos *Shu* Dorsais efetivamente promove resultados terapêuticos mais duradouros. Se o paciente for avaliado a intervalos frequentes (duas vezes/semana ou mais), é melhor alternar o uso dos pontos de Alarme com o dos pontos *Shu* Dorsais em cada sessão terapêutica.

Os pontos de Alarme são (em ordem de localização anatômica de cima para baixo):

- *Pulmões*: P-1 *Zhongfu*
- *Pericárdio*: VC-17 *Shanzhong*
- *Coração*: VC-14 *Juque*
- *Fígado*: F-14 *Qimen*
- *Vesícula Biliar*: VB-24 *Riyue*
- *Baço*: F-13 *Zhangmen*
- *Estômago*: VC-12 *Zhongwan*
- *Triplo Aquecedor*: VC-5 *Shimen*
- *Rim*: VB-25 *Jingmen*
- *Intestino Grosso*: E-25 *Tianshu*
- *Intestino Delgado*: VC-4 *Guanyuan*
- *Bexiga*: VC-3 *Zhongji*.

Os principais usos terapêuticos desses pontos são os seguintes:

- *P-1 Zhongfu*: usado nos padrões de Excesso agudos dos Pulmões, para dispersar Calor nos Pulmões
- *VC-17 Shanzhong*: usado para tonificar e/ou mover o *Qi* no tórax
- *VC-14 Juque*: usado em padrões do Coração com ansiedade para acalmar a Mente
- *F-14 Qimen*: usado para mover o *Qi* do Fígado quando este fica estagnado no hipocôndrio. Harmoniza o Fígado e o Estômago
- *VB-24 Riyue*: usado para dispersar Umidade-Calor da Vesícula Biliar nos padrões de Excesso agudos do Fígado e da Vesícula Biliar
- *F-13 Zhangmen*: usado para mover o *Qi* do Fígado quando fica estagnado no epigástrio ou no baixo-ventre e causa deficiência do Baço. Harmoniza Fígado e Baço
- *VC-12 Zhongwan*: muito usado para tonificar o *Qi* do Estômago ou o *Yin* do Estômago e o *Qi* do Baço para resolver Fleuma e Umidade

- *VC-5 Shimen*: usado nos padrões de Excesso do Aquecedor Inferior, como acúmulo de Umidade-Calor no Aquecedor Inferior
- *VB-25 Jingmen*: usado nos padrões de Excesso agudos da Bexiga, para dissipar Calor e Umidade
- *E-25 Tianshu*: usado para regular os intestinos e controlar diarreia e dor
- *VC-4 Guanyuan*: usado para regular o Intestino Delgado. Todavia, esse ponto não é muito usado para esse fim porque tem muitas outras funções importantes, como tonificação dos Rins e do *Qi* Original
- *VC-3 Zhongji*: usado em padrões de Excesso agudos da Bexiga, como Umidade-Calor.

Deve ser mencionado que apenas três pontos de Alarme estão localizados no canal relevante para o órgão correspondente, ou seja, F-14 *Qimen* para o Fígado, VB-24 *Riyue* para a Vesícula Biliar e P-1 *Zhongju* para os Pulmões. Todos os outros estão localizados em canais que não correspondem aos seus órgãos, por exemplo, o ponto de Alarme do Intestino Delgado é VC-4, enquanto o do Baço é F-13. Assim sendo, com a exceção dos três pontos já mencionados, os pontos de Alarme tratam distúrbios dos Órgãos Internos, mas não os dos seus respectivos órgãos. O ponto VC-14, por exemplo, trata condições do Intestino Delgado, mas não do canal do Intestino Delgado.

Um relato mais detalhado das ações desses pontos é apresentado nos capítulos sobre as funções dos pontos (Capítulos 53 a 64). No Boxe 51.8 é apresentado um resumo do uso dos pontos de Alarme (*Mu*).

Boxe 51.8 Pontos de Alarme (Mu)

- Todos estão situados no tórax ou no abdome
- Frequentemente usados para fins diagnósticos (dolorosos à compressão ou, às vezes, dolorosos espontaneamente)
- Usados principalmente (mas não apenas) em doenças agudas
- Com frequência são usados para dissipar Calor
- Com frequência são combinados com pontos *Shu* Dorsais para promover um efeito terapêutico mais forte.

Pontos de acúmulo (*Xi*)

Os pontos de Acúmulo estão todos localizados entre os dedos das mãos/dedos dos pés e cotovelos/joelhos, com a exceção de E-34 *Liangqiu*, que está localizado acima do joelho. A palavra *Xi* significa "fenda" e se refere ao fato de que os pontos de Acúmulo estão localizados nas "fendas" onde o *Qi* dos canais se acumula e se concentra para mergulhar profundamente a partir das camadas superficiais do canal.

Existem pontos nos quais o *Qi* do canal se concentra e eles são usados principalmente nos padrões agudos, sobretudo quando existe dor. Por conseguinte, são indicados para condições que acometem os canais e costumam ser sedados porque são usados com maior frequência para padrões de excesso. Outra característica desses pontos é que podem ser usados para estancar sangramentos, sobretudo nos casos agudos e nos canais *Yin*.

Os pontos de Acúmulo são:

- *Pulmões*: P-6 *Kongzui*
- *Intestino Grosso*: IG-7 *Wenliu*
- *Estômago*: E-34 *Liangqiu*

- *Baço*: BP-8 *Diji*
- *Coração*: C-6 *Yinxi*
- *Intestino Delgado*: ID-6 *Yanglao*
- *Bexiga*: B-63 *Jinmen*
- *Rins*: R-5 *Shiquan*
- *Pericárdio*: PC-4 *Ximen*
- *Triplo Aquecedor*: TA-7 *Huizong*
- *Vesícula Biliar*: VB-36 *Waiqiu*
- *Fígado*: F-6 *Zhongdu*.

O ponto P-6 *Kongzui*, por exemplo, é usado com frequência para crises asmáticas agudas, E-34 *Liangqiu* pode ser usado para epigastralgia aguda, BP-8 *Diji* para dismenorreia aguda, B-63 *Jinmen* e F-6 *Zhongdu* para cistite aguda.

A aplicação clínica dos pontos de Acúmulo é apresentada de modo sucinto no quadro a seguir:

- P-6 *Kongzui*: ponto importante para asma aguda e expectoração de sangue
- IG-7 *Wenliu*: para síndromes agudas ou dolorosas do canal do Intestino Grosso
- E-34 *Liangqiu*: síndromes agudas e/ou dolorosas da mama, dor no joelho, epigastralgia aguda
- BP-8 *Diji*: ciclo menstrual doloroso agudo, sangramento menstrual abundante
- C-6 *Yinxi*: intensa dor cardíaca (aguda), sangramento
- ID-6 *Yanglao*: dor intensa no ombro e na escápula, doenças oculares com dor
- B-63 *Jinmen*: condições dolorosas semelhantes a hérnia, cistite aguda
- R-5 *Shuiquan*: hematuria, ciclos menstruais dolorosos
- PC-4 *Ximen*: dor torácica intensa, epistaxe, hematêmese, hemoptise
- TA-7 *Huizong*: dor no braço (útil na síndrome de fadiga pós-viral)
- VB-36 *Waiqiu*: dor ao longo do canal da Vesícula Biliar
- F-6 *Zhongdu*: ciclos menstruais dolorosos, sangramento menstrual abundante, micção dolorosa.

Além disso, existem quatro pontos de Acúmulo para quatro dos vasos extraordinários (ou seja, os vasos *Yang* e *Yin* do Calcanhar e dos vasos *Yang* de Conexão). São eles:

- B-59 *Fuyang* para o Vaso *Yang* do Calcanhar
- R-8 *Jiaoxin* para o Vaso *Yin* do Calcanhar
- VB-35 *Yangjiao* para o Vaso *Yang* de Conexão
- R-9 *Zhubin* para o Vaso *Yin* de Conexão.

O *Qi* dos vasos extraordinários se acumula nesses pontos e isso os torna pontos especialmente potentes na ativação do *Qi* desses vasos. Eles podem ser combinados com os pontos de abertura dos vasos extraordinários. O ponto B-59 *Fuyang*, por exemplo, é usado para ciatalgia na face lateral da perna em combinação com B-62 *Shenmai* quando o paciente apresenta rigidez significativa e incapacidade de deambular de modo apropriado.

No Boxe 51.9 é apresentado um resumo dos pontos de Acúmulo (*Xi*).

Boxe 51.9 Pontos de Acúmulo (Xi)

- Todos estão localizados entre os cotovelos e os dedos das mãos e entre os joelhos e os dedos dos pés
- Usados para condições agudas
- Usados para interromper dor
- Usados para estancar sangramento (especialmente canais *Yin*).

Pontos Mestres (*Hui*)

Os pontos Mestres (*Hui*) exercem influência especial em determinados tecidos, órgãos, energia ou Sangue. O caractere chinês (*Hui* 会) que denota esses pontos significa "acolher" ou "encontrar" ou "juntar". Vários tipos de energia ou tecido se "juntam" ou "concentram" nesses pontos. Os pontos Mestres são os seguintes:

- F-13 *Zhangmen* para os órgãos *Yin*
- VC-12 *Zhongwan* para os órgãos *Yang*
- VC-17 *Shanzhong* para o *Qi*
- B-17 *Geshu* para o Sangue
- VB-34 *Yanglingquan* para os tendões
- P-9 *Taiyuan* para os vasos sanguíneos
- B-11 *Dashu* para os ossos
- VB-39 *Xuanzhong* para a Medula.

Cada um desses pontos exerce influência especial nos tecidos, órgãos, energia ou Sangue mencionados anteriormente.

O ponto F-13 *Zhangmen* é usado para afetar todos os órgãos *Yin*, mas sobretudo o Baço, e é usado para deficiência do Baço, especialmente se acompanhada por estagnação do *Qi* do Fígado.

O ponto VC-12 *Zhongwan* é usado com muita frequência para tonificar o Estômago e o Baço, influenciando assim todos os órgãos *Yang*, especialmente nas doenças digestivas.

O ponto VC-17 *Shanzhong* é usado para tonificar os Pulmões e o Coração e o *Qi* Torácico (*Zong Qi*). Com frequência é combinado com outros pontos para tonificar *Qi*. VC-17 também é um ponto do Mar do *Qi* que é um motivo adicional para sua forte conexão com o *Qi* e especialmente com o *Qi* Torácico (*Zong Qi*). Também pode ser usado para deslocar o *Qi* no tórax, especialmente em transtornos emocionais, especialmente preocupação e ansiedade.

O ponto B-17 *Geshu* é usado tanto para tonificar Sangue se for usado apenas com moxabustão como para mover o Sangue se for agulhado. Também é útil deslocar o Sangue localmente para aliviar dor na parte superior das costas.

O ponto VB-34 *Yanglingquan* é usado para casos de fraqueza ou rigidez articular e Síndrome de Obstrução Dolorosa (Síndrome *Bi*). É o principal ponto de influência dos tendões, por exemplo, para contratura, rigidez ou fraqueza dos tendões.

O ponto P-9 *Taiyuan* é usado para tonificar o *Qi* do Pulmão, sobretudo quando todos os pulsos são profundos e filiformes. Ele também estimula a circulação porque influencia as artérias e as veias.

O ponto B-11 *Dashu* pode ser usado para artrite crônica e para todas as doenças ósseas. É um ponto importante para a Síndrome de Obstrução Dolorosa Óssea (Síndrome *Bi*).

O ponto VB-39 *Xuanzhong* é usado para nutrir a Medula e o *Yin* em caso de golpe de vento (acidente vascular encefálico). Também é combinado com moxabustão para evitar golpe de vento.

As funções mencionadas anteriormente desses pontos são apenas aquelas relacionadas com suas características específicas como pontos Mestres. Cada um deles tem várias outras ações que não estão relacionadas com essa característica específica. Outras ações desses pontos são comentadas nos capítulos relevantes sobre as ações dos pontos (Capítulos 53 a 67).

O Boxe 51.10 resume os pontos Mestres (*Hui*).

51.10 Pontos Mestres (Hui)

- Pontos que influenciam determinados órgãos, tipos de *Qi* e tecidos
- O *Qi* dos órgãos e tecidos se "concentra" nesses pontos.

Pontos dos Quatro Mares

Os Quatro Mares são mencionados no Capítulo 33 do *Eixo Espiritual*: "*O corpo humano tem quatro Mares e 12 canais de água. Os canais de água deságuam nos Mares, um no Leste, um no Ocidente, no Norte e um no Sul, perfazendo quatro Mares... existe o Mar da Medula, o Mar do Sangue. O Mar do Qi e o Mar do Alimento [literalmente 'Água e Grão']."*[17]

Os sintomas e os pontos dos Quatro Mares mencionados nesse capítulo são os seguintes.

Mar dos Alimentos

- *Excesso*: sensação de plenitude abdominal
- *Deficiência*: fome, mas sem desejo de comer
- *Pontos*: E-30 *Qichong* (superior), E-36 *Zusanli* (inferior).

Mar do Qi

- *Excesso*: sensação de plenitude torácica, respiração ofegante, rubor facial
- *Deficiência*: dispneia, ausência de desejo de falar
- *Pontos*: VC-17 *Shanzhong*, VG-15 *Yamen*, VG-14 *Dazhui*, E-9 *Renying*.

Mar do Sangue

- *Excesso*: sensação que o corpo está aumentando de tamanho, sensação de mal-estar sem conseguir especificar o distúrbio
- *Deficiência*: sentimento de que o corpo está encolhendo, incapacidade de especificar o distúrbio
- *Pontos*: B-11 *Dashu* (superior), E-37 *Shangjuxu* e E-39 *Xiajuxu* (inferior).

Mar da Medula

- *Excesso*: cheio de vigor, grande força física
- *Deficiência*: tontura, tinido, fraqueza nas pernas, borramento visual, desejo de deitar
- *Pontos*: VG-20 *Baihui* (superior), VG-16 *Fengfu* (inferior).

O Boxe 51.11 resume os pontos dos Quatro Mares.

Boxe 51.11 Pontos dos Quatro Mares

- *Mar do Alimento*: E-30 *Qichong* (superior), E-36 *Zusanli* (inferior)
- *Mar do Qi*: VC-17 *Shanzhong*, VG-18 *Yamen*, VG-14 *Dazhui*, E-9 *Renying*
- *Mar do Sangue*: B-11 *Dashu* (superior), E-37 *Shangjuxu* e E-39 *Xiajuxu* (inferior)
- *Mar da Medula*: VG-20 *Baihui* (superior), VG-16 *Fengfu* (inferior).

Pontos Janela do Céu

Embora esses pontos formem claramente um grupo ou "categoria", eles na verdade não são mencionados de modo explícito nos textos antigos como uma categoria de pontos. Por exemplo, os dicionários chineses atuais de acupuntura não têm verbetes sobre "pontos Janela do Céu". Todavia, no Capítulo 21 do *Eixo Espiritual* são arrolados alguns dos pontos Janela do Céu com características em comum. Nesse capítulo encontramos: "*O ponto E-9 Renying está localizado na artéria lateral do pescoço. O E-9 pertence ao canal Yang Brilhante do pé [Estômago] e está situado na frente do músculo na lateral do pescoço. O ponto IG-18 Futu está no canal Yang Brilhante da mão [Intestino Grosso] e está localizado atrás do músculo na lateral do pescoço. Próximo a ele está o ponto TA-16 Tianyou, pertencente ao canal Yang Menor da Mão [Triplo Aquecedor]; e próximo ao TA-16 está o ponto B-10 Tianzhu do canal Yang Maior do pé [Bexiga]. O canal [ou vaso sanguíneo] abaixo da axila pertence ao Yin Maior da mão [Pulmões] e o ponto é chamado P-3 Tianfu.*"[18]

O mesmo capítulo depois arrola os sintomas para os quais cada um desses pontos é usado: "*Para a cefaleia consequente a Yang rebelde e a plenitude torácica com respiração ofegante, usar E-9 Renying. Para a perda súbita de voz, usar o ponto IG-18 Futu e sangramento da raiz da língua. Para a surdez súbita com excesso de Qi, borramento visual e diminuição da audição, usar o ponto TA-16 Tianyou. Para espasmos de aparecimento abrupto, epilepsia e tontura com incapacidade de as pernas sustentarem o corpo, usar o ponto B-10 Tianzhu. Para a sede intensa e súbita, Qi rebelde, Pulmões e Fígado lutando entre si e sangramento pela boca e pelo nariz, usar o ponto P-3 Tianfu. Essas são as 5 regiões das Janelas do Céu.*"[19]

Portanto, esse capítulo do *Eixo Espiritual* menciona apenas cinco pontos janela do céu. O Capítulo 2 do mesmo livro menciona mais cinco pontos, totalizando os seguintes dez pontos:

- E-9 *Renying*
- IG-18 *Futu*
- TA-16 *Tianyou*
- B-10 *Tianzhu*
- P-3 *Tianfu*
- VC-22 *Tiantu*
- ID-16 *Tianchuang*
- ID-17 *Tianrong* (ou VB-9 *Tianchong*)
- VG-16 *Fengfu*
- PC-1 *Tianchi*.

Alguns médicos acreditam que o ponto ID-17 *Tianrong* deve ser de fato VB-9 *Tianchong*. Isso seria mais lógico porque cada um dos seis canais *Yang* seria representado (Figura 51.7). Com exceção de P-3 *Tianfu* e PC-1 *Tianchi*, todos os pontos estão localizados no pescoço, confirmando a natureza desses pontos como "portais" do *Qi* entre a cabeça e o corpo.

Sete desses dez pontos contém a palavra "Céu" (*Tian*) no seu nome. Os pontos Janela do Céu compartilham algumas características e ações. A principal ação em comum é a regulação da ascensão e da descensão do *Qi* a partir da cabeça. Todos os pontos Janela do Céu, com exceção de dois (PC-1 e P-3), estão localizados no pescoço, que é o cruzamento estratégico do *Qi* entre a cabeça e o tronco. Assim, esses pontos podem ser utilizados quando existe um desequilíbrio do *Qi* entre a cabeça e o corpo com excesso ou deficiência de *Qi* na cabeça. De modo geral, o excesso de *Qi* na cabeça é consequente ao *Qi* rebelde que ascende rapidamente e esses pontos são muito utilizados para subjugar o *Qi* rebelde oriundo da cabeça. O ponto E-9 *Renying* é provavelmente o melhor exemplo dessa ação.

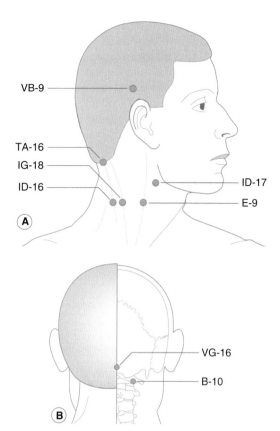

Figura 51.7 A e B. Pontos Janela do Céu.

A maioria dos pontos Janela do Céu subjuga o *Qi* rebelde oriundo da cabeça, que pode se manifestar especialmente como *Qi* do Pulmão, *Qi* do Estômago e *Qi* do Fígado. A seguir é apresentada uma lista sucinta das indicações dos Pontos Janela do Céu relacionados com a repressão do *Qi* rebelde:

- E-9 *Renying*: *Qi* rebelde do Pulmão (sensação de plenitude torácica, respiração ofegante), *Qi* rebelde do Estômago (vômitos), *Qi* rebelde do Fígado (cefaleia, tontura)
- IG-18 *Futu*: *Qi* rebelde do Pulmão (tosse, sibilos)
- TA-16 *Tanyou*: *Qi* rebelde do Fígado (cefaleia, tontura)
- B-10 *Tianzhu*: *Qi* rebelde do Fígado (cefaleia, tontura)
- P-3 *Tianfu*: *Qi* rebelde do Pulmão (tosse, sensação de plenitude torácica, respiração ofegante)
- VC-22 *Tiantu*: *Qi* rebelde do Pulmão (tosse, sensação de plenitude torácica, respiração ofegante), *Qi* rebelde do Estômago (vômitos)
- ID-16 *Tianchuang*: *Qi* rebelde do Fígado (cefaleia)
- ID-17 *Tianrong*: *Qi* rebelde do Pulmão (tosse, sibilos, respiração ofegante), *Qi* rebelde do Estômago (vômitos)
- VG-16 *Fengfu*: *Qi* rebelde do Pulmão (respiração ofegante), *Qi* rebelde do Estômago (vômitos), *Qi* rebelde do Fígado (cefaleia, tontura, vento patogênico da cabeça)
- PC-1 *Tianchi*: *Qi* rebelde do Pulmão (tosse, sensação de plenitude torácica, respiração ofegante), *Qi* rebelde do Fígado (cefaleia).

Por causa de sua capacidade de subjugar o *Qi* rebelde oriundo da cabeça, muitos dos pontos Janela do Céu exercem efeito mental–emocional, sobretudo em casos de ansiedade, insônia e inquietação mental em decorrência de elevação acelerada do *Qi*, por exemplo, na elevação do *Yang* do Fígado, no Fogo de Fígado, do Fogo de Coração, no Calor Vazio nos Rins etc.

Como esses pontos regulam a ascensão e a descensão do *Qi* a partir da cabeça, também podem fazer o oposto, ou seja, promover a ascensão de *Yang* claro para a cabeça. A ascensão do *Yang* claro para a cabeça purifica os orifícios dos sentidos (orelhas, olhos, nariz, boca) e os orifícios da Mente. Por conseguinte, podem ser usados para desobstruir os orifícios da Mente em pessoas com comportamento discretamente maníaco, obsessões, pensamento confuso, confusão sobre assuntos pessoais etc.

Para obter mais informações sobre a natureza e as funções dos pontos Janela do Céu, ver *Canais de Acupuntura*, de Maciocia.[20]

No Boxe 51.12 é apresentado um resumo dos pontos Janela do Céu.

Boxe 51.12 Pontos Janela do Céu

- Todos, com exceção de dois, estão situados no pescoço
- Regulam a ascensão do *Qi* para o pescoço e a descensão do *Qi* deste para o corpo
- Usados para os desequilíbrios do *Qi* entre a cabeça e o corpo
- Subjugam o *Qi* rebelde oriundo da cabeça
- Acalmam a Mente ao subjugar o *Qi* rebelde
- Também podem promover a ascensão de *Qi* claro para a cabeça.

---

12 Pontos Estrela do Céu de Ma Dan *Yang*

Os 12 pontos Estrela do Céu foram descritos por Ma Dan Yang (1123–1183) durante a dinastia Jin. Ele acreditava que esses 12 pontos eram os pontos mais importantes do corpo pois podem tratar a maioria das doenças e todas as partes do corpo. Com certeza são pontos importantes e muito usados na prática clínica (com a possível exceção do ponto B-57 *Chengshan*). Os 12 Pontos Estrela do Céu são os seguintes:

- E-36 *Zusanli*
- E-44 *Neiting*
- IG-11 *Quchi*
- IG-4 *Hegu*
- B-40 *Weizhong*
- B-57 *Chengshan*
- F-3 *Taichong*
- B-60 *Kunlun*
- VB-30 *Huantiao*
- VB-34 *Yanglingquan*
- C-5 *Tongli*
- P-7 *Lieque*.

Ma Dan Yang enumera esses pontos como pares, como a seguir:

- E-36 e E-44
- IG-11 e IG-4
- B-40 e B-57
- F-3 e B-60
- VB-30 e VB-34
- C-5 e P-7.

Ma Dan Yang falou sobre a combinação desses pares de pontos: "*Quando apropriado, combinar os pontos em pares [p. ex., E-36 e E-44]; quando apropriado, para bloquear [fatores patogênicos], usar um.*"[21]

13 Pontos do Espírito segundo Sun Si Miao

Esses pontos foram formulados por Sun Si Miao na obra *1000 Golden Ducats Prescriptions* (*Qian Jin Yao Fang*, 652 d.C). Esses pontos eram usados para graves doenças mentais, como depressão maníaca ou psicose. Os pontos são arrolados na Tabela 51.3.

Tabela 51.3 Pontos do Espírito segundo Sun Si Miao.

Ponto	Nome	Nome alternativo	Tradução	Chinês
VG-26	*Renzhong*	*Gui Gong*	Palácio do espírito	鬼宮
P-11	*Shaoshang*	*Gui Xin*	Verdade (crença) do espírito	鬼信
BP-1	*Yinbai*	*Gui Yan*	Olho do espírito	鬼眼
PC-7	*Daling*	*Gui Xin*	Coração do espírito	鬼心
B-62	*Shenmai*	*Gui Lu*	Estrada do coração	鬼路
VG-16	*Fengfu*	*Gui Zhen*	Almofada do espírito	鬼枕
E-6	*Jiache*	*Gui Chuang*	Cama do espírito	鬼床
VC-24	*Chengjiang*	*Gui Shi*	Mercado do espírito	鬼市
PC-8	*Laogong*	*Gui Ku*	Caverna do espírito	鬼窟
VG-23	*Shangxing*	*Gui Tang*	Vestíbulo do espírito	鬼堂
VC-1	*Huiyin*	*Gui Cang*	Cova do espírito	鬼藏
Extra	*Yu Men*	*Gui Cang*	Cova do espírito	鬼藏
IG-11	*Quchi*	*Gui Chen*	Ministro do espírito	鬼臣
Extra	*Hai Quan*	*Gui Feng*	Selo do espírito	鬼封

As instruções de Sun Si Miao eram para agulhar o lado esquerdo primeiro nos homens e o lado direito nas mulheres e retirar as agulhas na ordem inversa. Usar um ponto por vez de modo sucessivo. Os pontos VC-1 e *Yu Men* não são agulhados, em vez disso, são aplicados cones de moxa direta.

Pontos do Sistema dos olhos (*Mu Xi*)

O Sistema dos Olhos (*Mu Xi*) é descrito no Capítulo 80 do *Eixo Espiritual*: "*A Essência e o Qi dos 5 Órgãos Yin e dos 6 Órgãos Yang ascendem para os olhos para dar clareza à visão... comunica-se com muitos canais que constituem o 'Sistema dos Olhos' que ascende para o vértice e penetra no cérebro, para depois emergir no occipício. Portanto, quando os fatores patogênicos penetram no occipício (devido à deficiência de Sangue), eles seguem essa via até o Sistema dos Olhos e o Cérebro. Isso provoca 'rotação' do cérebro e tensão no Sistema dos Olhos*"[22] (Figura 51.8).

O Sistema dos Olhos é intimamente conectado com os canais *Yang* da face; na verdade, quatro canais *Yang* começam ou terminam em torno da órbita do olho: da Bexiga, do Estômago, do Triplo Aquecedor e da Vesícula Biliar. Através do Sistema dos Olhos, esses quatro canais *Yang* penetram no cérebro embora não haja descrição de os canais principais penetrarem no cérebro. De fato, muitos livros chineses modernos traduzem o "Sistema dos Olhos" como "nervo óptico". Embora esta seja uma visão reducionista do Sistema dos Olhos, ele certamente

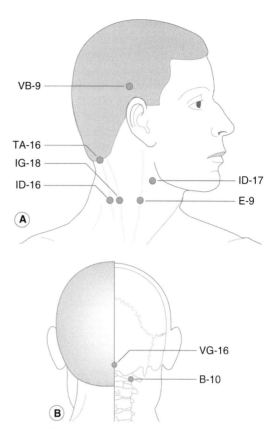

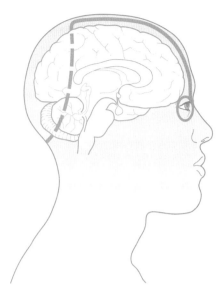

Figura 51.8 O Sistema dos Olhos.

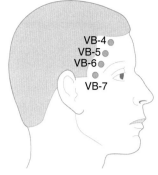

Figura 51.10 Pontos temporais do Sistema dos Olhos.

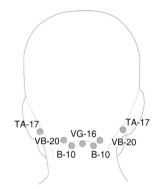

Figura 5.11 Pontos occipitais do Sistema dos Olhos.

influencia o nervo óptico. Uma implicação importante disso é que o tratamento desses quatro canais *Yang* é essencial para as patologias do nervo óptico.

Outra implicação do Sistema dos Olhos é que os pontos iniciais e terminais desses quatro canais *Yang* (ou seja, B-1 *Jingming*, E-1 *Chengqi*, TA-23 *Sizhukong* e VB-1 *Tongziliao*) influenciam o cérebro, o hipotálamo e a glândula hipófise. A conexão entre esses pontos e o cérebro explica seu uso em várias patologias, tais como tontura, tinido e distúrbios mental–emocionais.

Três grupos de pontos, todos provenientes de canais *Yang*, influenciam o Sistema dos Olhos e são os seguintes (Figuras 51.9 a 51.11):

1. *Periorbitários*: B-1 *Jingming*, B-2 *Zanzhu*, VB-1 *Tonziliao*, TA-23 *Sizhukong*, E-1 *Chengqi*, *Yuyao* (ponto extra no ponto médio da sobrancelha)
2. *Temporais*: VB-4 *Hanyan*, VB-5 *Xuanlu*, VB-6 *Xuanli*, VB-7 *Qubin* (VB-5 é o mais importante porque está em contato direto com o cérebro), E-8 *Touwei*
3. *Occipitais*: VG-16 *Fengfu*, B-10 *Tianzhu* e VB-20 *Fengchi*.

Visto que é nesses pontos que o Sistema dos Olhos penetra no Cérebro, eles podem ser usados para transtornos cerebrais, neurológicos e mentais (tais como epilepsia, convulsões, doença mental).

Os Oito Vasos Extraordinários, sobretudo o Vaso Governador, os vasos *Yang* e *Yin* do Calcanhar e dos vasos *Yang* de Conexão penetram no Cérebro e se conectam com o Sistema dos Olhos (Figura 51.12).

Nos Boxes 51.13 e 51.14 são apresentados resumos do Sistema dos Olhos e dos pontos do Sistema dos Olhos.

Boxe 51.13 Sistema dos Olhos

- Começa nos olhos
- Está conectado com os canais da Bexiga, do Estômago, do Triplo Aquecedor, da Vesícula Biliar ao redor do olho
- Comunica-se com o Cérebro
- Emerge no occipúcio
- Cruza três canais *Yang*, ou seja, o Vaso Governador, o canal da Bexiga e o canal da Vesícula Biliar, no occipúcio
- Conecta-se com os vasos extraordinários (Vaso Governador, Vasos *Yang* e *Yin* do Calcanhar e os Vasos *Yang* de Conexão)
- Seus pontos são usados para transtornos neurológicos, cerebrais e mentais.

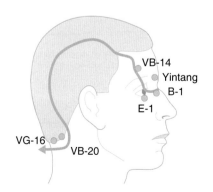

Figura 51.9 Pontos periorbitários do Sistema dos Olhos.

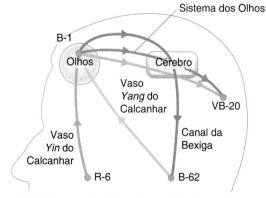

Figura 51.12 Sistema dos Olhos e Sistema dos Olhos e Vasos *Yang* e *Yin* do Calcanhar (*Yin* e *Yang Qiao Mai*).

Boxe 51.14 Pontos do Sistema dos Olhos

- B-1 *Jingming*
- B-2 *Zanzhu*
- VB-1 *Tonziliao*
- TA-23 *Sizhukong*
- E-1 *Chengqi*
- *Yuyao* (ponto extra no ponto médio da sobrancelha)
- VB-4 *Hanyan*
- VB-5 *Xuanlu*
- VB-6 *Xuanli*
- VB-7 *Qubin* (VB-5 é o mais importante porque está em conexão direta com o cérebro)
- E-8 *Touwei*
- VG-16 *Fengfu*
- B-10 *Tianzhu*
- VB-20 *Fengchi*.

Cinco pontos de comando

Os Cinco Pontos de Comando exercem a influência mais forte e mais geral em uma área específica. Os Cinco Pontos de Comando são resumidos no Boxe 51.15.

Boxe 51.15 Os Cinco Pontos de Comando

- E-36 *Zusanli* para o abdome
- B-40 *Weizhong* para as costas
- P-7 *Lieque* para a cabeça
- IG-4 *Hegu* para a face
- PC-6 *Neiguan* para o tórax.

Resultados do aprendizado

Neste capítulo, você aprendeu:

- A importância dos pontos Fonte (*Yuan*): sua relação com o *Qi* Original (*Yuan Qi*), importância diagnóstica e efeito tonificante, sobretudo sobre os órgãos *Yin*
- A natureza dos canais de Conexão (*Luo*) e suas vias
- As várias maneiras de usar os pontos de Conexão: em conjunção com os pontos Fonte; de acordo com a sintomatologia Cheio-Vazio do canal; para tratar as camadas superficiais nas condições dos canais; para estagnação do *Qi* e do Sangue; de acordo com as manifestações cutâneas; de acordo com suas ações específicas
- A importância dos pontos *Shu* Dorsais que se conectam diretamente com seus órgãos relevantes: para tonificar os órgãos *Yin*, para doenças crônicas, para influenciar os órgãos dos sentidos e para fins diagnósticos
- As funções dos pontos de Alarme (*Mu*): seu uso para fins diagnósticos, para dissipar Calor e em combinação com o uso dos pontos *Shu* Dorsais para obtenção de efeito mais forte
- O valor dos pontos de Acúmulo (*Xi*) para condições dos canais, padrões agudos e de Excesso e para estancar sangramento e aliviar dor
- O uso dos pontos Mestres (*Hui*) que têm influência especial nos tecidos, nos órgãos, na energia e no Sangue
- As funções dos pontos dos Quatro Mares (Alimento, *Qi*, Sangue e Medula)
- O papel dos Pontos Janela do Céu, que regulam a ascensão e a descensão do *Qi* entre a cabeça e o corpo e exercem efeitos mental–emocionais

- As recomendações de pontos específicos por Ma Dan Yang e Sun Si Miao
- Os pontos do Sistema dos Olhos e suas aplicações nos transtornos neurológicos, cerebrais e mentais
- O uso dos Cinco Pontos de Comando que têm forte influência geral em áreas específicas.

Questões de autoavaliação

1. Os pontos Fontes (*Yuan*) são usados especificamente para tonificar quais órgãos?
2. Que tipo de *Qi* é acessado quando os pontos Fonte são agulhados?
3. Descrever os dois possíveis significados do termo "Canal de Conexão" (*Luo*).
4. A qual patologia os canais de Conexão são especialmente sensíveis?
5. Qual ponto externo do canal da Bexiga pode ser usado para ajudar uma pessoa com confusão mental e depressão a alcançar um senso de direção?
6. Qual ponto de Alarme (*Mu*) você poderia usar para tratar um padrão agudo de Excesso da Bexiga?
7. Quais são os pontos Mestres (*Hui*) para os órgãos *Yin* e *Yang*, respectivamente?
8. Qual dos Quatro Mares você poderia tratar se um paciente apresentasse tontura, tinido, borramento visual e fraqueza nos membros inferiores (e quais pontos você agulharia)?
9. Em qual parte do corpo está localizada a maioria dos pontos Janela do Céu?
10. Quais são os quatro canais que são as principais influências no Sistema dos Olhos?

Ver respostas no Apêndice 6.

Notas

1. 1981 Spiritual Axis (*Ling Shu Jing* 灵枢经), People's Health Publishing House, Beijing, publicado originalmente c.100 a.C, p. 3.
2. Ibid., p. 3.
3. Ibid., p. 4.
4. Ibid., p. 4–8.
5. Nanjing College of Traditional Chinese Medicine 1979 A Revised Explanation of the Classic of Difficulties (*Nan Jing Jiao Shi* 难经校释), People's Health Publishing House, Beijing, publicado originalmente c. d.C 100, p. 143.
6. Ibid., p. 144.
7. Para uma descrição detalhada das vias dos canais de Conexão, ver Maciocia G 'The Channels of Acupuncture', Elsevier, Edinburgh, 2006. [*Canais de Acupuntura*, Roca, Rio de Janeiro, 2007.]
8. Spiritual Axis (*Ling Shu Jing*), p. 50.
9. Ibid., p. 37.
10. Ibid., p. 50.
11. Ibid., p. 37.
12. Ibid., p. 37–39.
13. Ibid., p. 39.
14. Classic of Difficulties, p. 146.
15. Spiritual Axis, p. 100.
16. Yue Han Zhen 1654 An Explanation of Acupuncture Points (*Jing Xue Jie* 经穴解), People's Health Publishing House, Beijing (1990), p. 211.
17. Spiritual Axis, p. 73.
18. Ibid., p. 56.
19. Ibid., p. 56.
20. 'The Channels of Acupuncture', p. 171–173.
21. Cheng Bao Shu 1988 Great Dictionary of Acupuncture (*Zhen Jiu Da Ci Dian* 针灸大辞典), Beijing Science Publishing House, Beijing, p. 162.
22. Spiritual Axis, p. 151.

SEÇÃO 1   PARTE 7

Os Oito Vasos Extraordinários | Introdução 52

Introdução, 663

Funções dos vasos extraordinários, 664

  Os vasos extraordinários como reservatórios do *Qi*, 664

  Os vasos extraordinários e a Essência do Rim, 664

  Os vasos extraordinários e o *Qi* Defensivo (*Wei Qi*), 665

  Os vasos extraordinários e os ciclos de vida, 666

  Os vasos extraordinários e os Seis Órgãos *Yang* Extraordinários, 666

  Os vasos extraordinários e os Quatro Mares, 666

  Os vasos extraordinários e os orifícios, 666

  A função de regulação, equilíbrio e integração dos vasos extraordinários, 666

Dinâmica energética dos vasos extraordinários, 668

  Vasos Governador, Concepção e Penetrador (*Du, Ren* e *Chong Mai*), 668

  Vasos *Yin* e *Yang* do Caminhar (*Yin* e *Yang Qiao Mai*), 670

  Vasos *Yin* e *Yang* de Conexão (*Yin* e *Yang Wei Mai*), 670

  Vaso da Cintura (*Dai Mai*), 670

Uso clínico dos vasos extraordinários, 672

  Pontos para abrir os vasos extraordinários, 672

  Pontos de abertura *versus* pontos nos vasos extraordinários, 673

  Quando usar um vaso extraordinário, 676

Notas, 678

Para debater a função e o uso clínico dos pontos dos vasos extraordinários, é necessário abordar a natureza e as funções dos próprios vasos. As principais fontes de informações sobre os vasos extraordinários são os seguintes clássicos:

- O *Eixo Espiritual*, Capítulos 17, 21, 41, 44 e 62
- O *Clássico das Dificuldades*, Capítulos 27, 28 e 29
- O *Study of the Eight Extraordinary Vessels* (*Qi Jing Ba Mai Kao*) de Li Shi Zhen, 1578
- O *Compêndio de Acupuntura* (*Zhen Jiu Da Cheng*) de Yang Ji Zhou, 1601.

Introdução

Há várias opiniões sobre o motivo de os vasos extraordinários (ou vasos maravilhosos) receberem essa denominação (*qi*). O *Clássico das Dificuldades* afirma que eles são "extraordinários" porque não estão "restringidos" pelo sistema dos canais principais. Li Shi Zhen sustenta que eles são "extraordinários" porque não pertencem ao sistema dos canais principais e não mantêm relações exterior/interior. Os livros-texto modernos dizem que o termo "extraordinário" significa "singular, algo extra, excedente", ou seja, os vasos extraordinários são distintos e diferentes dos canais principais. Isso significa que eles *acrescentam* algo ao sistema dos canais principais.

Os vasos extraordinários não têm relações exterior/interior e não estão dirigidos diretamente para um Órgão Interno como os canais principais.

Nota clínica

Os vasos extraordinários são assim denominados porque:
- Não pertencem ao sistema dos canais principais
- Não têm relações exterior/interior
- Acrescentam algo ao sistema dos canais principais.

Os Oito Vasos Extraordinários e seus pontos de abertura são os seguintes:

- Vaso Concepção (*Ren Mai*) P-7
- Vaso Governador (*Du Mai*) ID-3
- Vaso Penetrador (*Chong Mai*) BP-4
- Vaso da Cintura (*Dai Mai*) VB-41
- Vaso *Yin* de Conexão (*Yin Wei Mai*) PC-6
- Vaso *Yang* de Conexão (*Yang Wei Mai*) TA-5
- Vaso *Yin* do Caminhar (*Yin Qiao Mai*) R-6
- Vaso *Yang* do Caminhar (*Yang Qiao Mai*) B-62.

Com exceção dos Vasos Governador e Concepção, os vasos extraordinários não têm seus próprios pontos como os canais principais. Em vez disso fluem através de pontos de vários canais principais. Por conseguinte, cada vaso extraordinário influencia mais de um canal principal. Como veremos mais adiante essa é uma característica importante e responde por sua utilização na prática clínica. Como os Vasos Governador e Concepção têm seus próprios pontos, eles apresentam a qualidade dupla de um canal principal e de um vaso extraordinário.

Por esse motivo, considera-se algumas vezes que existem 14 canais principais em vez de 12. Como será mostrado adiante, isso explica uma diferença importante no uso dos pontos desses dois vasos em comparação com os outros seis.

Ver uma discussão mais detalhada desses pontos em *Canais de Acupuntura*, Maciocia.[1]

Funções dos vasos extraordinários

É difícil fazer generalizações sobre os as principais influências dos vasos extraordinários porque cada um deles tem suas próprias características. Todavia, as principais funções podem ser resumidas da seguinte maneira:

▶ Os vasos extraordinários como reservatórios do *Qi*

Os vasos extraordinários atuam como reservatórios de energia em relação aos canais principais, que são comparados a rios (Figura 52.1). Essa ideia é oriunda do *Clássico das Dificuldades* nos Capítulos 27 e 28.[2]

No Capítulo 27 do *Clássico das Dificuldades* encontramos: "*Os sábios constroem fossos e reservatórios e mantêm os canais abertos para estarem preparados para situações supranormais [ou seja, inundações]. Quando ocorrem chuvas pesadas, os fossos e os reservatórios enchem até a borda... no corpo humano, quando os canais estão cheios demais, eles não conseguem absorver o excesso [e esse fluxo excessivo dos canais principais é absorvido pelos vasos extraordinários].*"[3]

O *Clássico das Dificuldades* repete e expande o capítulo anterior: "*Os sábios constroem fossos e reservatórios; quando eles estão cheios, o fluxo excessivo flui para lagos profundos... no corpo humano, quando os canais estão cheios demais, eles fluem para os oito vasos extraordinários onde não fazem mais parte da circulação geral.*"[4]

No *Study of the Eight Extraordinary Vessels*, de Li Shi Zen, encontramos algo semelhante: "*quando o fluxo de Qi dos canais é excessivo, ele se desloca para os vasos extraordinários onde se torna irrigação, aquecendo os órgãos internamente e irrigando o espaço e os músculos externamente.*"[5] A influência dos vasos extraordinários no espaço entre a pele e os músculos sugere sua participação importante na proteção contra os fatores patogênicos.

 Atenção

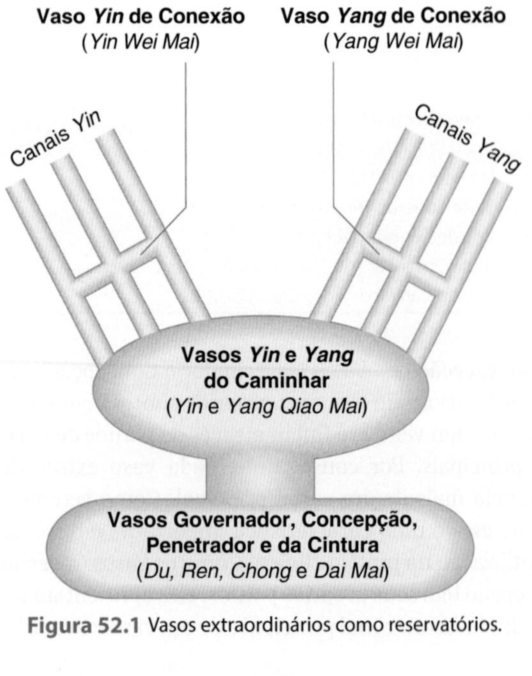

Os vasos extraordinários são semelhantes a reservatórios porque absorvem o fluxo exagerado do excesso de *Qi* oriundo dos canais principais (que se assemelham a condutos).

Como veremos adiante, os Vasos *Yin* e *Yang* do Caminhar são os primeiros a desempenhar essa função: esse é um motivo adicional de sua patologia consistir basicamente em Excesso de *Yin* ou *Yang*.

Como os vasos extraordinários têm muitas interseções com os canais principais, eles integram e regulam o sistema de canais e absorvem o fluxo excessivo proveniente dos canais principais. Os Vasos *Yin* e *Yang* de Conexão e os Vasos *Yin* e *Yang* do Caminhar são exemplos excelentes disso. O Vaso *Yang* do Caminhar, por exemplo, conecta-se com muitos canais. Ele se inicia no canal da Bexiga e se conecta com os canais da Vesícula Biliar, do Intestino Delgado, do Intestino Grosso, do Estômago, do Triplo Aquecedor e da Bexiga e com os Vasos Concepção e *Yin* do Caminhar.

Isso significa que os vasos extraordinários tanto absorvem energia dos canais principais como transferem energia para eles quando se faz necessário. Isso acontece em casos de choque, por exemplo.

No Boxe 52.1 é apresentado um resumo dos vasos extraordinários como reservatórios do *Qi*.

Boxe 52.1 Os vasos extraordinários como reservatórios do *Qi*

- Reservatórios do *Qi* que absorvem o excesso de *Qi* oriundo dos canais principais
- O *Qi* nos reservatórios aquece os órgãos internamente e irriga o espaço entre a pele e os músculos externamente
- Os vasos extraordinários conseguem absorver o *Qi* dos vasos principais e transferir o *Qi* para eles.

▶ Os vasos extraordinários e a Essência do Rim

Todos os vasos extraordinários provêm direta ou indiretamente do Rim e todos contêm a Essência (*Jing*), que é armazenada nos Rins. Eles circulam a Essência pelo corpo, contribuindo assim para a integração da circulação do *Qi* Nutritivo e do *Qi* Defensivo com a circulação da Essência. Os três vasos extraordinários principais, os Vasos Governador, Concepção e Penetrador, começam no Triplo Aquecedor, no espaço entre os rins onde está localizado o *Dan Tian* inferior.

No Capítulo 65 do *Eixo Espiritual* encontramos: "*Os Vasos Concepção e Penetrador se originam no Dan Tian Inferior [literalmente 'Bao'].*"[6] O termo que realmente é empregado pelo *Eixo Espiritual* é *Bao*, que frequentemente é traduzido como "útero". Todavia, embora o termo *Zi Bao* se refira ao Útero, a palavra *Bao* indica uma estrutura compartilhada por homens e mulheres: nas mulheres é o Útero e nos homens é o "Salão do

Figura 52.1 Vasos extraordinários como reservatórios.

Esperma". As duas estruturas estão localizadas no *Dan Tian* Inferior e armazenam Essência e, como os vasos extraordinários aí se originam, estão intimamente conectadas à Essência.

Já foi mencionado que o fluxo exagerado de *Qi* que vai para os vasos extraordinários "*irriga o espaço entre a pele e os músculos*". Como os vasos extraordinários se originam no espaço entre os Rins e se relacionam com a Essência, podemos perceber que, através dos vasos extraordinários, a Essência do Rim participa na defesa contra fatores patogênicos no espaço entre a pele e os músculos.

Atenção

O fluxo excessivo de *Qi* que vai para os vasos extraordinários "*irriga o espaço entre a pele e os músculos*". Como os vasos extraordinários se originam no espaço entre os Rins e se relacionam com a Essência, podemos perceber que, através dos vasos extraordinários, a Essência do Rim participa na defesa contra fatores patogênicos no espaço entre a pele e os músculos.

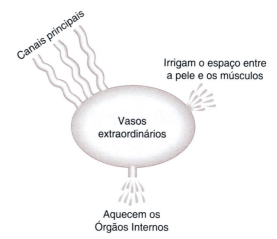

Figura 52.2 Relação entre os vasos extraordinários e o espaço entre a pele e os músculos.

Por esse motivo, os vasos extraordinários são o elo entre o *Qi* Pré-Celestial e o *Qi* Pós-Celestial visto que estão conectados com os canais principais e circulam a Essência por todo o corpo. Os vasos extraordinários são, às vezes, denominados a "raiz da Grande Avenida Pré-Celestial". Li Shi Zhen dizia: "*Os vasos extraordinários são a raiz da Grande Avenida Pré-Celestial, os Vasos Governador, Concepção e Penetrador [Du-Ren-Chong Mai] são a Fonte da Criação.*" A expressão "Fonte da Criação" é interessante porque provavelmente se refere à participação dos Vasos Governador, Concepção e Penetrador na embriologia como modelos energéticos ao longo dos quais são formados os canais.

Os vasos extraordinários representam, portanto, um nível mais profundo de tratamento relacionado com o *Qi* Pré-Celestial e a constituição básica de um indivíduo. Isso se aplica, sobretudo, aos Vasos Governador, Concepção e Penetrador.

No Boxe 52.2 é apresentado um resumo dos vasos extraordinários e da Essência do Rim.

Boxe 52.2 Os vasos extraordinários e a Essência do Rim

- Todos provêm do espaço entre os Rins
- Eles circulam a Essência, especialmente os Vasos Governador, Concepção e Penetrador
- Eles acionam a Essência na proteção do corpo contra fatores patogênicos externos
- Eles ligam a Essência Pré-Celestial e a Essência Pós-Celestial.

▶ Os vasos extraordinários e o *Qi* Defensivo (*Wei Qi*)

Já foi mencionado que o fluxo excessivo de *Qi* que vai para os vasos extraordinários "*irriga o espaço entre a pele e os músculos*". Como o espaço entre a pele e os músculos é o local onde o *Qi* Defensivo circula, protegendo o corpo de fatores patogênicos externos, os vasos extraordinários participam na circulação do *Qi* Defensivo (Figura 52.2).

Os vasos extraordinários circulam o *Qi* Defensivo no tórax, no abdome e no dorso. Essa é uma função desempenhada especialmente pelos Vasos Penetrador, Concepção e Governador. Na verdade, o Vaso Governador obviamente influencia o *Qi* Defensivo pois governa todas as energias *Yang* e controla todos os canais *Yang* no dorso, que têm função protetora. O Vaso Penetrador, sendo o Mar dos 12 Canais, controla todos os canais e, em especial, todos os canais de Conexão que fluem nas camadas superficiais do corpo com o *Qi* Defensivo.

A participação dos vasos extraordinários na circulação do *Qi* Defensivo é outra maneira pela qual esses vasos integram vários tipos de *Qi* que, de outra forma, não seriam incorporados. Os vasos extraordinários se originam do espaço entre os Rins e estão relacionados com a Essência e, como já vimos, irrigam o espaço entre a pele e os músculos onde circula o *Qi* Defensivo. Portanto, graças aos vasos extraordinários a Essência do Rim participa na defesa contra fatores patogênicos externos no espaço entre a pele e os músculos.

O *Qi* Defensivo é um tipo *Yang* de *Qi* e, como tal, depende do *Yang* do Rim. Embora os Pulmões sejam os principais difusores do *Qi* Defensivo, esse tipo de *Qi* origina-se, na verdade, nos Rins. Como é discutido no Capítulo 3, o *Qi* Defensivo se origina da Essência e do *Qi* Original, sendo transformado a partir do *Yang* do Rim. O *Qi* Defensivo tem sua origem no Aquecedor Inferior (Rins), é nutrido pelo Aquecedor Médio (Estômago e Baço) e se espalha para fora no Aquecedor Superior (Pulmões). No Capítulo 18 do *Eixo Espiritual* encontramos: "*O Qi Nutritivo sai do Aquecedor Médio e o Qi Defensivo sai do Aquecedor Inferior.*"[7]

Como os vasos extraordinários circulam o *Qi* Defensivo, que protege o corpo dos fatores patogênicos externos, eles também participam na resistência do corpo aos fatores patogênicos. Como todos os vasos extraordinários provêm dos Rins, isso também explica o importante papel desempenhado pelos Rins na resistência aos fatores patogênicos e a conexão entre os Rins, a Essência do Rim e o *Qi* Defensivo.

No Boxe 52.3 é apresentado um resumo dos vasos extraordinários e do *Qi* Defensivo e no Boxe 52.4 é apresentado um resumo dos vasos extraordinários e dos ciclos de vida (ver adiante).

Boxe 52.3 Os vasos extraordinários e o Qi Defensivo

- O fluxo excessivo de *Qi* para os vasos extraordinários irriga o espaço entre a pele e os músculos onde circula o *Qi* Defensivo
- Os vasos extraordinários circulam o *Qi* Defensivo no abdome, no tórax e nas costas
- Os vasos extraordinários participam na proteção contra fatores patogênicos externos.

665

Boxe 52.4 Os vasos extraordinários e os ciclos de vida

- Governam os ciclos de 7 e 8 anos da vida em mulheres e homens, respectivamente
- Os ciclos de vida dependem do armazenamento da Essência pelos vasos extraordinários
- *Tian Gui* é a transformação da Essência do Rim pelos vasos extraordinários: é o sangue menstrual nas mulheres e o esperma nos homens.

▶ **Os vasos extraordinários e os ciclos de vida**

Os Vasos Governador, Concepção e Penetrador regulam os ciclos de 7 e 8 anos das vidas de mulheres e homens, respectivamente. Esses ciclos de vida são descritos no Capítulo 1 do *Questões Simples*.[8] Eles descrevem basicamente o fluxo e o refluxo da Essência como base da maturação sexual e do declínio e, obviamente, correspondem às alterações hormonais durante a vida da medicina ocidental. Por exemplo, no *Questões Simples* é dito que "*aos 14 anos (no caso de uma moça) o Tian Gui chega, o Vaso Concepção circula bem, o Vaso Penetrador está prosperando, surge a menstruação e ela pode ter filhos… aos 49 anos de idade o Vaso Concepção começa a se esvaziar, o Vaso Penetrador começa a declinar… a menstruação para… e ela não pode mais ter filhos*".[9] O mesmo se aplica aos homens. *Tian Gui* se refere à preciosa essência que forma o sangue menstrual na mulher e o esperma nos homens: essa preciosa essência é uma transformação direta da Essência do Rim.

Portanto, os vasos extraordinários e, sobretudo, os Vasos Governador, Concepção e Penetrador são os veículos através dos quais a Essência do Rim é transformada em *Tian Gui*, que é responsável pela maturação sexual e pelo declínio.

▶ **Os vasos extraordinários e os Seis Órgãos *Yang* Extraordinários**

Os vasos extraordinários integram os Seis Órgãos *Yang* Extraordinários (Cérebro, Útero, Vasos Sanguíneos, Vesícula Biliar, Medula e Ossos) com os Órgãos Internos e os canais principais (ver também Capítulo 19). A palavra *qi* em *Qi Guai Zhi Fu* (Órgãos *Yang* Extraordinários) é a mesma de *Qi Jing Ba Mai* (vasos extraordinários).

Os Rins são a conexão entre os vasos extraordinários e os Órgãos Internos e também entre os órgãos *Yang* extraordinários e os Órgãos Internos. Os vasos extraordinários são, por conseguinte, um veículo através do qual os órgãos *Yang* extraordinários são conectados e integrados com os Órgãos Internos na fisiologia do corpo.

Os vasos extraordinários *estão* conectados aos Órgãos Internos graças aos órgãos *Yang* extraordinários, senão eles seriam como "água sem fonte" ou "árvore sem raiz". Podemos perceber então um círculo fechado de relações (Figura 52.3).

A correspondência entre os vasos extraordinários e os órgãos *Yang* extraordinários está resumida no Boxe 52.5.

▶ **Os vasos extraordinários e os Quatro Mares**

Os vasos extraordinários também estão relacionados com os Quatro Mares (Capítulo 19).

O fato de que o Vaso Penetrador corresponde ao Mar do alimento confirma que esse vaso está intimamente ligado ao Estômago e, portanto, liga o *Qi* Pré-Celestial com o *Qi* pós-Celestial.

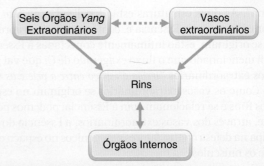

Figura 52.3 Relação entre vasos extraordinários, órgãos *Yang* extraordinários e Órgãos Internos.

Boxe 52.5 Os vasos extraordinários e os Seis Órgãos *Yang* Extraordinários

- Os vasos extraordinários integram os Seis Órgãos *Yang* Extraordinários com os Órgãos Internos
- *Cérebro*: Vaso Governador (*Du Mai*), Vasos *Yin-Yang* do Caminhar (*Yin* e *Yang Qiao Mai*)
- *Útero*: Vasos Penetrador e Concepção (*Chong* e *Ren Mai*)
- *Vasos Sanguíneos*: Vaso Penetrador (*Chong Mai*)
- *Vesícula Biliar*: Vaso da Cintura (*Dai Mai*)
- *Medula*: Vasos Penetrador e Governador (*Chong* e *Du Mai*)
- *Ossos*: Vasos Penetrador, Governador e Concepção (*Chong*, *Du* e *Ren Mai*)

No Boxe 52.6 é apresentado um resumo dos vasos extraordinários e dos Quatro Mares.

Boxe 52.6 Os vasos extraordinários e os Quatro Mares

- Os vasos extraordinários integram os Quatro Mares aos Órgãos Internos
- *Mar da Medula (Cérebro)*: Vaso Governador e Vasos *Yin-Yang* do Caminhar. Pontos: VG-20 *Baihui*, VG-16 *Fengfu*
- *Mar do Qi (tórax)*: Vaso Concepção. Pontos: E-9 *Renying*, VC-17 *Shanzhong*
- *Mar do Alimento (Estômago)*: Vaso Penetrador. Pontos: E-30 *Qichong* e E-36 *Zusanli*
- *Mar do Sangue*: Vaso Penetrador. Pontos: B-11*Dashu*, E-37 *Shangjuxu*, E-39 *Xiajuxu*.

▶ **Os vasos extraordinários e os orifícios**

Os fatores patogênicos nos vasos extraordinários aparecem nos orifícios, como resumido no Boxe 52.7.

Boxe 52.7 Os vasos extraordinários e os orifícios

- Fatores patogênicos nos vasos extraordinários aparecem nos orifícios
- *Olhos*: Vasos *Yin* e *Yang* do Caminhar
- *Nariz e Mente*: Vaso Governador
- *Boca*: Vaso Concepção
- *Orelhas*: Vaso *Yang* de Conexão
- *Uretra e ânus*: Vasos Concepção e Penetrador
- *Mente*: Vaso *Yin* de Conexão.

▶ **A função de regulação, equilíbrio e integração dos vasos extraordinários**

Os vasos extraordinários têm uma função muito importante de equilíbrio e regulação no corpo. Palavras como "regular", "equilibrar" e "integrar" descrevem as funções e a natureza dos vasos extraordinários (Figura 52.4).

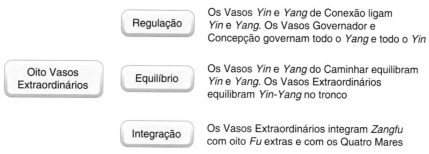

Figura 52.4 A função de regulação, equilíbrio e integração dos Oito Vasos Extraordinários.

Por exemplo, os vasos extraordinários (os "reservatórios" ou "lagos") regulam o fluxo do *Qi* oriundo dos canais principais (os "rios" ou "canais") e absorvem os excessos de *Yang* ou *Yin* ou suplementam *Yang* ou *Yin*. Como já foi dito, os Vasos *Yin* e *Yang* do Caminhar (*Yin* e *Yang Qiao Mai*) são a primeira linha de reservatórios a desempenhar essa função.

"Regulação", entretanto, também implica direcionar o *Qi* entre os canais *Yin* e *Yang* e essa função é realizada basicamente pelos Vasos *Yin* e *Yang* de Conexão (*Yin* e *Yang Wei Mai*), que "ligam" os canais *Yin* e *Yang*, respectivamente, e também pelos vasos Governador e Concepção (*Du* e *Ren Mai*), que governam e dirigem todos os canais *Yang* e *Yin*, respectivamente.

No tocante ao "equilíbrio", os vasos extraordinários desempenham uma função importante ao harmonizar *Yin* e *Yang* no tronco e também na cabeça. Eles fazem parte de um sofisticado mecanismo de compensação no qual os canais de Conexão (*Luo*) contrabalançam *Yin* e *Yang* nos membros, os vasos extraordinários equilibram *Yin* e *Yang* no tronco e na cabeça e os canais Divergentes (*Jing Bie*) harmonizam *Yin* e *Yang* na cabeça.

A função de equilíbrio de *Yin* e *Yang* é desempenhada especialmente pelos Vasos *Yin* e *Yang* do Caminhar (*Yin* e *Yang Qiao Mai*) (Figura 52.5).

Por causa do vórtice energético criado pelos vasos extraordinários, eles equilibram Esquerda e Direita, Acima e Abaixo, Frente e Dorso e Interior e Exterior.

"Integração" significa que os vasos extraordinários têm a importante função de incorporar várias estruturas e órgãos com os Órgãos Internos e o sistema dos canais principais. Se não fosse pelos vasos extraordinários isso não ocorreria.

Por exemplo, os vasos extraordinários integram os Seis Órgãos *Yang* Extraordinários (especialmente Cérebro e Útero) e os Quatro Mares com os Órgãos Internos, eles integram os canais *Yin* e *Yang* entre si mesmos e integram também o Tecido Adiposo (*Gao*) e as Membranas (*Huang*) com os Órgãos Internos.

No Boxe 52.8 são apresentadas as funções de regulação, equilíbrio e integração dos vasos extraordinários.

Além das funções anteriores, não é possível generalizar as características especiais de cada vaso extraordinário em si.

O Boxe 52.9 resume as funções gerais dos vasos extraordinários.

Boxe 52.8 As funções de regulação, equilíbrio e integração dos vasos extraordinários

- Regulam o fluxo proveniente dos canais principais
- Regulam o excesso de *Yang* ou *Yin*
- Ligam os canais *Yin* e os canais *Yang*
- Equilibram *Yin* e *Yang* no tronco e na cabeça
- Equilibram Esquerda-Direita, Acima-Abaixo, Interior-Exterior e Frente-Dorso
- Integram várias estruturas ao sistema de canais e aos Órgãos Internos, por exemplo, Seis Órgãos *Yang* Extraordinários, Quatro Mares, Tecido Adiposo (*Gao*) e Membranas (*Huang*).

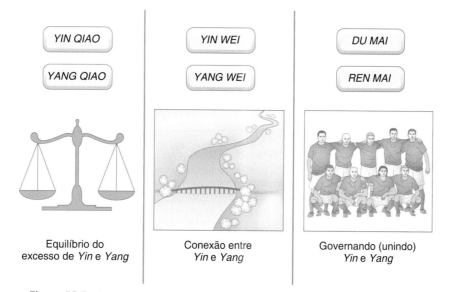

Figura 52.5 A função de regulação, equilíbrio e integração dos Oito Vasos Extraordinários.

Boxe 52.9 Funções dos vasos extraordinários

- Reservatórios de *Qi*
- Relacionados com os Rins
- Relacionados com o *Qi* Defensivo
- Controlam os ciclos de vida
- Integram os Seis Órgãos *Yang* Extraordinários
- Integram os Quatro Mares
- Controlam os orifícios
- Função de regulação, equilíbrio e integração.

Dinâmica energética dos vasos extraordinários

Os vasos extraordinários podem ser classificados de acordo com seus pontos de abertura (ver Tabela 52.1).

Como se pode ver na tabela, o ponto de abertura de um canal (p. ex., BP-4 *Gongsun* para o Vaso Penetrador) é o ponto acoplado de outro canal no par (p. ex., Vaso *Yin* de Conexão) e vice-versa para o ponto acoplado. Na verdade, PC-6 *Neiguan* é o ponto de abertura do Vaso *Yin* de Conexão e o ponto acoplado do Vaso Penetrador.

Pareados desse modo, os dois pontos, quando usados juntos, influenciam uma determinada área do corpo, como se vê na Tabela 52.2 e nas Figuras 52.6 a 52.9. O uso desses pontos na prática clínica será comentado adiante.

Os vasos extraordinários podem ser classificados de outro modo se for levada em consideração sua natureza em vez de seus pontos de abertura. Desse ponto de vista, os vasos extraordinários podem ser agrupados da seguinte maneira:

- Vasos Concepção, Governador e Penetrador
- Vasos *Yin* e *Yang* do Caminhar
- Vasos *Yin* e *Yang* de Conexão
- Vaso da Cintura.

Tabela 52.1 Pontos de abertura e associados dos vasos extraordinários.

Vaso extraordinário	Ponto de abertura	Ponto associado
Vaso Concepção	P-7 *Lieque*	R-6 *Zhaohai*
Vaso *Yin* do Caminhar	R-6 *Zhaohai*	P-7 *Lieque*
Vaso Governador	ID-3 *Houxi*	B-62 *Shenmai*
Vaso *Yang* do Caminhar	B-62 *Shenmai*	ID-3 *Houxi*
Vaso Penetrador	BP-4 *Gongsun*	PC-6 *Neiguan*
Vaso *Yin* de Conexão	PC-6 *Neiguan*	BP-4 *Gongsun*
Vaso da Cintura	VB-41 *Zulinqi*	TA-5 *Waiguan*
Vaso *Yang* de Conexão	TA-5 *Waiguan*	VB-41 *Zulinqi*

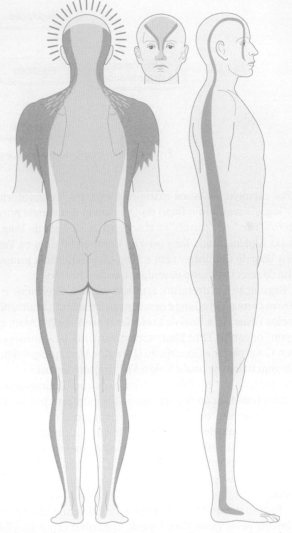

Figura 52.6 Área comum do Vaso Governador e do Vaso *Yang* do Caminhar.

▶ Vasos Governador, Concepção e Penetrador (*Du*, *Ren* e *Chong Mai*)

Esses três vasos podem ser considerados três ramos do mesmo vaso. O *Mirror of Medicine Abstracted by Master Luo* afirma: "Os Vasos Governador, Concepção e Penetrador são três ramos da mesma fonte. O Vaso Penetrador é o Mar do Sangue, o Vaso Concepção governa todos os canais Yin e o Vaso Governador controla todos os canais Yang."[10]

Tabela 52.2 Áreas influenciadas pelos vasos extraordinários.

	Área principal	Doenças	Área combinada	Pontos
Vaso Concepção Vaso *Yin* do Caminhar	Tórax-abdome Face interna dos membros inferiores, olhos	Hérnia, massas abdominais, Excesso de *Yin*, olhos fechados	Pulmões, garganta, tórax, diafragma, abdome	P-7 *Lieque* R-6 *Zhaohai*
Vaso Governador Vaso *Yang* do Caminhar	Dorso, coluna vertebral Face externa dos membros inferiores, olhos	Rigidez ou fraqueza da coluna vertebral, Excesso de *Yang*, olhos abertos	Canto interno do olho, pescoço, escápula, coluna vertebral/dorso/cérebro	ID-3 *Houxi* B-62 *Shenmai*
Vaso Penetrador Vaso *Yin* de Conexão	Abdome-tórax Abdome-laterais do corpo	*Qi* rebelde, urgência interna, dor no peito	Coração, tórax, estômago, abdome, face interna dos membros inferiores	BP-4 *Gongsun* PC-6 *Neiguan*
Vaso da Cintura Vaso *Yang* de Conexão	Cintura Cabeça	Sensação de plenitude no abdome, "sentado na água", quente-frio	Orelha, bochecha, canto externo do olho, ombro, pescoço, occipúcio	VB-41 *Zulinqi* TA-5 *Waiguan*

Os três vasos se originam diretamente do espaço entre os Rins e fluem para o períneo (em VC-1 *Huiyin*) e a partir daí seguem vias diferentes: o Vaso Concepção ascende o abdome ao longo da linha média, o Vaso Governador ascende pelo dorso e o Vaso penetrador ascende o abdome ao longo do canal do Rim (Figura 52.10). Esses três vasos podem ser considerados a fonte de todos os outros vasos extraordinários porque se originam diretamente dos Rins e estão, portanto, conectados à Essência. Mais que os outros vasos extraordinários, eles podem ser usados na prática clínica para influenciar a energia do paciente em um nível constitucional profundo.

O *Classic of Categories* (*Lei Jing*, 1624) de Zhang Jing Yue afirma: "*O Vaso Concepção [Ren Mai] inicia em Zhongji... Zhongji é o nome de um ponto do Vaso Concepção que se localiza 1 cun acima do osso púbico e sob esse ponto está o Útero. Os Vasos Concepção, Penetrador e Governador [Ren, Chong e Du Mai] iniciam no Útero e emergem em VC-1 Huiyin. A partir de VC-1 Huiyin, o Vaso Concepção [Ren Mai] flui para o abdome, o Vaso Governador [Du Mai] flui para o dorso e o Vaso Penetrador [Chong Mai] se conecta com o canal dos Rins e se dispersa no tórax. O Vaso Penetrador ascende a partir do osso púbico para VC-4 Guanyuan, por dentro do abdome, para a garganta e os olhos, seguindo a via do Vaso Concepção.*"[11]

No Boxe 52.10 é apresentado um resumo dos Vasos Governador, Concepção e Penetrador.

Boxe 52.10 Vasos Governador, Concepção e Penetrador

- Todos se originam no mesmo lugar (espaço entre os Rins)
- Três ramos do mesmo vaso.

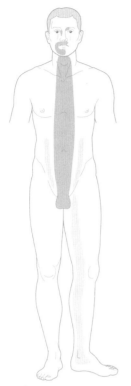

Figura 52.7 Área comum do Vaso Concepção e do Vaso *Yin* do Caminhar.

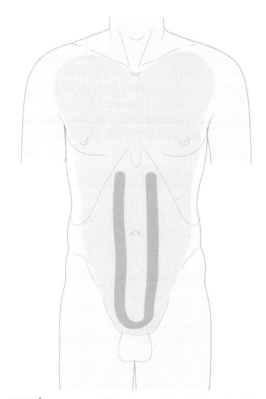

Figura 52.8 Área comum do Vaso Penetrador e do Vaso *Yin* de Conexão.

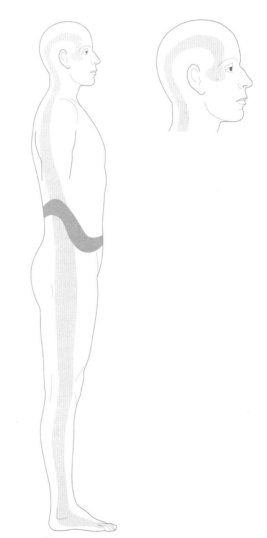

Figura 52.9 Área comum do Vaso da Cintura e do Vaso *Yang* de Conexão.

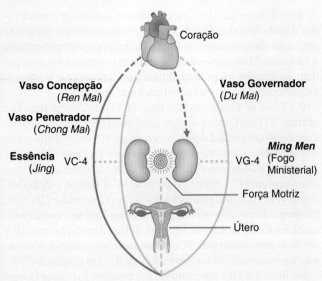

Figura 52.10 Origem comum dos Vasos Governador, Concepção e Penetrador.

▶ Vasos *Yin* e *Yang* do Caminhar (*Yin* e *Yang Qiao Mai*)

Esses dois vasos são diretamente complementares: o Vaso *Yin* do Caminhar começa no ponto R-6 *Zhaohai* e ascende para o olho, carregando o *Yin Qi* com ele, enquanto o Vaso *Yang* do Caminhar começa em B-62 *Shenmai* e flui para o olho, carregando *Yang Qi* com ele. Assim, quando existe excesso de *Qi* no Vaso *Yin* do Caminhar, a pessoa estará constantemente sonolenta e com os olhos fechando e quando há excesso de *Qi* no Vaso *Yang* do Caminhar, a pessoa está desperta e com os olhos abertos.[12]

Os dois Vasos do Caminhar também controlam o estado dos músculos dos membros inferiores. Quando há acometimento do Vaso *Yin* do Caminhar, o *Yin* está tenso e o *Yang* relaxado (ou seja, os músculos da face interna do membro inferior estão tensos e os da face externa estão relaxados demais). Quando há acometimento do Vaso *Yang* do Caminhar, o *Yang* está tenso e o *Yin* relaxado (ou seja, os músculos da face interna do membro inferior estão relaxados e os da face externa estão tensionados).[13]

Os dois Vasos do Caminhar harmonizam as estruturas Esquerdas e Direitas e Mediais e Laterais do *Yin* e do *Yang*, respectivamente, e podem ser usados para corrigir desequilíbrios estruturais no corpo, tais como um membro inferior mais curto que o outro, uma escápula mais alta que a outra, sudorese unilateral ou músculos mais tensionados de um lado do corpo do que do outro. Por exemplo, uma das indicações de R-2 *Rangu* (ponto inicial do Vaso *Yin* do Caminhar) é "um pé quente e o outro pé frio".

No Boxe 52.11 é apresentado um resumo dos Vasos *Yin* e *Yang* do Caminhar.

Boxe 52.11 Vasos *Yin* e *Yang* do Caminhar

- O Vaso *Yin* do Caminhar é um ramo do canal dos Rins; o Vaso *Yang* do Caminhar é um ramo do canal da Bexiga
- Equilibram Esquerda e Direita e Medial-Lateral.

▶ Vasos *Yin* e *Yang* de Conexão (*Yin* e *Yang Wei Mai*)

Os dois Vasos de Conexão se complementam visto que interligam os canais *Yin* e *Yang*. Além disso, seus pontos de abertura pertencem ao *Yang* Inferior e aos canais do Terminal *Yin*, ou seja, o Triplo Aquecedor e o Pericárdio, respectivamente, que são relacionados interna/externamente.

Os dois Vasos de Conexão harmonizam Interior/Exterior e *Qi* Nutritivo/*Qi* Defensivo.

No Boxe 52.12 é apresentado um resumo dos Vasos *Yin* e *Yang* de Conexão.

Boxe 52.12 Vasos *Yin* e *Yang* de Conexão

- O Vaso *Yin* de Conexão interliga todos os canais *Yin*, enquanto o Vaso *Yang* de Conexão interliga todos os canais *Yang*
- Equilibram Interior/Exterior
- Harmonizam *Qi* Nutritivo e *Qi* Defensivo.

▶ Vaso da Cintura (*Dai Mai*)

O Vaso da Cintura é o único canal horizontal no corpo. Circunda os canais principais e, por causa disso, influencia a circulação do *Qi* para os membros inferiores.

O Canal da Cintura divide o corpo em duas metades e harmoniza Acima e Abaixo.

No Boxe 52.13 é apresentado um resumo do Canal da Cintura e no Boxe 52.14 é apresentado um resumo da energética dos vasos extraordinários.

Assim, os vasos extraordinários formam um vórtice energético do corpo inteiro que se desenvolve a partir dos Rins da mesma forma que o embrião evolui ao longo de um eixo central. O momento quando um espermatozoide penetra no óvulo determina uma superfície ventral e uma dorsal (os Vasos Concepção e Governador, respectivamente). Quando a célula se divide pela primeira vez, isso determina um lado Esquerdo e um lado Direito (os Vasos *Yin* e *Yang* do Caminhar), Acima e Abaixo (os Vasos *Yin* e *Yang* de Conexão), Interior e Exterior (o Vasos *Yin* e *Yang* de Conexão) e Frente e Dorso (Vasos Concepção e Governador). Assim sendo, em vez de serem vasos "secundários", os vasos extraordinários são as forças energéticas primárias ao longo das quais são

---

Boxe 52.13 Vaso da Cintura

- Único canal horizontal
- Divide o corpo em duas metades
- Harmoniza Acima e Abaixo.

Boxe 52.14 Energética dos vasos extraordinários

- *Vasos Governador, Concepção e Penetrador*: três ramos com a mesma origem (espaço entre os Rins)
- *Vaso Penetrador*: centro do vórtice
- *Vasos Governador e Concepção*: definem Dorso e Frente
- *Vasos Yin e Yang do Caminhar*: definem Esquerda e Direita (de *Yin* e *Yang*)
- *Vasos Yin e Yang de Conexão*: definem Interior e Exterior
- *Vaso da Cintura*: define Acima e Abaixo.

formados todo o corpo e todos os outros canais. É por esse motivo que Li Shi Zhen os chamava "Fonte da Criação" (Figura 52.11).

Os vasos extraordinários formam um vórtice de energia que emana do centro do corpo, desde o espaço entre os Rins, onde a Força Motriz (*Dong Qi*) se localiza.

O Vaso Penetrador se encontra no centro desse vórtice energético, pois também é o "Mar dos Cinco Órgãos *Yin* e dos Seis Órgãos *Yang*", o "Mar do Sangue" e o "Mar dos 12 canais" (o significado disso será explicado no Capítulo 53) e começa entre os Rins. O *Qi* e o Sangue do Vaso Penetrador são, então, distribuídos por todo o corpo em pequenos canais no nível energético do *Qi* Defensivo. Quando seu *Qi* alcança R-6 *Zhaohai*, R-9 *Zhubin*, B-62 *Shenmai*, B-63 *Jinmen* e VB-26 *Daimai* dá origem ao Vaso *Yin* do Caminhar, ao Vaso *Yin* de Conexão, ao Vaso *Yang* do Caminhar, Vaso *Yang* de Conexão e Vaso da Cintura, respectivamente. Portanto, o Vaso Penetrador pode ser visto como a origem desses cinco vasos extraordinários.

Os Vasos Concepção e Governador determinam e definem o plano coronal do corpo, o Vaso da Cintura define o plano transversal, enquanto os Vasos *Yang* do Caminhar e de Conexão definem o plano sagital (Figura 52.12).

Nos textos antigos os vasos extraordinários eram frequentemente comparados a um núcleo familiar, como se vê adiante (retirado do *Grande Compêndio de Acupuntura*, 1601):[14]

- *Pai*: Vaso Penetrador (*Chong Mai*)
- *Mãe*: Vaso *Yin* de Conexão (*Yin Wei Mai*)
- *Marido*: Vaso Governador (*Du Mai*)
- *Esposa*: Vaso *Yang* do Caminhar (*Yang Qiao Mai*)
- *Filho*: Vaso *Yang* de Conexão (*Yang Wei Mai*)
- *Filha*: Vaso da Cintura (*Dai Mai*)
- *Hospedeiro*: Vaso Concepção (*Ren Mai*)
- *Convidado*: Vaso *Yin* do Caminhar (*Yin Qiao Mai*).

Lembrando os costumes sociais de Confúcio prevalentes na China por essa ocasião, o Vaso Penetrador, sendo o pai, é o centro do núcleo familiar e, portanto, o mais importante dos Oito Vasos Extraordinários. Na verdade, o Vaso Penetrador encontra-se no centro do "vórtice" de *Qi* criado pelos Oito Vasos Extraordinários.

Os vasos extraordinários regulam as seguintes estruturas:

- *Vasos Governador-Concepção*: Dorso e Frente
- *Vasos Penetrador-da-Cintura*: Vertical e Horizontal
- *Vasos Yin-Yang do Caminhar*: Medial e Lateral e Esquerda-Direita (um do *Yin*, o outro do *Yang*)
- *Vasos Yin-Yang de Conexão*: Interior e Exterior, *Yin* e *Yang*, *Qi* Nutritivo e *Qi* Defensivo.

O *Study of the Extraordinary Vessels* de Li Shi Zhen afirma o seguinte:

- Vaso *Yang* de Conexão controla o Exterior = Céu
- Vaso *Yin* de Conexão controla o Interior = Terra
- Vaso *Yang* do Caminhar controla Esquerda-Direita do *Yang* = Leste
- Vaso *Yin* do Caminhar controla Esquerda-Direita do *Yin* = Oeste
- Vaso Governador controla *Yang* do Dorso = Sul
- Vasos Concepção/Penetrador controla *Yin* da Frente = Norte
- Vaso da Cintura liga (Figura 52.13).

Tendo em mente o vórtice energético já mencionado dos vasos extraordinários, é possível relacionar para fins terapêuticos os vasos extraordinários com áreas do corpo e desequilíbrios físicos. Por exemplo, a "harmonização Esquerda e Direita" significa que o Vaso *Yang* do Caminhar pode ser usado para desequilíbrios estruturais entre os lados esquerdo e direito do corpo na face lateral (*Yang*). Por exemplo, um membro inferior mais longo que o outro, uma escápula mais alta que a outra etc.

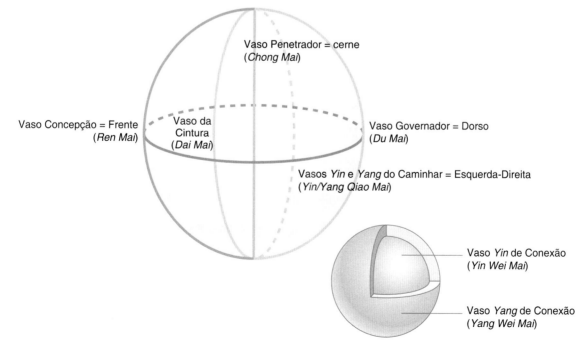

Figura 52.11 Vórtice de vasos extraordinários.

Uso clínico dos vasos extraordinários

Os vasos extraordinários podem ser agrupados das duas maneiras diferentes descritas anteriormente. De acordo com seus pontos de abertura e acoplados, podem ser dispostos em quatro pares de vasos da mesma polaridade (ambos Yin ou ambos Yang) que compartilham vias semelhantes, ou seja:

- Vaso Concepção e Vaso *Yin* do Caminhar (*Ren Mai* e *Yin Qiao Mai*): P-7 e R-6
- Vaso Governador e Vaso *Yang* do Caminhar (*Du Mai* e *Yang Qiao Mai*): ID-3 e B-62
- Vaso Penetrador e Vaso *Yin* de Conexão (*Chong Mai* e *Yin Wei Mai*): BP-4 e PC-6
- Vaso da Cintura e Vaso *Yang* de Conexão (*Dai Mai* e *Yang Wei Mai*): VB-41 e TA-5

Nesse arranjo de pares, o ponto de abertura de um vaso é o ponto acoplado de seu canal pareado e vice-versa.

▶ **Pontos para abrir os vasos extraordinários**

Os pontos de abertura dos vasos extraordinários podem ser usados de maneiras diferentes e não existe um consenso geral sobre a questão. Tomando o Vaso Concepção (*Ren Mai*) como exemplo, os pontos poderiam ser usados de quatro maneiras:

1. Apenas o ponto de abertura bilateralmente, por exemplo, P-7 *Lieque* bilateralmente
2. Ponto de abertura e ponto acoplado bilateralmente, por exemplo, P-7 *Lieque* e R-6 *Zhaohai* bilateralmente. Esse método é adequado para uma ampla gama de condições
3. Ponto de abertura e ponto acoplado de modo unilateral e cruzado, por exemplo, P-7 *Lieque* de um lado e R-6 *Zhaohai* do outro. Esse método é apropriado para condições na face e na cabeça e nos Órgãos Internos. Essa técnica é especialmente válida para crianças, idosos, pessoas enfraquecidas e ansiedade. É crucial não usar muitas outras agulhas, senão as agulhas em um membro não conseguem mover bem o *Qi* (sobretudo se houver cicatrizes ou pústulas)
4. Ponto de abertura e ponto acoplado de modo unilateral no mesmo lado, por exemplo, P-7 *Lieque* e R-6 *Zhaohai* do mesmo lado. Esse método é apropriado para condições unilaterais no dorso e nos membros, dorsalgia unilateral, distensões musculares unilaterais, Síndrome de Obstrução Dolorosa, sequelas de acidente vascular encefálico (golpe de Vento). Agulhar apenas o lado acometido.

Pessoalmente uso a terceira e a quarta técnicas (primariamente a terceira). Por causa desse arranjo em pares, o ponto de abertura de um vaso é geralmente usado em conjunção com o ponto de abertura do vaso pareado. Do meu ponto de vista, é como uma porta que precisa de duas chaves para ser aberta. Essa técnica, denominada "hospedeiro-convidado" foi mencionada pela primeira vez no *Guide to Acupuncture Channels* (1295, *Zhen Jiu Jing Zhi Nan*) e posteriormente ampliada no *Grande Compêndio de Acupuntura* (1601, *Zhen Jiu Da Cheng*). Nessa segunda obra os pontos dos vasos extraordinários são mencionados como pares em muitas passagens, implicando explicitamente que são usados como um par. Um exemplo é: "*Neiguan deve ser combinado com Gongsun; Waiguan é associado com Zulinqi; Lieque é acoplado com Zhaohai e Houxi segue mutuamente Shenmai.*"[15]

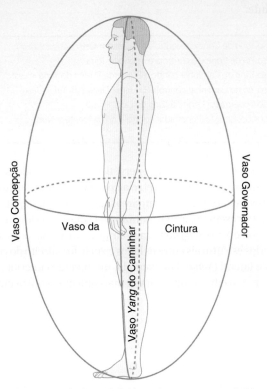

Figura 52.12 Planos definidos pelos vasos extraordinários.

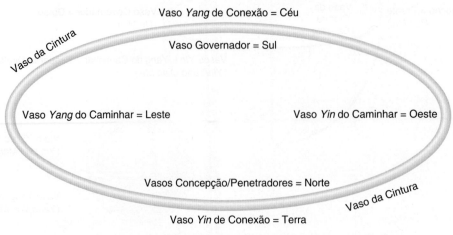

Figura 52.13 Planos definidos pelos vasos extraordinários segundo Li Shi Zhen.

Por exemplo, quando é usado o Vaso Concepção, seriam agulhados P-7 *Lieque* e R-6 *Zhaohai nessa ordem*. Eu prefiro agulhar esses dois pontos em lados opostos. As agulhas são retiradas na ordem inversa. Pessoalmente uso os pontos de abertura e acoplado de acordo com o sexo, ou seja, em um homem eu uso o ponto de abertura à esquerda e o ponto acoplado à direita e nas mulheres eu faço o contrário. Para abrir o Vaso Concepção em um homem, por exemplo, eu agulho P-7 *Lieque* à esquerda e depois R-6 *Zhaohai* à direita *nessa ordem*, enquanto em uma mulher eu usaria P-7 *Lieque* à direita seguido por R-6 *Zhaohai* à esquerda.

Nota clínica

Eu uso os pontos de abertura e acoplados dos vasos extraordinários de modo unilateral e cruzado, por exemplo, para o Vaso Concepção P-7 à direita e R-6 à esquerda, agulhados nessa ordem. Eu deixo as agulhas durante 15 ou 20 minutos e, depois, eu retiro as mesmas na ordem inversa. Com frequência uso outros pontos com os pontos de abertura e acoplado de um vaso extraordinário.

Embora esse método de agulhamento unilateral e cruzado não seja encontrado no *Grande Compêndio de Acupuntura*, nesse livro existe a recomendação de agulhar primeiro o ponto de abertura do vaso escolhido (p. ex., P-7 e R-6). O *Compêndio de Acupuntura* denomina esse método "Hospedeiro-convidado", o ponto de abertura do vaso que se deseja abrir é o "hospedeiro" e seu ponto acoplado (que também é o ponto de abertura do vaso acoplado) é o "convidado". Se, por exemplo, for desejável abrir o Vaso da Cintura, o ponto VB-41 *Zulinqi* é agulhado primeiro (ponto "hospedeiro") e TA-5 *Waiguan* é agulhado a seguir (ponto "convidado").[16]

Outros clássicos também confirmam que o par de pontos sempre é usado e que os pontos devem ser agulhados em uma ordem específica. Por exemplo, o *Guide to Acupuncture Channels* (1295) arrola o ponto de abertura de cada vaso extraordinário, indicando especificamente sua combinação com seu ponto acoplado. Por exemplo, para o Vaso Penetrador, é encontrada a seguinte passagem: "*BP-4 Gongsun, dois pontos, no canal do Baço… combina-se com PC-6 Neiguan.*"

O *Grande Compêndio de Acupuntura (Zhen Jiu Da Chen)* afirma: "*Neiguan deve ser combinado com Gongsun; Waiguan com Zulinqi; Lieque é acoplado com Zhaohai; Houxi segue mutuamente com Shenmai.*"

A obra *Gatherings from Eminent Acupuncturists (Zhen Jiu Ju Ying*, 1529) também recomenda explicitamente o uso de pontos de abertura dos vasos extraordinários em pares. Por exemplo, quando é feita a descrição da sintomatologia de cada vaso extraordinário (em relação ao seu ponto de abertura), ao final sempre é citado um par de pontos, por exemplo, ao falar de BP-4: "*Agulhar primeiro BP-4 Gongsun e, depois, agulhar PC-6 Neiguan.*"

O *Great Treatise of Acupuncture (Zhen Jiu Da Quan)* afirma: "*BP-4 Gongsun é pareado com PC-6 Neiguan, P-7 Lieque pode ser acoplado com R-6 Zhaohai, VB-41 Zulinqi e TA-5 podem atuar como hospedeiro e convidado e ID-3 Houxi e B-62 respondem um ao outro.*"

Quando usados nesses pares, os pontos dos vasos extraordinários também harmonizam Acima e Abaixo porque os pontos pareados sempre são um no membro superior e o outro no membro inferior. O uso desses pares permite a transcendência da ação dos pontos individuais e ativa a energia dos vasos extraordinários.

▶ Pontos de abertura *versus* pontos nos vasos extraordinários

Após debater se é preciso usar apenas um ponto de abertura ou combiná-lo com seu ponto acoplado para abrir um determinado vaso extraordinário, a próxima questão que surge é a seguinte: Qual é a diferença entre usar o ponto de abertura e o ponto acoplado de um vaso extraordinário (p. ex., P-7 e R-6 para o Vaso Concepção) e usar um ponto no próprio vaso (p. ex., VC-4 *Guanyuan*)?

Um vaso extraordinário pode ser usado de duas maneiras:

- Uso dos pontos de abertura (juntamente com os pontos acoplados)
- Uso de um ponto no vaso.

Vamos examinar cada abordagem por vez.

Uso de pontos de abertura e acoplados

A utilização dos pontos de abertura e acoplados atinge dois resultados:

- Atinge a área governada por esse vaso (p. ex., o Vaso Concepção, P-7 e R-6 para atingir a boca e as gengivas)
- Aciona a função de reservatório do *Qi* dos vasos extraordinários, ou seja, reabsorção e regulação de excessos e estagnação. Isso é especialmente necessário quando o pulso tem a mesma característica em posições diferentes.

Examinemos esses dois efeitos.

O uso dos pontos de abertura e acoplados atinge a área governada por esse vaso

Comecemos com um exemplo. Um homem se queixa de uma placa de eczema seco sob seu nariz e prurido anal. Essas duas condições aparentemente não são relacionadas e, se o diagnóstico obedecesse aos padrões, o eczema seria atribuído a Vento-Calor e o prurido anal seria causado por Umidade-Calor no Aquecedor Inferior. Todavia, existe um fator que correlaciona essas duas manifestações – o Vaso Governador (*Du Mai*). Esses dois sintomas ocorrem na área influenciada pelo Vaso Governador. Portanto, o tratamento do Vaso Governador abordará os *dois* sintomas simultaneamente, seja qual for o padrão responsável por eles (naturalmente o tratamento do Vaso Governador pode ser combinado com o tratamento dos padrões). Todavia, nesse caso, o "tratamento" do Vaso Governador significa a utilização de seus pontos de abertura e acoplados, ou seja, ID-3 *Houxi* e B-62 *Shenmai* (agulhados nessa ordem e nos lados opostos). É *apenas* por meio do uso desses dois pontos em combinação que será afetada toda a área influenciada pelo Vaso Governador. Se for usado qualquer ponto no próprio Vaso Governador (p. ex., VG-26 *Renzhong* ou VG-13 *Yaoyanguan*), não afetaria *todo* o trato do vaso.

Outro exemplo elucidará esse conceito (Figura 52.14). Digamos que uma mulher apresenta sangramento gengival e corrimento vaginal. Mais uma vez esses dois sintomas podem ser diagnosticados separadamente e o sangramento gengival

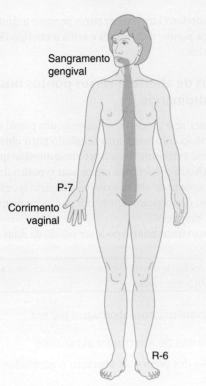

Figura 52.14 P-7 e R-6 influenciam toda a área do Vaso Concepção.

poderia ser consequente a Calor no Estômago e o corrimento vaginal poderia ser atribuído a Umidade-Calor no Aquecedor Inferior. Não obstante, esses dois sintomas estão na área influenciada pelo Vaso Concepção: é possível influenciar *toda* a área desse vaso (as gengivas e o sistema genital) por meio dos pontos de abertura e acoplados, ou seja, P-7 *Lieque* e R-6 *Zhaohai* (agulhados nessa ordem e em lados opostos). Como no exemplo anterior, esses dois pontos podem ser combinados com outros que tratam os padrões apropriados, contudo, o mais importante é que esses dois pontos influenciam esses dois sintomas independentemente dos padrões.

O uso dos pontos de abertura e acoplados desencadeia a função dos vasos extraordinários como reservatórios

Como já foi mencionado, os vasos extraordinários atuam como reservatórios para absorver excessos ou desequilíbrios do *Qi* oriundo dos canais principais da mesma maneira que os reservatórios absorvem o excesso de chuva dos rios. Em muitos casos os vasos extraordinários são usados para absorver excessos de *Qi* ou remover estagnação do *Qi* e/ou Sangue. Nessas situações o pulso refletirá uma patologia dos vasos extraordinários ao apresentar a mesma qualidade e a mesma intensidade de pulso em mais de uma posição.

Qual é o motivo disso? Se os canais principais são semelhantes a rios (refletidos nas 12 posições individuais do pulso) e os vasos extraordinários são análogos a reservatórios que absorvem o *Qi* de mais de um canal principal, a "patologia do reservatório" será refletida no pulso que apresentará a mesma característica e a mesma intensidade em mais de uma posição.

Por exemplo, na estase do Sangue no Vaso Penetrador (*Chong Mai*) o pulso é Firme nas posições Médias da direita e da esquerda ou Firme nas três posições da esquerda (Figura 52.15). A mesma qualidade e intensidade de um pulso em mais de uma posição reflete o "fluxo" e o "transbordamento" dos canais principais para os vasos extraordinários. É nessas situações que é desejável "desencadear a função dos vasos extraordinários como reservatórios". Para regular essa estase e absorver o excesso, apenas os pontos de abertura e acoplados (BP-4 e PC-6) são efetivos e um ponto no vaso não exerceria o efeito de desencadear a função de reservatório dos vasos extraordinários.

Outro exemplo poderia ser um pulso que é em Corda nas posições Anteriores da direita e da esquerda: isso reflete uma patologia de Excesso de *Yang* no Vaso *Yang* do Caminhar (*Yang Qiao Mai*) na cabeça (Figura 52.16) e, nesse caso, é preciso usar os pontos de abertura e acoplados, ou seja, B-62 *Shenmai* e ID-3 *Houxi*.

Portanto, sobretudo nas condições Plenas dos vasos extraordinários, é necessário usar o ponto de abertura e o ponto acoplado do vaso para acionar sua função de reservatório.

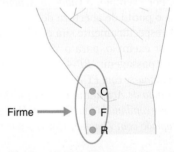

Figura 52.16 Pulso do Vaso Penetrador.

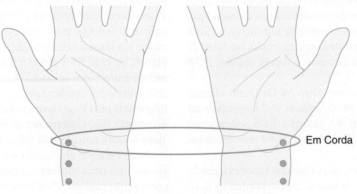

Figura 52.15 Pulso no Vaso *Yang* do Caminhar.

Obviamente, esses pontos costumam ser combinados com pontos no vaso. Por exemplo, no caso de estase do Sangue no Vaso Penetrador (*Chong Mai*), nós usamos BP-4 e PC-6 para acionar sua função de reservatório e podemos acrescentar um ponto no próprio vaso como R-14 *Siman*, que tem o efeito de mover o Sangue.

A utilização dos pontos de abertura dos vasos extraordinários também é especialmente necessária porque eles não têm pontos próprios e, em vez disso, movem-se de modo sinuoso de um canal para outro. O Vaso *Yang* do Caminhar (*Yang Qiao Mai*) é um exemplo especialmente bom disso (Figura 52.17). Desse modo, é apenas pelo uso dos pontos de abertura que se consegue influenciar todo o canal. Obviamente, os Vasos Concepção e Governador são uma exceção porque têm pontos próprios.

Como usar um ponto no vaso

Qual é o efeito do uso de um ponto no trajeto de um vaso extraordinário? Não existe uma resposta abrangente para essa pergunta porque é essencial diferenciar os Vasos Governador/Concepção e outros vasos.

Os Vasos Governador/Concepção (*Du Mai* e *Ren Mai*) têm seus próprios pontos e, desse ponto de vista, são semelhantes aos canais principais. O uso de um ponto no próprio vaso fortalecerá, tonificará ou moverá o *Qi* desse vaso específico. Por exemplo, o ponto VC-4 *Guanyuan* fortalecerá e "consolidará" o Vaso Concepção; VC-6 *Qihai* pode mover o *Qi* no Vaso Concepção. Com frequência, esses pontos no vaso são combinados com os pontos de abertura e acoplados desse vaso. Por exemplo, é muito comum usar P-7 *Lieque* e R-6 *Zhaohai* para abrir o Vaso Concepção (*Ren Mai*) juntamente com VC-4 *Guanyuan* para fortalecer e consolidar o vaso. O mesmo se aplica ao Vaso Governador.

Para outros vasos, o efeito do uso de um ponto em um vaso é diferente e muito menos potente. Como os outros vasos não têm pontos próprios, o efeito do uso de um ponto no próprio vaso é muito limitado e visa principalmente direcionar o tratamento para uma área localizada.

Por exemplo, se o ponto ID-10 *Naohu* for usado por si mesmo (o Vaso *Yang* do Caminhar *Yang Qiao Mai* atravessa esse ponto), o efeito nesse vaso será muito pequeno. Esse ponto poderia simplesmente ser usado em conjunção com os pontos de abertura e acoplados (nesse caso B-62 e ID-3) para direcionar o efeito terapêutico para a área local da escápula. O uso dos pontos B-62 e ID-3 abriria o Vaso *Yang* do Caminhar para realizar sua função de absorção do excesso de energia *Yang* na parte superior do corpo, enquanto o uso de ID-10 não exerceria esse efeito.

Por fim, o Vaso Penetrador (*Chong Mai*) é outro caso diferente, estando em uma situação intermediária entre os dois casos mencionados anteriormente. Embora o Vaso Penetrador não tenha seus pontos próprios como os Vasos Governador e Concepção, ele flui através de todos os pontos do canal dos Rins. Portanto, alguns desses pontos no canal dos Rins realmente exercem um efeito potente no Vaso Penetrador de uma maneira que pontos em outros vasos (como ID-10 mencionado anteriormente para o Vaso *Yang* do Caminhar) não exerceriam. O ponto R-13 *Qixue*, por exemplo, fortalece e consolida o Vaso Penetrador.

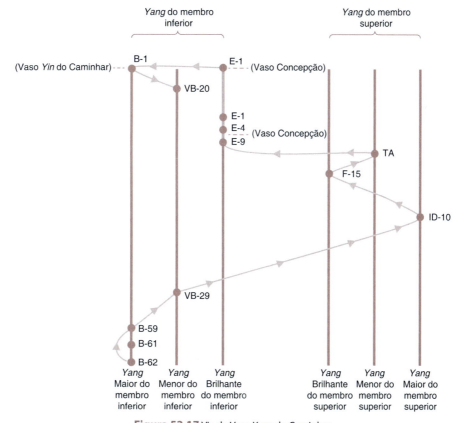

Figura 52.17 Via do Vaso *Yang* do Caminhar.

Nota clínica

- O uso de um ponto nos Vasos Governador, Concepção ou Penetrador (sem seus pontos de abertura e acoplados) consegue tonificar ou mover o *Qi* e o Sangue nesse canal
- O uso de um ponto dos outros vasos extraordinários (sem seus pontos de abertura e acoplados) exerce pouco efeito nesse vaso para além de um efeito puramente local
- Os pontos nos vasos extraordinários são, com frequência, combinados com seus pontos de abertura e acoplados.

▶ Quando usar um vaso extraordinário

Que diretrizes podem ser estabelecidas para escolher na prática clínica os vasos extraordinários? Em outras palavras, quando escolher um vaso extraordinário em vez de um canal principal?

Primeiro há que definir quando usar um canal principal. Um canal principal é usado basicamente nas condições dos Órgãos Internos ou dos canais. Por exemplo, se um paciente sofrer de estagnação do *Qi* do Fígado, podem ser usados pontos no canal principal do Fígado e não é preciso usar um vaso extraordinário. Da mesma forma, se um paciente sofrer de um problema específico de um canal, usa-se o canal principal.

Todavia, existem muitas situações nas quais um vaso extraordinário é indicado e elas são resumidas a seguir:

- Distúrbios simultâneos em vários canais
- Condições complicadas
- Envolvimento de um órgão e um canal diferente
- Condições desorientadoras de Calor-Frio e Deficiência-Excesso
- Alguns transtornos mental–emocionais
- Algumas condições neurológicas
- Quando o pulso tem a mesma característica em várias posições.

Vamos examinar alguns exemplos.

Distúrbios simultâneos em vários canais

Se a patologia acometer apenas um canal, então é utilizado esse canal principal. Se, entretanto, o distúrbio do canal afetar mais de um canal simultaneamente, isso constitui indicação do uso de um vaso extraordinário. Qual é o motivo? Isso também pode ser consequente à natureza dos vasos extraordinários como "reservatórios" do *Qi*. Como são reservatórios, eles recebem o influxo de muitos canais diferentes e, quando muitos canais são afetados, o uso do "reservatório" (ou seja, um vaso extraordinário) afetará todos eles.

Um bom exemplo é a ciatalgia. Se o paciente se queixar de ciatalgia explicitamente ao longo do canal da Bexiga, é necessário usar apenas o canal principal da Bexiga com pontos distais e locais. Todavia, com bastante frequência, a ciatalgia começa no canal da Bexiga na nádega. A dor desce pelo canal da Vesícula Biliar na coxa e pelo canal do Estômago no membro inferior. Quando é preciso afetar os três canais, é possível usar os pontos de abertura e acoplados do Vaso *Yang* do Caminhar (*Yang Qiao Mai*) como B-62 *Shenmai* e ID-3 (*Houxi*).

Essa abordagem é usada não apenas nos distúrbios dos canais, mas também nos distúrbios dos órgãos Internos. Por exemplo, essa abordagem também pode ser usada sempre que for usado o Vaso Concepção (*Ren Mai*) em condições ginecológicas porque o vaso influencia fortemente os canais do Fígado, dos Rins e do Baço no Aquecedor Inferior, que são a causa da maioria das patologias ginecológicas.

Condições complicadas

Os vasos extraordinários são, com frequência, muito úteis nas condições complicadas. O termo "complicada" se refere a condições crônicas caracterizadas por múltiplos padrões desconcertantes e muitos sintomas diferentes em sistemas de órgãos distintos.

Por exemplo, vamos considerar um paciente com sintomas em vários sistemas do corpo, como asma crônica, alguns distúrbios digestivos, algumas condições ginecológicas, alergias etc. A combinação desses sintomas sugere o uso do Vaso Concepção (*Ren Mai*) porque esse vaso trata os Pulmões, nutre o *Yin*, consegue tratar queixas digestivas e, acima de tudo, doenças ginecológicas. Assim, o uso de pontos de abertura e acoplados do Vaso Concepção (ou seja, P-7 e R-6) influenciaria todas as condições do paciente.

Outro bom exemplo do uso de um vaso extraordinário em condições complicadas é o do *Qi* rebelde do Vaso Penetrador (*Chong Mai*), que será explicado com mais detalhes no Capítulo 53. Aqui basta dizer que quando o *Qi* do Vaso Penetrador se rebela no sentido ascendente, isso provoca muitos sintomas que começam no baixo-ventre e terminam na cabeça. Se esses sintomas forem analisados separadamente, seriam diagnosticados muitos padrões diferentes de vários órgãos com Plenitude e Vazio e Calor e Frio. Todavia, quando observados em sua integralidade, torna-se evidente que são consequentes à Rebelião do *Qi* do Vaso Penetrador (*Chong Mai*) e são causados pelo fato de que esse vaso influencia muitos canais diferentes. Assim, o uso de seus pontos de abertura e acoplados (ou seja, BP-4 e PC-6) tratará todos os sintomas causados por essa condição complicada.

Envolvimento de um órgão e um canal diferente

Se uma patologia de um Órgão Interno afetar um canal, na maioria dos casos o canal relacionado é acometido. Por exemplo, um padrão de Fígado acomete o canal do Fígado, contudo, com frequência uma patologia de um Órgão Interno pode afetar um canal diferente e um padrão de Fígado afetar o canal da Bexiga.

Com frequência, um vaso extraordinário é usado para essa situação. Por exemplo, a ascensão do *Yang* do Fígado normalmente provoca cefaleias ao longo do canal da Vesícula Biliar na cabeça (o canal da Vesícula Biliar é relacionado interior/exteriormente com o canal do Fígado). Em alguns casos, entretanto, a ascensão do *Yang* do Fígado provoca cefaleias ao longo do canal da Bexiga no occipúcio. Nessa situação pode ser usado um vaso extraordinário e, nesse caso, o canal *Yang* do Caminhar (*Yang Qiao Mai*) porque esse canal absorve excessos de *Qi* no topo da cabeça. Por conseguinte, são usados os pontos de abertura e acoplados desse vaso (ou seja, B-62 *Shenmai* e ID-3 *Houxi*). Obviamente, esses dois pontos podem ser combinados com outros pontos que subjugam o *Yang* do Fígado como F-3 *Taichong*.

Condições desorientadoras de Calor-Frio e Deficiência-Excesso

Os vasos extraordinários também são especialmente valiosos para situações caracterizadas por condições complexas com ocorrência simultânea de Calor e Frio e Plenitude e Vazio. Mais uma vez, essa capacidade dos vasos extraordinários é ligada a sua natureza como "reservatórios" do *Qi*. Como são reservatórios do *Qi*, tendem a regular e equilibrar o fluxo de *Qi* entre os canais, tornando-os apropriados para Deficiência e Excesso e Frio e Calor.

Alguns transtornos mental–emocionais

Alguns dos vasos extraordinários são especialmente indicados para transtornos mental–emocionais, provavelmente devido a sua função de regulação, integração e equilíbrio, que foi comentada anteriormente.

Por exemplo, uma das indicações do Vaso Concepção (*Ren Mai*) é mania pós-trabalho de parto. Um dos principais sintomas do Vaso Penetrador (*Chong Mai*) é a inquietação mental e ansiedade associada à rebelião do *Qi*.

O Vaso Governador influencia três órgãos que exercem um efeito significativo na mente, ou seja, os Rins (e, portanto, força de vontade, *Zhi*); o Coração (e, portanto, a Mente, *Shen*) e o Cérebro (e, portanto, a Mente, *Shen*). Por esse motivo, o Vaso Governador pode ser usado para fortalecer a Força de Vontade e para nutrir o Coração na depressão.

Por exemplo, o Vaso *Yin* de Conexão (*Yin Wei Mai*) é usado para nutrir o Sangue, fortalecer o Coração e acalmar a Mente. O Vaso *Yang* do Caminhar (*Yang Qiao Mai*) é usado para absorver excessos de *Yang* na cabeça quando provocam agitação mental e inquietação.

Algumas condições neurológicas

Alguns dos vasos extraordinários podem ser usados para condições neurológicas como esclerose múltipla. O Vaso Governador e o Vaso da Cintura, em especial, podem ser usados para estimular a circulação de *Qi* nos membros inferiores e na coluna vertebral nas condições neurológicas.

Quando o pulso tem a mesma característica em várias posições

Essa característica já foi mencionada anteriormente. Como os vasos extraordinários são "reservatórios", seu *Qi* flui em excesso a partir dos canais principais e se reflete no pulso que apresenta a mesma qualidade e a mesma força em mais de uma posição. Por exemplo, um pulso Flutuante nas três posições da esquerda indica o Vaso Governador.

No Boxe 52.15 é apresentado um resumo do uso na prática clínica dos vasos extraordinários.

Boxe 52.15 Uso clínico dos vasos extraordinários

- Pontos para abrir os vasos extraordinários, por exemplo, P-7 e R-6 (unilateral, cruzado) para o Vaso Concepção
- Pontos de abertura *versus* pontos nos vasos
  - Uso dos pontos de abertura e acoplados, por exemplo, P-7 e R-6 para o Vaso Concepção
    - Os pontos de abertura e acoplados atingem toda a área do vaso
    - Os pontos de abertura e acoplados acionam a função dos vasos extraordinários como reservatório
  - Uso de um ponto no vaso

- Quando usar um vaso extraordinário
  - Distúrbios simultâneos em vários canais
  - Condições complicadas
  - Envolvimento de um órgão e um canal diferente
  - Condições desorientadoras de Calor-Frio e Deficiência-Excesso
  - Alguns transtornos mental-emocionais
  - Algumas condições neurológicas
  - Quando o pulso tem a mesma característica em várias posições

Resultados do aprendizado

Neste capítulo, você aprendeu:

- As várias teorias que explicam o motivo de os vasos extraordinários receberem essa denominação
- A função dos vasos extraordinários como reservatórios do *Qi*
- A função dos vasos extraordinários derivados da Essência circulante
- A participação dos vasos extraordinários na circulação do *Qi* Defensivo
- A função dos vasos extraordinários na regulação dos ciclos de vida
- A participação dos vasos extraordinários na integração dos Seis Órgãos *Yang* Extraordinários com os outros Órgãos Internos e os canais principais
- A correlação entre os vasos extraordinários e os Quatro Mares
- Como os fatores patogênicos nos vasos extraordinários aparecem nos orifícios
- A importância das funções de regulação, equilíbrio e integração dos vasos extraordinários
- A correlação energética próxima dos canais Governador, Concepção e Penetrador, três ramos com a mesma origem (o espaço entre os Rins)
- A dinâmica dos Vasos *Yin* e *Yang* do Caminhar, que definem direita e esquerda (de *Yin* e *Yang*) e podem ser utilizados para corrigir desequilíbrios estruturais dos membros inferiores
- A dinâmica dos Vasos *Yin* e *Yang* de Conexão, que conectam todos os canais *Yin* e *Yang*, equilibram Interior/Exterior e harmonizam o *Qi* Nutritivo e o *Qi* Defensivo
- As funções do Vaso da Cintura, o único canal horizontal, que divide o corpo em duas metades e pode ser usado para harmonizar Acima e Abaixo do mesmo
- A ideia, fundamentada na teoria da formação energética de um embrião, de que os vasos extraordinários formam um vórtice energético de todo o corpo que emana do espaço entre os Rins
- As diferentes maneiras de utilizar os pontos de abertura e acoplados para abrir os Vasos
- Como usar os Vasos de diferentes maneiras: seja para atingir a área governada pelo canal ou para utilizar sua ação como reservatórios para deslocar estagnação e absorver excessos
- Os efeitos do uso dos próprios pontos nos vasos extraordinários
- Quando usar os vasos extraordinários: em condições envolvendo vários canais; vasos extraordinários em condições complicadas; quando um órgão influencia um canal diferente; nos transtornos mentais e neurológicos; quando o pulso tem a mesma característica em várias posições.

Questões de autoavaliação

1. Apresentar duas teorias para explicar o motivo de os vasos extraordinários serem assim denominados.
2. Explique como os vasos extraordinários estão envolvidos na mediação da defesa exercida pelo Rim contra fatores patogênicos externos.
3. Complete a seguinte afirmativa: "Os vasos extraordinários _____ os Seis Órgãos *Yang* Extraordinários aos Órgãos Internos."
4. Com quais orifícios estão associados os Vasos *Yin* e *Yang* do Caminhar (*Yin* e *Yang Qiao Mai*)?

5. Quais são os primeiros vasos a absorver excessos de *Yang* ou *Yin* nos canais principais?

6. O Vaso *Yin* do Caminhar é o ramo de qual canal?

7. Complete a seguinte afirmativa: "Os dois Vasos de Conexão (*Yin Wei Mai*) ligam os canais _____ e _____ e harmonizam o _____ e o *Qi* _____ *Qi* defensivo."

8. Qual é a principal função do Vaso da Cintura (*Dai Mai*)?

9. Qual vaso extraordinário é a origem dos Vasos do Caminhar, de Conexão e da Cintura e é considerado o "Pai" da "família" dos vasos?

10. Que pontos você agulharia (e em qual ordem) para abrir o Vaso Concepção (*Ren Mai*)?

Ver respostas no Apêndice 6.

Notas

1. Maciocia G 2006 The Channels of Acupuncture, Elsevier, Edinburgh, p. 371–642.
2. Nanjing College of Traditional Chinese Medicine 1979 An Explanation of the 'Classic of Difficulties' (*Nan Jing Jiao Shi* 难经校释), People's Health Publishing House, Beijing, p. 68–69. The 'Classic of Difficulties' itself was published c. ad 100.
3. Explanation of the 'Classic of Difficulties', p. 68–69.
4. Classic of Difficulties, p. 71.
5. Wang Luo Zhen 1985 A Compilation of the 'Study of the Eight Extraordinary Vessels' (*Qi Jing Ba Mai Kao Jiao Zhu* 奇经八脉考校注), Shanghai Science Publishing House, Shanghai, p. 1. A obra *Study of the Eight Extraordinary Vessels* foi escrita por Li Shi Zhen e publicada em 1578.
6. 1981 Spiritual Axis (*Ling Shu Jing* 灵枢经), People's Health Publishing House, Beijing, publicado originalmente c.100 a.C, p. 120.
7. Spiritual Axis, p. 52.
8. Simple Questions, p. 4–6.
9. Ibid. p. 4.
10. Luo Guo Gang 1789 Mirror of Medicine Abstracted by Master Luo (*Meng Shi Hui Yue Yi Jing* 罗氏会约医镜), cited in Zhang Qi Wen 1995 Menstrual Diseases (*Yue Jing Bing Zheng* 月经病证), People's Hygiene Publishing House, Beijing, p. 15.
11. Zhang Jie Bin (also called Zhang Jing Yue) 1982 Classic of Categories (*Lei Jing* 类经), People's Health Publishing House, Beijing, publicado pela primeira vez em 1624, p. 280.
12. Spiritual Axis, p. 50.
13. Classic of Difficulties, p. 73.
14. Yang Ji Zhou 1980 Compendium of Acupuncture (*Zhen Jiu Da Cheng* 针灸大成), People's Health Publishing House, Beijing, publicado pela primeira vez em 1601, p. 643–644.
15. Compendium of Acupuncture, p. 647.
16. Compendium of Acupuncture, p. 650.

SEÇÃO 1 PARTE 7

Os Oito Vasos Extraordinários 53

Vaso Governador (*Du Mai*), 679

Trajeto, 679

Aplicações clínicas, 680

Indicações clássicas, 683

Fitoterapia, 683

Vaso Concepção (*Ren Mai*), 683

Trajeto, 684

Aplicações clínicas, 684

Indicações clássicas, 686

Fitoterapia, 687

Vaso Penetrador (*Chong Mai*), 687

Trajeto, 688

Aplicações clínicas, 690

Indicações clássicas, 697

Fitoterapia, 698

Vaso da Cintura (*Dai Mai*), 699

Trajeto, 699

Aplicações clínicas, 699

Indicações clássicas, 701

Fitoterapia, 702

Vaso *Yin* do Caminhar (*Yin Qiao Mai*), 702

Trajeto, 703

Aplicações clínicas, 703

Indicações clássicas, 704

Fitoterapia, 705

Vaso *Yang* do Caminhar (*Yang Qiao Mai*), 705

Trajeto, 705

Aplicações clínicas, 706

Indicações clássicas, 707

Fitoterapia, 707

Patologia combinada dos Vasos *Yin* e *Yang* do Caminhar, 708

Vaso *Yin* de Conexão (*Yin Wei Mai*), 710

Trajeto, 710

Aplicações clínicas, 711

Indicações clássicas, 711

Fitoterapia, 711

Vaso *Yang* de Conexão (*Yang Wei Mai*), 712

Trajeto, 712

Aplicações clínicas, 713

Indicações clássicas, 713

Fitoterapia, 713

Patologia combinada dos Vasos *Yin* e *Yang* de Conexão, 714

Os Vasos *Yin* e *Yang* de Conexão e a cintura, 714

Os Vasos *Yin* e *Yang* de Conexão influenciam a cabeça e o abdome, respectivamente, 714

Harmonização do *Qi* Nutritivo e do *Qi* Defensivo, 714

Notas, 715

Neste capítulo será comentado de modo mais detalhado o uso dos vasos extraordinários.

Vaso Governador (*Du Mai*)

Ponto de abertura: ID-3 *Houxi*.
Ponto acoplado: B-62 *Shenmai*.
Ponto inicial: VG-1 (Du-1) *Changqiang*.
Ponto de Conexão: VG-1 (Du-1) *Changqiang*.
Área do corpo influenciada: genitália externa, ânus, dorso, coluna vertebral, nuca, parte posterior da cabeça.

▶ Trajeto

O trajeto interno do Vaso Governador (*Du Mai*) é mais complexo do que uma mera linha oriunda do períneo e que segue ao longo da coluna vertebral até a cabeça e o lábio superior. Em primeiro lugar, origina-se entre os rins (juntamente com os Vasos Concepção e Penetrador): daí flui para o períneo e emerge em VC-1 (Ren-1) *Huiyin*. Desse ponto vai para VG-1 (Du-1) *Changqiang* e, ao longo da coluna vertebral, para a cabeça e o lábio superior (Figura 53.1).

O Capítulo 28 do *Clássico das Dificuldades* descreve o trajeto do Vaso Governador (*Du Mai*) da seguinte maneira: "*O Vaso Governador começa em um ponto na extremidade mais baixa do corpo [períneo], ascende por dentro da coluna vertebral, atinge o ponto VG-16 Fengfu e daí penetra no cérebro.*"[1]

O *Golden Mirror of Medicine* (*Yi Zong Jin Jian*, 1742) afirma: "*O Vaso Governador surge no baixo-ventre, externamente no abdome, internamente no 'Bao' ['Útero']… também chamado Dan Tian em homens e mulheres: nas mulheres é o útero e nos homens é o Salão do Esperma.*"[2]

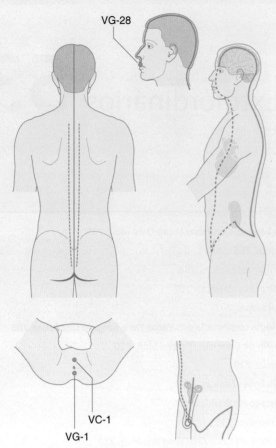

Figura 53.1 O Vaso Governador.

O Capítulo 60 da obra *Questões Simples* descreve o seguinte trajeto para o Vaso Governador: "Começa no baixo-ventre, desce para o osso púbico, nas mulheres até a vagina. Seu canal de Conexão circunda a vagina, passa para o períneo, daí para as nádegas e desce para encontrar os canais do Rim e da Bexiga na parte superior das coxas; depois ascende a coluna vertebral e circunda os rins... nos homens envolve o pênis e depois o períneo... o vaso principal começa na parte baixa do abdome, ascende para o umbigo, passa pelo coração, pela garganta e pelo queixo, contorna os lábios e chega aos olhos."[3]

A descrição desse trajeto do Vaso Governador é importante porque realça alguns aspectos que frequentemente não são mencionados. Por exemplo, é interessante mencionar que, nas mulheres, o Vaso Governador (*Du Mai*) vai até a vagina porque esta é uma área que normalmente seria conectada apenas com o Vaso Concepção (*Ren Mai*).

O segundo aspecto importante da descrição do trajeto do Vaso Governador (*Du Mai*) no Capítulo 60 do *Questões Simples* é a menção de um "vaso principal" que *surge* do baixo-ventre no centro do abdome e termina nos olhos. Esse trajeto assemelha-se muito ao do Vaso Concepção. Isso levanta a questão se esse seria uma ramificação do Vaso Governador ou o próprio Vaso Concepção.

Alguns acreditam que esse "vaso principal" é o Vaso Concepção. De fato, paradoxalmente, na prática clínica, não é importante se esse trajeto é uma ramificação do Vaso Governador ou o próprio Vaso Concepção. Os Vasos Governador e Concepção são quase dois ramos do mesmo vaso, um *Yang* e um *Yin*, que se cruzam no interior.

Li Shi Zhen (relatando a opinião de Hua Bo Ren): "*Os Vasos Concepção e Governador são dois ramos da mesma fonte, um na frente do corpo e outro no dorso. Como o corpo humano tem os Vasos Concepção e Governador, a natureza tem meia-noite e meio-dia: esses dois vasos são separados mas também acoplados. Quando tentamos dividi-los, vemos que Yin e Yang são inseparáveis; quando tentamos vê-los como uma unidade, descobrimos que são indivisíveis. Eles são um, mas também dois, eles são dois, mas também um.*"[4]

O "vaso principal" do Vaso Governador no abdome mencionado no Capítulo 60 do *Questões Simples* é denominado "Canal de Conexão" por Li Shi Zhen que tem o mesmo trajeto. Li Shi Zhen também afirma que ao chegar aos olhos, essa parte do Vaso Governador continua sua ascensão "*de B-1 Jingming para o topo da cabeça onde se une ao canal do Fígado e penetra no cérebro. A seguir, desce ao longo do occipúcio, une-se ao canal da Bexiga em B-11 Dashu e depois desce por dentro da coluna vertebral e chega aos Rins*".[5] Portanto, de acordo com essa passagem, parece que o Vaso Governador também é um ramo que *desce* em vez de ascender o dorso e a coluna vertebral.

De fato, no Capítulo 16 do *Eixo Espiritual* também é descrito que o Vaso Governador corre para baixo na coluna vertebral. Esse capítulo descreve a circulação do Qi nos 14 canais e, depois da descrição do trajeto dos primeiros 11 canais, chega ao Fígado: "*[O canal do Fígado] atinge o vértice, desce para o occipúcio, desce pela coluna vertebral e penetra no sacro: esse é o Vaso Governador.*"[6]

O canal de Conexão do Vaso Governador ascende o dorso a partir de VG-1 *Changqiang* em linhas paralelas.

No Boxe 53.1 é apresentado um resumo do trajeto do Vaso Governador.

Boxe 53.1 Vaso Governador (*Du Mai*) – resumo do trajeto

- Começa no baixo-ventre entre os rins, vai para o útero e o osso púbico. Nas mulheres flui em torno da vagina e passa para o períneo, enquanto nos homens circunda o pênis e vai para o períneo
- A partir daí, vai para as nádegas onde se conecta com os canais do Rim e da Bexiga na parte superior das coxas
- Do períneo ascende pela coluna vertebral
- Atinge VG-16 *Fengfu* onde penetra no cérebro
- Ascende para o vértice e desce ao longo da testa e do nariz para terminar em VG-28 *Yinjiao*
- A divisão abdominal do Vaso Governador começa no períneo, ascende no abdome (na linha média) até o umbigo, passa pelo coração, pela garganta e pelo queixo, contorna os lábios e atinge os olhos
- O canal de Conexão do Vaso Governador (*Du Mai*) ascende pelo dorso a partir de VG-1 *Changqiang* em linhas paralelas.

▶ **Aplicações clínicas**

O Vaso Governador é denominado "Mar dos Canais *Yang*" porque influencia todos os canais *Yang* e pode ser usado para fortalecer a coluna vertebral e tonificar o *Yang* do Rim.

O Vaso Governador também nutre a coluna vertebral e o cérebro, visto que o trajeto interno do vaso penetra no cérebro. Nesse sentido pode ser utilizado para fortalecer a função do Rim de nutrir a Medula Óssea e o Cérebro para sintomas como tontura e memória fraca.

Tonificar o *Yang* do Rim

Visto que controla todo o *Yang* do corpo, o Vaso Governador pode ser usado para tonificar o *Yang* e, sobretudo, o *Yang* do Rim em homens e mulheres. O ponto principal que tonifica o *Yang* do Rim é VG-4 *Mingmen* usado com moxabustão. Quando os cones de moxabustão são aplicados diretamente nesse ponto, isso promove intensa tonificação do *Yang*. Esse ponto é combinado com os pontos de abertura acoplados ao Vaso Governador de modo que usamos três pontos: ID-3 *Houxi* de um lado, B-62 *Shenmai* no outro lado e VG-4 *Mingmen*, nesta ordem.

Nas mulheres o Vaso Governador pode ser empregado na tonificação do *Yang* do Rim em condições ginecológicas. Poderíamos afirmar que, na ginecologia, o Vaso Governador pode ser utilizado quando poderia ser usado o Vaso Concepção mas existe deficiência acentuada de *Yang* do Rim. Visto que um ramo do Vaso Governador também vai para a vagina, esse vaso também pode ser utilizado para secreção vaginal excessiva crônica que ocorre na vigência de deficiência acentuada de *Yang* do Rim.

Fortalecimento do dorso

O Vaso Governador é extremamente valioso em todos os casos de lombalgia crônica consequente a deficiência do Rim, especialmente (mas não exclusivamente) quando a dor se localiza na linha média do dorso. O uso de pontos de abertura e acoplados pode fortalecer o dorso e, na verdade, fortalecer a coluna vertebral. Nos homens o Vaso Governador pode ser usado por si mesmo e nas mulheres é melhor combiná-lo com o Vaso Concepção, cruzando os pontos de abertura e acoplado.

Portanto, em uma mulher poderia ser usado o ponto ID-3 *Houxi* à direita, o ponto B-62 *Shenmai* à esquerda, o ponto P-7 *Lieque* à esquerda e R-6 *Zhaohai* à direita, com as agulhas sendo inseridas nessa ordem e retiradas na ordem inversa.

Quando o Vaso Governador é usado para lombalgia, os pontos de abertura e acoplados são usados primeiro e as agulhas são deixadas por aproximadamente 10 a 15 minutos. Isso tem o efeito de abrir o Vaso Governador, tornando-o mais receptivo ao tratamento adicional com pontos locais. Além disso, tem o efeito de realmente fortalecer a coluna vertebral. Após a retirada das agulhas dos pontos de abertura e acoplados, os pontos locais podem ser usados, sobretudo VG-3 *Yaoyangguan* ou o ponto extra *Shiqizhuixia* situado na linha média abaixo da ponta da quinta vértebra lombar (L5).

Nutrir o cérebro e a medula

A Essência do Rim produz Medula, que preenche a coluna vertebral e o Cérebro. O Vaso Governador, que flui no interior da coluna vertebral para o cérebro, exerce uma influência significativa na nutrição do cérebro. O Vaso Governador equilibra o *Yin* e o *Yang* na cabeça e no cérebro pois carreia a Essência do Rim, mas sua natureza é *Yang*. O Vaso Governador se conecta com o Cérebro acima e com os Rins abaixo, portanto, é o canal de Conexão dos Rins com o Cérebro. Os Rins armazenam Essência e o Cérebro é preenchido por Medula, portanto, o Vaso Governador pode ser empregado para nutrir a Essência e preencher a Medula.

Segundo Cheng Xing Gan: "*Quando a Medula está cheia, o pensamento é claro. Pensamento demais resulta em Fogo de Coração que queima o cérebro, provocando tontura, borramento visual, tinido... A Medula está alicerçada na Essência e se conecta abaixo com o Vaso Governador; quando o Portão da Vitalidade se aquece e é nutrido, a Medula está cheia.*" Visto que o Coração, o Cérebro e os Rins estão correlacionados com o Vaso Governador, apresentando uma relação de influência e nutrição mútuas.

A tonificação do Vaso Governador consegue, portanto, tonificar a Medula e o cérebro no caso de manifestações como tontura, tinido, fraqueza nas pernas, borramento visual e desejo de deitar. Os pontos que influenciam o Mar da Medula estão, de fato, no Vaso Governador e consistem em VG-20 *Baihui* (superior) e VG-16 *Fengfu* (inferior). Já foi mencionado que o Vaso Governador encontra o canal do Fígado no vértice onde penetra no cérebro, seguindo então para baixo (Li Shi Zhen), mas também penetra no cérebro em VG-16 *Fengfu*, de onde segue para cima (Capítulo 28 do *Clássico das Dificuldades*).

Para nutrir a Medula e o cérebro os pontos VG-20 e VG-16 podem ser combinados com os pontos de abertura e acoplados do Vaso Governador, ou seja, ID-3 *Houxi* de um lado e B-62 *Shenmai* do outro lado.

Fortalecimento da Mente (*Shen*)

A Mente (*Shen*) está intimamente relacionada com a Essência do Rim. Como já foi dito no Capítulo 3, no Capítulo 6 do *Eixo Espiritual* lê-se: "*A vida se origina na Essência; quando as Essências da mãe e do pai se unem, elas formam a Mente.*"[7] Segundo Zhang Jie Bin: "*As duas Essências, uma Yin e uma Yang, se unem... para formar a Mente.*"[8] Portanto, a Mente provém originalmente da Essência Pré-natal, que é armazenada nos Rins. Obviamente, após o nascimento é suplementada pela Essência Pós-natal (Figura 53.2).

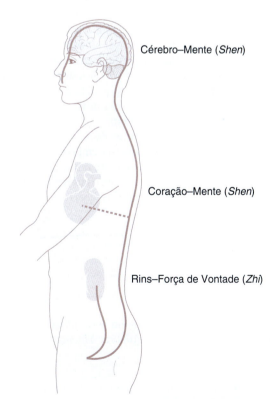

Figura 53.2 Relação entre o Vaso Governador, a Força de Vontade e a Mente.

Por conseguinte, embora a Mente (*Shen*) esteja localizada no Coração, sua fundação biológica básica é na Essência do Rim. Visto que a Essência do Rim produz a Medula, que preenche o cérebro, há centenas de anos existem médicos chineses que atribuem as funções mentais e a consciência ao Cérebro e não ao Coração. Esse é o significado da referência de Li Shi Zhen ao Cérebro ser a sede do *Yuan Shen* (Mente Original), ou seja, o Cérebro é formado a partir da Medula e dos Rins, que armazena a Essência Pré-natal que é a origem da Mente. Obviamente, essa capacidade de acomodar duas realidades opostas como "verdadeiras" está na própria natureza e na essência da medicina chinesa. Na verdade, a Mente está localizada no Coração e depende do Sangue do Coração para sua nutrição, contudo, também se localiza no Cérebro e se origina na Essência Pré-natal. Portanto, para "fortalecer" a Mente é necessário tratar tanto o Coração como os Rins. Por exemplo, na depressão com frequência é crucial tonificar tanto os Rins como o Coração.

Em virtude de sua natureza e de seu trajeto (sua divisão ascendente flui "*além do coração*"), o Vaso Governador pode fortalecer a Mente ao fortificar as três estruturas que influenciam a Mente, ou seja, os Rins (e, portanto, a força de vontade), o Coração e o Cérebro. Segundo Chen Xing Gan: "*Quando a Medula está cheia, o pensamento é claro. Pensamento demais resulta em Fogo no Coração que queima o cérebro, provocando tontura, borramento visual, tinido… A Medula está alicerçada na Essência e se conecta abaixo com o Vaso Governador; quando o Portão da Vitalidade se aquece e é nutrido, a Medula está cheia.*"

> ### Nota clínica
>
> VG-14 *Dazhui* com moxa direta tonifica tanto o *Yang* do Rim como o *Yang* do Coração e, assim, fortalece a Força de vontade (*Zhi*) e a Mente (*Shen*).

Desse modo, *Du Mai* exerce uma forte influência no estado mental-emocional porque é o canal que conecta os Rins, o Coração e o Cérebro. Seria possível afirmar que influencia a Mente de duas maneiras (ocidental e chinesa): através dos Rins (a Essência como a base dos Três Tesouros), do Coração (residência da Mente) e do Cérebro (residência da Mente de acordo com alguns médicos chineses antigos, mais notavelmente Li Shi Zhen e Wang Qing Ren).

Por causa de sua relação com os Rins, o Coração e o Cérebro, o Vaso Governador costuma ser empregado na prática clínica para depressão e eu certamente o uso com essa indicação. Os pontos mais frequentemente usados para depressão são (em combinação com os pontos de abertura e acoplados, ou seja, ID-3 e B-62):

> - *VG-24*: acalma a Mente e estimula a memória
> - *VG-20*: eleva o humor, estimula a memória e abre os orifícios da Mente
> - *VG-14*: eleva o humor, tonifica o Coração, estimula a elevação do *Qi* puro.

Eu costumo usar esses pontos em conjunção com os pontos do Vaso Concepção (para equilibrar *Yin-Yang*) da seguinte maneira:

> - *VC-15*: acalma a Mente, relaxa o tórax, assenta a Alma Corpórea e é um ponto muito útil para a maioria dos transtornos emocionais.

Por fim, muitos pontos do Vaso Governador são indicados para transtornos mentais e emocionais (ver adiante). Vale mencionar que eu traduzi *dian-kuang* como "depressão maníaca", um termo moderno. *Dian kuang* indica um transtorno mental caracterizado por dois estados alternantes de depressão e quase torpor e comportamento maníaco.

> - *VG-27 Duiduan*: depressão maníaca
> - *VG-26 Renzhong*: depressão maníaca, riso inapropriado, episódios inesperados de riso ou choro
> - *VG-24 Shenting*: depressão maníaca, sobe para locais altos e canta, tira as roupas e corre em círculos
> - *VG-23 Shangxing*: depressão maníaca
> - *VG-22 Xinhui*: sonolência, palpitações associadas ao medo
> - *VG-20 Baihui*: agitação e sensação de opressão, palpitações associadas a medo, desorientação, choro, tristeza e choro com desejo de morrer, mania
> - *VG-19 Houding*: caminhada incessante e sem destino, insônia
> - *VG-18 Qiangjian*: caminhada incessante e sem destino, insônia, depressão maníaca
> - *VG-17 Naohu*: mania
> - *VG-16 Fengfu*: mania, fala incessante, caminhada incessante e sem destino, desejo de cometer suicídio, tristeza, medo associado a palpitações
> - *VG-13 Taodao*: infelicidade, desorientação
> - *VG-12 Shenzhu*: caminhada incessante e sem destino, ideias delirantes, visualização de fantasmas, desvario associado com desejo de matar pessoas
> - *VG-11 Shendao*: tristeza, ansiedade, palpitações associadas a medo, desorientação, timidez
> - *VG-8 Jinsuo*: mania, caminhada incessante e sem destino, fala incessante, raiva que agride o Fígado
> - *VG-4 Mingmen*: medo, pavor
> - *VG-1 Changqiang*: mania, agressividade.

Expelir Vento externo

Nas crises de Vento externo, o Vaso Governador pode ser usado para liberar o Exterior e expelir Vento no estágio *Yang* Maior dos Seis Estágios. Assim sendo, é usado para manifestações como aversão ao frio, febre, coriza, cefaleia, rigidez de nuca e pulso Flutuante. São usados os pontos de abertura e acoplados (ID-3 e B-62) e VG-16 *Fengfu*.

O Vaso Governador também pode ser usado para tratar febres intermitentes e casos de Calor residual quando os fatores patogênicos não foram totalmente expelidos. Um exemplo típico dessa condição é a síndrome de fadiga pós-viral. Nesses casos os pontos VG-13 *Taodao* e VG-14 *Dazhui* estão indicados.

Extinção do Vento interno

Nas condições de Vento interno, o Vaso Governador pode ser usado para extinguir o Vento interno no caso de manifestações como tontura, tremores, convulsões, epilepsia ou para as sequelas de acidente vascular cerebral ou encefálico (golpe de vento). Devem ser empregados os pontos de abertura e acoplados (ID-3 e B-62) juntamente com VG-16 *Fengfu* e VG-20 *Baihui*.

No Boxe 53.2 é apresentado um resumo das aplicações clínicas do Vaso Governador.

Boxe 53.2 Aplicações clínicas do Vaso Governador

- Tonificação do *Yang* do Rim
- Fortalecimento do dorso
- Nutrição do Cérebro e da Medula
- Fortalecimento da Mente
- Expulsão do Vento externo
- Extinção do Vento interno.

▶ Indicações clássicas

O Capítulo 60 da obra *Questões Simples* descreve os seguintes sintomas do Vaso Governador: "*O Qi se eleva a partir do baixo-ventre causando dor no peito, retenção de urina e fezes e hérnia. Nas mulheres provoca infertilidade, hemorroidas, incontinência urinária e ressecamento da garganta.*"[9] Essa passagem é interessante porque relaciona sintomas abdominais com o Vaso Governador em vez de o Vaso Concepção ou o Vaso Penetrador. Evidentemente, essas manifestações estão relacionadas com a divisão abdominal do Vaso Governador (descrita anteriormente).

Na obra *Clássico das Dificuldades* encontramos: "*Quando o Vaso Governador está acometido, o paciente apresenta rigidez da coluna vertebral e desmaios.*"[10] Segundo Li Shi Zhen: "*Quando o Vaso Governador está cheio, ocorre rigidez do dorso que se mostra inclinado para trás... quando está vazio, existe sensação de peso e tremores na cabeça.*"[11] Essa passagem de Li Shi Zhen se refere explicitamente a uma condição de Vento interno no Vaso Governador.

Na obra *Golden Mirror of Medicine* (Yi Zong Jin Jian, 1742) as seguintes manifestações clínicas são atribuídas ao Vaso Governador: "*Contração das mãos e dos pés, tremores dos membros, afasia em decorrência de golpe de vento (AVC), epilepsia, cefaleia, edema palpebral e secreção, dor crônica nas costas e dor no joelho, rigidez occipital consequente à invasão de Vento-Frio, dor nos dentes, dormência nos membros, sudorese noturna.*"[12]

De acordo com *O Clássico do Pulso*, as doenças do Vaso Governador incluem mania nos adultos e epilepsia em crianças, para as quais é preciso usar VG-20 Baihui. A passagem é a seguinte: "*Se o pulso for Flutuante nas três posições e o batimento for claramente para cima e para baixo, isso indica [uma patologia do] o Vaso Governador. Nesse caso há rigidez e dor nas costas com incapacidade de a pessoa se inclinar para frente ou para trás. Nos adultos ocorre mania e nas crianças ocorre epilepsia.*"[13]

No Boxe 53.3 é apresentado um resumo das indicações clássicas do Vaso Governador.

Boxe 53.3 Indicações clássicas do Vaso Governador

- *Questões Simples*: dor no peito, retenção de urina e fezes e hérnia, infertilidade, hemorroidas, incontinência urinária e ressecamento da garganta
- *Clássico das Dificuldades*: rigidez da coluna vertebral e desmaios
- *Li Shi Zhen*: quando cheio, ocorre rigidez nas costas, que se mostra inclinada para trás; quando vazio, existe sensação de peso na cabeça e tremores da cabeça
- *Golden Mirror of Medicine*: contração das mãos e dos pés, tremores dos membros, afasia decorrente de acidente vascular cerebral (golpe de vento), epilepsia, cefaleia, tumefação dos olhos associada a secreção, dorsalgia crônica e dor nos joelhos, rigidez occipital consequente à invasão não resolvida de Vento-Frio, parestesia nos membros, sudorese noturna
- *O Clássico do Pulso*: rigidez e dor nas costas associadas à incapacidade de inclinar o tronco para frente ou para trás. Nos adultos ocorre mania, enquanto nas crianças ocorre epilepsia.

▶ Fitoterapia

Fitoterápicos

Lu Rong *Cornu Cervi parvum* penetra no Vaso Governador, gera Essência, nutre a Medula Óssea e o Sangue, é benéfico para o *Yang* e fortalece tendões e ossos. O tutano de cabra e o tutano de boi também fortalecem o Vaso Governador (Li Shi Zhen também incluía carne de cachorro para o fortalecimento do Vaso Governador).

Qiang Huo *Radix et Rhizoma Notopterygii*, Du Huo *Radix Angelicae pubescentis*, Fang Feng *Radix Ledebouriellae sesloidis*, Jing Jie *Herba seu Flos Schizonepetae tenuifoliae*, Xi Xin *Herba Asari cum radice*, Gao Ben *Rhizoma et Radix Ligustici sinensis*, Cang Er Zi *Fructus Xanthii*, Huang Liang *Rhizoma Coptidis*, Da Huang *Rhizoma Rhei*, Fu Zi *Radix Aconiti carmichaeli praeparata*, Wu Tou *Radix Aconiti carmichaeli*.

Formulações

Não há descrições de Li Shi Zhen, mas qualquer tônico para *Yang* do Rim que contenha um ou mais dos fitoterápicos mencionados anteriormente penetra no Vaso Governador.

Vaso Concepção (*Ren Mai*)

Ponto de abertura: P-7 Lieque.
Ponto acoplado: R-6 Zhaohai.
Ponto inicial: VC-1 Huiyin.
Ponto de Conexão: VC-15 Jiuwei.
Área do corpo influenciada: órgãos genitais, abdome, tórax, pulmões, garganta, face.

O Vaso Concepção (Vaso Diretor) é denominado "Mar dos canais *Yin*" porque influencia todos os canais *Yin* do corpo. Origina-se no espaço entre os Rins (como os Vasos Governador e Penetrador) e flui através do útero para o ponto VC-1 *Huiyin* onde começa a via superficial. O Vaso Concepção é de extrema importância para o sistema genital de homens e mulheres, mas, sobretudo, nas mulheres, porque regula a puberdade, a menstruação, a fertilidade, a concepção, a gestação, o parto e a menopausa (Figura 53.3).

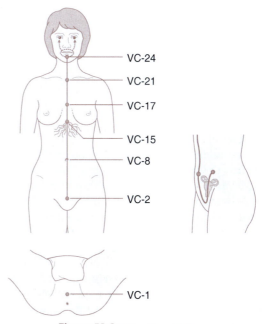

Figura 53.3 O Vaso Concepção.

▶ Trajeto

O Capítulo 60 da obra *Questões Simples* descreve o trajeto do Vaso Concepção (*Ren Mai*): "*O Vaso Concepção começa abaixo do ponto VC-3 Zhongji, segue para a margem superior do osso púbico, penetra no abdome e atinge o ponto VC-4 Guanyuan. Segue depois para a garganta, circunda a pele, alcança a face e penetra nos olhos.*"[14]

Vale a pena narrar o trajeto mais detalhado descrito por Li Shi Zhen: "*O Vaso Concepção começa na cavidade abdominal abaixo do ponto VC-3 Zhongji, ascende e emerge no ponto VC-2 Qugu, torna a ascender em direção à margem superior do osso púbico no ponto VC-3 Zhongji, move-se no abdome conectando com o Fígado, o Baço e os Rins [canais], depois ascende até o ponto VC-4 Guanyuan e até VC-5 Shimen e VC-6 Qihai. Encontra então o Fígado e o Vaso Penetrador em VC-7 Yinjiao. Depois atinge VC-8 Shenque, VC-9 Shuifen e VC-10 Xiawan onde se conecta com o canal do Baço. Ascende para VC-11 Jianli e VC-12 Zhongwan onde encontra os canais do Intestino Delgado, do Triplo Aquecedor e do Estômago. Daí vai para VC-13 Shangwan, VC-14 Juque, VC-15 Jiuwei, VC-17 Shanzhong, VC-22 Tiantu e VC-23 Lianquan onde se encontra com o Vaso Yin de Conexão (Yin Wei Mai). A seguir, flui para o queixo em VC-24 Chengjiang onde se encontra com o Vaso Governador e os canais do Estômago e do Intestino Grosso. A seguir, circunda os lábios e, por dentro da boca, divide-se e vai para E-1 Chengqi onde termina.*"[15]

O mesmo trecho de Li Shi Zhen descreve o trajeto do canal de Conexão do Vaso Concepção: "*O canal de Conexão se separa do ponto VC-15 Jiuwei e se espalha pelo abdome.*"[16]

No Boxe 53.4 é apresentado o trajeto do Vaso Concepção.

Boxe 53.4 Vaso Concepção – resumo do trajeto

- Começa na parte interna do baixo-ventre entre os rins, flui através do útero e emerge no períneo
- A partir do períneo, ascende para o abdome na linha média
- Conecta-se com o Vaso Penetrador nos pontos VC-4 *Guanyuan* e VC-7 *Yinjiao*
- Ascende para o centro do tórax, para a garganta, para o queixo e para a face
- Circunda os lábios e a cavidade bucal, divide-se e penetra nos olhos, terminando no ponto E-1 *Chengqi*
- O canal de Conexão do Vaso Concepção se separa de VC-15 *Jiuwei* e se espalha pelo abdome.

▶ Aplicações clínicas

Nutrir o *Yin*

O Vaso Concepção pode ser usado para nutrir todo o *Yin* do corpo. Seu nome estabelece a correspondência e a simetria com o Vaso Governador, pois este "governa" todo o *Yang* enquanto o Vaso Concepção "dirige" todo o *Yin*.

Nesse contexto é muito útil nutrir o *Yin* nas mulheres após a menopausa visto que o Vaso Concepção controla o Útero e determina os ciclos de vida de 7 anos das mulheres. Assim, o Vaso Concepção pode regular a energia do sistema genital e, depois da menopausa, nutrir o Sangue e o *Yin* para reduzir os efeitos dos sintomas de Calor-Vazio decorrentes da deficiência de *Yin*.

Por conseguinte, pode ser usado para manifestações como sudorese noturna, fogacho, sensação de calor, inquietação mental, ansiedade, xerostomia à noite, tontura, tinido ou insônia. Essas são manifestações de deficiência de *Yin* do Rim com Calor-Vazio. Quando usados com essa indicação os pontos de abertura e acoplados (P-7 *Lieque* e R-6 *Zhaohai*), é melhor combiná-los com VC-4 *Guanyuan*.

Regular o Útero e o Sangue

O Vaso Concepção regula o Útero e o Sangue nas mulheres, de modo que é responsável pela puberdade, pela menstruação, pela fertilidade, pela concepção, pela gravidez, pelo parto e pela menopausa. Pode ser usado para infertilidade porque promove o aporte de Sangue para o Útero e para muitos distúrbios menstruais como amenorreia, menorragia, metrorragia e irregularidade menstrual.

Mover o *Qi* no Aquecedor Inferior e no Útero

O Vaso Concepção move o *Qi* no Aquecedor Inferior e no Útero, portanto, pode ser usado para massas abdominais, sobretudo as decorrentes de estagnação do *Qi*, e não de estase do Sangue. Nos homens é usado para hérnias. No Capítulo 29 do *Clássico das Dificuldades* encontramos: "*As doenças do Vaso Concepção consistem em estagnação interna que, nos homens, pode dar origem a sete tipos de hérnia*[17] *e, nas mulheres, pode dar origem a massas abdominais [decorrentes da estagnação do Qi, ou seja, jia e ju].*"[18]

De modo geral, o Vaso Concepção é usado para distúrbios ginecológicos consequentes à estagnação do *Qi*. Nesses casos é preciso usar os pontos de abertura e acoplado para mover o *Qi* (P-7 e R-6). A ação de mobilização do *Qi* desses dois pontos também se deve a sua natureza intrínseca, visto que P-7 *Lieque* promove o fluxo descendente de *Qi* do Pulmão para os Rins. Esse ponto realiza intensa estimulação e mobilização do *Qi*, que, por sua vez, desloca o Sangue. O ponto acoplado R-6 *Zhaohai* tonifica o *Yin* e provoca significativo movimento ascendente, daí o uso desses dois pontos para colocar o *Qi* em um movimento semelhante ao de uma roda e resolver a estagnação, sobretudo quando são utilizados de modo bilateral e cruzados.

Promover a descensão do *Qi* do Pulmão e o recebimento do *Qi* pelos Rins

A esfera de ação do Vaso Concepção se estende além do Aquecedor Inferior, atingindo também os Aquecedores Médio e Superior. Na verdade, também pode ser usado para estimular a descensão do *Qi* do Pulmão e o recebimento de *Qi* pelos Rins. Por esse motivo, é usado para asma crônica com seus pontos de abertura e acoplado (P-7 e R-6) juntamente com VC-17 *Shangzhong*.

Promover a transformação, o transporte e a excreção de fluidos

O Vaso Concepção é muito importante para distribuição correta de fluidos no abdome, portanto, pode ser usado em condições edematosas e urinárias. De modo geral, o edema é causado por:

- O *Qi* não desce dos Pulmões e se transforma em fluido
- O *Yang* do Baço não move os fluidos
- O *Yang* do Rim não se move, não transforma nem excreta fluido.

Ao usar o Vaso Concepção é possível promover o fluxo descendente do *Qi* graças ao ponto P-7 *Lieque* e estimular os Rins graças ao ponto R-6 *Zhaohai*, juntamente com pontos como VC-9 *Shuifen* e VC-5 *Shimen*.

O uso do ponto P-7 *Lieque* no contexto do Vaso Concepção também estimula a Bexiga a excretar fluido. Isso estreita a correlação dos Pulmões e da Bexiga. Por esse motivo, o Vaso Concepção é usado frequentemente para condições urinárias em mulheres com estagnação no Aquecedor Inferior ou afundamento do *Qi*. Para influenciar a micção, usar os pontos de abertura e acoplado do Vaso Concepção (P-7 e R-6) juntamente com VC-3 *Zhongji* acoplado com VG-20 *Baihui* para afundamento do *Qi* ou VG-26 *Renzhong* para estagnação do *Qi*.

Ativar o Triplo Aquecedor

Muitos pontos no Vaso Concepção podem ser usados para ativar o Triplo Aquecedor: VC-17 *Shanzhong* para o Aquecedor Superior, VC-12 *Zhongwan* e VC-9 *Shuifen* para o Aquecedor Médio e VC-6 *Qihai*, VC-5 *Shimen* e VC-3 *Zhongji* para o Aquecedor Inferior.

Os pontos do Vaso Concepção também são importantes para a regulação do metabolismo dos fluidos e a entrada/saída e ascensão/descensão do *Qi*.

Controlar o Tecido Adiposo e as membranas (*Gao* e *Huang*)

Alguns dos pontos do Vaso Concepção estão relacionados com o Tecido Adiposo (*Gao*) e com as Membranas (*Huang*). O Capítulo 1 do *Eixo Espiritual* menciona os seguintes pontos Fonte:

- PC-7 *Daling* para o Coração
- P-9 *Taiyuan* para os Pulmões
- R-3 *Taixi* para os Rins
- BP-3 *Taibai* para o Baço
- F-3 *Taichong* para o Fígado
- VC-15 *Jiuwei* para o Tecido Adiposo (*Gao*)
- VC-6 *Qihai* para Membranas (*Huang*).

O *Eixo Espiritual* declara literalmente: "*A Fonte de Gao sai em Jiuwei, um ponto. A Fonte de Huang sai em Boyang, um ponto.*"[19] Todos os dicionários e livros chineses afirmam que *Boyang* é VC-6 *Qihai*, mas em alguns é mencionado que é VC-8 *Shenque*. Todavia, vale a pena mencionar que uma denominação alternativa para VC-6 *Qihai* é *Xia Huang* (ou seja, "Membranas Inferiores").

Gao significa literalmente "gordura" e algumas pessoas acreditam que se refere ao tecido adiposo. *Huang* significa literalmente "membranas" e algumas pessoas afirmam que se refere a outros tipos de tecidos conjuntivos como a fáscia (superficial e profunda), o mesentério e o omento e o estroma que encapsula os órgãos.

Portanto, *Gao* e *Huang* representam toda a gama de tecido conjuntivo, inclusive tecido adiposo, fáscias superficiais e profundas, peritônio, mesentério, omento, estroma etc. Eles recobrem todo o corpo com uma camada imediatamente abaixo da pele e uma camada interna que envolve os órgãos, músculos e ossos.

As Membranas têm três funções: ancoragem dos órgãos, conexão dos órgãos entre si e revestimento dos órgãos. O *Classic of Categories* assevera que: "*As Membranas [Huang] estão*

localizadas entre as cavidades abdominais e os padrões musculares [Li como em Cou Li], estendendo-se para cima e para baixo nas fendas."[20] Nessa afirmação o termo *Li* é o mesmo de *Cou Li*, o primeiro indicando as cavidades do corpo e o segundo implicando "padrões". Nesse caso, o termo "padrões musculares" (*rou li*) indica simplesmente as fibras musculares.

Os pontos VC-15 e VC-6 (ou VC-8) são pontos Fonte do Tecido Adiposo e das Membranas. Isso significa que esses pontos e todo o Vaso Concepção no abdome estão relacionados embriologicamente com o desenvolvimento do tecido conjuntivo. Portanto, o uso desses pontos pode agir em um nível energético profundo para regular e equalizar tensões e fraquezas nas "membranas" do abdome e do tórax.

É preciso lembrar que as fáscias superficiais são mais delgadas nas superfícies *Yang* e nos membros e são mais espessas nas superfícies *Yin*. As Membranas são especialmente importantes no abdome: o Vaso Concepção nos oferece uma oportunidade de atuar nas fáscias mais profundas do abdome e do tórax, enquanto os Cinco Pontos de Transporte (*Shu*) nos membros superiores e inferiores atuam mais na cabeça, no pescoço e nos membros. Em outras palavras, os vasos extraordinários realizam uma função de integração de várias estruturas ao sistema de canais.[21]

Portanto, desse ponto de vista, os vasos extraordinários apresentam um componente adicional à anatomia humana chinesa, integrando a vasta estrutura de tecido conjuntivo aos Órgãos Internos e canais. Estamos acostumados a ver a medicina chinesa, com seu conceito de *Qi*, dando maior ênfase à função em detrimento da estrutura e estamos acostumados a pensar nos canais pelos quais o *Qi* flui para os órgãos. Quando visto dessa maneira, o sistema é algo teórico e irreal, sendo excessivamente abstrato. Os chineses antigos realmente consideravam a estrutura assim como a função e não omitiam a ampla rede e as conexões proporcionadas pelo tecido conjuntivo entre os órgãos. Desse ponto de vista, isso confirma a função dos vasos extraordinários na *regulação* e na *integração* de várias estruturas e energias com os canais e o sistema de Órgãos Internos.

No Boxe 53.5 é apresentado um resumo das Membranas (*Huang*).

Boxe 53.5 As Membranas (*Huang*)

- As Membranas *ancoram* os órgãos, *conectam* os órgãos e *envolvem* os órgãos
- As Membranas preenchem os espaços, especialmente na cavidade abdominal, entre os órgãos e os músculos
- Correspondem aos tecidos conjuntivos do abdome, por exemplo, fáscia, mesentério, omento, estroma
- VC-6 *Qihai* é o ponto Fonte das Membranas
- Os Vasos Concepção e Penetrador influenciam as Membranas
- As Membranas estão sujeitas a estagnação, que se manifesta frequentemente em uma patologia do Vaso Penetrador.

Combinação dos pontos dos Vasos Governador e Concepção

Como já foi comentado, os Vasos Concepção e Penetrador são como divisões de um canal, um *Yang* e o outro *Yin*, ambos oriundos do mesmo local e ambos fluindo para o Coração. Na verdade, eles poderiam ser considerados um único canal.

Por conseguinte, o equilíbrio de pontos dos Vasos Concepção e Penetrador é um aspecto muito importante do equilíbrio *Yin-Yang* e Dorso-Frente e uma abordagem terapêutica muito efetiva na prática clínica.

Por fim, como esses dois vasos fluem no sentido ascendente para a cabeça e o Vaso Governador flui para o cérebro, a combinação desses pontos também exerce um efeito mental importante e muito potente que pode ser excitatório ou calmante.

A seguir apresentamos exemplos de combinação de pontos dos Vasos Governador e Concepção:

- *VG-19 Houding* e *VC-15 Jiuwei* para acalmar a Mente. VG-19 acalma a Mente e extingue o Vento (interno) enquanto VC-15 acalma a Mente e nutre o Coração. Essa combinação exerce um potente efeito calmante porque VC-15 nutre e VG-19 acalma. VC-15 também alivia a ansiedade que se manifesta como sensação de opressão no tórax
- *VG-20 Baihui* e *VC-15 Jiuwei* para acalmar a Mente e elevar o humor. Essa combinação consegue simultaneamente acalmar a Mente com VC-15 e melhorar o humor e aliviar a depressão com VG-20. É uma excelente combinação para depressão mental associada a ansiedade
- *VG-14* e *VC-4 Guanyuan*, ambos com cones de moxabustão, para tonificar e aquecer o *Yang*. O ponto VG-14, com moxabustão, aquece todos os canais *Yang* e a Bexiga, enquanto VC-4, com moxabustão, tonifica e aquece o *Yang* do Rim que é a base de toda a energia *Yang* do corpo. Portanto, essa combinação tonifica a Bexiga e o *Yang* do Rim e o *Qi Yang* em geral
- *VG-16* e *VC-24 Chengjiang* para tratar cefaleia occipital[22]
- *VG-20* e *VC-12 Zhongwan* para tonificar o Estômago e o Baço e elevar o humor. Essa combinação é boa para aliviar a depressão no contexto de deficiência de Estômago e Baço
- *VG-24 Shenting* e *VC-4 Guanyuan* para nutrir os Rins, fortalecer o *Qi* Original e acalmar a Mente. Essa combinação acalma a Mente ao nutrir o *Yin* do Rim e fortalecer o *Qi* Original. É adequada para ansiedade grave que ocorre na vigência de deficiência de *Yin* do Rim. É especialmente indicada para a ansiedade porque enraíza o *Qi* no Aquecedor Inferior e puxa-o para baixo, afastando-o da cabeça e do coração onde perturba a Mente
- *Yintang* e *VC-4 Guanyuan* para acalmar a Mente e nutrir os Rins: essa combinação é semelhante à anterior porque enraíza o *Qi* no Aquecedor Inferior ao nutrir os Rins e fortalecer o *Qi* Original. Embora a combinação anterior seja melhor para ansiedade e preocupação, esta é melhor para insônia
- *VG-20* e *VC-4 Guanyuan* para acalmar a Mente, nutrir os Rins, fortalecer o *Qi* Original e levantar o humor. Essa combinação eleva o humor e alivia a depressão ao nutrir o *Yin* do Rim e fortalecer o *Qi* Original. É apropriada para depressão e ansiedade que ocorrem na vigência de deficiência de *Yin* do Rim
- *VG-20* e *VC-6 Qihai* para tonificar e elevar o *Qi*. VC-6 tonifica o *Qi* em geral enquanto VG-20 eleva o *Qi*: a combinação desses dois pontos é excelente para tonificar e elevar o *Qi* no caso de prolapsos ou simplesmente de afundamento do *Qi*. Todavia, seu uso não precisa ser confinado a essas condições, também apresenta potente efeito antidepressivo.

No Boxe 53.6 é apresentado um resumo das aplicações clínicas do Vaso Concepção.

Boxe 53.6 Aplicações clínicas do Vaso Concepção

- Nutrir o *Yin*
- Regular o Útero
- Movimentar o *Qi* no Aquecedor Inferior e no Útero
- Promover a descensão do *Qi* do Pulmão e a recepção de *Qi* pelos Rins
- Promover a transformação, do transporte e da excreção de fluidos
- Ativar o Triplo Aquecedor
- Controlar o Tecido Adiposo e as Membranas
- Combinar os pontos dos Vasos Governador e Concepção.

▶ Indicações clássicas

No Capítulo 29 do *Clássico das Dificuldades* encontramos a seguinte passagem: "*As doenças do Vaso Concepção consistem em estagnação interna que, nos homens, pode originar os sete tipos de hérnia*[23] *e, nas mulheres, pode causar massas abdominais [decorrentes de estagnação do Qi, ou seja, jia e ju]*."[24]

No Capítulo 60 da obra *Questões Simples* existe um trecho semelhante: "*As doenças do Vaso Concepção causam os sete tipos de condições semelhantes a hérnia [Shan] nos homens e massas abdominais [decorrentes de estagnação do Qi] nas mulheres [Jia e Ju]*."[25]

Na obra *O Clássico do Pulso* encontramos: "*Se os dois pulsos na posição Anterior forem semelhantes a pequenos pellets, esse é um pulso do Vaso Concepção. Isso provoca acúmulos digitiformes do Qi no abdome que podem se projetar para o coração. Os indivíduos não conseguem curvar-se e apresentam rigidez. Se o pulso for Tenso, Fino, Cheio e Longo até a Posição Média, trata-se de um pulso do Vaso Concepção. Os indivíduos sentem dor umbilical que se irradia para baixo até o osso púbico e dor intensa nos órgãos genitais.*"[26]

O *Golden Mirror of Medicine* (*Yi Zong Jin Jian*, 1742) apresenta as seguintes manifestações clínicas do Vaso Concepção: "*Hemorroidas, tumefação do ânus, disenteria, tosse produtiva com escarro sanguinolento, dor de dente, edema de orofaringe, dificuldade para urinar, dor torácica, dor abdominal, dificuldade de deglutição com sensação de sufocação, afasia após trabalho de parto, dorsalgia, 'abdome frio', feto morto que não pode ser expelido com ascensão do Qi para o diafragma.*"[27]

Li Shi Zhen fornece as indicações do canal de Conexão do Vaso Concepção: "*Quando o canal de Conexão está cheio, a pessoa sente dor na pele do abdome, quando está vazio, sente prurido no abdome.*"[28]

Na obra *Classic of Categories* é encontrada a seguinte passagem: "*As doenças do Vaso Concepção incluem os sete tipos de condições semelhantes a hérnia nos homens [shan] e leucorreia e massas abdominais [decorrentes de estagnação do Qi, ou seja, jia ju] nas mulheres... a leucorreia é branco-avermelhada. Essas são massas abdominais do tipo jia [como em zheng-jia] e do tipo ju [como em ji ju].*"[29]

Zhang Jing Yue especifica claramente que as massas abdominais em uma patologia do Vaso Concepção são do tipo não substancial de estagnação do *Qi*. Na verdade, existem dois termos que designam "massas abdominais", *Zheng-jia* e *Ji-Ju*, nos quais *zheng* e *ji* indicam massas fixas verdadeiras (decorrentes de estase do Sangue, o que eu chamo "Massas de Sangue"), enquanto *jia* e *ju* indicam massas abdominais não substanciais que aparecem e desaparecem (consequente à estagnação do

Qi, que eu denomino "Massas de *Qi*"). De modo geral, *Zheng-Jia* se refere a massas abdominais em condições ginecológicas, enquanto *Ji-Ju* ocorrem em homens e mulheres.

No Boxe 53.7 é apresentado um resumo das indicações clássicas do Vaso Concepção.

Boxe 53.7 Indicações clássicas do Vaso Concepção

- *Clássico das Dificuldades*: estagnação interna, que nos homens pode dar origem a sete tipos de hérnia e nas mulheres provoca o aparecimento de massas abdominais (consequentes a estagnação do *Qi*, ou seja, *jia* e *ju*)
- *Questões Simples*: sete tipos de condições semelhantes a hérnia (Shan) nos homens e massas abdominais (consequentes a estagnação do *Qi*, ou seja, *jia* e *ju*)
- *O Clássico do Pulso*: acúmulos digitiformes do *Qi* no abdome que podem se projetar para o coração, incapacidade de curvar o corpo e rigidez, dor umbilical que se irradia para baixo até o osso púbico e dor intensa nos órgãos genitais
- *Golden Mirror of Medicine*: hemorroidas, tumefação do ânus, disenteria, tosse produtiva com escarro sanguinolento, dor de dente, edema de orofaringe, dificuldade para urinar, dor torácica, dor abdominal, dificuldade de deglutição com sensação de sufocação, afasia após trabalho de parto, dorsalgia, "abdome frio", feto morto que não pode ser expelido com ascensão do *Qi* para o diafragma
- *Classic of Categories*: sete tipos de condições semelhantes a hérnia no homens (*Shan*) e leucorreia e massas abdominais nas mulheres, leucorreia branco-avermelhada.

▶ Fitoterapia

Fitoterápicos

Gui Ban *Plastrum Testudinis*. Ye Tian Shi faz referência a: Bie Jia *Carapax Trionycis*, E Jiao *Gelatinum Corii Asini*, Zhi Mu *Radix Anemarrhenae asphodeloidis*, Huang Bo *Cortex Phellodendri*, Xuan Shen *Radix Scrophulariae ningpoensis* e Sheng Di *Radix Rehmanniae glutinosae* (ou seja, fitoterápicos que subjugam o Calor Vazio).

Formulações

Da Bu Yin Wan *Pílula para Tonificar o Yin*.

Caso clínico 53.1

Um homem de 37 anos de idade apresentava asma crônica caracterizada por dificuldade inspiratória. Não havia expectoração e, de modo geral, ele se sentia muito cansado. Sua voz era baixa e sua compleição, pálida. Ele também se queixava de lombalgia e sentia frio. Seu pulso era Profundo e Fraco e sua língua era pálida. Essas manifestações indicam explicitamente deficiência do *Yang* do Rim, não conseguindo reter o *Qi* e resultando em asma. Além disso, havia deficiência do *Qi* do Pulmão que se evidenciava pela voz baixa e pela compleição pálida.

Os pontos de abertura e acoplados do Vaso Concepção (P-7 *Lieque* à esquerda e R-6 *Zhaohai* à direita) foram usados para tonificar os Pulmões e para estimular a descensão do *Qi* do Pulmão e a função do Rim de recepção do *Qi*.

Caso clínico 53.2

Uma mulher de 41 anos de idade apresenta um mioma de grandes dimensões há alguns anos. Ela apresentava sangramento menstrual abundante e doloroso. O sangue menstrual era escuro. A palpação mostrou que o baixo-ventre era extremamente duro e o mioma foi detectado com facilidade.

Ela foi tratada várias vezes usando os pontos de abertura e acoplados do Vaso Concepção, promovendo normalização completa de seus ciclos

menstruais e amolecimento acentuado do baixo-ventre à palpação. As dimensões do edema abdominal também diminuíram bastante. Obviamente, um mioma desse tamanho não pode ser dissolvido, mas o uso do Vaso Concepção pelo menos normalizou seus ciclos menstruais, erradicou a dor e melhorou significativamente as condições da parte inferior do abdome.

Vaso Penetrador (*Chong Mai*)

Ponto de abertura: BP-4 *Gongsun*.
Ponto acoplado: PC-6 *Neiguan*.
Ponto inicial: VC-1 *Huiyin*.
Área do corpo influenciada: pés, face medial dos membros inferiores, útero, parte lombar da coluna vertebral, abdome, tórax, coração, orofaringe, face, cabeça.

O Vaso Penetrador é muito complexo e exerce muitas funções diferentes em níveis distintos. De certa maneira, poderia ser considerado a origem dos outros vasos extraordinários (exceto Vasos Governador e Concepção) porque se origina entre os Rins e dissemina seu *Qi* por todo o abdome e tórax e por todo o corpo no nível do *Qi* Defensivo. Quando essa energia chega nos pontos iniciais relevantes, dá origem aos Vasos *Yin* e *Yang* de Conexão, aos Vasos *Yin* e *Yang* do Caminhar e ao Vaso da Cintura.

Em chinês moderno a palavra *chong* significa "infundir" ou "carga, ímpeto, colisão", mas também denota "lugar ou via importante". Os livros chineses afirmam que, no contexto do *Chong Mai*, *Chong* também tem o significado de *jie* ("rua"), *dong* ("atividade, movimento"), *xing* ("movimento") e *tong* ("passagem livre"). Todas essas palavras e os atributos que elas representam se aplicam ao Vaso Penetrador e isso dificulta uma única palavra em inglês (e em português) para ele. Eu escolhi o termo "penetrador" porque combina a ideia de "ímpeto" com a ideia de "ruas, canais" que "penetram" no corpo. O conceito de "penetrador" também está relacionado com a penetração das Membranas (*Huang*) e dos canais pelo Vaso Penetrador.

O Vaso Penetrador é descrito como o "Mar dos Cinco Órgãos *Yin* e dos Seis Órgãos *Yang*", o "Mar dos doze canais" e o "Mar de Sangue". É descrito como o Mar dos Cinco Órgãos *Yin* e dos Seis Órgãos *Yang* porque é um vaso fundamental que conecta o *Qi* Pré-Celestial com o *Qi* Pós-Celestial graças ao seu vínculo com os Rins e o Estômago. O Vaso Penetrador é conectado aos Rins porque se origina nessa área e distribui Essência para todo o corpo. É conectado ao Estômago porque atravessa o ponto E-30 *Qichong* que é o ponto do Mar dos Alimentos.

Além disso, o Vaso Penetrador está ligado aos canais do Baço, do Fígado e do Rim ao longo dos quais flui na face interna do membro inferior até o hálux.

O Vaso Penetrador é denominado "Mar dos doze canais" porque se divide em muitos vasos pequenos capilariformes que circulam o *Qi* Defensivo no abdome e no tórax. É chamado "Mar de sangue" porque está relacionado com o Sangue no Útero e porque controla todos os canais de Conexão do Sangue (ver adiante).

Lembrando a comparação dos Oito Vasos Extraordinários com um grupo familiar, comentada anteriormente, o Vaso Penetrador é o "pai" nesse grupo e, portanto, o membro mais importante, o centro do núcleo familiar e o iniciador da família (Figura 53.4).

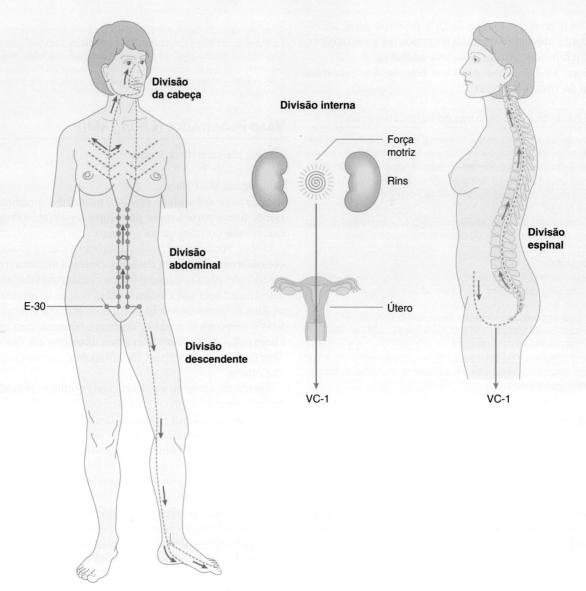

Figura 53.4 O Vaso Penetrador.

▶ Trajeto

No Capítulo 60 da obra *Questões Simples* é descrito sucintamente o trajeto do Vaso Penetrador: "*O Vaso Penetrador começa no ponto E-30 Qichong [nessa obra é chamado pelo nome alternativo de Qijie], próximo ao canal do Rim, ascende pelos dois lados do umbigo e se dispersa no tórax.*"[30] No Capítulo 39 da obra *Questões Simples* encontramos: "*O Vaso Penetrador começa em VC-4 Guanyuan.*"[31]

O Capítulo 28 do *Clássico das Dificuldades* descreve o trajeto do Vaso Penetrador da seguinte maneira: "*O Vaso Penetrador começa em E-30 Qichong [aqui chamado pelo nome alternativo de Qijie] e aqui ascende paralelamente ao canal do Estômago, circunda o umbigo e depois se dispersa no tórax.*"[32]

No Capítulo 38 do *Eixo Espiritual* existe uma descrição mais detalhada do trajeto do Vaso Penetrador: "*O Vaso Penetrador é o Mar dos Cinco Órgãos Yin e dos Seis Órgãos Yang, sobe até o pescoço e o queixo, transudando para o Yang e irrigando a Essência. A seguir, escorre para o Grande Canal de Conexão do Rim, sai no E-30 Qichong [aqui chamado pelo nome alternativo de Qijie]. Depois desce pela coxa, penetrando atrás do joelho, seguindo ao longo do osso da perna [tíbia] na face medial até atingir o maléolo interno onde se divide. Uma divisão corre ao longo do canal do Rim, transudando para os três Yin e a outra divisão ascende pelo dorso do pé e depois vai para o espaço entre o primeiro e o segundo dedos do pé, transudando para os canais de Conexão e aquecendo os músculos.*"[33]

O *Classic of Categories* confirma que Qijie realmente é E-30 Qichong: "*O Vaso Penetrador começa em Qijiu, conecta-se com o canal do Rim, ascende o abdome de cada lado do umbigo, chega ao tórax e aí se dispersa. 'Começa' indica que o vaso emerge nesse ponto, não que se origina nesse ponto. Qijie é Qichong [E-30], um ponto do canal do Estômago de cada lado do osso púbico. Vai para R-11 Henggu, R-12 Dahe etc. No total de 11 pontos [portanto, até R-21 Youmen].*"[34]

O Capítulo 62 do *Eixo Espiritual* descreve um trajeto semelhante e discretamente abreviado: "*O Vaso Penetrador é o Mar dos 12 Canais e o Grande canal de Conexão do Rim. Origina-se abaixo dos rins e emerge em E-30 Qichong, depois desce pela face interna da coxa até a parte posterior do joelho e, daí, pela face medial da tíbia ao longo do canal do Rim até atingir o maléolo interno onde se divide. Uma ramificação desce para o canal do Rim, outra vai para o dorso do pé e depois para a área entre o primeiro e o segundo dedos do pé, onde jorra nos canais de Conexão e mantém a perna aquecida.*[35]

O *Classic of Categories* apresenta uma descrição mais detalhada da divisão descendente do Vaso Penetrador: *"Outra divisão desce e se conecta com o Grande Canal de Conexão do Rim, emerge no ponto E-30 Qichong, desce ao longo da face interna da coxa, penetra na parte posterior do joelho, desce ao longo da face interna da tíbia e atinge o maléolo interno onde se divide. Uma divisão desce para se conectar com o canal do Rim, escoando para os três Yin; outra divisão vai para o arco dorsal do pé e depois vai para o espaço entre o hálux e o segundo dedo do pé, escorrendo para os canais de Conexão e aquecendo os músculos. Quando ocorre estagnação nos canais de Conexão [no pé], o arco [do pé] não pode ser levantado e se torna frio."*[36]

Embora os livros não mencionem especificamente o nome do ponto localizado entre o primeiro e o segundo dedos do pé, geralmente é aceito que se trata de F-3 *Taichong*. Na verdade, o *chong* no nome do ponto F-3 *Taichong* é o mesmo caractere de *Chong Mai*. Isso também é confirmado pela declaração no Capítulo 1 do *Eixo Espiritual* que descreve os ciclos de 7 e 8 anos dos homens e das mulheres. Onde é mencionado que nas meninas com 14 anos de idade o "Vaso Penetrador está exuberante", a expressão realmente usada não é "Vaso Penetrador", mas "Vaso *Taichong*", ou seja, o "Vaso de F-3".

O Capítulo 65 do *Eixo Espiritual* descreve a divisão espinal do Vaso Penetrador: *"Os Vasos Penetrador e Concepção se originam no útero e uma ramificação ascende à frente da coluna vertebral, formando o Mar dos Canais. A divisão na superfície do abdome só ascende pelo lado direito e depois se reúne com o Vaso Concepção na garganta, depois se separa e circunda os lábios."* Esse trecho é importante porque menciona a divisão espinal do Vaso Penetrador na parte lombar da coluna vertebral. Todavia, é interessante por ser a única que menciona uma ramificação abdominal do Vaso Penetrador que ascende apenas no lado direito.

No *ABC of Acupuncture* (*Zhen Jiu Jia Yi Jing*, 282 d.C.) encontramos o seguinte trecho: *"O Vaso Penetrador começa no ponto E-30 Qichong e se reúne ao canal do Rim, fluindo para o umbigo e depois para o tórax onde se dispersa."*[37] Em outro trecho encontramos: *"Os Vasos Penetrador e Concepção surgem no útero, ascendem por dentro da coluna vertebral, eles constituem o Mar dos Canais. [O Vaso Penetrador] ascende na superfície do abdome, vai até a garganta e depois circunda a boca."*[38] Esse trecho parece implicar que os Vasos Penetrador e Concepção ascendem por dentro da coluna vertebral.

A obra *Elucidation of Yellow's Emperor's Classic of Internal Medicine* (*Huang Di Nei Jing Tai Su*), escrita por Yang Shang Shan da dinastia Sui (581-618), ressalta a conexão entre o Vaso Penetrador, a Força Motriz (*Dong Qi*) no *Dan Tian* Inferior e o Mar de Sangue: *"Abaixo do umbigo e entre os rins está a Força Motriz ou Dong Qi que é a fonte da vida: é a raiz dos 12 canais. O Mar de Sangue é o Vaso Penetrador que também é o Mar dos cinco órgãos Yin e dos seis órgãos Yang e o Mar dos 12 Canais: escorre para o Yang e irriga a Essência e, assim, atinge todos os órgãos Yin e Yang. A Força Motriz abaixo do umbigo se localiza no útero. O Vaso Penetrador começa no útero e é o Mar dos Canais. Portanto, sabemos que o Vaso Penetrador cria vida através da Força Motriz. O Vaso Penetrador se desloca para cima e para baixo. No seu movimento para baixo conecta-se com o Grande canal de Conexão dos*

rins, portanto, esse movimento descendente do Qi do Rim não é o canal do Rim." Como podemos ver, esse comentário reitera claramente que o *Qi* do Rim desce para os membros inferiores não pelo canal do Rim, mas pelo Vaso Penetrador.

Ao descrever o trajeto do Vaso Penetrador, Li Shi Zhen especifica os pontos que o mesmo atravessa: *"O Vaso penetrador é o Mar dos Canais e o Mar de sangue. Origina-se no baixo-ventre e no interior do útero juntamente com o Vaso Concepção. Depois emerge no ponto E-30 Qichong entre os canais do Estômago e do Rim. A seguir, flui bilateralmente para R-11 Henggu e 5 fen da linha média. Daí flui para R-12 Dahe, R-13 Qixue, R-14 Siman, R-15 Zhongzhu, R-16 Huangshu, R-17 Shangqu, R-18 Shiguan, R-19 Yindu, R-20 Tonggu e R-21 Youmen. A seguir, dispersa-se no tórax: no total 24 pontos."*[39] Esse trecho insinua claramente que o Vaso Penetrador flui através dos pontos do canal do Rim apenas até R-21 *Youmen*, enquanto alguns autores acreditam que flui através de todos os pontos do canal do Rim até R-27 *Shufu*.

O Capítulo 33 do *Eixo Espiritual* discorre sobre os Quatro Mares: o Mar de Alimento, o Mar de Medula, o Mar de *Qi* e o Mar de Sangue. O Mar de Sangue é identificado com o Vaso Penetrador, contudo, é desconcertante que nesse trecho seja denominado "Mar dos 12 Canais": *"O Vaso Penetrador é o Mar dos 12 Canais, seu ponto superior é B-11 Dashu e seus pontos inferiores são E-37 Shanjuxu e E-39 Xiajuxu."*[40]

O *Classic of Categories* apresenta um resumo interessante da esfera energética de ação do Vaso Penetrador e explica com mais detalhes o significado desse vaso ser o "Mar dos 12 Canais": *"O Vaso Penetrador é o Mar dos 12 Canais, ascende para se conectar com B-11 Dashu e desce para se conectar com E-37 Shangjuxu e E-39 Xiajuxu. O Vaso Penetrador desce para E-30 Qichong e sobe para se conectar com o canal do Rim. Ascende para os olhos e a cabeça e desce para os pés; vai para as costas [na região lombar da coluna vertebral] e para a frente no abdome. Vai para o Interior nos rios e vales [os pequenos e grandes músculos do abdome] e para o Exterior (pele e músculos). Portanto, conecta-se tanto com Yin como com Yang e com Interior e Exterior... 100 doenças se originam do Vaso Penetrador porque este é o mais 'penetrador' dos canais. Controla o Qi e o Sangue dos 12 canais que nutrem todo o corpo e por esse motivo é denominado Mar dos cinco órgãos Yin e dos seis órgãos Yang."*[41]

Nos Boxes 53.8 e 53.9 são apresentados, respectivamente, o trajeto e os pontos do Vaso Penetrador.

É possível identificar cinco divisões distintas do trajeto do Vaso Penetrador, que eu denomino:

1. Divisão interna
2. Divisão abdominal
3. Divisão da cabeça
4. Divisão espinal
5. Divisão descendente.

Assim, os trajetos dessas divisões são os seguintes:

- *Divisão interna*: origina-se no abdome, flui através do útero e emerge no ponto VC-1 *Huiyin*. Desce para esse ponto pelo "Grande canal de Conexão do Rim", que é provavelmente o Canal do Útero (*Bao Luo*) que conecta o útero aos Rins
- *Divisão abdominal*: emerge no ponto E-30 *Qichong* e flui por todos os pontos do Rim até R-11 *Henggu* e se dispersa no tórax

- *Divisão da cabeça*: flui sobre a garganta, em torno do queixo e daí para os olhos
- *Divisão espinal*: ascendendo por dentro da parte lombar da coluna vertebral a partir de VC-1 *Huiyin*
- *Divisão descendente*: descendo de E-30 *Qichong* ao longo da face interna do membro inferior até a área do hálux.

Boxe 53.8 Vaso Penetrador (*Chong Mai*) – resumo do trajeto

- *Divisão interna*: origina-se no baixo-ventre, flui através do útero e emerge no períneo no ponto VC-1 *Huiyin*
- *Divisão abdominal*: emerge no ponto E-30 *Qichong*, conecta-se com o canal do Rim em R-11 *Henggu* e ascende pelo canal do Rim para R-21 *Youmen*, depois se dispersa no tórax e nas mamas
- *Divisão da cabeça*: ascende paralelamente a garganta, ao queixo, as curvas em torno dos lábios e termina sob os olhos
- *Divisão espinal*: emerge de VC-1 *Huiyin* e ascende por dentro da parte lombar da coluna vertebral até o nível de B-23 *Shenshu*
- *Divisão descendente*: emerge de E-30 *Qichong*, desce ao longo da face interna da coxa e da perna até o maléolo interno. No pé, na altura do tornozelo, bifurca-se com uma ramificação indo para o arco dorsal para se conectar com o canal do Rim e com a outra ramificação indo para o hálux para se conectar com o canal do Fígado.

Boxe 53.9 Pontos do Vaso Penetrador (*Chong Mai*)

- VC-1 *Huiyin*
- E-30 *Qichong*
- Todos os pontos do Rim, desde R-11 *Henggu* até R-21 *Youmen*.

▶ Aplicações clínicas

As aplicações clínicas do Vaso Penetrador podem ser comentadas de muitos ângulos diferentes. Primeiro, devo explicar de modo sucinto a importância clínica das suas cinco divisões, depois, a importância de suas várias denominações e, por fim, suas aplicações clínicas segundo padrões e doenças.

Importância clínica das cinco divisões do Vaso Penetrador

Divisão interna

Os dois aspectos mais importantes dessa divisão são a sua origem na cavidade abdominal entre os Rins e seu fluxo através do Útero. Isso significa que o Vaso Penetrador tem uma relação funcional muito próxima com os Rins e o Útero. Por esse motivo é um vaso muito importante nas condições ginecológicas. Embora os clássicos sempre afirmem que esse vaso flui através do Útero, poderia ser postulado que nos homens flui através da próstata.

O Vaso Penetrador, que surge do espaço entre os Rins, determina (juntamente com os vasos Governador e Concepção) os ciclos de vida de 7 anos e 8 anos das mulheres e dos homens, respectivamente. O Vaso Penetrador também tem participação significativa na transformação da Essência do Rim em *Tian Gui* (ou seja, o sangue menstrual nas mulheres e o sêmen nos homens).

Portanto, todos os pontos do Vaso Penetrador no baixo-ventre (que estão no canal distinto do Rim desde E-30 *Qichong*) influenciam os Rins e o Útero.

Divisão abdominal

O Vaso Penetrador flui através dos pontos do Rim no abdome até o ponto R-21 *Youmen* para então se dispersar no tórax. A palavra "tórax" nos textos antigos inclui as mamas.

A patologia da rebelião do *Qi* do Vaso Penetrador (ver adiante) influencia a divisão abdominal desse vaso, provocando distintos sinais/sintomas desde o baixo-ventre até o tórax, as mamas, a garganta e a face.

A divisão abdominal do Vaso Penetrador penetra nas Membranas (*Huang*) do abdome e alguns dos sintomas da rebelião do *Qi* do Vaso Penetrador são consequentes a tensão e a restrição das Membranas (plenitude, distensão e dor abdominais).

Divisão da cabeça

Visto que flui sobre a garganta, a rebelião do *Qi* no Vaso Penetrador com frequência provoca a sensação de "bolo na garganta" (que nem sempre está relacionada com estagnação do *Qi* do Fígado). De acordo com o Capítulo 65 do *Eixo Espiritual*, o Vaso Penetrador leva *Qi* e Sangue para a área do queixo e, nas mulheres, que perdem Sangue na menstruação, o Vaso Penetrador tem relativamente menos Sangue do que *Qi* nessa área em comparação com os homens. A falta de Sangue nessa área é o motivo de as mulheres não terem barba: como os homens têm relativamente mais Sangue na divisão da cabeça do Vaso Penetrador, esse Sangue promove o crescimento de pelos na face. É interessante mencionar que os pelos faciais aumentam após a menopausa porque, em decorrência da interrupção da menstruação, essa divisão do Vaso Penetrador tem relativamente mais Sangue do que antes e isso promove o crescimento dos pelos.[42]

A divisão da cabeça do Vaso Penetrador é responsável pela sensação contraditória de calor na face na rebelião do *Qi* desse vaso (contraditório porque está associado com pés frios).

Divisão espinal

A divisão espinal do Vaso Penetrador começa no ponto VC-1 *Huiyin* e flui por dentro da parte lombar da coluna vertebral. Essa divisão é responsável pela dor menstrual que algumas vezes é sentida na região lombar.

Divisão descendente

A divisão descendente do Vaso Penetrador flui do ponto E-30 *Qichong* pela face interna do membro inferior até o maléolo interno e o pé. No pé o fluxo se bifurca, com um ramo juntando-se ao canal do Rim e o outro se unindo ao canal do Fígado e terminando no ponto F-3 *Taichong*.

A divisão descendente do Vaso Penetrador é importante na prática clínica por vários motivos:

Primeiro, por meio da divisão descendente do Vaso Penetrador, os Rins levam *Yin Qi* para os membros inferiores. O trecho do Capítulo 38 do *Eixo Espiritual* citado anteriormente é, na verdade, precedido por uma dúvida do Imperador Amarelo sobre o motivo de o *Yin* dos canais da perna fluir dos pés para o abdome/tórax, com exceção do canal do Rim que desce. A resposta elucida que não é o canal do Rim que desce, mas a divisão descendente do Vaso Penetrador. Isso significa que o Vaso Penetrador exerce a importante função de assegurar a descensão do *Yin* para os membros inferiores. Isso significa que esse é o vaso a ser tratado sempre que houver deficiência de *Yin* nos membros inferiores como, por exemplo, na síndrome das pernas inquietas.

A divisão descendente do Vaso Penetrador é, portanto, uma maneira importante de levar o *Qi* do Rim para os membros inferiores.

Em segundo lugar, por meio de sua divisão descendente, o Vaso Penetrador influencia os três canais *Yin* do membro inferior e fortalece a interação entre os canais do Fígado, do Baço e do Rim. Provavelmente isso também se deve ao fato de BP-6 *Sanyinjiao* ser um ponto de cruzamento dos três canais *Yin* do membro inferior. Isso significa que uma patologia do Vaso Penetrador pode influenciar os canais do Fígado, do Baço e do Rim no membro inferior. Em contrapartida, sempre que são usados os três canais *Yin* do membro inferior (especialmente em combinação), o Vaso Penetrador também é afetado. Os pontos do Vaso Penetrador como R-11 *Henggu*, R-12 *Dahe* e R-13 *Qixue* influenciam a circulação do *Qi* nos três canais *Yin* do membro inferior.

Em terceiro lugar, a divisão descendente do Vaso Penetrador leva o *Qi* para os pés, aquecendo-os. Portanto, pés frios poderiam ser uma manifestação de patologia do Vaso Penetrador (ou seja, seu *Qi* não desce).

Em quarto lugar, a divisão descendente do Vaso Penetrador termina no ponto F-3 *Taichong*: isso significa que esse ponto age no Vaso Penetrador. Sempre que é utilizado o ponto F-3, o Vaso Penetrador é ativado. Esse ponto é extremamente valioso para mobilizar o Sangue no Útero graças a sua conexão com o Vaso Penetrador (que é o Mar de sangue).

Em quinto lugar, provavelmente é por causa da conexão com o Vaso Penetrador e sua integração dos três *Yin* do membro inferior que o ponto BP-6 *Sanyinjiao* influencia o Útero e é efetivo em muitas condições ginecológicas.

Por fim, micoses no primeiro dedo do pé são uma manifestação de patologia do Vaso Penetrador.

Importância clínica dos vários nomes do Vaso Penetrador

O Vaso Penetrador também é conhecido como "Mar de sangue", "Mar dos Cinco Órgãos *Yin* e dos Seis Órgãos *Yang*" e "Mar dos 12 Canais".

Mar de Sangue

No Capítulo 33 do *Eixo Espiritual*, como já foi mencionado, é dito que o Vaso Penetrador é o Mar de Sangue e seu ponto superior é B-11 *Dashu* e seus pontos inferiores são E-37 *Shangjuxu* e E-39 *Xiajuxu*. No tocante às manifestações de uma patologia do Mar de Sangue, o mesmo capítulo afirma: "*Quando os Mares funcionam harmoniosamente, existe vida; quando funcionam contra o fluxo normal, existe doença... Quando há excesso de Mar de Sangue, e pessoa tem a sensação de que o corpo está ficando maior e a pessoa não consegue identificar exatamente o problema; quando há deficiência de Mar de Sangue, a pessoa tem a sensação de que seu corpo está encolhendo e não consegue identificar exatamente o problema.*"[43]

As manifestações mencionadas anteriores de Cheio-Vazio do Mar de Sangue são algo raras e não é claro como os pontos mencionados estão conectados ao Vaso Penetrador ou por que eles são pontos do Mar de Sangue. O aspecto mais importante do Vaso Penetrador ser o Mar de Sangue é na ginecologia.

O Vaso Penetrador exerce influência significativa no sistema ginecológico porque se origina entre os Rins, é responsável pelos ciclos de 7 anos das mulheres, pela transformação da Essência do Rim em sangue menstrual e flui através do Útero. Além desses fatores, ser o Mar de Sangue significa que o Vaso Penetrador influencia muitas patologias do Sangue que são extremamente comuns nas doenças ginecológicas. Vale mencionar que o Vaso Penetrador está envolvido em todos os casos de estase do Sangue nos distúrbios ginecológicos.

Quando o propósito é revigorar o Sangue do Vaso Penetrador nas condições ginecológicas, é preciso usar os pontos de abertura e acoplado BP-4 *Gongsun* e PC-6, juntamente com R-14 *Siman* e F-3 *Taichong*.

O controle exercido pelo Vaso Penetrador sobre todos os canais de Conexão do Sangue (ver imediatamente adiante) explica a correlação entre a perda da harmonia do Sangue no Útero e o desenvolvimento de dor muscular, algo que ocorre frequentemente após o parto. Também explica por que as mulheres costumam sofrer invasões externas durante a menstruação: a depleção de Sangue no Vaso Penetrador induz esvaziamento dos canais de Conexão do Sangue e, assim, o espaço entre a pele e os músculos é exaurido e se torna propenso à invasão por fatores patogênicos externos.

Para além do sistema ginecológico, o Sangue de todo o corpo depende de seu movimento e circulação no Vaso Penetrador. Como o Vaso Penetrador é o Mar de Sangue e o Mar dos 12 Canais (ver adiante), controla todos os canais de Conexão do Sangue. Os canais de Conexão do Sangue representam o nível profundo dos canais de Conexão (*Luo*), um nível conectado com o Sangue e os vasos sanguíneos. Como esses canais estão envolvidos na estase do Sangue, o Vaso Penetrador pode ser usado para tratar a estase do Sangue, não apenas no sistema ginecológico mas também em outros pontos do corpo.

Outro aspecto de o Vaso Penetrador ser o Mar de Sangue é que está relacionado com os pelos corporais. Quando o Sangue do Vaso Penetrador é exuberante umedece a pele e promove o crescimento dos pelos corporais. Se houver deficiência do Sangue do Vaso Penetrador, a pele se mostra ressecada e os pelos corporais, quebradiços. No Capítulo 65 do *Eixo Espiritual* encontramos o seguinte trecho: "*Os Vasos Penetrador e Concepção vão para a garganta, os lábios e a boca. Se houver abundância de Qi e Sangue, a pele está cheia e os músculos estão aquecidos, se houver apenas abundância de Sangue, o mesmo penetrará na pele e crescerá uma barba. As mulheres têm mais Qi do que Sangue porque perdem parte dele durante a menstruação, com consequente menor transporte de Sangue pelos Vasos Penetrador e Concepção para o queixo e os lábios e ausência de crescimento de barba.*"[44]

Por fim, outra característica do Vaso Penetrador ser o Mar de Sangue é referente ao Sangue e ao Coração. O Vaso Penetrador está relacionado com o Coração de duas maneiras: primeiro porque se dispersa no tórax e segundo porque é o Mar de Sangue e o Coração governa o Sangue. Por causa dessa conexão o Vaso Penetrador pode ser utilizado para palpitações e ansiedade durante a menopausa, manifestações que são provocadas pelo declínio do Sangue do Vaso Penetrador com consequente evasão ascendente da rebelião do *Qi* pelo vaso. Nos textos antigos uma das indicações do Vaso Penetrador consiste nos "nove tipos de dor no peito".

O Vaso Penetrador também pode ser usado para as irregularidades do ritmo cardíaco.

No Boxe 53.10 é apresentado um resumo do Vaso Penetrador como "Mar de Sangue".

Boxe 53.10 O Vaso Penetrador – "Mar de Sangue"

- Controla o Sangue do Útero e a transformação da Essência do Rim em *Tian Gui* (sangue menstrual)
- Controla todos os canais de Conexão do Sangue
- Ponto superior do Mar de Sangue: B-11 *Dashu*; pontos inferiores do Mar de Sangue: E-37 *Shangjuxu* e E-39 *Xiajuxu*
- Estase de Sangue é a patologia central do Vaso Penetrador
- O Sangue do Vaso Penetrador promove o crescimento da barba nos homens
- Influencia o Sangue do Coração (palpitações, ansiedade) e o ritmo cardíaco.

Mar dos 12 Canais

O Vaso Penetrador também é chamado "Mar dos 12 Canais". *Chong* também tem o significado de *jie* ("ruas"), *dong* ("atividade, movimento"), *xing* ("movimento") e *tong* ("passagem livre"). Todos esses termos se referem ao fluxo de *Qi* nos canais que são comparados a "ruas", "avenidas" ou "cruzamentos".

Como o Vaso Penetrador é o Mar de Sangue assim como o Mar dos 12 Canais, ele influencia o movimento do *Qi* e do Sangue no corpo todo. Segundo Yang Shang Shan: "*Sob o umbigo encontra-se a Força Motriz (entre os dois rins) que governa a vida humana e é a raiz dos 12 canais – esse é o Mar de Sangue do Vaso Penetrador, o Mar dos cinco órgãos Yin e dos seis órgãos Yang e dos 12 canais. Goteja para o Yang, irriga a Essência... é a Força Motriz sob o umbigo e no útero. Move-se para baixo e para cima, é o Vaso Penetrador.*"[45] Consequentemente, *Chong* significa *Dong* ("motriz").

O Vaso Penetrador também é o Mar dos 12 Canais porque afeta os canais em quase todo o corpo, exceto os membros superiores, e porque controla todos os canais secundários no abdome e no tórax. O Vaso Penetrador também é o Mar dos 12 Canais porque controla todos os canais de Conexão do Sangue.

Vale a pena explorar o conceito de "ruas", "avenidas" ou "cruzamentos" (*jie*) em relação ao Vaso Penetrador. No Capítulo 52 do *Eixo Espiritual* encontra-se: "*No tórax existem avenidas para o Qi, no abdome existem avenidas para o Qi, na cabeça existem avenidas para o Qi e nos membros inferiores existem avenidas para o Qi. Portanto, se houver um obstáculo ao fluxo de Qi na cabeça, interrompa-o no cérebro; se houver um obstáculo ao fluxo de Qi no tórax, interrompa-o na parte frontal do tórax e nos pontos Shu Dorsais, se houver um obstáculo ao fluxo de Qi no abdome, interrompa-o nos pontos Shu Dorsais e no Vaso Penetrador à direita e à esquerda do umbigo que é a Força Motriz [ou Dong Qi]; se houver um obstáculo ao fluxo de Qi nos membros inferiores, interrompa-o no ponto E-30 Qichong [aqui chamado Qijie] e no ponto B-57 Chengshaw.*"[46]

A partir desse trecho, torna-se evidente que o Vaso Penetrador controla todos os canais ("avenidas") do abdome e o nome alternativo de E-30, "Avenidas do *Qi*" (*Qijie*), é significativo. De fato, o *Qi* do Vaso Penetrador emerge da parte profunda do abdome nesse ponto que exerce um potente efeito dinâmico na circulação do *Qi* nos canais do abdome.

No Boxe 53.11 é apresentado um resumo do Vaso Penetrador como Mar dos 12 Canais.

Boxe 53.11 O Vaso Penetrador – "O Mar dos 12 Canais"

- Controla todos os canais do abdome
- Controla a circulação do *Qi* e do Sangue em todos os canais (exceto nos membros superiores)
- Controla todos os canais de Conexão.

Mar dos Cinco Órgãos Yin e dos Seis Órgãos Yang

O Vaso Penetrador é o "Mar dos Cinco Órgãos *Yin* e dos Seis Órgãos *Yang*" porque é o vaso extraordinário no centro do vórtice energético criado por eles (ver Capítulo 52, Figura 52.11). É o "pai" dos outros vasos extraordinários. O Vaso Penetrador é o elo entre o *Qi* Pré-Celestial (Rins) e o *Qi* Pós-Celestial (Estômago).

Por causa de seu trajeto complexo, o Vaso Penetrador influencia muitos órgãos diretamente. Como já vimos, está diretamente relacionado com os três canais *Yin* do membro inferior (dos Rins, do Fígado e do Baço). Exibe conexão próxima com o Estômago (emergindo em E-30) e o Coração. Por conseguinte, está relacionado com o Rim (*Qi* Pré-Celestial), o Estômago (*Qi* Pós-Celestial) e o Coração (o Imperador), que são os *Três Tesouros* da Essência, do *Qi* e da Mente.

No Boxe 53.12 é apresentado um resumo do Vaso Penetrador como Mar dos Cinco Órgãos *Yin* e dos Seis Órgãos *Yang*.

Boxe 53.12 Vaso Penetrador – "Mar dos Cinco Órgãos Yin e dos Seis Órgãos Yang"

- Raiz do *Qi* Pré-Celestial (por meio da conexão com o Rim) e do *Qi* Pós-Celestial (por meio da conexão com o Estômago)
- Influencia os três canais *Yin* do membro inferior (dos Rins, do Fígado e do Baço)
- Influencia o Coração
- No centro do vórtice energético dos vasos extraordinários.

Rebelião do Qi no Vaso Penetrador

Uma das patologias mais comuns do Vaso Penetrador é a rebelião do *Qi* e a "urgência interna" (*Li Ji*): isso é reconhecido desde a época do *Clássico das Dificuldades* (*Nan Jing*). No Capítulo 29 do *Clássico das Dificuldades* é encontrado o seguinte trecho: "*A patologia do Vaso Penetrador é a rebelião do Qi associada à urgência interna (li ji).*"[47] "Urgência interna" descreve um sentimento de ansiedade vaga e inquietação. Também pode ser interpretado no nível físico como uma sensação desconfortável de restrição na parte alta do abdome que ascende para o tórax. Os livros chineses modernos dizem que a "urgência interna" também pode indicar dor, constipação intestinal, retenção urinária, hérnia, ansiedade, tontura e náuseas, especialmente quando existe um antecedente emocional.

Segundo Li Shi Zhen: "*Quando o Qi se rebela e ascende, ocorrem urgência interna e sensação de calor: essa é a rebelião do Qi no Vaso Penetrador.*"[48]

A rebelião do *Qi* no Vaso Penetrador provoca várias manifestações em diferentes níveis no abdome e no tórax. Provoca primariamente plenitude, distensão ou dor nessas áreas. Ao extrapolarmos o trajeto do Vaso Penetrador, torna-se possível listar sinais/sintomas da rebelião do *Qi* no Vaso Penetrador em ordem ascendente (Figuras 53.5 e 53.6)

- Pés frios
- Plenitude/distensão/dor no baixo-ventre
- Plenitude/distensão/dor no hipogástrio
- Dismenorreia, ciclos menstruais irregulares
- Plenitude/distensão/dor na área umbilical
- Plenitude/distensão/dor no epigástrio
- Sensação de opressão sob o processo xifoide
- Sensação de opressão no tórax
- Palpitações
- Sensação de distensão das mamas nas mulheres
- Discreta dispneia
- Suspiros
- Sensação de "bolo na garganta"
- Sensação de calor na face
- Cefaleia
- Ansiedade, inquietude mental, "urgência interna" (*li ji*).

Obviamente, nem todos esses sinais/sintomas precisam ocorrer ao mesmo tempo para ser feito o diagnóstico da rebelião do *Qi* no Vaso Penetrador; contudo, é necessário ter pelo menos de três a quatro sinais/sintomas em níveis diferentes (p. ex., baixo-ventre, epigástrio, tórax, garganta). Por exemplo, se alguém apresentar plenitude, distensão ou dor no baixo-ventre, isso não é suficiente para diagnosticar a condição de rebelião do *Qi* no Vaso Penetrador. Uma sensação de energia ascendendo do baixo-ventre para a garganta seria muito sugestiva de rebelião do *Qi* no Vaso Penetrador.

O que faz o *Qi* do Vaso Penetrador se rebelar e ascender? Em minha experiência, isso pode ter dois motivos que se manifestam com duas condições – uma de Cheio e outra mista (Cheio-Vazio). Em primeiro lugar, o *Qi* do Vaso Penetrador pode rebelar-se e ascender por si mesmo em decorrência de estresse emocional que faz o *Qi* subir ou estagnar, como raiva, raiva reprimida, preocupação, frustração, ressentimento etc. Caso o *Qi* se rebele e ascenda por si mesmo e a condição for Cheia, eu denomino isso rebelião do *Qi* "primária" do Vaso Penetrador.

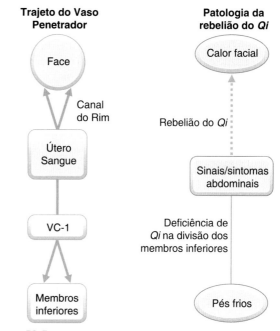

Figura 53.5 Representação esquemática da rebelião do *Qi* no Vaso Penetrador.

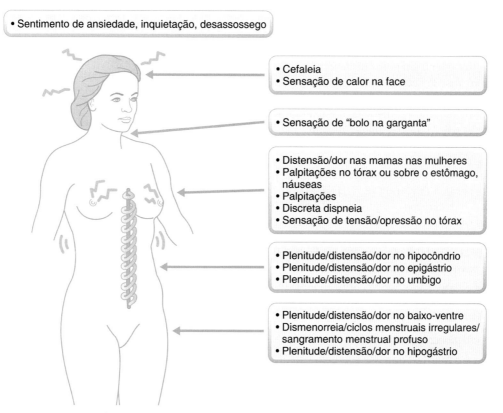

Figura 53.6 Sinais/sintomas da rebelião do *Qi* no Vaso Penetrador.

O *Qi* do Vaso Penetrador pode rebelar-se e ascender também como consequência de uma Deficiência nesse vaso no baixo-ventre. Nesses casos o *Qi* do *Dan Tian* inferior é fraco e o *Qi* do Vaso Penetrador "escapa" para cima. Portanto, essa é uma condição mista (Cheio/Vazio) e eu a denomino rebelião do *Qi* "secundária" do Vaso Penetrador. A condição Vazia é a deficiência de Sangue e/ou deficiência do Rim (que pode ser *Yin* ou *Yang*). Essa segunda condição é mais comum nas mulheres.

Li Shi Zhen menciona a possibilidade desse padrão quando afirma: "*Quando existe deficiência de Sangue levando a urgência interna, usar Dang Gui.*"[49] O *Classic of Categories* também salienta que a deficiência de Sangue é a base da rebelião do *Qi* no Vaso Penetrador: "*O Qi do Vaso Penetrador ascende para o tórax, o Qi não é regulado e, portanto, rebela-se no diafragma, há deficiência de Sangue e, portanto, existe urgência interna no abdome e no tórax.*"[50]

Nota clínica

- *Rebelião do Qi "primária" do Vaso Penetrador*: o *Qi* do Vaso Penetrador do Vaso Penetrador se rebela e ascende por si mesmo em decorrência de estresse emocional que faz o *Qi* se elevar ou estagnar. Condição: Cheio
- *Rebelião do Qi "secundária" do Vaso Penetrador*: o *Qi* do Vaso Penetrador se rebela e ascende como consequência de uma Deficiência (de Sangue e dos Rins) nesse vaso no baixo-ventre. Condição: Cheio/Vazio.

Um atributo específico da síndrome da rebelião do *Qi* no Vaso Penetrador é que se caracteriza pela sensação de calor na face e pés frios. Isso se deve ao fato de que, enquanto o *Qi* se rebela e ascende para a face, provoca sensação de calor na face; por outro lado, enquanto o *Qi* se rebela e ascende, há proporcionalmente menos *Qi* na divisão descendente do Vaso Penetrador, provocando pés frios. De fato, como já mencionado, os textos antigos descrevem especificamente que a divisão descendente do Vaso Penetrador aquece os pés.

Um exemplo de tratamento daquilo que denomino rebelião do *Qi* "primária" do Vaso Penetrador (ou seja, do tipo Cheio) em uma mulher é: BP-4 *Gongsun* à direita, PC-6 *Neiguan* à esquerda, ID-4 *Hegu* à direita, F-3 *Taichong* à esquerda, R-14 *Siman* bilateralmente e R-21 *Youmen* bilateralmente.

Um exemplo de tratamento daquilo que denomino rebelião do *Qi* "secundária" do Vaso Penetrador (ou seja, do tipo Cheio/Vazio) consequente a deficiência de Sangue e Rim em uma mulher é: BP-4 *Gongsun* à direita, PC-6 *Neiguan* à esquerda, ID-4 *Hegu* à direita, F-3 *Taichong* à esquerda, R-13 *Qixue* bilateralmente, VC-14 *Guanyuan* e R-21 *Youmen* bilateralmente.

A rebelião do *Qi* no Vaso Penetrador também pode causar tontura, que pode ser abordada com VG-20 *Baihui*, B-11 *Dashu*, E-37 *Shangjuxu* e E-39 *Xiajuxu*.

A rebelião do *Qi* no Vaso Penetrador também pode provocar náuseas, que podem ser abordadas com B-11 *Dashu*, E-37 *Shangjuxu*, E-39 *Xiajuxu* e E-30 *Qichong*.

Estase do sangue em ginecologia

O Vaso Penetrador é o Mar de Sangue e sua patologia é subjacente a muitas condições ginecológicas. As três patologias do Sangue que afetam o Vaso Penetrador são deficiência de Sangue, Calor no Sangue e estase do Sangue. Quando existe deficiência de Sangue, a paciente apresenta amenorreia ou redução acentuada do fluxo menstrual. Quando existe Calor no Sangue, o fluxo menstrual é profuso. Quando existe estase do Sangue, ocorre dismenorreia e o sangue menstrual será escuro com coágulos.

O Vaso Penetrador é usado principalmente para revigorar o Sangue quando existe estase de Sangue no Útero, de fato, essa é *a* patologia do Vaso Penetrador. Por conseguinte, podemos usar esse vaso em todos os casos de estase de Sangue no Útero. Os pontos a serem usados são os pontos de abertura e acoplado (BP-4 e PC-6) mais R-14 *Siman* e BP-10 *Xuehai*.

Nota clínica

O Vaso Penetrador é o vaso a ser usado para a estase de Sangue nas doenças ginecológicas. Usar BP-4 à direita, PC-6 à esquerda, R-14 e BP-10.

O Vaso Penetrador e as Membranas (*Huang*)

A natureza e a função das Membranas já foram comentadas anteriormente na apresentação do Vaso Concepção. O Vaso Penetrador também influencia as Membranas no abdome e no tórax e, na verdade, sua síndrome de rebelião do *Qi* acomete as Membranas, ou seja, há estagnação do *Qi* nas Membranas e o *Qi* se rebela e ascende, provocando manifestações abdominais e torácicas.

O Vaso Penetrador e a mama feminina

O Vaso Penetrador se dispersa no tórax e nas mamas, portanto, seu *Qi* exerce influência significativa nas mamas. Além disso, como é o "Mar dos 12 Canais", o Vaso Penetrador influencia todos os canais, inclusive os canais de Conexão. Visto que é o "Mar de Sangue", o Vaso Penetrador influencia todos os canais de Conexão do Sangue (Figura 53.7).

Como a mama feminina é substancialmente irrigada por canais de Conexão, uma patologia de estagnação do *Qi* no Vaso Penetrador afeta as mamas, provocando distensão e/ou dor nas mamas e, a longo prazo, nódulos nas mamas.

Outro modo como o Vaso Penetrador influencia a mama feminina é por meio das Membranas (*Huang*). O Vaso Penetrador, juntamente com o Vaso Concepção, controla as Membranas no abdome e no tórax. O tecido conjuntivo existente na mama feminina faz parte das Membranas e a estagnação do *Qi* no Vaso Penetrador sempre afeta as Membranas e, portanto, as mamas.

Como o Vaso Penetrador surge do Útero (que armazena o sangue menstrual) e é o Mar de Sangue e controlador dos canais de Conexão do Sangue, o Vaso Penetrador é responsável pela produção de leite após o parto. O leite nas mamas é uma transformação direta do sangue menstrual (o termo chinês significa "o sangue se torna branco"): como a menstruação desaparece após o parto, o Sangue menstrual se transforma em leite e flui para as mamas via Vaso Penetrador.

Se o *Qi* do Vaso Penetrador estagnar após o parto, o leite não desce para as mamas: isso é um sintoma Cheio da condição chamada agalactia, ou seja, existe leite, mas sua saída é difícil por causa da estagnação do *Qi*. Por outro lado, se houver deficiência de Sangue do Vaso Penetrador, pode não haver leite porque não há Sangue suficiente para ser transformado em leite: esse é um sintoma Vazio de agalactia.

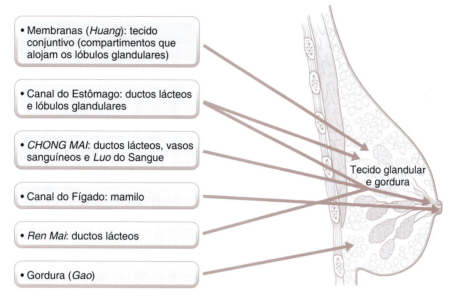

Figura 53.7 O Vaso Penetrador e a mama feminina.

O Vaso Penetrador e o Coração

O Vaso Penetrador exerce influência substancial no Coração porque flui em torno dele. Na verdade, nos vários trechos mencionados anteriormente que conectam o "Grande Canal de Conexão do Rim" à divisão descendente do "Vaso Penetrador", a expressão chinesa é o "Grande Canal de Conexão do Yin Menor" e alguns autores pensam que poderia referir-se a um Grande Canal de Conexão do Coração em vez de Grande Canal de Conexão do Rim.

Como foi mencionado no Capítulo 19, o Coração está conectado ao Útero pelo Vaso do Útero (*Bao Mai*). Existe controvérsia se esse "Vaso do Útero" (*Bao Mai*) faz parte do Vaso Penetrador ou se é um canal distinto: eu tendo a concordar com a primeira proposição. O *Qi* do Coração e o Sangue do Coração descem para o Útero, promovendo a liberação do sangue menstrual durante a fase de sangramento e a liberação dos oócitos (ovócitos) durante a ovulação, que estão sob o controle do Vaso Penetrador.

Além das condições ginecológicas, o Vaso Penetrador influencia o ritmo cardíaco e pode ser usado para arritmias.

O Vaso Penetrador e o Estômago

O Vaso Penetrador emerge do ponto E-30 *Qichong*, que é o ponto superior do Mar de alimento. Por conseguinte, o Vaso Penetrador apresenta conexão próxima com o Estômago por meio desse ponto. Os Rins são a Porta do Estômago, então, o Vaso Penetrador, originando-se dos Rins, trata ambos.

Existem duas implicações clínicas na conexão do Vaso Penetrador com o Estômago. Em primeiro lugar, esse vaso pode ser usado para todos os distúrbios do Estômago, mas especialmente para aqueles cuja natureza é Cheia, como, por exemplo, estagnação do *Qi* no Estômago, ausência de descensão do *Qi* do Estômago, estase do Sangue no Estômago, Calor no Estômago etc. Os pontos a serem usados são os pontos de abertura e acoplado do Vaso Penetrador (BP-4 e PC-6) mais R-21 *Youmen* e E-19 *Burong*.

Em segundo lugar, o Vaso Penetrador influencia a conexão do canal do Estômago com o Coração. O Grande Canal de Conexão é denominado *Xu Li* e a contração do ventrículo esquerdo representa, do ponto de vista chinês, o batimento de *Xu Li*. Isso significa que o canal do Estômago pode ser usado para tratar condições cardíacas e, sobretudo, os casos de arritmia. Todavia, o Estômago também influencia o Coração via Vaso Penetrador porque esse vaso se conecta com o Estômago e o Coração.

A correlação do Vaso Penetrador com o Útero e o Estômago explica as náuseas matinais na gravidez: é consequente à rebelião do *Qi* no Vaso Penetrador por causa das significativas alterações que ocorrem no útero durante os primeiros 3 meses de gravidez. Quando as gestantes apresentam náuseas e vômitos intensos durante mais tempo do que esses três primeiros meses, geralmente existe uma condição preexistente de rebelião do *Qi* no Vaso Penetrador.

Por causa da correlação existente entre o Estômago e o Vaso Penetrador, o fitoterápico Ban Xia *Rhizoma Pinelliae* (que penetra no Estômago) é ocasionalmente usado para regular o Vaso Penetrador. Essa é a base racional para a inclusão de Ban Xia *Rhizoma Pinelliae* na fórmula Wen Jing Tang *Warming the Menses Decoction* (para Frio no Útero).

O Vaso Penetrador e a circulação do *Qi* nos pés

Visto que a divisão descendente do Vaso Penetrador vai para o dorso do pé e para o primeiro dedo do pé e esse vaso influencia todos os canais de Conexão, as condições que comprometem a circulação para os pés e se manifestam com sensação de frio, dormência, formigamento, coloração arroxeada estão relacionadas com esse vaso. Nesses casos, tratar BP-4 *Gongsun* e PC-6 *Neiguan*, juntamente com alguns pontos abdominais como R-13 *Qixue*,

Alguns médicos afirmam que, em decorrência da divisão do Vaso Penetrador para os dedos do pé, uma micose do primeiro dedo do pé pode influenciar o Coração (consequente à conexão desse vaso com o Coração).

O Vaso Penetrador e os músculos ancestrais (Zong Jin)

O significado do termo *Zong Jin* (literalmente "músculos ancestrais") é objeto de interpretações diferentes. As duas correntes principais são que esse termo se refere aos *músculos retos do abdome* (os músculos localizados à direita e à esquerda da linha média do abdome) ou que se refere ao pênis. Existem trechos nos textos antigos que apoiam essas duas interpretações (Figura 53.8).

Os *músculos retos do abdome* correm verticalmente no abdome, de cada lado da linha média, inseridos nas costelas inferiores acima e na sínfise pubiana (púbis ou osso púbico) abaixo. No Capítulo 44 do *Questões Simples* os músculos ancestrais são mencionados: "*O Vaso Penetrador é o Mar dos Canais, irriga os rios e vales e se conecta com o Yang Brilhante [canal do Estômago] nos músculos ancestrais. Assim Yin e Yang se encontram nos músculos ancestrais e se conectam com os canais do abdome que estão sob o controle do Estômago: eles são restringidos pelo Vaso da Cintura [Dai Mai] e se conectam com o Vaso Governador [Du Mai].*"[51]

No trecho anterior a expressão "rios e vales" refere-se a "pontos de encontro grandes e pequenos dos músculos", enquanto "*Yin e Yang*" se referem ao Vaso Penetrador e ao canal do Estômago, respectivamente. Como o Vaso Penetrador corre ao longo de todos os pontos do Rim, que estão a 0,5 *cun* da linha média, e os pontos do canal do Estômago estão a 2 *cun* da linha média, eles mais ou menos circundam o *músculo reto do abdome* localizado entre eles. De fato, o canal do Rim se localiza na margem medial do *músculo reto do abdome* e o canal do Estômago se localiza no próprio músculo, mas em direção à margem lateral.

O Vaso Penetrador está relacionado com o estado dos músculos ancestrais do abdome: se o Vaso Penetrador não estiver prosperando, os músculos ancestrais estão relaxados. O relaxamento dos músculos ancestrais pode causar prolapso do útero nas mulheres e alguns tipos de atrofia dos membros inferiores.

Se considerarmos que o termo "músculo ancestral" (*zong jin*) significa pênis, então o Vaso Penetrador influencia o pênis e, em especial, o *corpo esponjoso* e o *corpo cavernoso*. Visto que a ereção depende dessas duas estruturas serem preenchidas com Sangue, o Vaso Penetrador, sendo o Mar de Sangue e influenciando o *zong jin*, participa na ereção e, portanto, na disfunção erétil ou no priapismo.

Comparação e diferenciação dos Vasos Concepção e Penetrador

O Vaso Concepção corresponde ao Qi, enquanto o Vaso Penetrador corresponde ao Sangue. Por conseguinte, o Vaso Concepção é usado em condições válidas para a deficiência ou estagnação de Qi, enquanto o Vaso Penetrador é mais usado para condições de estase de Sangue e também rebelião do Qi, que é uma patologia típica desse vaso. Isso não significa, entretanto, que o Vaso Concepção não seja usado em distúrbios sanguíneos, desde que haja, com frequência, desequilíbrios de Qi.

Alguns médicos afirmam que o Vaso Concepção é responsável pela gravidez e o Vaso Penetrador é responsável por distúrbios *não* relacionados com a gravidez.

O Vaso Concepção corresponde aos Pulmões (= Qi), enquanto o Vaso Penetrador corresponde ao Coração e ao Baço (= Sangue). Assim, o Vaso Concepção seria mais utilizado para distúrbios dos Pulmões e o Vaso Penetrador seria mais utilizado para distúrbios do Coração e do Baço.

O Vaso Concepção é mais empregado nos casos de deficiência de Qi ou de estagnação do Qi, enquanto o Vaso Penetrador é mais utilizado quando realmente existe acúmulo de material (estase de Sangue, Alimento ou Fleuma) ou rebelião do Qi típica.

Eu prefiro usar o Vaso Concepção quando o pulso está Fraco, Curto ou Fino (todos sinais de deficiência de Qi) e opto pelo Vaso Penetrador quando o pulso é Deslizante, Cheio, Longo, em Corda, Firme (todos sinais de Excesso).

O Vaso Concepção exibe mais uma ação circular no plano mediano do corpo, enquanto o Vaso Penetrador apresenta mais ação dispersora. Isso faz com que o Vaso Concepção seja mais usado nos casos de estagnação ou deficiência de Qi na linha central do corpo (em qualquer um dos Três Aquecedores). Portanto, atua no Qi central (ou seja, o Qi na linha mediana do corpo) por meio de estimulação da circulação ao longo do centro, como uma roda. O Vaso Penetrador é mais utilizado nos casos de estagnação do Qi e/ou disseminação horizontal do Sangue com consequente obstrução no tórax e no abdome.

Nos casos de dor abdominal (de etiologia ginecológica ou intestinal), o Vaso Concepção controla a área *Xiao Fu* (a área centro-inferior do abdome), enquanto o Vaso Penetrador controla a área *Shao Fu* (a área inferolateral do abdome).

No caso da asma, por exemplo, os dois vasos são efetivos. O Vaso Concepção é usado quando a asma é decorrente de deficiência de Pulmões e Rim (a pessoa é, com frequência, magra), enquanto o Vaso Penetrador é mais usado quando a asma é consequente à rebelião do Qi, mas também estagnação da Fleuma (e, portanto, manifesta-se como expectoração copiosa, pulso Deslizante e saburra espessa e a pessoa frequentemente é robusta ou tem sobrepeso) (Figuras 53.9 e 53.10).

A área onde as diferenças entre o Vaso Concepção e o Vaso Penetrador são menos nítidas é a dos distúrbios ginecológicos, sobretudo os distúrbios menstruais. A escolha se torna mais

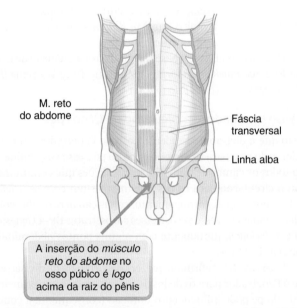

Figura 53.8 O Vaso Penetrador e os músculos ancestrais (Zong Jin).

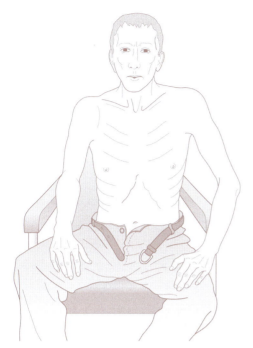

Figura 53.9 O tipo Vaso Concepção de paciente asmático.

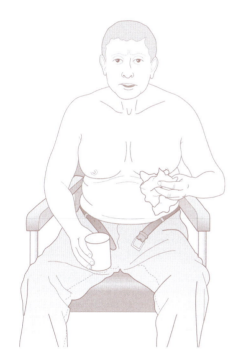

Figura 53.10 O tipo Vaso Penetrador de paciente asmático.

simples se forem seguidos os conceitos descritos anteriormente. Vale frisar que o Vaso Concepção seria usado quando os distúrbios menstruais são causados por alteração do *Qi*, enquanto o Vaso Penetrador seria usado quando os distúrbios menstruais são causados por uma condição do Sangue. Além disso, o Vaso Concepção é mais usado para concepção, fertilidade, menarca e menopausa e o Vaso Penetrador é mais usado para condições relacionadas com a menstruação e, em especial, dismenorreia. O Vaso Penetrador é *o* vaso usado para dismenorreia.

No Boxe 53.13 é apresentado um resumo das aplicações clínicas do Vaso Penetrador.

Boxe 53.13 Aplicações clínicas do Vaso Penetrador

- Importância clínica das cinco divisões do Vaso Penetrador
  - Divisão interna
  - Divisão abdominal
  - Divisão da cabeça
  - Divisão espinal
  - Divisão descendente
- Importância clínica dos nomes do Vaso Penetrador
  - Mar de Sangue
  - Mar dos 12 Canais
  - Mar dos Cinco Órgãos *Yin* e dos Seis Órgãos *Yang*
- Rebelião do *Qi* no Vaso Penetrador
- Estase do Sangue em ginecologia
- Membranas
- Mamas femininas
- Coração
- Estômago
- Circulação do *Qi* para os pés
- Músculos ancestrais.

▶ Indicações clássicas

No Capítulo 29 do *Clássico das Dificuldades* encontramos o seguinte trecho: "*A patologia do Vaso Penetrador é a rebelião do Qi associada a urgência interna [li ji].*"[52]

Já no *Clássico do Pulso* é encontrado o seguinte trecho: "*Quando o pulso é em corda e cheio no nível médio das [duas] posições médias, isso indica uma patologia do Vaso Penetrador. Isso causa dor abdominal que acomete o Coração, massas abdominais, hérnia, infertilidade, incontinência urinária e plenitude nos hipocôndrios com irritabilidade.*"[53]

O *Golden Mirror of Medicine* (Yi Zong Jin Jian, 1742) arrola os seguintes sinais/sintomas do Vaso Penetrador: "*Nove tipos de dor no peito, sensação de opressão no tórax, regurgitação de alimentos, massas abdominais consequentes ao consumo exagerado de bebidas alcoólicas e de alimentos, borborigmo, epigastralgia na região do diafragma, malária, sangue nas fezes, retenção da placenta com estagnação de Sangue causando desmaio.*"[54]

Li Shi Zhen cita Li Dong Yuan: "*No Outono e no Inverno o Qi do Estômago se rebela e ascende no Vaso Penetrador, existe movimento sob o hipocôndrio, isso é denominado Jue Ni (Terminal do Qi Rebelde). Quando o Qi se rebela e ascende, a pessoa não consegue respirar, surge o som de sibilos e ele ou ela não consegue deitar.*"[55]

Li Shi Zhen cita Sun Si Miao: "*Quando o Qi ascende a partir do baixo-ventre para o tórax e a garganta, as mãos e os pés ficam frios, ocorrem sensação de calor na face, disuria, o pulso na posição anterior é Profundo e o pulso na posição posterior é Disperso; usar Fu Ling Wu Wei Zi Tang (Fu Ling, Wu Wei Zi, Rou Gui, Gan Cao). Se houver sensação de plenitude no tórax, eliminar Rou Gui.*"[56]

Segundo Li Shi Zhen: "*Quando o Qi se rebela e ascende, ocorrem urgência interna e sensação de calor: essa é a rebelião do Qi no Vaso Penetrador.*"[57]

No Capítulo 39 do *Questões Simples* encontramos: "*Quando o Frio invade o Vaso Penetrador, visto que esse vaso se origina em VC-4 Guanyuan e ascende diretamente pelo abdome, o vaso será obstruído e o Qi estagnará: isso provoca dispneia quando o abdome é palpado.*"[58]

No Boxe 53.14 é apresentado um resumo das indicações clássicas do Vaso Penetrador.

> ### Boxe 53.14 Indicações clássicas do Vaso Penetrador
>
> - *Clássico das Dificuldades*: rebelião do *Qi* com urgência interna (*li ji*)
> - *Clássico do Pulso*: dor abdominal que perturba o coração, massas abdominais, herniações, infertilidade, incontinência urinária e plenitude no hipocôndrio associada a irritabilidade
> - *Golden Mirror of Medicine*: nove tipos de dor cardíaca, sensação de constrição torácica, regurgitação de alimento, massas abdominais consequentes ao consumo excessivo de bebidas alcoólicas e de alimentos, borborigmos, epigastralgia na região do diafragma, malária, sangue nas fezes, retenção da placenta com estagnação do Sangue provocando desmaio
> - *Li Shi Zhen*: movimento sob o hipocôndrio, a pessoa não consegue respirar, sibilos e a pessoa não consegue deitar-se
> - *Li Shi Zhen*: pés e mãos frios, sensação de calor na face, disuria, pulso anterior Profundo e pulso posterior Disperso
> - *Questões Simples*: dispneia quando o abdome é palpado.

▶ Fitoterapia

Fitoterápicos

Segundo Ye Tian Shi, as doenças do Vaso Penetrador são caracterizadas por patologia dos canais de Conexão, provocando distensão, e estagnação do *Qi*, provocando dor. É preciso, portanto, usar fitoterápicos de aroma picante, que penetram nos canais de Conexão, e fitoterápicos amargos, que abrem esses canais e promovem a descensão do *Qi*.

A principal substância nutriente do Vaso Penetrador é Gui Ban *Plastrum Testudinis*. Os fitoterápicos usados para reprimir a rebelião do *Qi* no Vaso Penetrador são Yan Hu Suo *Rhizoma Corydalis yanhusuo*, Chuan Lian Zi *Fructus Meliae toosendan*, Xiang Fu *Rhizoma Cyperi rotundi*, Yu Jin *Tuber curcumae*, Chen Xiang *Lignum Aquilariae*, Tao Ren *Semen Persicae*, Dang Gui *Radix Angelicae sinensis*, Qing Pi *Pericarpium Citri reticulatae viride*, Wu Zhu Yu Fructus Evodiae rutacarpae, Cong Bai *Herba Allii fistulosi*, Xiao Hui Xiang *Fructus Foeniculi vulgaris*.

Formulações

Nenhuma fornecida por Li Shi Zhen. A formulação *Women's Treasure* nutre o Sangue do Vaso Penetrador, tonifica os Rins e reprime a rebelião do *Qi*.

Caso clínico 53.3

Um homem de 45 anos se queixava de indigestão crônica associada a sensação de plenitude epigástrica, eructação e náuseas. Seu pulso era Cheio e Tenso, sobretudo na posição média, e sua língua apresentava saburra branca e espessa. As manifestações clínicas sugerem retenção de alimento no Aquecedor Médio. Os pontos de abertura e acoplado do Vaso Penetrador (BP-4 *Gongsun* e PC-6 *Neiguan*) foram usados, promovendo recuperação completa após algumas sessões terapêuticas.

Caso clínico 53.4

Uma mulher de 45 anos de idade se queixava de cansaço, borramento visual, palpitações, sensação de pânico e ansiedade no tórax associada a sensação de ascensão de energia, insônia, cefaleia durante a menstruação, tensão pré-menstrual associada a distensão abdominal, sensação de calor na face, mas pés e mãos frios. Sua língua era arroxeada e seu pulso era Fino, mas também discretamente Firme nas três posições do lado esquerdo.

A maioria dos sinais/sintomas é consequente à rebelião do *Qi* no Vaso Penetrador no contexto de uma deficiência de Sangue (pulso Fino, língua Pálida, cansaço, borramento visual, insônia). Todos os outros sinais/sintomas são consequentes à rebelião do *Qi* no Vaso Penetrador e a contradição entre a sensação de calor na face e os membros frios é típica desse padrão e ocorre frequentemente em mulheres.

Os pontos usados foram os seguintes:

- BP-4 *Gongsun* à direita e PC-6 *Neiguan* à esquerda para abrir o Vaso Penetrador
- VC-4 *Guanyuan* para tonificar o Sangue no Vaso Penetrador: isso também exerce o efeito de subjugar a rebelião do *Qi* por fazê-lo descer (VC-4, um ponto do Vaso Concepção, também influencia o Vaso Penetrador)
- R-13 *Qixue* para fortalecer os Rins e consolidar a raiz do Vaso Penetrador
- BP-6 *Sanyinjiao* para nutrir o Fígado e os Rins e fortalecer a raiz
- ID-4 *Hegu* e F-3 *Taichong* para harmonizar a ascensão e a descensão do *Qi* e acalmar a Mente.

Caso clínico 53.5

Uma mulher de 59 anos de idade sofria de dor torácica associada a sentimento de ansiedade e dor e distensão abdominais. Seu pulso era discretamente em Corda e sua língua era discretamente Arroxeada.

Esse quadro também é consequente à rebelião do *Qi* no Vaso Penetrador acometendo o tórax. Os pontos usados foram os seguintes:

- BP-4 *Gongsun* à direita e PC-6 *Neiguan* à esquerda para abrir o Vaso Penetrador. PC-6 também abre o tórax e alivia a dor torácica
- VC-4 *Guanyuan* para tonificar os Rins e o Útero e o *Qi* de raiz do Vaso Penetrador
- ID-4 *Hegu* à direita e E-40 *Fenglong* à esquerda para harmonizar a ascensão e a descensão do *Qi* e, assim, subjugar a rebelião do *Qi*. Esses dois pontos também influenciam indiretamente o Vaso Penetrador porque pertencem ao *Yang* Brilhante, com o qual o vaso está relacionado. Esse é outro modo de eles ajudarem a subjugar a rebelião do *Qi*. Além disso, E-40 também abre e relaxa o tórax.

Caso clínico 53.6

Um menino de 13 anos de idade sofria de asma desde pequeno. Ele se queixava de sibilos, dispneia, sensação de opressão torácica, incapacidade de se deitar e sensação bem definida de energia ascendendo do estômago para o tórax e a face. Ele também apresentava tosse com expectoração de escarro amarelo espesso. Sua língua era Vermelha com saburra amarela e seu pulso era Deslizante.

Esse é outro exemplo de rebelião do *Qi* no Vaso Penetrador, obstruindo o tórax e forçando a Fleuma-Calor para os Pulmões. Os pontos usados são os seguintes:

- BP-4 *Gongsun* à esquerda e PC-6 *Neiguan* à direita para abrir o Vaso Penetrador. PC-6 também abre o tórax e ajuda a respiração
- B-11 *Dashu* para eliminar Calor no Mar de Sangue e subjugar a rebelião do *Qi* no Vaso Penetrador
- E-37 *Shangjuxu* e E-39 *Xiajuxu* para eliminar Calor do Mar de Sangue e aliviar o tórax
- P-5 *Chize* para eliminar Fleuma-Calor dos pulmões e restaurar a descensão do *Qi* do Pulmão.

Caso clínico 53.7

Uma mulher de 23 anos de idade se queixava de dismenorreia. A dor ocorria durante a menstruação e era muito intensa e em caráter de cólica. A dor era aliviada pela aplicação de bolsa de água quente.

Esse é um exemplo de obstrução do Vaso Penetrador pelo frio. Os pontos usados (com agulhas e moxa) foram os seguintes:

- BP-4 *Gongsun* à direita e PC-6 *Neiguan* à esquerda para abrir o Vaso Penetrador
- VC-4 *Guanyan* e R-16 *Huangshu* para fortalecer o Vaso Penetrador e expelir Frio do Útero.

Caso clínico 53.8

Um homem de 54 anos de idade sentia dor e dormência no segundo e no terceiro dedos do pé direito. Os dedos dos pés estavam arroxeados e frios à palpação.

Esse quadro é consequente à estase do Frio nos canais de Conexão do Vaso Penetrador que irriga e aquece os dedos dos pés. Os pontos usados foram os seguintes:
- E-30 *Qichong* para abrir a circulação do Vaso Penetrador para os dedos dos pés. O *Yang* Brilhante está relacionado com o Vaso Penetrador
- E-9 *Xiajuxu*, conectado com o Mar de Sangue inferior do Vaso Penetrador, estimula a circulação do Sangue para os membros inferiores
- F-3 *Taichong* é um ponto do Vaso Penetrador.

Caso clínico 53.9

Uma mulher de 65 anos de idade se queixava de fogacho a cada 50 minutos após uma histerectomia total há 10 anos. Ela não pode fazer uso de terapia de reposição hormonal (TRH) porque desenvolveu câncer de mama (foi mastectomizada) há 2 anos. O fogacho se acompanhava de sensação de sufocação associado a ansiedade. Ela também apresentava sudorese noturna e insônia. Urinava com frequência e a urina era pálida. Em geral, os pés dela estavam frios. Seu pulso era Profundo e discretamente Deslizante à direita e discretamente em Corda à esquerda. Sua língua tinha coloração normal, estava tumefeita, a saburra era amarela e apresentava fissuras do Estômago.

Esse é um caso de rebelião do *Qi* no Vaso Penetrador provocando a sensação de calor e ansiedade. Esse não é um padrão típico de Calor-Vazio porque a língua não é Vermelha. Os pés frios são consequentes à disfunção do *Qi* no Vaso Penetrador, pois o *Qi* se rebela e ascende, deixando de aquecer os membros inferiores.

Eu usei:
- BP-4 *Gongsun* à direita e PC-6 *Neiguan* à esquerda para abrir o Vaso Penetrador
- ID-4 *Hegu* à direita e E-40 *Fenlong* à esquerda para harmonizar a ascensão e a queda do *Qi*, ajudando a subjugar a rebelião do *Qi* e regular o *Yang* Brilhante, com o qual o Vaso Penetrador está relacionado
- VC-4 para nutrir o Útero, consolidar a raiz e fortalecer o Vaso Penetrador.

Vaso da Cintura (*Dai Mai*)

Ponto de abertura: VB-41 *Zulinqi*.
Ponto acoplado: TA-5 *Waiguan*.
Ponto inicial: VB-26 *Daimai*.
Área do corpo influenciada: órgãos genitais, cintura, quadril.

O Vaso da Cintura é o único vaso horizontal do corpo e circunda os canais no abdome e no dorso como se fosse um cinto. Divide o corpo em duas metades. Guarda correlação próxima com o Fígado e a Vesícula Biliar e se conecta com o canal divergente do Rim. Por causa disso o Vaso da Cintura "orienta e dá suporte" ao *Qi* do Útero e à Essência.

Visto que o Vaso da Cintura se conecta com F-13 (Baço) e B-23 (Rins), interliga o *Qi* Pós-Celestial com o *Qi* Pré-Celestial (de modo semelhante ao Vaso Penetrador).

Assim, o Vaso da Cintura se associa com e restringe o livre fluxo do *Qi* do Fígado quando este é patológico (por meio de F-13) e harmoniza a ascensão do *Qi* do Baço e a descensão do *Qi* do Rim.

Consequentemente, a nutrição da Essência do Rim, a ascensão do *Qi* do Baço e o livre fluxo do *Qi* do Fígado dependem de o Vaso da Cintura estar "relaxado e alongado" (Figura 53.11).

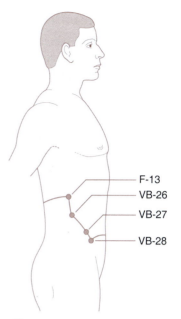

Figura 53.11 O Vaso da Cintura.

▶ Trajeto

O Vaso da Cintura flui através dos pontos F-13 *Zhangmen*, VB-26 *Daimai*, VB-27 *Wushu* e VB-28 *Weidao*. Nas costas conecta-se com o canal divergente do Rim na altura de B-23 *Shenshu*.

No *Clássico das Dificuldades* encontramos o seguinte trecho: "*O Vaso da Cintura se origina no hipocôndrio e circunda o corpo.*"[59] Segundo Li Shi Zhen: "*O Vaso da Cintura se origina no hipocôndrio, no ponto F-13 Zhangmen, e se conecta depois com os pontos VB-26 Daimai, VB-27 Wushu e VB-28 Weidao.*"[60]

No Capítulo 11 do *Eixo Espiritual* encontramos essa passagem: "*O canal divergente do Rim passa na parte posterior do joelho e se reúne ao canal do Rim. A seguir, ascende para a área dos rins, no nível da 12ª vértebra, onde sai para o Vaso da Cintura.*"[61]

Nos Boxes 53.15 e 53.16 são apresentados resumos do trajeto e dos pontos do Vaso da Cintura.

Boxe 53.15 Vaso da Cintura – resumo do trajeto

- Origina-se no hipocôndrio no ponto F-13 *Zhangmen* e depois se conecta com os pontos VB-26 *Daimai*, VB-27 *Wushu* e VB-28 *Weidao*, circundando a cintura de modo semelhante a um cinto.
- Nas costas, no nível de B-23 *Shenshu*, conecta-se com o canal Divergente do Rim.

Boxe 53.16 Pontos do Vaso da Cintura

- F-13 *Zhangmen*
- VB-26 *Daimai*
- VB-27 *Wushu*
- VB-28 *Weidao*.

▶ Aplicações clínicas

Harmonizar o Fígado e a Vesícula Biliar

Pode ser usado para harmonizar o Fígado e a Vesícula Biliar, sobretudo nos padrões de Excesso do Fígado, quando o pulso da Vesícula Biliar é Cheio e em Corda, para sintomas como cefaleia temporal.

Resolver Umidade no Aquecedor Inferior

O Vaso da Cintura se assemelha a um cinto em torno dos canais dos membros inferiores no abdome e nas costas: a tensão desse cinto regula a circulação do *Qi* para os membros inferiores e destes para o corpo. Se o cinto estiver muito frouxo, os canais dos membros inferiores não são "restringidos" e a Umidade infundiria o Aquecedor Inferior.

O Vaso da Cintura pode, portanto, ser usado para resolver a Umidade no Aquecedor Inferior, que provoca manifestações como ardência à micção, dificuldade para urinar e, sobretudo, aumento da secreção vaginal.

Regular a circulação do *Qi* nos membros inferiores

O Vaso da Cintura circunda os canais dos membros inferiores e influencia sua circulação. Os distúrbios desse canal comprometem a circulação do *Qi* nos canais dos membros inferiores, resultando em manifestações como membros inferiores e pés frios ("como se estivesse imerso em água fria"), pés arroxeados ou músculos externos tensos dos membros inferiores (porque o Sangue do Fígado não embebe os tendões).

Influenciar o *Qi* do canal do Estômago nos membros inferiores

O Vaso da Cintura influencia principalmente a circulação do *Qi* no canal do Estômago e pode causar fraqueza nos casos graves. Nesses casos, os pontos de abertura e acoplado do Vaso da Cintura podem ser usados para relaxar o vaso e tonificar os canais do Estômago e do Baço.

No Capítulo 44 da obra *Questões Simples*, os músculos ancestrais são mencionados: "*O Vaso Penetrador é o Mar dos Canais, irriga os rios e os vales e se conecta com o Yang Brilhante [canal do Estômago] nos músculos ancestrais. Assim, Yin e Yang se encontram nos músculos ancestrais e se conectam com as vias do abdome que estão sob o controle do Estômago: todos eles estão constringidos pelo Vaso da Cintura [Dai Mai] e se conectam com o Vaso Governador [Du Mai]. Assim, quando o Yang Brilhante está vazio, os músculos ancestrais estão flácidos porque o Vaso da Cintura não consegue restringi-los, os músculos do membro inferior enfraquecem e atrofiam e pode ocorrer paralisia.*"[62]

Como foi explicado anteriormente, os "músculos ancestrais" são os *músculos retos do abdome* e nesse trecho é afirmado que o Vaso da Cintura "traciona" ou "cinge" os outros canais: quando está relaxado, o *Qi* dos canais dos membros inferiores não consegue fluir para os membros inferiores e esses enfraquecem. O canal mais importante a ser tratado é o canal do Estômago por causa de sua conexão com o Vaso Penetrador em E-30 *Qichong* e também porque controla os músculos ancestrais. Quando os pontos VB-26 *Daimai*, VB-27 *Wushu* e VB-28 *Weidao* são agulhados, a sensação do agulhamento deve ser irradiar para baixo em direção ao ponto E-30 *Qichong* (Figura 53.12).

O Vaso da Cintura e a dor abdominal

Outro sintoma do Vaso da Cintura é a dor abdominal que se irradia para a região lombar ou, no sentido oposto, dorsalgia que se irradia para o baixo-ventre.

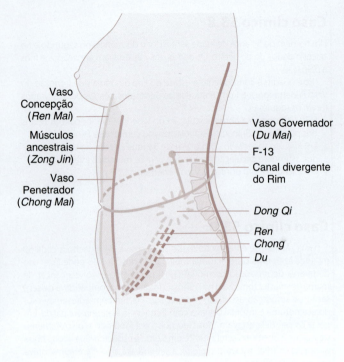

Figura 53.12 Esfera energética do Vaso da Cintura.

O Vaso da Cintura em ginecologia

O Vaso da Cintura é muito importante em algumas queixas ginecológicas e, sobretudo, nos casos de secreção vaginal excessiva. No tocante à ginecologia, alguns autores afirmam que a patologia de Deficiência do Vaso da Cintura é secundária a uma deficiência do Vaso Concepção, enquanto sua patologia de Excesso é secundária a um excesso no Vaso Penetrador.

Sintomatologia Cheio/Vazio do Vaso da Cintura

A patologia do Vaso da Cintura pode ser classificada em condições de Cheio/Vazio.

Cheio

A sintomatologia Cheia do Vaso da Cintura é decorrente de o mesmo "não estar harmonizado" porque esse vaso está muito "tenso". Os principais sintomas são os seguintes:

- Plenitude do abdome, acometimento do dorso (como se a pessoa estivesse sentada em água fria). Isso se deve à invasão de Umidade-Frio no canal do Baço
- Dorsalgia que se irradia para o baixo-ventre
- Sensação de peso no corpo, frio nas costas ou sensação de peso no abdome como se estivesse carregando 5.000 moedas. Isso se deve à exposição a umidade e a chuva.

A sintomatologia Cheia da patologia do Vaso da Cintura está relacionada com o Vaso Penetrador.

Vazio

A patologia de Vazio do Vaso da Cintura é consequente à deficiência de *Qi* e ao fato de esse vaso estar muito relaxado. Está relacionada com deficiência de Rim e Fígado, o Vaso da

Cintura não restringe a Essência, o *Qi* do Baço afunda e o Vaso da Cintura não dá suporte ao *Qi* Pós-Celestial, de tal forma que os Vasos Concepção, Governador e Penetrador se tornam deficientes.

Quando há frouxidão do Vaso da Cintura, o *Qi* não consegue ascender, os órgãos "cedem" e ocorrem hérnias, a Síndrome de Atrofia (Síndrome *Wei*), abortamentos e prolapsos. Isso se deve a deficiência prolongada de *Qi*, deficiência de *Qi* Pós-Celestial e de *Qi* Pré-Celestial, *Qi* puro descendo (em vez de ascendendo) e frouxidão excessiva do Vaso da Cintura.

O princípio terapêutico consiste em tonificar o *Qi* Pós-Celestial e o *Qi* Pré-Celestial, promover a ascensão do *Qi* puro e consolidar o Vaso da Cintura.

O feto depende dos Rins e do Vaso Concepção, mas também do Vaso da Cintura. Se houver frouxidão do Vaso da Cintura, o *Qi* não consegue ascender, o feto não é estabilizado e ocorre abortamento.

A patologia do Vazio do Vaso da Cintura está relacionada com o Vaso Concepção.

No Boxe 53.17 são apresentadas as condições de Cheio/Vazio do Vaso da Cintura.

Boxe 53.17 Vaso da Cintura

Cheio

Vaso muito "tenso". A sintomatologia Cheia da patologia do Vaso da Cintura está relacionada com o Vaso Penetrador.

- Plenitude abdominal, acometimento das costas (como se a pessoa estivesse sentada em água fria)
- Dorsalgia que se irradia para o baixo-ventre
- Sensação de peso no corpo, frio nas costas ou sensação de peso no abdome como se estivesse carregando 5.000 moedas.

Vazio

Frouxidão excessiva do vaso. A patologia Vazio está relacionada com o Vaso Concepção.

- Hérnia
- Síndrome de Atrofia (Síndrome *Wei*)
- Abortamento
- Prolapsos.

O Vaso da Cintura e o quadril

O Vaso da Cintura flui através da cintura e influencia o quadril. Assim, pode ser utilizado para dor no quadril, sobretudo quando houver uma condição de deficiência de Sangue do Fígado e excesso de *Yang* do Fígado, com a deficiência de Sangue do Fígado resultando em ausência de nutrição das articulações e dos tendões.

No Boxe 53.18 é apresentado um resumo das aplicações clínicas do Vaso da Cintura.

Boxe 53.18 Aplicações clínicas do Vaso da Cintura

- Harmonização do Fígado e da Vesícula Biliar
- Resolução da Umidade oriunda do Aquecedor Inferior
- Regulação da circulação do *Qi* para os membros inferiores
- Influenciar o *Qi* do Estômago nos membros inferiores
- Dor abdominal

- Leucorreia
- Sintomatologia Cheio-Vazio do Vaso da Cintura
- Quadril.

▶ Indicações clássicas

No Capítulo 29 do *Clássico das Dificuldades* encontramos a seguinte passagem: "*Quando o Vaso da Cintura é acometido, a pessoa apresenta plenitude abdominal e sensação de inchaço nas costas, como se estivesse sentada na água.*"

Segundo Li Shi Zhen: "*As costas e o abdome estão tumefeitos como um balão cheio de água. Nas mulheres ocorre dor na região lateroinferior do abdome, urgência interna, irregularidade menstrual e secreção vaginal branco-avermelhada.*"[63]

No Capítulo 63 da obra *Questões Simples* encontramos este trecho: "*Quando fatores patogênicos penetram nos grandes canais Yin de Conexão, ocorrem dorsalgia que se irradia para o baixo-ventre e dificuldade para inspirar.*"[64]

No Capítulo 44 da obra *Questões Simples* encontramos o seguinte trecho: "*Quando o Yang Brilhante está vazio, os músculos ancestrais se tornam flácidos porque o Vaso da Cintura não os contém, os músculos dos membros inferiores se tornam fracos e atrofiados e pode ocorrer paralisia.*"[65]

No *Clássico do Pulso* encontramos: "*Se o pulso for em Corda nos lados direito e esquerdo, isso é sugestivo de patologia do Vaso da Cintura com dorsalgia e dor abdominal que se irradia para o membro inferior.*"[66]

O *Golden Mirror of Medicine* apresenta a seguinte passagem: "Dificuldade para levantar e mover os braços e as pernas após golpe de Vento (acidente vascular encefálico), dormência e contração dos membros, tumefação desde a nuca até o queixo, congestão e hiperemia conjuntival associadas a tontura, dor de dente, surdez, edema de orofaringe, prurido devido ao 'Vento flutuante', contração dos tendões, dor na coxa, distensão do hipocôndrio, dor nos membros."[67]

No Boxe 53.19 é apresentado um resumo das indicações clássicas do Vaso da Cintura.

Boxe 53.19 Indicações clássicas do Vaso da Cintura

- *Clássico das Dificuldades*: plenitude abdominal e as costas parecem encharcadas como se a pessoa estivesse sentada na água
- *Li Shi Zhen*: as costas e o abdome parecem tumefeitos como um balão preenchido com água. As mulheres sentem dor na região lateroinferior do abdome, urgência interna, irregularidade menstrual e corrimento vaginal branco-avermelhado
- *Questões Simples*: dorsalgia que se irradia para o baixo-ventre e dificuldade para inspirar
- *Questões Simples*: músculos ancestrais flácidos, músculos dos membros inferiores fracos e atrofiados, paralisia
- *O Clássico do Pulso*: dorsalgia e dor abdominal que se irradia para o membro inferior

- *Golden Mirror of Medicine*: dificuldade para levantar e mover os braços e as pernas após golpe de Vento (acidente vascular encefálico), dormência e contração dos membros, tumefação desde a nuca até o queixo, congestão e hiperemia conjuntival associadas a tontura, dor de dente, surdez, edema de orofaringe, prurido devido ao "Vento flutuante", contração dos tendões, dor na coxa, distensão do hipocôndrio, dor nos membros.

▶ Fitoterapia

Fitoterápicos

Os fitoterápicos que influenciam o Vaso da Cintura incluem aqueles que infundem para o Aquecedor Inferior, consolidam e têm propriedades adstringentes. Algumas das ervas (como Sheng Ma *Rhizoma Cimicifugae*) exibem movimento ascendente e podem ser usadas para tratar condições patológicas do Vaso da Cintura caracterizadas por "frouxidão do cinto" e afundamento do *Qi*. A característica adstringente de algumas dessas ervas trataria corrimentos vaginais persistentes, que são uma manifestação importante desse vaso.

Os fitoterápicos que penetram no Vaso da Cintura incluem Wu Wei Zi *Fructus Schisandrae chinensis*, Shan Yao *Radix Dioscoreae oppositae*, Qian Shi *Semen Euryales ferocis*, Fu Pen Zi *Fructus Rubi chingii*, Sang Piao Xiao *Ootheca Mantidis*, Dang Gui *Radix Angelicae sinensis*, Bai Shao *Radix Paeoniae lactiflorae*, Xu Duan *Radix Dipsaci asperi*, Long Gu *Os Draconis*, Ai Ye *Folium Artemisiae argyi*, Sheng Ma *Rhizoma Cimicifugae*, Gan Cao *Radix Glycyrrhizae uralensis*.

Formulações

No caso de desarmonia do Vaso da Cintura com prolapso de útero, pode ser usada Liang Shou Tag *Two Receiving Decoction*. Isso é feito porque a tonificação dos Vasos Governador e Concepção para corrigir um prolapso não é suficiente, sendo necessário tonificar "a área umbilical" pela restrição do Vaso da Cintura.

Para o mesmo propósito também pode ser usado Bu Zhong Yi Qi Tang *Tonifying the Centre and Benefiting Qi Decoction* associado a Ba Ji Tian *Radix Morindae officinalis*, Du Zhong *Cortex Eucommiae ulmoidis*, Gou Ji *Rhizoma Cibotii barometz*, Xu Duan *Radix Radix Dipsaci asperi* e Wu Wei Zi *Fructus Schisandrae chinensis* para tonificar os vasos extraordinários, consolidar o Vaso da Cintura e elevar *Qi* puro.

O feto depende dos Rins e do Vaso Concepção, mas também do Vaso da Cintura. Se o Vaso da Cintura estiver "frouxo", o *Qi* não consegue ascender, o feto não é estabilizado e pode ocorrer abortamento. Nesse caso, deve ser tonificado o Vaso da Cintura com Shou Tai Wan *Fetus Longevity Pill*.

Se houver desarmonia do Vaso da Cintura com Umidade se infundindo para o sistema genital, pode ser usada Gan Jiang Ling Zhu Tang *Glycyrrhiza-Zingiberis-Poria-Atractylodes Decoction*, que aquece o Baço, resolve a Umidade, abre o Vaso da Cintura e fortalece as costas.

Para a dorsalgia que se irradia para o abdome, alguns médicos prescrevem ervas picantes para dispersar e ervas com sabor doce para urgência moderada como Yan Hu Suo *Rhizoma Corydalis yanhusuo*, Dang Gui *Radix Angelicae sinensis*, Sang Ji Sheng *Ramulus Sangjisheng*, Gou Qi Zi *Fructus Lycii chinensis* e Xiao Hui Xiang *Fructus Foeniculi vulgaris*. Dang Gui penetra tanto no Vaso da Cintura como no Vaso Penetrador.

Dang Gui Shao Yao San *Angelica-Paeonia Powder* trata o Vaso da Cintura quando há sinais/sintomas como dor abdominal, irregularidade menstrual, edema e leucorreia. Contém uma proporção elevada de Bai Shao, que trata a dor abdominal decorrente do distúrbio do Vaso da Cintura, e Chuang Xiong, que move o *Qi* do Vaso Penetrador.

Caso clínico 53.10

Uma mulher de 45 anos sofria de enxaqueca crônica caracterizada por intenso latejamento na têmpora. Seu pulso era Cheio e em Corda e sua língua era Vermelha com saburra amarela. A cefaleia era flagrantemente consequente a ascensão do *Yang* do Fígado e os pontos inicial e acoplado do Vaso da Cintura (VB-41 *Zulinqi* e TA-5 *Waiguan*) foram usados várias vezes em sessões sucessivas, promovendo cura completa.

Caso clínico 53.11

Uma mulher de 72 anos de idade se queixava de cistite crônica caracterizada por intensa sensação de queimação ao urinar e eliminação de pouca urina escura. Ela também sentia distensão intensa na região do hipogástrio. Seu pulso era Cheio, Rápido e extremamente em Corda, sobretudo na posição média. Sua língua era de coloração Vermelho-Intensa e apresentava saburra amarela, mais espessa na raiz da língua. A raiz da língua também apresentava manchas vermelhas. Esse problema era causado por infusão descendente do Fogo de Fígado e de Umidade-Calor que acomete a Bexiga. Os pontos de abertura e acoplado do Vaso da Cintura foram usados várias vezes de modo sucessivo, juntamente com outros pontos para expelir Calor no Fígado e na Bexiga, promovendo cura quase completa.

Vaso *Yin* do Caminhar (*Yin Qiao Mai*)

Ponto de abertura: R-6 Zhaohai.
Ponto acoplado: P-7 Lieque.
Ponto inicial: R-6 Zhaohai.
Ponto de Acúmulo: R-8 Jiaoxin.
Área do corpo influenciada: face interna dos membros inferiores, abdome (apenas sinais/sintomas unilaterais), olhos.

No início eu chamava o *Yin Qiao Mai* e o *Yang Qiao Mai* "Vaso *Yin* do Calcanhar" e "Vaso *Yang* do Calcanhar", respectivamente, porque ambos se originam nos calcanhares (embora *qiao* não signifique "calcanhar"). Como a palavra *qiao* transmite a ideia de "levantar o pé para caminhar".[68] Eu optei por chamá-los Vaso *Yin* do Caminhar (*Yin Qiao Mai*) e Vaso *Yang* do Caminhar (*Yang Qiao Mai*), respectivamente.

Como foi mencionado no início desse capítulo, os Oito Vasos Extraordinários atuam como reservatórios para absorver o excesso de *Qi* do canal principal. Os Vasos *Yin* e *Yang* do Caminhar representam a "primeira linha de defesa" dos reservatórios que absorvem excessos de *Yin* ou *Yang*, respectivamente. Todavia, não desempenham essa função na mesma região do corpo: o Vaso *Yin* do Caminhar absorve o excesso de *Yin* no abdome enquanto o Vaso *Yang* do Caminhar absorve o excesso de *Yang* na cabeça.

Os Vasos *Yin* e *Yang* do Caminhar estão intimamente relacionados, sobretudo na sua correlação com os olhos. Ambos fluem para os olhos, com o Vaso *Yin* do Caminhar levando energia *Yin*, enquanto o Vaso *Yang* do Caminhar leva energia *Yang*. Quando o Vaso *Yin* do Caminhar é acometido, a pessoa não consegue manter os olhos abertos e tende a fechá-los o tempo todo, ou seja, a pessoa se sente constantemente sonolenta. Quando o Vaso *Yang* do Caminhar é comprometido, a pessoa não consegue fechar os olhos e tende a mantê-los abertos o tempo todo (ou seja, não consegue dormir).

Os Vasos *Yin* e *Yang* do Caminhar também influenciam o tônus dos músculos dos membros inferiores. Quando existe Excesso no Vaso *Yin* do Caminhar, os músculos da face interna do membro inferior estão contraídos e os músculos da face externa do membro inferior estão flácidos. Quando há excesso no Vaso *Yang* do Caminhar, os músculos da face interna do membro inferior estão flácidos e os músculos da face externa do membro inferior estão contraídos.

O Vaso *Yin* do Caminhar brota do canal do Rim, enquanto o Vaso *Yang* do Caminhar brota do canal da Bexiga (Figura 53.13).

▶ Trajeto

No Capítulo 28 do *Clássico das Dificuldades* encontramos o seguinte trecho: "*O Vaso Yin do Caminhar surge no calcanhar, circunda o maléolo interno e sobe para a garganta, ultrapassando o Vaso Penetrador.*"[69]

O Capítulo 17 do *Eixo Espiritual* descreve o trajeto do Vaso *Yin* do Caminhar da seguinte maneira: "*O Vaso Yin do Caminhar se separa do canal do Rim e se origina por trás do ponto R-2 Rangu e flui para o maléolo interno. Ascende pela face interna da coxa até os órgãos genitais. Depois sobe por dentro do tórax e se reúne com E-12 Quepen indo para a área na frente de E-9 Renying, penetrando no osso zigomático e atingindo B-1 Jingming.*"[70]

O Capítulo 21 do *Eixo Espiritual* descreve outro aspecto do trajeto do Vaso *Yin* do Caminhar em relação ao trajeto do Vaso *Yang* do Caminhar: "*O canal da Bexiga atravessa o occipúcio e penetra no cérebro: pertence à raiz dos olhos e é denominado Sistema dos Olhos... No cérebro se divide em dois vasos que se tornam os Vasos Yin e Yang do Caminhar. Os Vasos Yin e Yang do Caminhar se cruzam, com o Yang penetrando no Yin e o Yin saindo para o Yang, cruzando no canto interno do olho.*"[71]

Li Shi Zhen descreve o trajeto do Vaso *Yin* do Caminhar de modo mais detalhado: "*O Vaso Yin do Caminhar começa no calcanhar, atrás do ponto R-2 Rangu, vai para R-6 Zhaohai até o maléolo interno e, depois, 2 cun para cima até R-8 Jiaoxin que é seu ponto de Acúmulo [ponto Xi-Cleft]. A seguir, sobe pela face interna do membro inferior e penetra nos órgãos genitais. Prossegue no sentido ascendente e penetra no tórax, conecta-se com E-12 Quepen, emerge em frente ao ponto E-9 Renying, chega à garganta onde cruza com o Vaso Penetrador e depois chega ao canto interno do olho.*"[72]

Citando Zhang Zi Yang (dinastia Song), Li Shi Zhen oferece outro detalhe sobre o trajeto do Vaso *Yin* do Caminhar: "*O Vaso Yin do Caminhar atinge a área na frente do cóccix e abaixo do escroto [ou seja, períneo].*"[73]

Nos Boxes 53.20 e 53.21 são apresentados resumos do trajeto e dos pontos do Vaso *Yin* do Caminhar.

Boxe 53.20 Vaso *Yin* do Caminhar – resumo do trajeto

- Origina-se na face medial do calcanhar, vai para R-2 *Rangu*, ascende para o maléolo interno e depois para R-8 *Jiaoxin*
- Ascende pela face interna da perna e da coxa até os órgãos genitais
- Ascende o abdome e o tórax e se conecta com E-12 *Quepen*
- Vai para a garganta, conectando-se com E-9 *Renying* e, depois, vai para o olho no ponto B-1 *Jingming* onde encontra o Vaso *Yang* do Caminhar.

Boxe 53.21 Pontos do Vaso *Yin* do Caminhar

- R-2 *Rangu*
- R-6 *Zhaohai*
- R-8 *Jiaoxin* (ponto de Acúmulo)
- E-12 *Quepen*
- E-9 *Renying*
- B-1 *Jingming*.

▶ Aplicações clínicas

O Vaso *Yin* do Caminhar e o sono

Por causa de sua correlação com os olhos, o Vaso *Yin* do Caminhar pode ser usado nos transtornos do sono, tanto insônia como sonolência. Nesse contexto costuma ser combinado com o Vaso *Yang* do Caminhar. Nos casos de insônia o Vaso *Yin* do Caminhar é tonificado (pela tonificação do ponto R-6 *Zhaohai*) e o Vaso *Yang* do Caminhar é drenado (pela redução de B-62 *Shenmai*). Nos casos de sonolência, o Vaso *Yin* do Caminhar é drenado (pela redução do ponto R-6 *Zhaohai*) e o Vaso *Yang* do Caminhar é tonificado (pelo reforço do ponto B-62 *Shenmai*). Nos dois casos o ponto B-1 *Jingming* pode ser adicionado para criar uma conexão entre os Vasos *Yin* e *Yang* do Caminhar, de modo que a energia *Yin* e *Yang* nos olhos pode ser equilibrada (Figura 53.14).

O *Eixo Espiritual* também sugere o ponto R-6 *Zhaohai* para hiperemia conjuntival dolorosa.

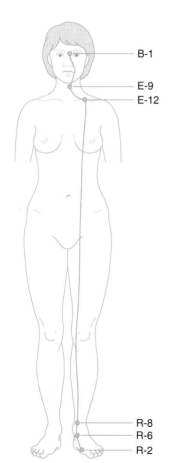

Figura 53.13 Vaso *Yin* do Caminhar.

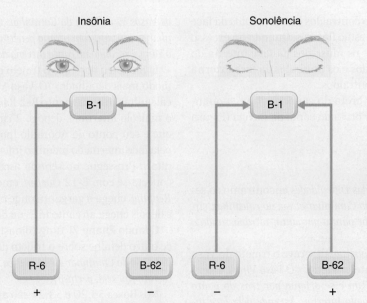

Figura 53.14 Vaso Yin do Caminhar e o sono.

O Vaso Yin do Caminhar e a Síndrome de Atrofia (Síndrome Wei)

O Vaso Yin do Caminhar pode ser empregado em determinados casos de Síndrome de Atrofia (Síndrome Wei) quando os músculos da face interna das pernas estão contraídos e os músculos da face externa estão flácidos e o pé está virado para dentro. Isso dificulta muito a deambulação e a pessoa tende a tropeçar. Os pontos de abertura e acoplado do Vaso Yin do Caminhar podem ser utilizados para equilibrar a tensão dos músculos internos e externos dos membros inferiores.

Dor abdominal

O Vaso Yin do Caminhar amplia sua faixa de ação para o abdome e pode ser usado nos padrões de Excesso do Aquecedor Inferior nas mulheres, para manifestações como distensão abdominal, massas abdominais, trabalho de parto difícil ou retenção de placenta (todas consequentes a estagnação). Todavia, o Vaso Yin do Caminhar é escolhido apenas quando os sinais/sintomas abdominais são unilaterais. Em minha experiência, o Vaso Yin do Caminhar pode ser usado para tratar aderências pós-operatórias.

No Boxe 53.22 é apresentado um resumo das aplicações clínicas do Vaso Yin do Caminhar.

Boxe 53.22 Aplicações clínicas do Vaso Yin do Caminhar

- Sono
- Síndrome de Atrofia (Síndrome Wei)
- Dor abdominal.

▶ Indicações clássicas

No Capítulo 17 do *Eixo Espiritual* encontramos o seguinte trecho: "*O Qi dos Vasos Yin e Yang do Caminhar atinge os olhos, umidificando-os. Se o Qi não os nutrir, os olhos não conseguem fechar.*"[74]

No Capítulo 29 do *Clássico das Dificuldades* encontramos o seguinte trecho: "*Quando o Vaso Yin do Caminhar é acometido, o Yang está flácido e o Yin, tenso.*"[75] De modo geral, acredita-se que isso se aplica ao estado dos músculos dos membros inferiores, ou seja, "*Yang está flácido*" significa que os músculos da face lateral do membro inferior estão relaxados e "*Yin está tenso*" significa que os músculos da face medial do membro inferior estão contraídos. Embora essa interpretação seja correta, não deve restringir uma interpretação mais abrangente da afirmativa anterior. Na verdade, Yang e Yin também podem se referir ao dorso e a parte frontal do corpo, cabeça e abdome etc. Além disso, também podem ser interpretados em um senso amplo de Excesso de Yin (*Yin está tenso*) e Deficiência de Yang (*Yang está flácido*).

Já no Capítulo 21 do *Eixo Espiritual* existe essa passagem: "*Se houver Excesso no Vaso Yang do Caminhar, os olhos permanecem abertos; se houver Excesso no Vaso Yin do Caminhar. Os olhos querem se fechar.*"[76]

O *Golden Mirror of Medicine* arrola os seguintes sinais/sintomas do Vaso Yin do Caminhar: "*Obstrução da garganta, dificuldade para urinar, distensão do tórax, micção dolorosa, borborigmos, massas abdominais consequentes ao consumo excessivo de bebidas alcoólicas, dor abdominal, vômitos, diarreia, regurgitação de alimento, abscesso na mama, fezes ressecadas, trabalho de parto difícil que provoca desmaio, eliminação de vento e sangue pelo ânus, desconforto no diafragma, sensação de bolo na garganta.*"[77]

No Boxe 53.23 é apresentado um resumo das indicações clássicas do Vaso Yin do Caminhar.

Boxe 53.23 Indicações clássicas do Vaso Yin do Caminhar

- *Clássico das Dificuldades*: Yang está flácido e Yin está tenso
- *Eixo Espiritual*: os olhos desejam se fechar
- *Golden Mirror of Medicine*: obstrução da garganta, dificultar a micção, distensão do tórax, micção dolorosa, borborigmos, massas abdominais decorrentes do consumo excessivo de bebidas alcoólicas, dor abdominal, vômitos, diarreia, regurgitação de alimento, abscesso mamário, fezes ressecadas, trabalho de parto difícil que provoca desmaio, eliminação de vento e sangue pelo ânus, desconforto no diafragma, sensação de bolo na garganta.

▶ Fitoterapia

Fitoterápicos

Os fitoterápicos que influenciam o Vaso *Yin* do Caminhar são as seguintes: Yan Hu Suo *Rhizoma Corydalis yanhusuo*, Gua Lou *Fructus Trichosanthis*, Ban Xia *Rhizoma Pinelliae ternatae*, Dam Nan Xing *Pulvis Arisaemae cum felle bovis*, Zhi Mu *Radix Anemarrhenae asphodeloidis*, Huang Bo *Cortex Phellodendri*, Yuan Zhi *Radix Polygalae tenuifoliae*, Suan Zao Ren *Semen Ziziphi spinosae* e Shi Chang Pu *Rhizoma Acori graminei*.

Formulações

As formulações que influenciam o Vaso *Yin* do Caminhar incluem Su Wu Tang *Four Substances Decoction* e Ban Xia Tang *Pinellia Decoction* (que é composto apenas por Ban Xia *Rhizoma Pinelliae ternatae* e Shu Mi, casca de sorgo).

Caso clínico 53.12

Um homem de 28 anos de idade se queixa de sonolência contínua. Isso ocorreu após um acidente automobilístico durante o qual ele sofreu uma fratura de crânio. Ele procurou tratamento porque estava estudando para uma prova e não conseguia ficar acordado.

O ponto B-62 *Shenmai* no lado esquerdo do corpo foi reforçado para estimular o Vaso *Yang* do Caminhar, o ponto R-6 *Zhaohai* no lado direito do corpo foi reduzido para drenar o Vaso *Yin* do Caminhar e o ponto B-1 *Jingming* foi usado bilateralmente. Após uma sessão terapêutica a sonolência desapareceu por completo e ele ficou sem dormir durante 2 dias!

Vaso *Yang* do Caminhar (*Yang Qiao Mai*)

Ponto de abertura: B-62 *Shenmai*.
Ponto acoplado: ID-3 *Houxi*.
Ponto inicial: B-62 *Shenmai*.
Ponto de acúmulo: B-59 *Fuyang*.
Área do corpo influenciada: face lateral do membro inferior, dorso, pescoço, cabeça, olhos.

O Vaso *Yang* do Caminhar é a primeira linha de defesa no sistema de reservatórios para absorver excesso de *Yang* na cabeça.

O Vaso *Yang* do Caminhar brota do canal da Bexiga e leva energia *Yang* para os olhos. Sua influência nos olhos e no tônus muscular da face lateral dos membros inferiores já foi mencionada na discussão do Vaso *Yin* do Caminhar.

Embora os Vasos *Yin* e *Yang* do Caminhar sejam algo simétricos em suas funções, existem algumas diferenças no seu uso na prática clínica.

Embora a esfera de influência do Vaso *Yin* do Caminhar seja principalmente no baixo-ventre e na genitália (afora sua ação nos olhos), a esfera de ação do Vaso *Yang* do Caminhar é principalmente na cabeça, absorvendo o excesso de *Yang* ou estagnação na área da cabeça. Por esse motivo é usado para golpe de Vento (acidente vascular encefálico), hemiplegia, afasia e paralisia facial (Figura 53.15).

▶ Trajeto

O Capítulo 28 do *Clássico das Dificuldades* descreve o trajeto do Vaso *Yang* do Caminhar de modo sucinto: "*O Vaso Yang do Caminhar se origina no calcanhar, ascende para o maléolo externo e daí sobe para se unir ao ponto VB-20 Fengchi.*"[78]

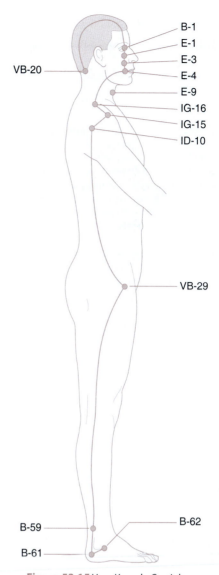

Figura 53.15 Vaso *Yang* do Caminhar.

Li Shi Zhen descreve de modo mais detalhado o trajeto: "*O Vaso Yang do Caminhar brota do canal da Bexiga. Começa no calcanhar, sobe para o maléolo externo, daí para B-62 Shenmai e depois para B-61 Pushe. A seguir, sobe 3 cun para B-59 Fuyang, que é o ponto de Acúmulo. Sobe ao longo da face externa do membro inferior, por trás do hipocôndrio, passa pela escápula onde se conecta com o canal do Intestino Delgado e o Vaso Yang de Conexão no ponto ID-10 Naoshu. Ascende por fora do ombro e se conecta com o canal do Intestino Grosso no ponto IG-16 Jugu e com os canais do Intestino Grosso e do Triplo Aquecedor no ponto ID-15 Jianyu. Vai para o ponto E-9 Renying e se conecta com os canais do Intestino Grosso e do Estômago e o Vaso Concepção no ponto E-4 Dicang. Ascende para o canal do Estômago e para o ponto E-3 Juliao, depois retorna ao Vaso Concepção no ponto E-1 Chengqi. Vai depois para o canto interno do olho onde se conecta com os canais do Intestino Delgado, da Bexiga e do Estômago e com o Vaso Yin do Caminhar no ponto B-1 Jingming. A partir daí segue pelo crânio, passa por trás da orelha e penetra no ponto VB-20 Fengchi, onde termina. No total 23 pontos.*"[79]

Nos Boxes 53.24 e 53.25 são apresentados resumos do trajeto e dos pontos do Vaso *Yang* do Caminhar.

Boxe 53.24 Vaso *Yang* do Caminhar – resumo do trajeto

- Origina-se na face lateral do calcanhar, vai para o maléolo externo e para B-62 *Shenmai*
- Ascende pela face lateral da perna e conecta-se com os pontos B-61 *Pushe* e B-59 *Fuyang*
- Flui pela face lateral da parte superior da coxa e pelo quadril e se conecta com VB-29 *Juliao*
- Vai para o ponto ID-10 onde se conecta com o canal do Intestino Delgado e o Vaso *Yang* de Conexão. Sobe por fora do ombro e se conecta com o canal do Intestino Grosso no ponto IG-16 *Jugu* e com os canais do Intestino Grosso e do Triplo Aquecedor no ponto IG-15 *Jianyu*
- Sobe para o ponto E-9 *Renying* e se conecta com os canais do Intestino Grosso e do Estômago e com o Vaso Concepção em E-4 *Dicang*. Depois ascende para o canal do Estômago em E-3 *Juliao* e retorna ao Vaso Concepção no ponto E-1 *Chengqi*
- A seguir, vai para o canto interno do olho onde se conecta com os canais do Intestino Delgado, da Bexiga e do Estômago e com o Vaso *Yin* do Caminhar em B-1 *Jingming*. A partir daí, avança pelo crânio, passa por trás da orelha e penetra no ponto VB-20 *Fengchi*, onde termina.

Boxe 53.25 Pontos do Vaso *Yang* do Caminhar

- B-62 *Shenmai*
- B-61 *Pushe*
- B-59 *Fuyang* (ponto de Acúmulo)
- VB-29 *Juliao*
- ID-10 *Naoshu*
- IG-15 *Jianyu*
- IG-16 *Jugu*
- E-9 *Renying*
- E-4 *Dicang*
- E-3 *Juliao*
- E-1 *Chengqi*
- B-1 *Jingming*.

▶ Aplicações clínicas

Absorver Excesso de *Yang* da cabeça

Como foi mencionado anteriormente, o Vaso *Yang* do Caminhar é a primeira linha de reservatórios para absorver excesso de *Yang*, mas isso é feito basicamente na cabeça. O "Excesso de *Yang* na cabeça" pode se manifestar de várias maneiras; por exemplo, ascensão do Fogo de Fígado ou *Yang* do Fígado com acometimento da cabeça, Vento no Fígado etc. A absorção do *Yang* da cabeça também tem uma implicação mental, pois o Vaso *Yang* do Caminhar é usado para manifestações mentais como mania, agitação psicomotora etc.

A absorção do Excesso de *Yang* da cabeça também implica extinguir o Vento interno e o Vaso *Yang* do Caminhar é usado para condições como Golpe de Vento (acidente vascular encefálico), paralisia facial, afasia, dormência ou epilepsia.

O Vaso *Yang* do Caminhar também pode ser usado para expelir Vento externo da cabeça no caso de manifestações como aversão ao frio, febre, espirro, cefaleia, rigidez de nuca, coriza e pulso Flutuante. É indicado, sobretudo se o ataque externo for acompanhado por cefaleia intensa e rigidez de nuca.

O Vaso *Yang* do Caminhar e os olhos

Como foi mencionado anteriormente, o Vaso *Yang* do Caminhar leva o *Qi Yang* para os olhos (o Vaso *Yin* do Caminhar leva *Qi Yin* para os olhos). Quando o Vaso *Yang* do Caminhar está cheio, existe excesso de *Qi Yang* nos olhos e eles não se fecham, de tal forma que a pessoa sofre de insônia. Para corrigir isso, pode-se drenar o Vaso *Yang* do Caminhar por meio de redução do ponto B-62 *Shenmai*, tonificar o Vaso *Yin* do Caminhar por meio de reforço do ponto R-6 *Zhaohai* e agulhar B-1 *Jingming* para estabelecer uma comunicação entre esses dois vasos no nível dos olhos de modo a drenar o Excesso de *Yang* e transportar *Yin* para eles.

O Vaso *Yang* do Caminhar nos transtornos mentais

Como foi mencionado anteriormente, o "Excesso de *Yang* na cabeça" também tem uma implicação no nível mental e o Vaso *Yang* do Caminhar pode ser usado para manifestações como mania, agitação psicomotora ou insônia.

Uma indicação especial para o uso do Vaso *Yang* do Caminhar nessas condições mentais é o achado de pulso Cheio e em Corda nas posições anteriores à direita e à esquerda.

Nos textos antigos o Vaso *Yang* do Caminhar é indicado para os casos de "atração por fantasmas e demônios" e "para o pesar excessivo por causa da morte de um parente".[80]

O *1000 Golden Ducat Prescriptions* indica o Vaso *Yang* do Caminhar para o "pavor", "a visão de fantasmas" e depressão maníaca (*dian-kuang*).[81]

O Vaso *Yang* do Caminhar na dorsalgia e na ciatalgia

O Vaso *Yang* do Caminhar é muito útil para tratar dorsalgia e ciatalgia unilateral. Como mencionado na introdução, os vasos extraordinários são especialmente indicados quando os sinais/sintomas refletem superposição de vários canais. Por exemplo, o Vaso *Yang* do Caminhar é indicado, sobretudo, para os casos de ciatalgia quando a dor acomete os canais da Bexiga, da Vesícula Biliar e do Estômago (ou também só os dois primeiros).

Nesses casos eu agulho B-62 *Shenmai* no lado afetado e ID-3 no lado oposto. Se houver rigidez acentuada, eu acrescento o Ponto de Acúmulo do Vaso *Yang* do Caminhar (ou seja, B-59 *Fuyang*). Após deixar as agulhas por 15 minutos, peço para ele se virar e trato os pontos locais no dorso.

Mais uma vez, o Vaso *Yang* do Caminhar é fortemente indicado para condições que acometem o dorso no contexto de sintomatologia Cheia e pulso Cheio e em Corda. Não uso o Vaso *Yang* do Caminhar quando a dorsalgia é bilateral.

Nota clínica

O Vaso *Yang* do Caminhar é excelente para o tratamento da ciatalgia quando a dor reflete superposição dos canais da Bexiga, da Vesícula Biliar e do Estômago. Usar B-62 *Shenmai* no lado afetado e ID-3 no lado oposto. Deixar as agulhas por 15 minutos e, depois, usar os pontos locais.

O Vaso *Yang* do Caminhar e o quadril

Como o Vaso *Yang* do Caminhar flui através do ponto VB-29 *Juliao*, esse vaso influencia tanto o canal da Bexiga como o canal da Vesícula Biliar na área do quadril. Por isso, com frequência uso o Vaso *Yang* do Caminhar para tratar a dor no quadril. Nesses casos uso B-62 *Shenmai* no lado acometido e ID-3 no lado oposto. Após agulhar esses pontos por 15 minutos, peço ao paciente para virar para o lado oposto para que eu posso agulhar VB-30 *Huantiao*.

No Boxe 53.26 é apresentado um resumo das aplicações clínicas do Vaso *Yang* do Caminhar.

Boxe 53.26 Aplicações clínicas do Vaso *Yang* do Caminhar

- Absorver Excesso de *Yang* da cabeça
- Olhos
- Transtornos mentais
- Dorsalgia e ciatalgia
- Quadril.

▶ Indicações clássicas

No Capítulo 29 do *Clássico das Dificuldades* encontramos o seguinte trecho: "*Quando o Vaso Yang do Caminhar é acometido, o Yin está flácido e o Yang tenso.*"[82] De modo geral, acredita-se que isso se aplica ao estado dos músculos dos membros inferiores, ou seja, "*Yin está flácido*" significa que os músculos da face medial do membro inferior estão relaxados e "*Yang está tenso*" significa que os músculos da face lateral do membro inferior estão contraídos. Embora essa interpretação seja correta, não deve restringir uma interpretação mais abrangente da afirmativa anterior. Na verdade, *Yang* e *Yin* também podem se referir ao dorso e à parte frontal do corpo, cabeça e abdome etc. Além disso, também podem ser interpretados em um senso amplo de Excesso de *Yang* (*Yang está tenso*) e Deficiência de *Yin* (*Yin está flácido*).

O Capítulo 63 do *Questões Simples* sugere o uso do Vaso *Yang* do Caminhar para os casos de dor nos olhos: "*Quando os fatores patogênicos se encontram no Vaso Yang do Caminhar, provocam dor no canto interno dos olhos: agulhar o ponto localizado 0,5 cun abaixo do maléolo externo [B-62 Shenmai] duas vezes. Agulhar o lado direito quando o olho esquerdo é acometido e o lado esquerdo quando o olho direito é acometido. A condição será curada no tempo que leva para caminhar 10 Li (milhas chinesas) [5,76 km ou 3,57 milhas].*"[83] Essa afirmativa é interessante porque preconiza o agulhamento contralateral, ou seja, o agulhamento do lado direito no caso de condições no olho esquerdo e vice-versa. Presume-se que isso se deva ao fato de que os Vasos *Yin* e *Yang* do Caminhar cruzam para o outro lado quando sobem para a cabeça. Isso é um ponto em comum com a medicina ocidental, pois os tratos nervosos de um lado do corpo penetram no lado oposto do cérebro.

No Capítulo 21 do *Eixo Espiritual* encontramos: "*Quando há excesso no Vaso Yang do Caminhar, os olhos permanecem abertos.*"[84]

Citando Wang Shu He, Li Shi Zhen afirma: "*Quando o pulso na posição anterior dos lados direito e esquerdo é em Corda, isso é sugestivo de doença do Vaso Yang do Caminhar. Isso provoca dorsalgia, epilepsia, apoplexia, choro semelhante ao balido das ovelhas, aversão ao vento, hemiplegia e sensação de opressão do corpo.*"[85] Ele também afirma que: "*Na epilepsia tratar os Vasos do Caminhar: o Yang em homens e o Yin nas mulheres.*"[86]

O *Golden Mirror of Medicine* fornece as seguintes indicações para o Vaso *Yang* do Caminhar: "*Rigidez do dorso e da coluna vertebral, Vento nos tornozelos e nos pés, aversão ao Vento, sudorese, cefaleia, dormência nas mãos e nos pés, membro superior frio, cefalalgia, hiperemia conjuntival, abscesso na mama, surdez, epistaxe, epilepsia, dor nos membros, plenitude unilateral, tumefação e sudorese corporais, gotejamento urinário.*"[87]

Citando Zhang Jie Gu, Li Shi Zhen afirma: "*Quando o Vaso Yang do Caminhar é acometido, o Yang está tenso, o indivíduo caminha de modo desatinado [mania] e não consegue fechar os olhos.*"[88] É interessante mencionar que, nos pacientes maníacos, uma das manifestações características é permanecer acordado durante a noite, não em decorrência de insônia, mas do ato de ficar deliberadamente realizando tarefas.

No Boxe 53.27 é apresentado um resumo das aplicações clássicas do Vaso *Yang* do Caminhar.

Boxe 53.27 Indicações clássicas do Vaso *Yang* do Caminhar

- *Clássico das Dificuldades*: *Yin* está relaxado e o *Yang* está tenso
- *Questões Simples:* dor no canto interno do olho
- *Eixo Espiritual*: os olhos permanecem abertos
- *Li Shi Zhen*: dorsalgia, epilepsia, apoplexia, choro semelhante ao balido das ovelhas, aversão ao vento, hemiplegia e sensação de opressão do corpo
- *Golden Mirror of Medicine*: rigidez do dorso e da coluna vertebral, Vento nos tornozelos e nos pés, aversão ao Vento, sudorese, cefaleia, dormência nas mãos e nos pés, membro superior frio, cefalalgia, hiperemia conjuntival, abscesso na mama, surdez, epistaxe, epilepsia, dor nos membros, plenitude unilateral, tumefação e sudorese corporais, gotejamento urinário
- *Li Shi Zhen*: comportamento maníaco e incapacidade de fechar os olhos.

▶ Fitoterapia

Fitoterápicos

Os fitoterápicos que penetram no Vaso *Yang* do Caminhar incluem: Ma Huang *Herba Ephedrae*, Fang Feng *Radix Ledebouriollae divaricatae*, Cang Zhu *Rhizoma Atractylodis lanceae*, Zhi Gan Cao *Radix Glycyrrhizae uralensis praeparata* e Fang Ji *Radix Stephaniae tetrandae*.

Formulações

Nenhuma apresentada por Li Shi Zhen.

Caso clínico 53.13

Um homem de 43 anos de idade se queixava de tontura e dor na face lateral dos membros inferiores. Sua pressão arterial estava alta. Sua face estava corada e os músculos na face lateral dos membros inferiores estavam muito tensos. Ele parecia muito ansioso. Seu pulso era Cheio, Rápido e em Corda e sua língua era Vermelha.

O Vaso *Yang* do Caminhar foi escolhido para acalmar o *Yang*, relaxar os músculos na face lateral dos membros inferiores, suprimir o Vento interno (que se manifesta como tontura) e acalmar a Mente. O uso sucessivo de seus pontos de abertura e acoplado (B-62 *Shenmai* à esquerda e ID-3 *Houxi* à direita) promoveu melhora acentuada.

Patologia combinada dos Vasos *Yin* e *Yang* do Caminhar

Como foi mencionado anteriormente, existe uma simetria entre os Vasos *Yin* e *Yang* do Caminhar de vários pontos de vista:

- O Vaso *Yin* do Caminhar absorve o excesso de *Qi Yin*, enquanto o Vaso *Yang* do Caminhar absorve o excesso de *Qi Yang*
- O Vaso *Yin* do Caminhar leva *Qi Yin* para os olhos, enquanto o Vaso *Yang* do Caminhar leva *Qi Yang* para os olhos
- Os Vasos *Yin* e *Yang* do Caminhar controlam os lados esquerdo e direito do corpo, o primeiro para os canais *Yin* e o segundo para os canais *Yang*
- O *Qi* Defensivo flui no Vaso *Yin* do Caminhar durante a noite e no Vaso *Yang* do Caminhar durante o dia
- Os Vasos *Yin* e *Yang* do Caminhar controlam a tensão nos músculos dos membros inferiores, o primeiro na face medial e o segundo na face lateral
- O Vaso *Yin* do Caminhar brota do canal do Rim, enquanto o Vaso *Yang* do Caminhar emerge do canal da Bexiga
- Os Vasos *Yin* e *Yang* do Caminhar se cruzam, o *Yang* penetrando no *Yin* e o *Yin* indo para o *Yang*, cruzando no canto interno do olho.

Os Vasos *Yin* e *Yang* do Caminhar são muito importantes para a circulação e para o equilíbrio do *Qi Yin* e do *Qi Yang* na cabeça e nos olhos. Também têm uma participação muito importante na circulação do *Qi* Defensivo na cabeça e no pescoço.

O Vaso *Yin* do Caminhar é um ramo do canal do Rim, que flui dos pés para a cabeça (especificamente para a raiz da língua); o Vaso *Yang* do Caminhar é um ramo do canal da Bexiga, que flui da cabeça para os pés. Todos os vasos extraordinários fluem da parte inferior do corpo para a cabeça, portanto, o Vaso *Yin* do Caminhar flui para cima do mesmo modo que o canal do Rim. No tocante ao fluxo de *Yang*, existe uma aparente contradição porque o Vaso *Yang* do Caminhar brota do canal do Rim, mas flui da parte inferior do corpo para a cabeça, enquanto o canal da Bexiga flui da cabeça para os pés. Como veremos em breve, isso não é realmente uma contradição, mas uma forma importante de o sistema de canais manter o equilíbrio de *Yin* e *Yang* na cabeça.

Vale a pena repetir a declaração do Capítulo 21 do *Eixo Espiritual*: "*O canal da Bexiga atravessa o occipúcio e penetra no cérebro: pertence à raiz dos olhos e é denominado Sistema dos Olhos... No cérebro divide-se em dois vasos que se tornam os Vasos Yin e Yang do Caminhar. Esses vasos se cruzam, O Yang penetra no Yin e o Yin sai para o Yang, cruzando o canto interno do olho.*"[89]

O Sistema dos Olhos (*Mu Xi*) é descrito no Capítulo 80 do *Eixo Espiritual*: "*A Essência e o Qi dos cinco Zang e dos seis Fu ascendem para os olhos para proporcionar a visão... Eles se comunicam com muitos canais, constituindo o Sistema dos Olhos (Mu Xi), que ascende para o vértice do crânio, penetra no cérebro e, depois, emerge no occipúcio.*"[90] A interseção do Sistema dos Olhos com os vasos extraordinários ocorre da seguinte maneira (Figura 53.16):

- *Vaso Governador*: Yintang
- *Vaso Concepção*: E-1 *Chengqi*
- *Vaso Yang do Caminhar*: E-1 *Chengqi*, B-1 *Jingming*, VB-20 *Fengchi*
- *Vaso Yin do Caminhar*: B-1 *Jingming*
- *Vaso Yang de Conexão*: VB-14 *Yangbai*, VB-20 *Fengchi*, VG-16 *Fengfu*.

É digno de nota que o Vaso Concepção tem quatro áreas de convergência com o Sistema *Mu Xi*, da seguinte maneira:

1. VG-16: incluindo B-10 *Tianzhu*, VB-20 *Fengfu* e TA-17 *Yifeng*. O Vaso Governador penetra no cérebro a partir desse ponto. O Vaso *Yang* do Caminhar se conecta com VB-20 no local onde ele penetra no cérebro e se conecta com o Sistema dos Olhos
2. VG-20 *Baihui*: incluindo *Sishencong* (ponto extraordinário 1), VG-21 *Qianding* e B-7 *Tongtian*. VG-20 *Baihui* é um ponto do Mar de Medula
3. *Bijao*: incluindo *Yintang* e VG-24 *Shenting*. *Bijao* é um ponto extra localizado no Vaso Governador, na ponte do nariz no nível do centro das pupilas
4. VG-26 *Renzhong* e VG-25 *Suliao*: conectam-se com o cérebro indiretamente por meio do Sistema dos Olhos.

Além disso, o canal do Músculo da Vesícula Biliar na cabeça participa na regulação do *Yin* e do *Yang* na cabeça. No Capítulo 13 do *Eixo Espiritual*, que descreve os trajetos de todos os canais dos Músculos, existe a seguinte exposição do canal Tendinomuscular da Vesícula Biliar: "*Quando existe contração dos músculos do pescoço da esquerda para a direita, o olho direito não consegue abrir porque o canal Tendinomuscular da Vesícula Biliar atravessa o ângulo direito da testa, movendo-se em conjunto com os Vasos do Caminhar. Como lado esquerdo influencia o lado direito, o comprometimento do canal Tendinomuscular no ângulo esquerdo da testa provocará paralisia do pé direito: isso é denominado 'interseção mútua' dos canais Tendinomusculares.*"[91]

Não esquecendo o que foi dito, os Vasos *Yin* e *Yang* do Caminhar têm uma participação importante na regulação da ascensão e da descensão do *Qi* Defensivo na cabeça e nos olhos, equilibrando *Yin* e *Yang* na cabeça e nos olhos. O Vaso *Yin* do Caminhar leva o *Qi Yin* para os olhos; encontra o Vaso *Yang* do Caminhar em B-1 *Jingming* e daí o *Qi Yang* desce dos olhos: isso garante o equilíbrio de *Yin* e *Yang* na cabeça e nos olhos (Figura 53.17).

No tocante ao *Qi* Defensivo, durante o dia flui no *Yang* e durante a noite, no *Yin*. O influxo e o efluxo do *Qi* Defensivo dos olhos nas 24 horas determina os estados de vigília e sono. Quando o *Qi* Defensivo chega aos olhos pela manhã (emergindo do *Yin*), promove a abertura dos olhos e a pessoa acorda, quando o *Qi* Defensivo sai dos olhos à noite (deixando o *Yang*), promove o fechamento dos olhos e a pessoa adormece. Assim, a deficiência e a incapacidade de ascensão do *Qi* Defensivo durante o dia provocam sonolência diurna e dificuldade para acordar. Se o *Qi* Defensivo não conseguir descer dos olhos à noite, os olhos permanecem abertos e a pessoa não consegue adormecer (Figura 53.18).

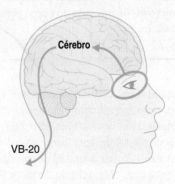

Figura 53.16 O Sistema dos Olhos.

Os Vasos *Yin* e *Yang* do Caminhar têm uma participação importante na ascensão e na descensão do *Qi* Defensivo dos olhos durante o dia e a noite, respectivamente. Lembrando a declaração do Capítulo 21 do *Eixo Espiritual*: "*Os Vasos Yin e Yang do Caminhar se cruzam, com o Yang penetrando no Yin e o Yin fluindo para o Yang, cruzando no canto interno do olho*": isso assegura a ascensão e a descensão apropriadas do *Qi* Defensivo dos olhos.

Por conseguinte, embora o Vaso *Yang* do Caminhar *ascenda* para a cabeça (B-1 *Jingming*), o canal da Bexiga do qual provém *desce* da cabeça e dos olhos. Isso faz com que o Vaso *Yang* do Caminhar retire *Qi Yang* dos olhos quando apropriado, ou seja, coordena com o Vaso *Yin* do Caminhar para regular e equilibrar o *Qi Yin* e o *Qi Yang* na cabeça e nos olhos.

Além disso, o movimento descendente do Vaso *Yang* do Caminhar em relação ao *Qi* Defensivo também tem uma correspondência com o Sistema dos Olhos porque, nesse sistema, existe movimento do *Qi* dos olhos para o cérebro e saída do *Qi* no occipúcio na região de VB-20 *Fengchi*, o ponto terminal do Vaso *Yang* do Caminhar.

Assim, enquanto ascende dos pés para os olhos, o Vaso *Yang* do Caminhar leva o *Qi Yang* necessário para os olhos. Da mesma forma, em decorrência de sua correlação com o canal da Bexiga (que desce da cabeça), o Sistema dos Olhos e o canal Tendinomuscular da Vesícula Biliar mencionados anteriormente, o Vaso *Yang* do Caminhar *afasta* o *Qi Yang* e o *Qi* Defensivo dos olhos quando apropriado (ou seja, à noite). Isso soluciona a aparente contradição de que o Vaso *Yang* do Caminhar tanto leva como retira o *Qi Yang* dos olhos.

Citando o *ABC of Acupuncture*, Li Shi Zhen declara: "*Quando os olhos desejam se fechar e não conseguem ficar abertos, isso é consequente à permanência do Qi Defensivo no Yin sem fluxo para o Yang: como permanece no Yin, com consequente excesso de Qi Yin o Vaso Yin do Caminhar fica cheio. Seu Qi não consegue penetrar no Yang, que se torna vazio e isso faz com os olhos desejem se fechar. Quando não é possível fechar os olhos, isso resulta de persistência do Qi Defensivo no Yang (não se move para o Yin): isso resulta em excesso de Qi Yang e o Vaso Yang do Caminhar fica cheio. Seu Qi não consegue penetrar no Yin, que se torna vazio e isso faz com que os olhos fiquem abertos.*"[92]

No *ABC of Acupuncture* é encontrado um comentário interessante sobre a natureza dos Vasos *Yin* e *Yang* do Caminhar no tocante à diferenciação dos canais em homens e mulheres: "*Dos Vasos do Caminhar, um é Yang e o outro, Yin, mas qual é incluído? Nos homens o vaso Yang é incluído, enquanto nas mulheres o vaso Yin é incluído. Aquele que é incluído é um canal e o que não é incluído é um canal de Conexão.*"

O comentário explica que o comprimento total dos 14 canais é 16 *zhang* e 2 *chi*: estima-se esse comprimento a partir da contagem de Vaso *Yang* do Caminhar nos homens e de Vaso *Yin*

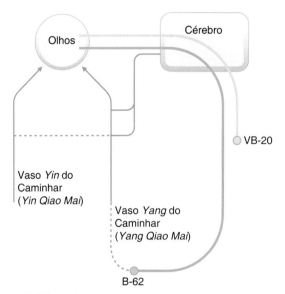

Figura 53.17 Correlação entre os Vasos *Yin* e *Yang* do Caminhar, o cérebro e os olhos.

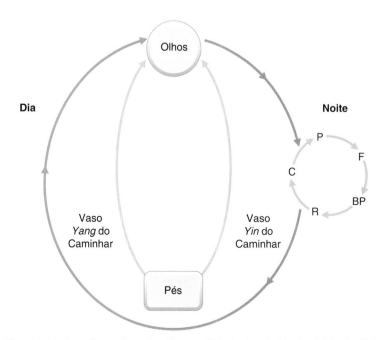

Figura 53.18 Vasos *Yin* e *Yang* de Conexão e o ritmo circadiano do *Qi* Defensivo. P: Pulmões; F: Fígado; BP: Baço; R: Rim; C: Coração.

do Caminhar nas mulheres. Assim, nos homens o Vaso *Yang* do Caminhar é semelhante a um canal, enquanto o Vaso *Yin* do Caminhar assemelha-se a um canal de Conexão. O oposto ocorre nas mulheres. Essa passagem é interessante porque diferencia a anatomia dos canais de acordo com o sexo.

No Boxe 53.28 é apresentada a patologia combinada dos Vasos *Yin* e *Yang* de Conexão.

Boxe 53.28 Patologia combinada dos Vasos *Yin* e *Yang* de Conexão

- O Vaso *Yin* do Caminhar absorve o excesso de *Qi Yin*, o Vaso *Yang* do Caminhar absorve o excesso de *Qi Yang*
- O Vaso *Yin* do Caminhar leva *Qi Yin* para os olhos, enquanto o Vaso *Yang* do Caminhar leva *Qi Yang* para os olhos
- Os Vasos *Yin* e *Yang* do Caminhar controlam os lados direito e esquerdo do corpo, o Vaso *Yin* do Caminhar para os canais *Yin* e o Vaso *Yang* do Caminhar para os canais *Yang*
- O *Qi* Defensivo flui no Vaso *Yin* do Caminhar à noite e no Vaso *Yang* do Caminhar, durante o dia
- Os Vasos *Yin* e *Yang* do Caminhar controlam a tensão dos músculos dos membros inferiores, o Vaso *Yin* do Caminhar controlando a face medial e o Vaso *Yang* do Caminhar controlando a face lateral
- O Vaso *Yin* do Caminhar brota do canal do Rim, enquanto o Vaso *Yang* do Caminhar brota o canal da Bexiga
- Os Vasos *Yin* e *Yang* do Caminhar se cruzam, com o *Yang* penetrando no *Yin* e o *Yin* escapando para o *Yang*, cruzando no canto interno do olho.

Vaso *Yin* de Conexão (*Yin Wei Mai*)

Ponto de abertura: PC-6 *Neiguan*.
Ponto acoplado: BP-4 *Gongsun*.
Ponto inicial: R-9 *Zhubin*.
Ponto de acúmulo: R-9 *Zhubin*.
Área do corpo influenciada: tórax, coração.

O Vaso *Yin* de Conexão liga todos os canais *Yin*. Isso se deve, em parte, a seu ponto de abertura ser PC-6 *Neiguan*, referente ao Terminal *Yin*, que é a "dobradiça" dos canais *Yin* (Figura 53.19).

▶ Trajeto

No Capítulo 28 do *Clássico das Dificuldades* encontramos apenas: "*O Vaso Yin de Conexão começa no ponto de interseção de todos os canais Yin.*"[93] Agora a área onde o Vaso *Yin* de Conexão começa é considerada como R-9 *Zhubin*. Todavia, na obra *Elucidation of the Yellow Emperor's Classic of Internal Medicine* esse ponto é descrito como BP-6 *Sanyinjiao* (que significa "encontro dos três *Yin*").[94]

Essa declaração é precedida por uma descrição da função dos Vasos *Yin* e *Yang* de Conexão: "*Os Vasos Yin e Yang de Conexão se inter-relacionam como uma rede em torno do corpo para absorver o fluxo excessivo de Qi que não consegue escoar para os canais principais.*"[95]

Li Shi Zhen descreve o trajeto do Vaso *Yin* de Conexão da seguinte maneira: "*O Vaso Yin de Conexão começa no ponto onde ocorre a interseção de todos os canais Yin, origina-se em R-9 Zhubin, que é seu ponto de Acúmulo, 5 cun acima do maléolo interno e vai para o centro do músculo. A seguir, ascende ao longo da face interna do membro inferior até a parte central inferior do abdome [Xiao Fu] onde se conecta com os canais do Baço, do Fígado, do Rim e do Estômago em BP-13 Fushe. Depois ascende e se conecta com o canal do Baço em BP-15 Daheng e BP-16 Fuai. Vai para o hipocôndrio onde se conecta com o canal do Fígado em F-14 Qimen. Move-se então para o tórax, para o diafragma e para a garganta, onde entra em contato com o Vaso Concepção nos pontos VC-22 Tiantu e VC-23 Lianquan e depois vai para a testa onde termina. No total 14 pontos.*"[96]

Nos Boxes 53.29 e 53.30 são apresentados o trajeto e os pontos do Vaso *Yin* de Conexão.

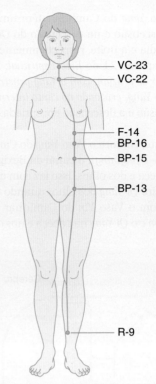

Figura 53.19 O Vaso *Yin* de Conexão.

Boxe 53.29 Vaso *Yin* de Conexão – resumo do trajeto

- Começa em R-9 *Zhubin* e vai para o centro do músculo
- Ascende ao longo da face interna do membro inferior até a parte central inferior do abdome (*Xiao Fu*) onde se conecta com os canais do Baço, do Fígado, do Rim e do Estômago no ponto BP-13 *Fushe*
- Depois ascende e se conecta com o canal do Baço em BP-15 *Daheng* e BP-16 *Fuai*
- Vai para o hipocôndrio onde se conecta com o canal do Fígado no ponto F-14 *Qimen*
- Ascende para o tórax, o diafragma e a garganta onde se conecta com o Vaso Concepção nos pontos VC-22 *Tiantu* e VC-23 *Lianquan*, indo depois para a testa onde termina.

Boxe 53.30 Pontos do Vaso *Yin* de Conexão

- R-9 *Zhubin* (ponto de Acúmulo)
- BP-6 *Sanyinjiao* (possivelmente)
- BP-13 *Fushe*
- BP-15 *Daheng*
- BP-16 *Fuai*
- F-4 *Qimen*
- VC-22 *Tiantu*
- VC-23 *Lianquan*.

▶ Aplicações clínicas

Nutrir o Sangue e o Yin

Visto que o Vaso *Yin* de Conexão liga todos os canais *Yin*, pode ser usado para deficiência de Sangue e/ou *Yin*, sobretudo se for acompanhada por manifestações psicológicas como insônia, ansiedade, inquietação mental, alheamento, obsessão, perda da força de vontade e perda do autocontrole. Nesse contexto, exerce efeito notável na tranquilização da mente, sobretudo em mulheres. É efetivo principalmente quando combinado com seu ponto inicial e de acúmulo R-9 *Zhubin*.

Transtornos mentais e emocionais

Visto que o Vaso *Yin* de Conexão nutre o Sangue, exerce ação tonificante no Coração e pode ser usado para sintomas como dor no peito ou sensação de congestão, opressão torácica, ansiedade, apreensão, depressão ou pesadelos. A associação do Vaso *Yin* de Conexão com o estado mental é muito antiga e é mencionada no Capítulo 41 da obra *Questões Simples* citada adiante.

O *Grande Compêndio de Acupuntura* arrola muitas outras manifestações:

- Sensação de "aperto no peito", tórax "cheio" à palpação (PC-6 *Neiguan*, PC-7 *Daling*, VC-12 *Zhongwan*, BP-6 *Sanyinjiao*)
- Estagnação do *Qi*, perda fácil do controle, alienação, melancolia, tristeza, dor no peito e no abdome (PC-6 *Neiguan*, B-12 *Fengmen*, VC-17 *Shanzhong*, PC-8 *Laogong*, E-36 *Zusanli*)
- Tristeza e choro (PC-6 *Neiguan*, C-5 *Tongli*, ID-3 *Houxi*, C-7 *Shenmen*, R-4 *Dazhong*)
- Esquecimento, confusão mental (PC-6 *Neiguan*, B-15 *Xinshu*, C-5 *Tongli*, C-9 *Shaochong*)
- Ansiedade (PC-6 *Neiguan*, E-18 *Rugen*, C-5 *Tongli*, B-15 *Xinshu*, B-19 *Danshu*)
- Deficiência de Coração e Vesícula Biliar, choque, palpitações (PC-6 *Neiguan*, B-19 *Danshu*, C-5 *Tongli*, VB-41 *Zulinqi*).[97]

Nota clínica

O Vaso *Yin* de Conexão é excelente no tratamento de depressão e tristeza em mulheres no contexto de deficiência de Sangue. Agulhar o ponto PC-6 à direita, BP-4 à esquerda e VC-15 *Jiuwei* e R-19 bilateralmente.

Cefaleias

O Vaso *Yin* de Conexão é efetivo no tratamento das cefaleias consequentes à deficiência de Sangue, especialmente se ocorrem na nuca. Isso se deve ao fato de que o Vaso *Yin* de Conexão nutre o Sangue e seu ponto de abertura PC-6 *Neiguan*, que também é o ponto de Conexão do canal do Pericárdio, influenciar a área do canal do Triplo Aquecedor no pescoço.

No Boxe 53.31 é apresentado um resumo das aplicações clínicas do Vaso *Yin* de Conexão.

Boxe 53.31 Aplicações clínicas do Vaso *Yin* de Conexão

- Nutrir o Sangue e o *Yin*
- Transtornos mentais–emocionais
- Cefaleias

▶ Indicações clássicas

No Capítulo 41 da obra *Questões Simples* encontramos a seguinte passagem: "*Na dorsalgia causada pelo canal Feiyang, a dor ascende gradativamente com um sentimento de tristeza; se a dor se tornar intensa, o paciente sente medo. Para tratar essa dor use o canal Feiyang e agulhe o ponto 5 cun acima do maléolo interno, que se liga com o Vaso Yin de Conexão [ou seja, R-9 Zhubin]*."[98]

Já o Capítulo 29 do *Clássico das Dificuldades* afirma: "*Quando o Vaso Yin de Conexão é acometido, ocorrem dor no peito e depressão.*"[99] No mesmo capítulo encontramos: "*O Vaso Yang de Conexão interliga todo o Yang, enquanto o Vaso Yin de Conexão interliga todos o Yin. Quando Yin e Yang não conseguem se conectar, ocorrem tristeza, obsessão, perda da força de vontade e perda do autocontrole.*"[100]

O *Golden Mirror of Medicine* arrola os seguintes sinais/sintomas para o Vaso *Yin* de Conexão: "*Sensação de plenitude, congestão e distensão do tórax, borborigmos, diarreia, prolapso anal, dificuldade para deglutir, estagnação diafragmática consequente a consumo excessivo de álcool etílico, nódulos de consistência dura na lateral do hipocôndrio, dor cardíaca e no hipocôndrio nas mulheres, urgência interna, dor abdominal, ataque não resolvido de Vento-Frio que deixa sensação de opressão no tórax, malária.*"[101]

No Boxe 53.32 é apresentado um resumo das indicações clínicas do Vaso *Yin* de Conexão.

Boxe 53.32 Indicações clínicas do Vaso *Yin* de Conexão

- *Questões Simples*: dorsalgia com a dor ascendendo gradativamente com sentimento de tristeza; se a dor se agravar, o paciente sente medo
- *Clássico das Dificuldades*: dor no peito e depressão, tristeza, obsessão, perda da força de vontade e perda do autocontrole
- *Golden Mirror of Medicine*: sensação de plenitude, congestão e distensão do tórax, borborigmos, diarreia, prolapso anal, dificuldade para deglutir, estagnação diafragmática consequente a consumo excessivo de álcool etílico, nódulos de consistência dura na lateral do hipocôndrio, dor no peito e no hipocôndrio nas mulheres, urgência interna, dor abdominal, ataque de Vento-Frio que deixa sensação de opressão no tórax, malária.

▶ Fitoterapia

Fitoterápicos

Os fitoterápicos que influenciam esse vaso são Dang Gui *Radix Angelicae sinensis* e Chuan Xiong *Radix Ligustici Chuanxiong*.

Alguns fitoterápicos influenciam tanto o Vaso *Yin* de Conexão como o Vaso *Yang* de Conexão. Esses incluem: Lu Jiao Shuang *Cornu Cervi degelatinatum*, Xiao Hui Xiang *Fructus Foeniculi vulgaris*, Dang Gui *Radix Angelicae sinensis*, Gui Zhi *Ramulus Cinnamomi cassiae*, Bai Shao *Radix Paeoniae lactiflorae*, Huang Qi *Radix Astragli membranacei*.

Formulações

Dang Gui Si Ni Tang *Angelica Four Rebellious Decoction* (para o Fígado), Wu Zhu Yu Tang *Evodia Decoction* (para o Fígado), Si Ni Tang *Four Rebellious Decoction* (para os Rins) e Zi Zhng *Regulanting the Centre Decoction* (para o Baço).

Caso clínico 53.14

Uma mulher de 54 anos de idade sofre de ansiedade intensa e claustrofobia. Ela temia ir ao cinema, à igreja ou ao metrô. Ela se sentia ansiosa quando ficava sozinha em casa e descrevia sensação de opressão no tórax. Seu pulso era Áspero e sua língua era pálida, mas a ponta era vermelha. As manifestações clínicas eram consequentes à deficiência de Sangue, privando sua mente de sua residência e resultando em intensa ansiedade. Por causa da deficiência de Sangue e da típica sensação de opressão torácica, o Vaso *Yin* de Conexão foi usado (PC-6 *Neiguan* à direita e BP-4 *Gongsun* à esquerda), com excelentes resultados.

Vaso *Yang* de Conexão (*Yang Wei Mai*)

Ponto de abertura: TA-5 *Waiguan*.
Ponto acoplado: VB-41 *Zulinqi*.
Ponto inicial: B-63 *Jinmen*.
Ponto de acúmulo: VB-35 *Yangjiao*.

Área do corpo influenciada: face lateral do membro inferior, laterais do corpo, face lateral do pescoço e da cabeça, orelhas.

O Vaso *Yang* de Conexão interliga todos os canais *Yang* (Figura 53.20).

▶ Trajeto

No Capítulo 28 do *Clássico das Dificuldades* encontramos a seguinte passagem: *"O Vaso Yang de Conexão começa no ponto de interseção dos canais Yang."*[102] Na obra *Elucidation of the Yellow Emperor's Classic of Internal Medicine* diz-se que esse ponto é VB-35 *Yangjiao* (que significa "encontro do *Yang*").[103]

Li Shi Zhen descreve de modo detalhado o trajeto do Vaso *Yang* de Conexão: *"O Vaso Yang de Conexão começa no ponto de interseção dos canais Yang, em B-63 Jinmen, que se localiza 1,5 cun abaixo do maléolo externo. Ascende 7 cun até VB-35 Yangjiao, que é seu Ponto de acúmulo. Ascende pela coxa até VB-29 Juliao, daí ascende até o hipocôndrio e o ombro em ID-14 Binao onde se conecta com os canais do Intestino Grosso, do Intestino Delgado e da Bexiga. Depois vai para VB-21 onde se conecta com os canais do Triplo Aquecedor, da Vesícula Biliar e do Estômago. Daí vai para a parte posterior do ombro (ID-10 Naoshu) onde se conecta com o canal do Intestino Delgado e o Vaso Yang do Caminhar. Ascende por trás da orelha até atingir VB-20 Fengchi onde cruza os canais do Triplo Aquecedor e Vesícula Biliar. Depois vai para VB-19 Naokong, VB-18 Chengling, VB-17 Zhengying, VB-16 Muchuang, VB-15 Linqi e para a testa em VB-14 Yangbai onde se conecta com os canais da Vesícula Biliar, do Triplo Aquecedor, do Intestino Grosso e do Estômago. A seguir, prossegue para a testa, penetra no olho e ascende até VB-13 Benshen. No total 23 pontos."*[104]

Nos Boxes 53.33 e 53.34 são apresentados resumos do trajeto e dos pontos do Vaso *Yang* de Conexão.

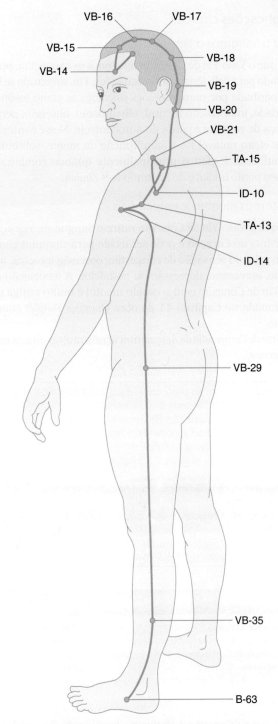

Figura 53.20 O Vaso *Yang* de Conexão.

Boxe 53.33 Vaso *Yang* de Conexão – resumo do trajeto

- Começa no ponto B-63 *Jinmen* e, daí, vai para VB-35 *Yangjiao*, que é seu ponto de acúmulo
- Ascende à coxa até VB-29 *Juliao*, daí vai para o hipocôndrio e para o ombro (ID-14 *Binao*) onde se conecta com os canais do Intestino Grosso, do Intestino Delgado e da Bexiga. Depois ascende de novo para TA-13 *Naohui* e TA-15 *Tianliao*
- A seguir, vai para VB-21 onde se conecta com os canais do Triplo Aquecedor, da Vesícula Biliar e do Estômago, daí vai para a parte posterior do ombro (ID-10 *Naoshu*) onde se conecta com o canal do Intestino Delgado e com o Vaso *Yang* do Caminhar
- Ascende por trás da orelha até VB-20 *Fengchi* onde cruza os canais do Triplo Aquecedor e da Vesícula Biliar, vai para VB-19 *Naokong*, VB-18 *Chengling*, VB-17 *Zhengying*, VB-16 *Muchuang*, VB-15 *Linqi* e para a testa até VB-14 *Yangbai*, onde se conecta com os canais da Vesícula Biliar, do Triplo Aquecedor, do Intestino Grosso e do Estômago
- A seguir, flui para a testa, penetra no olho e ascende para VB-13 *Benshen*

Boxe 53.34 Pontos do Vaso Yang de Conexão

- B-63 *Jinmen*
- VB-35 *Yangjiao*
- VB-29 *Juliao*
- ID-14 *Binao*
- TA-13 *Naohui*
- TA-15 *Tianliao*
- VB-21 *Jianjing*
- ID-10 *Naoshu*
- VB-20 *Fengchi*
- VB-19 *Naokong*
- VB-18 *Chengling*
- VB-17 *Zhengying*
- VB-16 *Muchuang*
- VB-15 *Linqi*
- VB-14 *Yangbai*
- VB-13 *Benshen*.

▶ Aplicações clínicas

Febres intermitentes

O Vaso *Yang* de Conexão é usado para febres intermitentes e alternância de calafrios e febre. Essas são manifestações de acometimento do estágio de *Yang* Menor nos padrões de seis estágios de penetração dos fatores patogênicos externos (ver Capítulo 44). A principal manifestação nesse estágio é a alternância de calafrios e febre porque o fator patogênico está localizado parte no Interior e parte no Exterior.

Alguns médicos afirmam que todos os canais *Yang* são ligados pelo Vaso *Yang* de Conexão no ponto VB-20 *Fengchi*. Eles afirmam que a ação de expulsão do Vento externo desse ponto é consequente a sua correlação com o Vaso *Yang* de Conexão, não com a Vesícula Biliar. Por outro lado, sua atuação na extinção do Vento interna é decorrente de sua correlação com a Vesícula Biliar.

Laterais do corpo

O Vaso *Yang* de Conexão exerce sua influência nas laterais do corpo e é usado para manifestações como dor nos hipocôndrios, dor na face lateral do membro inferior (como ciatalgia ao longo do canal da Vesícula Biliar) e dor na face lateral do pescoço.

Condições otológicas

O Vaso *Yang* de Conexão influencia as orelhas e pode ser usado para condições otológicas consequentes a ascensão do Fogo de Fígado, como tinido e surdez. Também pode ser usado para todas as doenças otológicas causadas por desarmonia da Vesícula Biliar como aumento da secreção por causa de Umidade-Calor na Vesícula Biliar.

No Boxe 53.35 é apresentado um resumo das aplicações clínicas do Vaso *Yang* de Conexão.

Boxe 53.35 Aplicações clínicas do Vaso *Yang* de Conexão

- Febres intermitentes
- Laterais do corpo
- Condições otológicas.

▶ Indicações clássicas

No Capítulo 29 do *Clássico das Dificuldades* encontramos a seguinte passagem: "*Quando o Vaso Yang de Conexão é acometido, ocorre alternância da sensação de calor e da sensação de frio associada a irritabilidade.*"[105]

Já no Capítulo 41 da obra *Questões Simples* encontramos: "O Vaso *Yang* de Conexão provoca dorsalgia associada ao aparecimento súbito de tumefação. Agulhar o ponto entre os dois ventres do músculo gastrocnêmio na panturrilha no canal da Bexiga 30,5 cm acima do chão."[106] Esse ponto é, provavelmente, B-57 *Chengshan*.

Segundo Li Shi Zhen: "*Quando ocorre sudorese, aversão ao frio, febre e pulso Flutuante na posição anterior e pulso Fraco na posição posterior, isso é sugestivo de uma doença do Vaso Yang de Conexão.*"[107]

No *Golden Mirror of Medicine* é encontrada a seguinte lista de sintomas relacionados com o Vaso *Yang* de Conexão: "Edema e dor nos membros, joelhos frios, paralisia dos membros, cefaleia por causa do Vento, distúrbios dos ossos e dos músculos nas regiões dorsal e lombar, dores na cabeça, no pescoço e em torno das sobrancelhas, membros quentes, dormência nos membros, sudorese noturna, olhos avermelhados e tumefeitos, sudorese espontânea durante uma invasão de Vento-Frio, sensação de calor superficial."[108]

No Boxe 53.36 é apresentado um resumo das indicações clássicas do Vaso *Yang* de Conexão.

Boxe 53.36 Indicações clássicas do Vaso *Yang* de Conexão

- *Clássico das Dificuldades*: alternância de sensação de frio e calor e irritabilidade
- *Questões Simples*: dorsalgia associada a tumefação súbita
- *Li Shi Zhen*: sudorese, aversão ao frio, febre, pulso Flutuante na posição anterior e pulso Fraco na posição posterior
- *Golden Mirror of Medicine*: tumefação e dor nos membros, joelhos frios, paralisia dos membros, cefaleia por causa de Vento, condições ósseas e musculares no dorso e na região lombar, dores na cabeça, no pescoço e em torno das sobrancelhas, membros quentes, dormência nos membros, sudorese noturna, olhos avermelhados e tumefeitos, sudorese espontânea durante e invasão de Vento-Frio, sensação de calor superficial.

▶ Fitoterapia

Fitoterápicos

Os fitoterápicos que influenciam esse vaso são aqueles que harmonizam o *Qi* Nutritivo e o *Qi* Defensivo, ou seja, Gui Zhi *Ramulus Cinnamomi cassiae*, Bai Shao *Radix Paeoniae lactiflorae* e Huang Qi *Radix Astragali membranacei*.

Alguns fitoterápicos influenciam tanto o Vaso *Yang* de Conexão como o Vaso *Yin* de Conexão. Esses incluem: Lu Jiao Shuang *Cornu Cervi degelatinatum*, Xiao Hui Xiang *Fructus Foeniculi vulgaris*, Dang Gui *Radix Angelicae sinensis*, Gui Zhi *Ramulus Cinnamomi cassiae*, Bai Shao *Radix Paeoniae lactiflorae*, Huang Qi *Radix Astragali membranacei*.

Formulações

Gui Zhi Tang *Ramulus Cinnamomi Decoction*.

Caso clínico 53.1

Um menino com 12 anos de idade teve otite média e o Vaso *Yang* de Conexão foi usado (TA-5 *Waiguan* à esquerda e VB-41 *Zulinqi* à direita), promovendo cura completa.

Patologia combinada dos Vasos *Yin* e *Yang* de Conexão

▶ Os Vasos *Yin* e *Yang* de Conexão e a cintura

Os Vasos *Yin* e *Yang* de Conexão ligam todos os canais *Yang* e *Yin* e, quando estão excessivamente cheios, a pessoa não consegue girar o corpo na altura da cintura.

▶ Os Vasos *Yin* e *Yang* de Conexão influenciam a cabeça e o abdome, respectivamente

O *Qi* Defensivo é *Yang* e controla o Exterior. O Vaso *Yang* de Conexão une os três Vasos *Yang* no nível da cabeça e, quando fatores patogênicos penetram nesse vaso, ocorre alternância de sensação de frio e calor e cefaleia. Isso explica o uso do TA-5 *Waiguan*, tanto para as invasões de Vento como para cefaleias.

O *Qi* Nutritivo é *Yin* e controla o Interior. O Vaso *Yin* de Conexão une os três canais *Yin* no nível do abdome; disfunção ou invasão de fatores patogênicos provoca dor abdominal e torácica.

▶ Harmonização do *Qi* Nutritivo e do *Qi* Defensivo

Quando *Yin* e *Yang* se unem, o *Qi* Nutritivo e o *Qi* Defensivo estão harmonizados: quando não estão harmonizados, a pessoa se sente pesarosa e deprimida, tem pensamentos obsessivos, perda da força de vontade e do autocontrole.

Citando Zhang Jie Gu, Li Shi Zhen afirma: "*O Qi defensivo é Yang e está no Exterior, quando o Vaso Yang de Conexão é invadido por fatores patogênicos a doença está no exterior e ocorre alternância de sensação de frio e de calor com irritabilidade. O Qi Nutritivo é Yin e está no Interior, quando o Vaso Yin de Conexão é atacado por fatores patogênicos, a doença está no Interior e ocorre dor no peito associada a depressão. Quando Yin e Yang estão mutuamente ligados, o Qi Nutritivo e o Qi Defensivo estão harmonizados. Quando o Qi Nutritivo e o Qi Defensivo não estão harmonizados, ocorrem tristeza, obsessão, perda da força de vontade e perda do autocontrole. Quando ocorre sudorese espontânea, isso é sugestivo de que o Qi Nutritivo e o Qi Defensivo não estão harmonizados e, nesse caso, deve-se usar Gui Zhi Tang Ramulus Cinnamomi Decoction.*"[109]

Usar os pontos VG-16 *Fengfu* e VG-20 *Fengchi* para harmonizar o *Qi* Defensivo com o *Qi* Nutritivo. Agulhar primeiro esses dois pontos para liberar o Exterior (sudorese, cefaleia, pulso Flutuante). Essa abordagem também pode ser usada para "Vento crônico" nos músculos das áreas do *Yang* Maior e do *Yang* Menor que provoca dores e rigidez musculares.

No Boxe 53.37 é apresentado um resumo das áreas de patologia dos Vasos *Yin* e *Yang* de Conexão.

Boxe 53.37 Patologia combinada dos Vasos *Yin* e *Yang* de Conexão

- Cintura
- Cabeça e abdome
- Harmonização do *Qi* Nutritivo e do *Qi* Defensivo.

Resultados do aprendizado

Neste capítulo, você aprendeu:

- Os pontos de abertura e acoplado do Vaso Governador (ID-3 *Houxi* e B-62 *Shenmai*), teorias de seu trajeto e as áreas do corpo influenciadas por esse vaso
- As aplicações clínicas do Vaso Governador: tonificar o *Yang* do Rim; fortalecer as costas; nutrir o Cérebro e a Medula; fortalecer a Mente; expelir Vento externo; extinguir Vento interno
- Os pontos de abertura e acoplado do Vaso Concepção (P-7 *Lieque* e R-6 *Zhaohai*), seu trajeto e esfera de influência
- As aplicações clínicas do Vaso Concepção: nutrir o *Yin*; regular o Útero e o Sangue; mover o *Qi* no Aquecedor Inferior e no Útero; promover a descensão do *Qi* do Pulmão e a recepção de *Qi* pelo Rim; promover transformação, transporte e excreção de fluidos; ativar o Triplo Aquecedor; controlar o Tecido Adiposo e as Membranas; a combinação dos pontos dos Vasos Governador e Concepção
- Os pontos de abertura e acoplado do Vaso Penetrador (BP-4 *Gongsun* e PC-6 *Neiguan*), teorias de seu trajeto e as áreas do corpo que influenciam
- A importância clínica das cinco divisões do Vaso Penetrador (divisões interna, abdominal, da cabeça, espinal e descendente)
- A importância dos vários nomes do Vaso Penetrador (Mar de Sangue, Mar dos Cinco Órgãos *Yin* e dos Seis Órgãos *Yang* e Mar dos 12 Canais)
- A importância clínica da rebelião do *Qi* e da estase do Sangue no Vaso Penetrador
- A influência do Vaso Penetrador nas Membranas, na mama feminina, no Coração, no Estômago, nos pés e nos "músculos ancestrais"
- As semelhanças e as diferenças no uso dos Vasos Concepção e Penetrador
- Os pontos de abertura e acoplado do Vaso da Cintura (VB-41 *Zulinqi* e TA-5 *Waiguan*), seu trajeto e esfera de influência
- As aplicações clínicas do Vaso da Cintura: harmonizar o Fígado e a Vesícula Biliar; resolver a Umidade no Aquecedor Inferior; regular a circulação do *Qi* nos membros inferiores; influenciar o *Qi* do canal do Estômago nos membros inferiores; dor abdominal; queixas ginecológicas; condições de Cheio/Vazio do Vaso da Cintura; influenciar o quadril
- Os pontos de abertura e acoplado do Vaso *Yin* do Caminhar (R-6 *Zhaohai* e P-7 *Lieque*), seu trajeto e as áreas do corpo que eles influenciam
- As aplicações clínicas do Vaso *Yin* do Caminhar: transtornos do sono, síndrome de atrofia; dor abdominal
- Os pontos de abertura e acoplado do Vaso *Yang* do Caminhar (B-62 *Shenmai* e ID-3 *Houxi*), seu trajeto e as áreas do corpo influenciadas
- As aplicações clínicas do Vaso *Yang* do Caminhar; absorver excesso de *Yang* da cabeça; insônia; transtornos mentais; dorsalgia e ciatalgia; dor no quadril
- A simetria das funções dos Vasos *Yin* e *Yang* do Caminhar; absorver o excesso de *Qi Yin/Yang*; levar o *Qi Yin/Yang* para os olhos; controlar lado esquerdo/direito do corpo; *Qi* Defensivo em *Yin* de noite/*Yang* de dia; tensão dos músculos mediais/laterais dos membros inferiores; expandir o canal do Rim/Bexiga; cruzamento deles no canto interno do olho
- As interseções do Sistema Ocular com os vasos extraordinários
- Os pontos de abertura e acoplado do Vaso *Yin* de Conexão (PC-6 *Neiguan* e BP-4 *Gongsun*), seu trajeto e as áreas do corpo influenciadas
- As aplicações clínicas do Vaso *Yin* de Conexão; nutrição do Sangue e do *Yin*; transtornos mentais–emocionais; cefaleia (mais as indicações clássicas e fitoterapia)

- Os pontos de abertura e acoplado do Vaso *Yang* de Conexão (TA-5 *Waiguan* e VB-41 *Zulinqi*), seu trajeto e as áreas do corpo influenciadas
- As aplicações clínicas do Vaso *Yang* de Conexão; febres intermitentes; laterais do corpo; condições otológicas
- A patologia combinada dos Vasos *Yin* e *Yang* de Conexão; a cintura; influenciam a cabeça e o abdome, respectivamente; harmonização do *Qi* Defensivo e do *Qi* Nutritivo.

Questões de autoavaliação

1. Descreva o trajeto interno do Vaso Governador.
2. Complete as lacunas: "O Vaso Governador é denominado '_____ dos canais _____' porque influencia todos os canais _____ e pode ser usado para fortalecer o _____ do corpo."
3. Qual vaso extraordinário seria melhor usar no tratamento das manifestações da menopausa de sudorese noturna, fogacho, sensação de calor e inquietação mental?
4. Complete as lacunas: o Vaso Penetrador é descrito como "Mar dos cinco órgãos _____ e dos seis órgãos _____"[5], "Mar dos _____"[6] e "Mar de _____".
5. Quais pontos do Vaso Penetrador estão localizados no baixo-ventre e quais são os dois órgãos especialmente influenciados?
6. O Vaso Penetrador é conhecido como "Mar de Sangue"; por que ele exerce uma influência tão substancial no sistema ginecológico?
7. Que patologia do vaso extraordinário é sugerida pela sensação de energia ascendendo do baixo-ventre para a garganta?
8. Que ponto se conecta com o Vaso Penetrador e com o Estômago?
9. Complete as lacunas: "O Vaso Concepção corresponde ao _____, o Vaso Penetrador corresponde ao _____."
10. Além dos canais do Fígado e da Vesícula Biliar, com qual canal o Vaso da Cintura se conecta?
11. Qual é o ponto de abertura do Vaso *Yin* do Caminhar?
12. Complete as lacunas: "Nos casos de insônia, o Vaso _____ do Caminhar é tonificado e o Vaso _____ do Caminhar é drenado."
13. Como a abertura do Vaso *Yang* do Caminhar ajuda no tratamento de transtornos mentais?
14. Cite duas das três principais aplicações clínicas do Vaso *Yin* de Conexão.
15. Que área geral do corpo é a principal área de influência do Vaso *Yang* de Conexão?

Ver respostas no Apêndice 6.

Notas

1. Nanjing College of Traditional Chinese Medicine 1979 A Revised Explanation of the Classic of Difficulties (*Nan Jing Jiao Shi* 难经校释), People's Health Publishing House, Beijing, Publicado pela primeira vez em torno de 100 d.C., p. 70.
2. Wu Qian 1977 Golden Mirror of Medicine (*Yi Zong Jin Jian* 医宗金鉴), People's Health Publishing House, Beijing, p. 129. Publicado pela primeira vez em 1742.
3. 1979 The Yellow Emperor's Classic of Internal Medicine – Simple Questions (*Huang Di Nei Jing Su Wen* 黄帝内经素问), People's Health Publishing House, Beijing, Publicado pela primeira vez em torno de 100 a.C., p. 320.
4. Wang Luo Zhen 1985 A Compilation of the 'Study of the Eight Extraordinary Vessels' (*Qi Jing Ba Mai Kao Jiao Zhu* 奇经八脉考校注), Shanghai Science Publishing House, Shanghai. The 'Study of the Eight Extraordinary Vessels' (*Qi Jing Ba Mai Kao* 奇经八脉考) de Li Shi Zhen foi publicado em 1578. Study of the Eight Extraordinary Vessels, p. 81.
5. Study of the Eight Extraordinary Vessels, p. 81.
6. 1981 Spiritual Axis (*Ling Shu Jing* 灵枢经, People's Health Publishing House, Beijing, Publicado pela primeira vez em torno de 100 a.C., p. 49.
7. Spiritual Axis, p. 23.
8. Zhang Jie Bin (also called Zhang Jing Yue) 1982 Classic of Categories (*Lei Jing* 类经), People's Health Publishing House, Beijing, Publicado pela primeira vez em 1624, p. 49.
9. Simple Questions, p. 321.
10. Classic of Difficulties, p. 74. Traduzi o termo *jue* nesse trecho como "desmaio". Unschuld traduz esse termo como "inclinação da coluna vertebral para trás", enquanto Matsumoto o traduz como "rebelde".
11. Study of the Eight Extraordinary Vessels, p. 89.
12. Golden Mirror of Medicine, p. 2106.
13. Wang Shu He 1984 'The Pulse Classic' (*Mai Jing* 脉经), People's Health Publishing House, Beijing. Publicado pela primeira vez por volta do ano 280 d.C., p. 91.
14. Simple Questions, p. 319.
15. Study of the Eight Extraordinary Vessels, p. 71.
16. Study of the Eight Extraordinary Vessels, p. 71.
17. Nota-se que eu traduzi o termo chinês *Shan* (疝) como hérnia ou herniação para fins de simplificação e o termo *Shan* incorpora uma gama mais ampla de distúrbios envolvendo dor e/ou tumefação do abdome ou do escroto e alguns desses distúrbios não são hérnias
18. Classic of Difficulties, p. 74.
19. Spiritual Axis, p. 4.
20. Classic of Categories, p. 561.
21. Na verdade, minha experiência clínica levou-me a concluir que os pontos nos membros atuam de modo muito diferente dos pontos no abdome. Observei inúmeras vezes na prática clínica que a penetração de um ponto em um membro (p. ex., PC-6 *Neiguan*) frequentemente provoca uma forte sensação de agulhamento com imediata propagação pelo membro como uma corrente elétrica. Portanto, o *Qi* se desloca muito rapidamente pelo canal. Já no caso de pontos no abdome, a sensação de agulhamento nunca é tão intensa nem costuma se deslocar pelo canal. Em alguns casos, realmente se propaga, mas isso costuma ser no sentido horizontal e apenas após as agulhas permanecerem no lugar por algum tempo. Assim, acredito que a sensação de agulhamento no abdome se desloca ao longo das Membranas do abdome e isso explicaria seu movimento mais lento do que o que ocorre nos membros.
22. Wang Guo Rui 1329 The Jade Dragon Classic of Spiritual Acupuncture from Bian Que (*Bian Que Shen Ying Zhen Jiu Yu Long Jing*), cited in Chinese Acupuncture Therapy, p. 216.
23. Vale mencionar que traduzi o termo chinês *Shan* (疝) como hérnia ou herniação, embora *Shan* incorpore uma gama mais ampla de distúrbios envolvendo dor e/ou tumefação do abdome ou do escroto e alguns desses distúrbios não são hérnias.
24. Classic of Difficulties, p. 74.
25. Simple Questions, p. 320.
26. Pulse Classic, p. 92.
27. Golden Mirror of Medicine, p. 2107.
28. Study of the Eight Extraordinary Vessels, p. 71.
29. Classic of Categories, p. 281.
30. Simple Questions, p. 319.
31. Simple Questions, p. 219–220.
32. Classic of Difficulties, p. 70.
33. Spiritual Axis, p. 79–80.
34. Classic of Categories, p. 281.
35. Spiritual Axis, p. 112–113.
36. Classic of Categories, p. 281.
37. Huang Fu Mi 282 'The ABC of Acupuncture' (*Zhen Jiu Jia Yi Jing* 针灸甲乙经), People's Health Publishing House, Beijing, 1979, p. 257.
38. ABC of Acupuncture, p. 255–256.
39. Study of the Eight Extraordinary Vessels, p. 52.
40. Spiritual Axis, p. 73.
41. Classic of Categories, p. 281.
42. Spiritual Axis, p. 120.
43. Spiritual Axis, p. 73.
44. Spiritual Axis, p. 120.
45. Study of the Eight Extraordinary Vessels, p. 65.
46. Spiritual Axis, p. 101.
47. Classic of Difficulties, p. 73–74.
48. Study of the Eight Extraordinary Vessels, p. 60.
49. Study of the Eight Extraordinary Vessels, p. 61.
50. Classic of Categories, p. 281.
51. Simple Questions, p. 249.
52. Classic of Difficulties, p. 73–74.
53. Pulse Classic, p. 92.
54. Golden Mirror of Medicine, p. 2104.
55. Study of the Eight Extraordinary Vessels, p. 60.
56. Ibid., p. 61.
57. Ibid., p. 60.
58. Simple Questions, p. 219–220.
59. Classic of Difficulties, p. 70.
60. Study of the Eight Extraordinary Vessels, p. 99.
61. Spiritual Axis, p. 39–40.
62. Simple Questions, p. 249.
63. Study of the Eight Extraordinary Vessels, p. 102.
64. Simple Questions, p. 249.
65. Simple Questions, p. 344.
66. Pulse Classic, p. 90.
67. Golden Mirror of Medicine, p. 2105.
68. Study of the Eight Extraordinary Vessels (commentary), p. 30.

69. Classic of Difficulties, p. 70.
70. Spiritual Axis, p. 50.
71. Spiritual Axis, p. 56.
72. Study of the Eight Extraordinary Vessels, p. 29.
73. Ibid., p. 29.
74. Spiritual Axis, p. 50.
75. Classic of Difficulties, p. 73.
76. Spiritual Axis, p. 56.
77. Golden Mirror of Medicine, p. 2108.
78. Classic of Difficulties, p. 70.
79. Study of the Eight Extraordinary Vessels, p. 35.
80. Ibid., p. 48.
81. Ibid., p. 49.
82. Classic of Difficulties, p. 73.
83. Simple Questions, p. 346–347.
84. Spiritual Axis, p. 56.
85. Study of the Eight Extraordinary Vessels, p. 40.
86. Ibid., p. 40.
87. Golden Mirror of Medicine, p. 2107.
88. Study of the Eight Extraordinary Vessels, p. 41.
89. Spiritual Axis, p. 56.
90. Spiritual Axis, p. 151.
91. Spiritual Axis, p. 43.
92. Study of the Eight Extraordinary Vessels, p. 42.
93. Classic of Difficulties, p. 70–71.
94. Elucidation of the Yellow Emperor's Classic of Internal Medicine, p. 155.
95. Classic of Difficulties, p. 70.
96. Study of the Eight Extraordinary Vessels, p. 9.
97. Heilongjiang Province National Medical Research Group 1984 An Explanation of the Great Compendium of Acupuncture (*Zhen Jiu Da Cheng Jiao Shi* 针灸大成校释), People's Health Publishing House, Beijing, p. 670. The 'Great Compendium of Acupuncture' itself was first published in 1601.
98. Simple Questions, p. 231.
99. Classic of Difficulties, p. 73.
100. Ibid., p. 73.
101. Golden Mirror of Medicine, p. 2105.
102. Classic of Difficulties, p. 70.
103. Elucidation of the Yellow Emperor's Classic of Internal Medicine, p. 155.
104. Study of the Eight Extraordinary Vessels, p. 13.
105. Classic of Difficulties, p. 73.
106. Simple Questions, p. 230.
107. Study of the Eight Extraordinary Vessels, p. 18.
108. Golden Mirror of Medicine, p. 2106.
109. Study of the Eight Extraordinary Vessels, p. 18.

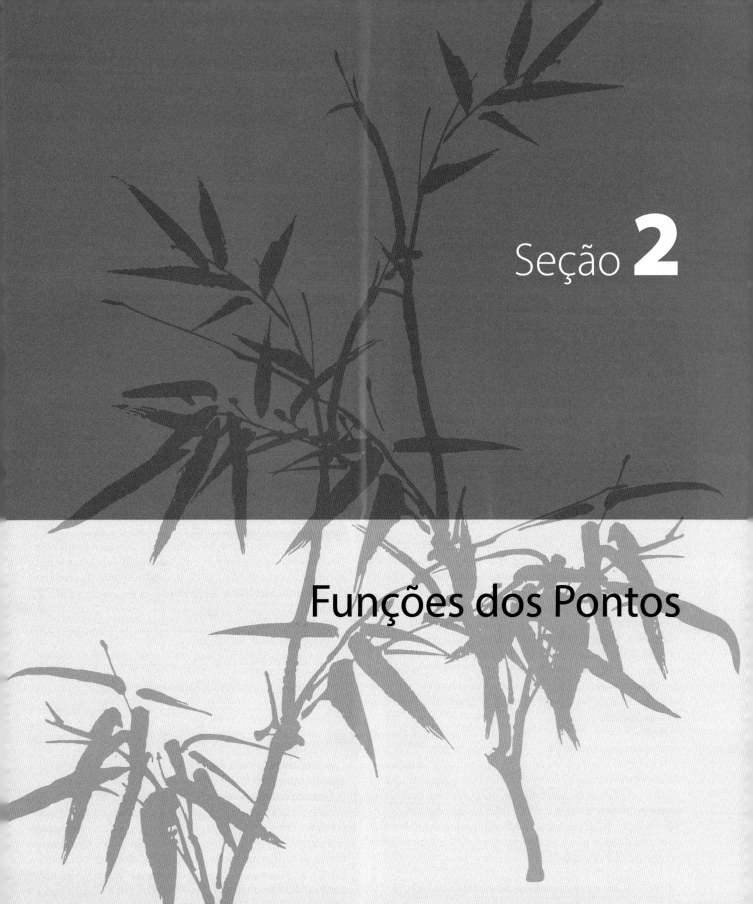

Seção 2

Funções dos Pontos

7

Introdução

Os pontos de acupuntura (acupontos) podem ser classificados em várias categorias de acordo com suas ações energéticas comuns. Por exemplo, pode-se afirmar que todos os pontos de Acúmulo (Xi) atuam no Qi do canal e conseguem tratar condições agudas e dolorosas. Da mesma forma, todos os pontos Shu Dorsais podem tratar condições crônicas, enquanto todos os pontos Fonte (Yuan) tonificam diretamente os órgãos Yin. Portanto, podemos atribuir uma determinada função a um ponto por meio de referência à função da categoria à qual pertence. Por exemplo, é possível dizer que o ponto P-6 Kongzui trata tosse aguda por ser um ponto de Acúmulo, e todos esses pontos tratam condições agudas.

O problema com qualquer classificação de pontos de acupuntura é a existência de muitas exceções, porque nem todos os pontos em uma determinada categoria têm necessariamente a mesma função. Isso se deve ao fato de que a maioria das teorias da Medicina Chinesa e a teoria da função dos pontos, em especial, provavelmente resultaram de uma combinação do método indutivo com o método dedutivo. Por exemplo, se for constatado por experiência prática que um ponto como F-2 Xingjian elimina o Fogo de Fígado, após um processo de experimentação adicional, poderia ser formulada a teoria de que todos os pontos Fogo eliminam Calor. Assim, seria possível afirmar que F-2 elimina o Fogo de Fígado não porque é o ponto Fogo, mas é ponto Fogo *porque*, de acordo com muitos séculos de experiência, drena Fogo de Fígado. Não é evidente se a experiência prática de F-2 liberar o Fogo de Fígado precedeu a generalização segundo a qual os pontos Fogo drenam Fogo.

A implicação disso é que cada ponto tem determinadas funções energéticas, descobertas após séculos de experiência clínica acumulada, que podem ou não estar correlacionadas com a sua "classificação".

Após discutirmos a ação energética das várias categorias de pontos no Capítulo 48, podemos agora acrescentar a ação energética de cada ponto. Por "ação" de um ponto eu quero dizer a definição do efeito em termos de ações gerais, por exemplo "mobilizar o Qi", "expelir Vento", "nutrir o Sangue" etc. Em contrapartida, as "indicações" de um ponto são os sinais/sintomas para os quais é efetivo, por exemplo, tosse, náuseas, fadiga etc.

No Boxe 1 é apresentado um resumo das ações e indicações dos pontos de acupuntura.

Não existe contradição entre as "ações" e as "indicações" de um ponto porque as ações nada mais são que a compactação e a generalização dos efeitos de um ponto: essas ações são necessariamente consequentes a uma análise das indicações. Por exemplo, se um ponto for indicado para tosse e dispneia, podemos deduzir que a ação desse ponto é "restaurar a descensão do Qi do Pulmão".

Boxe 1 Ações e indicações dos pontos de acupuntura

A "ação" de um ponto é a definição do efeito do ponto em termos de ações gerais, por exemplo, "mobilizar o Qi", "expelir Vento", "nutrir o Sangue" etc. Em contrapartida, as "indicações" de um ponto são os sinais/sintomas para os quais é efetivo, por exemplo, tosse, náuseas, fadiga etc.

Atenção

Não há contradição entre as "ações" e as "indicações" de um ponto porque as ações nada mais são que a compactação e a generalização dos efeitos de um ponto. Essas ações são necessariamente consequentes a uma análise das indicações.

Embora uma exposição sistemática das ações dos pontos só tenha sido realizada recentemente na história da Medicina Chinesa, elementos dessas ações são encontrados nos livros de Medicina Chinesa desde os seus primórdios. Por exemplo, quando o *Clássico das Dificuldades* afirma que todos os pontos Manancial (Ying) são usados para as "sensações de calor no corpo", isso nada mais é que uma expressão da "ação" geral dos pontos Manancial (ou seja, "liberar Calor").

Nota clínica

Quando o *Clássico das Dificuldades* afirma que todos os pontos Manancial (Ying) são usados para as "sensações de calor no corpo", isso nada mais é que uma expressão da "ação" geral dos pontos Manancial, ou seja, "liberar Calor".

Alguns acreditam que as "ações" dos pontos de acupuntura foram elaboradas apenas recentemente, por médicos chineses, após 1949, e que as "ações" dos pontos de acupuntura representam uma "herbalização" da acupuntura. Eu discordo desse ponto de vista. Acredito que as ações dos pontos de acupuntura são implícitas nas indicações. Se as indicações de um ponto forem arroladas de modo aleatório, é difícil perceber as "ações" de um ponto, contudo, se ordenarmos as indicações em grupos, as ações dos pontos se tornam evidentes.

Tomemos como exemplo o ponto B-7 Tongtian. Entre as indicações dele estão coriza e congestão nasal, cefaleia, tontura, anosmia, desvio da boca, colapso súbito e perda da consciência. Podemos identificar facilmente dois grupos de sinais/sintomas:

1. Congestão nasal e coriza, anosmia
2. Cefaleia, tontura, desvio da boca, colapso súbito, perda da consciência.

Portanto, conseguimos identificar duas "ações":

1. Desobstruir o nariz
2. Extinguir o Vento interno e subjugar o Yang.

Assim, as ações são implícitas nas indicações e nada mais são que uma descrição das indicações.

Quando consideramos as ações dos pontos de acupuntura, não devemos ser rígidos nem redutores demais sobre sua interpretação. Em outras palavras, as ações dos pontos são resumos proveitosos e generalizações sobre o efeito de um ponto e não devem se tornar um modo de reduzir os efeitos de um ponto a categorias estreitas. Por exemplo, uma das ações mais importantes e mais frequentemente citadas do ponto E-40 Fenglong é "resolver Fleuma". Embora isso seja importante, não se deve esquecer a ampla gama de outras ações que esse ponto tem.

Existe outro motivo importante por que não devemos reduzir a natureza de um ponto às suas "ações". Existem cinco maneiras básicas de abordar um ponto (Boxe 2).

Boxe 2 Cinco maneiras de abordar os pontos de acupuntura

1. Suas indicações conforme a descrição nos textos de medicina chinesa, como, por exemplo, "tosse"
2. Suas "ações", por exemplo, "restaura a descensão do *Qi* do Pulmão"
3. A área influenciada pelo ponto
4. A natureza do ponto de acordo com sua classificação em um determinado grupo de pontos, por exemplo, P-6 *Zongzui* como ponto de Acúmulo
5. A ação energética do ponto no sistema de canais

Indicações

Qualquer ponto pode ser usado apenas de acordo com as indicações clássicas. De modo geral, nunca usaríamos um ponto apenas por causa de suas indicações. Em primeiro lugar, por causa das indicações em comum e, em segundo lugar, porque a escolha de um ponto apenas em decorrência de suas indicações poderia levar ao tratamento do canal errado. Por exemplo, se um paciente tiver tosse crônica por causa de Fleuma no Pulmão, o ponto P-5 *Chize* seria uma opção óbvia por causa de sua localização no canal do Pulmão, de resolver Fleuma, ter tosse como indicação e restaurar a descensão do *Qi* do Pulmão. Se avaliarmos apenas o canal e o padrão envolvidos, poderíamos erroneamente usar o ponto PC-1 *Tianchi* simplesmente porque uma de suas indicações é tosse.

Embora eu nunca tenha usado um ponto apenas de acordo com suas indicações, é importante lembrá-las quando se escolhe um ponto. Por exemplo, quando estamos decidindo sobre uma combinação de pontos, podem existir dois ou três pontos com ações semelhantes e, nesses casos, o conhecimento das indicações pode ajudar na seleção do ponto mais apropriado segundo sua ação e suas indicações.

Por exemplo, suponhamos que um paciente apresente fala desarticulada após golpe de Vento (acidente vascular encefálico, AVE) e depressão. Decidimos tratar o canal do Coração porque ele alcança a língua e influencia o estado mental. Praticamente todos os pontos do Coração exerceriam esses dois efeitos. Todavia, se examinarmos as indicações dos pontos do canal do Coração, constataríamos que o ponto C-5 *Tongli* seria o melhor porque entre suas indicações estão "rigidez da língua, perda da voz e incapacidade de falar".

Existe outro motivo por que é importante conhecer as indicações de um ponto. Se, por exemplo, desejarmos um ponto do canal do Pulmão em um paciente com tosse crônica. Então, optaríamos por um ponto cuja ação é "restaurar a descensão do *Qi* do Pulmão" e cujas indicações incluem tosse. Praticamente todos os pontos do canal do Pulmão são indicados para tosse, por exemplo, P-5 *Chize*, P-7 *Lieque* etc. Vale mencionar que esses dois pontos também restauram intensamente a descensão do *Qi* do Pulmão. Todavia, se o paciente apresentar outros sinais/sintomas (como todos os pacientes fazem) e descobrirmos esses sinais/sintomas nas indicações de um determinado ponto do canal do Pulmão, isso seria um forte motivo para escolher esse ponto (desde que ele tenha a restauração da descensão do *Qi* do Pulmão e tenha tosse entre suas indicações). Se, por exemplo, esse paciente também sofrer de cefaleia, o ponto P-7 *Lieque* seria o melhor ponto para usar porque ele influencia a cabeça e trata cefaleias, uma função que P-5 *Chize* não faz.

Ações

Sempre tento escolher um ponto de acordo com sua ação porque existe uma conexão lógica entre nosso diagnóstico, a identificação do padrão, o princípio de tratamento e a escolha dos pontos (Figura 1). Por exemplo, um paciente apresenta tosse crônica e o diagnóstico feito foi um padrão de Mucosidade no Pulmão na vigência de deficiência do *Qi* do Baço. Como a doença é crônica, opta-se por tratar tanto a Raiz (*Ben*), ou seja, tonificar o *Qi* do Baço, como a Manifestação (*Biao*), ou seja, resolver a Mucosidade do Pulmão. Assim, seria necessário resolver a Fleuma e restaurar a descensão do *Qi* do Pulmão.

Assim, podemos escolher alguns pontos de acupuntura segundo suas ações que correspondem ao princípio de tratamento formulado. Por exemplo, escolheríamos o ponto B-20 *Pishu* para tonificar o Baço, E-40 *Fenglong* para resolver a Fleuma e P-7 *Lieque* para regular a descensão do *Qi* do Pulmão. Todavia, P-5 *Chize* também restaura a descensão do *Qi* do Pulmão e, além disso, resolve a Fleuma do Pulmão. Portanto, de acordo com sua ação de resolução da Fleuma o ponto P-5 se tornaria uma melhor opção.

A área influenciada pelo ponto

Cada ponto em um canal influencia uma determinada área. Isso é determinado por fatores gerais e empíricos. Existe uma regra geral de correspondência entre as duas extremidades de um canal, ou seja, um ponto em uma extremidade de um canal influencia a outra extremidade; um ponto mais afastado da extremidade influencia a área mais inferior da extremidade oposta (ver Figura 70.8, no Capítulo 70).

A natureza do ponto de acordo com sua classificação em um determinado grupo de pontos

Ao escolher um ponto sempre é necessário ter em mente a natureza dele em uma categoria específica de pontos. Por exemplo, poderíamos desejar um ponto para tonificar o Estômago. Se o paciente apresentasse deficiência geral de *Yang* e sinais/sintomas digestivos, seria vantajoso optar por VC-12 *Zhongwan* para tonificar o Estômago (em vez de B-21 *Weishu*, por exemplo) porque VC-12 é um ponto Mestre (*Hui*) de todos os órgãos *Yang*.

A ação energética do ponto no sistema de canais

Por fim, um ponto também deve ser escolhido no contexto de uma combinação de pontos que leva em consideração a ascensão/descensão e a entrada/saída do *Qi* no sistema de canais a fim harmonizar as partes superior e inferior, esquerda e direita, frente e dorso e *Yin* e *Yang*. Por esse motivo, não devemos reduzir o efeito de um ponto apenas a sua "ação".

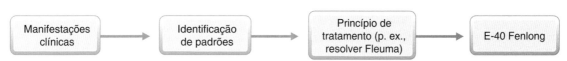

Figura 1 Correlação entre identificação de padrões, princípio de tratamento e seleção dos pontos de acupuntura.

Por exemplo, seria errado reduzir o efeito do ponto E-40 *Fenglong* simplesmente à "resolução da Fleuma". Devemos usar o ponto E-40 também no contexto de uma combinação de pontos que leva em conta a dinâmica do sistema de canais. No caso de Fleuma no tórax, E-40 poderia ser agulhado de um lado e P-7 *Lieque* no lado oposto para harmonizar esquerda e direita, acima e abaixo e *Yin* e *Yang*: isso provoca um resultado mais dinâmico. Quando os pontos são equilibrados desse modo, a própria combinação move o *Qi* mais intensamente sem a necessidade de uma manipulação muito vigorosa da agulha.

A ênfase dada à manipulação vigorosa da agulha (para drenar fatores patogênicos) se fundamenta na abordagem isolada de um ponto; quando se leva em consideração o sistema de canais podemos formular combinações equilibradas de acordo com os parâmetros mencionados anteriormente. Voltando ao exemplo mencionado antes de Fleuma no tórax, se reduzíssemos o efeito do ponto E-40 ao de "resolução da Fleuma", agulharíamos com técnica de sedação vigorosa para eliminar um fator patogênico (ou seja, Fleuma). Todavia, se usarmos uma combinação que equilibre acima e abaixo, esquerda e direita e *Yin* e *Yang*, exploraríamos o dinamismo do sistema de canais para eliminar fatores patogênicos. Um exemplo dessa combinação poderia ser P-7 *Lieque* à esquerda e E-40 *Fenglong* à direita, IG-4 *Hegu* à direita e R-7 *Fuliu* à esquerda, VC-12 *Zhongwan* e VC-9 *Shuifen* (Figura 2).

No Boxe 2 é apresentado um resumo das cinco maneiras de abordar os pontos de acupuntura.

Não discutirei todos os pontos, mas apenas os mais comumente utilizados. Essas informações têm várias fontes, algumas seculares e algumas modernas. As principais fontes são:

Eixo Espiritual (*Ling Shu*, cerca de 100 a.C.)[1]
Questões Simples (*Su Wen*, cerca de 100 a.C.)[2]
Clássico das Dificuldades (*Nan Jing*, cerca de 100 a.C.)[3]
Compêndio de Acupuntura (*Zhen Jiu Da Cheng*, 1601)[4]
Clinical Application of Frequently Used Acupuncture Points (*Chang Yang Shu Xue Lin Chuang Fa*, 1985)[5]
Selection of Acupuncture Point Combinations from the Discussion on Cold-Induced Diseases (*Shang Han Lun Zhen Jiu Pei Xue Xuan Zhu*, 1984)[6]
Clinical Records of Tai Yi Shen Acupuncture (*Tai Yi Shen Zhen Jiu Ling Zheng Lu*, 1984)[7]
Great Treatise of Chinese Acupuncture (*Zhong Guo Zhen Jiu Da Quan*, 1988)[8]
Liu Han Yin 1988 *Practical Treatise of Acupuncture* (*Shi Yong Zhen Jiu Da Quan*), Beijing Publishing House, Beijing[9]
Jiao Shun Fa 1987 *An Enquiry into Chinese Acupuncture* (*Zhong Guo Zhen Jiu Qiu Zhen*), Shanxi Science Publishing House[10]
Zhang Sheng Xing 1984 *A Compilation of Explanations of the Meaning of the Acupuncture Points Names* (*Jing Xue Shi Yi Hui Jie*), Shangai Science Publishing House, Shangai[11]
Yu Zhong Quan 1988 *A Practical Study of Differentiation of Acupuncture Points* (*Jing Xue Bian Zheng Yun Yong Xue*), Sichuan Science Publishing House, Chengdu[12]
Liu Guan Jun 1990 *Acupuncture Theory and Clinical Patterns* (*Zhen Jiu Ming Li Yu Lin Zheng*), People's Health Publishing House, Beijing[13]
Yue Han Zhen 1990 *An Explanation of the Acupuncture Points* (*Jing Xue Jie*), People's Health Publishing House, Beijing. Publicado originalmente em 1654[14]
Notas do First Advanced International Acupuncture Course no Nanjing College of Traditional Chinese Medicine, 1981
Notas dos seminários do Dr. J. H. F. Shen, 1978, 1979 e 1981

Comunicações pessoais do Dr. Su Xin Ming do Nanjing College of Traditional Chinese Medicine
Comunicações pessoais do Dr. Chen Jing Hua do Beijing Friendship Hospital
Comunicações pessoais do Dr. J. H. F. Shen

Além dessas fontes, a ação de determinados pontos foi determinada a partir da experiência profissional do autor. Sempre que isso ocorrer, no texto aparecerá a expressão "*na minha experiência profissional*".

Quando a ação energética de cada ponto de acupuntura é analisada, geralmente implica-se que ações diferentes exigem manipulações distintas das agulhas. Todos os pontos que expelem fatores patogênicos devem ser agulhados com um método de sedação, enquanto todos os pontos que tonificam o *Qi* do corpo devem ser agulhados com um método de tonificação. Por exemplo, se um determinado ponto "elimina Vento externo", isso implica que, para fazê-lo, deve ser usado o método de sedação. Do mesmo modo, se um determinado ponto "nutre o Sangue", está implícito que deve ser tonificado.

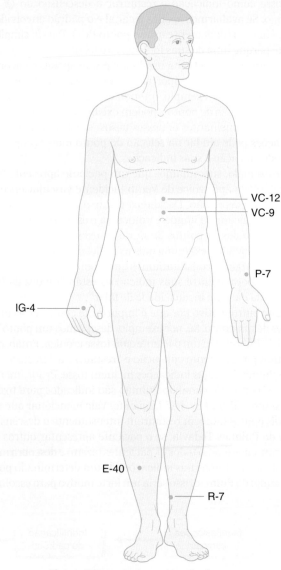

Figura 2 Exemplo de combinação de pontos.

Por uma questão de clareza, apresentamos a seguir uma lista das principais ações energéticas e seus correspondentes métodos de manipulação.

Método de tonificação	Método de sedação
Tonificar *Qi* ou *Yang*	Expelir Vento externo Extinguir Vento interno
Nutrir Sangue, *Yin* ou Essência	Drenar Fogo ou eliminar Calor
Tonificar *Qi* Original	Resolver Umidade
Promover Fluidos	Expelir Frio interno
Aquecer *Yang*	Expelir Frio interno
Elevar a Mente	Abrir os orifícios Reanimar a consciência Interromper a dor Mover o *Qi* Revigorar o Sangue Remover obstruções nos canais

Em alguns casos, tanto o método de tonificação como o método de sedação podem ser usados, dependendo da natureza do padrão, ou seja, se existe um padrão de Deficiência ou Excesso. São os seguintes:

- Beneficiar os tendões
- Beneficiar os olhos ou as orelhas
- Acalmar a Mente

Em determinados casos, embora haja indicação, o método de sedação não deve ser aplicado.

Isso ocorre nas seguintes condições:

- Quando a condição é crônica (mais de 6 meses de duração)
- Quando o paciente é muito idoso
- Quando o paciente está muito debilitado

Em todas essas circunstâncias o método de sedação deve ser substituído pelo método neutralizador.[15]

Por fim, ao descrever as ações de cada ponto, tentei fornecer as ações essenciais de cada ponto, em vez de fornecer informações detalhadas demais. Quando são dadas poucas informações sobre um ponto, pode-se esquecer alguma ação importante, contudo, fornecer informações demais dificulta a formação de uma ideia da natureza e das funções essenciais desse ponto.

O ponto VC-13 *Shangwan*, por exemplo, além de subjugar o *Qi* rebelde do Estômago (sua ação mais essencial), tonifica o *Qi* do Estômago. Eu omiti essa segunda ação porque o ponto não costuma ser usado para esse fim e o ponto VC-12 *Zhongwan* é muito melhor para tonificar o *Qi* do Estômago. Não há vantagem em usar VC-13 em vez de VC-12 quando o único propósito é tonificar o *Qi* do Estômago. Por conseguinte, tentei captar a natureza e as funções essenciais de cada ponto.

Apresentarei a seguir as seguintes informações sobre cada ponto:

1. Nome em chinês (*pinyin*) com tradução
2. Natureza do ponto
3. Ações
4. Indicações
5. Comentários.

Tendo em vista o caráter dessa obra, não descrevi a localização nem as instruções de agulhamento dos pontos de acupuntura porque esses dados pertencem a um manual de acupuntura, e não a um texto sobre a teoria da Medicina Chinesa. A melhor fonte de dados (na língua inglesa) sobre a localização e as instruções de agulhamento dos pontos de acupuntura é o *Manual of Acupuncture* de Deadman e Al Khafaji.[16]

A Seção 2 sobre Funções dos Pontos é dividida nos seguintes capítulos:

- Capítulo 54: *Canal do Pulmão*
- Capítulo 55: *Canal do Intestino Grosso*
- Capítulo 56: *Canal do Estômago*
- Capítulo 57: *Canal do Baço*
- Capítulo 58: *Canal do Coração*
- Capítulo 59: *Canal do Intestino Delgado*
- Capítulo 60: *Canal da Bexiga*
- Capítulo 61: *Canal do Rim*
- Capítulo 62: *Canal do Pericárdio*
- Capítulo 63: *Canal do Triplo Aquecedor*
- Capítulo 64: *Canal da Vesícula Biliar*
- Capítulo 65: *Canal do Fígado*
- Capítulo 66: *Vaso Concepção*
- Capítulo 67: *Vaso Governador*
- Capítulo 68: *Pontos Extra*.

Notas

1. 1981 Spiritual Axis (*Ling Shu Jing* 灵枢经), People's Health publicado pela primeira vez em torno de 100 a.C.
2. 1979 The Yellow Emperor's Classic of Internal Medicine-Simple Questions (*Huang Di Nei Jing Su Wen* 黄帝内经素问), People's Health publicado pela primeira vez em torno de 100 a.C.
3. Nanjing College of Traditional Chinese Medicine 1979 A Revised Explanation of the Classic of Difficulties (*Nan Jing Jiao Shi* 难经校释), People's Health publicado pela primeira vez em torno de 100 a.C.
4. Yang Ji Zhou 1980 Compendium of Acupuncture (*Zhen Jiu Da Cheng* 针灸大成), People's Health Publishing House, Beijing, publicado pela primeira vez em 1601.
5. Li Shi Zhen 1985 Clinical Application of Frequently Used Acupuncture Points (*Chang Yong Shu Xue Lin Chuang Fa Hui* 常用腧穴临床发挥), Beijing.
6. Shan Yu Dang 1984 Selection of Acupuncture Point Combinations from the Discussion of Cold-induced Diseases (*Shang Han Lun Zhen Jiu Pei Xue Xuan Zhu* 伤寒论针灸配穴选注), Beijing.
7. Ji Jie Yin 1984 Clinical Records of Tai Yi Shen Acupuncture (*Tai Yin Shen Zhen Jiu Lin Zheng Lu* 太乙神针灸临证录), Shanxi Province Scientific Publishing House.
8. Wang Xue Tai 1988 Great Treatise of Chinese Acupuncture (*Zhong Guo Zhen Jiu Da Quan* 中国针灸大全), Henan Science Publishing House.
9. Liu Han Yin 1988 Practical Treatise of Acupuncture (*Shi Yong Zhen Jiu Da Quan* 实用针灸大全), Beijing Publishing House, Beijing.
10. Jiao Shun Fa 1987 An Enquiry into Chinese Acupuncture (*Zhong Guo Zhen Jiu Qiu Zhen* 中国针灸求真), Shanxi Science Publishing House.
11. Zhang Cheng Xing 1984 A Compilation of Explanations of the Meaning of the Acupuncture Points Names (*Jing Xue Shi Yi Hui Jie* 经穴释义汇解), Shanghai Science Publishing House, Shanghai.
12. Yu Zhong Quan 1988 A Practical Study of the Differentiation of Acupuncture Points (*Jing Xue Bian Zheng Yun Yong Xue* 经穴辨证运用学), Sichuan Science Publishing House, Chengdu.
13. Liu Guan Jun 1990 Acupuncture Theory and Clinical Patterns (*Zhen Jiu Ming Li Yu Lin Zheng* 针灸明理与临证), People's Health Publishing House, Beijing.
14. Yue Han Zhen 1990 An Explanation of the Acupuncture Points (*Jing Xue Jie* 经穴解), People's Health Publishing House, Beijing. Publicado originalmente em 1654.
15. Existem muitas técnicas de sedação para agulhamento. As duas principais consistem em rotação ou puxar e empurrar. Na técnica de rotação, a agulha é rodada para frente e para trás rapidamente e com grande amplitude. Na técnica de puxar e empurrar a agulha é puxada rápida e vigorosamente e empurrada devagar e com delicadeza. Nas duas técnicas a manipulação pode ser repetida algumas vezes durante o tempo de retenção da agulha. O método de agulhamento uniforme consiste em atingir *deqi*, rodando a agulha para frente e para trás com algum vigor algumas vezes e depois deixando-a no local sem manipulação adicional. Como regra geral, a manipulação delicada da agulha é de tonificação, enquanto a manipulação vigorosa é de sedação.
16. Deadman P, Al-Khafaji M 1998 A Manual of Acupuncture, Journal of Chinese Medicine Publications, Hove, England.

Canal do Pulmão 54

Trajeto do canal principal, 722
Trajeto do canal de Conexão, 722
P-1 *Zhongfu* Palácio central, 722
P-2 *Yunmen* Porta das Nuvens, 723
P-3 *Tianfu* Palácio Celestial, 724
P-5 *Chize* Pântano do pé, 725
P-6 *Kongzui* Orifício de Convergência, 725

P-7 *Lieque* Brecha Divergente, 726
P-8 *Jingqu* Ponto do Rio, 727
P-9 *Taiyuan* Abismo Supremo, 728
P-10 *Yuji* Borda do peixe, 729
P-11 *Shaoshang* Metal Mínimo, 729
Notas, 730

▶ Trajeto do canal principal

O canal do Pulmão se origina no Aquecedor Médio e desce para se encontrar com o Intestino Grosso. A seguir, ascende para o Estômago, atravessa o diafragma e penetra no Pulmão. Daí ascende para a garganta e emerge no ponto P-1 *Zhongfu*. A partir desse ponto ele desce ao longo da face medial do membro superior e chega até o processo estiloide do rádio. Depois vai para a eminência tenar e termina na face medial da ponta do polegar (Figura 54.1).

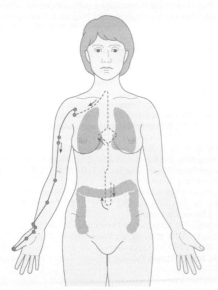

Figura 54.1 Canal principal do Pulmão.

▶ Trajeto do canal de Conexão

Após se separar do canal principal no ponto P-7 *Lieque*, o canal de Conexão do Pulmão se une ao canal do Intestino Grosso. A partir de P-7 *Lieque* uma divisão flui para a eminência tenar onde se dispersa (Figura 54.2).

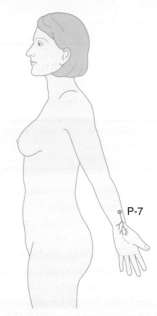

Figura 54.2 Canal de Conexão do Pulmão.

No Boxe 54.1 é apresentada uma visão geral dos pontos do Pulmão.

Boxe 54.1 Visão geral dos pontos do Pulmão

- Afetam o tórax e a garganta
- Todos estimulam a descensão do *Qi* do Pulmão e tratam tosse e asma
- Expelem Vento externo

P-1 *Zhongfu* Palácio central

Localização

Na parte lateral do tórax, 1 *cun* abaixo de P-2 *Yunmen*, no primeiro espaço intercostal, 6 *cun* lateral à linha média.

Natureza

Ponto de Alarme (*Mu*) do Pulmão.
   Ponto de encontro do *Yin* Maior (Pulmão-Baço).

Ações

Promove a descensão do *Qi* do Pulmão e interrompe a tosse.
   Resolve Fleuma do Pulmão.
   Dispersa plenitude do tórax e interrompe dor torácica.

Indicações

Tosse, sibilos, dispneia, hemoptise.
   Tosse produtiva, sensação de opressão torácica.
   Dor e plenitude torácicas, dor no ombro, dor na parte superior do dorso.

Comentários

Esse ponto é usado mais frequentemente nos padrões de Excesso agudos do Pulmão para dispersar plenitude do tórax, resolver Fleuma do Pulmão e liberar Calor do Pulmão. Assim, P-1 seria comumente usado nos estágios tardios de invasão do Pulmão por um fator patogênico externo quando esse penetrou no Interior. Esse ponto é especialmente indicado para a tosse causada por retenção de Fleuma no Pulmão.

De acordo com a obra *Explanation of the Acupuncture Points* (*Jing Xue Jie*, 1654). P-1 é um ponto onde o *Qi* do Pulmão se reúne e emerge do interior.[1] Por causa dessa natureza esse ponto pode ser usado para dispersar acúmulo do *Qi* do Pulmão no tórax que provoca dor e plenitude no tórax.

De modo geral, esse ponto não é usado quando o fator patogênico ainda se encontra no Exterior. Isso explica por que esse ponto não é indicado para dor de garganta consequente a invasão de Vento-Calor externo. Todavia, visto que P-1 exerce um bom efeito na promoção da descensão do *Qi* do Pulmão e interrupção da tosse, pode ser usado nos estágios precoces da invasão por um fator patogênico externo se a tosse for uma manifestação proeminente. Nesses casos, P-1 seria agulhado como um ponto secundário junto com pontos para liberar o Exterior, tais como P-7 *Lieque* e IG-4 *Hegu*.

O ponto P-1 é importante para o tratamento do segundo estágio da coqueluche (ou seja, estágio Calor no Pulmão).

Também é efetivo no tratamento de dor oriunda de estase do Sangue do Pulmão ou retenção de Fleuma no tórax. No primeiro caso o ponto P-1 move o *Qi* do Pulmão e, portanto, ajuda a mover o Sangue no tórax, sobretudo se for combinado com PC-6 *Neiguan*. O ponto P-1 combinado com E-40 *Fenglong* consegue resolver Fleuma retida no tórax porque move o *Qi* no tórax.

O ponto P-1 é efetivo no tratamento de dor no ombro ou na parte superior das costas consequente a disfunção do canal do Pulmão, tais como Calor no Pulmão, Mucosidade ou Fleuma-Calor obstruindo o Pulmão. No Capítulo 22 da obra *Questões Simples* encontramos o seguinte: "Quando os Pulmões são acometidos, o *Qi* se rebela e ascende, provocando dispneia e dor no ombro ou na parte superior das costas."[2] O ponto P-1 pode ser combinado com B-13 *Feishu* quando se deseja tonificar os Pulmões ou eliminar fatores patogênicos em casos agudos ou crônicos. Todavia, a combinação de pontos frontais e dorsais é algo potente e, na maioria dos casos, não é necessária. De modo geral, o ponto de Alarme (*Mu*) P-1 seria escolhido mais para condições agudas e de Excesso, enquanto o ponto *Shu* Dorsal B-13 *Feishu* é mais usado para condições de Deficiência e crônicas.

Quando combinado com E-36 *Zusanli* e BP-3 *Taibai*, o ponto P-1 pode ser usado para tonificar o Baço e os Pulmões. Essa combinação de pontos se fundamenta na natureza de P-1 como ponto de encontro dos canais do Pulmão e do Baço. Nos termos dos Cinco Elementos, essa combinação é conhecida como "Nutrindo a Terra para gerar Metal".

Vale a pena comparar as funções do ponto de Alarme do Pulmão P-1 *Zhongfu* com as funções do ponto *Shu* Dorsal B-13 *Feishu*:

P-1 (ponto de Alarme)	B-13 (ponto *Shu* Dorsal)
Principalmente para padrões de Excesso	Principalmente para padrões de Deficiência
Principalmente para tratar a Manifestação	Principalmente para tratar a Raiz
Melhor para casos agudos	Melhor para casos crônicos
Trata dor torácica	Trata dor na parte superior das costas

No Boxe 54.2 é apresentado um resumo das funções do ponto P-1.

Boxe 54.2 P-1 – Resumo das funções

- Principalmente para padrões de Excesso
- Dispersa plenitude torácica, resolve Fleuma, elimina Calor
- Revigora Sangue no tórax com PC-6 *Neiguan*
- Dor no ombro e na parte superior das costas.

P-2 *Yunmen* Porta das Nuvens

Localização

Parte anterolateral do tórax, abaixo da clavícula, 6 *cun* lateral à linha média.

Natureza

Nenhuma.

Ações

Dispersa a plenitude do tórax.
   Promove a descensão do *Qi* do Pulmão e interrompe tosse.

Indicações

Dor torácica, sensação de opressão torácica, sensação de calor no tórax, dor no ombro.
   Tosse, sibilos, dispneia.

Comentários

As ações energéticas desse ponto são semelhantes aos do ponto P-1 *Zhongfu*, embora menos potentes. Além dessas ações, pode ser usado para condições localizadas dos canais como a Síndrome de Obstrução Dolorosa do ombro quando a pessoa não consegue aduzir o membro superior (ou seja, aproximar o membro superior do corpo).

No Boxe 54.3 é apresentado um resumo das funções de P-2.

> **Boxe 54.3 P-2 – Resumo das funções**
>
> - Semelhante a P-1 *Zhongfu*
> - Síndrome de Obstrução Dolorosa do ombro (dificuldade de aduzir o braço).

P-3 *Tianfu* Palácio Celestial

Localização

Na face anterior do braço, 3 *cun* abaixo da prega axilar anterior, 6 *cun* acima de P-5 *Chize*.

Natureza

Ponto Janela do Céu.

Ações

Promove a descensão do *Qi* do Pulmão.
   Regula a ascensão e a descensão do *Qi*.
   Interrompe sangramento.
   Abre os orifícios da Mente e acalma a Alma Corpórea (*Po*).

Indicações

Tosse, sibilos, dispneia.
   Sonolência, insônia, tristeza, choro, esquecimento, bócio.
   Epistaxe, hemoptise.
   "Falar com espíritos".

Comentários

As ações e indicações desse ponto estão intimamente correlacionadas com o fato de ser um ponto Janela do Céu. Como foi explicado no Capítulo 51, uma das características desses pontos é que regulam a ascensão e a descensão do *Qi* para a cabeça: eles o fazem na área crucial do pescoço (o portal entre o corpo e a cabeça). Por conseguinte, eles conseguem subjugar o *Qi* rebelde e promover a ascensão de *Qi* puro para a cabeça (Figura 54.3).

O primeiro grupo de indicações se refere claramente ao efeito desse ponto na promoção da descensão do *Qi* do Pulmão.

O segundo grupo de indicações se refere ao efeito mental–emocional desse ponto na regulação da ascensão e a descensão do *Qi* para e da cabeça. De fato, a insônia é consequente à ascensão excessiva de *Qi* para a cabeça (ou a não descensão do mesmo), enquanto a sonolência e o esquecimento são consequentes à não ascensão do *Qi* para a cabeça.

A obra *Explanation of Acupuncture Points* afirma que o ponto P-3 consegue promover a ascensão do *Qi* com o propósito de tratar esquecimento, tristeza e choro.[3] O esquecimento constitui uma indicação importante do uso desse ponto; o esquecimento é consequente à não ascensão de *Qi* puro para a cabeça. De acordo com a obra *Explanation of the Acupuncture Points*, o ponto P-3 trata o esquecimento por meio de estimulação da ascensão do *Qi* do Pulmão e do Coração.[4]

O bócio também está relacionado com a ascensão e a descensão do *Qi* para a cabeça na área do pescoço. Visto que o pescoço é a "encruzilhada" crucial do *Qi* no seu trajeto ascendente e descendente para e da cabeça, é propenso à estagnação do *Qi*, e isso, por sua vez, dá origem a alguma Fleuma no pescoço que se manifesta como bócio.

A regulação da ascensão e da descensão do *Qi* por esse ponto também possibilita que ele interrompa sangramentos; contudo, apenas o sangramento "superior" como epistaxe e hemoptise. P-3 interrompe esse tipo de sangramento porque subjuga o *Qi* rebelde.

Por fim, "falar com espíritos" é uma indicação importante desse ponto. De modo geral, quando as obras ancestrais mencionam sintomas como falar ou ver espíritos entre as indicações de um ponto, isso significa que o ponto é indicado para transtornos mental–emocionais relativamente sérios e, sobretudo, quando há obstrução da Mente. A obstrução da Mente pode causar transtornos mentais sérios como depressão maníaca ou psicose. Mais uma vez, esse ponto pode abrir os orifícios da Mente, ou seja, desobstruir a Mente por meio de regulação da ascensão e da descensão do *Qi* para e da cabeça. P-3 abre os orifícios da Mente ao promover a descensão do *Qi* turvo da cabeça e a ascensão do *Qi* puro para a cabeça. Essa é uma função geral dos pontos Janela do Céu.

É interessante comparar os nomes de P-3 *Tianfu* e P-1 *Zhongfu* e suas implicações. *Fu* significa "palácio"; isso geralmente confere importância a um ponto, indicando que está no centro de uma estrutura importante de direção e governo como um palácio. P-1 é um palácio "central", enquanto P-3 é um palácio "celestial". O ponto P-1 é um palácio central porque, embora localizado na parte superior do tórax, o canal do Pulmão se origina do Aquecedor Médio e emerge nesse ponto. Por esse motivo esse ponto consegue promover a descensão do *Qi* do Estômago, exerce algum efeito no Aquecedor Médio e não influencia a cabeça. Em contrapartida, o ponto P-3 é um palácio "celestial", ou seja, sua esfera de ação é a cabeça, como foi descrito anteriormente.

No Boxe 54.4 é apresentado um resumo das funções do ponto P-3.

> **Boxe 54.4 P-3 – resumo das funções**
>
> - Regula a ascensão e a descensão do *Qi* para e da cabeça
> - Efeito mental–emocional como ponto Janela do Céu
> - Resolve bócio
> - Interrompe sangramento nas partes altas do corpo.

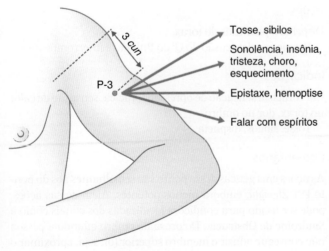

Figura 54.3 P-3 *Tianfu*.

P-5 *Chize* Pântano do pé

Localização

Na dobra do cotovelo, na face radial do músculo bíceps.

Natureza

Ponto Mar (*He*).
    Ponto Água.
    Ponto de sedação.

Ações

Elimina Calor do Pulmão.
    Promove a descensão do *Qi* do Pulmão.
    Resolve Fleuma do Pulmão.
    Regula a via das Águas e beneficia a Bexiga.
    Relaxa os tendões.

Indicações

Febre baixa intermitente, ressecamento da boca e da língua, agitação e plenitude do tórax.
    Tosse, sibilos, dispneia.
    Tosse produtiva com expectoração copiosa de Fleuma.
    Edema dos membros, enurese, poliuria, retenção de urina.
    Dor no braço e no ombro, incapacidade de levantar o braço, Síndrome de Obstrução Dolorosa do cotovelo, rigidez e dor no cotovelo, edema e dor no joelho.

Comentários

Esse ponto é usado mais frequentemente para padrões internos de Excesso caracterizados por Calor no Pulmão com sinais/sintomas como tosse, febre, escarro amarelo e sede. Esse ponto seria aplicável no nível de *Qi* (segundo estágio) da identificação dos padrões nos Quatro Níveis caracterizado por Calor Interno Pleno no Pulmão.

Também pode ser usado para condições crônicas caracterizadas por retenção de Fleuma e Calor no Pulmão, como pode acontecer na bronquite crônica. Nesse caso seria combinado com E-40 *Fenglong* e outros pontos para resolver a Fleuma.

Quando o Calor no Pulmão foi comprometido por Fluidos Corpóreos, o ponto P-5 pode ser combinado com R-6 *Zhaohai* para liberar os Pulmões e nutrir o *Yin*. No tocante aos fluidos, a obra *Explanation of the Acupuncture Points* diz que o ponto P-5 pode ser usado para "tristeza e choro consequentes a ressecamento do Pulmão" e pode ser usado para tratar esses sintomas pela tonificação do ponto para promover a Água.[5]

Também é um ponto importante para usar no segundo estágio da coqueluche, que se caracteriza por Fleuma e Calor no Pulmão, combinado com P-10 *Yuji* e E-40 *Fenglong*.

Todavia, na minha experiência, P-5 também pode ser útil para padrões internos de natureza Excesso-Frio, com retenção de Fleuma-Frio no Pulmão, que se manifestam com sintomas como escarro espesso, copioso e branco e sensação de frio.

P-5 também influencia a Bexiga ao abrir a via das Águas e torna possível a micção. Assim, é usado para casos de enurese ou poliuria. Na obra *Explanation of the Acupuncture Points* é dito que esse ponto deve ser tonificado para afetar a Bexiga e os Rins no caso de enurese.[6] Todavia, em minha experiência, esse ponto também pode ser usado para retenção urinária causada por obstrução do Pulmão causada por Mucosidade que evita a descensão do *Qi* do Pulmão e a abertura da via das Águas no Aquecedor Inferior. Nesse caso, o ponto P-5 seria sedado e combinado com pontos como BP-9 *Yinlingquan* e VC-3 *Zhongji*.

Por fim, P-5 relaxa os tendões do membro superior ao longo do canal do Pulmão e pode ser usado na Síndrome de Obstrução Dolorosa ou paralisia do membro superior e/ou do ombro (o paciente não consegue levantar o membro superior). No *ABC of Acupuncture* (259 d.C.) encontramos a seguinte declaração: "Quando não se consegue elevar o braço até a cabeça ou existe dor no cotovelo, usar P-5."[7]

Na obra *Illustrated Manual of Acupuncture Points as Shown on the Bronze Man* (1026 d.C.) encontramos a seguinte passagem: "*P-5 pode tratar a Síndrome de Obstrução Dolorosa do cotovelo e a incapacidade de levantar o braço.*"[8]

No Boxe 54.5 é apresentado um resumo das funções de P-5.

Boxe 54.5 P-5 – resumo das funções

- Principalmente para padrões de Excesso
- Resolve Fleuma e elimina Calor no Pulmão
- Abre a via das Águas e beneficia a Bexiga
- Relaxa os tendões do ombro e do membro superior.

P-6 *Kongzui* Orifício de Convergência

Localização

Face anterior do antebraço, 7 *cun* acima de P-9 *Taiyuan*.

Natureza

Ponto de Acúmulo (*Xi*).

Ações

Regula o *Qi* do Pulmão no canal.
    Promove a descensão do *Qi* do Pulmão.
    Elimina Calor.
    Interrompe sangramento.

Indicações

Dor torácica, edema e dor na garganta, dor no cotovelo e no braço, incapacidade de levantar o membro superior, dificuldade para flexionar e estender os dedos das mãos.

Comentários

Esse ponto é usado mais comumente nos padrões de Excesso do Pulmão, sobretudo para crises agudas de asma. Também interrompe sangramento – propriedade de todos os pontos de Acúmulo.

Como todos os pontos de Acúmulo, trata de condições relacionadas com os canais. Por causa disso é um ponto importante para dor ao longo do canal do Pulmão no cotovelo e no braço.

No Boxe 54.6 é apresentado um resumo das funções de P-6.

> **Boxe 54.6 P-6 – resumo das funções**
> - Como ponto de Acúmulo interrompe a dor e é usado em condições agudas
> - Asma aguda
> - Elimina Calor no Pulmão
> - Interrompe sangramento.

P-7 *Lieque* Brecha Divergente

Localização

Na face radial do antebraço, 1,5 *cun* acima da prega do punho entre os tendões dos músculos braquiorradial e abdutor longo do polegar.

Natureza

Ponto de Conexão (*Luo*).
   Ponto de abertura do Vaso Concepção (*Ren Mai*).
   Um dos 12 pontos Estrela do Céu segundo Ma Dan Yang.

Ações

Promove a descensão e a difusão do *Qi* do Pulmão.
   Libera o Exterior e expele o Vento externo.
   Abre o Vaso Concepção.
   Beneficia a Bexiga e a via das Águas.
   Beneficia a cabeça e o pescoço.
   Regula a ascensão e a descensão do *Qi* na cabeça.
   Abre o nariz.
   Comunica-se com o canal do Intestino Grosso.

Indicações

Tosse, sibilos, dispneia, espirros.
   Aversão ao frio e febre.
   Retenção de lóquios, retenção de feto morto, afasia pós-parto, dor no pênis, dor na genitália externa, emissões noturnas.
   Hematuria, dor à micção, dificuldade para urinar.
   Cefaleia, rigidez e dor na nuca, desvio dos olhos e da boca, dor de dente.
   Comprometimento da memória, palpitações, riso descontrolado, bocejos frequentes.
   Pólipos nasais, congestão nasal e coriza.

Comentários

Esse é um ponto extremamente importante. É um ponto influente na liberação do Exterior nos casos de invasão de Vento-Frio ou Vento-Calor externo. P-7 contribui para a eliminação do fator patogênico por meio da estimulação da descensão e da difusão do *Qi* do Pulmão, liberando assim o *Qi* Defensivo do Pulmão e estimulando a sudorese. Os Pulmões controlam o espaço entre a pele e os músculos onde o *Qi* Defensivo circula e espalha fluido por toda a pele. O uso desse ponto (com método de sedação) estimula a circulação do *Qi* Defensivo e abre os poros para promover sudorese (Figura 54.4).

Assim, P-7 é usado nos estágios iniciais do resfriado ou da *influenza* (gripe) com espirros, rigidez de nuca, cefaleia, aversão ao frio, febre e pulso Flutuante. No tratamento das invasões externas de Vento-Frio ou Vento-Calor é, muitas vezes, combinado com IG-4 *Hegu* porque ambos liberam o Exterior. Essa combinação é denominada "Hospedeiro-Convidado" porque o canal de Conexão do Pulmão (o "Convidado") se une com o canal do Intestino Grosso (o "hospedeiro").

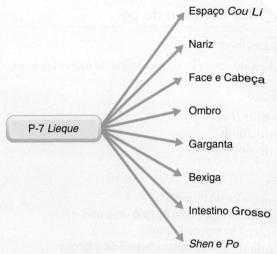

Figura 54.4 Áreas afetadas pelo ponto P-7 *Lieque*.

Por causa da conexão do Pulmão com o nariz, P-7 é usado para tratar espirros, obstrução nasal, coriza e anosmia. Para todas essas indicações o ponto P-7 seria combinado com IG-20 *Yingxiang*. Como esse ponto promove a difusão do *Qi* do Pulmão, também é um ponto importante no tratamento da rinite alérgica.

P-7 não é usado apenas nos padrões externos, ele também apresenta uma ação energética muito ampla nos padrões internos. É o melhor ponto do canal do Pulmão para estimular a descensão do *Qi* do Pulmão. Trata-se de um ponto muito importante para tratamento de todos os tipos de tosse ou asma, seja a condição aguda ou crônica.

P-7 também é um dos melhores pontos para influenciar a face e a cabeça e pode ser usado para direcionar o efeito do tratamento para a face e a cabeça. Por causa disso é usado com frequência para tratar cefaleia.

Na minha experiência, P-7 é um ponto muito importante do ponto de vista psicológico e emocional, podendo ser usado em transtornos emocionais causados por preocupação, pesar ou tristeza. O ponto P-7 é indicado sobretudo para quando a pessoa é estoica (sofre em silêncio e não verbaliza os mesmos). O choro é o som associado com os Pulmões de acordo com os Cinco Elementos e as pessoas que suprimem suas emoções há algum tempo podem começar a chorar repentinamente quando esse ponto é usado ou pouco depois. "*Tendência a chorar*" é arrolada como uma indicação proeminente do P-7 na obra *Explanation of the Acupuncture Points*.[9]

Os Pulmões são a residência da Alma Corpórea (*Po*) e esse ponto liberará as tensões emocionais da Alma Corpórea, manifestando-se no nível físico como tensão nos ombros, respiração superficial e sensação de opressão torácica. Essas manifestações são, com frequência, consequentes a preocupação excessiva durante um período de tempo prolongado, evitando a respiração livre da Alma Corpórea e constrição da energia do Pulmão. P-7 acalmará a Mente, assentará a Alma Corpórea, abrirá o tórax e liberará a tensão.

Como se trata de um ponto de Conexão, é muito útil e efetivo nas condições que afetam os canais do Intestino Grosso e do Pulmão. Com frequência é usado como ponto distal para a Síndrome de Obstrução Dolorosa do ombro se a alteração estiver ao longo do canal do Intestino Grosso. Nesses casos P-7 costuma ser usado no lado oposto ao do comprometimento.

Visto que P-7 se abre no Vaso Concepção (*Ren Mai*), algumas de suas indicações são os problemas que ocorrem depois do trabalho de parto e as condições da genitália externa. Seu efeito na promoção da expulsão dos lóquios ou de um feto morto também está relacionado com sua ação de estimulação da descensão do *Qi*. Todavia, como descrito no Capítulo 52, para abrir os vasos extraordinários, eu uso os pontos de abertura e acoplados (no caso do Vaso Concepção, P-7 *Lieque* e R-6 *Zhaohai*).

Em conjunto com o ponto R-6 *Zhaohai*, abre o Vaso Concepção, estimula a descensão do *Qi* do Pulmão e a função do Rim de receber o *Qi*. Por causa disso, é benigno para asma crônica consequente a deficiência de Pulmão e Rim. A combinação de P-7 *Lieque* e R-6 nutre o *Yin*, regula o útero e a função menstrual, beneficia a garganta e umedece os olhos. É excelente para a dor e ressecamento da garganta consequente a deficiência de *Yin*.

Os Pulmões estão relacionados indiretamente com a Bexiga e controlam a via das Águas. P-7 é o principal ponto do canal do Pulmão para influenciar a função do Pulmão de abertura da via das Águas. Por conseguinte, pode ser usado em casos de edema facial ou retenção urinária nos padrões de Excesso quando um fator patogênico externo obstrui a descensão do *Qi* do Pulmão: isso faz com que o *Qi* do Pulmão não consiga abrir a via das Águas e não se comunique com a Bexiga. Nesse caso é agulhado com o método de sedação.

P-7 também é efetivo nos casos de retenção urinária do tipo Vazio, quando o *Qi* do Pulmão deficiente não desce e não se comunica com a Bexiga. Isso dá origem a retenção urinária do tipo Vazio e é comum sobretudo nos adultos mais velhos. Nesse caso o ponto P-7 é agulhado com o método de tonificação.

É interessante mencionar que, embora esse ponto seja muito usado para promover a descensão do *Qi* do Pulmão, também promove a ascensão do *Qi* puro para o Coração e para a cabeça. Por esse motivo é usado em casos de comprometimento da memória, palpitações, propensão (inapropriada) a riso, choro e bocejos frequentes, consequente a incapacidade de o *Qi* puro ascender até o Coração e a cabeça de modo que a Mente e a Alma Corpórea sofrem. Na obra *Explanation of the Acupuncture Points* existe um trecho que menciona especificamente o seguinte: "*Em casos de esquecimento devido a ascensão insuficiente do Qi, tonificar o ponto P-7 Lieque para promover a ascensão do Qi.*"[10]

O *Qi* do Pulmão também se comunica com o Intestino Grosso e, na minha experiência, proporciona o *Qi* necessário para o ato da defecação. Quando o *Qi* do Pulmão está enfraquecido, deixa de se comunicar com o Intestino Grosso e ocorre constipação intestinal. Essa constipação intestinal é do tipo Deficiente e costuma ocorrer em pessoas mais velhas. Caracteriza-se por dificuldade em eliminar as fezes ou extrema dificuldade em eliminá-las seguida por exaustão. Nesses casos P-7 tonificará o *Qi* do Pulmão e ajudará o mesmo a atingir o Intestino Grosso, proporcionando força ao ato da defecação.

Eu uso frequentemente a combinação de P-7 *Lieque* e E-40 *Fenglong*, muitas vezes em lados opostos, por exemplo, P-7 *Lieque* à esquerda e E-40 *Fenglong* à direita ou vice-versa. Essa combinação consegue resolver Fleuma do Pulmão porque os dois pontos influenciam o tórax. P-7 regula a via das Águas e resolve a Fleuma ao promover a descensão do *Qi*, enquanto E-40 abre o tórax e resolve a Fleuma em geral. Eu também uso essa combinação simplesmente para abrir o tórax quando há estagnação do *Qi* em decorrência de estresse emocional.

Eu mudei a tradução do nome desse ponto de *Sequência Rompida* para *Brecha Divergente*, de acordo com a obra *A Compilation of Explanations of the Meaning of the Acupuncture Points Names*.[11] De acordo com o Dr. Zhang, *lie* significa "separar" e *que* significa "fenda, abertura". Portanto, a designação "Brecha Divergente" refere-se ao fato de que o ponto P-7 está localizado em uma fenda óssea e, nesse local, o canal se ramifica em direção ao canal do Intestino Grosso. Essa interpretação do nome desse ponto também é encontrada na obra *Explanation of the Acupuncture Points*: "*O canal do Pulmão se desvia para o canal do Intestino Grosso no ponto P-7: aí existe uma fenda a partir da qual o canal de Conexão [Luo] do Pulmão vai para o canal do Intestino Grosso.*"[12]

No Boxe 54.7 é apresentado um resumo das funções do ponto P-7.

Boxe 54.7 P-7 – resumo das funções

- Expele o Vento externo
- Espirros na rinite alérgica
- Influencia a cabeça: cefaleia
- Trata os efeitos da preocupação, tristeza e luto
- Influencia a menstruação (com R-6)
- Influencia a Bexiga e abre a via das Águas (retenção urinária)
- Faz o *Qi* ascender para a cabeça com o propósito de tratar tristeza e comprometimento da memória
- Influencia o Intestino Grosso e a defecação (constipação intestinal nos idosos).

P-8 *Jingqu* Ponto do Rio

Localização

1 *cun* acima da dobra do cotovelo, lateral à artéria radial.

Natureza

Ponto Rio (*Jing*).
  Ponto Metal.

Ações

Promove a descensão do *Qi* do Pulmão.

Indicações

Tosse, sibilos, dispneia.
  Distensão e dor no tórax.
  Doença febril sem sudorese.

Comentários

Esse ponto é efetivo no tratamento de condições da garganta e dos pulmões e sinais/sintomas como tosse e asma que se encaixam na categoria de indicações do ponto Rio segundo o Capítulo 68 do *Clássico das Dificuldades*. Com frequência, é combinado com outros pontos para tratar distúrbios crônicos da garganta.

Eu troquei a tradução do nome desse ponto porque a palavra *Jing* no seu nome não se refere ao "canal", mas ao ponto "Rio" dos Cinco pontos de Transporte (*Jing, Ying, Shu, Jing* e *He*, ou seja, Poço, Manancial, Riacho, Rio e Mar). Por conseguinte, indica uma "via do rio" [ponto]. É uma via porque nesse ponto o *Qi* do canal se desvia para as articulações.

No Boxe 54.8 é apresentado um resumo das funções do ponto P-8.

Boxe 54.8 P-8 – resumo das funções

- Condições da garganta.

P-9 *Taiyuan* Abismo Supremo

Localização

Na prega do punho, lateral a artéria radial.

Natureza

Ponto Fonte (*Yuan*) e Riacho (*Shu*).
Ponto Terra.
Ponto Mestre (*Hui*) para artérias e veias.
Ponto de tonificação.

Ações

Resolver Fleuma.
Promover a descensão do *Qi* do Pulmão e interromper tosse.
Tonificar o *Qi* e o *Yin* do Pulmão.
Tonificar o *Qi* Torácico (*Zong Qi*).
Promover a circulação de sangue e influenciar o pulso.
Desobstruir os Pulmões e eliminar o Calor no Fígado.

Indicações

Tosse e expectoração de escarro, sensação de opressão torácica.
Tosse, sibilos, dispneia.
Ausência de pulso ou pulso extremamente fraco.

Comentários

Esse é outro ponto importante do canal do Pulmão. É o principal ponto de tonificação do *Qi* e do *Yin* do Pulmão, sobretudo nas condições crônicas. Como se trata de um ponto Fonte e de tonificação, é extremamente adequado para tonificar os Pulmões nas condições de Deficiência.

Pessoalmente uso esse ponto mais nos padrões de Deficiência do que nos padrões de Excesso e nas condições internas em vez de externas. Todavia, como suas indicações mostram, também pode ser usado para padrões de Excesso.

Eu costumo usá-lo para resolver Fleuma obstruindo os Pulmões mais em condições crônicas do que agudas com sintomas como tosse crônica e expectoração.

O tórax é a sede do *Qi* Torácico (*Zong Qi*), que está intimamente relacionado com os Pulmões e o Coração. O ponto P-9 tonifica o *Qi* Torácico (*Zong Qi*) e pode ser usado nos pacientes que apresentam deficiência importante de *Qi*, sofrem de mãos frias e voz fraca. Esses últimos dois são sinais de deficiência de *Qi* Torácico (*Zong Qi*). Quando se pretende tonificar o *Qi* Torácico, o ponto P-9 costuma ser combinado com VC-17 *Shanzhong*.

P-9 também é indicado quando todos os pulsos estão extremamente fracos e profundos e sua palpação é quase impossível. Essa indicação está relacionada com sua função de controle de todos os vasos sanguíneos descritos adiante.

P-9 é o ponto Mestre (*Hui*) de todos os vasos sanguíneos. No Capítulo 1 do *Clássico das Dificuldades* encontramos a seguinte passagem: "A posição anterior do pulso corresponde ao ponto P-9 é o grande local de reunião de todos os vasos sanguíneos e os Pulmões impulsionam o pulso."[13] A posição anterior do pulso é considerada o ponto de convergência de todos os vasos sanguíneos do corpo e, por esse motivo, diz-se que o ponto de acupuntura nesse local (P-9) influencia todos os vasos sanguíneos e o pulso. É por causa dessa natureza que sentimos o pulso na artéria radial sobreposta ao canal do Pulmão.

Não é por acaso que essa posição foi escolhida como o melhor local para sentir o pulso. Visto que os Pulmões governam o *Qi* e pode-se, assim, perceber o movimento do *Qi* no Sangue nessa posição. Por conseguinte, o ponto P-9 consegue influenciar todos os vasos sanguíneos e pode ser usado para casos de má circulação, pés e mãos frios, perniose e veias varicosas. A influência do Pulmão nos vasos sanguíneos é uma expressão adicional da correlação próxima entre os Pulmões e o Coração. Os Pulmões governam o *Qi*, o Coração controla o Sangue e se influenciam mutuamente. O ponto P-9 tonifica o *Qi* do Pulmão e estimula a circulação do *Qi* do Coração e do Sangue no tórax, portanto, também é empregado na tonificação do *Qi* do Coração e do Sangue em sinais/sintomas como dispneia aos esforços, inquietação e palpitações.

Por fim, P-9 pode ser usado para eliminar o Calor no Pulmão e no Fígado quando há fluxo excessivo de Fogo de Fígado para o tórax, obstruindo a descensão do *Qi* do Pulmão.

É interessante comparar as ações de P-9 com as ações de P-7:

P-7 *Lieque*	P-9 *Taiyuan*
Para condições do Exterior	Para condições do Interior
Para padrões de Excesso	Para padrões de Deficiência
Apresenta movimento para fora	Apresenta movimento para dentro
Influencia o *Qi*	Influencia o *Qi* e o Sangue
Para condições que acometem os canais	Não é bom para condições que acometem os canais
Melhor para transtornos emocionais	Não é bom para transtornos emocionais
Bom para condições agudas	Mais usado em condições crônicas
Abre a via das Águas	Não abre a via das Águas
Influencia a Bexiga	Não influencia a Bexiga

No Boxe 54.9 é apresentado um resumo das funções do ponto P-9.

Boxe 54.9 P-9 – resumo das funções

- Tonifica o *Qi* e o *Yin* do Pulmão
- Resolve a Fleuma do Pulmão nos casos crônicos
- Tonifica o *Qi* Torácico (*Zong Qi*) e, portanto, Pulmões e Coração
- Influencia todos os vasos sanguíneos.

P-10 *Yuji* Borda do peixe

Localização

Na eminência tenar, medial ao primeiro osso metacarpal e no seu ponto médio.

Natureza

Ponto Manancial (*Ying*).
Ponto Fogo.

Ações

Elimina Calor no Pulmão.
Promove a descensão do *Qi* do Pulmão e interrompe a tosse.
Beneficia a garganta.
Acalma a Mente.

Indicações

Sensação de calor, ressecamento da garganta.
Tosse, dispneia.
Obstrução dolorosa da garganta, dor de garganta, ressecamento da garganta.
Tristeza, medo, inquietação mental, raiva, comportamento maníaco, pavor.

Comentários

Esse é o ponto principal para liberar Calor no Pulmão e pode ser usado para sintomas Cheio ou Calor-Vazio. O ponto P-5 *Chize* também elimina Calor no Pulmão, embora o faça mais frequentemente quando o Calor é combinado com Fleuma na obstrução do tórax. O ponto P-10, em contrapartida, elimina Calor no Pulmão especialmente em situações agudas, como, por exemplo, no nível do *Qi*, na identificação do padrão nos Quatro Níveis.

P-10 também elimina Calor na garganta, sendo utilizado nos casos de dor de garganta decorrente de Calor ou de Vento-Calor. Não é usado para dor de garganta decorrente de deficiência de *Yin*, exceto quando combinado com outros pontos como R-6 *Zhaohai*.

Visto que libera Calor, também libera Calor no Coração e trata sintomas mental–emocionais consequentes a Calor no Coração como medo, inquietação mental, raiva, comportamento maníaco, pavor.

No Boxe 54.10 é apresentado um resumo das funções do ponto P-10.

Boxe 54.10 P-10 – resumo das funções

- Expele Vento-Calor e é benéfico para a garganta: dor de garganta aguda e tonsilite (amigdalite)
- Extingue o Vento interno e reanima a consciência.

P-11 *Shaoshang* Metal Mínimo

Localização

No canto lateral da unha do polegar.

Natureza

Ponto Poço (*Jing*).
Ponto Madeira.

Ações

Expele Vento externo.
Estimula a difusão e a descensão do *Qi* do Pulmão.
Beneficia a garganta.
Extingue o Vento interno, abre os orifícios e reanima a consciência.

Indicações

Aversão ao frio, febre.
Tosse, dispneia.
Dor de garganta, obstrução dolorosa da garganta, tonsilas (amígdalas) aumentadas de tamanho, caxumba.
Perda da consciência em decorrência de golpe de Vento.

Comentários

Esse ponto expele Vento externo, sobretudo Vento-Calor, e frequentemente é usado para dores de garganta e tumefação das tonsilas consequente a ataque de Vento-Calor: nesse caso é sangrado. De modo geral, é usado apenas para dor de garganta aguda consequente a Vento-Calor.

Também é efetivo para Vento interno. É associado com outros pontos Poço da mão para casos de apoplexia e perda da consciência por causa de golpe de Vento (acidente vascular encefálico) para abrir orifícios e reanimar a consciência.

Eu traduzi o nome desse ponto como "Metal Mínimo" porque o termo *Shang* nesse contexto indica um dos cinco sons tradicionais que era relacionado com Metal nos Cinco Elementos. Esse som específico é o do metal ao ser golpeado.[14] Os Pulmões pertencem ao Metal e o ponto Poço está localizado no local onde o canal é menor e mais superficial, daí "Metal Mínimo".

É proveitoso comparar as funções dos cinco principais pontos do canal do Pulmão:

- P-5 *Chize* elimina Calor do Pulmão, resolve Fleuma
- P-7 *Lieque* libera o Exterior, circula o *Qi* Defensivo, estimula a difusão e a descensão do *Qi* do Pulmão
- P-9 *Taiyuan* tonifica os Pulmões
- P-10 elimina Calor do Pulmão, é benéfico para a garganta
- P-11 *Shaoshang* expele Vento-Calor, estimula a difusão e a descensão do *Qi* do Pulmão, é benéfico para a garganta.

A Figura 54.5 ilustra as áreas-alvo influenciadas pelos pontos do Pulmão.

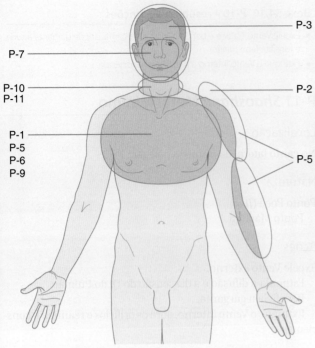

Figura 54.5 Áreas-alvo dos pontos do Pulmão.

Notas

1. Yue Han Zhen 1990 An Explanation of the Acupuncture Points (*Jing Xue Jie* 经穴解), People's Health Publishing House, Beijing. Publicado originalmente em 1654, p.24.
2. 1979 The Yellow Emperor's Classic of Internal Medicine – Simple Questions (*Huang Di Nei Jing Su Wen* 黄帝内经素问), People's Health Publishing House, Beijing, Publicado pela primeira vez em torno de 100 a.C., p. 145.
3. An Explanation of the Acupuncture Points, p. 26–27.
4. Ibid., p. 27.
5. Ibid., p. 29.
6. Ibid., p. 29.
7. Huang Fu Mi ad 259 The ABC of Acupuncture. In: Clinical Application of Frequently Used Acupuncture Points, p. 41.
8. Wang Wei Yi 1026 Illustrated Manual of Acupuncture Points as Shown on the Bronze Man (*Tong Ren Shu Xue Zhen Jiu Tu Jing* 铜人腧穴针灸图经). In: Li Shi Zhen 1985 Clinical Application of Frequently Used Acupuncture Points (*Chang Yong Shu Xue Lin Chuang Fa Hui* 常用腧穴临床发挥), People's Health Publishing House, Beijing, p. 41.
9. An Explanation of the Acupuncture Points, p. 31.
10. Ibid., p. 32.
11. Zhang Sheng Xing 1984 A Compilation of Explanations of the Meaning of the Acupuncture Points Names (*Jing Xue Shi Yi Hui Jie* 经穴释义汇解), Shanghai Science Publishing House, Shanghai, p. 19.
12. An Explanation of the Acupuncture Points, p. 31.
13. Nanjing College of Traditional Chinese Medicine 1979 A Revised Explanation of the Classic of Difficulties (*Nan Jing Jiao Shi* 难经校释), People's Health Publishing House, Beijing. Publicado pela primeira vez em torno do ano 100, p. 2.
14. A Compilation of Explanations of the Meaning of the Acupuncture Points Names, p. 24.

SEÇÃO 2 | PARTE 7

Canal do Intestino Grosso 55

Trajeto do canal principal, 731
Trajeto do canal de Conexão, 731
IG-1 *Shangyang* Yang do Metal, 732
IG-2 *Erjian* Segundo Intervalo, 732
IG-3 *Sanjian* Terceiro Intervalo, 732
IG-4 *Hegu* Vale da Junção, 733
IG-5 *Yangxi* Riacho do Yang, 734
IG-6 *Pianli* Passagem Lateral, 734
IG-7 *Wenliu* Acúmulo do Calor, 735
IG-10 *Shousanli* Três Distâncias do Braço, 735
IG-11 *Quchi* Charco Tortuoso, 736
IG-12 *Zhouliao* Fenda do Cotovelo, 736
IG-14 *Binao* Braço Superior, 737
IG-15 *Jianyu* Osso do Ombro, 737
IG-16 *Jugu* Osso Largo, 737
IG-17 *Tianding* Tripé Celestial, 738
IG-18 *Futu* Suporte da Proeminência, 738
IG-20 *Yingxiang* Fragrância Bem-vinda, 738
Notas, 739

▶ Trajeto do canal principal

O canal do Intestino começa na extremidade do dedo indicador. A seguir, corre ao longo da face radial do dedo indicador até a face anterolateral do braço. Depois chega ao ombro no ponto IG-15 *Jianyu* onde se conecta com VG-14 (Du-14) *Dazhui* e desce para a fossa supraclavicular para penetrar no Pulmão. A partir da fossa supraclavicular ascende ao longo do músculo esternocleidomastóideo até a bochecha e penetra na gengiva dos dentes inferiores. A seguir, circunda o filtro e termina na parte lateral do nariz onde se liga ao canal do Estômago (Figura 55.1).

▶ Trajeto do canal de Conexão

O canal de Conexão do Intestino Grosso começa no ponto IG-6 *Pianli* de onde uma ramificação se liga ao canal do Pulmão. A partir de IG-6 uma ramificação avança ao longo do canal principal no membro superior até o ombro, a mandíbula e os dentes. A partir da mandíbula outra ramificação penetra na orelha (Figura 55.2).

No Boxe 55.1 é apresentada uma visão geral dos pontos do Intestino Grosso.

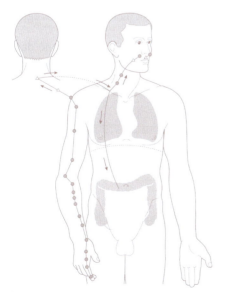

Figura 55.1 Canal principal do Intestino Grosso.

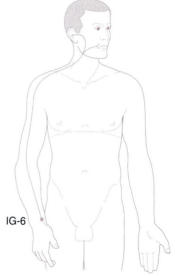

Figura 55.2 Canal de Conexão do Intestino Grosso.

Boxe 55.1 Visão geral dos pontos do Intestino Grosso

- Afetam o membro superior, o ombro, o pescoço e a cabeça
- Expelem o Vento externo
- Tratam a face e os seios da face
- Muitos pontos dissipam nódulos e tratam bócio.

IG-1 *Shangyang Yang* do Metal

Localização

No canto lateral da unha do dedo indicador.

Natureza

Ponto Poço (*Jing*).
Ponto Metal.

Ações

Dissipa Calor.
    Ilumina os olhos.
    Beneficia as orelhas.
    Beneficia a garganta.
    Expele Vento e dispersa Frio.
    Extingue Vento interno e reanima a consciência.
    Remove obstruções do canal.

Indicações

Síndromes de calor sem sudorese.
    Borramento visual.
    Tinido, surdez.
    Dor de garganta, obstrução dolorosa da garganta.
    Aversão ao frio, febre.
    Perda da consciência em decorrência de golpe de Vento (acidente vascular encefálico).
    Dor no ombro e no dorso que se irradia para a fossa supraclavicular, dormência e calor nos dedos das mãos.

Comentários

Como se trata de um ponto Poço, IG-1 é efetivo nos padrões de Excesso e remove obstruções rapidamente. Essa é a base para seu uso no estágio agudo do golpe de Vento (acidente vascular encefálico) em associação com todos os outros pontos Poço das mãos para subjugar o Vento.

Esse ponto dissipa Calor interno e externo, de modo que pode ser usado nos ataques externos de Vento-Calor invadindo o *Qi* Defensivo do Pulmão e se manifestando especialmente com dor de garganta. Também atua no Calor interno no Intestino Grosso.

Sua ação nos olhos é limitada aos casos de Vento-Calor externo invadindo os olhos, como ocorre na conjuntivite aguda. A obra *Explanation of Acupuncture Points* recomenda o agulhamento contralateral de IG-1 para distúrbios oculares.[1] A mesma obra também afirma que IG-1 é benéfico para as orelhas e trata tinido e surdez.[2]

Além de dissipar Calor, esse ponto também consegue expelir Vento e Frio do canal para o tratamento da Síndrome de Obstrução Dolorosa do ombro. Pode ser empregado dessa maneira como ponto distal para desobstruir o canal. Se o distúrbio for causado por Vento e Frio, cones de moxabustão podem ser usados em vez do agulhamento.

Como o ponto P-11 *Shaoshang*, e pelos mesmos motivos, eu traduzi a palavra *Shang* como "Metal". O Intestino Grosso também pertence ao Metal. IG-1 é o primeiro ponto do canal Metal *Yang*, daí a denominação "*Yang* do Metal".[3]

No Boxe 55.2 é apresentado um resumo das funções do ponto IG-1.

Boxe 55.2 IG-1 – Resumo das funções

- Calor no Intestino Grosso
- Distúrbios nos olhos e nas orelhas
- Extinção do Vento interno e reanimação da consciência
- Remoção das obstruções do canal, dor no cotovelo e no ombro.

IG-2 *Erjian* Segundo Intervalo

Localização

Na borda lateral do dedo indicador, à frente da articulação metacarpofalângica.

Natureza

Ponto Manancial (*Ying*).
    Ponto Água.
    Ponto de Sedação.

Ações

Elimina Calor.
    Expele Vento-Calor.
    Remove obstruções no canal.

Indicações

Doenças febris.
    Aversão ao frio, febre.
    Dor e rigidez do ombro.

Comentários

Como se trata de um ponto Manancial, elimina Calor no Intestino Grosso e é usado nos casos de Calor interno com sinais/sintomas como constipação intestinal, fezes ressecadas, febre e dor abdominal.

Também expele Vento-Calor nas invasões agudas de Vento externo.

No Boxe 54.3 é apresentado um resumo das funções do ponto IG-2.

Boxe 54.3 IG-2 – Resumo das funções

- Dissipa Calor no Intestino Grosso
- Expele Vento-Calor nas invasões agudas do Vento externo.

IG-3 *Sanjian* Terceiro Intervalo

Localização

Na borda lateral do dedo indicador, atrás da articulação metacarpofalângica.

Natureza

Ponto Riacho (*Shu*).
    Ponto Madeira.

Ações

Expele Vento externo.
 Ilumina os olhos.
 Beneficia a garganta.
 Regula os Intestinos.
 Expele Vento e Frio do canal.

Indicações

Aversão ao frio, febre, espirros.
 Dor aguda no olho.
 Obstrução dolorosa da garganta.
 Diarreia em decorrência de Frio e Umidade, borborigmos.

Comentários

Esse ponto expele Vento e Frio do canal na Síndrome de Obstrução Dolorosa da mão, sendo muito usado com essa indicação. Essa ação se deve em parte ao fato de ser um ponto Riacho e esses pontos são indicados para artralgia.

O ponto IG-3 também pode ser utilizado para expelir Vento-Calor nas invasões externas e é basicamente nesse contexto que ilumina os olhos e é benéfico para a garganta.

No Boxe 55.4 é apresentado um resumo das funções do ponto IG-3.

Boxe 54.4 IG-3 – resumo das funções

- Expele Vento e Frio do canal na Síndrome de Obstrução Dolorosa da mão
- Expele Vento-Calor nas invasões externas.

IG-4 *Hegu* Vale da Junção

Localização

No dorso da mão, entre o primeiro e o segundo ossos metacarpais (polegar e indicador) no ponto médio do segundo osso metacarpal, próximo a sua margem radial.

Natureza

Ponto Fonte (*Yuan*).
 Ponto Estrela do Céu Segundo Ma Dan Yang.

Ações

Expele Vento externo e libera o Exterior.
 Promove a difusão do *Qi* do Pulmão, regula o *Qi* Defensivo e a sudorese.
 Interrompe a dor.
 Remove obstruções do canal.
 Tonifica o *Qi* e consolida o Exterior.
 Harmoniza a ascensão e a descensão do *Qi*.
 Beneficia os olhos, o nariz, as orelhas e a boca.
 Promove trabalho de parto.
 Acalma a Mente.

Indicações

Aversão ao frio, febre, espirros, cefaleia, sudorese.
 Sudorese, ausência de sudorese.
 Dor de dente, obstrução dolorosa da garganta, tumefação da face, desvio dos olhos e da boca, trismo.

Síndrome de Obstrução Dolorosa (Síndrome *Bi*), hemiplegia, dor no braço, contração dos dedos das mãos.

Tinido, surdez, hiperemia conjuntival, tumefação e dor no olho, borramento visual, epistaxe, congestão nasal, coriza, espirros, ulcerações na boca, os lábios não fecham, sensação de rigidez nos lábios.

Amenorreia, trabalho de parto prolongado, trabalho de parto tardio, retenção de feto morto.

Comentários

IG-4 *Hegu* é o principal ponto para expelir Vento-Calor e liberar o Exterior. IG-4 também tem uma substancial esfera de influência direta na face, de tal maneira que, nas invasões externas, é usado para aliviar congestão nasal, espirros, sensação de queimação nos olhos etc. IG-4 regula a sudorese e o *Qi* Defensivo no espaço entre a pele e os músculos de modo que pode ser utilizado para interromper e para promover a sudorese nas invasões externas de Vento. Para promover sudorese, o ponto IG-4 é tonificado e R-7 *Fuliu* é sedado. O contrário é feito para interromper a sudorese.

O ponto IG-4 *Hegu* também estimula a difusão do *Qi* do Pulmão e isso explica sua forte ação na liberação do Exterior e na expulsão do Vento externo. Por conseguinte, é usado para sinais e sintomas como congestão nasal, espirros, tosse, rigidez de nuca, aversão ao frio e pulso Flutuante, ou seja, os estágios iniciais do resfriado, da gripe e muitas outras enfermidades externas. Visto que esse ponto estimula a difusão do *Qi* do Pulmão, é útil no alívio das manifestações da rinite alérgica.

IG-4 *Hegu* apresenta potente ação antiespasmódica e ansiolítica de modo que pode ser empregado em muitas condições dolorosas, tanto nos canais como nos órgãos (especialmente no Estômago, nos Intestinos e no Útero).

Também é muito usado como ponto distal na Síndrome de Obstrução Dolorosa no braço ou no ombro porque remove obstruções do canal.

Visto que tem forte influência direta na face, nos olhos, nas orelhas, no nariz e na boca, frequentemente é empregado como ponto distal no tratamento de distúrbios da face, incluindo boca, nariz, orelhas e olhos, tais como rinite alérgica, conjuntivite, ulcerações na boca, hordéolo, sinusite, epistaxe, dor de dente, neuralgia do trigêmeo, paralisia facial e cefaleia frontal. Existe um ditado na Medicina Chinesa: "A face e a boca são alcançadas por IG-4" (em chinês essa frase rima: *Mian kou Hegu shou*). IG-4 é um importante ponto distal para condições faciais como desvio dos olhos e da boca após golpe de Vento (acidente vascular encefálico), paralisia facial periférica e neuralgia do trigêmeo.

Nota clínica

IG-4 *Hegu* é um importante ponto distal para todas as doenças da face.

Algumas vezes é combinado com F-3 *Taichong* (essa combinação é denominada Grande Portal) para expelir Vento interno ou externo da cabeça e interromper a dor. Embora a combinação do Grande Portal (IG-4 e F-3) seja muito usada no Ocidente para acalmar a Mente, os livros chineses não mencionam essa ação. Todavia, na minha experiência, IG-4 realmente influencia a Mente e pode ser usado para tranquilizar a Mente e a ansiedade, sobretudo se for combinado com F-3 *Taichong* e com VG-24 *Shenting* e VB-13 *Benshen*.

Embora não seja comum, IG-4 pode ser empregado como ponto de tonificação (em vez do uso mais frequente como ponto de sedação). Combinado com outros pontos, consegue tonificar o *Qi* e consolidar o Exterior (ou seja, fortalece o *Qi* Defensivo). Para consegui-lo, seria combinado com E-36 *Zusanli* e VC-6 (Ren-6) *Qihai*. Esse tratamento poderia ser utilizado para rinite alérgica crônica decorrente de deficiência de *Qi* do Pulmão e fraqueza das camadas energéticas do Exterior (ou seja, *Qi* Defensivo), que tornam a pessoa propensa a episódios crônicos de Vento. Esse tratamento seria adequado apenas no período entre as crises com o propósito de fortalecer o *Qi* e o Exterior para reforçar o *Qi* Defensivo e repelir o Vento.

IG-4 consegue harmonizar a ascensão do *Yang* e a descensão do *Yin*. Isso significa que pode ser empregado para subjugar o *Qi* rebelde ascendente (como o *Qi* ascendente do Estômago, o *Qi* ascendente do Pulmão ou o *Qi* ascendente do Fígado) ou para elevar o *Qi* quando ele está afundando (como no caso do afundamento do *Qi* do Baço). Assim, na primeira situação, pode ser usado para subjugar o *Qi* do Estômago quando o paciente apresentar epigastralgia, o *Yang* do Fígado quando a pessoa se queixa de enxaqueca (especialmente em combinação com F-3 *Taichong*) ou o *Qi* do Pulmão nos casos de asma. Na segunda situação, poderia ser usado para elevar o *Qi* do Baço, especialmente em combinação com VC-6 *Qihai*. Todavia, esse segundo uso não é comum.

Por fim, IG-4 é um ponto empírico para promover o trabalho de parto, daí não ser usado durante a gravidez.

No Boxe 55.5 é apresentado um resumo das funções de IG-4.

Boxe 55.5 IG-4 – resumo das funções

- Expele Vento externo: resfriado, infecções das vias respiratórias superiores e estágios iniciais da gripe (*influenza*)
- Regula a sudorese
- Beneficia os olhos, as orelhas, o nariz e a boca
- Ponto distal para todos os distúrbios da face
- Combinado com F-3 *Taichong* (como Grande Portal) é usado para expelir o Vento externo, extinguir o Vento interno e acalmar a Mente
- Regula a ascensão/descensão do *Qi* e, assim, subjuga o *Qi* rebelde na cabeça
- Bom para rinite alérgica
- Ponto empírico para promover trabalho de parto
- Acalma a Mente
- Proibido na gravidez.

IG-5 *Yangxi* Riacho do *Yang*

Localização

Na face radial do punho, na depressão entre os tendões dos músculos extensor longo do polegar e extensor curto do polegar.

Natureza

Ponto Rio (*Jing*).
Ponto Fogo.

Ações

Expele Vento e libera o Exterior.
Interrompe a dor.
Dissipa Calor.
Acalma a Mente e abre os orifícios da Mente.
Beneficia os olhos, as orelhas e o nariz.

Indicações

Aversão ao frio, febre, espirros.
Dor no punho, contração dos dedos da mão, dificuldade em levantar o cotovelo.
Enfermidades febris.
Comportamento maníaco, propensão a riso descontrolado, "ver espíritos", pavor.
Espirros, epistaxe, tinido, surdez, otalgia, hiperemia conjuntival, tumefação e dor no olho, lacrimejamento, dor de dente.

Comentários

Esse ponto tem funções semelhantes às do ponto IG-4 *Hegu* no tocante a liberação do Exterior e emanação de Vento-Calor nos estágios iniciais das invasões externas. Todavia, nessas situações IG-4 seria a melhor opção porque sua ação de liberação do Exterior é mais forte.

IG-5 dissipa Calor no Intestino Grosso e é usado nas moléstias febris. Em conexão com essa função, esse ponto acalma a Mente e abre os orifícios da Mente quando existe Fogo no *Yang* Brilhante que provoca comportamento maníaco, propensão a riso descontrolado e pavor.

De modo semelhante ao ponto IG-4, IG-5 é benéfico para os olhos, as orelhas e o nariz, sendo usado em casos de espirros, epistaxe, tinido, surdez, otalgia, hiperemia conjuntival, tumefação e dor nos olhos, lacrimejamento, dor de dente.

IG-5 é usado com frequência para a Síndrome de Obstrução Dolorosa da mão e do punho.

No Boxe 55.6 é apresentado um resumo das funções de IG-5.

Boxe 55.6 IG-5 – resumo das funções

- Libera o Exterior e expele Vento
- Dissipa Calor no Intestino Grosso
- Acalma a Mente e abre os orifícios da Mente ao drenar Fogo no *Yang* Brilhante
- Beneficia os olhos, as orelhas e o nariz
- É usado com frequência para Síndrome de Obstrução Dolorosa (Síndrome *Bì*) do punho e da mão.

IG-6 *Pianli* Passagem Lateral

Localização

Na face lateral do antebraço, 3 *cun* proximal ao ponto IG-5 *Yangxi* na linha que conecta os pontos IG-5 e IG-11 *Quchi*, 3 *cun* acima da prega do punho.

Natureza

Ponto de Conexão (*Luo*).

Ações

Regula a via das Águas do Pulmão.
Remove obstruções no canal.

Indicações

Dificuldade para urinar, edema, ascite, borborigmos associados a edema abdominal.

Dor de dente, tinido, surdez, hiperemia conjuntival e dor no olho, borramento visual, epistaxe, desvio da boca.

Comentários

IG-6 *Pianli* é um ponto importante para regular a via das Águas do Pulmão (ou seja, sempre que há comprometimento da função do Pulmão de controlar a via das Águas). Isso pode acontecer quando um fator patogênico externo obstrui a circulação do *Qi* Defensivo no espaço entre a pele e os músculos, dando origem a edema na face e nas mãos. Isso também pode ocorrer em condições crônicas de deficiência do *Qi* do Pulmão.

No Boxe 55.7 é apresentado um resumo das funções do ponto IG-6.

> **Boxe 55.7 IG-6 – resumo das funções**
>
> - Ponto importante para regular a via das Águas do Pulmão e, portanto, o movimento e a transformação de fluidos no Aquecedor Superior.

IG-7 *Wenliu* Acúmulo do Calor

Localização

Na face lateral do antebraço, na linha que conecta os pontos IG-5 e IG-11 *Quchi*, 5 *cun* acima da prega do punho.

Natureza

Ponto de Acúmulo (*Xi*).

Ações

Dissipa Calor.
  Regula os Intestinos.
  Abre os orifícios da Mente.
  Remove obstruções do canal.

Indicações

Ulcerações na boca, língua quente, tonsilite.

Borborigmos associados a dor abdominal, distensão abdominal.

Riso descontrolado, comportamento maníaco, "ver espíritos".

Cefaleia, desvio dos olhos e da boca, hiperemia conjuntival, tumefação do olho, dor facial, furúnculos na face, dor de dente, dor no membro superior e no ombro com dificuldade para levantar o braço.

Comentários

O ponto IG-7 *Wenliu*, como outros pontos de Acúmulo, interrompe a dor e remove obstruções do canal. É útil, sobretudo, nas situações agudas. É amplamente usado na Síndrome de Obstrução Dolorosa do canal e também nas condições de Calor na boca e na face.

IG-7 abre os orifícios nos transtornos mentais e emocionais que ocorrem no contexto de Calor no *Yang* Brilhante. Como já foi mencionado, sempre que os textos antigos referem "ver

espíritos" ou "falar com espíritos", isso geralmente significa que o ponto é indicado para transtornos mentais graves como psicose.

Troquei a tradução do nome desse ponto de acordo com o livro *Compilation of Explanations of the Meaning of the Acupuncture Points Names*.[4] Esse livro explica que o caractere *liu* significa "fluir" quando o radical para "água" está a sua esquerda, mas, sem esse radical, é equivalente a *liu*, ou seja, "permanecer, ficar". Por esse motivo, o *Compilation of Explanations of the Meaning of the Acupuncture Points Names* traduz o nome desse ponto como "Remanescente Quente" e eu prefiro "Acúmulo do Calor". A explicação energética dessa denominação é que esse ponto está localizado no canal do Intestino Grosso, que faz parte do *Yang* Brilhante. O *Yang* Brilhante tem "muito *Qi* e muito Sangue", sendo o *Yang* mais forte. *Yang* é igual a calor, que se acumula nesse ponto.

Todavia, outros livros não concordam com essa interpretação e afirmam que o caractere *liu* significa "fluxo" e não pode ser interpretado como "ficar, permanecer".[5]

No Boxe 55.8 é apresentado um resumo das funções do ponto IG-7.

> **Boxe 55.8 IG-7 – resumo das funções**
>
> - Como é um ponto de Acúmulo, é usado para condições agudas e dolorosas do canal
> - Dissipa Calor na face (tonsilas tumefeitas, furúnculos faciais etc.)
> - Abre os orifícios da Mente.

IG-10 *Shousanli* Três Distâncias do Braço

Localização

Na face radial do antebraço, na linha que conecta os pontos IG-5 e IG-11 *Quchi*, 2 *cun* abaixo da prega cubital transversa.

Natureza

Nenhuma.

Ações

Remove obstruções do canal.
  Regula os Intestinos.
  Tonifica o *Qi*.

Indicações

Dor e rigidez do membro superior e do ombro, paralisia do membro superior, dormência no membro superior, contração e rigidez do cotovelo.

Dor abdominal, vômitos, diarreia, sensação de frio nos intestinos.

Cansaço.

Comentários

Esse é um ponto muito importante e amplamente usado para todos os distúrbios do canal do Intestino Grosso. É um ponto muito importante no tratamento da Síndrome de Obstrução Dolorosa (Síndrome *Bi*), da Síndrome de Atrofia e das sequelas de golpe de Vento (acidente vascular encefálico) que acometem o membro superior. Seu uso também é interessante para o tratamento de todos os distúrbios dos canais que afetem o antebraço e as mãos.

IG-10 também apresenta propriedades tonificadoras e alguns consideram que seja, o "E-36 *Zusanli*" do braço (daí o nome *San Li*), ou seja, um potente tônico do *Qi* e do Sangue.

No Boxe 55.9 é apresentado um resumo das funções do ponto IG-10.

Boxe 55.9 IG-10 – resumo das funções

- Ponto muito importante para distúrbios do Intestino Grosso, sequelas de golpe de Vento (acidente vascular encefálico), Síndrome de Atrofia (*Wei*) e Síndrome de Obstrução Dolorosa (Síndrome *Bi*)
- Regula os intestinos (dor abdominal, diarreia)
- Apresenta propriedades tônicas gerais semelhantes às do ponto E-36 *Zusanli*.

IG-11 *Quchi* Charco Tortuoso

Localização

Na extremidade lateral da prega cubital transversa, no ponto médio entre o ponto P-5 *Chize* e o epicôndilo lateral do úmero.

Natureza

Ponto Mar (*He*).
  Ponto Terra.
  Ponto de tonificação.
  Ponto Estrela do Céu segundo Ma Dan Yang.

Ações

Dissipa Calor e resfria o Sangue.
  Remove obstruções e Calor do canal.
  Resolve Umidade.
  Regula os Intestinos.
  Beneficia os tendões e as articulações.

Indicações

Febre alta, sede, pele quente.
  Dor de dente, hiperemia conjuntival, dor no olho, lacrimejamento, dor anterior a orelha.
  Distensão abdominal associada a dor, vômitos, diarreia.
  Erisipela, urticária, ressecamento e descamação da pele, prurido, herpes-zóster.
  Dormência no braço, Síndrome de Obstrução Dolorosa (Síndrome *Bi*) dos braços e dos ombros, hemiplegia, contração do braço, dor e rigidez do cotovelo e do ombro, atrofia do membro superior.

Comentários

O ponto IG-11 *Quchi* apresenta ação extremamente abrangente em muitos tipos diferentes de condições.

Em primeiro lugar, esse ponto dissipa Calor. Embora alguns livros chineses modernos afirmem que IG-11 expele Vento-Calor,[6] na maioria dos livros diz-se que IG-11 dissipa Calor interior. No contexto de doenças febris de origem externa, portanto, esse ponto é melhor para dissipar Calor no Interior, ou seja, Calor no nível do *Qi* na identificação de padrões dos Quatro Níveis.

IG-11 também dissipa Calor em geral nas condições crônicas interiores e pode ser utilizado nos padrões de Calor interior de quase todos os órgãos. É usado com muita frequência nos padrões de Fogo de Fígado.

Além disso, IG-11 resfria o Sangue, sendo amplamente empregado em doenças cutâneas causadas por Calor no Sangue, tais como urticária, psoríase e eczema. É usado há muito tempo para acometimentos cutâneos. Existe também o fato de que trata as doenças da pele porque é um ponto Mar de um canal *Yang*. De fato, no Capítulo 6 do *Eixo Espiritual* é encontrada a seguinte passagem: "*Para as doenças do Yang no Yin [ou seja, na pele], usar os pontos Mar dos canais Yang.*"[7] Embora nem todos os pontos Mar dos canais *Yang* sejam indicados para as doenças cutâneas, dois são especialmente importantes: IG-11 *Quchi* e B-40 *Weizhong*.

O ponto IG-11 resolve Umidade, sobretudo Umidade-Calor, e pode, por conseguinte, ser usado nesses padrões ocorrendo em qualquer parte do corpo. Essa ação de dissipação de Calor e resolução de Umidade faz com que esse ponto seja muito importante para doenças de pele caracterizadas por Umidade-Calor, tais como erupções papulares ou vesiculares ou acne.

Também trata Umidade-Calor no Baço e nos Intestinos quando o paciente apresenta manifestações digestivas como diarreia.

Por fim, IG-11 é benéfico para os tendões e articulações. Isso significa que pode ser usado na Síndrome de Obstrução Dolorosa, na Síndrome de Atrofia e na paralisia consequente a golpe de vento (acidente vascular encefálico), sobretudo dos membros superiores e dos ombros.

Eu mudei o nome desse ponto para "Charco Tortuoso" porque o termo "charco" se refere à natureza desse ponto Mar, ou seja, o local onde o canal se integra à circulação geral do *Qi* como um rio deságua no mar. Já o termo "tortuoso" se refere ao local onde o ponto está localizado (e o ponto realmente é localizado e agulhado com o cotovelo flexionado).

No Boxe 55.10 é apresentado um resumo das funções do ponto IG-11.

Boxe 55.10 IG-11 – resumo das funções

- Ponto muito importante para doenças de pele decorrentes de Calor no Sangue e Umidade-Calor
- Ponto importante para dissipar Calor em geral
- Usado com frequência para distúrbios articulares e nos canais do membro superior na Síndrome de Obstrução Dolorosa (Síndrome *Bi*), sequelas de golpe de Vento (acidente vascular encefálico) e Síndrome de Atrofia (*Wei*).

IG-12 *Zhouliao* Fenda do Cotovelo

Localização

Na face lateral do braço, na margem do úmero, 1 *cun* acima e 1 *cun* lateral ao ponto IG-11.

Natureza

Nenhuma.

Ações

Remove obstruções do canal.

Indicações

Contração, dormência e rigidez do braço, dor e rigidez do cotovelo.

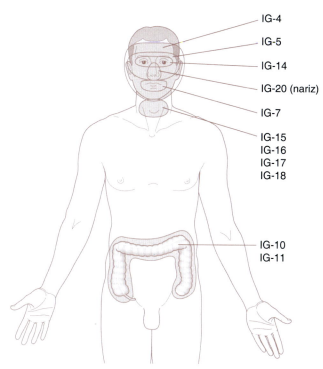

Figura 55.3 Áreas-alvo dos pontos do Intestino Grosso.

Também expele Vento externo e é utilizado como ponto local nas invasões de Vento-Frio ou Vento-Calor quando a pessoa apresenta espirros, congestão nasal e coriza. Como expele Vento externo, é muito usado como ponto focal para casos de paralisia facial, neuralgia do trigêmeo e tiques.

> **Nota clínica**
>
> Para pólipos nasais, sinusite e anosmia, eu acredito que o ponto extra *Bitong* é mais efetivo do que o ponto IG-20 *Yingxiang*. IG-20 é melhor para expelir Vento da face.

No Boxe 55.17 é apresentado um resumo das funções do ponto IG-20.

Boxe 55.17 IG-20 – resumo das funções

- Ponto local importante para qualquer distúrbio do nariz
- Expele Vento externo e é usado quando os espirros são muito intensos
- Expele Vento da face na paralisia facial, neuralgia do trigêmeo e tiques.

Na Figura 55.3 são mostradas [...] canal do Intestino Grosso.

Notas

1. Yue Han Zhen 1990 An Explanation of 经穴解). People's Health Publishing Hou em 1654, p. 45.
2. Ibid., p. 45.
3. Zhang Sheng Xing 1984 A Compilation of Acupuncture Points Names (*Jing Xue Shi Y* Science Publishing House, Shanghai, p. 27
4. Ibid., p. 31.
5. Wang Xue Tai 1988 Great Treatise of Chin *Da Quan* 中国针灸大全), Henan Science P
6. Li Shi Zhen 1985 Clinical Application of I (*Chang Yong Shu Xue Lin Chuang Fa Hui* 常 Publishing House, Beijing, p. 93.
7. 1981 Spiritual Axis (*Ling Shu Jing* 灵枢经 Beijing. Publicado originalmente c. 100, p.
8. An Explanation of the Acupuncture Points,

Comentários

Esse é um ponto secundário. Contudo, é digno de nota por ser muito útil no tratamento de tendinite no cotovelo ("cotovelo de tenista") quando o problema principal se encontra ao longo do canal do Intestino Grosso.

No Boxe 55.11 é apresentado um resumo das funções do ponto IG-12.

Boxe 55.11 IG-12 – resumo das funções

- Ponto local útil no tratamento de tendinite do cotovelo ("cotovelo de tenista").

IG-14 *Binao* Braço Superior

Localização

Na face lateral do braço, em uma depressão entre a inserção do músculo deltoide e o músculo braquial, a 3/5 de distância de uma linha entre os pontos IG-11 *Quchi* e IG-15 *Jianyu*.

Natureza

Ponto de encontro dos canais do Intestino Grosso, do Intestino Delgado e da Bexiga.
Ponto do Vaso *Yang* de Conexão (*Yang Wei Mai*).

Ações

Remove obstruções no canal.
Ilumina os olhos.
Resolve Fleuma e dissipa nódulos.

Indicações

Dor e dormência no braço e no ombro, Síndrome de Obstrução Dolorosa (Síndrome *Bi*) do braço e do ombro, atrofia do braço, incapacidade de levantar o membro superior. Síndrome de Obstrução Dolorosa, contração e rigidez do pescoço.
Vermelhidão, tumefação e dor no olho.
Escrófula, bócio.

Comentários

Embora não seja um ponto principal, é importante e usado frequentemente. Em primeiro lugar, é muito usado na Síndrome de Obstrução Dolorosa do braço e do ombro para remover obstruções do canal (ou seja, obstruções causadas por Vento, Frio e Umidade).

Também atua nos olhos, melhorando a visão. Nesse caso a agulha deve ser angulada para cima.

O ponto IG-14 também resolve a Fleuma e dissipa massas de Fleuma, sendo usado para bócio e nódulos.

No Boxe 55.12 é apresentado um resumo das funções do ponto IG-14.

Boxe 55.12 IG-14 – resumo das funções

- Ponto local importante para a Síndrome de Obstrução Dolorosa (Síndrome *Bi*) do braço e do ombro
- Influencia os olhos e melhora a visão
- Dissipa nódulos e bócio.

IG-15 *Jianyu* Osso do Ombro

Localização

Com o braço abduzido, na depressão anterior e inferior ao acrômio, na origem do músculo deltoide.

Natureza

Ponto do Vaso *Yang* do Caminhar (*Yang Qiao Mai*).

Ações

Remove obstruções no canal.
Expele Vento e Umidade.
Resolve Fleuma e dissipa nódulos.

Indicações

Dor no ombro, fraqueza muscular do ombro, Síndrome de Obstrução Dolorosa (Síndrome *Bi*) do ombro em decorrência de Vento e Umidade, incapacidade de elevar (abduzir) o membro superior, contração e dormência no membro superior, hemiplegia, paralisia, sequelas de golpe de Vento (acidente vascular encefálico), atrofia do membro superior.
Urticária consequente ao Vento.
Escrófula, bócio.

Comentários

Esse é um ponto importante para o tratamento da Síndrome de Obstrução Dolorosa do ombro porque é benéfico para os tendões e remove obstruções no canal. Também é um ponto importante e frequentemente empregado para Síndrome de Atrofia e paralisa do membro superior consequente a golpe de Vento.

Como o ponto IG-14, o ponto IG-15 dissipa nódulos e bócio.

No Boxe 55.13 é apresentado um resumo das funções do ponto IG-15.

Boxe 55.13 IG-15 – resumo das funções

- Ponto muito importante para distúrbios do canal do ombro e do braço, Síndrome de Obstrução Dolorosa (síndrome *Bi*), Síndrome de Atrofia (Síndrome *Wei*) e sequelas de golpe de Vento (acidente vascular encefálico)
- Dissipa nódulos e bócio.

IG-16 *Jugu* Osso Largo

Localização

Na face superior do ombro, na depressão entre a extremidade acromial da clavícula e a espinha da escápula.

Natureza

Ponto do Vaso *Yang* do Caminhar (*Yang Qiao Mai*).

Ações

Remove obstruções do canal.
Dissipa nódulos.

Indicações

Dor no ombro e na parte superior do dorso, dificuldade em levantar o braço, dor no braço.

Escrófula, bócio.

Comentários

O ponto IG-16 é, com frequência, combinado com IG-15 para distúrbios do canal no ombro. Sua associação com o Vaso *Yang* do Caminhar significa que apresenta uma ação especialmente mobilizadora no *Qi* e no *Yang* no ombro e no braço.

No Boxe 55.14 é apresentado um resumo das funções do ponto IG-16.

Boxe 55.14 IG-16 – resumo das funções

- Ponto local útil para distúrbios no ombro e no braço.

IG-17 *Tianding* Tripé Celestial

Localização

Na face lateral do pescoço, na margem posterior do músculo esternocleidomastóideo, 1 *cun* abaixo do ponto IG-18 *Futu*.

Natureza

Nenhuma.

Ações

Beneficia a garganta e a voz.

Dissipa nódulos.

Indicações

Perda súbita da voz, obstrução dolorosa da garganta.

Bócio, escrófula.

Comentários

O ponto IG-17 é mencionado aqui basicamente porque é importante para os casos de bócio e distúrbios da tireoide.

No Boxe 55.15 é apresentado um resumo das funções do ponto IG-17.

Boxe 55.15 IG-17 – resumo das funções

- Ponto local importante para bócio e distúrbios da tireoide.

IG-18 *Futu* Suporte da Proeminência

Localização

Na face lateral do pescoço, no nível da extremidade do pomo de Adão, entre a cabeça esternal e a cabeça clavicular do músculo esternocleidomastóideo.

Natureza

Ponto Janela do Céu.

Ações

Beneficia a garganta e a voz.

Subjuga o *Qi* rebelde e alivia tosse e sibilos.

Resolve Fleuma e dissipa nódulos.

Indicações

Tumefação e dor na gar[...] melhante ao de um gui[...] glutir.

Tosse, sibilos, dispnei[...]

Bócio, escrófula.

Comentários

O ponto IG-18 é muito us[...] da garganta, tais como t[...] rouquidão.

IG-18 também é um i[...] nessa área como nódulos[...] um ponto local para dist[...]

Como se trata de um p[...] censão e a descensão do Q[...] ção de alívio da tosse, dos[...] com o fato de ser um po[...] *Qi* rebelde na garganta e [...] para e da cabeça. Na obr[...] dito que IG-18 é usado pa[...]

A "proeminência" à qu[...] hioide ("pomo de Adão") [...]

No Boxe 55.16 é apre[...] ponto IG-18.

Boxe 55.16 IG-18 – resu[...]

- Ponto local importante para [...]
- Ponto local importante para [...]

IG-20 *Yingxiang* Fr[...]

Localização

No sulco nasolabial, no p[...] nariz.

Natureza

Ponto de reunião do Estô[...]

Ações

Expele o Vento externo.

Abre o nariz.

Remove obstruções do [...]

Indicações

Aversão ao frio, febre, esp[...]

Congestão nasal e coriz[...] to, pólipos nasais, feridas [...]

Desvio do olho e da boc[...] gestão conjuntival.

Comentários

IG-20 é um ponto local im[...] qualquer tipo, como, por [...] xe, sinusite, coriza, conge[...] nasais.

Canal do Estômago 56

Trajeto do canal principal, 740	E-28 *Shuidao* Passagens da Água, 747
Trajeto do canal de Conexão, 740	E-29 *Guilai* Retorno, 748
E-1 *Chengqi* Recipiente das Lágrimas, 741	E-30 *Qichong* Qi Penetrante, 748
E-2 *Sibai* Quatro Brancos, 742	E-31 *Biguan* Porta da Coxa, 749
E-3 *Juliao* Grande Fenda, 742	E-32 *Futu* Coelho Rastejando, 749
E-4 *Dicang* Celeiro da Terra, 742	E-34 *Liangqiu* Montículo da Viga, 750
E-6 *Jiache* Carruagem da Mandíbula, 743	E-35 *Dubi* Nariz de Bezerro, 750
E-7 *Xiaguan* Portão Inferior, 743	E-36 *Zusanli* Três Distâncias do Pé, 750
E-8 *Touwei* Canto da Cabeça, 743	E-37 *Shangjuxu* Grande Vazio Superior, 751
E-9 *Renying* Boas-vindas da Pessoa, 744	E-38 *Tiaokou* Abertura Estreita, 752
E-12 *Quepen* Bacia Vazia, 744	E-39 *Xiajuxu* Grande Vazio Inferior, 752
E-18 *Rugen* Raiz da Mama, 745	E-40 *Fenglong* Protuberância Abundante, 753
E-19 *Burong* Repleto, 745	E-41 *Jiexi* Fluxo Disperso, 754
E-20 *Chengman* Suporte da Plenitude, 745	E-42 *Chongyang* Yang Penetrante, 754
E-21 *Liangmen* Porta do Feijão, 746	E-43 *Xiangu* Vale Profundo, 754
E-22 *Guanmen* Porta de Passagem, 746	E-44 *Neiting* Pátio Interior, 755
E-25 *Tianshu* Pivô Celestial, 746	E-45 *Lidui* Boca Doente, 755
E-27 *Daju* Grande Gigante, 747	Notas, 756

▶ Trajeto do canal principal

O canal do Estômago começa na face lateral da asa do nariz (no ponto IG-20 *Yingxiang*). Ascende ao longo do nariz e se encontra com o canal da Bexiga B-1 *Jingming*. Depois penetra na gengiva superior, circunda os lábios e se conecta com o Vaso Concepção no ponto VC-24 (Ren-24) *Chengjiang*. A seguir, corre ao longo da mandíbula e ascende na frente da orelha até atingir a testa. A partir do ponto E-5 *Daying* uma divisão desce para a garganta e a fossa supraclavicular. Atravessa então o diafragma, penetra no estômago e no baço.

A partir da fossa supraclavicular, uma divisão segue o canal superficial para baixo até a mama e o abdome para atravessar o ponto E-30 *Qichong*. Outra divisão proveniente do estômago se conecta com o ponto E-30. A partir desse ponto segue o canal superficial e corre ao longo da face anterior da coxa e da margem anterior da tíbia, acabando no segundo dedo do pé. Uma divisão oriunda do ponto E-42 *Chongyang* se conecta com o canal do Baço (Figura 56.1).

▶ Trajeto do canal de Conexão

O canal de Conexão do Estômago começa no ponto E-40 *Fenglong* e se conecta com o canal do Baço. Outra divisão corre ao longo da margem anterior da tíbia até a coxa e o abdome e ascende até o topo da cabeça onde converge com os outros canais *Yang*. Uma divisão se separa do pescoço e avança para a garganta (Figura 56.2).

No Boxe 56.1 é apresentada uma visão geral dos pontos do Estômago.

Boxe 56.1 Visão geral dos pontos do Estômago

- Influenciam o membro inferior, o abdome, o tórax, a garganta e a face
- Tratam os membros e a Síndrome de Obstrução Dolorosa (Síndrome *Bi*)
- Tratam todos os sinais/sintomas abdominais
- Fortalecem o *Qi* e o Sangue e aumentam a resistência aos fatores patogênicos
- Resolvem a Fleuma
- Tratam distúrbios na face e nos seios da face

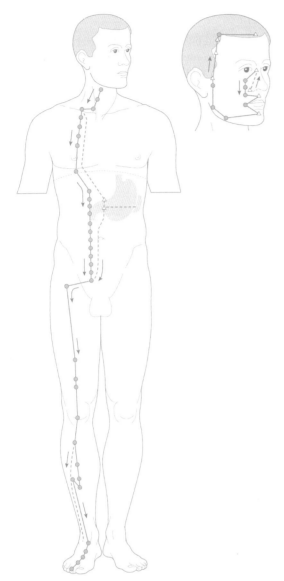

Figura 56.1 Canal principal do Estômago.

E-1 *Chengqi* Recipiente das Lágrimas

Localização

Diretamente abaixo da pupila (quando a pessoa está olhando para frente), entre o globo ocular e a crista infraorbital.

Natureza

Ponto do Vaso *Yang* do Caminhar (*Yang Qiao Mai*).
   Ponto do Vaso Concepção (*Ren Mai*).

Ações

Expele Vento.
   Ilumina os olhos.
   Limpa Calor.

Indicações

Desvio dos olhos e da boca, incapacidade de falar, tinido, surdez.

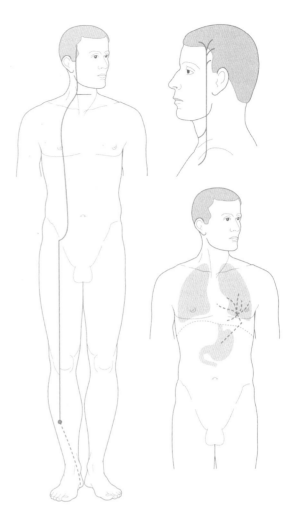

Figura 56.2 Canal de Conexão do Estômago.

Hiperemia conjuntival, tumefação e dor no olho, lacrimejamento quando de exposição ao vento, borramento visual, miopia, diminuição da visão noturna, prurido nos olhos, movimentos espasmódicos das pálpebras.

Comentários

Esse ponto é usado mais frequentemente para distúrbios oculares e apresenta uma gama de indicações, tais como conjuntivite aguda e crônica, miopia, astigmatismo, olhar com as pálpebras semicerradas, cegueira para cores, cegueira noturna, glaucoma, atrofia do nervo óptico, catarata, ceratite e retinite.

Como expele Vento (tanto interno quanto externo), é usado para distúrbios oculares consequentes a Vento-calor externo (tais como tumefação, dor, lacrimejamento e paralisia da pálpebra), assim como aqueles consequentes a Vento interno (tais como tiques das pálpebras).

No Boxe 56.2 é apresentado um resumo das funções do ponto E-1.

Boxe 56.2 E-1 – resumo das funções

- Todos os distúrbios oculares consequentes a Calor e Vento interno e externo
- Expele Vento da face (paralisia facial, tique das pálpebras).

E-2 *Sibai* Quatro Brancos

Localização

Diretamente abaixo da pupila (quando a pessoa está olhando para frente), na depressão no forame infraorbital.

Natureza

Ponto do Vaso *Yang* do Caminhar (*Yang Qiao Mai*).

Ações

Expele Vento.
 Ilumina os olhos.
 Limpa Calor.

Indicações

Desvio dos olhos e da boca, espasmos palpebrais.
 Hiperemia conjuntival, dor no olho, borramento visual, prurido ocular, lacrimejamento espontâneo.
 Nematódeos no ducto biliar.

Comentários

Esse ponto também é usado predominantemente em distúrbios oculares com a mesma gama de indicações de E-1 *Chengqi*. É usado de modo semelhante para expelir Vento externo (olhos tumefeitos, rinite alérgica ou paralisia facial) e Vento interno (movimentos espasmódicos das pálpebras). Em especial, costuma ser usado como ponto local para tratamento de paralisia facial e neuralgia do trigêmeo.
 Um uso empírico peculiar e aparentemente inexplicável desse ponto é ascaridíase biliar.
 No Boxe 56.3 é apresentado um resumo das funções do ponto E-2.

> **Boxe 56.3 E-2 – resumo das funções**
> • Ponto local para distúrbios oculares
> • Ponto local para Vento na face (Vento interno e externo).

E-3 *Juliao* Grande Fenda

Localização

Diretamente abaixo da pupila (quando a pessoa está olhando para frente), no nível da margem inferior da asa do nariz, na face lateral do sulco nasolabial.

Natureza

Ponto do Vaso *Yang* do Caminhar (*Yang Qiao Mai*).

Ações

Expele Vento.
 Remove obstruções do canal.
 Alivia tumefações.

Indicações

Aversão ao frio, lacrimejamento excessivo.
 Dor de dente, epistaxe.
 Dor e edema do nariz e da bochecha, tumefação e dor nos lábios, edema de joelho.

Comentários

Esse ponto é usado para expelir Vento externo e interno exatamente da mesma maneira que os pontos E-1 *Chengqi* e E-2 *Sibai*. Em especial, costuma ser usado na paralisia facial e na neuralgia do trigêmeo.
 Esse ponto difere de E-1 *Chengqi* e de E-2 *Sibai* porque sua gama de ação se estende não apenas para o olho, mas também para o nariz. Daí seu uso no tratamento de epistaxe e obstrução nasal.
 No Boxe 56.4 é apresentado um resumo das funções do ponto E-3.

> **Boxe 56.4 E-3 – resumo das funções**
> • Problemas oculares
> • Ponto local para distúrbios no nariz.

E-4 *Dicang* Celeiro da Terra

Localização

0,4 *cun* lateral ao canto da boca.

Natureza

Ponto de encontro dos canais do Estômago e do Intestino Grosso.
 Ponto do Vaso *Yang* do Caminhar (*Yang Qiao Mai*).
 Ponto do Vaso Concepção (*Ren Mai*).

Ações

Expele Vento.
 Remove obstruções do canal.

Indicações

Desvio dos olhos e da boca, neuralgia do trigêmeo, sialorreia, dormência nos lábios e na face, contração dos músculos faciais, movimento do globo ocular, movimentos espasmódicos das pálpebras, prurido nos olhos, borramento visual, incapacidade de fechar o olho.
 Dor na bochecha, dor de dente.

Comentários

E-4 elimina Vento externo e é um ponto local importante para o tratamento de paralisia facial (quase sempre é utilizado se houver desvio da boca). Como se pode inferir pelas indicações descritas anteriormente, também é um ponto local importante para o Vento interno que provoca paralisia facial após golpe de Vento (acidente vascular encefálico) associada a desvio dos olhos e da boca, sialorreia e incapacidade de fechar por completo o olho.
 Também influencia os músculos da face e, portanto, é empregado em pacientes com afasia.
 No Boxe 56.5 é apresentado um resumo das funções de E-4.

> **Boxe 56.5 E-4 – resumo das funções**
> • Expele Vento (desvio dos olhos e da boca, neuralgia do trigêmeo, sialorreia, dormência nos lábios e na face, contração dos músculos faciais, movimento do globo ocular, movimentos espasmódicos das pálpebras, prurido nos olhos, borramento visual, incapacidade de fechar o olho)
> • Remove obstruções do canal (dor na bochecha, dor de dente)
> • Afeta os músculos da face e pode ser usado em pacientes com afasia.

E-6 *Jiache* Carruagem da Mandíbula

Localização

Na depressão um dedo transverso anterior e superior ao ângulo inferior da mandíbula, na proeminência do músculo masseter quando os dentes estão cerrados.

Natureza

Um dos pontos do Espírito segundo Sun Si Miao.

Ações

Expele Vento.
Remove obstruções do canal.

Indicações

Desvio dos olhos e da boca, trismo, incapacidade de abrir a boca após golpe de Vento (acidente vascular encefálico).
Tumefação da bochecha, dor de dente, tensão e dor na mandíbula.

Comentários

Esse é outro ponto local valioso para expelir Vento externo que acomete a face e quase sempre é usado como ponto local na paralisia facial em combinação com IG-4 *Hegu*. Também é usado para parotidite e espasmo do músculo masseter. Além disso, é um ponto local para extinguir Vento interno na face em caso de paralisia facial após golpe de Vento (acidente vascular encefálico).

É combinado com o ponto IG-4 *Hegu* para distúrbios da mandíbula, inclusive dor de dente.

No Boxe 56.6 é apresentado um resumo das funções de E-6.

Boxe 56.6 E-6 – resumo das funções

- Esse é um ponto local importante para expelir Vento externo que afeta a face
- Ponto local importante para paralisia facial combinado com IG-4 *Hegu*
- Parotidite e espasmo do músculo masseter
- Ponto local para extinguir Vento interno na face em caso de paralisia facial após golpe de Vento (acidente vascular encefálico)
- Combinado com o ponto IG-4 *Hegu* para distúrbios da mandíbula, inclusive dor de dente.

E-7 *Xiaguan* Portão Inferior

Localização

Na margem inferior do arco zigomático na depressão anterior ao processo condiloide da mandíbula.

Natureza

Ponto de encontro dos canais do Estômago e da Vesícula Biliar.

Ações

Remove obstruções do canal.
Beneficia a orelha.
Expele Vento.

Indicações

Trismo, luxação da mandíbula, dor de dente, tumefação e dor na gengiva inferior, dor nas bochechas, tumefação das bochechas.
Tinido, surdez, prurido nas orelhas, secreção purulenta que drena das orelhas.
Desvio dos olhos e da boca, neuralgia do trigêmeo.

Comentários

Esse ponto também é usado com frequência na paralisia facial e na neuralgia do trigêmeo, contudo, sua influência também se estende para a orelha. Daí seu uso nos casos de otite, surdez e otalgia. É um valioso ponto local para a neuralgia do trigêmeo e muitos médicos acreditam que ele é o principal ponto, influenciando os três ramos do nervo trigêmeo. Por conseguinte, é empregado como ponto principal de cada ramo combinado com outros pontos locais apropriados de acordo com o ramo afetado. Por exemplo, um médico usa E-7 como ponto principal para a neuralgia do trigêmeo combinado com o ponto extraordinário 4 *Yuyao* para o ramo superior, E-2 *Sibai* para o ramo médio e VC-24 *Chengjiang* para o ramo inferior.[1]

É combinado com o ponto E-44 quando os pacientes apresentam distúrbios da maxila e dor de dente.

No Boxe 56.7 é apresentado um resumo das funções do ponto E-7.

Boxe 56.7 E-7 – resumo das funções

- Valioso ponto local para Vento na face (tanto interno quanto externo)
- Valioso ponto local para neuralgia do trigêmeo
- Ponto importante para distúrbios mandibulares.

E-8 *Touwei* Canto da Cabeça

Localização

No canto da testa, 4,5 *cun* lateralmente ao ponto VG-24 (Du-24) *Shenting* e a 0,5 *cun* da linha de implantação anterior do cabelo.

Natureza

Ponto do Vaso *Yang* de Conexão (*Yang Wei Mai*).
Ponto de encontro dos canais do Estômago e da Vesícula Biliar.

Ações

Expele Vento e interrompe a dor.
Ilumina os olhos.

Indicações

Cefaleia intensa como se a cabeça estivesse sendo aberta, tontura, dor nos olhos, lacrimejamento quando de exposição ao vento, movimentos espasmódicos das pálpebras.
Borramento visual.

Comentários

Esse é um ponto valioso para tontura consequente a Umidade e Fleuma retida na cabeça que impede a ascensão do *Yang* puro para abrir os orifícios. Assim, costuma ser usado quando os pacientes apresentam tontura (apenas se consequente a Fleuma), confusão mental e sensação de peso ou turvação na cabeça.

Também é um importante ponto local para cefaleias frontais consequentes a Umidade ou Fleuma que impede que o *Qi* puro alcance a cabeça.

Além disso, pode ser empregado para distúrbios oculares e excesso de lacrimejamento decorrentes de invasões de Vento externo.

No Boxe 56.8 é apresentado um resumo das funções do ponto E-8.

Boxe 56.8 E-8 – resumo das funções

- Um ponto valioso para a resolução da Fleuma proveniente da cabeça (tontura, borramento visual, confusão mental e sensação de peso na cabeça)
- Ponto local importante para cefaleias decorrentes de Fleuma
- Distúrbios oculares.

E-9 *Renying* Boas-vindas da Pessoa

Localização

No mesmo nível da ponta e 1,5 *cun* lateral ao pomo de Adão (cartilagem tireóidea) entre a margem anterior do músculo esternocleidomastóideo e a margem lateral da cartilagem tireóidea. O ponto está localizado entre a artéria carótida e a margem lateral da cartilagem.

Natureza

Ponto do Mar do *Qi*.

Ponto de encontro dos canais do Estômago e da Vesícula Biliar.

Ponto Janela do Céu.

Ações

Regula a ascensão e a descensão do *Qi* da cabeça.

Subjuga o *Qi* rebelde.

Dissipa nódulos.

Indicações

Cefaleia, tontura, borramento visual, rubor facial, sensação de plenitude no tórax, dispneia, sibilos.

Bócio, escrófula.

Comentários

E-9 é usado para remover obstruções da cabeça e para subjugar o *Qi* rebelde. Essa função é consequente a sua natureza de ponto Janela do Céu porque esses pontos regulam a ascensão e a descensão do *Qi* para e da cabeça. O ponto E-9 é, portanto, usado frequentemente nos padrões de Excesso caracterizados por excesso de *Qi* na parte superior do corpo.

Também dissipa nódulos associados a sinais/sintomas como adenite, nódulos nas cordas vocais e tumefação da tireoide.

De acordo com o Capítulo 33 do *Eixo Espiritual*, trata-se de um ponto do Mar do *Qi* (juntamente com VC-17 *Shanzhong*, VG-15 *Yamen* e VG-14 *Dazhui*).[2] Por conseguinte, pode ser usado para regular o *Qi* e eliminar desequilíbrios na distribuição do *Qi* com consequente Excesso acima e Deficiência abaixo.

No Boxe 56.9 é apresentado um resumo das funções do ponto E-9.

Boxe 56.9 E-9 – resumo das funções

- Usado para remover obstruções da cabeça e subjugar o *Qi* rebelde
- E-9 é usado com frequência nos padrões de Excesso caracterizados por excesso de *Qi* na parte superior do corpo
- Dissipa nódulos associados a sinais/sintomas como adenite, nódulos nas cordas vocais e tumefação da tireoide
- Ponto do Mar do *Qi*. Usado para regular o *Qi* e eliminar desequilíbrios na distribuição do *Qi* resultante de Excesso acima e Deficiência abaixo.

E-12 *Quepen* Bacia Vazia

Localização

Acima do ponto médio da clavícula, 4 *cun* lateral à linha média, na linha mamilar (nos homens). Nas mulheres não se pode confiar na linha mamilar como ponto de referência.

Natureza

Ponto de encontro dos canais do Estômago, do Intestino Grosso, do Intestino Delgado, do Triplo Aquecedor e da Vesícula Biliar.

Ações

Subjuga o *Qi* rebelde.

Remove obstruções do canal.

Indicações

Tosse, dispneia, sensação de plenitude no tórax.

Dor na fossa supraclavicular, dor no ombro que se irradia para o pescoço, dor nos membros superiores, incapacidade de elevar o membro superior.

Comentários

O ponto E-12 é valioso nos padrões de Excesso caracterizados por *Qi* rebelde do Estômago e *Qi* rebelde do Pulmão que provocam manifestações como dispneia e asma.

Trata-se de um importante ponto de convergência para todos os canais *Yang*, com exceção do canal da Bexiga. Na verdade, também influencia o canal da Bexiga porque o canal do músculo da Bexiga atravessa a fossa supraclavicular. Quando subjuga o *Qi* rebelde, consegue influenciar a maioria dos canais *Yang* e seu efeito é intenso.

Na minha experiência, também exerce efeito calmante na Mente porque envia *Qi* para baixo. Assim, é usado para ansiedade, nervosismo e insônia consequentes a desarmonia do Estômago.

No Boxe 56.10 é apresentado um resumo das funções do ponto E-12.

Boxe 56.10 E-12 – resumo das funções

- Padrões de Excesso caracterizados por *Qi* rebelde do Estômago e *Qi* rebelde do Pulmão que provocam manifestações como dispneia e asma
- Importante ponto de convergência para todos os canais *Yang*
- Efeito tranquilizador na Mente porque desloca o *Qi* para baixo.

E-18 *Rugen* Raiz da Mama

Localização

Diretamente abaixo do mamilo (nos homens), no quinto espaço intercostal. Nas mulheres não se pode confiar no mamilo como ponto de referência e o ponto está a 4 *cun* da linha média.

Natureza

Nenhuma.

Ações

É benéfico para as mamas e reduz edema.

Move o *Qi* no tórax e interrompe a tosse.

Indicações

Abscesso mamário, dor, edema e distensão na mama, agalactia.

Tosse, dispneia, sensação de opressão no tórax, dificuldade de deglutir.

Comentários

Esse ponto é mais empregado como ponto local para distúrbios mamários nas mulheres. Em primeiro lugar, regula o *Qi* do Estômago em relação às mamas e pode ser usado nos casos de mastite, tumefação pré-menstrual das mamas e nódulos nas mamas.

Regula a lactação nas nutrizes, ou seja, promove ou reduz a lactação de acordo com a demanda do lactente.

No Boxe 56.11 é apresentado um resumo das funções do ponto E-18.

Boxe 56.11 E-18 – resumo das funções

- Ponto local para distúrbios mamários nas mulheres
- Regula a lactação nas nutrizes.

E-19 *Burong* Repleto

Localização

No abdome, 2 *cun* lateral à linha média, 6 *cun* acima do umbigo, no nível de VC-14 *Juque*.

Natureza

Nenhuma.

Ações

Harmoniza o Aquecedor Médio e subjuga o *Qi* rebelde do Estômago.

Subjuga o *Qi* rebelde do Pulmão.

Indicações

Sensação de plenitude no epigástrio, regurgitação de ácido gástrico, náuseas, dor e distensão epigástricas, vômitos, inapetência.

Tosse, dispneia.

Comentários

E-19 é um ponto local importante para sensação de plenitude epigástrica e para o padrão Cheio do Estômago. Pode ser usado para estagnação do *Qi* do Estômago, *Qi* rebelde do Estômago, Umidade no Estômago e Retenção do Alimento.

Eu traduzi o nome desse ponto simplesmente como *Repleto* porque o significado é exatamente esse, ou seja, que o Estômago está cheio e não consegue tolerar mais alimento. De fato, *Bu* significa "impossibilidade" e *Rong* significa "conter, reter" (ou seja, o Estômago não consegue conter mais alimentos).

A sensação de plenitude é um sinal importante para o uso desse ponto. Sua ação energética também está ligada ao fato de estar no mesmo nível e próximo ao ponto R-21 *Youmen*, que é o último ponto do Vaso Penetrador. Nesse ponto o Vaso Penetrador mergulha profundamente no tórax e R-21 é um ponto que é usado para subjugar *Qi* rebelde nos distúrbios digestivos.

E-19 é um ponto importante para náuseas e vômitos consequentes ao padrão Cheio do Estômago.

No Boxe 56.12 é apresentado um resumo das funções do ponto E-19.

Boxe 56.12 E-19 – resumo das funções

- Ponto local importante para sensação de plenitude epigástrica e padrão Cheio do Estômago
- A sensação de plenitude é um sinal importante para o uso desse ponto
- Ligado ao ponto R-21 *Youmen*, o último ponto do Vaso Penetrador, que subjuga o *Qi* rebelde nos distúrbios digestivos
- Ponto importante para náuseas e vômitos consequentes a padrão Cheio do Estômago.

E-20 *Chengman* Suporte da Plenitude

Localização

No abdome, 2 *cun* lateral à linha média, 5 *cun* acima do umbigo, no nível de VC-13 *Shangwan*.

Natureza

Nenhuma.

Ações

Harmoniza o Aquecedor Médio e subjuga o *Qi* rebelde do Estômago.

Subjuga o *Qi* rebelde do Pulmão.

Indicações

Sensação de plenitude no epigástrio, regurgitação de ácido gástrico, náuseas, dor e distensão epigástricas, soluços, vômitos, inapetência.

Tosse, dispneia.

Comentários

Esse ponto tem funções e ações muito semelhantes às do ponto E-19 *Burong*. O ponto E-20 também é usado para padrão Cheio do Estômago associado a sensação de plenitude e náuseas.

No Boxe 56.13 é apresentado um resumo das funções do ponto E-20.

Boxe 56.13 E-20 – resumo das funções

- Para padrão Cheio do Estômago associado a sensação de plenitude e náuseas.

E-21 *Liangmen* Porta do Feijão

Localização

No abdome, 2 *cun* lateral à linha média, 4 *cun* acima do umbigo, no nível de VC-12 *Zhongwan*.

Natureza

Nenhuma.

Ações

Move o *Qi* do Estômago e interrompe dor.
Limpa Calor no Estômago.
Eleva o *Qi* e interrompe diarreia.

Indicações

Dor e distensão epigástricas.
Diarreia crônica.

Comentários

Esse é um ponto local importante para os distúrbios do Estômago, sobretudo aqueles cuja natureza é de Excesso. Como regra prática, os pontos epigástricos no Vaso Concepção (tais como VC-12) são mais empregados nos padrões de Deficiência, enquanto os pontos no canal do Estômago (tais como E-21) são mais utilizados nos padrões de Excesso. O ponto E-21, em especial, é usado com grande frequência nos padrões de Excesso do Estômago, com o *Qi* rebelde do Estômago ascendendo e causando náuseas ou vômitos.

Também dissipa o Calor no Estômago, sendo usado para sede, sensação de queimação no epigástrio, especialmente em combinação com o ponto E-44 *Neiting*.

Também é usado nos padrões dolorosos agudos com dor epigástrica, sobretudo em combinação com o ponto E-34 *Liangqiu*.

No Boxe 56.14 é apresentado um resumo das funções do ponto E-21.

Boxe 56.14 E-21 – resumo das funções

- Ponto local importante para distúrbios do Estômago, sobretudo os padrões de Excesso
- Limpa Calor no Estômago (sede, sensação de queimação no epigástrio), combinado com E-44 *Neiting*
- Padrões dolorosos agudos com epigastralgia, combinado com E-34 *Liangqiu*.

E-22 *Guanmen* Porta de Passagem

Localização

No abdome, 2 *cun* lateral à linha média, 3 *cun* acima do umbigo, no nível de VC-11 *Jianli*.

Natureza

Nenhuma.

Ações

Move o *Qi* do Estômago.
Regula as passagens da Água.
Regula o Intestino e a micção.

Indicações

Dor e distensão do epigástrio e do abdome, sensação de plenitude no epigástrio.
Constipação intestinal, borborigmo, edema, enurese.

Comentários

Além de sua ação de mobilização do *Qi* no epigástrio, que praticamente todos os pontos abdominais do Estômago apresentam, a importância desse ponto se fundamenta na sua ação reguladora das passagens da Água do Aquecedor Médio. Por conseguinte, é um ponto essencial para o tratamento de Umidade no Aquecedor Médio e/ou no Aquecedor Inferior ou edema. Para esse propósito é combinado frequentemente com VC-9 *Shuifen* e VC-11 *Jianli*.

Outra característica que diferencia esse ponto de E-19, E-20 e E-21 é que sua influência se estende até o baixo-ventre e o epigástrio.

No Boxe 56.15 é apresentado um resumo das funções do ponto E-22.

Boxe 56.15 E-22 – resumo das funções

- Move o *Qi* no epigástrio e no abdome
- Regula as passagens da Água do Aquecedor Médio
- É um ponto importante para Umidade no Aquecedor Médio e/ou no Aquecedor Inferior ou edema. Frequentemente é combinado com VC-9 *Shuifen* e VC-11 *Jianli*.

E-25 *Tianshu* Pivô Celestial

Localização

No abdome, 2 *cun* lateral ao umbigo.

Natureza

Ponto de Alarme do canal do Intestino Grosso.

Ações

Regula os Intestinos.
Regula o Estômago e o Baço.
Move o *Qi* e revigora o Sangue.
Resolve a Umidade.
Limpa Calor no Estômago e nos Intestinos.
Acalma a Mente e abre os orifícios da Mente.

Indicações

Dor e distensão abdominais, dor umbilical, borborigmos, constipação intestinal.
Diarreia crônica consequente a deficiência do Baço, fezes com alimentos não digeridos.

Massas abdominais nas mulheres (*Zheng Jia*), dismenorreia, irregularidade menstrual, infertilidade.

Leucorreia, edema, edema facial, urina turva.

Comentários

É um ponto muito usado. Pode ser utilizado em todos os padrões de Excesso do Estômago que provocam distúrbios abdominais (em vez de epigástricos) como dor e distensão abdominais. Uma indicação típica é a interrupção de diarreia consequente à deficiência do Baço.

Como ponto de Alarme, é especialmente indicado para padrões agudos do Intestino Grosso.

Quando usado em combinação com moxabustão direta, tonifica e aquece o Baço e os Intestinos. É um ponto especial para diarreia crônica consequente a deficiência de *Yang* do Baço. Nesse caso é combinado com VC-6 *Qihai* e E-37 *Shangjuxu*.

No contexto de doenças causadas por invasão de Vento-Calor externo, é um ponto importante para ser usado no estágio *Yang* Brilhante do padrão de identificação de Seis Camadas ou ao nível do *Qi* do padrão de identificação dos Quatro Níveis. Nesses casos é combinado com o ponto IG-11 *Quchi*.

Do ponto de vista psicológico, é efetivo na irritação mental, na ansiedade, na esquizofrenia e na mania, quando são consequentes a desarmonia do Estômago, especialmente para padrões de Excesso do Estômago como Fleuma-Fogo no Estômago.

Uma característica importante desse ponto, em comparação com os pontos mencionados anteriormente, é que influencia o útero e a menstruação e, com frequência, é usado para dismenorreia porque move o *Qi* e o Sangue.

Além disso, esse ponto resolve Umidade nos Intestinos e edema. Como resolve a Umidade, também pode ser usado para tratar diarreia consequente a Umidade. Por conseguinte, o ponto E-25 é muito importante para o tratamento de diarreia porque age na deficiência do Baço e na Umidade.

Eu considero esse ponto essencial no tratamento de todos os distúrbios intestinais: para essas doenças, eu combino esse ponto com B-25 *Dachangshu*, E-37 *Shangjuxu* e E-39 *Xiajuxu*.

No Boxe 56.16 é apresentado um resumo das funções do ponto E-25.

Boxe 56.16 E-25 – resumo das funções

- Usado em todos os padrões de Excesso do Estômago que provocam distúrbios abdominais (em vez de epigástricos)
- Interrompe a diarreia consequente a deficiência do Baço
- Especialmente indicado para os padrões agudos do Estômago e dos Intestinos
- Ponto importante para ser usado no estágio *Yang* Brilhante do padrão de identificação de Seis Camadas ou ao nível do *Qi* do padrão de identificação dos Quatro Níveis para limpar Calor interno no Estômago e nos intestinos
- Do ponto de vista psicológico, é efetivo na irritação mental, na ansiedade e na agitação psicomotora consequentes a desarmonia do Estômago, sobretudo padrões de Excesso do Estômago como Fleuma-Fogo
- Influencia o Útero e a menstruação e, com frequência, é usado na dismenorreia para mover o *Qi* e o Sangue
- Resolve a Umidade nos Intestinos e edema.

Nota clínica

Embora E-25 esteja obviamente localizado no canal do Estômago, é mais importante como ponto para os Intestinos (é o ponto de Alarme do Intestino Grosso). Também afeta o Útero.

E-27 *Daju* Grande Gigante

Localização

No abdome, 2 *cun* lateral à linha média, 2 *cun* inferior ao umbigo, no nível de VC-5 *Shimen*.

Natureza

Nenhuma.

Ações

Regula os Intestinos.
Resolve a Umidade e é benéfico para a micção.
Firma a Essência.

Indicações

Distensão, sensação de plenitude e dor no abdome.
Dificuldade para urinar, retenção de urina.
Ejaculação precoce, emissão de sêmen.

Comentários

Esse ponto é usado frequentemente nos padrões de Excesso do Estômago que dão origem a dor na região lateral do abdome. Move o *Qi* nos casos de estagnação do *Qi* no baixo-ventre.

No Boxe 56.17 é apresentado um resumo das funções do ponto E-27.

Boxe 56.17 E-27 – resumo das funções

- Ponto importante para distúrbios abdominais consequentes a uma condição Cheia
- Resolve Umidade e é benéfico para a micção
- Firma a Essência.

E-28 *Shuidao* Passagens da Água

Localização

No abdome, 2 *cun* lateral à linha média, 3 *cun* inferior ao umbigo, no nível de VC-4 *Guanyuan*.

Natureza

Nenhuma.

Ações

Move o *Qi* no Aquecedor Inferior.
Abre as passagens de Água e beneficia a micção.
Regula a menstruação.

Indicações

Distensão, sensação de plenitude e dor no abdome.
Retenção de urina, edema.

Dor no hipogástrio nas mulheres, dismenorreia, infertilidade, massas abdominais nas mulheres (*Zheng Jia*), retenção de feto morto, retenção de placenta.

Comentários

E-28 tem várias ações diferentes. Em primeiro lugar, abre as passagens da via das Águas do Aquecedor Inferior e estimula a excreção dos fluidos. Por conseguinte, é usado em casos de edema, dificuldade para urinar e retenção urinária, se causados por um padrão de Excesso. E-28 é um ponto importante para estimular a transformação, o transporte e a excreção de fluidos, especialmente no Aquecedor Inferior.

É um dos três pontos que realizam essa função em relação aos fluidos e todos contêm a palavra *shui* ("água") em seus nomes:

- VG-26 *Shuigou* ("Meio da pessoa", também denominado *Renzhong*) para o Aquecedor Superior
- VC-9 *Shuifen* ("Separação da Água") para o Aquecedor Médio
- E-28 *Shuidao* ("Passagem das Águas") para o Aquecedor Inferior.

E-28 também mobiliza o Sangue e o *Qi* no baixo-ventre e pode ser empregado na regulação da menstruação em qualquer distúrbio causado por estagnação do *Qi* e do Sangue. Esse ponto é usado há muitos séculos para tratar infertilidade e é o ponto mais importante para usar nos casos de infertilidade causada por obstrução do Útero por Mucosidade. Eu uso esse ponto em todos os casos de síndrome do ovário policístico.

No Boxe 56.18 é apresentado um resumo das funções do ponto E-28.

Boxe 56.18 E-28 – resumo das funções

- Ponto muito importante para abrir as passagens da via das Águas do Aquecedor Inferior e estimular sua excreção de fluidos (edema, dificuldade para urinar e retenção urinária)
- Move o *Qi* e o Sangue no baixo-ventre
- Regula a menstruação em caso de distúrbios causados por estagnação do *Qi* e do Sangue, sobretudo dismenorreia
- História ancestral de uso na infertilidade – é o ponto mais importante para ser usado nos casos de infertilidade causada por obstrução do Útero por causa de Mucosidade (p. ex., síndrome do ovário policístico).

E-29 *Guilai* Retorno

Localização

No abdome, 2 *cun* lateral à linha média, 4 *cun* inferior ao umbigo, no nível de VC-3 *Zhongji*.

Natureza

Nenhuma.

Ações

Revigora o Sangue no Útero e no Triplo Aquecedor.
  Eleva o *Qi* e firma a Essência.

Indicações

Amenorreia (consequente à estase do Sangue), dismenorreia, irregularidade menstrual, massas abdominais, infertilidade, retração dos testículos.

Prolapso do útero, emissão de sêmen, disfunção erétil, noctúria.

Comentários

Trata-se de um ponto importante para eliminar estase do Sangue no Útero e regular a menstruação. É muito usado para todos os distúrbios menstruais relacionados com estase do Sangue, sobretudo para dismenorreia associada à eliminação de sangue escuro e coagulado. Também pode ser usado no tratamento de amenorreia, mas somente se essa for causada por estase do Sangue. Alguns especialistas acreditam que seu nome se deve a sua ação de "trazer de volta" a menstruação.

Embora esse ponto seja usado primariamente nos padrões de Excesso com estase do Sangue, também pode ser empregado com o propósito de tonificar e elevar o *Qi* no caso de prolapso do útero. Nesse caso, E-29 é tonificado em combinação com VC-6 *Qihai*, E-36 *Zusanli* e VG-20 *Baihui* (esse último ponto com moxabustão direta).

No Boxe 56.19 é apresentado um resumo das funções do ponto E-29.

Boxe 56.19 E-29 – resumo das funções

- Ponto importante para eliminar estase do Sangue no Útero e regular a menstruação (dismenorreia, amenorreia consequente à estase do Sangue)
- Também pode ser usado para tonificar e elevar o *Qi* no caso de prolapso uterino
- Fixa a Essência (emissão de sêmen, disfunção erétil).

E-30 *Qichong Qi* Penetrante

Localização

Na parte baixa do abdome, 2 *cun* lateral à linha média, no nível da margem superior da sínfise púbica, no nível de VC-2 *Qugu*.

Natureza

Ponto do Vaso penetrador (*Chong Mai*).
  Ponto do Mar do Alimento.

Ações

Regula o *Qi* no Aquecedor Inferior.
  Regula o Vaso Penetrador.
  Subjuga o *Qi* rebelde.
  Tonifica o Mar de Alimento.
  Revigora o Sangue no Útero.

Indicações

Dor em hipogástrio, sensação de plenitude e distensão do abdome, dor em caráter de torção no abdome, sensação de calor no corpo associada a dor abdominal, sensação de rigidez abaixo do umbigo.

Dor e plenitude abdominais associadas a sensação de energia ascendendo para o tórax e o Coração, *Qi* do feto ascendendo rapidamente para agredir o Coração.

Regula menstruação, amenorreia (por estase de Sangue), sangramento excessivo no útero, menstruação dolorosa, retenção da placenta, dificuldade de lactação, inchaço e dor na vagina, inchaço e dor no pênis, dor nos testículos, retração dos testículos, disfunção erétil.

Comentários

Trata-se de um ponto potente com muitas ações diferentes. A maioria de suas ações é consequente ao fato de ser um ponto do Vaso Penetrador (*Chong Mai*) e o *chong* no seu nome se refere ao *Chong Mai*. Na verdade, é um ponto muito dinâmico porque é o local onde o Vaso Penetrador emerge do Interior.

Em primeiro lugar, como o ponto E-30 move o *Qi* e o Sangue no baixo-ventre, no útero e nos órgãos genitais, é indicado para muitos distúrbios abdominais e genitais decorrentes de Excesso, tais como dor abdominal, massas abdominais, hérnia, dismenorreia, edema peniano, retenção de placenta e aumento das dimensões da próstata.

E-30 se localiza no Vaso Penetrador e, como esse vaso é o Mar de Sangue, ele revigora intensamente o Sangue. Como se trata de um ponto no Vaso Penetrador, pode ser combinado com seus pontos de abertura e acoplado (BP-4 *Gongsun* e PC-6 *Neiguan*) para incrementar sua ação e direcionar o efeito terapêutico no baixo-ventre e nos órgãos genitais.

É um vaso importante para subjugar o *Qi* rebelde do Vaso Penetrador (ver Capítulo 53) em conjunção com seus pontos de abertura e acoplado BP-4 *Gongsun* e PC-6 *Neiguan*.

O fato de ser um ponto do Mar do Alimento significa que estimula a função de decomposição e maturação do Estômago e a função de transformação do Baço, revitalizando assim o sistema digestório e tonificando o *Qi*.

Por fim, como é ao mesmo tempo um ponto importante do Vaso Penetrador e do Mar do Alimento, é o elo entre a Raiz do *Qi* Pré-Celestial (Rins) e a Raiz do *Qi* Pós-Celestial (Estômago). Por causa dessa conexão, pode ser usado para tonificar intensamente o *Qi* Pré-Celestial e o *Qi* Pós-Celestial.

Em muitos dos textos clássicos esse ponto também é chamado *Qijie*, ou seja, "Caminhos do *Qi*", que também é um nome para o *Chong Mai* e uma referência à influência do Vaso Penetrador em todos os canais do abdome.

No Boxe 56.20 é apresentado um resumo das funções do ponto E-30.

> ### Boxe 56.20 E-30 – resumo das funções
>
> - Move o *Qi* e o Sangue no baixo-ventre, no Útero e nos órgãos genitais, sendo, portanto, indicado para muitos distúrbios abdominais e genitais consequentes a estagnação do *Qi* e estase do Sangue
> - Revigora o Sangue do Útero
> - Um ponto importante para subjugar o *Qi* rebelde do Vaso Penetrador em conjunção com seus pontos de abertura e acoplado BP-4 *Gongsun* e PC-6 *Neiguan*
> - Visto que é um ponto do Mar de Alimento, estimula a função de decomposição e maturação do Estômago e a função de transformação do Baço
> - Como se trata de um ponto do Vaso Penetrador (que é o Mar de Sangue) e do Mar de Alimento, é o elo entre a Raiz do *Qi* Pré-Celestial (Rins) e a Raiz do *Qi* Pós-Celestial (Estômago).

E-31 *Biguan* Porta da Coxa

Localização

Na face anterior da coxa, na junção de uma linha vertical a partir da crista ilíaca anterossuperior com uma linha horizontal no nível da margem inferior da sínfise púbica, na depressão lateral ao músculo sartório.

Natureza

Nenhuma.

Ações

Remove obstruções do canal.
Expele Vento e Umidade.

Indicações

Atrofia dos membros inferiores, Síndrome de Obstrução Dolorosa (Síndrome *Bi*) dos membros inferiores, hemiplegia, dormência nos membros inferiores, dor no quadril, dor na coxa, contração dos músculos das coxas, Síndrome de Obstrução Dolorosa (Síndrome *Bi*) decorrente do Frio dos joelhos, rigidez da articulação do joelho.

Comentários

E-31 é usado frequentemente como ponto local na Síndrome Atrófica (*Wei*), na Síndrome de Obstrução Dolorosa (Síndrome *Bi*) e nas sequelas do golpe de Vento. Fortalece o membro inferior, facilitando seu movimento e, em particular, a elevação do membro inferior, um fator importante, especialmente na Síndrome Atrófica, quando o paciente costuma arrastar o membro inferior. É um ponto importante na esclerose múltipla, que é uma forma de Síndrome Atrófica.

Quando esse ponto é agulhado para afetar todo o membro inferior, é desejável fazer com que a sensação de agulhamento percorra todo o membro inferior ou pelo menos vá até depois do joelho.

No Boxe 56.21 é apresentado um resumo das funções do ponto E-31.

> ### Boxe 56.21 E-31 – resumo das funções
>
> - Usado frequentemente como ponto local na Síndrome Atrófica (*Wei*), na Síndrome de Obstrução Dolorosa (Síndrome *Bi*) e nas sequelas do golpe de Vento. É um ponto importante na esclerose múltipla.

E-32 *Futu* Coelho Rastejando

Localização

Na coxa, em uma linha traçada entre a margem lateral da patela e a crista ilíaca anterossuperior, em uma depressão 6 *cun* acima da margem superior da patela.

Natureza

Nenhuma.

Ações

Remove obstruções do canal.
Expele Vento e Umidade.

Indicações

Síndrome de Obstrução Dolorosa (Síndrome *Bi*) e Síndrome Atrófica (*Wei*) dos membros inferiores, paralisia consequente a golpe de Vento (acidente vascular encefálico), dormência, contração e dor nas coxas, dor no joelho.

Comentários

Esse é outro ponto local para distúrbios nos membros inferiores com efeito semelhante ao de E-31 *Biguan*, mas sem ação tão forte na elevação do membro inferior.

No Boxe 56.22 é apresentado um resumo das funções do ponto E-32.

> **Boxe 56.22 E-32 – resumo das funções**
>
> • Ponto frequentemente usado na Síndrome Atrófica (*Wei*), na Síndrome de Obstrução Dolorosa (Síndrome *Bi*) e nas sequelas de golpe de Vento (acidente vascular encefálico).

E-34 *Liangqiu* Montículo da Viga

Localização

Na coxa, em uma linha traçada entre a margem lateral da patela e a crista ilíaca anterossuperior, em uma depressão 2 *cun* acima da margem superior da patela.

Natureza

Ponto de Acúmulo (*Xi*).

Ações

Subjuga o *Qi* rebelde do Estômago.
   Remove obstruções do canal.
   Expele Umidade e Vento.

Indicações

Dor epigástrica, regurgitação de ácido gástrico.
   Dor e edema do joelho, rigidez do joelho, dor no membro inferior, dormência na perna, Síndrome de Obstrução Dolorosa (Síndrome *Bi*) do joelho.

Comentários

Como se trata de um ponto de Acúmulo, E-34 é usado para padrões agudos, de Excesso e dolorosos do Estômago. Subjuga o *Qi* rebelde do Estômago que provoca sinais/sintomas como soluços, náuseas, vômitos, eructação.

É frequentemente utilizado no tratamento da Síndrome de Obstrução Dolorosa do joelho para expelir Umidade, Vento e Frio externo do joelho.

No Boxe 56.23 é apresentado um resumo das funções do ponto E-34.

> **Boxe 56.23 E-34 – resumo das funções**
>
> • Como se trata de um ponto de Acúmulo, E-34 é usado para padrões agudos, de Excesso e dolorosos do Estômago. Subjuga o *Qi* rebelde do Estômago (soluços, náuseas, vômitos, eructação)
> • Usado frequentemente no tratamento da Síndrome de Obstrução Dolorosa (Síndrome *Bi*) do joelho para expelir Umidade, Vento e Frio externos da articulação do joelho.

E-35 *Dubi* Nariz de Bezerro

Localização

No joelho, no oco que se forma quando o joelho é flexionado, imediatamente abaixo da patela e lateralmente ao ligamento patelar.

Natureza

Nenhuma.

Ações

Remove obstruções do canal.
   Alivia edema.

Indicações

Edema e dor no joelho, dificuldade em flexionar e estender o joelho, fraqueza nos joelhos, dormência nos joelhos, dormência na perna.

Comentários

Esse é um importante ponto para o tratamento da Síndrome de Obstrução Dolorosa do joelho para a qual quase sempre é usado para expelir Umidade e Frio. É especialmente efetivo quando moxabustão é queimada na agulha. Esse método de tratamento não deve, obviamente, ser empregado na Síndrome de Obstrução Dolorosa decorrente de Calor.

Esse ponto, juntamente com o ponto correspondente na face medial do joelho, também é conhecido ponto extraordinário EX-17 *Xiyan Olhos do Joelho* (ver Capítulo 67).

No Boxe 56.24 é apresentado um resumo das funções do ponto E-35.

> **Boxe 56.24 E-35 – resumo das funções**
>
> • Ponto importante para a Síndrome de Obstrução Dolorosa (Síndrome *Bi*) do joelho para a qual é quase sempre utilizado para expelir Umidade e Frio. É especialmente efetivo quando moxa é queimada na agulha.

E-36 *Zusanli* Três Distâncias do Pé

Localização

Abaixo do joelho, 3 *cun* abaixo de E-35 *Dubi*, um dedo transverso lateralmente à crista anterior da tíbia.

Natureza

Ponto Mar (*He*).
   Ponto Terra.
   Ponto do Mar do Alimento.
   Ponto Estrela do Céu segundo Ma Dan Yang.

Ações

Beneficia o Estômago e o Baço.
   Tonifica o *Qi* e o Sangue.
   Tonifica o *Qi* Original.
   Ilumina os olhos.
   Regula o *Qi* Nutritivo e o *Qi* Defensivo.
   Regula os Intestinos.
   Eleva o *Yang*.
   Expele Vento e Umidade
   Expele Frio.
   Resolve edema.
   Resgata o *Yang* e reanima a consciência.

Indicações

Dor epigástrica, náuseas, vômitos, soluços, eructação, inapetência, digestão difícil.

750

Deficiência de *Qi*, deficiência de Sangue e *Yin*, dispneia, cansaço, tontura, tontura pós-parto, borramento visual, palpitações.

Doenças oftálmicas.

Aversão ao frio, febre, enfermidades febris com sensação de peso na cabeça.

Depressão maníaca, canto maníaco, comportamento delirante e riso descontrolado.

Borborigmo, dor e distensão abdominais, flatulência, diarreia, fezes com alimentos não digeridos.

Dor no joelho e no membro inferior.

Edema, tumefação em baixo-ventre com retenção urinária.

Comentários

Esse ponto é, obviamente, importante para a tonificação do *Qi* e do Sangue nos padrões de Deficiência. É o ponto principal para tonificar a Raiz do *Qi* Pós-Celestial (ou seja, Estômago e Baço). Embora esteja localizado no canal do Estômago, E-36 *Zusanli* tonifica intensamente o *Qi* do Baço, assim como o *Qi* do Estômago. É utilizado em todos os casos de Deficiência do Estômago e do Baço e para fortalecer o corpo e a mente de pessoas muito debilitadas ou após uma doença crônica.

Visto que tonifica o *Qi* Verdadeiro (*Zheng Qi*), também fortalece a resistência ao ataque de fatores patogênicos externos. Por conseguinte, pode ser empregado na prevenção de fatores climáticos externos. Quando é usado com o propósito de prevenção, moxabustão é aplicada apenas nesse ponto. Alguns médicos recomendam o uso desse ponto com moxabustão a cada 5 a 7 dias (aproximadamente 10 minutos por vez) para fortalecer o *Qi* Verdadeiro e a resistência à doença. Todavia, esse uso do ponto E-36 não é considerado adequado para pessoas com menos de 30 anos de idade.

Li Dong Yuan (1180-1251), autor da conhecida obra *Discussion on Stomach and Spleen* (*Pi Wei Lun*), afirmava: "*Para as pessoas mais velhas com deficiência de Qi, usar os pontos E-36 Zusanli e VC-6 Qihai frequentemente com 50 a 60 cones de moxa por vez.*"[3]

E-36 consegue tonificar não apenas o *Qi*, o *Yang*, o Sangue e o *Yin*, mas também o *Qi* Original (*Yuan Qi*). Embora o *Qi* Original esteja localizado no Rim e esteja relacionado com o *Qi* Pré-Celestial, depende do Estômago e do Baço para sua suplementação.

E-36 também é indicado para todos os padrões de Deficiência do Estômago, com epigastralgia surda, inapetência etc. Também regula os Intestinos, tratando a dor e a distensão do abdome e a constipação intestinal de natureza Deficiente.

Ilumina os olhos e pode ser usado para borramento visual e redução da acuidade visual secundária ao envelhecimento.

Também é usado nos episódios de Vento-Frio externo, com prevalência de Vento (padrão Vento *Yang* Maior do Estágio Seis da identificação de nível), para regulação do *Qi* Nutritivo e do *Qi* Defensivo. Nesse caso, o Vento-Frio externo invade a pele e interfere na circulação do *Qi* Defensivo: os poros se abrem e a pessoa apresenta sudorese discreta. Essa situação se caracteriza por fraqueza do *Qi* Nutritivo, que faz com que a pessoa sue. O agulhamento do ponto E-36 regula e harmoniza o *Qi* Nutritivo e o *Qi* Defensivo, de tal maneira que a tonificação do *Qi* Nutritivo interrompe a sudorese e a mobilização do *Qi*

Defensivo expele os fatores patogênicos. Quando usado desse modo, E-36 é agulhado não pelo método de tonificação, mas pelo método uniforme.

Na *Discussion on Cold-Induced Diseases* (cláusula 8) afirma-se: "*No estágio Yang Maior, se uma cefaleia persistir por mais de 7 dias, isso é causado pelo fator patogênico que circulou pelo canal do Yang Maior. Se o fator patogênico tende a ser transmitido para o canal seguinte [canal do Yang Brilhante], o agulhamento de pontos no canal do Estômago interromperá essa transmissão.*"[4]

Visto que regula o *Qi* Nutritivo e o *Qi* Defensivo, também é empregado nos casos de edema, quando o *Qi* Defensivo está enfraquecido no espaço entre a pele e os músculos e fluidos fluem de modo excessivo dos canais para invadir o espaço sob a pele. E-36 resolve o edema ao consolidar o espaço entre a pele e os músculos.

Usado com moxabustão direta, E-36 eleva o *Yang* e é usado para prolapsos em combinação com VC-6 *Qihai* e VG-20 *Baihui*.

E-36 não é usado apenas como ponto de tonificação, mas também pode ser usado com método uniforme ou sedação para eliminar Umidade ou Frio. Como pode ser inferido a partir das indicações, também mobiliza *Qi* no Estômago e nos Intestinos. Todavia, é usado muito mais frequentemente para tonificar.

E-36 também consegue expelir Vento e Umidade dos canais na Síndrome de Obstrução Dolorosa (Síndrome *Bi*). Em minha experiência, além de sua evidente ação na Síndrome de Obstrução Dolorosa (Síndrome *Bi*) do joelho, para a qual também atua como um ponto local, E-36 também influencia a Síndrome de Obstrução Dolorosa (Síndrome *Bi*) do punho como ponto distal.

No Boxe 56.25 é apresentado um resumo das funções do ponto E-36.

Boxe 56.25 E-36 – resumo das funções

- Ponto importante para tonificar o *Qi*, o Sangue, o *Yang*, o *Yin* e o *Qi* Original
- Muito importante para todos os padrões de Deficiência do Estômago e dos Intestinos
- Fortalece o *Qi* Verdadeiro (*Zheng Qi*) e resistência aos fatores patogênicos externos
- Ilumina os olhos – para doenças oculares crônicas
- Harmoniza o *Qi* Nutritivo e o *Qi* Defensivo nas invasões externas do Vento para regular o espaço entre a pele e os músculos
- Resolve edema
- Eleva o *Yang* – para prolapsos
- Expele Frio (com moxabustão)
- Expele Vento e Umidade na Síndrome de Obstrução Dolorosa (Síndrome *Bi*).

E-37 *Shangjuxu* Grande Vazio Superior

Localização

Na perna, 3 *cun* abaixo do ponto E-36 *Zusanli*, um dedo transverso lateralmente à crista anterior da tíbia.

Natureza

Ponto do Mar Inferior do canal do Intestino Grosso.

Ponto do Mar de Sangue.

Ações

Regula o Estômago e os Intestinos e resolve retenção de Alimento.

Elimina Umidade-Calor.

Subjuga *Qi* rebelde.

Indicações

Borborigmo, diarreia, distensão e dor abdominais, dor umbilical.

Dispneia, respiração ofegante, *Qi* fluindo rapidamente para o tórax, sensação de plenitude torácica.

Comentários

O aspecto mais importante desse ponto está relacionado com sua característica como ponto do Mar Inferior para o canal do Intestino Grosso. Como tal, exerce a mesma função para o canal do Intestino Grosso que o ponto E-36 *Zusanli* exerce para o canal do Estômago. Portanto, pode ser usado para influenciar diretamente o Intestino Grosso para tratar uma ampla gama de sinais/sintomas intestinais. É especialmente indicado para diarreia crônica e para os padrões de Umidade-Calor do Intestino Grosso com eliminação de fezes mucossanguinolentas, pastosas e de odor fétido.

E-37 também abre o tórax e subjuga o *Qi* rebelde, tornando-o aplicável para o tratamento de asma e dispneia.

De acordo com o *Eixo Espiritual* (Capítulo 33), E-37, juntamente com E-39 *Xiajuxu* e B-11 *Dashu*, é um ponto do Mar de Sangue e pode ser utilizado para tonificar o Sangue (ver também o Capítulo 51).[5]

No Boxe 56.26 é apresentado um resumo das funções do ponto E-37.

Boxe 56.26 E-37 – resumo das funções

- Regula o Estômago e os Intestinos e resolve retenção de Alimento (borborigmo, diarreia, dor e distensão do abdome, dor umbilical)
- Elimina Umidade-Calor (dispneia, respiração ofegante, *Qi* fluindo rapidamente para o tórax, sensação de plenitude torácica)
- Subjuga o *Qi* rebelde
- Ponto importante para interromper diarreia crônica.

Nota clínica

Eu uso esse ponto como um conjunto de pontos para doenças intestinais. Esses pontos são: E-25 *Tianshu*, E-37 *Shangjuxu*, E-39 *Xiajuxu* e B-25 *Dachangshu*.

E-38 *Tiaokou* Abertura Estreita

Localização

Na face anterior da perna, 8 *cun* abaixo do ponto E-35 *Dubi*, um dedo transverso a partir da crista anterior da tíbia.

Natureza

Nenhuma.

Ações

Expele Vento e Umidade.

Remove obstruções do canal.

Indicações

Atrofia do membro inferior, Síndrome de Obstrução Dolorosa (Síndrome *Bi*) dos membros inferiores, Síndrome de Obstrução Dolorosa de Umidade, dormência, sensação de frio e umidade no membro inferior, incapacidade de ficar de pé por períodos prolongados.

Dor no ombro, incapacidade de elevar o ombro.

Comentários

E-38 é mais utilizado como ponto distal empírico para dor e rigidez do ombro. De modo geral, é agulhado primeiro com o método de sedação enquanto o paciente gira delicadamente o ombro e depois são usados os pontos locais.

No Boxe 56.27 é apresentado um resumo das funções do ponto E-38.

Boxe 56.27 E-38 – resumo das funções

- Importante como ponto distal para incapacidade de elevar o ombro.

E-39 *Xiajuxu* Grande Vazio Inferior

Localização

Na perna, 3 *cun* inferior ao ponto E-37 *Shangjuxu*, um dedo transverso lateralmente à crista anterior da tíbia.

Natureza

Ponto do Mar Inferior (*He*) do canal do Intestino Delgado.

Ponto do Mar de Sangue.

Ações

Regula o Intestino Delgado.

Elimina Umidade-Calor.

Elimina Vento-Umidade.

Indicações

Dor no baixo-ventre, diarreia.

Síndrome de Obstrução Dolorosa (Síndrome *Bi*) e Síndrome Atrófica (*Wei*) do membro inferior, paralisa do membro inferior.

Comentários

Como se trata de um ponto do Mar Inferior para o Intestino Delgado, é empregado para todos os padrões desse órgão *Yang*. É utilizado principalmente para dor em baixo-ventre associada a borborigmo e flatulência.

Também é usado para resolver Umidade-Calor no Intestino Delgado com sinais/sintomas como urina escura e turva e fezes com muco. Em combinação com E-37 *Shangjuxu*, é usado para dor nos membros inferiores causada por Vento e Umidade.

Como é um ponto do Mar de Sangue, pode ser usado para tonificar o Sangue juntamente com E-37 *Shangjuxu* e B-11 *Dazhu*.

Em minha experiência os três pontos E-36, E-37 e E-39 conseguem tratar a síndrome de pernas inquietas.

No Boxe 56.28 é apresentado um resumo das funções do ponto E-39.

Boxe 56.28 E-39 – resumo das funções

- Como se trata de um ponto do Mar Inferior para o Intestino Delgado, é empregado para todos os padrões desse órgão Yang. É utilizado principalmente para dor em baixo-ventre associada a borborigmos e flatulência
- Resolve Umidade-Calor no Intestino Delgado (urina escura e turva e fezes com muco)
- Em combinação com E-37 *Shangjuxu*, é usado para dor nos membros inferiores causada por Vento e Umidade
- Como se trata de um ponto do Mar de Sangue, pode ser usado para tonificar o Sangue juntamente com E-37 *Shangjuxu* e B-11 *Dazhu*.

E-40 *Fenglong* Protuberância Abundante

Localização

Na face anterior da perna, 8 *cun* superior ao maléolo externo, lateralmente ao ponto E-38 *Tiaokou*, dois dedos transversos a partir da crista anterior da tíbia.

Natureza

Ponto de Conexão (*Luo*).

Ações

Resolve Fleuma e Umidade.
Abre o tórax e subjuga o *Qi* rebelde.
Promove a descensão do *Qi* do Pulmão e interrompe a tosse.
Acalma a Mente e abre os orifícios da Mente.

Indicações

Sensação de opressão no tórax, escarro profuso, edema facial, tontura, cefaleia, edema de garganta, sensação de peso no corpo.
Tosse produtiva, dispneia, sibilos.
Depressão maníaca, riso descontrolado, euforia inapropriada, desejo de subir para locais altos e cantar, tirar a roupa e correr, inquietação mental, "ver espíritos".

Comentários

E-40 é muito importante porque é o ponto para resolver Fleuma em todas as suas manifestações e em todas as partes do corpo. Elimina Fleuma substancial, como expectoração profunda de origem pulmonar, Fleuma na forma de nódulos, como nódulos subcutâneos, nódulos na tireoide e miomas uterinos, e Fleuma não substancial, como a que embota a Mente e obstrui os orifícios da Mente resultando em transtornos mentais ou simplesmente cefaleia, tontura e confusão mental. Em todos esses casos esse ponto deve ser agulhado com método de sedação para resolver a Fleuma.

Por causa de sua ação de eliminação da Fleuma, é muito utilizado no tratamento de asma porque também tem o efeito de abrir o tórax e aliviar a respiração.

Outra ação desse ponto consiste em tranquilização da Mente, sobre a qual exerce efeito profundo. Pode ser usado para todos os casos de ansiedade, medos e fobias, não apenas se forem causados por umidificação da Mente pela Fleuma, mas também se forem causados por *Qi* rebelde.

A ação de resolução da Fleuma não deve ser enfatizada demais porque ele tem outras funções. Além de seu emprego na resolução da Fleuma, E-40 também pode ser utilizado para subjugar o *Qi* rebelde do Estômago e do Pulmão quando a pessoa está muito ansiosa e a ansiedade se reflete na função do Estômago, com manifestações como sensação de aperto no epigástrio, sensação de nó no Estômago ou, como algumas pessoas dizem, sensação de "borboletas no estômago".

Por fim, esse ponto também atua no tórax e é usado para abrir e relaxar o tórax quando existe dor torácica ou quando existe sensação de opressão – pode ser usado após contusão com formação de hematoma no tórax e nas costelas. Nesses casos pode ser combinado com o ponto PC-6 *Neiguan*, de modo geral unilateralmente e cruzado (Figura 56.3).

No Boxe 56.29 é apresentado um resumo das funções do ponto E-40.

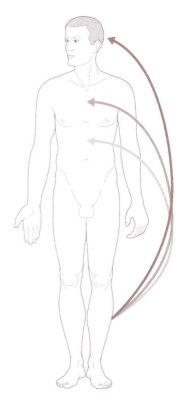

Figura 56.3 Ações do ponto E-40 *Fenglong*.

Nota clínica

Na minha experiência, o efeito de resolução da Fleuma do ponto E-40 é enfatizado demais. E-40 tem muitas outras funções:
- Subjuga o *Qi* rebelde do Estômago
- Todas as condições do tipo Cheio do Estômago
- Abre o tórax (com P-7 ou PC-6)
- Acalma a Mente
- Regula o Coração.

Boxe 56.29 E-40 – resumo das funções

- Ponto importante para resolver a Fleuma em todas as suas manifestações e em todas as partes do corpo, por exemplo, Fleuma substancial (expectoração profusa do tórax), Fleuma na forma de nódulos (lipomas, bócio, miomas) e Fleuma não substancial que embota a Mente e obstrui os orifícios da Mente causando transtornos mentais ou simplesmente cefaleia, tontura e confusão mental

- É usado na asma porque abre o tórax e subjuga o *Qi* rebelde
- Acalma a Mente (ansiedade, temores e fobias)
- Subjuga o *Qi* rebelde do Estômago e do Pulmão quando a pessoa está muito ansiosa e a ansiedade influencia a função do Estômago com sintomas como sensação de tensão no epigástrio, sensação de nó no Estômago
- Abre o tórax.

E-41 *Jiexi* Fluxo Disperso

Localização

No tornozelo, no nível da proeminência do maléolo lateral em uma depressão entre os tendões dos músculos extensor longo do hálux e extensor comum dos dedos.

Natureza

Ponto Rio (*Jing*).
    Ponto Fogo.
    Ponto de tonificação.

Ações

Limpa Calor.
    Acalma a Mente.
    Remove obstruções do canal.

Indicações

Edema da face, cefaleia frontal, face e olhos avermelhados, tontura.
    Distensão abdominal, eructação, sensação de plenitude abdominal, fome associada à incapacidade de se alimentar, constipação intestinal.
    Enfermidades febris.
    Comportamento maníaco, agitação psicomotora, choro, pavor, "ver espíritos".
    Edema e dor no tornozelo, queda do pé, sensação de peso no joelho, ciatalgia, Síndrome de Obstrução Dolorosa dos tendões (Síndrome *Bi*), Síndrome de Obstrução Dolorosa decorrente de Umidade.

Comentários

Esse ponto é usado com frequência na Síndrome de Obstrução Dolorosa do pé para expelir Frio e Umidade. Como se trata de um ponto Rio, influencia sobretudo as articulações e, muitas vezes, é usado para distúrbios do tornozelo. O ponto E-41 é importante quando os pacientes têm esclerose múltipla e ocorre queda do pé e a deambulação se torna difícil. Nesses casos, o agulhamento profundo de E-41 tem o efeito de elevar o pé.
    Limpa Calor no Estômago e é usado para epigastralgia em caráter de queimação e sede. Também é efetivo para cefaleia ou dor de garganta consequente a Calor no Estômago.
    Também acalma a Mente e conduz Calor para baixo, afastando-o do Coração.
    No Boxe 56.30 é apresentado um resumo das funções do ponto E-41.

> **Boxe 56.30 E-41 – resumo das funções**
>
> - Usado com frequência na Síndrome de Obstrução Dolorosa do pé para expelir Frio e Umidade
> - Limpa Calor no Estômago
> - Também é efetivo para cefaleia ou dor de garganta consequente a Calor no Estômago
> - Acalma a Mente e leva o Calor para fora da cabeça.

E-42 *Chongyang* Yang Penetrante

Localização

No ponto mais alto do dorso do pé, entre os tendões dos músculos extensor longo do hálux e extensor longo dos dedos, onde pulsa a artéria dorsal do pé.

Natureza

Ponto Fonte (*Yuan*).

Ações

Regula os Intestinos.
    Tonifica o Estômago e o Baço.
    Abre os orifícios da Mente.
    Remove obstruções do canal.

Indicações

Distensão abdominal, dor epigástrica.
    Depressão maníaca, desejo de subir para lugares altos, cantar, despir-se e correr pelo local.
    Desvio dos olhos e da boca, edema e dor na face, dor de dente, dor na parte interna da boca.
    Edema e dor no dorso do pé, atrofia do pé.

Comentários

Esse ponto consegue tonificar o Estômago e o Baço porque é o ponto Fonte. Combinado com TA-4 *Yangchi*, tonifica vigorosamente o Aquecedor Médio e dispersa Frio das articulações e é usado para Síndrome de Obstrução Dolorosa consequente a Frio.
    Esse ponto também abre os orifícios da Mente e é usado para transtornos mentais.
    No Boxe 56.31 é apresentado um resumo das funções do ponto E-42.

> **Boxe 56.31 E-42 – resumo das funções**
>
> - Como ponto Fonte, tonifica o Estômago
> - Abre os orifícios da Mente
> - Remove obstruções do canal.

E-43 *Xiangu* Vale Profundo

Localização

No dorso do pé, na depressão distal à junção do segundo e do terceiro ossos metatarsais, 1 *cun* acima do ponto E-44 *Neiting*.

Natureza

Ponto Riacho (*Shu*).
    Ponto Madeira.

Ações

Expele Vento e limpa Calor.
Remove obstruções do canal.
Regula os Intestinos.
Resolve edema.

Indicações

Edema e dor no dorso do pé, rigidez dos dedos do pé, Síndrome de Obstrução Dolorosa (Síndrome *Bi*) decorrente de Calor.
Dor, sensação de plenitude e distensão do abdome, borborigmos, eructação.
Edema facial, tumefação dos olhos.

Comentários

Esse ponto é usado mais frequentemente como ponto geral para expelir Vento e Calor dos pontos na Síndrome de Obstrução Dolorosa. Também resolve edema da face.
No Boxe 56.32 é apresentado um resumo das funções do ponto E-43.

Boxe 56.32 E-43 – resumo das funções

- Ponto geral para Síndrome de Obstrução Dolorosa (Síndrome *Bi*) decorrente de Vento e Calor
- Resolve edema da face.

E-44 *Neiting* Pátio Interior

Localização

No dorso do pé, entre o segundo e o terceiro dedos do pé, 0,5 *cun* proximal à margem da prega interdigital.

Natureza

Ponto manancial (*Ying*).
Ponto Água.

Ações

Limpa Calor.
Regula os Intestinos e resolve Umidade-Calor.
Acalma a Mente.
Expele Vento da face.

Indicações

Doença febril, sensação de calor, sede.
Dor e distensão do abdome, borborigmos, diarreia, sangue nas fezes, constipação intestinal.
Aversão ao som das pessoas conversando, desejo de silêncio.
Dor no olho, dor de dente, dor facial, desvio dos olhos e da boca.

Comentários

Trata-se de um ponto muito importante do canal do Estômago. Em primeiro lugar, limpa Calor do canal do Estômago e pode ser usado para sangramento gengival e qualquer queixa de Estômago decorrente de Calor. É usado mais frequentemente em padrões de Excesso.

No contexto de doenças decorrentes de fatores patogênicos externos, é usado nas doenças febris no estágio *Yang* Brilhante das Seis Camadas ou ao nível do *Qi* nos Quatro Níveis.
É muito efetivo para interromper a dor ao longo do canal do Estômago, sobretudo na mandíbula.
Com frequência é combinado com o ponto IG-4 *Hegu* para eliminar o Vento da face, sendo usado na paralisia facial e na neuralgia do trigêmeo.
No Boxe 56.33 é apresentado um resumo das funções do ponto E-44.

Boxe 56.33 E-44– resumo das funções

- Ponto importante para eliminar Calor no Estômago
- Usado em enfermidades febris no estágio *Yang* Brilhante das Seis Camadas ou ao nível do *Qi* nos Quatro Níveis para limpar Calor no Estômago
- Interrompe efetivamente a dor ao longo do canal do Estômago
- Frequentemente combinado com o ponto IG-4 *Hegu*, elimina Vento da face e, portanto, é usado na paralisia facial e na neuralgia do trigêmeo.

E-45 *Lidui* Boca Doente

Localização

No canto lateral da unha do segundo dedo do pé.

Natureza

Ponto Poço ou Nascente (*Jing*).
Ponto Metal.
Ponto de Sedação.

Ações

Limpa Calor no Estômago.
Limpa Calor do canal do Estômago.
Acalmar a Mente e abrir os orifícios da Mente.
Reanimar a consciência.
Resolve retenção de Alimento.

Indicações

Fome excessiva, doença febril.
Edema de face, sensação de calor na face, epistaxe, secreção nasal amarela, dor de dente, fissuras nos lábios.
Sonhos excessivos, pavor, insônia, tontura, depressão maníaca, desejo de subir para lugares altos, cantar, despir-se e correr pelo local.
Perda da consciência.

Comentários

Esse ponto é usado frequentemente para acalmar a Mente quando esta se encontra alterada no contexto de padrão do Estômago, habitualmente em decorrência de um padrão de Excesso, como Fogo no Estômago que está sendo transmitido para o Coração e originando Fogo no Coração. O uso desse ponto consegue, ao mesmo tempo, sedar o Estômago e acalmar a Mente. Com frequência, E-45 é usado para insônia nesse contexto.
Um uso específico desse ponto é a dissipação do Fogo no Coração e, nesse caso, é usado com cones de moxa diretos.

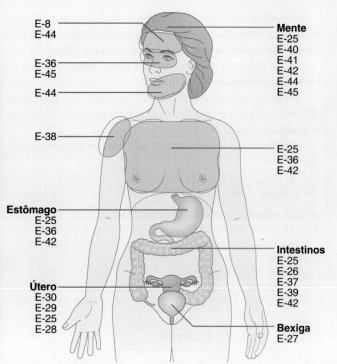

Figura 56.4 Áreas-alvo dos pontos do Estômago.

A Figura 56.4 ilustra as áreas-alvo dos pontos do canal do Estômago.

No Boxe 56.34 é apresentado um resumo das funções do ponto E-45.

Boxe 56.34 E-45 – resumo das funções

- Limpa Calor no Estômago
- Limpa Calor no canal do Estômago na face
- Acalma a Mente e drena o Fogo de Coração.

Notas

1. Acupuncture and Moxibustion, no. 7, 1998, p. 425.
2. 1981 Spiritual Axis (*Ling Shu Jing* 灵枢经), People's Health publicado originalmente em aproximadamente 100 a.C., p. 73.
3. Li Dong Yuan 1249 Discussion on Stomach and Spleen. In: Li Shi Zhen 1985 Clinical Application of Frequently Used Acupuncture Points (*Chang Yong Shu Xue Lin Chuang Fa Hui* 常用腧穴临床发挥), People's Health Publishing House, Beijing, p. 195.
4. Nanjing College of Traditional Chinese Medicine, Shang Han Lun Research Group 1980 Discussion on Cold-induced Diseases (*Shang Han Lun* 伤寒论) by Zhang Zhong Jing, Shanghai Scientific publicado pela primeira vez em aproximadamente 220 d.C., p. 369.
5. Spiritual Axis, p. 73.

Canal do Baço

SEÇÃO 2 · PARTE 7 · 57

Trajeto do canal principal, 757	BP-8 *Diji* Pivô da Terra, 762
Trajeto do canal de Conexão, 757	BP-9 *Yinlingquan* Manancial do *Yin*, 762
BP-1 *Yinbai* Branco Escondido, 757	BP-10 *Xuehai* Mar do Sangue, 763
BP-2 *Dadu* Capital Grande, 758	BP-12 *Chongmen* Porta Penetrante, 764
BP-3 *Taibai* Branco Supremo, 759	BP-15 *Daheng* Grande Horizontal, 764
BP-4 *Gongsun* Colaterais Diminutos, 759	BP-21 *Dabao* Controle Geral, 765
BP-5 *Shangqiu* Montículo de Metal, 760	Notas, 765
BP-6 *Sanyinjiao* Encontro dos Três *Yin*, 761	

▶ Trajeto do canal principal

O canal do Baço começa na ponta do hálux e corre ao longo da face medial do pé, ascendendo para o maléolo medial. A seguir, segue pela face posterior da tíbia, passa pelo joelho e pela coxa, para depois penetrar no abdome. Penetra no baço e no estômago e ascende desses locais, atravessando o diafragma e chegando ao esôfago. Termina no centro da língua.

A partir do Baço, uma ramificação atravessa o diafragma e se liga ao coração (Figura 57.1).

▶ Trajeto do canal de Conexão

A partir do ponto BP-4 *Gongsun*, o canal de conexão se liga com o canal do Estômago. Uma ramificação penetra no abdome e se conecta com o intestino grosso e o estômago (Figura 57.2).

No Boxe 57.1 é apresentada uma visão geral dos pontos do Baço.

Boxe 57.1 Visão geral dos pontos do Baço

- Afetam a face interna do membro inferior e o abdome
- Afetam o Útero
- Afetam o Sangue (interrompem sangramento, resfriam o Sangue, revigoram o Sangue e nutrem o Sangue)
- Nutrem o *Yin*.

BP-1 *Yinbai* Branco Escondido

Localização

No ângulo lateral da unha do hálux.

Natureza

Ponto Nascente (*Jing*).
 Ponto Madeira.
 Um dos pontos do Espírito segundo Sun Si Miao.

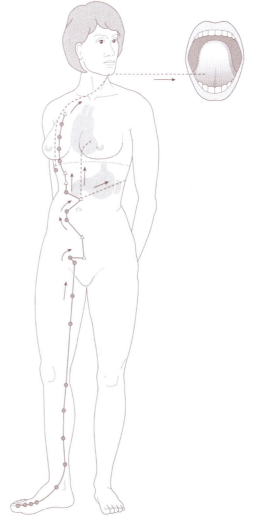

Figura 57.1 Canal principal do Baço.

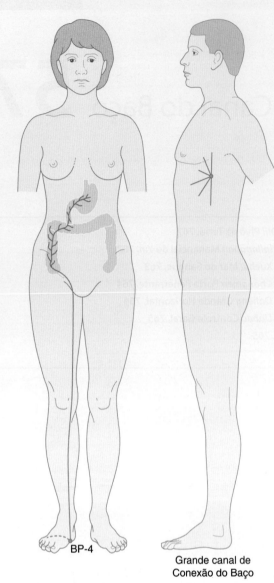

Figura 57.2 Canal de Conexão do Baço e Grande canal de Conexão.

Ações

Regula o Baço.
  Interrompe o sangramento.
  Acalma a Mente.

Indicações

Distensão abdominal, diarreia, vômito, anorexia.
  Sangramento uterino, hematuria, sangue nas fezes, vômito de sangue, epistaxe, doença febril associada à epistaxe.
  Agitação, suspiros, tristeza, depressão maníaca, sonhos excessivos, insônia.

Comentários

Normalmente, BP-1 é usado nos padrões de Excesso do Baço. Um uso especial desse ponto é com moxabustão direta para interromper sangramento de qualquer parte do corpo e sobretudo do útero. O sangramento é interrompido em decorrência do fortalecimento da função do Baço de retenção do Sangue. Portanto, também pode ser usado para sangramentos oriundos do nariz, do estômago, da bexiga ou dos intestinos.

Outra indicação desse ponto consiste nos casos de inquietação mental e depressão nos padrões de Excesso resultantes de estase do Sangue. Nessas condições acalma a Mente e interrompe sonhos excessivos.

No Boxe 57.2 é apresentado um resumo das funções do ponto BP-1.

Boxe 57.2 BP-1 – resumo das funções

- BP-1 costuma ser usado nos padrões de Excesso do Baço
- Em associação com moxabustão direta, interrompe o sangramento de qualquer parte do corpo e, sobretudo, do útero
- Inquietação mental e depressão em padrões de Excesso resultantes de estase do Sangue.

BP-2 *Dadu* Capital Grande

Localização

Na face medial do pé, na depressão anterior e inferior à articulação metatarsofalângica proximal.

Natureza

Ponto Manancial (*Ying*).
  Ponto Fogo.
  Ponto de tonificação.

Ações

Regula o Baço.
  Resolve a Umidade.
  Limpa Calor.
  Acalma a Mente.

Indicações

Distensão abdominal, dor epigástrica, vômitos, diarreia, constipação intestinal.
  Edema súbito dos membros, sensação de peso no corpo, sensação de opressão torácica.
  Doença febril sem sudorese.
  Agitação, insônia.

Comentários

Embora esse seja o ponto de "tonificação" do Baço segundo os Cinco Elementos, raramente é usado para tonificar o Baço. É mais frequentemente usado para eliminar Calor nos padrões de Excesso. É usado principalmente para doenças febris causadas por Calor externo nos seus estágios iniciais para provocar sudorese e eliminar Calor.

Também acalma a Mente, sendo empregado quando a Mente está inquieta no contexto de Calor no Baço e no Estômago.

No Boxe 57.3 é apresentado um resumo das funções do ponto BP-2.

Boxe 57.3 BP-2 – resumo das funções

- Elimina Calor nos padrões de Excesso
- Doenças febris causadas por Calor externo
- Acalma a Mente: instabilidade da Mente no contexto de Calor no Baço e no Estômago.

BP-3 *Taibai* Branco Supremo

Localização

Na face medial do pé, na depressão posterior e inferior à articulação metatarsofalângica do hálux.

Natureza

Ponto Riacho (*Shu*) e Fonte (*Yuan*).
Ponto Terra.

Ações

Fortalece o Baço.
Estimula o Intelecto (*Yi*).
Resolve a Umidade.
Regula os Intestinos.
Fortalece os músculos paravertebrais.

Indicações

Deficiência do Baço e do Estômago, cansaço, anorexia.

Esquecimento, transtorno do raciocínio, confusão mental, dificuldade de concentração.

Sensação de peso no corpo e nos quatro membros, sensação de peso e confusão mental, cefaleia frontal surda.

Borborigmos, diarreia, alimentos não digeridos nas fezes, constipação intestinal, dor e distensão abdominais, dor e distensão epigástricas.

Dorsalgia crônica no contexto de deficiência do Baço e do Rim.

Comentários

BP-3 é um ponto importante para a tonificação do Baço, visto que é o ponto Fonte do canal e também é o ponto Terra de um canal Terra. Como o Baço pertence à Terra, que se encontra no centro dos Cinco Elementos, o ponto Fonte do Baço é o "centro do centro". É usado com muita frequência para tonificar o Baço em qualquer de seus padrões de deficiência.

Na minha experiência, BP-3 estimula as faculdades mentais pertinentes ao Intelecto (*Yi*) que estão associadas ao Baço e pode ser usado quando o *Qi* do Baço foi enfraquecido por trabalho mental excessivo. O uso do ponto BP-3 consegue então estimular o cérebro, promover a memória e induzir clareza mental. Esse ponto é valioso na estimulação das faculdades mentais em pacientes que sofrem de síndrome de fadiga crônica pós-viral.

Outra função importante desse ponto é a resolução da Umidade, para a qual é o ponto principal. É usado para todos os padrões de Umidade nos Aquecedores Superior, Médio ou Inferior. Quando é usado para resolver Umidade, deve ser agulhado pelo método de sedação. São exemplos de sinais/sintomas de Umidade: confusão mental, sensação de peso na cabeça, dificuldade de concentração, sensação de plenitude epigástrica, inapetência, sensação de peso no corpo e saburra viscosa. Em minha experiência, BP-3 é valioso, sobretudo, para resolver Umidade da cabeça, que provoca sensação de peso e dificuldade de concentração e cefaleia frontal surda.

BP-3 também é frequentemente usado na retenção crônica de Fleuma nos Pulmões. A Fleuma é retida nos Pulmões, mas se origina do Baço em decorrência do comprometimento de sua função de transporte e transformação. A tonificação do ponto BP-3 consegue, ao mesmo tempo, tonificar o Baço para fortalecer os Pulmões (fortalecimento da Terra para nutrir o Metal) e resolver a Fleuma.

Uma indicação mais incomum desse ponto consiste no fortalecimento da coluna vertebral. De acordo com o Capítulo 4 do *Questões Simples*, o Baço controla a coluna vertebral.[1] Na minha experiência, BP-3 é um ponto muito útil para o fortalecimento e a retificação da coluna vertebral nos casos de dorsalgia crônica.

No Boxe 57.4 é apresentado um resumo das funções do ponto BP-3.

Boxe 57.4 BP-3 – resumo das funções

- Ponto importante para tonificar o Baço
- Estimula o Intelecto (*Yi*) e as faculdades mentais
- Regula os Intestinos (dor e distensão abdominais, diarreia)
- Resolve Umidade, sobretudo proveniente da cabeça
- Resolve Fleuma e fortalece os Pulmões
- Fortalece os músculos paravertebrais.

Nota clínica

O ponto BP-3 retifica a coluna vertebral.

BP-4 *Gongsun* Colaterais Diminutos

Localização

Na face medial do pé, na depressão distal e inferior à base do primeiro osso metatarsal.

Natureza

Ponto de Conexão (*Luo*).
Ponto de abertura do Vaso Penetrador.

Ações

Harmoniza o Aquecedor Médio.
Regula os Intestinos.
Regula o Vaso Penetrador.
Acalma a Mente e abre os orifícios da Mente.
Interrompe sangramento.
Regula a menstruação.
Beneficia os pés e os dedos dos pés.

Indicações

Sensação de plenitude, dor e distensão epigástricas, constrição esofágica.

Sensação de plenitude, dor e distensão abdominais, borborigmos, diarreia, alimentos não digeridos nas fezes.

Depressão maníaca, ansiedade, insônia, inquietação mental, dor torácica.

Sangue nas fezes, sangramento uterino.

Dismenorreia, irregularidade menstrual, retenção da placenta, retenção de lóquios.

Dor no calcanhar, dormência nos pés, pés frios, solas dos pés quentes, dor no arco plantar, dor no hálux, infecção fúngica do hálux.

Comentários

Esse é um ponto complexo com uma esfera de ação muito ampla. BP-4 é usado para padrões de Excesso do Estômago e do Baço tais como retenção de Umidade no epigástrio, estase do Sangue no Estômago, Calor no Estômago e Qi rebelde do Estômago que ascende. Portanto, é usado para dissipar plenitude do epigástrio e interromper dor epigástrica ou abdominal.

Suas outras funções são consequentes a sua relação com o Vaso Penetrador (*Chong Mai*). Esse vaso é o "Mar dos 12 Canais" assim como o "Mar do Sangue". BP-4 penetra no Útero e regula a menstruação. BP-4, por meio de ativação e regulação do Vaso Penetrador, regulariza a menstruação e interrompe o sangramento excessivo. Isso também ocorre por causa da tonificação da função do Baço na retenção do Sangue.

O Vaso Penetrador atravessa o Coração e sua síndrome de Qi rebelde acomete o Coração e a Mente. Por esse motivo, esse ponto pode ser usado para ansiedade, inquietação mental, sensação de dor e opressão torácicas e insônia.

Todos os pontos de Conexão (*Luo*) dos canais Yin interrompem sangramento nos canais apropriados. Portanto, BP-4 interrompe sangramento proveniente do sistema digestório. Todavia, por causa de sua conexão com o Vaso Penetrador (que é o Mar do Sangue) consegue interromper sangramento de qualquer parte do corpo (o Vaso Penetrador também controla todos os canais de conexão do Sangue).

A divisão descendente do Vaso Penetrador vai para o arco plantar e para a região plantar e, depois, para o hálux. Por esse motivo, o ponto BP-4 consegue tratar dor, frialdade e dormência nos pés e condições que acometam o hálux.

O nome chinês desse ponto poderia ser traduzido como "neto do avô", mas também pode ter um significado totalmente diferente, que seria "colaterais diminutos". Na verdade, o caractere *gong* significa "geral" e *sun* pode significar "segundo crescimento das plantas" e é o mesmo caractere que indica os colaterais diminutos. Por conseguinte, o segundo crescimento das plantas seria uma imagem evocativa dos Colaterais Diminutos. Na verdade, eles "brotam" dos canais de Conexão de modo semelhante ao segundo crescimento de plantas.

Os Colaterais Diminutos são canais capilariformes distribuídos superficialmente por todo o corpo e são ramificações dos canais de Conexão (Figura 57.3). Essa denominação seria muito plausível porque o Vaso Penetrador (do qual esse ponto é o ponto de abertura) controla a rede dos Colaterais Diminutos por todo o corpo. Além disso, o próprio Baço controla esses canais secundários através de seu ponto BP-21 *Dabao*.

O livro *An Explanation of the Acupuncture Points* apresenta uma interpretação incomum do nome desse ponto. Diz que BP-1 pertence à Madeira, BP-2, ao Fogo e BP-3, à Terra. Madeira gera Fogo, que gera Terra; isso pode ser comparado a três gerações (avô, pai, filho ou filha) nas quais BP-1 seria o avô, BP-2 seria o pai e BP-3 um filho ou filha. Portanto, BP-4 seria um neto.[2] Todavia, se essa lógica for seguida, todos os quartos pontos ao longo de um canal Yin poderiam ser denominados "neto" e o texto não explica por que apenas o quarto ponto do canal do Baço teria esse nome!

Por fim, *Gong Sun* também era o nome do Imperador Amarelo, de modo que o nome desse ponto também poderia ser traduzido como "Imperador Amarelo". Isso poderia ser uma referência à posição do Vaso Penetrador como o vaso central e mais importante dos Oito Vasos Extraordinários e por esse motivo comparado a um pai na estrutura familiar.

No Boxe 57.5 é apresentado um resumo das funções de BP-4.

> **Boxe 57.5 BP-4 – resumo das funções**
>
> - Ponto importante para padrões de Excesso do Aquecedor Inferior. Sensação de plenitude e dor
> - Ponto importante para regular os Intestinos nos casos de padrões de Excesso. Sensação de plenitude e dor
> - Ponto de abertura do Vaso Penetrador
> - Acalma a Mente e abre os orifícios da Mente (ansiedade, inquietação mental, dor e sensação de opressão no tórax)
> - Interrompe sangramento, especialmente de origem intestinal e uterina
> - Regula a menstruação, sobretudo dismenorreia
> - É benéfico para os pés e os dedos dos pés (pés frios, dormência nos pés, dor no pé, infecção fúngica do hálux)

BP-5 *Shangqiu* Montículo de Metal

Localização

Na depressão abaixo e adiante do maléolo medial, no ponto médio entre a tuberosidade do osso navicular e a ponta do maléolo medial.

Natureza

Ponto Rio (*Jing*).
 Ponto Metal.
 Ponto de sedação.

Ações

Fortalece o Baço.
 Regula os Intestinos.
 Resolve a Umidade.
 Beneficia os tendões e articulações.
 Acalma a Mente e abre os orifícios da Mente.

Indicações

Deficiência do Baço, cansaço, lassidão, sonolência, letargia, desejo de deitar.

Distensão abdominal, borborigmos, diarreia, alimentos não digeridos nas fezes, constipação intestinal.

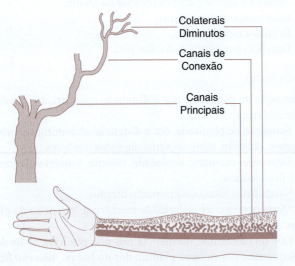

Figura 57.3 Colaterais Diminutos.

Dor e contração dos tendões, dor no tornozelo, dor na face interna da coxa, Síndrome de Obstrução Dolorosa (Síndrome *Bi*) dos ossos, sensação de peso no corpo com articulações dolorosas.

Depressão maníaca, agitação, o paciente se mostra extremamente pensativo, riso descontrolado, pesadelos, melancolia.

Comentários

BP-5 é um ponto importante para os tendões e as articulações. Como se trata de um ponto Rio, é o local onde o *Qi* do canal é derivado para os ossos e as articulações. Na verdade, esse ponto é muito utilizado na síndrome de Obstrução Dolorosa crônica em decorrência de Umidade, sobretudo do joelho ou do tornozelo. Também pode ser utilizado como ponto Rio geral para a síndrome de Obstrução Dolorosa decorrente de Umidade de todos os canais.

Eu traduzi esse ponto como "montículo de metal" porque o primeiro caractere, nesse contexto, pode significar "metal" no sentido dos Cinco Elementos (do mesmo modo que P-11 *Shaoshang* e IG-1 *Shangyang*).[3]

No Boxe 57.6 é apresentado um resumo das funções de BP-5.

Boxe 57.6 BP-5 – resumo das funções

- Ponto importante para afetar todos os tendões e articulações na Síndrome de Obstrução Dolorosa (Síndrome *Bi*)
- Fortalece o Baço deficiente (cansaço, lassidão, desejo de deitar)
- Regula os Intestinos
- Acalma a Mente e abre os orifícios da Mente.

BP-6 *Sanyinjiao* Encontro dos Três *Yin*

Localização

Na face medial da perna, 3 *cun* acima da proeminência do maléolo medial, em uma depressão próximo à crista medial da tíbia.

Natureza

Ponto de encontro dos três *Yin* do membro inferior.

Ações

Fortalece o Baço.
 Resolve a Umidade.
 Promove a função do Baço e o fluxo harmonioso do *Qi* do Fígado.
 Tonifica os Rins.
 Nutre o Sangue e o *Yin*.
 Beneficia a micção.
 Regula o útero e a menstruação.
 Move o Sangue e elimina a estase.
 Resfria o Sangue.
 Interrompe a dor.
 Acalma a Mente.

Indicações

Deficiência do Baço e do Estômago.
 Sensação de peso, edema, sensação de plenitude abdominal.
 Distensão abdominal, frio no abdome, dor umbilical.

Irregularidade menstrual, infertilidade, sangramento uterino excessivo, dismenorreia.

Massas abdominais, dismenorreia, retenção de lóquios, retenção de feto morto.

Dificuldade para urinar, enurese, urina turva.

Emissões de sêmen, disfunção erétil, hiperatividade sexual, dor no pênis, contração dos testículos.

Palpitações, insônia, deficiência da Vesícula Biliar, timidez.

Comentários

BP-6 é um dos pontos mais importantes, exibindo uma gama de ação muito ampla.

Em primeiro lugar, tonifica o Baço e pode ser usado em todos os padrões de deficiência do Baço associados a inapetência, eliminação de fezes pastosas e cansaço. Quando combinado com E-36 *Zusanli*, tonifica fortemente o *Qi* do Aquecedor Médio e é extremamente efetivo na tonificação do *Qi* e do Sangue para aliviar cansaço crônico.

Além de tonificar o *Qi*, BP-6 é um dos principais pontos para resolver a Umidade, seja ela associada ao Frio ou ao Calor, sobretudo no Aquecedor Inferior. Nesse contexto é um ponto importante para ser empregado em todos os padrões do Aquecedor Inferior causados por Umidade-Frio ou Umidade-Calor associados a sinais/sintomas de corrimento vaginal, muco nas fezes, urina turva e prurido no escroto ou na vagina.

BP-6 também exerce ação específica sobre a função urinária em conexão com obstrução de Umidade no Aquecedor Inferior. Portanto, é indicado para sinais/sintomas causados por Umidade no Aquecedor Inferior, tais como dificuldade para urinar, disuria com eliminação de urina turva ou retenção urinária. Esse ponto exibe substancial ação na "harmonização" de obstruções e alívio da dor.

BP-6 é o ponto de cruzamento dos canais do Baço, do Fígado e do Rim, portanto, também influencia esses dois canais. Pode ser usado principalmente para promover o fluxo harmonioso do *Qi* do Fígado quando existe estagnação do mesmo, sobretudo no Aquecedor Inferior, associada a sinais/sintomas tais como distensão e dor abdominais, constipação intestinal com eliminação de fezes de pequeno volume e dismenorreia.

Como se trata do ponto de cruzamento dos canais do Baço, do Fígado e do Rim, isso significa que pode ser empregado para nutrir o *Yin* e, na verdade, essa é uma função muito importante desse ponto.

Do ponto de vista emocional, ajuda a harmonizar o *Qi* do Fígado e acalmar a Mente e reduzir a ansiedade.

Como também é o ponto de encontro do canal do Rim, tonifica os Rins, sobretudo o *Yin* do Rim. Por conseguinte, é empregado nos casos de tontura, tinido, sudorese noturna, sensação de calor, boca ressecada e outros sinais/sintomas de deficiência de *Yin* do Rim.

BP-6 exerce profunda influência no Sangue. Em primeiro lugar, consegue nutrir o Sangue e o *Yin* e é usado com muita frequência na deficiência de Sangue ou *Yin*, muitas vezes em combinação com o ponto E-36 *Zusanli*.

Além disso, consegue eliminar a estase do Sangue, especialmente em relação ao Útero e, portanto, é utilizado para mover o Sangue no Aquecedor Inferior para sinais/sintomas como dismenorreia associada a eliminação de sangue coagulado ou sangue escuro nas fezes.

Também consegue resfriar o Sangue e, por isso, é usado em casos de Calor no Sangue, seja no contexto de doenças por Calor externo ao nível do Sangue ou simplesmente nos casos crônicos de Calor no Sangue, como em determinados tipos de doenças cutâneas.

Interrompe sangramento, tanto por meio de tonificação do Baço como de resfriamento e revigoramento do Sangue. É especialmente efetivo nos casos de sangramento de origem intestinal ou uterina.

BP-6 também interrompe a dor, sobretudo no baixo-ventre, caso em que pode ser usado independentemente de sua etiologia. Essa função de interrupção da dor está evidentemente relacionada com suas atividades de harmonização do *Qi* do Fígado, de eliminação da Umidade e de tonificação do Baço. Essas ações ajudariam a regular o *Qi* no baixo-ventre.

BP-6 é um importante ponto para todas as queixas ginecológicas porque regula o Útero e a menstruação, interrompe a dor e resolve Umidade oriunda do sistema genital. É usado para regular o ciclo menstrual se este for irregular. Também é utilizado em pacientes com menorragia ou dismenorreia. É um ponto essencial em muitas condições ginecológicas.

Por fim, o ponto BP-6 exerce forte ação calmante na Mente e, com frequência, é usado em pacientes com insônia, sobretudo se for decorrente de deficiência de Sangue ou *Yin*. É usado, em especial, para a deficiência de Sangue do Baço ou do Coração, quando o Baço não está produzindo Sangue suficiente, o Coração não está recebendo Sangue suficiente e a Mente flutua à noite, causando insônia. BP-6 é o ponto a ser usado nesses casos visto que simultaneamente tonifica o Baço, nutre o Sangue e acalma a Mente.

No Boxe 57.7 é apresentado um resumo das funções do ponto BP-6.

Boxe 57.7 BP-6 – resumo das funções

- Ponto importante para tonificar o Baço deficiente (com o ponto E-36 *Zusanli*)
- Muito importante para resolver Umidade no Aquecedor Inferior (distúrbios ginecológicos e urinários)
- Move o *Qi* do Fígado e pacifica o Fígado
- Dor no baixo-ventre
- Nutre o *Yin*
- Nutre o Sangue (com os pontos E-36 *Zusanli* e F-8 *Ququan*)
- Revigora o Sangue e elimina a estase
- Interrompe sangramento
- Resfria o Sangue nas doenças febris ou no Calor no Sangue crônico (doenças cutâneas)
- Ponto importante para muitas condições ginecológicas
- Acalma a Mente.

BP-8 *Diji* Pivô da Terra

Localização

Na face medial da perna, 3 *cun* inferior ao ponto BP-9 *Yinlingquan*, em uma depressão imediatamente posterior à crista medial da tíbia.

Natureza

Ponto de acúmulo (*Xi*).

Ações

Harmoniza o Baço e resolve a Umidade.
Regula o *Qi* e o Sangue.
Regula o Útero.
Remove obstruções do canal.
Interrompe a dor.
Interrompe sangramento.

Indicações

Dor e distensão do abdome, inapetência.
Irregularidade menstrual, dismenorreia, massas abdominais nas mulheres (*Zheng Jia*).
Sangramento menstrual excessivo, sangue nas fezes.

Comentários

Como todos os pontos de acúmulo, BP-8 remove obstruções e interrompe dor, sobretudo em padrões agudos de Excesso. É muito usado nos casos agudos de dismenorreia para interromper a dor. Também é usado como parte de uma estratégia terapêutica para dismenorreia crônica e, nesses casos, seria agulhado pouco antes da menstruação para mover o *Qi* e revigorar o Sangue (geralmente com método de sedação) e outros pontos seriam usados (habitualmente com método de tonificação) para tratar a etiologia da condição.

BP-8 regula o Útero e interrompe a dor porque revigora o sangue (ou seja, remove a estase do Sangue). Como todos os pontos de acúmulo, BP-8 também consegue interromper sangramento agudo e é utilizado para cessar sangramento menstrual excessivo e sangramento de origem intestinal.

Eu traduzi o caractere *ji* no nome do ponto como "pivô". Deve ser mencionado que esse *ji* é o mesmo de *Qi ji* que significa "Mecanismo do *Qi*" (ver Capítulo 4). Portanto, o nome desse ponto também poderia ser traduzido como "Mecanismo da Terra", que implicaria que esse ponto regula o mecanismo do *Qi*, isto é, harmoniza a ascensão/descida e a entrada/saída do *Qi*.

No Boxe 57.8 é apresentado um resumo das funções do ponto BP-8.

Boxe 57.8 BP-8 – resumo das funções

- Como ponto de acúmulo, trata dor aguda
- Usado com frequência para aliviar dor menstrual
- Interrompe sangramento uterino excessivo.

BP-9 *Yinlingquan* Manancial do *Yin*

Localização

Na face medial da perna, em uma depressão no ângulo formado pelo côndilo medial da tíbia e a margem posterior da tíbia.

Natureza

Ponto Mar (*He*).
Ponto Água.

Ações

Regula o Baço.
Resolve a Umidade.
Abre as passagens da Água.
Beneficia o Aquecedor Inferior.
Beneficia a micção.

Indicações

Dor e distensão abdominais, inapetência, diarreia.
Edema, edema de membros inferiores.
Dificuldade para urinar, retenção urinária, enurese, dificuldade para urinar.
Joelhos tumefeitos, Síndrome de Obstrução Dolorosa (Síndrome *Bi*) dos membros inferiores.

Comentários

BP-9 é um ponto importante para resolver Umidade no Aquecedor Inferior. É muito usado em todas as condições causadas por obstrução da Umidade no Aquecedor Inferior, seja Umidade-Frio ou Umidade-Calor. Portanto, é utilizado para manifestações como dificuldade para urinar, retenção urinária, disuria, urina turva, corrimento vaginal, diarreia com eliminação de fezes fétidas, muco nas fezes e edema de membros inferiores ou do abdome. Em todos esses casos o ponto deve ser sedado para eliminar Umidade.

BP-9 também é muito utilizado para Síndrome de Obstrução Dolorosa (Síndrome *Bi*) do joelho, sobretudo se for consequente a Umidade (e nesse caso o joelho está tumefeito), porque remove obstruções e resolve Umidade.

No Boxe 57.9 é apresentado um resumo das funções do ponto BP-9.

Boxe 57.9 BP-9 – resumo das funções

- Ponto importante para resolver Umidade no Aquecedor Inferior
- Resolve edema no Aquecedor Inferior
- Resolve a Umidade nas condições urinárias
- Síndrome de Obstrução Dolorosa (Síndrome *Bi*) do joelho com tumefação.

BP-10 *Xuehai* Mar do Sangue

Localização

2 *cun* proximal à margem superior da patela, na depressão existente no músculo vasto medial, diretamente acima de BP-9 *Yinlingquan* (Figura 57.4).

Natureza

Nenhuma.

Ações

Resfria o Sangue.
Revigora o Sangue e elimina estase.
Interrompe sangramento.
Regula menstruação.
Nutre o Sangue.
Subjuga o *Qi* rebelde.

Indicações

Urticária, eczema, herpes-zóster, herpes labial, ulcerações e prurido no escroto, prurido nos órgãos genitais.
Irregularidade menstrual, dismenorreia, amenorreia, sangramento uterino, sangramento uterino súbito após o parto.

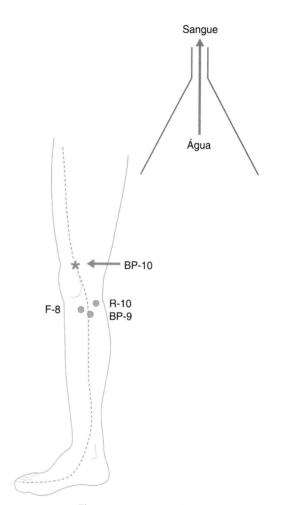

Figura 57.4 BP-10 *Xuehai*.

Comentários

O ponto BP-10 é tradicionalmente objeto de controvérsia quanto a sua ação no Sangue. Alguns afirmam de modo intransigente que apenas revigora o Sangue, outros afirmam que resfria o Sangue e outros asseguram que nutre o Sangue. O fato é que esse ponto exerce todas essas ações.

O ponto BP-10 realmente resfria o Sangue, mas o faz especialmente em relação à pele como mostram suas indicações – urticária e erupções cutâneas. Também é evidente a partir de suas indicações que consegue interromper sangramento uterino e revigorar o Sangue no Útero (dismenorreia). Todavia, não se sabe se o sangramento uterino é interrompido em decorrência do resfriamento do Sangue ou da tonificação da função do Baço de manter o sangue dentro dos vasos. Mais uma vez, a resposta é "as duas ações".

O agulhamento de BP-10 pelo método de tonificação também consegue nutrir o Sangue, contudo, não costuma ser usado desse modo porque BP-6 seria melhor.

O melhor recurso para compreender as funções do ponto BP-10 é, talvez, o livro *An Explanation of the Acupuncture Points* (1654).[4] Nessa obra é dito que o ponto BP-10 pode ser usado para sangramento uterino do tipo *lou* (ou seja, gotejamento de sangue) ou do tipo *beng* (ou seja, abundante) consequente a dieta irregular, excesso de trabalho ou deficiência de *Qi*.

Nesses casos sete cones de moxabustão devem ser aplicados nesse ponto. Isso demonstra claramente que o ponto BP-10 pode ser usado para interromper sangramento.

É interessante mencionar que no mesmo livro é dito que o ponto BP-10 pode ser usado para o *Qi* rebelde que ascende em decorrência de deficiência de Sangue e provoca distensão abdominal. A passagem é a seguinte: "*Quando há carência de Sangue, o Qi se revela e ascende, provocando distensão abdominal. Use o ponto BP-10 com método de sedação para subjugar o Qi rebelde e com método de tonificação para nutrir o Sangue.*"[5] Essa passagem mostra com clareza que o ponto BP-10 pode ser usado para nutrir o Sangue.

O *Great Dictionary of Chinese Acupuncture* arrola as seguintes indicações para o ponto BP-10: irregularidade menstrual, dismenorreia, amenorreia, menorragia, erupções cutâneas, prurido, Síndrome de Micção Dolorosa (*Lin*), *Qi* rebelde no abdome. O dicionário afirma que esse ponto revigora o Sangue do Baço e trata distensão abdominal.[6]

O ponto BP-10 pertence ao canal do Baço: o Baço é a fonte Pós-natal do Sangue e acumula Sangue (ou seja, mantém o Sangue nos vasos). O Coração governa o Sangue, O Fígado armazena Sangue e o Rim participa na formação do Sangue.

Os pontos R-10 *Yingu*, F-8 *Ququan* e BP-9 *Yinlingquan* (todos pontos Água) criam uma corrente de *Yin*, que flui pelos canais de conexão do Sangue no ponto BP-10. Portanto, BP-10 é como um ponto de acúmulo (*Xi*) do Sangue (o outro nome do ponto BP-10 é *Xuexi*, ou seja, "ponto de acúmulo de Sangue") que retém o Sangue e interrompe sangramento ao promover o retorno do Sangue para os canais.

Em suma, BP-10 tem uma ampla gama de ação no Sangue porque consegue nutri-lo (com método de tonificação ou moxabustão), retê-lo (no sangramento, método de tonificação), regulá-lo, resfriá-lo e revigorá-lo (os três últimos com método de sedação). Consequentemente, BP-10 afeta os canais do Baço, do Fígado e do Rim.

No Boxe 57.10 é apresentado um resumo das funções do ponto BP-10.

Boxe 57.10 BP-10 – resumo das funções

- Nutre o Sangue
- Resfria o Sangue nas doenças da pele
- Revigora o Sangue no Útero
- Interrompe sangramento.

BP-12 *Chongmen* Porta Penetrante

Localização

Na face lateral da artéria femoral, 3,5 *cun* lateralmente ao ponto VC-2 (Ren-2) *Qugu*.

Natureza

Ponto de encontro do Baço e do Fígado.
   Ponto do Vaso *Yin* de Conexão (*Yin Wei Mai*).

Ações

Move o *Qi* e revigora o Sangue.
   Subjuga o *Qi* rebelde do Vaso Penetrador.
   Resolve a Umidade e beneficia a micção.

Indicações

Dor abdominal, sensação de plenitude abdominal, massas abdominais (*Ji ju*), *Qi* do feto ascendendo rapidamente e comprometendo o Coração, lactação difícil.
   Dificuldade para urinar, retenção urinária, disuria, secreção vaginal excessiva.

Comentários

O ponto BP-12 move o *Qi* e revigora o Sangue. Essa ação e as indicações descritas anteriormente estão relacionadas com a conexão desse ponto com o Vaso Penetrador. Na verdade, o caractere *chong* no nome do ponto é o mesmo do Vaso Penetrador (*Chong Mai*). Por exemplo, a ascensão rápida do *Qi* do feto que compromete o Coração é uma manifestação de *Qi* rebelde do Vaso Penetrador.

BP-12 também é útil como ponto local para a Síndrome de Obstrução Dolorosa (Síndrome *Bi*) do quadril, quando a dor se estende para a região inguinal.

No Boxe 57.11 é apresentado um resumo das funções do ponto BP-12.

Boxe 57.11 BP-12 – resumo das funções

- Move o *Qi* e revigora o Sangue
- Subjuga o *Qi* rebelde do Vaso Penetrador
- Resolve a Umidade na Bexiga.

BP-15 *Daheng* Grande Horizontal

Localização

No abdome, no nível do umbigo, na margem lateral do músculo reto do abdome.

Natureza

Ponto do Vaso *Yin* de Conexão (*Yin Wei Mai*).

Ações

Fortalece o Baço.
   Fortalece os membros.
   Regula o *Qi*.
   Resolve a Umidade.
   É benéfico para o Intestino Grosso.

Indicações

Suspiros, tristeza, cansaço, inapetência.
   Incapacidade de elevar e mover os quatro membros, fraqueza dos membros.
   Dor abdominal, baixo-ventre frio.
   Diarreia crônica com eliminação de muco nas fezes.
   Constipação intestinal.

Comentários

Esse é um ponto muito importante para queixas abdominais. Em primeiro lugar, fortalece a função do Baço e promove a transformação e o transporte do Baço, sobretudo em relação ao movimento intestinal. Assim, esse ponto é frequentemente usado nos casos de constipação intestinal do tipo deficiência, ou seja, quando há deficiência do *Qi* do Baço e esse não promove a função de mobilização das fezes do Intestino Grosso.

Graças ao fortalecimento do Baço, torna mais resistentes os membros porque estimula o Baço a transportar a essência dos alimentos para os membros. Pode ser empregado nos casos de frio e fraqueza nos membros.

Esse ponto também resolve a Umidade nos Intestinos e, portanto, é usado em casos de diarreia crônica associada a eliminação de muco nas fezes.

BP-15 também regula o Qi no abdome e promove o fluxo harmonioso do Qi do Fígado, de modo que pode ser utilizado para interromper dor abdominal consequente à estagnação do Qi do Fígado.

O nome desse ponto exige uma explicação: *heng* significa "horizontal", mas também é o traço horizontal na escrita chinesa. O "traço" nesse caso é a linha traçada através do umbigo e que liga VC-8 *Shenque*, R-16 *Huangshu*, E-25 *Tianshu* e BP-15 *Daheng*.

No Boxe 57.12 é apresentado um resumo das funções do ponto BP-15.

Boxe 57.12 BP-15 – resumo das funções

- Regula o *Qi* no abdome (dor abdominal)
- Fortalece o Baço (cansaço, tristeza)
- Beneficia os membros (fraqueza muscular nos membros)
- Resolve a Umidade (muco nas fezes)
- Beneficia o Intestino Grosso (constipação intestinal do tipo Deficente).

BP-21 *Dabao* Controle Geral

Localização

Na linha axilar média, no sétimo espaço intercostal.

Natureza

Ponto de conexão do Grande canal de Conexão do Baço.

Ações

Revigora o Sangue em todos os canais de Conexão do Sangue.
Beneficia os tendões.
Regula o Qi no tórax.

Indicações

Dor em todo o corpo.
Fraqueza nos membros, flacidez dos membros, lassidão articular.
Tosse, dispneia, dor torácica, dor nas costelas, distensão do hipocôndrio.

Comentários

O ponto BP-21 controla todos os canais de Conexão do Sangue no corpo todo. É usado em casos de dor generalizada consequente a estase do Sangue nos canais de conexão cujo principal sintoma é dor muscular migratória.

BP-21 é o ponto de partida do Grande canal de Conexão do Baço, o qual se dispersa desse ponto no tórax e nas costelas.

Eu traduzi o nome desse ponto como "controle geral" porque a palavra *bao* (que habitualmente significaria "envolver") aqui quer dizer "controlar", "manter sob seu domínio". Por conseguinte, refere-se à ação geral de controle desse ponto em todos os canais de Conexão do Sangue.[7]

No Boxe 57.13 é apresentado um resumo das funções do ponto BP-21.

Na Figura 57.5 são mostradas as áreas-alvo dos pontos do canal do Baço.

Boxe 57.13 BP-21 – resumo das funções

- Revigora o Sangue em todos os canais de conexão do Sangue (dor em todo o corpo)
- Beneficia os tendões
- Regula o *Qi* no tórax.

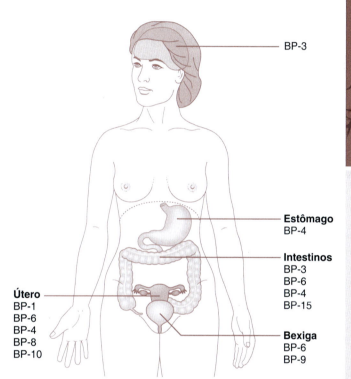

Figura 57.5 Áreas-alvo dos pontos do canal do Baço.

Notas

1. 1979 The Yellow Emperor's Classic of Internal Medicine – Simple Questions (*Huang Di Nei Jing Su Wen* 黄帝内经素问), People's Health publicado pela primeira vez em aproximadamente 100 a.C., p. 23.
2. Yue Han Zhen 1990 An Explanation of the Acupuncture Points (*Jing Xue Jie* 经穴解), People's Health Publishing House, Beijing, publicado originalmente em 1654, p. 117.
3. Zhang Sheng Xing 1984 A Compilation of Explanations of the Meaning of the Acupuncture Points Names (*Jing Xue Shi Yi Hui Jie* 经穴释义汇解), Shanghai Science Publishing House, Shanghai, p. 89–90.
4. An Explanation of the Acupuncture Points, p. 125.
5. Ibid., p. 125.
6. Cheng Bao Shu 1988 Great Dictionary of Acupuncture (*Zhen Jiu Da Ci Dian* 针灸大辞典), Beijing Science Publishing House, Beijing, p. 314.
7. A Compilation of Explanations of the Meaning of the Acupuncture Points Names, p. 102.

SEÇÃO 2 | PARTE 7

Canal do Coração 58

- Trajeto do canal principal, 766
- Trajeto do canal de conexão, 766
- C-1 *Jiquan* Nascente Suprema, 767
- C-3 *Shaoshi* Mar do *Yin* Menor, 767
- C-4 *Lingdao* Caminho da Mente, 767
- C-5 *Tongli* Comunicação Interior, 768
- C-6 *Yinxi* Fenda do *Yin*, 768
- C-7 *Shenmen* Porta da Mente, 769
- C-8 *Shaofu* Mansão do *Yin* Menor, 770
- C-9 *Shaochong* Penetração do *Yin* Menor, 771
- Notas, 772

▶ Trajeto do canal principal

O canal do Coração se origina no coração, depois emerge, atravessa o diafragma e se conecta com o intestino delgado. Uma ramificação oriunda do coração ascende para a garganta e o olho.

Outra ramificação proveniente do coração penetra no pulmão e emerge na axila. A partir da axila se conecta ao canal superficial que corre ao longo da face medial do membro superior e termina na face medial da extremidade do quinto dedo da mão ou dedo mínimo (Figura 58.1).

▶ Trajeto do canal de conexão

A partir do ponto C-5 *Tongli*, o canal de conexão se liga ao canal do Intestino Delgado. Um ramo segue o canal principal, penetra no coração e ascende para a ponta da língua e para o olho (Figura 58.2).

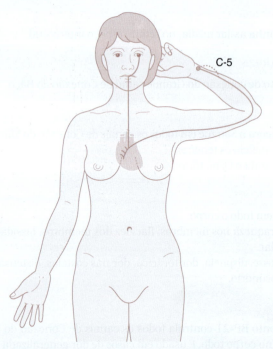

Figura 58.2 Canal de Conexão do Coração.

No Boxe 58.1 é apresentada uma visão geral dos pontos do Coração.

Boxe 58.1 Visão geral dos pontos do Coração

- Tratam a Mente
- Afetam a face interna do membro superior, o tórax e o olho.

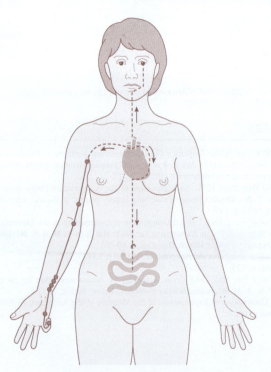

Figura 58.1 Canal principal do Coração.

C-1 *Jiquan* Nascente Suprema

Localização

No ápice da fosse axilar onde se palpa a artéria axilar.

Natureza

Nenhuma.

Ações

Nutre o *Yin* do Coração e elimina o Calor no Coração.
  Acalma a Mente.
  Remove obstruções do canal.

Indicações

Dor torácica e sensação de plenitude no hipocôndrio.
  Tristeza, ansiedade, palpitação.
  Sede, ressecamento da garganta.
  Incapacidade de elevar o ombro, dor na axila.

Comentários

Esse ponto pode ser empregado para nutrir o *Yin* do Coração e elimina Calor-Vazio no Coração que se manifesta como ressecamento da boca, sudorese noturna, inquietação mental e insônia.

Também pode ser usado nas sequelas de golpe de Vento (acidente vascular encefálico, AVE) para paralisia do membro superior.

No Boxe 58.2 é apresentado um resumo das funções do ponto C-1.

Boxe 58.2 C-1 – resumo das funções

- Nutre o *Yin* do Coração e elimina o Calor no Coração (sede, ressecamento da garganta)
- Acalma a Mente (tristeza, ansiedade, palpitação)
- Remove obstruções do canal (dor no coração, dor torácica, distensão e plenitude do hipocôndrio, incapacidade de elevar o ombro, dor na axila).

C-3 *Shaoshi* Mar do *Yin* Menor

Localização

No ponto médio entre o ponto PC-3 *Quze* e o epicôndilo medial do úmero, na extremidade medial do sulco cubital transverso quando o cotovelo está flexionado.

Natureza

Ponto Mar (*He*).
  Ponto Água.

Ações

Remove obstruções do canal.
  Acalma a Mente.
  Limpa Calor.

Indicações

Dor no coração, sensação de plenitude no tórax, dor na axila, dor no cotovelo.

Comportamento maníaco, riso inapropriado, inquietação mental, ansiedade.
  Hiperemia conjuntival.

Comentários

Esse ponto é utilizado principalmente para drenar Fogo de Coração ou eliminar Calor-Vazio no Coração. Exerce importante ação calmante no nível mental (por eliminar Fogo de Coração) e está indicado para ansiedade e inquietação mental.

Também é usado como ponto local para remover obstruções do canal do Coração na Síndrome de Obstrução Dolorosa, na Síndrome de Atrofia ou nas sequelas de golpe de Vento (AVE).

Eu traduzi o nome desse ponto como "Mar do *Yin* Menor" em vez de "Mar Menor" porque *Shao*, nesse caso, refere-se explicitamente a *Shao Yin*, ou seja, o *Yin* Menor ao qual o Coração pertence. É por esse motivo que o caractere *Shao* reaparece nos pontos C-8 *Shaofu* e C-9 *Shaochong*.

No Boxe 58.3 é apresentado um resumo das funções do ponto C-3.

Boxe 58.3 C-3 – resumo das funções

- Remove obstruções do canal (dor cardíaca, sensação de plenitude torácica, dor na axila, dor no cotovelo)
- Acalma a Mente (comportamento maníaco, riso inapropriado, inquietação mental, ansiedade)
- Limpa Calor (hiperemia conjuntival).

C-4 *Lingdao* Caminho da Mente

Localização

Na face radial do tendão do músculo flexor ulnar do carpo, 1,5 *cun* acima da prega transversa do punho.

Natureza

Ponto Rio (*Jing*).
  Ponto Metal.

Ações

Acalma a Mente.
  Subjuga o *Qi* rebelde.
  Relaxa os tendões.

Indicações

Tristeza, medo, ansiedade, inquietação mental.
  Ânsia de vômito. Hiperemia conjuntival, tumefação palpebral.
  Contração do cotovelo e do membro superior.

Comentários

Esse ponto é usado principalmente nos problemas nos canais, também porque exerce ação especial nos ossos e nas articulações como ponto Rio. Por conseguinte, é utilizado para espasmos e neuralgia da Síndrome de Obstrução Dolorosa (Síndrome Bi) do cotovelo e do punho, se a obstrução se localizar nos canais do Coração e do Intestino Delgado.

Visto que o ponto C-4 subjuga o *Qi* rebelde, também pode ser usado para náuseas porque esse sintoma com frequência está relacionado com ascensão do *Qi* do Coração em vez do *Qi* do Estômago.

No Boxe 58.4 é apresentado um resumo das funções do ponto C-4.

> **Boxe 58.4 C-4 – resumo das funções**
> - Acalma a Mente (tristeza, medo, ansiedade, inquietação mental)
> - Subjuga o *Qi* rebelde (ânsias de vômito, hiperemia conjuntival e tumefação palpebral)
> - Relaxa os tendões (contração do cotovelo e do membro superior).

C-5 *Tongli* Comunicação Interior

Localização
Na face radial do músculo flexor ulnar do carpo, 1 *cun* acima da prega transversa do punho.

Natureza
Ponto de conexão (*Luo*).

Ações
Acalma a Mente.
Tonifica o *Qi* do Coração.
Beneficia a língua.
Beneficia os olhos e a cabeça.
Regula o Útero.
Beneficia a Bexiga.

Indicações
Tristeza, inquietação mental, raiva, pavor, depressão, agitação.
Palpitações, enfraquecimento do *Qi* do Coração.
Perda da voz, afasia, tartamudez, língua rígida.
Hiperemia conjuntival, dor no olho, rubor facial, cefaleia, tontura.
Sangramento uterino excessivo.
Enurese.

Comentários
C-5 é um dos principais pontos para tonificar o *Qi* do Coração e, em minha experiência, é o ponto preferido de todos os pontos do canal do Coração para esse propósito. É indicado para todos os sinais/sintomas de deficiência do *Qi* do Coração e, em especial, exerce efeito acentuado na língua, sendo o ponto de escolha para afasia.

Como se trata de um ponto de conexão, C-5 *Tongli* se liga com o canal do Intestino Delgado e este, por sua vez, conecta-se com o canal da Bexiga no *Yang Maior*. É graças a essa via que o canal do Coração consegue influenciar a Bexiga e a micção. Essa conexão se manifesta quando o Fogo de Coração é transmitido para o Intestino Delgado e deste para a Bexiga, dando origem ao Calor na Bexiga (Figura 58.3).

As manifestações principais são sede, sabor amargo, insônia, ulcerações na língua, sensação de ardência à micção e hematuria. Esse ponto também é indicado para enurese.

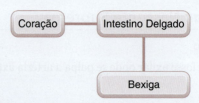

Figura 58.3 Conexões entre o Coração, o Intestino Delgado e a Bexiga.

Visto que o canal de Conexão vai para os olhos, esse ponto é indicado para Calor nos olhos consequente ao Calor no Coração. O *Qi* do Coração ascende para a cabeça e pode causar cefaleia e tontura para as quais esse ponto pode ser usado.

O Coração está conectado ao Útero pelo Vaso do Útero (*Bao Mai*) e C-5 é o ponto principal para influenciar esse vaso em condições como sangramento uterino excessivo (Figura 58.4).

No Boxe 58.5 é apresentado um resumo das funções de C-5.

> **Boxe 58.5 C-4 – resumo das funções**
> - Acalma a Mente (tristeza, inquietação mental, raiva, pavor, depressão, agitação)
> - Tonifica o *Qi* do Coração (palpitação *Qi* do Coração enfraquecido)
> - Beneficia a língua (perda de voz, afasia, tartamudear, língua rígida)
> - Beneficia os olhos e a cabeça (hiperemia conjuntival, dor ocular, rubor facial, cefaleia, tontura)
> - Regula o Útero (sangramento uterino excessivo)
> - Beneficia a Bexiga (enurese).

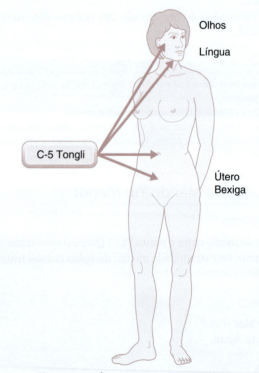

Figura 58.4 Áreas-alvo do ponto C-5 *Tongli*.

C-6 *Yinxi* Fenda do *Yin*

Localização
Na face radial do tendão do músculo flexor ulnar do carpo, 0,5 *cun* acima da prega transversa do punho.

Natureza

Ponto de acúmulo (*Xi*).

Ações

Revigora o Sangue do Coração.
 Subjuga o *Qi* rebelde.
 Nutre o *Yin* do Coração e elimina Calor-Vazio no Coração.
 Interrompe a sudorese.
 Acalma a Mente.

Indicações

Dor no coração, dor em caráter de facada no tórax, sensação de plenitude no tórax, palpitações.
 Epistaxe, vômito de sangue.
 Sudorese noturna, "ossos fumegantes" (sudorese noturna decorrente de deficiência de *Yin*).

Comentários

Esse ponto é usado com frequência para nutrir o *Yin* do Coração na vigência de sinais/sintomas como sudorese noturna, ressecamento da boca, insônia etc. Em combinação com R-7 *Fuliu*, é o ponto preferido para interromper sudorese noturna consequente à deficiência de *Yin* do Coração.

Também elimina Calor-Vazio no Coração e, portanto, é valioso para a inquietação mental e sensação de calor consequente ao Calor-Vazio.

Como se trata de um ponto de acúmulo, move vigorosamente o *Qi* e o Sangue no canal e pode ser usado para estase do Sangue no tórax que provoca dor em caráter de facada no tórax.

C-6 também subjuga o *Qi* rebelde e interrompe sangramento ascendente (causado pelo *Qi* rebelde), tais como epistaxe ou hematêmese.

No Boxe 58.6 é apresentado um resumo das funções dc C-6.

Boxe 58.6 C-6 – resumo das funções

- Revigora o Sangue no Coração (dor torácica, dor em caráter de facada no tórax, sensação de plenitude no tórax, palpitações)
- Subjuga o *Qi* rebelde (epistaxe, hematêmese)
- Nutre o *Yin* do Coração e limpa Calor-Vazio no Coração (sudorese noturna, "ossos fumegantes")
- Interrompe a sudorese
- Acalma a Mente.

C-7 *Shenmen* Porta da Mente

Localização

No punho, na extremidade ulnar da prega transversa do punho, na depressão na margem proximal do osso pisiforme.

Natureza

Ponto Fonte (*Yuan*) e Riacho (*Shu*).
 Ponto de sedação.

Ações

Acalma a Mente e abre os orifícios da Mente.
 Nutre o Sangue do Coração.

Indicações

Insônia, comprometimento da memória, depressão maníaca, riso inapropriado, gritar com as pessoas, tristeza, medo, inquietação mental, agitação, palpitações.

Comentários

C-6 é o ponto mais importante no canal do Coração e um dos pontos principais do corpo. Pode ser usado em praticamente todos os padrões do Coração a fim de acalmar a Mente, que é sua ação principal. Todavia, nutre primariamente o Sangue do Coração e é o ponto preferido para a deficiência de Sangue no Coração que priva a Mente de sua "residência", resultando em ansiedade, insônia, comprometimento da memória, palpitações e língua pálida.

Em minha experiência, é um ponto "suave" e, portanto, não é o ponto preferido para os padrões de Excesso do Coração caracterizados por Fogo de Coração ou Fleuma-Fogo no Coração. Para esses padrões outros pontos seriam mais bem indicados (tais como PC-5 *Jianshi* ou C-8 *Shaofu*). Todavia, é o melhor ponto para acalmar a Mente quando o paciente apresenta ansiedade e preocupação em situações estressantes.

Visto que o Coração é a residência da Mente, que na medicina chinesa inclui atividade mental, memória e consciência, esse ponto exerce efeito não apenas nos transtornos emocionais como ansiedade, mas também na memória e na capacidade mental. De fato, esse ponto pode ser usado em crianças com retardo mental.[1]

O Coração é conectado aos Rins no *Yin* Menor e, na minha experiência, os pontos do Coração influenciam algumas funções do Rim e especialmente a função menstrual nas mulheres e as funções urinária e sexual em homens e mulheres. No tocante à menstruação, C-7 nutre o Sangue no Coração e isso influencia o Útero (via Vaso do Útero, *Bao Mai*) de modo semelhante ao Sangue no Fígado. Em minha experiência, C-7 pode ser usado para nutrir o Sangue em distúrbios menstruais como amenorreia ou redução do fluxo menstrual.

Por causa da conexão entre o Coração e os Rins, em minha experiência o ponto C-7 pode ser usado para disfunção erétil em homens e falta de desejo sexual nas mulheres.

O canal do Coração também exerce efeito antipruriginoso e eu descobri que C-7 e C-8 são os dois melhores pontos para promover esse efeito. Por conseguinte, C-7 é muito útil nas doenças cutâneas como eczema pois interrompe o prurido.

Em minha experiência, C-7 também exerce efeito antiespasmódico e eu uso esse ponto com frequência na dorsalgia crônica decorrente de deficiência do Rim, sobretudo em homens quando existe rigidez acentuada do dorso. Uma combinação muito efetiva consiste em ID-3 à esquerda e B-62 à direita para abrir o Vaso Governador (*Du Mai*), C-7 à direita e R-4 *Dazhong* à esquerda (Figura 58.5). Após a retenção desses pontos, eu uso B-23 *Shenshu*, B-26 *Guanyuanshu* e o ponto extraordinário *Shiqizhuixia* (abaixo da extremidade da quinta vértebra lombar).

No tocante ao efeito antiespasmódico de C-7, eu descobri que esse ponto também é muito útil no tratamento de tremores do membro superior (como os que ocorrem na doença de Parkinson).

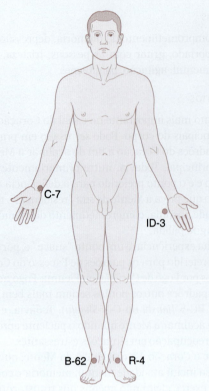

Figura 58.5 Combinação de pontos do Vaso Governador e do Coração para dorsalgia.

C-7 é um ponto que vale a pena ser usado na síndrome de deficiência da Vesícula Biliar que se manifesta como timidez, temor, indecisão e depressão. Para essa síndrome eu combino C-7 com VB-40 *Qiuxu* (Figura 58.6).

É interessante mencionar que os clássicos antigos nem sempre enfatizam o uso desse ponto para transtornos mentais ou emocionais. Por exemplo, na obra *ABC of Acupuncture* (282 d.C.) de Huang Fu Mi é mencionado apenas que esse ponto é usado para mãos frias, vômito de sangue e *Qi* rebelde.[2] Na obra *Thousand Ducat Prescriptions* (652 d.C.) de Sun Si Miao é dito que esse ponto pode ser usado para contratura do membro superior.[3]

Uma comparação entre as funções dos pontos C-7 e PC-7 *Daling* é apresentada no Capítulo 62.

No Boxe 58.7 é apresentado um resumo das funções do ponto C-7.

> **Boxe 58.7 C-7 – resumo das funções**
> - Acalma a Mente e abre os orifícios da Mente (insônia, comprometimento da memória, depressão maníaca, riso inapropriado, gritar com as pessoas, tristeza, medo, inquietação mental, agitação, palpitações)
> - O ponto mais importante para nutrir o Sangue do Coração
> - Consegue tratar disfunção erétil em homens e ausência de libido nas mulheres
> - Interrompe prurido nas doenças cutâneas
> - Exerce efeito antiespasmódico, ativo contra dorsalgia nos homens e tremores do membro superior (doença de Parkinson)
> - Em associação com o ponto VB-40, fortalece a Mente e promove determinação.

C-8 *Shaofu* Mansão do *Yin* Menor

Localização

Na região palmar, entre o quarto e o quinto ossos metacarpais onde a ponta do dedo mínimo se apoia quando a pessoa fecha a mão.

Natureza

Ponto Manancial (*Ying*).
Ponto Fogo.

Ações

Elimina Fogo de Coração, Calor-Vazio no Coração e Fleuma-Fogo no Coração.
Acalma a Mente.
Beneficia a Bexiga.
Regula o Útero e estimula o *Qi* mergulhante.

Indicações

Palpitações, tristeza, preocupação, dor torácica, agitação, inquietação mental.
Prurido nos órgãos genitais, dificuldade para urinar, enurese.
Prolapso uterino.

Comentários

C-8 *Shaofu* é um ponto mais forte que C-7 *Shenmen*. Sua ação principal consiste na eliminação de Calor no Coração, seja ele Calor-Cheio, Calor-Vazio ou Fleuma-Calor. Sua principal gama de ação é, portanto, nos padrões de Excesso do Coração. Os principais sinais/sintomas seriam insônia com sonhos agitados, sede, urina escura, sabor amargo, ulcerações na língua e língua vermelha com a ponta ainda mais vermelha e saburra amarela.

C-8 também acalma a Mente, mas o faz principalmente no contexto de padrões de Excesso com Calor no Coração.

C-8 influencia a Bexiga via Intestino Delgado com o qual a Bexiga está conectada no *Yin* Maior. Por esse motivo, afeta a micção e pode ser empregado nos casos de dificuldade para urinar e enurese.

Visto que o Coração está conectado aos Rins via *Yin* Menor, o canal do Coração influencia o canal do Rim na área genital e, por esse motivo, esse ponto consegue tratar prurido na genitália secundário ao Calor. A obra *An Explanation of the Acupuncture Points* afirma que o ponto C-8 é sedado para drenar Fogo nas condições urinárias.[4]

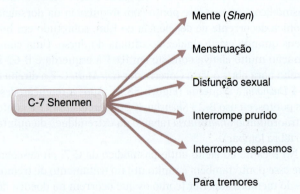

Figura 58.6 Faixa terapêutica do ponto C-7.

Como o Coração está conectado ao Útero pelo Vaso do Útero (*Bao Mai*), C-8 pode ser usado para estimular o *Qi* mergulhante que provoca prolapso uterino. A obra *An Explanation of the Acupuncture Points* afirma que, para elevar o *Qi* mergulhante no prolapso uterino, esse ponto deve ser tonificado.[5]

No Boxe 58.8 é apresentado um resumo das funções do ponto C-8.

Boxe 58.8 C-8 – resumo das funções

- Elimina Fogo de Coração, Calor-Vazio no Coração e Fleuma-Fogo no Coração
- Acalma a Mente (palpitações, tristeza, preocupação, dor torácica, agitação, inquietação mental)
- Beneficia a Bexiga (dificuldade para urinar, enurese)
- Regula o Útero e estimula o *Qi* mergulhante (prolapso do útero).

C-9 *Shaochong* Penetração do *Yin* Menor

Localização

No canto medial da unha do quinto dedo da mão (dedo mínimo).

Natureza

Ponto Poço ou Nascente (*Jing*).
   Ponto Madeira.
   Ponto de tonificação.

Ações

Limpa Calor.
   Acalma a Mente.
   Abre os orifícios da Mente.
   Extingue o Vento.
   Reanima a consciência.
   Beneficia a língua e os olhos.

Indicações

Palpitações, dor cardíaca, sede, sensação de calor.
   Perda da consciência em decorrência de golpe de vento (acidente vascular encefálico, AVE).
   Depressão maníaca, pavor, tristeza, agitação, inquietação mental.
   Dor na raiz da língua, língua tumefeita, dor nos olhos, hiperemia conjuntival.

Comentários

O ponto C-8 *Shaochong* é mais empregado nos padrões de Excesso com Calor no Coração. Sua ação é semelhante à do ponto C-8 *Shaofu* porque elimina Calor, contudo, como todos os pontos Poço (ou Nascente) também extingue Vento interno e, portanto, pode ser usado para golpe de Vento (acidente vascular encefálico). Nesse contexto, é utilizado para restaurar a consciência porque abre os orifícios da Mente quando os mesmos estão obstruídos por Vento interno.

De acordo com a ação geral dos pontos Poço descrita na obra *Clássico das Dificuldades*, esse ponto alivia a sensação de plenitude na região cardíaca.

No Boxe 58.9 é apresentado um resumo das funções do ponto C-9.

Boxe 58.9 C-9 – resumo das funções

- Limpa Calor
- Acalma a Mente (palpitações, dor cardíaca, sede, sensação de calor)
- Abre os orifícios da Mente (depressão maníaca, pavor, tristeza, agitação, inquietação mental)
- Extingue Vento (perda da consciência em decorrência de golpe de vento [AVE])
- Reanima a consciência
- Beneficia a língua e os olhos (dor na raiz da língua, língua tumefeita, dor nos olhos, hiperemia conjuntival).

Como todos os pontos do canal do Coração, C-9 "acalma a Mente". As diferenças entre os vários pontos são mostradas na Tabela 58.1.

A Figura 58.7 ilustra as áreas-alvo dos pontos do canal do Coração.

Tabela 58.1 Comparação dos pontos do Coração.

Ponto	Ação	Ação na mente
C-3	Limpa Calor Cheio	Para sintomas mentais graves, tais como hipomania e depressão grave
C-5	Tonifica o *Qi* do Coração	Para estimular a Mente, nas formas leves de depressão e tristeza
C-6	Nutre o *Yin* do Coração	Para a inquietação mental típica da deficiência de *Yin*, ou seja, inquietude vaga e indefinível e ansiedade, nervosismo, associadas a sensação de calor na face
C-7	Nutre Sangue do Coração	O ponto principal para insônia e ansiedade decorrentes de deficiência de Sangue no Coração
C-8	Drena Fogo de Coração	Transtornos mentais graves em padrões de Excesso com Calor Cheio, tais como hipomania, sonhos em excesso e psicose
C-9	Limpa Calor, extingue Vento interno	Abre os "orifícios do Coração" e reanima a consciência, ansiedade grave, hipomania

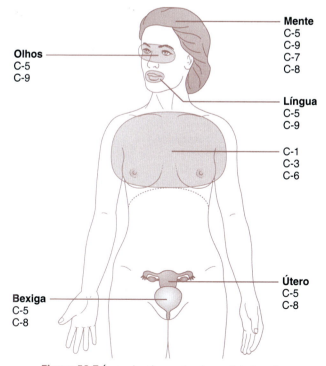

Figura 58.7 Áreas-alvo dos pontos do canal do Coração.

Notas

1. Ji Jie Yin 1984 Clinical Records of Tai Yi Shen Acupuncture (*Tai Yi Shen Zhen Jiu Lin Zheng Lu* 太乙神针灸临证录), Shanxi Province Scientific Publishing House, Shanxi, p. 23.
2. Zhang Shan Chen 1982 Essential Collection of Acupuncture Points from the ABC of Acupuncture (*Zhen Jiu Jia Yi Jing Shu Xue Zhong Ji* 针灸甲乙经腧穴重辑), Shandong Scientific Publishing House, Shandong, publicado pela primeira vez em 282 d.C., p. 112.
3. Sun Si Miao ad 652 Thousand Ducat Prescriptions, cited in Anwei College of Traditional Chinese Medicine – Shanghai College of Traditional Chinese Medicine 1987 Dictionary of Acupuncture (*Zhen Jiu Xue Ci Dian* 针灸大辞典), Shanghai Scientific Publishing House, Shangai, p. 477.
4. Yue Han Zhen 1990 An Explanation of the Acupuncture Points (*Jing Xue Jie* 经穴解), People's Health Publishing House, Beijing, publicado originalmente em 1654, p. 143.
5. Ibid., p. 143.

Canal do Intestino Delgado 59

Trajeto do canal principal, 773
Trajeto do canal de Conexão, 773
ID-1 *Shaoze* Pântano Mínimo, 773
ID-2 *Qiangu* Vale Frontal, 774
ID-3 *Houxi* Riacho Posterior, 775
ID-4 *Wangu* Osso do Punho, 776
ID-5 *Yanggu* Vale Yang, 776
ID-6 *Yanglao* Nutrindo o Ancião, 777
ID-7 *Zhizheng* Ramificação para o Canal do Coração, 777
ID-8 *Xiaohai* Mar do Intestino Delgado, 777
ID-9 *Jianzhen* Ombro Reto, 778
ID-10 *Naoshu* Ponto de Transporte do Úmero, 778
ID-11 *Tianzong* Antepassados Celestiais, 778
ID-12 *Bingfeng* Guarda-Vento, 779
ID-13 *Quyuan* Muro Curvado, 779
ID-14 *Jianwaishu* Ponto de Transporte do Lado Exterior do Ombro, 779
ID-15 *Jianzhongshu* Ponto de Transporte do Centro do Ombro, 780
ID-16 *Tianchuang* Janela do Céu, 780
ID-17 *Tianrong* Aparência Celestial, 781
ID-18 *Quanliao* Fenda Zigomática, 781
ID-19 *Tinggong* Palácio da Audição, 781

▶ Trajeto do canal principal

O canal do Intestino Delgado se inicia na face ulnar da extremidade do quinto dedo da mão. Seguindo a face ulnar do dorso da mão, chega ao punho e ascende ao longo da face posterior do membro superior até a articulação do ombro. A seguir, circula a escápula, conecta-se com o ponto VG-14 (Du-14) *Dazhui* e vai para a fossa supraclavicular para se conectar com o coração. A partir daí, desce para o esôfago e se conecta com o intestino delgado.

A via superficial do canal desde a fossa supraclavicular ascende para o pescoço e a bochecha e penetra na orelha. A partir da bochecha, uma ramificação vai para a região infraorbital para se unir ao canal da Bexiga no canto interno (B-1 *Jingming*) (Figura 59.1).

▶ Trajeto do canal de Conexão

A partir do ponto ID-7 *Zhizheng* o canal de conexão do Intestino Delgado entra em contato com o canal do Coração. Outra ramificação ascende pelo membro superior, passando pelo cotovelo e chegando ao ombro (Figura 59.2).

No Boxe 59.1 é apresentada uma visão geral dos pontos do Intestino Delgado.

Boxe 59.1 Visão geral dos pontos do Intestino Delgado

- Influenciam o membro superior, o ombro e o pescoço
- Expelem Vento
- Influenciam o olho e a orelha.

ID-1 *Shaoze* Pântano Mínimo

Localização

No canto lateral da unha do quinto dedo da mão (dedo mínimo).

Natureza

Ponto Poço ou Nascente (*Jing*).
   Ponto Metal.

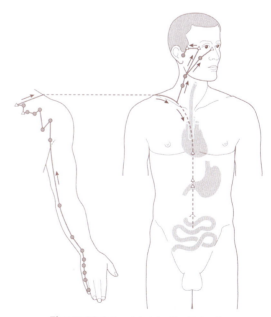

Figura 59.1 Canal do Intestino Delgado.

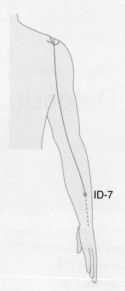

Figura 59.2 Canal de Conexão do Intestino Delgado.

Ações

Expele Vento-Calor.
Extingue o Vento e reanima a consciência.
Remove obstruções do canal.
Limpa Calor.
Subjuga o *Qi* rebelde.
Promove lactação.

Indicações

Aversão ao frio, febre, doença febril.
Perda da consciência em decorrência de golpe de Vento (acidente vascular encefálico, AVE).
Sensação de frio abaixo do coração, sensação de opressão e dor torácicas, dor nas costelas, rigidez de nuca, dor na parte posterior do ombro, dor no membro superior e no cotovelo.
Cefaleia, tontura, hiperemia conjuntival, epistaxe, surdez, tinido, língua rígida, sede, ulcerações na boca.
Agalactia.

Comentários

Como a maioria dos pontos Poço ou Nascente, ID-1 é usado para padrões de Excesso para eliminar fatores patogênicos. ID-1 expele Vento-Calor nos ataques externos, especialmente quando os sinais/sintomas acometem a cabeça e o pescoço, provocando rigidez de nuca e cefaleia. Esse ponto também é valioso no tratamento de tonsilite aguda consequente a invasão de Vento-Calor externo.

Também extingue Vento interno e promove reanimação em casos de Vento interno e Fleuma que bloqueia os orifícios e provoca perda súbita da consciência, como no golpe de Vento (AVE).

Além de sua ação nos padrões externos, ID-1 também pode ser usado como ponto distal nos distúrbios do canal do pescoço, como rigidez de nuca ou torcicolo agudo.

Por fim, é um ponto empírico para promover lactação pós-parto, principalmente nos padrões de Excesso, ou seja, quando a lactação é inibida por algum fator patogênico ou estagnação (como estagnação do *Qi* do Fígado).

No Boxe 59.2 é apresentado um resumo das funções do ponto ID-1.

Boxe 59.2 ID-1 – resumo das funções

- Expele Vento-Calor (aversão ao frio, febre, doença febril)
- Extingue o Vento e promove reanimação (perda da consciência em decorrência de golpe de Vento [AVE])
- Remove obstruções do canal (sensação de frio abaixo do coração, sensação de opressão e dor torácicas, dor nas costelas, rigidez de nuca, dor na parte posterior do ombro, dor no membro superior e no cotovelo)
- Limpa Calor (hiperemia conjuntival, epistaxe, sede, ulcerações na boca)
- Subjuga o *Qi* rebelde (cefaleia, tontura, surdez, tinido, língua rígida)
- Promove lactação (agalactia).

ID-2 *Qiangu* Vale Frontal

Localização

Na margem ulnar do quinto dedo da mão, distalmente à articulação metacarpofalângica.

Natureza

Ponto Manancial (*Ying*).
Ponto Água.

Ações

Expele Vento-Calor.
Beneficia os olhos, o nariz e as orelhas.
Remove obstruções do canal.

Indicações

Parotidite, aversão ao frio, febre, doença febril, tosse.
Borramento visual, dor nos olhos, hiperemia conjuntival, congestão nasal, epistaxe, tinido.
Rigidez de nuca e da parte superior do dorso, dor na escápula, dor no membro superior, dor no punho, dor no quinto dedo da mão.

Comentários

Como todos os pontos Manancial, ID-2 *Qiangu* limpa Calor, tanto interno como externo. Por conseguinte, pode ser usado para expelir Vento-Calor externo, sobretudo se acometer o pescoço e os olhos, e para limpar Calor interno do canal do Intestino Delgado, mas principalmente nas enfermidades febris agudas.

Na minha experiência, por causa de sua correlação com a Bexiga no *Yang* Maior, o ponto ID-2 também pode ser usado para eliminar Calor na Bexiga quando este provoca sensação de ardência à micção.

No Boxe 59.3 é apresentado um resumo das funções do ponto ID-2.

Boxe 59.3 ID-2 – resumo das funções

- Expele Vento-Calor (parotidite, aversão ao frio, febre, enfermidades febris, tosse)
- Beneficia os olhos, o nariz e as orelhas (borramento visual, dor nos olhos, hiperemia conjuntival, congestão nasal, epistaxe, tinido)
- Remove obstruções do canal (rigidez de nuca e da parte superior do dorso, dor na escápula, dor no membro superior, dor no punho, dor no quinto dedo da mão).

ID-3 *Houxi* Riacho Posterior

Localização
Na margem ulnar da mão, proximal à cabeça da quinta articulação metacarpofalângica.

Natureza
Ponto Riacho (*Shu*).
   Ponto Madeira.
   Ponto de abertura do Vaso Governador (*Du Mai*).
   Ponto de tonificação.

Ações
Regula o Vaso Governador e extingue Vento interno.
   Expele Vento externo.
   Beneficia os tendões.
   Beneficia os olhos, o nariz e as orelhas.

Indicações
Epilepsia, cefaleia, tontura, vertigem.
   Rigidez de nuca (no occipúcio), cefaleia occipital, dificuldade para girar o pescoço, dor na parte superior do tórax e no ombro, dor na parte inferior do dorso.
   Malária, aversão ao frio, febre, enfermidades febris.
   Surdez, tinido, borramento visual, hiperemia conjuntival, dor nos olhos, tumefação palpebral, epistaxe.

Comentários
O ponto ID-3 tem uma ampla gama de ações. Em primeiro lugar, é o ponto de abertura do Vaso Governador (*Du Mai*) e, portanto, é agulhado em todos os sintomas desse vaso extraordinário. Muitas de suas indicações estão correlacionadas com o Vaso Governador. Extingue, sobretudo, Vento interno oriundo do Vaso Governador. Sinais e sintomas de Vento interno nesse vaso incluem convulsões, tremores, epilepsia, rigidez de nuca, vertigem e cefaleia.

ID-3 também expele Vento externo, sendo muito usado em episódios de Vento-Frio externo ou Vento-Calor sempre que houver manifestações acentuadas afetando o pescoço e a cabeça, tais como rigidez de nuca, cefaleia occipital e dor na coluna vertebral e no dorso.

Além disso, esse ponto exerce efeito profundo nos músculos e tendões ao longo do trajeto do Vaso Governador e dos canais do Intestino Delgado e da Bexiga. Assim, é muito usado para todos os distúrbios ao longo desses três canais, sobretudo na região occipital. Afeta mais a parte superior do dorso do que a parte inferior ao longo dos canais do Intestino Delgado e da Bexiga, embora tenha entre suas indicações dorsalgia inferior por causa de sua correlação com o Vaso Governador. É mais efetivo nos casos agudos do que nos crônicos.

Em combinação com o ponto B-62 *Shenmai*, ativa o Vaso Governador e pode ser utilizado para influenciar toda a coluna vertebral e as partes superior e inferior do dorso, tanto em casos agudos como em casos crônicos de dorsalgia. Essa combinação é indicada apenas se a dorsalgia se localizar na própria coluna vertebral ou ao longo da parte inferior do dorso (bilateralmente), mas não se a dorsalgia for unilateral. Nos homens eu uso, com frequência, ID-3 à esquerda, B-62 à direita, C-7 *Shenmen* à direita e R-4 *Dazhong* à esquerda (Figura 59.3).

O tratamento também varia de acordo com o sexo. Nos homens é suficiente tratar apenas o Vaso Governador pelo uso de ID-3 e B-62. Nas mulheres é melhor tratar o Vaso Governador e o Vaso Concepção ao mesmo tempo por meio do uso de ID-3, B-62, P-7 *Lieque* e R-6 *Zhaohai*. A ordem e a laterali-

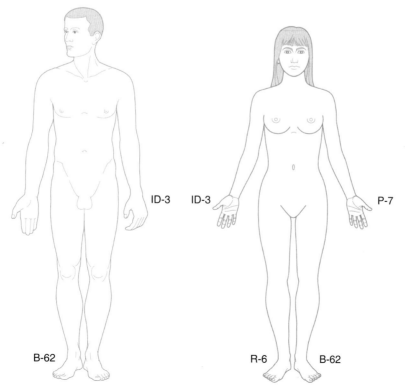

Figura 59.3 Pontos de abertura do Vaso Governador nos homens e nas mulheres.

dade do agulhamento em uma mulher seria a seguinte: ID-3 à direita, B-62 à esquerda. P-7 à esquerda e R-6 à direita. As agulhas devem ser retiradas na ordem inversa. Essa combinação de pontos distais é extremamente efetiva na dor crônica na região dorsal inferior nas mulheres. Esses pontos seriam usados, em primeiro lugar, para remover obstruções do Vaso Governador e os pontos locais seriam usados depois (ver Figura 59.3).

Também em combinação com o ponto B-62 *Shenmai*, ID-3 ativa o Vaso Governador e tonifica os Rins porque esse vaso extraordinário emerge dos Rins. O uso dos pontos ID-3 e B-62 para tonificar os Rins é mais apropriado para os homens do que para as mulheres.

Por fim, em minha experiência, o ponto ID-3 influencia a Mente porque afeta o cérebro por meio do Vaso Governador. "Clareia a Mente" no sentido que ajuda a pessoa a obter força mental, aliviar a depressão e conseguir clareza mental.

No Boxe 59.4 é apresentado um resumo das funções do ponto ID-3.

Boxe 59.4 ID-3 – resumo das funções

- Regula o Vaso Governador e extingue Vento interno (epilepsia, cefaleia, tontura, vertigem)
- Expele Vento externo (malária, aversão ao frio, febre, enfermidades febris)
- Beneficia os tendões (rigidez de nuca – no occipúcio –, cefaleia occipital, dificuldade de girar o pescoço, dor na parte superior do dorso e no ombro, dor na parte inferior do dorso)
- Beneficia olhos, nariz e orelhas (surdez, tinido, borramento visual, hiperemia conjuntival, dor nos olhos, tumefação palpebral, epistaxe)
- ID-3 é combinado com B-62 para dorsalgia crônica em homens (associados a P-7 e R-6 para dorsalgia crônica em mulheres)
- ID-3 é combinado com B-62 para tonificar os Rins
- ID-3 é combinado com B-62 para clarear a Mente e aliviar depressão.

ID-4 *Wangu* Osso do Punho

Localização

Na margem ulnar da mão, entre a base do quinto osso metacarpal e o osso piramidal.

Natureza

Ponto Fonte (*Yuan*).

Ações

Remove obstruções do canal.
Resolve Umidade-Calor.

Indicações

Contração dos dedos da mão, dor no punho, contração do membro superior e do cotovelo, rigidez de nuca, dor no ombro, cefaleia, dor na parte lateral das costelas.
Icterícia, enfermidade febril.

Comentários

ID-4 é utilizado principalmente para distúrbios do canal do Intestino Delgado, estendendo sua influência para o punho, o cotovelo e o pescoço. Por conseguinte, é utilizado para Síndrome de Obstrução Dolorosa do punho ou do cotovelo.

Apesar de ser um ponto Fonte, ID-4 não é muito utilizado para condições internas do Intestino Delgado. Para essas condições seriam preferidos os pontos E-39 *Xiajuxu* (Mar Inferior), VC-4 (Ren-4) *Guanyuan* (Coletor Frontal) ou B-27 *Xiaochangshu* (Transporte Dorsal).

Usos empíricos desse ponto são dor no hipocôndrio, colecistite e icterícia decorrente de Umidade-Calor obstruindo a Vesícula Biliar.

No Boxe 59.5 é apresentado um resumo das funções de ID-4.

Boxe 59.5 ID-4 – resumo das funções

- Remove obstruções do canal (contração dos dedos da mão, dor no punho, contração do membro superior e do cotovelo, rigidez de nuca, dor no ombro, cefaleia, dor na parte lateral das costelas)
- Resolve Umidade-Calor (icterícia, enfermidades febris).

ID-5 *Yanggu* Vale *Yang*

Localização

Na face ulnar do punho, na depressão entre a cabeça da ulna e o osso piramidal.

Natureza

Ponto Rio (*Jing*).
Ponto Fogo.

Ações

Limpa Calor.
Acalma a Mente.
Beneficia as orelhas e os olhos.

Indicações

Comportamento maníaco.
Tinido, surdez, borramento visual, hiperemia conjuntival, tumefação palpebral e dor nos olhos.

Comentários

Em minha experiência, ID-5 é muito útil graças a seus efeitos mentais: "clareia a Mente" no sentido que ajuda a pessoa a ganhar clareza mental e diferencia a melhor opção entre várias. Pode ajudar a pessoa em momentos difíceis a fazer o que é certo em um determinado momento da vida.

ID-5 pode ser usado de modo semelhante ao ponto ID-4 *Wangu* para distúrbios do canal e, na minha experiência, também ajuda a eliminar Umidade dos joelhos quando os mesmos estão tumefeitos e quentes.

No Boxe 59.6 é apresentado um resumo das funções de ID-5.

Boxe 59.6 ID-5 – resumo das funções

- Limpa Calor
- Acalma a Mente (comportamento maníaco)
- Beneficia orelhas e olhos (tinido, surdez, borramento visual, hiperemia conjuntival, tumefação palpebral e dor nos olhos)
- Em minha experiência, ajuda a discriminar o certo do errado.

ID-6 *Yanglao* Nutrindo o Ancião

Localização

Na face ulnar dorsal do antebraço, na depressão na face radial do processo estiloide da ulna.

Natureza

Ponto de Acúmulo (*Xi*).

Ações

Ilumina os olhos.
Beneficia os tendões.
Remove obstruções do canal.

Indicações

Borramento visual, dor nos olhos.

Dor intensa no ombro, dor intensa no braço, vermelhidão e edema do cotovelo, contratura dos tendões, Síndrome de Obstrução Dolorosa (Síndrome *Bi*) dos pés.

Comentários

Como se trata de um ponto de Acúmulo, ID-6 é usado para todos os distúrbios do canal do Intestino Delgado, sobretudo casos agudos associados com tensão dos tendões que provoca rigidez de nuca e dos ombros. Seu efeito nos pés se deve a sua correlação com o canal da Bexiga no *Yang* Maior.

ID-6 também beneficia a visão, mas somente nos padrões relacionados com o Coração ou o Intestino Delgado.

No Boxe 59.7 é apresentado um resumo das funções do ponto ID-6.

Boxe 59.7 ID-6 – resumo das funções

- Ilumina os olhos (borramento visual, dor nos olhos)
- Beneficia os tendões
- Remove obstruções do canal (dor intensa no ombro, dor intensa no braço, vermelhidão e edema do cotovelo, contratura dos tendões, Síndrome de Obstrução Dolorosa [Síndrome *Bi*] dos pés).

ID-7 *Zhizheng* Ramificação para o Canal do Coração

Localização

Na face ulnar dorsal do antebraço, 5 *cun* acima da prega transversa do punho, na linha que conecta ID-5 *Yanggu* e ID-8 *Xiaohai*.

Natureza

Ponto de Conexão (*Luo*).

Ações

Expele Vento-Calor.
Subjuga o *Qi* rebelde.
Remove obstruções do canal.
Acalma a Mente.

Indicações

Aversão ao frio, febre, enfermidades febris, febre associada a dor no pescoço.

Cefaleia, tontura, borramento visual.

Rigidez de nuca, contratura do cotovelo, dor nos dedos das mãos.

Depressão maníaca, pavor, tristeza, ansiedade, inquietação mental.

Comentários

Como todos os pontos de Conexão, ID-7 pode tratar qualquer distúrbio do canal. É bom especialmente para condições que acometem o cotovelo.

ID-7, visto que é um ponto de Conexão, liga-se ao canal do Coração e, por isso, pode ser utilizado para acalmar a Mente nos casos de ansiedade intensa e inquietação mental.

Em minha experiência, esse ponto em combinação com o ponto IG-6 *Pianli* ajuda a resolver nódulos na tireoide consequentes a Fleuma.

Eu traduzi o nome desse ponto como "Ramificação para o Canal do Coração" porque *Zheng* nesse caso significa "comandante" ou "regente", ou seja, o Coração é o "Monarca" de todos os outros órgãos.

No Boxe 59.8 é apresentado um resumo das funções do ponto ID-7.

Boxe 59.8 ID-7 – resumo das funções

- Expele Vento-Calor (aversão ao frio, febre, enfermidades febris, febre associada a dor no pescoço)
- Subjuga o *Qi* rebelde (cefaleia, tontura, borramento visual)
- Remove obstruções do canal (rigidez de nuca, contratura do cotovelo, dor nos dedos das mãos)
- Acalma a Mente (depressão maníaca, pavor, tristeza, ansiedade, inquietação mental).

ID-8 *Xiaohai* Mar do Intestino Delgado

Localização

Na face medial do cotovelo, na depressão entre o olecrano da ulna e o epicôndilo medial do úmero.

Natureza

Ponto Mar (*He*).
Ponto Terra.
Ponto de sedação.

Ações

Resolve Umidade-Calor.
Remove obstruções do canal.

Indicações

Dor e tumefação no pescoço, tumefação das bochechas e das gengivas, conjuntivas ictéricas.

Dor no pescoço, dor na escápula, dor no ombro, dor no braço e no cotovelo.

Comentários

ID-8 resolve Umidade-Calor (como o fazem todos os pontos Mar dos três canais *Yang* do membro superior) e, portanto, é efetivo no tratamento de linfadenopatia aguda cervical e parotidite.

Além disso, ID-8 remove obstruções do canal e é usado na Síndrome de Obstrução Dolorosa do cotovelo e do pescoço.

Eu traduzi o nome desse ponto como "Mar do Intestino Delgado" em vez de "Pequeno Mar" porque o caractere *Xiao* aqui indica *Xiao Chang*, ou seja, o nome chinês do "Intestino Delgado".

No Boxe 59.9 é apresentado um resumo das funções do ponto ID-8.

Boxe 59.9 ID-8– resumo das funções

- Resolve Umidade-Calor (dor e tumefação no pescoço, tumefação das bochechas e das gengivas, conjuntivas ictéricas)
- Remove obstruções do canal (dor no pescoço, dor na escápula, dor no ombro, dor no braço e no cotovelo).

ID-9 *Jianzhen* Ombro Reto

Localização

Posterior e inferior à articulação do ombro, quando o membro superior está aduzido, o ponto se localiza 1 *cun* acima da extremidade posterior da fossa axilar.

Natureza

Nenhuma.

Ações

Remove obstruções do canal.

Indicações

Dor no ombro e no braço, incapacidade de levantar o membro superior, dor na escápula, Síndrome de Obstrução Dolorosa (Síndrome *Bi*) do Vento.

Comentários

ID-9 não é um ponto fundamental, mas vale a pena lembrar que é um de vários pontos locais importantes nas condições que acometem o ombro. ID-9 é um dos pontos que devem ser verificados quanto a dor à compressão quando são escolhidos pontos focais para a Síndrome de Obstrução Dolorosa do ombro.

No Boxe 59.10 é apresentado um resumo das funções do ponto ID-9.

Boxe 59.10 ID-9 – resumo das funções

- Remove obstruções do canal (dor no ombro e no braço, incapacidade de levantar o membro superior, dor na escápula, Síndrome de Obstrução Dolorosa – Síndrome *Bi* – do Vento)
- Ponto local importante para condições que acometem o ombro e sempre deve ser verificado se existe dor à compressão desse ponto.

ID-10 *Naoshu* Ponto de Transporte do Úmero

Localização

No ombro, diretamente acima da extremidade posterior da fossa axilar, na depressão inferior à espinha da escápula.

Natureza

Ponto de encontro dos canais do Intestino Delgado e da Bexiga.
  Ponto do Vaso *Yang* do Caminhar (*Yang Qiao Mai*).
  Ponto do Vaso *Yang* de Conexão.

Ações

Remove obstruções do canal.

Indicações

Do no ombro e na escápula, dor no membro superior, incapacidade de levantar o ombro.

Comentários

ID-10 é outro ponto importante para a Síndrome de Obstrução Dolorosa do ombro e sempre deve ser verificado se existe dor à compressão dele quando se escolhe pontos focais. Esse ponto está localizado no trajeto tanto do Vaso *Yang* do Caminhar como do Vaso *Yang* de Conexão e aumenta, sobretudo, a mobilidade do ombro sempre que houver limitação do movimento dessa articulação (como no "ombro congelado").

No Boxe 59.11 é apresentado um resumo das funções do ponto ID-10.

Boxe 59.11 ID-10 – resumo das funções

- Remove obstruções do canal (dor no ombro e na escápula, dor no membro superior, incapacidade de levantar o ombro)
- Ponto local importante para as condições que acometem o ombro e sempre deve ser verificado se existe dor à sua compressão
- Ponto dos Vasos *Yang* do Caminhar e *Yang* de Conexão.

ID-11 *Tianzong* Antepassados Celestiais

Localização

Na escápula, na depressão no centro da fossa subescapular, a um terço da distância desde o ponto médio da margem inferior da espinha da escápula até o ângulo inferior da escápula.

Natureza

Nenhuma.

Ações

Remove obstruções do canal.
  Abre o tórax.
  Beneficia as mamas.

Indicações

Dor no ombro, dor na escápula, dor no cotovelo.

Sensação de plenitude no tórax e na parte lateral das costelas.

Edema e dor nas mamas, abscesso mamário, lactação insuficiente.

Comentários

Como os pontos ID-9 e ID-10, ID-11 é um importante ponto local para condições que acometem o ombro e a escápula e sempre deve ser examinado para verificar se é doloroso à compressão. É usado com mais frequência do que os pontos ID-9 e ID-10 e, na minha experiência, quase sempre está doloroso à compressão na Síndrome de Obstrução Dolorosa do ombro. Em minha experiência, os resultados são especialmente bons nessa condição quando é escolhido um dos pontos locais. Após a obtenção da sensação de agulhamento, uma técnica de sedação deve ser aplicada. A seguir, é aplicada moxabustão à agulha. É melhor agulhar esse ponto com o paciente sentado.

Outra característica do ponto ID-11, que o diferencia dos outros pontos do Intestino Delgado na escápula, é que influencia a parte frontal do tronco, aliviando a dor e a sensação de plenitude no tórax e na face lateral das costelas. Outra característica diferenciadora é que influencia as mamas nas mulheres, tratando dor e edema das mamas, nódulos mamários e problemas na lactação.

No Boxe 59.12 é apresentado um resumo das funções do ponto ID-11.

> **Boxe 59.12 ID-11 – resumo das funções**
>
> - Remove obstruções do canal (dor no ombro, dor na escápula, dor no cotovelo)
> - Abre o tórax (sensação de plenitude no tórax e na parte lateral das costelas)
> - Beneficia as mamas (edema e dor nas mamas, abscesso mamário, lactação insuficiente)
> - É, de modo geral, o ponto mais doloroso à compressão nas condições que acometem o ombro.

ID-12 *Bingfeng* Guarda-Vento

Localização

Na escápula, no centro da fossa supraclavicular, acima do ponto ID-11 *Tianzong*, na depressão quando o membro superior é levantado.

Natureza

Ponto de encontro dos canais do Intestino Delgado, da Vesícula Biliar, do Triplo Aquecedor e do Intestino Grosso.

Ações

Remove obstruções do canal.

Indicações

Dor no ombro e na escápula, incapacidade de levantar o membro superior, incapacidade de girar a cabeça, dor no membro superior.

Comentários

ID-12 é outro ponto local importante para as condições que acometem o ombro e sempre deve ser verificado se existe dor à palpação do mesmo.

No Boxe 59.13 é apresentado um resumo das funções do ponto ID-12.

> **Boxe 59.13 ID-12 – resumo das funções**
>
> - Remove obstruções do canal (dor no ombro e na escápula, incapacidade de levantar o membro superior, incapacidade de girar a cabeça, dor no membro superior).

ID-13 *Quyuan* Muro Curvado

Localização

Na região da escápula, na extremidade medial da fossa supraclavicular, no ponto médio entre ID-10 e o processo espinhoso da segunda vértebra torácica.

Natureza

Nenhuma.

Ações

Expele Vento.
Remove obstruções do canal.

Indicações

Síndrome de Obstrução Dolorosa (Síndrome *Bi*).
Dor no ombro e na escápula, incapacidade de elevar o membro superior.

Comentários

ID-13 é outro ponto local importante para as condições que acometem o ombro e sempre deve ser verificado se existe dor à palpação do mesmo. De modo semelhante ao ponto ID-11 *Tianzong*, esse ponto também deve ser reduzido e moxabustão deve ser aplicada à agulha depois. É melhor agulhar esse ponto com o paciente sentado.

Todavia, uma característica diferenciadora desse ponto é que consegue expelir Vento das articulações em geral e, portanto, é usado como ponto geral para a Síndrome de Obstrução Dolorosa (Síndrome *Bi*) do Vento.

No Boxe 59.14 é apresentado um resumo das funções do ponto ID-13.

> **Boxe 59.14 ID-13 – resumo das funções**
>
> - Expele Vento (Síndrome de Obstrução Dolorosa – Síndrome *Bi*)
> - Remove obstruções do canal (dor no ombro e na escápula, incapacidade de levantar o membro superior).

Nota clínica

ID-9, ID-10, ID-11, ID-12 e ID-13 são pontos importantes para tratar distúrbios do ombro e "ombro congelado", geralmente em combinação com IG-15 *Jianyu* e/ou TA-14 *Jianliao*. Esses dois pontos influenciam a articulação acromioclavicular; contudo, os distúrbios dos ombros também acometem a articulação escapuloumeral, que é afetada pelo ponto ID-13.

ID-14 *Jianwaishu* Ponto de Transporte do Lado Exterior do Ombro

Localização

No dorso, 3 *cun* lateral à margem inferior do processo espinhoso da primeira vértebra torácica.

Natureza

Nenhuma.

Ações

Expele Vento.
  Remove obstruções do canal.

Indicações

Síndrome de Obstrução Dolorosa (Síndrome *Bi*) do Vento.
  Dor no ombro e na escápula, dor no membro superior e no cotovelo, rigidez de nuca.

Comentários

Sempre que os pacientes apresentarem distúrbios nos ombros, deve ser verificado se ID-14 é doloroso à compressão.

ID-14 também é utilizado nos casos de Síndrome de Obstrução Dolorosa (Síndrome *Bi*) do Vento generalizada.

No Boxe 59.15 é apresentado um resumo das funções do ponto ID-14.

> **Boxe 59.15 ID-14 – resumo das funções**
> - Expele Vento (Síndrome de Obstrução Dolorosa – Síndrome *Bi* – do Vento)
> - Remove obstruções do canal (dor no ombro e na escápula, dor no membro superior e no cotovelo, rigidez de nuca).

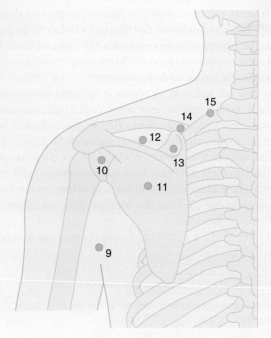

Figura 59.4 Pontos do Intestino Delgado na escápula.

ID-15 *Jianzhongshu* Ponto de Transporte do Centro do Ombro

Localização

No dorso, 2 *cun* lateral à margem inferior do processo espinhoso da sétima vértebra cervical.

Natureza

Nenhuma.

Ações

Promove a descida do *Qi* do Pulmão.
  Remove obstruções do canal.

Indicações

Tosse, expectoração de sangue.
  Dor no ombro e na escápula.

Comentários

As indicações desse ponto são iguais às dos dois pontos descritos anteriormente. Todavia, esse ponto é um pouco menos importante como ponto local e é menos frequentemente doloroso à compressão.

A Figura 59,4 ilustra a localização dos pontos do Intestino Delgado na escápula. No Boxe 59.16 é apresentado um resumo das funções do ponto ID-15.

> **Boxe 59.16 ID-15 – resumo das funções**
> - Promove a descida do *Qi* do Pulmão (tosse, expectoração de sangue)
> - Remove obstruções do canal (dor no ombro e na escápula).

ID-16 *Tianchuang* Janela do Céu

Localização

Na margem posterior do músculo esternocleidomastóideo, posterior ao ponto ID-18 *Futu*, no mesmo nível do pomo de Adão.

Natureza

Ponto Janela do Céu.

Ações

Subjuga o *Qi* rebelde.
  Extingue Vento interno.
  Acalma a Mente.
  Beneficia as orelhas.

Indicações

Sensação de calor na face, dor na bochecha.
  Perda da voz em decorrência de golpe de Vento, dentes cerrados, cefaleia.
  Comportamento maníaco, depressão maníaca, "conversa com espíritos".
  Surdez, tinido, otalgia.

Comentários

ID-16 é um dos pontos Janela do Céu e, como tal, subjuga o *Qi* rebelde da cabeça, regula a ascensão e a descida do *Qi* da cabeça e acalma a Mente.

Em minha experiência, esse ponto exerce importante efeito mental relacionado em parte com o fato de ser um ponto do Intestino Delgado e em parte com o fato de ser um ponto Janela do Céu. O equivalente psíquico da ação física do Intestino Delgado de separação de fluidos puros dos impuros é a capacidade de discriminar claramente questões. Como já foi mencionado, ID-5 também exerce esse efeito de estimular a capacidade de discriminação. ID-16 exerce o mesmo efeito, mas este é mais forte graças ao fato de ser um ponto Janela do Céu. Por conseguinte, eu uso ID-16 quando a pessoa apresenta confusão mental, não consegue fazer escolhas corretas e está deprimida.

No Boxe 59.17 é apresentado um resumo das funções do ponto ID-16.

Boxe 59.17 ID-16 – resumo das funções

- Subjuga o *Qi* rebelde (sensação de calor na face, dor na bochecha)
- Extingue Vento interno (perda da voz em decorrência de golpe de Vento, dentes cerrados, cefaleia)
- Acalma a Mente (comportamento maníaco, depressão maníaca, "conversa com espíritos")
- Beneficia as orelhas (surdez, tinido, otalgia)
- Facilita a capacidade de discriminação da Mente.

ID-17 *Tianrong* Aparência Celestial

Localização

Na face lateral do pescoço, posterior ao ângulo da mandíbula, na depressão na margem anterior do músculo esternocleidomastóideo.

Natureza

Ponto Janela do Céu.

Ações

Subjuga o *Qi* rebelde.
Resolve Umidade.
Expele Calor Tóxico.
Beneficia as orelhas.

Indicações

Dispneia, sibilos, tosse, vômitos.
Bócio, escrófula do pescoço, edema e dor no pescoço.
Parotidite, tonsilite.
Tinido, surdez.

Comentários

ID-17 resolve Umidade externa ou interna, sendo indicado no tratamento no aumento dos linfonodos cervicais e bócio. Também resolve Calor Tóxico na parotidite (caxumba) e tonsilite.

No Boxe 59.18 é apresentado um resumo das funções do ponto ID-17.

Boxe 59.18 ID-17 – resumo das funções

- Subjuga o *Qi* rebelde (dispneia, sibilos, tosse, vômitos)
- Resolve Umidade (bócio, escrófula do pescoço, edema e dor no pescoço)
- Expele Calor Tóxico (parotidite, tonsilite)
- Beneficia as orelhas (tinido, surdez).

ID-18 *Quanliao* Fenda Zigomática

Localização

Na face, diretamente abaixo do canto externo do olho, na depressão na margem inferior do osso zigomático.

Natureza

Ponto de encontro dos canais do Intestino Delgado e do Triplo Aquecedor
Ponto de encontro dos três canais musculotendíneos *Yang* do membro inferior.

Ações

Expele Vento.
Elimina Vento e resolve edema.

Indicações

Desvio do olho e da boca, movimentos espasmódicos das pálpebras.
Dor facial, tumefação da bochecha, abscesso palpebral, rubor facial.

Comentários

ID-18 é um importante ponto local para tratamento da dor facial, tique ou neuralgia do trigêmeo e todas as manifestações de Vento na face.

No Boxe 59.19 é apresentado um resumo das funções do ponto ID-18.

Boxe 59.19 ID-18 – resumo das funções

- Expele Vento (desvio do olho e da boca, movimentos espasmódicos das pálpebras)
- Limpa Calor e resolve edema (dor facial, tumefação da bochecha, abscesso palpebral, rubor facial).

ID-19 *Tinggong* Palácio da Audição

Localização

Na região da face, anterior ao trago e posterior ao processo condiloide da mandíbula, na depressão formada quando a boca está aberta.

Natureza

Ponto de encontro dos canais do Intestino Delgado, da Vesícula Biliar e do Triplo Aquecedor.

Ações

Beneficia as orelhas.

Indicações

Tinido, surdez, secreção otológica, otalgia, prurido no meato acústico.

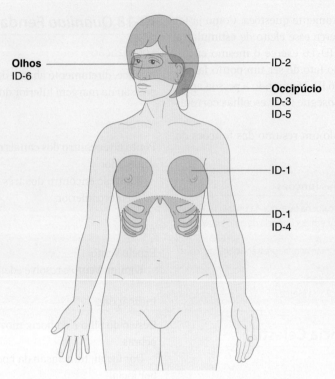

Figura 59.5 Áreas-alvo dos pontos do canal do Intestino Delgado.

Comentários

ID-19 é um ponto local importante e frequentemente usado para tinido e surdez. É indicado especialmente para tinido e surdez do tipo Deficiência, sobretudo se associados a deficiência do *Qi* do Pulmão e do Coração. Com frequência é associado com o ponto TA-17 *Yifeng* para combinar um ponto na frente e outro atrás da orelha para estimular o movimento do *Qi* na orelha.

No Boxe 59.20 é apresentado um resumo das funções do ponto ID-19.

A Figura 59.5 ilustra as áreas-alvo dos pontos do Intestino Delgado.

Boxe 59.20 ID-19 – resumo das funções

- Beneficia as orelhas (tinido, surdez, secreção otológica, otalgia, prurido no meato acústico).

SEÇÃO 2 · PARTE 7

Canal da Bexiga 60

Trajeto do canal principal, 783

Trajeto do canal de Conexão, 783

B-1 *Jingming* Brilho dos Olhos, 784

B-2 *Zanzhu* (ou *Cuanzhu*) União do Bambu, 785

B-5 *Wuchu* Quinto Lugar, 785

B-7 *Tongtian* Conexão Celestial, 786

B-9 *Yuzhen* Travesseiro de Jade, 786

B-10 *Tianzhu* Pilar Celestial, 786

B-11 *Dazhu* Grande Lançadeira, 787

B-12 *Fengmen* Porta do Vento, 788

B-13 *Feishu* Ponto *Shu* Dorsal do Pulmão, 789

B-14 *Jueyinshu* Ponto *Shu* Dorsal do Terminal *Yin,* 790

B-15 *Xinshu* Ponto *Shu* Dorsal do Coração, 790

B-16 *Dushu* Ponto *Shu* Dorsal do Vaso Governador, 791

B-17 *Geshu* Ponto *Shu* Dorsal do Diafragma, 791

B-18 *Ganshu* Ponto *Shu* Dorsal do Fígado, 792

B-19 *Danshu* Ponto *Shu* Dorsal da Vesícula Biliar, 792

B-20 *Pishu* Ponto *Shu* Dorsal do Baço, 793

B-21 *Weishu* Ponto *Shu* Dorsal do Estômago, 794

B-22 *Sanjiaoshu* Ponto *Shu* Dorsal do Triplo Aquecedor, 794

B-23 *Shenshu* Ponto *Shu* Dorsal do Rim, 795

B-24 *Qihaishu* Ponto *Shu* Dorsal do Mar de *Qi,* 796

B-25 *Dachangshu* Ponto *Shu* Dorsal do Intestino Grosso, 797

B-26 *Guanyuanshu* Ponto *Shu* Dorsal do Portão Original, 797

B-27 *Xiaochangshu* Ponto *Shu* Dorsal do Intestino Delgado, 797

B-28 *Pangguangshu* Ponto *Shu* Dorsal da Bexiga, 798

B-30 *Baihuanshu* Ponto *Shu* do Anel Branco, 798

B-32 *Ciliao* Segundo Orifício, 799

B-36 *Chengfu* Recebendo Suporte, 799

B-37 *Yinmen* Porta Imensa, 799

B-39 *Weiyang* Sustentando *Yang,* 800

B-40 *Weizhong* Sustentando o Centro, 800

B-42 *Pohu* Janela da Alma Corpórea, 800

B-43 *Gaohuangshu* (ou *Gaohuang*) Membrana Grossa Ponto *Shu* da Área entre Coração e Pericárdio, 801

B-44 *Shentang* Saguão da Mente, 802

B-47 *Hunmen* Portal da Alma Etérea, 802

B-49 *Yishe* Residência do Intelecto, 803

B-51 *Huangmen* Portal do Gaohuang, 803

B-52 *Zhishi* Residência da Força de Vontade, 804

B-53 *Baohuang* Vitalidade da Bexiga, 805

B-54 *Zhibian* Margem Ínfima, 805

B-57 *Chengshan* Sustentando a Montanha, 806

B-58 *Feiyang* Voando para Cima, 806

BL59 *Fuyang* Yang do Dorso do Pé, 806

B-60 *Kunlun* Montanhas Kunlun, 807

B-62 *Shenmai* Nono Canal, 807

B-63 *Jinmen* Portão de Ouro, 808

B-64 *Jinggu* Osso Capital, 808

B-65 *Shugu* Osso de Ligação, 809

B-66 *Tonggu* Atravessando o Vale, 809

B-67 *Zhiyin* Alcançando o *Yin,* 810

Notas, 810

▶ Trajeto do canal principal

O canal da Bexiga começa no ângulo interno do olho, sobe pela fronte e reúne-se ao Vaso Governador (*Du Mai*) no ponto VG-20 *Baihui*. Desse ponto, um ramo dirige-se à têmpora. A partir do vértice, o canal entra no cérebro e depois emerge novamente na região posterior do pescoço (nuca). Dessa área, o canal da Bexiga desce pelo occipício e percorre todo seu trajeto até a região lombar. A partir da região lombar, o canal entra no rim e na bexiga.

Outro ramo originado do occipício desce pelo dorso ao longo da superfície medial da escápula, desce de volta até o glúteo e a fossa poplítea. Nessa região, ele encontra-se com o ramo descrito antes e ambos se estendem ao longo da superfície posterior da perna até a extremidade da superfície lateral do quinto pododáctilo, onde se reúnem com o canal do Rim (Figura 60.1).

▶ Trajeto do canal de Conexão

O canal de Conexão da Bexiga separa-se no ponto B-58 *Feiyang* na perna e desce até se conectar com o canal do Rim (Figura 60.2).

O Boxe 60.1 apresenta um resumo dos pontos da Bexiga.

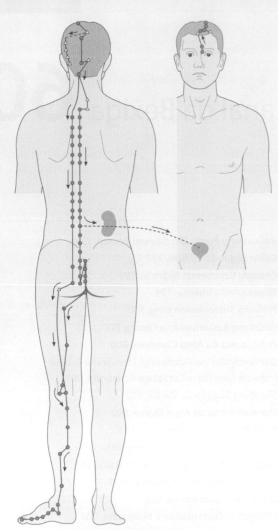

Figura 60.1 Canal principal da Bexiga.

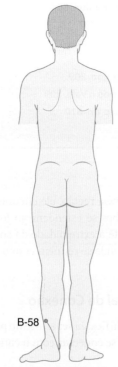

Figura 60.2 Canal de Conexão da Bexiga.

> **Boxe 60.1 Visão geral dos pontos da Bexiga**
> - Afetam a perna, o ânus, a região dorsal, a bexiga, o pescoço, a cabeça e o cérebro
> - Tratam dores lombares
> - Afetam o olho
> - Expelem Vento externo
> - Extinguem Vento interno
> - Afetam todos os Órgãos Internos por meio dos pontos *Shu* Dorsais.

B-1 *Jingming* Brilho dos Olhos

Localização

Na face – na depressão acima do ângulo interno, próximo da borda medial da órbita.

Natureza

Ponto dos Vasos *Yin* e *Yang* do Calcanhar (*Vasos Yin* e *Yang do Calcanhar*)

Ponto de encontro da Bexiga, Intestino Delgado, Estômago, Vesícula Biliar e Triplo Aquecedor.

Ações

Expele Vento.
    Limpa Calor.
    Suprime prurido.
    Controla os olhos.

Indicações

Lacrimejamento com exposição ao vento; aversão ao frio, febre, cefaleia.

Eritema, edema e dor nos olhos; eritema e prurido no ângulo interno do olho.

Visão turva, redução da visão noturna, miopia, doenças oculares por Deficiência Nutricional da Infância.

Comentários

Sem dúvida, o ponto B-1 é utilizado principalmente para tratar doenças oculares, tanto as de natureza exterior quanto interior.

Com esse ponto, pode-se expelir Vento e limpar Calor, o que significa que ele pode tratar problemas oculares causados por Vento-Calor, inclusive conjuntivite e secreção ocular. Além disso, esse ponto pode limpar Calor interno e, deste modo, ajuda a tratar problemas oculares causados por Fogo de Fígado, inclusive hiperemia, dor, congestão e ressecamento dos olhos. Esse ponto suprime a dor e o prurido oculares causados por Calor.

B-1 é um ponto no qual o *Qi* entra no *Yin* à noite e sai de manhã: ele está conectado com a circulação do *Qi* Defensivo (*Wei Qi*) durante as 24 horas, circulando nos três órgãos *Yang* (*Yang* maior, *Yang* Menor e *Yang* Brilhante) durante o dia e nos cinco órgãos *Yin* (Rim, Coração, Pulmão, Fígado e Baço) durante a noite. Por essa razão, esse ponto funciona como uma passagem ou portão entre *Yin* e *Yang* e, deste modo, é um ponto dinâmico. Em razão de sua função como portão entre *Yin* e *Yang* na circulação circadiana do *Qi* Defensivo, esse ponto pode ser usado para tratar insônia ou sonolência. Por essa razão, o ponto B-1 pode ser combinado com os pontos de abertura dos Vasos *Yin* e *Yang* do Calcanhar (*Yin Qiao Mai* e *Yang Qiao Mai*) para tratar insônia.

Como está explicado no Capítulo 52, o Vaso *Yin* do Calcanhar transporta *Yin Qi* aos olhos, enquanto o Vaso *Yang* do Calcanhar transporta *Yang Qi* a esses órgãos. Quando *Yang* está em excesso, os olhos permanecem abertos e o paciente acha difícil adormecer. Nesse caso, o médico pode tonificar o ponto R-6 *Zhaohai* para estimular o Vaso *Yin* do Calcanhar, sedar o ponto B-62 *Shenmai* para drenar o Vaso *Yang* do Calcanhar e aplicar uma agulha no ponto B-1 com método neutro. A agulha aplicada no ponto B-1 fecha o círculo entre os Vasos *Yin* e *Yang* do Calcanhar e permite reequilibrar o *Yin* e o *Yang* dos olhos. Nos casos de sonolência, o médico deve sedar o ponto R-6 *Zhaohai*, tonificar o ponto B-62 *Shenmai* e estimular o ponto B-1 *Jingming* com método neutro. A regulação e a permuta de *Yin* e *Yang* nesse ponto ocorrem por meio dos Vasos *Yin* e *Yang* do Calcanhar, que convergem para esse ponto (ver Figura 53.14, no Capítulo 53).

Como esse ponto é a convergência de muitos canais *Yang* (na verdade, todos eles, com exceção do canal do Intestino Grosso), como também acontece com o ponto VG-14 *Dazhui*, ele pode ser usado para limpar Calor existente em grande variedade de doenças oculares (como hiperemia, edema e dor nos olhos), ou estimular a ascensão do *Yang* puro aos olhos para tratar sintomas como visão turva.

O Boxe 60.2 resume as funções do ponto B-1.

Boxe 60.2 B-1 – resumo das funções

- Expele Vento (lacrimejamento depois da exposição ao vento, aversão ao frio/febre, cefaleia)
- Limpa Calor (eritema, edema e dor nos olhos; hiperemia e prurido no ângulo interno do olho)
- Suprime prurido
- Controla os olhos (visão turva, redução da visão noturna, miopia).

B-2 *Zanzhu* (ou *Cuanzhu*) União do Bambu

Localização

Acima do ângulo interno do olho, em uma depressão existente no supercílio, próximo da extremidade medial.

Natureza

Nenhuma.

Ações

Expele Vento.
   Limpa Calor.
   Controla os olhos.
   Subjuga o *Yang* do Fígado.

Indicações

Eritema, edema e dor oculares; prurido ocular; epilepsia; tremores das pálpebras; lacrimejamento excessivo; dor causada por hemorroidas.

   Visão turva, tontura, redução da visão noturna, névoa à frente dos olhos.

Cefaleia, tontura, dor no supercílio, sangramento nasal, dor facial, dor na região malar.

Comentários

Esse é um ponto local importante para os olhos. Primeiramente, ele expele Vento externo da face e remove obstruções do canal: isto significa que pode ser usado para tratar paralisia facial, tiques faciais e neuralgia do trigêmeo – todos problemas causados pelo Vento afetando os canais da face.

Esse ponto equilibra os olhos e controla o *Qi* do Fígado, mas apenas localmente em relação com a função do Fígado de nutrir os olhos e com as cefaleias. Por essa razão, esse ponto pode ser usado para tratar qualquer padrão do Fígado que afete os olhos, inclusive "manchas flutuantes" diante dos olhos, eritema ocular, visão turva e cefaleias persistentes ao redor ou "atrás" dos olhos.

O Boxe 60.3 resume as funções do ponto B-2.

Boxe 60.3 B-2 – resumo das funções

- Expele Vento (eritema, edema e dor nos olhos; prurido ocular; epilepsia; tremores das pálpebras; lacrimejamento excessivo; dor causada por hemorroidas)
- Limpa Calor
- Controla os olhos (visão turva, tontura, redução da visão noturna, névoa diante dos olhos)
- Controla o *Qi* do Fígado (cefaleia, tontura, dor no supercílio, sangramento nasal, dor facial, dor na região malar).

B-5 *Wuchu* Quinto Lugar

Localização

A 0,5 *cun* em posição diretamente posterior ao ponto B-4 *Quhai*, a 1 *cun* adentro da linha anterior do couro cabeludo e a 1,5 *cun* em posição lateral ao ponto VG-23 *Shangxing*.

Natureza

Nenhuma.

Ações

Extingue Vento interno a controla o *Qi* do Fígado.

Indicações

Rigidez da coluna vertebral, opistótono, epilepsia, tetania, vertigem, cefaleia, tontura e dor ocular.

Comentários

B-5 é um ponto local usado para extinguir Vento interno afetando o Vaso Governador. Esse ponto é usado para tratar epilepsia, convulsões ou rigidez da coluna vertebral das crianças durante uma doença febril.

Também é usado como ponto local para tratar cefaleias causadas pela ascensão de *Yang* do Fígado.

O Boxe 60.4 resume as funções do ponto B-5.

Boxe 60.4 B-5 – resumo das funções

- Extingue Vento interno e controla o *Qi* do Fígado (rigidez da coluna vertebral, opistótono, epilepsia, tetania, vertigem, cefaleia, tontura e dor ocular).

B-7 *Tongtian* Conexão Celestial

Localização

A 1,5 *cun* em posição posterior ao ponto B-6 *Chengguang* e a 4 *cun* adentro da linha anterior do couro cabeludo e a 1,5 *cun* em posição lateral à linha média.

Natureza

Nenhuma.

Ações

Extingue Vento e controla o *Yang* do Fígado.
 Beneficia o nariz.

Indicações

Cefaleia, desvios do olho e da comissura labial, rigidez cervical, sensação de peso na cabeça, perda da consciência.
 Congestão nasal e coriza, perda do sentido do olfato, sangramento nasal, feridas do nariz.

Comentários

B-7 é um ponto local importante porque extingue Vento interno da cabeça. Esse ponto pode ser usado para tratar cefaleia grave ou paralisia facial, bem como tontura e vertigem. B-7 é especialmente importante como ponto local para tratar cefaleias localizadas no vértice da cabeça quando se originam da ascensão de *Yang* do Fígado ou do Vento de Fígado, assim como da deficiência de Sangue do Fígado.

Ele também é usado como ponto local para extinguir Vento interno, que pode acarretar convulsões e perda da consciência.

Esse ponto também afeta o nariz e, nos casos de rinite, pode ser usado para secar o nariz.

O Boxe 60.5 resume as funções do ponto B-7.

Boxe 60.5 B-7 – resumo das funções

- Extingue Vento e controla o *Yang* do Fígado (cefaleia, desvios dos olhos e da comissura labial, rigidez cervical, sensação de peso na cabeça, perda da consciência)
- Beneficia o nariz (congestão nasal e coriza, perda do sentido do olfato, sangramento nasal, feridas do nariz).

B-9 *Yuzhen* Travesseiro de Jade

Localização

Na superfície posterior da cabeça, a 2,5 *cun* acima da linha posterior do couro cabeludo, a 1,3 *cun* em posição lateral à linha média, no mesmo nível da borda superior da protuberância occipital externa.

Natureza

Nenhuma.

Ações

Subjuga o *Yang* do Fígado.
 Controla os olhos.
 Expele Vento externo.
 Extingue Vento interno.
 Abre os orifícios da Mente.

Indicações

Cefaleia occipital, tontura, dor cervical com incapacidade de virar a cabeça, sensação de peso na cabeça, rubor facial.
 Dor ocular, miopia.
 Aversão ao frio, febre, dores no corpo.
 Epilepsia, perda da consciência.
 Comportamento maníaco.

Comentários

B-9 é um ponto local importante para tratar cefaleias causadas pela ascensão do *Yang* do Fígado, especialmente quando – além de causar cefaleia – acarreta rigidez e dor acentuadas no pescoço.

O Boxe 60.6 resume as funções do ponto B-9.

Boxe 60.6 B-9 – resumo das funções

- Subjuga o *Yang* do Fígado (cefaleia occipital, tontura, dor cervical com incapacidade de virar a cabeça, sensação de peso na cabeça, eritema ocular)
- Controla os olhos (dor ocular, miopia)
- Expele Vento externo (aversão ao frio, febre, dores no corpo)
- Extingue Vento interno (epilepsia, perda da consciência)
- Abre os orifícios da Mente (comportamento maníaco).

B-10 *Tianzhu* Pilar Celestial

Localização

Na superfície lateral do músculo trapézio, a 1,3 *cun* em posição lateral ao ponto VG-15 *Yamen*.

Natureza

Janela do Céu.

Ações

Extingue Vento e controla o *Yang* do Fígado.
 Expele Vento externo.
 Fortalece os canais do *Yang* maior.
 Limpa o cérebro.
 Abre os orifícios dos sentidos.
 Remove obstruções do canal.
 Abre os orifícios da Mente.

Indicações

Tontura, cãibras musculares, rigidez do pescoço com incapacidade de virar a cabeça, cefaleia, sensação de peso na cabeça, epilepsia.

Aversão ao frio, febre, dores no corpo.

Incapacidade de sustentar o peso do corpo sobre as pernas, pernas bambas, pernas fracas que não conseguem sustentar o corpo.

Confusão mental, dificuldade de concentrar-se e memória fraca.

Dor e eritema oculares, visão turva, lacrimejamento, dificuldade de falar, congestão nasal, perda do sentido do olfato.

Dor no corpo, dores no ombro e no dorso.

Comportamento maníaco, fala incessantemente, "vê espíritos".

Comentários

O Intestino Delgado e a Bexiga fazem parte do *Yang* Maior, que se abre no Exterior. Dentre os três órgãos *Yang*, os canais do *Yang* Maior são os mais *Yang* ou "mais externos"; além disto, a região situada na parte superior do corpo (p. ex., occipício) é ainda mais *Yang* em comparação, por exemplo, com a parte inferior do canal da Bexiga. Isso tem duas implicações principais. Por um lado, isso significa que os pontos dessa área são *Yang* por natureza e, por esta razão, podem ser usados para tonificar o *Yang* ("incapacidade de sustentar o peso do corpo") ou expelir fatores patogênicos *Yang* como o Vento (epilepsia, rigidez cervical).

Por outro lado, porque é *Yang* e está localizada na parte superior do corpo, essa área é afetada pelo *Qi* rebelde quando flui para cima e os pontos dessa região podem ser usados para controlar o *Qi* rebelde (tontura, cefaleia). Por ser de natureza *Yang*, em razão de sua polaridade e posição no canal, o ponto B-10 trata as condições de excesso de *Yang*, que causam transtornos mentais ("fala incessantemente, vê espíritos, comportamento maníaco"). Como está situado no ponto de intercessão do occipício e atua como um portão para o *Yang Qi*, o ponto B-10 restabelece o equilíbrio entre os fluxos de entrada e saída do *Yang* e pode ser ativado quando há excesso de *Yang* acima e deficiência de *Yang* abaixo ("pernas bambas, pernas fracas que não conseguem sustentar o corpo").

B-10 é um ponto importante para expelir Vento externo e interno na cabeça e é um dos pontos locais principais para tratar cefaleia occipital ou do topo da cabeça, independentemente de sua causa. Esse ponto pode ser usado para expelir Vento externo nos casos de rigidez cervical e cefaleia causadas por invasões de Vento-Frio.

O ponto B-10 pode extinguir Vento interno e, neste sentido, é usado principalmente para tratar cefaleias occipitais causadas por ascensão de Vento de Fígado. Entretanto, ele pode ser usado para tratar praticamente todos os tipos de cefaleia occipital.

Como B-10 está localizado em uma área na qual o canal da Bexiga e o Sistema Ocular emergem do cérebro, esse ponto pode ser usado para limpar o cérebro e estimular a memória e a concentração.

O ponto B-10 tem efeitos especiais nos olhos e é usado para beneficiar a visão, especialmente quando a visão de perto está reduzida em consequência da deficiência do Rim.

Por fim, B-10 pode ser usado como ponto distal para tratar dores lombares agudas. Em geral, esse ponto é estimulado com agulha, primeiramente pelo método de sedação enquanto o paciente (de pé) inclina suavemente seu corpo para frente e para trás. Depois de alguns minutos nessa posição, o paciente deita-se e os pontos locais são ativados na região lombar.

Como um dos pontos da Janela do Céu, o ponto B-10 regula a ascensão e a descensão do *Qi* na cabeça e controla o *Qi* rebelde: esta é outra razão por que esse é um dos pontos principais para tratar cefaleias causadas por ascensão de *Yang* do Fígado e problemas mental–emocionais.

O Boxe 60.7 resume as funções do ponto B-10.

Boxe 60.7 B-10 – resumo das funções

- Extingue Vento e controla o *Yang* do Fígado (tontura, câibras musculares, rigidez cervical com incapacidade de virar a cabeça, cefaleia, sensação de peso na cabeça, epilepsia)
- Expele Vento externo (aversão ao frio, febre, dores no corpo)
- Fortalece os canais do *Yang* Maior (incapacidade de sustentar o peso do corpo sobre as pernas, pernas bambas, pernas fracas que não conseguem sustentar o corpo)
- Limpa o cérebro (confusão mental, dificuldade de concentrar-se, memória fraca)
- Abre os orifícios dos sentidos (dor e eritema oculares, visão turva, lacrimejamento, dificuldade de falar, congestão nasal, perda do olfato)
- Remove obstruções do canal (dor no corpo, dores no ombro e no dorso)
- Abre os orifícios da Mente (comportamento maníaco, fala incessantemente, "vê espíritos").

B-11 *Dazhu* Grande Lançadeira

Localização

No dorso, a 1,5 *cun* em posição lateral à borda inferior do processo espinhoso da primeira vértebra torácica.

Natureza

Ponto Mar de Sangue.

Ponto Mestre (*Hui*) dos Ossos.

Ponto de encontro dos canais da Bexiga, Intestino Delgado, Triplo Aquecedor e Vesícula Biliar.

Ações

Nutre o Sangue.

Expele Vento externo.

Subjuga o *Yang* do Fígado.

Fortalece os ossos.

Restabelece a descensão do *Qi* do Pulmão.

Indicações

Doenças do sangue, anemia.

Aversão ao frio, febre, invasões de Vento, rinite crônica, propensão a contrair resfriados.

Cefaleia, tontura, visão turva.

Doenças ósseas, rigidez do pescoço e da coluna vertebral, dores no dorso e na escápula, dor lombar, colapso, incapacidade de ficar de pé por períodos longos.

Tosse, sensação de congestão no peito, dispneia.

Comentários

O ponto B-11 tem três áreas de influência principais. Primeiramente, ele é um ponto Mar de Sangue e pode ser usado para nutrir o Sangue, mas não em sentido geral. Esse ponto tonifica principalmente o Sangue da superfície do corpo, principalmente no espaço entre a pele e os músculos (*cou li*). Por essa razão, além de expelir Vento (ver adiante), esse ponto pode ser usado para evitar invasões de Vento porque "reforça" o espaço entre a pele e os músculos por meio da tonificação do Sangue dessa área. Em razão dessa ação, esse ponto também pode ser usado para tratar alergias, inclusive rinite alérgica.

Nesse aspecto, a ação desse ponto é semelhante à da fórmula fitoterápica *Gui Zhi Tang* (*Decocção de Ramulus Cinnamomi*): isto é, eles fortalecem o *Qi* Nutritivo e expelem Vento. Para tonificar o Sangue, o ponto B-10 deve ser estimulado por agulha com método de tonificação ou cones de moxa aplicados diretamente. Outra indicação dessa função específica é tratar dor muscular generalizada (síndrome de Obstrução Dolorosa causada por Vento). Esse ponto ajuda a nutrir o Sangue e, deste modo, fortalece o *Qi* Nutritivo de forma a expulsar o fator patogênico.

Quanto ao fato de que esse ponto é Mar de Sangue, B-11 também está relacionado com o Vaso Penetrador (*Chong Mai*), porque esse vaso é o Mar de Sangue. Na verdade, no Capítulo 33 do *Eixo Espiritual*, encontramos que: "*O Vaso Penetrador é o Mar de Sangue e seu ponto superior é B-11 Dazhu e seus pontos inferiores são E-37 Shangjuxu e E-39 Xiajuxu.*"[1] Nessa perspectiva, esse ponto pode ser usado para afetar o Mar de Sangue do Vaso Penetrador e trata especificamente o Sangue das partes externas ("rinite crônica, propensão a contrair resfriados") e as partes superiores do corpo ("tontura, visão turva").

Em segundo lugar, como o ponto B-11 está perto de B-12 *Fengmen* (que expele Vento), ele também descreve movimentos para fora e expele Vento externo; essa ação também está relacionada em parte com o fato de que o Vaso Governador emite um ramo para esse ponto. Por essa razão, o ponto B-11 libera o Exterior e expele Vento externo (semelhante à ação do ponto B-12 *Fengmen*) e pode ser usado nos estágios iniciais dos ataques de Vento-Frio ou Vento-Calor externo. Nesse caso, o ponto deve ser estimulado por agulha com método de sedação ou com ventosas.

Em terceiro lugar, B-11 é o ponto Mestre dos Ossos e pode nutri-los. Por essa razão, esse ponto é usado para promover a formação óssea das crianças e evitar degeneração óssea dos idosos, ou para tratar deformidades ósseas causadas por artrite crônica (Síndrome de Obstrução Dolorosa dos Ossos, ou Síndrome *Bi*).

O ponto B-11 também pode ser usado para estimular a descensão do *Qi*, especialmente do *Qi* do Pulmão, principalmente nos estágios iniciais da invasão de Vento, quando o fator patogênico está no Exterior.

O termo "lançadeira" é uma referência à coluna vertebral, que se assemelha à lançadeira de um tear. Outro nome usado para descrever esse ponto é *Dashu*, no qual *shu* é o mesmo caractere que aparece nos pontos *Shu* Dorsais. Desse modo, nesse sentido, o nome desse ponto poderia ser traduzido como "grande ponto *Shu* Dorsal" e isto é uma referência ao fato de que esse ponto é o primeiro e o mais alto dentre os pontos *Shu* Dorsais. Esse nome também pode ser uma referência ao fato de que esse ponto influencia todos os cinco órgãos *Yin* e os seis órgãos *Yang*, também porque é o ponto Mestre dos Ossos e o ponto Mar de Sangue. Outros nomes utilizados são *Beishu* (i. e., ponto *Shu* Dorsal) e *Bailao* (i. e., "100 fadigas"), este último uma referência ao fato de que ele é um ponto Mar de Sangue e o ponto Mestre dos ossos e que é utilizado para tratar doenças causadas por esgotamento.

Os nomes alternativos desse ponto ressaltam algumas de suas funções. O fato de que também é conhecido como *Beishu*, isto é, ponto *Shu* Dorsal, indica que ele controla todos os pontos *Shu* Dorsais e fortalece as costas ("doenças ósseas").

Nessa perspectiva, porque controla o Sangue e os Ossos, o ponto B-11 é semelhante à estrutura do corpo (armadura ou couraça).

O outro nome – *Bailao* ("100 fadigas") – indica o uso desse ponto com o intuito de tonificar pacientes com deficiência crônica de Sangue ou *Yin*, especialmente quando se caracteriza por Deficiência embaixo ("tontura, visão turva, colapso, incapacidade de ficar de pé por muito tempo").

O Boxe 60.8 resume as funções do ponto B-11.

> ### Boxe 60.8 B-11 – resumo das funções
>
> - Nutre o Sangue (doenças do Sangue, anemia)
> - Nutre o Sangue das partes externas ("rinite crônica, propensão a contrair resfriados") e das partes superiores do corpo ("tontura, visão turva")
> - Expele Vento externo (aversão ao frio, febre, invasões de Vento)
> - Subjuga o *Yang* do Fígado (cefaleia, tontura, visão turva)
> - Fortalece os ossos (doenças ósseas, rigidez do pescoço e da coluna vertebral, dores no dorso e na escápula, dor lombar)
> - Restabelece a descensão do *Qi* do Pulmão (tosse, sensação de congestão do peito, dispneia).

B-12 *Fengmen* Porta do Vento

Localização

A 1,5 *cun* em posição lateral à borda inferior do processo espinhoso de T2.

Natureza

Ponto de encontro do canal da Bexiga com o Vaso Governador.

Ações

Expele Vento externo.

Regula o *Qi* Nutritivo (*Ying*) e o *Qi* Defensivo (*Wei*) e consolida o espaço entre a pele e os músculos.

Estimula a difusão e a descensão do *Qi* do Pulmão.

Fortalece o dorso.

Beneficia o nariz.

Indicações

Aversão ao frio, febre, cefaleia occipital e rigidez do pescoço causadas por invasão de Vento.

Estado de relaxamento excessivo do espaço entre a pele e os músculos, propensão a contrair resfriados, secar secreção nasal líquida.

Tosse, inclusive com expectoração de sangue, dispneia, espirros, rinite alérgica.

Dor lombar, rigidez cervical.

Urticária no dorso, carbúnculos no dorso.

Secreção nasal abundante, congestão nasal, epistaxe.

Comentários

B-12 é o ponto principal a ser usado nos estágios muito iniciais das invasões de Vento-Frio ou Vento-Calor externo; a dispersão desse ponto libera o Exterior, alivia os sintomas do exterior (congestão nasal, espirros, aversão ao frio, dores no corpo e cefaleia) e expele Vento. Esse ponto é extremamente eficaz, principalmente quando é estimulado por ventosas. Quando é sedado ou tonificado por ventosas nesses casos, ele estimula a difusão do *Qi* do Pulmão: ou seja, espalha o *Qi* Defensivo para todo o espaço entre a pele e os músculos de forma a combater o fator patogênico.

O ponto B-12 também pode ser estimulado por agulha com método neutro para regular o *Qi* Nutritivo e o *Qi* Defensivo: isto é, nas invasões de Vento-Frio externo com predomínio de Vento resultando em transpiração suave (ver Capítulo 44).

Pela mesma razão, o ponto B-12 consolida o espaço entre a pele e os músculos quando ele está em um estado muito "relaxado", isto é, os poros estão abertos. O *Qi* Defensivo está fraco e, consequentemente, o indivíduo tem propensão a sofrer invasão de Vento externo.

Como esse ponto estimula a difusão do *Qi* do Pulmão, beneficia o nariz e expele Vento, ele é usado frequentemente para tratar rinite alérgica crônica com espirros e secreção nasal líquida profusa e clara. Nessas duas condições o ponto B-12 é combinado com os pontos que tonificam o *Qi*, inclusive B-13 *Feishu*, E-36 *Zusanli* e VC-6 *Qihai* – todos ativados por agulha com método de tonificação.

Uma indicação especial desse ponto é para tratar doenças cutâneas localizadas nas costas. Essa função está relacionada com as duas ações desse ponto: afetar o dorso e expelir Vento.

O Boxe 60.9 resume as funções do ponto B-12.

Boxe 60.9 B-12 – resumo das funções

- Expele Vento externo (aversão ao frio, febre, cefaleia occipital e rigidez cervical causadas pela invasão de Vento)
- Regula o *Qi* Nutritivo e o *Qi* Defensivo e consolida o espaço entre a pele e os músculos (estado de relaxamento excessivo do espaço entre a pele e os músculos, propensão a contrair resfriados, secreção nasal líquida e clara)
- Estimula a difusão e a descensão do *Qi* do Pulmão (tosse, tosse com expectoração de sangue, dispneia, espirros, rinite alérgica)
- Fortalece as costas (dor lombar, rigidez cervical)
- Beneficia o nariz (secreção nasal abundante, congestão nasal, epistaxe)
- Melhor ponto para expelir Vento externo quando é usado com ventosa.

B-13 *Feishu* Ponto *Shu* Dorsal do Pulmão

Localização

A 1,5 *cun* em posição lateral à borda inferior do processo espinhoso de T3.

Natureza

Ponto *Shu* Dorsal do Pulmão.

Ações

Estimula a difusão e a descensão do *Qi* do Pulmão.
Expele Vento externo.
Regula o *Qi* Nutritivo e o *Qi* Defensivo.
Tonifica o *Qi* do Pulmão e nutre o *Yin* do Pulmão.
Limpa Calor.
Acalma a Mente.

Indicações

Tosse, sibilos, dispneia, congestão no peito, tosse persistente das crianças, dor torácica (associada aos padrões do Pulmão), expectoração de muco.
Aversão ao frio, febre, tosse e espirros.

Deficiência de *Qi* do Pulmão, tuberculose, "enfraquecimento dos ossos", sudorese noturna, febre por deficiência de *Yin*, boca e garganta secas.
Abscesso pulmonar, pulso rápido, febre.
Comportamento maníaco, vontade de cometer suicídio.

Comentários

O ponto B-13 pode ser usado para tratar padrões externos e internos do Pulmão. Com os padrões externos, esse ponto libera o Exterior porque estimula a difusão e a descensão do *Qi* do Pulmão e, deste modo, ajuda a expelir Vento-Frio ou Vento-Calor. Esse ponto está indicado principalmente quando o ataque externo é acompanhado de tosse. Com as invasões de Vento-Frio externo com predomínio de Vento (evidenciado por transpiração), esse ponto pode regular o *Qi* Nutritivo e o *Qi* Defensivo da mesma forma que o ponto B-12 *Fengmen*.

Com os padrões internos, o ponto B-13 restabelece a descensão do *Qi* do Pulmão e, deste modo, é usado para tratar tosse, sibilos e dispneia.

O ponto B-13 também limpa Calor interno do Pulmão e, por esta razão, é usado para tratar condições agudas do Pulmão que se caracterizam por Calor ao nível do *Qi* (com o método de identificação dos padrões de acordo com os Quatro Níveis), como pode ocorrer nos casos de bronquite aguda depois de uma invasão de Vento. Os sinais e sintomas desse estágio são febre alta, sede, tosse com escarro amarelo pegajoso, dispneia, agitação, pulso Rápido e corpo da língua Vermelho com saburra amarela, seca e pegajosa.

Quando é estimulado por agulha com método de tonificação ou moxabustão aplicada diretamente, esse ponto tonifica o *Qi* do Pulmão e é eficaz para tratar deficiência crônica de *Qi* do Pulmão, especialmente quando é combinado com o ponto VG-12 *Shenzhu*. Quando é estimulado por agulha dessa forma, o ponto B-13 também consolida o espaço entre a pele e os músculos quando ele está muito "relaxado", tornando o indivíduo suscetível às invasões de Vento externo.

O ponto B-13 também nutre o *Yin* do Pulmão e, com esta finalidade, ele é combinado comumente com o ponto B-43 *Gaohuangshu*.

A indicação expressa como "vontade de cometer suicídio" deve ser entendida no contexto da Alma Corpórea (*Po*), que tem sua moradia no Pulmão. A Alma Corpórea é uma alma física com movimento centrípeto, que se materializa e separa constantemente em seus diferentes aspectos constituintes. A Alma Corpórea está em relação com *gui*, isto é, fantasmas ou espíritos (de pessoas mortas).

Confúcio disse: "*Qi é a plenitude da Mente (Shen); Alma Corpórea (Po) é a plenitude do Gui.*" He Shang Gong afirmou: "*Os cinco sabores túrbidos e úmidos provenientes dos ossos, da carne, do sangue, dos vasos e das seis paixões... este Gui é conhecido como Alma Corpórea [Po]. Ele é de característica Yin e entra e sai pela boca e comunica-se com a Terra.*" As forças centrípetas do *Gui* dentro da Alma Corpórea, que se fragmenta constantemente, por fim são as sementes da morte. Em relação com a fragmentação, existe ressonância entre *Gui* 鬼 e *kuai* 塊 (*gui* com "terra" à frente), que significa "pedaços".

Em razão da ligação entre a Alma Corpórea e a morte, os pontos associados à Alma Corpórea (inclusive B-13 *Feishu*) estão indicados para indivíduos com pensamentos suicidas. Como veremos adiante, o ponto B-42 *Poshu* (que está localizado no nível da linha externa da Bexiga, junto com o ponto B-13 *Feishu*) também está indicado para pacientes com ideação suicida.

O Boxe 60.10 resume as funções do ponto B-13.

Boxe 60.10 B-13 – resumo das funções

- Estimula a difusão e a descensão do *Qi* do Pulmão (tosse, sibilos, dispneia, congestão do peito, tosse persistente das crianças, dor torácica [associada aos padrões do Pulmão], expectoração de muco)
- Expele Vento externo (aversão ao frio, febre, tosse, sibilos)
- Regula o *Qi* Nutritivo e o *Qi* Defensivo
- Tonifica o *Qi* do Pulmão e nutre o *Yin* do Pulmão (deficiência de *Qi* do Pulmão, tuberculose, "enfraquecimento dos ossos", sudorese noturna, febre por deficiência de *Yin*, boca e garganta secas)
- Limpa calor (abscesso pulmonar, pulso rápido, febre)
- Acalma a Mente (comportamento maníaco, vontade de cometer suicídio).

B-14 *Jueyinshu* Ponto *Shu* Dorsal do Terminal *Yin*

Localização

A 1,5 *cun* em posição lateral à borda inferior do processo espinhoso de T4.

Natureza

Ponto *Shu* Dorsal do Pericárdio.

Ações

Regula o Coração.
   Abre o tórax.
   Suprime a dor.

Indicações

Dor de origem cardíaca, palpitações, agitação, inquietude mental.
   Tosse, dispneia, sensação de congestão no peito, dor torácica.

Comentários

O ponto B-14 é utilizado frequentemente para tratar problemas cardíacos, inclusive arritmia, taquicardia, angina do peito e doença cardíaca coronariana. Esse ponto tem efeito especialmente marcante no tórax e para aliviar dor.

O livro *Explanation of the Acupuncture Points* afirma que: "*Quando o Coração não está equilibrado, o canal do Pericárdio é afetado e o paciente tem dor torácica: o ponto B-14 deve ser reduzido. O tórax é a residência do Coração, do Pulmão e do Pericárdio.*"[2]

Esse ponto também mobiliza vigorosamente o *Qi* e revigora o Sangue. O mesmo texto diz: "*Quando há acúmulo, o Qi não consegue fluir adequadamente e fica estagnado, causando estase do Sangue. O Pericárdio controla o Sangue e a sedação desse ponto elimina a estagnação e a inquietude mental.*"[3]

O Boxe 60.11 resume as funções do ponto B-14.

Boxe 60.11 B-14 – resumo das funções

- Regula o Coração (dor de origem cardíaca, palpitações, agitação, inquietude mental)
- Abre o tórax (tosse, dispneia, sensação de congestão no peito, dor torácica)
- Elimina dor.

B-15 *Xinshu* Ponto *Shu* Dorsal do Coração

Localização

A 1,5 *cun* em posição lateral à borda inferior do processo espinhoso de T5.

Natureza

Ponto *Shu* Dorsal do Coração.

Ações

Acalma a Mente.
   Nutre o Coração.
   Estimula o Cérebro.
   Limpa Calor.
   Regula o *Qi* do Coração e revigora o Sangue.

Indicações

Ansiedade, choro, susto, insônia, sonhos excessivos, depressão maníaca.
   Desorientação, atraso do desenvolvimento da fala, memória fraca, dificuldade de concentrar-se, confusão mental, deficiência de *Qi* do Coração nas crianças.
   Dor de origem cardíaca, congestão do peito, dor torácica, palpitações, pulso intermitente.

Comentários

B-15 é um ponto muito importante para alguns padrões do Coração. Primeiramente, ele acalma e Mente e pode ser usado para tratar ansiedade nervosa e insônia, que são causadas principalmente por condições de Excesso do Coração, inclusive Fogo de Coração ou Calor-Vazio no Coração. Nesses casos, esse ponto é estimulado por agulha com método de sedação.

Além disso, o ponto B-15 acalma a Mente nutrindo o Coração e, por esta razão, é usado para tratar memória fraca e insônia. Ao mesmo tempo em que acalma a Mente, esse ponto também estimula o cérebro quando é usado com método de tonificação ou moxabustão aplicado diretamente. Quando é usado com moxabustão aplicado diretamente, esse ponto tem efeito especialmente favorável para estimular o cérebro e é eficaz para tratar depressão, confusão mental e dificuldade de concentração dos adultos e atraso no desenvolvimento infantil.

Além disso, o ponto B-15 mobiliza o *Qi* e revigora o Sangue e, por esta razão, é usado para suprimir dor torácica causada pela estase de Sangue.

O Boxe 60.12 resume as funções do ponto B-15.

Boxe 60.12 B-15 – resumo das funções

- Acalma a Mente (ansiedade, choro, susto, insônia, sonhos excessivos, depressão maníaca)
- Nutre o Coração (desorientação, atraso do desenvolvimento da fala, memória fraca, dificuldade de concentrar-se, confusão mental, deficiência de *Qi* do Coração nas crianças)
- Estimula o Cérebro
- Limpa Calor
- Regula o *Qi* do Coração e revigora o Sangue (dor de origem cardíaca, congestão no peito, dor torácica, palpitações, pulso intermitente).

B-16 *Dushu* Ponto *Shu* Dorsal do Vaso Governador

Localização

A 1,5 *cun* em posição lateral à borda inferior do processo espinhoso de T6.

Natureza

Ponto *Shu* Dorsal do Vaso Governador.

Ações

Regula o Coração.
  Mobiliza *Qi* e revigora o Sangue.

Indicações

Dor de origem cardíaca.
  Dor epigástrica, distensão abdominal, abscesso mamário.

Comentários

O ponto B-16 é usado principalmente para eliminar estase de Sangue do Coração, que acarreta dor de origem cardíaca e dor torácica.
  O Boxe 60.13 resume as funções do ponto B-16.

Boxe 60.13 B-16 – resumo das funções

- Regula o Coração (dor de origem cardíaca)
- Mobiliza o *Qi* e revigora o Sangue (dor epigástrica, distensão abdominal, abscesso mamário).

B-17 *Geshu* Ponto *Shu* Dorsal do Diafragma

Localização

Λ 1,5 *cun* em posição lateral à borda inferior do processo espinhoso de T7.

Natureza

Ponto *Shu* Dorsal do Diafragma.
  Ponto Mestre (*Hui*) do Sangue.

Ações

Revigora o Sangue.
  Resfria o Sangue.
  Suprime sangramento.
  Nutre o Sangue.
  Abre o tórax e o diafragma.
  Controla o *Qi* rebelde.
  Beneficia os tendões.
  Tonifica o *Qi* e o Sangue.

Indicações

Dor de origem cardíaca, dor torácica em pontadas.
  Tosse com expectoração de sangue, vômitos de sangue, epistaxe.
  Dor epigástrica, vômitos, soluços, digestão difícil, regurgitação ácida.
  Síndrome de Obstrução Dolorosa (Síndrome *Bi*) no corpo inteiro, dor em todo o corpo, edema, distensão e dor no corpo.

Comentários

B-17 é um ponto importante e tem muitas funções. Primeiramente, esse ponto produz efeitos multifacetários no Sangue, porque pode revigorar, resfriar e nutrir o Sangue, bem como suprimir sangramentos. A função primária desse ponto é de revigorar o Sangue e suprimir o sangramento. Um trecho curioso do *Explanation of Acupuncture Points* correlaciona as funções múltiplas desse ponto em relação ao Sangue e sua localização entre os pontos B-15 *Xinshu* e B-18 *Ganshu*: "B-17 *Geshu comunica-se com B-15 Xinshu acima e B-18 Ganshu abaixo: o Coração gera Sangue e o Fígado armazena Sangue, por isto esse ponto afeta o Sangue.*"[4]

  Em primeiro lugar, o ponto B-17 revigora o Sangue, isto é, remove estase de Sangue de qualquer órgão, mas apenas quando é estimulado por agulha (sem moxabustão) com método de sedação ou neutro. B-17 é usado como ponto geral para remover estase do Sangue de qualquer órgão e parte do corpo, mas especialmente da parte superior. Esse ponto pode ser combinado com os pontos *Shu* Dorsais para eliminar estase de Sangue dos órgãos correspondentes. Por exemplo, quando é combinado com B-18 *Ganshu*, ele remove estase de Sangue do Fígado; quando é combinado com B-15 *Xinshu*, ele elimina estase de Sangue do Coração. Como o ponto B-17 revigora o Sangue principalmente da parte superior e o ponto BP-10 *Xuehai* da parte inferior do corpo, esses dois pontos são combinados frequentemente para revigorar o Sangue e eliminar estase de qualquer parte do corpo.

Nota clínica

Como o ponto B-17 revigora o Sangue principalmente da parte superior e o ponto BP-10 *Xuehai* da parte inferior do corpo, esses dois pontos são combinados frequentemente para revigorar o Sangue e eliminar estase de qualquer parte do corpo.

Em segundo lugar, o ponto B-17 resfria o Sangue e suprime sangramento, mas principalmente sangramentos que sobem: isto é, tosse com expectoração de sangue, vômitos de sangue e epistaxe. Essa ação de suprimir sangramentos para cima também está conectada com sua ação de controlar o *Qi* rebelde – uma condição patológica frequentemente associada aos sangramentos desse tipo.

  Em terceiro lugar, embora os textos antigos raramente ressaltem essa função, o ponto B-17 pode nutrir o Sangue quando é usado com moxabustão aplicado diretamente: por esta razão, esse ponto é usado para tratar Deficiência de Sangue de qualquer órgão. Em geral, B-17 é combinado com os pontos *Shu* Dorsais para nutrir o Sangue dos órgãos correspondentes. Por exemplo, ele é combinado com B-18 *Ganshu* para nutrir o Sangue do Fígado, com B-15 *Xinshu* para nutrir o Sangue do Coração e com B-20 *Pishu* para beneficiar a função do Baço de produzir Sangue.

  Em quarto lugar, o ponto B-17 mobiliza *Qi* no diafragma e no tórax e é usado para aliviar sensação de opressão e dor no peito e congestão do epigástrio.

  Em quinto lugar, o ponto B-17 pacifica o *Qi* do Estômago e controla o *Qi* rebelde desse órgão, que ocorre quando o *Qi* do Estômago sobe em vez de descer. Por esta razão, esse ponto trata sintomas como soluços, eructações, náuseas e vômitos.

Em sexto lugar, o ponto B-17 tem efeito tonificante geral sobre todo o *Qi* e o Sangue do corpo inteiro, quando é estimulado com moxabustão aplicado diretamente. Para conseguir esse efeito, o ponto B-17 geralmente é combinado com B-19 *Danshu* e a combinação desses dois pontos é conhecida como as "Quatro Flores".[5]

Outra combinação para tonificar o *Qi* e o Sangue em geral é de B-17, B-18 *Ganshu* e B-20 *Pishu* com aplicação direta de moxabustão. Essa combinação é conhecida como os "Seis Magníficos" (contando-se cada ponto bilateralmente).

O Boxe 60.14 resume as funções do ponto B-17.

Boxe 60.14 B-17 – resumo das funções

- Revigora o Sangue (dor de origem cardíaca, dor torácica em pontadas)
- Resfria o Sangue
- Suprime sangramento (tosse com expectoração de sangue, vômitos de sangue, sangramento nasal)
- Nutre o Sangue (com aplicação direta de moxa)
- Abre o tórax e o diafragma
- Controla o *Qi* rebelde (dor epigástrica, vômitos, soluço, digestão difícil, regurgitação ácida)
- Beneficia os tendões (Síndrome de Obstrução Dolorosa [Síndrome *Bi*] do corpo inteiro, dor em todo o corpo, edema, distensão e dor no corpo)
- Tonifica o *Qi* e o Sangue (com B-19 *Danshu*).

B-18 *Ganshu* Ponto *Shu* Dorsal do Fígado

Localização

A 1,5 *cun* da borda inferior do processo espinhoso de T9.

Natureza

Ponto *Shu* Dorsal do Fígado.

Ações

Limpa Umidade-Calor.
   Limpa Calor.
   Mobiliza o *Qi* do Fígado e elimina estagnação.
   Controla os olhos.
   Beneficia os tendões.
   Extingue Vento.
   Nutre o Sangue do Fígado.
   Revigora o Sangue do Fígado.
   Suprime sangramento.

Indicações

Icterícia.
   Distensão e dor no hipocôndrio, dor epigástrica, dor abdominal, dor no hipogástrio.
   Visão turva, eritema dos olhos, visão noturna prejudicada, lacrimejamento excessivo; eritema, dor e prurido oculares; dor na órbita superior.
   Dor lombar, dores no pescoço e nos ombros, cãibras musculares, dor nos tendões.
   Rigidez do pescoço e da coluna vertebral, trismo, opistótono, tetania.
   Tontura, turvação da visão.
   Massas abdominais (*Ji Ju*).
   Tosse com expectoração de sangue, vômitos de sangue, epistaxe.

Comentários

O ponto B-18 pode ser usado para tratar a maioria dos padrões do Fígado, inclusive estagnação de *Qi* do Fígado, retenção de Umidade-Calor no Fígado e na Vesícula Biliar, Fogo de Fígado, estase de Sangue no Fígado e deficiência de Sangue do Fígado. Esse ponto é utilizado frequentemente para mobilizar o *Qi* estagnado no Fígado, que provoca distensão do epigástrio e do hipocôndrio, regurgitação ácida, náuseas etc. Nos casos de Umidade-Calor, esse ponto pode ser usado para tratar icterícia e colecistite.

Como esse ponto revigora o Sangue, ele pode ser usado para tratar massas abdominais (*Ji Ju*) causadas por estase do Sangue (*Ji*). Entretanto, o ponto B-18 pode também ser usado para tratar os padrões de Deficiência do Fígado, inclusive deficiência de Sangue do Fígado; nesses casos, o ponto deve ser estimulado por agulha com método de tonificação, ou deve ser aplicada diretamente apenas moxabustão. Quando é usado para nutrir o Sangue do Fígado, esse ponto pode ser combinado com B-17 *Geshu*.

Quando é estimulado por agulha com método de sedação, o ponto B-18 pode ser usado para extinguir Vento interno. Por fim, esse ponto pode ser utilizado para beneficiar a visão dos pacientes com todos os distúrbios oculares relacionados com uma desarmonia do Fígado, inclusive visão noturna reduzida, visão turva, manchas flutuantes diante dos olhos e eritema, dor e edema dos olhos.

O Boxe 60.15 resume as funções do ponto B-18.

Boxe 60.15 B-18 – resumo das funções

- Limpa Umidade-Calor (icterícia)
- Limpa Calor
- Mobiliza o *Qi* do Fígado e elimina estagnação (distensão e dor no hipocôndrio, dor epigástrica, dor abdominal, dor hipogástrica)
- Controla os olhos (visão turva, eritema ocular, visão noturna prejudicada, lacrimejamento excessivo; eritema, dor e prurido oculares, dor na órbita superior)
- Beneficia os tendões (dor lombar, dores no pescoço e nos ombros, cãibras musculares, dor nos tendões)
- Extingue Vento (rigidez do pescoço e da coluna vertebral, trismo, opistótono, tetania)
- Nutre o Sangue do Fígado (tontura, visão turva)
- Revigora o Sangue do Fígado (massas abdominais [*Ji Ju*])
- Suprime sangramento (tosse com expectoração de sangue, vômitos de sangue, epistaxe).

B-19 *Danshu* Ponto *Shu* Dorsal da Vesícula Biliar

Localização

A 1,5 *cun* em posição lateral à borda inferior do processo espinhoso de T10.

Natureza

Ponto *Shu* Dorsal da Vesícula Biliar.

Ações

Limpa Umidade-Calor no Fígado e na Vesícula Biliar.
   Controla o *Qi* rebelde.

Tonifica o *Qi* da Vesícula Biliar.
Regula o *Yang* Menor.
Tonifica Deficiência.

Indicações

Icterícia, escleróticas amarelas, gosto amargo.

Distensão e dor no tórax e no hipocôndrio, vômitos, dificuldade de engolir, esforço para vomitar.

Timidez, hesitação, depressão, palpitações.

Alternância de sensação de calor e frio, garganta seca, visão turva, distensão do hipocôndrio.

"Enfraquecimento dos ossos", sudorese noturna, febre por deficiência de *Yin*, garganta seca.

Comentários

B-19 é um ponto importante para limpar Umidade-Calor no Fígado e na Vesícula Biliar e, por esta razão, é usado para tratar colecistite e icterícia.

Esse ponto pacifica o Estômago e controla o *Qi* rebelde desse órgão, tornando-o útil para tratar eructações, náuseas e vômitos.

Como também ocorre com o ponto B-17 *Geshu*, B-19 relaxa o diafragma e é usado para tratar soluços e sensação de plenitude sob o diafragma, geralmente causada por estagnação de *Qi* do Fígado.

A Vesícula Biliar pertence ao *Yang* Menor e o ponto B-19 é importante para eliminar fatores patogênicos do *Yang* Menor com base no padrão do *Yang* Menor, de acordo com os Seis Estágios (Capítulo 44), ou no padrão de Calor na Vesícula Biliar de acordo com os Quatro Níveis (Capítulo 45).

O Boxe 60.16 resume as funções do ponto B-19.

> ### Boxe 60.16 B-19 – resumo das funções
>
> - Limpa Umidade-Calor no Fígado e na Vesícula Biliar (icterícia, esclerótica amarela, gosto amargo)
> - Controla o *Qi* rebelde (distensão e dor no tórax e no hipocôndrio, vômitos, dificuldade de engolir, esforço para vomitar)
> - Tonifica o *Qi* da Vesícula Biliar (timidez, hesitação, depressão, palpitações)
> - Regula o *Yang* Menor (alternância das sensações de frio e calor, garganta seca, visão turva, distensão do hipocôndrio)
> - Tonifica a Deficiência ("enfraquecimento dos ossos", sudorese noturna, febre por deficiência de *Yin*, garganta seca).

B-20 *Pishu* Ponto *Shu* Dorsal do Baço

Localização

A 1,5 *cun* em posição lateral à borda inferior do processo espinhoso de T11.

Natureza

Ponto *Shu* Dorsal do Baço.

Ações

Tonifica o Baço e o Estômago.
Dissolve Umidade.
Regula os Intestinos.
Levanta o *Qi* do Baço e interrompe sangramento.
Nutre o Sangue.

Indicações

Falta de apetite, fadiga, fezes amolecidas, membros fracos, distensão abdominal.

Sensação de plenitude, sensação de peso, gosto pegajoso, icterícia, sensação de peso nos membros.

Distensão e dor abdominais, borborigmos, diarreia, alimentos não digeridos nas fezes.

Prolapso do estômago ou do útero, sensação de peso para baixo na região inferior do abdome.

Comentários

B-20 é um ponto muito importante dentre todos os pontos *Shu* Dorsais. Esse é um dos pontos principais para tonificar o Baço e o Estômago e revigorar as funções do Baço de transformar e transportar. B-20 é usado para tratar qualquer padrão de deficiência de *Qi* do Baço com sinais e sintomas como fadiga, fezes amolecidas, falta de apetite e distensão abdominal. Quando é combinado com o ponto B-21 *Weishu*, esse ponto produz tonificação potente da Raiz do *Qi* Pós-Celestial (*i. e.*, Estômago e Baço) e é usado para tonificar o *Qi* e o Sangue quando um paciente está física e mentalmente esgotado há muito tempo.

Em razão da tonificação do *Qi* do Baço, esse ponto também dissolve Umidade e Fleuma, que se originam da disfunção das atividades do Baço de transformar e transportar fluidos. Por essa razão, o ponto B-20 é usado para tratar praticamente qualquer condição crônica evidenciada por Umidade ou Fleuma.

Com a tonificação do *Qi* do Baço, B-20 também nutre o Sangue porque este órgão é a origem do Sangue. Desse modo, esse ponto é muito usado para nutrir o Sangue, geralmente em combinação com B-23 *Shenshu*. Nesse caso, o ponto deve ser tonificado ou deve ser aplicado moxabustão diretamente.

Como tonifica o *Qi* do Baço, esse ponto fortalece dois outros aspectos: levanta o *Qi* do Baço quando está afundando e causando prolapso, ou simplesmente uma sensação de peso para baixo na região inferior do abdome. Com a tonificação do *Qi* do Baço, esse ponto suprime sangramento causado pela deficiência de *Qi* do Baço, que não consegue manter o Sangue dentro dos vasos sanguíneos. Quando é utilizado para tratar sangramento menstrual excessivo, esse ponto é combinado com B-23 *Shenshu*.

Em resumo, o ponto B-20 é muito importante e deve ser tonificado em quase todas as doenças crônicas quando o indivíduo está energeticamente muito esgotado.

O Boxe 60.17 resume as funções do ponto B-20.

> ### Boxe 60.17 B-20 – resumo das funções
>
> - Tonifica o Baço e o Estômago (falta de apetite, fadiga, fezes amolecidas, membros fracos, distensão abdominal)
> - Dissolve Umidade (sensação de plenitude, sensação de peso, gosto pegajoso, icterícia, sensação de peso nos membros)
> - Regula os Intestinos (distensão e dor abdominais, borborigmos, diarreia, alimentos não digeridos nas fezes)
> - Levanta o *Qi* do Baço e interrompe sangramento (prolapso do estômago ou do útero, sensação de peso para baixo na região do abdome inferior)
> - Nutre o Sangue
> - Ponto de tonificação muito importante.

B-21 *Weishu* Ponto *Shu* Dorsal do Estômago

Localização

A 1,5 *cun* em posição lateral à borda inferior do processo espinhoso de T12.

Natureza

Ponto *Shu* Dorsal do Estômago.

Ações

Controla o *Qi* rebelde do Estômago.
   Tonifica o Estômago.
   Dissolve Umidade.

Indicações

Dor epigástrica, distensão e sensação de plenitude no epigástrio, vômitos, regurgitação ácida.
   Corpo magro, falta de apetite, fadiga, membros fracos.
   Edema, icterícia.

Comentários

Como também ocorre com o ponto B-20 *Pishu*, B-21 é um dos pontos importantes para tonificar o *Qi* do Estômago e do Baço. Esse ponto tonifica o *Qi* do Estômago e do Baço e é combinado frequentemente com B-20 *Pishu* para tonificar o *Qi* e o Sangue em geral. A diferença principal do B-20 é a direção do *Qi* estimulado pelo ponto: B-21 estimula a descensão do *Qi* do Estômago, enquanto B-20 estimula a ascensão do *Qi* do Baço. Por essa razão, o ponto B-21 é utilizado para dominar a ascensão do *Qi* do Estômago quando isso causa eructações, soluços, náuseas e vômitos.

Além disso, o ponto B-21 dissolve Umidade porque tonifica o *Qi* do Baço e beneficia suas funções de transformar e transportar fluidos.

Por fim, quando o ponto B-21 é ativado por agulha com método de sedação, ele estimula a descensão do *Qi* do Estômago e alivia retenção de alimentos no Estômago, que é a causa da sensação de plenitude no epigástrio, da regurgitação ácida e das eructações.

O Boxe 60.18 resume as funções do ponto B-21.

Boxe 60.18 B-21 – resumo das funções

- Controla o *Qi* rebelde do Estômago (dor epigástrica, distensão e sensação de plenitude no epigástrio, vômitos, regurgitação ácida)
- Tonifica o Estômago (corpo magro, falta de apetite, fadiga, membros fracos)
- Dissolve Umidade (edema, icterícia).

B-22 *Sanjiaoshu* Ponto *Shu* Dorsal do Triplo Aquecedor

Localização

A 1,5 *cun* em posição lateral à borda inferior do processo espinhoso de L1.

Natureza

Ponto *Shu* Dorsal do Triplo Aquecedor.

Ações

Dissolve Umidade.
   Abre a via das Águas no Aquecedor Inferior.
   Revigora o Sangue.
   Regula o *Yang* Menor.

Indicações

Edema, dificuldade de urinar, urina turva, sangue na urina.
   Massas abdominais (tanto *Zheng Jia*, quanto *Ji Ju*).
   Alternância das sensações de calor e frio, cefaleias, tontura, gosto amargo.

Comentários

B-22 é um dos pontos principais para estimular a transformação, o transporte e a excreção dos fluidos no Aquecedor Inferior. O Aquecedor Inferior mantém a via das Águas aberta, de forma que os fluidos "impuros" possam ser excretados. Esse ponto regula essa função específica no Aquecedor Inferior e, deste modo, assegura que a via das Águas esteja aberta, que os fluidos sejam transformados adequadamente e que os fluidos impuros sejam excretados.

Com a estimulação da transformação e da excreção dos fluidos, esse ponto dissolve Umidade no Aquecedor Inferior e trata sintomas como retenção urinária, micções dolorosas, edema das pernas e quaisquer outras manifestações clínicas de Umidade no Aquecedor Inferior.

O ponto B-22 revigora o Sangue e esse efeito é atribuído principalmente à promoção da transformação e da excreção dos fluidos no Aquecedor Inferior: nesta perspectiva, a função desse ponto é semelhante à ação da erva *Ze Lan* (*Herba Lycopi lucidi*).

Aqui, é importante explicar o efeito desse ponto nos canais do *Yang* Menor e no padrão do *Yang* Menor. Como vimos no Capítulo 3, o Triplo Aquecedor é semelhante ao "embaixador" do *Qi* Original (*Yuan Qi*), que emerge do espaço entre os Rins; em outras palavras, o Triplo Aquecedor ajuda o *Qi* Original a diferenciar-se em seus diferentes aspectos nas diversas partes do corpo. No Capítulo 66 do *Clássico das Dificuldades*, o autor descreve a conexão entre o *Qi* Original (nesse capítulo, referido como *Dong Qi*, ou "Força Motriz") e o Triplo Aquecedor. A citação é a seguinte: "*O Qi Original é a Força Motriz [Dong Qi] situada entre os dois rins, é o doador da vida e a raiz dos 12 canais. O Triplo Aquecedor faz com que o Qi Original diferencie-se [para seus diferentes usos nas diversas partes do corpo]; o Qi Original passa pelos Três Aquecedores e, em seguida, espalha-se para os Cinco órgãos Yin e os seis órgãos Yang e seus canais.*"[6]

O ponto B-22 está localizado pouco acima de B-23 (ponto *Shu* Dorsal do Rim) e, por esta razão, essa é a área a partir da qual o Triplo Aquecedor ajuda o *Qi* Original a emergir do Rim e espalhar-se aos Órgãos Internos (Figura 60.3). Em razão dessa conexão com o Triplo Aquecedor, esse ponto pode ser usado para tratar o padrão do *Yang* Menor.

Além disso, o ponto situado a 1,5 *cun* em posição lateral ao B-22 é o ponto B-51 *Huangmen* que, embora localizado no Aquecedor Inferior, descreve um "movimento" ascendente e afeta a mama e a área situada abaixo do coração (*Huang*). Também por essa razão, embora o ponto B-22 afete o Aquecedor Inferior, ele descreve um "movimento" ascendente e pode ser usado para tratar cefaleia e tontura.

O Boxe 60.19 resume as funções do ponto B-22.

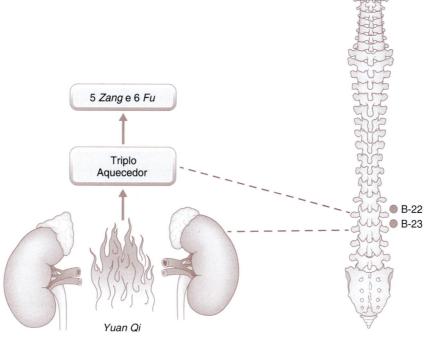

Figura 60.3 B-22 *Sanjiaoshu* e o *Qi* Original.

Boxe 60.19 B-22 – resumo das funções

- Dissolve Umidade
- Abre a via das Águas do Aquecedor Inferior (edema, dificuldade de urinar, urina turva, sangue na urina)
- Revigora o Sangue (massas abdominais [tanto *Zheng Jia* quanto *Ji Ju*])
- Regula o *Yang* Menor (alternância das sensações de calor e frio, cefaleias, tontura, gosto amargo).

B-23 *Shenshu* Ponto *Shu* Dorsal do Rim

Localização

A 1,5 *cun* em posição lateral à borda inferior do processo espinhoso de L2.

Natureza

Ponto *Shu* Dorsal do Rim.

Ações

Tonifica os Rins e nutre a Essência do Rim.
    Consolida o *Qi* do Rim.
    Fortalece a região lombar.
    Nutre o Sangue.
    Beneficia os ossos e a Medula.
    Dissolve Umidade e beneficia a micção.
    Fortalece a função do Rim de receber *Qi*.
    Fortalece o Útero e os Vasos Concepção, Governador e Penetrador.
    Controla os olhos.
    Beneficia as orelhas.

Indicações

Fadiga, exaustão, falta de força de vontade, depressão, impotência, falta de desejo sexual.

Emissões involuntárias de sêmen, poluções noturnas, ejaculação precoce.

Dor lombar, sensação de frio no dorso, joelhos fracos e frios.

Deficiência do Sangue, visão turva, tontura, fadiga, menstruações escassas.

Doenças ósseas, ossos fracos, osteoporose, memória fraca, dificuldade de concentrar-se, tontura.

Edema, dificuldade de urinar, urina turva, enurese noturna, incontinência urinária, micçõcs frequentes, noctúria, gotejamento pós-miccional, sangue na urina.

Asma crônica causada por deficiência do Rim.

Amenorreia, menstruações escassas, irregularidades menstruais, infertilidade, Frio no Útero, menstruações volumosas (por Deficiência).

Visão turva, olhos secos, presbiopia (redução da visão dos idosos), glaucoma, visão noturna reduzida.

Tinido, surdez.

Comentários

B-23 é um dos pontos principais do corpo e o mais importante para tonificar o Rim. Esse ponto deve ser usado (evidentemente, com método de tonificação) em qualquer deficiência crônica do Rim. Por estar situado no dorso (uma superfície *Yang*), o ponto B-23 é ligeiramente melhor para tonificar o *Yang* do Rim, mas também pode ser usado para nutrir o *Yin* do Rim. A diferença principal entre sua ativação para tonificar o *Yang* ou nutrir o *Yin* do Rim é o uso simultâneo de moxa, que pode ser utilizada para tonificar o *Yang*, mas não para tonificar o *Yin* desse órgão. Por essa razão, esse ponto pode ser usado para tratar qualquer deficiência do Rim, seja do tipo *Yang* ou *Yin*. B-23 fortalece todos os aspectos do Rim: *Yin*, *Yang*, Essência e *Qi* do Rim e sua função de receber *Qi* do Pulmão.

Esse ponto também é um dos principais usados para nutrir a Essência do Rim (o outro é VC-4 *Guanyuan*) e é utilizado para tratar impotência, poluções noturnas, infertilidade, espermatorreia e falta de desejo sexual. Além disso, o ponto B-23 é usado muito comumente para tratar asma crônica com deficiência do Rim, de forma a estimular a função de recepção do *Qi* por esse órgão.

Os Rins armazenam Essência e são o fundamento da vida. Essência é o fundamento material da Mente. Quando a Essência é vigorosa e exuberante, a Mente é feliz e confiante. Quando a Essência é fraca, o corpo sempre é fraco e esgotado e a Mente também sofre com falta de força de vontade, pessimismo, falta de iniciativa e depressão. Em todos esses casos, o ponto B-23 é um tônico potente para os Rins e seus aspectos mentais: ele estimula a Mente, restitui a força de vontade, estimula o espírito de iniciativa e afasta depressão. Esse efeito é especialmente potente quando o ponto B-23 é combinado com B-52 *Zhishi*.

Como os Rins afetam a região lombar, esse ponto é utilizado com muita frequência para fortalecer essa área dos pacientes com dor lombar crônica. Na verdade, B-23 é um ponto que sempre deve ser ativado para tratar dores lombares crônicas.

Como os Rins desempenham um papel importante na formação do Sangue, esse ponto é combinado frequentemente com B-20 *Pishu* para estimular a produção de Sangue nos casos de Deficiência.

Como os Rins controlam os ossos e produzem Medula, esse ponto também é usado em qualquer doença óssea (inclusive deformidades osteoartríticas, osteoporose e osteomalacia) e para nutrir a Medula no sentido adotado pela medicina chinesa. Por essa razão, o ponto B-23 é usado para tratar sintomas da deficiência no Mar da Medula: isto é, tontura, memória fraca, tinido, pernas fracas, visão turva, fadiga e desejo constante de dormir.[7]

O ponto B-23 também dissolve Umidade no Aquecedor Inferior. Frequentemente se afirma que os Rins não podem ter padrões de Excesso: isto não é verdade em termos absolutos, porque esses órgãos podem ter retenção de Umidade quando a Bexiga também é afetada. Nesses casos, esse ponto pode ser estimulado por agulha com método de sedação junto com o ponto B-28 *Pangguangshu* e BP-9 *Yinlingquan* para dissolver Umidade no Aquecedor Inferior. Nesse sentido, o ponto B-23 é usado para tratar cálculos urinários agudos.

O ponto B-23 também é importante para fortalecer o Útero e regular a menstruação em razão da conexão existente entre esse órgão e os Rins (por meio do canal do Útero, ou *Bao Luo*). Desse modo, esse ponto fortalece os vasos Concepção, Governador e Penetrador, mas apenas em relação com o Útero e a menstruação. Esse ponto é especialmente importante para consolidar os Vasos Governador, Concepção e Penetrador quando há sangramento menstrual excessivo causado por deficiência simultânea do Rim e do Baço (em combinação com o ponto B-20 *Pishu*).

Os Rins abrem-se nas orelhas e esse ponto pode tratar todos os problemas otológicos crônicos relacionados com a deficiência do Rim, principalmente tinido e surdez. No entanto, esse ponto não está indicado para tratar problemas otológicos agudos (como otite ou infecções da orelha), porque estes últimos podem ser tratados mais eficazmente por meio dos canais do Triplo Aquecedor e da Vesícula Biliar.

Por fim, os Rins também afetam os olhos e a visão. O *Yin* do Rim nutre e umidifica os olhos e promove visão normal. Alguns distúrbios oculares crônicos como déficit visual e ressecamento ocular dos idosos são resultado da deficiência de *Yin* do Rim, que não consegue nutrir e umidificar os olhos. B-23 é o ponto principal usado para estimular os olhos nesses casos.

O Boxe 60.20 resume as funções do ponto B-23.

Boxe 60.20 B-23 – resumo das funções

- Tonifica os Rins e nutre sua Essência (fadiga, esgotamento, falta de força de vontade, depressão, impotência, falta de desejo sexual)
- Consolida o *Qi* do Rim (emissões involuntárias de sêmen, poluções noturnas, ejaculação precoce)
- Fortalece a região lombar (dor lombar, sensação de frio nas costas, joelhos fracos e frios)
- Nutre o Sangue (deficiência de Sangue, visão turva, tontura, fadiga, menstruações escassas)
- Beneficia os ossos e a Medula (doenças ósseas, ossos fracos, osteoporose, memória fraca, dificuldade de concentrar-se, tontura)
- Dissolve Umidade e beneficia a micção (edema, dificuldade de urinar, urina turva, enurese noturna, incontinência urinária, micções frequentes, noctúria, gotejamento pós-miccional, sangue na urina)
- Fortalece a função do Rim de recepção do *Qi* (asma crônica causada pela deficiência do Rim)
- Fortalece o Útero e os Vasos Concepção, Governador e Penetrador (amenorreia, menstruações escassas, irregularidades menstruais, infertilidade, Frio no Útero, menstruações volumosas [por Deficiência])
- Controla os olhos (visão turva, olhos ressecados, déficit visual do idoso, glaucoma, visão noturna reduzida)
- Beneficia as orelhas (tinido, surdez).

B-24 *Qihaishu* Ponto *Shu* Dorsal do Mar de *Qi*

Localização

A 1,5 *cun* em posição lateral à borda inferior do processo espinhoso de L3.

Natureza

Nenhuma.

Ações

Fortalece a região lombar.
Regula a menstruação.
Revigora o Sangue.

Indicações

Dor lombar, rigidez da região lombar, Síndrome de Obstrução Dolorosa (Síndrome *Bi*) das pernas.

Menstruações dolorosas, irregularidades menstruais, leucorreia.

Hemorroidas, sangramento hemorroidário, sangue nas fezes.

Comentários

B-24 não é um ponto importante em termos de sua ação energética, mas é usado frequentemente como um ponto local para tratar dores lombares agudas e crônicas.

Afora essa indicação, o ponto B-24 também revigora o Sangue e elimina estase do Aquecedor Inferior e, por esta razão, é usado para tratar sangramento uterino disfuncional e irregularidades menstruais.

O Boxe 60.21 resume as funções do ponto B-24.

Boxe 60.21 B-24 – resumo das funções

- Fortalece a região lombar (dor lombar, rigidez da região lombar, Síndrome de Obstrução Dolorosa [Síndrome *Bi*] das pernas)
- Regula a menstruação (menstruações dolorosas, irregularidades menstruais, leucorreia)
- Revigora o Sangue (hemorroidas, sangramento hemorroidário, sangue nas fezes).

B-25 *Dachangshu* Ponto *Shu* Dorsal do Intestino Grosso

Localização

A 1,5 *cun* em posição lateral à borda inferior do processo espinhoso de L4.

Natureza

Ponto *Shu* Dorsal do Intestino Grosso.

Ações

Melhora a função do Intestino Grosso.
  Fortalece a região lombar.

Indicações

Borborigmos, diarreia, alimentos não digeridos nas fezes, sangue nas fezes, evacuação intestinal difícil, constipação intestinal, prolapso retal, distensão e dor abdominais, dor no hipogástrio, dor umbilical.

Dor lombar, rigidez da região lombar, Síndrome de Obstrução Dolorosa (Síndrome *Bi*) das pernas.

Comentários

Primeiramente, o ponto B-25 melhora a função excretora do Intestino Grosso e pode ser usado para tratar constipação intestinal e diarreia: neste último caso, esse ponto é combinado frequentemente com B-20 *Pishu*. O ponto B-25 está especialmente indicado para tratar qualquer doença crônica do Intestino Grosso, porque é seu ponto *Shu* Dorsal.

Além disso, o ponto B-25 está indicado aos padrões de Excesso do Intestino Grosso para avaliar distensão e congestão abdominais.

B-25 também é usado frequentemente como um ponto local para tratar dor lombar aguda ou crônica. Nos casos de dor lombar aguda, esse ponto comumente fica doloroso ao ser pressionado e, nesses casos, deve ser estimulado por agulha com método de sedação.

O Boxe 60.22 resume as funções do ponto B-25.

Boxe 60.22 B-25 – resumo das funções

- Beneficia a função do Intestino Grosso (borborigmos, diarreia, alimentos não digeridos nas fezes, sangue nas fezes, evacuação intestinal difícil, constipação intestinal, prolapso retal, distensão e dor abdominais, dor no hipogástrio, dor umbilical)
- Fortalece a região lombar (dor lombar, rigidez da região lombar, Síndrome de Obstrução Dolorosa [Síndrome *Bi*] das pernas).

B-26 *Guanyuanshu* Ponto *Shu* Dorsal do Portão Original

Localização

A 1,5 *cun* em posição lateral à borda inferior do processo espinhoso de L5.

Natureza

Nenhuma.

Ações

Fortalece a região lombar.
  Mobiliza *Qi* e Sangue no Aquecedor Inferior.
  Melhora a micção.

Indicações

Dor lombar, dor ciática, dor nas nádegas, fraqueza ou rigidez da região lombar, dificuldade de curvar as costas.
  Distensão e dor abdominais, massas abdominais (*Ji Ju*).
  Enurese, micções frequentes, dificuldade de urinar.

Comentários

B-26 é utilizado com muita frequência como ponto local para tratar dor lombar crônica e sempre deve ser ativado quando está dolorido à pressão. Em minha experiência, esse é o ponto mais eficaz para dor lombar (unilateral e bilateral) e quase sempre é sensível à pressão. Esse ponto está muito perto da articulação sacroilíaca, que frequentemente é afetada nos casos de dor lombar. Quase sempre, utilizo o ponto B-26 em combinação com B-23 *Shenshu* e com o ponto extra *Shiqizhuixia*, que está localizado no Vaso Governador abaixo da ponta de L5.

O Boxe 60.23 resume as funções do ponto B-26.

Boxe 60.23 B-26 – resumo das funções

- Fortalece a região lombar (dor lombar, dor ciática, dor nas nádegas, fraqueza ou rigidez da região lombar, dificuldade de curvar as costas)
- Mobiliza *Qi* e Sangue no Aquecedor Inferior (distensão e dor abominais, massas abdominais [*Ji Ju*])
- Beneficia a micção (enurese, micções frequentes, dificuldade de urinar).

B-27 *Xiaochangshu* Ponto *Shu* Dorsal do Intestino Delgado

Localização

A 1,5 *cun* em posição lateral à linha média no nível do primeiro forame sacral.

Natureza

Ponto *Shu* Dorsal do Intestino Delgado.

Ações

Melhora a função do Intestino Delgado.
  Dissolve Umidade.
  Beneficia a micção.

Indicações

Diarreia, sangue e muco nas fezes, constipação intestinal, evacuação intestinal difícil, dor abdominal.

Urina escura, enurese, retenção de urina, micção difícil, sangue na urina.

Comentários

O ponto B-27 estimula as funções do Intestino Delgado de receber e separar e pode ser ativado para tratar qualquer padrão desse órgão, que tenha sinais e sintomas como borborigmos, dor abdominal e muco nas fezes. Além disso, esse ponto elimina Umidade-Calor no Aquecedor Inferior e beneficia a micção, razão pela qual pode ser usado para tratar sintomas como urina turva, dificuldade de urinar e ardência ao urinar. O efeito desse ponto na função urinária é atribuído em parte à relação entre o Intestino Delgado e a Bexiga dentro dos canais do *Yang* Maior e, também em parte, à relação funcional entre esses dois órgãos. Na verdade, o Intestino Delgado separa os fluidos que recebe do Estômago em uma parte "limpa", que é levada à Bexiga para ser excretada na forma de urina; e uma parte "suja", da qual uma fração é levada ao Intestino Grosso para ser reabsorvida e o restante é transportado para ser excretado nas fezes (ver Figura 14.2, no Capítulo 14).

O Boxe 60.24 resume as funções do ponto B-27.

Boxe 60.24 B-27 – resumo das funções

- Beneficia a função do Intestino Delgado (diarreia, sangue e muco nas fezes, constipação intestinal, evacuação intestinal difícil, dor abdominal)
- Dissolve Umidade
- Beneficia a micção (urina escura, enurese, retenção urinária, dificuldade de urinar, sangue na urina).

B-28 *Pangguangshu* Ponto *Shu* Dorsal da Bexiga

Localização

A 1,5 *cun* em posição lateral à linha média no nível do segundo forame sacral.

Natureza

Ponto *Shu* Dorsal da Bexiga.

Ações

Regula a Bexiga.
 Dissolve Umidade no Aquecedor Inferior.
 Elimina estagnação e dissolve massas.
 Abre a via das Águas no Aquecedor Inferior.
 Fortalece a região lombar.

Indicações

Micções difíceis, urina escura, retenção de urina, enurese, urina turva.
 Edema das estruturas genitais externas, úlceras genitais, prurido dos órgãos genitais, edema e dor na vagina, edema do pênis.
 Dor abdominal, massas abdominais (*Ji Ju*), constipação intestinal.
 Rigidez e dor no sacro, dor lombar, rigidez da região lombar, dor nas nádegas, dormência nas pernas, dor ciática.

Comentários

O ponto B-28 é muito usado para tratar problemas urinários. Primeiramente, esse ponto expele Umidade na Bexiga e no Aquecedor Inferior e, por esta razão, pode tratar retenção urinária, dificuldade de urinar e urina opaca. Além disso, ele limpa Calor na Bexiga e pode ser estimulado para tratar dor e ardência ao urinar. Em combinação com os pontos B-23 *Shenshu* e BP-9 *Yinlingquan*, B-28 é usado para expelir cálculos renais.

Em geral, o ponto B-28 abre a via das Águas do Aquecedor Inferior e assegura que os fluidos sujos sejam transformados e excretados. Esse ponto é combinado comumente com B-20 *Pishu* para transformar fluidos no Aquecedor Inferior e beneficiar a diurese.

Em combinação com o ponto B-23 *Shenshu*, B-28 fortalece a região lombar e é utilizado principalmente para tratar dor nas nádegas e dor ciática.

O Boxe 60.25 resume as funções do ponto B-28.

Boxe 60.25 B-28 – resumo das funções

- Regula a Bexiga (dificuldade de urinar, urina escura, retenção urinária, enurese, urina turva)
- Dissolve Umidade do Aquecedor Inferior (edema da genitália externa, úlceras genitais, prurido da região genital, edema e dor na vagina, edema do pênis)
- Elimina estagnação e dissolve massas (dor abdominal, massas abdominais [*Ji Ju*], constipação intestinal)
- Abre a via das Águas no Aquecedor Inferior
- Fortalece a região lombar (rigidez e dor no sacro, dor lombar, rigidez da região lombar, dor nas nádegas, dormência das pernas, dor ciática).

B-30 *Baihuanshu* Ponto *Shu* do Anel Branco

Localização

A 1,5 *cun* em posição lateral à linha média no nível do quarto forame sacral.

Natureza

Nenhuma.

Ações

Beneficia o ânus.
 Fortalece a região lombar e as pernas.
 Regula a menstruação
 Firma o *Qi*.

Indicações

Prurido anal, prolapso do ânus e/ou do reto, hemorroidas, dificuldade de evacuar.
 Dor na região lombar e no sacro.
 Irregularidades menstruais, menstruações dolorosas, menstruações volumosas.
 Emissões involuntárias de sêmen, leucorreia.

Comentários

O ponto B-30 tem efeitos no ânus e é usado principalmente para tratar problemas anais, inclusive hemorroidas, prolapso anal, espasmo do ânus e incontinência fecal.

A expressão "Anel Branco" no nome desse ponto refere-se ao ânus.

O Boxe 60.26 resume as funções do ponto B-30.

Boxe 60.26 B-30 – resumo das funções

- Beneficia o ânus (prurido anal, prolapso do ânus e/ou do reto, hemorroidas, dificuldade de evacuar)
- Fortalece a região lombar e as pernas (dor na região lombar e no sacro)
- Regula a menstruação (irregularidades menstruais, menstruações dolorosas, menstruações volumosas)
- Firma o *Qi* (emissões involuntárias de sêmen, leucorreia).

B-32 *Ciliao* Segundo Orifício

Localização

Sobre o segundo forame sacral.

Natureza

Nenhuma.

Ações

Beneficia a micção e a evacuação intestinal.
Regula a menstruação e dissolve Umidade.
Fortalece a região lombar.

Indicações

Dor ao urinar, urina escura, retenção urinária, enurese, dificuldade de urinar e defecar, constipação intestinal, borborigmos, diarreia.

Leucorreia, menstruações dolorosas, irregularidades menstruais, infertilidade, dor do trabalho de parto.

Dor lombar, dor sacral, dormência na região lombar, dor lombar irradiada aos órgãos genitais, dor ciática.

Comentários

Os quatro pontos (B-31, B-32, B-33 e B-34) são conhecidos como *Quatro Orifícios* porque a palavra *liao* significa "orifício". Esses pontos são assim conhecidos porque estão localizados nos quatro forames sacrais. Por essa razão, B-31 *Shangliao* é referido como "Orifício Superior", B-32 *Ciliao* como "Segundo Orifício", B-33 *Zhongliao* como "Orifício Médio" e B-34 *Xialiao* como "Orifício Inferior".

Entretanto, o ponto B-32 *Ciliao* é o mais importante desses quatro pontos, porque tem indicações mais amplas e é um dos que produzem mais efeito tonificante no Rim e na Essência. B-32 é um ponto importante a ser utilizado para tratar infertilidade feminina. Também é usado para tratar menstruações dolorosas quando a dor localiza-se no sacro.

Além disso, esse ponto também é usado para estimular a ascensão do *Qi* nos casos de prolapso do ânus ou do útero.

B-36 *Chengfu* Recebendo Suporte

Localização

Na superfície posterior da coxa, no meio da dobra glútea transversal.

Natureza

Nenhuma.

Ações

Remove obstruções do canal.
Trata hemorroidas.

Indicações

Dor ciática, dor lombar, dor na região sacral.
Hemorroidas crônicas, sangramento hemorroidário.

Comentários

B-36 é usado principalmente como um ponto local para tratar dor lombar, quando a dor irradia para a parte posterior da coxa (dor ciática). Durante sua estimulação por agulha, deve-se tentar e conseguir que a sensação provocada pela agulha seja irradiada para baixo até a perna.

Embora o ponto B-36 tenha efeito nas hemorroidas, os dois pontos B-57 *Chengshan* e B-58 *Feiyang* são utilizados mais comumente com essa finalidade.

O Boxe 60.27 resume as funções do ponto B-36.

Boxe 60.27 B-36 – resumo das funções

- Remove obstruções do canal (dor ciática, dor lombar, dor na região sacral)
- Trata hemorroidas (hemorroidas crônicas, sangramento hemorroidário).

B-37 *Yinmen* Porta Imensa

Localização

Na superfície posterior da coxa, 6 *cun* abaixo do ponto B-36 *Chengfu*, na linha que interliga B-36 e B-40 *Weizhong*.

Natureza

Nenhuma.

Ações

Beneficia a região lombar.

Indicações

Dor lombar, dor na região sacral, dor ciática.

Comentários

B-37 também é usado frequentemente como ponto local para tratar dor que irradia do dorso para a perna. Esse ponto é especialmente eficaz quando é suavemente aquecido com um bastão de moxa.

O Boxe 60.28 resume as funções do ponto B-37.

Boxe 60.28 B-37 – resumo das funções

- Beneficia a região lombar (dor lombar, dor na região sacral, dor ciática).

B-39 *Weiyang* Sustentando *Yang*

Localização

Na extremidade lateral do sulco transversal poplíteo, na superfície medial do tendão do músculo bíceps femoral.

Natureza

Ponto Mar Inferior do Aquecedor Inferior.

Ações

Abre a via das Águas no Aquecedor Inferior.
Estimula a transformação e a excreção de fluidos no Aquecedor Inferior.
Beneficia a Bexiga.

Indicações

Edema da parte inferior do corpo.
Dificuldade de urinar, retenção urinária, dor ao urinar, enurese.

Comentários

B-39 é um ponto importante para estimular a transformação e a excreção dos fluidos no Aquecedor Inferior. Esse ponto assegura que a via das Águas no Aquecedor Inferior esteja desimpedida, de forma que os fluidos sujos possam ser excretados normalmente. Por essa razão, esse ponto é utilizado com todos os padrões de Excesso no Aquecedor Inferior, que se caracterizam por acúmulo de fluidos na forma de Umidade ou edema: isto pode causar retenção urinária, ardência ao urinar, dificuldade de urinar ou edema dos tornozelos.

Principalmente quando o Aquecedor Inferior está em Excesso, isto é, sua via das Águas está obstruída (evidenciado por retenção urinária), esse ponto deve ser sedado, de forma a abrir a via das Águas e estimular a excreção de fluidos. Quando há deficiência do Aquecedor Inferior, isto é, a via das Águas está em um estado relaxado e os fluidos não podem ser contidos (evidenciado por incontinência urinária ou enurese), esse ponto deve ser tonificado, de forma a fortalecer o *Qi* do Aquecedor Inferior e "estreitar" a via das Águas, de forma que os fluidos possam ser contidos.

O Boxe 60.29 resume as funções do ponto B-39.

> **Boxe 60.29 B-39 – resumo das funções**
>
> - Abre a via das Águas no Aquecedor Inferior (edema na parte inferior do corpo)
> - Estimula a transformação e a excreção de fluidos no Aquecedor Inferior
> - Beneficia a Bexiga (dificuldade de urinar, retenção urinária, dor ao urinar, enurese).

B-40 *Weizhong* Sustentando o Centro

Localização

No ponto médio do sulco transversal da fossa poplítea, entre os tendões dos músculos bíceps femoral e semitendíneo.

Natureza

Ponto Mar (*He*).
Ponto Terra.
Ponto 12 Estrelas do Céu segundo Ma Dan Yang.

Ações

Limpa Calor e resfria o Sangue.
Remove obstruções do canal.
Elimina Canícula.

Indicações

Dor lombar, dor ciática, rigidez da região lombar, dor no joelho.
Desequilíbrio causado por Canícula, febre, aversão ao frio, transpiração, cefaleia, sensação de peso, sensação desconfortável no epigástrio, irritabilidade, sede.

Comentários

B-40 é um ponto com grande variedade de ações. Primeiramente, esse ponto pode limpar Calor e dissolver Umidade na Bexiga e, deste modo, pode ser usado para tratar sintomas de ardência ao urinar.

Esse ponto relaxa os tendões e beneficia a região lombar e é um dos pontos distais mais importantes para tratar dor lombar. O ponto B-40 pode ser usado em qualquer tipo de dor lombar, seja aguda ou crônica e do tipo de Excesso ou Deficiência. Contudo, esse ponto é mais eficaz nos casos de dor lombar aguda por Excesso, que nos pacientes com dor lombar crônica por Deficiência. Na verdade, nos pacientes muito fracos com sintomas marcantes de Deficiência e Frio, esse ponto não deve ser ativado porque tende a produzir um efeito de sedação e resfriar o Sangue. Nesses casos, ele pode ser substituído pelo ponto B-60 *Kunlun*. No que se refere à localização da dor lombar, o ponto B-40 é mais apropriado quando a dor é unilateral ou bilateral, mas não está localizada na linha média (*i. e.*, na coluna vertebral propriamente dita).

O ponto B-40 também resfria o Sangue e é utilizado comumente para tratar doenças cutâneas evidenciadas por Calor no Sangue.

Por fim, esse ponto elimina Canícula e é usado para tratar ataques agudos de Calor no verão, que causam febre, *delirium* e erupção cutânea eritematosa.

O Boxe 60.30 resume as funções do ponto B-40.

> **Boxe 60.30 B-40 – resumo das funções**
>
> - Limpa Calor e resfria o Sangue
> - Remove obstruções do canal (dor lombar, dor ciática, rigidez da região lombar, dor no joelho)
> - Elimina Canícula (desequilíbrio causado por Canícula, febre, aversão ao frio, transpiração, cefaleia, sensação de peso, sensação desconfortável no epigástrio, irritabilidade, sede).

B-42 *Pohu* Janela da Alma Corpórea

Localização

A 3 *cun* em posição lateral à linha média, no nível da borda inferior do processo espinhoso de T3 e no mesmo nível do ponto B-13 *Feishu*.

Natureza

Esse é o ponto da linha externa da Bexiga, que corresponde ao ponto B-13 *Feishu*, ou ponto *Shu* Dorsal do Pulmão.

Ações

Tonifica os Pulmões.
    Acalma a Alma Corpórea (*Po*).
    Estimula a descensão do *Qi* do Pulmão.

Indicações

Tuberculose, tosse seca.
    Tristeza, mágoa, sensação de opressão no peito, depressão, pensamentos suicidas, "três cadáveres fluindo".
    Tosse, sibilos, dispneia.

Comentários

B-42 tem duas ações principais, uma no nível físico e outra no plano psicológico. No nível físico, esse ponto pode ser usado para regular e enviar *Qi* do Pulmão para baixo de forma a tratar tosse e asma.

Esse ponto também é usado frequentemente para tratar Síndrome de Obstrução Dolorosa da região dorsal alta e dos ombros e comumente está dolorido à pressão. A estimulação desse ponto por agulha pode aliviar acentuadamente a dor e a rigidez da região dorsal alta ou da área escapular.

No plano psíquico, esse ponto está relacionado com a Alma Corpórea (*Po*), que é o aspecto mental–espiritual que reside no Pulmão (ver Capítulo 8). Esse ponto fortalece e enraíza a Alma Corpórea no Pulmão. B-42 solta as respirações quando a Alma Corpórea está constrita por preocupação, tristeza ou mágoa. Além disso, esse ponto acalma a Mente e estabiliza a Alma Corpórea de forma a que o indivíduo volte-se para o seu interior e sinta-se confortável consigo próprio.

Esse ponto é usado para tratar problemas emocionais relacionados com os Pulmões, especialmente tristeza, mágoa e preocupação. B-42 tem efeito suavizante acentuado no espírito e nutre o *Qi* quando ele está disperso em razão de um período longo de tristeza ou mágoa.

O livro *Explanation of Acupuncture Points* refere à indicação curiosa a esse ponto como "três cadáveres fluindo".[8] A associação com cadáveres e morte deve ser interpretada no sentido de que esse ponto está indicado para pacientes com ideação suicida. Como vimos antes quando descrevemos as indicações do ponto B-13 *Feishu*, a Alma Corpórea está associada ao *Gui* (fantasmas, espíritos) e, quando descreve um movimento centrípeto, por fim leva à morte. Por essa razão, esses dois pontos estão indicados para debelar pensamentos suicidas. Na verdade, todos os três pontos relacionados com os Pulmões (B-13 *Feishu*, VG-12 *Shenzhu* e B-42 *Pohu* – todos no mesmo nível) têm indicações referidas à morte (Figura 60.4). Essas relações são:

- B-13 *Feishu*: "desejo de cometer suicídio"
- VG-12 *Shenzhu*: "desejo de matar alguém"
- B-42 *Pohu*: "três cadáveres fluindo".

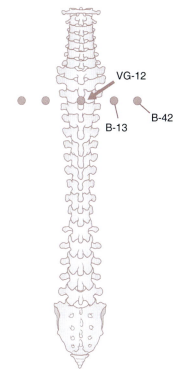

Figura 60.4 Localização dos pontos B-13 *Feishu*, VG-12 *Shenzhu* e B-42 *Pohu*.

O Boxe 60.31 resume as funções do ponto B-42.

Boxe 60.31 B-42 – resumo das funções

- Tonifica os Pulmões (tuberculose, tosse seca)
- Acalma a Alma Corpórea (*Po*) (tristeza, mágoa, sensação de opressão no peito, depressão, pensamentos suicidas, "três cadáveres fluindo")
- Estimula a descensão do *Qi* do Pulmão (tosse, sibilos, dispneia).

B-43 *Gaohuangshu* (ou *Gaohuang*) Membrana Grossa Ponto *Shu* da Área entre Coração e Pericárdio

Localização

A 3 *cun* em posição lateral à linha média, no nível da borda inferior do processo espinhoso de T4 e no mesmo nível do ponto B-14 *Jueyinshu*.

Natureza

Esse é o ponto da linha externa da Bexiga que corresponde ao ponto B-14 *Jueyinshu*, ou ponto *Shu* Dorsal do Pericárdio.

Ações

Nutre o *Yin* do Pulmão.
    Nutre o Coração.
    Nutre a Essência.
    Tonifica o Estômago e o Baço.

Indicações

Tosse seca, sibilos, tosse com expectoração de sangue, esgotamento, sudorese noturna, tuberculose, emagrecimento.

Memória fraca, palpitações, insônia, tontura.

Emissões involuntárias de sêmen, poluções noturnas, impotência.

Deficiência do Estômago e do Baço, alimentos não digeridos nas fezes, membros fracos.

Comentários

B-43 é um ponto intrigante. Sua história é muito antiga e está mencionado em uma das referências mais antigas à acupuntura.[9] O nome desse ponto é muito difícil de traduzir. Os dois caracteres combinados *Gaohuang* indicam o espaço entre o coração e o diafragma que, supostamente, é a localização de todas as doenças crônicas e praticamente incuráveis: daí a utilização desse ponto para tratar doenças muito crônicas que acarretam extrema debilidade.

Esse ponto tonifica o *Qi* do corpo inteiro e é usado quando o paciente está muito debilitado depois de uma doença crônica. Em geral, esse ponto é estimulado por aplicação direta de cones de moxabustão.

O ponto B-43 nutre a Essência e pode ser usado para tratar deficiência do Rim, que se evidencia por poluções noturnas, energia sexual reduzida ou memória fraca.

Esse ponto nutre o *Yin* do Pulmão e é usado para tonificar os Pulmões e beneficiar a energia *Yin* depois de uma doença crônica que lhe tenha causado danos e que tenha deixado o paciente com tosse e debilidade crônicas. Nesses casos, o ponto é estimulado apenas por agulha e não deve ser aplicada moxabustão.

Por fim, o ponto B-43 revigora a Mente porque beneficia a função da Essência de nutrir o cérebro e o Coração. Por essa razão, esse ponto estimula a memória e "levanta" o espírito abatido, especialmente depois de uma doença de longa duração.

O Boxe 60.32 resume as funções do ponto B-43.

Boxe 60.32 B-43 – resumo das funções

- Nutre o *Yin* do Pulmão (tosse seca, sibilos, tosse com expectoração de sangue, esgotamento, sudorese noturna, tuberculose, emagrecimento)
- Nutre o Coração (memória fraca, palpitações, insônia, tontura)
- Nutre a Essência (emissões involuntárias de sêmen, poluções noturnas, impotência)
- Tonifica o Estômago e o Baço (deficiência de Estômago e Baço, alimentos não digeridos nas fezes, membros fracos).

B-44 *Shentang* Saguão da Mente

Localização

A 3 *cun* em posição lateral à linha média, no nível da borda inferior do processo espinhoso de T5 e no mesmo nível do ponto B-15 *Xinshu*.

Natureza

Esse ponto está na linha externa da Bexiga em correspondência com o ponto B-15 *Xinshu*, ou ponto *Shu* Dorsal do Coração.

Ações

Acalma a Mente.

Controla o *Qi* rebelde.

Indicações

Depressão, insônia, ansiedade, inquietude mental, tristeza, mágoa, preocupação.

Tosse, sibilos, dispneia, dificuldade de deglutir, sensação de congestão do tórax.

Comentários

O ponto B-44 é usado principalmente para tratar transtornos emocionais e psicológicos relacionados com o Coração. Esse ponto é mais bem utilizado em combinação com B-15 *Xinshu* para tratar ansiedade, insônia e depressão. B-44 fortalece e acalma a Mente. Ele estimula a clareza da Mente e a inteligência. Quando a agulha permanece por muito tempo (mais de 15 minutos), esse ponto acalma a Mente e elimina Fogo de Coração.

O Boxe 60.33 resume as funções do ponto B-44.

Boxe 60.33 B-44 – resumo das funções

- Acalma a Mente (depressão, insônia, ansiedade, inquietude mental, tristeza, mágoa, preocupação)
- Controla o *Qi* rebelde (tosse, sibilos, dispneia, dificuldade de engolir, sensação de congestão no tórax).

B-47 *Hunmen* Portal da Alma Etérea

Localização

A 3 *cun* em posição lateral à linha média, no nível da borda inferior do processo espinhoso de T9 e no mesmo nível do ponto B-18 *Ganshu*.

Natureza

Esse ponto está na linha externa da Bexiga em correspondência com o ponto B-18 *Ganshu*, ou ponto *Shu* Dorsal do Fígado.

Ações

Regula o *Qi* do Fígado e beneficia os tendões.

Enraíza a Alma Etérea (*Hun*).

Indicações

Dor nas costelas, dor no hipocôndrio, sensação de plenitude no tórax, contraturas dos tendões.

Medo, depressão, insônia, sonhos excessivos, falta de sentido de direção na vida, "possessão por pessoa morta".[10]

Comentários

B-47 é utilizado para tratar transtornos emocionais relacionados com o Fígado, inclusive depressão, frustração e ressentimento durante um período longo. Esse ponto estabiliza e enraíza a Alma Etérea no Fígado. Ele fortalece a capacidade da Alma Etérea de planejar, perceber propósito na vida, ter sonhos de vida e fazer projetos. O ponto B-47 é um "portal" e, por esta razão, ele regula o "ir e vir" da Alma Etérea e da Mente: isto é, relacionamentos com outras pessoas e com o mundo em geral. Esse ponto descreve um movimento para fora, que poderia ser comparado e contrastado com o movimento para dentro do ponto B-42 *Pohu*.

O *Explanation of Acupuncture Points* (1654) confirma que, em razão da natureza desse ponto como "janela", "portão" ou "portal", a Alma Etérea entra e sai por ele. Isso confirma a natureza dinâmica desse ponto estimulando os movimentos da Alma Etérea e da Mente; entretanto, ele também pode agir de outra forma: isto é, aquietar os movimentos excessivos da Alma Etérea.

Em minha experiência, quando esse ponto é combinado com B-18 *Ganshu*, ele exerce influência profunda na capacidade do indivíduo de planejar sua vida, em razão do enraizamento e da estabilização da Alma Etérea. Isso pode ajudar um indivíduo a encontrar sentido de direção e propósito em sua vida. Esse ponto também ajuda a dissipar depressão mental associada a esse tipo de dificuldade.

Como o ponto B-47 enraíza a Alma Etérea, ele pode ser usado para tratar um sentimento vago de medo que ocorre à noite nos pacientes com deficiência grave de *Yin*. Quando é usado para aquietar os movimentos excessivos da Alma Etérea, esse ponto pode ser usado para tratar comportamento ligeiramente maníaco e confusão mental.

No plano físico, esse ponto é muito útil para tratar estagnação do *Qi* do Fígado agredindo os Pulmões (como acontece com alguns tipos de asma).

O Boxe 60.34 resume as funções do ponto B-47.

Boxe 60.34 B-47 – resumo das funções

- Regula o *Qi* do Fígado e beneficia os tendões (dor nas costelas, dor no hipocôndrio, sensação de congestão no peito, contraturas dos tendões)
- Enraíza a alma Etérea (*Hun*) (medo, depressão, insônia, sonhos excessivos, falta de sentido de direção na vida, "possessão por pessoa morta")
- Em minha experiência, esse ponto pode regular o "ir e vir" da Alma Etérea e ajudar o paciente a obter um sentido de direção e propósito na vida.

B-49 *Yishe* Residência do Intelecto

Localização

A 3 *cun* em posição lateral à linha média, no nível da borda inferior do processo espinhoso de T11, no mesmo nível do ponto B-20 *Pishu*.

Natureza

Esse ponto está na linha externa da Bexiga em correspondência com o ponto B-20 *Pishu*, ou ponto *Shu* Dorsal do Baço.

Ações

Limpa Umidade-Calor.
  Beneficia o Intelecto (*Yi*).

Indicações

Plenitude abdominal, distensão do hipocôndrio, diarreia, vômitos, sensação de calor em geral, escleróticas e pele amareladas.
  Memória fraca, dificuldade de concentrar-se, preocupação, introspecção, pensamentos obsessivos.

Comentários

B-49 fortalece o Intelecto (*Yi*), clareia a Mente (*Shen*) e estimula a memória e a concentração. Além disso, esse ponto alivia a Mente e o Intelecto de pensamentos obsessivos, humor ta-

citurno, preocupação e introspecção. O ponto B-49 também pode ser usado para erradicar pensamentos obsessivos, que frequentemente estão relacionados com uma deficiência do Baço e assemelham-se ao correspondente patológico das atividades mentais desse órgão de memorização e concentração.

No plano físico, esse ponto pode ser usado com aplicação direta de moxa para secar Umidade no Baço e também para tonificar os Pulmões (de acordo com o princípio de fortalecer Terra para tonificar Metal). No livro *An Explanation of the Acupuncture Points*, encontramos a seguinte citação: "*O Baço detesta Umidade e aprecia Secura: aplique alguns cones de moxa nesse ponto.*"[11]

O Boxe 60.35 resume as funções do ponto B-49.

Boxe 60.35 B-49 – resumo das funções

- Limpar Umidade-Calor (plenitude abdominal, distensão no hipocôndrio, diarreia, vômitos, sensação de calor em geral, escleróticas e pele amareladas)
- Beneficia o Intelecto (*Yi*) (memória fraca, dificuldade de concentrar-se, preocupação, introspecção, pensamentos obsessivos).

B-51 *Huangmen* Portal do Gaohuang

Localização

A 3 *cun* em posição lateral à linha média, no nível da borda inferior do processo espinhoso de L1 e no mesmo nível do ponto B-22 *Sanjiaoshu*.

Natureza

Esse ponto está na linha externa da Bexiga em correspondência com o ponto B-22 *Sanjiaoshu*, ou ponto *Shu* Dorsal do Triplo Aquecedor.

Ações

Regula o Triplo Aquecedor.
  Assegura o livre fluxo do *Qi* do Triplo Aquecedor na região do Coração.
  Beneficia as mamas.

Indicações

Congestão e endurecimento abaixo do coração.
  Doenças das mamas; congestão, distensão e dor nas mamas; nódulos mamários.

Comentários

B-51 é outro ponto intrigante e, de forma a compreender suas funções, precisamos recordar de uma das funções do Triplo Aquecedor. Conforme foi mencionado no capítulo sobre funções dos órgãos *Yang*, uma das funções do Triplo Aquecedor é a de atuar como "embaixador", "enviado" ou "avenida" por meio da qual o *Qi* Original saia do Rim e espalhe-se para os Órgãos Internos e os 12 canais. Além disso, o Triplo Aquecedor assegura o livre fluxo do *Qi* na região entre o coração e o diafragma, isto é, a região *Gaohuang*. Daí se origina o nome desse ponto: *Huang* indica a região *Gaohuang* (i. e., abaixo do coração e acima do diafragma), enquanto *men* significa "porta" para descrever a função do Triplo Aquecedor como via de entrada ou saída do *Qi* nessa região.

Entretanto, também existe outra interpretação possível para o nome desse ponto. Nesse caso, *Huang* poderia significar as Membranas de *Huang*, em vez de *Gaohuang* (i. e., o espaço situado abaixo do coração e acima do diafragma). Se usarmos a palavra *Huang* com significado de Membranas, isso poderia explicar o efeito desse ponto nas mamas femininas, porque elas têm Membranas em profusão (tecido conjuntivo mamário). Essas duas interpretações são plausíveis, porque a indicação desse ponto para tratar "dureza abaixo do coração" refere-se claramente à região *Gaohuang* situada abaixo do coração e acima do diafragma.

O nome desse ponto deve ser entendido no contexto do nome do ponto B-35 *Baohuang*, que está situado na linha externa da Bexiga em correspondência com o ponto B-28 *Pangguangshu*, ou ponto *Shu* Dorsal da Bexiga. O *Acupuncture Textbook by Hui Yuan* afirma que o Triplo Aquecedor penetra e sobe até a região *Gaohuang* e desce até a região *Baohuang*: isto é, útero e bexiga.[12] Desse modo, esse ponto regula o movimento do Triplo Aquecedor para cima até a região do diafragma, enquanto o ponto B-53 *Baohuang* regula o movimento do Triplo Aquecedor para baixo até o útero, a genitália e o sistema urinário.

Na verdade, o livro *Illustrated Classic of Acupuncture Points as Found on the Bronze Model* afirma que o ponto B-51 está indicado para aliviar sensação de opressão abaixo do coração e doenças das mamas das mulheres.[13] É interessante que esse ponto, que está em correspondência com B-22 *Sanjiaoshu* (ponto *Shu* Dorsal do Aquecedor Inferior) não é indicado para tratar doenças do Aquecedor Inferior, mas do Aquecedor Superior (embora também estimule a transformação e a excreção dos fluidos no Aquecedor Inferior).

O Boxe 60.36 resume as funções do ponto B-51.

Boxe 60.36 B-51 – resumo das funções

- Regula o Triplo Aquecedor
- Assegura o livre fluxo do *Qi* do Triplo Aquecedor para a região do coração (congestão e dureza abaixo do coração)
- Beneficia as mamas (doenças das mamas; congestão, distensão e dor nas mamas, nódulos mamários).

B-52 *Zhishi* Residência da Força de Vontade

Localização

A 3 *cun* em posição lateral à linha média, no nível da borda inferior do processo espinhoso de L2 e no mesmo nível do ponto B-23 *Shenshu*.

Natureza

Esse ponto está na linha externa da Bexiga em correspondência com o ponto B-23, ou ponto *Shu* Dorsal do Rim.

Ações

Tonifica os Rins e a Essência.
  Beneficia a micção.
  Fortalece as costas.
  Revigora a força de vontade.

Indicações

Esgotamento, tontura, tinido, dor lombar, função sexual debilitada, impotência, infertilidade, ejaculação precoce, poluções noturnas.
  Dificuldade de urinar, gotejamento pós-miccional.
  Dor lombar crônica, dor ciática.
  Depressão, falta de motivação, falta de estímulo, falta de força de vontade.

Comentários

O ponto B-52 está no lado de fora de B-23 *Shenshu*, ou ponto *Shu* Dorsal do Rim. Como também ocorre com esse último ponto, B-52 tem efeito tonificante no Rim e, quando os dois são combinados, um reforça o efeito do outro.

O ponto B-52 pode ser usado para tratar dor lombar crônica, especialmente quando o ponto está dolorido à pressão, porque ele fortalece a região lombar tonificando os Rins.

Esse ponto também nutre a Essência e pode ser usado para tratar problemas sexuais masculinos, inclusive impotência, falta de desejo sexual e ejaculação precoce; nas mulheres, esse ponto é importante para tratar infertilidade causada por deficiência do Rim.

Por fim, esse ponto revigora a força de vontade e a determinação, que são fenômenos mental–espirituais relacionados com os Rins. B-52 é muito útil para tratar alguns tipos de depressão, quando o paciente não tem motivação e estímulo e não dispõe de força de vontade e força mental para realizar esforços para sair da espiral depressiva. A estimulação desse ponto por agulha com método de tonificação, especialmente quando é combinado com B-23, estimula a força de vontade e "eleva" o espírito.

O ponto B-52 fortifica a força de vontade, o ímpeto, a determinação, a capacidade de alcançar as metas pessoais com mente decidida, o espírito de iniciativa e a constância ou estabilidade. Eu uso frequentemente esse ponto, quando há deficiência do Rim, em combinação com um dentre quatro outros pontos que afetam os aspectos espirituais dos órgãos *Yin*: isto é, B-42 *Pohu*, B-44 *Shentang*, B-47 *Hunmen* e B-49 *Yishe*, como um fundamento mental–emocional sólido para outros aspectos da psique. Alguns exemplos dessas combinações são:

- B-23 *Shenshu*, B-52 *Zhishi* e B-47 *Hunmen* para revigorar a força de vontade e o impulso e instilar um sentimento de direção e objetivo de vida. Essa combinação é excelente para tratar esgotamento mental, falta de estímulo e objetivo e confusão mental – manifestações clínicas típicas da depressão crônica
- B-23 *Shenshu*, B-52 *Zhishi* e B-49 *Yishe* para revigorar a força de vontade e o impulso e esvaziar a Mente (*Shen*) e o Intelecto (*Yi*) de pensamentos obsessivos, preocupações e pensamentos confusos
- B-23 *Shenshu*, B-52 *Zhishi* e B-42 *Pohu* para revigorar a força de vontade e o impulso, estabilizar a Alma Corpórea (*Po*) e liberar emoções contidas no tórax e no diafragma
- B-23 *Shenshu*, B-52 *Zhishi* e B-44 *Shentang* para revigorar a força de vontade e o ímpeto, acalmar a mente e aliviar ansiedade, depressão, inquietude mental e insônia. Essa combinação harmoniza os Rins e o Coração (e, consequentemente, a Força de Vontade e a Mente) no plano mental–emocional.

Quando analisamos os nomes dos cinco pontos citados antes (B-42, B-44, B-47, B-49 e B-52), podemos identificar um padrão porque eles correspondem a uma casa – uma imagem da psique – com a Mente (*Shen*), a Força de Vontade (*Zhi*) e o Intelecto (*Yi*) correspondendo à "sala", ao "quarto" e à "sala de estar", respectivamente, enquanto a Alma Etérea (*Hun*) e a Alma Corpórea (*Po*) correspondem a uma "porta" e uma "janela", respectivamente. As imagens de porta e janela se encaixam bem na natureza da Alma Etérea e da Alma Corpórea, que possibilitam movimento à psique – a primeira permite o "ir e vir da Mente", enquanto a última possibilita o "entrar e sair da Essência". A correspondência do Coração com um saguão também é compatível com os costumes chineses antigos, de acordo com os quais o saguão é o aposento mais importante da casa, porque é aquele que oferece a primeira impressão aos visitantes: por esta razão, esse aposento sempre era mantido escrupulosamente limpo. O *Explanation of Acupuncture Points* confirma a imagem de uma casa nos nomes desses cinco pontos (embora faça referência a um "portão", que não está nos nomes desses pontos e não fale de "sala"): "*Há uma porta, um portão, uma janela, uma sala de estar e um quarto: a imagem de uma casa.*"[14]

O Boxe 60.37 resume as funções do ponto B-52.

> **Boxe 60.37 B-52 – resumo das funções**
>
> - Tonifica os Rins e a Essência (esgotamento, tontura, tinido, dor lombar, função sexual fraca, impotência, infertilidade, ejaculação precoce, poluções noturnas)
> - Beneficia a micção (dificuldade de urinar, gotejamento pós-miccional)
> - Fortalece o dorso (dor lombar crônica, dor ciática)
> - Revigora a força de vontade (depressão, falta de motivação, falta de estímulo, falta de força de vontade)
> - Eu utilizo frequentemente o ponto B-52 combinado com um dos outros pontos da linha externa da Bexiga (B-42, B-44, B-47 e B-49).

B-53 *Baohuang* Vitalidade da Bexiga

Localização

A 3 *cun* em posição lateral à linha média, no nível da borda inferior da segunda vértebra sacral.

Natureza

Nenhuma.

Ações

Abre a via das Águas no Aquecedor Inferior.
   Estimula a transformação e a excreção dos fluidos e beneficia a função da Bexiga.

Indicações

Dureza e congestão no hipogástrio, retenção de urina, gotejamento pós-miccional, edema.

Comentários

O ponto B-53 tem ação semelhante à do B-22 *Sanjiaoshu*, na medida em que estimula a transformação e a excreção dos fluidos impuros do Aquecedor Inferior. Esse primeiro ponto é usado principalmente para tratar problemas urinários, inclusive retenção de urina, dificuldade de urinar e ardência ao urinar.

O nome desse ponto deve ser entendido no contexto do ponto B-51 *Huangmen*, na medida em que este último controla a disseminação do *Qi* do Triplo Aquecedor no Aquecedor Superior, enquanto o ponto B-53 controla a disseminação do *Qi* do Triplo Aquecedor no Aquecedor Inferior.

As ações dos pontos B-51 e B-53 também devem ser compreendidas no contexto das Membranas (*Huang*). O ponto B-51 afeta as Membranas da parte superior do corpo (daí seu efeito nas mamas), enquanto B-53 afeta as Membranas da parte inferior do corpo (daí seu efeito na Bexiga).

Alguns autores acreditam que *Bao* poderia, nesse caso (*Baohuang*), referir-se também ao Útero e, neste sentido, esse ponto poderia ser usado para tratar problemas menstruais e afetaria as Membranas do abdome inferior.

O Boxe 60.38 resume as funções do ponto B-53.

> **Boxe 60.38 B-53 – resumo das funções**
>
> - Abre a via das Águas no Aquecedor Inferior
> - Estimula a transformação e a excreção dos fluidos e beneficia a função da Bexiga (dureza e congestão no hipogástrio, retenção de urina, gotejamento pós-miccional, edema).

B-54 *Zhibian* Margem Ínfima

Localização

Na nádega, a 3 *cun* em posição lateral ao hiato sacrococcígeo.

Natureza

Nenhuma.

Ações

Beneficia a região lombar.
   Beneficia a micção.
   Trata hemorroidas.

Indicações

Dor lombar, dor nas nádegas, dor ciática, Síndrome de Obstrução Dolorosa (Síndrome *Bi*) das pernas.
   Dificuldade de urinar, retenção de urina, urina escura.
   Hemorroidas.

Comentários

O ponto B-54 não é notável por sua ação energética, mas é um ponto local muito importante para tratar dor lombar com irradiação para as nádegas e as pernas. Quando se trata de dor com irradiação às nádegas e à parte posterior das pernas (ao longo do canal da Bexiga), esse ponto sempre deve ser examinado para verificar se está hipersensível. Quando está dolorido, o ponto B-54 deve ser estimulado com uma agulha longa (*i. e.*, no mínimo 5 cm) de forma a conseguir uma sensação clara com a introdução da agulha, de preferência com irradiação para baixo ao longo de alguma distância na perna. Quando a sensação produzida pela inserção da agulha estende-se por todo o trajeto até o pé, pode não ser necessário usar qualquer outro ponto. Quando a dor nas nádegas e nas pernas é causada por obstrução de Frio e Umidade, a aplicação de bastões de moxabustão é muito eficaz e sempre deve ser combinada com a colocação da agulha.

O Boxe 60.39 resume as funções do ponto B-54.

> **Boxe 60.39 B-54 – resumo das funções**
>
> - Beneficia a região lombar (dor lombar, dor nas nádegas, dor ciática, Síndrome de Obstrução Dolorosa [Síndrome *Bi*] das pernas
> - Beneficia a micção (dificuldade de urinar, retenção urinária, urina escura)
> - Trata hemorroidas.

B-57 *Chengshan* Sustentando a Montanha

Localização

Na linha média posterior da perna, entre os pontos B-40 *Weizhong* e B-60 *Kunlun*, abaixo do músculo gastrocnêmico e no ápice de sua depressão.

Natureza

Um dos pontos Estrela do Céu de Ma Dan *Yang*.

Ações

Relaxa os tendões e remove obstruções do canal.
Trata hemorroidas.

Indicações

Dor e rigidez na região lombar, dor ciática, dificuldade de sentar e ficar de pé, incapacidade de ficar de pé por muito tempo, contraturas dos tendões.

Hemorroidas, sangramento hemorroidário, hemorroidas edemaciadas e doloridas, prolapso retal.

Comentários

B-57 é usado como ponto distal para tratar dor lombar e dor ciática, com efeitos e amplitude de ação semelhantes às do ponto B-40 *Weizhong*. Além disso, esse primeiro ponto também é usado comumente como ponto distal empírico para tratar hemorroidas.

Por ser um ponto local, B-57 relaxa os músculos e os tendões da perna e, por esta razão, é utilizado para eliminar cãibras do músculo gastrocnêmico.

O Boxe 60.40 resume as funções do ponto B-57.

> **Boxe 60.40 B-57 – resumo das funções**
>
> - Relaxa os tendões e remove obstruções do canal (dor e rigidez na região lombar, dor ciática, dificuldade de sentar-se e ficar de pé, incapacidade de ficar de pé por muito tempo, contraturas dos tendões)
> - Trata hemorroidas (hemorroidas, sangramento hemorroidário, hemorroidas edemaciadas e dolorosas, prolapso retal).

B-58 *Feiyang* Voando para Cima

Localização

Na superfície posterior da perna, por trás do maléolo externo, 7 *cun* diretamente acima de B-60 *Kunlun*, 1 *cun* abaixo e em posição lateral ao B-57 *Chengshan*.

Natureza

Ponto de Conexão (*Luo*).

Ações

Remove obstruções do canal.
Controla o *Qi* rebelde originado da cabeça.
Fortalece os Rins.
Trata hemorroidas.

Indicações

Dor lombar, dor ciática, incapacidade de ficar de pé, atrofia das pernas.

Cefaleia, tontura, dor no pescoço, cefaleia occipital, sangramento nasal.

Dor lombar, tinido, surdez.

Hemorroidas, hemorroidas edemaciadas e dolorosas, sangramento hemorroidário.

Comentários

B-58 é usado como ponto distal para tratar dor lombar e dor ciática. Uma função específica desse ponto é tratar dor ciática quando a dor está localizada em algum ponto entre os canais da Bexiga e da Vesícula Biliar na perna.

Por ser um ponto de Conexão, B-58 comunica-se com os Rins e pode ser usado para fortalecer esses órgãos quando é combinado com o ponto Fonte do Rim (R-3 *Taixi*). Em especial, esse ponto pode simultaneamente fortalecer os Rins e controlar o *Qi* rebelde na cabeça, que causa cefaleia, tontura e rigidez cervical. Por essa razão, esse ponto é ideal para tratar cefaleias causadas pela ascensão de *Yang* do Fígado, mas que ocorre no canal da Bexiga quando também há deficiência preexistente do Rim.

Além disso, B-58 é um ponto distal usado empiricamente para tratar hemorroidas. O efeito desse ponto (e também do B-57) nas hemorroidas é explicado pelo trajeto do canal Divergente da Bexiga, que se dirige ao ânus.

O Boxe 60.41 resume as funções do ponto B-58.

> **Boxe 60.41 B-58 – resumo das funções**
>
> - Remove obstruções do canal (dor lombar, dor ciática, incapacidade de ficar de pé, atrofia das pernas)
> - Controla o *Qi* rebelde originado da cabeça (cefaleia, tontura, dor no pescoço, cefaleia occipital, sangramento nasal)
> - Fortalece os Rins (dor lombar, tinido, tontura)
> - Trata hemorroidas (hemorroidas, hemorroidas edemaciadas e dolorosas, sangramento hemorroidário).

BL59 *Fuyang Yang* do Dorso do Pé

Localização

Na perna, a 3 *cun* diretamente acima do ponto B-60 *Kunlun*.

Natureza

Ponto do Vaso *Yang* do Calcanhar (*Yang Qiao Mai*). Ponto de Acúmulo (*Xi*) do Vaso *Yang* do Calcanhar.

Ações

Remove obstruções do canal.
Revigora o Vaso *Yang* do Calcanhar.
Beneficia a região dorsal.

Indicações

Dor na coxa, Síndrome de Obstrução Dolorosa (Síndrome *Bi*) por Vento nas pernas, atrofia das pernas, incapacidade de levantar a perna, sensação de peso nas pernas, dor ciática, úlceras nas pernas, eritema e edema do maléolo lateral.

Dor lombar com rigidez acentuada.

Comentários

B-59 é utilizado comumente como ponto distal para tratar dor lombar, principalmente nos casos crônicos com fraqueza da perna e do dorso. Esse ponto fortalece os músculos e torna os movimentos da perna mais fáceis. O Vaso *Yang* do Calcanhar facilita movimentos e aumenta a agilidade e B-59 é seu ponto de Acúmulo: daí seu efeito de estimular os movimentos da perna e do dorso. Esse ponto é eficaz apenas para tratar dor lombar unilateral.

O Boxe 60.42 resume as funções do ponto B-59.

Boxe 60.42 B-59 – resumo das funções

- Remove obstruções do canal (dor na coxa, Síndrome de Obstrução Dolorosa [Síndrome *Bi*] por Vento nas pernas, atrofia das pernas, incapacidade de levantar as pernas, sensação de peso nas pernas, dor ciática, úlceras nas pernas, eritema e edema do maléolo lateral)
- Revigora o Vaso *Yang* do Calcanhar
- Beneficia a região dorsal (dor lombar baixa com rigidez acentuada).

B-60 *Kunlun* Montanhas Kunlun

Localização

Atrás da articulação do tornozelo, entre a proeminência do maléolo lateral e o tendão do calcâneo.

Natureza

Ponto Rio (*Jing*).

Ponto Fogo.

Ações

Limpa Calor.

Extingue Vento interno e controla o *Qi* rebelde originado da cabeça.

Remove obstruções do canal.

Fortalece o dorso.

Revigora o Sangue e facilita o trabalho de parto.

Indicações

Sensação de calor na cabeça; eritema, dor e edema dos olhos; dor explosiva nos olhos, sangramento nasal.

Epilepsia, trismo, cefaleia, tontura.

Rigidez cervical, dor lombar, dor cervical, dor ciática.

Dor lombar crônica.

Trabalho de parto difícil, retenção da placenta.

Comentários

B-60 tem diversas ações. Primeiramente, ele é muito utilizado como ponto distal para tratar dor lombar. Esse ponto difere do B-40 *Weizhong* porque é melhor para dores lombares crônicas em vez de agudas e também porque é mais eficaz para tratar dor lombar do tipo de Deficiência em vez de Excesso.

Além disso, a esfera de influência desse ponto estende-se até os ombros, o pescoço e o occipício (ao contrário do B-40) e, por esta razão, é muito usado para tratar Síndrome de Obstrução Dolorosa do ombro, do pescoço e da cabeça. Isso também é atribuído ao seu efeito de eliminar Vento (externo ou interno), que normalmente ataca a parte superior do corpo. Além disso, o ponto B-60 extingue Vento interno e trata tremores das pernas.

Como sua esfera de ação está no occipício e na cabeça, B-60 é muito utilizado como ponto distal para tratar cefaleias originadas da deficiência do Rim, especialmente por deficiência de *Yang* do Rim.

Além disso, o ponto B-60 é eficaz para limpar Calor interno do canal da Bexiga, quando afeta os olhos e o nariz.

O uso empírico desse ponto no trabalho de parto difícil está bem estabelecido e isto significa que ele é um ponto proibido durante a gravidez.

O nome desse ponto provavelmente se deve ao fato de que a fonte do rio *Yangtzé* localiza-se nas montanhas *Kunlun*, em *Sichuan*. O canal da Bexiga é o mais longo do corpo (assim como o rio *Yangtzé* é o mais longo da China) e o ponto B-60 está localizado próximo da proeminência do maléolo externo, que poderia ser comparada às montanhas *Kunlun*.

O Boxe 60.43 resume as funções do ponto B-60.

Boxe 60.43 B-60 – resumo das funções

- Limpa Calor (sensação de calor na cabeça; eritema, dor e edema dos olhos, dor explosiva nos olhos, sangramento nasal)
- Extingue Vento interno e controla o *Qi* rebelde originado da cabeça (epilepsia, trismo, cefaleia, tontura)
- Remove obstruções do canal (rigidez cervical, dor lombar, dor cervical, dor ciática)
- Fortalece as costas (dor lombar crônica)
- Revigora o Sangue e facilita o trabalho de parto (trabalho de parto difícil, retenção da placenta).

B-62 *Shenmai* Nono Canal

Localização

Na superfície lateral do pé, 0,5 *cun* abaixo da borda inferior do maléolo lateral, por trás do tendão fibular.

Natureza

Ponto de Abertura e iniciação do Vaso *Yang* do Calcanhar (*Yang Qiao Mai*).

Ações

Remove obstruções do canal.

Beneficia os olhos.

Abre o Vaso *Yang* do Calcanhar e harmoniza os lados esquerdo e direito desse canal.

Extingue Vento interno.

Controla o *Qi* rebelde originado da cabeça.

Expele Vento externo.

Acalma a Mente.

Indicações

Rigidez cervical, cefaleia occipital, rigidez dorsal, Síndrome de Obstrução Dolorosa (Síndrome *Bi*) por Frio nas costas, dor nas pernas.

Insônia, sonolência, eritema ocular, dor nos olhos.

Desequilíbrios entre esquerda e direita (uma perna mais longa que a outra, uma escápula mais alta que a outra, transpiração em um lado do corpo, hemiplegia etc.), excesso de *Yang* na cabeça.

Epilepsia (crises durante o dia), opistótono, trismo, tremores, Vento-apoplexia, desvios dos olhos e da comissura labial.

Cefaleia, tontura.

Aversão ao frio, febre, cefaleia occipital e rigidez.

Comportamento maníaco, insônia.

Comentários

A ação do ponto B-62 é atribuída basicamente ao fato de que ele é um ponto de abertura e iniciação do Canal *Yang* do Calcanhar. Esse Vaso controla o movimento e a agilidade e esse ponto pode ser usado para tratar dor lombar crônica, como também ocorre com o ponto B-59 *Fuyang*.

Além disso, o ponto B-62 relaxa os tendões e os músculos da parte externa da perna e é usado quando os músculos desta área estão tensos, enquanto os músculos da parte interna da perna estão relaxados.

O Vaso *Yang* do Calcanhar estende-se para cima até o olho e encontra-se com o Vaso *Yin* do Calcanhar no ponto B-1 *Jingming*. O Vaso *Yang* do Calcanhar traz energia *Yang*, enquanto o Vaso *Yin* do Calcanhar traz energia *Yin* aos olhos. No Capítulo 17 do *Eixo Espiritual*, encontramos que: "*O Vaso Yin do Calcanhar ramifica-se do canal do Rim [em R-2 Rangu], estende-se para cima... e chega ao ângulo interno do olho. Nesse local, ele encontra-se com o Vaso Yang do Calcanhar. Quando os Vasos Yin e Yang do Calcanhar estão harmonizados, os olhos ficam umedecidos. Quando a energia do Vaso Yin do Calcanhar está deficiente, os olhos não conseguem abrir.*"[15]

Como foi mencionado antes, o ponto B-62 pode ser usado em combinação com R-6 *Zhaohai* para tratar insônia e, nesses casos, o primeiro ponto é reduzido e o segundo é reforçado; e vice-versa para os pacientes com sonolência.

Além do seu efeito nos olhos, o ponto B-62 influencia a coluna vertebral e o cérebro e elimina Vento interno e, por esta razão, é usado para tratar epilepsia, mas apenas quando as crises ocorrem predominantemente durante o dia (quando ocorrem durante a noite, pode-se usar o ponto R-6).

Como os Vasos *Yin* e *Yang* do Calcanhar harmonizam o esquerdo com o direito (dos canais *Yin* e *Yang*, respectivamente), B-62 pode ser usado para harmonizar os lados esquerdo e direito dos canais *Yang*, por exemplo, uma perna mais longa que a outra, uma escápula mais alta que a outra, transpiração em apenas um lado do corpo, hemiplegia etc.

O caractere *Shen* do nome desse ponto indica a Nona Divisão Terrena, que é a hora correspondente à Bexiga: daí a tradução como "Nono Canal".

O Boxe 60.44 resume as funções do ponto B-62.

B-63 *Jinmen* Portão de Ouro

Localização

Na superfície lateral do pé, por trás da tuberosidade do quinto metatarso.

Boxe 60.44 B-62 – resumo das funções

- Remove obstruções do canal (rigidez cervical, cefaleia occipital, rigidez dorsal, Síndrome de Obstrução Dolorosa [Síndrome *Bi*] por Frio nas costas, dor nas pernas)
- Beneficia os olhos (insônia, sonolência, eritema e dor oculares)
- Abre o Vaso *Yang* do Calcanhar e harmoniza os lados esquerdo e direito desse Vaso (desequilíbrios entre esquerda e direita [uma perna maior que a outra, uma escápula mais alta que a outra, transpiração em apenas um lado do corpo, hemiplegia etc.], excesso de *Yang* na cabeça)
- Extingue Vento interno (epilepsia [crises durante o dia], opistótono, trismo, tremores, Vento-apoplexia, desvios do olho e da comissura labial)
- Controla o *Qi* rebelde originado da cabeça (cefaleia, tontura)
- Expele Vento externo (aversão ao frio, febre, cefaleia occipital, rigidez)
- Acalma a Mente (comportamento maníaco, insônia).

Natureza

Ponto de Acúmulo (*Xi*).

Ponto de iniciação do Vaso *Yang* de Conexão (*Yang Wei Mai*).

Ações

Remove obstruções do canal.

Indicações

Dor lombar, dor no joelho, Síndrome de Obstrução Dolorosa (Síndrome *Bi*) das pernas, dor nas pernas, dor no maléolo externo.

Comentários

Como todos os pontos de Acúmulo, B-63 é usado nos casos agudos para interromper dor. Com base nas indicações, esse efeito desse ponto de Acúmulo limita-se aos problemas referidos aos canais e, surpreendentemente, esse ponto não tem quaisquer indicações urinárias.

Entretanto, em minha experiência, o ponto B-63 pode ser usado nos padrões agudos da Bexiga para limpar Calor e suprimir dor quando há sintomas como ardência e micções frequentes.

O Boxe 60.45 resume as funções do ponto B-63.

Boxe 60.45 B-63 – resumo das funções

- Remove obstruções do canal (dor lombar, dor no joelho, Síndrome de Obstrução dolorosa [Síndrome *Bi*] das pernas, dor nas pernas, dor no maléolo externo)
- Em minha experiência, esse ponto pode aliviar dor urinária dos pacientes com problemas urinários agudos.

B-64 *Jinggu* Osso Capital

Localização

Na superfície lateral do pé, à frente e abaixo da tuberosidade do quinto metatarso.

Natureza

Ponto Fonte (*Yuan*).

Ações

Controla o *Qi* rebelde originado da cabeça.
Extingue Vento interno.
Acalma a Mente.

Indicações

Cefaleia, tontura, eritema do ângulo interno do olho.
Tremor da cabeça, epilepsia.
Palpitações, insônia, depressão maníaca, susto.

Comentários

B-64 é o ponto Fonte da Bexiga: como muitos outros pontos Fonte dos canais *Yang* (em contraste com os canais *Yin*), esse geralmente não é utilizado para tonificar o órgão correspondente.

O ponto B-64 é útil para controlar *Qi* rebelde originado da cabeça, que causa cefaleias e tontura, assim como Vento de Fígado causando tremor da cabeça quando ambos ocorrem no paciente com deficiência preexistente do Rim.

Em minha experiência, esse ponto pode estimular a via das Águas do Aquecedor Inferior quando é combinado com o ponto TA-4 *Yangchi*.

O Boxe 60.46 resume as funções do ponto B-64.

Boxe 60.46 B-64 – resumo das funções

- Controla o *Qi* rebelde originado da cabeça (cefaleia, tontura, eritema do ângulo interno do olho)
- Extingue Vento interno (tremor da cabeça, epilepsia)
- Acalma a Mente (palpitações, insônia, depressão maníaca, susto)
- Em minha experiência, esse ponto pode estimular a via das Águas do Aquecedor Inferior quando é combinado com o ponto TA-4 *Yangchi*.

B-65 *Shugu* Osso de Ligação

Localização

Na superfície lateral do pé, atrás e abaixo da cabeça do quinto metatarso.

Natureza

Ponto *Shu* Dorsal.
Ponto Madeira.
Ponto de Sedação.

Ações

Controla o *Qi* rebelde originado da cabeça.
Limpa Calor.
Expele Vento externo.

Indicações

Cefaleia, tontura, cefaleia occipital.
Eritema e dor oculares, eritema do ângulo interno do olho, esclerótica amarela.
Aversão ao frio, febre, rigidez e dor na região occipital.

Comentários

B-65 pode ser usado como ponto distal para tratar quaisquer problemas ao longo do canal da Bexiga, principalmente quan-

do afetam a cabeça. Por essa razão, esse ponto é usado para tratar Síndrome de Obstrução Dolorosa do pescoço, na qual é especialmente eficaz.

O ponto B-65 limpa Calor do canal da Bexiga na cabeça e nos olhos: contudo, em minha experiência, esse ponto pode ser usado nos casos de cistite aguda para limpar Calor na Bexiga.

B-65 expele Vento externo e é utilizado frequentemente nos estágios iniciais de um ataque de Vento-Frio (estágio do *Yang* Maior) com cefaleia intensa e rigidez cervical.

O Boxe 60.47 resume as funções do ponto B-65.

Boxe 60.47 B-65 – resumo das funções

- Controla o *Qi* rebelde originado da cabeça (cefaleia, tontura, cefaleia occipital)
- Limpa Calor (eritema e dor no olho, eritema do ângulo interno do olho, esclerótica amarela)
- Expele Vento externo (aversão ao frio, febre, rigidez e dor no pescoço).

B-66 *Tonggu* Atravessando o Vale

Localização

Na superfície lateral do pé, à frente e abaixo da articulação do quinto metatarso.

Natureza

Ponto Primavera (*Ying*).
Ponto Água.

Ações

Limpa Calor.
Facilita a ascensão de *Qi* puro à cabeça.

Indicações

Dificuldade de urinar, dor ardente ao urinar, urina escassa e escura, eritema ocular, sangramento nasal.
Sensação de peso na cabeça, tontura.

Comentários

Como ocorre com todos os pontos do Poço, B-66 limpa Calor e é especialmente útil para limpar Calor na Bexiga nos casos de cistite aguda, porque é mais dinâmico e poderoso que os outros pontos desse órgão em sua ação de limpar Calor. Além disso, o ponto B-66 limpa Calor do canal da Bexiga, especialmente quando afeta os olhos e o nariz.

Esse ponto pode estimular a ascensão do *Qi* puro à cabeça para dissolver Umidade nesse local, que causa sensação de peso e entorpecimento na cabeça.

O Boxe 60.48 resume as funções do ponto B-66.

Boxe 60.48 B-66 – resumo das funções

- Limpa Calor (dificuldade de urinar, ardência ao urinar, urina escassa e escura, eritema dos olhos, sangramento nasal)
- Facilita a ascensão do *Qi* puro à cabeça (sensação de peso na cabeça, tontura).

B-67 Zhiyin Alcançando o Yin

Localização
Na superfície dorsal do quinto pododáctilo, no ângulo lateral da unha desse dedo do pé.

Natureza
Ponto Poço (*Jing*).
  Ponto Metal.
  Ponto de tonificação.

Ações
Controla o *Qi* rebelde originado da cabeça.
  Limpa Calor.
  Dissolve Umidade-Calor.
  Facilita o trabalho de parto.

Indicações
Cefaleia, tontura, cefaleia occipital, dor no pescoço.
  Eritema ocular, dor no olho.
  Dificuldade de urinar, micção dolorosa.
  Retenção da placenta, posição fetal anormal, trabalho de parto atrasado, trabalho de parto prolongado ou difícil.

Comentários
Por ser um ponto do Poço, B-67 elimina Vento (interno e externo) e é usado frequentemente para tratar cefaleia causada por Vento externo ou interno.

Como é o ponto distal do canal, B-67 pode ser usado para afetar a extremidade oposta e, por esta razão, ele é usado para limpar os olhos quando há sintomas como visão turva ou dor ocular (em geral, causada por Vento).

Empiricamente, o ponto B-67 é usado para corrigir posição fetal anormal. Em geral, esse procedimento é realizado no oitavo mês de gestação, queimando-se cinco cones de moxa em cada lado, 1 vez/dia, durante 10 dias.

O Boxe 60.49 resume as funções do ponto B-67.

A Figura 60.5 ilustra as áreas de influência dos pontos do canal da Bexiga.

> **Boxe 60.49 B-67 – resumo das funções**
> - Controla o *Qi* rebelde originado da cabeça (cefaleia, tontura, cefaleia occipital, dor no pescoço)
> - Limpa Calor (olhos vermelhos, dor ocular)
> - Limpa Umidade-Calor (dificuldade de urinar, micções dolorosas)
> - Facilita o trabalho de parto (retenção da placenta, posição fetal anormal, atraso do início do trabalho de parto, trabalho de parto prolongado ou difícil)

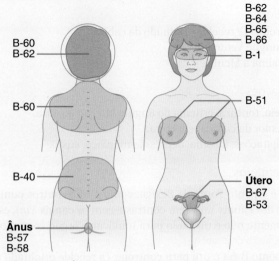

Figura 60.5 Áreas de influência dos pontos do canal da Bexiga.

Notas
1. 1981 Spiritual Axis (*Ling Shu Jing* 灵枢经), People's Health Publishing House, Beijing, first published c.100 bc, p. 73.
2. Yue Han Zhen 1990 An Explanation of the Acupuncture Points (*Jing Xue Jie* 经穴解), People's Health Publishing House, Beijing, originally published in 1654, p. 183.
3. Ibid., p. 183.
4. Ibid., p. 186.
5. Essa combinação de pontos foi mencionada primeiramente no livro *Gatherings of Eminent Acupuncturists* (*Zhen Jiu Ju Ying* 针灸聚英), de Gao Wu, 1529 d.C.
6. Ibid., p. 144.
7. Spiritual Axis, p. 73.
8. An Explanation of the Acupuncture Points, p. 207.
9. O nome *Gaohuang* é mencionado nos escritos de *Zuo Chuan*, anais históricos do período da Primavera e do Outono (770-476 a.C.). Essa também é a primeira referência histórica à acupuntura. Os anais relatam que determinado príncipe de Jin estava gravemente enfermo e um doutor famoso foi enviado a ele. Em seguida, o texto relata a conversa de dois demônios dentro do corpo do príncipe, decidindo-se quanto ao que seria o melhor lugar para esconder-se de forma a escapar das habilidades diagnósticas sutis do doutor. Eles decidiram esconder-se na região de *Gaohuang*, entre o coração e o diafragma, de forma que nenhum método terapêutico – fosse acupuntura ou ervas – poderia alcançá-los. Desde então, o nome *Gaohuang* indica uma doença crônica muito difícil de curar. A descrição completa dessa referência pode ser encontrada em Needham J-Lu G D 1980 Celestial Lancets, Cambridge University Press, Cambridge, p. 78.
10. An Explanation of the Acupuncture Points, p. 211.
11. Ibid., p. 213.
12. Jiao Hui Yuan, Acupuncture Textbook by Hui Yuan (*Hui Yuan Zhen Jiu Xue* 会元针灸学). In: An Explanation of the Meaning of Acupuncture Points Names, p. 167.
13. The Illustrated Classic of Acupuncture Points as Found on the Bronze Model. In: An Explanation of the Meaning of Acupuncture Points Names, p. 167.
14. An Explanation of the Acupuncture Points, p. 211.
15. Spiritual Axis, p. 50.

SEÇÃO 2   PARTE 7

Canal do Rim 61

Trajeto do canal principal, 811	R-11 *Henggu* Osso Púbico, 817
Trajeto do canal de Conexão, 811	R-12 *Dahe* Grande Glória, 817
R-1 *Yongquan* Fonte Borbulhante, 811	R-13 *Qixue* Buraco do *Qi*, 818
R-2 *Rangu* Vale Resplandecente, 812	R-14 *Siman* Quatro Plenitudes, 818
R-3 *Taixi* Riacho Maior, 813	R-16 *Huangshu* Ponto de Transporte das Membranas (*Huang*), 819
R-4 *Dazhong* Grande Sino, 813	R-17 *Shangqu* Metal Tortuoso, 820
R-5 *Shuiquan* Fonte da Água, 814	R-21 *Youmen* Porta da Escuridão, 820
R-6 *Zhaohai* Mar Brilhante, 814	R-23 *Shenfeng* Selo da Mente, 820
R-7 *Fuliu* Corrente de Retorno, 815	R-24 *Lingxu* Cemitério do Espírito, 821
R-8 *Jiaoxin* Encontrando com o Canal do Baço, 815	R-25 *Shencang* Armazém da Mente, 821
R-9 *Zhubin* Casa do Hóspede, 816	R-27 *Shufu* Mansão do Ponto de Transporte, 821
R-10 *Yingu* Vale do Yin, 816	Notas, 822

▶ Trajeto do canal principal

O canal do Rim começa debaixo do quinto pododáctilo e estende-se até a planta do pé (no ponto R-1 *Yongquan*). Passando sob o osso navicular e por trás do maléolo medial, esse canal ascende na superfície medial da perna até a superfície interna da coxa. Em seguida, o canal dirige-se ao sacro (ao ponto VG-1 *Changqiang*), ascende ao longo da coluna lombar e entra no rim e na bexiga. Em seguida, dirige-se para frente para entrar no fígado, passa pelo diafragma e entra no pulmão. Desse órgão, ele ascende para a garganta e termina na base da língua.

Começando no pulmão, um ramo reúne-se ao coração e estende-se ao tórax para conectar-se com o canal do Pericárdio (Figura 61.1).

▶ Trajeto do canal de Conexão

O canal de Conexão do Rim começa no ponto R-4 *Dazhong*, a partir do qual um ramo conecta-se com o canal da Bexiga. Um ramo estende-se ao longo do canal Principal do Rim até o períneo e ascende pela coluna lombar (Figura 61.2).

O Boxe 61.1 descreve um resumo dos pontos do Rim.

Boxe 61.1 Visão geral dos pontos do Rim

- Afetam a superfície interna da perna, genitália, sistema urinário, abdome, tórax e garganta
- Afetam o Útero e as menstruações
- Pontos importantes para tonificar o *Qi* Original (*Yuan Qi*) e a Essência (*Jing*)
- Fortalecem a função do Rim na recepção do *Qi* (asma crônica)
- Fortalecem a região lombar.

R-1 *Yongquan* Fonte Borbulhante

Localização

Na planta do pé, na região côncava quando o pé está em flexão plantar, entre o terço anterior e os dois terços posteriores de uma linha traçada entre a membrana interdigital do segundo e terceiro dedos até a parte posterior do calcanhar.

Natureza

Ponto Poço (*Jing*).
    Ponto Madeira.
    Ponto de sedação.

Ações

Nutre o *Yin* e limpa Calor-Vazio.
    Regula o Aquecedor Inferior.
    Extingue Vento interno.
    Acalma a Mente.
    Reanima a consciência.

Indicações

Língua e garganta secas, tontura, tinido, sudorese noturna.
    Constipação intestinal, dificuldade de evacuar e urinar; dor abdominal durante a gravidez com retenção urinária; plenitude abdominal, dor umbilical, infertilidade e impotência.
    Epilepsia, cefaleia, vertigem.
    Agitação, insônia, memória fraca, medo, raiva com vontade de matar alguém, comportamento maníaco.
    Perda da consciência depois de AVE causado por Vento.

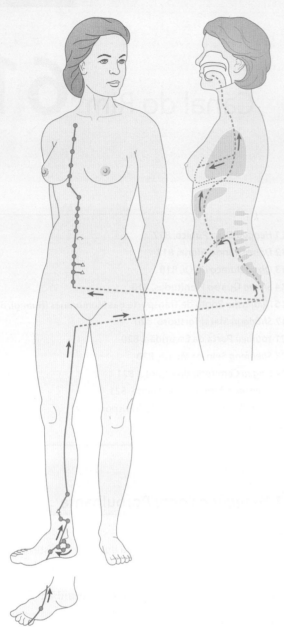

Figura 61.1 Canal principal do Rim.

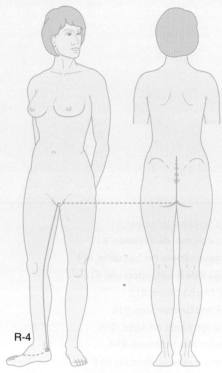

Figura 61.2 Canal de Conexão do Rim.

Comentários

O ponto R-1 tem efeito sedativo acentuado no *Qi* do corpo e é usado para tratar padrões de Excesso.

Primeiramente, esse ponto tonifica o *Yin* e limpa Calor-Vazio originado da deficiência de *Yin*. Como nutre *Yin* e limpa Calor-Vazio, o ponto R-1 é usado frequentemente para tratar o padrão de deficiência de *Yin* com Calor-Vazio no Coração (Coração e Rim desarmonizados).

Além disso, o ponto R-1 extingue Vento interno: por isto é usado para tratar epilepsia e facilitar a reanimação depois de perda da consciência. Esse ponto pode ser usado nas condições agudas em que o paciente não está consciente, de forma a reanimar a consciência e limpar o cérebro.

O ponto R-1 tem efeito calmante potente na Mente e é usado para tratar ansiedade grave ou doença mental, inclusive hipomania.

Por estar localizado na planta do pé, esse ponto tem ação marcante de afundamento: isto é, elimina fatores patogênicos (como Vento ou Calor-Vazio) da cabeça e traz para baixo o *Qi* rebelado para cima (principalmente *Yang* do Fígado ou Vento de Fígado).

O Boxe 61.2 resume as funções do ponto R-1.

Boxe 61.2 R-1 – resumo das funções

- Nutre *Yin* e limpa Calor-Vazio (língua e garganta secas, tontura, tinido, sudorese noturna)
- Regula o Aquecedor Inferior (constipação intestinal, dificuldade de evacuar e urinar, dor abdominal durante a gravidez com retenção urinária; plenitude abdominal; dor na região umbilical, infertilidade e impotência)
- Extingue Vento interno (epilepsia, cefaleia, vertigem)
- Acalma a Mente (agitação, insônia, memória fraca, medo, raiva com vontade de matar alguém, comportamento maníaco)
- Reanima a consciência (perda da consciência depois de AVE causado por Vento).

R-2 *Rangu* Vale Resplandecente

Localização

Na superfície medial do pé, abaixo da tuberosidade do osso navicular, na junção entre a pele vermelha e a branca.

Natureza

Ponto Fonte (*Ying*).
  Ponto Fogo.
  Ponto de iniciação do Vaso *Yin* do Calcanhar (*Yin Qiao Mai*).

Ações

Limpa Calor-Vazio e resfria o Sangue.
  Revigora o Vaso *Yin* do Calcanhar (*Yin Qiao Mai*).

Indicações

Garganta seca, sudorese noturna, sensação de calor ao anoitecer, calor nos cinco palmos, rubor malar.

Prurido genital, infertilidade, irregularidade menstrual, dificuldade de urinar, dor abdominal unilateral, massas abdominais.

Comentários

R-2 é o ponto principal para limpar Calor-Vazio no Rim. Esse ponto é muito utilizado para tratar sintomas como eritema da região malar, calor nos cinco palmos, sensação de calor ao anoitecer, inquietude mental, sede sem vontade de beber e boca e garganta secas à noite. O ponto R-2 pode ser combinado com P-10 *Yuji* para limpar Calor-Vazio no Pulmão, ou com C-6 *Yinxi* para limpar Calor-Vazio no Coração.

Por ser o ponto Fonte, ele é um ponto muito dinâmico e é mais usado para tratar padrões de Excesso.

Como é o ponto de iniciação do Vaso *Yin* do Calcanhar, R-2 pode ser usado para mobilizar *Qi* e Sangue nesse vaso. Nesse contexto, ele é utilizado principalmente para tratar dor abdominal unilateral e massas abdominais.

O Boxe 61.3 resume as funções do ponto R-2.

Boxe 61.3 R-2 – resumo das funções

- Limpa Calor-Vazio e resfria o Sangue (garganta seca, sudorese noturna, sensação de calor ao anoitecer, calor nos cinco palmos, rubor malar)
- Revigora o Vaso *Yin* do Calcanhar (prurido genital, infertilidade, irregularidade menstrual, dificuldade de urinar, dor abdominal unilateral, massas abdominais).

R-3 *Taixi* Riacho Maior

Localização

Na superfície medial do pé, atrás do maléolo medial, na depressão entre a ponta do maléolo medial e o tendão do calcâneo.

Natureza

Ponto Fonte (*Yuan*) e Riacho (*Shu*).
Ponto Terra.

Ações

Tonifica os Rins (tanto *Yin* quanto *Yang*).
Fortalece a recepção do *Qi* nos Rins.
Acalma a Mente.
Beneficia a Essência.
Fortalece a região lombar e os joelhos.
Regula o Útero.

Indicações

Dor lombar, tontura, tinido, esgotamento, sensação de frio em geral, micções frequentes, joelhos frios e fracos, garganta seca, sudorese noturna, palmas quentes.

Tosse, sibilos, dispneia.

Insônia, sonhos excessivos, memória fraca.

Emissões involuntárias de sêmen, poluções noturnas, impotência, ejaculação precoce, função sexual enfraquecida.

Dor lombar, joelhos fracos, joelhos doloridos, pernas frias.

Irregularidades menstruais, infertilidade, menstruações escassas ou volumosas.

Comentários

R-3 é um ponto extremamente importante utilizado para tonificar os Rins com qualquer padrão de deficiência de *Yin* ou *Yang* desses órgãos. Esse ponto tonifica todos os aspectos dos Rins (*i. e.*, *Yin*, *Yang*, *Qi* e Essência do Rim e a função de recepção do *Qi* do Pulmão pelos Rins). Por ser o ponto Fonte, ele está em contato com o *Qi* Original (*Yuan Qi*) do canal do Rim e, como os Rins são o fundamento de todo o *Qi* do corpo e o assento do *Qi* Original, o ponto R-3 vai diretamente ao centro do *Qi* Original.

Como os Rins também armazenam Essência, esse ponto pode tonificar a Essência, os ossos e a Medula. A diferença principal da tonificação do *Yin* ou do *Yang* do Rim ocorre com a aplicação de moxa, que é utilizada para tonificar o *Yang* do Rim.

R-3 é um dos pontos principais para tonificar os Rins, assim como B-23 *Shenshu* e VC-4 *Guanyuan*.

A Essência nutre o Útero e esse ponto pode regular a função uterina: por esta razão, o ponto R-3 é usado para tratar sintomas como irregularidades menstruais, amenorreia e sangramento excessivo.

Por fim, os Rins regulam a região lombar e o ponto R-3 pode ser usado para tratar qualquer tipo de dor crônica dessa região.

O Boxe 61.4 resume as funções do ponto R-3.

Boxe 61.4 R-3 – resumo das funções

- Tonifica os Rins (tanto *Yin* quanto *Yang*) (dor lombar, tontura, tinido, esgotamento, sensação de frio em geral, micções frequentes, joelhos fracos e frios, garganta seca, sudorese noturna, palmas quentes)
- Fortalece a função dos Rins de recepção do *Qi* (tosse, sibilos, dispneia)
- Acalma a Mente (insônia, sonhos excessivos, memória fraca)
- Beneficia a Essência (emissões involuntárias de sêmen, poluções noturnas, impotência, ejaculação precoce, função sexual enfraquecida)
- Fortalece a região lombar e os joelhos (dor lombar, joelhos fracos, joelhos doloridos, pernas frias)
- Regula o Útero (irregularidades menstruais, infertilidade, menstruações escassas ou volumosas).

R-4 *Dazhong* Grande Sino

Localização

Na superfície medial do pé, 0,5 *cun* atrás do ponto médio de uma linha traçada entre R-3 *Taixi* e R-5 *Shuiquan* na borda anterior do tendão do calcâneo.

Natureza

Ponto de Conexão (*Luo*).

Ações

Fortalece a recepção de *Qi* pelos Rins.
Acalma e anima a Mente.
Melhora a micção.
Fortalece o dorso.

Indicações

Tosse, tosse com expectoração de Sangue, sibilos, dispneia, som de estertor na garganta, sensação de opressão no peito.

Palpitações, agitação, retardo mental, comportamento maníaco, tendência a enraivecer-se sonolência, susto, infelicidade, vontade de trancar as portas e ficar em casa.

Dificuldade de urinar, gotejamento pós-miccional, retenção urinária.

Dor lombar.

Comentários

Como é o ponto de Conexão, R-4 comunica-se com o canal da Bexiga e, por esta razão, é muito útil para tratar dor lombar crônica causada por deficiência do Rim. Eu utilizo frequentemente esse ponto em combinação com o Vaso Governador, da seguinte forma (nos homens):

- ID-3 à esquerda e B-62 à direita
- C-7 à direita e R-4 à esquerda.

Assim como ocorre com outros pontos de Conexão *Yin*, o ponto R-4 também tem efeito marcante na Mente e pode ser usado para acalmar e Mente e "elevar" o espírito quando o paciente está esgotado e deprimido em consequência da deficiência crônica do Rim.

O Boxe 61.5 resume as funções do ponto R-4.

Boxe 61.5 R-4 – resumo das funções

- Fortalece a função dos Rins de recepção do *Qi* (tosse, tosse com expectoração de sangue, sibilos, dispneia, som de estertor na garganta, sensação de opressão no peito)
- Acalma e anima a Mente (palpitações, agitação, retardo mental, comportamento maníaco, tendência a enraivecer-se, sonolência, susto, infelicidade, vontade de trancar as portas e ficar em casa)
- Melhora a micção (dificuldade de urinar, gotejamento pós-miccional, retenção de urina)
- Fortalece as costas (dor lombar).

R-5 *Shuiquan* Fonte da Água

Localização

1 *cun* abaixo de R-3 *Taixi*, à frente e acima da tuberosidade do calcâneo.

Natureza

Ponto de Acúmulo (*Xi*).

Ações

Melhora a micção.

Regula o Útero e a menstruação.

Indicações

Dificuldade de urinar, gotejamento pós-miccional.

Menstruações escassas, amenorreia, irregularidades menstruais, menstruações dolorosas, prolapso uterino.

Comentários

Como é o ponto de Acúmulo, R-5 pode ser usado em condições agudas para suprimir dor e, por esta razão, é usado em pacientes com cistite ou uretrite aguda.

Além disso, esse ponto suprime dor abdominal periumbilical e regula o Sangue do Útero. O ponto R-5 é utilizado principalmente para tratar amenorreia causada por deficiência do Rim.

O Boxe 61.6 resume as funções do ponto R-5.

Boxe 61.6 R-5 – resumo das funções

- Melhora a micção (dificuldade de urinar, gotejamento pós-miccional)
- Regula o Útero e a menstruação (menstruações escassas, amenorreia, irregularidade menstrual, menstruações dolorosas, prolapso uterino).

R-6 *Zhaohai* Mar Brilhante

Localização

Na superfície medial do pé, na depressão e 1 *cun* abaixo da ponta do maléolo medial, no sulco formado pelos dois feixes de ligamentos.

Natureza

Ponto de abertura do Vaso *Yin* do Calcanhar (*Yin Qiao Mai*).

Ações

Nutre o *Yin* do Rim.

Beneficia os olhos.

Acalma a Mente.

Revigora o Vaso *Yin* do Calcanhar.

Beneficia a garganta.

Regula o Útero e a menstruação.

Indicações

Tontura, tinido, sudorese noturna, dor lombar.

Olhos secos, visão turva, eritema ocular, manchas flutuantes diante dos olhos, insônia, sonolência.

Insônia, epilepsia (crises durante a noite), tristeza, susto, pesadelos.

Prurido genital, ereção involuntária, dor no hipogástrio, dor abdominal, tensão e contração dos músculos da superfície interna das pernas, cãibras nos pés, hemiplegia.

Garganta seca, tosse seca.

Irregularidades menstruais, amenorreia, menstruações dolorosas, infertilidade causada por Frio no Útero, trabalho de parto difícil, dor umbilical pós-parto.

Comentários

R-6 é um dos pontos principais e tem muitas funções diferentes. Primeiramente, ele é o melhor ponto do canal do Rim para nutrir *Yin* do Rim e é amplamente usado para tratar deficiência de *Yin*. Além disso, esse ponto é muito útil para promover os fluidos e umidificar secura quando há sintomas como garganta e olhos secos.

Como foi mencionado antes, o Vaso *Yin* do Calcanhar transporta *Yin* aos olhos de forma a nutri-los e umidifica-los e, por esta razão, esse ponto pode estimular o *Qi* do Vaso *Yin* do Calcanhar a fluir e subir aos olhos. R-6 é um ponto muito importante em todas as doenças oculares crônicas, principalmente em pacientes idosos com deficiência de *Yin*.

Como nutre *Yin*, o ponto R-6 também acalma a Mente nos casos de ansiedade e inquietude causadas por deficiência de *Yin*. Além disso, esse ponto é usado para tratar insônia, porque sua ativação traz *Yin* aos olhos e faz com que fechem à noite.

Com a tonificação do *Yin* e a melhora dos fluidos, o ponto R-6 também resfria o Sangue e, por esta razão, é usado para tratar doenças cutâneas evidenciadas por Calor no Sangue.

Por meio da ascensão da energia *Yin*, o ponto R-6 umidifica e melhora a garganta e esse é um ponto importante para tratar secura e dor crônica na garganta em consequência da deficiência de *Yin*.

O ponto R-6 também afeta o Útero e pode ser usado para tratar amenorreia causada por deficiência do Rim e prolapso uterino.

Algumas das funções desse ponto são atribuídas ao fato de que ele é o ponto de abertura e iniciação do Vaso *Yin* do Calcanhar, causando sintomas como dor no hipogástrio, dor abdominal, tensão e contração dos músculos das superfícies internas das pernas, cãibras nos pés e hemiplegia.

O Boxe 61.7 resume as funções do ponto R-6.

Boxe 61.7 R-6 – resumo das funções

- Nutre o *Yin* do Rim (tontura, tinido, sudorese noturna, dor lombar)
- Melhora os olhos (olhos secos, visão turva, eritema ocular, manchas flutuantes diante dos olhos, insônia, sonolência)
- Acalma a Mente (insônia, epilepsia [crises durante a noite], tristeza, susto, pesadelos)
- Revigora o Vaso *Yin* do Calcanhar (prurido genital, ereção involuntária, dor no hipogástrio, dor abdominal tensão e contração dos músculos das superfícies internas das pernas, cãibras nos pés, hemiplegia)
- Melhora a garganta (garganta seca, tosse seca)
- Regula o Útero e a menstruação (irregularidades menstruais, amenorreia, menstruações dolorosas, infertilidade causada por Frio no Útero, trabalho de parto difícil, dor umbilical pós-parto).

R-7 *Fuliu* Corrente de Retorno

Localização

Na superfície medial da perna, a 2 *cun* exatamente acima de R-3, na borda anterior do tendão do calcâneo.

Natureza

Ponto Rio (*Jing*).
    Ponto Metal.
    Ponto de tonificação.

Ações

Tonifica os Rins.
    Dissolve Umidade.
    Abre a via das Águas no Aquecedor Inferior e elimina edema.
    Fortalece a região lombar.
    Regula a transpiração.

Indicações

Dor lombar, tontura, tinido, joelhos fracos, fadiga.
    Diarreia, plenitude abdominal, muco e sangue nas fezes, borborigmos, sensação de peso no reto.
    Edema, dificuldade de urinar, retenção urinária, micções dolorosas, urina turva, sangue na urina.
    Dor lombar, dor nos joelhos, joelhos frios.
    Transpiração, sudorese noturna.

Comentários

R-7 tonifica os Rins de forma semelhante ao ponto R-3, mas a única diferença é que o primeiro é melhor para tonificar o *Yang* do Rim.

O ponto R-7 é importante para dissolver Umidade do Aquecedor Inferior, que causa sintomas urinários ou intestinais, assim como para eliminar edema das pernas.

Esse ponto pode estimular ou suprimir a transpiração: ele é usado frequentemente em combinação com IG-4 *Hegu* para causar transpiração nos pacientes com ataques de Vento-Frio externo, mas também com C-6 *Yinxi* para suprimir a transpiração causada pela deficiência de *Yin* do Rim. Com a finalidade de estimular a transpiração, o ponto R-7 é sedado, enquanto para suprimir transpiração ele é tonificado.

Hoje em dia, existe controvérsia quanto a se o ponto R-7 "tonifica o *Yang* ou o *Yin* do Rim": alguns defendem a primeira hipótese, outros, a segunda. Em minha experiência, esse ponto é melhor para tonificar o *Yang* do Rim: aparentemente, sua indicação para eliminar edema poderia reforçar a hipótese de que é preciso tonificar *Yang* para eliminar edema (um fator patogênico *Yin*).

Quando uso o ponto R-7 para tonificar o *Yang* do Rim, eu geralmente aplico moxa na agulha para fortalecer sua ação tonificadora do *Yang*. Entretanto, isso não significa que esse ponto possa agravar uma deficiência de *Yin* do Rim: na verdade, entre suas indicações clássicas está "língua seca e boca ressecada".

A acupuntura funciona diferentemente da medicina fitoterápica e quase todos os pontos podem ser usados para tonificar *Yang* ou *Yin*, dependendo se o médico aplica moxa ou não. O ponto VC-4 *Guanyuan* também é um exemplo muito bom disso, porque é um ponto tonificador excelente da energia *Yin*, mas com a aplicação direta dos cones de moxa ele pode tonificar o *Yang* do Rim.

O Boxe 61.8 resume as funções do ponto R-7.

Boxe 61.8 R-7 – resumo das funções

- Tonifica os Rins (dor lombar, tontura, tinido, joelhos fracos, fadiga)
- Dissolve Umidade (diarreia, plenitude abdominal, muco e sangue nas fezes, borborigmos, sensação de peso no reto)
- Abre a via das Águas no Aquecedor Inferior e elimina edema (edema, dificuldade de urinar, retenção urinária, dor ao urinar, urina turva, sangue na urina)
- Fortalece a região lombar (dor lombar, dor nos joelhos, joelhos frios)
- Regula a transpiração (transpiração, sudorese noturna).

R-8 *Jiaoxin* Encontrando com o Canal do Baço

Localização

Na superfície medial da perna, 2 *cun* diretamente acima de R-3 *Taixi*, 0,5 *cun* à frente de R-7, atrás da borda medial da tíbia.

Natureza

Ponto de Acúmulo (*Xi*) do Vaso *Yin* do Calcanhar (*Yin Qiao Mai*).

Ações

Melhora o Útero e regula a menstruação.
>Dissolve Umidade.
>Remove obstruções do canal.

Indicações

Menstruações dolorosas, menstruações volumosas, irregularidades menstruais, amenorreia.
>Plenitude abdominal, diarreia, retenção urinária, dor ao urinar, urina turva, dificuldade de urinar, edema e dor nos testículos, prurido genital.
>Dor abdominal unilateral, massas abdominais.

Comentários

Como é o ponto de Acúmulo do Vaso *Yin* do Calcanhar, R-8 pode revigorar esse vaso e é especialmente eficaz para eliminar obstruções ao longo do canal e dissolver massas abdominais, sobretudo massas abdominais das mulheres (*Zheng Jia*). O Vaso *Yin* do Calcanhar mobiliza *Qi*, elimina excessos de *Yin* e dissolve massas. Por essa razão, esse ponto é importante para tratar dor abdominal causada pela obstrução e estagnação no Vaso *Yin* do Calcanhar.

Além disso, o ponto R-8 é importante para regular a menstruação, principalmente para tratar distúrbios menstruais causados pela estase de Sangue.

O Boxe 61.9 resume as funções do ponto R-8.

> **Boxe 61.9 R-8 – resumo das funções**
>
> - Melhora o Útero e regula a menstruação (menstruações dolorosas, menstruações volumosas, irregularidades menstruais, amenorreia)
> - Dissolve Umidade (plenitude abdominal, diarreia, retenção urinária, dor ao urinar, urina turva, dificuldade de urinar, edema e dor nos testículos, prurido genital)
> - Remove obstruções do canal (dor abdominal unilateral, massas abdominais).

R-9 *Zhubin* Casa do Hóspede

Localização

Na superfície medial da perna, 5 *cun* acima de R-3 *Taixi* na linha traçada entre R-3 e R-10 *Yingu*, 1 *cun* atrás da borda medial da tíbia.

Natureza

Ponto de Acúmulo (*Xi*) do Vaso *Yin* de Conexão.

Ações

Acalma a Mente e abre os orifícios da Mente.
>Tonifica o *Yin* do Rim.
>Abre o tórax.
>Regula o Vaso *Yin* de Conexão.

Indicações

Ansiedade, insônia, palpitações, comportamento maníaco, vômito de fleuma.
>Dor lombar, tontura, tinido, sudorese noturna, garganta seca.

Sensação de entupimento sob o processo xifoide, sensação de opressão no peito.

Comentários

R-9 é um ponto excelente para acalmar a Mente nos casos de ansiedade grave e inquietude mental originadas da deficiência de *Yin* do Rim. Esse ponto tem efeito calmante acentuado e, ao mesmo tempo, tonifica o *Yin* do Rim.

Além disso, o ponto R-9 relaxa a tensão ou sensação de opressão sentida no tórax, geralmente com palpitações. Como ele tonifica o *Yin* do Rim, acalma a Mente e trata palpitações, esse ponto está indicado principalmente para tratar o padrão de "Coração e Rins desarmonizados".

Eu utilizo frequentemente esse ponto – ponto de iniciação e Acúmulo do Vaso *Yin* de Conexão – combinado com os pontos de abertura desse vaso (*i. e.*, P-6 *Neiguan* e BP-4 *Gongsun*).

O nome desse ponto refere-se a um "hóspede": o hóspede é o Coração e o hospedeiro são os Rins. Esse nome realça o fato de que esse ponto melhora a comunicação entre o Coração e os Rins. Utilizo pessoalmente esse ponto para tratar transtornos emocionais e ansiedade que afetam o Coração e ocorrem nos pacientes com deficiência preexistente do Rim.

O Boxe 61.10 resume as funções do ponto R-9.

> **Boxe 61.10 R-9 – resumo das funções**
>
> - Acalma a Mente e abre os orifícios da Mente (ansiedade, insônia, palpitações, comportamento maníaco, vômito de fleuma)
> - Tonifica o *Yin* do Rim (dor lombar, tontura, tinido, sudorese noturna, garganta seca)
> - Abre o tórax (sensação de entupimento sob o processo xifoide, sensação de opressão no peito)
> - Regula o Vaso *Yin de Conexão*.

R-10 *Yingu* Vale do Yin

Localização

Na extremidade medial do sulco poplíteo, entre os tendões semitendíneo e semimembranáceo, localizado com o joelho ligeiramente flexionado.

Natureza

Ponto Mar (*He*).
>Ponto Água.

Ações

Dissolve Umidade do Aquecedor Inferior.
>Tonifica o *Yin* do Rim.

Indicações

Dor e plenitude no hipogástrio, distensão e dor abdominais, dificuldade de urinar, urina turva, dor ao urinar.
>Dor lombar, tinido, surdez, sudorese noturna, urina escura, garganta seca.

Comentários

O ponto R-10 tem duas indicações principais. Primeiramente, em comum com os outros dois pontos Mar de *Yin* situados ao redor do joelho (BP-9 *Yinlingquan* e F-8 *Ququan*), ele dissolve

Umidade do Aquecedor Inferior e, deste modo, é usado para tratar sintomas urinários como dificuldade e dor ao urinar e aumento da frequência das micções.

Em segundo lugar, esse ponto também pode ser usado para nutrir o *Yin* do Rim. Nesse aspecto, ele difere do ponto R-6 *Zhaohai* na medida em que este último não apenas nutre o *Yin* do Rim, como também envia especificamente *Yin* para cima, principalmente à garganta e aos olhos: por esta razão, R-10 é o melhor ponto para nutrir o *Yin* do Rim quando o paciente refere garganta e olhos secos. R-9 *Zhubin* também nutre o *Yin* do Rim e é melhor que o R-10 quando o paciente tem transtornos mental–emocionais, como ansiedade e insônia.

O Boxe 6.11 resume as funções do ponto R-10.

Boxe 6.11 R-10 – resumo das funções

- Dissolve Umidade do Aquecedor Inferior (dor e plenitude no hipogástrio, dor e distensão abdominais, dificuldade de urinar, urina turva, dor ao urinar)
- Tonifica o *Yin* do Rim (dor lombar, tinido, surdez, sudorese noturna, urina escura, garganta seca).

R-11 *Henggu* Osso Púbico

Localização

No abdome inferior, 5 *cun* abaixo do centro do umbigo, 0,5 *cun* em posição lateral à linha média anterior.

Natureza

Ponto do Vaso Penetrador (*Chong Mai*).

Ações

Dissolve Umidade.
   Mobiliza *Qi* e Sangue no Aquecedor Inferior.
   Limpa Calor.

Indicações

Dificuldade de urinar, retenção urinária, plenitude no hipogástrio.
   Dor genital, dor abdominal baixa.
   Eritema e dor nos ângulos internos dos olhos.

Comentários

R-11 (assim como todos os pontos abdominais do canal do Rim, até R-21) é um ponto do Vaso Penetrador e algumas de suas indicações podem ser explicadas como uma patologia desse vaso: isto inclui dor genital e dor abdominal baixa. O Vaso Penetrador é o Mar de Sangue e uma de suas patologias principais é estase de Sangue. Por outro lado, o Vaso Penetrador também é o "Mar dos 12 Canais" e o "Mar das Avenidas do Abdome" e está sujeito à estagnação de *Qi* no abdome.

Como também ocorre com alguns dos outros pontos do Rim no abdome, R-11 afeta os olhos ("eritema e dor nos ângulos internos dos olhos"): isto é atribuível ao trajeto do Vaso Penetrador, que termina nos olhos.

R-11 é o primeiro dos pontos do Rim no Vaso Penetrador, depois que ele emerge do ponto E-30 *Qichong*: por esta razão, assim como o ponto E-30, R-11 é um ponto dinâmico capaz de mobilizar vigorosamente *Qi* e Sangue.

O Boxe 61.12 resume as funções do ponto R-11.

Boxe 61.12 R-11 – resumo das funções

- Dissolve Umidade (dificuldade de urinar, retenção urinária, plenitude no hipogástrio)
- Mobiliza *Qi* e Sangue do Aquecedor Inferior (dor genital, dor abdominal baixa)
- Limpa Calor (eritema e dor nos ângulos internos dos olhos).

R-12 *Dahe* Grande Glória

Localização

No abdome inferior, 4 *cun* abaixo do centro do umbigo, a 0,5 *cun* em posição lateral à linha média anterior.

Natureza

Ponto do Vaso Penetrador (*Chong Mai*).

Ações

Tonifica os Rins.
   Melhora a Essência.
   Regula o Útero e a menstruação.
   Limpa Calor.

Indicações

Dor lombar, tinido, surdez, sudorese noturna, garganta e olhos secos.
   Impotência, emissões involuntárias de sêmen.
   Prolapso uterino, irregularidades menstruais, menstruações dolorosas, infertilidade.
   Eritema dos ângulos internos dos olhos.

Comentários

R-12 é um ponto no qual se concentra Essência: ele tonifica os Rins, especialmente seu elemento *Yin*. O caractere *he* do seu nome significa "glória", "florescente", "brilhante", "luminoso": isto se refere ao fato de que a Essência (*Jing*) concentra-se nesse ponto e também porque, de acordo com a concepção chinesa, é nesse ponto que se manifesta o crescimento inicial do útero na gravidez.

R-12 exerce influência importante no Útero e na menstruação e, em parte, isto se deve ao fato de que ele é um ponto do Vaso Penetrador. Em ginecologia, esse ponto é usado principalmente para tonificar os Rins, fortalecer o Útero e consolidar os Vasos Penetrador e Concepção.

Além disso, o ponto R-12 é usado para estimular a ovulação quando é ativado no início da terceira fase do ciclo menstrual (i. e., a partir da 1ª semana depois da cessação do sangramento). Quando é usado para estimular a ovulação, R-12 é combinado com VC-3 *Zhongji* e BP-6 *Sanyinjiao*.

O Boxe 61.13 resume as funções do ponto R-12.

Boxe 61.13 R-12 – resumo das funções

- Tonifica os Rins (dor lombar, tinido, surdez, sudorese noturna, garganta e olhos secos)
- Melhora a Essência (impotência, emissões involuntárias de sêmen)
- Regula o Útero e a menstruação (prolapso uterino, irregularidades menstruais, menstruações dolorosas, infertilidade)
- Limpa Calor (eritema dos ângulos internos dos olhos)
- Estimula a ovulação.

R-13 *Qixue* Buraco do *Qi*

Localização

No abdome inferior, 3 *cun* abaixo do centro do umbigo, a 0,5 *cun* em posição lateral à linha média anterior.

Natureza

Ponto do Vaso Penetrador (*Chong Mai*).
Ponto de encontro dos canais do Fígado e do Baço.[1]

Ações

Tonifica os Rins e a Essência.
Fortalece o Útero e consolida os Vasos Penetrador e Concepção (*Chong* e *Ren Mai*).
Mobiliza *Qi* e Sangue.
Regula os dois orifícios inferiores (uretra e ânus).
Limpa Calor.

Indicações

Dor lombar, tinido, surdez, joelhos fracos.
Amenorreia, irregularidades menstruais, sangramento menstrual excessivo, infertilidade, impotência.
Dor abdominal, Síndrome do Porquinho Corredor,[2] dor lombar irradiada para cima e para baixo.
Dificuldade de urinar, diarreia, urina turva.
Eritema dos ângulos internos dos olhos.

Comentários

R-13 tem dupla função: a primeira é tonificar e a segunda, sedar. Primeiramente, esse ponto pode ser usado como tonificação potente dos Rins e de sua Essência (este ponto está no mesmo nível de VC-4 *Guanyuan*, que tonifica os Rins e a Essência). Isso também é atribuído ao fato de que ele é um dos pontos do Vaso Penetrador, que faz a Essência do Rim circular.

Por outro lado, o Vaso Penetrador é responsável pela circulação do *Qi* e do Sangue no abdome. Por essa razão, esse ponto pode ser usado para tratar padrões de Excesso evidenciados por plenitude abdominal e também *Qi* rebelde no Vaso Penetrador. O padrão de *Qi* rebelde no Vaso Penetrador é um tipo de Síndrome do Porquinho Corredor: essa síndrome caracteriza-se por sensação de afluxo do *Qi* do abdome inferior ao tórax e à garganta, acompanhada de dor e sensação de plenitude no abdome inferior, comumente com menstruações dolorosas, sensação de aperto no peito, palpitações, sensação de bolo na garganta e ansiedade (ver Capítulo 53).

Embora o ponto R-13, assim como a maioria dos outros pontos do Rim no abdome inferior, possa ser usado para tratar padrões de Excesso com estagnação de *Qi* e Sangue no abdome, eu utilizo esse ponto principalmente para tonificar os Rins, fortalecer o Útero e consolidar os Vasos Penetrador e Concepção.

R-13 é um ponto importante para fortalecer o Útero e consolidar os Vasos Penetrador e Concepção. Esse ponto é usado frequentemente para tratar irregularidades menstruais, especialmente sangramento menstrual excessivo.

O ponto R-13 é importante para fortalecer a função do Rim de receber *Qi* nos casos de asma crônica, nos quais utilizo esse ponto em combinação com VC-4 *Guanyuan*.

O Boxe 61.14 resume as funções do ponto R-13.

> **Boxe 61.14 R-13 – resumo das funções**
>
> - Tonifica os Rins e a Essência (dor lombar, tinido, surdez, joelhos fracos)
> - Fortalece o Útero e consolida os Vasos Penetrador e Concepção (*Chong e Ren Mai*) (amenorreia, irregularidades menstruais, sangramento menstrual excessivo, infertilidade, impotência)
> - Mobiliza *Qi* e Sangue (dor abdominal, Síndrome do Porquinho Corredor, dor lombar irradiada para cima e para baixo)
> - Regula os dois orifícios inferiores (uretra e ânus) (dificuldade de urinar, diarreia, urina turva)
> - Limpa Calor (eritema dos ângulos internos dos olhos).

R-14 *Siman* Quatro Plenitudes

Localização

No abdome inferior, 2 *cun* abaixo do centro do umbigo, a 0,5 *cun* em posição lateral à linha média anterior.

Natureza

Ponto do Vaso Penetrador (*Chong Mai*).

Ações

Mobiliza *Qi* e Sangue no abdome inferior.
Regula o Útero e a menstruação.
Nutre a Essência e a Medula.

Indicações

Dor abdominal baixa, dor umbilical, constipação intestinal, Síndrome do Porquinho Corredor.
Menstruações dolorosas, sangramento menstrual excessivo, irregularidades menstruais, retenção de lóquios, secreção vaginal excessiva, infertilidade.

Comentários

R-14 é o mais importante dos pontos do Vaso Penetrador para mobilizar *Qi* e revigorar o Sangue no abdome inferior e no Útero. O Vaso Penetrador é o Mar de Sangue e a estase de Sangue é uma de suas patologias mais comuns: R-14 é o ponto principal para revigorar o Sangue no Vaso Penetrador. Embora suas indicações clássicas não incluam massas abdominais, eu utilizo comumente esse ponto para tratar miomas em combinação com E-28 *Shuidao*. R-14 também é um ponto muito útil para revigorar o Sangue nos casos de endometriose (que sempre se caracteriza por estase de Sangue), quando utilizo esse ponto em combinação com E-29 *Guilai*.

Também uso o ponto R-14 para controlar o *Qi* rebelde no Vaso Penetrador em combinação com seus pontos de abertura (*i. e.*, BP-4 *Gongsun* e P-6 *Neiguan*).

Embora pessoalmente utilize o ponto R-14 principalmente para tratar padrões de Excesso com estase de Sangue, ele tem função nutritiva e nutre especialmente a Essência e a Medula. Na verdade, outros nomes desse ponto são *Suifu* (que significa "*Fu* da Medula") e *Suizhong* (que significa "Medula Central"). De acordo com alguns autores, o termo "Plenitude" no nome desse ponto refere-se à "completude" da Medula no abdome inferior nas proximidades do ponto R-14.

Existem muitas interpretações do significado do nome desse ponto. "Quatro" pode referir-se às quatro plenitudes de *Qi*, Sangue, Alimento e Umidade. Outra interpretação é que "Quatro" diz respeito à sensação de plenitude no abdome inferior, que irradia nas quatro direções. Ainda de acordo com outra interpretação, "Quatro" indica estagnação nos quatro órgãos: isto é, Intestino Delgado, Intestino Grosso, Bexiga e Útero.[3] O termo "Quatro" também se refere ao fato de que o ponto R-14 é o quarto ponto a contar de R-11.

O Boxe 61.15 resume as funções do ponto R-14.

Boxe 61.15 R-14 – resumo das funções

- Mobiliza *Qi* e Sangue no abdome inferior (dor abdominal baixa, dor no umbigo, constipação intestinal, Síndrome do Porquinho Corredor)
- Regula o Útero e a menstruação (menstruações dolorosas, sangramento menstrual excessivo, irregularidades menstruais, retenção de lóquios, secreção vaginal excessiva, infertilidade)
- Nutre a Essência e a Medula.

R-16 *Huangshu* Ponto de Transporte das Membranas (*Huang*)

Localização

No abdome, a 0,5 *cun* em posição lateral ao centro do umbigo.

Natureza

Ponto do Vaso Penetrador (*Chong Mai*).

Ações

Tonifica os Rins.
Melhora as Membranas (*Huang*).
Beneficia o Coração.
Mobiliza *Qi* e Sangue no abdome.
Regula os Intestinos.

Indicações

Dor lombar, tinido, surdez, fadiga, joelhos fracos.
Distensão e dor abdominais, dor no umbigo.
Constipação intestinal, diarreia, Frio no Intestino Grosso.

Comentários

O ponto R-16 está relacionado com *Gaohuang*, que é o espaço entre o coração e o diafragma. O *Qi* do Rim passa por esse ponto de forma a conectar-se em cima com o diafragma e o Coração: daí o nome desse ponto (*Gaohuang* refere-se ao espaço entre o Coração e o diafragma). De acordo com o livro *Explanation of Acupuncture Points*, R-16 *Huangshu* deve ser entendido em conexão com o ponto B-17 *Geshu*.[4]

O ponto B-17 (ponto *Shu* Dorsal do diafragma) influencia a região do *Gaohuang*, que está situada acima do diafragma. Esse ponto está localizado de cada lado do Vaso Governador (*Du Mai*), que governa toda a energia *Yang*, enquanto o R-16 está situado de cada lado do Vaso Concepção (*Ren Mai*), que governa toda a energia *Yin* (Figura 61.3). Em virtude da conexão entre R-16 e o diafragma é que ele pode afetar o Coração e o Pulmão. Eu utilizo o ponto R-16 para acalmar o Coração e atenuar ansiedade originada do *Qi* rebelde no Vaso Penetrador.

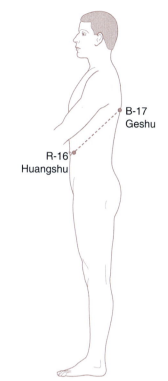

Figura 61.3 Relação entre R-16 e B-17.

É importante salientar que o ponto R-16 é conhecido como *Huangshu*, que significa "ponto de Transporte de *Huang*". *Shu* é um caractere que geralmente se refere aos pontos do dorso do corpo, inclusive os pontos *Shu* Dorsais. O fato de que o ponto R-16 é conhecido como ponto *Shu* pareceria confirmar o conceito de que ele está relacionado com B-17 no dorso.

A palavra *Huang* do nome desse ponto também se refere às Membranas (*Huang*). As Membranas estendem-se dentro do abdome (e correspondem às fáscias superficiais e profundas, ao mesentério e ao omento) e penetram para cima dentro do tórax e do diafragma. Como está localizado perto do umbigo, o ponto R-16 controla a origem das Membranas. Em razão de sua conexão com as Membranas, eu utilizo o ponto R-16 para controlar o *Qi* rebelde no Vaso Penetrador. Como está no centro do abdome, esse ponto está em conexão com as Membranas, que se estendem até os Rins embaixo e até o Coração em cima: por esta razão, esse ponto pode ser usado para harmonizar os Rins e o Coração.

Isso significa que esse ponto pode ser usado para tonificar os Rins e, ao mesmo tempo, tonificar o Coração e acalmar a Mente. Por essa razão, o ponto R-16 é útil quando há deficiência de *Yin* do Rim, que não consegue nutrir o Coração.

O Boxe 61.61 resume as funções do ponto R-16.

Boxe 61.16 R-16 – resumo das funções

- Tonifica os Rins (dor lombar, tinido, surdez, fadiga, joelhos fracos)
- Melhora as Membranas (*Huang*) (distensão e dor abdominais, dor no umbigo)
- Melhora o Coração
- Mobiliza *Qi* e Sangue no abdome
- Regula os Intestinos (constipação intestinal, diarreia, Frio no Intestino Grosso).

R-17 *Shangqu* Metal Tortuoso

Localização

No abdome superior, 2 *cun* acima do umbigo, a 0,5 *cun* em posição lateral à linha média.

Natureza

Ponto do Vaso Penetrador (*Chong Mai*).

Ações

Regula o Baço.
　Harmoniza o Estômago.
　Dissolve acúmulos.

Indicações

Constipação intestinal, diarreia, massas abdominais (*Ji Ju*), plenitude e dor abdominais, dificuldade de engolir, náuseas e vômitos.

Comentários

R-17 afeta o Intestino Grosso. A palavra *Shang* refere-se ao elemento Metal, neste caso o Intestino Grosso, da mesma forma que no nome do ponto IG-1 *Shangyang*. A palavra "Tortuoso" do nome desse ponto refere-se à curvatura entre os colos ascendente e transverso. Por essa razão, o ponto R-17 é usado como ponto local para estimular a função do Intestino Grosso, especialmente nos casos de constipação intestinal e dor abdominal.

O Boxe 61.17 resume as funções do ponto R-17.

> **Boxe 61.17 R-17 – resumo das funções**
>
> - Regula o Baço, harmoniza o Estômago e dissolve acúmulos (constipação intestinal, diarreia, massas abdominais [*Ji Ju*], plenitude e dor abdominais, dificuldade de engolir, náuseas e vômitos).

R-21 *Youmen* Porta da Escuridão

Localização

No abdome superior, 6 *cun* acima do umbigo, a 0,5 *cun* em posição lateral à linha média.

Natureza

Ponto do Vaso Penetrador (*Chong Mai*).

Ações

Harmoniza o Estômago.
　Subjuga o *Qi* rebelde e controla vômitos.
　Beneficia as mamas.
　Mobiliza *Qi* no tórax.

Indicações

Vômitos de saliva espumosa, soluços, regurgitação ácida, esforço para vomitar, náuseas e vômitos da gravidez, plenitude epigástrica, falta de apetite, sensação de plenitude abaixo do processo xifoide, dificuldade de engolir.

Distensão e dor nas mamas, leite materno impedido de fluir.

Dor torácica, distensão do hipocôndrio, tosse, dor no centro do tórax das mulheres.

Comentários

R-21 é o ponto no qual o Vaso Penetrador deixa seu trajeto superficial e penetra no interior de forma a espalhar-se no tórax e nas mamas: isto explica seu nome, no qual "escuridão" refere-se a interior do tórax. Como ocorre com a maioria dos pontos em cujo nome aparece a palavra "porta" (*men*), R-21 regula a entrada e a saída do *Qi*. Essa função é desempenhada na região epigástrica, principalmente no Estômago, onde o ponto subjuga o *Qi* rebelde desse órgão: por esta razão, R-21 é um ponto local muito importante para tratar náuseas e vômitos e, nesses casos, eu utilizo esse ponto combinado com E-19 *Burong*.

Também uso o ponto R-21 para controlar o *Qi* rebelde no Vaso Penetrador, geralmente em combinação com seus pontos de abertura (BP-4 *Gongsun* e P-6 *Neiguan*) e com R-14 *Siman* ou R-13 *Qixue*, dependendo se a condição é de Cheio ou Cheio-Vazio.

O ponto R-21 também é importante para mobilizar *Qi* no tórax e nas mamas.

O Boxe 61.18 resume as funções do ponto R-21.

> **Boxe 61.18 R-21 – resumo das funções**
>
> - Harmoniza o Estômago (vômitos de saliva espumosa, soluços, regurgitação ácida, esforço para vomitar, náuseas e vômitos na gravidez, plenitude epigástrica, falta de apetite, sensação de plenitude abaixo do processo xifoide, dificuldade de engolir)
> - Subjuga o *Qi* rebelde e controla vômitos
> - Melhora as mamas (distensão e dor nas mamas, leite materno impedido de fluir)
> - Mobiliza *Qi* no tórax (dor torácica, distensão do hipocôndrio, tosse, dor no centro do tórax das mulheres).

R-23 *Shenfeng* Selo da Mente

Localização

No quarto espaço intercostal, 2 *cun* em posição lateral à linha média.

Natureza

Nenhuma.

Ações

Abre o tórax e suprime tosse.
　Harmoniza o Estômago e subjuga o *Qi* rebelde.
　Beneficia as mamas.

Indicações

Sensação de aperto no peito, tosse, sibilos, dispneia, distensão e plenitude do hipocôndrio.
　Náuseas, vômitos, dificuldade de engolir, falta de apetite.
　Distensão e dor nas mamas, abscesso mamário.

Comentários

R-23 é usado principalmente como ponto local para tratar transtornos respiratórios e harmonizar os Pulmões e os Rins: isto é, para estimular a descensão do *Qi* do Pulmão e a função do Rim de recepção do *Qi*.

Além disso, R-23 também é usado como ponto local para controlar *Qi* rebelde do Estômago, que causa náuseas e vômitos.

O Boxe 61.19 resume as funções do ponto R-23.

Boxe 61.19 R-23 – resumo das funções

- Abre o tórax e suprime tosse (sensação de aperto no peito, tosse, sibilos, dispneia, distensão e plenitude do hipocôndrio)
- Harmoniza o Estômago e subjuga o *Qi* rebelde desse órgão (náuseas, vômitos, dificuldade de engolir, falta de apetite)
- Melhora as mamas (distensão e dor nas mamas, abscesso mamário).

R-24 *Lingxu* Cemitério do Espírito

Localização

No terceiro espaço intercostal, 2 *cun* em posição lateral à linha média.

Natureza

Nenhuma.

Ações

Promove o livre fluxo do *Qi* do Fígado.
Abre o tórax e facilita a descensão do *Qi* do Pulmão.

Indicações

Distensão e dor no hipocôndrio.
Tosse, sibilos e dispneia.

Comentários

Assim como R-23, R-24 é um ponto local usado para tratar problemas respiratórios de forma a harmonizar os Pulmões e os Rins: isto é, promover a descensão do *Qi* do Pulmão e melhorar a função do Rim de recepção do *Qi*. Além disso, esse ponto mobiliza o *Qi* do Fígado no tórax e no hipocôndrio.

O Boxe 61.20 resume as funções do ponto R-24.

Boxe 61.20 R-24 – resumo das funções

- Promove o livre fluxo do *Qi* do Fígado (distensão e dor no hipocôndrio)
- Abre o tórax e facilita a descensão do *Qi* do Pulmão (tosse, sibilos, dispneia).

R-25 *Shencang* Armazém da Mente

Localização

No segundo espaço intercostal, 2 *cun* em posição lateral à linha média.

Natureza

Nenhuma.

Ações

Abre o tórax e facilita a descensão do *Qi* do Pulmão.
Subjuga o *Qi* rebelde do Estômago.

Indicações

Tosse, sibilos, dispneia, dor torácica.
Náuseas, vômitos, dificuldade de engolir, falta de apetite.

Comentários

Assim como R-23 e R-24, R-25 é usado como ponto local para tratar problemas respiratórios de forma a harmonizar os Pulmões e os Rins: isto é, facilitar a descensão do *Qi* do Pulmão e melhorar a função do Rim de recepção do *Qi*. Além disso, esse ponto subjuga o *Qi* rebelde do Estômago e trata náuseas e vômitos.

O Boxe 61.21 resume as funções do ponto R-25.

Boxe 61.21 R-25 – resumo das funções

- Abre o tórax e facilita a descensão do *Qi* do Pulmão (tosse, sibilos, dispneia, dor torácica)
- Subjuga o *Qi* rebelde do Estômago (náuseas, vômitos, dificuldade de engolir, falta de apetite).

R-27 *Shufu* Mansão do Ponto de Transporte

Localização

Na borda inferior da clavícula, a 2 *cun* em posição lateral à linha média.

Natureza

Nenhuma.

Ações

Promove a descensão do *Qi* do Pulmão e suprime tosse.
Harmoniza o Estômago e controla vômitos.

Indicações

Tosse, sibilos, dispneia, dor torácica.
Náuseas, vômitos, falta de apetite.

Comentários

R-27 é um ponto local importante para tratar asma causada por deficiência do Rim. Esse ponto melhora a função do Rim de recepção do *Qi* e facilita a descensão do *Qi* do Pulmão.

O Boxe 61.22 resume as funções do ponto R-27, e a Figura 61.4 ilustra as áreas de influência dos pontos do canal do Rim.

Boxe 61.22 R-27 – resumo das funções

- Promove a descensão do *Qi* do Pulmão e suprime tosse (tosse, sibilos, dispneia, dor torácica)
- Harmoniza o Estômago e controla vômitos (náuseas, vômitos, falta de apetite).

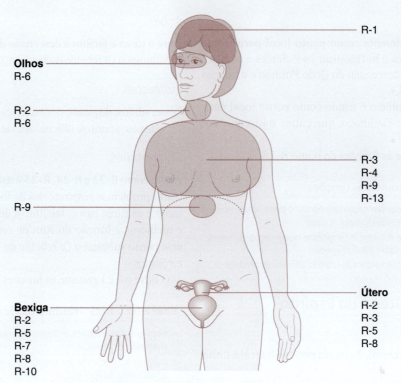

Figura 61.4 Áreas de influência dos pontos do canal do Rim.

Notas

1. Yue Han Zhen 1990 An Explanation of the Acupuncture Points (Jing Xue Jie 经穴解), People's Health Publishing House, Beijing, originally published in 1654, p. 264.
2. A expressão "Síndrome do Porquinho Corredor" indica um padrão que se caracteriza por sensação desconfortável de energia subindo do abdome inferior para o peito e a garganta, combinada com dor abdominal, sensação de plenitude no tórax, palpitações e ansiedade. Essa síndrome está relacionada com o *Qi* rebelde nos canais do Rim e do Fígado. *Qi* rebelde no Vaso Penetrador é um tipo de Síndrome do Porquinho Corredor.
3. An Explanation of the Acupuncture Points, p. 265.
4. Ibid., p. 266.

Canal do Pericárdio 62

Trajeto do canal principal, 823
Trajeto do canal de Conexão, 823
PC-1 *Tianchi* Lago Celestial, 824
PC-3 *Quze* Pântano Tortuoso, 824
PC-4 *Ximen* Porta da Fenda, 824
PC-5 *Jianshi* Intermediário, 825
PC-6 *Neiguan* Portão Interno, 825
PC-7 *Daling* Grande Colina, 827
PC-8 *Laogong* Palácio do Trabalho, 827
PC-9 *Zhongchong* Centro do Movimento, 828
Notas, 828

▶ Trajeto do canal principal

O canal do Pericárdio começa no tórax e entra no pericárdio. Em seguida, esse canal desce pelo diafragma até o abdome e comunica-se com os Aquecedores Superior, Médio e Inferior.

Um ramo originado do centro do tórax emerge lateralmente do mamilo e estende-se ao longo do canal superficial até a axila e desce na superfície medial do braço até a extremidade do dedo médio em sua superfície medial.

Um ramo originado do ponto PC-8 *Laogong* comunica-se com o canal do Triplo Aquecedor no ponto TA-1 *Guanchong* (Figura 62.1).

▶ Trajeto do canal de Conexão

O canal de Conexão começa no ponto PC-6 *Neiguan* e sobe até o pericárdio e o coração no tórax (Figura 62.2).

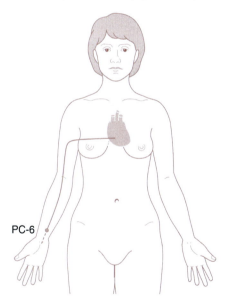

Figura 62.2 Canal de Conexão do Pericárdio.

O Boxe 62.1 apresenta um resumo dos pontos do Pericárdio.

Boxe 62.1 Visão geral dos pontos do Pericárdio

- Resfriam o Sangue
- Limpam Calor e resfriam o Sangue nos níveis do *Qi* Nutritivo (*Ying*) e do Sangue nos estágios tardios das doenças febris (o canal do Triplo Aquecedor está relacionado com os níveis do *Qi* Defensivo e do *Qi*)
- Abrem os orifícios da Mente
- Estão em conexão com o Útero
- Afetam o tórax.

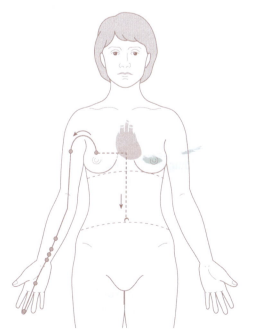

Figura 62.1 Canal principal do Pericárdio.

PC-1 *Tianchi* Lago Celestial

Localização

A 1 *cun* em posição lateral e ligeiramente superior ao mamilo, no quarto espaço intercostal.

Natureza

Ponto de encontro dos canais do Pericárdio, Fígado, Vesícula Biliar e Triplo Aquecedor.

Janela do Céu.

Ações

Abre o tórax, facilita a descensão do *Qi* e dissolve Fleuma.

Dissipa nódulos.

Beneficia as mamas.

Indicações

Tosse com escarro abundante, som de estertor na garganta, sensação de opressão no peito, dispneia.

Edema da axila, tuberculose linfática do pescoço.

Doenças da mama, abscesso mamário, lactação deficiente.

Comentários

PC-1 pode ser usado como ponto local para tratar distensão e dor mamárias causadas por estagnação do *Qi* do Fígado. Entretanto, esse ponto dificilmente é utilizado com esse propósito, porque seria muito inconveniente colocar agulhas nessa área do corpo das mulheres, principalmente quando as mamas estão distendidas e hipersensíveis e doloridas.

Esse ponto também é usado para resolver Fleuma obstruindo os Pulmões.

O Boxe 62.2 resume as funções do ponto PC-1.

Boxe 62.2 PC-1 – resumo das funções

- Abre o tórax, facilita a descensão do *Qi* e dissolve Fleuma (tosse com escarro abundante, som de estertor na garganta, sensação de opressão no peito, dispneia)
- Dissipa nódulos (edema da axila, tuberculose linfática do pescoço)
- Melhora as mamas (doenças da mama, abscesso mamário, lactação deficiente).

PC-3 *Quze* Pântano Tortuoso

Localização

No sulco transversal do cotovelo, na superfície ulnar do tendão do músculo bíceps braquial.

Natureza

Ponto Mar (*He*).

Ponto Água.

Ações

Limpa Calor e resfria o Sangue.

Harmoniza o Estômago e subjuga o *Qi* rebelde.

Mobiliza *Qi* e Sangue no tórax.

Acalma a Mente.

Extingue Vento interno.

Revigora o Sangue e elimina a estase.

Indicações

Doença febril no nível do *Qi* Nutritivo (*Ying*) ou do Sangue, agitação, inquietude mental, *delirium*, mãos frias, febre à noite, boca seca, tosse ou vômito com eliminação de sangue, máculas.

Vômitos, náuseas e dor epigástrica.

Dor de origem cardíaca, palpitações, sensação de aperto abaixo do coração.

Susto, ansiedade, inquietude mental.

Tremor das mãos ou da cabeça, paralisia do braço.

Comentários

PC-3 limpa Calor aos níveis do *Qi* Nutritivo e do Sangue (identificação dos padrões de acordo com os Quatro Níveis) nos estágios tardios das doenças febris com erupção maculosa e convulsões. Sua ação esfriadora do Sangue torna esse ponto útil para tratar doenças cutâneas causadas por Calor no Sangue.

O ponto PC-3 estimula a descensão do *Qi* do Estômago e é usado para subjugar o *Qi* rebelde, que causa náuseas e vômitos.

Além de resfriar o Sangue, esse ponto também revigora o Sangue e elimina estase. Por essa razão, ele é útil para tratar condições crônicas associadas ao Calor no Sangue, quando o Calor acumulado por um período longo congela o Sangue e provoca estase. Esse ponto é usado para dissolver estase de Sangue principalmente no tórax.

Por fim, o ponto PC-3 também pode ser usado para acalmar a Mente, quando há ansiedade grave causada por Fogo de Coração.

O Boxe 62.3 resume as funções do ponto PC-3.

Boxe 62.3 PC-3 – resumo das funções

- Limpa Calor e resfria o Sangue (doença febril no nível do *Qi* Nutritivo ou do Sangue, agitação, inquietude mental, *delirium*, mãos frias, febre noturna, boca seca, tosse ou vômitos com eliminação de sangue, máculas)
- Harmoniza o Estômago e subjuga o *Qi* rebelde (vômitos, náuseas, dor epigástrica)
- Mobiliza o *Qi* e o Sangue no tórax (dor de origem cardíaca, palpitações, sensação de aperto abaixo do coração)
- Acalma a Mente (susto, ansiedade, inquietude mental)
- Extingue Vento interno (tremor das mãos ou da cabeça, paralisia do braço)
- Revigora o Sangue e elimina estase.

PC-4 *Ximen* Porta da Fenda

Localização

Na superfície palmar do antebraço, 5 *cun* acima do sulco transversal do punho, na linha que conecta os pontos PC-3 *Quze* e PC-7 *Daling*.

Natureza

Ponto de Acúmulo (*Xi*).

Ações

Revigora o Sangue e elimina a estase.

Resfria o Sangue e cessa sangramento.

Acalma a Mente.

Remove obstruções do canal e interrompe a dor.

Indicações

Dor torácica, dor de origem cardíaca.

Tosse ou vômito com eliminação de sangue, sangramento nasal.

Agitação, ansiedade, insônia, inquietude mental, depressão, susto.

Comentários

PC-4 é um ponto importante do canal do Pericárdio e, como é um ponto de Acúmulo, ele é utilizado para tratar condições agudas, principalmente para interromper a dor. Esse ponto tem influência no tórax e suprime dor torácica. Porque é um ponto de Acúmulo, PC-4 é o melhor ponto para tratar condições dolorosas (principalmente as agudas) desse canal.

O ponto PC-4 tem ação especial de acalmar o Coração e regular seu ritmo, de forma que é o ponto preferido para controlar arritmia e palpitações.

Além disso, esse ponto revigora o Sangue e elimina a estase, principalmente no tórax, de forma que é um ponto muito importante para tratar dor torácica causada por estase de Sangue no Coração.

O ponto PC-4 também resfria o Sangue e pode ser usado para tratar doenças cutâneas causadas por Calor no Sangue.

Por fim, esse ponto fortifica a Mente nos casos de deficiência do Coração, que pode causar medo, ansiedade, insônia e depressão.

O Boxe 62.4 resume as funções do ponto PC-4.

Boxe 62.4 PC-4 – resumo das funções

- Revigora o Sangue e elimina estase (dor torácica, dor de origem cardíaca)
- Resfria o Sangue e controla sangramento (tosse ou vômitos com eliminação de sangue, sangramento nasal)
- Acalma a Mente (agitação, ansiedade, insônia, inquietude mental, depressão, susto)
- Remove obstruções do canal e interrompe a dor.

PC-5 *Jianshi* Intermediário

Localização

Na superfície medial do antebraço, a 3 *cun* em posição proximal ao ponto PC-7 *Daling*, entre os tendões dos músculos palmar longo e flexor radial do carpo.

Natureza

Ponto Rio (*Jing*).
Ponto Metal.
Encontro dos três canais *Yin* do braço.

Ações

Acalma a Mente, abre os orifícios da Mente e dissolve Fleuma no Coração.
Harmoniza o Estômago e subjuga o *Qi* rebelde.
Revigora o Sangue e regula a menstruação.

Indicações

Palpitações, agitação, sensação de opressão no peito, comportamento maníaco, susto, inquietude mental, memória fraca, "vê espíritos".

Dor epigástrica, náuseas e vômitos.

Irregularidades menstruais, menstruações dolorosas, sangue menstrual coagulado, retenção de lóquios.

Comentários

PC-5 é um ponto muito importante para dissolver Fleuma causando obstrução dos orifícios da Mente. Esse tipo de Fleuma não substancial é o que obstrui o Coração e "vaporiza" as faculdades mentais, acarretando casos agudos de *delirium*, afasia e coma. Nos casos agudos de doença febril, isso acontece ao nível do Sangue (identificação dos padrões de acordo com os Quatro Níveis).

Nos casos crônicos, a obstrução do Coração por Fleuma pode causar doença mental como depressão maníaca, na qual se alternam períodos de depressão profunda e comportamento maníaco com fala incessante, atividade incontrolável e comportamento imprudente.

Em outros casos, a mesma patologia de obstrução do Coração por Fleuma pode causar epilepsia, na qual o paciente perde a consciência durante uma crise epiléptica e espuma profusamente pela boca (indicando a existência de Fleuma).

O ponto PC-5 tem efeito no Estômago, principalmente para subjugar o *Qi* rebelde, que causa náuseas e vômitos.

Esse ponto tem ação importante de revigorar o Sangue e afeta a menstruação. A influência dos vários pontos do Pericárdio na menstruação deve-se em parte à sua relação com o Fígado dentro do Terminal *Yin* (*Jue Yin*).

Por fim, esse ponto é usado empiricamente para tratar malária.

O Boxe 62.5 resume as funções do ponto PC-5.

Boxe 62.5 PC-5 – resumo das funções

- Acalma a Mente, abre os orifícios da Mente e dissolve Fleuma do Coração (palpitações, agitação, sensação de opressão no peito, comportamento maníaco, susto, inquietude mental, memória fraca, "vê espíritos"
- Harmoniza o Estômago e subjuga o *Qi* rebelde (dor epigástrica, náuseas e vômitos)
- Revigora o Sangue e regula a menstruação (irregularidades menstruais, menstruações dolorosas, sangue menstrual coagulado, retenção de lóquios).

PC-6 *Neiguan* Portão Interno

Localização

Na superfície medial do antebraço, 2 *cun* em posição proximal ao ponto PC-7 *Daling*, entre os tendões dos músculos palmar longo e flexor radial do carpo.

Natureza

Ponto de Conexão (*Luo*).
Ponto de abertura do Vaso *Yin* de Conexão (*Yin Wei Mai*).

Ações

Abre o tórax e mobiliza o *Qi* e o Sangue.
Acalma a Mente.
Mobiliza o *Qi* do Fígado.
Harmoniza o Estômago.

Indicações

Dor torácica, palpitações, sensação de aperto no peito.

Insônia, comportamento maníaco, memória fraca, ansiedade, susto, tristeza, depressão.

Distensão e dor no hipocôndrio.

Náuseas, vômitos, soluços, eructações, dor e distensão epigástricas.

Menstruações irregulares e dolorosas.

Comentários

PC-6 é um dos pontos mais importantes em acupuntura e desempenha numerosas funções.

O ponto PC-6 tem ação específica no tórax e, por esta razão, pode ser usado para tratar quaisquer problemas torácicos. Em termos mais específicos, ele mobiliza Qi e Sangue no tórax e é o ponto preferido para aliviar desconforto e dor no tórax devidos à estagnação desses elementos.

Esse ponto tem ação calmante potente na Mente e pode ser usado para tratar ansiedade causada por quaisquer padrões do Coração. Ele acalma e Mente por sua ação indireta no Fígado (com o qual o Pericárdio está relacionado dentro do Terminal Yin). Por essa razão, PC-6 pode ser usado para tratar irritabilidade devida à estagnação de Qi do Fígado, principalmente quando está associada à ansiedade causada por um padrão de Coração.

O ponto PC-6 é especialmente eficaz nas mulheres e é muito útil para acalmar a Mente das mulheres que têm depressão e irritabilidade pré-menstruais. Além disso, esse ponto melhora o sono.

Além de suas ações no Coração e no Fígado, PC-6 é um dos pontos significativos para afetar o Estômago, principalmente suas partes superior e média. Esse ponto subjuga o Qi rebelde do Estômago e é preferido para tratar náuseas e vômitos. Além disso, PC-6 pode ser usado para tratar a maioria dos padrões de Excesso no Estômago, que se caracterizam por dor epigástrica, regurgitação ácida, soluços e eructações.

Como é o ponto de Conexão do canal do Pericárdio, PC-6 comunica-se com o canal do Triplo Aquecedor e, com base em minha experiência, ele é eficaz para tratar cervicalgia no occipício, principalmente das mulheres. As mulheres frequentemente têm dores no pescoço depois de uma histerectomia e esse ponto é muito eficaz para tratar esse problema. Na verdade, o livro *Explanation of Acupuncture Points* ressalta: "Quando o Pericárdio está vazio, há rigidez na cabeça."[1]

Por fim, em razão de sua relação com o Fígado e sua ação de revigorar o Sangue, esse ponto conecta-se indiretamente com o Sangue do Útero e pode ser usado para regular menstruações irregulares ou dolorosas. O Pericárdio também afeta o Útero em razão da conexão entre o Coração e o Útero por meio do Vaso do Útero (*Bao Mai*) (Figura 62.3).

É interessante analisar o significado do nome desse ponto: *Nei Guan*. *Nei* significa "interno" e não existe discordância quanto a isso. Por outro lado, a segunda metade do nome – *Guan* – pode ter diversas interpretações. Em geral, na linguagem coloquial, *guan* significa "trancar", "fechar", "desligar" ou "travar". Quando vamos a uma loja e a encontramos fechada, podemos dizer que ela está *guan le*: isto é, está fechada

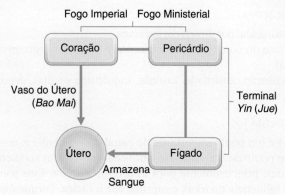

Figura 62.3 Relações entre Pericárdio, Coração, Fígado e Útero.

ou "fechou" (no passado). Quando interpretamos a palavra *guan* nesse sentido, o ponto PC-6 é uma "fechadura interna", uma "válvula reguladora interna", ou algo semelhante. Isso poderia ser interpretado dessa forma? Sim, poderia – neste sentido, PC-6 poderia ser o ponto que fecha o Yin do Interior e isso deveria ser entendido em relação e analogia com TA-5 *Waiguan*, a "fechadura externa": isto é, o ponto que fecha o Yang no lado de fora.

Entretanto, a natureza do ponto PC-6 é tal que ele é um ponto muito dinâmico e isto não condiz com sua tradução de "fechadura interna", porque "fechadura" implica parar alguma coisa (p. ex., quando se fecha uma torneira para interromper o fluxo de água).

Quando analisamos outros significados da palavra *guan* (em chinês, uma palavra pode ter vários significados), descobrimos que também significa "passagem da montanha", "junção crítica", "alfândega" ou "barreira" (de uma alfândega). De acordo com o livro *Analysis of Chinese Characters*, *guan* é um travessão de portão para fechar ou travar a passagem de uma barreira de alfândega.[2] O caractere é composto pelo radical *Men* (portão). Dentro do "portão", há um *guan*, o que significa passar fios através da trama de uma lançadeira de tear.

O contexto representa a urdidura de uma fábrica de tecidos. As descidas da parte inferior representam uma lançadeira de tear atravessando o fio para formar uma trama. Por extensão, isso significa fixar transversalmente. O travessão do portão passa pelos encaixes e alças de ferro como uma lançadeira de tear passa pela trama.

A tradução do termo *guan*, dessa forma, poderia alterar inteiramente o significado da expressão *Nei Guan*. Nesse caso, o ponto seria uma "junção crítica interna" ou uma "barreira interna" (de uma alfândega). Vale salientar que é a barreira de uma alfândega que se abre para deixar passar as mercadorias.

Isso alteraria totalmente a natureza do PC-6, tornando-o um ponto dinâmico que seria uma "junção crítica" que deixaria as mercadorias passar. Em minha opinião, isso reflete mais claramente a natureza e as funções desse ponto. A referência a "fixar transversalmente" também é interessante, porque seria uma alusão ao fluxo dos canais *Luo*, que flui "perpendicularmente" em relação com os canais principais, que circulam "verticalmente" (por certo, PC-6 é o ponto *Luo* do canal do Pericárdio).

O Boxe 62.6 resume as funções do ponto PC-6.

Boxe 62.6 PC-6 – resumo das funções

- Abre o tórax e mobiliza *Qi* e Sangue (dor torácica, palpitações, sensação de aperto no peito)
- Acalma a Mente (insônia, comportamento maníaco, memória fraca, ansiedade, susto, tristeza, depressão)
- Mobiliza o *Qi* do Fígado (distensão e dor no hipocôndrio)
- Harmoniza o Estômago (náuseas, vômitos, soluços, eructações, distensão e dor no epigástrio)
- Revigora o Sangue e regula a menstruação (irregularidades menstruais, menstruações dolorosas).

PC-7 *Daling* Grande Colina

Localização

Na articulação do punho, entre os tendões dos músculos palmar longo e flexor radial do carpo, no nível do ponto C-7 *Shenmen*.

Natureza

Ponto Fonte (*Yuan*) e Riacho (*Shu*).
Ponto Terra.
Ponto de sedação.

Ações

Acalma a Mente e abre os orifícios da Mente.
Limpa Calor e Calor Tóxico.
Harmoniza o Estômago.

Indicações

Insônia, comportamento maníaco, palpitações, agitação, inquietude mental, tristeza, susto.
Doença febril, olhos vermelhos, sede, eczema das mãos, carbúnculos, furúnculos.
Dor epigástrica, vômitos.

Comentários

A função mais importante do ponto PC-7 é acalmar a Mente. Nesse aspecto, esse ponto tem todas as mesmas funções do C-7 *Shenmen*. Na verdade, historicamente o ponto PC-7 *Daling* era usado como ponto Fonte do canal do Coração. O primeiro capítulo do *Eixo Espiritual* cita PC-7 como ponto Fonte do Coração.[3]

Em minha experiência, o ponto PC-7 é mais eficaz nas mulheres, enquanto o ponto C-7 é mais eficaz nos homens para acalmar a Mente. PC-7 também é melhor para tratar as consequências emocionais do rompimento de relações interpessoais.

Além disso, o ponto PC-7 elimina Fogo de Coração e seu uso é especialmente importante quando esse padrão causa transtornos mentais, inclusive ansiedade extrema e inquietude mental, ou até mesmo comportamento maníaco.

O Boxe 62.7 resume as funções do ponto PC-7. A Tabela 62.1 compara e contrasta as ações dos pontos C-7 *Shenmen* e PC-7 *Daling*.

Boxe 62.7 PC-7 – resumo das funções

- Acalma a Mente e abre os orifícios da Mente (insônia, comportamento maníaco, palpitações, agitação, inquietude mental, tristeza, susto)
- Limpa Calor e Calor Tóxico (doença febril, olhos vermelhos, sede, eczema das mãos, carbúnculos, furúnculos)
- Harmoniza o Estômago (dor epigástrica, vômitos).

Tabela 62.1 Comparação dos pontos C-7 *Shenmen* e PC-7 *Daling*.

C-7 *Shenmen*	PC-7 *Daling*
Ambos podem nutrir o Sangue do Coração e acalmar a Mente	
Mais indicado para padrões de Deficiência	Mais indicado para padrões de Excesso
Não é indicado para doenças do Calor	Importante para doenças do Calor, Calor no Pericárdio (nível do *Qi* Nutritivo)
Ação suave de acalmar a Mente	Mais eficaz para ansiedade grave e mania
Não é tão eficaz para abrir os orifícios da Mente	Abre os orifícios da Mente
Melhor para os homens	Melhor para as mulheres Indicado especialmente para transtornos emocionais causados pelo rompimento de relações interpessoais

PC-8 *Laogong* Palácio do Trabalho

Localização

Entre o segundo e terceiro metacarpos, em posição proximal à articulação metacarpofalangiana, na superfície radial do terceiro metacarpo.

Natureza

Ponto Fonte (*Ying*).
Ponto Fogo.
Um dos 13 pontos do Espírito segundo Sun Si Miao.

Ações

Drena Fogo de Coração.
Acalma a Mente.
Limpa Calor, resfria o Sangue e promove a reanimação cardiopulmonar.

Indicações

Dor de origem cardíaca, úlceras da língua, sede, insônia, agitação.
Comportamento maníaco, susto, ansiedade, inquietude mental.
Doença febril ao nível do *Qi* Nutritivo ou do Sangue, perda da consciência, agitação, inquietude mental, *delirium*, mãos frias, febre noturna, boca seca, tosse ou vômitos com eliminação de sangue, máculas.

Comentários

PC-8 é o ponto mais ativo do canal do Pericárdio para eliminar Fogo de Coração. Como é um ponto da Primavera, ele é especialmente dinâmico para limpar Calor e tem efeito específico principalmente para curar úlceras da língua causadas por Fogo no Coração.

Nos casos de doenças febris agudas, o ponto PC-8 limpa Calor e resfria o Sangue e é usado para controlar febre alta à noite e *delirium*.

O Boxe 62.8 resume as funções do ponto PC-8.

Boxe 62.8 PC-8 – resumo das funções

- Drena Fogo de Coração (dor de origem cardíaca, úlceras da língua, sede, insônia, agitação)
- Acalma a Mente (comportamento maníaco, susto, ansiedade, inquietude mental)
- Limpa Calor, resfria o Sangue e promove a reanimação cardiopulmonar (doença febril ao nível do *Qi* Nutritivo ou do Sangue, perda da consciência, agitação, inquietude mental, *delirium*, mãos frias, febre noturna, boca seca, tosse ou vômito com eliminação de sangue, máculas).

PC-9 *Zhongchong* Centro do Movimento

Localização

No centro da ponta da falange distal do dedo médio.

Natureza

Ponto Poço (*Jing*).
Ponto Madeira.
Ponto de tonificação.

Ações

Limpa Calor e reanima a consciência.
Extingue Vento interno.
Acalma a Mente.

Indicações

Febre, perda da consciência.
AVE (acidente vascular encefálico) causado por Vento.
Agitação, ansiedade, palpitações, insônia.

Comentários

O ponto PC-9 é utilizado principalmente para limpar calor, seja em condições crônicas com sintomas mentais, ou nos casos agudos de Calor ao nível do *Qi* Nutritivo.

Além disso, esse ponto extingue Vento interno, reanima a consciência e é usado nos casos agudos de Vento-apoplexia em combinação com todos os outros pontos Poço das mãos.

O Boxe 62.9 resume as funções do ponto PC-9.

Boxe 62.9 PC-9 – resumo das funções

- Limpa Calor e reanima a consciência (febre, perda da consciência)
- Extingue Vento interno (Vento-apoplexia)
- Acalma a Mente (agitação, ansiedade, palpitações, insônia)

A seguir, apresentamos uma comparação entre os pontos PC-3 *Quze*, PC-4 *Ximen*, PC-5 *Jianshi*, PC-6 *Neiguan* e PC-7 *Daling*. Todos esses pontos podem acalmar a Mente:

- PC-3 limpa Calor e resfria o Sangue. Suas funções de regular os Intestinos e resfriar o Sangue são importantes
- PC-4 regula o Pericárdio e suprime dor causada por condições agudas. Seu uso nas condições agudas evidenciadas por dor é a indicação mais importante
- PC-5 dissolve Fleuma do Coração e trata sintomas de Fleuma vaporizando-se no Coração
- PC-6 abre o tórax, acalma a Mente e regula o *Qi* do Fígado. Seus aspectos mais importantes estão relacionados com as seguintes indicações: atenuar sensação de aperto no peito associada a um padrão de Coração, acalmar ansiedade (especialmente das mulheres) e mobilizar indiretamente o *Qi* do Fígado e erradicar sua irritabilidade emocional e depressão resultantes
- PC-7 acalma a Mente, principalmente quando há problemas emocionais causados por relacionamentos difíceis. Esse ponto é utilizado mais comumente nas mulheres que nos homens.

A Figura 62.4 ilustra as áreas de influência dos pontos do canal do Pericárdio.

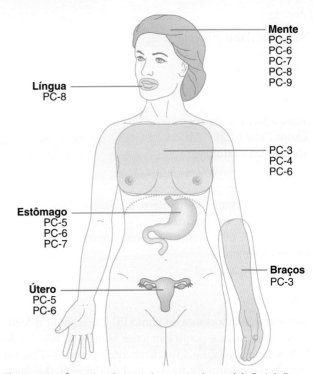

Figura 62.4 Áreas de influência dos pontos do canal do Pericárdio.

Notas

1. Yue Han Zhen 1990 An Explanation of the Acupuncture Points (Jing Xue Jie 经穴解), People's Health Publishing House, Beijing, originally published in 1654, p. 286.
2. G.D. Wilder and J.H. Ingram, Analysis of Chinese Characters, AMA Publications, 1922, p. 38.
3. 1981 Spiritual Axis (Ling Shu Jing 灵枢经), People's Health Publishing House, Beijing, first published c.100 bc, p. 3.

Canal do Triplo Aquecedor 63

Trajeto do canal principal, 829
Trajeto do canal de Conexão, 829
TA-1 *Guanchong* Penetrando o Portão, 829
TA-2 *Yemen* Porta do Fluido, 831
TA-3 *Zhongzhu* Ilha do Meio, 831
TA-4 *Yangchi* Lagoa do *Yang*, 832
TA-5 *Waiguan* Porta Externa, 832
TA-6 *Zhigou* Ramificação do Fosso, 833
TA-7 *Huizong* Canais Convergentes, 834
TA-8 *Sanyangluo* União dos Três Colaterais *Yang*, 834

TA-10 *Tianjing* Poço Celestial, 835
TA-13 *Naohui* Convergência do Ombro, 835
TA-14 *Jianliao* Fenda do Ombro, 835
TA-15 *Tianliao* – *Fenda Celestial*, 836
TA-16 *Tianyou* Janela do Céu, 836
TA-17 *Yifeng* Tela do Vento, 836
TA-21 *Ermen* Porta da Orelha, 837
TA-23 *Sizhukong* Depressão do Bambu de Seda, 837
Notas, 837

▶ Trajeto do canal principal

O canal do Triplo Aquecedor começa na ponta do dedo anular. Percorrendo o espaço entre o quarto e quinto metacarpos, esse canal estende-se ao punho e ascende pela superfície lateral do braço, entre o rádio e a ulna. Em seguida, ele alcança a articulação do ombro e a fossa supraclavicular, de onde se dirige para o tórax de forma a conectar-se com o pericárdio. A seguir, ele desce pelo diafragma até o abdome até se reunir com os Aquecedores Médio e Inferior.

A partir do tórax, um ramo ascende até a fossa supraclavicular, de onde sobe para o pescoço e a região situada atrás da orelha. Em seguida, o canal descreve um trajeto descendente até a região malar e termina na região infraorbitária.

A partir da região retroauricular, um ramo entra na orelha, reemerge à frente da orelha e comunica-se com o canal da Vesícula Biliar (Figura 63.1).

▶ Trajeto do canal de Conexão

O canal de Conexão começa no ponto TA-5 *Waiguan* e ascende ao braço ao longo do canal principal até chegar ao ombro e ao tórax, onde se comunica com o canal do Pericárdio (Figura 63.2).

O Boxe 63.1 apresenta um resumo dos pontos do Triplo Aquecedor.

Boxe 63.1 Visão geral dos pontos do Triplo Aquecedor

- Limpam Calor aos níveis do *Qi* Defensivo (*Wei*) e do *Qi* nos casos de doenças febris
- Afetam os braços, os ombros, o pescoço e a cabeça
- Utilizados para tratar problemas da orelha relacionados com Calor ou Umidade-Calor
- Regulam o *Yang* Menor
- Mobilizam *Qi* e regulam o Mecanismo do *Qi*.

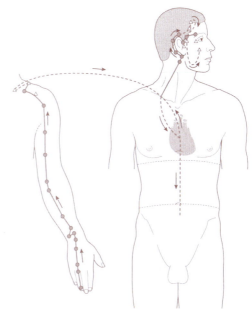

Figura 63.1 Canal principal do Triplo Aquecedor.

TA-1 *Guanchong* Penetrando o Portão

Localização

No ângulo lateral da unha do quarto dedo da mão.

Natureza

Ponto Poço (*Jing*).
Ponto Metal.

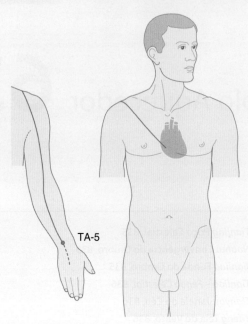

Figura 63.2 Canal de Conexão do Triplo Aquecedor.

Ações

Limpa Calor.
  Expele Vento externo.
  Limpa Calor no Pericárdio.
  Beneficia as orelhas.

Indicações

Olhos vermelhos, boca seca, sede, gosto amargo.
  Doença febril, aversão ao frio, febre, alternância das sensações de frio e calor.
  Dor de origem cardíaca, língua rígida ou enrolada, dor na base da língua, língua rachada.
  Tinido, surdez, dor na orelha.

Comentários

TA-1 é usado para tratar padrões externos de invasão por Vento-Calor externo, que causa febre, dor de garganta ou dor na orelha. Com as invasões de Vento-Calor, a ocorrência de dor na orelha indica a necessidade de usar o canal do Triplo Aquecedor.

Esse ponto pode ser usado para tratar padrões dos estágios do *Yang* maior e do *Yang* de acordo com a identificação dos padrões nos Seis Estágios. Entretanto, o ponto TA-1 é especialmente importante para o estágio do *Yang* Menor.

Além disso, o ponto TA-1 afeta o Pericárdio e pode limpar Calor no Pericárdio: isto explica as diversas indicações para tratar problemas da língua. O efeito desse ponto no canal do Pericárdio é atribuído à influência do *Qi* nesse canal, que termina nas pontas dos dedos das mãos. Esse fenômeno pode ser comparado com um rio tributário fluindo para outro rio: onde se encontram as águas dos dois rios, o fluxo do primeiro rio ainda pode ser percebido como uma corrente separada, antes que os dois se misturem por completo. Do mesmo modo, quando o canal do Pericárdio termina e mistura-se com o canal do Triplo Aquecedor nas pontas dos dedos, a influência do *Qi* do Pericárdio persiste por um pouco adentro do canal do Triplo Aquecedor: por esta razão, o ponto TA-1 tem muitas indicações relacionadas com problemas da língua, que são causados por Calor no Pericárdio (Figura 63.3).

Na verdade, o que foi explicado antes é um princípio geral que se aplica a todos os canais que *começam* nas pontas dos dedos das mãos ou dos pés (*i. e.*, canais *Yang* da mão e canais *Yin* do pé): seu primeiro ponto (Poço) recebe a influência do *Qi* originado do canal relacionado que termina nos dedos da mão ou do pé (p. ex., Triplo Aquecedor recebe influência do Pericárdio, Intestino Grosso recebe dos Pulmões, Rins da Bexiga, Baço do Estômago etc.).

Assim como acontece com muitos outros pontos do Triplo Aquecedor, TA-1 melhora as orelhas; como vimos antes, alguns pontos do canal do Rim também "melhoram as orelhas" e, por esta razão, é importante entender claramente as diferentes ações dos canais do Triplo Aquecedor e do Rim nas orelhas. Os Rins nutrem as orelhas no sentido de que enviam *Qi* e Essência para cima até as orelhas, de forma a assegurar audição normal. Por esta razão, as patologias do Rim causam principalmente problemas auditivos crônicos de início lento, inclusive tinido e surdez, que avançam gradativamente. O Triplo Aquecedor afeta as orelhas por meio do seu canal e também por seu canal relacionado dentro do *Yang* Menor: isto é, o canal da Vesícula Biliar. As patologias do canal do Triplo Aquecedor (ou da Vesícula Biliar) causam principalmente problemas auditivos agudos, distúrbios infecciosos das orelhas e problemas auriculares ligados às invasões de Vento-Calor externo: alguns exemplos são otalgia, secreção da orelha, otite, dor aguda na orelha com invasão de Vento-Calor nas crianças, prurido na orelha, eczema das orelhas etc.

Por fim, o ponto TA-1 também pode ser usado como ponto distal para remover obstruções do canal. Em minha experiência, TA-1 é muito eficaz como ponto distal para tratar problemas dos ombros, que ocorrem no canal do Triplo Aquecedor. Nesses casos, o ponto TA-1 é combinado com TA-14 *Jianliao*.

O Boxe 63.2 resume as funções do ponto TA-1.

Boxe 63.2 TA-1 – resumo das funções

- Limpa Calor (olhos vermelhos, boca seca, sede, gosto amargo)
- Expele Vento externo (doença febril, aversão ao frio, febre, alternância das sensações de frio e calor)
- Limpa Calor no Pericárdio (dor de origem cardíaca, língua rígida ou enrolada, dor na base da língua, língua rachada)
- Melhora as orelhas (tinido, surdez, dor na orelha).

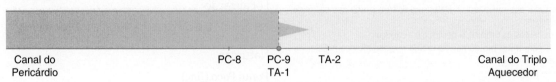

Figura 63.3 Conexão entre os canais do Pericárdio e do Triplo Aquecedor nas pontas dos dedos da mão.

TA-2 *Yemen* Porta do Fluido

Localização

No dorso da mão, em posição proximal à borda da membrana interdigital entre o quarto e o quinto dedos da mão.

Natureza

Ponto Manancial (*Ying*).
  Ponto Água.

Ações

Limpa Calor na cabeça.
  Regula o *Yang* Menor.
  Beneficia a orelha.
  Remove obstruções do canal.

Indicações

Olhos vermelhos, rubor facial, olhos ressecados, dor e edema da garganta, dor de dente, sangramento gengival, dor nas gengivas.
  Alternância das sensações de calor e frio, malária.
  Dor na orelha, tinido, surdez, surdez súbita.
  Dor no braço, incapacidade de levantar o braço, eritema e edema do dorso da mão, contração dos dedos da mão, dor cervical, dor no punho.

Comentários

Algumas das ações do ponto TA-2 relacionadas com as invasões de Vento-Calor externo são as mesmas do TA-1 *Guanchong*. TA-2 tem ação especialmente marcante no padrão do *Yang* Menor, que se caracteriza por alternância das sensações de frio e calor.

TA-2 é um ponto distal importante para tratar problemas da orelha e é usado nos casos de otalgia causada por infecção da orelha média (que pode estar associada às invasões de Vento-Calor). Além disso, esse ponto é eficaz para tratar tinido.

O ponto TA-2 limpa Calor interno dos canais do Triplo Aquecedor e da Vesícula Biliar, especialmente quando está relacionado com a cabeça, porque muitos sintomas relacionados com Calor afetam os olhos. Esse ponto também é eficaz para tratar problemas oculares causados por Calor originado do Fogo de Fígado.

Por fim, esse ponto também é amplamente utilizado para tratar Síndrome de Obstrução Dolorosa dos dedos das mãos e do braço.

O Boxe 63.3 resume as funções do ponto TA-2.

Boxe 63.3 TA-2 – resumo das funções

- Limpa Calor na cabeça (olhos vermelhos, rubor facial, olhos ressecados, edema e dor na garganta, dor de dente, sangramento gengival, dor nas gengivas)
- Regula o *Yang* Menor (alternância das sensações de frio e calor, malária)
- Melhora as orelhas (dor na orelha, tinido, surdez, surdez súbita)
- Remove obstruções do canal (dor no braço, incapacidade de levantar o braço, eritema e edema no dorso da mão, contração dos dedos da mão, dor cervical, dor no punho).

TA-3 *Zhongzhu* Ilha do Meio

Localização

No dorso da mão, em posição proximal à quarta e quinta articulações metacarpofalangianas.

Natureza

Ponto Riacho (*Shu*).
  Ponto Madeira.
  Ponto de tonificação.

Ações

Limpa Calor na cabeça.
  Regula o *Yang* Menor.
  Beneficia as orelhas.
  Controla o *Yang* rebelde do Fígado.
  Remove obstruções do canal.

Indicações

Eritema e dor nos olhos, prurido facial, rubor facial.
  Doença febril, alternância das sensações de frio e calor, malária.
  Tinido, surdez, dor na orelha.
  Cefaleia, tontura, cefaleia na têmpora.
  Incapacidade de flexionar ou estender os dedos da mão, eritema e edema do braço.

Comentários

Algumas das ações do ponto TA-3 são praticamente iguais às do TA-2 *Yemen*: isto é, limpa Calor na cabeça, beneficia as orelhas, trata os padrões do *Yang* menor e remove obstruções do canal. Entretanto, o ponto TA-3 tem algumas funções adicionais, especialmente a de controlar o *Yang* rebelde do Fígado: por esta razão, esse ponto pode ser utilizado para tratar cefaleias causadas por ascensão do *Yang* do Fígado, especialmente quando a cefaleia localiza-se na têmpora.

Em minha experiência, o ponto TA-3 mobiliza o *Qi* e elimina estagnação. Em razão de sua relação com a Vesícula Biliar (dentro do *Yang* Menor) e entre este último órgão e o Fígado, o ponto TA-3 afeta indiretamente o Fígado, de forma que ele pode ser usado para eliminar estagnação de *Qi* do Fígado, que se evidencia por dor no hipocôndrio, depressão e variações de humor. No plano psicológico, esse ponto mobiliza o *Qi* e melhora a depressão causada por estagnação de *Qi* do Fígado, principalmente quando é combinado com o ponto VG-20 *Baihui*. O ponto TA-3 é extremamente eficaz para "elevar" a Mente quando o paciente está deprimido.

O Boxe 63.4 resume as funções do ponto TA-3.

Boxe 63.4 TA-3 – resumo das funções

- Limpa Calor na cabeça (eritema e dor nos olhos, prurido facial, eritema facial)
- Regula o *Yang* menor (doença febril, alternância das sensações de frio e calor, malária)
- Melhora a orelha (tinido, surdez, dor na orelha)
- Controla o *Yang* rebelde do Fígado (cefaleia, tontura, cefaleia na têmpora)
- Remove obstruções do canal (incapacidade de flexionar ou estender os dedos da mão, eritema e edema do braço).

TA-4 *Yangchi* Lagoa do *Yang*

Localização

No dorso do punho, entre os tendões dos músculos extensor comum dos dedos e extensor do dedo mínimo.

Natureza

Ponto Fonte (*Yuan*).

Ações

Remove obstruções do canal.
Melhora as orelhas.
Regula o *Yang* Menor.
Facilita a transformação dos fluidos.
Beneficia o *Qi* Original (*Yuan Qi*).
Tonifica os Vasos Penetrador e Concepção (*Chong Mai* e *Ren Mai*).

Indicações

Dor no punho, dor no pescoço, dor no ombro e no braço, eritema e edema do punho.
Tinido, surdez, dor na orelha.
Doença febril, alternância das sensações de frio e calor, malária.
Edema das pernas, dificuldade de urinar, retenção urinária, edema das pernas.
Fadiga, falta de apetite, dor lombar, joelhos fracos.
Irregularidades menstruais, amenorreia.

Comentários

TA-4 tem muitas funções diferentes. Primeiramente, ele relaxa os tendões e remove obstruções do canal; isto significa que esse ponto pode ser usado para tratar Síndrome de Obstrução Dolorosa no braço e no ombro. O ponto TA-4 também é muito eficaz para tratar cefaleias occipitais causadas por invasão de Vento externo.

O Triplo Aquecedor – principalmente o Aquecedor Inferior – está encarregado de transformar fluidos e, em minha experiência, o ponto TA-4 pode estimular essa função sempre que os fluidos não sejam transformados adequadamente e que se acumule Umidade no Aquecedor Inferior. Com essa indicação, esse ponto é especialmente eficaz quando é combinado com B-64 *Jinggu*: a combinação desses dois pontos estimula a transformação e a excreção dos fluidos no Aquecedor Inferior com muita eficácia. A palavra "Lagoa" no nome desse ponto confirma seu efeito nos Fluidos Corporais.

Em minha experiência, o ponto TA-4 regula a função do Estômago e tonifica esse órgão, especialmente quando é combinado com o ponto E-42 *Chongyang*. A combinação desses dois pontos é muito eficaz para tonificar o Estômago e o Baço e fornecer energia quando o paciente está muito cansado.

Como está explicado no Capítulo 51, que descreve as funções dos pontos Fonte, esses pontos estão relacionados com o *Qi* Original. Em termos mais específicos, de acordo com o *Clássico das Dificuldades*, o *Qi* Original provém do espaço entre os Rins e espalha-se para os Órgãos Internos por meio do Triplo Aquecedor, de forma que este último órgão atua como "embaixador" ou "intermediário" para o *Qi* Original.[1] Por esta razão, o ponto TA-4 não é apenas um ponto Fonte, mas também o ponto Fonte do Triplo Aquecedor, que é o intermediário do *Qi* Original. Desse modo, esse ponto pode ser usado para tonificar o *Qi* Original em todas as doenças crônicas, quando os Rins estão deficientes e a energia do paciente está profundamente enfraquecida.

Em razão de sua conexão com o *Qi* Original, o ponto TA-4 também está conectado com os Vasos Penetrador e Concepção e pode ser usado para regular seu *Qi* e seu Sangue. Por essa razão, esse ponto é usado para tratar menstruações irregulares ou dolorosas e amenorreia.

Essas duas últimas funções originaram-se da tradição da acupuntura japonesa, porque os textos chineses não fazem qualquer referência a uma conexão entre o ponto TA-4, o *Qi* Original e os Vasos Penetrador e Concepção.

Em minha experiência, o ponto TA-4 regula as passagens de Água no Aquecedor Inferior quando é combinado com B-64 *Jinggu*.

O Boxe 63.5 resume as funções do ponto TA-4.

> **Boxe 63.5 TA-4 – resumo das funções**
>
> - Remove obstruções do canal (dor no punho, cervicalgia, dor no ombro e no braço, eritema e edema do punho)
> - Beneficia as orelhas (tinido, surdez, dor na orelha)
> - Regula o *Yang* Menor (doença febril, alternância das sensações de frio e calor, malária)
> - Facilita a transformação dos fluidos (edema das pernas, dificuldade de urinar, retenção urinária, edema das pernas)
> - Beneficia o *Qi* Original (fadiga, falta de apetite, dor lombar, joelhos fracos)
> - Tonifica os Vasos Penetrador e Concepção (irregularidades menstruais, amenorreia).

TA-5 *Waiguan* Porta Externa

Localização

A 2 *cun* em posição proximal ao ponto TA-4, entre o rádio e a ulna, na superfície radial dos tendões extensores comuns dos dedos.

Natureza

Ponto de Conexão (*Luo*).
Ponto de abertura do Vaso *Yang* de Conexão (*Yang Wei Mai*).

Ações

Expele Vento-Calor.
Beneficia as orelhas.
Limpa Calor na cabeça.
Controla o *Yang* rebelde do Fígado.
Remove obstruções do canal.

Indicações

Doença febril, aversão ao frio, febre, dor na orelha, alternância das sensações de frio e calor.
Tinido, surdez, dor na orelha, prurido nas orelhas; eritema, dor e edema da orelha.
Eritema, dor e edema dos olhos; rigidez da língua, úlceras da boca, lábios rachados, sangramento nasal, caxumba.

Cefaleia, tontura, cefaleia unilateral, cefaleia vertical, dor no pescoço.

Dor no ombro e no pescoço, rigidez cervical, dor no braço, contração do cotovelo, dor no cotovelo e punho, paralisia do braço, edema e eritema do braço, dor nos dedos da mão com incapacidade de pegar objetos, tremor da mão.

Comentários

TA-5 é um dos pontos principais para liberar o Exterior e expelir Vento-Calor. Esse ponto deve ser utilizado quase sempre para expelir Vento-Calor quando o paciente tem sinais e sintomas como febre, dor de garganta, transpiração suave, aversão ao frio e pulso Flutuante-Rápido. O ponto TA-5 é indicado especialmente nos casos de invasões de Vento-Calor externo, quando o paciente tem dor na orelha. Esse ponto pode ser usado para tratar o padrão no estágio do *Yang* Maior de acordo com os Seis Estágios (tipo Vento-Calor), ou no nível do *Qi* Defensivo de acordo com os Quatro Níveis, mas também para o padrão de *Yang* Menor (identificação dos padrões com base nos Seis Estágios) ou o padrão de Calor na Vesícula Biliar (identificação dos padrões com base nos Quatro Níveis).

Esse é o ponto principal para regular o *Yang* Menor quando o fator patogênico está metade no Exterior e metade no Interior e acarreta sintomas como alternância de calafrios e febre, irritabilidade, dor no hipocôndrio, gosto amargo, visão turva e pulso em Corda. De acordo com algumas fontes, esse ponto realmente pode expelir todos os seis fatores patogênicos: isto é, Vento, Calor, Frio, Umidade, Secura e Fogo.[2]

TA-5 também é um dos pontos principais para tratar Síndrome de Obstrução Dolorosa no braço, no ombro e no pescoço e, na verdade, é um ponto geral para a Síndrome de Obstrução Dolorosa causada por Vento. Como ele é o ponto de Conexão, afeta toda a região irrigada pelo canal de Conexão e os músculos e tendões ao longo desse canal.

O ponto TA-5 beneficia as orelhas e pode ser usado sempre que há infecção na orelha causada por invasão de Vento-Calor externo, ou tinido e surdez atribuída ao Fogo de Fígado ou à ascensão do *Yang* do Fígado.

Por fim, o ponto TA-5 impede indiretamente a ascensão do *Yang* do Fígado (em razão da conexão do Triplo Aquecedor com a Vesícula Biliar dentro do *Yang* Menor) e é muito utilizado como ponto distal para tratar enxaquecas com dor nas têmporas em consequência da ascensão do *Yang* do Fígado.

O Boxe 63.6 resume as funções do ponto TA-5.

Boxe 63.6 TA-5 – resumo das funções

- Expele Vento-Calor (doença febril, aversão ao frio, febre, dor na orelha, alternância de aversão ao frio e aversão ao calor)
- Melhora as orelhas (tinido, surdez, dor na orelha, prurido nas orelhas; eritema, dor e edema da orelha)
- Limpa Calor na cabeça (eritema, dor e edema dos olhos; rigidez da língua, úlceras da boca, lábios rachados, sangramento nasal, caxumba)
- Controla o *Yang* rebelde do Fígado (cefaleia, tontura, cefaleia unilateral, cefaleia vertical, dor no pescoço)
- Remove obstruções do canal (dor no ombro e no pescoço, rigidez cervical, dor no braço, contração do cotovelo; dor no cotovelo e no punho; paralisia do braço; edema e eritema do braço; dor nos dedos da mão com incapacidade de pegar objetos, tremor da mão).

TA-6 *Zhigou* Ramificação do Fosso

Localização

A 3 *cun* em posição proximal ao ponto TA-4 *Yangchi*, entre o rádio e a ulna, na superfície radial do músculo extensor comum dos dedos.

Natureza

Ponto Rio (*Jing*).
Ponto Fogo.

Ações

Regula o *Qi* e melhora o tórax e a região costal.
Limpa Calor na cabeça.
Beneficia o Intestino Grosso.
Remove obstruções do canal.
Expele Vento.
Regula o Vaso Concepção (*Ren Mai*).

Indicações

Dor na superfície lateral da região costal, dor abdominal, dor torácica, sensação de opressão no peito.
Eritema e calor na face, doença febril, perda súbita da voz; eritema, edema e dor nos olhos; edema e dor na garganta.
Constipação intestinal.
Dor na axila, dor no ombro e nos braços, Síndrome de Obstrução Dolorosa (Síndrome *Bi*) do cotovelo; tremor da mão, paralisia do braço, dormência da mão.
Erupções cutâneas causadas por Vento e Calor.

Comentários

O ponto TA-6 regula o *Qi* dos Três Aquecedores e dissolve estagnação do *Qi* do Fígado, especialmente quando é combinado com VB-34 *Yanglingquan*. Sua área de influência está localizada na região costal lateral (ver adiante, Figura 63.4). Entretanto, sua ação de mobilizar o *Qi* estende-se a outras áreas além da região costal. Na verdade, o ponto TA-6 mobiliza e desbloqueia o *Qi* dos Três Aquecedores propriamente ditos. Como está explicado no Capítulo 18, o Triplo Aquecedor controla a ascensão/descensão e entrada/saída do *Qi* no mecanismo do *Qi*. O Triplo Aquecedor é responsável pela transformação e penetração do *Qi* em todas as cavidades e em todos os órgãos. Globalmente, esse processo é conhecido como "transformação do *Qi* pelo Triplo Aquecedor": o resultado da transformação do *Qi* é a formação de *Qi* Nutritivo (*Ying Qi*), *Qi* Defensivo (*Wei Qi*), Sangue e Fluidos Corporais. Isso explica por que se afirma que o Triplo Aquecedor controla "todos os tipos de *Qi*".

O Capítulo 38 do *Clássico das Dificuldades* confirma que o Triplo Aquecedor exerce sua influência em todos os tipos de *Qi*: "*O Triplo Aquecedor é o local onde o Qi Original é separado: ele sustenta todos os tipos de Qi.*"[3] No Capítulo 31 desse mesmo livro, o autor confirma a influência do Triplo Aquecedor na mobilização do *Qi* em todas as partes do corpo: "*O Qi do Triplo Aquecedor reúne-se nas avenidas do Qi [Qi Jie].*"[4] Isto significa que o Triplo Aquecedor seja responsável pelo livre fluxo do *Qi* em todos os canais, assim como em todas as estruturas (inclusive cavidades) do corpo.

TA-6 é o melhor ponto do canal do Triplo Aquecedor para estimular a transformação e a penetração do *Qi* em todos os três aquecedores: a transformação e a penetração do *Qi* são importantes também para a mobilização, a transformação e a excreção dos fluidos nos Três Aquecedores.

O processo de transformação e penetração do *Qi* no Triplo Aquecedor também afeta o Útero e a menstruação. O livro *Explanation of Acupuncture Points* afirma que: "*Quando o Qi do Triplo Aquecedor fica estagnado, o Vaso Concepção [Ren Mai] é obstruído; o ponto TA-6 deve ser sedado para desobstruir o Qi; quando o Qi é mobilizado, o Sangue circula [e o Vaso Concepção é desbloqueado].*"[5]

> **Nota clínica**
>
> TA-6 *Zhigou* é o melhor ponto para estimular as funções do Triplo Aquecedor de transformação e penetração do *Qi*.

O ponto TA-6 limpa Calor e pode ser utilizado para tratar invasões de Calor ao nível do *Qi*, quando o paciente tem constipação intestinal e dor abdominal. Esse ponto estimula a mobilização principalmente nos casos de doenças febris com padrões de Calor.

Além disso, o ponto TA-6 limpa Calor na cabeça por uma ação semelhante à dos pontos TA-2, TA-3 e TA-5 e também afeta os olhos.

Esse ponto expele Vento-Calor da pele e é muito utilizado para tratar doenças cutâneas causadas por Vento, que se caracterizam por erupções eritematosas e pápulas urticadas que aparecem e desaparecem rapidamente, como ocorre nos casos de urticária. Nesse caso, TA-6 é combinado com VB-31 *Fengshi*.

Em razão de sua ação de expelir Vento-Calor, TA-6 é um dos pontos principais usados para tratar herpes-zoster quando é combinado com VB-31 *Fengshi*, especialmente quando as erupções cutâneas estão situadas na região costal lateral.

É interessante salientar que o ponto TA-6 afeta o tórax em razão de sua conexão com o canal do Pericárdio, mais que o ponto TA-5 *Waiguan* (como seria lógico supor, considerando que este último ponto é de Conexão). No *Explanation of Acupuncture Points*, encontramos que: "*Os canais do Triplo Aquecedor dirigem-se ao centro do tórax e, quando há estagnação, o paciente tem sensação de opressão no peito e o ponto TA-6 deve ser sedado para aliviar a sensação de opressão. Quando há dor cardíaca, o Qi do canal do Pericárdio rebela-se para cima e esse ponto deve ser sedado.*"[6]

O Boxe 63.7 resume as funções do ponto TA-6.

> **Boxe 63.7 TA-6 – resumo das funções**
>
> - Regula o *Qi* e melhora o tórax e a região costal (dor na superfície lateral da região costal, dor abdominal, dor torácica, sensação de opressão no peito)
> - Limpa Calor na cabeça (eritema e calor na face, doença febril, perda súbita da voz; eritema, edema e dor nos olhos; edema e dor na garganta)
> - Melhora o Intestino Grosso (constipação intestinal)
> - Remove obstruções do canal (dor na axila, dor no ombro e no braço, Síndrome de Obstrução Dolorosa [Síndrome *Bi*] do cotovelo, tremor da mão, paralisia do braço, dormência na mão)
> - Expele Vento (erupções cutâneas causadas por Vento e Calor)
> - Regula o Vaso Concepção.

TA-7 *Huizong* Canais Convergentes

Localização

A 3 *cun* em posição proximal ao ponto TA-4 *Yangchi*, no mesmo nível e na superfície ulnar do ponto TA-6 *Zhigou*, entre a ulna e o músculo extensor comum dos dedos.

Natureza

Ponto de Acúmulo (*Xi*).

Ações

Remove obstruções do canal.
  Melhora as orelhas.

Indicações

Dor no braço e no ombro, dor no cotovelo, dor e contração dos dedos da mão.
  Tinido, surdez, dor na orelha.

Comentários

Assim como todos os pontos de Acúmulo, TA-7 pode ser usado para tratar padrões de Excesso e interromper dor. Suas áreas de influência são as orelhas, as têmporas e os supercílios. Além disso, esse ponto é eficaz para tratar dores musculares dos braços quando o paciente tem síndrome de fadiga pós-viral.

O Boxe 63.8 resume as funções do ponto TA-7.

> **Boxe 63.8 TA-7 – resumo das funções**
>
> - Remove obstruções do canal (dor no braço e no ombro, dor no cotovelo, dor e contração dos dedos da mão)
> - Melhora as orelhas (tinido, surdez, dor na orelha).

TA-8 *Sanyangluo* União dos Três Colaterais *Yang*

Localização

Na superfície dorsal do antebraço, na linha que conecta o ponto TA-4 *Yangchi* com a ponta do cotovelo, 4 *cun* acima do sulco transversal do punho, entre a ulna e o rádio.

Natureza

Ponto de encontro dos três canais *Yang* do braço.

Ações

Remove obstruções do canal.
  Beneficia a garganta e a voz.

Indicações

Dor no braço e no ombro, dor no cotovelo, dor e contração dos dedos da mão.
  Perda súbita da voz.

Comentários

O ponto TA-8 é usado principalmente para tratar Síndrome de Obstrução Dolorosa do braço, pescoço, ombros e occipício. Como é o ponto de encontro dos três canais *Yang* do braço,

TA-8 é especialmente eficaz quando a área dolorida envolve mais de um canal na superfície *Yang* do braço e dos ombros. Esse ponto relaxa os tendões e alivia a dor e a rigidez.

O Boxe 63.9 resume as funções do ponto TA-8.

Boxe 63.9 TA-8 – resumo das funções

- Remove obstruções do canal (dor no braço e no ombro, dor no cotovelo, dor e contração dos dedos da mão)
- Melhora a garganta e a voz (perda súbita da voz).

TA-10 *Tianjing* Poço Celestial

Localização

Na superfície lateral do braço, quando o cotovelo está flexionado, o ponto está situado na depressão existente a 1 *cun* diretamente acima da ponta do cotovelo.

Natureza

Ponto Mar (*He*).
 Ponto Terra.
 Ponto de sedação.

Ações

Dissolve Fleuma e dissipa nódulos.
 Controla o *Qi* rebelde.
 Acalma a Mente.

Indicações

Escrófula, tosse com expectoração de muco.
 Dor torácica, tosse, dor na região costal lateral.
 Comportamento maníaco, tristeza, susto, palpitações.

Comentários

Primeiramente, esse ponto é usado para tratar Síndrome de Obstrução Dolorosa ao longo do trajeto do canal. Ele relaxa os tendões, suprime a dor e alivia a rigidez, principalmente do cotovelo.

Resolve Umidade e Fleuma e é particularmente usado em invasões de Umidade-Calor, manifestando-se com inchaço nas amígdalas e tonsilas.

TA-10 dissolve nódulos e esse é outro aspecto de sua ação de dissolver Umidade e Fleuma, razão por que é usado para tratar crescimento dos linfonodos.

Esse ponto pode ser usado para tratar invasões de Vento-Frio externo com predomínio de Vento, de forma a regular o *Qi* Nutritivo e o *Qi* Defensivo, suprimir a transpiração e liberar o Exterior.

Por fim, ele pode ser usado semelhantemente ao TA-3 *Zhongzhu* para dissolver estagnação do *Qi* do Fígado e atenuar depressão e variações do humor.

O Boxe 63.10 resume as funções do ponto TA-10.

Boxe 63.10 TA-10 – resumo das funções

- Dissolve Fleuma e dissipa nódulos (tuberculose linfática, tosse com expectoração de muco)
- Controla o *Qi* rebelde (dor torácica, tosse, dor na região costal lateral)
- Acalma a mente (comportamento maníaco, tristeza, susto, palpitações).

TA-13 *Naohui* Convergência do Ombro

Localização

Na superfície lateral do braço, na linha que conecta o olécrano e o ponto TA-4 *Yangchi*, 3 *cun* abaixo do ponto TA-14 *Jianliao*, na borda posteroinferior do músculo deltoide.

Natureza

Ponto do Vaso de Conexão *Yang* (*Yang Wei Mai*).

Ações

Dissipa nódulos.
 Remove obstruções do canal.

Indicações

Bócio, tuberculose linfática.
 Dor no braço e no ombro, incapacidade de levantar o braço.

Comentários

TA-13 não é um ponto energeticamente importante, mas tem importância considerável como ponto local para tratar dores do braço e do ombro e sempre deve ser examinado para verificar se está hipersensível.

O Boxe 63.11 resume as funções do ponto TA-13.

Boxe 63.11 TA-13 – resumo das funções

- Dissipa nódulos (bócio, tuberculose linfática)
- Remove obstruções do canal (dores no braço e no ombro, incapacidade de levantar o braço).

TA-14 *Jianliao* Fenda do Ombro

Localização

Na origem do músculo deltoide, em posição posteroinferior à extremidade lateral do acrômio.

Natureza

Nenhuma.

Ações

Remove obstruções do canal.

Indicações

Dores no braço e no ombro, incapacidade de levantar o braço, dormência no braço, sensação de peso no ombro.

Comentários

TA-14 é um ponto local importante para tratar dor e artrite da articulação do ombro e também sempre deve ser examinado para verificar se está hipersensível, quando é preciso escolher entre esse ponto e IG-15 *Jianyu*.

O Boxe 63.12 resume as funções do ponto TA-14.

Boxe 63.12 TA-14 – resumo das funções

- Remove obstruções do canal (dores no braço e no ombro, incapacidade de levantar o braço, dormência no braço, sensação de peso no ombro)
- Nos pacientes com problemas do ombro, esse ponto sempre deve ser examinado para verificar se está hipersensível.

TA-15 *Tianliao – Fenda Celestial*

Localização

Na fossa supraescapular, a meia distância entre VB-21 *Jianjing* e TA-13 *Quyuan*.

Natureza

Ponto do Vaso de Conexão *Yang* (*Yang Wei Mai*).

Ponto de encontro dos canais do Triplo Aquecedor e da Vesícula Biliar.

Ações

Remove obstruções do canal.

Abre o tórax e regula o *Qi*.

Limpa Calor.

Indicações

Dor no ombro e no braço, rigidez e dor no pescoço, dor na clavícula.

Sensação de opressão no peito, sensação de calor no tórax, sensação de calor em geral, doença febril.

Comentários

TA-15 é um ponto local importante para tratar dor do ombro e sempre deve ser testado para verificar se está hipersensível. Isso quase sempre ocorre nos casos de dor e rigidez dos ombros e esse ponto produz resultados muito bons quando é estimulado por agulha com moxabustão.

O Boxe 63.13 resume as funções do ponto TA-15.

> **Boxe 63.13 TA-15 – resumo das funções**
> - Remove obstruções do canal (dores no ombro e no braço, rigidez e dor no pescoço, dor na clavícula)
> - Abre o tórax e regula o *Qi* (sensação de opressão no peito, sensação de calor no tórax, sensação de calor em geral, doença febril)
> - Limpa Calor.

TA-16 *Tianyou* Janela do Céu

Localização

Na borda posterior do músculo esternocleidomastóideo, 1 *cun* abaixo do ponto VB-12, sobre uma linha traçada entre os pontos B-10 *Tianzhu* e TA-17 *Tianrong*.

Natureza

Janela do Céu.

Ações

Regula a ascensão e a descensão do *Qi* e controla o *Qi* rebelde.

Controla os orifícios dos sentidos.

Indicações

Cefaleia, tontura, edema facial, tuberculose linfática.

Surdez súbita, visão turva, lacrimejamento excessivo, espirros, sangramento nasal, perda do olfato.

Comentários

TA-16 é um dos pontos Janela do Céu e todas as suas ações e indicações refletem essa característica. Conforme está explicado no Capítulo 51, uma das características principais desses pontos é que eles regulam a ascensão e a descensão do *Qi* para a cabeça e desta para fora. Por esta razão, esses pontos controlam o *Qi* rebelde originado da cabeça e facilitam a ascensão do *Qi* puro para a cabeça.

A primeira ação está refletida na função desse ponto de tratar cefaleia e tontura causadas por ascensão do *Yang* do Fígado. A segunda ação está refletida na capacidade de esse ponto controlar os orifícios dos sentidos, facilitando a ascensão de *Qi* puro para esses orifícios.

O Boxe 63.14 resume as funções do ponto TA-16.

> **Boxe 63.14 TA-16 – resumo das funções**
> - Regula a ascensão e a descensão do *Qi* e controla o *Qi* rebelde (cefaleia, tontura, edema facial, tuberculose linfática)
> - Controla os orifícios dos sentidos (surdez súbita, visão turva, lacrimejamento excessivo, espirros, sangramento nasal, perda do olfato).

TA-17 *Yifeng* Tela do Vento

Localização

Atrás do lóbulo da orelha, na depressão existente entre o ângulo da mandíbula e o processo mastoide.

Natureza

Ponto de encontro dos canais do Triplo Aquecedor e da Vesícula Biliar.

Ações

Expele Vento.

Beneficia as orelhas.

Indicações

Desvios do olho e da comissura labial, tetania.

Tinido, surdez, secreção na orelha, prurido dentro da orelha; eritema, edema e dor na orelha.

Comentários

TA-17 é um dos pontos importantes para tratar problemas da orelha. Esse ponto pode ser usado para tratar todos os problemas otológicos de origem externa ou interna. Ele é utilizado para tratar infecções da orelha causadas por Vento-Calor, ou surdez e tinido associados à ascensão de *Yang* do Fígado, Fogo de Fígado ou deficiência do Rim.

Como TA-17 expele Vento da face, ele também é usado para tratar outros problemas causados por Vento externo, inclusive neuralgia do trigêmeo e paralisia facial. De acordo com alguns doutores, a estimulação muito profunda (no mínimo 2,5 cm) desse ponto por agulha e a provocação de sensação nítida com a introdução da agulha é um tratamento eficaz para paralisia facial. Nesses casos, o ponto sempre deve ser estimulado por agulha quando há hipersensibilidade à compressão da região mastóidea.

O Boxe 63.15 resume as funções do ponto TA-17.

Boxe 63.15 TA-17 – resumo das funções

- Expele Vento (desvios do olho e da comissura labial, tetania)
- Melhora as orelhas (tinido, surdez, secreção na orelha, prurido dentro da orelha; eritema, edema e dor na orelha).

TA-21 *Ermen* Porta da Orelha

Localização

Na face: na depressão existente à frente da incisura supratragular e na borda posterior do processo condilar do mastoide.

Natureza

Nenhuma.

Ações

Beneficia as orelhas.
Expele Vento.

Indicações

Tinido, surdez, secreção na orelha; eritema e edema da orelha.
Desvios do olho e da comissura labial, odontalgia, dor gengival, rigidez dos lábios, rigidez cervical.

Comentários

TA-21 é usado principalmente como ponto local para tratar problemas da orelha (principalmente tinido e surdez), especialmente quando são causados pela ascensão de *Yang* do Fígado.
O Boxe 63.16 resume as funções do ponto TA-21.

Boxe 63.16 TA-21 – resumo das funções

- Melhora as orelhas (tinido, surdez, secreção na orelha; eritema e edema da orelha)
- Expele Vento (desvios do olho e da comissura labial).

TA-23 *Sizhukong* Depressão do Bambu de Seda

Localização

Na face: na depressão existente na extremidade lateral do supercílio.

Natureza

Nenhuma.

Ações

Extingue Vento interno.
Controla os olhos.

Indicações

Cefaleia, tontura, tetania, epilepsia.
Desvio do olho, visão turva, olhos vermelhos, tremores das pálpebras.

Comentários

TA-23 é usado como ponto local para tratar problemas oculares e principalmente cefaleia em torno do ângulo externo do supercílio, especialmente quando é causada por ascensão do *Yang* do Fígado. Quando é utilizado para tratar problemas da orelha, esse ponto é combinado frequentemente com um ponto situado na parte anterior da orelha, como o ID-19 *Tinggong*.

O Boxe 63.17 resume as funções do ponto TA-23.

Além disso, TA-23 é usado como ponto local para tratar paralisia facial quando o paciente não consegue suspender o ângulo externo do supercílio.

A Figura 63.4 ilustra as áreas de influência dos pontos do canal do Triplo Aquecedor.

Boxe 63.17 TA-23 – resumo das funções

- Extingue Vento interno (cefaleia, tontura, tetania, epilepsia)
- Controla os olhos (desvio do olho, visão turva, olhos vermelhos, tremores das pálpebras).

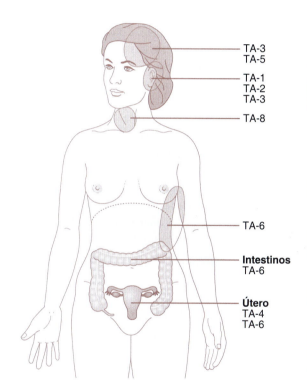

Figura 63.4 Áreas de influência dos pontos do canal do Triplo Aquecedor.

Notas

1. Nanjing College of Traditional Chinese Medicine 1979 A Revised Explanation of the Classic of Difficulties (*Nan Jing Jiao Shi* 难经校释), People's Health Publishing House, Beijing, first published c. ad 100, p. 144.
2. Ji Jie Yin 1984 Clinical Records of Tai Yi Shen Acupuncture (*Tai Yi Shen Zhen Jiu Lin Zheng Lu* 太乙神针灸临证录), Shanxi Province Scientific Publishing House, Shanxi, p. 46.
3. Classic of Difficulties, p. 94.
4. Ibid., p. 80.
5. Yue Han Zhen 1990 An Explanation of the Acupuncture Points (*Jing Xue Jie* 经穴解), People's Health Publishing House, Beijing, originally published in 1654, p. 301.
6. Ibid., p. 301.

Canal da Vesícula Biliar 64

SEÇÃO 2 | PARTE 7

Trajeto do canal principal, 838

Trajeto do canal de conexão, 838

VB-1 *Tongziliao* Fenda da Pupila, 839

VB-2 *Tinghui* Convergência da Audição, 839

VB-4 *Hanyan* Serenidade da Mandíbula, 840

VB-5 *Xuanlu* Suspensão do Crânio, 840

VB-6 *Xuanli* Desvio da Suspensão do Cabelo, 840

VB-8 *Shuaigu* Vale Condutor, 841

VB-9 *Tianchong* Penetrando no Céu, 841

VB-11 *Touqiaoyin* Orifícios *Yin* da Cabeça, 841

VB-12 *Wangu* Osso Inteiro, 842

VB-13 *Benshen* Raiz da Mente, 842

VB-14 *Yangbai* Yang Branco, 843

VB-15 *Linqi* Lágrimas Caindo, 843

VB-17 *Zhengying* Convergência do Alto, 844

VB-18 *Chengling* Receptor do Espírito, 844

VB-19 *Naokong* Cavidade do Cérebro, 844

VB-20 *Fengchi* Lagoa dos Ventos, 845

VB-21 *Jianjing* Poço do Ombro, 846

VB-22 *Yuanye* Depressão da Axila, 846

VB-24 *Riyue* Sol e Lua, 846

VB-25 *Jingmen* Porta da Capital, 847

VB-26 *Daimai* Vaso da Cintura, 847

VB-29 *Juliao* Fenda do Agachamento, 847

VB-30 *Huantiao* Salto em Círculo, 848

VB-31 *Fengshi* Mercado do Vento, 848

VB-33 *Xiyangguan* Porta *Yang* do Joelho, 849

VB-34 *Yanglingquan* Manancial *Yang* da Colina, 849

VB-35 *Yangjiao* Cruzamento do *Yang*, 850

VB-36 *Waiqiu* Monte Exterior, 850

VB-37 *Guangming* Brilho, 850

VB-38 *Yangfu* Auxílio *Yang*, 850

VB-39 *Xuanzhong* Sino Suspenso, 851

VB-40 *Qiuxu* Monte em Ruínas, 851

VB-41 *Zulinqi* Lágrimas Caindo (Pé), 852

VB-43 *Xiaxi* Inserção do Riacho, 852

VB-44 *Zuqiaoyin* Orifício *Yin* (Pé), 852

Notas, 853

▶ Trajeto do canal principal

O canal da Vesícula Biliar começa no ângulo externo do olho, ascende pela fronte e descreve uma curva para baixo na direção da região situada por trás da orelha (ponto VB-20 *Fengchi*). Dessa área, o canal estende-se inferiormente ao pescoço e à fossa supraclavicular.

Um ramo originado da região retroauricular entra na orelha. Outro ramo originado do ângulo externo reúne-se ao canal do Triplo Aquecedor na região infraorbitária. Em seguida, ele desce ao pescoço e à fossa supraclavicular, onde se encontra com o ramo principal. Dessa região, ele desce ao tórax e, depois de atravessar o diafragma, entra no Fígado e na Vesícula Biliar. Por fim, o canal da Vesícula Biliar desce para a região do hipocôndrio e a superfície lateral do abdome até chegar ao ponto VB-30 *Huantiao*.

A parte principal do canal que emerge da fossa supraclavicular estende-se à axila e à superfície lateral do tórax até as costelas, onde se encontra com o ramo descrito antes. Em seguida, ele desce ao longo das superfícies laterais da coxa e da perna e termina na superfície lateral do quarto pododáctilo.

A partir do ponto VB-41 *Zulinqi*, um ramo estende-se até F-1 *Dadun* (Figura 64.1).

▶ Trajeto do canal de conexão

O canal de conexão começa no ponto VB-37 *Guangming* e conecta-se com o canal do Fígado. Outro ramo desce e distribui-se sobre o dorso do pé (Figura 64.2).

O Boxe 64.1 resume os pontos da Vesícula Biliar.

Boxe 64.1 Visão geral dos pontos da Vesícula Biliar

- Afetam a superfície lateral da perna, hipocôndrio, ombro, pescoço e cabeça
- São pontos importantes (tanto os locais quanto os distais) para tratar cefaleias
- Entram no cérebro
- Afetam os tendões
- Vários são pontos importantes do Sistema dos Olhos
- Vários pontos abrem os orifícios da Mente
- Estão diretamente relacionados com o Vaso *Yang* de Conexão (*Yang Wei Mai*) e o Vaso da Cintura (*Dai Mai*).

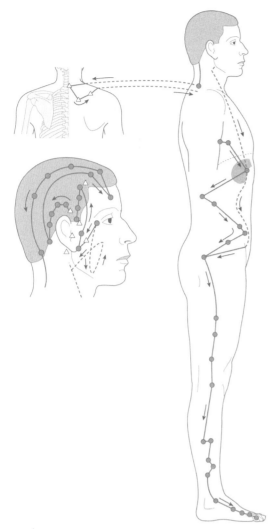

Figura 64.1 Canal principal da Vesícula Biliar.

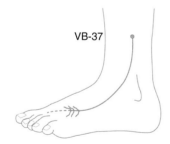

Figura 64.2 Canal de Conexão da Vesícula Biliar.

VB-1 *Tongziliao* Fenda da Pupila

Localização

Em posição lateral ao ângulo externo do olho, na superfície lateral da órbita.

Natureza

Ponto de encontro dos canais do Intestino Delgado, da Vesícula Biliar e do Triplo Aquecedor.
Ponto do Sistema dos Olhos.

Ações

Expele Vento.
Limpa Calor.
Ilumina os olhos.
Controla o *Yang* do Fígado.

Indicações

Dor ocular, prurido nos olhos; eritema, edema e dor nos olhos; lacrimejamento depois da exposição ao vento; eritema e prurido no ângulo externo do olho, miopia, visão turva, visão noturna prejudicada, desvio do olho.
Cefaleia, tontura.

Comentários

VB-1 é um ponto local importante para tratar diversos problemas oculares. Esse ponto expele Vento-Calor e é usado para tratar conjuntivite causada por um ataque externo de Vento-Calor.

O ponto VB-1 limpa Calor e, por esta razão, é utilizado como ponto local para problemas oculares causados por Fogo de Fígado, inclusive eritema, ressecamento e dor nos olhos, que podem ocorrer com irite, ceratite ou conjuntivite.

VB-1 também é muito utilizado como ponto local para tratar enxaquecas ao redor da têmpora e no ângulo externo do olho, quando são causadas por Fogo de Fígado, ou ascensão de *Yang* do Fígado.

A possibilidade de tratar cefaleias com esse ponto também se deve ao fato de que ele faz parte do Sistema dos Olhos (grupo periorbitário; ver Capítulo 51). O Sistema dos Olhos começa na convergência dos canais ao redor da órbita ocular e entra no cérebro.

O Boxe 64.2 resume as funções do ponto VB-1.

> **Boxe 64.2 VB-1 – resumo das funções**
>
> - Expele Vento
> - Limpa Calor
> - Ilumina os olhos (dor ocular; prurido nos olhos; eritema, edema e dor no olho; lacrimejamento depois da exposição ao vento; eritema e prurido no ângulo externo do olho; miopia, visão turva, visão noturna reduzida, desvio do olho)
> - Controla o *Yang* do Fígado (cefaleia, tontura).

VB-2 *Tinghui* Convergência da Audição

Localização

À frente da incisura intratragular, na borda posterior do processo condiloide da mandíbula.

Natureza

Nenhuma.

Ações

Remove obstruções do canal.
Expele Vento externo.
Beneficia as orelhas.

Indicações

Caxumba, odontalgia, desvios do olho e da comissura labial, dor na mandíbula.

Tinido, surdez, dor na orelha, secreção na orelha; eritema e edema da orelha; prurido da orelha.

Comentários

VB-2 é um ponto local importante para tratar problemas da orelha e é muito utilizado como ponto local para tinido e surdez causados pela ascensão de *Yang* do Fígado, ou por Fogo de Fígado.

Como esse ponto expele Vento externo, principalmente Vento-Calor, ele também é um ponto local importante para tratar otite média causada por Vento-Calor externo.

O Boxe 64.3 resume as funções do ponto VB-2.

Boxe 64.3 VB-2 – resumo das funções

- Remove obstruções do canal (caxumba, odontalgia, desvios do olho e da comissura labial, dor na mandíbula)
- Expele Vento externo
- Melhora as orelhas (tinido, surdez, dor na orelha, secreção na orelha; eritema e edema da orelha; prurido na orelha).

VB-4 *Hanyan* Serenidade da Mandíbula

Localização

À frente da orelha, diretamente acima do ponto E-7, na depressão existente na borda superior do arco zigomático.

Natureza

Ponto de encontro dos canais da Vesícula Biliar, do Triplo Aquecedor e do Estômago.

Ponto do Sistema dos Olhos.

Ações

Controla o *Yang* do Fígado.

Extingue Vento interno.

Indicações

Cefaleia, tontura, visão turva.

Convulsões, trismo, epilepsia, desvios do olho e da comissura labial.

Comentários

VB-4 é um ponto local importante para tratar cefaleias causadas por ascensão de *Yang* do Fígado. Esse ponto trata cefaleias porque faz parte do Sistema dos Olhos. O ponto VB-4 deve ser estimulado por agulha introduzida horizontalmente (*i. e.*, a um ângulo de 15°) na direção da parte posterior da cabeça.

O Boxe 64.4 resume as funções do ponto VB-4.

Boxe 64.4 VB-4 – resumo das funções

- Controla o *Yang* do Fígado (cefaleia, tontura, visão turva)
- Extingue Vento interno (convulsões, trismo, epilepsia, desvios do olho e da comissura labial).

VB-5 *Xuanlu* Suspensão do Crânio

Localização

Dentro da linha do couro cabeludo na região temporal, no ponto médio de um arco que conecta os pontos E-8 *Touwei* e VB-7 *Qubin*.

Natureza

Ponto de encontro dos canais da Vesícula Biliar, Estômago, Triplo Aquecedor e Intestino Grosso.

Ponto do Sistema dos Olhos.

Ações

Controla o *Yang* do Fígado.

Extingue Vento interno.

Indicações

Cefaleias, tontura, visão turva.

Convulsões, trismo, afasia.

Comentários

VB-5 é utilizado para extinguir Vento interno causando convulsões, espasticidade e afasia.[1] Além disso, ele é um ponto local importante para tratar cefaleias temporais causadas por ascensão de *Yang* do Fígado.

O ponto VB-5 faz parte do grupo temporal de pontos do Sistema dos Olhos e é o mais importante desse grupo, porque está em comunicação direta com o cérebro. Esse ponto deve ser estimulado por agulha introduzida horizontalmente (*i. e.*, a um ângulo de 15°) na direção da parte posterior da cabeça.

O Boxe 64.5 resume as funções do ponto VB-5.

Boxe 64.5 VB-5 – resumo das funções

- Controla o *Yang* do Fígado (cefaleia, tontura, visão turva)
- Extingue Vento interno (convulsões, trismo, afasia).

VB-6 *Xuanli* Desvio da Suspensão do Cabelo

Localização

Dentro da linha do couro cabeludo da região temporal, na junção entre os três quartos superiores e o quarto inferior de um arco interligando os pontos E-8 *Touwei* e VB-7 *Qubin*.

Natureza

Ponto de encontro dos canais da Vesícula Biliar, Triplo Aquecedor, Estômago e Intestino Grosso.

Ações

Controla o *Yang* do Fígado.

Abre os orifícios da Mente.

Indicações

Cefaleia, tontura, visão turva.

Desequilíbrio da força de vontade, falta de motivação e dificuldades da fala.

Parte 7 | OS PONTOS DE ACUPUNTURA

840

Comentários

VB-6 é um ponto local importante para tratar enxaquecas localizadas na parte lateral da cabeça e causadas pela ascensão do *Yang* do Fígado, por Fogo de Fígado ou por Vento de Fígado. Esse ponto deve ser estimulado por agulha introduzida horizontalmente (*i. e.*, a um ângulo de 15°) na direção da parte posterior da cabeça.

O ponto VB-6 também pode ser usado para tratar problemas da orelha com dor estendendo-se até a superfície lateral da cabeça, ao longo do canal da Vesícula Biliar.

Por fim, o ponto VB-6 também é usado na prática psiquiátrica para tratar desequilíbrio da força de vontade, falta de motivação e problemas da fala.[2]

O Boxe 64.6 resume as funções do ponto VB-6.

Boxe 64.6 VB-6 – resumo das funções

- Controla o *Yang* do Fígado (cefaleia, tontura, visão turva)
- Abre os orifícios da Mente (desequilíbrio da força de vontade, falta de motivação e problemas da fala).

VB-8 *Shuaigu* Vale Condutor

Localização

Na cabeça, diretamente acima do ápice da aurícula e do ponto TA-20 *Jiaosun*, 1,5 *cun* adentro da linha do couro cabeludo.

Natureza

Ponto de encontro dos canais da Vesícula Biliar e da Bexiga.

Ações

Controla o *Yang* do Fígado.
  Extingue Vento interno.
  Harmoniza o Estômago e controla o *Qi* rebelde do Estômago.

Indicações

Cefaleia, tontura, visão turva, sensação de peso na cabeça.
  Desvios do olho e da comissura labial.
  Vômito, incapacidade de comer, problemas causados pelo álcool.

Comentários

VB-8 é amplamente utilizado como ponto local para tratar cefaleias causadas pela ascensão do *Yang* do Fígado.

O Boxe 64.7 resume as funções do ponto VB-8.

Boxe 64.7 VB-8 – resumo das funções

- Controla o *Yang* do Fígado (cefaleia, tontura, visão turva, sensação de peso na cabeça)
- Extingue Vento interno (desvios do olho e da comissura labial)
- Harmoniza o Estômago e controla seu *Qi* rebelde (vômito, incapacidade de comer, problemas causados pelo álcool).

VB-9 *Tianchong* Penetrando no Céu

Localização

Na cabeça, diretamente acima da borda posterior da aurícula, 2 *cun* adentro da linha do couro cabeludo e 0,5 *cun* atrás do ponto VB-8 *Shuaigu*.

Natureza

Ponto de encontro dos canais da Vesícula Biliar e da Bexiga.

Ações

Controla o *Yang* do Fígado.
  Extingue Vento interno.
  Acalma a Mente.
  Dissolve Umidade e limpa Calor na cabeça.

Indicações

Cefaleia, tinido, tontura.
  Epilepsia, tetania, convulsões.
  Susto, medo, palpitações, comportamento maníaco.
  Prurido nas orelhas, odontalgia, edema e dor nas gengivas, bócio.

Comentários

VB-9 é um ponto local muito importante do canal da Vesícula Biliar. Primeiramente, ele é muito utilizado como ponto local para tratar enxaquecas localizadas na superfície lateral da cabeça e que são causadas por ascensão de *Yang* do Fígado, Fogo de Fígado ou Vento de Fígado. Esse ponto ajuda a controlar a ascensão do *Qi* rebelde e leva-o de volta para baixo.

Outra função importante desse ponto é a de eliminar Vento interno e suas manifestações clínicas, especialmente convulsões, epilepsia ou contração dos músculos.

O ponto VB-9 tem efeitos mentais potentes e é utilizado para acalmar a Mente. Nos pacientes com transtornos mentais graves, inclusive hipomania, VB-9 é um ponto adjuvante importante quando é combinado com outros pontos distais.

Além disso, o ponto VB-9 é usado para tratar distúrbios do movimento (inclusive ataxia) e da fala, quando são causados por alguma doença do sistema nervoso central. Quando é utilizado dessa forma, ele é combinado com VB-5 *Xuanlu*, IG-11 *Quchi* e VB-34 *Yanglingquan*.[3]

É importante salientar que, com base no seu nome e nas suas indicações, esse ponto deveria ser um ponto Janela do Céu, mas não é mencionado desta forma. Esse ponto tem duas ações importantes: isto é, controlar o *Qi* rebelde originado da cabeça e acalmar a Mente.

O Boxe 64.8 resume as funções do ponto VB-9.

Boxe 64.8 VB-9 – resumo das funções

- Controla o *Yang* do Fígado (cefaleia, tinido, tontura)
- Extingue Vento interno (epilepsia, tetania, convulsões)
- Acalma a Mente (susto, medo, palpitações, comportamento maníaco)
- Dissolve Umidade e limpa Calor na cabeça (prurido nas orelhas, odontalgia, edema e dor nas gengivas, bócio).

VB-11 *Touqiaoyin* Orifícios *Yin* da Cabeça

Localização

Na cabeça, por trás da orelha externa, em posição posterossuperior ao processo mastoide, na junção dos terços médio e inferior de um arco interligando os pontos VB-9 *Tianchong* e VB-12 *Wangu*.

Natureza

Ponto de encontro dos canais da Vesícula Biliar, Bexiga, Intestino Delgado e Triplo Aquecedor.

Ações

Controla o *Yang* do Fígado.
Ilumina os órgãos dos sentidos.

Indicações

Cefaleia, tontura, dor por trás da orelha, rigidez do pescoço.
Dor no olho, dor na orelha, tinido, surdez, rigidez da língua, sangramento da língua, gosto amargo.

Comentários

VB-11 é usado como ponto local para tratar cefaleias causadas por ascensão do *Yang* do Fígado ou por Fogo de Fígado, especialmente quando a dor está localizada atrás da orelha.

O nome desse ponto indica que ele atua nos orifícios relacionados com os órgãos *Yin* (embora suas indicações não incluam problemas do nariz).

O Boxe 64.9 resume as funções do ponto VB-11.

Boxe 64.9 VB-11 – resumo das funções

- Controla o *Yang* do Fígado (cefaleia, tontura, dor atrás da orelha, rigidez do pescoço)
- Trata os órgãos dos sentidos (dor no olho, dor na orelha, tinido, surdez, língua rígida, sangramento da língua, gosto amargo).

VB-12 *Wangu* Osso Inteiro

Localização

Na cabeça, por trás do pavilhão auricular, na depressão existente atrás e embaixo do processo mastoide.

Natureza

Ponto de encontro dos canais da Vesícula Biliar e da Bexiga.

Ações

Controla o *Yang* do Fígado.
Extingue Vento interno.
Acalma a Mente.

Indicações

Cefaleia, tontura.
Tremor da cabeça, hemiplegia, desvios do olho e da comissura labial, mandíbula cerrada, contração dos músculos em torno da boca, epilepsia.
Comportamento maníaco, agitação, insônia.

Comentários

VB-12 pode ser usado como ponto local para controlar o *Yang* rebelde do Fígado (que causa cefaleia) e extinguir Vento interno (p. ex., epilepsia).

Esse ponto é utilizado frequentemente para tratar insônia causada pela ascensão de *Yang* do Fígado ou por Fogo de Fígado e, nesses casos, é combinado com os pontos B-18 *Ganshu* e B-19 *Danshu.*

O Boxe 64.10 resume as funções do ponto VB-12.

Boxe 64.10 VB-12 – resumo das funções

- Controla o *Yang* do Fígado (cefaleia, tontura)
- Extingue Vento interno (tremor da cabeça, hemiplegia, desvios do olho e da comissura labial, mandíbula cerrada, contração dos músculos ao redor da boca, epilepsia)
- Acalma a Mente (comportamento maníaco, agitação, insônia).

VB-13 *Benshen* Raiz da Mente

Localização

Na cabeça, 0,5 *cun* adentro da linha anterior do couro cabeludo na fronte, a 3 *cun* em posição lateral ao ponto VG-24, na junção entre os dois terços mediais e o terço lateral de uma linha interligando os pontos VG-24 e E-8 *Touwei.*

Natureza

Ponto do Vaso *Yang* de Conexão (*Yang Wei Mai*).
Ponto de encontro dos três canais Tendinomusculares *Yang* do braço.

Ações

Acalma a Mente (*Shen*).
Controla o *Yang* do Fígado.
Extingue Vento.
Dissolve Fleuma.
Reúne a Essência (*Jing*) na cabeça.
Limpa o cérebro.

Indicações

Comportamento maníaco, susto.
Cefaleia, tontura.
Epilepsia, hemiplegia, convulsões.
Vômitos de saliva espumosa, epilepsia com formação de espuma na boca.

Comentários

VB-13 é um ponto muito importante para tratar transtornos mentais e emocionais. Em combinação com os pontos C-5 *Tongli* e VB-38 *Yangfu*, o ponto VB-13 é muito utilizado na prática psiquiátrica do Hospital de Medicina Chinesa Tradicional de Nanjing para tratar Esquizofrenia ou Personalidade Dividida.[4] Esse ponto também está indicado quando o paciente tem sentimentos persistentes e injustificáveis de ciúme e desconfiança.

Além dessas características mentais, o ponto VB-13 tem efeito potente de acalmar a Mente e atenuar a ansiedade originada de preocupação constante e pensamentos fixos. O efeito desse ponto é acentuado quando ele é combinado com VG-24 *Shenting.*

O efeito mental e emocional potente desse ponto também é atribuído à sua ação de integrar a Essência com a cabeça. A Essência do Rim é a raiz do nosso *Qi* Pré-Celestial e constitui o fundamento de nossa vida mental–emocional. Uma Essência forte é o pré-requisito essencial a uma Mente clara (*Shen*) e a uma vida emocional equilibrada. Esse é o significado do nome desse ponto: "Raiz da Mente": isto é, esse ponto reúne a Essência, que é a raiz da Mente (*Shen*). A Essência do Rim é a fonte da Medula que nutre o Cérebro (conhecido como Mar de Medula): VB-13 é um ponto no qual a Essência e a Medula "encontram-se". O *Great Dictionary of Acupuncture* afirma que esse ponto "*faz a Mente [Shen] voltar à sua raiz*":[5] a "raiz" da Mente é a Essência e, por isto, esse ponto "reúne" a Essência ao Cérebro e afeta a Mente. Como VB-13 conecta a Mente com a Essência, ele também trata o Coração e os Rins e, consequentemente, a Mente (*Shen*) e a Força de Vontade (*Zhi*): por esta razão, esse ponto é importante no tratamento da depressão.

Quando é combinado com outros pontos para nutrir a Essência (inclusive VC-4 *Guanyuan*), VB-13 atrai a Essência para a cabeça e tem o efeito de acalmar a Mente e fortalecer a clareza mental, a memória e a força de vontade. A conexão entre o ponto VB-13 e a Essência está confirmada no texto *An Enquiry into Chinese Acupuncture*, que cita como indicações desse ponto (entre outras): "*sangramento menstrual excessivo, impotência e emissões involuntárias de sêmen.*"[6]

O ponto VB-13 também controla o *Yang* do Fígado e, por esta razão, pode ser utilizado como ponto local para tratar cefaleias crônicas causadas pela ascensão do *Yang* do Fígado. Além disso, esse ponto extingue Vento interno e é eficaz para tratar Vento-apoplexia e epilepsia. Por fim, o ponto VB-13 dissolve Fleuma no contexto de transtornos mental–emocionais ou epilepsia: isto é, ele abre os orifícios da Mente quando eles estão obstruídos por Fleuma. O livro *Explanation of the Acupuncture Points* comenta que: "*As indicações do VB-13 mostram que ele elimina os três fatores patogênicos – Vento, Fogo e Fleuma – do Yang Menor e, nesse caso, ele deve ser reduzido.*"[7]

O Boxe 64.11 resume as funções do ponto VB-13.

Boxe 64.11 VB-13 – resumo das funções

- Acalma a Mente (comportamento maníaco, susto)
- Controla o *Yang* do Fígado (cefaleia, tontura)
- Extingue Vento (epilepsia, hemiplegia, convulsões)
- Dissolve Fleuma (vômito de saliva espumosa, epilepsia com formação de espuma na boca)
- Reúne a Essência com a cabeça
- Limpa o cérebro.

VB-14 *Yangbai* Yang Branco

Localização

Na fronte, diretamente acima da pupila do olho, 1 *cun* acima do supercílio.

Natureza

Ponto do Vaso *Yang* de Conexão (*Yang Wei Mai*).

Ponto de encontro dos canais da Vesícula Biliar, Triplo Aquecedor, Estômago e Intestino Grosso.

Ações

Controla o *Yang* do Fígado.
Extingue Vento interno.
Ilumina os olhos.

Indicações

Cefaleia, tontura.

Opistótono, desvios do olho e da comissura labial, ptose palpebral, tremores das pálpebras.

Prurido da pálpebra, dor no olho, lacrimejamento depois da exposição ao vento, visão noturna reduzida, miopia.

Comentários

VB-14 é um ponto importante utilizado frequentemente para eliminar Vento da face, principalmente para tratar paralisia facial. Com essa indicação terapêutica, a escolha dos pontos locais é baseada na área afetada pela paralisia e isto é determinado pedindo-se ao paciente para realizar alguns movimentos com os músculos faciais. Quando o paciente não consegue franzir a fronte elevando os supercílios, esse ponto deve ser usado no lado afetado e deve ser estimulado por agulha introduzida horizontalmente.

Além disso, VB-14 é um ponto local importante para tratar cefaleias frontais unilaterais no canal da Vesícula Biliar, quando são causadas por ascensão de *Yang* do Fígado.

Por fim, VB-14 é usado como ponto local para tratar problemas oculares relacionados com os canais da Vesícula Biliar e do Fígado.

O Boxe 64.12 resume as funções do ponto VB-14.

Boxe 64.12 VB-14 – resumo das funções

- Controla o *Yang* do Fígado (cefaleia, tontura)
- Extingue Vento interno (opistótono, desvios do olho e da comissura labial, ptose palpebral, tremor da pálpebra)
- Ilumina os olhos (prurido palpebral, dor no olho, lacrimejamento depois da exposição ao vento, visão noturna reduzida, miopia).

VB-15 *Linqi* Lágrimas Caindo

Localização

Na cabeça, diretamente acima da pupila do olho, 0,5 *cun* adentro da linha anterior do couro cabeludo, no ponto médio de uma linha interligando os pontos VG-24 *Shenting* e E-8 *Touwei*.

Natureza

Ponto do Vaso *Yang* de Conexão (*Yang Wei Mai*).

Ponto de encontro dos canais da Vesícula Biliar e da Bexiga.

Ações

Controla o *Yang* do Fígado.
Extingue Vento Interno.
Ilumina os olhos.
Acalma a Mente.

Indicações

Cefaleia, tontura.

Vento-apoplexia, epilepsia, perda da consciência.

Eritema e dor nos olhos, turvação da visão, lacrimejamento depois da exposição ao vento, dor no ângulo externo, dor acima dos supercílios.

Pensamentos obsessivos, introspecção, variações de humor.

Comentários

VB-15 tem efeito profundo na vida emocional e está indicado especialmente para equilibrar o humor quando o indivíduo oscila entre períodos de depressão e exaltação.[8] Em minha experiência, esse ponto é eficaz para suprimir pensamentos obsessivos e introspecção.

VB-15 é usado como ponto local para tratar cefaleias causadas pela ascensão de *Yang* do Fígado e tem efeito especial nos olhos.

O Boxe 64.13 resume as funções do ponto VB-15.

Boxe 64.13 VB-15 – resumo das funções

- Controla o *Yang* do Fígado (cefaleia, tontura)
- Extingue Vento interno (Vento-apoplexia, epilepsia, perda da consciência)
- Ilumina os olhos (eritema e dor nos olhos, visão turva, lacrimejamento depois da exposição ao vento, dor no ângulo externo, dor acima dos supercílios)
- Acalma a Mente (pensamentos obsessivos, introspecção, variações do humor).

VB-17 *Zhengying* Convergência do Alto

Localização

Na cabeça, a 2,25 *cun* atrás da linha anterior do couro cabeludo e a 2,25 *cun* em posição lateral à linha média da cabeça.

Natureza

Ponto do Vaso *Yang* de Conexão (*Yang Wei Mai*).

Ações

Controla o *Yang* do Fígado.
Dissolve Fleuma e abre os orifícios da Mente.

Indicações

Cefaleia, tontura, turvação da visão.
Visão embaçada por Fleuma, náuseas, vômitos, pensamento obsessivo, introspecção, comportamento maníaco.

Comentários

VB-17 causa um efeito mental–emocional potente de abrir os orifícios da Mente e dissolver Fleuma. Em minha experiência, esse ponto é eficaz para eliminar Fleuma da cabeça quando ela obstrui a Mente e causa pensamentos obsessivos, introspecção e comportamento maníaco brando.

De acordo com o livro *An Enquiry into Chinese Acupuncture*, o ponto VB-17 pode ser usado para tratar esquizofrenia e histeria.[9]

O Boxe 64.14 resume as funções do ponto VB-17.

Boxe 64.14 VB-17 – resumo das funções

- Controla o *Yang* do Fígado (cefaleia, tontura, visão turva)
- Dissolve Fleuma e abre os orifícios da Mente (visão embaçada por Fleuma, náuseas, vômitos, pensamentos obsessivos, introspecção, comportamento maníaco).

VB-18 *Chengling* Receptor do Espírito

Localização

Na cabeça, 4 *cun* atrás da linha anterior do couro cabeludo e 2,25 *cun* em posição lateral à linha média da cabeça.

Natureza

Ponto do Vaso *Yang* de Conexão (*Yang Wei Mai*).

Ações

Controla o *Yang* do Fígado.
Acalma a Mente e abre os orifícios da Mente.
Beneficia o nariz e estimula a difusão e a descensão do *Qi* do Pulmão.

Indicações

Cefaleia, tontura.
Pensamentos obsessivos, introspecção.
Espirros, sangramento nasal, congestão nasal, dispneia, aversão ao frio.

Comentários

VB-18 tem efeito profundo nos problemas mentais, inclusive pensamentos obsessivos e demência.[10] Como todos os outros pontos da Vesícula Biliar situados na cabeça, VB-18 controla o *Yang* do Fígado e é usado como ponto local para tratar cefaleias causadas por sua ascensão.

De acordo com o livro *An Enquiry into Chinese Acupuncture*, o ponto VB-18 pode ser usado para tratar doenças dos vasos sanguíneos do cérebro e traumatismos cranianos.[11]

O Boxe 64.15 resume as funções do ponto VB-18.

Boxe 64.15 VB-18 – resumo das funções

- Controla o *Yang* do Fígado (cefaleia, tontura)
- Acalma a Mente e abre os orifícios da Mente (pensamentos obsessivos, introspecção)
- Beneficia o nariz e estimula a difusão e a descensão do *Qi* do Pulmão (espirros, epistaxe, congestão nasal, dispneia, aversão ao frio).

VB-19 *Naokong* Cavidade do Cérebro

Localização

Na região da cabeça, na superfície lateral da borda superior da protuberância occipital externa, 2,25 *cun* em posição lateral à linha média da cabeça.

Natureza

Ponto do Vaso *Yang* de Conexão (*Yang Wei Mai*).

Ações

Controla o *Yang* do Fígado.
Limpa Calor no canal da Vesícula Biliar.
Ilumina os olhos e melhora as orelhas e o nariz.
Acalma a Mente.

Indicações

Cefaleia, tontura.

Turvação da visão; eritema, edema e dor nos olhos; tinido, surdez, dor no nariz, congestão nasal, epistaxe.

Depressão maníaca, susto, palpitações.

Comentários

VB-19 é outro ponto local usado para tratar cefaleias causadas pela ascensão do *Yang* do Fígado. Em comparação com os outros pontos da Vesícula Biliar no crânio, VB-19 tem ação mais potente de limpar Calor.

Assim como ocorre com os outros pontos da Vesícula Biliar na cabeça, o ponto VB-19 melhora os orifícios dos sentidos. Seu nome significa que, nesse ponto, o canal da Vesícula Biliar está em comunicação com o cérebro.

O Boxe 64.16 resume as funções do ponto VB-19.

> **Boxe 64.16 VB-19 – resumo das funções**
> - Controla o *Yang* do Fígado (cefaleia, tontura)
> - Limpa Calor no canal da Vesícula Biliar
> - Ilumina os olhos e melhora as orelhas e o nariz (visão turva; eritema, edema e dor nos olhos; tinido, surdez; dor no nariz, congestão nasal, epistaxe)
> - Acalma a Mente (depressão maníaca, susto, palpitações).

VB-20 *Fengchi* Lagoa dos Ventos

Localização

Na nuca, abaixo do occipício, no nível do ponto VG-16 *Fengfu*, na depressão existente entre a parte superior do músculo esternocleidomastóideo e o trapézio.

Natureza

Ponto do Vaso *Yang* de Conexão (*Yang Wei Mai*).

Ponto de encontro dos canais da Vesícula Biliar e do Triplo Aquecedor.

Ações

Expele Vento externo.
Extingue Vento interno.
Controla o *Yang* do Fígado.
Ilumina os olhos.
Beneficia as orelhas.
Limpa Calor
Nutre a Medula e limpa o Cérebro.

Indicações

Aversão ao frio, febre, dores no corpo, rigidez e dor na região occipital.

Vertigem, Vento-apoplexia, hemiplegia, trismo, desvios do olho e da comissura labial, epilepsia.

Cefaleia, tontura, visão turva.

Visão turva, visão noturna reduzida, eritema e dor nos olhos, eritema e dor no ângulo externo do olho, lacrimejamento excessivo.

Tinido, surdez, orelhas entupidas.

Comentários

VB-20 é um ponto importante e tem diversas ações. Primeiramente, como seu nome indica, ele elimina Vento exterior e interior. Esse ponto é muito utilizado para eliminar Vento-Frio ou Vento-Calor externo, principalmente quando a cefaleia e a rigidez cervical causadas normalmente pelo Vento externo são muito intensas. O ponto VB-20 é combinado com P-7 *Lieque* para expelir Vento-Frio e com IG-4 *Hegu* e TA-5 *Waiguan* para expelir Vento-Calor.

VB-20 extingue Vento interno e é usado para tratar sintomas como tontura e vertigem. Esse é o ponto preferido para tratar tontura e vertigem causadas por Vento interno, ascensão de *Yang* do Fígado ou Fogo de Fígado. Em todas essas condições, esse ponto é estimulado por agulha com método de sedação.

Alguns autores afirmam que o ponto VB-20 expele Vento externo porque é um ponto do Vaso *Yang* de Conexão (*Yang Wei Mai*), ao mesmo tempo que extingue Vento interno porque é um ponto do canal da Vesícula Biliar.

O ponto VB-20 controla o *Yang* do Fígado ou o Fogo de Fígado e, por esta razão, é usado para tratar cefaleias causadas pela ascensão do *Yang* do Fígado.

VB-20 é um ponto importante para tratar problemas oculares, principalmente quando estão associados a uma desarmonia do Fígado. Essa ação também é atribuída em parte ao fato de que ele é um ponto do Sistema dos Olhos (grupo occipital): na verdade, o Sistema dos Olhos emerge do cérebro no occipício. O ponto VB-20 pode ser usado para tratar visão turva, catarata, irite e atrofia do nervo óptico. Esse ponto está indicado especialmente para tratar problemas oculares causados por Fogo de Fígado e, nesses casos, ele é estimulado por agulha com método de sedação. Entretanto, o ponto VB-20 também pode ser usado para melhorar a visão e limpar os olhos quando eles não são nutridos na deficiência de Sangue do Fígado.

Além disso, esse ponto tem efeitos nas orelhas e pode ser usado para tratar tinido e surdez originadas da ascensão de *Yang* do Fígado.

Quando é utilizado com o método de tonificação, o ponto VB-20 tonifica a Medula e nutre o cérebro, razão pela qual pode ser usado na deficiência do Mar de Medula, que causa sintomas como memória fraca, tontura e vertigem. Sua ação no Cérebro e na Medula também é atribuída ao fato de que ele é um dos pontos do Sistema dos Olhos (Figura 64.3).

Quando é usado para tratar problemas dos olhos, o ponto VB-20 deve ser ativado por agulha introduzida obliquamente na direção do olho do mesmo lado; quando é utilizado para eliminar Vento, a agulha deve ser introduzida obliquamente na direção do olho contralateral.

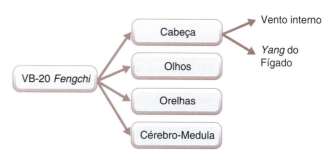

Figura 64.3 Áreas de influência do ponto VB-20 *Fengchi*.

O Boxe 64.17 resume as funções do ponto VB-20.

Boxe 64.17 VB-20 – resumo das funções

- Expele Vento externo (aversão ao frio, febre, dores no corpo, rigidez e dor na região occipital)
- Extingue Vento interno (vertigem, Vento-apoplexia, hemiplegia, trismo, desvios dos olhos e da comissura labial, epilepsia)
- Controla o *Yang* do Fígado (cefaleia, tontura, visão turva)
- Ilumina os olhos (visão turva, visão noturna reduzida, eritema e dor nos olhos, eritema e dor no ângulo externo do olho, lacrimejamento excessivo)
- Melhora as orelhas (tinido, surdez, orelhas entupidas)
- Limpa Calor
- Nutre a Medula e limpa o Cérebro

Atenção

As duas funções principais do ponto VB-20 são:
1. Eliminar Vento (externo e interno)
2. Iluminar os olhos.

VB-21 *Jianjing* Poço do Ombro

Localização

No ombro, diretamente acima do mamilo, no ponto médio de uma linha interligando os pontos VG-14 *Dazhui* e o acrômio.

Natureza

Ponto de encontro dos canais da Vesícula Biliar e do Triplo Aquecedor.
Ponto do Vaso *Yang* de Conexão (*Yang Wei Mai*).

Ações

Relaxa os tendões.
Beneficia as mamas e facilita a lactação.
Estimula a descensão do *Qi* e facilita o parto.
Estimula a descensão do *Qi* do Pulmão.

Indicações

Rigidez e dor no pescoço e no alto dos ombros.
Dor nas mamas, abscesso mamário, impedimento ao fluxo do leite materno.
Trabalho de parto difícil ou prolongado, retenção da placenta.
Tosse, dispneia, rubor facial.

Comentários

O ponto VB-21 tem três funções. Primeiramente, ele é usado como ponto local para tratar Síndrome de Obstrução Dolorosa (Síndrome *Bi*) dos ombros e do pescoço. A ativação desse ponto relaxa os tendões e alivia a rigidez e quase sempre é dolorido quando pressionado.

Em segundo lugar, VB-21 é um ponto utilizado empiricamente para facilitar a lactação das mães que estão amamentando. Em terceiro lugar, esse ponto também é usado empiricamente para tratar diversos problemas do parto, inclusive retenção de placenta, hemorragia pós-parto ou abortamento iminente. Isso ocorre porque esse ponto estimula a descensão do *Qi* e, por isto, seu uso é proibido durante a gravidez.

O Boxe 64.18 resume as funções do ponto VB-21.

Boxe 64.18 VB-21 – resumo das funções

- Relaxa os tendões (rigidez e dor no pescoço e no alto dos ombros)
- Beneficia as mamas e estimula a lactação (dor nas mamas, abscesso mamário, impedimento ao fluxo do leite materno)
- Estimula a descensão do *Qi* e facilita o trabalho de parto (difícil ou prolongado, retenção da placenta)
- Estimula a descensão do *Qi* do Pulmão (tosse, dispneia, rubor facial).

VB-22 *Yuanye* Depressão da Axila

Localização

Na superfície lateral do tórax: quando o braço está elevado, o ponto está situado na linha hemiaxilar, 3 *cun* abaixo da axila, no quarto espaço intercostal.

Natureza

Ponto de encontro dos três canais *Yin* Tendinomusculares do Braço.

Ações

Estimula a descensão do *Qi* do Pulmão e abre o tórax.

Indicações

Tosse, congestão no peito, dor na região costal lateral.

Comentários

VB-22 é o ponto de encontro dos três canais *Yin* Tendinomusculares do Braço: isto é, Pulmão, Pericárdio e Coração. Como é um ponto de encontro dos canais Tendinomusculares, esse ponto pode ser usado para tratar dor e rigidez dos músculos do tórax e das regiões costais, por onde se estendem os canais Tendinomusculares dos três canais citados antes.

O Boxe 64.19 resume as funções do ponto VB-22.

Boxe 64.19 VB-22 – resumo das funções

- Estimula a descensão do *Qi* do Pulmão e abre o tórax (tosse, congestão no peito, dor na região costal lateral).

VB-24 *Riyue* Sol e Lua

Localização

No sétimo espaço intercostal, na linha mamilar (4 *cun* em posição lateral à linha média anterior).

Natureza

Ponto de Recolhimento Frontal (*Mu*) da Vesícula Biliar.
Ponto de encontro dos canais da Vesícula Biliar e do Baço.
Ponto do Vaso *Yang* de Conexão (*Yang Wei Mai*).

Ações

Dissolve Umidade-Calor.
Mobiliza *Qi* do Fígado.
Harmoniza o Aquecedor Médio e controla o *Qi* rebelde.

Indicações

Congestão do hipocôndrio, gosto amargo, sensação de peso, gosto pegajoso, incapacidade de digerir gorduras.

Distensão do hipocôndrio, dor nas costelas, dor no epigástrio, distensão abdominal.

Vômitos, regurgitação ácida, soluços, eructações.

Comentários

VB-24 é um ponto importante para dissolver Umidade-Calor afetando a Vesícula Biliar e o Fígado, que se evidencia por sinais e sintomas como icterícia, dor no hipocôndrio, sensação de peso, náuseas e língua com saburra amarela pegajosa. Nos casos graves, isso resulta na formação de cálculos biliares. De forma a dissolver Umidade-Calor, esse ponto frequentemente é combinado com os pontos VB-34 *Yanglingquan* e IG-11 *Quchi*.

Além disso, o ponto VB-24 facilita o livre fluxo do *Qi* do Fígado e é utilizado comumente para tratar dor e distensão do hipocôndrio.

O Boxe 64.20 resume as funções do ponto VB-24.

Boxe 64.20 VB-24 – resumo das funções

- Dissolve Umidade-Calor (congestão do hipocôndrio, gosto amargo, sensação de peso, gosto pegajoso, incapacidade de digerir gorduras)
- Mobiliza o *Qi* do Fígado (distensão do hipocôndrio, dor nas costelas, dor no epigástrio, distensão abdominal)
- Harmoniza o Aquecedor Médio e controla o *Qi* rebelde (vômitos, regurgitação ácida, soluços, eructações).

VB-25 *Jingmen* Porta da Capital

Localização

Na superfície lateral do abdome, 1,8 *cun* em posição posterior ao ponto F-13 *Zhangmen*, na borda inferior da extremidade livre da 12ª costela flutuante.

Natureza

Ponto de Alarme (*Mu*) do Rim.

Ações

Regula as passagens de Água no Aquecedor Inferior.
Regula o Baço e os Intestinos.
Fortalece a região lombar.

Indicações

Dificuldade de urinar, urina escura.

Borborigmos, diarreia, distensão e dor abdominais.

Dor lombar, incapacidade de ficar de pé por muito tempo, dor na região costal lateral e na região lombar, dor no quadril.

Comentários

Embora esse seja o ponto de Alarme do Rim, ele é usado mais comumente com finalidade diagnóstica, que para tratar problemas desses órgãos.

O Boxe 64.21 resume as funções do ponto VB-25.

Boxe 64.21 VB-25 – resumo das funções

- Regula as passagens de Água no Aquecedor Inferior (dificuldade de urinar, urina escura)
- Regula o Baço e os Intestinos (borborigmos, diarreia, distensão e dor abdominais)
- Fortalece a região lombar (dor lombar, incapacidade de ficar de pé por muito tempo, dor na região costal lateral e no dorso, dor no quadril).

VB-26 *Daimai* Vaso da Cintura

Localização

Na superfície lateral do abdome, 1,8 *cun* abaixo do ponto F-13, onde entrecruzam a linha vertical da extremidade livre da 11ª costela e a linha horizontal do umbigo.

Natureza

Ponto de Abertura do Vaso da Cintura (*Dai Mai*).

Ações

Dissolve Umidade do Aquecedor Inferior.
Regula o Vaso da Cintura e o Útero.

Indicações

Leucorreia.

Irregularidades menstruais, menstruações dolorosas, amenorreia, infertilidade, prolapso uterino, congestão do hipogástrio nas mulheres, dor no baixo-ventre nas mulheres.

Comentários

VB-26 é um ponto importante para tratar problemas ginecológicos. Ele regula o Útero e a menstruação e pode ser usado para tratar irregularidades menstruais e dismenorreia. Esse ponto atua no Útero e na menstruação regulando o Vaso da Cintura, que harmoniza o Fígado e a Vesícula Biliar. Em geral, eu utilizo esse ponto em combinação com os pontos de abertura do Vaso da Cintura, ou seja, VB-41 e TA-5.

O Vaso da Cintura circunda os canais da perna e sua disfunção pode prejudicar a circulação nesses canais e acarretar infusão de Umidade no Aquecedor Inferior. Por essa razão, esse ponto pode ser usado para tratar secreções vaginais crônicas e prolapso da vagina.

Os pontos VB-27 *Wushu* e VB-28 *Weidao* têm indicações e ações semelhantes às do ponto VB-26 *Daimai*.

O Boxe 64.22 resume as funções do ponto VB-26.

Boxe 64.22 VB-26 – resumo das funções

- Dissolve Umidade no Aquecedor Inferior (leucorreia)
- Regula o Vaso da Cintura e o Útero (irregularidades menstruais, menstruações dolorosas, amenorreia, infertilidade, prolapso uterino, congestão do hipogástrio nas mulheres, dor abdominal baixa nas mulheres).

VB-29 *Juliao* Fenda do Agachamento

Localização

Na região do quadril, no ponto médio de uma linha traçada entre a crista ilíaca anterior e o trocânter maior do fêmur.

Natureza

Ponto do Vaso *Yang* do Calcanhar (*Yang Qiao Mai*).

Ações

Remove obstruções do canal.

Indicações

Dor no quadril, dor na região lombar/superfície lateral da perna, dor na superfície lateral das nádegas, dor irradiada à virilha, dor ciática.

Comentários

VB-29 é utilizado basicamente como ponto local para tratar Síndrome de Obstrução Dolorosa do quadril. Em geral, esse ponto é hipersensível à pressão e é muito eficaz quando é combinado com VB-30 *Huantiao*.

O Boxe 64.23 resume as funções do ponto VB-29.

Boxe 64.23 VB-29 – resumo das funções

- Remove obstruções do canal (dor no quadril, dor na região lombar/ superfície lateral da perna, dor na superfície lateral das nádegas, dor irradiada à virilha, dor ciática).

VB-30 *Huantiao* Salto em Círculo

Localização

Na superfície lateral das nádegas: quando o paciente está em posição de decúbito lateral e a coxa está flexionada, esse ponto está localizado na junção entre os terços lateral e medial de uma linha interligando o trocânter maior e o hiato sacral.

Natureza

Ponto de encontro dos canais da Vesícula Biliar e da Bexiga.
Ponto Estrela do Céu segundo Ma Dan Yang.

Ações

Remove obstruções do canal.
Dissolve Umidade e expele Vento.
Tonifica o *Qi* e o Sangue.

Indicações

Dor no quadril, dor nas nádegas, dor na superfície lateral da perna, dor ciática, hemiplegia, atrofia da perna, dormência na perna, rigidez do joelho.
Urticária, eczema.
Fadiga, falta de apetite, fezes amolecidas, visão turva.

Comentários

VB-30 é um ponto importante com diversas funções, que se estendem além de seu uso inequívoco como ponto local para a articulação do quadril. Evidentemente, esse ponto é importante para tratar Síndrome de Obstrução Dolorosa (Síndrome *Bi*) do quadril e, nesses casos, sempre deve ser estimulado por agulha com profundidade mínima de 5 cm. Esse ponto deve ser ativado por agulha enquanto o paciente está deitado de lado com a perna ligeiramente flexionada.

Além disso, VB-30 *Huantiao* é um ponto importante para tratar Síndrome Atrófica e sequelas de Vento-apoplexia: a estimulação desse ponto pode ativar a circulação do *Qi* e do Sangue de toda a perna e fortalecer os tendões.

O ponto VB-30 também é muito utilizado para tratar dor ciática com dor irradiada inferiormente ao longo da superfície lateral da perna. Nesses casos, esse ponto deve ser estimulado por agulha, procurando conseguir irradiação da sensação de inserção da agulha por todo o trajeto até o pé. Quando isso é conseguido, não é necessário utilizar qualquer outro ponto. Quando a sensação provocada pela inserção da agulha estende-se por apenas uma parte do trajeto na perna, outros pontos podem ser usados como um tipo de "lançadeira", inclusive VB-31 *Fengshi* e VB-34 *Yanglingquan*, dependendo de até onde a sensação provocada pela inserção da agulha desceu a partir do ponto VB-30.

Além de dissolver Umidade e expelir Vento no contexto da Síndrome de Obstrução Dolorosa (Síndrome *Bi*), o ponto VB-30 também tem as mesmas ações nas doenças cutâneas. Nesse aspecto, como veremos sucintamente a seguir, esse ponto é semelhante ao VB-31 *Fengshi*: contudo, este último ponto tem efeito mais potente de expelir Vento com as doenças de pele.

Além das indicações descritas anteriormente, esse ponto também tem efeito tonificante geral no *Qi* e no Sangue de todo o corpo. Esse efeito é quase tão potente quanto o produzido com a ativação do ponto E-36 *Zusanli*.

Por fim, o ponto VB-30 também dissolve Umidade-Calor no Aquecedor Inferior e pode ser usado para influenciar o ânus ou os órgãos genitais, dependendo da direção da agulha. Com a dissolução de Umidade-Calor, esse ponto pode ser usado para tratar sinais e sintomas como prurido no ânus ou na virilha, secreção vaginal e uretrite.

O Boxe 64.24 resume as funções do ponto VB-30.

Boxe 64.24 VB-30 – resumo das funções

- Remove obstruções do canal (dor no quadril, dor nas nádegas, dor na superfície lateral da perna, dor ciática, hemiplegia, atrofia da perna, dormência na perna, rigidez do joelho)
- Dissolve Umidade e expele Vento (urticária, eczema)
- Tonifica o *Qi* e o Sangue (fadiga, falta de apetite, fezes amolecidas, visão turva)
- Pode ser usado para dissolver Umidade-Calor no ânus, na uretra e na vagina.

VB-31 *Fengshi* Mercado do Vento

Localização

Na linha média da superfície lateral da coxa, 7 *cun* acima do sulco poplíteo transversal.

Natureza

Nenhuma.

Ações

Expele Vento.
Alivia prurido.
Remove obstruções do canal.

Indicações

Doenças cutâneas causadas por Vento, prurido, herpes-zóster.

Dor ciática, hemiplegia, atrofia da perna, dormência na perna, rigidez do joelho.

Comentários

VB-31 é um ponto importante para tratar doenças cutâneas causadas por Vento-Calor movimentando-se no Sangue. Essas condições poderiam ser evidenciadas por aparecimento súbito de erupções cutâneas que mudam de um lugar para outro, inclusive urticária. Esse ponto também é usado para expelir Vento-Calor causando herpes-zóster, geralmente em combinação com TA-6 *Zhigou*.

Além disso, VB-31 é muito usado para tratar Síndrome Atrófica e sequelas de Vento-apoplexia para relaxar os tendões e revigorar a circulação do *Qi* e do Sangue para as pernas.

O Boxe 64.25 resume as funções do ponto VB-31.

Boxe 64.25 VB-31 – resumo das funções

- Expele Vento (doenças cutâneas causadas por Vento, prurido, herpes-zóster)
- Alivia prurido
- Remove obstruções do canal (dor ciática, hemiplegia, atrofia da perna, dormência na perna, rigidez do joelho).

VB-33 *Xiyangguan* Porta *Yang* do Joelho

Localização

Na superfície lateral da coxa, 3 *cun* acima do ponto VB-34 *Yanglingquan*, na depressão existente à frente do epicôndilo lateral do fêmur.

Natureza

Nenhuma.

Ações

Dissolve Umidade e expele Vento.

Remove obstruções do canal.

Indicações

Eritema, edema e dor na superfície lateral do joelho, rigidez do joelho, Síndrome de Obstrução Dolorosa (Síndrome *Bi*) do joelho causada por Vento e Umidade, dormência.

Comentários

VB-33 é utilizado basicamente como ponto local para tratar Síndrome de Obstrução Dolorosa do joelho, especialmente quando há rigidez e dor intensas na superfície lateral do joelho. Esse ponto está indicado principalmente para tratar problemas dos ligamentos e tendões do joelho, porque o Fígado e a Vesícula Biliar controlam os tendões.

O Boxe 64.26 resume as funções do ponto VB-33.

Boxe 64.26 VB-33 – resumo das funções

- Dissolve Umidade e expele Vento
- Remove obstruções do canal (eritema, edema e dor na superfície lateral do joelho; rigidez do joelho; Síndrome de Obstrução Dolorosa [Síndrome *Bi*] do joelho, causada por Vento e Umidade; dormência).

VB-34 *Yanglingquan* Manancial *Yang* da Colina

Localização

Na superfície lateral da perna, na depressão existente à frente e abaixo da cabeça da fíbula.

Natureza

Ponto Mar (*He*).

Ponto Terra.

Ponto Mestre (*Hui*) para os tendões.

Ações

Promove o livre fluxo do *Qi* do Fígado.

Dissolve Umidade-Calor no Fígado e na Vesícula Biliar.

Melhora os tendões.

Remove obstrução do canal.

Indicações

Distensão do hipocôndrio, do epigástrio e do abdome; irritabilidade; humor taciturno, depressão, suspiros.

Gosto amargo, congestão no hipocôndrio, incapacidade de digerir gorduras, sensação de peso.

Contraturas dos tendões, pescoço e ombros rígidos, dor no cotovelo, dor no quadril, dor ciática.

Dor nos músculos da panturrilha, Síndrome de Obstrução Dolorosa (Síndrome *Bi*) e Síndrome Atrófica (*Wei*) da perna; edema, dor e eritema do joelho; rigidez do joelho, Síndrome de Obstrução Dolorosa do joelho causada por Frio.

Comentários

VB-34 é um dos pontos principais do corpo. Primeiramente, esse ponto é extremamente importante para promover o livre fluxo de *Qi* do Fígado. Esse ponto é usado sempre que há estagnação de *Qi* do Fígado, especialmente na região do hipocôndrio. Quando é combinado com outros pontos, VB-34 também pode resolver estagnação de *Qi* do Fígado em outras áreas, inclusive epigástrio (em combinação com VC-12 *Zhongwan*) ou no abdome inferior (em combinação com VC-6 *Qihai*).

Com a regulação do *Qi* do Fígado, esse ponto facilita a descensão do *Qi* do Estômago e pode ser usado para tratar sintomas da ascensão de *Qi* do Estômago, inclusive náuseas e vômitos.

O ponto VB-34 dissolve Umidade-Calor no Fígado e na Vesícula Biliar, geralmente em combinação com VB-24 *Riyue*.

Esse ponto é importante para relaxar tendões sempre que o paciente tiver contrações musculares, cãibras ou espasmos. Como se pode concluir com base em suas indicações, o ponto VB-34 afeta os tendões de todas as articulações.

VB-34 é um ponto importante para tratar Síndrome de Obstrução Dolorosa, Síndrome Atrófica e sequelas causadas por Vento-apoplexia, de forma a revigorar a circulação do *Qi* e do Sangue nas pernas e relaxar os tendões. Em parte, essa ação é atribuída ao fato de que ele é o ponto Mestre (*Hui*) dos tendões.

O Boxe 64.27 resume as funções do ponto VB-34.

Boxe 64.27 VB-34 – resumo das funções

- Promove o livre fluxo do *Qi* do Fígado (distensão do hipocôndrio, do epigástrio e do abdome; irritabilidade, humor taciturno, depressão, suspiros)
- Dissolve Umidade-Calor no Fígado e na Vesícula Biliar (gosto amargo, congestão no hipocôndrio, incapacidade de digerir gorduras, sensação de peso)
- Beneficia os tendões (contraturas dos tendões, pescoço e ombros rígidos, dor no cotovelo, dor no quadril, dor ciática)
- Remove obstrução do canal (dor nos músculos da panturrilha, Síndrome de Obstrução Dolorosa [Síndrome *Bi*] e Síndrome Atrófica [*Wei*] da perna; edema, dor e eritema do joelho; rigidez do joelho; Síndrome de Obstrução Dolorosa do joelho causada por Vento).

VB-35 *Yangjiao* Cruzamento do *Yang*

Localização

Na superfície lateral da perna, 7 *cun* acima da ponta do maléolo externo, na borda posterior da fíbula.

Natureza

Ponto de encontro dos três canais *Yang* da perna.

Ponto de acumulação (*Xi*) do Vaso *Yang* de Conexão (*Yang Wei Mai*).

Ações

Remove obstruções do canal.

Indicações

Edema e dor no joelho, Síndrome de Obstrução Dolorosa (Síndrome *Bi*) e Síndrome Atrófica (*Wei*) da perna; Síndrome de Obstrução Dolorosa causada por Frio; congestão e distensão do hipocôndrio e da região costal lateral.

Comentários

VB-35 é utilizado principalmente para tratar dor aguda ao longo do canal da Vesícula Biliar, que se evidencia por rigidez e cãibras nos músculos da perna. Como ponto de Acúmulo (*Xi*) do Vaso *Yang* de Conexão, esse ponto afeta os canais *Yang* da perna.

O Boxe 64.28 resume as funções do ponto VB-35.

Boxe 64.28 VB-35 – resumo das funções

- Remove obstruções do canal (edema e dor no joelho; Síndrome de Obstrução Dolorosa [Síndrome *Bi*] e Síndrome Atrófica [*Wei*] da perna; Síndrome de Obstrução Dolorosa da perna causada por Frio; congestão e distensão do hipocôndrio e da região costal lateral).

VB-36 *Waiqiu* Monte Exterior

Localização

Na superfície lateral da perna, 7 *cun* acima da ponta do maléolo externo, na borda anterior da fíbula e ao nível do ponto VB-35 *Yangjiao*.

Natureza

Ponto de Acúmulo (*Xi*) do canal da Vesícula Biliar.

Ações

Remove obstrução do canal.

Indicações

Distensão do hipocôndrio, Síndrome de Obstrução Dolorosa [Síndrome *Bi*] e Síndrome Atrófica [*Wei*] da perna.

Comentários

Como é o ponto de Acúmulo, VB-36 é usado para tratar todas as condições dolorosas do canal ou do órgão.

O Boxe 64.29 resume as funções do ponto VB-36.

Boxe 64.29 VB-36 – resumo das funções

- Remove obstrução do canal (distensão do hipocôndrio, Síndrome de Obstrução Dolorosa [Síndrome *Bi*] e Síndrome Atrófica [*Wei*] da perna).

VB-37 *Guangming* Brilho

Localização

Na superfície lateral da perna, 5 *cun* acima da ponta do maléolo externo, na borda anterior da fíbula.

Natureza

Ponto de conexão (*Luo*).

Ações

Ilumina os olhos.

Conduz o Fogo para baixo.

Indicações

Dor no olho, visão noturna reduzida, prurido ocular, miopatia, visão turva.

Olhos vermelhos, inflamados e dolorosos; cefaleia; gosto amargo.

Comentários

A função mais importante do ponto VB-37 é a de beneficiar os olhos, ou seja, melhorar a visão e eliminar "manchas flutuantes" à frente dos olhos. Esse ponto é especialmente eficaz para tratar problemas oculares causados por Fogo de Fígado, porque sua ativação conduz o Fogo para baixo.

O Boxe 64.30 resume as funções do ponto VB-37.

Boxe 64.30 VB-37 – resumo das funções

- Ilumina os olhos (dor ocular, visão noturna reduzida, prurido ocular, miopia, visão turva)
- Conduz o Fogo para baixo (olhos vermelhos, inflamados e doloridos; cefaleia, gosto amargo).

VB-38 *Yangfu* Auxílio *Yang*

Localização

Na superfície lateral da perna, 4 *cun* acima da ponta do maléolo externo, ligeiramente à frente da borda anterior da fíbula.

Natureza

Ponto Rio (*Jing*).
    Ponto Fogo.
    Ponto de sedação.

Ações

Controla o *Yang* do Fígado.
    Limpa Calor.

Indicações

Cefaleia, dor no ângulo externo do olho.
    Gosto amargo, suspiros, dor no hipocôndrio, sensação de calor em geral.

Comentários

Esse ponto pode ser usado para eliminar Fogo de Fígado e controlar o *Yang* do Fígado. Nesse sentido, VB-38 é um ponto distal importante para tratar enxaquecas crônicas causadas pela ascensão de *Yang* do Fígado ou por Fogo de Fígado.

O Boxe 64.31 resume as funções do ponto VB-38.

Boxe 64.31 VB-38 – resumo das funções

- Controla o *Yang* do Fígado (cefaleia, dor no ângulo externo do olho)
- Limpa Calor (gosto amargo, suspiros, dor no hipocôndrio, sensação de calor em geral).

VB-39 *Xuanzhong* Sino Suspenso

Localização

Na superfície lateral da perna, 3 *cun* acima da ponta do maléolo externo, na borda anterior da fíbula.

Natureza

Ponto Mestre (*Hui*) da Medula.

Ações

Controla o *Yang* do Fígado.
    Expele Vento.
    Nutre a Medula e a medula óssea.

Indicações

Cefaleia, tontura, rigidez cervical.
    Pescoço rígido e dolorido, incapacidade de girar a cabeça, Síndrome de Obstrução Dolorosa (Síndrome *Bi*) do pescoço.

Comentários

A função mais importante do ponto VB-39 é nutrir a Medula. Entretanto, com base nas indicações desse ponto, ele parece afetar mais a medula óssea que a Medula e o Cérebro. Esse ponto está indicado para tratar Síndrome de Obstrução Dolorosa (Síndrome *Bi*) crônica dos Ossos, que se caracteriza por deficiências do Fígado e do Rim e dos tendões e dos ossos. VB-39 nutre os ossos porque nutre a medula óssea. De acordo com alguns autores, a estimulação periódica desse ponto nos indivíduos idosos ajuda a evitar Vento-apoplexia.

Além disso, o ponto VB-39 é importante para remover obstruções dos canais do *Yang* Menor (*Shao Yang*) na superfície lateral do pescoço, especialmente quando o pescoço está muito rígido e o paciente não consegue girar a cabeça de um lado para outro. Nesses casos, a agulha é reduzida vigorosamente, ao mesmo tempo que o médico pede ao paciente para girar suavemente a cabeça de um lado para outro.

Contudo, em minha prática, eu utilizo esse ponto porque ele é o ponto Mestre da Medula. Com o objetivo de tratar problemas do pescoço, eu prefiro um ponto extra que esteja perto do VB-39 no canal da Vesícula Biliar. Esse ponto é conhecido como *Juegu*, que significa "osso desaparecendo". Assim ele é conhecido porque o ponto é localizado palpando-se a fíbula a partir da área situada abaixo do ponto VB-39: o ponto *Juegu* está situado na área mais deprimida na qual a fíbula não é mais sentida ao toque porque "desaparece" abaixo do músculo que a recobre. Em geral, esse ponto é mais alto que VB-39.

O Boxe 64.32 resume as funções do ponto VB-39.

Boxe 64.32 VB-39 – resumo das funções

- Controla o *Yang* do Fígado (cefaleia, tontura, rigidez cervical)
- Expele Vento (pescoço rígido e dolorido, incapacidade de girar a cabeça, Síndrome de Obstrução Dolorosa [Síndrome *Bi*] do pescoço)
- Nutre a Medula e a medula óssea.

VB-40 *Qiuxu* Monte em Ruínas

Localização

No pé, em posição anteroinferior ao maléolo externo, na depressão existente na superfície lateral do tendão do músculo extensor longo do dedo.

Natureza

Ponto Fonte (*Yuan*).

Ações

Promove o livre fluxo do *Qi* do Fígado.
    Limpa Calor na Vesícula Biliar.

Indicações

Distensão do hipocôndrio, suspiros, depressão, humor taciturno.
    Edema, eritema e dor no olho; cefaleia, gosto amargo.

Comentários

O ponto VB-40 pode ser usado para promover o livre fluxo do *Qi* do Fígado, sempre que estiver estagnado e causar dor e distensão do hipocôndrio e suspiros.

Em minha experiência, esse ponto pode ser usado para fortalecer o aspecto mental da Vesícula Biliar: isto é, a força de caráter que permite ao indivíduo tomar decisões difíceis. Também é o melhor ponto para fortalecer a Vesícula Biliar e o Coração quando há uma síndrome de "deficiência da Vesícula Biliar", que se caracteriza por timidez, falta de iniciativa, dificuldade de tomar decisões e depressão.

No plano mental, o canal da Vesícula Biliar pode ser usado para estimular o "ir e vir" da Alma Etérea quando o indivíduo está deprimido e não tem sentido de direção e propósito na vida. Em minha experiência, VB-40 é o melhor ponto para estimular esse aspecto da Vesícula Biliar.

O Boxe 64.33 resume as funções do ponto VB-40.

> **Boxe 64.33 VB-40 – resumo das funções**
>
> - Promove o livre fluxo do *Qi* do Fígado (distensão do hipocôndrio, suspiros, depressão, humor taciturno)
> - Limpa Calor na Vesícula Biliar (edema, eritema e dor no olho; cefaleia, gosto amargo)
> - Estimula o "ir e vir" da Alma Etérea quando o paciente está deprimido.

VB-41 *Zulinqi* Lágrimas Caindo (Pé)

Localização

Na superfície lateral do dorso do pé, em posição proximal à quarta articulação metatarsofalangiana, na depressão lateral ao tendão do músculo extensor do dedo mínimo.

Natureza

Ponto Riacho (*Shu*).
  Ponto Madeira.
  Ponto de abertura do Vaso da Cintura (*Dai Mai*).

Ações

Controla o *Yang* do Fígado.
  Promove o livre fluxo do *Qi* do Fígado.
  Limpa Calor no canal da Vesícula Biliar.
  Beneficia as mamas.
  Dissolve Umidade-Calor e regula o Vaso da Cintura.

Indicações

Cefaleia, tontura, visão turva.
  Distensão e dor no hipocôndrio, congestão no peito.
  Olhos vermelhos, inflamados e doloridos; dor no ângulo externo do olho; olhos ressecados.
  Distensão e dor na mama; nódulos mamários; abscesso mamário.
  Leucorreia.

Comentários

VB-41 dissolve Umidade-Calor acumulada na região genital, que causa sintomas como secreção vaginal crônica, cistite e uretrite. Essa ação é atribuída ao fato de que ele é o ponto de Abertura do Vaso da Cintura (*Dai Mai*).

O ponto VB-41 promove o livre fluxo do *Qi* do Fígado no hipocôndrio e controla o *Yang* do Fígado, tornando-o apropriado para tratar cefaleias.

VB-41 tem influência na Síndrome de Obstrução Dolorosa causada por Umidade, principalmente quando afeta o joelho e o quadril.

Esse ponto tem ação nas mamas femininas e, em minha experiência, é um ponto importante para melhorar as mamas quando há distensão e dor mamárias e nódulos mamários.

O Boxe 64.34 resume as funções do ponto VB-41.

VB-43 *Xiaxi* Inserção do Riacho

Localização

Na superfície lateral do dorso do pé, em posição proximal à borda da membrana interdigital do quarto e quinto pododáctilos.

> **Boxe 64.34 VB-41 – resumo das funções**
>
> - Controla o *Yang* do Fígado (cefaleia, tontura, visão turva)
> - Promove o livre fluxo do *Qi* do Fígado (distensão e dor no hipocôndrio, congestão no peito)
> - Limpa Calor no canal da Vesícula Biliar (olhos vermelhos, inflamados e dolorosos; dor no ângulo externo do olho; olhos ressecados)
> - Beneficia as mamas (distensão e dor nas mamas; nódulos mamários, abscesso da mama)
> - Dissolve Umidade-Calor e regula o Vaso da Cintura (leucorreia).

Natureza

Ponto Riacho (*Ying*).
  Ponto Água.
  Ponto de tonificação.

Ações

Controla o *Yang* do Fígado.
  Beneficia as orelhas.
  Dissolve Umidade-Calor.

Indicações

Cefaleia, tontura, visão turva.
  Tinido, surdez, prurido nas orelhas, dor na orelha.
  Congestão do hipocôndrio, abscesso mamário, edema dos membros; eritema, edema e dor no dorso do pé.

Comentários

VB-43 é um ponto eficaz para tratar cefaleias temporais causadas pela ascensão do *Yang* do Fígado. Ele é usado frequentemente como ponto distal para tratar enxaquecas que afetam o canal da Vesícula Biliar nas têmporas.

Além disso, o ponto VB-43 é eficaz para tratar problemas das orelhas, inclusive tinido por ascensão do *Yang* do Fígado ou otite média causada por Umidade-Calor.

O Boxe 64.35 resume as funções do ponto VB-43.

> **Boxe 64.35 VB-43 – resumo das funções**
>
> - Controla o *Yang* do Fígado (cefaleia, tontura, visão turva)
> - Melhora as orelhas (tinido, surdez, prurido nas orelhas, dor na orelha)
> - Dissolve Umidade-Calor (congestão no hipocôndrio, abscesso mamário, edema dos membros; eritema, edema e dor no dorso do pé).

VB-44 *Zuqiaoyin* Orifício *Yin* (Pé)

Localização

No pé, na superfície lateral da extremidade do quarto pododáctilo, a 0,1 *cun* do ângulo da unha.

Natureza

Ponto Poço (*Jing*).
  Ponto metal.

Ações

Controla o *Yang* do Fígado.
  Limpa Calor e ilumina os olhos.
  Acalma a Mente.

Indicações

Cefaleia, tontura, visão turva, dor em pontadas na cabeça.

Dor no ângulo externo do olho; eritema, edema e dor no olho.

Insônia, pesadelos, sonolência, agitação, ansiedade.

Comentários

VB-44 é usado para tratar enxaquecas com dor localizada ao redor dos olhos, que são causadas por ascensão do *Yang* do Fígado. Esse ponto afeta os olhos e é usado para tratar eritema e dor oculares causados pela combustão do Fogo de Fígado.

O ponto VB-44 também acalma a Mente nos casos de insônia e agitação causadas por Fogo de Fígado.

O Boxe 64.36 resume as funções do ponto VB-44.

A Figura 64.4 ilustra as áreas de influência dos pontos do canal da Vesícula Biliar. É bom comparar as ações dos pontos principais da Vesícula Biliar com os dois pontos do Triplo Aquecedor, porque existe alguma superposição entre as áreas de influência desses dois canais (Tabela 64.1; ver Figura 64.3).

Boxe 64.36 VB-44 – resumo das funções

- Controla o *Yang* do Fígado (cefaleia, tontura, visão turva, dor em pontadas na cabeça)
- Limpa Calor e ilumina os olhos (dor no ângulo externo do olho; eritema, edema e dor no olho)
- Acalma a Mente (insônia, pesadelos, sonolência, agitação, ansiedade).

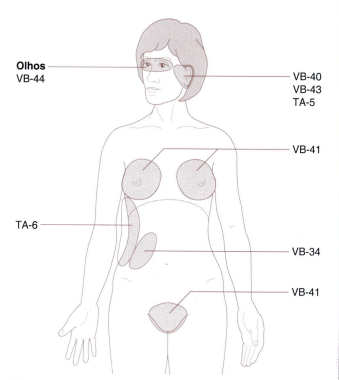

Figura 64.4 Áreas de influência dos pontos do canal da Vesícula Biliar.

Tabela 64.1 Comparação dos pontos VB-34 Yanglingquan, VB-40 Qiuxu, VB-41 Zulinqi, VB-43 Xiaxi, VB-44 Zuqiaoyin, TA-6 Zhigou e TA-5 Waiguan.

Ponto	Ação	Área Afetada
VB-34	Promove o livre fluxo do *Qi* do Fígado	Hipocôndrio
VB-40	Promove a força mental relacionada a uma Vesícula Biliar forte	Orelhas, têmporas, cabeça
VB-41	Dissolve Umidade-Calor	Região genital e mamas
VB-43	Controla o *Yang* do Fígado	Têmporas e orelhas
VB-44	Acalma a Mente	Olhos
TA-6	Mobiliza o *Qi* do Fígado	Região costal lateral
TA-5	Expele Vento-Calor	Têmporas, orelhas

Notas

1. Dr Zhang Ming Jiu, personal communication, Nanjing, 1982.
2. Dr Zhang Ming Jiu, personal communication, Nanjing, 1982.
3. Dr Zhang Ming Jiu, personal communication, Nanjing, 1982.
4. Dr Zhang Ming Jiu, personal communication, Nanjing, 1982.
5. Cheng Bao Shu 1988 Great Dictionary of Acupuncture (*Zhen Jiu Da Ci Dian* 针灸大辞典), Beijing Science Publishing House, Beijing, p. 11.
6. Jiao Shun Fa 1987 An Enquiry into Chinese Acupuncture (*Zhong Guo Zhen Jiu Qiu Zhen* 中国针灸求真), Shanxi Science Publishing House, p. 52.
7. Yue Han Zhen 1990 An Explanation of the Acupuncture Points (*Jing Xue Jie* 经穴解), People's Health Publishing House, Beijing, originally published in 1654, p. 334.
8. Dr Zhang Ming Jiu, personal communication, Nanjing, 1982.
9. An Enquiry into Chinese Acupuncture, p. 52.
10. Dr Zhang Ming Jiu, personal communication, Nanjing, 1982.
11. An Enquiry into Chinese Acupuncture, p. 52.

SEÇÃO 2 PARTE 7

Canal do Fígado 65

Trajeto do canal principal, 854
Trajeto do canal de conexão, 854
F-1 *Dadun* Grande Monte, 854
F-2 *Xingjian* Entre Temporário, 855
F-3 *Taichong* Penetração Maior, 856
F-4 *Zhongfeng* Lacre Médio, 857
F-5 *Ligou* Fossa da Cuia, 857

F-6 *Zhongdu* Capital Central, 858
F-7 *Xiguan* Porta do Joelho, 858
F-8 *Ququan* Nascente em Curva, 858
F-13 *Zhangmen* Porta da Realização, 859
F-14 *Qimen* Porta Cíclica, 859
Notas, 860

▶ Trajeto do canal principal

O canal do Fígado começa no primeiro dedo do pé, estende-se para cima no dorso do pé e no maléolo medial e, em seguida, ascende pela superfície medial da perna. Depois, esse canal alcança a região genital, circunda a genitália e sobe ao abdome inferior. Avançando ainda mais para cima, o canal descreve uma curva em torno do estômago e entra no fígado e na vesícula biliar. Em seguida, continua a subir, atravessa o diafragma e ramifica-se no hipocôndrio e na região costal. Desse ponto, ele ascende à garganta e alcança os olhos. Continuando a subir, o canal chega ao alto da cabeça, onde se reúne com o Vaso Governador (Figura 65.1).

▶ Trajeto do canal de conexão

O canal de Conexão do Fígado começa no ponto F-5 *Ligou* e conecta-se com o canal da Vesícula Biliar. Outro ramo estende-se para cima na superfície medial da perna e da coxa até terminar na genitália (Figura 65.2).

O Boxe 65.1 resume os aspectos principais dos pontos do canal do Fígado.

Boxe 65.1 Visão geral dos pontos do canal do Fígado

- Afetam a superfície interna da perna, abdome, hipocôndrio, garganta e cabeça
- São pontos distais importantes para tratar cefaleias causadas pela ascensão de *Yang* do Fígado
- Revigoram o Sangue, especialmente do Útero
- Vários pontos são importantes para tratar problemas urinários
- Vários pontos são importantes para tratar problemas genitais.

F-1 *Dadun* Grande Monte

Localização

No pé, na superfície lateral da extremidade do primeiro podo-dáctilo, a 0,1 *cun* do ângulo da unha.

Natureza

Ponto Poço (*Jing*).
Ponto Madeira.

Ações

Regula a menstruação.
Dissolve Umidade-Calor no sistema geniturinário.
Reanima a consciência.

Indicações

Irregularidades menstruais, sangramento uterino excessivo, prolapso do útero.
Edema e dor na genitália, dor no pênis, retração da genitália, edema dos testículos, edema e eritema da vulva, retenção de urina, sangue na urina, dor ao urinar, micções frequentes, dificuldade de urinar, urina turva.
Perda da consciência, epilepsia.

Comentários

O ponto F-1 tem ação marcante no Aquecedor Inferior. Primeiramente, esse ponto controla sangramento uterino causado por Calor no Sangue (pode não estar indicado para tratar sangramento uterino causado por deficiência de *Qi*).

F-1 dissolve Umidade-Calor no Aquecedor Inferior em duas áreas principais: função urinária e genitália externa. O canal do Fígado tem ação importante na genitália externa e seus desequilíbrios fazem parte do grupo amplo de doenças classificadas na categoria dos Problemas Geniturinários e Herniários (doenças *shan*).

O ponto F-1 é especialmente importante para tratar Problemas Geniturinários e Herniários (*shan*). A palavra *shan* é um termo geral usado para descrever vários distúrbios. Tradicionalmente, existem sete tipos de problemas *shan* descritos: *grosso*

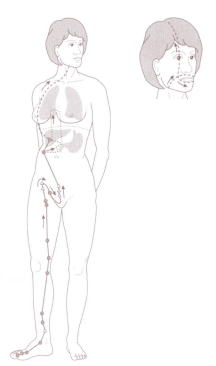

Figura 65.1 Canal principal do Fígado.

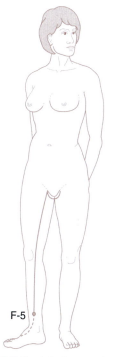

Figura 65.2 Canal de Conexão do Fígado.

modo, esses distúrbios podem ser subclassificados em três grupos gerais. O *Concise Dictionary of Chinese Medicine* descreve esses três grupos da seguinte forma:

1. Doenças herniárias evidenciadas pela protrusão de um órgão ou tecido para fora da cavidade abdominal
2. Doenças dos órgãos genitais externos dos homens e das mulheres
3. Dor abdominal grave acompanhada de constipação intestinal e retenção urinária ou dificuldade de urinar.[1]

As doenças da genitália externa mencionadas entre as indicações citadas antes fazem parte dos Problemas Geniturinários e Herniários (*shan*) e o ponto F-1 pode ser usado para tratar crescimento do escroto, prurido escrotal, eritema e edema da vulva, prurido vulvar etc.

F-1 dissolve Umidade-Calor do sistema urinário e melhora a micção, de forma que pode ser usado para tratar sintomas como dificuldade de urinar, retenção urinária, urina turva e micções dolorosas.

Por fim, o ponto F-1 reanima a consciência (assim como alguns outros pontos Poço) e é usado na fase aguda de um acidente vascular encefálico (AVE) causado por Vento.

O Boxe 65.2 resume as funções do ponto F-1.

Boxe 65.2 F-2 – resumo das funções

- Regula a menstruação (irregularidades menstruais, sangramento uterino excessivo, prolapso uterino)
- Dissolve Umidade-Calor (edema e dor na genitália, dor no pênis, tração dos órgãos genitais, edema dos testículos, edema e eritema da vulva, retenção urinária, sangue na urina, dor ao urinar, micções frequentes, dificuldade de urinar, urina turva)
- Reanima a consciência (perda da consciência, epilepsia).

F-2 *Xingjian* Entre Temporário

Localização

No dorso do pé, em posição proximal à borda da membrana interdigital do primeiro e segundo pododáctilos.

Natureza

Ponto Riacho (*Ying*).
 Ponto Fogo.
 Ponto de sedação.

Ações

Drena Fogo de Fígado e subjuga o *Yang* do Fígado.
 Extingue Vento interno.
 Resfria o Sangue e controla sangramento.
 Acalma a Mente.
 Dissolve Umidade-Calor no sistema geniturinário.

Indicações

Gosto amargo, cefaleia, sede, urina escura, fezes ressecadas, irritabilidade, tendência a ter rompantes de raiva, eritema ocular, tontura, tinido, dor ocular, sensação de calor em geral.

Acidente vascular encefálico (AVE) causado por Vento, desvios do olho e da comissura labial, tetania, epilepsia, perda da consciência.

Sangramento menstrual excessivo, tosse com eliminação de sangue, vômitos de sangue.

Tendência a ter rompantes de raiva, tristeza, susto, "vê espíritos", comportamento maníaco, insônia, palpitações.

Dor e prurido nos órgãos genitais, dor no pênis, Problemas Geniturinários e Herniários (*shan*), dor ao urinar, retenção urinária, dificuldade de urinar, urina turva, secreção vaginal excessiva, constipação intestinal, distensão abdominal.

Comentários

F-2 é *o ponto* para drenar o Fogo de Fígado. Ele é um ponto usado apenas para drenar o Fígado quando há padrões de Excesso (especialmente Fogo de Fígado), mas também para subjugar o *Yang* do Fígado e extinguir Vento de Fígado.

Como esse ponto drena Fogo de Fígado, ele é usado quando há sinais e sintomas como gosto amargo, sede, rubor facial, cefaleias, sono perturbado por sonhos, urina escassa e escura, constipação intestinal, eritema ocular, língua Vermelha com saburra amarela espessa e pulso Rápido e em Corda. Como F-2 subjuga o *Yang* do Fígado, ele é muito utilizado para tratar enxaquecas causadas pela ascensão do *Yang* do Fígado. Como também expele Vento interno, esse ponto é utilizado para tratar epilepsia e convulsões infantis.

O ponto F-2 tem ação importante de resfriar o Sangue e é usado para controlar sangramentos causados por Calor no Sangue. A ação esfriadora do Sangue está relacionada com sua ação de drenar o Fogo. Como o Fígado armazena Sangue, quando esse órgão tem Fogo, ele é transferido para o Sangue e isso causa seu aquecimento. Calor no Sangue é uma das causas principais de sangramento. Na verdade, sangramento é uma consequência potencial importante do Fogo de Fígado, que ajuda a diferenciá-lo de outras condições como Calor no Fígado e ascensão de *Yang* do Fígado (que não causam sangramento).

F-2 também é o ponto principal para eliminar Fogo de Fígado quando ele causa tosse (porque Fígado agride os Pulmões, de acordo com o ciclo de Contradominância dos Cinco Elementos). No Capítulo 38 do livro *Questões Simples*, encontramos o seguinte: "*Todos os cinco órgãos Yin e seis órgãos Yang podem causar tosse... a tosse causada pelo Fígado acompanha-se de dor sob as costelas; nos casos graves, o indivíduo não consegue virar o corpo e tem sensação de inflamação e congestão por baixo das costelas.*"[2]

Nesses casos, o Fogo de Fígado "agride" os Pulmões e obstrui o tórax, causando tosse e dispneia. Essa condição frequentemente está associada à formação de Fleuma, que se combina com Fogo de Fígado e sobe ao tórax.

O Boxe 65.3 resume as funções do ponto F-2.

Boxe 65.3 F-2 – resumo das funções

- Drena o Fogo de Fígado e subjuga o *Yang* do Fígado (gosto amargo, cefaleia, sede, urina escura, fezes ressecadas, irritabilidade, tendência a ter rompantes de raiva, eritema ocular, tontura, tinido, dor ocular, sensação de calor em geral)
- Extingue Vento interno (AVE causado por Vento, desvios do olho e da comissura labial, tetania, epilepsia, perda da consciência)
- Resfria o Sangue e controla sangramento (sangramento menstrual excessivo, tosse com eliminação de sangue, vômito de sangue)
- Acalma a Mente (tendência a ter rompantes de raiva, tristeza, susto, "vê espíritos", comportamento maníaco, insônia, palpitações)
- Dissolve Umidade-Calor no sistema geniturinário (dor e prurido dos órgãos genitais externos, dor no pênis, Problemas Geniturinários e Herniários (*shan*). Dor ao urinar, retenção urinária, dificuldade de urinar, urina turva, secreção vaginal excessiva, constipação intestinal, distensão abdominal).

F-3 *Taichong* Penetração Maior

Localização

No dorso do pé, na depressão distal à junção entre o primeiro e o segundo ossos metatarsos.

Natureza

Ponto Fonte (*Yuan*) e Riacho (*Shu*).
Ponto Terra.
Ponto Estrela do Céu segundo Ma Dan Yang.

Ações

Subjuga o *Yang* do Fígado.
Extingue Vento interno.
Promove o livre fluxo de *Qi* do Fígado.
Dissolve Umidade.
Revigora o Sangue e regula a menstruação.
Acalma a Mente.
Atenua espasmos.

Indicações

Cefaleia, tontura, borramento visual, dormência na cabeça.

Opistótono, epilepsia, desvios do olho e da comissura labial.

Distensão do hipocôndrio, irritabilidade, distensão da região epigástrica e do abdome, suspiros, distensão mamária, náuseas, constipação intestinal, borborigmos.

Congestão do hipogástrio, Problemas Geniturinários e Herniários (*shan*), testículos edemaciados, dor nos órgãos genitais externos, testículos retraídos, edema da vulva, dificuldade de urinar, retenção urinária, icterícia.

Amenorreia, irregularidades menstruais, menstruações dolorosas, sangramento menstrual excessivo, prolapso uterino.

Tendência a ter rompantes de raiva, irritabilidade, insônia, preocupação.

Cãibras, rigidez da região lombar com incapacidade de flexionar o corpo, contraturas dos tendões.

Comentários

F-3 é um ponto extremamente importante do canal do Fígado e é usado principalmente para drenar o Fígado quando há padrões de Excesso, embora também possa ser usado com método de tonificação para nutrir o Sangue do Fígado.

A ação principal do ponto F-3 é subjugar o *Yang* do Fígado e ele é utilizado com muita frequência para tratar enxaquecas causadas pela ascensão do *Yang* do Fígado. F-3 é um pouco mais suave que F-2 *Xingjian*.

Além disso, o ponto F-3 extingue Vento interno e tem uma ação específica de atenuar espasmos, contrações e cãibras dos músculos. Quando é combinado com IG-4 *Hegu*, esse ponto expele Vento da face e é usado para tratar sintomas como paralisia e tique faciais. Essa combinação é conhecida como "Grande Portal" e também acalma a Mente, regula a ascensão e a descensão do *Qi* e subjuga o *Qi* rebelde.

O ponto F-3 tem efeito calmante acentuado na Mente e é eficaz para acalmar indivíduos muito tensos, que tendem a ter temperamento explosivo ou experimentar sentimento de frustração profunda e raiva reprimida. Contudo, sua ação calmante não se limita à sua ação nos sentimentos de raiva, que são típicos de uma desarmonia do Fígado, mas também é eficaz nos pacientes com irritabilidade geral e tendência à preocupação em razão do estresse emocional. A ação calmante desse ponto é potencializada quando ele é combinado com IG-4 *Hegu* (os "Quatro Portais").

F-3 é um ponto ginecológico muito importante, porque ativa o Vaso Penetrador (*Chong Mai*). Na verdade, o nome desse ponto está relacionado com o Vaso Penetrador, porque o caractere *chong* do seu nome é o mesmo da expressão *Chong Mai*. Na verdade, quando o primeiro capítulo do *Questões Simples* se refere ao Vaso Penetrador "florescendo" nas meninas de 14 anos (e nos meninos de 16 anos), o texto chama esse vaso não de *Chong Mai*, mas de *Vaso Taichong*: isto é, sempre que usamos o ponto F-3, ativamos o Vaso Penetrador e revigoramos especialmente o Sangue do Útero. Por essa razão, F-3 é um dos pontos principais usados para tratar estase do Sangue e menstruações dolorosas. Esse efeito também se deve a sua ação de atenuar espasmos: o ponto F-3 alivia espasmos, dissolve contrações e suprime a dor.

O ponto F-3 dissolve Umidade, principalmente do sistema geniturinário, mas também do Fígado e da Vesícula Biliar (como sugere a indicação "icterícia"). Nesse contexto, ele é usado para tratar Problemas Geniturinários e Herniários (*shan*), da mesma forma que o ponto F-1 *Dadun*.

Quando esse ponto é ativado por agulha com método de sedação seguido da aplicação de moxabustão, ele pode expelir Frio no canal do Fígado e tratar edema dos órgãos genitais externos dos homens e orquite, ou secreção vaginal branca das mulheres.

O Boxe 65.4 resume as funções do ponto F-3.

Também é útil comparar as características e as ações dos pontos F-2 *Xingjian* e F-3 *Taichong* (Tabela 65.1).

Boxe 65.4 F-3 – resumo das funções

- Subjuga o *Yang* do Fígado (cefaleia, tontura, borramento visual, dormência na cabeça)
- Extingue Vento interno (opistótono, epilepsia, desvios do olho e da comissura labial)
- Promove o livre fluxo de *Qi* do Fígado (distensão do hipocôndrio, irritabilidade, distensão da região epigástrica e do abdome, suspiros, distensão mamária, náuseas, constipação intestinal, borborigmos)
- Dissolve Umidade (congestão do hipogástrio, Problemas Geniturinários e Herniários (*shan*), inflamação dos testículos, dor nos órgãos genitais externos, testículos retraídos, edema da vulva, dificuldade de urinar, retenção urinária, icterícia)
- Revigora o Sangue e regula a menstruação (amenorreia, irregularidades menstruais, menstruações dolorosas, sangramento uterino excessivo, prolapso uterino)
- Acalma a mente (tendência a ter rompantes de raiva, irritabilidade, insônia, preocupação)
- Alivia espasmos (câibras, rigidez da região lombar com incapacidade de flexionar o corpo, contraturas dos tendões).

F-4 *Zhongfeng* Lacre Médio

Localização

Em posição anterior à proeminência do maléolo medial, na depressão em posição ligeiramente medial ao tendão do músculo tibial anterior quando o tornozelo está estendido.

Natureza

Ponto Rio (*Jing*).
Ponto Metal.

Tabela 65.1 Comparação dos pontos F-2 *Xingjian* e F-3 *Taichong*.

F-2	F-3
Específico para drenar Fogo de Fígado	Pouco usado para drenar Fogo de Fígado, mais para subjugar o *Yang* do Fígado
Não tem efeito mental potente	Efeito mental calmante potente
Usado apenas para drenar	Pode ser usado para nutrir o Sangue do Fígado
Não tem efeito específico nos espasmos	Tem efeito específico nos espasmos
Um ponto muito vigoroso	Um ponto mais suave
Usado principalmente para subjugar *Qi* rebelde	Usado para subjugar *Qi* rebelde, mas também para promover o livre fluxo de *Qi* quando fica estagnado horizontalmente (p. ex., no epigástrio ou no hipocôndrio)
Área mais afetada: cabeça; secundariamente, órgãos genitais externos	Áreas afetadas: cabeça, epigástrio, hipocôndrio, abdome

Ações

Promove o livre fluxo de *Qi* do Fígado no Aquecedor Inferior.
Dissolve Umidade no sistema geniturinário.

Indicações

Distensão do hipogástrio e do abdome, dor umbilical.

Dor e retração dos órgãos genitais externos, Problemas Geniturinários e Herniários (*shan*), dificuldade de urinar, dor ao urinar, urina turva, retenção urinária, edema do abdome inferior.

Comentários

F-4 é usado basicamente para promover o livre fluxo de *Qi* do Fígado no Aquecedor Inferior e, mais especificamente, nas estruturas genitais e urinárias. Por essa razão, o ponto F-4 é usado para tratar sintomas urinários com sensação de distensão do hipogástrio, que é causada pela estagnação de *Qi* do Fígado.

Além disso, esse ponto dissolve Umidade e trata Problemas Geniturinários e Herniários (*shan*), assim como os pontos F-1 e F-3.

O Boxe 65.5 resume as funções do ponto F-4.

Boxe 65.5 F-4 – resumo das funções

- Promove o livre fluxo de *Qi* do Fígado no Aquecedor Inferior (distensão do hipogástrio e do abdome, dor umbilical)
- Dissolve Umidade no sistema geniturinário (dor e retração dos órgãos genitais externos, Problemas Geniturinários e Herniários (*shan*), dificuldade de urinar, dor ao urinar, urina turva, retenção urinária, edema do abdome inferior).

F-5 *Ligou* Fossa da Cuia

Localização

Cinco *cun* acima da proeminência do maléolo medial, em posição posterior à crista medial da tíbia, entre ela e o músculo gastrocnêmio.

Natureza

Ponto de conexão (*Luo*).

Ações

Promove o livre fluxo de *Qi* do Fígado.
  Dissolve Umidade-Calor no sistema geniturinário.

Indicações

Distensão do hipogástrio, distensão abdominal.
  Problemas Geniturinários e Herniários (*shan*), prurido, edema e dor nos órgãos genitais externos, edema e dor dos testículos ou da vulva, priapismo (ereção persistente), congestão abdominal, dificuldade de urinar, retenção urinária.

Comentários

O ponto F-5 tem afinidade especial pelas regiões geniturinárias. O canal de Conexão do Fígado (*Luo*) começa nesse ponto e sobe ao longo da superfície interna da coxa até circundar os órgãos genitais externos. Por essa razão, esse ponto pode ser usado para tratar sintomas urinários causados pela estagnação de *Qi* do Fígado, inclusive distensão do hipogástrio, distensão e dor antes de urinar e retenção urinária.

F-5 dissolve Umidade dessa área e, por esta razão, é usada para tratar Problemas Geniturinários e Herniários (*shan*), que causa sintomas como secreção vaginal, urina turva, edema e dor da vulva, dor no escroto etc.

Além de influenciar a região genital, esse ponto também afeta a garganta e é usado nos casos de estagnação do *Qi* do Fígado nessa área causando incapacidade de engolir. Essa sensação está relacionada com tensão emocional e aparece e desaparece, dependendo do estado emocional. Em medicina chinesa, essa condição é conhecida como "Síndrome do Caroço de Ameixa", porque o paciente sente como se tivesse uma obstrução na garganta.

O Boxe 65.6 resume as funções do ponto F-5.

> ### Boxe 65.6 F-5 – resumo das funções
>
> - Promove o livre fluxo de *Qi* do Fígado (distensão do hipogástrio, distensão abdominal)
> - Dissolve Umidade-Calor no sistema geniturinário (Problemas Geniturinários e Herniários [*shan*]; prurido, edema e dor nos órgãos genitais externos, edema e dor dos testículos ou da vulva, priapismo (ereção persistente), congestão abdominal, dificuldade de urinar, retenção urinária).

F-6 *Zhongdu* Capital Central

Localização

Cinco *cun* acima da proeminência do maléolo medial, em posição posterior à crista medial da tíbia, entre ela e o músculo gastrocnêmio.

Natureza

Ponto de Acúmulo (*Xi*).

Ações

Remove obstruções do canal.

Indicações

Dor no baixo-ventre, dor no hipogástrio, perna fria, dor na superfície interna da perna.

Comentários

Assim como F-5, o ponto F-6 tem afinidade pelas regiões geniturinárias e tem uma ação semelhante aos pontos F-4 *Zhongfen* e F-5 *Ligou*: a única diferença é que F-6 é um ponto de Acúmulo (*Xi*) e, por esta razão, é útil para tratar padrões de Excesso e suprimir dor nos casos agudos. Por exemplo, esse ponto é muito útil para tratar dor urinária aguda (p. ex., cistite) causada por Umidade-Calor e estagnação de *Qi* do Fígado.

O Boxe 65.7 resume as funções do ponto F-6.

> ### Boxe 65.7 F-6 – resumo das funções
>
> - Remove obstruções do canal (dor no baixo-ventre, dor no hipogástrio, perna fria, dor na superfície interna da perna).

F-7 *Xiguan* Porta do Joelho

Localização

Em posição posterior e inferior ao côndilo medial da tíbia, 1 *cun* atrás do ponto BP-9 *Yinlingquan*.

Natureza

Nenhuma.

Ações

Dissolve Umidade e expele Vento.
  Melhora o joelho.

Indicações

Edema e dor do joelho, dor na superfície interna do joelho, Síndrome de Obstrução Dolorosa (Síndrome *Bi*) do joelho, rigidez do joelho.

Comentários

F-7 é usado como ponto local para tratar Síndrome de Obstrução Dolorosa do joelho, principalmente quando é causada por Vento e quando a dor está localizada na superfície interna dessa articulação.

O Boxe 65.8 resume as funções do ponto F-7.

> ### Boxe 65.8 F-7 – resumo das funções
>
> - Dissolve Umidade e expele Vento (edema e dor do joelho, dor na superfície interna do joelho, Síndrome de Obstrução Dolorosa [Síndrome *Bi*] do joelho, rigidez do joelho)
> - Melhora o joelho.

F-8 *Ququan* Nascente em Curva

Acima da extremidade medial do sulco poplíteo, à frente dos tendões dos músculos semitendíneo e semimembranáceo, 1 *cun* à frente do ponto R-10.

Natureza

Ponto Mar (*He*).
  Ponto Água.
  Ponto de tonificação.

Ações

Beneficia a Bexiga e os órgãos genitais.
  Dissolve Umidade no Aquecedor Inferior.
  Revigora o Sangue e regula a menstruação.
  Nutre o Sangue do Fígado.

Indicações

Edema e prurido dos órgãos genitais, dor nos órgãos genitais, dor no pênis, impotência, dificuldade de urinar, retenção urinária.
  Massas abdominais das mulheres (*Zheng Jia*), menstruações dolorosas, amenorreia, infertilidade causada por estase de Sangue, dor umbilical.

Comentários

A função principal do ponto F-8 é eliminar Umidade causando obstrução no Aquecedor Inferior e sintomas como retenção urinária, urina turva, ardência ao urinar, secreção vaginal e prurido vulvar. Esse ponto é eficaz nas condições de Umidade-Calor e Umidade-Frio.

Além disso, F-8 revigora o Sangue do Útero e é usado para tratar menstruações dolorosas e massas abdominais.

Com o método de tonificação, esse ponto também é usado para nutrir o Sangue do Fígado.

O Boxe 65.9 resume as funções do ponto F-8.

Boxe 65.9 F-8 – resumo das funções

- Beneficia a Bexiga e os órgãos genitais
- Dissolve Umidade no Aquecedor Inferior (edema e prurido dos órgãos genitais externos, dor nos órgãos genitais, dor no pênis, impotência, dificuldade de urinar, retenção urinária)
- Revigora o Sangue e regula a menstruação (massas abdominais das mulheres [*Zheng Jia*], menstruações dolorosas, amenorreia, infertilidade causada por estase de Sangue, dor umbilical)
- Nutre o Sangue do Fígado.

F-13 *Zhangmen* Porta da Realização

Localização

À frente e abaixo da extremidade livre da 11ª costela.

Natureza

Ponto de Alarme (*Mu*) do Baço.
  Ponto Mestre (*Hui*) dos cinco órgãos *Yang*.
  Ponto de encontro dos canais do Fígado e da Vesícula Biliar.

Ações

Promove o livre fluxo de *Qi* do Fígado e harmoniza Fígado e Baço.

Indicações

Distensão do hipocôndrio, dor nas costelas, distensão e dor abdominais, diarreia, alimento não digerido nas fezes, borborigmos, constipação intestinal.

Comentários

O ponto F-13 é muito utilizado sempre que o *Qi* do Fígado está estagnado e invade o Estômago e o Baço, impedindo que o *Qi* deste último órgão ascenda (o que causa fezes amolecidas, diarreia e distensão abdominal) e o *Qi* do Estômago desça (causando retenção de alimentos, eructação e congestão no epigástrio). A ativação desse ponto promove o livre fluxo de *Qi* do Fígado e elimina estagnação, bem como fortalece o Baço. Por esta razão, esse é o ponto principal indicado sempre que o Fígado e o Baço não estão harmonizados. Nos casos típicos, o pulso é em Corda à esquerda e Fraco à direita.

Com a estimulação por agulha com método de tonificação, esse ponto também pode ser usado para tonificar o Estômago e o Baço. Quando também se utiliza moxabustão, ele pode tonificar e aquecer o Baço quando há deficiência de *Yang* desse órgão.[3]

O Boxe 65.10 resume as funções do ponto F-13.

Boxe 65.10 F-13 – resumo das funções

- Promove o livre fluxo de *Qi* do Fígado e harmoniza o Fígado e o Baço (distensão do hipocôndrio, dor nas costelas, distensão e dor abdominais, diarreia, alimentos não digeridos nas fezes, borborigmos, constipação intestinal)
- Tonifica o Estômago e o Baço. Se também for aplicada moxabustão, esse ponto pode tonificar e aquecer o *Yang* do Baço.

F-14 *Qimen* Porta Cíclica

Localização

Alinhado com a linha mamilar, no sexto espaço intercostal, 4 *cun* em posição lateral à linha média.

Natureza

Ponto de Alarme (*Mu*) do Fígado.
  Ponto do Vaso *Yin* de Conexão (*Yin Wei Mai*).
  Ponto de encontro dos canais do Fígado e do Baço.

Ações

Promove o livre fluxo de *Qi* do Fígado e harmoniza Fígado e Estômago.

Indicações

Distensão do hipocôndrio, suspiros, distensão mamária, dor e distensão do epigástrio, soluços, eructações, vômitos, endurecimento do epigástrio.

Comentários

O ponto F-14 tem função semelhante à do F-13 *Zhangmen* – a diferença principal é que o primeiro afeta basicamente o Estômago, enquanto o último tem mais influência no Baço.

É importante ressaltar que existe uma localização alternativa para o ponto F-14 na borda inferior do gradil costal, na mesma linha do mamilo (ou, nas mulheres, a 4 *cun* da linha média) (Figura 65.3). Na verdade, poderíamos considerar esses dois locais como pontos separados. O ponto localizado

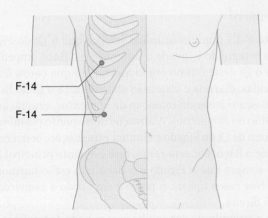

Figura 65.3 Posições alternativas do ponto F-14 *Qimen*.

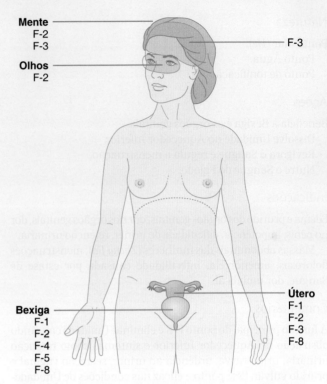

Figura 65.4 Áreas de influência dos pontos do canal do Fígado.

no espaço intercostal é usado mais para tratar problemas dos canais, enquanto o que está situado na borda inferior do gradil costal é mais utilizado para tratar problemas dos órgãos.

O ponto F-14 é utilizado comumente quando há estagnação de *Qi* do Fígado e invasão do Estômago, causando eructações, náuseas, vômitos e dor e distensão do hipocôndrio. Esse ponto harmoniza o *Qi* do Fígado e do Estômago. Nos casos típicos, o pulso é em Corda nas duas posições Médias.

O Boxe 65.11 resume as funções do ponto F-14.

A Figura 65.4 ilustra as diferentes áreas de influência terapêutica dos vários pontos do canal do Fígado.

Boxe 65.11 F-14 – resumo das funções

- Promove o livre fluxo de *Qi* do Fígado e harmoniza Fígado e Estômago (distensão do hipocôndrio, suspiros, distensão mamária, dor e distensão do epigástrio, soluços, eructações, vômitos, endurecimento do epigástrio).

Notas

1. 1980 Concise Dictionary of Chinese Medicine (*Jian Ming Zhong Yi Ci Dian* 简明中医辞典), People's Health Publishing House, Beijing, p. 569.
2. 1979 The Yellow Emperor's Classic of Internal Medicine – Simple Questions (*Huang Di Nei Jing Su Wen* 黄帝内经素问), People's Health Publishing House, Beijing, first published c.100 bc, p. 215.
3. Li Shi Zhen 1985 Clinical Application of Frequently Used Acupuncture Points (*Chang Yong Shu Xue Lin Chuang Fa Hui* 常用腧穴临床发挥), People's Health Publishing House, Beijing, p. 742.

SEÇÃO 2 PARTE 7

Vaso Concepção (*Ren Mai*) 66

Trajeto do canal principal, 861	VC-10 *Xiawan* Epigástrio Inferior, 868
Trajeto do canal de Conexão, 861	VC-11 *Jianli* Construindo Milhas, 869
VC-1 *Huiyin* Reunião do *Yin*, 861	VC-12 *Zhongwan* Meio do Epigástrio, 869
VC-2 *Qugu* Osso Curvado, 862	VC-13 *Shangwan* Epigástrio Superior, 870
VC-3 *Zhongji* Polo Médio, 863	VC-14 *Juque* Grande Palácio, 871
VC-4 *Guanyuan* Porta do *Qi* Original, 863	VC-15 *Jiuwei* Cauda da Pomba, 872
VC-5 *Shimen* Porta da Pedra, 864	VC-17 *Shanzhong* (ou *Tanzhong*) Meio do Tórax, 872
VC-6 *Qihai* Mar do *Qi*, 865	VC-22 *Tiantu* Projeção Celestial, 873
VC-7 *Yinjiao* Cruzamento do *Yin*, 866	VC-23 *Lianquan* Canto da Nascente, 873
VC-8 *Shenque* Palácio do Espírito, 866	VC-24 *Chengjiang* Recebendo a Saliva, 873
VC-9 *Shuifen* Separação da Água, 868	Notas, 874

▶ Trajeto do canal principal

O Vaso Concepção começa no útero (ou na profundidade do abdome inferior dos homens) e emerge no períneo. Esse vaso estende-se anteriormente até a região púbica e na linha média do corpo por todo o seu trajeto ascendente até a garganta. A partir da garganta, o vaso ascende, descreve uma curva ao redor dos lábios e sobe aos olhos até se encontrar com o canal do Estômago no ponto E-1 *Chengqi* (Figura 66.1).

▶ Trajeto do canal de Conexão

Esse canal começa na ponta do processo xifoide a partir do ponto VC-15 *Jiuwei* e espalha-se no abdome (Figura 66.2).

O Boxe 66.1 resume as características dos pontos do Vaso Concepção.

Boxe 66.1 Visão geral dos pontos do Vaso Concepção

- Nenhum problema ginecológico pode ser tratado sem usar os pontos do Vaso Concepção
- Afetam os órgãos genitais, abdome, garganta e face
- Nutrem o *Yin*
- Estabelecem comunicação entre os Pulmões e os Rins
- Regulam o Triplo Aquecedor
- Afetam as Membranas (*Huang*).

VC-1 *Huiyin* Reunião do *Yin*

Localização

No períneo, a meia distância entre o ânus e o escroto dos homens e entre o ânus e a comissura labial posterior das mulheres.

Natureza

Ponto de início dos Vasos Concepção, Penetrador e Governador (*Ren Mai, Chong Mai, Du Mai*).

Um dos pontos do Espírito segundo Sun Si Maio.

Ações

Regula os dois orifícios inferiores e os órgãos genitais externos e dissolve Umidade.

Facilita a reanimação cardiopulmonar.

Acalma a Mente e abre os orifícios da Mente.

Nutre o *Yin*.

Indicações

Dificuldade de urinar e evacuar, enurese, impotência, dor no pênis, transpiração na área genital, edema dos testículos, edema da vulva e da vagina, prolapso retal, hemorroidas, dor no ânus, dor na uretra, prurido e dor no períneo, Problemas Genturinários e Herniários (*shan*).

Coma, perda da consciência por afogamento.

Depressão maníaca.

Comentários

VC-1 é o ponto do qual os três vasos extraordinários – Vasos Concepção, Governador e Penetrador (*Ren Mai, Du Mai* e *Chong Mai*) – emergem do interior: por esta razão, ele é um ponto dinâmico com ação potente de mobilizar *Qi* e Sangue e também controlar *Qi* rebelde (p. ex., transtornos mentais). Algumas de suas indicações (epilepsia, depressão maníaca, hemorroidas, prolapso anal) refletem uma patologia do Vaso Governador.

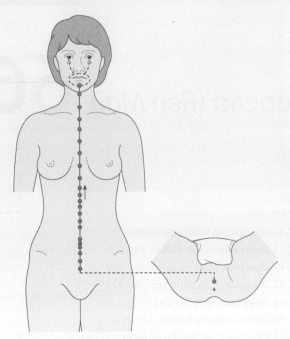

Figura 66.1 Vaso Concepção.

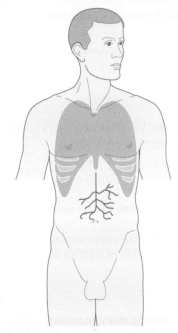

Figura 66.2 Canal de Conexão do Vaso Concepção.

O ponto VC-1 dissolve Umidade na área genital e na uretra e no ânus: esse ponto pode ser usado para tratar leucorreia, prurido da vulva ou do escroto, dificuldade de urinar, dificuldade de evacuar etc.

Como é um dos pontos do Espírito segundo Sun Si Maio, ele acalma a Mente e abre os orifícios da Mente e pode ser usado para tratar depressão maníaca.

Esse ponto também nutre o *Yin* e beneficia a Essência do Rim: por esta razão, é usado para tratar incontinência, enurese e poluções noturnas causadas pela deficiência de *Yin*.

O ponto VC-1 é utilizado empiricamente para facilitar a reanimação depois de afogamento.

O Boxe 66.2 resume as funções do ponto VC-1.

Boxe 66.2 VC-1 – resumo das funções

- Regula os dois orifícios inferiores e os órgãos genitais externos e dissolve Umidade (dificuldade de urinar e evacuar, enurese, impotência, dor no pênis, transpiração na área genital, edema dos testículos, edema da vulva e da vagina, prolapso retal, hemorroidas, dor no ânus, dor na uretra, prurido e dor no períneo, Problemas Geniturinários e Herniários [*shan*])
- Facilita a reanimação (coma, perda da consciência por afogamento)
- Acalma a Mente e abre os orifícios da Mente (depressão maníaca)
- Nutre o *Yin*

VC-2 *Qugu* Osso Curvado

Localização

Na linha média do abdome inferior, na borda superior da sínfise púbica, 5 *cun* abaixo do umbigo.

Natureza

Ponto de encontro dos canais do Vaso Concepção e do Fígado.

Ações

Beneficia a Bexiga e regula a micção.
    Consolida a Essência.
    Fortalece os Rins e a Essência.

Indicações

Gotejamento pós-miccional, dificuldade de urinar, retenção urinária, enurese, prurido no escroto, contração do pênis, dor nos órgãos genitais externos, prurido vaginal, Problemas Geniturinários e Herniários (*shan*).

Emissões involuntárias de sêmen, ejaculação precoce, secreção vaginal crônica, impotência.

Esgotamento dos cinco órgãos *Yin*.

Comentários

O ponto VC-2 tem duas funções. Por um lado, ele dissolve Umidade do sistema urinário e trata Problemas Geniturinários e Herniários (*shan*), da mesma forma que o ponto VC-1.

Por outro lado, esse ponto tem ações de "firmar" e consolidar a Essência, tratando problemas como emissões involuntárias de sêmen e ejaculação precoce dos homens e secreção vaginal crônica das mulheres. Além disso, o ponto VC-2 tonifica os Rins e a Essência, conforme sugere sua indicação de "Esgotamento dos cinco órgãos *Yin*".

O ponto VC-2 é uma boa alternativa ao VC-2 para tratar problemas miccionais, dissolver Umidade e firmar a Essência.

O Boxe 66.3 resume as funções do ponto VC-2.

Boxe 66.3 VC-2 – resumo das funções

- Beneficia a Bexiga e regula a micção (gotejamento pós-miccional, dificuldade de urinar, retenção urinária, enurese, prurido no escroto, contração do pênis, dor nos órgãos genitais externos, prurido vaginal, Problemas Geniturinários e Herniários (*shan*)
- Consolida a Essência (emissões involuntárias de sêmen, ejaculação precoce, secreção vaginal crônica, impotência)
- Fortalece os Rins e a Essência (esgotamento dos cinco órgãos *Yin*)

VC-3 *Zhongji* Polo Médio

Localização

Na linha média do abdome inferior, 4 *cun* abaixo do umbigo, 1 *cun* acima da sínfise púbica.

Natureza

Ponto de Alarme (*Mu*) da Bexiga.

Ponto de encontro dos canais do Vaso Concepção, do Baço, do Fígado e do Rim.

Ponto de encontro dos três canais *Yin* Tendinomusculares da perna.

Ações

Dissolve Umidade no Aquecedor Inferior.

Promove a função da Bexiga de transformar o *Qi*.

Beneficia o Útero e regula a menstruação.

Fortalece os Rins e nutre a Essência.

Indicações

Prurido genital, dor nos órgãos genitais, secreção vaginal excessiva, Problemas Geniturinários e Herniários (*shan*).

Retenção urinária, micções frequentes, urina escura, dor ao urinar.

Infertilidade, irregularidades menstruais, amenorreia, sangramento uterino excessivo, massas abdominais das mulheres (*Zheng Jia*), retenção da placenta, retenção de lóquios, eliminação persistente de lóquios.

Dor lombar, tontura, tinido, joelhos fracos, deficiência de *Qi* Original (*Yuan Qi*).

Comentários

VC-3 é um ponto muito importante para tratar problemas geniturinários. A função principal desse ponto é afetar a Bexiga e sua função de transformar o *Qi*. Por esta razão, esse ponto pode ser usado para tratar qualquer problema urinário, principalmente os agudos. O ponto VC-3 é utilizado com mais frequência com método de sedação para tratar padrões de Excesso. Contudo, também pode ser usado com método de tonificação para fortalecer a Bexiga.

Esse ponto é específico para dissolver Umidade-Calor na Bexiga e é usado para tratar sintomas como dor e ardência ao urinar e interrupção do fluxo de urina. Ele limpa Calor na Bexiga e geralmente é combinado com alguns pontos distais para controlar sintomas como febre, ardência ao urinar e sangue na urina. Para tratar esses problemas, o ponto VC-3 frequentemente é combinado com BP-6 *Sanyinjiao*, BP-9 *Yinlingquan* ou F-5 *Ligou*, dependendo do padrão existente.

Além disso, o ponto VC-3 afeta o Útero e a menstruação e pode ser usado para tratar algumas irregularidades menstruais, tanto para consolidar e fortalecer o Vaso Concepção, quanto para revigorar o Sangue do Útero e tratar problemas como menstruações dolorosas, retenção da placenta, massas abdominais etc.

Por fim, o ponto VC-3 também tem efeito tonificante geral nos Rins e no *Qi* Original: contudo, eu uso esse ponto para tratar padrões de Excesso em vez de Deficiência e mais comumente para revigorar o Sangue e dissolver Umidade, que para nutrir o Sangue. Com os padrões de Deficiência, eu tendo a preferir o ponto VC-4 *Guanyuan*.

O Boxe 66.4 resume as funções do ponto VC-3.

Boxe 66.4 VC-3 – resumo das funções

- Dissolve Umidade no Aquecedor Inferior (prurido genital, dor nos órgãos genitais, secreção vaginal excessiva, Problemas Geniturinários e Herniários [*shan*])
- Promove a função da Bexiga de transformar o *Qi* (retenção urinária, micções frequentes, urina escura, dor ao urinar)
- Beneficia o Útero e regula a menstruação (infertilidade, irregularidades menstruais, amenorreia, sangramento uterino excessivo, massas abdominais das mulheres [*Zheng Jia*], retenção da placenta, retenção de lóquios, eliminação persistente de lóquios)
- Fortalece os Rins e nutre a Essência (dor lombar, tontura, tinido, joelhos fracos, deficiência de *Qi* Original [*Yuan Qi*]).

VC-4 *Guanyuan* Porta do *Qi* Original

Localização

Na linha média do abdome inferior, 3 *cun* abaixo do umbigo, 2 *cun* acima da sínfise púbica.

Natureza

Ponto de Alarme (*Mu*) do Intestino Delgado.

Ponto de encontro dos canais do Vaso Concepção, Baço, Fígado e Rim.

Ponto de encontro dos Vasos Concepção e Penetrador.

Ações

Nutre o Sangue e o *Yin*.

Fortalece os Rins.

Fortalece o Útero e regula a menstruação.

Beneficia o *Qi* Original (*Yuan Qi*).

Beneficia a Bexiga.

Controla o *Qi* rebelde no Vaso Penetrador.

Regula o Intestino Delgado.

Fortalece a função dos Rins na recepção do *Qi*.

Enraíza a Mente (*Shen*) e a Alma Etérea (*Hun*).

Indicações

Dor lombar, joelhos fracos, tontura, tinido, sensação de frio nas costas, face escura, micções frequentes, impotência.

Infertilidade, sensação de frio na vagina, amenorreia, sangramento na gravidez, eliminação persistente de lóquios.

Retenção urinária, urina escura, micções dolorosas, sangue na urina.

Sensação de frio no abdome inferior, Síndrome do Porquinho Corredor, congestão abdominal, dor umbilical.

Diarreia, alimentos não digeridos nas fezes, incontinência fecal do idoso.

Tosse, tosse com eliminação de sangue, dispneia.

Medo, susto, insônia.

Comentários

VC-4 é um ponto extremamente importante e um dos mais potentes para tonificar o *Qi* e o Sangue e fortalecer o corpo e a mente.

Primeiramente, esse ponto pode ser usado para tonificar o Sangue e o *Yin* de qualquer padrão de deficiência de Sangue e/ou *Yin*. VC-4 nutre o *Yin* primeiramente porque o Vaso Concepção controla todos os canais *Yin* e, em segundo lugar, porque ele é o ponto de encontro do canal do Vaso Concepção com os canais do Fígado, do Baço e do Rim. Entre as indicações citadas antes, "face escura" é um sinal da deficiência de *Yin* dos Rins.

Além disso, o ponto VC-4 também fortalece o *Yang* quando é usado com aplicação direta de moxabustão e pode ser ativado desta forma para recuperar o *Yang* nos estágios agudos de acidente vascular encefálico (AVE) provocado por Vento em razão do colapso de *Yang*. Por esta razão, esse ponto pode ser usado em qualquer padrão de deficiência de *Yang*, mas principalmente *Yang* do Rim.

VC-4 provavelmente é o ponto principal para afetar o útero e a menstruação e, deste modo, ele é usado para tratar a maioria dos problemas menstruais, inclusive amenorreia, menstruações escassas, irregularidades menstruais ou menstruações volumosas. Além disso, esse ponto tem uma longa história de utilização para tratar infertilidade. Com os problemas menstruais e ginecológicos em geral, eu geralmente uso o ponto VC-4 em combinação com pontos de abertura do Vaso Concepção: isto é, P-7 *Lieque* e R-6 *Zhaohai*.

O ponto VC-4 tonifica os Rins e o *Qi* Original (*Yuan Qi*) e é muito potente para fortalecer o nível geral de energia e os Rins. Desse modo, ele é um ponto importante para tratar doenças crônicas ou pacientes com constituição fraca. Esse ponto pode tonificar o *Yang* do Rim (com moxabustão aplicada diretamente) ou o *Yin* do Rim.

O ponto VC-4 pode acalmar a Mente (*Shen*) e estabilizar a Alma Etérea (*Hun*) nutrindo o Sangue e o *Yin*. Esse ponto pode fortalecer o Aquecedor Inferior dos pacientes muito ansiosos, especialmente quando essa ansiedade origina-se da deficiência de *Yin*. VC-4 tonifica o *Qi* do Aquecedor Inferior e, deste modo, promove o enraizamento do *Qi* embaixo e o controle do *Qi* ascendendo à cabeça – ambos problemas que acontecem nos casos de ansiedade grave. Por esta razão, VC-4 tem efeito calmante potente.

O ponto VC-4 pode enraizar a Alma Etérea e pode ser usado para atenuar um sentimento vago de medo à noite, que se atribui à flutuação da Alma Etérea.

A ação tonificante dos Rins também inclui o fortalecimento da função dos Rins na recepção do *Qi*, de forma que o ponto VC-4 é importante para tonificar os Rins dos pacientes com asma crônica. Nesses casos, ele comumente é combinado com o ponto R-13 *Qixue*.

Algumas das indicações do ponto VC-4 estão referidas ao Vaso Penetrador, porque esse vaso passa por esse ponto. As indicações do ponto VC-4 relacionadas com o Vaso Penetrador são sensação de frio no baixo-ventre, Síndrome do Porquinho Corredor, congestão abdominal e dor umbilical. Quando esse ponto é usado para controlar o *Qi* rebelde no Vaso Penetrador, eu combino VC-4 com pontos de abertura desse vaso (i. e., BP-4 *Gongsun* e P-6 *Neiguan*).

Por fim, o ponto VC-4 também afeta a Bexiga e é usado para tratar problemas semelhantes aos quais se indica o ponto VC-3. Entretanto, embora VC-3 e VC-4 afetem a Bexiga e o Útero, eu utilizo mais este primeiro ponto para tratar problemas da Bexiga e o segundo para tratar problemas do Útero.

Em resumo, VC-4 provavelmente é o ponto tonificante mais importante do corpo, porque tonifica todos os tipos de *Qi*, conforme está referido a seguir:

- *Qi*
- *Yang*
- Sangue
- *Yin*
- Essência (*Jing*)
- *Qi* Original (*Yuan Qi*)
- *Yin* e *Yang* do Rim
- Vaso Concepção e Vaso Penetrador (*Ren Mai* e *Chong Mai*)
- *Qi* Defensivo (*Wei Qi*)
- *Qi* Nutritivo (*Ying Qi*).

Também é útil comparar as ações dos pontos VC-3 *Zhongji* e VC-4 *Guanyuan* (Tabela 66.1).

O Boxe 66.5 resume as funções do ponto VC-4.

Tabela 66.1 Comparação dos pontos VC-3 *Zhongji* e VC-4 *Guanyuan*.

VC-3	VC-4
Afeta a Bexiga	Afeta o Útero
Usado principalmente para reduzir padrões de Excesso	Usado principalmente para tonificar padrões de Deficiência
Efeito tonificante geral suave	Efeito tonificante geral potente
Nenhum efeito na Mente	Efeito calmante potente na Mente
Nenhum efeito no *Qi* Original	Tonifica o *Qi* Original
Dissolve Umidade	Não dissolve Umidade
Limpa Calor	Pode tonificar o *Yang*

Boxe 66.5 VC-4 – resumo das funções

- Nutre o Sangue e o *Yin*
- Fortalece os Rins (dor lombar, joelhos fracos, tontura, tinido, sensação de frio no dorso, face escura, micções frequentes, impotência)
- Fortalece o Útero e regula a menstruação (infertilidade, sensação de frio na vagina, amenorreia, sangramento na gravidez, eliminação persistente de lóquios)
- Beneficia o *Qi* Original
- Beneficia a Bexiga (retenção urinária, urina escura, dor ao urinar, sangue na urina)
- Controla o *Qi* rebelde no Vaso Penetrador (sensação de frio no abdome inferior, Síndrome do Porquinho Corredor, congestão abdominal, dor umbilical)
- Regula o Intestino Delgado (diarreia, alimentos não digeridos nas fezes, incontinência fecal do idoso)
- Fortalece a função dos Rins na recepção do *Qi* (tosse, tosse com eliminação de sangue, dispneia)
- Enraíza a Mente (*Shen*) e a Alma Etérea (*Hun*) (medo, susto, insônia).

VC-5 *Shimen* Porta da Pedra

Localização

Na linha média do abdome inferior, 2 *cun* abaixo do umbigo, 3 *cun* acima da sínfise púbica.

Natureza

Ponto de Alarme (*Mu*) do Triplo Aquecedor.

Ações

Abre as passagens de Água e promove a transformação e a excreção dos fluidos no Aquecedor Inferior.

Regula o *Qi* no Aquecedor Inferior.

Regula o Útero.

Fortalece o *Qi* Original.

Indicações

Dificuldade de urinar, retenção urinária, dor ao urinar, urina escura, edema, diarreia, prurido genital, edema do escroto, edema da vulva, edema do pênis.

Dor em contorção no abdome inferior, Problemas Geniturinários e Herniários (*shan*), dor umbilical, retração dos testículos, Síndrome do Porquinho Corredor.

Eliminação persistente de lóquios, massas abdominais, menstruações volumosas, abdome inferior duro como pedra.

Esgotamento.

Comentários

De forma a entender a função desse ponto, é preciso lembrar o papel que o Triplo Aquecedor desempenha em relação ao *Qi* Original (*Yuan Qi*). Como está descrito no Capítulo 3, o *Qi* Original ascende da região entre os Rins e espalha-se para os cinco órgãos *Yin* e os seis órgãos *Yang* por meio do Triplo Aquecedor. VC-5 é o ponto de Alarme (*Mu*) do Triplo Aquecedor e estimula o *Qi* Original a circular para todos os órgãos e canais. Por esta razão, esse ponto pode ser usado para tonificar o *Qi* Original dos pacientes com deficiência dos Rins e constituição fraca.

Outras funções importantes do Triplo Aquecedor (especialmente do Aquecedor Inferior) são as de transformar e excretar fluidos e a de assegurar que as passagens de Água do Aquecedor Inferior estejam abertas. O ponto VC-5 estimula essas funções do Triplo Aquecedor, especialmente do Aquecedor Inferior: por esta razão, o uso desse ponto está indicado para tratar edema abdominal, retenção urinária, dificuldade de urinar, diarreia ou secreção vaginal.

O Triplo Aquecedor depende do livre fluxo de *Qi* e da ascensão/descensão e entrada/saída do *Qi* em todas as cavidades do corpo: nessa perspectiva, sua função é semelhante à do Fígado em relação ao livre fluxo de *Qi* desse órgão. O ponto VC-5 estimula o livre fluxo do *Qi* e a entrada/saída do *Qi* no abdome inferior: quando essa função está prejudicada, o paciente pode ter dor na região inferior do abdome, Problemas Geniturinários e Herniários (*shan*), dor umbilical e Síndrome do Porquinho Corredor – condições nas quais esse ponto está indicado. É importante ressaltar que a palavra *men* (i. e., "porta") faz parte do nome desse ponto: em geral, todos os pontos com a palavra "porta" em seu nome promovem a entrada e a saída do *Qi*. Também se diz que o ponto VC-5 é como uma "porta", através da qual o *Qi* do Vaso Concepção entra e sai.

O ponto VC-5 é usado para tratar problemas menstruais, mas sua ação não é tão potente e geral quanto a do ponto VC-4 *Guanyuan*. No que se refere aos problemas menstruais, a diferença principal entre esses dois pontos é que o primeiro é melhor quando há Umidade no Aquecedor Inferior ou Fleuma no Útero.

O Boxe 66.6 resume as funções do ponto VC-5.

Boxe 66.6 VC-5 – resumo das funções

- Abre as passagens de Água e promove a transformação e a excreção dos fluidos no Aquecedor Inferior (dificuldade de urinar, retenção urinária, dor ao urinar, urina escura, edema, diarreia, prurido genital, edema do escroto, edema da vulva, edema do pênis)
- Regula o *Qi* no Aquecedor Inferior (dor em contorções no abdome inferior, Problemas Geniturinários e Herniários [*shan*], dor umbilical, retração dos testículos, Síndrome do Porquinho Corredor)
- Regula o Útero (eliminação persistente de lóquios, massas abdominais, menstruações volumosas, abdome inferior duro como pedra).

VC-6 *Qihai* Mar do *Qi*

Localização

Na linha média do abdome inferior, 1,5 *cun* abaixo do umbigo, 3,5 *cun* acima da sínfise púbica.

Natureza

Ponto Fonte para as Membranas (*Huang*).

Ações

Tonifica o *Qi* e o *Yang*.

Levanta o *Qi* afundado.

Tonifica o *Qi* Original (*Yuan Qi*).

Regula o *Qi* no Aquecedor Inferior.

Indicações

Deficiência de *Qi*, deficiência de *Qi* Original, colapso de *Yang*, fadiga, membros frios, fezes amolecidas, voz fraca.

Prolapso uterino, sangramento menstrual profuso por deficiência de *Qi*, secreção vaginal crônica e persistente, micções frequentes, incontinência urinária, sensação de peso empurrando para baixo.

Problemas Geniturinários e Herniários (*shan*), dor umbilical, dor abdominal.

Comentários

VC-6 é um dos pontos principais do corpo. Primeiramente, esse ponto tem efeito tonificante potente no *Qi* e no *Yang*, especialmente quando é usado com moxabustão aplicada diretamente. O ponto VC-6 pode ser usado para tratar esgotamento físico e mental extremo e depressão. Ele tonifica o *Yang* do Rim e o *Qi* Original e é um ponto especialmente eficaz quando é tratado com aplicação direta de cones de moxabustão; por esta razão, VC-6 pode ser usado para tratar sintomas como calafrios, fezes amolecidas, urina clara e volumosa, fraqueza física, depressão mental e falta de força de vontade.

Além disso, o ponto VC-6 levanta o *Qi* afundado e é usado em todos os casos de afundamento do *Qi* no abdome inferior, que causa prolapso uterino, sangramento menstrual volumoso por deficiência de *Qi*, secreção vaginal crônica e persistente, micções frequentes, incontinência urinária e sensação de peso forçando para baixo.

Além de tonificar o *Qi*, o ponto VC-6 também mobiliza o *Qi* e elimina estagnação no Aquecedor Inferior. Por essa razão, ele pode ser usado para tratar dor no baixo-ventre cau-

865

sada por estagnação do *Qi*. Quando é combinado com VB-34 *Yanglingquan*, VC-6 mobiliza o *Qi* estagnado no baixo-ventre e alivia dor e distensão nesta área.

Também é útil comparar as ações dos pontos VC-6 *Qihai* e VC-4 *Guanyuan* (Tabela 66.2).

O Boxe 66.7 resume as funções do ponto VC-6.

Tabela 66.2 Comparação dos pontos VC-6 Qihai e VC-4 Guanyuan.

VC-4	VC-6
Nutre o Sangue e o *Yin*	Tonifica o *Qi* e o *Yang*
Nenhum efeito de mobilizar *Qi*	Mobiliza *Qi* e elimina estagnação
Afeta o Útero	Afeta os Intestinos
Tonifica os Rins	Tonifica o Baço

Boxe 66.7 VC-6 – resumo das funções

- Tonifica o *Qi* e o *Yang* (deficiência de *Qi*, deficiência de *Qi* Original, colapso de *Yang*, fadiga, membros frios, fezes amolecidas, voz fraca)
- Levanta o *Qi* afundado (prolapso uterino, sangramento menstrual volumoso por deficiência de *Qi*, secreção vaginal crônica e persistente, micções frequentes, incontinência urinária, sensação de peso forçando para baixo)
- Tonifica o *Qi* Original (*Yuan Qi*)
- Regula o *Qi* no Aquecedor Inferior (Problemas Geniturinários e Herniários [*shan*], dor umbilical, dor abdominal).

VC-7 *Yinjiao* Cruzamento do *Yin*

Localização

Na linha média do abdome inferior, 1 *cun* abaixo do umbigo, 4 *cun* acima da sínfise púbica.

Natureza

Ponto de encontro dos canais do Vaso Concepção e do Rim.
Ponto de encontro dos Vasos Concepção e Penetrador.

Ações

Regula o Útero e a menstruação.
Regula o Vaso Penetrador.
Dissolve Umidade no Aquecedor Inferior.
Nutre o *Yin*.

Indicações

Menstruações volumosas, irregularidades menstruais, menstruações dolorosas, amenorreia, infertilidade.

Endurecimento e dor no abdome, Síndrome do Porquinho Corredor, dor torácica, dor no hipogástrio, dor umbilical.

Problemas Geniturinários e Herniários (*shan*), retração dos testículos, prurido genital causado por Umidade, retenção de urina e fezes.

Ondas de calor da menopausa.

Comentários

O ponto VC-7 regula o Útero e a menstruação de duas formas. Primeiramente, esse ponto afeta o Útero e a menstruação porque é um ponto do Vaso Concepção e, nesta perspectiva, ele é usado para tratar irregularidades menstruais, menstruações volumosas e infertilidade. Em segundo lugar, VC-7 é um ponto de encontro com o Vaso Penetrador e, deste modo, é usado para revigorar o Sangue nesse vaso e tratar menstruações dolorosas.

O ponto VC-7 dissolve Umidade no Aquecedor Inferior e pode ser usado para tratar diversos Problemas Geniturinários e Herniários (*shan*) da Bexiga e dos órgãos genitais externos, inclusive retração dos testículos, prurido genital causado por Umidade e retenção de urina.

Em minha experiência, o ponto VC-7 pode ser usado para nutrir o *Yin* do Rim e o utilizo frequentemente com esta finalidade nos casos de problemas menstruais. O nome desse ponto ("Cruzamento do *Yin*") indica que ele seja um ponto de concentração do *Yin Qi*, porque é o ponto de encontro dos Vasos Concepção e Penetrador e dos canais do Fígado e do Rim. De acordo com o livro *A Study of Acupuncture*, nesse ponto o *Qi* do *Yang* Original encontra-se com o *Yin*.[1] Na verdade, é nesse ponto que a essência do *Tian Gui* (sangue menstrual das mulheres e esperma dos homens) encontra-se com *Yin Qi*; a Água é separada para cima e mistura-se com a essência do Vaso Concepção, enquanto o *Yang Qi* desce. O *Yin* Original entra no *Dan Tian* Inferior e Água e Fogo entrecruzam-se: daí o nome "Cruzamento do *Yin*".

É o cruzamento do *Yang* Original com o *Yin* Original nesse ponto que explica suas funções duplas de nutrir o *Yin* e tonificar o *Yang* para dissolver Umidade.

O Boxe 66.8 resume as funções do ponto VC-7.

Boxe 66.8 VC-7 – resumo das funções

- Regula o Útero e a menstruação (menstruações volumosas, irregularidades menstruais, menstruações dolorosas, amenorreia, infertilidade)
- Regula o Vaso Penetrador (endurecimento e dor no abdome, Síndrome do Porquinho Corredor, dor torácica, dor no hipogástrio, dor umbilical)
- Dissolve Umidade no Aquecedor Inferior (Problemas Geniturinários e Herniários [*shan*], retração dos testículos, prurido genital causado por Umidade, retenção de urina e fezes)
- Nutre o *Yin* (ondas de calor da menopausa).

VC-8 *Shenque* Palácio do Espírito

Localização

No centro do umbigo.

Natureza

Nenhuma.

Ações

Resgata *Yang*.
Fortalece o Baço.
Tonifica o *Qi* Original (*Yuan Qi*).

Indicações

Perda de consciência com AVE causado por Vento, colapso de *Yang*.

Frio no abdome, diarreia, borborigmos, diarreia do idoso e das crianças, prolapso retal.

Infertilidade.

Comentários

O VC-8 tonifica vigorosamente o *Yang* e é usado para resgatar *Yang* no estágio agudo de um AVE do tipo flácido causado por Vento, que se caracteriza por colapso do *Yang*.

Em outras condições, esse ponto pode ser usado para tratar deficiência grave de *Yang* do Rim e de *Qi* Original com Frio interno e fraqueza extrema. Esse ponto não é estimulado com agulha, mas usado com moxabustão indireto (cones de moxa) depois de encher o umbigo com sal.

O ponto VC-8 também fortalece o *Yang* do Baço e é especialmente usado para tratar diarreia crônica causada por deficiência de *Yang* desse órgão.

Eu traduzo a palavra *Shen* como "Espírito" em vez de "Mente" porque, neste caso, *Shen* não se refere ao *shen* do Coração (que eu traduzo como "Mente"), mas à soma total de Mente (*Shen*), Alma Etérea (*Hun*), Alma Corpórea (*Po*), Intelecto (*Yi*) e Força de Vontade (*Zhi*). Isso é confirmado pelo fato de que existe um ponto extra situado a 1 *cun* do ponto VC-8, que é conhecido como *Hun She*: isto é, "Morada da Alma Etérea".

É interessante explorar o significado do nome desse ponto, porque isto esclarece suas características e suas funções. O *Great Dictionary of Chinese Acupuncture* apresenta uma explicação do significado desse ponto com base em um texto antigo: "VC-8 é a Morada do Espírito [*Shen She*]. Céu está em cima, Terra está embaixo e o Indivíduo ao Centro; nos dois lados, estão os pontos R-13 *Qixue* e R-16 *Huangshu*. Acima estão VC-9 *Shuifen* e VC-10; embaixo estão VC-4 *Guanyuan* [aqui referido como *Bao Men*] e VC-3 *Zhongji*. O umbigo está no centro, assim como a passagem de uma porta, por meio da qual o Espírito comunica-se com a Essência Pré-Celestial. Quando mãe e pai se unem, um feto é formado e o cordão umbilical liga o feto ao Portão da Vitalidade da mãe [*Ming Men*], assim como a haste de uma flor de lótus. A Essência Pré-Celestial gera Água e os Rins: assim como uma flor de lótus aberta, os Cinco Elementos transformam-se no ser e o *Qi* materno é transferido. Em 10 meses, até que o feto esteja completamente formado, o Espírito entra e é distribuído pelo centro do umbigo e forma um novo ser humano."[2]

De acordo com essa imagem, o ponto VC-8 está no centro de um vórtice energético com três níveis: Céu em cima (VC-9 e VC-10), Terra embaixo (VC-4 e VC-7) e o Indivíduo no centro (VC-8), com R-13 e R-16 a cada lado, como torres de vigia guardando a entrada do Palácio Imperial (Figura 66.3). Eu traduzo a palavra *que* do nome desse ponto como "Palácio" (em vez de "portão" ou "entrada", como o faz a maioria dos autores) para indicar a importância energética desse ponto: isto é, como um Palácio Imperial que é a residência do Espírito) (Figura 66.4).

A palavra *que* também implica a ideia de um espaço aberto, algo vazio: este é o espaço por meio do qual o feto foi conectado com o Portão de Vitalidade da mãe (*Ming Men*), ou o espaço por meio do qual o Espírito entrou no feto e foi nutrido pela mãe (Figura 66.5). Com base nessa associação, VC-8 é o ponto que mais afeta nosso *Qi* Pré-Celestial. Entretanto, esse "espaço" não é como um "portão" (*guan*) ou "porta" (*men*) por meio da qual o *Qi* entra e sai e, por esta razão, VC-8 não tem a função que a maioria dos pontos com *guan* ou *men* em seu nome tem, isto é, a função de promover a mobilização e a entrada/saída do *Qi*: pelo contrário, esse "espaço" é como a entrada de um palácio, um "espaço" que é a residência do Espírito; por esta razão, eu traduzo a palavra *que* do nome desse ponto como "palácio".

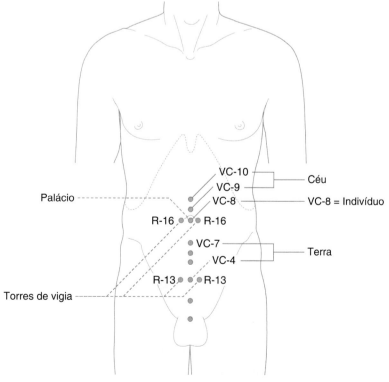

Figura 66.3 Céu, Terra e Indivíduo no ponto VC-8 *Shenque*.

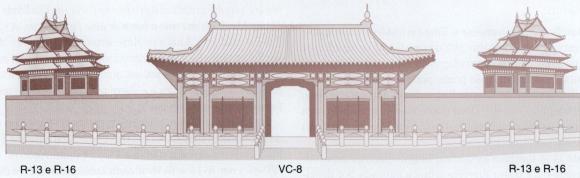

Figura 66.4 R-13 e R-16 como torres de vigia do portão imperial (VC-8).

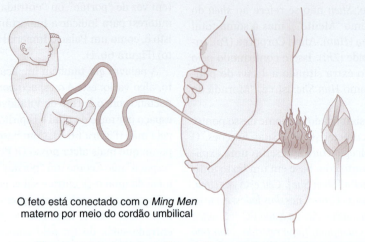

O feto está conectado com o *Ming Men* materno por meio do cordão umbilical

Figura 66.5 Conexão do cordão umbilical com *Ming Men* materno.

A conexão entre o feto e a mãe por meio do ponto VC-8 também pode ser demonstrada por um dos muitos nomes alternativos utilizados para esse ponto – *Ming Di* – que significa "Tronco da Vida", no qual "tronco" representa o cordão umbilical e "Vida" refere-se ao Portão de Vitalidade da mãe (*Ming Men*).

O Boxe 66.9 resume as funções do ponto VC-8.

Boxe 66.9 VC-8 – resumo das funções

- Resgata o *Yang* (perda de consciência depois de AVE causado por Vento, colapso de *Yang*)
- Fortalece o Baço (frio no abdome, diarreia, borborigmos, diarreia no idoso e nas crianças, prolapso retal)
- Tonifica o *Qi* Original (infertilidade).

VC-9 *Shuifen* Separação da Água

Localização
Na linha média do abdome, 1 *cun* acima do umbigo, 7 *cun* abaixo do ângulo esternocostal.

Natureza
Nenhuma.

Ações
Abre as passagens de Água e estimula a transformação dos fluidos.

Indicações
Edema.

Comentários
VC-9 é um ponto muito importante para estimular o transporte, a transformação e a excreção de fluidos em todas as partes do corpo. Esse ponto é usado sempre que há alguma patologia de Água na forma de Umidade, Fleuma ou edema. O ponto VC-9 estimula especialmente a separação dos fluidos puros e impuros no Intestino Delgado e sua distribuição para a Bexiga e o Intestino Grosso, respectivamente. Esse ponto está indicado principalmente para tratar ascite (edema abdominal). Uma combinação específica para estimular a transformação e o transporte de fluidos no Aquecedor Médio é VC-9 com VC-11 *Jianli* e E-22 *Guanmen*.

O nome desse ponto é uma referência clara à sua ação de estimular a separação dos fluidos puros e impuros.

O Boxe 66.10 resume as funções do ponto VC-9.

Boxe 66.10 VC-9 – resumo das funções

- Abre as passagens de Água e facilita a transformação dos fluidos (edema).

VC-10 *Xiawan* Epigástrio Inferior

Localização
Na linha média do abdome, 2 *cun* acima do umbigo, 6 *cun* abaixo do ângulo esternocostal.

Natureza

Encontro dos canais do Vaso Concepção e do Baço.

Ações

Promove a descensão de *Qi* do Estômago.
Dissolve estagnação de alimento.

Indicações

Congestão epigástrica e abdominal, rigidez abdominal, dor epigástrica, náuseas, alimentos não digeridos nas fezes.

Comentários

VC-10 é um ponto útil, que estimula a descensão de *Qi* do Estômago. Como promove a descensão de *Qi* do Estômago, esse ponto é usado para tratar retenção de alimento nesse órgão, que causa sintomas como distensão abdominal, sensação de plenitude pós-prandial e regurgitação ácida.

Além disso, o ponto VC-10 facilita a passagem do alimento do Estômago aos Intestinos e remove obstruções.

Esse é um dos três pontos que controlam as três partes do epigástrio. Quando se divide a região epigástrica em três partes iguais, o ponto VC-13 *Shangwan* controla a parte superior, VC-12 *Zhongwan*, a parte intermediária e VC-10 *Xiawan*, parte inferior. Na perspectiva da anatomia da medicina ocidental, pode-se dizer que VC-13 controla o *fundo* (parte superior) gástrico e o esôfago, VC-12, o *corpo* (parte intermediária) do estômago e VC-10, o *piloro* (parte inferior) gástrico e o duodeno (Figura 66.6).

Todos esses três pontos podem ser usados para ativar a parte correspondente do estômago e seus problemas associados. Desse modo, o ponto VC-10 é eficaz para estimular a descensão do *Qi* do Estômago: isto é, facilitar a passagem do alimento na direção do piloro e do duodeno. VC-12 afeta a digestão gástrica propriamente dita, enquanto VC-13 ativa o esôfago e suprime soluços, náuseas e eructações controlando o *Qi* rebelde do Estômago.

O Boxe 66.11 resume as funções do ponto VC-10.

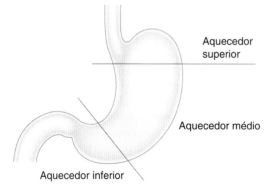

Figura 66.6 Divisão do Estômago em três partes e os pontos do Vaso Concepção.

Boxe 66.11 VC-10 – resumo das funções

- Promove a descensão de *Qi* do Estômago
- Dissolve estagnação de alimento (congestão do epigástrio e do abdome, rigidez abdominal, dor epigástrica, náuseas, alimento não digerido nas fezes).

VC-11 *Jianli* Construindo Milhas

Localização

Na linha média do abdome, 3 *cun* acima do umbigo, 5 *cun* abaixo do ângulo esternocostal.

Natureza

Nenhuma.

Ações

Estimula o amadurecimento e a decomposição do alimento pelo Estômago
Facilita a descensão de *Qi* do Estômago.

Indicações

Distensão do epigástrio e do abdome, dor abdominal, vômitos.

Comentários

VC-11 é amplamente utilizado para tratar problemas do Estômago, beneficiar a digestão e estimular a descensão do *Qi* desse órgão. Por esta razão, esse ponto é usado para eliminar sensação de congestão e distensão do epigástrio, náuseas e vômitos e dor epigástrica. VC-11 é mais eficaz com os padrões de Excesso.

O Boxe 66.12 resume as funções do ponto VC-11.

Boxe 66.12 VC-11 – resumo das funções

- Estimula o amadurecimento e a decomposição do alimento (distensão do epigástrio e do abdome, dor abdominal, vômitos
- Facilita a descensão do *Qi* do Estômago.

VC-12 *Zhongwan* Meio do Epigástrio

Localização

Na linha média do abdome, 4 *cun* acima do umbigo, 4 *cun* abaixo do ângulo esternocostal.

Natureza

Ponto de Alarme (*Mu*) do Estômago.
Ponto Mestre (*Hui*) dos órgãos *Yang*.
Ponto de Alarme (*Mu*) do Aquecedor Médio.
Ponto de encontro dos canais do Vaso Concepção, do Intestino Delgado, do Triplo Aquecedor e do Estômago.

Ações

Tonifica o Estômago e o Baço.
Dissolve Umidade e Fleuma.
Regula o *Qi* do Estômago.
Acalma a Mente.

Indicações

Fadiga, fezes amolecidas, falta de apetite, membros fracos, vontade de deitar-se.

Congestão abdominal, gosto pegajoso, sensação de peso, náuseas.

Todas as doenças do Estômago e do Baço, dor epigástrica, má digestão, saciedade precoce, regurgitação ácida, náuseas e vômitos, distensão epigástrica.

Preocupação, ansiedade, introspecção.

Comentários

VC-12 é um ponto importante para tratar alguns problemas do Estômago. Embora suas indicações indiquem claramente que ele possa ser usado para harmonizar o Estômago e promover a descensão do *Qi* do Estômago quando existem condições de Cheio, eu utilizo esse ponto principalmente para tonificar o *Qi* do Estômago e do Baço quando há padrões de Deficiência (em contraste com os pontos VC-11 *Jianli* e VC-12 *Shangwan*, que são melhores para tratar padrões de excesso).

Primeiramente, VC-12 tonifica o *Qi* do Estômago e do Baço, especialmente quando é combinado com E-36 *Zusanli*. A ação desse ponto é suave e seu efeito tonificante não é potente. Esse ponto pode ser usado para tratar qualquer padrão de Deficiência do Estômago e do Baço, que causa sinais e sintomas como falta de apetite, fadiga e dor epigástrica difusa atenuada pela ingestão de alimentos.

VC-12 é o melhor ponto (especialmente com moxa) a ser usado para tratar padrões de Frio-Vazio no Estômago e no Baço. Os cones de moxa poderiam ser aplicados diretamente sobre o ponto, ou a caixa pode ser aquecida com um bastão de moxa, ou a "caixa de moxa" pode ser aplicada na região ao redor do ponto. Caixa de moxa é uma caixinha de madeira sem fundo, com uma alça de metal posicionada praticamente no terço da distância entre o fundo e a borda superior. A moxa solta é colocada sobre a grelha de metal e acessa, enquanto uma tampa solta é colocada sobre a caixa. Esse método de moxabustão é excelente para tratar condições de Frio-Vazio no Estômago e do Baço (Figura 66.7).

VC-12 também pode nutrir o *Yin* do Estômago e do Baço e eu utilizo esse ponto sempre que a língua não tem saburra (indicando deficiência de *Yin* do Estômago), ou quando a língua tem uma rachadura na área do Estômago, mesmo que o paciente não tenha sintomas digestivos. Quando utilizo esse ponto para nutrir o *Yin* do Estômago, eu combino VC-12 com E-36 *Zusanli* e BP-6 *Sanyinjiao*.

O ponto VC-12 também tem efeito tonificante geral, porque é o ponto Mestre (*Hui*) de todos os órgãos *Yang*.

Outra indicação importante do ponto VC-12 é dissolver Umidade e Fleuma. Essa ação é exercida por tonificação da função do Baço de transportar e transformar fluidos. Esse ponto é muito utilizado para tratar qualquer padrão que inclua Umidade ou Fleuma em qualquer parte do corpo.

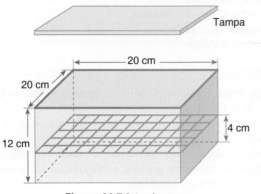

Figura 66.7 Caixa de moxa.

É interessante que as indicações tradicionais desse ponto incluem "preocupação, ansiedade e introspecção". Pessoalmente, acredito que o ponto VC-12 seja muito eficaz para acalmar a Mente dos pacientes que têm problemas digestivos causados por estresse emocional. Com essa indicação, eu geralmente combino VC-12 com VC-15 *Jiuwei* e VG-24 *Shenting*.

Por fim, o ponto VC-12 também controla o *Qi* rebelde do Estômago (i. e., ascensão em vez de descensão do *Qi* do Estômago), mas pessoalmente uso VC-13 *Shangwan* com esta finalidade.

O Boxe 66.13 resume as funções do ponto VC-12.

> **Boxe 66.13 VC-12 – resumo das funções**
> - Tonifica o Estômago e o Baço (fadiga, fezes amolecidas, falta de apetite, membros fracos, vontade de deitar-se)
> - Dissolve Muco e Fleuma (congestão abdominal, gosto pegajoso, sensação de peso, náuseas)
> - Regula o *Qi* do Estômago (todas as doenças do Estômago e do Baço, dor epigástrica, má digestão, saciedade precoce, náuseas, regurgitação ácida, vômitos, distensão epigástrica)
> - Acalma a Mente (preocupação, ansiedade, introspecção).

VC-13 *Shangwan* Epigástrio Superior

Localização

Na linha média do abdome, 5 *cun* acima do umbigo, 3 *cun* abaixo do ângulo esternocostal.

Natureza

Ponto de encontro dos canais do Vaso Concepção, Estômago e Intestino Delgado.

Ações

Controla o *Qi* rebelde do Estômago.

Indicações

Náuseas, vômitos, vômitos com eliminação de sangue, dificuldade de engolir, regurgitação ácida, distensão e congestão do epigástrio.

Comentários

VC-13 é o melhor ponto para controlar *Qi* rebelde do Estômago, que causa sinais e sintomas como soluços, eructações, náuseas, vômitos e sensação de congestão no epigástrio superior. Esse ponto é utilizado principalmente para tratar padrões de Excesso do Estômago.

Também é útil comparar e contrastar as ações dos pontos VC-13 e VC-10 *Xiawan*. O primeiro ponto (que pertence à parte superior do Estômago) "controla o *Qi* rebelde do Estômago", enquanto o segundo (que está relacionado com a parte inferior do Estômago) "promove a descensão de *Qi* desse órgão": ainda que sejam semelhantes, essas duas ações não são exatamente iguais.

VC-13 controla ativamente o *Qi* rebelde do Estômago quando isso causa náuseas intensas, vômitos, eructações e soluços. Quando o *Qi* do Estômago não consegue descer, isso também causa certo grau de náuseas, mas são brandas e provavelmente se limitam a um quadro de náuseas sem vômito. Além disso, quando o *Qi* do Estômago não pode descer, o paciente tem sintomas referidos ao abdome inferior, porque o *Qi* desse órgão não desce eficientemente aos Intestinos: o ponto VC-10 é usado para estimular a descensão do *Qi* do Estômago nesses casos. Por outro lado, quando o *Qi* do Estômago rebela-se para cima, o paciente tem sintomas referidos apenas ao Aquecedor Superior (i. e., soluços, refluxos, eructações, náuseas e vômitos): VC-13 é o ponto para controlar o *Qi* rebelde do Estômago nesse contexto.

Frequentemente, eu utilizo o ponto VC-13 para tratar náuseas matutinas da gravidez em combinação com E-36 *Zusanli* e PC-6 *Neiguan*.

O Boxe 66.14 resume as funções do ponto VC-13.

Boxe 66.14 VC-13 – resumo das funções

- Controla o *Qi* rebelde do Estômago (náuseas, vômitos, vômitos com sangue, dificuldade de engolir, regurgitação ácida, distensão e congestão do epigástrio)
- Usado para tratar náuseas matutinas da gravidez em combinação com PC-6 *Neiguan* e E-36 *Zusanli*.

Nota clínica

O ponto VC-13 *Shangwan* controla o *Qi* rebelde do Estômago, enquanto VC-10 *Xiawan* estimula a descensão de *Qi* do Estômago. Vale ressaltar que essas duas ações não são iguais. "Controlar o *Qi* rebelde do Estômago" significa que ele é usado para tratar condições de Cheio com rebelião do *Qi* desse órgão (náuseas, vômitos, refluxo ácido, eructações). "Estimular a descensão de *Qi* do Estômago" significa que ele é usado para tratar condições de Vazio, quando o *Qi* desse órgão não desce porque está Vazio.

VC-14 *Juque* Grande Palácio

Localização

Na linha média do abdome, 6 *cun* acima do umbigo, 2 *cun* abaixo do ângulo esternocostal.

Natureza

Ponto de Alarme (*Mu*) do Coração.

Ações

Regula o *Qi* do Coração.
Acalma a Mente e abre os orifícios da Mente.
Controla o *Qi* rebelde do Estômago.

Indicações

Dor de origem cardíaca, dor torácica, muco no tórax, congestão torácica.

Ansiedade, insônia, depressão maníaca, gritaria, raiva, desorientação, agitação.

Distensão epigástrica, dificuldade de engolir, náuseas, vômitos, regurgitação ácida.

Comentários

O ponto VC-14 age no Estômago e no Coração. Da mesma forma que VC-13 *Shangwan*, esse ponto controla o *Qi* rebelde do Estômago e está indicado preferencialmente para tratar problemas digestivos quando o *Qi* rebelde do Estômago tem origem emocional, porque ele trata tanto o Estômago quanto o Coração. Entretanto, existe uma diferença importante entre esses dois pontos. Náuseas e vômitos nem sempre se devem ao *Qi* rebelde do Estômago, porque esses sintomas também podem ser causados pelo *Qi* rebelde do Coração: isto acontece principalmente nos pacientes em que as náuseas e os vômitos ocorrem no contexto de estresse emocional. O ponto VC-14 está indicado principalmente para tratar náuseas e vômitos causados pelo *Qi* rebelde do Coração.

VC-14 acalma a Mente e é utilizado frequentemente para tratar o padrão de Fleuma-Calor vaporizando o Coração e causando sintomas mentais, ou o padrão de Fogo de Coração acarretando insônia, agitação e ansiedade. Entretanto, isso não significa que VC-14 não possa ser usado para tratar sintomas mental–emocionais que ocorrem no contexto de uma deficiência do Coração. Contudo, nesse último caso, eu tendo a usar mais o ponto VC-15 *Jiuwei*.

O caractere *que* do nome desse ponto é o mesmo que aparece em *Shen Que* do ponto VC-8: por esta razão, eu traduzo o nome do ponto VC-14 como "Palácio", de acordo com "Palácio do Espírito" do ponto VC-8. Por esta razão, existe uma correspondência entre esses dois pontos. O Espírito (*Shen*) depende da Essência do Rim como seu fundamento (ver Capítulo 3). Portanto, o ponto VC-8 afeta o Espírito por meio da Essência, enquanto VC-14, por meio da Mente (*Shen*) do Coração (Figura 66.8).

O Boxe 66.15 resume as funções do ponto VC-14.

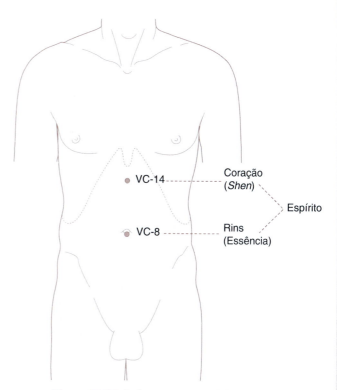

Figura 66.8 Relação entre os pontos VC-14 e VC-8.

Boxe 66.15 VC-14 – resumo das funções

- Regula o *Qi* do Coração (dor de origem cardíaca, dor torácica, muco no tórax, congestão torácica)
- Acalma a Mente e abre os orifícios da Mente (ansiedade, insônia, depressão maníaca, gritaria, raiva, desorientação, agitação)
- Controla o *Qi* rebelde do Estômago (distensão do epigástrio, dificuldade de engolir, náuseas, vômitos, regurgitação ácida).

VC-15 *Jiuwei* Cauda da Pomba

Localização

Na linha média do abdome, 7 *cun* acima do umbigo, 1 *cun* abaixo do ângulo esternocostal.

Natureza

Ponto de Conexão (*Luo*) do Vaso Concepção.

    Ponto Fonte (*Yuan*) dos cinco órgãos *Yin* (Capítulo 1 do *Eixo Espiritual*)

    Fonte (*Yuan*) do Tecido Adiposo (*Gao*) (Capítulo 1 do *Eixo Espiritual*)

Ações

Acalma a Mente e abre os orifícios da Mente.

    Abre o tórax e facilita a descensão do *Qi*.

Indicações

Depressão maníaca, palpitações, ansiedade, insônia.

    Congestão e dor no peito, sibilos, dispneia, sensação de opressão no peito, suspiros, tosse.

Comentários

VC-15 é um ponto muito importante e potente para acalmar a Mente. De acordo com o Capítulo 1 do *Eixo Espiritual*, ele é o ponto-fonte de todos os órgãos *Yin*, significando que esse ponto afeta o *Qi* Original (*Yuan Qi*) de todos esses órgãos.[3]

O ponto VC-15 nutre todos os órgãos *Yin* e acalma a Mente, especialmente quando há Deficiência de *Yin* e/ou Sangue. Esse ponto tem ação calmante muito potente nos casos de ansiedade grave, preocupação, problemas emocionais, medos ou obsessões. Embora suas indicações sugiram que ele possa ser usado para abrir os orifícios da Mente dos pacientes com transtornos mentais graves causados por uma condição de Cheio, pessoalmente eu utilizo esse ponto para tratar transtornos mental–emocionais que ocorrem no contexto de uma deficiência de Sangue ou *Yin*.

VC-15 exerce influência importante no tórax: ele abre o tórax e facilita a descensão do *Qi*. Um aspecto útil dessa ação é que o ponto VC-15 facilita a descensão do *Qi* do Pulmão (tosse, sibilos, dispneia) e do Coração (ansiedade, suspiros, sensação de opressão no peito).

O canal de Conexão (*Luo*) do Vaso Concepção começa nesse ponto, que o controla. A partir desse ponto, o Vaso Concepção ramifica-se em numerosos ramos pequenos que se espalham sobre o abdome. Quando o Vaso de Conexão está Vazio, o paciente tem prurido no abdome; quando está em Excesso, o indivíduo tem dor abdominal. O ponto VC-15 pode ser usado para tratar condições de Vazio ou Cheio no canal de Conexão.

VC-15 está localizado na ponta do processo xifoide, que é conhecida comumente como "cauda de pomba" na China: daí o nome desse ponto.

O Boxe 66.16 resume as funções do ponto VC-15.

Boxe 66.16 VC-15 – resumo das funções

- Acalma a Mente e abre os orifícios da Mente (depressão maníaca, palpitações, ansiedade, insônia)
- Abre o tórax e facilita a descensão do *Qi* (congestão e dor no peito, sibilos, dispneia, sensação de opressão no peito, suspiros, tosse)

VC-17 *Shanzhong* (ou *Tanzhong*) Meio do Tórax

Localização

Na linha média do esterno, no nível da junção do quarto espaço intercostal com o esterno.

Natureza

Ponto de Alarme (*Mu*) do Pericárdio.

    Ponto de Alarme (*Mu*) do Aquecedor Superior.

    Ponto Mestre (*Hui*) do *Qi*.

    Ponto Mar de *Qi*.

    Ponto de encontro dos canais do Vaso Concepção, Baço, Rim, Intestino Delgado e Triplo Aquecedor.

Ações

Tonifica o *Qi* e fortalece o *Qi* Torácico (*Zong Qi*).

    Abre o tórax, regula o *Qi* e facilita a descensão do *Qi*.

    Beneficia as mamas e promove a lactação.

Indicações

Voz fraca, fadiga, tendência a contrair resfriados, transpiração espontânea.

    Dor torácica, sibilos, dispneia, tosse, congestão e opressão no peito.

    Lactação deficiente, abscesso mamário, distensão da mama.

Comentários

VC-17 é um ponto muito importante para tonificar o *Qi*: ele ao mesmo tempo é o ponto Mestre (*Hui*) do *Qi* e o ponto do Mar de *Qi*. Esse ponto tonifica o *Qi* do tórax e o *Qi* Torácico (*Zong Qi*), que está relacionado com o Coração e os Pulmões. Desse modo, esse ponto é usado para tonificar o *Qi*, mas apenas em relação ao *Qi* do Pulmão, não tanto em relação com o *Qi* do Baço ou do Rim. Quando a deficiência de *Qi* é atribuída à fraqueza do Estômago ou do Baço, o ponto VC-17 isoladamente poderia não ser suficiente para tonificá-lo, mas outros pontos precisariam ser usados, inclusive E-36 *Zusanli*, VC-12 *Zhongwan* e VC-6 *Qihai*.

Além de tonificar o *Qi*, esse ponto também o mobiliza e elimina sua estagnação no tórax. Por esta razão, o ponto VC-17 é usado para tratar qualquer condição de estagnação de *Qi* no tórax, que causa sinais e sintomas como sensação de constrição, aperto, opressão ou dor no peito.

O ponto VC-17 dissolve congestão no peito, promove a descensão de *Qi* do Pulmão e beneficia a respiração. Por isso, esse ponto é usado para tratar dispneia de qualquer causa, seja por deficiência de *Qi* do Coração ou do Pulmão, ou por obstrução do tórax por Fleuma.

Por fim, esse ponto beneficia as mamas e pode ser usado para tratar lactação deficiente, tanto por deficiência de *Qi* e Sangue, quanto por estagnação de *Qi*. Quando é usado para tratar problemas mamários, o ponto VC-17 é estimulado por agulha introduzida na direção da mama afetada. Quando é usado para regular o *Qi*, a agulha é introduzida horizontalmente de cima para baixo.

O Boxe 66.17 resume as funções do ponto VC-17.

Boxe 66.17 VC-17 – resumo das funções

- Tonifica o *Qi* e fortalece o *Qi* Torácico (*Zong Qi*) (voz fraca, fadiga, tendência a contrair resfriados, transpiração espontânea)
- Abre o tórax, regula o *Qi* e facilita a descensão do *Qi* (dor torácica, sibilos, dispneia, tosse, congestão e opressão no peito)
- Beneficia as mamas e facilita a lactação (lactação deficiente, abscesso mamário, distensão das mamas).

VC-22 *Tiantu* Projeção Celestial

Localização

Na linha média, no centro da fossa supraesternal, 0,5 *cun* acima da fúrcula supraesternal.

Natureza

Ponto do Vaso *Yin* de Conexão (*Yin Wei Mai*).
  Ponto Janela do Céu.

Ações

Estimula a descensão do *Qi* do Pulmão.
  Dissolve Fleuma.
  Beneficia a garganta e a voz.

Indicações

Tosse, sibilos, dispneia, som de estertores na garganta.
  Fleuma no tórax.
  Sensação de obstrução da garganta, úlceras na garganta, edema da garganta, garganta seca, voz rouca, perda súbita da voz, bócio.

Comentários

VC-22 estimula a descensão do *Qi* do Pulmão e é muito utilizado para tratar tosses agudas e crônicas e asma.

Esse ponto dissolve Fleuma do tórax e dos Pulmões e facilita a expectoração de muco. O ponto VC-22 é usado para tratar condições agudas como bronquite aguda com expectoração profusa, ou retenção crônica de Fleuma na garganta.

VC-22 é um ponto local importante para tratar problemas da garganta e da voz.

O Boxe 66.18 resume as funções do ponto VC-22.

Boxe 66.18 VC-22 – resumo das funções

- Estimula a descensão do *Qi* do Pulmão (tosse, sibilos, dispneia, som de estertor na garganta)
- Dissolve Fleuma (muco na garganta)
- Beneficia a garganta e a voz (sensação de obstrução da garganta, úlceras da garganta, edema da garganta, garganta seca, voz rouca, perda súbita da voz, bócio).

VC-23 *Lianquan* Canto da Nascente

Localização

Na linha média anterior do pescoço, na depressão existente acima do osso hioide.

Natureza

Ponto do Vaso *Yin* de Conexão (*Yin Wei Mai*).

Ações

Beneficia a língua e a fala.
  Controla o *Qi* rebelde.

Indicações

Edema debaixo da língua, dificuldade de falar, perda súbita da voz, afasia depois de AVE causado por Vento, contração da base da língua, protrusão da língua, garganta seca, úlceras da boca, úlceras da língua.
  Tosse, sibilos, dispneia, vômitos de saliva espumosa.

Comentários

VC-23 é mais utilizado para tratar afasia ou fala ininteligível depois de um AVE causado por Vento. Esse ponto afeta diretamente a língua e pode ser usado em combinação com C-5 *Tongli* para tratar distúrbios da fala ou afasia. Também é utilizado para tratar problemas locais da garganta, inclusive nódulos das pregas vocais.

O Boxe 66.19 resume as funções do ponto VC-23.

Boxe 66.19 VC-23 – resumo das funções

- Beneficia a língua e a fala (edema debaixo da língua, dificuldade de falar, perda súbita da voz, afasia depois de AVE causado por Vento, contração da base da língua, protrusão da língua, garganta seca, úlceras da boca, úlceras da língua)
- Controla o *Qi* rebelde (tosse, sibilos, dispneia, vômitos de saliva espumosa).

VC-24 *Chengjiang* Recebendo a Saliva

Localização

Na linha média, no centro do sulco mentolabial.

Natureza

Ponto de encontro dos canais do Vaso Concepção, Vaso Governador, Intestino Grosso e Estômago.
  Um dos pontos do Espírito segundo Sun Si Miao.

Ações

Extingue Vento interno.
  Remove obstruções do canal na face.

Indicações

Hemiplegia, desvio da comissura labial, trismo, epilepsia, tetania.
  Dor e dormência na face, edema facial, odontalgia, dor na gengiva, perda súbita da voz, lábios arroxeados.

Comentários

VC-24 é utilizado basicamente como ponto local para tratar invasão de Vento na face causando paralisia facial. Esse ponto é usado para tratar paralisia da boca.

As indicações desse ponto refletem claramente o trajeto do Vaso Concepção na face, que circunda a boca e alcança os olhos.

A Figura 66.9 ilustra as áreas de influência dos pontos do Vaso Concepção.

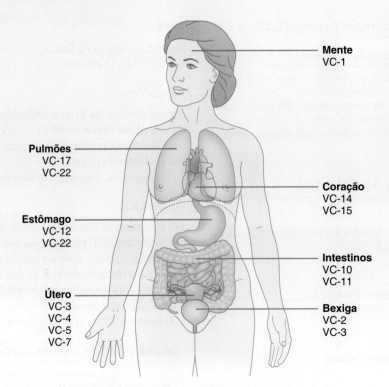

Figura 66.9 Áreas de influência dos pontos do Vaso Concepção.

O Boxe 66.20 resume as funções do ponto VC-24.

Boxe 66.20 VC-24 – resumo das funções

- Extingue Vento interno (hemiplegia, desvio da comissura labial, trismo, epilepsia, tetania)
- Remove obstruções do canal na face (dor e dormência na face, edema facial, odontalgia, dor na gengiva, perda súbita da voz, lábios arroxeados)

Notas

1. Yang Jia San 1989 A Study of Acupuncture (*Zhen Jiu Xue* 针灸学), Beijing Science Publishing House, Beijing, p. 402.
2. Yang Jia San 1988 Great Dictionary of Chinese Acupuncture (*Zhong Guo Zhen Jiu Da Ci Dian* 中国针灸大辞典), Beijing Sports College Publishing House, Beijing, p. 739.
3. 1981 Spiritual Axis (*Ling Shu Jing* 灵枢经), People's Health Publishing House, Beijing, first published c.100 bc, p. 3.

SEÇÃO 2   PARTE 7

Vaso Governador 67

Trajeto do canal principal, 875

Trajeto do canal de Conexão, 875

VG-1 *Changqiang* Forte e Longo, 875

VG-2 *Yaoshu* Ponto de Transporte da Região Lombar, 876

VG-3 *Yaoyangguan* Porta *Yang* Lombar, 876

VG-4 *Mingmen* Porta da Vida, 877

VG-8 *Jinsuo* Espasmo do Tendão, 878

VG-9 *Zhiyang* Atingindo o *Yang*, 878

VG-11 *Shendao* Caminho da Mente, 878

VG-12 *Shenzhu* Pilar Corpóreo, 879

VG-13 *Taodao* Caminho do Forno, 879

VG-14 *Dazhui* Grande Vértebra, 880

VG-15 *Yamen* Porta da Mudez, 880

VG-16 *Fengfu* Palácio do Vento, 881

VG-17 *Naohu* Janela do Cérebro, 881

VG-19 *Houding* Posterior ao Vértice, 881

VG-20 *Baihui* Cem Encontros, 882

VG-23 *Shangxing* Estrela Superior, 882

VG-24 *Shenting* Pátio da Mente, 883

VG-26 *Renzhong* Meio da Pessoa, 883

Notas, 884

▶ Trajeto do canal principal

O Vaso Governador origina-se do Útero (ou das partes profundas do abdome inferior dos homens) e estende-se ao períneo, de onde emerge à superfície. Em seguida, esse vaso ascende na linha média por todo o seu trajeto ascendente até o dorso e o pescoço no ponto VG-16 *Fengfu*, de onde entra no cérebro. Em seguida, o Vaso Governador ascende até o vértice e desce pela superfície anterior da face até o lábio superior (Figura 67.1).

▶ Trajeto do canal de Conexão

Depois de separar-se do ponto VG-1 *Changqiang*, o canal de Conexão estende-se superiormente ao longo dos dois lados da coluna vertebral até o occipício, de onde se espalha sobre o alto da cabeça. Nas escápulas, um ramo reúne-se com o canal da Bexiga e a parte superior da coluna vertebral (Figura 67.2).

O Boxe 67.1 resume os aspectos principais dos pontos do Vaso Governador.

Boxe 67.1 Visão geral dos pontos do Vaso Governador

- Afetam os órgãos genitais, o dorso, a cabeça e o cérebro
- Causam efeito mental importante
- Tonificam os Rins
- Extinguem Vento interno.

VG-1 *Changqiang* Forte e Longo

Localização

Abaixo da ponta do cóccix, no ponto médio entre a ponta do cóccix e o ânus.

Natureza

Ponto de Conexão (*Luo*) do Vaso Governador.

Ações

Regula os Vasos Governador e Concepção (Diretor).
Dissolve Umidade.
Regula os dois orifícios inferiores.
Acalma a Mente e abre os orifícios da Mente.
Extingue Vento interno.

Indicações

Dor ao urinar, dificuldade de urinar, retenção urinária, urina escura, hemorroidas, dificuldade de evacuar, diarreia, prolapso retal.
Depressão maníaca.
Opistótono, tetania, epilepsia, tremor da cabeça.

Comentários

VG-1 é o ponto de início e de Conexão do Vaso Governador. Como é o ponto de Conexão, esse ponto conecta com o Vaso Concepção. Por essa razão, ele pode ser usado para eliminar obstruções do Vaso Concepção e do Vaso Governador. Consequentemente, esse ponto afeta os dois orifícios inferiores.

VG-1 é muito utilizado como ponto local para tratar prolapso anal. Além disso, ele dissolve Umidade-Calor no ânus e, por isto, é usado para tratar hemorroidas.

Como está na extremidade mais distal do Vaso Governador, o ponto VG-1 pode ser usado para afetar a parte superior (*i. e.*, cérebro). Por esta razão, esse ponto é usado para acalmar a Mente e abrir os orifícios da mente quando há doenças mentais evidenciadas por agitação e hipomania.

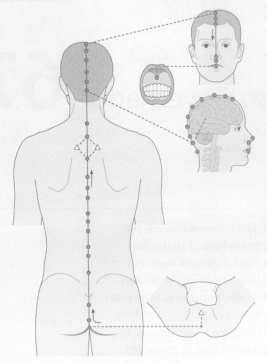

Figura 67.1 Vaso Governador.

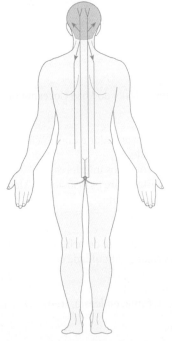

Figura 67.2 Canal de Conexão do Vaso Governador.

O Boxe 67.2 resume as funções do ponto VG-1.

Boxe 67.2 VG-1 – resumo das funções

- Regula os Vasos Governador e Concepção
- Dissolve Umidade
- Regula os dois orifícios inferiores (dor ao urinar, dificuldade de urinar, retenção urinária, urina escura, hemorroidas, dificuldade de evacuar, diarreia, prolapso retal)
- Acalma a mente e abre os orifícios da Mente (depressão maníaca)
- Extingue Vento interno (opistótono, tetania, epilepsia, tremor da cabeça)

VG-2 *Yaoshu* Ponto de Transporte da Região Lombar

Localização

No sacro, sobre a linha mediana posterior, no hiato sacral.

Natureza

Nenhuma.

Ações

Extingue Vento interno.
Fortalece a região lombar.

Indicações

Epilepsia.
Dor no sacro, dor lombar, rigidez da região lombar.

Comentários

Esse ponto é importante para eliminar Vento interno e suas manifestações clínicas, principalmente espasmos e convulsões. Por esta razão, esse ponto é importante para tratar epilepsia. Quando é utilizado com essa indicação, o ponto VG-2 deve ser estimulado por agulha introduzida obliquamente de baixo para cima, tentando fazer com que a sensação produzida pela inserção da agulha estenda-se para cima até o mais longe possível.

Além disso, VG-2 pode ser usado como ponto local para tratar dor lombossacral crônica causada por deficiência de *Yang* do Rim.

O Boxe 67.3 resume as funções do ponto VG-2.

Boxe 67.3 VG-2 – resumo das funções

- Extingue Vento interno (epilepsia)
- Fortalece a região lombar (dor no sacro, dor lombar, rigidez da região lombar).

VG-3 *Yaoyangguan* Porta *Yang* Lombar

Localização

Na região lombar, na linha mediana posterior, na depressão situada abaixo do processo espinhoso de L4.

Natureza

Nenhuma.

Ações

Fortalece a região lombar e as pernas.
Tonifica o *Yang*.

Indicações

Dor lombar, dor ciática, rigidez da região lombar.
Impotência, leucorreia (secreção vaginal branca).

Comentários

VG-3 é utilizado com muita frequência como ponto local para tratar dor lombar, principalmente quando se deve à deficiência de *Yang* do Rim. Além disso, esse ponto está especialmente indicado quando a dor lombar irradia para as pernas. Além de fortalecer a região lombar tonificando o *Yang* do Rim, VG-3 também fortalece as pernas e é um ponto importante para fraqueza das pernas com Síndrome de Atrofia.

O Boxe 67.4 resume as funções do ponto VG-3.

> **Boxe 67.4 VG-3 – resumo das funções**
>
> - Fortalece a região lombar e as pernas (dor lombar, dor ciática, rigidez da região lombar)
> - Tonifica o *Yang* (impotência, leucorreia).

VG-4 *Mingmen* Porta da Vida

Localização

Na região lombar, na linha mediana posterior, na depressão situada abaixo do processo espinhoso de L2.

Natureza

Nenhuma.

Ações

Tonifica o *Yang* do Rim e aquece o Portão da Vitalidade (*Ming Men*).

Tonifica o *Qi* Original (*Yuan Qi*).
Expele Frio.
Fortalece o Vaso Governador.
Fortalece a região lombar.
Fortalece a Essência (*Jing*).
Limpa a Mente (*Shen*).
Limpa Calor.
Extingue Vento interno.

Indicações

Dor lombar, tontura, tinido, joelhos frios, sensação de frio na região lombar, micções frequentes de urina clara, fadiga.

Calafrios, joelhos e dorso frios, pés frios, dor causada por Frio.
Dor lombar por deficiência do Rim.
Emissões involuntárias de sêmen.
Depressão, falta de força de vontade, confusão mental.
Calor no corpo.
Tremor da cabeça, opistótono, epilepsia.

Comentários

O Fogo do Portão da Vitalidade (*Ming Men*) está diretamente relacionado com a Essência Pré-Celestial. Situado entre os Rins, o Fogo do Portão da Vitalidade é o Fogo fisiológico do corpo, que fornece calor essencial a todos os processos fisiológicos do corpo e a todos os Órgãos Internos. O Fogo do Portão da Vitalidade está presente desde o nascimento e, na verdade, desde a concepção. A Essência Pré-Celestial também está presente desde a concepção e o nascimento, mas depois "amadurece" e transforma-se na Essência do Rim (com a ajuda do calor do Fogo do Portão da Vitalidade) na puberdade, quando forma sangue menstrual e óvulos das mulheres e esperma masculino.

Desse modo, pode-se dizer que o Fogo do Portão da Vitalidade representa o aspecto *Yang* da Essência Pré-Celestial, enquanto a Essência Pré-Celestial (que se transforma em Essência do Rim por ocasião da puberdade) representa seu aspecto *Yin* (ver Figura 3.3, no Capítulo 3). Um nome alternativo do ponto VG-4 é *Jing Gong* – que significa "Palácio da Essência (*Jing*)" – e mostra claramente a conexão entre o Portão da Vitalidade e a Essência (*i. e.*, ele é o aspecto *Yang* da Essência).

O Fogo do Portão da Vitalidade acumula-se no ponto VG-4 *Mingmen* situado na coluna vertebral por ocasião da concepção, enquanto a Essência Pré-Celestial concentra-se no ponto VC-4 *Guanyuan* também nessa fase da vida (ver Figura 3.4, no Capítulo 3). Isso está relacionado com o Útero (quando o sangue menstrual é armazenado) nas mulheres e com o Salão do Esperma nos homens.[1] O Capítulo 36 do *Clássico das Dificuldades* afirma que: "*O Portão da Vitalidade é a residência da Mente e da Essência e está conectado com o Qi Original [Yuan Qi]: nos homens, ele abriga o Esperma; nas mulheres, o Útero.*"[2]

VG-4 é o ponto mais potente para fortalecer o *Yang* do Rim e todas as energias *Yang* em geral, especialmente quando é usado com moxabustão. Esse ponto tonifica e aquece o Fogo do Portão da Vitalidade. Por essa razão, VG-4 é usado para tratar deficiência de *Yang* do Rim, que causa sintomas como calafrios, urina clara e abundante, fadiga, falta de vitalidade, depressão, joelhos e pernas fracos, língua Pálida e pulso Profundo-Fraco. Quando VG-4 é usado com moxa, deve-se ter cuidado porque ele é um ponto de aquecimento muito potente. Por esta razão, deve-se certificar de que não apenas haja uma deficiência de *Yang* do Rim, como também que há Frio interno. Um paciente pode ter deficiência de *Yang* do Rim, mas também ter algum Calor interno em qualquer outra parte do corpo (p. ex., Umidade-Calor nos Intestinos). Nesse caso, esse ponto não estaria indicado porque poderia agravar a condição de Calor.

O *Qi* Original está relacionado com o *Qi* Pré-Celestial e a constituição e a vitalidade básica do indivíduo. Esse ponto fortalece o *Qi* Original e, deste modo, está indicado para tratar fraqueza crônica nos planos físico e mental.

O ponto VG-4 também beneficia o aspecto *Yang* da Essência do Rim e está indicado para tratar todos os transtornos sexuais causados por fraqueza da Essência, inclusive impotência, ejaculação precoce ou poluções noturnas.

VG-4 é muito eficaz para fortalecer a região lombar e os joelhos e está indicado para tratar dor lombar crônica causada por deficiência de *Yang* do Rim.

VG-4 é específico para eliminar Frio interno causado pela deficiência de *Yang*. O Frio poderia estar no Baço (causando diarreia crônica), na Bexiga (micções profusas de urina clara, incontinência ou enurese), nos Intestinos (dor abdominal) ou no Útero (dismenorreia ou infertilidade).

O Vaso Governador tem forte influência na Mente (*Shen*), porque de três formas atua na Mente. Primeiramente, o Vaso Governador emana do espaço entre os Rins e está relacionado com a Essência (especialmente, com seu aspecto *Yang*). A Essência (*Jing*) é o fundamento do *Qi* e da Mente (*Shen*) e a residência da Força de Vontade (*Zhi*): por esta razão, uma Essência forte forma a base da Mente e da Força de Vontade fortes. Em segundo lugar, o Vaso Governador estende-se pelo Coração e, por esta razão, afeta a Mente por meio desse órgão. Em terceiro lugar, o Vaso Governador entra no Cérebro que, de acordo com alguns doutores, é a residência da Mente (*Shen*). Por estas razões, o Vaso Governador – especialmente o ponto VG-4 – afeta a Mente: ele limpa a Mente, melhora o humor e é um ponto importante para tratar depressão associada à deficiência de *Yang* do Rim.

Curiosamente, embora VG-4 seja um ponto de aquecimento, ele pode ser usado para limpar Calor; contudo, eu não uso esse ponto desta forma.

O Boxe 67.5 resume as funções do ponto VG-4.

Boxe 67.5 VG-4 – resumo das funções

- Tonifica o *Yang* do Rim e aquece o Portão da Vitalidade (*Ming Men*) (dor lombar, tontura, tinido, joelhos frios, sensação de frio na região lombar, micções frequentes de urina clara, fadiga)
- Tonifica o *Qi* Original (*Yuan Qi*)
- Expele Frio (calafrios, joelhos e dorso frios, pés frios, dor causada por Frio)
- Fortalece o Vaso Governador
- Fortalece a região lombar (dor lombar causada por deficiência do Rim)
- Fortalece a Essência (emissões involuntárias de sêmen)
- Limpa a mente (depressão, falta de força de vontade, confusão mental)
- Limpa Calor (calor no corpo)
- Extingue Vento interno (tremor da cabeça, opistótono, epilepsia).

VG-8 *Jinsuo* Espasmo do Tendão

Localização

No dorso, na linha mediana posterior, na depressão situada abaixo do processo espinhoso de T9.

Natureza

Nenhuma.

Ações

Extingue Vento interno e relaxa os tendões.

Indicações

Opistótono, espasmos, epilepsia, rigidez e contração da coluna vertebral.

Comentários

Como o nome indica claramente, VG-8 extingue Vento interno e suas manifestações (*i. e.*, convulsões, espasmos musculares, tremor ou epilepsia). Além disso, esse ponto pode ser usado simplesmente para aliviar espasmos e contraturas dos tendões, mesmo que não haja Vento interno.

O Boxe 67.6 resume as funções do ponto VG-8.

Boxe 67.6 VG-8 – resumo das funções

- Extingue Vento interno e relaxa os tendões (opistótono, espasmos, epilepsia, rigidez e contração da coluna vertebral).

VG-9 *Zhiyang* Atingindo o *Yang*

Localização

No dorso, na linha mediana posterior, na depressão situada abaixo do processo espinhoso de T7.

Natureza

Nenhuma.

Ações

Regula o Fígado e a Vesícula Biliar.
  Dissolve Umidade-Calor.
  Abre o tórax e o diafragma.

Indicações

Icterícia, sensação de peso, gosto amargo, congestão do hipocôndrio, congestão do epigástrio.
  Congestão do tórax.

Comentários

VG-9 está relacionado com o Fígado e a Vesícula Biliar e dissolve Umidade nesses dois órgãos. Esse é um dos pontos principais usados para tratar icterícia e congestão do hipocôndrio.

O ponto VG-9 afeta o tórax e o diafragma e elimina estagnação de *Qi* nessas áreas, que acarreta sensação de distensão ou opressão, soluços e suspiros.

O Boxe 67.7 resume as funções do ponto VG-9.

Boxe 67.7 VG-9 – resumo das funções

- Regula o Fígado e a Vesícula Biliar
- Dissolve Umidade-Calor (icterícia, sensação de peso, gosto amargo, congestão do hipocôndrio, congestão do epigástrio)
- Abre o tórax e o diafragma (congestão do tórax).

VG-11 *Shendao* Caminho da Mente

Localização

No dorso, na linha mediana posterior, na depressão situada abaixo do processo espinhoso de T5.

Natureza

Nenhuma.

Ações

Fortalece o Coração e acalma a Mente.
  Limpa Calor.
  Extingue Vento interno.

Indicações

Tristeza, ansiedade, memória fraca, palpitações, desorientação, timidez.
  Febre, sensação de calor em geral.
  Epilepsia das crianças, trismo.

Comentários

VG-11 está localizado no mesmo nível do ponto B-15 *Xinshu* (ponto *Shu* Dorsal do Coração) e sua ação afeta principalmente o Coração. Esse ponto nutre o Coração e acalma a Mente e, deste modo, trata depressão, tristeza ou ansiedade.

Entretanto, o ponto VG-11 também limpa Calor e, por este motivo, pode ser usado para limpar Calor no Coração ou drenar Fogo de Coração.

O Boxe 67.8 resume as funções do ponto VG-11.

Boxe 67.8 VG-11 – resumo das funções

- Fortalece o Coração e acalma a Mente (tristeza, ansiedade, memória fraca, palpitações, desorientação, timidez)
- Limpa Calor (febre, sensação de calor em geral)
- Extingue Vento interno (epilepsia das crianças, trismo).

VG-12 *Shenzhu* Pilar Corpóreo

Localização

No dorso, na linha mediana posterior, na depressão situada abaixo do processo espinhoso de T3.

Natureza

Nenhuma.

Ações

Limpa Calor no Pulmão.
Extingue Vento interno.
Acalma a Mente e abre os orifícios da Mente.
Tonifica o *Qi* do Pulmão.

Indicações

Calor no tórax, tosse, sensação de calor em geral, dispneia, sede, agitação.
Epilepsia das crianças, opistótono.
Comportamento maníaco, "vê espíritos", raiva com vontade de matar as pessoas.
Fadiga, voz fraca, tendência a contrair resfriados, rinite alérgica, asma.

Comentários

VG-12 tem duas funções diferentes, dependendo se esse ponto é sedado ou tonificado. Quando é utilizado com método de sedação, esse ponto elimina Vento interno e atenua espasmos, convulsões e tremores. Ele também é usado para tratar epilepsia. Com o método de sedação, o ponto VG-12 também limpa Calor no Pulmão.

Quando é estimulado com método de tonificação, esse ponto tonifica o *Qi* do Pulmão (ele está no mesmo nível do ponto *Shu* Dorsal do Pulmão, ou B-13 *Feishu*) e geralmente fortalece o corpo. VG-12 é usado para tonificar o Pulmão e fortalecer o corpo depois de uma doença crônica debilitante. Em minha experiência, VG-12 também é um ponto importante para fortalecer o Pulmão dos pacientes com rinite alérgica e asma: eu utilizo esse ponto para tratar a Raiz (*Ben*) dessas duas doenças para fortalecer o Pulmão e evitar recaídas. Por exemplo, eu uso o ponto VG-12 no outono para evitar a ocorrência de rinite alérgica sazonal na primavera. Quando uso VG-12 para fortalecer o Pulmão, sempre combino esse ponto com B-13 *Feishu*.

A indicação "vontade de matar as pessoas" com referência a esse ponto é interessante. Conforme está descrito no Capítulo 60, que descreve os pontos B-13 *Feishu* e B-42 *Pohu*, a indicação "vontade de cometer suicídio" para B-13 *Feishu* deve ser entendida no contexto da Alma Corpórea (*Po*), que está abrigada no Pulmão. A Alma Corpórea é uma alma física com movimento centrípeto, materializando-se constantemente e separando-se continuamente em seus diversos aspectos constituintes. A Alma Corpórea está em relação com *gui*: isto é, fantasmas ou espíritos (de pessoas mortas). As forças centrípetas do *gui* dentro da Alma Corpórea, que a fragmentam constantemente, por fim são a causa da morte. Por esta razão, é interessante que os três pontos relacionados com o Pulmão (que abrigam a Alma Corpórea), todos alinhados no dorso, sejam indicados quando há vontade de cometer suicídio ou de matar pessoas: isto é, esses pontos estão relacionados com pensamentos de morte. As indicações são as seguintes:

- B-13 *Feishu*: "vontade de cometer suicídio"
- B-42 *Pohu*: "três corpos flutuando"
- VG-12 *Shenzhu*: "vontade de matar as pessoas".

O Boxe 67.9 resume as funções do ponto VG-12.

Boxe 67.9 VG-12 – resumo das funções

- Limpa Calor no Pulmão (calor no peito, tosse, sensação de calor em geral, dispneia, sede, agitação)
- Extingue Vento interno (epilepsia das crianças, opistótono)
- Acalma a Mente e abre os orifícios da Mente (comportamento maníaco, "vê espíritos", raiva com vontade de matar as pessoas)
- Tonifica o *Qi* do Pulmão (fadiga, voz fraca, tendência a contrair resfriados, rinite alérgica, asma).

VG-13 *Taodao* Caminho do Forno

Localização

No dorso, na linha mediana posterior, na depressão situada abaixo do processo espinhoso de T1.

Natureza

Ponto de encontro dos canais do Vaso Governador e da Bexiga.

Ações

Regula o *Yang* Menor.

Indicações

Malária, alternância das sensações de frio e calor.

Comentários

VG-13 é eficaz para limpar Calor no estágio do *Yang* Menor (identificação dos padrões de acordo com os Seis Estágios), cujo sinal fundamental é alternância das sensações de calor e frio.

Além disso, esse ponto é eficaz para limpar Calor residual prolongado com síndrome de fadiga pós-viral.

O Boxe 67.10 resume as funções do ponto VG-13.

> **Boxe 67.10 VG-13 – resumo das funções**
>
> - Regula o *Yang* Menor (malária, alternância das sensações de frio e calor)
> - Bom para limpar Calor residual.

VG-14 *Dazhui* Grande Vértebra

Localização

Na linha mediana posterior, na depressão situada abaixo do processo espinhoso de C7.

Natureza

Ponto de encontro dos canais do Vaso Governador com todos os canais *Yang*.

Ponto Mar de *Qi*.

Ações

Limpa Calor.

Libera o Exterior e expele Vento externo.

Regula o *Qi* Nutritivo e o *Qi* Defensivo.

Extingue Vento interno.

Limpa a Mente.

Tonifica o *Yang*.

Indicações

Febre, sensação de calor em geral.

Aversão ao frio, febre, dores no corpo, cefaleia e rigidez occipitais.

Invasão de Vento externo, aversão ao frio, febre, transpiração suave.

Epilepsia.

Depressão, fadiga, memória fraca, dificuldade de concentrar-se.

Calafrios, urina clara e profusa.

Comentários

VG-14 pode causar efeitos opostos, dependendo do método de utilização da agulha. Quando é usado com um método de sedação, ele libera o Exterior e é usado para tratar ataques externos de Vento-Calor: esse ponto libera o Exterior e limpa Vento-Calor e é usado especificamente para tratar invasões de Vento-Calor, em contraste com Vento-Frio. Além disso, VG-14 regula o *Qi* Nutritivo e o *Qi* Defensivo quando o paciente foi atacado por Vento externo e apresenta transpiração.

Quando é estimulado por agulha com método de sedação, o ponto VG-14 também extingue Vento interno e limpa Calor interno e pode ser usado para tratar praticamente todos os padrões de Calor interno.

Quando é usado com método de tonificação, principalmente com aplicação direta de moxabustão, o ponto VG-14 tonifica o *Yang* e pode ser utilizado para tratar qualquer padrão interno de deficiência de *Yang*. Esse ponto tonifica especialmente o *Yang* do Coração e do Rim.

Como também é o ponto de encontro de todos os canais *Yang* que transportam *Yang* puro para cima até a cabeça, VG-14 é um ponto Mar de *Qi*; além disto, o Vaso Governador entra no cérebro e esse ponto também limpa a Mente e estimula o cérebro quando o paciente está deprimido e confuso.

O Boxe 67.11 resume as funções do ponto VG-14.

> **Boxe 67.11 VG-14 – resumo das funções**
>
> - Limpa Calor (febre, sensação de frio em geral)
> - Libera o Exterior e expele Vento externo (aversão ao frio, febre, dores no corpo, cefaleia e rigidez occipitais)
> - Regula o *Qi* Nutritivo e o *Qi* Defensivo (invasão de Vento externo, aversão ao frio, febre, transpiração suave)
> - Extingue Vento interno (epilepsia)
> - Limpa a Mente (depressão, fadiga, memória fraca, dificuldade de concentrar-se)
> - Tonifica o *Yang* (calafrios, urina clara e profusa).

VG-15 *Yamen* Porta da Mudez

Localização

Na região posterior do pescoço, 0,5 *cun* diretamente acima do ponto médio da linha posterior do couro cabeludo, abaixo do processo espinhoso de C1.

Natureza

Ponto do Vaso *Yang* de Conexão (*Yang Wei Mai*).

Ponto Mar de *Qi*.

Ações

Extingue Vento interno.

Beneficia a língua e estimula a fala.

Limpa a Mente.

Indicações

Perda de consciência depois de um AVE causado por Vento, epilepsia.

Rigidez da língua, incapacidade de falar, perda da voz, flacidez da língua.

Sensação de peso na cabeça, memória fraca, dificuldade de concentrar-se.

Comentários

A ação principal do ponto VG-15 é estimular a fala. Esse ponto é usado para promover a função da fala das crianças com dificuldades de falar ou adultos que tiveram AVE causado por Vento. Durante a Revolução Cultural da China, alguns autores fizeram alegações extraordinárias acerca do efeito desse ponto para tratar crianças surdo-mudas. Hoje em dia, os doutores chineses admitem que a maioria dessas alegações eram exageradas ou claramente falsas.

Com o uso do método de tonificação, o ponto VG-15 nutre o cérebro e limpa a Mente, facilitando a ascensão do *Yang* puro à cabeça, mas também porque é um dos pontos do Mar de *Qi*.

O Boxe 67.12 resume as funções do ponto VG-15.

Boxe 67.12 VG-15 – resumo das funções

- Extingue Vento interno (perda de consciência depois de um AVE causado por Vento, epilepsia)
- Melhora a língua e estimula a fala (rigidez da língua, incapacidade de falar, perda da voz, flacidez da língua)
- Limpa a Mente (sensação de peso na cabeça, memória fraca, dificuldade de concentrar-se).

VG-16 *Fengfu* Palácio do Vento

Localização

Na região posterior do pescoço, 1 *cun* diretamente acima do ponto médio da linha posterior do couro cabeludo, exatamente abaixo da protuberância occipital externa, na depressão existente entre o músculo trapézio dos dois lados.

Natureza

Ponto do Vaso *Yang* de Conexão (*Yang Wei Mai*).
    Ponto Mar de Medula.
    Ponto Janela do Céu.
    Um dos pontos do Espírito segundo Sun Si Miao.
    Ponto do Sistema dos Olhos.

Ações

Extingue Vento interno.
    Expele Vento externo.
    Nutre a Medula e melhora o Cérebro.
    Acalma a Mente e abre os orifícios da Mente.

Indicações

Opistótono, afasia depois de um AVE causado por Vento, AVE causado por Vento, hemiplegia.
    Aversão ao frio, febre, dores no corpo, rigidez e cefaleia occipitais.
    Cefaleia, tontura, tinido, visão turva.
    Comportamento maníaco, vontade de cometer suicídio, tristeza, medo.

Comentários

VG-16 elimina Vento externo e interno. Por esta razão, esse ponto pode ser usado para tratar ataques externos de Vento-Frio ou Vento-Calor, assim como padrões de Vento interno, inclusive AVE causado por Vento, epilepsia ou vertigem grave.

A possibilidade de eliminar Vento em geral torna esse ponto muito importante para aliviar cefaleias causadas pela ascensão de *Yang* do Fígado, Vento de Fígado e Fogo de Fígado, assim como cefaleias atribuídas ao Vento externo. A ação desse ponto no tratamento das cefaleias também se deve em parte ao fato de que VG-16 *Fengfu* é um ponto do Sistema dos Olhos, que emerge do Cérebro exatamente nesse ponto.

VG-16 é um dos pontos do Mar de medula. A Medula nutre o cérebro e esse ponto pode limpar a Mente e estimular o cérebro.

O Boxe 67.13 resume as funções do ponto VG-16.

Boxe 67.13 VG-16 – resumo das funções

- Extingue Vento interno (opistótono, afasia secundária a um AVE causado por Vento, AVE causado por vento, hemiplegia)
- Expele Vento externo (aversão ao frio, febre, dores no corpo, cefaleia e rigidez occipitais)
- Nutre a medula e beneficia o Cérebro (cefaleia, tontura, tinido, visão turva)
- Acalma a Mente e abre os orifícios da Mente (comportamento maníaco, vontade de cometer suicídio, tristeza, medo).

VG-17 *Naohu* Janela do Cérebro

Localização

Na cabeça, 2,5 *cun* diretamente acima do ponto médio da linha posterior do couro cabeludo, 1,5 *cun* acima do ponto VG-16 *Fengfu*, na depressão situada acima da protuberância occipital exterior.

Natureza

Ponto de encontro dos canais do Vaso Governador e da Bexiga.

Ações

Extingue Vento interno.
    Beneficia os olhos.
    Beneficia o Cérebro.
    Acalma a Mente e abre os orifícios da Mente.

Indicações

Epilepsia, trismo.
    Visão turva, miopatia, dor nos olhos, lacrimejamento excessivo.
    Sensação de peso na cabeça, tontura.
    Comportamento maníaco.

Comentários

Esse ponto é usado principalmente para abater Vento interno afetando o Cérebro. Por essa razão, ele está indicado para tratar epilepsia, AVE causado por Vento e tontura grave.
    O Boxe 67.14 resume as funções do ponto VG-17.

Boxe 67.14 VG-17 – resumo das funções

- Extingue Vento interno (epilepsia, trismo)
- Melhora os olhos (visão turva, miopia, dor nos olhos, lacrimejamento excessivo)
- Melhora o Cérebro (sensação de peso na cabeça, tontura)
- Acalma a Mente e abre os orifícios da Mente (comportamento maníaco).

VG-19 *Houding* Posterior ao Vértice

Localização

Na cabeça, 5,5 *cun* diretamente acima do ponto médio da linha posterior do couro cabeludo, 3 *cun* acima do ponto VG-17 *Naohu*.

Natureza

Nenhuma.

Ações

Acalma a Mente e abre os orifícios da Mente.

Indicações

Comportamento maníaco, ansiedade, inquietude mental, insônia.

Comentários

VG-19 tem efeito calmante potente na Mente e é muito utilizado para tratar ansiedade grave, principalmente quando é combinado com VC-15 *Jiuwei*.

O Boxe 67.15 resume as funções do ponto VG-19.

Boxe 67.15 VG-19 – resumo das funções

- Acalma a Mente e abre os orifícios da Mente (comportamento maníaco, ansiedade, inquietude mental, insônia).

VG-20 *Baihui* Cem Encontros

Localização

Na cabeça, 5 *cun* diretamente acima do ponto médio da linha posterior do couro cabeludo.

Natureza

Ponto de encontro do Vaso Governador com os canais da Bexiga, da Vesícula Biliar, do Triplo Aquecedor e do Fígado.

Ponto Mar de Medula.

Ações

Extingue Vento interno.

Subjuga o *Yang* rebelde do Fígado.

Faz o *Yang* ascender.

Beneficia o Cérebro e os órgãos dos sentidos.

Anima a Mente.

Reanima a consciência.

Indicações

AVE causado por Vento, hemiplegia, opistótono, perda da consciência, epilepsia.

Cefaleia, tontura, tinido, visão turva.

Prolapso dos Órgãos Internos (estômago, útero, bexiga), prolapso anal.

Tontura, barulho no cérebro, tinido, memória fraca, obstrução nasal, secreção nasal, epistaxe, visão turva.

Depressão.

Perda da consciência.

Comentários

VG-20 está localizado no vértice da cabeça, que corresponde à região de potencial energético máximo e também é a área de convergência dos canais *Yang*. Por esta razão, esse ponto tem

dupla função, porque pode expelir excesso de *Yang* da cabeça, ou facilitar a ascensão de *Yang* para a cabeça.

A ação do ponto VG-20 de extinguir Vento interno e subjugar o *Yang* do Fígado está relacionada com sua primeira função. Por esta razão, esse ponto é importante para tratar cefaleias causadas pela ascensão de *Yang* do Fígado ou por Vento de Fígado.

VG-20 é um ponto de encontro de alguns canais *Yang* que levam *Yang* puro à cabeça: por esta razão, esse ponto tem efeito potente de estimular a ascensão do *Yang*. Quando é usado com moxabustão aplicada diretamente, VG-20 estimula a ascensão de *Qi* puro à cabeça e, por isto, é usado para tratar prolapso dos Órgãos Internos, inclusive estômago, útero, bexiga, ânus ou vagina. Esse ponto é especialmente indicado para prolapso anal, que está localizado no trajeto do Vaso Governador. VG-20 é eficaz não apenas para tratar prolapsos reais, mas também incontinência urinária, micções frequentes e afundamento geral do *Qi* com sensação de peso forçando para baixo na região do baixo-ventre.

Quando se utiliza esse ponto com moxabustão para levantar *Yang*, deve-se ter o cuidado de assegurar que o paciente não tenha absolutamente nenhum tipo de Calor. Além disso, esse ponto não deve ser estimulado com moxabustão quando o paciente tem pressão arterial elevada.

A ação desse ponto de levantar *Yang* tem efeitos mentais, porque facilita a ascensão do *Yang* puro ao Cérebro e à Mente. Em minha experiência, VG-20 tem um efeito potente de melhorar depressão e limpar a Mente.

Por fim, esse ponto reanima a consciência quando o paciente está inconsciente, especialmente quando é combinado com os pontos VG-26 *Renzhong* e PC-6 *Neiguan*.

O Boxe 67.16 resume as funções do ponto VG-20.

Boxe 67.16 VG-20 – resumo das funções

- Extingue Vento interno (AVE causado por Vento, hemiplegia, opistótono, perda da consciência, epilepsia)
- Subjuga o *Yang* do Fígado (cefaleia, tontura, tinido, visão turva)
- Levanta o *Yang* (prolapso dos órgãos internos [estômago, útero, bexiga], prolapso anal)
- Melhora o Cérebro e os órgãos dos sentidos (tontura, barulho no cérebro, tinido, memória fraca, obstrução nasal, secreção nasal, epistaxe, visão turva)
- Anima a Mente (depressão)
- Reanima a consciência (perda de consciência).

VG-23 *Shangxing* Estrela Superior

Localização

Na cabeça, 1 *cun* diretamente acima do ponto médio da linha anterior do couro cabeludo.

Natureza

Um dos pontos do Espírito segundo Sun Si Miao.

Ações

Abre o nariz.

Ilumina os olhos.

Indicações

Congestão nasal, secreção nasal, perda do sentido do olfato, pólipos nasais, espirros, sangramento nasal.

Visão turva, dor nos olhos, miopia.

Comentários

VG-23 é utilizado basicamente para tratar problemas crônicos do nariz, inclusive rinite alérgica ou sinusite, mas também para abrir o nariz e dissolver Umidade do nariz e dos seios paranasais.

O Boxe 67.17 resume as funções do ponto VG-17.

Boxe 67.17 VG-17 – resumo das funções

- Abre o nariz (congestão nasal, secreção nasal, perda do olfato, pólipos nasais, espirros, sangramento nasal)
- Melhora os olhos (visão turva, dor nos olhos, miopia).

VG-24 *Shenting* Pátio da Mente

Localização

Na linha média da cabeça, exatamente 0,5 *cun* acima do ponto médio da linha anterior do couro cabeludo.

Natureza

Ponto de encontro dos canais do Vaso Governador e do Estômago.

Ações

Acalma e eleva a Mente, abre os orifícios da Mente.

Extingue Vento interno.

Melhora o nariz.

Trata os olhos.

Indicações

Depressão maníaca, depressão, ansiedade, memória fraca, insônia.

Opistótono, epilepsia, tontura, vertigem.

Elimina secreção nasal (rinite alérgica), congestão nasal, epistaxe.

Lacrimejamento, visão turva.

Comentários

O aspecto mais importante da ação energética do ponto VG-24 é seu movimento descendente: ele faz o *Qi* descer e subjuga o *Yang* rebelde. Esse é um ponto muito importante e potente para acalmar a Mente e é combinado frequentemente com VB-13 *Benshen* para tratar ansiedade grave e medo.

Um aspecto importante desse ponto, que o torna especialmente útil, é que ele pode acalmar e elevar a Mente: por esta razão, VG-24 é utilizado não apenas para tratar ansiedade e insônia, como também depressão e tristeza. Além disso, esse ponto é usado na prática psiquiátrica para tratar esquizofrenia e pensamentos divididos.[3]

O nome desse ponto refere-se à sua influência poderosa na Mente e no Espírito. Tradicionalmente, o pátio era considerado uma parte muito importante da casa, porque era o local onde os visitantes tinham suas primeiras impressões, pois era a entrada da casa. Desse modo, poderíamos dizer que esse ponto é a "entrada" da mente e do Espírito e o fato de ser comparado a um pátio ressalta sua importância.

O Boxe 67.18 resume as funções do ponto VG-24.

Boxe 67.18 VG-24 – resumo das funções

- Acalma e eleva a Mente, abre os orifícios da Mente (depressão maníaca, depressão, ansiedade, memória fraca, insônia)
- Extingue Vento interno (opistótono, epilepsia, tontura, vertigem)
- Melhora o nariz (elimina secreção nasal [rinite alérgica], congestão nasal, epistaxe)
- Ilumina os olhos (lacrimejamento, visão turva).

VG-26 *Renzhong* Meio da Pessoa

Localização

Na face, na junção do terço superior com o terço médio do filtro labial.

Natureza

Ponto de encontro dos canais do Vaso Governador, do Intestino Grosso e do Estômago.

Um dos pontos do Espírito segundo Sun Si Miao.

Ações

Reanima a consciência e extingue Vento interno.

Abre o nariz.

Acalma a Mente e abre os orifícios da Mente.

Beneficia a coluna lombar.

Regula as passagens de Água no Aquecedor Superior.

Indicações

Perda da consciência, coma, AVE causado por Vento, trismo, desvios do olho e da comissura labial, epilepsia.

Sangramento nasal, secreção nasal límpida, perda do olfato.

Depressão maníaca.

Rigidez e dor na linha média da coluna lombar, incapacidade de flexionar o corpo para frente.

Edema da parte superior do corpo.

Comentários

VG-26 é usado para reanimar a consciência quando o paciente está inconsciente. Assim como VG-23, esse ponto abre as vias nasais.

Uma indicação empírica do ponto VG-23 é como ponto distal para tratar distensão aguda da região lombar, mas apenas quando a dor está localizada na própria coluna vertebral. Nesses casos, esse ponto geralmente é sedado enquanto o paciente fica de pé e inclina suavemente seu corpo para trás e para frente.

O ponto VG-26 regula as passagens de Água do Aquecedor Superior e, deste modo, pode eliminar edema da face e das mãos. Seu nome alternativo – *Shuigou* ("Vala de Água") – está relacionado com essa função.

O Boxe 67.19 resume as funções do ponto VG-26.

Boxe 67.19 VG-26 – resumo das funções

- Reanima a consciência e extingue Vento interno (perda da consciência, coma, AVE causado por Vento, trismo, desvios do olho e da comissura labial, epilepsia)
- Abre o nariz (epistaxe, secreção nasal límpida, perda do olfato)
- Acalma a mente e abre os orifícios da Mente (depressão maníaca)
- Melhora a coluna lombar (rigidez e dor na linha média da coluna lombar, incapacidade de flexionar o corpo para frente)
- Regula as passagens de Água do Aquecedor Superior (edema da parte superior do corpo).

A Figura 67.3 ilustra as áreas de influência dos pontos do Vaso Governador.

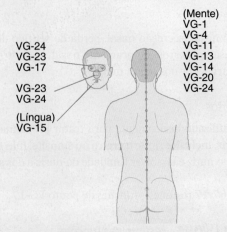

Figura 67.3 Áreas de influência dos pontos do Vaso Governador.

Notas

1. O "Salão do Esperma" não é uma estrutura física anatômica, mas indica simplesmente o *Dan Tian* Inferior de um homem que, segundo se acreditava, era onde o esperma era produzido pelos Rins.
2. Classic of Difficulties, p. 90.
3. Dr Zhang Ming Jiu, personal communication, Nanjing 1982.

Pontos Extras 68

Sishencong Quatro Cavaleiros da Mente, 885
Yintang Palácio da Chancela, 885
Taiyang Grande *Yang*, 886
Yuyao Espinha de Peixe, 886
Bitong Livre Passagem do Nariz, 887
Jingzhong Meio da Menstruação, 887
Qimen Porta do *Qi*, 887
Zigong Palácio do Filho, 887
Tituo Levantamento e Suporte, 888
Dingchuan Parar a Asma, 888
Jinggong Palácio da Essência, 888
Huatuojiaji Pontos Paravertebrais de *Hua Tuo*, 889
Shiqizhuixia Abaixo da 17ª Vértebra, 889
Jianneiling Monte Inferior do Ombro, 889
Baxie Oito Fatores Patogênicos, 890
Sifeng Quatro Rachaduras, 890
Shixuan Dez Declarações, 891
Xiyan Olhos do Joelho, 891
Dannangxue Ponto da Vesícula Biliar, 891
Lanweixue Ponto do Apêndice, 892
Bafeng Oito Ventos, 892
Nota, 892

Sishencong Quatro Cavaleiros da Mente

Localização

Um grupo de quatro pontos situados no vértice da cabeça, a 1 *cun* do ponto VG-20, com configuração em forma de cruz (Figura 68.1).

Ações

Extinguem Vento interno.
  Acalmam a Mente.
  Iluminam os olhos e beneficiam as orelhas.

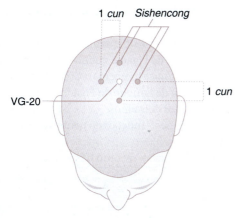

Figura 68.1 *Sishencong*.

Indicações

Epilepsia, AVE causado por Vento.
  Depressão maníaca, insônia.
  Visão turva, surdez.

Comentários

As ações e as funções desses pontos são semelhantes às do VG-20 *Baihui*. Eles são usados principalmente como pontos locais para tratar epilepsia.

O Boxe 68.1 resume as funções dos *Sishencong*.

Boxe 68.1 Ponto *Sishencong* – resumo das funções

- Extinguem Vento interno (epilepsia, AVE causado por Vento)
- Acalmam a Mente (depressão maníaca, insônia)
- Iluminam os olhos e beneficiam as orelhas (visão turva, surdez).

Yintang Palácio da Chancela

Localização

Na linha média do corpo, entre os dois supercílios (Figura 68.2).

Ações

Extingue Vento.
  Acalma a Mente.
  Beneficia o nariz.

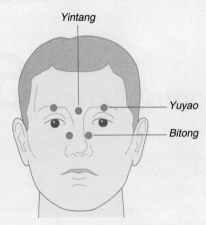

Figura 68.2 *Yintang, Yuyao* e *Bitong*.

Indicações

Epilepsia, vertigem, convulsões.
Ansiedade, insônia, susto.
Congestão e secreção nasais, espirros.

Comentários

O ponto *Yintang* extingue Vento interno e controla convulsões das crianças. Por essa razão, esse ponto é usado nos estágios avançados das doenças febris infantis. Na prática médica cotidiana, *Yintang* é usado mais comumente para acalmar a Mente e atenuar ansiedade e insônia.

O Boxe 68.2 resume as funções do ponto *Yintang*.

Boxe 68.2 Ponto Yintang – resumo das funções

- Extingue Vento interno (epilepsia, vertigem, convulsões)
- Acalma a Mente (ansiedade, insônia, susto)
- Beneficia o nariz (congestão e secreção nasais, espirros).

Taiyang Grande *Yang*

Localização

Em uma depressão situada 1 *cun* atrás do ponto médio entre a extremidade lateral do supercílio e o ângulo externo do olho (Figura 68.3).

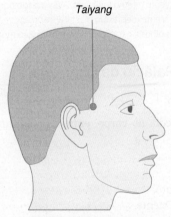

Figura 68.3 *Taiyang*.

Ações

Controla o *Yang* do Fígado.
Ilumina os olhos.

Indicações

Cefaleia unilateral na têmpora, tontura, tinido.
Visão turva, eritema e edema do olho, dor nos olhos.

Comentários

Taiyang é utilizado muito frequentemente como ponto local para tratar cefaleias causadas pela ascensão do *Yang* do Fígado ou por Fogo de Fígado, quando a dor está localizada nas têmporas.

Esse ponto também pode ser usado para tratar problemas oculares causados por Calor, seja externo (p. ex., Vento-Calor) ou interno (p. ex., Fogo de Fígado).

O Boxe 68.3 resume as funções do ponto *Taiyang*.

Boxe 68.3 Ponto Taiyang – resumo das funções

- Controla o *Yang* do Fígado (cefaleia unilateral na têmpora, tontura, tinido)
- Ilumina os olhos (visão turva, eritema e edema do olho, dor nos olhos).

Yuyao Espinha de Peixe

Localização

No meio do supercílio (ver Figura 68.2).

Ações

Controla o *Yang* do Fígado.
Ilumina os olhos.

Indicações

Cefaleia por trás dos olhos, tontura, visão turva.
Eritema, edema e dor nos olhos, visão turva, tremores das pálpebras, ptose palpebral.

Comentários

O ponto *Yuyao* é usado para tratar problemas oculares, inclusive visão turva ou manchas flutuantes diante dos olhos, principalmente quando são causadas por deficiência de Sangue do Fígado.

Além disso, esse ponto é útil para tratar cefaleias causadas pela ascensão de *Yang* do Fígado, quando a dor está localizada por trás de um olho. *Yuyao* também trata cefaleias difusas causadas por deficiência de Sangue do Fígado, quando a dor está localizada por trás dos dois olhos.

O Boxe 68.4 resume as funções do ponto *Yuyao*.

Boxe 68.4 Ponto Yuyao – resumo das funções

- Controla o *Yang* do Fígado (cefaleia por trás dos olhos, tontura, visão turva)
- Ilumina os olhos (eritema, edema e dor nos olhos; visão turva; tremores das pálpebras, ptose palpebral).

Bitong Livre Passagem do Nariz

Localização

Na superfície lateral do nariz, a meia distância entre a glabela e a ponta do nariz (ver Figura 68.2).

Ações

Abre o nariz.

Indicações

Espirros, rinite alérgica, congestão nasal, secreção nasal, sinusite, seios paranasais bloqueados, dor facial.

Comentários

Esse ponto é muito útil para tratar rinite alérgica ou sinusite, de forma a abrir as passagens do nariz. Além disso, esse ponto abre os seios maxilares. Em minha opinião, o ponto *Bitong* é mais eficaz que IG-20 *Yingxiang* para tratar esses problemas. O ponto IG-20 é melhor para expelir Vento da face (consequentemente, para tratar paralisia facial), enquanto *Bitong* é mais eficaz para abrir as passagens do nariz e dos seios paranasais.

Eu localizo o ponto *Bitong* ligeiramente acima da posição descrita em outros livros, conforme fui ensinado por meus professores em Nanjing. O *Manual of Acupuncture* localiza esse ponto na parte mais alta no sulco nasolabial.[1]

O Boxe 68.5 resume as funções do ponto *Bitong*.

Boxe 68.5 Ponto Bitong – resumo das funções
- Abre o nariz (espirros, rinite alérgica, congestão nasal, secreção nasal, sinusite, seios paranasais obstruídos, dor facial).

Jingzhong Meio da Menstruação

Localização

No abdome inferior, a 3 *cun* da linha média, no nível do ponto VC-6 *Qihai* (Figura 68.4).

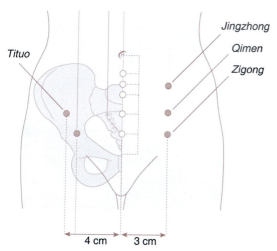

Figura 68.4 Pontos *Jingzhong*, *Qimen*, *Zigong* e *Tituo*.

Ações

Regula o Útero e a menstruação.

Indicações

Irregularidades menstruais, sangramento no meio do ciclo.

Comentários

O ponto *Jingzhong* é utilizado basicamente para tratar irregularidades menstruais e sangramento do meio do ciclo.

O Boxe 68.6 resume as funções do ponto *Jingzhong*.

Boxe 68.6 Ponto Jingzhong – resumo das funções
- Regula o Útero e a menstruação (irregularidades menstruais, sangramento no meio do ciclo).

Qimen Porta do Qi

Localização

No abdome inferior, a 3 *cun* da linha média, no nível do ponto VC-4 *Guanyuan* (ver Figura 68.4).

Ações

Regula o Útero e a menstruação.

Indicações

Infertilidade, menstruações volumosas.

Comentários

O ponto *Qimen* tem ação especial na infertilidade e no sangramento menstrual excessivo.

O Boxe 68.7 resume as funções do ponto *Qimen*.

Boxe 68.7 Ponto Qimen – resumo das funções
- Regula o Útero e a menstruação (infertilidade, menstruações volumosas).

Zigong Palácio do Filho

Localização

No abdome inferior, a 3 *cun* em posição lateral ao ponto VC-3 *Zhongji* (ver Figura 68.4).

Ações

Regula o Útero e a menstruação.

Indicações

Infertilidade, irregularidades menstruais, menstruações dolorosas, prolapso uterino, menstruações volumosas.

Comentários

O ponto *Zigong* é usado para tonificar os Rins e regular a menstruação. Nas mulheres, esse ponto está indicado especialmente para tratar menorragia, metrorragia e infertilidade. *Zigong* tem longa história de utilização no tratamento da infertilidade.

É interessante ressaltar que os três pontos extras localizados no abdome, dentre os quais todos afetam a menstruação e a fertilidade, todos estão a 3 *cun* da linha média e, consequentemente, entre os canais do Estômago e do Baço: esses pontos são *Jingzhong* (no mesmo nível do VC-6), *Qimen* (nível do VC-4) e *Zigong* (nível do VC-3). Aparentemente, é quase como se existisse outro canal entre esses dois canais do abdome.

O Boxe 68.8 resume as funções do ponto *Zigong*.

> **Boxe 68.8 Ponto *Zigong* – resumo das funções**
>
> • Regula o Útero e a menstruação (infertilidade, irregularidades menstruais, menstruações dolorosas, prolapso uterino, sangramento menstrual excessivo).

Tituo Levantamento e Suporte

Localização

No abdome inferior, lateralmente a 4 *cun* da linha média, no mesmo nível do ponto VC-4 *Guanyuan* (ver Figura 68.4).

Ações

Levanta o *Qi*.
   Revigora o Sangue.

Indicações

Prolapso uterino.
   Menstruações dolorosas, dor abdominal, massas abdominais, mioma.

Comentários

Tituo é um ponto local importante para tratar dor abdominal e massas abdominais causadas por estase de Sangue: esse ponto afeta o Sangue no Vaso Penetrador. Na China moderna, o ponto *Tituo* é usado frequentemente para tratar miomas ("fibroides").

O Boxe 68.9 resume as funções do ponto *Tituo*.

> **Boxe 68.9 Ponto *Tituo* – resumo das funções**
>
> • Levanta o *Qi* (prolapso uterino)
> • Revigora o Sangue (menstruações dolorosas, dor abdominal, massas abdominais, mioma).

Dingchuan Parar a Asma

Localização

Esse ponto está localizado lateralmente a 0,5 *cun* do VG-14 *Dazhui* (Figura 68.5).

Ações

Promove a descensão do *Qi* do Pulmão e acalma crises de asma.

Indicações

Asma, sibilos, dispneia, tosse.

Comentários

Esse ponto é usado principalmente para acalmar uma crise aguda de asma.

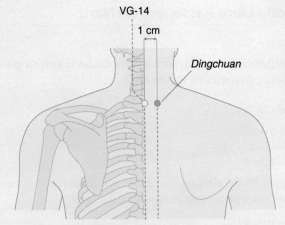

Figura 68.5 *Dingchuan*.

O Boxe 68.10 resume as funções do ponto *Dingchuan*.

> **Boxe 68.10 Ponto *Dingchuan* – resumo das funções**
>
> • Promove a descensão do *Qi* do Pulmão e acalma crises de asma (asma, sibilos, dispneia, tosse).

Jinggong Palácio da Essência

Localização

No dorso, lateralmente a 0,5 *cun* do ponto B-52 *Zhishi* (Figura 68.6).

Ações

Nutre a Essência do Rim.

Indicações

Infertilidade.

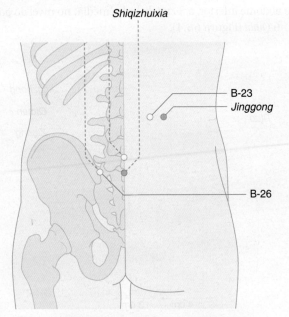

Figura 68.6 *Jinggong* e *Shiqizhuixia*.

Comentários

O ponto *Jinggong* é usado para tonificar o Rim, especialmente a Essência do Rim.

O Boxe 68.11 resume as funções do ponto *Jinggong*.

Boxe 68.11 Ponto *Jinggong* – resumo das funções

- Nutre a Essência do Rim (infertilidade).

Huatuojiaji Pontos Paravertebrais de *Hua Tuo*

Localização

Um grupo de pontos situados nos dois lados da coluna vertebral, a 0,5 *cun* da linha média, em correspondência com os espaços intervertebrais entre a quinta vértebra torácica e a quinta vértebra lombar (Figura 68.7).

Ações

Regulam os Órgãos Internos.
Beneficiam a região dorsal e a coluna vertebral.

Indicações

Doenças dos órgãos relacionados.
Dor lombar.

Comentários

Os nomes desses pontos são uma homenagem ao famoso doutor *Hua Tuo*, que viveu durante a dinastia *Han*. Aparentemente, ele utilizava esses pontos como pontos *Shu* Dorsais.

A ação desses pontos é semelhante às ações dos pontos *Shu* Dorsais correspondentes. Entretanto, os pontos de *Hua Tuo* não são utilizados frequentemente dessa forma, porque os pontos *Shu* Dorsais poderiam ser mais eficazes.

Contudo, os pontos de *Hua Tuo* são usados comumente como pontos locais para tratar dor lombar e são especialmente úteis para corrigir desvios das vértebras.

O Boxe 68.12 resume as funções dos pontos *Huatuojiaji*.

Boxe 68.12 Pontos *Huatuojiaji* – resumo das funções

- Regulam os Órgãos Internos (doenças dos órgãos correspondentes)
- Beneficiam a região dorsal e a coluna vertebral (dor lombar).

Shiqizhuixia Abaixo da 17ª Vértebra

Localização

Esse ponto está localizado na linha média do dorso, abaixo da ponta da quinta vértebra lombar (ver Figura 68.6).

Ações

Remove obstruções do canal.
Beneficia a região lombar.

Indicações

Dor lombar aguda ou crônica.

Comentários

Shiqizhuixia é excelente como ponto local para tratar dor lombar aguda ou crônica, independentemente se a dor está localizada na linha média ou é bilateral. Esse ponto é usado apenas quando a dor está situada em uma região bem inferior, ou seja, no sacro ou pouco acima dele. Em geral, eu combino esse ponto com B-26 *Guanyuanshu*.

Em minha experiência, esse ponto é melhor que VG-3 *Yaoyangguan* ou VG-4 *Mingmen* para tratar dor lombar.

O Boxe 68.13 resume as funções do ponto *Shiqizhuixia*.

Boxe 68.13 *Shiqizhuixia* – resumo das funções

- Remove obstruções do canal
- Beneficia a região lombar (dor lombar, aguda ou crônica).

Jianneiling Monte Inferior do Ombro

Localização

No ponto médio entre a extremidade da prega axilar anterior e o ponto IG-15 *Jianyu* (Figura 68.8).

Ações

Remove obstruções do canal.
Expele Umidade e Frio.

Indicações

Rigidez e dor no ombro, dificuldade de aduzir o braço, sensação de peso ou entorpecimento do braço.

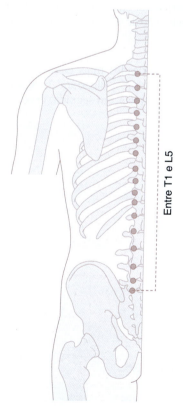

Figura 68.7 *Huatuojiaji*.

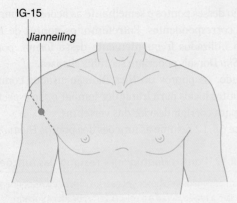

Figura 68.8 *Jianneiling*.

Comentários

Jianneiling é um ponto local extremamente útil para tratar dor no ombro, ou síndrome do ombro congelado. Esse ponto é selecionado quando a dor irradia na direção da superfície anterior do ombro (canal do Pulmão) e também é conhecido como *Jianqian* (*Frente do Ombro*).

O Boxe 68.14 resume as funções do ponto *Jianneiling*.

Boxe 68.14 *Jianneiling* – resumo das funções

- Remove obstruções do canal
- Expele Umidade e Frio (rigidez e dor no ombro, dificuldade de aduzir o braço, sensação de peso e entorpecimento do braço).

Baxie Oito Fatores Patogênicos

Localização

No dorso da mão, nas membranas interdigitais dos cinco dedos das mãos. Quando a mão é fechada (punho cerrado), três desses pontos estão na depressão entre as cabeças dos metacarpos em posição proximal às bordas das membranas. O outro ponto é equidistante entre os metacarpos dos dedos polegar e indicador, em posição proximal às bordas da membrana interdigital (Figura 68.9).

Ações

Relaxam os tendões.
Expelem Umidade-Vento.

Indicações

Entorpecimento, rigidez, eritema, edema, espasmo e dor nos dedos da mão, Síndrome de Obstrução Dolorosa (Síndrome *Bi*) dos dedos da mão.

Comentários

Esses pontos são muito utilizados para tratar Síndrome de Obstrução Dolorosa da mão e dos dedos. Eles eliminam Vento e Umidade e relaxam os tendões.

Além disso, os pontos *Baxie* mobilizam o Sangue da mão e dos dedos e, por esta razão, são usados para tratar Síndrome de Atrofia crônica das mãos.

O Boxe 68.15 resume as funções dos pontos *Baxie*.

Boxe 68.15 *Baxie* – resumo das funções

- Relaxa os tendões
- Expele Umidade-Vento (dormência, rigidez, eritema, edema, espasmo e dor nos dedos das mãos, Síndrome de Obstrução Dolorosa [Síndrome *Bi*] dos dedos da mão).

Sifeng Quatro Rachaduras

Localização

Na superfície palmar, nas pregas transversais das articulações interfalangianas proximais dos quatro dedos (exceto do dedo polegar) (Figura 68.10).

Ações

Dissolvem Umidade e retenção de alimentos nas crianças.

Indicações

Deficiência Nutricional da Infância, Transtorno de Acúmulo das crianças, retenção de alimentos, má digestão, diarreia.

Comentários

Esses pontos são utilizados mais comumente nas crianças pequenas para melhorar a digestão. As agulhas devem ser colocadas nesses pontos e, em seguida, deve ser extraído um

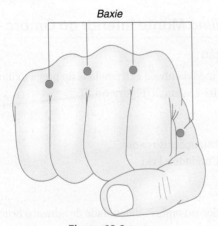

Figura 68.9 *Baxie*.

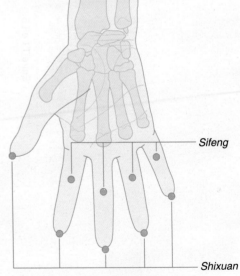

Figura 68.10 *Sifeng* e *Shixuan*.

líquido amarelo deles. Contudo, os pontos *Sifeng* também são eficazes quando não sai um líquido amarelo deles.

O Boxe 68.16 resume as funções dos pontos *Sifeng*.

Boxe 68.16 Pontos *Sifeng* – resumo das funções

- Dissolvem Umidade e retenção de alimentos das crianças (Deficiência Nutricional da Infância, Transtorno de Acúmulo das crianças, retenção de alimentos, má digestão, diarreia).

Shixuan Dez Declarações

Localização

Nas pontas dos 10 dedos, cerca de 0,1 *cun* distal às unhas (ver Figura 68.10).

Ações

Limpam Calor.
 Extinguem Vento interno.
 Abrem os orifícios.
 Reanimam a consciência.

Indicações

Doença febril, invasão de Canícula.
 AVE causado por Vento, espasmos clônicos, epilepsia.
 Perda da consciência.

Comentários

Esses pontos são usados em condições agudas quando o paciente está inconsciente depois de um AVE causado por Vento.

O Boxe 68.17 resume as funções dos pontos *Shixuan*.

Boxe 68.17 Pontos *Shixuan* – resumo das funções

- Limpam Calor (doença febril, invasão de Canícula)
- Extinguem Vento interno (AVE causado por Vento, espasmos clônicos, epilepsia)
- Abrem os orifícios
- Reanimam a consciência.

Xiyan Olhos do Joelho

Localização

Dois pontos situados na depressão medial e lateral aos ligamentos da patela. O *Xiyan* lateral é o mesmo ponto E-35 *Dubi* (Figura 68.11).

Ações

Expelem Umidade-Vento.
 Beneficiam os joelhos.

Indicações

Edema e dor no joelho, rigidez do joelho, fraqueza e entorpecimento do joelho, Síndrome de Obstrução Dolorosa (Síndrome *Bi*) do joelho.

Comentários

Xiyan são pontos locais importantes para tratar Síndrome de Obstrução Dolorosa dos joelhos, especialmente quando a dor está localizada na parte frontal do joelho, ou nos planos profundos da articulação.

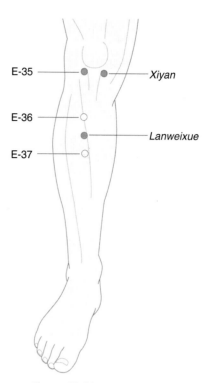

Figura 68.11 *Xiyan* e *Lanweixue*.

A agulha deve ser introduzida obliquamente, ligeiramente para cima e em direção medial ao centro do joelho, até uma profundidade mínima de 0,25 *cun*.

Esses pontos oferecem resultados especialmente bons quando se queima moxabustão sobre as agulhas.

O Boxe 68.18 resume as funções dos pontos *Xiyan*.

Boxe 68.18 *Xiyan* – resumo das funções

- Expelem Umidade-Vento
- Beneficiam os joelhos (edema e dor no joelho, rigidez do joelho, fraqueza e entorpecimento do joelho, Síndrome de Obstrução Dolorosa [Síndrome *Bi*] do joelho).

Dannangxue Ponto da Vesícula Biliar

Localização

Esse ponto está situado cerca de 1 *cun* abaixo do VB-34 *Yanglingquan*. Sua localização não é fixa, porque a agulha é introduzida na área existente abaixo do ponto VB-34, em que ele estiver hipersensível à pressão (Figura 68.12).

Ações

Dissolve Umidade-Calor da Vesícula Biliar.

Indicações

Icterícia, colecistite, colelitíase.

Comentários

Esse ponto é usado frequentemente (quando está hipersensível à pressão) para expelir Umidade-Calor da Vesícula Biliar nos casos de colecistite ou colelitíase.

891

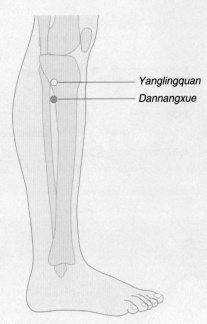

Figura 68.12 *Dannangxue.*

O Boxe 68.19 resume as funções do ponto *Dannangxue*.

Boxe 68.19 Ponto *Dannangxue* – resumo das funções

- Dissolve Umidade-Calor da Vesícula Biliar (icterícia, colecistite, colelitíase).

Lanweixue Ponto do Apêndice

Localização

No canal do Estômago, entre os pontos E-36 *Zusanli* e E-37 *Shangjuxu*, apenas na perna direita. A localização desse ponto também é variável, porque ele está localizado em qualquer área que esteja hipersensível à pressão entre os pontos E-36 e E-37 (ver Figura 68.11).

Ações

Trata dor abdominal.
  Dissolve Umidade-Calor.

Indicações

Apendicite aguda ou crônica.

Comentários

Esse ponto é usado para tratar um episódio agudo de apendicite para suprimir a dor. Também pode ser utilizado para tratar apendicite crônica.

O ponto *Lanweixue* também é um recurso diagnóstico útil nos casos de apendicite (inclusive quando é crônica) se ele estiver hipersensível à pressão.

O Boxe 68.20 resume as funções do ponto *Lanweixue*.

Boxe 68.20 Ponto *Lanweixue* – resumo das funções

- Trata dor abdominal
- Dissolve Umidade-Calor (apendicite aguda ou crônica).

Bafeng Oito Ventos

Localização

No dorso do pé, nas membranas interdigitais entre os cinco pododáctilos, em posição proximal às bordas das membranas (Figura 68.13).

Ações

Relaxam os tendões.
  Expelem Umidade-Vento.

Indicações

Entorpecimento, rigidez, eritema, edema, espasmo e dor nos dedos do pé, Síndrome de Obstrução Dolorosa (Síndrome *Bi*) dos dedos do pé.

Comentários

Esses pontos são usados da mesma forma que os pontos *Baxie*, mas nesse caso para tratar Síndrome de Obstrução Dolorosa dos pés.

O Boxe 68.21 resume as funções dos pontos *Bafeng*.

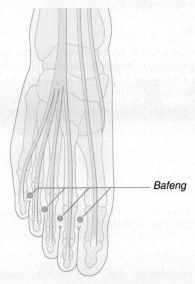

Figura 68.13 *Bafeng.*

Boxe 68.21 Pontos *Bafeng* – resumo das funções

- Relaxam os tendões
- Expelem Umidade-Vento (entorpecimento, rigidez, eritema, edema, espasmo e dor nos dedos do pé, Síndrome de Obstrução Dolorosa [Síndrome *Bi*] dos dedos do pé).

Nota

1. Deadman P, Al-Khafaji M 1998 A Manual of Acupuncture. Journal of Chinese Medicine Publications, Hove, England, p. 568.

Parte **8**

Princípios de Tratamento

Introdução

A Parte 8 está dividida em dois capítulos:

- Capítulo 69: *Princípios de Tratamento*
- Capítulo 70: *Princípios da Combinação de Pontos*.

O Capítulo 69 descreve a importância de formular um plano de tratamento racional de forma a conseguir responder eficazmente às condições clínicas. Por exemplo, esse capítulo descreve quando se deve tratar a Raiz (*Ben*) de uma condição, quando se deve concentrar no tratamento da Manifestação (*Biao*), quando tonificar o *Qi* do corpo e quando expelir fatores patogênicos.

O Capítulo 70 descreve os princípios que governam a combinação dos pontos de acupuntura.

PARTE 8

Princípios de Tratamento 69

A Raiz e a Manifestação (*Ben* e *Biao*), 896

    Tratar apenas a Raiz, 898

    Tratar a Raiz e a Manifestação, 899

    Tratar primeiro a Manifestação, depois a Raiz, 899

    Raízes e Manifestações Múltiplas, 900

Quando tonificar o *Qi* Verdadeiro, quando expelir fatores patogênicos, 900

Tonificar o *Qi* Verdadeiro (*Zheng Qi*), 902

    Expelir fatores patogênicos, 902

    Tonificar o *Qi* Verdadeiro e expelir os fatores patogênicos, 903

Diferenças entre acupuntura e fitoterapia quanto à aplicação do princípio de tratamento, 905

Nota, 908

Depois de estabelecer o diagnóstico e reconhecer ou identificar os padrões, o próximo passo lógico é determinar o princípio de tratamento a ser adotado. O praticante de medicina chinesa precisa formular um plano de ação racional e coerente, que contemple o que deve ser tratado primeiramente; definir o que é primário e secundário na condição do paciente; qual é a importância relativa da condição aguda ou crônica; e qual método terapêutico deve ser usado.

Ao longo dos séculos, a teoria da medicina chinesa respondeu a essas questões e desenvolveu um sistema coerente de princípios de tratamento. Na prática, esses princípios fornecem uma estrutura lógica, de acordo com a qual o médico pode avaliar os objetivos de seu tratamento. O princípio de tratamento sempre deve ser determinado antes de iniciar o tratamento. Isso é conseguido por meio de uma análise rigorosa das manifestações clínicas e de uma síntese da condição e das necessidades terapêuticas do paciente em determinada ocasião. Os princípios de tratamento não seguem necessariamente uma ordenação lógica baseada na identificação do padrão de desarmonia mais importante, exceto quando se trata de algumas poucas condições simples.

A maioria das condições clínicas que encontramos na prática caracteriza-se por vários padrões e pela coexistência de Deficiência e Excesso. Desse modo, embora nosso diagnóstico dos padrões envolvidos possa estar absolutamente correto, o sucesso do tratamento dependerá muito da adoção da estratégia e do método terapêutico certo.

Por exemplo, embora possamos diagnosticar acertadamente uma deficiência do Baço com Umidade, deveríamos então nos concentrar em tonificar o primeiro ou eliminar o último, ou deveríamos aplicar as duas abordagens simultaneamente? Em minha experiência, a adoção do princípio de tratamento certo – decidir se deve tonificar o *Qi* do corpo ou eliminar fatores patogênicos – é absolutamente crucial ao sucesso do tratamento.

Nota clínica

A adoção do princípio de tratamento certo – decidir se deve tonificar o *Qi* do corpo ou eliminar fatores patogênicos – é crucial ao sucesso do tratamento.

Desse modo, o encontro terapêutico começa com o estabelecimento de um diagnóstico utilizando observação, interrogação, palpação e audição/olfato; com base nesses recursos, podemos identificar os padrões de desarmonia. Depois disso, precisamos identificar e avaliar cuidadosamente a Raiz e a Manifestação, diferenciando entre Cheio e Vazio. Apenas depois disso, poderemos formular uma estratégia e um método apropriado (Figura 69.1).

Alguns exemplos esclarecerão esse ponto:

- Um paciente com bronquite crônica apresenta-se com um episódio agudo de Vento-Frio ou Vento-Calor (p. ex., um resfriado comum ou uma gripe). Deveríamos tratar primeiro o episódio agudo e ignorar a condição crônica? Ou deveríamos tratar os dois ao mesmo tempo?
- Um paciente com deficiência de *Qi* causando fadiga extrema também tem sintomas de Umidade e língua com saburra espessa e pegajosa. Deveríamos nos concentrar em tonificar o *Qi* ou eliminar Umidade? Ou ambos simultaneamente?
- Uma paciente tem apresentado febre recorrente e sintomas gripais há algumas semanas; ela está completamente exausta, mas seu pulso é Cheio e em Corda. Deveríamos tonificar o *Qi* do seu corpo, ou expelir o fator patogênico que ainda persiste no Interior?
- Um homem idoso tem deficiência de *Yin* com ascensão de *Yang* do Fígado causando hipertensão. Precisamos reduzir o *Yang* do Fígado, mas, como ele é idoso e frágil, a redução do *Yang* do Fígado poderia enfraquecer sua energia?
- Um paciente idoso tem deficiência do Rim, mas também apresenta estase de Sangue acentuada, Fleuma e Calor. Deveríamos nos concentrar em tonificar o Rim, revigorar o Sangue ou eliminar Calor e dissolver Umidade? Ou deveríamos fazer isso tudo simultaneamente? Se optássemos por revigorar o Sangue, dissolver Fleuma e limpar Calor, isso poderia enfraquecer esse paciente idoso?

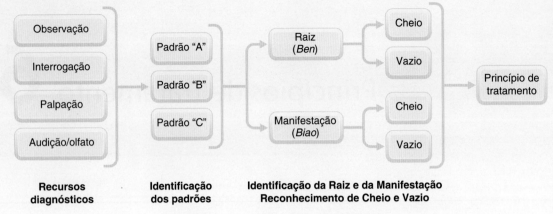

Figura 69.1 A Raiz (*Ben*) e a Manifestação (*Biao*).

Esses são alguns exemplos de situações complexas encontradas na prática clínica cotidiana, que requerem a diferenciação clara entre o que é primário e o que é secundário, uma avaliação da condição do paciente e a escolha de um princípio de tratamento e um plano de ação claros.

Os princípios de tratamento podem ser descritos com base em três pontos de vista citados a seguir:

1. A "Raiz" (*Ben*) e a "Manifestação" (*Biao*)
2. Quando tonificar o *Qi* Verdadeiro (*Zheng Qi*) e quando eliminar os fatores patogênicos
3. Quando tonificar e quando reduzir.

Na verdade, o segundo e o terceiro pontos são descritos juntos porque estão relacionados com o mesmo princípio básico.

A Raiz e a Manifestação (*Ben* e *Biao*)

A Raiz é descrita pelo termo chinês *Ben*, que significa literalmente "raiz", enquanto a Manifestação é conhecida como *Biao*, que também literalmente significa "sinal externo" ou "manifestação", isto é, a manifestação externa de alguma raiz interna invisível. A Raiz e a Manifestação podem ser comparadas com uma árvore: a raiz representaria a Raiz e seus ramos, a Manifestação (Figura 69.2).

Em contextos diferentes, a Raiz e a Manifestação adquirem diversos significados:

1. Na perspectiva do *Qi* Verdadeiro (*Zheng Qi*) e dos fatores patogênicos: a Raiz é o *Qi* Verdadeiro e a Manifestação são os fatores patogênicos
2. Na perspectiva da patologia: a Raiz é a causa da doença e a Manifestação representa suas manifestações clínicas. Exemplo: invasão de Vento externo é a Raiz e suas manifestações clínicas representam a Manifestação
3. Na perspectiva dos padrões: o padrão original é a Raiz, enquanto o que se origina dele é a Manifestação (p. ex., deficiência de *Qi* do Baço resultando na formação de Umidade)
4. Na perspectiva do tipo de início da doença: a Raiz é a condição inicial, enquanto a Manifestação é a condição subsequente
5. Na perspectiva da duração da doença: a Raiz é uma doença crônica, enquanto a Manifestação é uma doença aguda.

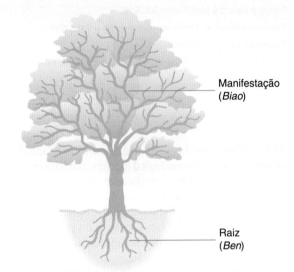

Figura 69.2 Raiz e Manifestação representadas por uma árvore.

Desse modo, quando analisamos o tratamento da Raiz ou da Manifestação, precisamos ser claros quanto ao contexto ou perspectiva específica que é considerada. Por exemplo, em determinado caso, afirmar que a Raiz precisa ser tratada primeiramente poderia significar que o *Qi* Verdadeiro deve ser tratado primeiro, ou que a raiz (ou causa) da doença deve ser tratada, ou que as condições crônicas devem ser tratadas inicialmente.

Contudo, na prática clínica, Raiz e Manifestação geralmente são entendidas no segundo e no terceiro contextos: isto é, como causa básica (raiz) e manifestações clínicas da doença e como padrões original e derivado (Figuras 69.3 e 69.4).

O Boxe 69.1 resume as considerações referentes à Raiz e à Manifestação.

Boxe 69.1 Raiz e Manifestação

Dois significados principais:
1. Raiz é a causa básica (raiz) da condição (p. ex., Vento-Frio), enquanto Manifestação são as manifestações clínicas (aversão ao frio, febre, pulso Flutuante etc.)
2. A Raiz da condição é o padrão original (p. ex., deficiência de *Qi* do Baço), enquanto a Manifestação é o padrão derivado (p. ex., Umidade).

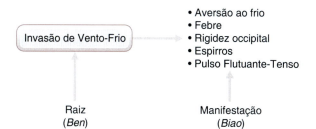

Figura 69.3 Raiz e Manifestação como raiz e manifestações clínicas de uma doença (ou condição).

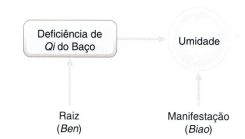

Figura 69.4 Raiz e Manifestações como padrões original e derivado.

Quando consideramos a Raiz e a Manifestação, é importante entender a conexão entre as duas. Raiz e Manifestação não são entidades separadas, mas dois aspectos de uma contração – assim como Yin e Yang. Como seus nomes sugerem, ambas estão relacionadas entre si, assim como as raízes de uma árvore estão ligadas aos seus ramos – as primeiras sob a terra e invisíveis, os últimos acima da terra e visíveis (ver Figura 69.2).

A mesma relação existe entre a raiz (causa básica) de uma doença e suas manifestações clínicas: ambas estão indissoluvelmente relacionadas e constituem os dois aspectos da mesma entidade: não há separação entre elas. Por esta razão, em termos absolutos, não está certo traduzir o termo *Ben* como "causa", porque a relação entre Raiz e Manifestação não é causal. As raízes não são a "causa" dos ramos, mas os dois juntos formam o que se vê como árvore. A arte diagnóstica consiste exatamente em reconhecer a Raiz (i. e., a causa básica dos sinais e sintomas) tendo como base a observação da Manifestação (i. e., as manifestações clínicas).

Por exemplo, quando um paciente tem diarreia, calafrios, fadiga, falta de apetite, distensão abdominal, pulso Fraco e língua Pálida, o complexo dessas manifestações clínicas aponta claramente para sua Raiz: isto é, deficiência de *Yang* do Baço. Portanto, neste exemplo simples, a deficiência de *Yang* do Baço seria a Raiz e todos os sinais e sintomas representariam a Manifestação da doença. Apenas quando dominamos a arte de identificar padrões, podemos reconhecer a Raiz por meio da observação do padrão constituído pela Manifestação, assim como um botânico consegue identificar uma árvore examinando suas folhas.

Um exemplo do que seriam os padrões originais e derivados como Raiz e Manifestação é que a deficiência de *Qi* do Baço pode ser o padrão original (Raiz) e a Umidade pode ser o padrão derivado (Manifestação). Nos casos de endometriose, a deficiência de *Yang* do Rim frequentemente é a Raiz, enquanto a estase de Sangue é a Manifestação.

É importante ressaltar que as condições clínicas podem ser muito complicadas, porque uma manifestação pode, por sua vez, transformar-se em Raiz. No exemplo citado antes, a deficiência de *Yang* do Rim (Raiz) pode causar estase de Sangue (Manifestação) que, por sua vez, pode causar Secura (uma Manifestação) (Figura 69.5).

Em alguns casos, realmente podemos confundir uma Manifestação com Raiz. O caso clínico sucinto descrito a seguir esclarece esse ponto.

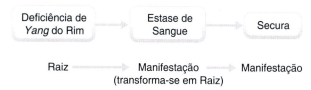

Figura 69.5 Manifestação transformando-se em Raiz secundária.

Caso clínico 69.1

Antes de relatar o Caso clínico 69.1, gostaria de descrever sucintamente a patologia da metrorragia grave (sangramento menstrual profuso e irregular, conhecido como *Beng Lou* em medicina chinesa). Existem duas causas básicas para o sangramento menstrual profuso e irregular: ou a deficiência de *Qi* não consegue segurar o Sangue, que extravasa; ou o Calor no Sangue empurra o sangue para fora dos vasos sanguíneos. No primeiro caso, o sangramento profuso está associado aos sinais e sintomas gerais da deficiência de *Qi*, inclusive fadiga, palidez facial, dispneia, falta de apetite, fezes amolecidas, língua Pálida e pulso Vazio. Quando o sangramento é causado por Calor no Sangue, o paciente tem sinais e sintomas gerais de Calor, inclusive rubor facial, sensação de calor em geral, sede, insônia, língua Vermelha e pulso Rápido-Transbordante.

Uma mulher de 36 anos tinha menorragia crônica: o sangramento era tão irregular e constante que, em alguns meses, ela não saberia dizer se menstruou, porque o sangramento ocorria todos os dias. A paciente tinha sinais e sintomas gerais da deficiência de *Qi*, ou seja, pele pálida e amarelada, fadiga, voz fraca, fezes amolecidas e pulso Fraco. Por essa razão, concluí que o sangramento era causado pela deficiência de *Qi* e ela foi tratada por tonificação do *Qi*. Contudo, esse tratamento não obteve resultados. Reavaliei o diagnóstico e descobri que a paciente frequentemente se sentia sedenta, suas bochechas ocasionalmente ficavam ruborizadas, sua língua tinha vermelhidão discreta nas laterais e seu pulso era muito discretamente Rápido. Por essa razão, conclui que meu diagnóstico original estava equivocado e que, na verdade, o sangramento era causado por Calor no Sangue. Quando alterei seu tratamento de forma a resfriar o Sangue, os resultados foram imediatos.

Se o sangramento fosse causado por Calor no Sangue, como então poderíamos entender seus sinais e sintomas de deficiência de *Qi*? O que aconteceu é que a deficiência de *Qi* era realmente um resultado, em vez da causa do sangramento. Nos casos de sangramento profuso prolongado, a perda crônica de sangue leva à deficiência de Sangue: como o Sangue é a Mãe do *Qi*, isso por fim provoca deficiência de *Qi*. Desse modo, no caso dessa paciente, a deficiência de *Qi* era uma Manifestação, em vez de a Raiz, conforme resumimos a seguir:

Calor no Sangue	Deficiência de Sangue	Deficiência de *Qi*
Raiz	**Manifestação** (sangramento causa deficiência de Sangue)	**Manifestação** (deficiência de Sangue causa deficiência de *Qi*)

Por que precisamos identificar a Raiz? Durante a evolução de uma doença, as manifestações clínicas podem ser muito numerosas, complicadas e até contraditórias em alguns casos. Manifestações clínicas diferentes aparecem e desenvolvem-se ao longo da evolução de uma doença crônica persistente; essas manifestações podem combinar-se com sintomas agudos incidentes, condições internas podem superpor-se às externas, condições de Deficiência podem coexistir com outras de Excesso, Frio pode coexistir com Calor e assim por diante.

O reconhecimento da Raiz (que não precisa ser única, mas pode ser múltipla) permite-nos entender e destrinchar as numerosas manifestações clínicas de forma a perceber o padrão subjacente e decidir quanto ao princípio de tratamento de acordo com a condição do paciente e o caráter das doenças.

Em medicina chinesa, existe o seguinte ditado: "Para tratar uma doença, descubra a Raiz." Esse ditado resume sucintamente a importância de sempre partir das manifestações clínicas de volta à sua Raiz para tratar uma doença. Em termos gerais, isso se deve ao fato de que a Raiz é o aspecto primário da contradição: isto é, geralmente ela é primária em relação manifestações clínicas. Como a Raiz é primária, o tratamento das manifestações clínicas geralmente é conseguido tratando-se a Raiz.

Por exemplo, quando um paciente queixa-se de cefaleia occipital aguda, febre baixa, rigidez do pescoço, aversão ao frio, secreção nasal e espirros e tem pulso Flutuante-Tenso, todas essas manifestações clínicas (a Manifestação) certamente apontam para sua causa básica (a Raiz), que é invasão da porção do *Qi* Defensivo do Pulmão por Vento-Frio externo. Esse padrão foi descrito detalhadamente no capítulo sobre identificação dos padrões de acordo com os fatores patogênicos (Capítulo 43; ver também Capítulos 44 e 45). Nesse caso, o tratamento deve ser voltado para a Raiz: isto é, expelir o Frio, liberar o Exterior e restabelecer a difusão e a descensão do *Qi* do Pulmão. Quando isso é conseguido, todas as manifestações clínicas desaparecem.

Esse é um exemplo simples de como diversas manifestações clínicas constituem um padrão que, quando é identificado acertadamente utilizando os recursos da medicina chinesa e os métodos de reconhecimento dos padrões, permite-nos reconhecer a Raiz e tratá-la adequadamente. Nesse exemplo, se o médico não dominasse as habilidades de diagnóstico e identificação dos padrões em medicina chinesa e não conseguisse reconhecer a Raiz, ele poderia pensar em tratar cada uma das manifestações clínicas separadamente, o que certamente estaria errado.

Outro exemplo: um paciente tem febre baixa durante a tarde, sudorese noturna, sensação de calor nas palmas e nas plantas, boca seca à noite e língua Vermelha sem saburra. Esses sinais e sintomas são manifestações clínicas que, quando interpretadas corretamente, levam-nos a reconhecer sua Raiz: isto é, deficiência de *Yin*. De forma a tratar todas as manifestações clínicas, basta tratar a Raiz (*i. e.*, tonificar *Yin*).

Outro exemplo: um paciente tem febre alta contínua, irritabilidade, sede, pulso Rápido, língua Vermelha com saburra amarela e membros muito frios. Nesse caso, existe uma contradição porque o paciente tem febre alta, mas seus membros estão frios. Entretanto, quando levamos em consideração todas as manifestações clínicas, podemos identificar que a Raiz é Calor interno. Por essa razão, o tratamento certo seria limpar o Calor interno, apesar dos membros frios. Esse último sinal clínico deve-se ao fato de que o Calor interno obstrui a circulação do *Yang Qi* aos membros, de forma que pode haver um paradoxo aparente: quanto mais forte é o Calor, mais frios estão os membros.

Exemplos semelhantes poderiam ser apresentados com referência aos padrões originais como Raiz e os padrões derivados como Manifestação. Por exemplo, a deficiência de *Qi* do Baço (Raiz) pode formar Umidade (Manifestação); a deficiência simultânea do Pulmão, do Baço e do Rim (Raiz) pode resultar em Fleuma (Manifestação); a deficiência de *Yang* do Rim (Raiz) pode formar Frio-Vazio (Manifestação); a estagnação de *Qi* (Raiz) pode causar estase de Sangue (Manifestação); Frio no Útero (Raiz) pode resultar em estase de Sangue (Manifestação) etc.

O Boxe 69.2 resume os padrões originais e derivados.

Boxe 69.2 Padrões originais e derivados

Raiz e Manifestação

Exemplos comuns de padrões originais e derivados como Raiz e Manifestação:

Raiz	Manifestação
Deficiência de *Qi* do Baço	Umidade
Deficiências simultâneas do Pulmão, do Baço e do Rim	Fleuma
Deficiência de *Yang* do Rim	Frio-Vazio
Estagnação de *Qi*	Estase de Sangue
Frio no Útero	Estase de Sangue
Deficiência de Sangue do Fígado	Vento de Fígado

Em resumo, em termos gerais, a Raiz é primária e deve ser tratada primeiramente. Entretanto, em determinadas situações, a Manifestação pode transformar-se em condição primária e deve ser tratada primeiro, ainda que o objetivo final sempre seja tratar a Raiz. A decisão de tratar a Raiz ou a Manifestação depende da gravidade e da urgência das manifestações clínicas.

Existem três tipos de ações possíveis:

---

1. Tratar apenas a Raiz
2. Tratar a Raiz e a Manifestação
3. Tratar primeiro a Manifestação, depois a Raiz.

▶ Tratar apenas a Raiz

Em geral, tratar apenas a Raiz é suficiente para erradicar todas as manifestações clínicas na maioria dos casos. O método de tratamento da Raiz pode ser usado com as doenças do exterior ou do interior, assim como agudas ou crônicas. Exemplos dessa abordagem foram mencionados antes: no caso de uma deficiência de *Yang* do Baço (a Raiz) causando as manifestações clínicas citadas antes, a abordagem certa seria tratar a Raiz (*i. e.*, tonificar e aquecer o Baço) que, por sua vez, deveria resultar na erradicação de todas as manifestações clínicas.

Do mesmo modo, quando as manifestações clínicas são causadas por Vento-Frio ou por uma deficiência de *Yin*, seria suficiente tratar a Raiz (*i. e.*, expelir Vento-Frio no primeiro caso e nutrir o *Yin* no segundo) para erradicar todas as manifestações clínicas.

Tratar apenas a Raiz quando existem padrões originais e derivados deve ser a abordagem escolhida apenas quando as manifestações clínicas refletem principalmente a Raiz (padrão original) e as manifestações clínicas da Manifestação são poucas e brandas. Por exemplo, no caso da deficiência de *Qi* do Baço (Raiz) causando Umidade (Manifestação), tonificar o Baço seria suficiente para dissolver Umidade apenas quando seus sinais e sintomas são muito brandos: na maioria dos casos, deve-se dar atenção também ao tratamento da Manifestação, isto é, dissolver Umidade.

A abordagem de tratar apenas a Raiz é aplicável quando as manifestações clínicas não são muito graves. Quando as manifestações clínicas são graves ou acarretam risco imediato à vida, a abordagem deve ser alterada, conforme é explicado adiante.

O Boxe 69.3 resume a abordagem de tratar apenas a Raiz.

Boxe 69.3 Tratar apenas a Raiz

Quando existem padrões originais e derivados, tratar apenas a Raiz é possível quando as manifestações clínicas da Manifestação são escassas e brandas.

▶ Tratar a Raiz e a Manifestação

Essa abordagem é muito utilizada na prática clínica. Nos casos crônicos em que as manifestações clínicas são graves e muito incômodas para o paciente, é necessário tratar simultaneamente a Raiz e a Manifestação. Essa abordagem também é adotada quando as manifestações clínicas propriamente ditas podem perpetuar o problema original. Por exemplo, no caso de uma mulher com deficiência de *Qi* causando sangramento menstrual excessivo (*Qi* não consegue segurar o Sangue), o sangramento menstrual crônico por muitos anos pode agravar a deficiência de *Qi* e causar deficiência de Sangue.

Retornando ao exemplo anterior de deficiência de *Yang* do Baço: quando esse problema está causando diarreia muito grave e debilitante, principalmente quando o paciente é idoso, seria necessário tratar a Raiz (*i. e.*, tonificar e aquecer o Baço) e, ao mesmo tempo, também adotar medidas eficazes para tratar a Manifestação (*i. e.*, sustar a diarreia). Em termos da acupuntura, isso poderia requerer o uso de pontos que reconhecidamente controlam diarreia (qualquer que seja a causa), inclusive E-25 *Tianshu* e E-37 *Shangjuxu*. Por outro lado, quando a diarreia não é muito grave e o paciente não é idoso, poderia ser suficiente tratar simplesmente a deficiência crônica de *Yang* do Baço.

No caso de um paciente com deficiência de *Yang* do Baço causando edema grave, a abordagem apropriada seria também tratar a Raiz (*i. e.*, tonificar e aquecer o Baço) e a Manifestação (*i. e.*, eliminar o edema). Em termos de acupuntura, isso incluiria a combinação do método de tonificação (para tonificar o Baço) com o método de sedação (por meio da ativação dos pontos de sedação para mobilizar fluidos, inclusive VC-9 *Shuifen*, E-28 *Shuidao* e B-22 *Sanjiaoshu*).

No caso de uma criança com tosse grave por coqueluche causada por Fleuma-Calor no Pulmão, também seria necessário adotar o método de tratar tanto a Raiz (por eliminação de Calor no Pulmão e dissolução de Fleuma), quanto a Manifestação (suprimir a tosse). Essa seria a abordagem correta, porque a tosse é muito incômoda e debilitante para a criança, de forma que não seria certo tratar simplesmente a Raiz e esperar que os sintomas melhorem. Esse exemplo pode ser comparado e contrastado com um caso de tosse seca crônica

e branda causada por deficiência de *Yin* porque, nesse caso, a tosse não incomoda muito ou não é suficientemente grave para justificar o tratamento da Manifestação.

Nos casos em que há padrões originais e derivados, o tratamento simultâneo da Raiz e da Manifestação é uma abordagem aplicada com muita frequência e, na verdade, é a estratégia mais utilizada. Por exemplo, quando a deficiência de *Qi* do Baço (Raiz) forma Umidade (Manifestação), geralmente é necessário tonificar o *Qi* do Baço e, simultaneamente, dissolver a Umidade.

Entretanto, é importante salientar que, quando tratamos a Raiz e a Manifestação com fitoterapia, isso não significa administrar 50% de ervas para a Raiz e 50% de ervas para a Manifestação. Nesses casos, é preciso fazer uma escolha consciente entre uma fórmula que trate a Raiz (p. ex., tonificar o Baço) e outra que trate a Manifestação (p. ex., dissolver Umidade).

No contexto da fitoterapia, tratar a Raiz e a Manifestação significa que precisamos escolher uma fórmula que trate uma ou outra; depois, a fórmula deve ser modificada. No exemplo citado antes, fórmulas que tonifiquem o Baço são muito diferentes das que dissolvem Umidade. Por exemplo, quando optamos por tratar a Raiz, podemos usar Liu Jun Zi Tang (*Decocção dos Seis Cavalheiros*), que tonifica o *Qi* do Baço; quando optamos por tratar a Manifestação, podemos usar Huo Po Xia Ling Tang (*Decocção de Agastache-Magnolia-Pinellia-Poria*). Nos dois casos, poderíamos depois modificar a fórmula acrescentando ervas que dissolvem Umidade no primeiro caso e ervas que tonificam o Baço no segundo caso.

No contexto da acupuntura, a abordagem é diferente porque ela funciona de outro modo. Os pontos de acupuntura têm ações mais amplas e mais "neutras". O mesmo ponto de acupuntura pode tonificar o Baço e dissolver Umidade, e um bom exemplo disto poderia ser o ponto VC-12 *Zhongwan*.

O Boxe 69.4 resume a abordagem de tratar simultaneamente a Raiz e a Manifestação.

Boxe 69.4 Tratar simultaneamente a Raiz e a Manifestação

Tratar simultaneamente a Raiz e a Manifestação é uma abordagem adotada muito comumente, sempre que a Manifestação cause sinais e sintomas graves.

▶ Tratar primeiro a Manifestação, depois a Raiz

Em determinadas condições, a Raiz torna-se secundária e a Manifestação precisa ser tratada primeiramente, em geral também com urgência. Essa abordagem é aplicável a todos os casos em que as manifestações clínicas são muito graves ou potencialmente fatais: isto é especialmente comum nos casos agudos.

Por exemplo, um paciente tem tosse produtiva com escarro aquoso profuso, dispneia, calafrios, língua com saburra espessa e pegajosa e pulso Deslizante. Essas manifestações clínicas refletem a deficiência de *Yang* do Baço (a Raiz) causando retenção de Fleuma no Pulmão (a Manifestação). Nesse caso, quando as manifestações clínicas são graves e agudas (especialmente nos pacientes idosos), a abordagem certa seria tratar primeiramente a Manifestação por eliminação de Fleuma e estimulação da descensão de *Qi* do Pulmão. Em seguida, quando os sintomas causados pela Fleuma melhorarem, pode-se tratar a Raiz (*i. e.*, tonificar e aquecer o Baço).

Outro exemplo: uma mulher tem dismenorreia causada por estase de Sangue que, por sua vez, é atribuída à deficiência de *Qi*. Nesse caso, a abordagem certa seria concentrar-se em tratar a Manifestação (*i. e.*, mobilizar o Sangue e suprimir a dor) antes ou durante a menstruação e tratar a Raiz (*i. e.*, tonificar o *Qi*) pouco depois e entre as menstruações.

O Boxe 69.5 resume a abordagem de tratar primeiro a Manifestação e depois a Raiz.

Boxe 69.5 Tratar primeiro a Manifestação, depois a Raiz

Essa abordagem de tratar primeiro a Manifestação e depois da Raiz pode ser adotada quando a primeira causa sintomas graves e angustiantes, que devem ser controlados urgentemente, em geral nos casos agudos.

▶ Raízes e Manifestações Múltiplas

Até agora, descrevemos exemplos muito simples em que uma Raiz acarreta uma Manifestação. Na verdade, contudo, os casos clínicos reais geralmente são mais complexos. O paciente pode ter mais de uma Raiz, assim como diversas Manifestações.

Existem três situações possíveis, resumidas no Boxe 69.6.

Boxe 69.6 Raízes Múltiplas

- Raízes múltiplas, cada qual acarretando Manifestações diferentes
- Uma Raiz acarretando Manifestações diferentes
- Raiz coincidindo com a Manifestação.

Raízes múltiplas, cada qual acarretando Manifestações diferentes

É muito comum existir mais de uma Raiz. Isso se deve ao fato de que, ao longo da vida de um indivíduo, várias causas diferentes de doenças desenvolvidas em diferentes épocas podem sobrepor-se. Por exemplo, o traumatismo pregresso de uma articulação pode predispor o indivíduo à invasão subsequente de Frio e Umidade externa dessa articulação. Ou alguém pode ter desarmonia do Fígado em consequência de fatores dietéticos e, em uma fase subsequente de sua vida, desenvolver ascensão de *Yang* do Fígado como consequência de raiva reprimida. Desse modo, pode haver várias Raízes, cada qual refletida em várias Manifestações diferentes.

Por exemplo, um paciente pode ter Fogo de Fígado (Raiz) causado por determinados problemas emocionais acumulados por muito tempo. Mais tarde, esse paciente pode ficar exposto ao Frio, que invade os canais do ombro e causa dor e rigidez. Nesse caso, existem duas Raízes separadas – uma é o Fogo de Fígado (causado por problemas emocionais) e a outra é Frio externo invadindo os canais do ombro (causado pela exposição ao Frio externo). Desse modo, nesse caso, não estaria certo tentar e interpretar todas as manifestações clínicas à luz de apenas uma Raiz (p. ex., Fogo de Fígado). No que se refere ao tratamento, quando há mais de uma Raiz, todas devem ser tratadas.

Evidentemente, em geral há uma interação entre duas Raízes separadas. No exemplo mencionado antes, quando um paciente tem Fogo de Fígado, se tiver uma invasão de Vento resultando na Síndrome de Obstrução Dolorosa (Síndrome *Bi*), ele pode estar mais sujeito a desenvolver Umidade-Calor nas articulações.

Outro exemplo: um paciente pode ter deficiência de *Yang* do Rim (a Raiz) causada por atividade sexual excessiva. Em ocasião subsequente, ele também tem estagnação de *Qi* do Fígado (outra Raiz) causada por problemas emocionais. Nesse caso, existem duas Raízes separadas (deficiência de *Yang* do Rim e estagnação de *Qi* do Fígado) por duas causas diferentes, e não estaria certo tentar entrelaçar todas as manifestações em um único padrão.

É claro que as Raízes diferentes frequentemente não coexistem de forma independente como foi mencionado nos exemplos citados antes, mas também podem interagir entre si, complicando ainda mais o quadro. No exemplo descrito antes, a estagnação de *Qi* do Fígado poderia invadir o Baço e causar deficiência de *Yang* desse órgão, que poderia agravar também a deficiência de *Yang* do Rim.

Uma Raiz acarretando Manifestações diferentes

Uma raiz pode acarretar várias Manifestações diferentes. Por exemplo, quando um paciente (especialmente mulher) tem deficiência de *Qi* do Baço, essa condição pode resultar na formação de edema (porque o *Qi* do Baço não consegue transportar e transformar fluidos) e também na deficiência de Sangue (porque o Baço não consegue produzir Sangue). Por esta razão, existem duas manifestações (edema e deficiência de Sangue) originadas da mesma Raiz. Nesse caso, o tratamento seria dirigido simplesmente para a única Raiz.

Raiz coincidindo com a Manifestação

Em alguns casos, a Raiz e a Manifestação coincidem. Isso pode ocorrer apenas quando as manifestações clínicas são causadas por traumatismo físico externo (p. ex., um acidente). Por exemplo, quando um paciente machuca seu joelho, isso provoca estagnação de *Qi* e/ou Sangue nos canais do joelho, que acarreta dor. Nesse caso, a estagnação de *Qi* (a Raiz) coincide com a dor no joelho (a Manifestação).

O Boxe 69.6 resume as Manifestações com múltiplas Raízes.

Quando tonificar o *Qi* Verdadeiro, quando expelir fatores patogênicos

A segunda questão importante a ser considerada quando se elabora um plano de tratamento e que também é absolutamente crucial é saber se é necessário tonificar o *Qi* do corpo ou expelir fatores patogênicos. Podemos ser muito habilidosos em diagnosticar e identificar os padrões com extrema precisão clínica, mas, se a estratégia do tratamento estiver equivocada, todas as nossas habilidades de nada valem e o paciente não ficará melhor e, em alguns casos, pode até piorar. A questão estratégica de decidir-se quanto à necessidade de tonificar o *Qi* do corpo ou expelir fatores patogênicos está diretamente relacionada com a seleção do método terapêutico propriamente dito: isto é, tonificar (tonificação, em termos de acupuntura) ou sedar, de forma que estas duas opções são descritas conjuntamente adiante.

O caso clínico apresentado a seguir ilustra esse ponto.

Caso clínico 69.2

Uma mulher de 48 anos tinha asma há muitos anos. Ela apresentava sinais e sintomas inequívocos de deficiência de *Yang* do Baço (fadiga, fezes amolecidas, pulso Fraco, língua Pálida) e deficiência de *Yang* do Rim (dor lombar, micções frequentes de urina clara). A deficiência de *Yang* do Baço e do Rim resultou na formação de Mucosidade, que obstruía o Pulmão e causava dispneia, sensação de opressão no peito e tosse com expectoração de escarro pegajoso. A asma era causada tanto pelo impedimento à descensão do *Qi* do Pulmão, quanto pela impossibilidade de que o *Yang* do Rim recebesse o *Qi*.

A paciente utilizava dois inaladores: beclometasona (corticoide) e salbutamol.

A estratégia de tratamento adotada foi concentrar-se em eliminar os fatores patogênicos (*i. e.*, dissolver Fleuma) com fitoterápicos e tonificar o *Qi* do corpo (*i. e.*, tonificar o *Yang* do Baço e do Rim) e dissolver Fleuma com acupuntura. Nesse caso, eu usei pontos como E-36, BP-6, R-7, VC-12 e B-23 para tonificar o *Yang* do Baço e do Rim, também com aplicação de moxabustão; e pontos como P-5, P-7 e B-13 para restabelecer a descensão do *Qi* do Pulmão.

Como modalidade de fitoterapia, eu usei um remédio dos *Três Tesouros* conhecido como *Mar Límpido* (uma variação da fórmula Er Chen Tang) para dissolver Fleuma e outra conhecida como *Qi Puro* (uma variação da fórmula Su Zi Jiang Qi Tang) para restabelecer a descensão do *Qi* do Pulmão. No entanto, não utilizei quaisquer tônicos fitoterápicos para fortalecer o *Yang* do Baço e do Rim.

Essa paciente foi tratada com essas duas abordagens por vários meses com resultados excelentes, pois sua asma melhorou acentuadamente depois que ela interrompeu o uso dos seus fármacos. Cerca de 1 ano depois, a asma e a tosse haviam melhorado expressivamente e o escarro diminuiu – por isto, decidi que era hora de voltar a atenção da dissolução de Fleuma para a tonificação do *Qi* do corpo (*i. e.*, tonificar o *Yang* do Baço e do Rim). Desse modo, pedi à paciente que parasse de tomar a fórmula *Mar Límpido* (que dissolve Fleuma) e *Qi Puro* (que restabelece a descensão do *Qi* do Pulmão) e prescrevi-lhe em seu lugar o remédio *Fortalecer a Raiz* (uma variação da fórmula You Gui Wan) para tonificar o *Yang* do Rim. Em apenas um dia, ela piorou muito, a asma reapareceu e ela tinha muita dificuldade de respirar. Esse caso é um exemplo claro de como o tratamento pode estar "certo" com base na identificação dos padrões, mas errado em termos de estratégia e princípio de tratamento.

Nesse caso, teria sido melhor não desviar a ênfase do tratamento, ou seja, da tonificação do *Qi* do corpo para a eliminação dos fatores patogênicos: a abordagem certa teria sido expelir o fator patogênico e, simultaneamente, tonificar o *Qi* do corpo.

"*Qi* Verdadeiro" (*Zheng Qi*) não é um tipo especial de *Qi*, mas simplesmente a soma total de todo o *Qi* do corpo, principalmente no que se refere à sua capacidade de combater fatores patogênicos. Por esta razão, o *Qi* Verdadeiro também poderia ser descrito como "resistência do corpo às doenças". Esse termo é usado apenas em relação e em contraste com os fatores patogênicos.

Os fatores patogênicos (em medicina chinesa, conhecidos como *Xie*, que significa "mal ou maldade") referem-se a qualquer fator patogênico, seja externo (p. ex., Vento, Umidade, Frio ou Calor externo) ou interno (p. ex., Fleuma, Fogo, Vento interno, Frio interno, estase de Sangue ou estagnação de *Qi*).

Uma condição de Excesso (ou de Cheio) caracteriza-se pela existência de algum fator patogênico, seja interno ou externo, enquanto o *Qi* Verdadeiro ainda está relativamente intacto e combate o fator patogênico.

Uma condição de Deficiência caracteriza-se pelo enfraquecimento do *Qi* Verdadeiro e pela inexistência de algum fator patogênico.

Uma condição mista de Deficiência/Excesso caracteriza-se pelo enfraquecimento do *Qi* Verdadeiro e também pela existência de algum fator patogênico. Embora exista um fator patogênico, o *Qi* Verdadeiro está fraco e não reage adequada ou eficazmente a esse fator. Essa situação é muito comum na prática clínica, provavelmente mais frequente que uma condição unicamente de Excesso (Tabela 69.1 e Boxe 69.7).

Todas as diversas mudanças patológicas e o desenvolvimento da doença podem ser vistos como estágios da luta entre o *Qi* Verdadeiro e os fatores patogênicos. Todas as numerosas mudanças, o avanço e o agravamento são devidos à força relativa entre o *Qi* Verdadeiro e os fatores patogênicos.

Ao planejar o tratamento, é essencial ter uma ideia clara quanto a fortalecer o *Qi* Verdadeiro e os fatores patogênicos, mesmo se o paciente realmente tem algum fator patogênico em si. Isso é importante para que se possa adotar a estratégia de tratamento certa. A questão principal é se a condição do paciente requer tonificação do *Qi* Verdadeiro, ou expulsão dos fatores patogênicos, ou ambos. Quando as duas abordagens são necessárias, elas devem ser aplicadas simultaneamente ou em sequência? Em caso afirmativo, qual deve ser aplicada primeiramente?

Para responder a essas perguntas, podemos considerar três abordagens possíveis:

1. Tonificar o *Qi* Verdadeiro
2. Expelir os fatores patogênicos
3. Tonificar o *Qi* Verdadeiro e expelir os fatores patogênicos.

Nesse último caso, ainda existem três opções possíveis de ação:

1. Primeiro tonificar o *Qi* Verdadeiro, depois expelir os fatores patogênicos
2. Primeiro expelir os fatores patogênicos, depois tonificar o *Qi* Verdadeiro
3. Tonificar o *Qi* Verdadeiro e, simultaneamente, expelir os fatores patogênicos.

É importante salientar que, embora em muitos casos a Raiz (*Ben*) coincida com uma deficiência e a Manifestação (*Biao*) com um fator patogênico, isso certamente não ocorre sempre.

Tabela 69.1 Definição das condições de Cheio e Vazio.

	Zheng Qi	Fator patogênico
Cheio	*Zheng Qi* intacto e combatendo o fator patogênico	Fator patogênico presente
Vazio	*Zheng Qi* fraco	Nenhum fator patogênico
Cheio/Vazio	*Zheng Qi* comprometido, combatendo debilmente o fator patogênico	Fator patogênico presente

Boxe 69.7 Padrões de Cheio e de Vazio

- Uma condição de Cheio caracteriza-se pela existência de algum fator patogênico (interno ou externo), enquanto o *Qi* Verdadeiro ainda está relativamente intacto e combate o fator patogênico
- Uma condição de Vazio caracteriza-se pelo enfraquecimento do *Qi* Verdadeiro e pela inexistência de algum fator patogênico
- Uma condição mista de Cheio/Vazio caracteriza-se pelo enfraquecimento do *Qi* Verdadeiro, mas também pela existência de algum fator patogênico. Embora exista um fator patogênico atuante, o *Qi* Verdadeiro está fraco e não reage adequada ou eficazmente à sua presença.

O caso de uma deficiência de *Qi* do Baço (Raiz) levando à formação de Umidade (Manifestações), ou de uma deficiência de Sangue do Fígado (Raiz) resultando na ascensão do *Yang* do Fígado (Manifestações), é um exemplo comum no qual a Raiz é um padrão de Deficiência e a Manifestação é uma condição de Excesso.

Entretanto, existem muitos casos em que isso realmente ocorre. A invasão de um fator patogênico externo é um exemplo claro, no qual a Raiz (p. ex., Vento externo) é uma condição de Cheio. No caso de Vento invadindo o Útero e causando estase de Sangue, a Raiz (Frio) e a Manifestação (estase de Sangue) são condições de Cheio. Por fim, uma Manifestação do tipo Cheio pode transformar-se em uma Raiz. Fleuma é um exemplo comum disso, porque a própria Fleuma é uma Manifestação do tipo Cheio originada de uma Raiz do tipo Deficiente (deficiências do Baço e do Rim). Depois de muito tempo, a própria Fleuma pode transformar-se em uma causa de patologias adicionais e, consequentemente, pode transformar-se em uma Raiz.

▶ Tonificar o *Qi* Verdadeiro (*Zheng Qi*)

A expressão "tonificar o *Qi* Verdadeiro" inclui qualquer método que fortaleça a condição do corpo e aumente a resistência às doenças. Isso pode ser conseguido com acupuntura, fitoterapia, exercícios, dieta, *Qi Gong*, meditação ou (em muitos casos) simplesmente repouso. Em termos mais específicos, na perspectiva da acupuntura, isso significa tonificar o *Qi*, o Sangue, *Yin, Yang*, Essência (*Jing*) e *Qi* Original (*Yuan Qi*) por meio do uso do método de tonificação com agulha ou moxabustão.

A abordagem de tonificar o *Qi* Verdadeiro é aplicável quando ele está enfraquecido ou, mais especificamente, com os padrões de Vazio unicamente: isto é, quando o *Qi* Verdadeiro está deficiente e o paciente não tem fatores patogênicos. Essa abordagem também pode ser usada para tratar padrões mistos de Excesso/Deficiência, mas apenas quando o padrão é predominantemente do tipo de Deficiência. Nesses casos, a tonificação do *Qi* Verdadeiro fortalece o *Qi*, de forma que ele possa eliminar qualquer fator patogênico que esteja presente. Daí vem o ditado: "Reforce o *Qi* Verdadeiro para eliminar os fatores patogênicos."

Entretanto, é importante ressaltar que essa abordagem é aplicável apenas quando há um padrão misto de Excesso/Deficiência com predomínio desta última. Por outro lado, quando há um fator patogênico potente, tonificar o *Qi* Verdadeiro pode não apenas falhar em eliminá-lo, como, na verdade, pode, em alguns casos, até mesmo reforçá-lo e agravar a condição do paciente. Isso é mais provável quando se utiliza fitoterapia, em vez de acupuntura (ver adiante).

A abordagem de tonificar o *Qi* Verdadeiro é aplicável apenas às condições internas, porque as condições externas são (por definição) do tipo Excesso, ou seja, caracterizam-se pela existência de algum fator patogênico. Apenas em pouquíssimos casos de condições externas é necessário combinar as duas abordagens: expelir o fator patogênico e tonificar o *Qi* Verdadeiro. Essa última possibilidade está descrita com mais detalhes adiante.

Exemplos de padrões unicamente de Deficiência, nos quais a abordagem de tonificar o *Qi* Verdadeiro pode ser utilizada, são: deficiência de *Qi* do Baço (que se evidencia por ausência de apetite, fadiga, fezes amolecidas e pulso Vazio) ou deficiência de Sangue (que se manifesta por tontura, visão turva, memória fraca, menstruações escassas, pulso Áspero e língua Pálida).

Um exemplo de padrão misto de Deficiência/Excesso com predomínio da primeira seria o da deficiência do Estômago e/ou Baço, que tornaria esses órgãos suscetíveis à invasão pelo *Qi* do Fígado (evidenciada por fadiga, ausência de apetite, fezes amolecidas, pulso Vazio, dor epigástrica branda difusa e náusea suave). Esses dois últimos sintomas são atribuídos ao *Qi* estagnado do Fígado invadindo o Estômago. Contudo, nesse caso, não é que o *Qi* do Fígado invada o Estômago, mas que o *Qi* do Estômago está fraco e permite-se ser invadido pelo *Qi* do Fígado. Isso é corroborado pela prevalência dos sinais e sintomas de Deficiência. Nesse caso, a ação mais apropriada seria tonificar o Estômago, de forma que, quando estiver fortalecido, o *Qi* do Fígado não consiga invadi-lo.

Com as condições mistas de Cheio/Vazio com predomínio de Vazio, nas quais se torna necessária a tonificação do *Qi* Verdadeiro, o pulso é um fator importante à determinação do princípio de tratamento certo. Na verdade, a força do pulso é um fator importante a decidir-se quanto à importância relativa da Deficiência ou do Excesso. Por exemplo, no caso descrito antes de Estômago e/ou Baço deficientes sendo invadidos pelo *Qi* estagnado do Fígado, um pulso Vazio ou Fraco indicaria que a Deficiência predomina; quando o pulso é em Corda ou Cheio, isso indicaria que o Excesso (*i. e.*, estagnação de *Qi* do Fígado) predomina.

O Boxe 69.8 resume a abordagem de tonificar o *Qi* Verdadeiro.

Boxe 69.8 Tonificar o Qi Verdadeiro

A abordagem de tonificar o *Qi* Verdadeiro é aplicável quando ele está enfraquecido ou, mais especificamente, quando existem padrões de Vazio unicamente (*i. e.*, quando o *Qi* Verdadeiro está deficiente, mas não existem fatores patogênicos).

▶ Expelir fatores patogênicos

A expressão "expelir fatores patogênicos" inclui qualquer método que elimine fatores patogênicos, sejam externos ou internos. Isso poderia abranger acupuntura, fitoterapia, massagem ou aplicação de ventosas.

Na perspectiva da acupuntura, isso requer a eliminação dos fatores patogênicos por meio da utilização do método de sedação, de sangria ou da aplicação de ventosas.

Essa abordagem é aplicável apenas aos padrões de Excesso unicamente, que se caracterizam pela existência de algum fator patogênico externo ou interno. A eliminação do fator patogênico remove qualquer obstrução causada por ele e contribui indiretamente para o fortalecimento do *Qi* Verdadeiro (porque ele pode circular livremente pela obstrução causada pelos fatores patogênicos). Daí o ditado: "Elimine os fatores patogênicos para fortalecer o *Qi* Verdadeiro." Em minha experiência, isso é absolutamente real na prática, porque tenho visto repetidas vezes como a eliminação dos fatores patogênicos melhora o *Qi* do paciente e – ao contrário do que se poderia pensar – fornece-lhe mais energia.

Nota clínica

Em muitos casos, a eliminação dos fatores patogênicos aumenta a energia do paciente, porque seu *Qi* então pode fluir livremente pelas obstruções.

É importante salientar que a decisão de expelir um fator patogênico utilizando um método de sedação deve ser baseada unicamente na natureza de Excesso do padrão, não em impressões subjetivas acerca do paciente. Não devemos "*transformar sentimentos emocionais subjetivos em um desejo de tonificar ou sedar*".[1] Em outras palavras, quando a identificação dos padrões está correta e o padrão é inequivocamente do tipo Excesso, é necessário utilizar um método de sedação, ainda que o paciente possa ser idoso ou esteja aparentemente fraco. Quando o padrão é de Excesso e o fator patogênico é expelido, o paciente sente-se melhor e tem mais energia, porque a obstrução causada pelo fator patogênico foi removida.

Isso é especialmente válido com as condições externas, quando é necessário utilizar o método de sedação para expelir o fator patogênico externo. Se for utilizado um método de tonificação para promover o *Qi*, o paciente pode ter suas condições agravadas, porque a tonificação do *Qi* nas condições externas agudas tende também a "tonificar" o fator patogênico e, deste modo, agravar o quadro. Por exemplo, quando um paciente tem sinais e sintomas de um ataque de Vento-Frio (p. ex., aversão ao frio, secreção nasal, espirros, rigidez do pescoço e pulso Flutuante-Tenso), isto é uma condição de Excesso, ainda que o indivíduo possa ter sofrido de deficiência de *Qi* ou Sangue antes do ataque externo.

Por esta razão, essa condição é tratada por meio da eliminação do fator patogênico, nesse caso, Vento-Frio. Mais tarde, podemos cuidar da deficiência preexistente e tonificar o *Qi* e o Sangue, mas apenas depois que o fator patogênico tiver sido expelido por completo. Evidentemente, em alguns casos, quando o paciente está extremamente fraco e debilitado, poderia ser necessário combinar o método de sedação para expelir o fator patogênico com o método de tonificação para fortalecer o *Qi*. Entretanto, isso raramente é necessário e esta abordagem está descrita na seção subsequente.

Outro exemplo de um padrão de Excesso (interno, neste caso), que requer tratamento pelo método de eliminar fatores patogênicos, é o de Fogo de Fígado com sinais e sintomas como sede, eritema ocular, rubor facial, gosto amargo, constipação intestinal, urina escura, cefaleias, irritabilidade, língua Vermelha com saburra amarela e pulso Rápido e em Corda.

É importante ressaltar que o método de expelir fatores patogênicos também pode ser aplicado às condições mistas de Cheio/Vazio. Eu adoto essa abordagem quando os fatores patogênicos são fortes e causam a maioria das manifestações clínicas. Além disso, também poderia fazer isso no início do tratamento para livrar o organismo dos fatores patogênicos, de forma que fique mais fácil tonificar o *Qi* Verdadeiro mais tarde.

Por exemplo, quando encontramos um paciente com síndrome de fadiga crônica e Umidade muito acentuada no sistema digestivo e nos músculos e uma deficiência do Baço, mas quando a maioria das manifestações clínicas é causada pela Umidade, eu poderia começar o tratamento administrando-lhe uma fórmula fitoterápica para eliminar Umidade. Depois de algumas semanas com esse tratamento, eu então tonificaria também o Baço.

O Boxe 69.9 resume a abordagem de expelir fatores patogênicos.

Boxe 69.9 Expelir fatores patogênicos

A abordagem de expelir fatores patogênicos é aplicável apenas aos padrões de Excesso unicamente, que se caracterizam pela existência de algum fator patogênico externo ou interno.

▶ Tonificar o *Qi* Verdadeiro e expelir os fatores patogênicos

A abordagem de tonificar o *Qi* Verdadeiro e expelir os fatores patogênicos inclui três possibilidades:

1. Primeiro tonificar o *Qi* Verdadeiro, depois expelir os fatores patogênicos
2. Primeiro expelir os fatores patogênicos, depois tonificar o *Qi* Verdadeiro
3. Tonificar o *Qi* Verdadeiro e, simultaneamente, expelir os fatores patogênicos.

Primeiro tonificar o *Qi* Verdadeiro, depois expelir os fatores patogênicos

Essa abordagem é adotada quando há um fator patogênico a ser expelido, mas o *Qi* Verdadeiro está muito fraco para que possa ser usado um método de sedação, porque isto poderia enfraquecê-lo ainda mais. Entretanto, essa condição é muito rara e aplica-se apenas aos padrões externos, quando um indivíduo muito fraco e possivelmente idoso sofre o ataque de um fator patogênico externo e o *Qi* Verdadeiro está extremamente enfraquecido. Nesses casos, não é possível expelir o fator patogênico, porque o método de sedação poderia enfraquecer ainda mais o *Qi* Verdadeiro. Por essa razão, primeiro podemos tonificar o *Qi* Verdadeiro e depois expelir o fator patogênico.

Por exemplo, quando um paciente idoso muito debilitado com bronquite crônica sofre um ataque de Vento-Frio, poderíamos tonificar primeiro seu *Qi* e, em seguida, expelir esse fator patogênico. Entretanto, essa abordagem raramente é necessária e não é muito utilizada.

Nesse ponto, é importante ressaltar que apenas tonificar o *Qi* Verdadeiro não é suficiente para expelir o fator patogênico.

Essa abordagem não se aplica às condições internas porque, nesses casos, pode-se tonificar o *Qi* do corpo e, simultaneamente, expelir o fator patogênico.

O Boxe 69.10 resume a abordagem de primeiro tonificar o *Qi* Verdadeiro e depois expelir os fatores patogênicos.

Boxe 69.10 Primeiro tonificar o *Qi* Verdadeiro, depois expelir os fatores patogênicos

A abordagem de tonificar o *Qi* Verdadeiro antes de expelir os fatores patogênicos é adotada com condições externas e internas, quando o *Qi* do paciente está muito debilitado. Contudo, essa abordagem raramente é utilizada.

Primeiro expelir os fatores patogênicos, depois tonificar o *Qi* Verdadeiro

Essa abordagem é apropriada quando há um fator patogênico e o *Qi* Verdadeiro está fraco, mas a eliminação desse fator patogênico é necessária em razão da urgência ou da gravidade das manifestações clínicas. Além disso, essa abordagem é adotada porque apenas tonificar o *Qi* Verdadeiro pode, em determinados casos, também estimular o fator patogênico.

A abordagem descrita aqui é amplamente utilizada na prática clínica para tratar tanto condições externas quanto internas. Na verdade, quando há um fator patogênico e o *Qi* do corpo está fraco, essa é a conduta padronizada a ser adotada, exceto em alguns casos raros que já foram mencionados. É importante ressaltar que, quando o diagnóstico e a identificação dos padrões estão corretos e a eliminação dos fatores patogênicos é necessária, a eliminação desses fatores não "enfraquece" o paciente.

Podemos expelir primeiro o fator patogênico utilizando o método de sedação (com acupuntura). Depois de eliminar o fator patogênico e as manifestações clínicas do tipo Excesso desaparecerem, apenas então podemos tonificar o *Qi* Verdadeiro. Essa abordagem é aplicável às condições externas e internas, mas especialmente às primeiras. Antes de tonificar o *Qi* Verdadeiro, devemos ter certeza de que nenhum fator patogênico foi deixado para trás.

Padrões externos

Com os padrões externos, essa geralmente é a abordagem adotada. Por exemplo, quando um paciente que antes sofria de deficiência de *Qi* é atacado por Vento-Calor externo e apresenta sinais e sintomas como febre, cefaleia, transpiração suave, aversão ao frio, dores no corpo e pulso Flutuante-Rápido, a abordagem apropriada seria expelir o fator patogênico (Vento-Calor) e liberar o Exterior (por meio de pontos de sedação como IG-4 *Hegu*, IG-11 *Quchi* ou TA-5 *Waiguan*).

Quando os sinais e sintomas externos desapareceram por completo (nenhuma febre ou dor no corpo, sem aversão ao frio, sem pulso Flutuante), apenas então podemos tonificar o *Qi* Verdadeiro. Tonificar o *Qi* Verdadeiro antes de expelir Vento-Calor pode de alguma forma estimular também esse fator patogênico e provocar agravação da condição do paciente. Por exemplo, a febre poderia aumentar.

Também é importante prestar atenção a esse ponto, mesmo quando decorreu um intervalo definitivamente longo depois de um ataque externo. Em alguns casos, quando o fator patogênico externo não é expelido por completo, ele pode penetrar no Interior e lá ficar oculto por um tempo longo depois do ataque inicial. Ainda utilizando o exemplo anterior de um ataque de Vento-Calor, o paciente poderia ter dificuldade de recuperar-se do primeiro ataque, apresentar fadiga acentuada e tornar-se suscetível a episódios "estranhos" de dor de garganta: isto poderia ser devido à permanência de algum Calor "oculto" no Interior.

Em medicina chinesa, essa condição é conhecida como "fator patogênico residual". Nesses casos, é importante conseguir reconhecer o problema e eliminar o Calor remanescente, antes de tonificar o *Qi* Verdadeiro, porque normalmente tenderíamos a tonificar o *Qi* Verdadeiro tão logo o indivíduo deixasse de queixar-se de fadiga extrema.

Os sinais e sintomas do "fator patogênico residual" depois de um ataque externo poderiam incluir fadiga, sensação de calor, dores de garganta recorrentes, língua Vermelha com saburra amarela fina na região entre a ponta e o centro (área do Pulmão) e pulso ligeiramente Rápido. Nesse caso, poderíamos usar alguns pontos para eliminar o Calor interno, inclusive P-5 *Chize*, IG-11 *Quchi* ou VG-14 *Dazhui*.

Padrões internos

Com os padrões internos, a abordagem de expelir primeiro os fatores patogênicos e depois tonificar o *Qi* Verdadeiro é adotada sempre que os sinais e sintomas causados por esses fatores são graves, de forma que precisem ser tratados primeiramente. Um exemplo muito comum dessa condição é a síndrome de fadiga pós-viral.

Nesses casos, o paciente sempre tem alguma deficiência subjacente, mas geralmente também tem Umidade: esse fator patogênico é que causa fadiga, sensação de peso, sintomas digestivos e dor muscular. Em minha experiência, sempre é necessário começar o tratamento eliminando Umidade sem tonificar o *Qi* Verdadeiro: essa abordagem é aplicável especialmente quando se utiliza fitoterapia.

Outro exemplo: um paciente com deficiência crônica de *Yang* do Rim e do Coração sofre um episódio agudo de retenção urinária completa, que lhe acarreta hipertensão e edema. Nesse caso, o fator patogênico é "Fluxo excessivo de Água" causando edema e retenção urinária. Como essa condição deve ser controlada sem demora, primeiro seria necessário expelir o fator patogênico, neste caso "Fluxo excessivo de Água", utilizando um método de sedação (com os pontos BP-9 *Yinlingquan*, E-28 *Shidao*, VC-9 *Shuifen*, VC-5 *Shimen*, B-39 *Weiyang* e B-22 *Sanjiaoshu*), porque o Aquecedor Inferior está em uma condição de Excesso. Depois da regressão do edema e da normalização da função urinária, pode-se tonificar o *Yang* do Rim e do Coração.

Outro exemplo: um paciente com deficiência crônica de Sangue do Fígado sofre um episódio agudo de Vento de Fígado, que causa espasmo transitório de uma artéria cerebral e um pequeno AVE seguido de vertigem transitória, entorpecimento, paralisia da boca e fala arrastada. Nesse caso, é essencial eliminar o fator patogênico primeiramente (*i. e.*, Vento de Fígado) utilizando o método de sedação (nos pontos como F-3 *Taichong*). Apenas depois de extinguir o Vento de Fígado e que os sintomas tenham regredido, podemos tonificar o Sangue do Fígado.

A abordagem de expelir fatores patogênicos antes de tonificar o *Qi* Verdadeiro não é aplicável apenas aos casos agudos e urgentes, como o que foi mencionado antes, mas também aos casos crônicos em que os sintomas não têm caráter urgente, mas ainda assim são angustiantes e dolorosos.

Por exemplo, um paciente pode ter deficiência crônica de *Yin* do Fígado e do Rim, resultando em ascensão do *Yang* do Fígado. Isso poderia causar cefaleia grave, além de tontura, irritabilidade e outras queixas. Embora esses sintomas não sejam agudos ou urgentes, as cefaleias podem ser extremamente dolorosas e angustiantes. Por essa razão, é necessário controlar primeiro o *Yang* do Fígado e depois tonificar o *Yin* do Fígado e do Rim.

Em resumo, com os padrões internos, a abordagem de expelir primeiro os fatores patogênicos e depois tonificar o *Qi* Verdadeiro é muito utilizada. Eu prefiro utilizar especialmente essa abordagem nos casos de Umidade, Fleuma e estase de Sangue.

904

O Boxe 69.11 resume a abordagem de primeiro expelir os fatores patogênicos e depois tonificar o *Qi* Verdadeiro.

Boxe 69.11 Primeiro expelir os fatores patogênicos, depois tonificar o *Qi* Verdadeiro

A abordagem de expelir os fatores patogênicos antes de tonificar o *Qi* Verdadeiro é adotada quando as manifestações clínicas dos fatores patogênicos são acentuadas e causam sintomas dolorosos e/ou angustiantes. Essa abordagem é muito utilizada para tratar condições externas e internas.

Tonificar o *Qi* Verdadeiro e, simultaneamente, expelir os fatores patogênicos

Essa abordagem é amplamente utilizada nos casos em que há um fator patogênico e o *Qi* Verdadeiro está relativamente fraco, mas não a ponto de precisar ser tonificado primeiramente (como no primeiro caso descrito antes).

A abordagem aqui descrita pode ser adotada apenas com condições internas, porque com as condições externas geralmente é necessário expelir primeiro o fator patogênico e depois tonificar o *Qi* Verdadeiro.

Desse modo, essa abordagem é usada nos pacientes com padrões internos mistos de Deficiência/Excesso. Alguns exemplos poderiam ser mencionados. Quando há deficiência de *Yin* do Fígado com ascensão de *Yang* do Fígado, pode-se simultaneamente tonificar o *Yin* do Fígado e controlar o *Yang* do Fígado. Nos casos de deficiência do Baço resultando na formação de Umidade, pode-se tonificar o *Qi* desse órgão e, simultaneamente, dissolver Umidade.

Na perspectiva da acupuntura, isso requer o uso do método de tonificação em alguns pontos e do método de sedação em outros. Nos dois exemplos citados antes, poderíamos tonificar R-3 *Taixi*, BP-6 *Sanyinjiao* e F-8 *Ququan* para nutrir o *Yin* do Fígado e sedar os pontos F-3 *Taichong* e VB-43 *Xiaxi* para controlar o *Yang* desse órgão. No caso da deficiência do Baço com Umidade, poderíamos tonificar os pontos B-20 *Pishu* e E-36 *Zusanli* para fortalecer o *Qi* desse órgão e sedar os pontos BP-9 *Yinlingquan* e BP-6 *Sanyinjiao* para eliminar Umidade.

O Boxe 69.12 resume a abordagem de tonificar o *Qi* Verdadeiro e, simultaneamente, expelir os fatores patogênicos.

Boxe 69.12 Tonificar o *Qi* Verdadeiro e, simultaneamente, expelir os fatores patogênicos

A abordagem de tonificar o *Qi* Verdadeiro e, simultaneamente, expelir os fatores patogênicos é adotada quando o *Qi* Verdadeiro está deficiente e os fatores patogênicos são evidentes, ainda que não sejam tão graves a ponto de exigir sua eliminação antes de tonificar o *Qi* Verdadeiro.

Diferenças entre acupuntura e fitoterapia quanto à aplicação do princípio de tratamento

Até aqui, descrevemos os princípios e os métodos de tratamento sem levar em consideração as diferenças entre acupuntura e fitoterapia. Entretanto, existem diferenças importantes quanto aos mecanismos por meio dos quais a acupuntura e a fitoterapia atuam, principalmente como essas modalidades terapêuticas tonificam o *Qi* Verdadeiro e expelem os fatores patogênicos.

A fitoterapia atua por meio da ingestão de ervas que têm ações internas diretas na fisiologia e na patologia do corpo. Por exemplo, ervas que drenam Umidade por meio da urina (inclusive Fu Ling – *Poria*) são diuréticos verdadeiros. Os medicamentos fitoterápicos são fármacos vegetais que têm características específicas: isto é, determinado sabor ou gosto e "temperatura" ou natureza.

Os cinco sabores são ácido, amargo, doce, picante e salgado, enquanto a natureza das ervas pode ser quente, morna, fria ou gelada. A combinação de um sabor e uma natureza produz efeitos específicos na fisiologia do corpo. Por exemplo, ervas frias picantes limpam Calor, expelindo-o para o exterior; ervas frias amargas drenam Fogo com um movimento descendente; ervas frias doces nutrem o *Yin*; e ervas mornas doces tonificam o *Qi* e o *Yang* etc.

A Tabela 69.2 compara os cinco sabores das ervas.

Tabela 69.2 Cinco sabores das ervas.

Sabor	Efeito	Efeito colateral
Ácido	Adstringente	Agrava Fleuma
Amargo	Limpar, drenar, secar	Prejudica o Baço e o *Yin*
Doce	Tonifica	Forma Umidade
Picante	Mobiliza, dispersa	Prejudica o *Yin*
Salgado	Purga, amolece	Prejudica os fluidos

A natureza e o sabor das ervas precisam ser cuidadosamente equilibrados e adaptados à condição do paciente, tendo em mente também seus possíveis efeitos colaterais. Por exemplo, embora ervas frias amargas sejam necessárias para expelir Umidade-Calor, devemos ter em mente que o uso continuado dessas ervas pode prejudicar o Baço. Do mesmo modo, as ervas picantes são necessárias para mobilizar *Qi* e Sangue, mas sua administração prolongada pode, por fim, prejudicar o *Qi* e o *Yin*.

Por outro lado, de forma a tonificar o *Qi* Verdadeiro, precisamos usar ervas doces (frias para nutrir *Yin* e mornas para tonificar o *Qi* e o *Yang*): o uso prolongado das ervas doces pode tender a formar alguma Umidade. Por essa razão, as prescrições tônicas frequentemente incluem uma ou duas ervas de gosto picante para mobilizar o *Qi*.

Ao contrário, a acupuntura atua por um mecanismo inteiramente diferente, porque nenhuma substância é ingerida. Para tonificar o *Qi* Vertical, a acupuntura estimula o *Qi* dos Órgãos Internos a trabalharem com mais eficiência e, consequentemente, a produzir *Qi* e Sangue; para expelir fatores patogênicos, a acupuntura atua principalmente por mobilização do *Qi* nos diversos órgãos.

Por exemplo, com o objetivo de dissolver Fleuma, a acupuntura baseia-se na estimulação do *Qi* do Pulmão, do Baço, do Rim e do Triplo Aquecedor, de forma que os fluidos sejam transformados, transportados e excretados. Por outro lado, a fitoterapia dissolve Fleuma por ingestão de ervas que têm natureza ressecante e fisicamente secam Fleuma (e, por este motivo, seu uso prolongado pode tender a prejudicar o *Yin*).

Portanto, quando tonifica o *Qi* Verdadeiro, a acupuntura não tende a formar Umidade da mesma forma que acontece com as fórmulas fitoterápicas tônicas; quando expele fatores patogênicos, a acupuntura não prejudica o Sangue ou o *Yin*, como acontece com algumas ervas.

Em resumo, ao tonificar o *Qi* Verdadeiro e expelir os fatores patogênicos, a fitoterapia pode causar alguns efeitos colaterais, que a acupuntura geralmente não tem.

Com referência especificamente às abordagens terapêuticas alternativas para tonificar o *Qi* Verdadeiro ou expelir os fatores patogênicos, a fitoterapia deve ser avaliada cuidadosamente. Algumas das armadilhas potenciais mencionadas antes se aplicam mais à fitoterapia que à acupuntura.

Por exemplo, a decisão se devemos tonificar o *Qi* Verdadeiro ou expelir os fatores patogênicos adquire importância especial quando se utilizam fármacos fitoterápicos. Na verdade, quando tonificamos vigorosamente o *Qi* Verdadeiro, utilizamos incorretamente ervas doces que tendem a formar Umidade e até mesmo a "tonificar" os fatores patogênicos; quando expelimos vigorosamente fatores patogênicos, utilizamos erroneamente ervas amargas, picantes ou salgadas, que podem prejudicar o Baço ou causar danos ao *Yin* ou ao Sangue.

Esse problema não ocorre com tanta frequência com a acupuntura, mesmo quando utilizados o método de tonificação para fortalecer o *Qi* Verdadeiro, porque a própria inserção de uma agulha no canal provoca mobilização do *Qi* e do Sangue, de forma que não existe risco de que essa tonificação possa formar Umidade. Por outro lado, quando usamos a acupuntura para expelir fatores patogênicos, não há risco de prejudicar o Sangue, o *Yin* ou o Baço.

Além disso, a acupuntura tende a ser mais autorregulada e "neutra" que a fitoterapia e, por esta razão, a possibilidade de ocorrerem efeitos colaterais é muito menor. Ademais, alguns pontos de acupuntura poderiam simultaneamente tonificar o *Qi* e expelir os fatores patogênicos. Por exemplo, o ponto VC-12 *Zhongwan* tonifica o Baço e o Estômago, mas também dissolve Umidade.

Caso clínico 69.3 – Homem, 44 anos

Manifestações clínicas
Esse paciente tinha cefaleias há muitos anos, que se localizava em uma das duas têmporas. A dor era intensa e em pontadas; algumas vezes, ele tinha vômitos, entorpecimento do braço direito e sede. Além disso, o paciente referia tinido na orelha esquerda há 3 anos com som agudo. O sono não era reparador, porque ele acordava frequentemente e não conseguia adormecer novamente.
Pulso: em Corda, especialmente no lado esquerdo.
Língua: corpo de cor normal, laterais ligeiramente pálidas.

Diagnóstico
Deficiência de Sangue do Fígado com ascensão de *Yang* do Fígado.

Explicação
Os sintomas da deficiência de Sangue do Fígado eram entorpecimento do braço direito, laterais da língua Pálidas e insônia. Os sinais e sintomas causados pela ascensão de *Yang* do Fígado eram cefaleia temporal intensa, vômitos, tinido e pulso em Corda.

Princípio de tratamento
O paciente tinha um padrão interno de Deficiência. A deficiência de Sangue do Fígado era a Raiz, porque era o aspecto primário da condição, enquanto a ascensão de *Yang* do Fígado era a Manifestação.

Nesse caso, precisamos tonificar o *Qi* Verdadeiro (*i. e.*, nutrir o Sangue do Fígado) e expelir o fator patogênico (*i. e.*, controlar o *Yang* do Fígado). Desse modo, tratamos a Raiz e a Manifestação simultaneamente, porque os sintomas eram graves e incapacitantes. Se o paciente tivesse mais sintomas de deficiência de Sangue do Fígado e apenas cefaleias ocasionais, o tratamento apenas da Raiz (*i. e.*, nutrir o Sangue do Fígado) poderia ter sido suficiente.

Caso clínico 69.4 – Mulher, 35 anos

Manifestações clínicas
Antes da primeira consulta, essa paciente contraiu um resfriado muito forte com congestão torácica, cefaleia occipital e alternância das sensações de calor e frio. Quando chegou para a consulta, ela queixou-se de sensação de esgotamento, alternância das sensações de calor e frio, depressão branda, dor suave no hipocôndrio e fezes amolecidas.
Pulso: em Corda.
Língua: corpo de cor normal, saburra branca fina na área do Pulmão.

Diagnóstico
Inicialmente, a paciente tinha um ataque de Vento-Frio externo no estágio do *Yang* Menor; agora, o fator patogênico ainda estava nesse estágio, mas combinado com o estágio do *Yang* Maior (ver Capítulo 44).

Explicação
Os sinais e sintomas do padrão do *Yang* Menor eram alternância das sensações de frio e calor, dor no hipocôndrio, depressão branda e pulso em Corda. Os sinais e sintomas do padrão do *Yin* Maior eram esgotamento e fezes amolecidas.

Embora esse padrão tenha sido encontrado 3 semanas depois de começar, ele ainda estava parcialmente no estágio do *Yang* Menor e o pulso era muito importante para o diagnóstico. Como o pulso era em Corda e Cheio, isso indicava que o padrão ainda era primariamente de Excesso, ainda que a paciente se sentisse muito cansada (um sintoma de Deficiência).

Princípio de tratamento
Como o padrão ainda era primariamente do tipo Excesso e caracterizava-se pela existência de um fator patogênico (Vento-Frio transformado-se em Calor no estágio *Yang* Menor), a abordagem correta seria concentrar-se em expelir o fator patogênico, ainda que a paciente se sentisse cansada. Quando o fator patogênico fosse expelido, poderíamos então tonificar o *Qi* Verdadeiro – nesse caso, o *Qi* do Baço.

Esse foi o plano de tratamento adotado na primeira consulta. Os pontos TA-5 *Waiguan*, TA-6 *Zhigou* e VG-14 *Dazhui* foram ativados pelo método de sedação para limpar Calor e regular o *Yang* Menor. A sedação desses pontos produziu melhora dramática quase imediata, inclusive com retorno de sua energia. Depois de sedar pontos semelhantes novamente na segunda consulta e com o desaparecimento dos sintomas do *Yang* Menor (dor no hipocôndrio e pulso em Corda), a atenção foi voltada para a tonificação do *Qi* do corpo, tonificando os pontos P-9 *Taiyuan*, BP-6 *Sanyinjiao*, E-36 *Zusanli* e PC-6 *Neiguan*.

Esse caso é um exemplo do princípio de expelir primeiro um fator patogênico e depois tonificar o *Qi* Verdadeiro. Com base na perspectiva de Raiz e Manifestação, a Raiz era representada pelo Calor, que estava metade no Interior e metade no Exterior (estágio do *Yang* Menor), acarretando as diversas manifestações clínicas. Nesse caso, apenas a Raiz foi tratada, resultando no desaparecimento de todas as manifestações clínicas.

Caso clínico 69.5 – Mulher, 38 anos

Manifestações clínicas
Essa mulher tinha dor no hipocôndrio direito e sensação de um "bolo" na região direita do abdome há muitos anos. Além disso, a paciente também tinha diarreia quando comia quantidades grandes de alimentos frios e crus. No último ano, ela transpirava suavemente à noite. As micções eram frequentes e a urina era clara, a paciente sentia muito frio a qualquer hora e o sangue menstrual tinha coágulos, mas não era escuro.
Pulso: Profundo-Fraco-Mínimo.
Língua: Pálida nas laterais, Roxo-Azulada na base e no centro.

Diagnóstico
Deficiência crônica de Sangue do Fígado causando deficiência discreta de *Yin* (recém-iniciada) e estase de Sangue.

A paciente também tinha deficiência de *Yang* do Rim, que causava Frio interno e estase de Sangue no Aquecedor Inferior.

Explicação
Esse caso era complicado. A paciente tinha duas Raízes, cada qual causando as duas Manifestações.

A primeira Raiz era deficiência crônica de Sangue do Fígado, que se evidenciava na língua com laterais Pálidas. Essa Raiz causou deficiência branda de *Yin* (transpiração noturna) e também levou à estase de Sangue (sensação de um "bolo" no abdome, coágulos no sangue menstrual e língua de cor Arroxeada na base e no centro).

A segunda Raiz era deficiência de *Yang* do Rim (sensação de frio em geral, diarreia depois de ingerir alimentos crus e frios, micções frequentes de urina clara e pulso Profundo-Mínimo), que causava Frio interno e estase de Sangue no Aquecedor Inferior (corpo da língua Arroxeado). Desse modo, nesse caso, a estase de Sangue poderia ser atribuída tanto à deficiência crônica de Sangue do Fígado, quanto à obstrução causada pelo Frio interno. Por essa razão, a língua era Roxo-Azulada. A cor azulada indicava Frio, enquanto a cor Arroxeada sugeria estase.

Quanto às potências relativas do *Qi* Verdadeiro e dos fatores patogênicos, a paciente tinha uma condição interna que se caracterizava por fraqueza extrema do *Qi* Verdadeiro (deficiência de Sangue do Fígado e de *Yang* do Rim) e pela existência de fatores patogênicos, que eram estase de Sangue e Frio interno. Por essa razão, a paciente tinha uma condição mista de Deficiência/Excesso. Os padrões de Deficiência eram as deficiências de Sangue do Fígado e *Yang* do Rim; os padrões de Excesso eram o Frio interno e a estase de Sangue.

Princípio de tratamento

Como os sinais e sintomas causados pela Manifestação (estase de Sangue e Frio) não eram muito acentuados, nesse caso o tratamento precisava ser voltado primariamente para a tonificação do *Qi* do corpo e, portanto, para o tratamento da Raiz; contudo, a Manifestação poderia ser tratada simultaneamente. O tratamento da Raiz (*i. e.*, tonificar o *Qi* Verdadeiro) poderia ser conseguido com a tonificação dos pontos F-8 *Ququan*, BP-6 *Sanyinjiao*, B-18 *Ganshu* e B-17 *Geshu* para fortalecer o Sangue do Fígado, assim como os pontos R-3 *Taixi* e B-23 *Shenshu* para fortalecer o *Yang* do Rim.

As manifestações clínicas da Manifestação poderiam ser tratadas simultaneamente para aliviar os sintomas causados pela estase de Sangue com ativação dos pontos PC-6 *Neiguan* e BP-10 *Xuehai* para mobilizar Sangue.

Caso clínico 69.6 – Mulher, 24 anos

Manifestações clínicas

Essa paciente tinha uma condição externa superposta a uma condição crônica interna e buscou tratamento apenas depois que a condição externa começou e penetrou no Interior.

Como esse caso era complicado, dividirei as manifestações clínicas em três grupos: a condição crônica subjacente; o ataque externo agudo; e as sequelas desse ataque (quando ela buscou tratamento).
1. *Condição crônica*: tendência a contrair resfriados, tontura, pulso Profundo-Fino nas duas posições Posteriores, muito Fraco.
Língua: Arroxeada-Pálida, seca.
2. *Ataque externo agudo*: temperatura de 38,5°C, sensação de peso, dores no corpo, cefaleia, "zumbido nas orelhas", tontura.
3. *Sequelas*: temperatura persistente de 37,5°C, falta de equilíbrio e coordenação, tinido, nistagmo, fadiga extrema, sono ruim, letargia, sensação de peso nas pernas, entorpecimento dos membros, cefaleia occipital. A falta de equilíbrio e coordenação era especialmente pronunciada e levou os médicos ocidentais a suspeitar de uma lesão neurológica.

Diagnóstico e explicação
1. *Condição crônica*: deficiência grave de *Yang* do Rim. Nesse caso, a língua estava seca porque o *Yang Qi* deficiente não conseguia levar líquidos até esse órgão. Além disso, a língua estava Arroxeada porque a deficiência de *Yang* do Rim acarretara Frio interno que, por sua vez, causara estase de Sangue.
2. *Ataque externo agudo*: foi um ataque de Calor-Vento-Umidade externo.
3. *Sequelas*: causadas pela penetração dos fatores patogênicos externos no Interior. O Calor e a Umidade penetraram no Interior e causavam a febre baixa constante. Quando esses fatores chegaram ao interior, eles impediram a circulação do *Qi* e do Sangue e, com a superposição da condição preexistente de deficiência de *Yang* do Rim, eles causaram ascensão de Vento de Fígado (nistagmo, falta de equilíbrio e coordenação). Essas manifestações clínicas eram causadas por ascensão do Vento interno formado pelas deficiências de Sangue e *Yang* do Rim.

Além disso, a Umidade-Calor estava queimando no Interior e causava febre baixa constante, entorpecimento, fadiga extrema, sensação de peso e letargia.

Princípio de tratamento

A paciente buscou tratamento apenas no estágio das sequelas, quando a condição estava no interior. Essa condição caracterizava-se por deficiência extrema de *Qi* Verdadeiro e pela presença dos fatores patogênicos previamente externos, mas agora situados no Interior (Umidade-Calor).

Além disso, o ataque externo também tinha originado outro fator patogênico interno: isto é, Vento de Fígado. Esse caso é um exemplo claro da situação em que a Manifestação torna-se primária. A Raiz é representada pela condição crônica de deficiência de *Yang* do Rim, que por fim precisa ser tratada porque também predispõe à formação de Vento de Fígado. Entretanto, nesse caso, a Manifestação adquiriu importância primária porque era a causa dos sintomas que exigiram tratamento de urgência. No caso em questão, a Manifestação era representada em parte por Umidade-Calor e parcialmente pelo Vento de Fígado. Esses dois fatores – especialmente o Vento de Fígado – precisavam ser tratados imediatamente.

O tratamento dessa paciente teve como objetivo inicial tratar a Manifestação e expelir primeiramente os fatores patogênicos, depois tonificar o *Qi* Verdadeiro. O tratamento tinha como metas limpar Calor interno, dissolver Umidade, extinguir Vento e pacificar o Fígado. Vários grupos de pontos foram usados em diferentes ocasiões para alcançar esses objetivos. IG-11 *Quchi* e VG-14 *Dazhui* foram usados para limpar Calor interno. Os pontos do Vaso Governador (*Du Mai*) são especialmente importantes para limpar Calor interno latente resultante da invasão de Calor previamente no exterior. Os pontos como BP-9 *Yinlingquan*, BP-6 *Sanyinjiao*, VC-9 *Shuifen* e B-22 *Sanjiaoshu* foram usados para dissolver Umidade; os pontos F-3 *Taichong*, VB-20 *Fengchi* e VG-16 *Fengfu* foram utilizados para extinguir o Vento de Fígado. Apenas depois que os sinais e sintomas de Umidade-Calor e Vento de Fígado desapareceram, foi iniciado o tratamento voltado para tonificar o *Yang* do Rim por fortalecimento e aquecimento (com moxa) dos pontos B-24 *Shenshu*, VC-4 *Guanyuan* e R-7 *Fuliu*.

Caso clínico 69.7 – Mulher, 72 anos

Manifestações clínicas

Essa paciente tinha bronquite e enfisema crônicos de longa duração. A paciente resfriava-se facilmente, tinha dispneia e, ao tossir, expectorava grande quantidade de escarro amarelo e pegajoso.
Pulso: Deslizante, Fraco nas duas posições Anteriores.
Língua: Vermelha, saburra amarela pegajosa.

Durante a evolução do tratamento, a paciente contraiu um resfriado forte e apresentou os seguintes sintomas: aversão ao frio, cefaleia, tosse, secreção nasal, espirros, dispneia e pulso Flutuante.

Diagnóstico

Retenção de Fleuma-Calor no Pulmão e deficiência de *Qi* do Baço. Durante o ataque externo agudo: invasão da porção do *Qi* Defensivo do Pulmão por Vento-Frio externo.

Explicação

A condição da paciente era crônica e, como comumente acontece nesses casos, havia Calor interno. Além disso, a paciente tinha Fleuma formada porque o *Qi* do Baço deficiente não conseguia transformar os fluidos, que se acumulavam na forma de Fleuma.

A deficiência de *Qi* do Baço era a Raiz, enquanto a retenção de Fleuma no Pulmão era a Manifestação.

O *Qi* Verdadeiro estava fraco e havia um fator patogênico na forma de Fleuma-Calor; por isto, a condição era mista (Deficiência/Excesso).

O ataque agudo de Vento-Frio representa outra Raiz, que causa várias manifestações clínicas.

Princípio de tratamento

O tratamento deveria objetivar principalmente a Raiz (*i. e.*, tonificar o *Qi* do Baço) porque, enquanto o Baço estivesse fraco, mais Fleuma sempre seria formada. Entretanto, as manifestações clínicas dessa paciente eram graves e angustiantes e também precisavam ser tratadas. Por essa razão, nesse caso, a Raiz e a Manifestação precisariam ser tratadas simultaneamente

907

e o tratamento deveria combinar a tonificação do *Qi* Verdadeiro (nesse caso, *Qi* do Baço) e a eliminação do fator patogênico (nesse caso, Fleuma-Calor).

Durante o episódio agudo de resfriado comum, o princípio de tratamento foi totalmente diferente. Nesse caso, o tratamento da condição aguda tinha prioridade sobre a condição crônica, porque essa paciente tinha enfisema e bronquite crônica e, portanto, um ataque de Vento-Frio poderia ter consequências graves se não fosse tratado imediatamente. Por exemplo, o ataque de Vento-Frio poderia facilmente se transformar em pneumonia, considerando-se a tendência a ter problemas pulmonares e a retenção de Fleuma-Calor no Pulmão.

Durante o ataque agudo de Vento-Frio, o objetivo principal do tratamento era expelir primeiramente o fator patogênico e depois tonificar o *Qi* Verdadeiro. Os pontos usados para expelir Vento-Frio foram P-7 *Lieque* e B-12 *Fengmen* com aplicação de ventosas.

Resultados do aprendizado

Neste capítulo, você aprendeu:

- A importância absoluta de adotar o princípio de tratamento correto de forma a tratar eficazmente a doença
- Os significados diferentes de Raiz (*Ben*) e Manifestação (*Biao*) nos diferentes contextos
- Como se relacionam a Raiz e a Manifestação – sua unidade essencial
- Como uma Manifestação pode transformar-se em Raiz de outras Manifestações
- A importância de descobrir as causas das manifestações clínicas de forma a tratá-las
- Quando usar a abordagem de tratar apenas a Raiz (quando as manifestações clínicas da Manifestação são escassas e brandas)
- Quando tratar simultaneamente a Raiz e a Manifestação (quando a Manifestação causa sintomas graves)
- Quando tratar primeiro a Manifestação e depois a Raiz (quando os sinais e sintomas da Manifestação são angustiantes, geralmente nos casos agudos)
- Como Raízes múltiplas podem desenvolver-se ao longo da vida, acarretando diversas Manifestações
- Como uma Raiz pode causar Manifestações diferentes
- Como a Raiz pode coincidir com a Manifestação (depois de um traumatismo físico externo)
- A importância de saber quando tonificar o *Qi* ou expelir os fatores patogênicos, dependendo do entendimento claro das potências relativas do *Qi* Verdadeiro e de quaisquer fatores patogênicos presentes
- Quando adotar a abordagem de tonificar apenas o *Qi* Verdadeiro (quando a condição é predominantemente de Deficiência)
- Quando adotar a abordagem de apenas expelir os fatores patogênicos (com os padrões unicamente de Excesso)
- Quando tonificar o *Qi* Verdadeiro e, simultaneamente, expelir os fatores patogênicos (ou um antes do outro)
- A importância de reconhecer os fatores patogênicos residuais, que podem precisar ser expelidos antes de tonificar o *Qi* Verdadeiro
- A diferença entre fitoterapia e acupuntura, principalmente quanto à forma como elas tonificam o *Qi* Verdadeiro e expelem os fatores patogênicos.

Questões de autoavaliação

1. Quais são os dois significados principais dos termos Raiz e Manifestação?
2. Em quais condições você poderia tratar apenas a Raiz de uma doença?
3. Por que você trataria simultaneamente a Raiz e a Manifestação no caso de uma mulher com deficiência de *Qi* resultando em sangramento menstrual excessivo?
4. Em quais circunstâncias você trataria primeiro a Manifestação e depois a Raiz?
5. Identifique a Raiz e a Manifestação de um caso de traumatismo causando dor secundária à estagnação de *Qi* e Sangue no ombro.
6. A Raiz sempre coincide com uma deficiência e a Manifestação com um fator patogênico?
7. Cite um exemplo de Raiz originada de Cheio e de Manifestação de Vazio.
8. Cite três modos de tonificar o *Qi* Verdadeiro, além da acupuntura.
9. Você consideraria a possibilidade de apenas tonificar o *Qi* Verdadeiro para tratar uma condição externa?
10. Um paciente parece fraco e doente. Todas as outras manifestações clínicas indicam que sua condição é de Excesso. Você tonificaria ou sedaria?
11. Você tonificaria o *Qi* Verdadeiro e, simultaneamente, eliminaria o fator patogênico de um paciente com invasão de Vento-Calor?

Ver respostas no Apêndice 6.

Nota

1. 1982 Report on Dr T Kaptchuk Seminar, Journal of Oriental Medicine (Australia), 1:18.

PARTE 8

Princípios da Combinação de Pontos 70

Equilíbrio entre os pontos locais e distais, 911
   Problemas dos canais, 915
   Problemas dos órgãos, 918
Equilíbrio entre as partes superior e inferior
do corpo, 918
Equilíbrio entre esquerda e direita, 919

Equilíbrio entre esquerda e direita quando se trata de um
problema unilateral, 919
   Aplicação unilateral das agulhas, 920
Equilíbrio entre *Yin* e *Yang*, 921
Equilíbrio entre as partes anterior e posterior, 922
Notas, 922

Depois de identificar os padrões e formular um plano de tratamento, o próximo passo do acupunturista é escolher os pontos que deverá usar. Nesse aspecto, existem duas considerações diferentes:

- A escolha dos pontos de acordo com suas ações
- A combinação dos pontos de acordo com a dinâmica dos canais.

Em outras palavras, de forma a assegurar que o tratamento por acupuntura seja eficaz, não basta escolher os pontos de acordo com suas características e ações energéticas individuais. Também precisamos ser capazes de combinar pontos harmoniosamente, de acordo com suas ações no contexto do sistema de canais.

A acupuntura atua por meio de canais, não apenas de pontos isolados, de forma que cada ponto deve ser considerado não apenas por sua ação específica, mas também por sua posição dentro do sistema de canais. Ainda que dominemos as ações de cada ponto específico, isto não seria suficiente para assegurar a eficácia do tratamento, porque cada ponto não pode ser entendido isoladamente, mas no contexto da dinâmica do sistema de canais, de forma a conseguir uma combinação harmoniosa de pontos.

Por exemplo, poderíamos tratar a deficiência de *Qi* do Baço e a estagnação de *Qi* do Fígado tonificando os pontos B-20 *Pishu* e B-21 *Weishu* e sedando os pontos B-18 *Ganshu* e B-19 *Danshu*. Embora esse tratamento esteja tecnicamente correto na perspectiva das ações energéticas de cada ponto, esta seria uma prescrição de pontos desequilibrada porque todos os que foram escolhidos estão localizados no dorso.

Outro exemplo seria tratar a deficiência simultânea de *Yin* do Fígado e do Rim tonificando os pontos R-3 *Taixi*, F-3 *Taichong*, BP-6 *Sanyinjiao* e R-6 *Zhaohai*. Também nesse caso, essa seleção estaria correta de acordo com as funções dos pontos específicos, mas seria muito desequilibrada porque todos os pontos estão localizados nos segmentos distais das pernas.

Vejamos então os princípios que regulam a combinação dos pontos de acordo com a dinâmica do sistema de canais.

O equilíbrio da combinação de pontos é essencial ao sucesso do tratamento por acupuntura. Na verdade, a combinação equilibrada dos pontos é tão importante para o resultado terapêutico quanto a técnica de aplicação das agulhas. Evidentemente, a técnica de aplicação é muito importante para o sucesso do tratamento por acupuntura, mas a combinação harmoniosa dos pontos frequentemente é menosprezada: ambas são importantes porque refletem duas perspectivas diferentes. De certa forma, a ênfase colocada na técnica de aplicação das agulhas baseia-se em uma visão de acupuntura centrada nos pontos, enquanto a ênfase dada à combinação dos pontos baseia-se em uma visão de acupuntura centrada nos canais. Esses dois pontos de vista são importantes e ambos devem ser levados em consideração.

Nota clínica

A ênfase colocada na técnica de aplicação das agulhas origina-se de uma visão de acupuntura centrada nos pontos, enquanto a ênfase dada à combinação dos pontos baseia-se em uma visão de acupuntura centrada nos canais.

Embora a técnica de aplicação das agulhas certamente seja muito importante, não devemos enfatizar exageradamente este aspecto: na verdade, quando a combinação dos pontos é harmoniosa, ativamos a circulação do *Qi* no sistema de canais, de forma que ele possa fluir livremente, até certo ponto reduzindo a necessidade de manipular vigorosamente as agulhas.

Por exemplo, diz-se que o ponto E-40 *Fenglong* serve para dissolver Fleuma e, no caso de um padrão grave de Fleuma, devemos colocar uma agulha nesse ponto com o método de sedação: quanto mais Cheia é a condição, mais forte deve ser a técnica de sedação. Entretanto, dissolver Fleuma com acupuntura envolve algo mais que simplesmente sedar o ponto E-40. Isso requer principalmente a regulação do Mecanismo do *Qi*, harmonizando a ascensão/descensão e a entrada/saída do *Qi*: a acupuntura pode dissolver Fleuma apenas por meio da regulação do *Qi*.

Com a combinação do ponto E-40 com outros pontos de acordo com os princípios delineados a seguir, o movimento do *Qi* é estimulado pela "comunicação" entre os pontos, mais que simplesmente pela estimulação de um ponto. A combinação de pontos também regula a ascensão/descensão e entrada/saída do *Qi*. Por exemplo, com o objetivo de dissolver Fleuma, o ponto E-40 poderia ser combinado com P-7 *Lieque*, VC-12 *Zhongwan*, VC-9 *Shuifen*, B-22 *Sanjiaoshu* e R-7 *Fuliu*. Afora o fato de que os outros pontos também contribuem para a dissolução de Fleuma, essa combinação equilibra os pontos *Yin* e *Yang* e também os pontos dos braços e das pernas.

A descrição dos princípios que determinam o equilíbrio dos pontos contém os seguintes subitens:

- Equilíbrio entre os pontos locais e distais
- Equilíbrio entre as partes superiores e inferiores do corpo
- Equilíbrio entre os lados direito e esquerdo
- Equilíbrio entre *Yang* e *Yin*
- Equilíbrio entre as partes anterior e posterior.

Antes de avançar na descrição do equilíbrio dos pontos, devemos revisar sucintamente a circulação do *Qi* no sistema de canais.[1]

A cabeça é a parte mais alta do corpo, não apenas anatomicamente, mas também energeticamente, de acordo com o fluxo do *Qi* nos 12 canais. Na verdade, a cabeça é a área de potencial energético máximo na circulação do *Qi* nos canais. O *Qi* circula nos canais porque há uma diferença de potencial entre o tórax e a cabeça.

"Energia potencial" é um tipo de energia armazenada: um objeto pode armazenar energia em razão de sua posição. Por exemplo, o cilindro pesado de um bate-estacas armazena energia quando é mantido em uma posição elevada. Do mesmo modo, um arco retesado é capaz de armazenar energia em razão de sua posição. Energia potencial é a energia armazenada na posição ocupada por um objeto.

Energia potencial gravitacional é a energia armazenada por um objeto em razão de sua posição no eixo vertical (*i. e.*, altura). A energia é armazenada em consequência da atração gravitacional da Terra sobre o objeto. A energia potencial gravitacional do cilindro pesado de um bate-estacas é um exemplo de energia potencial gravitacional (Figura 70.1).

O *Qi* localizado no alto da cabeça tem "energia potencial gravitacional" em razão de sua posição na parte mais alta do corpo. Com a circulação do *Qi* no sistema de canais, a parte superior da cabeça tem potencial máximo, enquanto o tórax/abdome tem potencial mínimo. O *Qi* circula exatamente em razão da diferença de potencial entre a cabeça e o tórax.

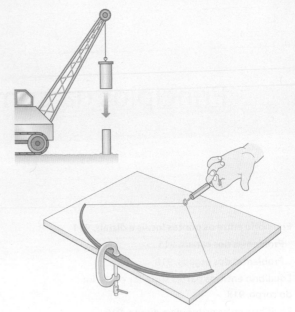

Figura 70.1 Energia potencial.

Quando levamos em consideração os quatro primeiros canais, por exemplo, vemos que o *Qi* começa na área torácica do canal do Pulmão: essa é a área com potencial energético mínimo. De forma a entender isso, podemos imaginar determinada quantidade de água na parte mais baixa de uma colina, onde seu potencial para produzir energia é mínimo ou nulo. Quando transportamos lentamente essa água até o alto da colina, gradativamente seu potencial de gerar energia aumenta, conforme sabemos. Quando a água chega ao topo da colina, seu potencial de gerar energia (p. ex., energia hidrelétrica) é máximo. A parte mais baixa da colina corresponde ao tórax, o ponto médio da subida da colina indica as mãos (ou os pés) e o topo da colina corresponde à cabeça (Figura 70.2).

Por essa razão, a partir do canal do Pulmão no tórax, o *Qi* começa a movimentar-se para cima na direção da cabeça. Nas pontas dos dedos das mãos, a polaridade do *Qi* muda, isto é, ele flui do canal *Yin* do Pulmão para o canal *Yang* do Intestino Grosso, mais ainda está circulando na direção da cabeça e seu potencial está aumentando. Quando chega à cabeça, o potencial está em seu ponto máximo e, então, começa a diminuir à medida que o *Qi* flui na direção dos pés. Nos pés, a polaridade do *Qi* muda novamente, isto é, ele flui do canal *Yang* do Estômago para o canal *Yin* do Baço, mas seu potencial ainda está diminuindo porque ele circula na direção da região torácica. Quando chega ao tórax, o potencial é mínimo (a água chegou ao ponto mais baixo da colina novamente). Em seguida, o *Qi* originado do canal do Baço conecta-se internamente com o canal do Coração e começa um novo ciclo pelos quatro canais, exatamente como antes. A Figura 70.3 ilustra o ciclo do *Qi* nos primeiros quatro canais. A Figura 70.4 demonstra a circulação do *Qi* nos 12 canais.

É importante ressaltar que, para facilitar o entendimento dessa circulação do *Qi* em relação com as alterações da energia potencial gravitacional, é melhor imaginar o corpo sem os braços e as pernas. Isso porque, embora os três canais *Yin* do braço fluam para baixo e os três canais *Yang* do

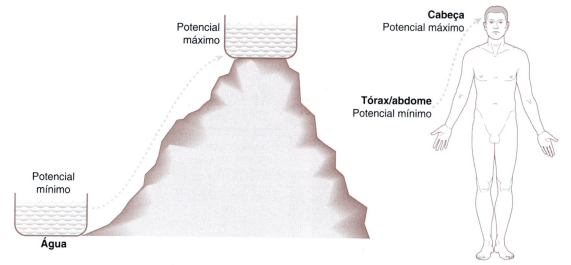

Figura 70.2 Energia potencial da circulação do *Qi*.

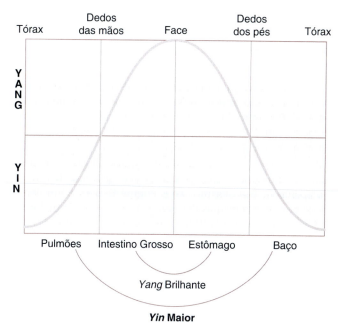

Figura 70.3 Ciclo da circulação do *Qi* nos primeiros quatro canais.

braço fluam para cima, os seis na verdade estão fluindo *para cima* na direção da cabeça. O mesmo acontece com os canais *Yang* e *Yin* das pernas: isto é, embora os três canais *Yang* da perna fluam para baixo e os três canais *Yin* fluam para cima, os seis canais na verdade estão fluindo *para baixo* na direção do tórax.

Em outras palavras, para que possamos entender o conceito de potencial energético gravitacional em sua relação com o fluxo de *Qi* no corpo, é melhor ignorar os braços e as pernas e imaginar o movimento do *Qi* como um fluxo do tórax (por meio dos braços) para a cabeça e, em seguida, de volta ao tórax (por meio das pernas) (Figura 70.5).

Quando analisamos detalhadamente a Figura 70.4, vemos que, dentro de cada conjunto de quatro canais, existem dois canais *Yin* (um no braço e outro na perna) e dois canais *Yang* (um no braço e outro na perna). Esses canais formam pares de canais conectados de mesma polaridade (tanto *Yang*, quanto *Yin*), mesmo nível de energia (ver a seguir) e posições opostas, isto é, um no braço, outro na perna, como se segue:

	Braço	Perna
Yang Maior	Intestino Delgado	Bexiga
Yang Menor	Triplo Aquecedor	Vesícula Biliar
Yang Brilhante	Intestino Grosso	Estômago
Yin Maior	Pulmão	Baço
Yin Menor	Coração	Rim
Yin Terminal	Pericárdio	Fígado

Na verdade, os nomes citados antes referem-se à quantidade de energia *Yang* ou *Yin* que está presente no ciclo diário, ou seja:

- *Yang* Maior e *Yin* Maior: *Yang* e *Yin* máximos, respectivamente
- *Yang* Menor e *Yin* Menor: *Yang* e *Yin* mínimos, respectivamente
- *Yang* Brilhante e *Yin* Terminal: *Yang* e *Yin* médios, respectivamente.

Quando observamos a Figura 70.4, vemos que nas primeiras horas da manhã a energia *Yin* está em seu nível máximo (*Yin* Maior) e a energia *Yang*, em seu nível médio (*Yang* Brilhante); no meio do dia, *Yang* está em seu máximo (*Yang* Maior) e *Yin*, em seu mínimo (*Yin* Menor); e ao anoitecer/noite, *Yang* está em seu nível mínimo (*Yang* Menor), enquanto *Yin* está em seu nível médio (*Yin* Terminal) (Figura 70.6).

Equilíbrio entre os pontos locais e distais

Pontos "locais" são os que estão localizados em proximidade direta da área em que ocorrem as manifestações clínicas: por exemplo, nos casos de problemas da orelha com dor e secreção, os pontos ao redor das orelhas são locais.

Pontos "distais" são os que afetam determinada área, embora estejam situados em pontos distantes da área em que ocorrem as manifestações clínicas: no exemplo citado antes (problemas da orelha), os pontos distais estariam localizados no braço.

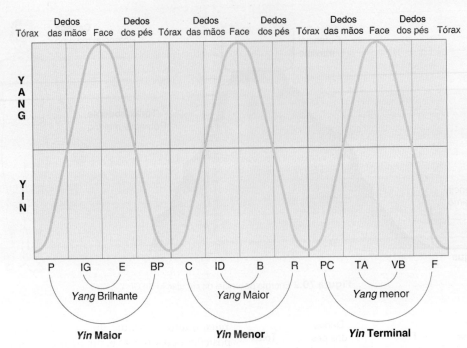

Figura 70.4 Ciclo da circulação do *Qi* nos 12 canais.

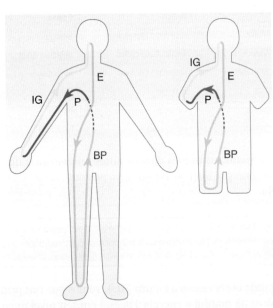

Figura 70.5 Circulação do *Qi* entre a cabeça e o tórax.

Em termos gerais, os pontos locais e distais estão situados no mesmo canal – os primeiros na área em que ocorrem as manifestações clínicas, os últimos na outra extremidade do canal. No exemplo mencionado antes, se o canal afetado fosse o do Triplo Aquecedor, o ponto TA-21 *Ermen* seria o local e TA-5 *Waiguan* seria o distal.

Entretanto, os pontos distais não são necessariamente apenas os que fazem parte do canal afetado. No exemplo descrito antes dos problemas das orelhas referidos ao canal do Triplo Aquecedor, IG-4 *Hegu* também poderia atuar como ponto distal. Além disso, embora eu tenha mencionado TA-5 *Waiguan* como ponto distal, qualquer ponto do canal do Triplo Aquecedor situado abaixo do cotovelo também poderia atuar como ponto distal.

Teoricamente, qualquer ponto situado a alguma distância do local no qual está o problema poderia ser definido como "distal". Por exemplo, se o problema estivesse nas gengivas ao longo do canal do Estômago, os pontos E-4 *Dicang*, E-5 *Daying* e E-6 *Jiache* seriam pontos locais, enquanto E-44 *Neiting* (localizado no pé) seria o ponto distal (Figura 70.7). Entretanto, com pouquíssimas exceções, essa relação geralmente funciona apenas de uma forma: isto é, enquanto E-44 é um ponto distal para os problemas das gengivas, os pontos situados ao redor das gengivas (E-4, E-5 e E-6) *não* são pontos distais para problemas dos pés.

Por essa razão, com poucas exceções, os pontos "distais" são os que estão situados nos braços e nas pernas, especialmente abaixo dos cotovelos e dos joelhos. Como está descrito no Capítulo 50, os pontos localizados abaixo dos cotovelos e dos joelhos são pontos especialmente dinâmicos, que afetam as partes distais do corpo. Evidentemente, no caso de problemas articulares localizados abaixo dos cotovelos e dos joelhos, os pontos locais e distais coincidem: por exemplo, com um problema do punho referido ao canal do Intestino Delgado, ID-5 (normalmente, um ponto distal) também pode atuar como ponto local.

Portanto, podemos dizer que, com poucas exceções, os pontos distais são os que estão localizados nos membros abaixo dos cotovelos e dos joelhos, enquanto os pontos locais são os que estão situados no tronco e na cabeça. A combinação dos pontos locais e distais é a técnica mais amplamente utilizada para equilibrar os pontos.

Nos casos agudos, os pontos distais têm o efeito de remover obstruções do canal e expelir fatores patogênicos e, por esta razão, geralmente são ativados por agulhas com método de sedação. Os pontos locais têm a função de sustentar a ação eliminadora dos pontos distais e focalizá-la na área desejada: em geral, esses pontos são ativados por agulhas com método equalizador.

Por exemplo, para tratar uma distensão aguda da região lombar com dor bilateral nessa região, poderíamos escolher B-40 *Weizhong* como ponto distal (ativado por agulha com

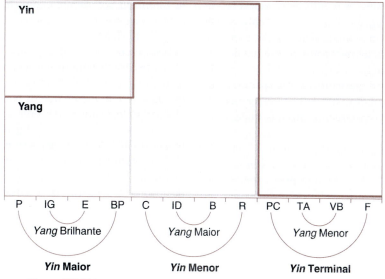

Figura 70.6 Vazante e crescente de *Yin* e *Yang* no ciclo diário dos 12 canais.

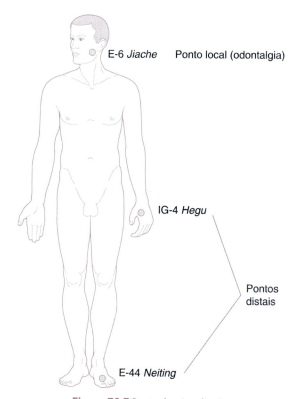

Figura 70.7 Pontos locais e distais.

método de sedação) e B-26 *Guanyuanshu* como ponto local (ativado por agulha com método equalizador). Em alguns casos, os pontos distais são ativados antes de introduzir agulhas nos pontos locais. O exemplo do ponto E-38 *Tiaokou* para distensão aguda do ombro já foi mencionado antes.

Nos casos crônicos, os pontos locais e distais simplesmente reforçam as funções uns dos outros. A Tabela 70.1 descreve os pontos locais e distais principais de acordo com suas áreas. Essa tabela lista os pontos de canais diferentes e a escolha de qual ponto usar deve ser orientada por outros fatores, principalmente a identificação apropriada do canal afetado.

Tabela 70.1 Pontos locais e distais de acordo com as áreas do corpo.

Área/órgão	Pontos locais	Pontos distais
Face	*Yintang*	IG-4 *Hegu*, E-44 *Neiting*
Têmporas	*Taiyang*, VB-8 *Shuaigu*	TA-3 *Zhongzhu*, TA-5 *Waiguan*, VB-43 *Xiaxi*
Occipício	VB-20 *Fengchi*, B-10 *Tianshu*	ID-3 *Houxi*, B-65 *Shugu*
Vértice	VG-20 *Baihui*	F-3 *Taichong*
Olho	B-1 *Jingming*, E-1 *Chengqi*, *Yuyao*	IG-4 *Hegu*, F-3 *Taichong*, C-5 *Tongli*, ID-6 *Yanglao*, TA-3 *Zhongzhu*
Nariz	*Yintang*, *Yingxiang*, *Bitong*	P-7 *Lieque*, IG-4 *Hegu*
Dentes	E-4 *Dicang*, E-6 *Jiache*, E-7 *Xiaguan*	IG-4 *Hegu* (superiores), E-44 *Neiting* (inferiores)
Orelha	TA-17 *Yifeng*, ID-19 *Tinggong*, VB-2 *Tinghui*, TA-21 *Ermen*	TA-2 *Yemen*, TA-3 *Zhongzhu*, TA-5 *Waiguan*, VB-43 *Xiaxi*
Língua	VC-23 *Lianquan*	PC-8 *Laogong*, C-5 *Tongli*, R-6 *Zhaohai*
Garganta	VC-22 *Tiantu*	IG-4 *Hegu*, P-11 *Shaoshang*, R-6 *Zhaohai*
Pulmão	P-1 *Zhongfu*, B-13 *Feishu*, VC-17 *Shanzhong*, VC-22 *Tiantu*	P-7 *Lieque*, P-5 *Chize*
Coração	B-15 *Xinshu*, B-14 *Jueyinshu*, VC-14 *Juque*, VC-15 *Jiuwei*	PC-6 *Neiguan*, C-7 *Shenmen*, PC-5 *Jianshi*, PC-4 *Ximen*
Estômago	B-21 *Weishu*, VC-12 *Zhongwan*	PC-6 *Neiguan*, E-36 *Zusanli*, BP-4 *Gongsun*
Fígado	B-18 *Ganshu*, F-14 *Qimen*	F-3 *Taichong*, VB-34 *Yanglingquan*
Vesícula Biliar	B-19 *Danshu*, VB-24 *Riyue*	VB-34 *Yanglingquan*, *Dannangxue*
Intestinos	B-25 *Dachangshu*, E-25 *Tianshu*	E-36 *Zusanli*, BP-6 *Sanyinjiao*, E-37 *Shangjuxu*, E-39 *Xiajuxu*
Bexiga	VC-3 *Zhongji*, B-28 *Pangguangshu*, VC-2 *Qugu*, B-32 *Ciliao*	BP-6 *Sanyinjiao*, B-63 *Jinmen*
Uretra	VC-2 *Qugu*, B-34 *Xialiao*	F-5 *Ligou*, B-63 *Jinmen*
Ânus	VG-1 *Changqiang*, B-54 *Zhibian*, VB-30 *Huantiao*	B-57 *Chengshan*, B-58 *Feiyang*

Como foi mencionado antes, os pontos dessa tabela representam canais diferentes e sua escolha deve ser orientada pela identificação dos padrões e dos canais afetados. Por exemplo, dois dos pontos distais indicados para tratar problemas da garganta são P-11 *Shaoshang* e R-6 *Zhaohai*: o primeiro poderia ser escolhido para tratar dor de garganta causada por invasões agudas de Vento-Calor, enquanto o último poderia ser escolhido para tratar ressecamento da garganta em consequência da deficiência de *Yin*.

Outro exemplo seriam os pontos distais indicados na tabela para tratar problemas do Coração, ou seja, PC-4 *Ximen*, PC-5 *Jianshi*, PC-6 *Neiguan* e C-7 *Shenmen*: o primeiro poderia ser escolhido se houvesse batimentos cardíacos irregulares; o segundo, se Fleuma estivesse obstruindo o Coração; PC-6 para tratar deficiência de *Qi* do Coração; e C-7 para reverter deficiência de Sangue do Coração.

Como foi mencionado antes, os pontos distais não são apenas os que estão localizados no canal afetado: por exemplo, quando se trata de um problema ocular originado do canal da Bexiga, os pontos distais poderiam estar localizados na outra extremidade do canal da Bexiga no pé. Contudo, IG-4 *Hegu* também poderia ser um ponto distal eficaz porque é utilizado como ponto distal para tratar todos os problemas faciais.

Especialmente quando são selecionados pontos distais, a conexão direta entre os canais de mesma polaridade – por exemplo, *Yang* maior (Intestino Delgado e Bexiga), *Yang* Menor (Triplo Aquecedor e Vesícula Biliar), *Yang* Brilhante (Intestino Grosso e Estômago), *Yin* Maior (Pulmão e Baço), *Yin* Menor (Coração e Rim) e *Yin* Terminal (Pericárdio e Fígado) – deve ser mantida em mente. Esses pares de canais unem os canais correspondentes de mesma polaridade e de mesmo "potencial" das pernas e dos braços, conforme foi descrito no início deste capítulo.

Esse pareamento significa que os pontos distais dos canais pareados podem afetar as mesmas áreas. Por exemplo, quando se trata de problemas das orelhas provenientes do canal do Triplo Aquecedor, os pontos distais aplicáveis são os pontos situados nesse canal abaixo do cotovelo, especialmente TA-5 *Waiguan* e TA-2 *Yemen*. Entretanto, em razão da conexão direta entre os canais do Triplo Aquecedor e da Vesícula Biliar de acordo com os pares do *Yang* Menor, pontos do canal da Vesícula Biliar abaixo do joelho também podem ser selecionados como pontos distais para tratar problemas das orelhas (p. ex., VB-43 *Xiaxi*).

Desse modo, os pontos distais dos canais pareados são praticamente intercambiáveis: por exemplo, TA-2 *Yemen* e VB-43 para problemas das orelhas; IG-4 *Hegu* e E-44 *Neiting* para problemas das gengivas etc. Contudo, é importante ressaltar que essa conexão e permutabilidade é mais direta para os canais *Yang* que para os canais *Yin*. A razão disso é que, enquanto os canais *Yang* conectam-se direta e superficialmente na cabeça/face, os canais *Yin* conectam-se no tórax/abdome, mas apenas em um nível profundo (ver Figuras 70.4 e 70.5): deste modo, podemos considerar os canais *Yang* (p. ex., *Yang* Maior do Intestino Delgado e da Bexiga) quase como um único canal ligado direta e superficialmente à face. Do mesmo modo, nessa perspectiva, podemos entender os canais do Intestino Grosso e do Estômago, por exemplo, como um único canal. O mesmo se aplica aos pares Triplo Aquecedor-Vesícula Biliar e Intestino Delgado-Bexiga.

Desse modo, no caso dos canais *Yang*, temos algumas opções de pontos distais para usar, seja nas mãos ou nos pés, porque os pontos são muito permutáveis. Quando existe tal opção, devemos ter em mente que os pontos distais das pernas têm efeito mais forte que os dos braços. Por exemplo, nos casos de Calor no Estômago afetando as gengivas, o ponto E-44 *Neiting* tem efeito mais forte que IG-4 *Hegu*.[2]

Com os canais *Yin*, a situação é um pouco diferente. Todos os canais *Yin* terminam e começam no tórax ou na cavidade abdominal e misturam-se uns com os outros, mas apenas internamente, enquanto os canais *Yang* conectam-se direta e superficialmente na face. Desse modo, no caso dos canais *Yin*, não temos as mesmas opções livres de pontos distais que ocorrem com os canais *Yang*. Por exemplo, os pontos PC-6 *Neiguan* e F-3 *Taichong* têm algumas propriedades comuns, na medida em que os dois mobilizam o *Qi* do Fígado; contudo, afora isto, eles têm ações muito diferentes e realmente não há dúvida quanto à escolha entre eles como ponto distal.

Por fim, com respeito à área local afetada pelos pontos distais, existe um princípio geral importante que afirma "o mais longe é mais": isto é, quanto mais distante estiver um ponto distal de determinada área, maior será sua influência sobre ela. Por exemplo, quando consideramos um canal longo como o do Estômago, os pontos E-45 *Lidui* e E-44 *Neiting* afetam a outra extremidade do canal (*i. e.*, o olho e a fronte); pontos distais situados em posição ligeiramente acima (inclusive E-41 *Jiexi*) afetam uma parte mais inferior da outra extremidade do canal (*i. e.*, a garganta). A Figura 70.8 ilustra esse princípio.

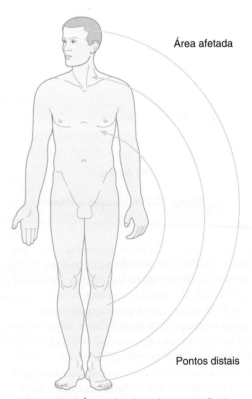

Figura 70.8 Áreas afetadas pelos pontos distais.

O Boxe 70.1 resume os pontos locais e distais.

Boxe 70.1 Pontos locais e distais

- Os pontos locais estão situados na cabeça e no tronco; os pontos distais estão localizados nos braços e nas pernas, abaixo dos cotovelos e dos joelhos
- Os pontos dos canais do braço e da perna com mesma polaridade e potencial (p. ex., *Yang* Maior, *Yin* Maior etc.) são praticamente permutáveis (p. ex., IG-4 e E-44)
- Os pontos distais da perna são mais fortes que os pontos distais do braço
- Um ponto distal pode estar situado em um canal diferente daquele no qual está o problema (p. ex., IG-4 para problemas oculares no canal da Bexiga).

▶ Problemas dos canais

Com os problemas dos canais, o uso apenas dos pontos locais poderia ser suficiente em alguns casos, mas é muito mais comum equilibrar os pontos locais com os distais. Na verdade, os pontos distais desempenham um papel importante na eliminação de obstruções do canal (que podem ser causadas por Frio, Umidade ou Vento externo, ou estagnação de *Qi* e/ou Sangue ou Fleuma).

Ao escolhermos um ponto distal, devemos ter em mente que os pontos distais dos pés são mais potentes que os das mãos. Se quisermos moderar o efeito do tratamento porque o paciente está muito fraco ou é muito idoso, podemos então escolher um ponto distal das mãos. Por exemplo, os pontos IG-4 *Hegu* e E-44 *Neiting* têm efeitos na face e nos dentes e os dois podem ser usados para limpar Calor do canal do Estômago afetando a face e, até certo ponto, ambos são permutáveis. Outro exemplo seriam os pontos TA-5 *Waiguan* e VB-43 *Xiaxi*, que afetam a região temporal e podem ser usados como pontos distais para tratar enxaquecas localizadas nas têmporas.

De acordo com os canais afetados, os pontos distais principais para tratar problemas dos canais são os seguintes:

- Pulmão: P-7 *Lieque*
- Intestino Grosso: IG-4 *Hegu*
- Estômago: E-40 *Fenglong*
- Baço: BP-5 *Shangqiu*
- Coração: C-5 *Tongli*
- Intestino Delgado: ID-3 *Houxi*
- Bexiga: B-60 *Kunlun*
- Rim: R-4 *Dazhong*
- Pericárdio: PC-6 *Neiguan*
- Triplo Aquecedor: TA-5 *Waiguan*
- Vesícula Biliar: VB-41 *Zulinqi*
- Fígado: F-5 *Ligou*.

É importante ressaltar que essa lista inclui a maioria dos pontos distais eficazes com base em minha experiência. Como foi mencionado antes, qualquer ponto situado abaixo do cotovelo e do joelho pode ser usado como ponto distal. Além disso, as experiências de outros médicos podem ser diferentes da minha e, por esta razão, outros pontos distais também podem ser igualmente eficazes.

A escolha dos pontos distais também deve ser baseada na área afetada. Os pontos distais principais de acordo com as áreas do corpo são:

- Pescoço: VB-39 *Xuanzhong*, ID-3 *Houxi*, TA-5 *Waiguan*, TA-8 *Sanyangluo*, B-60 *Kunlun*. Pontos secundários: E-40 *Fenglong* e R-4 *Dazhong*
- Ombro: TA-5 *Waiguan*, IG-4 *Hegu*, P-7 *Lieque*, TA-1 *Guanchong*, IG-1 *Shangyang*, E-38 *Tiaokou*, B-58 *Feiyang*
- Cotovelo: IG-4 *Hegu*, TA-5 *Waiguan*, IG-1 *Shangyang*
- Punho: E-36 *Zusanli*, BP-5 *Shangqiu*, VB-40 *Qiuxu*
- Dedos da mão: nenhum ponto distal (ver parágrafos anteriores)
- Região lombar: B-40 *Weizhong*, B-60 *Kunlun*, B-59 *Fuyang*, B-62 *Shenmai*, VG-26 *Renzhong*
- Sacro: B-40 *Weizhong*, B-58 *Feiyang*
- Quadril: VB-41 *Zulinqi*, B-62 *Shenmai*
- Joelho: BP-5 *Shangqiu*, ID-5 *Yanggu*
- Tornozelo: nenhum ponto distal
- Dedos do pé: IG-4 *Hegu*.

Os pontos locais principais de acordo com a área do corpo são:

- Pescoço: B-10 *Tianzhu*, VB-20 *Fengchi*
- Ombro: IG-15 *Jianyu*, TA-14 *Jianliao*, *Jianneiling* (ponto extra)
- Cotovelo: IG-11 *Quchi*, TA-10 *Tianjing*, ID-8 *Xiaohai*
- Punho: TA-4 *Yangchi*, IG-5 *Yangxi*, ID-5 *Yanggu*, ID-4 *Wangu*, PC-7 *Daling*
- Dedos da mão: TA-3 *Zhongzhu*, IG-3 *Sanjian*, *Baxie* (pontos extras)
- Região lombar: B-23 *Shenshu*, B-26 *Guanyuanshu*, B-25 *Dachangshu*, B-24 *Qihaishu*, *Shiqizhuixia* (ponto extra), VG-3 *Yaoyangguan*
- Sacro: B-32 *Ciliao*, *Shiqizhuixia*, B-27 *Xiaochangshu*, B-28 *Pangguangshu*
- Quadril: VB-30 *Huantiao*, VB-29 *Juliao*
- Joelho: *Xiyan* (pontos extras), E-36 *Zusanli*, BP-9 *Yinlingquan*, F-7 *Xiguan*, F-8 *Ququan*, R-10 *Yingu*, VB-34 *Yanglingquan*, B-40 *Weizhong*, BP-10 *Xuehai*
- Tornozelo: BP-5 *Shangqiu*, VB-40 *Qiuxu*, E-41 *Jiexi*, B-60 *Kunlun*
- Dedos do pé: *Bafeng* (pontos extras), BP-3 *Taibai*.

Casos agudos

Nos casos agudos, o ponto distal é usado primeiramente (e isoladamente) com método de sedação para eliminar a obstrução causada pelos fatores patogênicos e abrir o canal para facilitar o uso dos pontos locais. Alguns exemplos esclarecem essa técnica.

Nos casos de distensão aguda da região lombar na linha média, pouco acima do sacro, pode-se sedar primeiramente o ponto VG-26 *Renzhong* enquanto o paciente flexiona suavemente seu corpo para frente e para trás. Isso ajuda a eliminar obstrução do canal (Vaso Concepção, neste caso). Depois da manipulação do ponto distal, o paciente deve deitar-se e os pontos locais são ativados de acordo com a área de hipersensibilidade. Também podem ser aplicadas ventosas depois da introdução da agulha (Figura 70.9). Ocasionalmente, o uso do VG-26 *Renzhong* como ponto distal é um exemplo de ponto distal localizado na cabeça, em vez de nos membros abaixo dos cotovelos e dos joelhos.

Nos casos de distensão aguda da articulação do ombro envolvendo o canal do Intestino Grosso, pode-se sedar vigorosamente o ponto E-38 *Tiaokou*, enquanto o paciente movimenta-se suavemente e roda o braço, talvez com a ajuda de outra pessoa, se for possível (Figura 70.10). Depois da manipulação do ponto distal, os pontos locais são usados de acordo com a área de hipersensibilidade e o canal afetado. Quando o canal afetado é o Intestino Delgado, B-58 *Feiyang* é usado como ponto distal em seu lugar.

Nos casos de distensão aguda do pescoço com rigidez acentuada, pode-se usar o ponto VB-39 *Xuanzhong* com método de sedação, enquanto o paciente movimenta suavemente a cabeça de um lado para outro. Depois de retirar a agulha desse ponto, as agulhas podem ser colocadas nos pontos locais do pescoço (Figura 70.11).

A correspondência dos canais pareados do braço e da perna com a mesma polaridade e o mesmo potencial (p. ex., Intestino Delgado e Bexiga; Intestino Grosso e Estômago; Pulmão e Baço etc.) é usada para tratar distensão aguda das articulações. Essa indicação está baseada no princípio de correspondência entre ombro e quadril, cotovelo e joelho e punho e tornozelo, bem como na relação entre os canais de mesma polaridade do braço e da perna: isto é, Pulmão-Baço, Coração-Rim, Pericárdio-Fígado, Intestino Grosso-Estômago, Triplo Aquecedor-Vesícula Biliar e Intestino Delgado-Bexiga.

Nos casos de distensão aguda de uma articulação, deve-se primeiro de tudo identificar o canal afetado e, em seguida, escolher como ponto distal um que esteja no canal pareado relacionado com mesma polaridade e mesmo potencial no ombro membro, geralmente no lado oposto. Alguns exemplos esclarecem esse ponto.

Nos casos de distensão aguda do punho, poderíamos usar um ponto distal do pé, optando pelo canal do pé relacionado com o canal afetado do punho. Por exemplo, supondo que a área principal de hipersensibilidade esteja no ponto TA-4 *Yang-*

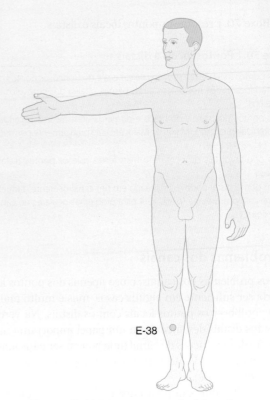

Figura 70.10 E-38 como ponto distal do ombro.

chi, pode-se escolher o canal da perna relacionado com o canal do Triplo Aquecedor com base na relação superior-inferior (i. e., canal da Vesícula Biliar). No canal da Vesícula Biliar, poderíamos escolher o ponto situado em um local correspondente ao ponto do punho (i. e., na articulação do tornozelo): esse ponto seria VB-40 *Qiuxu*.

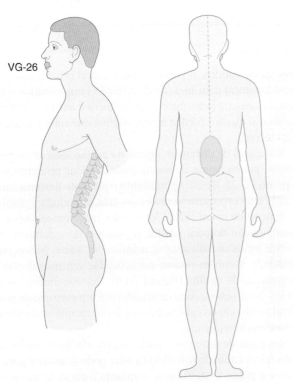

Figura 70.9 VG-26 como ponto distal para dor lombar.

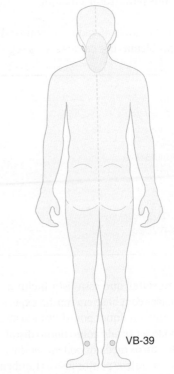

Figura 70.11 VB-39 como ponto distal do pescoço.

Supondo que o ponto de hipersensibilidade principal seja P-7 *Lieque*, o ponto usado no pé poderia ter sido BP-5 *Shangqiu* (com base na correspondência entre o punho e o tornozelo). Se a distensão tivesse ocorrido no cotovelo e o ponto de hipersensibilidade principal fosse IG-11 *Quchi*, o ponto escolhido no pé teria sido E-36 *Zusanli* (com base na correspondência entre cotovelo e joelho). Se a área de hipersensibilidade fosse o ponto IG-15 *Jianyu* no ombro, o ponto escolhido na perna seria E-31 *Biguan* (de acordo com a correspondência entre ombro e quadril). A Figura 70.12 ilustra como exemplo a correspondência entre os pontos dos canais do *Yang* Brilhante, de acordo com essa teoria.

Como foi mencionado, de acordo com esse método, os pontos distais são utilizados comumente no lado oposto (Figura 70.13).

Tendo em mente as correspondências descritas antes entre as articulações e os canais relacionados da perna e do braço, podemos elaborar uma tabela de pontos distais relacionados para serem usados em cada articulação, de acordo com as duas correspondências citadas antes (Tabela 70.2).

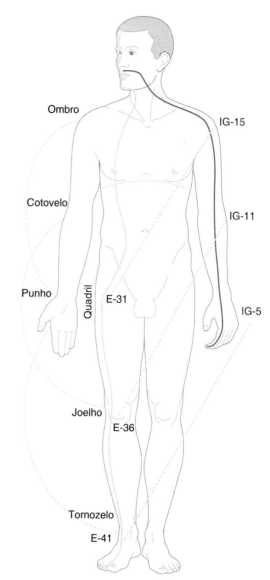

Figura 70.13 Pontos cruzados nos canais do *Yang* Brilhante, de acordo com a correspondência de ombro–quadril, cotovelo–joelho e punho–tornozelo.

Tabela 70.2 Correspondência entre pontos e articulações das partes superior e inferior do corpo.

Articulação	Braço	Perna
Ombro		
Intestino Grosso	IG-15 *Jianyu*	E-31 *Biguan*
Triplo Aquecedor	TA-14 *Jianliao*	VB-30 *Huantiao*
Intestino Delgado	ID-10 *Naoshu*	B-36 *Chengfu*
Cotovelo		
Intestino Grosso	IG-11 *Quchi*	E-36 *Zusanli*
Triplo Aquecedor	TA-10 *Tianjing*	VB-34 *Yanglingquan*
Intestino Delgado	ID-8 *Xiaohai*	B-40 *Weizhong*
Punho		
Intestino Grosso	IG-5 *Yangxi*	E-41 *Jiexi*
Triplo Aquecedor	TA-4 *Yangchi*	VB-40 *Qiuxu*
Intestino Delgado	ID-5 *Yanggu*	B-60 *Kunlun*

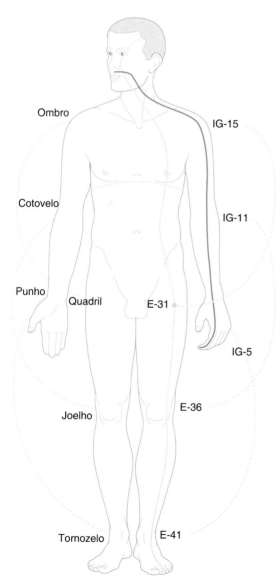

Figura 70.12 Correspondência dos canais do *Yang* Brilhante entre ombro–quadril, cotovelo–joelho e punho–tornozelo.

Casos crônicos

A combinação dos pontos locais e distais para tratar problemas crônicos dos canais quase sempre também é usada e, neste caso, os pontos locais e distais reforçam mutuamente suas ações no canal.

Os pontos locais e distais principais são os mesmos citados antes.

▶ Problemas dos órgãos

Com os problemas dos órgãos internos, o método de combinar pontos locais e distais sempre é utilizado. Não é possível tratar os Órgãos Internos sem usar pontos distais e os pontos locais frequentemente são desnecessários, exceto nas condições crônicas.

Evidentemente, poderíamos dar exemplos incontáveis do uso de pontos distais para tratar doenças dos Órgãos Internos, inclusive F-3 *Taichong* para tratar doenças do Fígado, E-36 *Zusanli* para tratar problemas do Estômago etc.

Com as condições crônicas dos Órgãos Internos, é essencial usar pontos locais combinados com pontos distais. Os pontos locais usados são principalmente pontos *Shu* Dorsais e pontos de Alarme para os Órgãos Internos relevantes. Por exemplo, com a deficiência crônica de *Qi* do Baço, seria essencial usar os pontos B-20 *Pishu* e/ou VC-12 *Zhongwan*; nos pacientes com problemas crônicos do Pulmão, os pontos seriam P-1 *Zhongfu* e/ou B-13 *Feishu*, e assim por diante.

Quando é necessário tratar cefaleias crônicas, alguns pontos locais da cabeça são acrescentados à prescrição de pontos para tratar a Manifestação, enquanto os pontos distais tratam a Raiz. Por exemplo, nos casos crônicos de cefaleias secundárias à deficiência de *Yin* do Rim com ascensão de *Yang* do Fígado, podem-se usar os pontos R-3 *Taixi*, BP-6 *Sanyinjiao*, VB-43 *Xiaxi* e F-3 *Taichong* para tratar a Raiz (i. e., tonificar o *Yin* do Rim e controlar o *Yang* do Fígado).

Para tratar a Manifestação, poderia ser necessário acrescentar pontos locais, dependendo do canal afetado, inclusive VB-9 *Tianchong* e VB-6 *Xuanli* para o canal da Vesícula Biliar, ou B-7 *Tongtian* para o canal da Bexiga. Supondo que as cefaleias sempre ocorram no lado esquerdo, eu poderia usar R-3 e BP-6 bilateralmente, F-3 no lado direito, VB-43 no lado esquerdo (para tratar o canal da Vesícula Biliar do lado esquerdo) e também pontos locais no lado esquerdo (Figura 70.14).

O uso dos pontos locais da cabeça é importante para remover a estagnação local de *Qi* ou Sangue nessa área, que provoca cefaleias crônicas, principalmente quando a dor sempre se localiza na mesma região.

Equilíbrio entre as partes superior e inferior do corpo

O sistema de canais forma um circuito fechado para circulação de energia, no qual o potencial energético máximo está na cabeça, o potencial mínimo no tórax e o potencial médio nas mãos e nos pés. De forma a manter o equilíbrio entre as partes superior e inferior do corpo, é importante equilibrar os pontos escolhidos entre essas duas áreas.

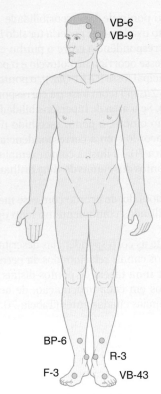

Figura 70.14 Combinação de pontos para tratar cefaleias causadas pela ascensão de *Yang* do Fígado e deficiência de *Yin* do Rim.

Depois de introduzir a agulha em um ponto, ela tende a causar um afluxo de energia na direção da parte superior do corpo, especialmente com os pontos situados na extremidade oposta: isto é, a parte inferior do corpo. Esse movimento de *Qi* não depende da direção do fluxo no canal. Tendo isso em mente, é importante equilibrar os pontos da parte superior do corpo com os pontos da parte inferior.

Um exemplo de prescrição de pontos equilibrando as partes superior e inferior do corpo poderia ser IG-4 *Hegu* e F-3 *Taichong* (conhecida como "Grande Portal"). Essa combinação elimina Vento da cabeça e tem efeito calmante potente.

Outro exemplo poderia ser a combinação dos pontos PC-6 *Neiguan* com E-36 *Zusanli*. O primeiro ponto harmoniza as partes superior e média do Estômago e controla o *Qi* rebelde (que provoca náuseas e vômitos), enquanto o ponto E-36 tonifica o *Qi* do Estômago (Figura 70.15). A combinação desses dois pontos possibilita a tonificação equilibrada do Estômago e do Baço e pode ser usada em muitos casos de problemas epigástricos.

Outro exemplo poderia ser a combinação do ponto TA-6 *Zhigou* com VB-31 *Fengshi* (Figura 70.16). Esses dois pontos eliminam Vento-Calor no Sangue e podem ser usados para tratar herpes-zóster ou qualquer doença cutânea que se evidencie por erupção eritematosa pruriginosa, que muda de posição rapidamente. Essa combinação poderia ser especialmente eficaz quando os flancos são afetados.

O equilíbrio das partes superior e inferior do corpo produz um efeito especialmente dinâmico quando é combinado com o equilíbrio de *Yang–Yin* e direita–esquerda. Por exemplo, isso pode ser conseguido com o ponto PC-6 *Neiguan* de um lado e E-40 *Fenglong* do outro.

Evidentemente, existem numerosos exemplos de como conseguir esse equilíbrio usando simultaneamente pontos das partes superior e inferior do corpo; essas combinações são utilizadas comumente. Entretanto, isso não significa que sempre seja necessário equilibrar as partes superior e inferior. Em alguns casos, poderíamos intencionalmente optar por uma prescrição de pontos desequilibrados para obter um efeito específico.

Por exemplo, quando há um desequilíbrio de energia entre as partes superior e inferior do corpo, com face muito vermelha, hipertensão, tontura, ansiedade e insônia causadas por uma deficiência de *Yin* do Rim (Deficiência embaixo) e ascensão de *Yang* do Fígado (Excesso em cima), poderíamos optar por colocar agulha apenas em R-1 *Yongquan* de forma a atrair o excesso de *Qi* de cima para baixo.

Por outro lado, quando uma mulher tem prolapso uterino causado pelo afundamento do *Qi* do Baço, poderíamos intencionalmente usar um ponto da parte superior do corpo de forma a puxar o *Qi* para cima: por exemplo, moxabustão no ponto VG-20 *Baihui*. Nesses dois casos, a dinâmica do sistema de canais é aproveitada para atrair energia para a parte superior ou inferior do corpo.

Existe outro caso em que o princípio do equilíbrio entre as partes superior e inferior do corpo não se aplica: isto é, quando um ponto distal é sedado nos casos agudos de distensão da região lombar ou de uma articulação. Por exemplo, podemos sedar vigorosamente o ponto VG-26 *Renzhong* para tratar uma distensão aguda da região lombar na linha média sobre o sacro.

Equilíbrio entre esquerda e direita

O equilíbrio dos pontos dos lados direito e esquerdo do corpo é um aspecto que deve ser mantido em mente quando se formula uma combinação de pontos equilibrados. Existem dois aspectos pertinentes à questão de equilibrar os lados direito e esquerdo durante a aplicação de agulhas. O primeiro é equilibrar a combinação de pontos em termos de esquerda-direita quando se trata um problema unilateral do canal ou de uma articulação; o segundo é o uso intencional de pontos unilaterais para conseguir efeitos específicos.

▶ Equilíbrio entre esquerda e direita quando se trata de um problema unilateral

Quando se trata um problema unilateral do canal ou de uma articulação (p. ex., dor unilateral no pescoço, ou dor unilateral no cotovelo) com vários pontos do lado afetado, deve-se prestar atenção ao equilíbrio entre os lados direito e esquerdo acrescentando-se um ou dois pontos no lado oposto. Podemos combinar essa abordagem com o equilíbrio entre *Yin* e *Yang*. Por exemplo, quando estamos tratando de uma dor crônica no ombro esquerdo ao longo do canal do Intestino Grosso, podemos usar os pontos IG-15 *Jianyu*, IG-11 *Quchi* e IG-4 *Hegu*, todos no lado esquerdo. Uma forma de equilibrar os lados direito e esquerdo seria aplicar agulha no ponto P-7 *Lieque* do lado direito: isto poderia alcançar o efeito de equilibrar os lados direito e esquerdo e o *Yin* e o *Yang*.

Em alguns casos, podemos equilibrar esquerda e direita, *Yin* e *Yang* e partes superior e inferior. No mesmo exemplo de dor crônica no ombro esquerdo usando IG-15 *Jianyu*, IG-11 *Quchi* e IG-4 *Hegu* (todos do lado esquerdo), poderíamos equilibrar

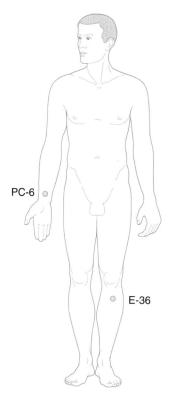

Figura 70.15 Combinação direita–esquerda dos pontos PC-6 *Neiguan* e E-36 *Zusanli*.

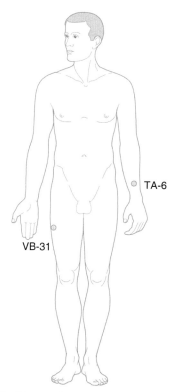

Figura 70.16 Combinação direita–esquerda dos pontos TA-6 *Zhigou* e VB-31 *Fengshi*.

esses pontos da esquerda com F-3 *Taichong* do lado direito: isto pode estabelecer um equilíbrio entre esquerda–direita, *Yin–Yang* e partes superior e inferior. Evidentemente, não colocaríamos a agulha em F-3 simplesmente para equilibrar os pontos da esquerda, mas esse ponto estaria especialmente indicado quando o paciente tem alguma desarmonia do Fígado.

▶ Aplicação unilateral das agulhas

Em termos gerais, na maioria dos casos a técnica utilizada é a de aplicar agulhas bilateralmente. Essa técnica é adotada quando se necessita de um efeito potente; contudo, existem casos nos quais a aplicação unilateral de agulhas é tão eficaz quanto a primeira técnica.

As agulhas podem ser introduzidas nos pontos unilateralmente de forma a equilibrar os lados direito e esquerdo. Essa técnica consegue o mesmo efeito terapêutico utilizando menos agulhas, o que sempre é vantajoso, especialmente nos pacientes nervosos, que estão sendo tratados pela primeira vez, ou que têm deficiências graves de *Qi* e Sangue. Mesmo nos outros casos comuns, uma meta desejável é reduzir o número de agulhas aplicadas ao mínimo, sem comprometer o efeito terapêutico.

Em alguns casos, a aplicação unilateral da agulha em um ponto para equilibrar os lados esquerdo e direito pode conseguir resultados ainda melhores que com a aplicação bilateral. Especialmente quando os pontos equilibrados entre os lados direito e esquerdo também estão em extremidades opostas (i. e., um no braço e outro na perna), porque o efeito é especialmente dinâmico. É como se fosse aplicada pressão ao longo da tangente de um círculo nas extremidades opostas que formam seu círculo (Figura 70.17). Por esta razão, eu tendo a usar essa técnica ao aplicar agulhas unilateralmente para mobilizar *Qi* e Sangue, enquanto a estimulação bilateral eu uso para tonificar o *Qi* e nutrir o Sangue ou o *Yin*.

> **Nota clínica**
>
> Eu tendo a usar a técnica de aplicação unilateral das agulhas (método cruzado) para mobilizar *Qi* e Sangue, enquanto a técnica bilateral eu reservo para tonificar *Qi* e nutrir o Sangue e o *Yin*.

Um exemplo de aplicação unilateral das agulhas poderia ser a estimulação dos pontos PC-6 *Neiguan* do lado direito e F-3 *Taichong* do lado esquerdo. O ponto F-3 elimina estagnação de *Qi* ou Sangue do Fígado, enquanto PC-6 mobiliza o Sangue e acalma a Mente. Por esta razão, a combinação desses dois pontos elimina estagnação de *Qi* ou Sangue do Fígado, especialmente quando se origina da contenção de problemas emocionais. Em muitos casos, essa condição também está associada à deficiência simultânea do Estômago e do Baço, que pode desenvolver-se independentemente ou como consequência da invasão do Estômago e do Baço pelo *Qi* do Fígado estagnado. Nesses casos, poderíamos combinar a estimulação dos pontos PC-6 de um lado, F-3 do outro e E-36 *Zusanli* e BP-6 *Sanyinjiao* bilateralmente (Figura 70.18). A combinação desses quatro pontos (com seis agulhas, em vez de oito) pode tonificar o Estômago e o Baço, acalmar a Mente e eliminar estagnação de *Qi* ou Sangue do Fígado.

Outro exemplo poderia ser a combinação dos pontos PC-6 *Neiguan* de um lado e E-40 *Fenglong* do outro (Figura 70.19). O ponto PC-6 harmoniza o Estômago e E-40 acalma esse órgão quando há padrões de Excesso: essa combinação tem efeitos favoráveis no tratamento dos problemas do Estômago do tipo Excesso. Além do seu efeito no Estômago, essa combinação especial também é usada para tratar contusões agudas do gradil costal.

A aplicação unilateral das agulhas é especialmente eficaz quando se utilizam dois canais de mesma polaridade, um no braço e outro na perna: por exemplo, Triplo Aquecedor e Vesícula Biliar (*Yang* Maior), Pericárdio e Fígado (*Yin* Terminal) e assim por diante. Por exemplo, podemos usar os pontos TA-5 *Waiguan* de um lado e VB-43 *Xiaxi* do outro para tratar cefaleias do tipo *Yang* Menor, ou os pontos IG-4 *Hegu* e E-36 *Zusanli* para as cefaleias do tipo *Yang* Brilhante.

Figura 70.17 Aplicação unilateral das agulhas.

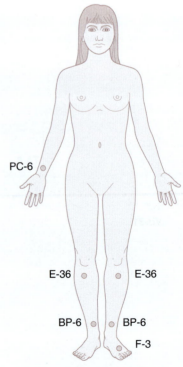

Figura 70.18 Combinação direita–esquerda dos pontos PC-6 *Neiguan* e F-3 *Taichong* com E-36 *Zusanli* e BP-6 *Sanyinjiao*.

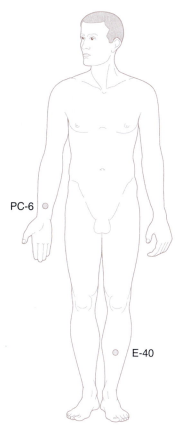

Figura 70.19 Combinação direita–esquerda dos pontos PC-6 *Neiguan* e E-40 *Fenglong*.

O método de aplicar agulhas unilateralmente nos pontos dos canais do braço e da perna com mesma polaridade pode ser usado para tratar distensões (conforme foi mencionado antes) e pode ser combinado com a técnica de utilizar o lado oposto (ver Figuras 70.12 e 70.13). Por exemplo, no caso de uma distensão do punho direito com hipersensibilidade no ponto TA-4 *Yangchi*, poderíamos usar o ponto VB-40 *Qiuxu* do lado esquerdo, deste modo utilizando-se um ponto no canal da perna correspondente de mesma polaridade no lado oposto ao contundido.

Em alguns casos, a aplicação unilateral de agulhas usa os pontos de Conexão (*Luo*). Em muitos casos, esses pontos são usados no lado oposto ao afetado pela doença, quando o paciente tem condições crônicas e esse canal está em Deficiência. O uso do ponto de Conexão do canal relacionado exterior–interiormente (seja com método de sedação ou equalizador) consegue o efeito de equilibrar os lados direito e esquerdo do canal. Por exemplo, quando tratamos de uma dor crônica do braço ao longo do canal do Intestino Grosso e o canal do lado afetado está em uma condição de Vazio (evidenciada por dor difusa e hipotrofia discreta dos músculos), podemos usar o ponto P-7 *Lieque* do lado normal com método de sedação ou até mesmo equalizador para equilibrar os lados direito e esquerdo e desviar o *Qi* do lado normal para o lado afetado.

Evidentemente, o uso dos pontos de abertura e dos pontos pareados dos vasos extraordinários é um exemplo claro da utilização da técnica de aplicação unilateral das agulhas para equilibrar os lados esquerdo e direito (Capítulo 52).

> **Nota clínica**
>
> Alguns exemplos da técnica de aplicação unilateral cruzada das agulhas:
> - PC-6 e F-3: mobiliza *Qi*, acalma a Mente e estabiliza a Alma Etérea
> - PC-6 e E-40: padrões de Cheio do Estômago, acalma a Mente, abre o tórax
> - TA-5 e VB-43: cefaleias do tipo *Yang* Menor
> - TA-6 e VB-41: problemas mamários
> - TA-6 e VB-31: expele Vento-Calor com doenças cutâneas
> - IG-4 e E-36: harmoniza a ascensão e a descensão do *Qi* e regula a digestão
> - IG-4 e E-44: harmoniza a ascensão e a descensão do *Qi*, limpa Calor no Estômago
> - C-7 e F-3: acalma a Mente e estabiliza a Alma Etérea.

Equilíbrio entre *Yin* e *Yang*

Equilibrar as energias *Yin* e *Yang* do ponto usado também é importante. Os princípios básicos dos pontos de acupuntura oferecem-nos amplas opções quanto aos pontos usados e não devemos pensar que, para tratar um órgão *Yin* devemos usar um canal *Yin*, porque é possível usar um canal *Yang* para tratar um órgão *Yin*, ou vice-versa. Por exemplo, o ponto E-36 *Zusanli* tonifica o Baço.

Isso permite contar com muitas opções para equilibrar os pontos *Yin* e *Yang*.

Em termos gerais, é melhor equilibrar os pontos *Yin* e *Yang* durante a mesma sessão de tratamento. O uso excessivo dos pontos *Yang* pode tornar o paciente ligeiramente desconfortável ou irritável, enquanto o uso excessivo dos pontos *Yin* pode torná-lo cansado. Principalmente quando se utilizam vários pontos da mesma polaridade, uma boa ideia é equilibrá-los com um ou mais pontos de polaridade contrária.

Usando o mesmo exemplo anterior, quando tratamos de um problema do ombro com vários pontos do canal do Intestino Grosso, seria bom equilibrá-los com um único ponto *Yin* (p. ex., F-3 *Taichong*). Essa técnica de equalização poderia ser combinada com o equilíbrio dos lados direito e esquerdo e das partes superior e inferior. Desse modo, poderíamos usar os pontos IG-15 *Jianyu*, IG-11 *Quchi* e IG-4 *Hegu* no lado esquerdo e F-3 *Taichong* no direito: isto é, equilibrando *Yin* e *Yang*, esquerda e direita e partes superior e inferior (Figura 70.20).

Evidentemente, os pontos de equilíbrio não devem ser escolhidos apenas com a finalidade de equilibrar, mas preferencialmente de acordo com o padrão existente. Em outras palavras, sempre é melhor quando existe mais de uma razão para usar determinado ponto.

Para equilibrar *Yin* e *Yang*, é especialmente recomendável atentar para o equilíbrio dos canais *Yang* com o canal *Yin* do órgão *Yin*, de acordo com o ciclo de Contradominância dos Cinco Elementos, ou seja:

- Vesícula Biliar–Baço
- Intestino Delgado–Pulmão
- Estômago–Rim
- Intestino Grosso–Fígado
- Bexiga–Coração.

O exemplo de equilibrar uma série de pontos dos canais do Intestino Grosso com um ponto do canal do Fígado foi descrito antes. Outro exemplo de equilíbrio dos pontos dos canais *Yang*

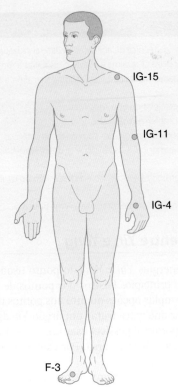

Figura 70.20 Equilíbrio dos canais *Yin* e *Yang*.

com pontos dos canais *Yin* de acordo com o ciclo de Contradominância seria usar BP-6 *Sanyinjiao* ou BP-3 *Taibai* para equilibrar uma série de pontos do canal da Vesícula Biliar, inclusive VB-30 *Huantiao*, VB-31 *Fengshi* e VB-34 *Yanglingquan* para tratar, por exemplo, um paciente com dor ciática.

O livro *Questões Simples* descreve os efeitos da hiperfunção de acordo com o ciclo de Contradominância no Capítulo 69.[3]

Equilíbrio entre as partes anterior e posterior

Em geral, não é necessário equilibrar as partes anterior e posterior do corpo durante uma sessão de tratamento. Os pontos frontais geralmente são usados nos casos agudos, enquanto os dorsais são utilizados nos casos crônicos. Contudo, essa diferenciação certamente não é absoluta e os dois conjuntos de pontos poderiam ser usados para tratar problemas agudos ou crônicos.

Nos casos crônicos, geralmente é necessário tratar os pontos frontais e dorsais. Especialmente com as condições muito crônicas, quase sempre é necessário utilizar os pontos *Shu* Dorsais em alguma fase do ciclo de tratamento. Quando as sessões de tratamento são realizadas com determinada frequência (*i. e.*, 2 ou 3 vezes/semana), pode-se alternar os pontos frontais com os dorsais durante cada uma das sessões: isto é uma forma eficaz de equilibrar as partes anterior e posterior. Quando o tratamento é realizado a intervalos mais longos, os pontos frontais e dorsais podem ser usados na mesma sessão. Quando os pontos dorsais e frontais são ativados na mesma sessão de tratamento, é melhor começar com os dorsais.

O equilíbrio dos pontos frontais e dorsais pode ser útil para corrigir uma reação excessivamente forte a uma sessão de tratamento. Supondo que você tenha usado vários pontos dorsais durante uma sessão e que o paciente tenha uma reação exageradamente forte (seja porque o tratamento estava certo ou não), você poderia corrigir esse problema ativando os pontos frontais em uma sessão subsequente. Esse método aplica-se a todas as outras categorias de equilíbrio mencionadas antes. Quando um paciente tem reação forte, pode-se analisar a prescrição de pontos usados e verificar se houve algum tipo de desequilíbrio: por exemplo, muitos pontos *Yin* (ou *Yang*), muitos pontos frontais (ou dorsais), muitos pontos na parte superior (ou inferior), muitos pontos no lado esquerdo (ou direito) e muitos pontos distais (ou locais). Quando a prescrição de pontos parece estar desequilibrada, pode-se equilibrá-la adequadamente utilizando os pontos opostos.

Notas

1. A correlação entre a circulação de *Qi* no canal e o potencial de energia foi formulada inicialmente pelo Dr. J. Lavier em seu livro, Dottrina e Pratica dell'Agopuntura Cinese', Edizione Mediterranee, Roma, 1966, p. 83.
2. O conceito de que os pontos distais das pernas (mais distantes do braço afetado) são mais potentes que os do braço é interessante. Em física, esse fenômeno poderia ser comparado com uma alavanca: quanto maior o comprimento do "braço", mais fácil é sua operação.
3. 1979 The Yellow Emperor's Classic of Internal Medicine – Simple Questions (*Huang Ti Nei Jing Su Wen* 黄帝内经素问), People's Health Publishing House, Beijing, publicado originalmente c.100 a.C., p. 403–407.

Apêndice 1
Prescrições

Ai Fu Nuan Gong Wan

Pílula de *Artemisia-Cyperus* para Aquecer o Útero
Ai Ye, *Folium Artemisiae argyi* – 9 g
Wu Zhu Yu, *Fructus Evodiae* – 4,5 g
Rou Gui, *Cortex Cinnamomi* – 4,5 g
Xiang Fu, *Rhizoma Cyperi* – 9 g
Dang Gui, *Radix Angelicae sinensis* – 9 g
Chuan Xiong, *Rhizoma Chuanxiong* – 6 g
Bai Shao, *Radix Paeoniae alba* – 6 g
Huang Qi, *Radix Astragali* – 6 g
Sheng Di Huang, *Radix Rehmanniae* – 9 g
Xu Duan, *Radix Dipsaci* – 6 g

An Chong Tang

Decocção para Acalmar o Vaso Penetrador
Bai Zhu, *Rhizoma Atractylodes macrocephalae* – 9 g
Huang Qi, *Radix Astragali* – 9 g
Long Gu, *Fossilia Ossis mastodi* – 12 g
Mu Li, *Concha Ostreae* – 12 g
Sheng Di Huang, *Radix Rehmanniae* – 6 g
Bai Shao, *Radix Paeoniae alba* – 6 g
Wu Zei Gu, *Endoconcha Sepiae* – 6 g
Qian Cao Gen, *Radix Rubiae* – 6 g
Xu Duan, *Radix Dipsaci* – 6 g

An Shen Ding Zhi Wan

Pílula para Acalmar o Espírito e Estabilizar a Força de Vontade
Fu Ling, *Poria* – 9 g
Fu Shen, *Sclerotium Poriae pararadicis* – 9 g
Ren Shen, *Radix Ginseng* – 9 g
Yuan Zhi, *Radix Polygalae* – 9 g
Shi Chang Pu, *Rhizoma Acori tatarinowii* – 4,5 g
Long Chi, *Fossilia Dentis mastodi* – 4,5 g

Ba Xian Chang Shou Wan

Pílula de Longevidade dos Oito Imortais
Mai Men Dong, *Radix Ophiopogonis* – 6 g
Wu Wei Zi, *Fructus Schisandrae* – 6 g
Shu Di Huang, *Radix Rehmanniae praeparata* – 24 g
Shan Zhu Yu, *Fructus Corni* – 12 g
Shan Yao, *Rhizoma Dioscoreae* – 12 g
Ze Xie, *Rhizoma Alismatis* – 9 g
Mu Dan Pi, *Cortex Moutan* – 9 g
Fu Ling, *Poria* – 9 g

Ba Zheng San

Pó das Oito Retificações
Mu Tong, *Caulis Akebiae* – 3 g
Hua Shi, *Talcum* – 12 g
Che Qian Zi, *Semen Plantaginis* – 9 g
Qu Mai, *Herba Dianthi* – 6 g
Bian Xu, *Herba Polygoni avicularis* – 6 g
Shan Zhi Zi, *Fructus Gardeniae jasminoidis* – 3 g
Da Huang, *Radix et Rhizoma Rhei* – 6 g
Deng Xin Cao, *Medulla Junci* – 3 g
Gan Cao, *Radix Glycyrrhizae* – 3 g

Bai He Gu Jin Tang

Decocção de *Lilium* para Consolidar o Metal
Bai He, *Bulbus Lilii* – 15 g
Mai Men Dong, *Radix Ophiopogonis* – 9 g
Xuan Shen, *Radix Scrophulariae* – 9 g
Sheng Di Huang, *Radix Rehmanniae* – 9 g
Shu Di Huang, *Radix Rehmanniae praeparata* – 9 g
Dang Gui, *Radix Angelicae sinensis* – 6 g
Bai Shao, *Radix Paeoniae alba* – 9 g
Jie Geng, *Radix Platycodi* – 6 g
Chuan Bei Mu, *Bulbus Fritillariae cirrhosae* – 6 g
Gan Cao, *Radix Glycyrrhizae* – 3 g

Bai Hu Tang

Decocção do Tigre Branco
Shi Gao, *Gypsum fibrosum* – 30 g
Zhi Mu, *Rhizoma Anemarrhenae* – 9 g
Zhi Gan Cao, *Radix Glycyrrhizae preparata* – 3 g
Geng Mi, *Semen Oryzae sativae* – 9 g

Bai Tou Weng Tang

Decocção de *Pulsatilla*
Bai Tou Weng, *Radix Pulsatillae* – 6 g
Huang Lian, *Rhizoma Coptidis* – 9 g
Huang Bo, *Cortex Phellodendri* – 9 g
Qin Pi, *Cortex Fraxini* – 9 g

Ban Xia Hou Po Tang

Decocção de *Pinellia-Magnolia*
Ban Xia, *Rhizoma Pinelliae preparatum* – 9 a 12 g
Hou Po, *Cortex Magnoliae officinalis* – 9 g

Fu Ling, *Poria* – 12 g
Zi Su Ye, *Folium Perillae* – 6 g
Sheng Jiang, *Rhizoma Zingiberis recens* – 15 g

Ban Xia Tang (segundo o *Eixo Espiritual*)

Decocção de *Pinellia*
Ban Xia, *Rhizoma Pinelliae preparatum* – 10 g
Shu Mi, Casca de Sorgo – 10 g

Ban Xia Tang (segundo o *Thousand Golden Ducats Prescriptions*)

Decocção de *Pinellia*
Ban Xia, *Rhizoma Pinelliae preparatum* – 10 g
Rou Gui, *Cortex Cinnamomi* – 3 g
Gan Jiang, *Rhizoma Zingiberis* – 3 g
Gan Cao, *Radix Glycyrrhizae* – 3 g
Ren Shen, *Radix Ginseng* – 6 g
Xi Xin, *Herba Asari* – 1,5 g
Fu Zi, *Radix Aconiti lateralis preparata* – 3 g
Chuan Jiao, *Pericarpium Zanthoxyli* – 3 g

Ban Xia Tang (segundo o *Secret Prescriptions of a Frontier Official*)

Decocção de *Pinellia*
Ban Xia, *Rhizoma Pinelliae preparatum* – 10 g
Sheng Jiang, *Rhizoma Zingiberis recens* – 6 g
Jie Geng, *Radix Platycodi* – 3 g
Wu Zhu Yu, *Fructus Evodiae* – 3 g
Qian Hu, *Radix Peucedani* – 6 g
Bie Jia, *Carapax Trionycis* – 6 g
Zhi Shi, *Fructus Aurantii immaturus* – 6 g
Ren Shen, *Radix Ginseng* – 6 g
Bing Lang, *Semen Arecae* – 14 nozes

Bao He Wan

Pílula para Preservar e Harmonizar
Shan Zha, *Fructus Crataegi* – 9 g
Shen Qu, *Massa Medicata Fermentata* – 9 g
Lai Fu Zi, *Semen Raphani* – 6 g
Chen Pi, *Pericarpium Citri reticulatae* – 6 g
Ban Xia, *Rhizoma Pinelliae preparatum* – 9 g
Fu Ling, *Poria* – 9 g
Lian Qiao, *Fructus Forsythiae* – 3 g

Bao Yin Jian

Decocção para Proteger o *Yin*
Sheng Di Huang, *Radix Rehmanniae* – 24 g
Shu Di Huang, *Radix Rehmanniae preparata* – 15 g
Bai Shao, *Radix Paeoniae alba* – 12 g
Shan Yao, *Rhizoma Dioscoreae* – 12 g
Huang Qin, *Radix Scutellariae* – 9 g
Huang Bo, *Cortex Phellodendri* – 9 g
Xu Duan, *Radix Dipsaci* – 6 g
Gan Cao, *Radix Glycyrrhizae* – 3 g

Bao Yuan Tang

Decocção para Preservar a Fonte
Huang Qi, *Radix Astragali* – 6 g
Ren Shen, *Radix Ginseng* – 6 g
Zhi Gan Cao, *Radix Glycyrrhizae preparata* – 3 g
Rou Gui, *Cortex Cinnamomi* – 1,5 g

Bei Mu Gua Lou San

Pó de *Fritillaria-Trichosanthes*
Zhe Bei Mu, *Bulbus Fritillariae thunbergii* – 4,5 g
Gua Lou, *Fructus Trichosanthis* – 3 g
Tian Hua Fen, *Radix Trichosanthis* – 2,4 g
Fu Ling, *Poria* – 2,4 g
Chen Pi, *Pericarpium Citri reticulatae* – 2,4 g
Jie Geng, *Radix Platycodi* – 2,4 g

Bu Fei Tang

Decocção para Tonificar os Pulmões
Ren Shen, *Radix Ginseng* – 9 g
Huang Qi, *Radix Astragali* – 24 g
Shu Di Huang, *Radix Rehmanniae preparata* – 24 g
Wu Wei Zi, *Fructus Schisandrae* – 6 g
Zi Wan, *Radix Asteris* – 9 g
Sang Bai Pi, *Cortex Mori* – 12 g

Bu Gan Tang

Decocção para Tonificar o Fígado
Dang Gui, *Radix Angelicae sinensis* – 9 g
Chuang Xiong, *Rhizoma Chuanxiong* – 6 g
Bai Shao, *Radix Paeoniae alba* – 9 g
Shu Di Huang, *Radix Rehmanniae preparata* – 15 g
Suan Zao Ren, *Semen Ziziphi spinosae* – 6 g
Mu Gua, *Fructus Chaenomelis* – 6 g
Zhi Gan Cao, *Radix Glycyrrhizae preparata* – 3 g

Bu Shen An Tai Yin

Decocção para Tonificar os Rins e Acalmar o Feto
Dang Shen, *Radix Codonopsis* – 6 g
Huang Qi, *Radix Astragali* – 6 g
Dang Gui, *Radix Angelicae sinensis* – 6 g
Bai Zhu, *Rhizoma Atractylodis macrocephalae* – 6 g
Fu Shen, *Sclerotium Poriae pararadicis* – 6 g
Tu Si Zi, *Semen Cuscutae* – 6 g
Shan Zhu Yu, *Fructus Corni* – 4,5 g
Suan Zao Ren, *Semen Ziziphi spinosae* – 3 g
Shen Qu, *Massa Medicata Fermentata* – 6 g
Sheng Jiang, *Rhizoma Zingiberis recens* – 3 fatias
Da Zao, *Fructus Jujubae* – 3 tâmaras

Bu Shen Gu Chong Wan

Pílula para Tonificar os Rins e Consolidar o Vaso Penetrador
Tu Si Zi, *Semen Cuscutae* – 6 g
Xu Duan, *Radix Dipsaci* – 6 g

Ba Ji Tian, *Radix Morindae officinalis* – 6 g
Du Zhong, *Cortex Eucommiae* – 6 g
Lu Jiao Shuang, *Cornu Cervi degelatinum* – 6 g
Dang Gui, *Radix Angelicae sinensis* – 6 g
Shu Di Huang, *Radix Rehmanniae preparata* – 9 g
Gou Qi Zi, *Fructus Lycii* – 9 g
E Jiao, *Colla Corri Asini* – 6 g
Dang Shen, *Radix Codonopsis* – 6 g
Bai Zhu, *Rhizoma Atractylodis macrocephalae* – 9 g
Da Zao, *Fructus Jujubae* – 3 tâmaras
Sha Ren, *Fructus Amomi* – 3 g

Bu Shen Yang Xue Tang

Decocção para Tonificar os Rins e Nutrir o Sangue
Yin Yang Huo, *Herba Epimedii* – 6 g
Xian Mao, *Rhizoma Curculiginis* – 6 g
Zi He Che, *Placenta hominis* – 6 g
Nu Zhen Zi, *Fructus Ligustri lucidi* – 6 g
Dang Gui, *Radix Angelicae sinensis* – 6 g
Bai Shao, *Radix Paeoniae alba* – 9 g
Dang Shen, *Radix Codonopsis* – 6 g
Gou Qi Zi, *Fructus Lycii* – 6 g
Tu Si Zi, *Semen Cuscutae* – 6 g
Xiang Fu, *Rhizoma Cyperi* – 3 g

Bu Zhong Yi Qi Tang

Decocção para Tonificar o Centro e Beneficiar o *Qi*
Huang Qi, *Radix Astragali* – 12 g
Ren Shen, *Radix Ginseng* – 9 g
Bai Zhu, *Rhizoma Atractylodis macrocephalae* – 9 g
Dang Gui, *Radix Angelicae sinensis* – 6 g
Chen Pi, *Pericarpium Citri reticulatae* – 6 g
Sheng Ma, *Rhizoma Cimicifugae* – 3 g
Chai Hu, *Radix Bupleuri* – 3 g

Cang Fu Dao Tan Wan

Pílula de *Atractylodes-Cyperus* para Conduzir Fleuma
Cang Zhu, *Rhizoma Atractylodis* – 9 g
Xiang Fu, *Rhizoma Cyperi* – 9 g
Zhi Ke, *Fructus Aurantii* – 9 g
Fu Ling, *Poria* – 6 g
Chen Pi, *Pericarpium Citri reticulatae* – 6 g
Dan Nan Xing – *Rhizoma Arisaematis preparatum* – 4,5 g
Gan Cao, *Radix Glycyrrhizae* – 3 g
Sheng Jiang, *Rhizoma Zingiberis recens* – 3 fatias
Shen Qu, *Massa Medicata Fermentata* – 6 g

Chai Hu Shu Gan Tang

Decocção de *Bupleurum* para Acalmar o Fígado
Chai Hu, *Radix Bupleuri* – 6 g
Bai Shao, *Radix Paeoniae alba* – 4,5 g
Zhi Ke, *Fructus Aurantii* – 4,5 g
Zhi Gan Cao, *Radix Glycyrrhizae preparata* – 1,5 g
Chen Pi, *Pericarpium Citri reticulatae* – 6 g
Xiang Fu, *Rhizoma Cyperi* – 4,5 g
Chuan Xiong – *Rhizoma Chuanxiong* – 4,5 g

Chang Tai Bai Zhu San

Pó de *Atractylodes* para [Vida Longa do] Feto
Bai Zhu, *Rhizoma Atractylodis macrocephalae* – 6 g
Chuan Xiong, *Rhizoma Chuanxiong* – 3 g
Chuan Jiao, *Pericarpium Zanthoxyli* – 3 g
Sheng Di Huang, *Radix Rehmanniae* – 6 g
E Jiao, *Colla Corii Asini* – 6 g
Mu Li, *Concha Ostreae* – 9 g
Fu Ling, *Poria* – 6 g

Chen Xiang Jiang Qi Tang

Decocção de *Aquilaria* para Descer o *Qi*
Chen Xiang, *Lignum Aquilariae resinatum* – 9 g
Xiang Fu, *Rhizoma Cyperi* – 6 g
Sha Ren, *Fructus Amomi* – 3 g
Gan Cao, *Radix Glycyrrhizae* – 3 g

Da Bu Yin Wan

Grande Pílula para Tonificar o *Yin*
Zhi Mu, *Rhizoma Anemarrhenae* – 120 g
Huang Bo, *Cortex Phellodendri* – 120 g
Shu Di Huang, *Radix Rehmanniae preparata* – 180 g
Gui Ban, *Plastrum Testudinis* – 180 g
Medula óssea de porco – 120 g

Da Bu Yuan Jian

Grande Decocção para Tonificar o [*Qi*] Original
Ren Shen, *Radix Ginseng* – 3 g
Shan Yao, *Rhizoma Dioscoreae* – 6 g
Shu Di Huang, *Radix Rehmanniae preparata* – 9 g
Du Zhong, *Cortex Eucommiae* – 6 g
Dang Gui, *Radix Angelicae sinensis* – 6 g
Shan Zhu Yu, *Fructus Corni* – 3 g
Gou Qi Zi, *Fructus Lycii* – 6 g
Zhi Gan Cao, *Radix Glycyrrhizae preparata* – 3 g

Da Ding Feng Zhu

Grande Pérola para Parar o Vento
Ji Zi Huang, 2 gemas de ovo
E Jiao, *Colla Corii asini* – 9 g
Bai Shao, *Radix Paeoniae alba* – 18 g
Zhi Gan Cao, *Radix Glycyrrhizae preparata* – 12 g
Wu Wei Zi, *Fructus Schisandrae* – 6 g
Sheng Di Huang, *Radix Rehmanniae* – 18 g
Mai Men Dong, *Radix Ophiopogonis* – 18 g
Huo Ma Ren, *Semen Cannabis* – 6 g
Gui Ban, *Plastrum Testudinis* – 12 g
Bie Jia, *Carapax Trionycis* – 12 g
Mu Li, *Concha Ostreae* – 12 g

Dan Shen Yin

Decocção de Sálvia
Dan Shen, *Radix Salviae miltiorrhizae* – 30 g
Tan Xiang, *Lignum Santali albi* – 4,5 g
Sha Ren, *Fructus Amomi* – 4,5 g

Dan Zhi Xiao Yao San

Pó Itinerante Livre e Fácil de *Moutan-Gardenia*
Dang Gui, *Radix Angelicae sinensis* – 3 g
Bai Shao, *Radix Paeoniae alba* – 3 g
Fu Ling, *Poria* – 3 g
Bai Zhu, *Rhizoma Atractylodis macrocephalae* – 3 g
Chai Hu, *Radix Bupleuri* – 3 g
Bo He, *Herba Menthae haplocalcys* – 3 g
Mu Dan Pi, *Cortex Moutan* – 1,5 g
Shan Zhi Zi, *Fructus Gardeniae jasminoidis* – 1,5 g
Zhi Gan Cao, *Radix Glycyrrhizae preparata* – 1,5 g

Dang Gui Ji Xue Teng Tang

Decocção de *Angelica-Ji Xue Teng*
Dang Gui, *Radix Angelicae sinensis* – 15 g
Shu Di Huang, *Radix Rehmanniae preparata* – 15 g
Long Yan Rou, *Arillus Longan* – 6 g
Bai Shao, *Radix Paeoniae alba* – 9 g
Dan Shen, *Radix Salviae miltiorrhizae* – 9 g
Ji Xue Teng, *Caulis Spatholobi* – 15 g

Dang Gui Jian Zhong Tang

Decocção de *Angelica* para Fortalecer o Centro
Dang Gui, *Radix Angelicae sinensis* – 9 g
Yi Tang, *Maltosum* – 30 g
Bai Shao, *Radix Paeoniae alba* – 18 g
Gui Zhi, *Ramulus Cinnamomi* – 9 g
Sheng Jiang, *Rhizoma Zingiberis recens* – 10 g
Zhi Gan Cao, *Radix Glycyrrhizae preparata* – 6 g
Da Zao, *Fructus Jujubae* – 12 tâmaras

Dang Gui Long Hui Tang

Decocção de *Angelica-Gentiana-Aloe*
Dang Gui, *Radix Angelicae sinensis* – 6 g
Long Dan Cao, *Radix Gentianae* – 6 g
Lu Hui, *Herba Aloes* – 6 g
Shan Zhi Zi, *Fructus Gardeniae jasminoidis* – 4,5 g
Huang Lian, *Rhizoma Coptidis* – 3 g
Huang Bo, *Cortex Phellodendri* – 6 g
Huang Qin, *Radix Scutellariae* – 6 g
Da Huang, *Radix et Rhizoma Rhei* – 6 g
Mu Xiang, *Radix Aucklandiae* – 3 g

Dang Gui Gui Zhi Tang

Decocção de *Angelica-Ramulus Cinnamomi*
Dang Gui, *Radix Angelicae sinensis* – 9 g
Gui Zhi, *Ramulus Cinnamomi* – 1 g
Bai Shao, *Radix Paeoniae alba* – 3 g
Ban Xia, *Rhizoma Pinelliae preparatum* – 6 g
Zhi Gan Cao, *Radix Glycyrrhizae preparata* – 0,6 g
Pao Jiang, *Rhizoma Zingiberis officinalis recens* (frito) – 2 fatias
Da Zao, *Fructus Jujubae* – 3 tâmaras

Dang Gui Shao Yao San

Pó de *Angelica-Paeonia*
Dang Gui, *Radix Angelicae sinensis* – 3 g

Bai Shao, *Radix Paeoniae alba* – 15 g
Fu Ling, *Poria* – 4 g
Bai Zhu, *Rhizoma Atractylodis macrocephalae* – 4 g
Ze Xie, *Rhizoma Alismatis* – 8 g
Chuan Xiong, *Rhizoma Chuanxiong* – 8 g
Zhi Gan Cao, *Radix Glycyrrhizae preparata* – 3 g

Dang Gui Si Ni Tang

Decocção de *Angelica* dos Quatro Rebeldes
Dang Gui, *Radix Angelicae sinensis* – 12 g
Bai Shao, *Radix Paeoniae alba* – 9 g
Gui Zhi, *Ramulus Cinnamomi* – 9 g
Xi Xin, *Herba Asari* – 1,5 g
Zhi Gan Cao, *Radix Glycyrrhizae preparata* – 5 g
Da Zao, *Fructus Jujubae* – 8 pedaços
Mu Tong, *Caulis Akebiae* – 3 g

Dao Chi San

Pó para Conduzir Vermelhidão
Sheng Di Huang, *Radix Rehmanniae* – 15 g
Mu Tong, *Caulis Akebiae* – 3 g
Zhu Ye, *Folium Phyllostachys nigrae* – 3 g
Gan Cao, *Radix Glycyrrhizae* – 3 g

Dao Chi Qing Xin Tang

Decocção para Conduzir a Vermelhidão e Limpar o Coração
Sheng Di Huang, *Radix Rehmanniae* – 6 g
Mu Tong, *Caulis Akebiae* – 3 g
Mai Men Dong, *Radix Ophiopogonis* – 6 g
Fu Shen, *Sclerotium Poriae pararadicis* – 6 g
Mu Dan Pi, *Cortex Moutan* – 6 g
Lian Zi Xin, *Plumula Nelumbinis nuciferae* – 6 g
Hua Shi, *Talcum* – 6 g
Gan Cao, *Radix Glycyrrhizae* – 3 g
Hu Po, *Succinum* – 3 g
Zhu Ye, *Folium Phyllostachys nigrae* – 6 g

Di Sheng Tang

Decocção para Sustentar o Sábio
Chi Shao, *Radix Paeoniae rubra* – 6 g
Ban Xia, *Rhizoma Pinelliae preparatum* – 6 g
Ze Lan, *Herba Lycopi* – 6 g
Ren Shen, *Radix Ginseng* – 6 g
Sheng Jiang, *Rhizoma Zingiberis recens* – 3 fatias
Chen Pi, *Pericarpium Citri reticulatae* – 3 g
Gan Cao, *Radix Glycyrrhizae* – 3 g

Di Tan Tang

Decocção para Esfregar Fleuma
Ban Xia, *Rhizoma Pinelliae preparatum* – 6,6 g
Chen Pi, *Pericarpium Citri reticulatae* – 6 g
Fu Ling, *Poria* – 6 g
Zhi Shi, *Fructus Aurantii immaturus* – 6 g
Zhu Ru, *Caulis Bambusae in Taeniam* – 2,1 g
Dan Nan Xing, *Rhizoma Arisaematis preparatum* – 6,6 g
Shi Chang Pu, *Rhizoma Acori tatarinowii* – 3 g

Ren Shen, *Radix Ginseng* – 3 g
Gan Cao, *Radix Glycyrrhizae* – 1,5 g

Ding Xiang Shi Di Tang

Decocção de *Caryophyllum-Diospyros*
Ding Xiang, *Flos Caryophylli* – 6 g
Shi Di, *Calyx Khaki* – 6 g
Ren Shen, *Radix Ginseng* – 3 g
Sheng Jiang, *Rhizoma Zingiberis recens* – 6 g

Duo Ming San

Pó para Segurar a Vida
Mo Yao, *Myrrha* – 6 g
Xue Jie, *Resina Daemonoropis* – 6 g

E Jiao Ji Zi Huang Tang

Decocção de *Gelatinum Corii Asini*-Gema de Ovo
E Jiao, *Colla Corii asini* – 6 g
Ji Zi Huang, gema de ovo – duas
Sheng Di Huang, *Radix Rehmanniae* – 12 g
Bai Shao, *Radix Paeoniae alba* – 9 g
Zhi Gan Cao, *Radix Glycyrrhizae preparata* – 1,5 g
Gou Teng, *Ramulus Uncariae cum Uncis* – 6 g
Shi Jue Ming, *Concha Haliotidis* – 15 g
Mu Li, *Concha Ostreae* – 12 g
Fu Shen, *Sclerotium Poriae pararadicis* – 12 g
Luo Shi Teng, *Caulis Trachelospermi jasminoidis* – 9 g

Er Chen Tang

Decocção dos Dois Velhos
Ban Xia, *Rhizoma Pinelliae preparatum* – 15 g
Chen Pi, *Pericarpium Citri reticulatae* – 15 g
Fu Ling, *Poria* – 9 g
Zhi Gan Cao, *Radix Glycyrrhizae preparata* – 3 g

Fo Shou San

Pó da Mão de Buda
Dang Gui, *Radix Angelicae sinensis* – 6 g
Chuan Xiong, *Rhizoma Chuanxiong* – 4 g

Fu Tu Dan

Pílula de *Poria-Cuscuta*
Tu Si Zi, *Semen Cuscutae* – 150 g
Wu Wei Zi, *Fructus Schisandrae* – 210 g
Shan Yao, *Rhizoma Dioscoreae* – 60 g
Lian Zi, *Semen Nelumbinis* – 60 g
Fu Ling, *Poria* – 90 g

Gan Jiang Ling Zhu Tang

Decocção de *Glycyrrhiza-Zingiber-Poria-Atractylodes*
Gan Cao, *Radix Glycyrrhizae* – 6 g
Gan Jiang, *Rhizoma Zingiberis* – 12 g
Fu Ling, *Poria* – 12 g
Bai Zhu, *Rhizoma Atractylodis macrocephalae* – 6 g

Ge Gen Qin Lian Tang

Decocção de *Pueraria-Scutellaria-Coptis*
Ge Gen, *Radix Puerariae* – 9 g
Huan Qin, *Radix Scutellariae* – 9 g
Huan Lian, *Rhizoma Coptidis* – 4,5 g
Gan Cao, *Radix Glycyrrhizae* – 3 g

Ge Xia Zhu Yu Tang

Decocção para Eliminar Estase abaixo do Diafragma
Dang Gui, *Radix Angelicae sinensis* – 9 g
Chuan Xiong, *Rhizoma Chuanxiong* – 3 g
Chi Shao, *Radix Paeoniae rubra* – 6 g
Hong Hua, *Flos Carthami* – 9 g
Tao Ren, *Semen Persicae* – 9 g
Wu Ling Zhi, *Faeces Trogopterori* – 9 g
Yan Hu Suo, *Rhizoma Corydalis* – 3 g
Xiang Fu, *Rhizoma Cyperi* – 3 g
Zhi Ke, *Fructus Aurantii* – 5 g
Wu Yao, *Radix Linderae* – 6 g
Mu Dan Pi, *Cortex Moutan* – 6 g
Gan Cao, *Radix Glycyrrhizae* – 9 g

Gu Chong Tang

Decocção para Consolidar o Vaso Penetrador
Bai Zhu (**chao**), *Rhizoma Atractylodis macrocephalae* (frito) – 30 g
Huang Qi, *Radix Astragali* – 18 g
Shan Zhu Yu, *Fructus Corni* – 24 g
Bai Shao, *Radix Paeoniae alba* – 12 g
Long Gu (**duan**), *Fossilia Ossis mastodi* (calcinado) – 24 g
Mu Li (**duan**), *Concha Ostreae* (calcinada) – 24 g
Hai Piao Xiao, *Endoconcha Sepiae* – 12 g
Zong Lu Tan, *Fibra Stipulae Trachycarpi* (tostada) – 6 g
Wu Bei Zi, *Galla Rhois chinensis* – 1,5 g
Qian Cao Gen, *Radix Rubiae* – 9 g

Gu Tai Jian

Decocção para Consolidar o Feto
Huang Qin, *Radix Scutellariae* – 6 g
Chen Pi, *Pericarpium Citri reticulatae* – 3 g
Bai Zhu, *Rhizoma Atractylodis macrocephalae* – 9 g
Dang Gui, *Radix Angelicae sinensis* – 6 g
Bai Shao, *Radix Paeoniae alba* – 9 g
E Jiao, *Colla Corii asini* – 6 g
Sha Ren, *Fructus Amomi* – 3 g

Gui Pi Tang

Decocção para Tonificar o Baço
Ren Shen, *Radix Ginseng* – 6 g (ou **Dang Shen**, *Radix Codonopsis* – 12 g)
Huang Qi, *Radix Astragali* – 15 g
Bai Zhu, *Rhizoma Atractylodis macrocephalae* – 12 g
Dang Gui, *Radix Angelicae sinensis* – 6 g
Fu Shen, *Sclerotium Poriae pararadicis* – 9 g
Suan Zao Ren, *Semen Ziziphi spinosae* – 9 g
Long Yan Rou, *Arillus Longan* – 12 g
Yuan Zhi, *Radix Polygalae* – 9 g

Mu Xiang, *Radix Aucklandiae* – 3 g
Zhi Gan Cao, *Radix Glycyrrhizae preparata* – 4 g
Sheng Jiang, *Rhizoma Zingiberis recens* – 3 fatias
Hong Zao, *Fructus Jujubae* – 5 tâmaras

Gui Shen Wan

Pílula para Recuperar os Rins
Tu Si Zi, *Semen Cuscutae* – 6 g
Du Zhong, *Cortex Eucommiae* – 4 g
Gou Qi Zi, *Fructus Lycii* – 6 g
Shan Zhu Yu, *Fructus Corni* – 4 g
Dang Gui, *Radix Angelicae sinensis* – 6 g
Shu Di Huang, *Radix Rehmanniae preparata* – 6 g
Shan Yao, *Rhizoma Dioscoreae* – 6 g
Fu Ling, *Poria* – 6 g

Gui Zhi Tang

Decocção de *Ramulus Cinnamomi*
Gui Zhi, *Ramulus Cinnamomi* – 9 g
Bai Shao, *Radix Paeoniae alba* – 9 g
Sheng Jiang, *Rhizoma Zingiberis recens* – 9 g
Da Zao, *Fructus Jujubae* – 12 tâmaras
Zhi Gan Cao, *Radix Glycyrrhizae preparata* – 6 g

Gui Zhi Fu Ling Wan

Pílula de *Ramulus Cinnamomi-Poria*
Gui Zhi, *Ramulus Cinnamomi* – 9 g
Fu Ling, *Poria* – 9 g
Chi Shao, *Radix Paeoniae rubra* – 9 g
Mu Dan Pi, *Cortex Moutan* – 9 g
Tao Ren, *Semen Persicae* – 9 g

Gun Tan Wan

Pílula para Vaporizar Fleuma
Duan Meng Shi, *Lapis Micae seu Chloriti* (calcinado) – 30 g
Da Huang, *Radix et Rhizoma Rhei* – 240 g
Huang Qin, *Radix Scutellariae* – 240 g
Chen Xiang, *Lignum Aquilariae resinatum* – 15 g

Hao Qin Qing Dan Tang

Decocção de *Artemisia-Scutellaria* para Limpar a Vesícula Biliar
Qing Hao, *Herba Artemisiae annuae* – 4,5 g
Huang Qin, *Radix Scutellaria* – 4,5 g
Zhu Ru, *Caulis Bambusae in Taeniam* – 9 g
Zhi Shi, *Fructus Aurantii immaturus* – 4,5 g
Chen Pi, *Pericarpium Citri reticulatae* – 4,5 g
Ban Xia, *Rhizoma Pinelliae preparatum* – 4,5 g
Chi Fu Ling, *Poria rubrae* – 9 g
Bi Yu San, pó de Jasper:
  Hua Shi, *Talcum*
  Gan Cao, *Radix Glycyrrhizae*
  Qing Dai, *Indigo pulverata Levis*

Hei Shen San

Pó de Espírito [Feijão] Preto
Hei Da Dou, *Semen Glycines* – 6 g

Shu Di Huang, *Radix Rehmanniae preparata* – 6 g
Dang Gui, *Radix Angelicae sinensis* – 6 g
Rou Gui, *Cortex Cinnamomi* – 3 g
Bao Jiang, *Rhizoma Zingiberis officinalis recens* (frito) – 3 fatias
Gan Cao, *Radix Glycyrrhizae* – 3 g
Bai Shao, *Radix Paeoniae alba* – 6 g
Pu Huang, *Pollen Typhae* – 6 g

Hua Chong Wan

Pílula para Dissolver Parasitas
He Shi, *Fructus Carpesii abrotanoidis* – 1.500 g
Bing Lang, *Semen Arecae* – 1.500 g
Ku Lian Gen Pi, *Cortex Meliae radicis* – 1.500 g
Qian Dan, *Minium* – 1.500 g
Ming Fan, *Alumen* – 375 g

Hua Gan Jian

Decocção para Transformar o Fígado
Qing Pi, *Pericarpium Citri reticulatae viride* – 6 g
Chen Pi, *Pericarpium Citri reticulatae* – 6 g
Bai Shao, *Radix Paeoniae alba* – 6 g
Mu Dan Pi, *Cortex Moutan* – 4,5 g
Shan Zhi Zi, *Fructus Gardeniae jasminoidis* – 4,5 g
Ze Xie, *Rhizoma Alismatis* – 4,5 g
Chuan Bei Mu, *Bulbus Fritillariae cirrhosae* – 6 g

Huang Lian E Jiao Tang

Decocção de *Coptis-Colla Asini*
Huang Lian, *Rhizoma Coptidis* – 12 g
Huang Qin, *Radix Scutellariae* – 6 g
E Jiao, *Colla Corii asini* – 9 g
Bai Shao, *Radix Paeoniae alba* – 6 g
Ji Zi Huang, gema de ovo – duas

Huang Qi Jian Zhong Tang

Decocção de *Astragalus* para Fortalecer o Centro
Huang Qi, *Radix Astragali* – 9 g
Yi Tang, *Maltosum* – 18 g
Gui Zhi, *Ramulus Cinnamomi* – 9 g
Bai Shao, *Radix Paeoniae alba* – 18 g
Zhi Gan Cao, *Radix Glycyrrhizae preparata* – 6 g
Sheng Jiang, *Rhizoma Zingiberis recens* – 9 g
Da Zao, *Fructus Jujubae* – 12 tâmaras

Huo Xiang Zheng Qi San

Pó de Agastaches para o *Qi* Verdadeiro
Huo Xiang, *Herba Pogostemonis* – 12 g
Hou Po, *Cortex Magnoliae officinalis* – 9 g
Chen Pi, *Pericarpium Citri reticulatae* – 9 g
Zi Su Ye, *Folium Perillae* – 6 g
Bai Zhi, *Radix Angelicae dahuricae* – 6 g
Ban Xia, *Rhizoma Pinelliae preparatum* – 9 g
Da Fu Pi, *Pericarpium Arecae* – 9 g
Bai Zhu, *Rhizoma Atractylodis macrocephalae* – 12 g
Fu Ling, *Poria* – 9 g
Jie Geng, *Radix Platycodi* – 9 g
Zhi Gan Cao, *Radix Glycyrrhizae preparata* – 3 g

Jian Ling Tang

Decocção para Construir Ladrilhos de Telhado
Shan Yao, *Rhizoma Dioscoreae* – 30 g
Huai Niu Xi, *Radix Achyranthis bidentatae* – 30 g
Dai Zhe Shi, *Haematitum* – 24 g
Long Gu, *Fossilia Ossis mastodi* – 18 g
Mu Li, *Concha Ostreae* – 18 g
Sheng Di Huang, *Radix Rehmanniae* – 18 g
Bai Shao, *Radix Paeoniae alba* – 12 g
Bai Zi Ren, *Semen Platycladi* – 12 g

Jie Du Huo Xue Tang

Decocção para Expelir Veneno e Revigorar o Sangue
Lian Qiao, *Fructus Forsythiae* – 6 g
Ge Gen, *Radix Puerariae* – 6 g
Chai Hu, *Radix Bupleuri* – 4,5 g
Gan Cao, *Radix Glycyrrhizae* – 6 g
Sheng Di Huang, *Radix Rehmanniae* – 6 g
Chi Shao, *Radix Paeoniae rubra* – 4,5 g
Dang Gui, *Radix Angelicae sinensis* – 6 g
Hong Hua, *Flos Carthami* – 3 g
Tao Ren, *Semen Persicae* – 4,5 g
Zhi Ke, *Fructus Aurantii* – 6 g
Bai Shao, *Radix Paeoniae alba* – 6 g

Jin Gui Shen Qi Wan

Pílula Dourada do Tórax-Rim
Fu Zi, *Radix Aconiti lateralis preparata* – 3 g
Gui Zhi, *Ramulus Cinnamomi* – 3 g
Shu Di Huang, *Radix Rehmanniae preparata* – 24 g
Shan Zhu Yu, *Fructus Corni* – 12 g
Shan Yao, *Rhizoma Dioscoreae* – 12 g
Ze Xie, *Rhizoma Alismatis* – 9 g
Mu Dan Pi, *Cortex Moutan* – 9 g
Fu Ling, *Poria* – 9 g

Jin Suo Gu Jing Wan

Pílula Fechadura de Metal para Consolidar a Essência
Sha Yuan Ji Li, *Semen Astragali complanati* – 60 g
Qian Shi, *Semen Euryales* – 60 g
Lian Xu, *Stamen Nelumbinis nuciferae* – 60 g
Long Gu, *Fossilia Ossis mastodi* – 30 g
Mu Li, *Concha Ostreae* – 30 g
Lian Zi, *Semen Nelumbinis* – 120 g

Jing Fang Si Wu Tang

Decocção de *Schizonepeta-Ledebouriella* para as Quatro Substâncias
Jing Jie, *Herba Schizonepetae* – 4,5 g
Fang Feng, *Radix Saposhnikoviae* – 6 g
Shu Di Huang, *Radix Rehmanniae preparata* – 6 g
Dang Gui, *Radix Angelicae sinensis* – 6 g
Chuan Xiong, *Rhizoma Chuanxiong* – 4,5 g
Bai Shao, *Radix Paeoniae alba* – 6 g
Zi Su Ye, *Folium Perillae* – 3 g

Ju Pi Zhu Ru Tang

Decocção de *Citrus-Bambusa*
Chen Pi, *Pericarpium Citri reticulatae* – 9 g
Zhu Ru, *Caulis Bambusae in Taeniam* – 9 g
Ren Shen, *Radix Ginseng* – 3 g
Sheng Jiang, *Rhizoma Zingiberis recens* – 16 g
Gan Cao, *Radix Glycyrrhizae* – 6 g
Da Zao, *Fructus Jujubae* – 5 tâmaras

Li Yin Jian

Decocção para Regular o *Yin*
Shu Di Huang, *Radix Rehmanniae preparata* – 9 g
Dang Gui, *Radix Angelicae sinensis* – 9 g
Zhi Gan Cao, *Radix Glycyrrhizae preparata* – 3 g
Bao Jiang, *Rhizoma Zingiberis preparatum* (frito) – 3 fatias

Li Zhong Tang

Decocção para Regular o Centro
Gan Jiang, *Rhizoma Zingiberis* – 9 g
Ren Shen, *Radix Ginseng* – 9 g
Bai Zhu, *Rhizoma Atractylodis macrocephalae* – 9 g
Zhi Gan Cao, *Radix Glycyrrhizae preparata* – 3 g

Li Zhong Wan

Pílula para Regular o Centro
Gan Jiang, *Rhizoma Zingiberis* – 9 g
Ren Shen, *Radix Ginseng* – 9 g
Bai Zhu, *Rhizoma Atractylodis macrocephalae* – 9 g
Zhi Gan Cao, *Radix Glycyrrhizae preparata* – 3 g

Li Zhong An Hui Tang

Decocção para Regular o Meio e Acalmar Lombrigas
Ren Shen, *Radix Ginseng* – 2,1 g
Bai Zhu, *Rhizoma Atractylodis macrocephalae* – 3 g
Fu Ling, *Poria* – 3 g
Chuan Jiao, *Pericarpium Zanthoxyli* – 0,9 g
Wu Mei, *Fructus Mume* – 0,9 g
Gan Jiang, *Rhizoma Zingiberis* – 1,5 g

Lian Po Yin

Decocção de *Coptis-Magnolia*
Huang Lian, *Rhizoma Coptidis* – 3 g
Hou Po, *Cortex Magnoliae officinalis* – 6 g
Shan Zhi Zi, *Fructus Gardeniae jasminoidis* – 9 g
Dan Dou Chi, *Semen Sojae praeparatum* – 9 g
Shi Chang Pu, *Rhizoma Acori tatarinowii* – 3 g
Ban Xia, *Rhizoma Pinelliae preparatum* – 3 g
Lu Gen, *Rhizoma Phragmitis communis* – 15 g

Liang Di Tang

Decocção dos Dois "*Di*"
Sheng Di Huang, *Radix Rehmanniae* – 18 g
Di Gu Pi, *Cortex Lycii* – 9 g
Xuan Shen, *Radix Scrophulariae* – 12 g

中醫基礎學

Apêndice 1 | PRESCRIÇÕES

Mai Men Dong, *Radix Ophiopogonis* – 9 g
Bai Shao, *Radix Paeoniae alba* – 12 g
E Jiao, *Colla Corii asini* – 9 g

Liang Fu Wan

Pílula de *Alpinia-Cyperus*
Gao Liang Jiang, *Rhizoma Alpiniae officinari* – 6 g
Xiang Fu, *Rhizoma Cyperi* – 6 g

Liang Ge San

Pó para Resfriar o Diafragma
Da Huang, *Radix et Rhizoma Rhei* – 600 g
Mang Xiao, *Sulfas Natrii* – 600 g
Gan Cao, *Radix Glycyrrhizae* – 600 g
Huang Qin, *Radix Scutellariae* – 300 g
Shan Zhi Zi, *Fructus Gardeniae jasminoidis* – 300 g
Lian Qiao, *Fructus Forsythiae* – 1.200 g
Bo He, *Herba Menthae haplocalycis* – 300 g

Liang Shou Tang

Decocção para Receber Dois
Bai Zhu, *Rhizoma Atractylodis macrocephalae* – 9 g
Ren Shen, *Radix Ginseng* – 9 g
Chuan Xiong, *Rhizoma Chuanxiong* – 6 g
Shu Di Huang, *Radix Rehmanniae preparata* – 9 g
Shan Yao, *Rhizoma Dioscoreae* – 6 g
Shan Zhu Yu, *Fructus Corni* – 4,5 g
Qian Shi, *Semen Euryales* – 6 g
Bian Dou, *Semen Lablab album* – 6 g
Ba Ji Tian, *Radix Morindae officinalis* – 6 g
Du Zhong, *Cortex Eucommiae* – 6 g
Bai Guo, *Semen Ginkgo* – 6 g

Ling Gan Wu Wei Jiang Xin Tang

Decocção de *Poria-Glycyrrhiza-Schisandra-Zingiberis-Asarum*
Fu Ling, *Poria* – 12 g
Gan Cao, *Radix Glycyrrhizae* – 9 g
Gan Jiang, *Rhizoma Zingiberis* – 9 g
Xi Xin, *Herba Asari* – 9 g
Wu Wei Zi, *Fructus Schisandrae* – 6 g

Ling Gui Zhu Gan Tang

Decocção de *Poria-Ramulus Cinnamomi-Atractylodis-Glycyrrhiza*
Fu Ling, *Poria* – 12 g
Gui Zhi, *Ramulus Cinnamomi* – 9 g
Bai Zhu, *Rhizoma Atractylodis macrocephalae* – 6 g
Zhi Gan Cao, *Radix Glycyrrhizae preparata* – 3 g

Ling Jiao Gou Teng Tang

Decocção de *Cornu Antelopis-Uncaria*
Ling Yang Jiao, *Cornu Saigae tataricae* – 4,5 g
Gou Teng, *Ramulus Uncariae cum Uncis* – 9 g
Sang Ye, *Folium Mori* – 6 g

Ju Hua, *Flos Chysanthemi* – 9 g
Bai Shao, *Radix Paeoniae alba* – 9 g
Sheng Di Huang, *Radix Rehmanniae* – 15 g
Fu Shen, *Sclerotium Poriae pararadicis* – 9 g
Chuan Bei Mu, *Bulbus Fritillariae cirrhosae* – 12 g
Zhu Ru, *Caulis Bambusae in Taeniam* – 15 g
Gan Cao, *Radix Glycyrrhizae* – 2,5 g

Liu Jun Zi Tang

Decocção dos Seis Cavalheiros
Ren Shen, *Radix Ginseng* – 3 g
Bai Zhu, *Rhizoma Atractylodis macrocephalae* – 4,5 g
Fu Ling, *Poria* – 3 g
Zhi Gan Cao, *Radix Glycyrrhizae preparata* – 3 g
Chen Pi, *Pericarpium Citri reticulatae* – 3 g
Ban Xia, *Rhizoma Pinelliae preparatum* – 4,5 g

Liu Wei Di Huang Wan

Pílula de *Rehmannia* com Seis Ingredientes
Shu Di Huang, *Radix Rehmanniae preparata* – 24 g
Shan Zhu Yu, *Fructus Corni* – 12 g
Shan Yao, *Rhizoma Dioscoreae* – 12 g
Ze Xie, *Rhizoma Alismatis* – 9 g
Mu Dan Pi, *Cortex Moutan* – 9 g
Fu Ling, *Poria* – 9 g

Long Dan Xie Gan Tang

Decocção de Genciana para Drenar o Fígado
Long Dan Cao, *Radix Gentianae* – 6 g
Huang Qin, *Radix Scutellariae* – 9 g
Shan Zhi Zi, *Fructus Gardeniae jasminoidis* – 9 g
Ze Xie, *Rhizoma Alismatis* – 9 g
Mu Tong, *Caulis Akebiae*, 9 g
Che Qian Zi, *Semen Plantaginis* – 9 g
Sheng Di Huang, *Radix Rehmanniae* – 12 g
Dang Gui, *Radix Angelicae sinensis* – 9 g
Chai Hu, *Radix Bupleuri* – 9 g
Gan Cao, *Radix Glycyrrhizae* – 3 g

Lu Jiao Tu Si Zi Wan

Pílula de *Cornus Cervi-Cuscuta*
Lu Jiao Shuang, *Cornu Cervi degelatinatum* – 9 g
Tu Si Zi, *Semen Cuscutae* – 9 g
Mu Li, *Concha Ostreae* – 12 g
Bai Zhu, *Rhizoma Atractylodis macrocephalae* – 6 g
Du Zhong, *Cortex Eucommiae* – 6 g
Lian Xu, *Semen Nelumbinis nuciferae* – 6 g
Bai Guo, *Semen Ginkgo* – 6 g
Qian Shi, *Semen Euryales* – 6 g

Ma Huang Tang

Decocção de *Ephedra*
Ma Huang, *Herba Ephedrae* – 9 g
Gui Zhi, *Ramulus Cinnamomi* – 6 g
Xing Ren, *Semen Armeniacae* – 9 g
Zhi Gan Cao, *Radix Glycyrrhizae preparata* – 3 g

Ma Xing Shi Gan Tang

Decocção de *Ephedra-Prunus-Gypsum-Glycyrrhiza*
Ma Huang, *Herba Ephedrae* – 12 g
Shi Gao, *Gypsum fibrosum* – 48 g
Xing Ren, *Semen Armeniacae* – 18 g
Zhi Gan Cao, *Radix Glycyrrhizae preparata* – 6 g

Ma Zi Ren Wan

Pílula Cannabis
Huo Ma Ren, *Semen Cannabis* – 9 g
Da Huang, *Radix et Rhizoma Rhei* – 6 g
Xing Ren, *Semen Armeniacae* – 4,5 g
Zhi Shi, *Fructus Aurantii immaturus* – 6 g
Hou Po, *Cortex Magnoliae officinalis* – 4,5 g
Bai Shao, *Radix Paeoniae alba* – 4,5 g

Mu Xiang Liu Qi Yin

Decocção de *Aucklandia* para Fluir o *Qi*
Mu Xiang, *Radix Aucklandiae* – 6 g
Ban Xia, *Rhizoma Pinelliae preparatum* – 6 g
Chen Pi, *Pericarpium Citri reticulatae* – 3 g
Hou Po, *Cortex Magnoliae officinalis* – 4,5 g
Qing Pi, *Pericarpium Citri reticulatae viride* – 3 g
Gan Cao, *Radix Glycyrrhizae* – 3 g
Xiang Fu, *Rhizoma Cyperi* – 6 g
Zi Su Ye, *Folium Perillae* – 3 g
Ren Shen, *Radix Ginseng* – 6 g
Fu Ling, *Poria* – 6 g
Mu Gua, *Fructus Chaenomelis* – 3 g
Shi Chang Pu, *Rhizoma Acori tatarinowii* – 3 g
Bai Zhu, *Rhizoma Atractylodis macrocephalae* – 4,5 g
Bai Zhi, *Radix Angelicae dahuricae* – 3 g
Mai Men Dong, *Radix Ophiopogonis* – 6 g
Cao Guo, *Fructus Tsaoko* – 3 g
Rou Gui, *Cortex Cinnamomi* – 1,5 g
E Zhu, *Rhizoma Curcumae* – 3 g
Da Fu Pi, *Pericarpium Arecae* – 3 g
Ding Xiang, *Flos Caryophylli* – 3 g
Bing Lang, *Semen Arecae* – 3 g
Huo Xiang, *Herba Pogostemonis* – 3 g
Mu Tong, *Caulis Akebiae* – 1,5 g

Nei Bu Wan

Pílula para Tonificação do Interior
Lu Rong, *Cornu Cervi pantotrichum* – 3 g
Tu Si Zi, *Semen Cuscutae* – 6 g
Rou Cong Rong, *Herba Cistanches* – 6 g
Sha Yuan Zi, *Semen Astragali complanati* – 6 g
Huang Qi, *Radix Astragalis* – 6 g
Sang Piao Xiao, *Ootheca Mantidis* – 6 g
Rou Gui, *Cortex Cinnamomi* – 2 g
Fu Zi, *Radix Aconiti lateralis preparata* – 2 g
Bai Ji Li, *Fructus Tribuli* – 3 g
Zi Wan, *Radix Asteris* – 3 g

Nuan Gan Jian

Decocção para Aquecer o Fígado
Dang Gui, *Radix Angelicae sinensis* – 6 g

Gou Qi Zi, *Fructus Lycii* – 9 g
Xiao Hui Xiang, *Fructus Foeniculi* – 6 g
Rou Gui, *Cortex Cinnamomi* – 3 g
Wu Yao, *Radix Linderae* – 6 g
Chen Xiang, *Lignum Aquilariae resinatum* – 3 g
Fu Ling, *Poria* – 6 g
Sheng Jiang, *Rhizoma Zingiberis recens* – 3 fatias

Ping Wei San

Pó para Equilibrar o Estômago
Cang Zhu, *Rhizoma Atractylodis* – 12 g
Hou Po, *Cortex Magnoliae officinalis* – 9 g
Chen Pi, *Pericarpium Citri reticulatae* – 9 g
Zhi Gan Cao, *Radix Glycyrrhizae preparata* – 3 g

Qi Gong Wan

Pílula para Despertar o Útero
Ban Xia, *Rhizoma Pinelliae preparatum* – 6 g
Cang Zhu, *Rhizoma Atractylodis* – 6 g
Chen Pi, *Pericarpium Citri reticulatae* – 3 g
Fu Ling, *Poria* – 6 g
Xiang Fu, *Rhizoma Cyperi* – 6 g
Shen Qu, *Massa Medicata Fermentata* – 6 g
Chuan Xiong, *Rhizoma Chuanxiong* – 4,5 g

Qi Ju Di Huang Wan

Pílula de *Lycium-Chrysanthemum-Rehmannia*
Gou Qi Zi, *Fructus Lycii* – 12 g
Ju Hua, *Flos Chrysanthemi* – 9 g
Shu Di Huang, *Radix Rehmannia preparata* – 24 g
Shan Zhu Yu, *Fructus Corni* – 12 g
Shan Yao, *Rhizoma Dioscoreae* – 12 g
Ze Xie, *Rhizoma Alismatis* – 9 g
Mu Dan Pi, *Cortex Moutan* – 9 g
Fu Ling, *Poria* – 9 g

Qing Gan Yin Jing Tang

Decocção para Limpar o Fígado e Regular a Menstruação
Dang Gui, *Radix Angelicae sinensis* – 6 g
Bai Shao, *Radix Paeoniae alba* – 6 g
Sheng Di Huang, *Radix Rehmanniae* – 6 g
Gan Cao, *Radix Glycyrrhizae* – 3 g
Shan Zhi Zi, *Fructus Gardeniae jasminoidis* – 6 g
Huang Qin, *Radix Scutellariae* – 4 g
Chuan Lian Zi, *Fructus Toosendan* – 3 g
Qian Cao Gen, *Radix Rubiae* – 6 g
Bai Mao Gen, *Rhizoma Imperatae* – 6 g
Chuan Niu Xi, *Radix Cyathulae* – 3 g
Mu Dan Pi, *Cortex Moutan* – 6 g

Qing Hai Wan

Pílula para Limpar o Mar
Shu Di Huang, *Radix Rehmanniae preparata* – 9 g
Bai Zhu, *Rhizoma Atractylodis macrocephalae* – 6 g
Bai Shao, *Radix Paeoniae alba* – 6 g
Xuan Shen, *Radix Scrophulariae* – 6 g
Sang Ye, *Folium Mori* – 3 g
Shan Zhu Yu, *Fructus Corni* – 6 g

Shan Yao, *Rhizoma Dioscoreae* – 6 g
Mu Dan Pi, *Cortex Moutan* – 6 g
Di Gu Pi, *Cortex Lycii* – 6 g
Bei Sha Shen, *Radix Glehniae* – 6 g
Shi Hu, *Herba Dendrobii* – 6 g
Mai Men Dong, *Radix Ophiopogonis* – 6 g
Wu Wei Zi, *Fructus Schisandrae* – 4,5 g
Long Gu, *Fossilia Ossis mastodi* – 9 g

Qing Jing San

Pó para Limpar as Menstruações
Mu Dan Pi, *Cortex Moutan* – 6 g
Bai Shao, *Radix Paeoniae alba* – 6 g
Shu Di Huang, *Radix Rehmanniae preparata* – 6 g
Di Gu Pi, *Cortex Lycii* – 15 g
Qing Hao, *Herba Artemisiae annuae* – 6 g
Fu Ling, *Poria* – 3 g
Huang Bo, *Cortex Phellodendri* – 1,5 g

Qing Luo Yin

Decocção para Limpar os Canais de Conexão
Xian Jin Yin Hua, *Flos Lonicerae japonicae recens* – 6 g
Xian Bian Dou Hua, *Flos Dolichoris Lablab recens* – 6 g
Xi Gua Shuang, *Mirabilitum Preparata Citrulli* – 6 g
Si Gua Pi, *Pericarpium Luffae acuntagulae* – 6 g
Xian He Ye, *Folium Nelumbinis nuciferae recens* – 6 g
Xian Zhu Ye, *Herba Lophateri gracilis recens* – 6 g

Qing Qi Hua Tan Tang

Decocção para Limpar o *Qi* e Dissolver Fleuma
Dan Nan Xing, *Rhizoma Arisaematis preparatum* – 6 g
Ban Xia, *Rhizoma Pinelliae preparatum* – 6 g
Gua Lou Ren, *Semen Trichosanthis* – 6 g
Huang Qin, *Radix Scutellariae* – 4,5 g
Chen Pi, *Pericarpium Citri reticulatae* – 3 g
Xing Ren, *Semen Armeniacae* – 4,5 g
Zhi Shi, *Fructus Aurantii immaturus* – 4,5 g
Fu Ling, *Poria* – 6 g

Qing Re An Tai Yin

Decocção para Limpar o Coração e Acalmar o Feto
Huang Lian, *Rhizoma Coptidis* – 3 g
Huang Qin, *Radix Scutellariae* – 6 g
Ce Bai Ye, *Cacumen Platycladi* – 6 g
Chun Gen Bai Pi, *Cortex Ailanthi* – 6 g
E Jiao, *Colla Corii asini* – 6 g
Shan Yao, *Rhizoma Dioscoreae* – 6 g

Qing Re Gu Jing Tang

Decocção para Limpar o Coração e Consolidar as Menstruações
Huang Qin, *Radix Scutellaria* – 4,5 g
Shan Zhi Zi, *Fructus Gardeniae jasminoidis* (torrado) – 6 g
Sheng Di Huang, *Radix Rehmanniae* – 9 g
Di Gu Pi, *Cortex Lycii* – 6 g
Di Yu, *Radix Sanguisorbae* – 6 g
E Jiao, *Colla Corii asini* – 6 g

Ou Jie, *Nodus Nelumbinis Rhizomatis* – 6 g
Zong Lu Zi, *Fructus Trachycarpi* – 4,5 g
Gui Ban, *Plastrum Testudinis* (torrado) – 12 g
Mu Li, *Concha Ostreae* – 12 g
Gan Cao, *Radix Glycyrrhizae* – 3 g

Qing Re Tiao Xue Tang

Decocção para Limpar o Coração e Regular o Sangue
Mu Dan Pi, *Cortex Moutan* – 6 g
Sheng Di Huang, *Radix Rehmanniae* – 9 g
Huang Lian, *Rhizoma Coptidis* – 4,5 g
Dang Gui, *Radix Angelicae sinensis* – 9 g
Bai Shao, *Radix Paeoniae alba* – 9 g
Chuan Xiong, *Rhizoma Chuanxiong* – 6 g
Hong Hua, *Flos Carthami* – 6 g
Tao Ren, *Semen Persicae* – 6 g
E Zhu, *Rhizoma Curcumae* – 6 g
Xiang Fu, *Rhizoma Cyperi* – 6 g
Yan Hu Suo, *Rhizoma Corydalis* – 6 g

Qing Wei San

Pó para Limpar o Estômago
Huang Lian, *Rhizoma Coptidis* – 1,8 g
Sheng Ma, *Rhizoma Cimicifugae* – 3 g
Mu Dan Pi, *Cortex Moutan* – 1,5 g
Sheng Di Huang, *Radix Rehmanniae* – 0,9 g
Dang Gui, *Radix Angelicae sinensis* – 0,9 g

Qing Ying Tang

Decocção para Limpar o *Qi* Nutritivo
Shui Niu Jiao, *Cornu Bubali* – 18 g
Xuan Shen, *Radix Scrophulariae* – 9 g
Sheng Di Huang, *Radix Rehmanniae* – 15 g
Mai Men Dong, *Radix Ophiopogonis* – 9 g
Jin Yin Hua, *Flos Lonicerae* – 9 g
Lian Qiao, *Fructus Forsythiae* – 6 g
Huang Lian, *Rhizoma Coptidis* – 4,5 g
Zhu Ye, *Folium Phyllostachys nigrae* – 3 g
Dan Shen, *Radix Salviae miltiorrhizae* – 6 g

Qing Zao Run Chang Tang

Decocção para Eliminar Secura e Umidificar os Intestinos
Sheng Di Huang, *Radix Rehmanniae* – 9 g
Shu Di Huang, *Radix Rehmanniae preparata* – 6 g
Dang Gui, *Radix Angelicae sinensis* – 6 g
Huo Ma Ren, *Semen Cannabis* – 4,5 g
Gua Lou Ren, *Semen Trichosanthis* – 6 g
Yu Li Ren, *Semen Pruni* – 6 g
Shi Hu, *Herba Dendrobi* – 9 g
Zhi Ke, *Fructus Aurantii* – 3 g
Qing Pi, *Pericarpium Citri reticulatae viride* – 3 g
Jin Ju, *Fructus Fortunaellae margaritae* – 4,5 g

Qu Tiao Tang

Decocção para Expelir Tênias
Nan Gua Zi, *Semen Cucurbitae moschatae* – 60 a 120 g
Bing Lang, *Semen Arecae* – 30 a 60 g

Ren Shen Bu Fei Tang

Decocção de *Ginseng* para Tonificar os Pulmões
Ren Shen, *Radix Ginseng* – 9 g
Huang Qi, *Radix Astragali* – 24 g
Shu Di Huang, *Radix Rehmanniae preparata* – 24 g
Wu Wei Zi, *Fructus Schisandrae* – 6 g
Zi Wan, *Radix Asteris* – 6 g
Sang Bai Pi, *Cortex Mori* – 6 g

Rou Fu Bao Yuan Tang

Decocção de *Cinnamomum-Aconitum* para Preservar a Fonte
Rou Gui, *Cortex Cinnamomi* – 1,5 g
Fu Zi, *Radix Aconiti lateralis preparata* – 3 g
Huang Qi, *Radix Astragali* – 6 g
Ren Shen, *Radix Ginseng* – 6 g
Zhi Gan Cao, *Radix Glycyrrhizae preparata* – 3 g

San Jia Fu Mai Tang

Decocção de Três Carapaças para Restaurar o Pulso
Zhi Gan Cao, *Radix Glycyrrhizae preparata* – 18 g
Sheng Di Huang, *Radix Rehmanniae* – 18 g
Bai Shao, *Radix Paeoniae alba* – 18 g
Mai Men Dong, *Radix Ophiopogonis* – 15 g
Huo Ma Ren, *Semen Cannabis* – 9 g
E Jiao, *Colla Corii asini* – 9 g
Mu Li, *Concha Ostreae* – 15 g
Bie Jia, *Carapax Trionycis* – 24 g
Gui Ban, *Plastrum Testudinis* – 30 g

San Miao Hong Teng Tang

Decocção de Sargentodoxa e Três Maravilhas
Cang Zhu, *Rhizoma Atractylodis*
Huang Bo, *Cortex Phellodendri*
Yi Yi Ren, *Semen Coicis*
Hong Teng, *Caulis Sargentodoxae*
Xiao Ji, *Herba Cephalanoplos*
Da Ji, *Herba seu Radix Cirsii japonici*
Xian He Cao, *Herba Agrimoniae*
Yi Mu Cao, *Herba Leonuri*
Xia Ku Cao, *Spica Prunellae*
Xiang Fu, *Rhizoma Cyperi*
Bai Jiang Cao, *Herba Patriniae*

San Ren Tang

Decocção de Três Sementes
Xing Ren, *Semen Armeniacae*
Hua Shi, *Talcum*
Tong Cao, *Medulla tetrapanacis*
Bai Dou Kou, *Fructus Amomi rotundus*
Zhu Ye, *Folium Phyllostachys nigrae*
Yi Yi Ren, *Semen Coicis*
Ban Xia, *Rhizoma Pinelliae preparatum*

San Zi Yang Qin Tang

Decocção de Três Sementes para Nutrir os Ancestrais
Bai Jie Zi, *Semen Sinapis* – 6 g
Su Zi, *Fructus Perillae* – 6 g
Lai Fu Zi, *Semen Raphani* – 6 g

Sang Ju Yin

Decocção de *Morus-Chrysanthemum*
Sang Ye, *Folium Mori* – 7,5 g
Ju Hua, *Flos Chrysanthemi* – 3 g
Lian Qiao, *Fructus Forsythiae* – 4,5 g
Bo He, *Herba Menthae haplocalycis* – 2,4 g
Jie Geng, *Radix Platycodi* – 6 g
Xing Ren, *Semen Armeniacae* – 6 g
Lu Gen, *Rhizoma Phragmitis* – 6 g
Gan Cao, *Radix Glycyrrhizae* – 3 g

Sang Piao Xiao San

Pó de *Ootheca Mantidis*
Sang Piao Xiao, *Ootheca Mantidis* – 9 g
Long Gu, *Fossilia Ossis mastodi* – 12 g
Ren Shen, *Radix Ginseng* – 9 g
Fu Shen, *Sclerotium Poriae pararadicis* – 9 g
Yuan Zhi, *Radix Polygalae* – 3 g
Shi Chang Pu, *Rhizoma Acori tatarinowii* – 6 g
Zhi Gui Ban, *Plastrum Testudinis* (frito no mel) – 9 g
Dang Gui, *Radix Angelicae sinensis* – 6 g

Sang Xing Tang

Decocção de *Morus-Prunus*
Sang Ye, *Folium Mori* – 3 g
Shan Zhi Zi, *Fructus Gardeniae jasminoidis* – 3 g
Dan Dou Chi, *Semen Sojae praeparatum* – 3 g
Xing Ren, *Semen Armeniacae* – 4,5 g
Zhe Bei Mu, *Bulbus Fritillariae thunbergii* – 3 g
Nan Sha Shen, *Radix Adenophorae* – 6 g
Li Pi, *Fructus Pyri* – 3 g

Sha Shen Mai Dong Tang

Decocção de *Glehnia-Ophiopogon*
Sha Shen, *Radix Adenophorae seu Glehniae* – 9 g
Mai Men Dong, *Radix Ophiopogonis* – 9 g
Yu Zhu, *Rhizoma Poligonati odorati* – 6 g
Sang Ye, *Folium Mori* – 4,5 g
Tian Hua Fen, *Radix Trichosanthis* – 4,5 g
Bian Dou, *Semen Lablab album* – 4,5 g
Gan Cao, *Radix Glycyrrhizae* – 3 g

Shao Fu Zhu Yu Tang

Decocção para Eliminar Estase do Abdome Inferior
Xiao Hui Xiang, *Fructus Foeniculi* – 6 g
Gan Jiang, *Rhizoma Zingiberis* – 2 g
Rou Gui, *Cortex Cinnamomi* – 1,5 g
Yan Hu Suo, *Rhizoma Corydalis* – 6 g
Mo Yao, *Myrrha* – 6 g
Pu Huang, *Pollen Typhae* – 6 g
Wu Ling Zhi, *Faeces Trogopterori* – 4,5 g
Dang Gui, *Radix Angelicae sinensis* – 9 g
Chuan Xiong, *Radix Chuanxiong* – 4,5 g
Chi Shao Yao, *Radix Paeoniae rubra* – 6 g

Shao Yao Tang

Decocção de *Paeoniae*
Bai Shao, *Radix Paeoniae alba* – 30 g
Dang Gui, *Radix Angelicae sinensis* – 15 g
Gan Cao, *Radix Glycyrrhizae* – 6 g
Mu Xiang, *Radix Aucklandiae* – 6 g
Bing Lang, *Semen Arecae* – 6 g
Huang Lian, *Rhizoma Coptidis* – 15 g
Huang Qin, *Radix Scutellariae* – 15 g
Da Huang, *Radix et Rhizoma Rhei* – 9 g
Guan Gui, *Cortex Cinnamomi loureiroi* – 7,5 g

She Gan Ma Huang Tang

Decocção de *Belamcanda-Ephedra*
She Gan, *Rhizoma Belamcadae* – 9 g
Ma Huang, *Herba Ephedrae* – 12 g
Zi Wan, *Radix Asteris* – 9 g
Kuan Dong Hua, *Flos Tussilaginis farfarae* – 9 g
Ban Xia, *Rhizoma Pinelliae preparatum* – 9 g
Xi Xin, *Herba Asari* – 9 g
Wu Wei Zi, *Fructus Schisandrae* – 3 g
Sheng Jiang, *Rhizoma Zingiberis recens* – 12 g
Da Zao, *Fructus Jujubae* – 3 pedaços

Shen Fu Tang

Decocção de *Ginseng-Aconitum*
Ren Shen, *Radix Ginseng* – 30 g
Fu Zi, *Radix Aconiti lateralis preparata* – 15 g

Shen Ge San

Pó de *Ginseng-Gecko*
Ren Shen, *Radix Ginseng* – 12 g
Ge Jie, *Gecko* – 12 g

Shen Ling Bai Zhu San

Pó de *Ginseng-Poria-Atractylodes*
Ren Shen, *Radix Ginseng* – 1.000 g
Bai Zhu, *Rhizoma Atractylodis macrocephalae* – 1.000 g
Fu Ling, *Poria* – 1.000 g
Zhi Gan Cao, *Radix Glycyrrhizae preparata* – 1.000 g
Shan Yao, *Radix Dioscorea* – 1.000 g
Bian Dou, *Semen Lablab album* – 750 g
Lian Zi, *Semen Nelumbinis* – 500 g
Yi Yi Ren, *Semen Coicis* – 500 g
Sha Ren, *Fructus Amomi* – 500 g
Jie Geng, *Radix Platycodi*, 500 g

Shen Qi Si Wu Tang

Decocção de *Ginseng-Astragalus* e Quatro Substâncias
Ren-Shen, *Radix Ginseng* – 9 g
Huang Qi, *Radix Astragali* – 9 g
Dang Gui, *Radix Angelicae sinensis* – 6 g
Bai Shao, *Radix Paeoniae alba* – 9 g
Shu Di Huang, *Radix Rehmanniae preparata* – 6 g
Chuan Xiong, *Rhizoma Chuanxiong* – 6 g

Sheng Hua Tang

Decocção para Gerar e Resolver
Dang Gui, *Radix Angelicae sinensis* – 24 g
Chuan Xiong, *Rhizoma Chuanxiong* – 9 g
Tao Ren, *Semen Persicae* – 6 g
Pao Jiang, *Rhizoma Zingiberis officinalis recens* (frito) – 1,5 g
Zhi Gan Cao, *Radix Glycyrrhizae preparata* – 1,5 g

Sheng Mai San

Pó para Gerar o Pulso
Ren Shen, *Radix Ginseng* – 1,5 g
Mai Men Dong, *Radix Ophiopogonis* – 1,5 g
Wu Wei Zi, *Fructus Schisandrae* – 7 sementes

Sheng Yang Tang

Decocção para Levantar o *Yang*
Zhi Gan Cao, *Radix Glycyrrhizae preparata* – 6 g
Ma Huang, *Herba Ephedrae* – 12 g
Fang Feng, *Radix Saposhnikoviae* – 12 g
Qiang Huo, *Rhizoma seu Radix Notopterygii* – 18 g

Sheng Yu Tang

Decocção para Curar o Sábio
Sheng Di Huang, *Radix Rehmanniae* – 9 g
Shu Di Huang, *Radix Rehmanniae preparata* – 9 g
Chuan Xiong, *Rhizoma Chuanxiong* – 9 g
Ren Shen, *Radix Ginseng* – 9 g
Dang Gui, *Radix Angelicae sinensis* – 1,5 g
Huang Qi, *Radix Astragali* – 1,5 g

Shi Wei San

Pó de *Pyrrosia*
Shi Wei, *Folium Pyrrosiae* – 9 g
Dong Kui Zi, *Fructus Malvae* – 6 g
Qu Mai, *Herba Dianthi* – 6 g
Hua Shi, *Talcum* – 6 g
Che Qian Zi, *Semen Plantaginis* – 6 g

Shi Xiao San

Pó para Abrir um Sorriso
Pu Huang, *Pollen Typhae* – 6 g
Wu Ling Zhi, *Faeces Trogopterori* – 6 g

Shou Tai Wan

Pílula de Longevidade do Feto
Tu Si Zi, *Semen Cuscutae* – 6 g
Sang Ji Sheng, *Herba Taxilli* – 6 g
Xu Duan, *Radix Dipsaci* – 6 g
E Jiao, *Colla Corii asini* – 6 g

Si Jun Zi Tang

Decocção dos Quatro Cavalheiros
Ren Shen, *Radix Ginseng* – 9 g

Bai Zhu, *Rhizoma Atractylodis macrocephalae* – 9 g
Fu Ling, *Poria* – 9 g
Zhi Gan Cao, *Radix Glycyrrhizae preparata* – 3 g

Si Mo Tang

Decocção de Quatro Ervas Moídas
Ren Shen, *Radix Ginseng* – 3 g
Bing Lang, *Semen Arecae* – 9 g
Chen Xiang, *Lignum Aquilariae resinatum* – 3 g
Wu Yao, *Radix Linderae* – 9 g

Si Ni San

Pó dos Quatro Rebeldes
Chai Hu, *Radix Bupleuri* – 9 g
Zhi Shi, *Fructus Aurantii immaturus* – 9 g
Bai Shao, *Radix Paeoniae alba* – 12 g
Zhi Gan Cao, *Radix Glycyrrhizae preparata* – 6 g

Si Ni Tang

Decocção dos Quatro Rebeldes
Fu Zi, *Radix Aconiti lateralis preparata* – 6 g
Gang Jiang, *Rhizoma Zingiberis* – 4,5 g
Zhi Gan Cao, *Radix Glycyrrhizae preparata* – 6 g

Si Wu Ma Zi Ren Wan

Pílula de *Cannabis* e Quatro Substâncias
Dang Gui, *Radix Angelicae sinensis* – 6 g
Chuan Xiong, *Rhizoma Chuanxiong* – 3 g
Shu Di Huang, *Radix Rehmanniae preparata* – 6 g
Bai Shao, *Radix Paeoniae alba* – 6 g
Huo Ma Ren, *Semen Cannabis* – 9 g
Da Huang, *Radix et Rhizoma Rhei* – 6 g
Xing Ren, *Semen Armeniacae* – 4,5 g
Zhi Shi, *Fructus Aurantii immaturus* – 6 g
Hou Po, *Cortex Magnoliae officinalis* – 4,5 g
Bai Shao, *Radix Paeoniae alba* – 4,5 g

Si Wu Tang

Decocção de Quatro Substâncias
Shu Di Huang, *Radix Rehmanniae preparata* – 9 g
Bai Shao, *Radix Paeoniae alba* – 9 g
Dang Gui, *Radix Angelicae sinensis* – 9 g
Chuan Xiong, *Rhizoma Chuanxiong* – 3 g

Su Zi Jiang Qi Tang

Decocção de Sementes de *Perilla* para Controlar o *Qi*
Su Zi, *Fructus Perillae* – 9 g
Ban Xia, *Rhizoma Pinelliae preparatum* – 9 g
Hou Po, *Cortex Magnoliae officinalis* – 6 g
Qian Hu, *Radix Peucedani* – 6 g
Rou Gui, *Cortex Cinnamomi cassiae* – 3 g
Dang Gui, *Radix Angelicae sinensis* – 6 g
Sheng Jiang, *Rhizoma Zingiberis recens* – 2 fatias
Su Ye, *Folium Perillae* – 5 folhas
Zhi Gan Cao, *Radix Glycyrrhizae preparata* – 6 g
Da Zao, *Fructus Jujubae* – 1 tâmara

Suo Gong Zhu Yu Tang

Decocção para Contrair o Útero e Eliminar Estase
Dang Gui, *Radix Angelicae sinensis* – 9 g
Chuan Xiong, *Rhizoma Chuanxiong* – 6 g
Pu Huang, *Pollen Typhae* – 6 g
Wu Ling Zhi, *Faeces Trogopterori*
Dang Shen, *Radix Codonopsis* – 6 g
Zhi Ke, *Fructus Aurantii* – 4,5 g
Yi Mu Cao, *Herba Leonuri* – 6 g

Suo Quan Wan

Pílula para Contrair a Mola
Wu Yao, *Radix Linderae* – 9 g
Yi Zhi Ren, *Fructus Alpiniae oxyphyllae* – 9 g

Tao He Cheng Qi Tang

Decocção de *Prunus* para Conduzir o *Qi*
Tao Ren, *Semen Persicae* – 50 pedaços
Da Huang, *Radix et Rhizoma Rhei* – 12 g
Gui Zhi, *Ramulus Cinnamomi* – 6 g
Mang Xiao, *Sulfas Natrii* – 6 g
Zhi Gan Cao, *Radix Glycyrrhizae preparata* – 6 g

Tao Hong Si Wu Tang

Decocção de *Persica-Carthamus* e Quatro Substâncias
Shu Di Huang, *Radix Rehmanniae preparata* – 12 g
Dang Gui, *Radix Angelicae sinensis* – 10 g
Bai Shao, *Radix Paeoniae alba* – 12 g
Chuang Xiong, *Radix Chuanxiong* – 8 g
Tao Ren, *Semen Persicae* – 6 g
Hong Hua, *Flos Carthami* – 4 g

Tian Di Jian

Decocção da Terra e do Céu
Tian Men Dong, *Radix Asparagi* – 9 g
Shu Di Huang, *Radix Rehmanniae preparata* – 9 g

Tian Ma Gou Teng Yin

Decocção de *Gastrodia-Uncaria*
Tian Ma, *Rhizoma Gastrodiae* – 9 g
Gou Teng, *Ramulus Uncariae cum Uncis* – 9 g
Shi Jue Ming, *Concha Haliotidis* – 6 g
Sang Ji Sheng, *Herba Taxilli* – 9 g
Du Zhong, *Cortex Eucommiae* – 9 g
Chuan Niu Xi, *Radix Cyathulae* – 9 g
Shan Zhi Zi, *Fructus Gardeniae jasminoidis* – 6 g
Huang Qin, *Radix Scutellariae* – 9 g
Yi Mu Cao, *Herba Leonori* – 9 g
Ye Jiao Teng, *Caulis Polygoni multiflori* – 9 g
Fu Shen, *Sclerotium Poriae pararadicis* – 6 g

Tian Tai Wu Yao San

Pó de *Lindera* de Alta Qualidade
Wu Yao, *Radix Linderae* – 15 g

Mu Xiang, *Radix Aucklandiae* – 15 g
Xiao Hui Xiang, *Fructus Foeniculi* – 15 g
Qing Pi, *Pericarpium Citri reticulatae viride* – 15 g
Gao Liang Jiang, *Rhizoma Alpiniae officinari* – 15 g
Bing Lang, *Semen Arecae* – 2 pedaços
Jin Ling Zi, *Fructus Meliae toosendan* – 10 pedaços

Tian Wang Bu Xin Dan

Pílula Celestial do Imperador para Tonificar o Coração
Sheng Di Huang, *Radix Rehmanniae* – 12 g
Xuan Shen, *Radix Scrophulariae* – 6 g
Mai Men Dong, *Radix Ophiopogonis* – 6 g
Tian Men Dong, *Radix Asparagi* – 6 g
Ren Shen, *Radix Ginseng* – 6 g
Fu Ling, *Poria* – 6 g
Wu Wei Zi, *Fructus Schisandrae* – 6 g
Dang Gui, *Radix Angelicae sinensis* – 6 g
Dan Shen, *Radix Salviae miltiorrhizae* – 6 g
Bai Zi Ren, *Semen Platycladi* – 6 g
Suan Zao Ren, *Semen Ziziphi spinosae* – 6 g
Yuan Zhi, *Radix Polygalae* – 6 g
Jie Geng, *Radix Platycodi* – 3 g

Tiao Wei Cheng Qi Tang

Decocção para Regular o Estômago e Conduzir o *Qi*
Da Huang, *Radix et Rhizoma Rhei* – 12 g
Mang Xiao, *Sulfas Natrii* – 9 g
Zhi Gan Cao, *Radix Glycyrrhizae preparata* – 6 g

Tiao Zheng San

Pó para Regular o Verdadeiro
Bai Zhu, *Rhizoma Atractylodis macrocephalae* – 6 g
Cang Zhu, *Rhizoma Atractylodis* – 6 g
Fu Ling, *Poria* – 6 g
Chen Pi, *Pericarpium Citri reticulatae* – 3 g
Zhe Bei Mu, *Bulbus Fritillariae Thunbergii* – 6 g
Yi Yi Ren, *Semen Coicis* – 12 g

Tong You Tang

Decocção para Penetrar o Profundo
Zhi Gan Cao, *Radix Glycyrrhizae preparata* – 1,5 g
Hong Hua, *Flos Carthami* – 1,5 g
Sheng Di Huang, *Radix Rehmanniae* – 3 g
Shu Di Huang, *Radix Rehmannia preparata* – 3 g
Sheng Ma, *Rhizoma Cimicifugae* – 6 g
Tao Ren, *Semen Persicae* – 6 g
Dang Gui, *Radix Angelicae sinensis* – 6 g
Bing Lang, *Semen Arecae* – 3 g

Tu Si Zi Wan

Pílula de Cuscuta
Tu Si Zi, *Semen Cuscutae* – 6 g
Lu Rong, *Cornu Cervi pantotrichum* – 3 g
Rou Cong Rong, *Herba Cistanches* – 6 g
Shan Yao, *Rhizoma Dioscoreae* – 3 g
Fu Zi, *Radix Aconiti lateralis preparata* – 3 g
Wu Yao, *Radix Linderae* – 3 g

Wu Wei Zi, *Fructus Schisandrae* – 3 g
Sang Piao Xiao, *Ootheca Mantidis* – 3 g
Yi Zhi Ren, *Fructus Alpiniae oxyphyllae* – 3 g
Duan Mu Li, *Concha Ostreae* (calcinada) – 6 g
Ji Nei Jin, *Endothelium Corneum gigeriae galli* – 1,5 g

Wan Dai Tang

Decocção para Tratar Secreção Vaginal
Bai Zhu, *Rhizoma Atractylodis macrocephalae* (frito) – 30 g
Shan Yao, *Rhizoma Dioscoreae* (frito) – 30 g
Ren Shen, *Radix Ginseng* – 6 g
Bai Shao, *Radix Paeoniae alba* (frita) – 15 g
Che Qian Zi, *Semen Plantaginis* (frita) – 6 g
Cang Zhu, *Rhizoma Atractylodis* – 9 g
Gan Cao, *Radix Glycyrrhizae* – 3 g
Chen Pi, *Pericarpium Citri reticulatae* – 1,5 g
Jing Jie, *Herba Schizonepetae* (tostada) – 1,5 g
Chai Hu, *Radix Bupleuri* – 1,8 g

Wei Ling Tang

Decocção de *"Ling"* para o Estômago
Fu Ling, *Poria* – 9 g
Cang Zhu, *Rhizoma Atractylodis* – 6 g
Chen Pi, *Pericarpium Citri reticulatae* – 3 g
Bai Zhu, *Rhizoma Atractylodis macrocephalae* – 6 g
Gui Zhi, *Ramulus Cinnamomi* – 6 g
Ze Xie, *Rhizoma Alismatis* – 6 g
Zhu Ling, *Polyporus* – 6 g
Hou Po, *Cortex Magnolia officinalis* – 6 g
Zhi Gan Cao, *Radix Glycyrrhizae preparata* – 3 g
Da Zao, *Fructus Jujubae* – 3 pedaços
Sheng Jiang, *Rhizoma Zingiberis recens* – 3 fatias

Wen Dan Tang

Decocção para Aquecer a Vesícula Biliar
Ban Xia, *Rhizoma Pinelliae preparatum* – 6 g
Fu Ling, *Poria* – 5 g
Chen Pi, *Pericarpium Citri reticulatae* – 9 g
Zhu Ru, *Caulis Bambusae in Taeniam* – 6 g
Zhi Shi, *Fructus Aurantii immaturus* – 6 g
Zhi Gan Cao, *Radix Glycyrrhizae preparata* – 3 g
Sheng Jiang, *Rhizoma Zingiberis recens* – 5 fatias
Da Zao, *Fructus Jujubae* – 1 tâmara

Wen Jing Tang

Decocção para Aquecer as Menstruações
Wu Zhu Yu, *Fructus Evodiae* – 9 g
Gui Zhi, *Ramulus Cinnamomi* – 9 g
Sheng Jiang, *Rhizoma Zingiberis recens* – 6 g
Dang Gui, *Radix Angelicae sinensis* – 9 g
Chuan Xiong, *Rhizoma Chuanxiong* – 4,5 g
Bai Shao, *Radix Paeoniae alba* – 9 g
Dang Shen, *Radix Codonopsis* – 12 g
Mai Men Dong, *Radix Ophiopogonis* – 6 g
E Jiao, *Colla Corii asini* – 9 g
Mu Dan Pi, *Cortex Moutan* – 4,5 g
Ban Xia, *Rhizoma Pinelliae preparatum* – 6 g
Zhi Gan Cao, *Radix Glycyrrhizae preparata* – 3 g

Wen Shen Tiao Qi Tang

Decocção para Aquecer os Rins e Regular o *Qi*
Du Zhong, *Cortex Eucommiae* – 9 g
Xu Duan, *Radix Dipsaci* – 9 g
Sang Ji Sheng, *Herba Taxilli* – 15 g
Wu Yao, *Radix Linderae* – 6 g
Tu Si Zi, *Semen Cuscutae* – 9 g
Ai Ye, *Folium Artemisiae argyi* – 9 g
Gou Ji, *Rhizoma Cibotii* – 6 g

Wu Hu Tang

Decocção dos Cinco Tigres
Ma Huang, *Herba Ephedrae* – 2,1 g
Shi Gao, *Gypsum fibrosum* – 4,5 g
Xing Ren, *Semen Armeniacae* – 3 g
Gan Cao, *Radix Glycyrrhizae* – 1,2 g
Sheng Jiang, *Rhizoma Zingiberis recens* – 3 fatias
Da Zao, *Fructus Jujubae* – 1 tâmara
Xi Cha, chá-verde refinado – 2,4 g

Wu Ling San

Pó de *Poria* com Cinco Ingredientes
Ze Xie, *Rhizoma Alismatis* – 4 g
Fu Ling, *Poria* – 2,3 g
Zhu Ling, *Polyporus* – 2,3 g
Bai Zhu, *Rhizoma Atractylodis macrocephalae* – 2,3 g
Gui Zhi, *Ramulus Cinnamomi* – 1,5 g

Wu Mei Wan

Pílula de *Prunus Mume*
Wu Mei, *Fructus Mume* – 24 g
Chuan Jiao, *Pericarpium Zanthoxyli* – 1,5 g
Xi Xin, *Herba Asari* – 1,5 g
Huang Lian, *Rhizoma Coptidis* – 9 g
Huang Bo, *Cortex Phellodendri* – 6 g
Gan Jiang, *Rhizoma Zingiberis* – 6 g
Fu Zi, *Radix Aconiti lateralis preparata* – 3 g
Gui Zhi, *Ramulus Cinnamomi* – 3 g
Ren Shen, *Radix Ginseng* – 6 g
Dang Gui, *Radix Angelicae sinensis* – 3 g

Wu Ren Wan

Pílula de Cinco Sementes
Tao Ren, *Semen Persicae* – 9 g
Xing Ren, *Semen Armeniacae* – 9 g
Bai Zi Ren, *Semen Platycladis* – 6 g
Song Zi Ren, *Semen Pini tabulaeformis* – 3 g
Yu Li Ren, *Semen Pruni* – 3 g
Chen Pi, *Pericarpium Citri reticulatae* – 9 g

Wu Yao San

Pó de *Linderia*
Wu Yao, *Radix Linderae* – 6 g
Xiang Fu, *Rhizoma Cyperi* – 6 g
Su Zi, *Fructus Perillae* – 4,5 g
Chen Pi, *Pericarpium citri reticulatae* – 3 g

Chai Hu, *Radix Bupleuri* – 6 g
Mu Dan Pi, *Cortex Moutan* – 6 g
Gui Zhi, *Ramulus Cinnamomi* – 3 g
Mu Xiang, *Radix Aucklandiae* – 3 g
Dang Gui, *Radix Angelicae sinensis* – 6 g
Chuan Xiong, *Rhizoma Chuanxiong* – 3 g
Bo He, *Herba Menthae haplocalycis* – 3 g
Gan Cao, *Radix Glycyrrhizae* – 3 g

Wu Zhi San

Pó de Cinco Cítricos
Bai Zhi, *Radix Angelicae dahuricae* – 3 g
Chen Pi, *Pericarpium Citri reticulatae* – 3 g
Hou Po, *Cortex Magnolia officinalis* – 6 g
Dang Gui, *Radix Angelicae sinensis* – 6 g
Chuan Xiong, *Rhizoma Chuanxiong* – 4,5 g
Bai Shao, *Radix Paeoniae alba* – 6 g
Fu Ling, *Poria* – 6 g
Jie Geng, *Radix Platycodi* – 3 g
Cang Zhu, *Rhizoma Atractylodis* – 6 g
Zhi Ke, *Fructus Aurantii* – 6 g
Ban Xia, *Rhizoma Pinelliae preparatum* – 6 g
Ma Huang, *Herba Ephedrae* – 3 g
Gan Jiang, *Rhizoma Zingiberis* – 3 g
Rou Gui, *Cortex Cinnamomi* – 3 g
Gan Cao, *Radix Glycyrrhizae* – 3 g
Sheng Jiang, *Rhizoma Zingiberis recens* – 3 fatias

Wu Zhu Yu Tang

Decocção de *Evodia*
Wu Zhu Yu, *Fructus Evodiae* – 9 g
Sheng Jiang, *Rhizoma Zingiberis recens* – 6 g
Ren Shen, *Radix Ginseng* – 9 g
Da Zao, *Fructus Jujubae* – 3 tâmaras

Xi Jiao Di Huang Tang

Decocção de *Cornus Rhinoceri Rehmannia*
Shui Niu Jiao, *Cornu Bubali* – 6 g
Sheng Di Huang, *Radix Rehmanniae* – 24 g
Chi Shao, *Radix Paeoniae rubra* – 9 g
Mu Dan Pi, *Cortex Moutan* – 6 g

Xiang Leng Wan

Pílula de *Aucklandia-Sparganium*
Mu Xiang, *Radix Aucklandiae* – 6 g
Ding Xiang, *Flos Caryophylli* – 3 g
San Leng, *Rhizoma Sparganii* – 6 g
Zhi Ke, *Fructus Aurantii* – 6 g
Qing Pi, *Pericarpium Citri reticulatae viride* – 3 g
Chuan Lian Zi, *Fructus Toosendan* – 3 g
Xiao Hui Xiang, *Fructus Foeniculi* – 6 g
E Zhu, *Rhizoma Curcumae* – 6 g
Sheng Jiang, *Rhizoma Zingiberis recens* – 3 fatais

Xiao Chai Hu Tang

Decocção Pequena de *Bupleurum*
Chai Hu, *Radix Bupleuri* – 24 g

937

Huang Qin, *Radix Scutellariae* – 9 g
Ban Xia, *Rhizoma Pinelliae preparatum* – 24 g
Sheng Jiang, *Rhizoma Zingiberis recens* – 9 g
Ren Shen, *Radix Ginseng* – 9 g
Zhi Gan Cao, *Radix Glycyrrhizae preparata* – 9 g
Da Zao, *Fructus Jujubae* – 12 pedaços

Xiao Jian Zhong Tang

Decocção Pequena para Fortalecer o Centro
Yi Tang, *Maltosum* – 18 g
Gui Zhi, *Ramulus Cinnamomi* – 9 g
Bai Shao, *Radix Paeoniae alba* – 18 g
Zhi Gan Cao, *Radix Glycyrrhizae preparata* – 6 g
Sheng Jiang, *Rhizoma Zingiberis recens* – 9 g
Da Zao, *Fructus Jujubae* – 12 tâmaras

Xiao Qing Long Tang

Decocção Pequena do Dragão Verde
Ma Huang, *Herba Ephedrae* – 9 g
Gui Zhi, *Ramulus Cinnamomi* – 9 g
Gan Jiang, *Rhizoma Zingiberis* – 9 g
Xi Xin, *Herba Asari* – 3 g
Wu Wei Zi, *Fructus Schisandrae* – 6 g
Bai Shao, *Radix Paeoniae alba* – 9 g
Ban Xia, *Rhizoma Pinelliae preparatum* – 9 g
Zhi Gan Cao, *Radix Glycyrrhizae preparata* – 3 g

Xiao Yao San

Pó Itinerante Livre e Fácil
Bo He, *Herba Menthae haplocalycis* – 3 g
Chai Hu, *Radix Bupleuri* – 9 g
Dang Gui, *Radix Angelicae sinensis* – 9 g
Bai Shao, *Radix Paeoniae alba* – 12 g
Bai Zhu, *Rhizoma Atractylodis macrocephalae* – 9 g
Fu Ling, *Poria* – 15 g
Gan Cao, *Radix Glycyrrhizae* – 6 g
Sheng Jiang, *Rhizoma Zingiberis recens* – 3 fatias

Xie Bai San

Pó para Drenar o Branco
Sang Bai Pi, *Cortex Mori* – 30 g
Di Gu Pi, *Cortex Lycii* – 30 g
Zhi Gan Cao, *Radix Glycyrrhizae preparata* – 3 g
Geng Mi, *Semen Oryzae sativae* – 15 g

Xie Xin Tang

Decocção para Drenar o Coração
Da Huang, *Radix et Rhizoma Rhei* – 6 g
Huang Lian, *Rhizoma Coptidis* – 3 g
Huang Qin, *Radix Scutellariae* – 3 g

Xing Su San

Pó de *Prunus-Perilla*
Zi Su Ye, *Folium Perillae* – 6 g

Qian Hu, *Radix Peucedani* – 6 g
Xing Ren, *Semen Armeniacae* – 6 g
Jie Geng, *Radix Platycodi* – 6 g
Zhi Ke, *Fructus Aurantii* – 6 g
Chen Pi, *Pericarpium Citri reticulatae* – 6 g
Fu Ling, *Poria* – 6 g
Ban Xia, *Rhizoma Pinelliae preparatum* – 6 g
Sheng Jiang, *Rhizoma Zingiberis recens* – 6 g
Da Zao, *Fructus Jujubae* – 2 tâmaras
Gan Cao, *Radix Glycyrrhizae* – 3 g

Xuan Fu Dai Zhe Tang

Decocção de *Inula-Haematite*
Xuan Fu Hua, *Flos Inulae* – 9 g
Dai Zhe Shi, *Haematitum* – 3 g
Ban Xia, *Rhizoma Pinelliae preparatum* – 9 g
Sheng Jiang, *Rhizoma Zingiberis recens* – 6 g
Ren Shen, *Radix Ginseng* – 6 g
Zhi Gan Cao, *Radix Glycyrrhizae preparata* – 3 g
Da Zao, *Fructus Jujubae* – 12 tâmaras

Xue Fu Zhu Yu Tang

Decocção para Eliminar Estase da Mansão do Sangue
Dang Gui, *Radix Angelicae sinensis* – 9 g
Sheng Di Huang, *Radix Rehmanniae* – 9 g
Chi Shao, *Radix Paeoniae rubra* – 6 g
Chuan Xiong, *Rhizoma Chuanxiong* – 5 g
Tao Ren, *Semen Persicae* – 12 g
Hong Hua, *Flos Carthami* – 9 g
Chai Hu, *Radix Bupleuri* – 3 g
Zhi Ke, *Fructus Aurantii* – 6 g
Niu Xi, *Radix Achyranthis bidentatae* – 9 g
Jie Geng, *Radix Platycodi* – 5 g
Gan Cao, *Radix Glycyrrhizae* – 3 g

Yan Hu Suo Tang

Decocção de *Corydalis*
Yan Hu Suo, *Rhizoma Corydalis* – 45 g
Pu Huang, *Pollen Typhae* – 15 g
Chi Shao, *Radix Paeoniae rubra* – 15 g
Dang Gui, *Radix Angelicae sinensis* – 15 g
Guan Gui, *Cortex Cinnamomi loureiroi* – 15 g
Jiang Huang, *Rhizoma Curcumae longae* – 90 g
Ru Xiang, *Olibanum* – 90 g
Mo Yao, *Myrrha* – 90 g
Mu Xiang, *Radix Aucklandiae* – 90 g
Zhi Gan Cao, *Radix Glycyrrhizae preparata* – 7,5 g

Yang Yin Qing Fei Tang

Decocção para Nutrir o *Yin* e Limpar os Pulmões
Sheng Di Huang, *Radix Rehmanniae* – 6 g
Xuan Shen, *Radix Scrophulariae* – 4,5 g
Mai Men Dong, *Radix Ophiopogonis* – 3,6 g
Bai Shao (chao), *Radix Paeoniae alba* (frita) – 2,4 g

Mu Dan Pi, *Cortex Moutan* – 2,4 g
Chuan Bei Mu, *Bulbus Fritillariae cirrhosae* – 2,4 g
Bo He, *Herba Menthae haplocalycis* – 1,5 g
Gan Cao, *Radix Glycyrrhizae* – 1,5 g

Yi Gan San

Pó para Conter o Fígado
Bai Zhu, *Rhizoma Atractylodis macrocephalae* (frito) – 3 g
Fu Ling, *Poria* – 3 g
Dang Gui, *Radix Angelicae sinensis* – 3 g
Chuan Xiong, *Radix Chuanxiong* – 2,4 g
Gou Teng, *Ramulus Uncariae cum Uncis* – 3 g
Chai Hu, *Radix Bupleuri* – 1,5 g
Gan Cao, *Radix Glycyrrhizae* – 1,5 g

Yi Guan Jian

Decocção de Uma Ligação
Bei Sha Shen, *Radix Glehniae* – 10 g
Mai Men Dong, *Radix Ophiopogonis* – 10 g
Dang Gui, *Radix Angelicae sinensis* – 10 g
Sheng Di Huang, *Radix Rehmanniae* – 30 g
Gou Qi Zi, *Fructus Lycii* – 12 g
Chuan Lian Zi, *Fructus Toosendan* – 5 g

Yi Jia Jian Zheng Qi San

Primeira Variação do Pó para o *Qi* Verdadeiro
Huo Xiang, *Herba Pogostemonis* – 6 g
Huo Po, *Cortex Magnoliae officinalis* – 6 g
Xing Ren, *Semen Armeniacae* – 6 g
Fu Ling Pi, *Cutis Poriae* – 6 g
Chen Pi, *Pericarpium Citri reticulatae* – 3 g
Shen Qu, *Massa Medicata Fermentata* – 4,5 g
Mai Ya, *Fructus Hordei germinatus* – 4,5 g
Yin Chen Hao, *Herba Artemisiae scopariae* – 6 g
Da Fu Pi, *Pericarpium Arecae* – 3 g

Yi Qi Gu Chong Tang

Decocção para Beneficiar o *Qi* e Consolidar o Vaso Penetrador
Huang Qi, *Radix Astragali* – 15 g
Bai Zhu, *Rhizoma Atractylodis macrocephalae* – 6 g
Dang Shen, *Radix Codonopsis* – 9 g
Ai Ye, *Folium Artemisiae argyi* – 4,5 g
Xian He Cao, *Herba Agrimoniae* – 6 g
Jing Jie, *Herba Schizonepetae* (torrada) – 6 g
Dang Gui, *Radix Angelicae sinensis* – 6 g
Xu Duan, *Radix Dipsaci* – 6 g
Sheng Ma, *Rhizoma Cimicifugae* – 3 g
Gan Cao, *Radix Glycyrrhizae* – 3 g

Yi Yin Jian

Decocção de Um *Yin*
Sheng Di Huang, *Radix Rehmanniae* – 6 g
Shu Di Huang, *Radix Rehmanniae preparata* – 9 g

Bai Shao, *Radix Paeoniae alba* – 6 g
Mai Men Dong, *Radix Ophiopogonis* – 6 g
Gan Cao, *Radix Glycyrrhizae* – 3 g
Huai Niu Xi, *Radix Achyranthis bidentatae* – 4,5 g
Dan Shen, *Radix Salviae miltiorrhizae* – 6 g

Yi Wei Tang

Decocção para Beneficiar o Estômago
Sha Shen, *Radix Adenophorae seu Glehniae* – 9 g
Mai Men Dong, *Radix Ophiopogonis* – 15 g
Sheng Di Huang, *Radix Rehmanniae* – 15 g
Yu Zhu, *Rhizoma Polygonati odorati* – 4,5 g
Bing Tang, pedra de açúcar – 3 g

Yin Chen Hao Tang

Decocção de *Artemisia* ou *Yinchenhao*
Yin Chen Hao, *Herba Artemisiae scopariae* – 6 g
Shan Zhi Zi, *Fructus Gardeniae jasminoidis* – 9 g
Da Huang, *Radix et Rhizoma Rhei* – 6 g

Yin Jia Wan

Pílula de *Lonicera-Amyda*
Jin Yin Hua, *Flos Lonicerae* – 6 g
Bie Jia, *Carapax Trionycis* – 9 g
Lian Qiao, *Fructus Forsythiae* – 6 g
Sheng Ma, *Rhizoma Cimicifugae* – 6 g
Hong Teng, *Caulis Sargentodoxae* – 6 g
Pu Gong Ying, *Herba Taraxaci* – 6 g
Da Qing Ye, *Folium Isatidis* – 6 g
Yin Chen Hao, *Herba Artemisiae scopariae* – 4,5 g
Hu Po, *Succinum* – 6 g
Jie Geng, *Radix Platycodi* – 3 g
Zi Hua Di Ding, *Herba Violae*
Pu Huang, *Pollen Typhae*
Chun Gen Bai Pi, *Cortex Ailanthi*

Yin Qiao San

Pó de *Lonicera-Forsythia*
Jin Yin Hua, *Flos Lonicerae* – 9 g
Lian Qiao, *Fructus Forsythiae* – 9 g
Jie Geng, *Radix Platycodi* – 3 g
Niu Bang Zi, *Fructus Arctii* – 9 g
Bo He, *Herba Menthae haplocalycis* – 3 g
Dan Dou Chi, *Semen Sojae praeparatum* – 3 g
Jing Jie, *Herba Schizonepetae* – 6 g
Zhu Ye, *Folium Phyllostachys nigrae* – 3 g
Lu Gen, *Rhizoma Phragmitis* – 15 g
Gan Cao, *Radix Glycyrrhizae* – 3 g

You Gui Wan

Pílula para Restaurar o [Rim] Direito
Fu Zi, *Radix Aconiti lateralis preparata* – 3 g
Rou Gui, *Cortex Cinnamomi* – 3 g
Du Zhong, *Cortex Eucommiae* – 6 g

Shan Zhu Yu, *Fructus Corni* – 4,5 g
Tu Si Zi, *Semen Cuscutae* – 6 g
Lu Jiao Jiao, *Colla Cornu Cervi* – 6 g
Shu Di Huang, *Radix Rehmanniae preparata* – 12 g
Shan Yao, *Rhizoma Dioscoreae* – 6 g
Gou Qi Zi, *Fructus Lycii* – 6 g
Dang Gui, *Radix Angelicae sinensis* – 4,5 g

Yu Yun Tang

Decocção para Promover Gravidez
Yin Yang Huo, *Herba Epimedii* – 6 g
Ba Ji Tian, *Radix Morindae officinalis* – 9 g
Lu Jiao Jiao, *Colla Cornu Cervi* – 6 g
Zi He Che, *Placenta hominis* – 6 g
Shan Zhu Yu, *Fructus Corni* – 6 g
Dang Shen, *Radix Codonopsis* – 6 g
Dang Gui, *Radix Angelicae sinensis* – 9 g
Yi Mu Cao, *Herba Leonuri* – 4,5 g

Yue Ju Wan

Pílula de *Gardenia-Ligusticum*
Cang Zhu, *Rhizoma Atractylodis* – 6 g
Chuan Xiong, *Rhizoma Chuanxiong* – 6 g
Xiang Fu, *Rhizoma Cyperi* – 6 g
Shan Zhi Zi, *Fructus Gardeniae jasminoidis* – 6 g
Shen Qu, *Massa Medicata fermentata* – 6 g

Zeng Ye Tang

Decocção para Promover os Fluidos
Xuan Shen, *Radix Scrophulariae* – 18 g
Mai Men Dong, *Radix Ophiopogonis* – 12 g
Sheng Di Huang, *Radix Rehmanniae* – 12 g

Zhen Gan Xi Feng Tang

Decocção para Pacificar o Fígado e Controlar Vento
Huai Niu Xi, *Radix Achyranthis bidentatae* – 15 g
Dai Zhe Shi, *Haematitum* – 15 g
Long Gu, *Fossilia Ossis mastodi* – 12 g
Mu Li, *Concha Ostreae* – 12 g
Gui Ban, *Plastrum Testudinis* – 12 g
Xuan Shen, *Radix Scrophulariae* – 12 g
Tian Men Dong, *Radix Asparagi* – 12 g
Bai Shao, *Radix Paeoniae alba* – 12 g
Yin Chen Hao, *Herba Artemisiae scopariae* – 6 g
Chuan Lian Zi, *Fructus Toosendan* – 6 g
Mai Ya, *Fructus Hordei germinatus* – 6 g
Gan Cao, *Radix Glycyrrhizae* – 6 g

Zheng Qi Tian Xiang San

Pó de Fragrância Celestial para o *Qi* Verdadeiro
Wu Yao, *Radix Linderae* – 6 g
Gan Jiang, *Rhizoma Zingiberis* – 3 g
Zi Su Ye, *Folium Perillae* – 6 g
Chen Pi, *Pericarpium Citri reticulatae* – 4,5 g

Zhi Dai Wan

Pílula para Secar Secreção Vaginal
Fu Ling, *Poria* – 6 g
Zhu Ling, *Sclerotium Polypori umbellate* – 6 g
Ze Xie, *Rhizoma Alismatis orientalis* – 6 g
Chi Shao, *Radix Paeoniae rubra* – 6 g
Mu Dan Pi, *Cortex Moutan radicis* – 6 g
Yin Chen Hao, *Herba Artemisiae capillaris* – 4.5 g
Huang Bo, *Cortex Phellodendri* – 6 g
Che Qian Zi, *Semen Plantaginis* – 4,5 g
Shan Zhi Zi, *Fructus Gardeniae jasminoidis* – 3 g
Niu Xi, *Radix Achyranthis bidentatae seu Cyathulae* – 6 g

Apêndice 2
Glossário de Termos Chineses

Glossário de termos chineses: português-*pinyin*

Geral

Área abaixo do processo xifoide	*Xin xia* 心 下
Área central inferior do abdome	*Xiao Fu* 小 腹
Área lateral inferior do abdome	*Shao Fu* 少 腹
Camada profunda da pele	*Ge* 革
Camada superficial da pele	*Fu* 肤
Campo de Elixir	*Dan Tian* 丹 田
Canal do Útero	*Bao Luo* 胞 络
Centro do Tórax	*Shan Zhong* 膻 中
Cinco Rodas	*Wu Lun* 五 轮
Cun (unidade de medida da acupuntura)	*Cun* 寸
Difusão [do *Qi* do Pulmão]	*Xuan Fa* 宣 发
Energia perversa	*Xie Qi* 邪 气
Espaços e Textura (também espaço entre a pele e os músculos)	*Cou Li* 腠 里
Fator patogênico	*Xie* 邪
Gordura e Músculos	*Fen Rou* 分 肉
Grande canal de Conexão do Estômago (manifestado no batimento apical)	*Xu Li* 虚 里
Hipocôndrio	*Xie Lei* 胁 肋
Identificação de Padrões	*Bian Zheng* 辨 证
Imagem	*Xiang* 象
Membranas	*Huang* 肓
Músculos ancestrais	*Zong Jing* 宗 筋
Músculos ou carnes	*Rou* 肉
Músculos subcutâneos	*Ji* 肌
Oito Muralhas	*Ba Kuo* 八 廓
Poros (inclusive glândulas sebáceas)	*Xuan Fu* 玄 府
"Ruas", "avenidas", "cruzamentos" (símbolos de canais do abdome controlados pelo Vaso Penetrador)	*Jie* 街
Seis Excessos	*Liu Yin* 六 淫
Seis Fatores Climáticos	*Liu Qi* 六 气
Seis Males (fatores patogênicos externos)	*Liu Xie* 六 邪
Sistema Ocular	*Mu Xi* 目 系
Tecido Adiposo	*Gao* 膏
Tendões	*Jin* 筋
Transformação e transporte (do Baço)	*Yun Hua* 运 化
Vaso do Útero	*Bao Mai* 胞 脉

Sinais e sintomas

Acúmulo (ou nódulos)	*Jie* 结
Alopecia	*Tou Fa Tuo Luo* 头 发 脱 落
Alternância de calafrios e febre	*Han Re Wang Lai* 寒 热 往 来
Ânsia breve com som baixo	*Gan Ou* 干 呕
Aversão ao alimento	*Yan Shi* 厌 食
Aversão ao frio	*Wu Han* 恶 寒
Aversão ao frio (nas invasões externas de Vento)	*Wei Han* 畏 寒
Aversão ao frio e febre (simultâneas)	*Wu Han Fa Re* 恶 寒 发 热
Aversão ao vento	*Wu Feng* 恶 风
Azul-esverdeado (cor)	*Qing* 青
Bulbo ocular tremulante	*Mu Chan* 目 颤
Cabeça pendente	*Tou Qing* 头 倾
Calafrios	*Han Zhan* 汗 颤
Calor nos cinco palmos	*Wu Xin Fa Re* 五 心 发 热
Calor tóxico	*Re Du* 热 毒
Catapora (varicela)	*Shui Dou* 水 痘
Cheio, Plenitude, Excesso	*Shi* 实
Cinco Flacidezes	*Wu Ruan* 五 软
Cinco Retardos	*Wu Chi* 五 迟
Colapso	*Tuo* 脱
Contração dos dedos das mãos	*Shou Zhi Luan* 手 指 挛
Depressão	*Yu Zheng* 郁 症
Desvios do olho e da boca	*Kou Yan Wai Xie* 口 眼 歪 斜
Dificuldade para evacuar	*Li Ji Hou Zhong* 里 急 后 重
Distensão	*Zhang* 胀
Dormência e/ou formigamento	*Ma Mu* 麻 木

Eczema	*Shi Zhen* 湿疹
Edema de Água	*Shui Zhong* 水肿
Edema de *Qi*	*Qi Zhong* 气肿
Emissão de calor, febre	*Fa Re* 发热
Entupimento	*Pi* 痞
Erupção	*Zhen* 疹
Erupção de Vento (rubéola)	*Feng Zhen* 风疹
Erupção escondida de Vento (urticária)	*Feng Yin Zhen* 风瘾疹
Esbranquiçamento dos cabelos	*Tou Fa Bian Bai* 头发变白
Escorregadia (saburra)	*Hua* 滑
Esgotamento	*Jue* 厥
Falta de ar	*Chuan* 喘
Falta de ar	*Duan Qi* 短气
Febre intermitente	*Hu Re* 湖热
Fleuma-Fluidos (ou Fleuma-Fluidos no Estômago e nos Intestinos)	*Tan Yin* 痰饮
Fleuma-Fluidos acima do diafragma	*Zhi Yin* 支饮
Fleuma-Fluidos no hipocôndrio	*Xuan Yin* 玄饮
Fleuma-Fluidos nos membros	*Yi Yin* 溢饮
Flutuantes	*Mu Hua* 目花
Fome corrosiva	*Cao Za* 嘈杂
Hemiplegia	*Ban Shen Bu Sui* 半身不遂
Mariposa da pedra (tonsilas edemaciadas)	*Shi E* 石蛾
Massas de *Qi*	*Jia* 瘕
Massas de *Qi*	*Ju* 聚
Massas de sangue	*Ji* 积
Massas de sangue	*Zheng* 癥
Menstruação invertida	*Ni Jing* 逆经
Olhos lacrimejantes	*Liu Lei* 流泪
Opressão	*Men* 闷
Palpitações de pânico	*Zheng Chong* 怔忡
Palpitações por susto	*Jing Ji* 惊悸
Pápula	*Qiu Zhen* 丘疹
Pegajosa (saburra)	*Ni* 腻
Plenitude	*Man* 滿
Pontos vermelhos (na língua)	*Dian* 点
Pústula	*Nong Pao* 脓泡
Qi Fetal rebelando para cima	*Tai Qi Shang Ni* 胎气上逆
Quatro Rebeliões	*Si Ni* 四逆
Raiz	*Ben* 本
Regurgitação de alimento	*Fan Wei* 反胃
Respiração de *Qi* rebelde	*Shang Qi* 上气

Respiração fraca	*Qi Shao* 气少
Roubo de *Qi* (voz muito fraca com fala interrompida)	*Duo Qi* 夺气
Ruído cerebral	*Nao Ming* 腦鸣
Secreção dos olhos	*Yan Chi* 眼眵
Sensação de congestão	*Pi* 痞
Sensação de coração irritado	*Xin Zhong Ao Nong* 心中懊
Sensação de distensão	*Zhang* 胀
Sensação de opressão	*Men* 闷
Sensação de peso	*Zhong* 重
Sensação de peso na cabeça	*Tou Zhong* 头重
Sensação de peso no corpo	*Shen Zhong* 身重
Sensação de plenitude	*Man* 滿
Sibilos	*Xiao* 哮
Tontura	*Tou Yun* 头晕
Transpiração com calafrios	*Zhan Han* 颤汗
Transpiração por esgotamento	*Jue Han* 厥汗
Tremor das mãos	*Shou Chan* 手颤
Tremor dos pés	*Zu Chan* 足颤
Vazio, Vacuidade, Deficiência	*Xu* 虚
Vergão	*Feng Tuan* 风团
Vertigem	*Xuan Yun* 眩晕
Vesícula	*Pao* 泡
Vesícula	*Shui Pao* 水泡
Visão embaçada	*Mu Hun* 目昏
Visão turva	*Mu Xuan* 目眩
Vômitos	*Ou Tu* 呕吐
Vômitos (com som)	*Ou Tu* 呕
Vômitos (sem som)	*Tu* 吐

Doenças-sintomas

Amenorreia	*Bi Jing* 闭经
Bócio	*Ying* 瘿
Cinco Flacidezes	*Wu Ruan* 五软
Cinco Retardos	*Wu Chi* 五迟
Condição de acúmulo (nas crianças)	*Ji Dai* 积滞
Deficiência Nutricional da Infância	*Gan* 疳
Depressão maníaca	*Dian Kuang* 癲狂
Disenteria	*Li Ji* 痢疾
Distúrbios Geniturinários e Hérnias	*Shan* 疝
Doença do Calor	*Wen Bing* 溫病
Eczema (dermatite)	*Shi Zhen* 湿疹
Edema da Gravidez	*Zi Zhong* 子肿

Epilepsia	*Dian Xian* 癲 癇
Escrófula	*Luo Li* 瘰 疬
Esgotamento	*Jue Zheng* 厥 症
Exaustão	*Xu Lao* 虚 劳
Exaustão	*Xu Sun* 虚 损
Exaustão do Pulmão	*Fei Xu Lao* 肺 虚 劳
Fator patogênico epidêmico do Calor	*Wen Yi* 温 疫
Fluxo Abundante e Gotejamento	*Beng Lou* 崩 漏
Gravidez com Micção Dolorosa	*Zi Lin* 子 淋
Malária	*Nue Ji* 疟 疾
Massas abdominais	*Ji Ju* 积 聚
Massas abdominais (nas mulheres)	*Zheng Jia* 癥 瘕
Massas de *Pi*	*Pi Kuai* 痞 块
Menstruações Antecipadas	*Yue Jing Xian Qi* 月 经 先 其
Menstruações Atrasadas	*Yue Jing Hou Qi* 月 经 后 期
Menstruações Escassas	*Yue Jing Guo Shao* 月 经 过 少
Menstruações Irregulares	*Yue Jing Xian Hou Wu Ding Qi* 月 经 先 后 无 定 期
Menstruações Volumosas	*Yue Jing Guo Duo* 月 经 过 多
Nódulos	*Tan He* 痰 核
Nódulos na mama	*Ru Pi* 乳 癖
Padrão de Depressão	*Yu Zheng* 郁 症
Paralisia	*Tan Huan* 瘫 缓
Paralisia facial	*Mian Tan* 面 瘫
Rubéola	*Feng Zhen* 风 疹
Sangramento intermenstrual	*Jing Jian Qi Chu Xue* 经 间 期 出 血
Sarampo	*Ma Zhen* 麻 疹
Síncope do Vento	*Zhong Feng* 中 风
Síndrome atrófica	*Wei Zheng* 痿 症
Síndrome de Micção Dolorosa	*Lin Zheng* 淋 症
Síndrome de Micção Dolorosa com Cálculo	*Shi Lin* 石 淋
Síndrome de Micção Dolorosa com Sangue	*Xue Lin* 血 淋
Síndrome de Micção Dolorosa de *Qi*	*Qi Lin* 气 淋
Síndrome de Micção Dolorosa e Fadiga	*Lao Lin* 劳 淋
Síndrome de Micção Dolorosa Pegajosa	*Gao Lin* 膏 淋
Síndrome de Micção Dolorosa por Calor	*Re Lin* 热 淋

Síndrome de Obstrução Dolorosa	*Bi Zheng* 痹 症
Sufocação diafragmática	*Ye Ge* 噎 膈
Tontura da gravidez	*Zi Yun* 子 晕
Urticária	*Yin Zhen* 瘾 疹
Varicela	*Shui Dou* 水 痘

Substâncias Fundamentais

Alma Corpórea	*Po* 魄
Alma Etérea	*Hun* 魂
Escarro	*Tuo* 唾
Essência	*Jing* 精
Fogo do Portão da Vitalidade	*Ming Men Huo* 命 门 火
Fogo Exuberante (patológico)	*Zhuang Huo* 壮 火
Fogo fisiológico do corpo	*Shao Huo* 少 火
Fogo Imperial	*Jun Huo* 君 火
Fogo Ministerial	*Xiang Huo* 相 火
Força de Vontade	*Zhi* 志
Gui Celestial	*Tian Gui* 天 癸
Intelecto	*Yi* 意
Medula	*Sui* 髓
Mente (*Shen* do Coração) ou Espírito (complexo de *Shen* do Coração, Alma Corpórea, Alma Etérea, Intelecto e Força de Vontade)	*Shen* 神
Portão da Vitalidade	*Ming Men* 命 门
Qi Central	*Zhong Qi* 中 气
Qi Defensivo	*Wei Qi* 卫 气
Qi Nutritivo	*Ying Qi* 营 气
Qi Original	*Yuan Qi* 原 气
Qi Pós-natal	*Hou Tian Zhi Qi* 后 天 之 气
Qi Pré-natal	*Xian Tian Zhi Qi* 先 天 之 气
Qi Torácico	*Zong Qi* 宗 气
Qi Verdadeiro	*Zhen Qi* 真 气
Qi Vertical	*Zheng Qi* 正 气
Saliva	*Xian* 涎

Emoções

Alegria	*Xi* 喜
Choque	*Jing* 惊
Introspecção	*Si* 思
Medo	*Kong* 恐
Preocupação	*You* 忧
Raiva	*Nu* 怒
Tristeza	*Bei* 悲

Canais e pontos

Canal de Conexão	Luo Mai (Xue) 络 脉 (穴)
Canal de Conexão Instantâneo	Sun Luo 孙 络
Canal de Conexão Superficial	Fu Luo 浮 络
Canal Divergente ou Distinto	Jing Bie 经 别
Canal do Útero	Bao Luo 胞 络
Canal Principal	Jing Mai 经 脉
Canal Tendinomuscular	Jing Jin 经 筋
Cinco Pontos de Transporte	Wu Shu Xue 五 输 穴
Espaço entre a pele e os músculos	Cou Li 腠 里
Ponto de Acúmulo	Xi Xue 郄 穴
Ponto de Conexão	Luo Xue 络 穴
Ponto Fonte	Yuan Xue 原 穴
Ponto Manancial	Ying Xue 荥 穴
Ponto Mar	He Xue 合 穴
Ponto Mestre	Hui Xue 会 穴
Ponto Poço	Jing Xue 井 穴
Ponto Riacho	Shu Xue 输 穴
Ponto Rio	Jing Xue 经 穴
Pontos de Alarme	Mu Xue 慕 穴
Pontos Shu Dorsais	(Bei) Shu Xue 背 俞 穴
Vaso Concepção	Ren Mai 任 脉
Vaso da cintura	Dai Mai 带 脉
Vaso do Útero	Bao Mai 胞 脉
Vaso Governador	Du Mai 督 脉
Vaso Penetrador	Chong Mai 冲 脉
Vaso Yang de Conexão	Yang Wei Mai 阳 维 脉
Vaso Yang do Calcanhar (ou do Caminhar)	Yang Qiao Mai 阳 蹻 脉
Vaso Yin de Conexão	Yin Wei Mai 阴 维 脉
Vaso Yin do Calcanhar (ou do Caminhar)	Yin Qiao Mai 阴 蹻 脉
Yang Brilhante	Yang Ming 阳 明
Yang Maior	Tai Yang 太 阳
Yang Menor	Shao Yang 少 阳
Yin Maior	Tai Yin 太 阴
Yin Menor	Shao Yin 少 阴
Yin Terminal	Jue Yin 厥 阴

Posições do pulso

Anterior	Cun 寸
Média	Guan 关
Posterior	Chi 尺

Qualidades do pulso

Acelerado	Ji 急
Áspero	Se 涩
Cheio	Shi 实
Curto	Duan 短
Deslizante	Hua 滑
Disperso	San 散
Em Corda	Xian 弦
Em Couro	Ge 革
Encharcado	Ru 濡
Ensopado	Ruan 软
Escondido	Fu 伏
Fino	Xi 細
Firme	Lao 牢
Flutuante	Fu 浮
Fraco	Ruo 弱
Grande	Da 大
Intermitente	Dai 代
Lento	Chi 迟
Longo	Chang 长
Mínimo	Wei 微
Móvel	Dong 动
Nodoso	Jie 结
Oco	Kou 芤
Precipitado	Cu 促
Profundo	Chen 沉
Rápido	Shu 数
Retardado	Huan 缓
Tenso	Jin 紧
Transbordante	Hong 洪
Vazio	Xu 虚

Métodos de tratamento

Abrir (o tórax)	Tong Yang 通 畅 (胸)
Abrir o nariz	Xuan Tong Bi 宣 通 鼻 窍
Abrir os orifícios	Kai Qiao 开 窍
Abrir os orifícios	Tong Qiao 通 窍
Acalmar o Feto	An Tui 安 胎
Acalmar o Fígado	Ping Gan 平 肝
Aquecer as menstruações	Wen Jing 温 经
Beneficiar a Garganta	Li Hou 利 喉
Cessar sangramento	Po Xue 破 血
Circular Qi Defensivo	Liu Wei 疏 卫
Consolidar	Gu 固
Consolidar o Colapso	Gu Tuo 固 脱

Consolidar o Exterior	*Gu Biao* 固 表
Dispersar estase (de Sangue)	*Gong Yu* 功 瘀
Dissipar acúmulo ou dissolver nódulos	*San Jie* 散 结
Drenar (Fogo)	*Xie* 泻
Eliminar estagnação (de *Qi*)	*Jie Yu* 解 郁
Eliminar estase (de Sangue)	*Hua Yu* 化 瘀
Eliminar estase (de Sangue)	*Qu Yu* 去 瘀
Expelir (Vento externo)	*Qu (Feng)* 去 风
Expelir Frio	*San Han* 散 寒
Extinguir Vento (interno)	*Xi Feng* 熄 风
Harmonizar *Qi* Nutritivo e Defensivo	*Tiao He Ying Wei* 调 和 营 卫
Iluminar os olhos	*Li Mu* 利 目
Liberar (o Exterior)	*Jie (Biao)* 解 表
Limpar (Calor)	*Xie* 泄
Limpar o Calor	*Qing (Re)* 清 热
Mover o *Qi*	*Li Qi* 理 气
Movimentar para baixo	*Xie Xia* 泻 下
Nutrir (Sangue)	*Yang (Xue)* 养 血
Pacificar (o Fígado)	*Shu (Gan)* 疏 肝
Promover a cicatrização dos tecidos	*Sheng Xin* 生 新
Reanimar a consciência	*Xing Zhi* 醒 志
Regular a menstruação	*Tiao Jing* 调 经
Regular as passagens de Água	*Li Shui Dao* 理 水 道
Relaxar os tendões	*Shu Jin* 舒 筋
Remover muco	*Hua Tan* 化 痰
Remover obstruções dos canais de Conexão	*Tong Luo* 通 络
Remover obstruções dos canais de Conexão nas mamas	*Tong Ru* 通 乳 络
Remover Umidade	*Hua Shi* 化 湿
Remover Umidade	*Li Shi* 利 湿
Restabelecer a difusão do *Qi* do Pulmão	*Xuan Fei* 宣 肺
Revigorar o Sangue	*Huo Xue* 活 血
Sedar (como técnica de agulha)	*Xie* 泻
Sedar (método de tratamento contrário ao *Bu* 补 , tonificar)	*Xie* 泻
Tonificar (ou reforçar como técnica de agulha)	*Bu* 补
Transformar Água	*Li Shui* 利 水
Urgência moderada	*Huan Ji* 缓 急
Usar ervas picantes para abrir e amargas para descer o *Qi*	*Xin Kai Ku Jiang* 辛 开 苦 降

Fatores patogênicos

Calor	*Re* 热
Calor Tóxico	*Re Du* 热 毒
Canícula	*Shu* 署
Energia perversa	*Xie Qi* 邪 气
Fator patogênico	*Xie* 邪
Fator patogênico epidêmico do Calor	*Wen Yi* 温 疫
Fleuma	*Tan* 痰
Fleuma-Fluidos em geral e também Fleuma-Fluidos no Estômago	*Tan Yin* 痰 饮
Fleuma-Fluidos no diafragma	*Zhi Yin* 支 饮
Fleuma-Fluidos no hipocôndrio	*Xuan Yin* 悬 饮
Fleuma-Fluidos nos membros	*Yi Yin* 溢 饮
Fogo	*Huo* 火
Frio	*Han* 寒
Secura	*Zao* 燥
Umidade	*Shi* 湿
Vento-Calor	*Feng Re* 风 热
Vento-Frio	*Feng Han* 风 寒

Glossário de termos chineses: *pinyin*-português

Geral

Ba Kuo 八 廓	Oito Muralhas
Bao Luo 胞 络	Canal do Útero
Bao Mai 胞 脉	Vaso do Útero
Bian Zheng 辨 证	Identificação de padrões
Cou Li 腠 里	Espaços e Textura (também espaço entre a pele e os músculos)
Cun 寸	*Cun* (unidade de medida da acupuntura)
Dan Tian 丹 田	Campo de Elixir
Fen Rou 分 肉	Gordura e Músculos
Fu 肤	Camada superficial da pele
Gao 膏	Tecido Adiposo
Ge 革	Camada profunda da pele
Huang 肓	Membranas
Ji 肌	Músculos subcutâneos
Jie 街	"Ruas", "avenidas", "cruzamentos" (símbolos dos canais do abdome controlados pelo Vaso Penetrador)

945

Jin 筋		Tendões
Liu Qi 六 气		Seis Fatores Climáticos
Liu Xie 六 邪		Seis Males (fatores patogênicos externos)
Liu Yin 六 淫		Seis Excessos
Mu Xi 目 系		Sistema Ocular
Rou 肉		Músculos ou carnes
Shan Zhong 膻 中		Centro do Tórax
Shao Fu 少 腹		Área lateral inferior do abdome
Wu Lun 五 轮		Cinco Rodas
Xiang 象		Imagem
Xiao Fu 小 腹		Área central inferior do abdome
Xie 邪		Fator patogênico
Xie Lei 胁 肋		Hipocôndrio
Xie Qi 邪 气		Energia perversa
Xin xia 心 下		Área abaixo do processo xifoide
Xu Li 虚 里		Grande canal de Conexão do Estômago (manifestado no batimento apical)
Xuan Fa 宣 发		Difusão [do Qi do Pulmão]
Xuan Fu 玄 府		Poros (inclusive glândulas sebáceas)
Yun Hua 运 化		Transformação e transporte (do Baço)
Zong Jin 宗 筋		Músculos ancestrais

Sinais e sintomas

Ban 斑		Mácula (no diagnóstico da língua; manchas vermelhas)
Ban Shen Bu Sui 半 身 不 遂		Hemiplegia
Ben 本		Raiz
Bi Yuan 鼻 渊		"Acúmulo nasal" (sinusite)
Biao 标		Manifestação
Cao Za 嘈 杂		Fome corrosiva
Chuan 喘		Falta de ar
Dao Han 盗 汗		Transpiração noturna
Dian 点		Pontos vermelhos (na língua)
Duan Qi 短 气		Respiração curta
Duo Qi 夺 气		Roubo de Qi (voz muito fraca com fala interrompida)
E Xin 恶 心		Náuseas
Fa Re 发 热		Emissão de calor, febre
Fan Wei 反 胃		Regurgitação de alimento
Fan Zao 烦 燥		Inquietude mental

Feng Tuan 风 团		Vergão
Feng Yin Zhen 风 癮 疹		Erupção oculta do Vento (urticária)
Feng Zhen 风 疹		Erupção do Vento (rubéola)
Fu 腐		Bolorento
Gan Ou 干 呕		Ânsia breve com som baixo
Han Re Wang Lai 寒 热 往 来		Alternância de calafrios e febre
Han Zhan 汗 颤		Calafrios
Hu Re 湖 热		Febre intermitente
Hua 滑		Escorregadia (saburra)
Ji 积		Massas de sangue
Jia 瘕		Massas de Qi
Jiao Qi 脚 气		Qi da perna
Jie 结		Acúmulo (ou nódulos)
Jing Ji 惊 悸		Palpitações por susto
Ju 聚		Massas de Qi
Jue 厥		Esgotamento
Jue Han 厥 汗		Transpiração por esgotamento
Kou Chuang 口 瘡		Úlceras da boca
Kou Yan Wai Xie 口 眼 歪 斜		Desvios dos olhos e da boca
Li Ji 里 急		Urgência interna (ou tensão de revestimento)
Li Ji Hou Zhong 里 急 后 重		Dificuldade de evacuar
Liu Lei 流 泪		Olhos lacrimejantes
Ma Mu 麻 木		Dormência e/ou formigamento
Ma Zhen 麻 疹		Erupção do cânhamo (sarampo)
Man 滿		Sensação de plenitude
Men 闷		Sensação de opressão
Mu Chan 目 颤		Bulbo ocular tremulante
Mu Hua 目 花		Flutuantes
Mu Hun 目 昏		Visão embaçada
Mu Xuan 目 眩		Visão turva
Nao Ming 腦 鸣		Ruído cerebral
Ni 腻		Pegajosa (saburra)
Ni Jing 逆 经		Menstruação invertida
Nong Pao 脓 泡		Pústula
Ou 呕		Vômitos (com som)
Ou Tu 呕 吐		Vômitos
Pao 泡		Vesícula
Pi 痞		Sensação de congestão
Qi Shao 气 少		Respiração fraca
Qi Zhong 气 肿		Edema de Qi

Qing 青	Azul-esverdeado (cor)
Qiu Zhen 丘疹	Pápula
Re Du 热毒	Calor Tóxico
Ru E 乳蛾	Mariposa do leite (tonsilas edemaciadas)
Shang Qi 上气	Respiração de *Qi* rebelde
Shen Zhong 身重	Sensação de peso no corpo
Shi 实	Cheio, Plenitude, Excesso
Shi E 石蛾	Mariposa da pedra (tonsilas edemaciadas)
Shi Zhen 湿疹	Eczema
Shou Chan 手颤	Tremor das mãos
Shou Zhi Luan 手指挛	Contração dos dedos das mãos
Shui Dou 水痘	Catapora (varicela)
Shui Pao 水泡	Vesícula
Shui Zhong 水肿	Edema de Água
Si Ni 四逆	Quatro Rebeliões
Tai Qi Shang Ni 胎气上逆	*Qi* Fetal rebelando para cima
Tan He 痰核	Nódulos
Tan Yin 痰饮	Fleuma-Fluidos (ou Fleuma-Fluidos no Estômago e nos Intestinos)
Tou Fa Bian Bai 头发变白	Encanecimento dos cabelos
Tou Fa Tuo Luo 头发脱落	Alopecia
Tou Qing 头倾	Cabeça pendente
Tou Yun 头晕	Tontura
Tou Zhong 头重	Sensação de peso na cabeça
Tu 吐	Vômitos (sem som)
Tuo 脱	Colapso
Wei Han 畏寒	Aversão ao frio (nas invasões externas de Vento)
Wu Chi 五迟	Cinco Retardos
Wu Feng 恶风	Aversão ao vento
Wu Han 恶寒	Aversão ao frio
Wu Han Fa Re 恶寒发热	Aversão ao frio e febre (simultâneas)
Wu Ruan 五软	Cinco Flacidezes
Wu Xin Fa Re 五心发热	Calor nos 5 palmos
Xiao 哮	Sibilos
Xin Fan 心烦	Inquietude mental
Xin Zhong Ao Nong 心中懊	Sensação de coração irritado
Xu 虚	Vazio, Vacuidade, Deficiência
Xuan Yin 玄饮	Fleuma-Fluidos no hipocôndrio
Xuan Yun 眩晕	Vertigem
Yan Chi 眼眵	Secreção dos olhos

Yan Shi 厌食	Aversão ao alimento
Yi Yin 溢饮	Fleuma-Fluidos nos membros
Yu Zheng 郁症	Depressão
Yue 哕	Ânsia longa com som alto
Zhan Han 颤汗	Transpiração com calafrios
Zhang 胀	Sensação de distensão
Zhen 疹	Erupção
Zheng 癥	Massas de Sangue
Zheng Chong 怔忡	Palpitações de pânico
Zhi Yin 支饮	Fleuma-Fluidos acima do diafragma
Zu Chan 足颤	Tremor dos pés

Doenças-sintomas

Ben Lou 崩漏	Corrimento e Gotejamento
Ben Tun 奔豚	Síndrome do Porquinho Correndo
Bi Jing 闭经	Amenorreia
Bi Zheng 痹症	Síndrome de Obstrução Dolorosa
Dian Kuang 癫狂	Depressão maníaca
Dian Xian 癫痫	Epilepsia
Fei Xu Lao 肺虚劳	Exaustão do Pulmão
Feng Zhen 风疹	Rubéola
Gan 疳	Deficiência Nutricional da Infância
Gao Lin 膏淋	Síndrome de Micção Dolorosa Pegajosa
Ji Dai 积滞	Condição de acúmulo (nas crianças)
Ji Ju 积聚	Massas abdominais
Jing Jian Qi Chu Xue 经间期出血	Sangramento intermenstrual
Jue Zheng 厥症	Esgotamento
Lao Lin 劳淋	Síndrome de Micção Dolorosa e Fadiga
Li Ji 痢疾	Disenteria
Lin Zheng 淋症	Síndrome de Micção Dolorosa
Luo Li 瘰疬	Escrófula
Ma Zhen 麻疹	Sarampo
Mian Tan 面瘫	Paralisia facial
Nue Ji 疟疾	Malária
Pi Kuai 痞块	Massas de *Pi*
Qi Lin 气淋	Síndrome de Micção Dolorosa de *Qi*
Re Lin 热淋	Síndrome de Micção Dolorosa por Calor

Ru Pi 乳 癖	Nódulos na mama
Shan 疝	Distúrbios Geniturinários e Hérnias
Shi Lin 石 淋	Síndrome de Micção Dolorosa com Cálculo
Shi Zhen 湿 疹	Eczema (dermatite)
Shui Dou 水 痘	Varicela
Tan He 痰 核	Nódulos
Tan Huan 瘫 缓	Paralisia
Wei Zheng 痿 症	Síndrome atrófica
Wen Bing 温 病	Doença do Calor
Wen Yi 温 疫	Fator patogênico epidêmico do Calor
Wu Chi 五 迟	Cinco Retardos
Wu Ruan 五 软	Cinco Flacidezes
Xu Lao 虚 劳	Exaustão
Xu Sun 虚 损	Exaustão
Xue Lin 血 淋	Síndrome de Micção Dolorosa com Sangue
Ye Ge 噎 膈	Sufocação Diafragmática
Yin Zhen 瘾 疹	Urticária
Ying 瘿	Bócio
Yu Zheng 郁 症	Padrão de Depressão
Yue Jing Guo Duo 月 经 过 多	Menstruações Volumosas
Yue Jing Guo Shao 月 经 过 少	Menstruações Escassas
Yue Jing Hou Qi 月 经 后 期	Menstruações Atrasadas
Yue Jing Xian Hou Wu Ding Qi 月 经 先 后 无 定 期	Menstruações Irregulares
Yue Jing Xian Qi 月 经 先 其	Menstruações Antecipadas
Zheng Jia 癥 瘕	Massas abdominais (nas mulheres)
Zhong Feng 中 风	Síncope do Vento
Zi Lin 子 淋	Gravidez com Micção Dolorosa
Zi Yun 子 晕	Tontura da Gravidez
Zi Zhong 子 肿	Edema da Gravidez

Substâncias Fundamentais

Hou Tian Zhi Qi 后 天 之 气	*Qi* Pós-natal
Hun 魂	Alma Etérea
Jing 精	Essência
Jun Huo 君 火	Fogo Imperial
Ming Men 命 门	Portão da Vitalidade
Ming Men Huo 命 门 火	Fogo do Portão da Vitalidade
Po 魄	Alma Corpórea
Shao Huo 少 火	Fogo fisiológico do corpo

Shen 神	Mente (*Shen* do Coração) ou Espírito (complexo de *Shen* do Coração, Alma Corpórea, Alma Etérea, Intelecto e Força de Vontade)
Sui 髓	Medula
Tian Gui 天 癸	*Gui* Celestial
Tuo 唾	Escarro
Wei Qi 卫 气	*Qi* Defensivo
Xian 涎	Saliva
Xian Tian Zhi Qi 先 天 之 气	*Qi* Pré-natal
Xiang Huo 相 火	Fogo Ministerial
Yi 意	Intelecto
Ying Qi 营 气	*Qi* Nutritivo
Yuan Qi 原 气	*Qi* Original
Zhen Qi 真 气	*Qi* Verdadeiro
Zheng Qi 正 气	*Qi* Vertical
Zhi 志	Força de Vontade
Zhong Qi 中 气	*Qi* Central
Zhuang Huo 壮 火	Fogo Exuberante (patológico)
Zong Qi 宗 气	*Qi* Torácico

Emoções

Bei 悲	Tristeza
Jing 惊	Choque
Kong 恐	Medo
Nu 怒	Raiva
Si 思	Introspecção
Xi 喜	Alegria
You 忧	Preocupação

Canais e pontos

(Bei) Shu Xue 背 俞 穴	Pontos *Shu* Dorsais
Bao Luo 胞 络	Canal do Útero
Bao Mai 胞 脉	Vaso do Útero
Chong Mai 冲 脉	Vaso Penetrador
Cou Li 腠 里	Espaço entre a pele e os músculos
Dai Mai 帶 脉	Vaso da cintura
Du Mai 督 脉	Vaso Governador
Fu Luo 浮 络	Canal de Conexão Superficial
He Xue 合 穴	Ponto Mar
Hui Xue 会 穴	Ponto Mestre
Jing Bie 经 别	Canal Divergente ou Distinto
Jing Jin 经 筋	Canal Tendinomuscular
Jing Mai 经 脉	Canal Principal

Jing Xue 井 穴	Ponto Poço
Jing Xue 经 穴	Ponto Rio
Jue Yin 厥 阴	*Yin* Terminal
Luo Mai (Xue) 络 脉 （穴）	Canal de Conexão
Luo Xue 络 穴	Ponto de Conexão
Mu Xue 慕 穴	Pontos de Alarme
Ren Mai 任 脉	Vaso Concepção
Shao Yang 少 阳	*Yang* Menor
Shao Yin 少 阴	*Yin* Menor
Shu Xue 输 穴	Ponto Riacho
Sun Luo 孙 络	Canal de Conexão Instantâneo
Tai Yang 太 阳	*Yang* Maior
Tai Yin 太 阴	*Yin* Maior
Wu Shu Xue 五 输 穴	Cinco Pontos de Transporte
Xi Xue 郗 穴	Ponto de Acúmulo
Yang Ming 阳 明	*Yang* Brilhante
Yang Qiao Mai 阳 跷 脉	Vaso *Yang* do Calcanhar (ou do Caminhar)
Yang Wei Mai 阳 维 脉	Vaso *Yang* de Conexão
Yin Qiao Mai 阴 跷 脉	Vaso *Yin* do Calcanhar (ou do Caminhar)
Yin Wei Mai 阴 维 脉	Vaso *Yin* de Conexão
Ying Xue 荣 穴	Ponto Manancial
Yuan Xue 原 穴	Ponto Fonte

Posições dos pulsos

Chi 尺	Posterior (posição do pulso)
Cun 寸	Anterior (posição do pulso)
Guan 关	Média (posição do pulso)

Qualidades do pulso

Chang 长	Longo
Chen 沉	Profundo
Chi 迟	Lento
Cu 促	Precipitado
Da 大	Grande
Dai 代	Intermitente
Dong 动	Móvel
Duan 短	Curto
Fu 浮	Escondido
Fu 伏	Flutuante
Ge 革	Em Couro
Hong 洪	Transbordante
Hua 滑	Deslizante
Huan 缓	Retardado

Ji 急	Acelerado
Jie 结	Nodoso
Jin 紧	Tenso
Kou 芤	Oco
Lao 牢	Firme
Ru 濡	Encharcado
Ruan 软	Ensopado
Ruo 弱	Fraco
San 散	Disperso
Se 涩	Áspero
Shi 实	Cheio
Shu 数	Rápido
Wei 微	Mínimo
Xi 細	Fino
Xian 弦	Em Corda
Xu 虚	Vazio

Métodos de tratamento

An Tai 安 胎	Acalmar o Feto
Bu 补	Tonificar (ou reforçar como técnica de agulha)
Gong Yu 功 瘀	Dispersar estase (de Sangue)
Gu 固	Consolidar
Gu Biao 固 表	Consolidar o Exterior
Gu Tuo 固 脱	Consolidar o Colapso
Hua Shi 化 湿	Remover Umidade
Hua Tan 化 痰	Remover muco
Hua Yu 化 瘀	Eliminar estase (de Sangue)
Huan Ji 缓 急	Urgência moderada
Huo Xue 活 血	Revigorar o Sangue
Jie (Biao) 解 表	Liberar (o Exterior)
Jie Yu 解 郁	Eliminar estagnação (de *Qi*)
Kai Qiao 开 窍	Abrir os orifícios
Li Hou 利 喉	Beneficiar a Garganta
Li Mu 利 目	Iluminar os olhos
Li Qi 理 气	Mover o *Qi*
Li Shi 利 湿	Remover Umidade
Li Shui 利 水	Transformar Água
Li Shui Dao 理 水 道	Regular as passagens de Água
Liu Wei 疏 卫	Circular *Qi* Defensivo
Ping Gan 平 肝	Acalmar o Fígado
Po Xue 破 血	Cessar sangramento
Qing (Re) 清 热	Limpar (Calor)
Qu (Feng) 去 风	Expelir (Vento externo)
Qu Yu 去 瘀	Eliminar estase (de Sangue)

Apêndice 2 | GLOSSÁRIO DE TERMOS CHINESES

San Han 散 寒	Expelir Frio
San Jie 散 结	Dissipar acúmulo ou dissolver nódulos
Sheng Xin 生 新	Promover a cicatrização dos tecidos
Shu (Gan) 疏 肝	Pacificar (o Fígado)
Shu Jin 舒 筋	Relaxar os tendões
Tiao He Ying Wei 调 和 营 卫	Harmonizar *Qi* Nutritivo e Defensivo
Tiao Jing 调 经	Regular a menstruação
Tong Luo 通 络	Remover obstruções nos canais de Conexão
Tong Qiao 通 窍	Abrir os orifícios
Tong Ru 通 乳 络	Remover obstruções dos canais de Conexão nas mamas
Tong Yang 通 畅 （胸）	Abrir (o tórax)
Wen Jing 溫 经	Aquecer as menstruações
Xi Feng 熄 风	Extinguir Vento (interno)
Xie 泻	Drenar (Fogo)
Xie 泻	Sedar (método de tratamento contrário ao *Bu* 补, tonificar)
Xie 泄	Limpar (Calor)
Xie 泻	Sedar (como técnica de agulha)
Xie Xia 泻 下	Movimentar para baixo
Xin Kai Ku Jiang 辛 开 苦 降	Usar ervas picantes para abrir e amargas para descer o *Qi*

Xing Zhi 醒 志	Reanimar a consciência
Xuan Fei 宣 肺	Restabelecer a difusão do *Qi* do Pulmão
Xuan Tong Bi 宣 通 鼻 窍	Abrir o nariz
Yang (Xue) 养 血	Nutrir (Sangue)

Fatores patogênicos

Feng Hang 风 寒	Vento-Frio
Feng Re 风 热	Vento-Calor
Han 寒	Frio
Huo 火	Fogo
Re 热	Calor
Re Du 热 毒	Calor Tóxico
Shi 湿	Umidade
Shu 署	Canícula
Tan 痰	Fleuma
Tan Yin 痰 饮	Fleuma-Fluidos em geral e também Fleuma-Fluidos no Estômago
Wen Yi 溫 疫	Fator patogênico epidêmico do Calor
Xie 邪	Fator patogênico
Xie Qi 邪 气	Energia perversa
Xuan Yin 悬 饮	Fleuma-Fluidos no hipocôndrio
Yi Yin 溢 饮	Fleuma-Fluidos nos membros
Zao 燥	Secura
Zhi Yin 支 饮	Fleuma-Fluidos no diafragma

Apêndice 3
Cronologia das Dinastias da China

Xia: séculos 21 a 16 a.C.

Shang: séculos 16 a 11 a.C.

Zhou: século 11 a.C. até 771 a.C.

Período da Primavera e do Outono: 770-476 a.C.

Períodos dos Estados Combatentes: 475-221 a.C.

Qin: 221-206 a.C.

Han: 206 a.C.-220 d.C.

Período dos Três Reinos: 220-280 d.C.

Jin: 265-420

Dinastias do Norte e do Sul: 420-581

Sui: 581-618

Tang: 618-907

Cinco Dinastias: 907-960

Song: 960-1279

Liao: 906-1125

Jin: 1115-1234

Yuan: 1271-1368

Ming: 1368-1644

Qing: 1644-1911

República da China: 1912-1949

República Popular da China: 1949-presente

Apêndice 4
Bibliografia

Clássicos antigos
(listados em ordem cronológica)

1. 1979 The Yellow Emperor's Classic of Internal Medicine-Simple Questions (*Huang Di Nei Jing Su Wen* 黄帝内经素问), People's Health Publishing House, Beijing. Publicado originalmente *c*. 100 a.C.
2. Tian Dai Hua 2005 The Yellow Emperor's Classic of Internal Medicine-Simple Questions (*Huang Di Nei Jing Su Wen* 黄帝内经素问), People's Health Publishing House, Beijing. Publicado originalmente *c*. 100 a.C.
3. 1981 Spiritual Axis (*Ling Shu Jing* 灵枢经), People's Health Publishing House, Beijing. Publicado originalmente *c*. 100 a.C.
4. Tian Dai Hua 2005 Spiritual Axis (*Ling Shu Jing* 灵枢经), People's Health Publishing House, Beijing. Publicado originalmente *c*. 100 a.C.
5. Nanjing College of Traditional Chinese Medicine 1979 A Revised Explanation of the Classic of Difficulties (*Nan Jing Jiao Shi* 难经校释), People's Health Publishing House, Beijing. Publicado originalmente *c*. 100 d.C.
6. Qin Yue Ren 2004 Classic of Difficulties (*Nan Jing Jiao Shi* 难经校释), Scientific and Technical Documents Publishing House, Beijing. Publicado originalmente *c*. 100 d.C.
7. Wu Chang Guo 1985 The Classic of the Central Organ (*Zhong Zang Jing* 中藏经), Jiangsu Scientific Publishing House. The Classic of the Central Organ foi escrito por Hua Tuo *c*. 198 d.C.
8. Nanjing College of Traditional Chinese Medicine, Shang Han Lun Research Group 1980 Discussion on Cold-induced Diseases (*Shang Han Lun* 伤寒论), Shanghai Scientific Publishing House, Shanghai. Shang Han Lun foi escrito por Zhang Zhong Jing e publicado originalmente *c*. 220 d.C.
9. Duan Guang Zhou et al. 1986 A Manual of the Essential Prescriptions of the Golden Chest (*Jin Gui Yao Lue Shou Ce* 金匮要略手册) Science Publishing House. The Essential Prescriptions of the Golden Chest foi escrito por Zhang Zhong Jing e publicado originalmente *c*. 220 d.C.
10. Traditional Chinese Medicine Research Institute 1959 An Explanation of the Essential Prescriptions of the Golden Chest (*Jin Gui Yao Lue Yu Yi* 金匮要略喻译), People's Health Publishing House, Beijing, p. 61. The Essential Prescriptions of the Golden Chest foi escrito por Zhang Zhong Jing e publicado originalmente *c*. 220 d.C.
11. He Ren 1979 A Popular Guide to the Essential Prescriptions of the Golden Chest (*Jin Gui Yao Lue Tong Su Jiang Hua* 金匮要略通俗讲话) Shanghai Science Publishing House, Shanghai. The Essential Prescriptions of the Golden Chest foi escrito por Zhang Zhong Jing e publicado originalmente *c*. 220 d.C.
12. 1981 A New Explanation of the Essential Prescriptions of the Golden Chest (*Jin Gui Yao Lue Fang Xin Jie* 金匮要略方新解), Zhejiang Scientific Publishing House, Zhejiang. The Essential Prescriptions of the Golden Chest foi escrito por Zhang Zhong Jing e publicado originalmente *c*. 220 d.C.
13. He Ren 2005 Essential Prescriptions of the Golden Chest (*Jin Gui Yao Lue* 金匮要略通俗讲话), People's Health Publishing House, Beijing. Shanghai. The Essential Prescriptions of the Golden Chest foi escrito por Zhang Zhong Jing e publicado originalmente *c*. 220 d.C.
14. Fuzhou City People's Hospital 1984 The Pulse Classic (*Mai Jing* 脉经), People's Health Publishing House, Beijing. The Pulse Classic [O Clássico do Pulso] foi escrito por Wang Shu He e publicado originalmente *c*. 280 d.C.
15. Shandong College of Traditional Chinese Medicine 1984 An Explanation of the Pulse Classic (*Mai Jing Jiao Shi* 脉经校释), People's Health Publishing House, Beijing. The Pulse Classic [O Clássico do Pulso] foi escrito por Wang Shu He e publicado originalmente *c*. 280 d.C.
16. Shandong College of Traditional Chinese Medicine 1979 The ABC of Acupuncture (*Zhen Jiu Jia Yi Jing* 针灸甲乙经), People's Health Publishing House, Beijing. The ABC of Acupuncture foi escrito por Huang Fu Mi e publicado originalmente em 282 d.C.
17. 1981 An Elucidation of the Yellow Emperor's Classic of Internal Medicine (*Huang Di Nei Jing Tai Su* 黄帝内经太素), People's Health Publishing House, Beijing. An Elucidation of the Yellow Emperor's Classic of Internal Medicine foi escrito por Yang Shang Shan e publicado originalmente entre 581 e 618 d.C.

18. Ding Guang Di 1991 Discussion of the Origin of Symptoms in Diseases (*Zhu Bing Yuan Hou Lun* 诸病源候论), People's Health Publishing House, Beijing. The Discussion of the Origin of Symptoms in Diseases foi escrito por Chao Yuan Fang em 610 d.C.
19. 1982 Thousand Golden Ducats Prescriptions (*Qian Jin Yao Fang* 千金要方), People's Health Publishing House, Beijing. The Thousand Golden Ducats Prescriptions foi escrito por Sun Si Miao em 652 d.C.
20. 1976 Discussion on Stomach and Spleen (*Pi Wei Lun* 脾胃论), People's Publishing House, Beijing. The Discussion on Stomach and Spleen foi escrito por Li Dong Yuan e publicado originalmente em 1249.
21. Yang Jian Bing 2002 A Vernacular Explanation of the Discussion on Stomach and Spleen (*Pi Wei Lun Bai Hua Jie* 脾胃论白话解), San Qin Publishing House, Xian. The Discussion on Stomach and Spleen foi escrito por Li Dong Yuan e publicado originalmente em 1249.
22. Kang Suo Bin 2002 A New Explanation of the Guide to Acupuncture Channels (*Quan Xin Zhen Jing Zhi Nan* 诠新针经指南), Hebei Science and Technology Publishing House, Hebei, Shijiazhuang. The Guide to Acupuncture Channels foi escrito por Han Dou em 1295.
23. 1988 Original Mirror on Regulating Exhaustion (*Li Xu Yuan Jian* 理虚元鉴), People's Health Publishing House, Beijing. The Original Mirror on Regulation Exhaustion foi escrito por Zhu Qi Shi e publicado originalmente *c*. 1520.
24. 1991 Gatherings from Eminent Acupuncturists (*Zhen Jiu Ju Ying* 针灸聚英), Shanghai Science and Technology Publishing House, Shanghai. The Gatherings from Eminent Acupuncturists foi escrito por Gao Wu e publicado originalmente em 1529.
25. Wang Luo Zhen 1985 A Compilation of the Study of the Eight Extraordinary Vessels (*Qi Jing Ba Mai Kao Jiao Zhu* 奇经八脉考校注), Shanghai Science Publishing House, Shanghai. The Study of the Eight Extraordinary Vessels foi escrito por Li Shi Zhen e publicado originalmente em 1578.
26. Heilongjiang Province National Medical Research Group 1984 An Explanation of the Great Compendium of Acupuncture (*Zhen Jiu Da Cheng Jiao Shi* 针灸大成校释), People's Health Publishing House, Beijing. The Great Compendium of Acupuncture [Grande Compêndio de Acupuntura] foi escrito por Yang Ji Zhou e publicado originalmente em 1601.
27. 1980 The Great Compendium of Acupuncture (*Zhen Jiu Da Cheng* 针灸大成), People's Health Publishing House, Beijing. The Great Compendium of Acupuncture [Grande Compêndio de Acupuntura] foi escrito por Yang Ji Zhou e publicado originalmente em 1601.
28. Wu Zhan Ren, Yu Zhi Gao 1987 Correct Seal of Medical Circles (*Yi Lin Zheng Yin* 医林正印), Jiangsu Science Publishing House, Nanjing. The Correct Seal of Medical Circles foi escrito por Ma Zhao Sheng e publicado originalmente em 1605.
29. 1982 Classic of Categories (*Lei Jing* 类经), People's Health Publishing House, Beijing. The Classic of Categories foi escrito por Zhang Jie Bin (também conhecido como Zhang Jing Yue) e publicado originalmente em 1624.
30. 1986 Complete Book of Jing Yue (*Jing Yue Quan Shu* 京岳全书). Shangai Scientific Publishing House, Shanghai. The Complete Book of Jing Yue foi escrito por Zhang Jing Yue e publicado originalmente em 1624.
31. Chinese Medicine Research Group of the Zhejiang Province 1985 A Discussion of Epidemic Warm Diseases with Notes and Commentary (*Wen Yi Lun Ping Zhu* 温疫论评注), People's Health Publishing House, Beijing. The Discussion of Epidemic Warm Diseases foi escrito por Wu You Ke em 1642.
32. Shan Chang Hua 1990 An Explanation of the Acupuncture Points (*Jing Xue Jie* 经穴解), People's Health Publishing House, Beijing. An Explanation of the Acupuncture Points foi escrito por Yue Han Zhen e publicado originalmente em 1654.
33. 1977 Golden Mirror of Medicine (*Yi Zong Jin Jian* 医宗金鉴), People's Health Publishing House, Beijing. The Golden Mirror of Medicine foi escrito por Wu Qian e publicado originalmente em 1742.
34. Nanjing College of Traditional Chinese Medicine 1978 A Study of Warm Diseases (*Wen Bing Xue* 温病学), Shanghai Science Publishing House, Shanghai. The Study of Warm Diseases foi escrito por Ye Tian Shi em 1746.

35. Wang Zhen Kun 1995 A New Explanation of the Systematic Differentiation of Warm Diseases (*Wen Bing Tiao Bian Xin Jie* 温病条辨新解), Xue Yuan Publishing House, Beijing. The Systematic Differentiation of Warm Diseases foi escrito por Wu Ju Tong em 1798.

36. 1973 Fu Qing Zhu's Gynaecology (*Fu Qing Zhu Nu Ke* 傅青主女科) Shanghai People's Publishing House, Shanghai. Fu Qing Zhu nasceu em 1607 e morreu em 1684. Fu Qing Zhu's Gynaecology foi publicado originalmente em 1827.

37. 1979 Discussion on Blood Patterns (*Xue Zheng Lun* 血证论), People's Health Publishing House. The Discussion on Blood Patterns foi escrito por Tang Zong Hai e publicado originalmente em 1884.

38. Pei Zheng Xue 1979 A Commentary on the Discussion on Blood Patterns (*Xue Zheng Lun Ping Shi* 血证论评释), People's Health Publishing House, Beijing. The Discussion on Blood Patterns foi escrito por Tang Zong Hai e publicado originalmente em 1884.

39. 1988 Origin of Diseases Dictionary (*Bing Yuan Ci Dian* 病源辞典), Tianjin Ancient Texts Publishing House, Tianjin. The Origin of Diseases Dictionary foi escrito por Wu Ke Qian.

Textos modernos

As publicações sem autor conhecido estão relacionadas em ordem cronológica. As obras que têm autores conhecidos estão relacionadas em ordem alfabética.
Textos em ordem cronológica:

1. Nanjing College of Traditional Chinese Medicine-Warm Diseases Research Group 1959 Teaching Reference Material on the School of Warm Diseases (*Wen Bing Xue Jiao Xue Can Kao Zi Liao* 温病学教学参考资料), Jiangsu People's Publishing House.

2. Guangdong College of Traditional Chinese Medicine 1964 A Study of Diagnosis in Chinese Medicine (*Zhong Yi Zhen Duan Xue* 中医诊断学), Shanghai Scientific Publishing House, Shanghai.

3. Guangzhou Army Health Department 1974 A New General Outline of Chinese Medicine, (*Xin Bian Zhong Yi Xue Gai Yao* 新编中医学概要), People's Health Publishing House, Beijing.

4. Shanghai College of Traditional Chinese Medicine 1974 A Study of Acupuncture (*Zhen Jiu Xue* 针灸学), People's Health Publishing House, Beijing.

5. 1978 Fundamentals of Chinese Medicine (*Zhong Yi Ji Chu Xue* 中医基础学), Shandong Scientific Publishing House, Jinan.

6. 1979 Patterns and Treatment of Kidney Diseases (*Shen Yu Shen Bing de Zheng Zhi* 肾与肾病的证治), Hebei People's Publishing House, Hebei.

7. Anwei College of Traditional Chinese Medicine 1979 Clinical Manual of Chinese Medicine (*Zhong Yi Lin Chuang Shou Ce* 中医临床手册), Anwei Scientific Publishing House, Anwei.

8. Acupuncture Research Group 1980 A Simple Compilation of Acupuncture (*Zhen Jiu Xue Jian Bian* 针灸学简编), People's Health Publishing House, Beijing.

9. Beijing College of Traditional Chinese Medicine 1980 Practical Chinese Medicine (*Shi Yong Zhong Yi Xue* 实用中医学), Beijing Publishing House, Beijing.

10. 1980 Concise Dictionary of Chinese Medicine (*Jian Ming Zhong Yi Ci Dian* 简明中医辞典). People's Health Publishing House, Beijing.

11. 1981 Differentiation of Diseases and Patterns in Internal Medicine (*Nei Ke Bian Bing Yu Bian Zheng* 内科辨病与辨证), Heilongjiang People's Publishing House.

12. 1981 Syndromes and Treatment of the Internal Organs (*Zang Fu Zheng Zhi* 脏腑证治), Tianjin Scientific Publishing House, Tianjin. Scientific Publishing House, Tianjin.

13. Anwei College of Traditional Chinese Medicine and Shanghai College of Traditional Chinese Medicine 1987 Dictionary of Acupuncture (*Zhen Jiu Xue Ci Dian* 针灸学辞典), Shanghai Scientific Publishing House, Shanghai.

14. All-China Research Group in Chinese Medicine 1995 Great Dictionary of Chinese Medicine (*Zhong Yi Da Ci Dian* 中医大辞典), People's Health Publishing Company, Beijing.

Textos por autor:

15. Chen Jin Guang 1992 Complete Textbook of Chinese Patterns in Contemporary Chinese Medicine (*Xian Dai Zhong Yi Lin Zheng Quan Shu* 现代中医临证全书), Beijing Publishing House, Beijing.

16. Chen You Bang 1990 Chinese Acupuncture Therapy (*Zhong Guo Zhen Jiu Zhi Liao Xue* 中国针灸治疗学), China Science Publishing House, Shanghai.

17. Cheng Bao Shu 1988 Great Dictionary of Acupuncture (*Zhen Jiu Da Ci Dian* 针灸大辞典), Beijing Science Publishing House, Beijing.

18. Fang Wen Xian 1989 A Manual of New Treatment of Internal Medicine Diseases in Chinese Medicine (*Zhong Yi Nei Ke Zheng Zhuang Xin Zhi Shou Ce* 中医内科症状新治手册), China Standard Publishing House, Beijing.

19. Fang Wen Xian 1989 Manual of Differentiation and Treatment of Symptoms in Internal Chinese Medicine (*Zhong Yi Nei Ke Zheng Zhuang Zhi Shou Ce* 中医内科症状辨治手册), China Standard Publishing House, Beijing.

20. Gu He Dao 1979 History of Chinese Medicine (*Zhong Guo Yi Xue Shi Lue* 中国医学史略), Shanxi People's Publishing House, Taiyuan.

21. Gu Yu Qi 2005 Chinese Medicine Psychology (*Zhong Yi Xin Li Xue* 中医心理学), China Medicine Science and Technology Publishing House, Beijing.

22. Guo Zhen Qiu 1985 Diagnosis in Chinese Medicine (*Zhong Yi Zhen Duan Xue* 中医诊断学), Hunan Science Publishing House, Changsha.

23. Guo Zi Guang 1985 A New Compilation of Difficult Syndromes in Chinese Medicine (*Zhong Yi Qi Zheng Xin Bian* 中医奇证新编), Hunan Science Publishing House, Changsha.

24. Hu Xi Ming 1989 Great Treatise of Secret Formulae in Chinese Medicine (*Zhong Guo Zhong Yi Mi Fang Da Quan* 中国中医秘方大全), Literary Publishing House, Shanghai.

25. Huang Long Xiang 1997 Collected Works of Famous Outstanding Acupuncturists (*Zhen Jiu Ming Zhu Ji Cheng* 针灸名著集成), Hua Xia Publishing House, Beijing.

26. Huang Tai Tang 2001 The Treatment of Difficult Diseases in Chinese Internal Medicine (*Nei Ke Yi Nan Bing Zhong Yi Zhi Liao Xue* 内科医难病中医治疗学), Chinese Herbal Medicine Science Publishing House, Beijing.

27. Ji Jie Ying 1984 Clinical Records of Tai Yi Shen Acupuncture (*Tai Yi Shen Zhen Jiu Lin Zheng Lu* 太乙神针灸临证录), Shanxi Province Scientific Publishing House, Shanxi.

28. Jiao Shun Fa 1987 An Enquiry into Chinese Acupuncture (*Zhong Guo Zhen Jiu Xue Qiu Zhen* 中国针灸求真), Shanxi Science Publishing House.

29. Li Shi Zhen 1985 Clinical Application of Frequently Used Acupuncture Points (*Chang Yong Shu Xue Lin Chuang Fa Hui* 用输穴临床发挥), People's Health Publishing House, Beijing.

30. Li Wen Chuan, He Bao Yi 1987 Practical Acupuncture (*Shi Yong Zhen Jiu Xue* 实用针灸学), People's Health Publishing House, Beijing.

31. Li Zheng Quan 1992 A Practical Study of the Stomach and Spleen in Chinese Medicine (*Shi Yong Zhong Yi Pi Wei Xue* 实用中医脾胃学), Chongqing Publishing House, Chongqing.

32. Liu Guan Jun 1990 Acupuncture Theory and Clinical Patterns (*Zhen Jiu Ming Li Yu Lin Zheng* 针灸明理与临证), People's Health Publishing House, Beijing.

33. Liu Han Yin 1988 Practical Treatise of Acupuncture (*Shi Yong Zhen Jiu Da Quan* 实用针灸大全), Beijing Publishing House, Beijing.

34. Lu Fang 1981 Identification of Diseases and Patterns in Internal Medicine (*Nei Ke Bian Bing Yu Bian Zheng* 内科辨病与辨证), Heilongjiang People's Publishing House, Harbin.

35. Luo Yuan Kai 1986 Gynaecology in Chinese Medicine (*Zhong Yi Fu Ke Xue* 中医妇科学), Shanghai Science and Technology Press, Shanghai.

36. Qin Bo Wei 1991 The Essence of Medical Records of Famous Doctors of the Qing Dynasty (*Qing Dai Ming Yi Yi An Jing Hua* 清代名医医案精华), Shanghai Science and Technology Press, Shanghai.

37. Shan Yu Dang 1984 Selection of Acupuncture Point Combinations from the Discussion on Cold-induced Diseases (*Shang Han Lun Zhen Jiu Pei Xue Xuan Zhu* 伤寒论针灸配穴选注), People's Health Publishing House, Beijing.

38. Shen Quan Yu, Wu Yu Hua and Shen Ji Ling 1989 The Treatment of Manic-Depression and Epilepsy (*Dian Kuang Dian Zheng Zhi* 癫狂痫证治), Ancient Chinese Medicine Texts Publishing House, Beijing.

39. Shi Yu Guang 1988 Essential Clinical Experience of Famous Modern Doctors (*Dang Dai Ming Yi Lin Zheng Jing Hua* 当代名医临证精华), Ancient Chinese Medicine Texts Publishing House, Beijing.

40. Shi Yu Guang 1992 Essential Clinical Experience of Famous Modern Doctors – Manic-Depression and Epilepsy (*Dang Dai Ming Yi Lin Zheng Jing Hua* 当代名医临证精华), Ancient Chinese Medicine Texts Publishing House, Beijing.

41. Wang Jin Quan 1987 Discussion on Categories of Syndromes from the Yellow Emperor's Classic of Internal Medicine (*Nei Jing Lei Zheng Lun Zhi* 内经类证论指), Shanxi Science Publishing House, Xian.

42. Wang Ke Qin 1988 Theory of the Mind in Chinese Medicine (*Zhong Yi Shen Zhu Xue Shuo* 中医神主学说), Ancient Chinese Medical Texts Publishing House, Beijing.

43. Wang Li Cao 1997 A Collection of Chinese Acupuncture Prescriptions (*Zhong Guo Zhen Jiu Chu Fang Da Cheng* 中国针灸处方大成), Shanxi Science Publishing House, Taiyuan.

44. Wang Xin Hua 1983 Selected Historical Theories of Chinese Medicine (*Zhong Yi Li Dai Yi Lun Xuan* 中医历代医论选). Jiangsu Scientific Publishing House.

45. Wang Xue Tai 1988 Great Treatise of Chinese Acupuncture (*Zhong Guo Zhen Jiu Da Quan* 中国针灸大全), Henan Science Publishing House.

46. Wang Yong Yan 2004 Chinese Internal Medicine (*Zhong Yi Nei Ke Xue* 中医内科学), People's Health Publishing House, Beijing.

47. Wang Zhi Xian 1987 A Record of the Treatment of 30 Types of Diseases (*San Shi Zhong Bing Zhi Yan Lu* 三十种病治验录), Shanxi Science Publishing House, Taiyuan.

48. Wang Zhong Heng 1995 Collection of Patterns and Treatment of Difficult Diseases in Internal Medicine (*Nei Ke Za Bing Zheng Zhi Ji Jin* 内科杂病证治集锦), Chinese Medicine Ancient Texts Publishing House, Beijing.

49. Xia De Xin 1989 Clinical Manual of Internal Medicine (*Zhong Yi Nei Ke Lin Chuang Shou Ce* 中医内科临床手册), Shanghai Science Publishing House, Shanghai.

50. Xu Ben Ren 1986 Clinical Acupuncture (*Lin Chuang Zhen Jiu Xue* 临床针灸学), Liaoning Scientific Publishing House, Liaoning.

51. Xu Rong Juan 2004 Internal Medicine (*Nei Ke Xue* 内科学), Chinese Herbal Medicine Publishing House, Beijing.

52. Yang Jia San 1988 Great Dictionary of Chinese Acupuncture (*Zhong Guo Zhen Jiu Da Ci Dian* 中国针灸大辞典), Beijing Sports College Publishing House, Beijing.

53. Yang Jia San 1989 A Study of Acupuncture (*Zhen Jiu Xue* 针灸学), Beijing Science Publishing House, Beijing.

54. Ye Ren Gao 2003 Patterns of Internal Chinese Medicine (*Zhong Yi Nei Ke Zheng Hou* 中医内科证候), People's Health Publishing House, Beijing.

55. Yu Zhong Quan 1988 A Practical Study of the Differentiation of Acupuncture Points (*Jing Xue Bian Zheng Yun Yong Xue* 经穴辨证运用学), Sichuan Science Publishing House, Chengdu.

56. Zeng Shi Zu 1992 Dietary Treatment, Massage and Herbal Treatment for Epilepsy and Hysteria (*Zhi Liao Dian Xian, Yi Bing, Xiao Fang, An Mo Shi Liao* 治疗癫痫癔病效方按摩食疗), Shanxi Science and Technology Publishing House, Xian.

57. Zhai Ming Yi 1979 Clinical Chinese Medicine (*Zhong Yi Lin Chuang Ji Chu* 中医临床基础), Henan Publishing House, Henan.

58. Zhang Bo Yu 1986 Chinese Internal Medicine (*Zhong Yi Nei Ke Xue* 中医内科学), Shanghai Science Publishing House, Shanghai.

59. Zhang Fa Rong 1989 Chinese Internal Medicine (*Zhong Yi Nei Ke Xue* 中医内科学), Sichuan Science Publishing House, Chengdu.

60. Zhang Qi Wen 1995 Menstrual Diseases (*Yue Jing Bing Zheng* 月经病证), People's Hygiene Publishing House, Beijing.

61. Zhang Shan Chen 1982 Essential Collection of Acupuncture Points from the ABC of Acupuncture (*Zhen Jiu Jia Yi Jing Shu Xue Zhong Ji* 针灸甲乙经腧穴重辑), Shandong Scientific Publishing House, Shandong. Publicado originalmente em 282 d.C.

62. Zhang Shan You 1980 An Explanation of Passages Concerning Acupuncture from the Yellow Emperor's Classic of Internal Medicine (*Nei Jing Zhen Jiu Lei Fang Yu Shi* 内经针灸类方语释), Shandong Scientific Publishing House, Shandong.

63. Zhang Sheng Xing 1984 A Compilation of Explanations of the Meaning of the Acupuncture Points Names (*Jing Xue Shi Yi Hui Jie* 经穴释义汇解), Shanghai Science Publishing House, Shanghai.

64. Zhang Yuan Kai 1985 Medical Collection of Four Doctors from the Meng He Tradition (*Meng He Si Jia Yi Ji* 孟河四家医集), Jiangsu Province Scientific Publishing House, Nanjing.

65. Zhou Chao Fan 2000 Essential Chinese Medicine Treatment Principles in Successive Dynasties (*Li Dai Zhong Yi Zhi Ze Jing Hua* 历代中医治则精华), Chinese Herbal Medicine Publishing House, Beijing.

Revistas

1. Liao Ning Journal of Chinese Medicine (*Liao Ning Zhong Yi* 辽宁中医), Shenyang, Liao Ning.

2. Journal of Chinese Medicine (*Zhong Yi Za Zhi* 中医杂志), China Association of Traditional Chinese Medicine and China Academy of Traditional Chinese Medicine, Beijing.

3. Journal of Nanjing University of Traditional Chinese Medicine (*Nanjing Zhong Yi Yao Da Xue Xue Bao* 南京中医药大学学报), Nanjing University of Traditional Chinese Medicine, Nanjing.

Textos em inglês

Listados em ordem alfabética.

1. Ames R. T. (editor) 1994 Self as Person in Asian Theory and Practice, State University of New York Press, New York.

2. Ames R. T. and Hall D. 2001 Focusing the Familiar – A Translation and Philosophical Interpretation of the Zhongyong, University of Hawaii Press, Honolulu.

3. Ames R. T. and Rosemont H. 1999 The Analects of Confucius – A Philosophical Translation, Ballantine Books, New York.

4. Ames R. T., Kasulis T. P. and Dissanayake W. 1998 Self as Image in Asian Theory and Practice, State University of New York Press, New York.

5. Ames R. T. and Hall D. L. 2003 Daodejing – "Making This Life Significant" A Philosophical Translation, Ballantine Books, New York.

6. Beaven D. W. and Brooks S. E. 1988 Colour Atlas of the Tongue in Clinical Diagnosis, Wolfe Medical Publications Ltd, London.

7. Beijing, Shanghai and Nanjing College of Traditional Chinese Medicine 1980 Essentials of Chinese Acupuncture, Foreign Languages Press, Beijing.

8. Bensky D. and O'Connor J. 1981 Acupuncture, a Comprehensive Text, Eastland Press, Seattle.

9. Bensky D., Clavey S. and Stöger E. Materia Medica 2004 3rd Edition, Eastland Press, Seattle.

10. Bockover M. (editor) 1991 Rules, Ritual and Responsibility – Essays Dedicated to Herbert Fingarette, Open Court, La Salle, Illinois.

11. Chang C. 1977 The Development of Neo-Confucian Thought, Greenwood Press Publishers, Westport, Connecticut.

12. Chang L. S. and Feng Y. 1998 The Four Political Treatises of the Yellow Emperor, University of Hawai'i Press, Honolulu.

13. Chen Xin Nong 1987 Chinese Acupuncture and Moxibustion, Foreign Languages Press, Beijing.

14. Claremont de Castillejo I 1997 Knowing Woman – A Feminine Psychology, Shambhala, Boston.

15. Clavey S. 2003 Fluid Physiology and Pathology in Traditional Chinese Medicine, Edinburgh.

16. Crabbe J. (editor) 1999 From Soul to Self, Routledge, London.

17. Damasio A. 1994 Descartes' Error – Emotion, Reason and the Human Brain, Penguin Books, London.

18. Damasio A. 1999 The Feeling of What Happens – Body and Emotion in the Making of Consciousness, Harcourt Inc., San Diego.

19. Damasio A. 2003 Looking for Spinoza – Joy, Sorrow and the Feeling Brain, Harcourt Inc., San Diego.

20. Davidson R. and Harrington A. 2002 Visions of Compassion – Western Scientists and Tibetan Buddhists Examine Human Nature, Oxford University Press, Oxford.

21. Deadman P. and Al-Khafaji M. 1998 A Manual of Acupuncture, Journal of Chinese Medicine Publications, Hove, England.

22. Edelman G. M. and Tononi G. 2000 A Universe of Consciousness – How Matter Becomes Imagination, Basic Books, New York.

23. Edelman G. M. 2005 Wider than the Sky – The Phenomenal Gift of Consciousness, Yale University Press, New Haven.

24. Farquhar J. 1994 Knowing Practice – The Clinical Encounter of Chinese Medicine, Westview Press, Boulder, USA.

25. Fingarette H. 1972 Confucius – The Secular as Sacred, Waveland Press, Prospect Heights, Illinois.

26. Fung Yu Lan 1966 A Short History of Chinese Philosophy, Free Press, New York.

27. Gardner D K 2003 Zhu Xi's Reading of the Analects, Columbia University Press, New York.

28. Gernet J 1983 China and the Christian Impact: a Conflict of Cultures, Cambridge University Press.

29. Giles H. 1912 Chinese-English Dictionary, Kelly & Walsh, Shanghai

30. Gluck A. 2007 Damasio's Error and Descartes' Truth, University of Scranton Press, London.

31. Graham A. C. 1986 Yin-Yang and the Nature of Correlative Thinking, Institute of East Asian Philosophies, Singapore

32. Graham A. C. 1999 The Book of Lieh-Tzu – A Classic of Tao, Columbia University Press, New York.

33. Greene B. 2000 The Elegant Universe, Vintage, London

34. Greenfield S. 2000 The Private Life of the Brain, Penguin Books, London.

35. Hall D. L. and Ames R. T. 1998 Thinking from the Han – Self, Truth and Transcendence in Chinese and Western Culture, State University of New York Press, New York.

36. Helms J. M. 1995 Acupuncture Energetics – A Clinical Approach for Physicians, Medical Acupuncture Publishers, California.

37. Holcombe C. 1994 In the Shadow of the Han, University of Hawaii, Honolulu.

38. Huang Siu-chi 1999 Essentials of Neo-Confucianism, Greenwood Press, Westport, Connecticut.

39. James S. 2003 Passion and Action – The Emotions in Seventeenth-Century Philosophy, Clarendon Press, Oxford.

40. Jones D. (editor) 2008 Confucius Now, Open Court, Chicago

41. Jung C. G. 1961 Modern Man in Search of a Soul, Routledge & Kegan Paul, London.

42. Kaptchuk T. 2000 The Web that has no Weaver – Understanding Chinese Medicine, Contemporary Books, Chicago.

43. Kasulis T. P., Ames R. T. and Dissanayke W. 1993 Self as Body in Asian Theory and Practice, State University of New York Press, New York.

44. Kim Yung Sik 2000 The Natural Philosophy of Chu Hsi, American Philosophical Society, Philadelphia.

45. Kovacs J and Unschuld P 1998 Essential Subtleties on the Silver Sea – The Yin Hai Jing Wei: a Chinese Classic of Opthalmology, University of California Press, Berkeley.

46. Lange C. G. and James W. 1922 The Emotions, Vol. 1, Williams and Wilkins Company, Baltimore.

47. Lau D. C. and Ames R. T. 1998 Yuan Dao – Tracing Dao to its Source, Ballantine Books, New York.

48. Ledoux J. 1996 The Emotional Brain, Simon & Shuster Paperbacks, New York

49. Lewis T., Amini F. and Lannon R. 2000 A General Theory of Love, Random House, New York.

50. Lewis M. and Haviland-Jones J. M. (editors) 2004 Handbook of Emotions, Guildford Press, New York.

51. Liu Bing Quan 1988 Optimum Time for Acupuncture – A Collection of Traditional Chinese Chronotherapeutics, Shandong Science and Technology Press, Jinan.

52. Maciocia G. 2004 The Diagnosis of Chinese Medicine, Churchill Livingstone, Edinburgh

53. Maciocia G. 2005 The Foundations of Chinese Medicine 2nd Edition, Churchill Livingstone, Edinburgh.

54. Maciocia G. 2007 The Practice of Chinese Medicine 2nd Edition, Churchill Livingstone, Edinburgh.

55. Marks J. and Ames R. T. 1995 Emotions in Asian Thought. State University of New York Press, New York.
56. Matsumoto K. and Birch S. 1988 Hara Diagnosis: Reflections on the Sea, Paradigm Publications, Brookline.
57. Needham J. 1977 Science and Civilization in China, Vol. 2, Cambridge University Press, Cambridge.
58. Needham J. and Lu G. D. 1980 Celestial Lancets, Cambridge University Press, Cambridge.
59. Ng On-cho 2001 Cheng-Zhu Confucianism in the Early Qing, State University of New York Press, New York.
60. Ni Yi Tian 1996 Navigating the Channels of Traditional Chinese Medicine, Complementary Medicine Press, San Diego.
61. Nisbett R. E. 2003 The Geography of Thought – How Asians and Westerners Think Differently and Why, The Free Press, New York.
62. Qiu Mao Liang 1993 Chinese Acupuncture and Moxibustion, Churchill Livingstone, Edinburgh.
63. Pert C. 1997 Molecules of Emotion – The Science of Mind-Body Medicine, Scribner, New York.
64. Redfield Jamison K. 1993 Touched with Fire – Manic-depressive Illness and the Artistic Temperament, Free Press, New York.
65. Redfield Jamison K. 1995 An Unquiet Mind, Picador, London.
66. Russell B. 2002 History of Western Philosophy, Routledge, London.
67. Sartre J. P. 2004 Sketch for a Theory of the Emotions, Routledge, London.
68. Searle J. R. 2004 Mind, Oxford University Press, Oxford.
69. Solomon R. C. 1993 The Passions – Emotions and the Meaning of Life, Hackett Publishing Company, Indianapolis.
70. Sorabji R. 2002 Emotion and Peace of Mind – From Stoic Agitation to Christian Temptation, Oxford University Press, Oxford.
71. Tallis F. 2004 Love Sick, Century, London.
72. Taylor C. 2003 Sources of the Self – The Making of the Modern Identity, Cambridge University Press, Cambridge.
73. Trimble M. R. 2007 The Soul in the Brain, John Hopkins University Press, Baltimore.
74. Unschuld P. 1985 Medicine in China – A History of Ideas, University of California Press, Berkeley.
75. Unschuld P. 1986 Nan Ching – The Classic of Difficult Issues, University of California Press, Berkeley.
76. Unschuld P. 2000 Medicine in China – Historical Artefacts and Images, Prestel, Munich.
77. Unschuld P. 2003 "Huang Di Nei Jing Su Wen: Nature, Knowledge, Imagery in an Ancient Chinese Medical Text", University of California Press, Berkeley.
78. Wang Ai He 1999 Cosmology and Political Culture in Early China, Cambridge University Press, Cambridge.
79. Wilhelm R. (translator) 1962 The Secret of the Golden Flower, Harcourt, Brace & World, Inc., New York, N.Y.
80. Wollheim R. 1999 On the Emotions, Yale University Press, New Haven.
81. Scalp-NeedlingTherapy 1975, Medicine and Health Publishing Co., Hong Kong.

Compêndios de Medicina Ocidental

1. American Psychiatric Association. Diagnostic and Statistical Manual for Mental Disorders, fourth edition (DSM-IV). Washington, DC: American Psychiatric Press, 1994.
2. Baldry P. E. 1994 Acupuncture, Trigger Points and Musculoskeletal Pain, Churchill Livingstone, Edinburgh.
3. Baldry P. E. 2001 Myofascial Pain and Fibromyalgia Syndromes, Churchill Livingstone, Edinburgh.
4. Bowlby J. 1980 Loss Sadness and Depression, The Hogarth Press, London.
5. Burkitt D. 1980 Don't Forget Fibre in Your Diet, Martin Dunitz, London.
6. Everard M. L. Respiratory Syncytial Virus Bronchiolitis and Pneumonia. In: Taussig L., Landau L. editors 1998 Textbook of Paediatric Respiratory Medicine, St Louis, Mosby.
7. Graf P. and Birt A. "Chapter 2 Explicit and Implicit Memory Retrieval: Intentions and Strategies," Implicit Memory and Metacognition, ed. Reder, L (Mahwah, NJ: Lawrence Erlbaum Associates, 1996)
8. Grahame-Smith D., and Aronson J. 1995 Clinical Pharmacology and Drug Therapy, Oxford University Press, Oxford.
9. Haslett C., Chilvers E., Hunter J. and Boon N. 1999 Davidson's Principles and Practice of Medicine, Churchill Livingstone, Edinburgh.
10. Hickling P. and Golding J. 1984 An Outline of Rheumatology, Wright, Bristol.
11. Kay A. B. 1989 Allergy and Asthma, Blackwell Scientific Publications, Oxford.
12. Kumar P. J. and Clark M. L. 1987 Clinical Medicine, Bailliere Tindall, London
13. Kumar P. and Clark M. 2005 Clinical Medicine, Elsevier, London.
14. Lane D. J. 1996 Asthma: the Facts, Oxford University Press, Third Edition, Oxford.
15. Laurence D. R. 1973 Clinical Pharmacology, Churchill Livingstone, Edinburgh.
16. Mygind N. et al. 1990 Rhinitis and Asthma, Munksgaard, Lund Sweden.
17. Robins L. N. and Regier D.A. (editors) 1991 Psychiatric disorders in America: the Epidemiologic Catchment Area Study, New York, The Free Press.
18. Seligman M. E. P. 1975 Helplessness, W.H. Freeman and Company, San Francisco.
19. Shepherd C. 1989 Living with M.E., Cedar, William Heinemann Ltd., London.
20. Smith D. G. 1989 Understanding M.E., Robinson Publishing, London.
21. Souhami R. and Moxham J. 1994 Textbook of Medicine, Churchill Livingstone, Edinburgh.
22. Wallace D. and Wallace J. 2002 All About Fibromyalgia, Oxford University Press, Oxford.

Textos em outros idiomas

1. Battaglia F. et al 1957 Enciclopedia Filosofica, Casa Editrice Sansoni, Firenze.
2. Eyssalet J-M. 1990 Le Secret de la Maison des Ancêtres, Guy Trédaniel Editeur, Paris.
3. Granet M. 1973 La Religione dei Cinesi, Adelphi, Milano.
4. Lamanna E. P. 1967 Storia della Filosofia (History of Philosophy), Vol 1, Le Monnier, Florence.
5. Middleton E. et al 1991 Treatise of Allergology, Italian Edition, Momento Medico.

Apêndice 5
Clássicos da Medicina Chinesa

A seguir, há uma descrição sucinta dos clássicos da medicina chinesa que cito com mais frequência. Como faço citações repetidas a alguns desses clássicos, seria útil ao leitor conhecê-los em seu contexto histórico. Isso não representa uma lista exaustiva dos clássicos da medicina chinesa (que poderia ser muito mais ampla), mas simplesmente os que cito com mais frequência. Para cada clássico, também explico as razões que me levam a citá-lo frequentemente e o que ele acrescenta à nossa prática clínica no século 21.

Clássico de Medicina do Imperador Amarelo (entre 300 e 100 a.C., Período dos Estados Combatentes, Dinastias *Qin* e *Han*)

▶ Huang Di Nei Jing

Existem muitas controvérsias quanto à autoria e à data de composição do *Clássico de Medicina do Imperador Amarelo*. A melhor fonte para uma discussão sobre a autoria e a data desse clássico é o livro de Unschuld, *Huang Di Nei Jing Su Wen: Nature, Knowledge, Imagery in na Ancient Chinese Medical Text*.[1]

O certo é que o *Clássico de Medicina do Imperador Amarelo* foi escrito entre os anos 300 e 100 a.C. e que foi alterado por vários autores diferentes ao longo dos séculos. Meus professores chineses de Nanjing acreditavam que esse clássico não poderia ser mais antigo que os tempos de Zou Yan (c. 350-270 a.C.), que foi quem elaborou a teoria básica dos Cinco Elementos.

É evidente que esse clássico recebeu contribuições e alterações de diversos autores, considerando a variedade de temas tratados e, na maioria deles, a inexistência de coordenação entre os assuntos abordados. Em geral, também se aceita que a maior parte do texto que usamos hoje em dia tenha sido compilado por Wang Bing durante a dinastia Tang (762 d.C.). Mais tarde, o texto foi editado três vezes durante a dinastia Song (960-1279).

O *Clássico de Medicina do Imperador Amarelo* consiste em duas partes, cada uma com 81 capítulos: o *Questões Simples* (*Su Wen*) e o *Eixo Espiritual* (*Ling Shu*). Em termos gerais, o *Questões Simples* aborda mais detalhadamente a teoria geral da medicina chinesa, enquanto o *Eixo Espiritual* está mais voltado para a acupuntura.

Nunca é demais enfatizar a importância do *Clássico de Medicina do Imperador Amarelo* na história da medicina chinesa. Esse livro é a primeira fonte de fisiologia, patologia, diagnóstico e tratamento em medicina chinesa. Além de medicina, esse clássico também contém teorias de meteorologia, astrologia e calendário. A seguir, apresento uma relação parcial dos tópicos principais do *Clássico de Medicina do Imperador Amarelo*:

1. Estabelece as bases de uma teoria sistemática dos canais
2. Descreve detalhadamente as teorias de *Yin-Yang* e dos Cinco Elementos
3. Descreve a natureza e a origem dos diferentes tipos de *Qi*
4. Descreve a fisiologia e a patologia dos Órgãos Internos
5. Determina a localização de 160 pontos de acupuntura e seus nomes
6. Descreve os diversos tipos de agulhas e sua aplicação
7. Define a função dos pontos de acupuntura e suas contraindicações
8. Discute algumas técnicas de inserção das agulhas, inclusive os métodos de tonificação e sedação
9. Descreve o diagnóstico, a identificação dos padrões e o tratamento de muitas doenças.

Na perspectiva filosófica, está claro que o *Clássico de Medicina do Imperador Amarelo* foi influenciado por várias tendências filosóficas diferentes, que surgiram durante o Período dos Estados Combatentes (475-221 a.C.). Esse clássico demonstra principalmente a influência das escolas de pensamento confucianista, taoista, legalista e naturalista.

A influência da Escola Naturalista (conhecida como "Escola de *Yin-Yang*") evidencia-se em todas as partes desse clássico, porque a teorias de *Yin-Yang* e dos Cinco Elementos permeiam todo o livro.

A influência da Escola Taoista também se evidencia nas referências frequentes aos meios ou "nutrição vital" (*yang sheng*), isto é, instruções sobre respiração, exercícios, dieta e estilo de vida para prolongar a existência e evitar doenças.

A influência da Escola Confucianista evidencia-se pelo entendimento dos Órgãos Internos como ministros de um governo. Os conceitos políticos do Confucionismo estão amplamente refletidos na medicina chinesa, com base na qual os Órgãos Internos são comparados aos oficiais de governo – o Coração é o Imperador ou Monarca. Cada Órgão Interno é comparado a um Ministro e a saúde depende do "governo" equilibrado pelos Órgãos Internos.

Existem outros aspectos da filosofia confucianista que permeiam o *Clássico de Medicina do Imperador Amarelo*. Um deles é o conceito das práticas de estilo de vida *yang sheng* ("nutrição vital") como um ritual com suas regras e obrigações. A filosofia confucianista baseava-se principalmente em ética e nas práticas que poderiam assegurar harmonia na família, na sociedade e no Estado. Os ritos (*Li*) eram considerados parte desse sistema ético e eram considerados muito importantes por Confúcio. Curiosamente, o caractere de *Li* ("ritos") é semelhante ao de "corpo" (*Ti*).

禮 Li (ritos, rituais)

體 Ti (corpo)

O lado esquerdo do caractere *Li* (ritos) é o mesmo que aparece à esquerda do caractere *Shen*, isto é, alguma coisa sobrenatural, ou algo que também está relacionado com ritos sacrificiais. O lado direito representa um vaso sacrificial.

O lado direito do caractere *Ti* (corpo) é o mesmo citado antes, isto é, um vaso sacrificial, enquanto o lado esquerdo representa ossos, isto é, a estrutura do corpo.

A implicação é que o corpo é como um ritual e que as regras de *Yang Sheng* são semelhantes a um ritual com suas regras de conduta. Obedecer a essas regras é conhecido como *shun*, que significa "conformar-se a", enquanto desobedecer a elas é referido como *ni*, isto é, rebelar-se, ir contra as regras. Curiosamente, esses dois termos ocorrem frequentemente em medicina chinesa e também no *Clássico de Medicina do Imperador Amarelo*. *Ni* é o termo usado para se referir ao *Qi* "rebelde" (ou *Qi* em contracorrente), enquanto *shun* é seu oposto, isto é, *Qi* fluindo na direção certa.

Portanto, saúde desequilibrada não é apenas um problema médico, mas também uma questão ética originada da desobediência às regras de comportamento.

Por fim, o *Clássico de Medicina do Imperador Amarelo* também tem impressões da Escola Legalista. Na China antiga, essa escola era conhecida como Escola da Lei (*Fa Jia*). Aparentemente, essa escola de pensamento floresceu durante o Período dos Estados Combatentes e prevaleceu durante a dinastia Qin (221-206 a.C.), que foi uma dinastia curta iniciada pelo primeiro imperador Qin Shi Huang Di, que adotou entusiasticamente os princípios de governo defendidos pela Escola Legalista. Qin Shi Huang Di foi o imperador que construiu o "exército de terracota".

O estado de Qin na China ocidental foi o primeiro a adotar as doutrinas legalistas. O império Qin foi tão bem-sucedido que, no ano 221 a.C., eles conquistaram os outros estados chineses e unificaram o império depois de séculos em guerra. Os conceitos legalistas sobre natureza humana, sociedade e governo não poderiam ir além dos conceitos confucianistas: os legalistas acreditavam que a natureza humana era essencialmente ingovernável e a ordem social poderia ser mantida apenas por leis rigorosas e punições inclementes, não por comportamento ético conforme defendiam os confucianistas.

Na perspectiva da medicina chinesa, o interessante quanto à escola legalista é o fato de que a dinastia Qin (que adotou as ideias legalistas) foi a primeira a unificar a China. Eles estabeleceram irrigação, pesos unificados, moedas, escrita chinesa, medidas e outras coisas como padrões que se irradiaram por toda a China. O primeiro imperador da dinastia Qin também iniciou um amplo programa de construções de estradas e canais de drenagem. Outra inovação importante dessa dinastia foi a promoção do comércio entre as diversas regiões da China em ampla escala.

Por essa razão, a dinastia Qin forneceu o primeiro modelo de um estado unificado com um imperador, um governo central, oficiais locais, milhares de milhas de estradas novas e um sistema de irrigação disperso por todo o território. Isso possibilitou as três primeiras metáforas da medicina chinesa, isto é,

a metáfora política, segundo a qual o Coração é o imperador, enquanto os demais Órgãos Internos são os oficiais; a metáfora das estradas, de acordo com a qual os canais são semelhantes a um sistema viário; e a metáfora da água, segundo a qual o *Qi*, o Sangue e os Fluidos Corporais fluem por um sistema de canais, rios e reservatórios.

Podemos perceber a influência da escola legalista também na abordagem terapêutica do *Clássico de Medicina do Imperador Amarelo*, isto é, assim como a natureza humana não pode ser governada e precisa ser "corrigida" por leis rigorosas e punições inclementes, o *Qi* do corpo precisa ser regulado atacando-se decididamente os fatores patogênicos e assegurando que o "governante" e os oficiais executem adequadamente suas funções.

Na verdade, poderíamos entender algumas das intervenções terapêuticas da medicina chinesa – moxabustão, transpiração, vomição e purgação, expelir fatores patogênicos etc. – quase como se fossem "punições" legalistas!

Clássico das Dificuldades (c. 100 a.C., Dinastia Han)

▶ Nan Jing

O livro *Nan Jing* foi escrito em torno do ano 100 a.C. por Qin Yue Ren, que usava como pseudônimo o nome de um doutor mítico da antiguidade conhecido como Bian Que. Entretanto, como o livro *Nei Jing*, a data da compilação do clássico *Nan Jing* é assunto controvertido. De acordo com alguns autores, a data da compilação pode chegar ao ano 600 d.C. A melhor discussão sobre a origem do livro é *Nan Ching – The Classic of Difficult Issues*, de Unschuld.[2]

Nan Jing é uma joia de livro – em sua edição chinesa, o livro era fino e pequeno, mas repleto de conhecimentos clínicos. O que me atrai a esse livro é que, ao contrário do *Nei Jing*, o *Nan Jing* parece ter sido escrito claramente por um autor, porque há uma progressão bastante lógica entre os capítulos.

O *Nan Jing* consiste em 81 capítulos breves. Nunca seria demais enfatizar a importância desse livro na história da medicina chinesa. Por exemplo, o *Nan Jing* foi o primeiro texto a defender o exame do pulso na artéria radial: até então, o pulso era examinado em nove posições diferentes do corpo – nos braços, nas pernas e no pescoço. Esse clássico também foi o primeiro a elaborar a teoria do *Qi* Original (*Yuan Qi*) e seu papel em relação ao Triplo Aquecedor.

A seguir, uma relação parcial das razões pelas quais o *Nan Jing* é importante:

1. Ampliou o conhecimento dos oito vasos extraordinários, em comparação com o *Nei Jing*
2. Elaborou com mais detalhes a teoria dos 5 pontos de Transporte (*Shu*), em comparação com o *Nei Jing*
3. Descreveu pela primeira vez a técnica de tonificar e sedar os pontos de acordo com as relações de Mãe-Filho com base na teoria dos Cinco Elementos (p. ex., que o ponto Madeira tonifica o canal do Coração porque ele pertence à madeira, o Coração pertence ao Fogo e a Madeira é a Mãe do Fogo)
4. Estabeleceu a prática de sentir o pulso na artéria radial
5. Desenvolveu a teoria do *Qi* Original (*Yuan Qi*) e do Portão da Vitalidade (*Ming Men*).

Essential Prescriptions of the Golden Chest (220 d.C., Dinastia Han)

▶ *Jin Gui Yao Lue*

Esse livro foi escrito por Zhang Zhong Jing e é um dos clássicos que cito frequentemente. No campo dos transtornos mental–emocionais, esse livro é a fonte de três fórmulas importantes (*i. e.*, Ban Xia Hou Po Tang [*Decocção de Pinellia-Magnolia*], Gan Mai Da Zao Tang [*Decocção de Glycyrrhiza-Triticum-Jujuba*] e Bai He Tang [*Decocção de Lilium*]).

O Clássico do Pulso (280 d.C., Período dos Três Reinos)

▶ *Mai Jing*

Esse livro foi escrito por Wang Shu He e foi muito importante para o desenvolvimento do diagnóstico por meio do pulso. Esse clássico consolidou e elaborou com mais detalhes a atribuição das três posições do pulso aos órgãos, que foi proposta inicialmente no livro *Nan Jing*. *O Clássico do Pulso* descreve sistematicamente as 24 qualidades do pulso e seu significado clínico.

Discussion of the Origin of Symptoms in Diseases (610 d.C., Dinastia Sui)

▶ *Zhu Bing Yuan Hou Lun*

Esse livro foi escrito por Chao Yuan Fang e é um dos primeiros a descrever sistematicamente os sintomas, os padrões e o tratamento das doenças. Eu consulto esse livro quando pesquiso a patologia e o tratamento de uma condição específica.

Thousand Golden Ducats Prescriptions (652 d.C., Dinastia Tang)

▶ *Qian Jin Yao Fang*

Esse livro foi escrito por Sun Si Miao e é um dos poucos a demonstrar uma influência budista. Sun Si Miao era especialista em dieta e sexualidade. Ele foi um dos primeiros doutores a descrever o bócio e a atribuí-lo acertadamente às condições de vida em regiões montanhosas (nas quais a água não contém iodo): Sun Si Miao descreveu corretamente o uso de algas marinhas para tratar essa condição.

Em minha opinião, Sun Si Miao estará definitivamente ligado à formulação da prescrição Wen Dan Tang (*Decocção para Aquecer a Vesícula Biliar*), que eu uso amplamente para tratar transtornos mental–emocionais.

Discussion on Stomach and Spleen (1249, Dinastia Song)

▶ *Pi Wei Lun*

Esse livro foi escrito por Li Dong Yuan e é um clássico muito importante em relação à história da medicina chinesa. Li Dong Yuan foi o fundador da Escola do Estômago e do Baço, que atribuía uma importância fundamental a esses órgãos na patologia e no tratamento.

Em minha opinião, a importância desse clássico está especialmente na formulação da prescrição Bu Zhong Yi Qi Tang (*Decocção para Tonificar o Centro e Beneficiar o Qi*). Essa formulação é muito importante para tratar diversas condições e, nos pacientes com transtornos mental–emocionais, eu a utilizo para tratar depressão.

Li Dong Yuan foi o primeiro a formular a teoria do "Fogo *Yin*", uma condição que se caracteriza por Calor em cima originado da deficiência do Estômago e do Baço e do *Qi* Original (*Yuan Qi*). Em minha opinião, Fogo *Yin* é uma patologia comum de algumas doenças ocidentais modernas, inclusive síndrome da fadiga crônica.

Qi Jing Ba Mai Kao (1578, Dinastia Ming)

▶ *A Study of the Eight Extraordinary Vessels*

Esse livro foi escrito por Li Shi Zhen e nunca é demais ressaltar sua importância: para todos os médicos que utilizam os oito vasos extraordinários, esse livro é o máximo. Primeiramente, esse foi o primeiro livro a descrever detalhadamente os trajetos dos vasos extraordinários ponto por ponto. Além disso, o autor descreve a patologia do *Qi* rebelde no Vaso Penetrador (*Chong Mai*), que é uma condição muito comum na prática clínica.

Eu consulto e cito repetidamente esse livro em minha obra *Canais de Acupuntura*.

A Study of the Pulse by The Pin Hu Lake Master (1578, Dinastia Ming)

▶ *Pin Hu Mai Xue*

Esse livro foi escrito por Li Shi Zhen e também é uma obra fundamental ao entendimento do diagnóstico por meio do pulso. Li Shi Zhen fez a melhor descrição das qualidades do pulso e seu significado clínico.

Compêndio de Acupuntura (1601, Dinastia Ming)

Esse livro foi descrito por Yang Ji Zhou e é fundamental aos acupunturistas. O livro ocupa uma posição central na literatura da acupuntura, por várias razões:

1. Resume a experiência com a acupuntura ao longo dos séculos precedentes
2. Descreve algumas técnicas diferentes de inserção das agulhas, dentre as quais algumas são utilizadas hoje em dia
3. Aborda temas de medicina interna, ginecologia e pediatria
4. Contém diversos casos clínicos com prescrições de pontos
5. Utiliza a identificação dos padrões com prescrições de pontos
6. Introduz a massoterapia para crianças

Eu utilizo muito esse livro em minha obra *Canais de Acupuntura*.

Classic of Categories (1624, Dinastia Ming)

▶ Lei Jing

Esse livro foi escrito por Zhang Jing Yue (também conhecido como Zhang Jie Bin) e é muito importante para a história da medicina chinesa. A importância dessa obra está em sua descrição das teorias apresentadas no *Nei Jing*, mas então dispostas de acordo com os assuntos. Por essa razão, ele reúne passagens dispersas do *Nei Jing* de acordo com os tópicos e as doenças.

Jing Yue Quan Shu (1624, Dinastia Ming)

▶ Complete Book of Jing Yue

Esse livro foi escrito por Zhang Jing Yue (também conhecido como Zhang Jie Bin) e descreve o diagnóstico, a patologia e o tratamento de muitas condições patológicas. Zhang Jing Yue formulou as prescrições Zuo Gui Wan (*Pílula para Restaurar o [Rim] Esquerdo*) e You Gui Wan (*Pílula para Restaurar o [Rim] Direito*), que tonificam o *Yin* e o *Yang* dos Rins, respectivamente. Eu utilizo essas duas fórmulas para tonificar os Rins com quase a mesma frequência que a prescrição Liu Wei Di Huang Wan (*Pílula de Rehmannia e Seis Ingredientes*) e Jin Gui Shen Qi Wan (*Pílula do Peito Dourado para o Qi dos Rins*).

An Explanation of the Acupuncture Points (1654, Dinastia Qing)

▶ Jing Xue Jie

Esse livro foi escrito por Yue Han Zhen e não é um clássico famoso, embora seja uma joia de livro que utilizo amplamente para entender as ações e as funções dos pontos de acupuntura. Esse livro explica o significado dos nomes dos pontos e descreve suas ações e funções de acordo com o canal afetado, o que é muito útil. Também acho esse livro interessante porque ele descreve as ações dos pontos (p. ex., BP-12 mobiliza o *Qi*), que muitos entendem como uma adaptação moderna da acupuntura chinesa.

Yi Zong Jin Jian (1742, Dinastia Qing)

▶ Golden Mirror of Medicine

Esse livro foi escrito por Wu Qian e descreve o diagnóstico, a patologia e o tratamento de muitas doenças das áreas de medicina interna, ginecologia e pediatria. O livro é uma mina de informações e uma obra que consulto frequentemente quando escrevo meus livros.

Discussion on Blood Patterns (1884, Dinastia Qing)

▶ Xue Zheng Lun

Esse livro foi escrito por Tang Zong Hai e é importante para o tratamento dos problemas hemorrágicos. O autor formulou a abordagem de quatro pontos para o tratamento de sangramentos.

Notas

1. Unschuld P 2003 "Huang Di Nei Jing Su Wen: Nature, Knowledge, Imagery in an Ancient Chinese Medical Text", University of California Press, Berkeley.
2. Unschuld P 1986 Medicine in China – Nan-Ching, University of California Press, Berkeley.

Apêndice 6
Respostas das Questões de Autoavaliação

Capítulo 1

1. *Yin* representa o lado sombreado de uma colina e *Yang* o lado ensolarado.
2. Quando estamos voltados para o sul (no hemisfério norte), o sol nasce (movimento *Yang*) à nossa esquerda e põe-se (movimento *Yin*) à nossa direita.
3. O céu está em cima e é *Yang*: ele é imaginado como se fosse uma abóboda redonda. A terra está embaixo e pode ser dividida em campos.
4. Verão e primavera pertencem ao *Yang* e inverno e outono pertencem ao *Yin*.
5. A água do lago é *Yin*: o calor do sol (*Yang*) transforma o *Yin* (água) em uma forma mais sutil e dispersa (*Yang*), isto é, vapor.
6. *Yin* diminui.
7. *Yang* é um excesso aparente.
8. O Sangue do Fígado e o *Qi* do Fígado são exemplos de oposição *Yin-Yang* entre Estrutura e Função. O Sangue do Fígado é a "estrutura" do órgão (*Yin*), enquanto o livre fluxo do *Qi* do Fígado é sua função (*Yang*). Os dois são interdependentes.
9. Calor-frio, seco-úmido, rápido-lento, agitado-quieto, excitação-inibição.
10. O Excesso de *Yang* é Calor-Cheio, o Excesso de *Yin* é Frio-Cheio, a Deficiência de *Yang* é Frio-Vazio, a Deficiência de *Yin* é Calor-Vazio.

Capítulo 2

1. Água, Fogo, Madeira, Metal, Terra, isto é, 1(6), 2(7), 3(8), 4(9) e 5(10).
2. Cinco processos básicos da Natureza, cinco qualidades dos fenômenos naturais, cinco fases de um ciclo, cinco potencialidades intrínsecas de mudança dos fenômenos.
3. Água embaixo, Fogo ao alto, Madeira à esquerda, Metal à direita e Terra no centro.
4. *O Fígado é a Mãe do Coração*: o Fígado armazena Sangue e o Sangue do Coração abriga a Mente. *O Baço é a Mãe dos Pulmões*: o Baço fornece o *Qi* do Alimento aos Pulmões, onde ele interage com o ar para formar o *Qi* Verdadeiro. *Os Pulmões são a Mãe dos Rins*: o *Qi* do Pulmão desce para encontrar-se com os Rins, que "agarram ou seguram" o *Qi*.
5. *O Fígado controla o Estômago e o Baço*: o livre fluxo do *Qi* do Fígado ajuda o Estômago a maturar e decompor os alimentos e o Baço a transformar e transportar. *O Coração controla os Pulmões*: o Coração governa o Sangue, os Pulmões governam o *Qi*, o *Qi* e o Sangue ajudam-se mutuamente e nutrem um ao outro. *O Baço controla os Rins*: as funções do Baço de transformar e transportar facilitam a excreção dos fluidos pelos Rins.
6. *Água como fundamento*: os Rins armazenam a Essência e são a fonte de todas as energias *Yin* e *Yang* do corpo. *Terra no Centro*: o Estômago e o Baço representam a origem do *Qi* Pós-Natal e ocupam uma posição central na fisiologia. *Eixo vertical do Coração e dos Rins*: o Coração e os Rins precisam comunicar-se mutuamente, com o Fogo descendo e a Água subindo.
7. *O Fígado prejudica o Estômago e o Baço*: o *Qi* rebelde do Fígado pode invadir o Estômago, provocando a ascensão (em vez da descensão) do *Qi*; e o Baço, causando descensão (em vez de ascensão) do *Qi*. *O Baço subjuga os Rins*: quando o Baço não transforma e transporta fluidos, estes acumulam-se e obstruem os Rins. *Os Rins subjugam o Coração*: o Calor-Vazio que se origina da deficiência de *Yin* do Rim sobe e prejudica o Coração.
8. *Madeira*: grito, ácido, raiva. *Fogo*: riso, amargo, alegria. *Terra*: canto, doce, introspecção. *Metal*: choro, picante, tristeza. *Água*: gemido, salgado, medo.
9. Comer muito sal pode causar endurecimento das artérias. O gosto salgado pertence aos Rins; a ingestão excessiva deste sabor pode subjugar o Coração. O Coração controla os vasos sanguíneos, que são afetados pelo consumo exagerado de sal.

Capítulo 3

1. Uma parte representa o arroz cru e a outra o vapor originado de sua cocção. Isso se refere à natureza dual do *Qi*: isto é, ele é substancial (como o arroz), mas pode ser transformado em formas de energia mais sutis (como o vapor).
2. Ele determina o crescimento, a reprodução e o desenvolvimento; isto é a base do *Qi* do Rim; ele produz Medula; ele é a base da força constitucional.
3. Essência, *Qi* e Mente (*Jing, Qi, Shen*). Elas representam três estados diferentes de agregação do *Qi*: a Essência surge mais densa e a Mente é mais rarefeita e imaterial. Isso realça a relação direta existente em medicina chinesa entre corpo e mente: o estado da Essência e do *Qi* afeta a Mente e vice-versa.
4. Ele é a Força Motriz de todos os processos fisiológicos; ele é a base do *Qi* do Rim; ele facilita a transformação do *Qi*; ele facilita a transformação do Sangue; ele sai dos pontos Fonte.

5. Do Estômago e do Baço.
6. Ele é formado pela combinação do *Qi* dos Alimentos com o ar dos Pulmões.
7. Ele é formado pelo *Qi* Torácico sob a ação transformadora do *Qi* Original.
8. *Qi* Nutritivo: refinado, circula nos canais, nutre. *Qi* Defensivo: grosseiro, circula fora dos canais, protege e aquece.
9. Ele representa os movimentos complexos do *Qi* por todo o corpo, inclusive ascensão, descensão, entrada e saída.
10. O *Qi* do Coração desce, o *Qi* do Pulmão basicamente desce, o *Qi* do Fígado flui em todas as direções.
11. Ele é formado a partir do *Qi* dos Alimentos no Coração sob a ação do *Qi* Original e da Essência.
12. O Coração governa o Sangue, o Fígado armazena o Sangue, o Baço produz o Sangue.
13. *Qi* é o comandante ou Sangue; Sangue é a mãe do *Qi*. O *Qi* mobiliza o Sangue, o Sangue nutre o *Qi*.
14. O Baço transforma e transporta fluidos, os Pulmões fazem os fluidos descerem, os Rins transformam e excretam fluidos.
15. O Sangue e os Fluidos Corporais (inclusive suor) mantêm uma relação de permuta mútua; por esta razão, a deplexão de um poderia causar deficiência do outro.
16. A ponta da língua vermelha indica Calor no Coração. Como todas as emoções afetam o Coração (assim como seu órgão relevante) porque o Coração abriga a Mente – que "sente" as emoções –, a ponta da língua facilmente se torna vermelha quando o indivíduo é afetado por qualquer emoção.

Capítulo 4

1. O Triplo Aquecedor faz com que o *Qi* Original separe-se e diferencie-se em suas diferentes formas nas diversas partes do corpo e, deste modo, permite que o *Qi* Original facilite a transformação do *Qi* nas diferentes partes do corpo.
2. O Rim direito é identificado como Fogo do Portão da Vitalidade, enquanto o esquerdo é o Rim propriamente dito.
3. "A transformação do *Qi* depende do <u>calor</u>, porque transformação é um processo *Yang*."
4. No Aquecedor Superior, o *Qi* sobe e sai (sob o controle dos Pulmões); no Aquecedor Médio, o *Qi* sobe e desce, entra e sai (sob o controle do Estômago e do Baço); no Aquecedor Inferior, o *Qi* basicamente desce e sai (sob o controle dos Rins, da Bexiga e dos Intestinos).
5. "Céu (<u>*Yang*</u>) está Em Cima e <u>desce</u>, mas a <u>descensão</u> é um *movimento Yin*. Terra (<u>*Yin*</u>) está Embaixo e <u>sobe</u>, mas <u>ascensão</u> é um *movimento Yang*."
6. *Qi* do Pulmão, *Qi* do Coração, *Qi* do Rim, *Qi* do Estômago, *Qi* da Bexiga e o *Qi* dos Intestinos Delgado e Grosso descem.
7. *Yang* Maior (Intestino Delgado), *Yang* Menor (Triplo Aquecedor) e *Yang* Brilhante (Intestino Grosso).
8. O espaço entre a pele e os músculos faz parte das cavidades do Triplo Aquecedor e o movimento do *Qi* para dentro e para fora deste espaço depende da entrada e da saída do *Qi* do Pulmão.
9. O Triplo Aquecedor, o Fígado e quaisquer canais que atravessem a circulação em questão.

10. As Membranas envolvem e ancoram os órgãos, os músculos e os ossos e conectam os órgãos uns aos outros.
11. "Algumas vezes, a Alma Etérea é definida como '<u>ir</u> e <u>vir</u>' da Mente."
12. Na perspectiva fisiológica, o Estômago e o Baço são centrais porque são as fontes de *Qi* e Sangue e, consequentemente, todos os órgãos dependem deles para sua nutrição. Anatomicamente, esses órgãos são centrais porque estão localizados no Aquecedor Médio, nos cruzamentos de muitos processos e movimentos do *Qi*.
13. O Fígado está no Aquecedor Inferior (e energeticamente à esquerda) e envia *Qi* para cima; os Pulmões estão no Aquecedor Inferior (e energeticamente à direita) e enviam *Qi* para baixo.
14. Estagnação do *Qi*.
15. Porque a impossibilidade de o *Qi* do Pulmão descer afeta o Fígado e a ascensão do *Yang* do Fígado.

Capítulo 5

1. Sangue.
2. Sangue.
3. Tendões. Fígado.
4. Nariz.
5. Pulmões.
6. Alma Etérea e Alma Corpórea.
7. Umidade.
8. Fígado.
9. Cuspe.
10. Queimado.

Capítulo 6

1. O Coração influencia a circulação do Sangue por todo o corpo; o Coração também é o local onde o *Qi* do Alimento é transformado em Sangue.
2. O Coração influencia o estado dos vasos sanguíneos.
3. Um vaso sanguíneo "endurecido" pode indicar estase de Sangue no Coração.
4. Pele pálida e opaca indica deficiência de Sangue do Coração.
5. Atividade mental (inclusive emoções), consciência, memória, pensamento, sono.
6. Principalmente Sangue do Coração.
7. As patologias do Coração podem ser uma deficiência ou Fogo de Coração.
8. Porque o Coração abriga a Mente, que é o único dos cinco aspectos espirituais que reconhece e sente emoções.
9. A deficiência de *Yang* do Coração pode causar transpiração espontânea durante o dia.

Capítulo 7

1. Enviar Sangue aos tendões e aos músculos durante a prática de exercícios e armazenar Sangue em relação com a menstruação.
2. Durante a realização de atividades físicas, o Sangue do Fígado vai para os tendões e os músculos; durante o repouso, ele volta para o Fígado, onde ajuda a armazenar energia.

3. O Fígado armazena Sangue e está diretamente relacionado com o Útero. Quando o Sangue do Fígado é abundante, a menstruação é normal; quando o Sangue do Fígado é escasso, as menstruações são escassas; quando o Sangue do Fígado está estagnado, as menstruações são dolorosas; quando o Sangue do Fígado tem Calor, as menstruações são profusas.

4. Em relação com o estado emocional, em relação com a digestão e em relação com o fluxo da bile.

5. O livre fluxo de *Qi* do Fígado assegura que o *Qi* do Baço suba e o *Qi* do Estômago desça, deste modo facilitando as funções de transformação e transporte do Baço e as funções de amadurecimento e decomposição do Estômago. Quando o *Qi* do Fígado está estagnado, o *Qi* do Baço não consegue ascender e isto causa fezes amolecidas; quando o *Qi* do Estômago não consegue descer, isto causa soluços, náuseas e vômitos.

6. O livre fluxo do *Qi* do Fígado é muito importante para o estado emocional. Quando o *Qi* do Fígado flui suavemente, o indivíduo sente-se feliz e relaxado; quando há estagnação do *Qi* do Fígado, o indivíduo fica taciturno, irritável ou deprimido; quando o *Qi* do Fígado rebela-se para cima (ascensão de *Yang* do Fígado), o indivíduo tende a ter explosões de raiva.

7. A raiva faz com que o *Qi* do Fígado ascenda excessivamente (condição conhecida como ascensão de *Yang* do Fígado); isto pode causar cefaleias.

8. Cãibras musculares.

9. Visão embaçada ou manchas flutuantes à frente dos olhos.

10. A Alma Etérea é responsável pelos sonhos, projetos de vida, objetivos, sentido de direção, ideais, inspiração e criatividade. Isso representa o "ir e vir da Mente (*Shen*)" e confere à Mente os atributos citados anteriormente.

11. A Alma Etérea permite à Mente seu "ir e vir", isto é, pesquisa, ideias, inspiração, criatividade, exploração; a Mente precisa controlar (manter sob controle) o "ir e vir" da Alma Etérea e deve integrar o material derivado desta última. Quando a Alma Etérea não "vai e vem" suficientemente (seja porque está fraca, ou porque o controle exercido pela Mente é exagerado), o indivíduo sente-se deprimido; quando a Alma Etérea "vai e vem" excessivamente (seja porque está hiperativa ou porque a Mente não a controla adequadamente), o indivíduo tem comportamento maníaco.

Capítulo 8

1. Os Pulmões inalam ar que, de acordo com a medicina chinesa, é entendido como um tipo de *Qi*. Os Pulmões governam o *Qi* também desempenhando um papel importante na sua formação por meio da inalação do ar que, depois de ser misturado com o *Qi* do Alimento originado do Baço, forma o *Qi* Torácico. O *Qi* Torácico forma o *Qi* Verdadeiro sob a influência do *Qi* Original.

2. Os Pulmões governam o *Qi*; o *Qi* é o comandante do Sangue e o Sangue é a mãe do *Qi*. O *Qi* Nutritivo e o Sangue fluem lado a lado nos canais e nos vasos sanguíneos. O Sangue depende da ação propulsora do *Qi* para fluir nos vasos sanguíneos. Por essas razões, os Pulmões afetam os vasos sanguíneos.

3. Os Pulmões difundem *Qi* e os fluidos corporais para o espaço existente entre a pele e os músculos. O *Qi* está presente no espaço entre a pele e os músculos na forma de *Qi* Defensivo, que protege o corpo contra invasões de fatores patogênicos externos. Além disso, os Pulmões difundem fluidos corporais ao espaço entre a pele e os músculos, onde eles formam suor e umidificam este espaço. Isso também contribui para a proteção contra fatores patogênicos externos.

4. Os Pulmões fazem o *Qi* descer aos Rins, que reagem retendo o *Qi*: a coordenação entre os Pulmões e os Rins harmoniza a respiração. Os Pulmões também fazem os fluidos corporais descerem aos Rins, que os evaporam e enviam o "vapor" resultante para os Pulmões, de forma a manter sua umidade. Além disso, os Pulmões fazem os fluidos descerem à Bexiga, de onde são excretados na forma de urina.

5. A função difusora dos Pulmões assegura a entrada e a saída normais do *Qi*, especialmente no Aquecedor Superior e no espaço entre a pele e os músculos. A descensão do *Qi* do Pulmão assegura que o *Qi* desça do Aquecedor Superior para o Aquecedor Inferior e, deste modo, eles são uma parte vital da ascensão-descensão do *Qi*.

6. Os Pulmões são como um Primeiro-Ministro (o Coração representando o Imperador) encarregado da administração do país. Assim como o Primeiro-Ministro na China antiga poderia ser encarregado de administrar todos os aspectos da vida social, os Pulmões regulam todas as atividades fisiológicas. Essa função é desempenhada de três formas: governando o *Qi*, regulando a respiração e controlando todos os canais e vasos sanguíneos. A combinação dessas três atividades significa que os Pulmões – por meio do *Qi*, da respiração e de todos os canais e vasos sanguíneos – influenciam todas as atividades fisiológicas (porque o *Qi* é a base de todo transporte e de toda transformação).

7. A difusão do *Qi* e dos fluidos para o espaço entre a pele e os músculos regula os fluidos do Aquecedor Superior e controla a transpiração. Por essa razão, o Aquecedor Superior é comparado com uma "névoa". A descensão do *Qi* e dos fluidos para o Aquecedor Inferior (Rins e Bexiga) assegura que os fluidos sejam mobilizados do Aquecedor Superior ao Inferior e também que sejam excretados adequadamente pela Bexiga.

8. Os Pulmões abrigam a Alma Corpórea. Isso é descrito como a "entrada e saída" da Essência. Isso significa que, por meio da Alma Corpórea, a Essência "entra e sai": isto indica que a Essência desempenha função importante em todos os processos fisiológicos. Em particular, seguindo a Alma Corpórea (e, consequentemente, os Pulmões), a Essência vai para o espaço entre a pele e os músculos, onde desempenha um papel importante na proteção contra fatores patogênicos externos.

9. Os Pulmões difundem *Qi* e líquidos para a pele e para o espaço entre a pele e os músculos. Quando o *Qi* é regulado adequadamente e os Pulmões difundem *Qi* Defensivo para esse espaço, o indivíduo tem resistência normal aos fatores patogênicos. Quando os Pulmões não conseguem difundir o *Qi* (em razão de uma deficiência dos Pulmões, diz-se que o espaço fica muito "aberto" e isto torna o indivíduo suscetível às invasões dos fatores patogênicos externos. Quando os Pulmões difundem fluidos para o espaço entre

a pele e os músculos, a transpiração é regulada adequadamente. Quando a difusão dos fluidos nesse espaço por ação dos Pulmões é dificultada (por uma deficiência de *Qi* do Pulmão), o indivíduo pode transpirar excessivamente.

Capítulo 9

1. As funções do Baço de transformar e transportar são essenciais à formação do *Qi* e do Sangue. O Baço realiza a primeira transformação das essências do alimento que, por um processo de transformação, forma o *Qi* do Alimento (*Gu Qi*). Por sua vez, o *Gu Qi* é levado aos Pulmões, onde se mistura com o ar e forma *Qi* Torácico, assim como ao Coração para produzir Sangue. A função de transporte do Baço é fundamental à mobilização adequada das essências do alimento e do *Qi* do Alimento.

2. Depois que os líquidos ingeridos chegam ao Estômago, o Baço transforma-os em uma parte pura e outra impura; em seguida, este órgão transporta essa parte pura para cima até os Pulmões, enquanto a parte impura desce para os Intestinos.

3. Aos Pulmões (para formar *Qi* Torácico) e ao Coração (para produzir Sangue).

4. O *Qi* do Baço ascende e o *Qi* do Estômago desce. Essa coordenação da ascensão e da descensão do *Qi* no Aquecedor Médio é essencial à transformação e ao transporte das essências do alimento, do *Qi* e dos fluidos para cima e para baixo.

5. Primeiramente, o Baço controla o Sangue no sentido de que mantém o sangue nos vasos sanguíneos; em segundo lugar, o Baço controla o Sangue no sentido de que o *Qi* do Alimento é a base para a formação do Sangue.

6. O *Qi* do Baço ascende para a cabeça: isto representa a ascensão do *Qi* ou *Yang* puro, que ativa a função dos orifícios dos sentidos. A sensação de entorpecimento e peso na cabeça pode ser atribuída ao *Qi* deficiente que não ascende à cabeça, ou à retenção de Umidade na cabeça, esta última em consequência da impossibilidade de que o *Qi* do Baço ascenda.

7. O *Qi* do Baço nutre os músculos trazendo-lhes *Qi* e as essências do alimento. A deficiência de *Qi* do Baço nessa área é uma causa muito comum da sensação de fadiga.

8. O *Qi* do Baço levanta os órgãos internos: por esta razão, a deficiência dessa função pode causar prolapso de algum órgão.

9. O Intelecto (*Yi*) controla a memória, a focalização, a concentração e as ideias. Ele é responsável não tanto pela memória dos eventos passados, mas pela memória como capacidade de armazenar dados durante a atividade profissional ou escolar de um indivíduo.

10. A introspecção consiste em pensar exageradamente, matutar (ou "ruminar"), mortificar-se pelo passado, até o ponto de ter pensamentos obsessivos. A introspecção "amarra" o *Qi* do Baço, isto é, provoca sua estagnação.

Capítulo 10

1. O óleo da lâmpada representa o *Yin* do Rim, enquanto a chama representa o *Yang* do Rim. Quando o óleo diminui, o mesmo acontece com a chama; quando o óleo aumenta muito, ele pode abafar a chama.

2. Porque são fundamentalmente um e interdependentes: a deficiência de um implica obrigatoriamente na deficiência do outro.

3. Crescimento, reprodução, desenvolvimento, maturação sexual, ciclos de 7 e 8 anos, concepção, gravidez, menopausa e envelhecimento.

4. O declínio da Essência do Rim das mulheres na menopausa significa que a Essência não nutre a Medula e os ossos, de forma que se tornam frágeis, resultando em osteoporose.

5. Os Rins são a "porta" que controla a micção; afetam a excreção de fluidos no Aquecedor Inferior; o *Yang* do Rim afetam a capacidade dos Intestinos de transformar e separar fluidos; recebem fluidos dos Pulmões e enviam fluidos vaporizados de volta a estes órgãos; o *Yang* do Rim fornece calor ao Baço, para que este órgão possa transformar e transportar fluidos.

6. Quando os Rins não recebem e não seguram o *Qi* embaixo, ele escapa para cima e provoca dispneia e asma.

7. Incontinência urinária, espermatorreia ou diarreia (extravasamento da uretra, do canal espermático ou do ânus).

8. Os Rins controlam o Portão da Vitalidade ou Fogo Ministerial, que fornece o calor necessário a todas as nossas funções corporais. Quando o *Yang* do Baço e o *Yang* do Rim estão deficientes e o paciente tem sinais e sintomas como fadiga, esgotamento e edema, é necessário tonificar o Fogo Ministerial do Rim.

9. Pútrido, preto, salgado, frio, gemido.

10. A Secura interna pode ser causada pela deficiência do Estômago, da perda profusa de fluidos (p. ex., por transpiração ou diarreia) ou do tabagismo. A Secura interna pode provocar danos ao *Yin* do Rim.

Capítulo 11

1. O Pericárdio funciona como uma cobertura externa do Coração, protegendo-o contra ataques de fatores patogênicos externos. (Quando o Coração é atacado por um fator patogênico, acredita-se que a Mente-Espírito seja afetada e isto pode ser fatal. Quando um fator patogênico ataca o Coração, primeiramente ele agride o Pericárdio: por esta razão, o Coração não tem um ponto de transporte Riacho.)

2. De acordo com a teoria dos Órgãos Internos, as duas funções principais do Pericárdio são semelhantes às do Coração: governar o Sangue e abrigar a Mente-Espírito.

3. Os pontos do canal do Pericárdio podem revigorar ou resfriar o Sangue.

4. Os pontos do canal do Pericárdio podem estimular ou acalmar a Mente-Espírito. Por exemplo, o ponto PC-6 *Neiguan* estimula a mente e atenua a depressão, enquanto PC-7 *Daling* acalma a mente e relaxa a ansiedade.

5. O canal do Pericárdio afeta a área existente no centro do tórax.

6. Em termos de relações entre os canais, o canal do Pericárdio mantém uma relação de interior-exterior com o canal do Triplo Aquecedor, ou seja, o Pericárdio é *Yin* e o Triplo Aquecedor é *Yang*.

7. O Fogo Ministerial origina-se da região entre os Rins, onde reside o Fogo do Portão da Vitalidade. O Fogo Ministerial sobe e comunica-se com o Fígado, o Triplo Aquecedor e o Pericárdio. Na perspectiva dos canais, o Pericárdio está relacionado interior-exteriormente com o Triplo Aquecedor; na perspectiva dos Cinco Elementos, o Pericárdio e o Triplo Aquecedor são conhecidos como "Fogo Ministerial", porque eles atuam como ministros auxiliando o Imperador, isto é, o Coração. Por essa razão, o "Fogo Ministerial" que se origina do Fogo do Portão da Vitalidade é diferente do "Fogo Ministerial" no contexto da teoria dos Cinco Elementos.

Capítulo 12

Coração e Pulmões

1. O Coração governa o Sangue e os Pulmões governam o *Qi*; a relação entre o Coração e os Pulmões é essencialmente a relação entre o *Qi* e o Sangue.
2. *Qi* e Sangue são mutuamente dependentes, porque o primeiro é o comandante do segundo e o segundo é a mãe do primeiro. O Sangue necessita do poder do *Qi* para circular dentro dos vasos sanguíneos. Além disso, o Sangue precisa do calor do *Qi* para circular, enquanto o *Qi* precisa da "imersão" ou qualidade líquida do Sangue como veículo para que possa circular.
3. Quando há deficiência de *Qi* do Pulmão, isto pode causar estagnação de *Qi* do Coração que, por sua vez, pode acarretar estase de Sangue do Coração.
4. Excesso de Calor no Coração resseca os fluidos dos Pulmões e causa tosse seca, ressecamento nasal e sede.
5. É comum encontrar deficiências simultâneas de *Qi* do Pulmão e do Coração, porque ambos estão situados no tórax e são afetados pelo *Qi* Torácico.
6. O *Qi* Torácico reúne-se no tórax, afetando as funções do Coração e dos Pulmões e a circulação do *Qi* e do Sangue. Quando o *Qi* Torácico está fraco, o *Qi* e o Sangue do Pulmão e do Coração diminuem, causando sinais e sintomas como voz fraca e mãos frias.
7. A tristeza causa depleção de *Qi* do Coração e do Pulmão.

Coração e Fígado

1. O Coração governa o Sangue, enquanto o Fígado armazena Sangue e regula o volume sanguíneo: estas duas funções precisam ser coordenadas e harmonizadas.
2. A deficiência de Sangue do Fígado pode causar deficiência de Sangue do Coração, na medida em que quantidades insuficientes de Sangue são armazenadas pelo Fígado para nutrir o Coração, causando palpitações e insônia. De acordo com a teoria dos Cinco Elementos, isso poderia ser descrito como "a Mãe que não nutre o Filho".
3. A deficiência de Sangue do Coração pode interferir com a capacidade do Fígado de regular o Sangue, acarretando sinais e sintomas como tontura e sonhos excessivos. De acordo com a teoria dos Cinco Elementos, essa relação poderia ser descrita como "Filho drenando a Mãe".
4. O Coração abriga a Mente (*Shen*) e o Fígado abriga a Alma Etérea (*Hun*). A Alma Etérea representa o "ir e vir" da Mente, possibilitando o que poderia ser descrito como "movimento" da Mente no sentido de inspiração, visão e senso de direção.

5. O Coração abriga a Mente (*Shen*) e afeta o humor e o "astral" do indivíduo, enquanto o Fígado é responsável pelo livre fluxo do *Qi*. Esse livre fluxo do *Qi* assegura que as emoções do indivíduo sejam sentidas de forma equilibrada: elas não são reprimidas e são expressas adequadamente.

Coração e Rins

1. O Coração pertence ao Fogo, os Rins à Água. Fogo é *Yang* por natureza e corresponde a movimento; Água é *Yin* por natureza e corresponde à imobilidade. É importante que o Coração e os Rins estejam em equilíbrio, porque ambos representam as duas polaridades de *Yin* e *Yang*:
   i. Na perspectiva da teoria dos Cinco Elementos, Fogo e Água controlam-se mutuamente. O Fogo seca a Água, enquanto esta última apaga o Fogo.
   ii. Na perspectiva dos Órgãos Internos, Fogo e Água interagem e apoiam-se mutuamente. Assim como o *Qi* do Pulmão no Aquecedor Superior desce para que possa ser retido pelo *Qi* do Rim no Aquecedor Inferior, o *Qi* do Coração do Aquecedor Superior desce de forma que possa ser retido pelo *Qi* do Rim. Enquanto o *Qi* do Coração desce aos Rins, o *Qi* do Rim ascende ao Coração. Em termos mais claros, o *Yang* do Coração desce para aquecer o *Yin* do Rim; o *Yin* do Rim ascende para nutrir e resfriar o *Yang* do Coração. Isso é conhecido como "sustentação mútua do Fogo e da Água", ou "apoio mútuo do Coração e dos Rins".
2. Quando há deficiência de *Yang* do Rim, os Rins não conseguem desempenhar sua função de transformar os fluidos, que podem transbordar para cima e causar o padrão de "Água agredindo o Coração".
3. Quando há deficiência de *Yin* do Rim, ele não consegue nutrir o *Yin* do Coração. Isso leva à formação de Calor-Vazio dentro do Coração, que se evidencia por sinais e sintomas como palpitações, inquietude mental, insônia, rubor malar e transpiração noturna.
4. O Coração abriga a Mente, enquanto os Rins armazenam a Essência. Mente e Essência tem a mesma raiz, porque a primeira é a substância fundamental a partir da qual se origina a segunda. Essência, *Qi* e Mente são três estados diferentes de condensação do *Qi* – Essência é o mais denso, o *Qi* é mais rarefeito e a Mente o mais sutil e imaterial.
5. Quando a Essência de um indivíduo está fraca, isto reflete no estado da Mente: o indivíduo não tem vitalidade, autoconfiança e força de vontade.
6. Quando a Mente é perturbada por problemas emocionais, ela não consegue direcionar a Essência e isto se evidencia por falta de motivação e sensação de fadiga constante.
7. O aspecto espiritual do Rim é conhecido como *Zhi*, ou Força de Vontade.
8. Quando a Essência do Rim está fraca, a Força de Vontade consequentemente diminui. Isso afeta negativamente a Mente: o indivíduo sente-se deprimido e não tem vitalidade, força de vontade e determinação.
9. O ciclo menstrual é um fluxo de *Yin* e *Yang* do Rim, na medida em que os Rins são a origem de *Tian Gui*, que é a base do sangue menstrual. Durante a primeira metade do ciclo menstrual, *Yin* aumenta até alcançar seu nível máximo na ovulação. Com a ovulação, *Yin* começa a diminuir e *Yang*

a aumentar, alcançando seu nível máximo pouco antes do início da menstruação. Esse declínio e fluxo de *Yin* e *Yang* são determinados pelo *Yin* e *Yang* do Rim. A ovulação assinala uma mudança de *Yin* para *Yang* (*Yin* alcançou seu máximo), enquanto o início da menstruação marca uma mudança de *Yang* para *Yin*.

10. (i) Enquanto os Rins constituem a base material (*Tian Gui*) para o declínio e o fluxo de *Yin* e *Yang*, o Coração fornece o estímulo para a transformação de *Yin* em *Yang* e vice-versa. (ii) O *Qi* e o Sangue do Coração descem durante a menstruação para estimular o fluxo descendente de sangue durante a menstruação e a eliminação dos óvulos durante a ovulação.

Fígado e Pulmões

1. A relação entre o Fígado e os Pulmões reflete a relação entre o *Qi* e o Sangue. Os Pulmões governam o *Qi*, enquanto o Fígado armazena e regula o Sangue: *Qi* e Sangue são mutuamente dependentes para desempenhar suas respectivas funções.

2. O Fígado depende do *Qi* do Pulmão para regular o Sangue, porque o *Qi* do Pulmão atrai o Sangue para dentro dos vasos sanguíneos (o *Qi* é o comandante do Sangue).

3. O Sangue do Fígado fornece umidade e nutrição necessárias para que o *Qi* do Pulmão circule normalmente (Sangue é a mãe do *Qi*).

4. O *Qi* do Pulmão desce, enquanto o *Qi* do Fígado ascende. Embora o *Qi* do Fígado flua em todas as direções, nesse contexto ele ascende para coordenar o movimento do *Qi* com os Pulmões. É importante lembrar esse é o movimento ascendente fisiológico normal, não o movimento ascendente patológico do *Yang* do Fígado quando ele ascende. A descensão do *Qi* do Pulmão depende da ascensão do *Qi* do Fígado e vice-versa.

5. Quando há deficiência de *Qi* do Pulmão e ele não consegue descer, isto pode afetar a função do Fígado de assegurar o livre fluxo de *Qi*, impedindo que o *Qi* deste último órgão ascenda e provoque a sua estagnação. Nesses casos, o paciente tem inquietude (atribuída à deficiência de *Qi*), depressão (causada pela estagnação de *Qi* do Fígado), tosse e dor na região do hipocôndrio. Essa condição corresponde à "Madeira agredindo Metal".

Fígado e Baço

1. *Qi* do Fígado: (i) assegura o livre fluxo do *Qi* por todo o corpo; (ii) assegura o livre fluxo da bile, que facilita a digestão.

2. A direção normal do *Qi* do Baço é para cima.

3. O *Qi* do Fígado estagnado impede o fluxo ascendente do *Qi* do Baço. Isso causa distensão abdominal, dor na região do hipocôndrio e fezes amolecidas. De acordo com a teoria dos Cinco Elementos, essa condição corresponde a "Madeira dominando Terra".

4. Quando há deficiência de *Qi* do Baço, suas funções de transformar e transportar alimentos e fluidos são prejudicadas. Os alimentos e os fluidos não são digeridos adequadamente e ficarão retidos no Aquecedor Médio, geralmente também com formação de Umidade. Por sua vez, isso pode prejudicar a circulação do *Qi* do Fígado e dificultar o livre fluxo de *Qi* no Aquecedor Médio, causando distensão abdominal, dor na região do hipocôndrio e irritabilidade. De acordo com

a teoria dos Cinco Elementos, essa condição corresponde a "Terra agredindo Madeira".

5. O Baço produz Sangue; o Fígado armazena Sangue.

Fígado e Rins

1. O Sangue do Fígado nutre e repõe a Essência do Rim e esta, por sua vez, contribui para a formação do Sangue porque a Essência produz Medula Óssea, que é responsável pela produção do Sangue. Os Rins também contribuem para a produção de Sangue por meio da ação do *Qi* Original: o *Qi* Original facilita a transformação do *Qi* do Alimento em Sangue no Coração.

2. O *Yin* do Rim nutre o *Yin* e o Sangue do Fígado. De acordo com a teoria dos Cinco Elementos, essa condição é conhecida como "Água nutrindo Madeira".

3. Sem a nutrição fornecida pelo Sangue do Fígado, a Essência do Rim pode enfraquecer, resultando em sintomas como surdez, tinido e poluções noturnas.

4. Quando há deficiência de *Yin* do Rim, o *Yin* do Fígado (e, consequentemente, o Sangue do Fígado) também se torna deficiente, porque o *Yin* do Rim é a base do *Yin* do Fígado. A deficiência de *Yin* do Fígado pode provocar ascensão de *Yang* do Fígado, que causa sintomas como visão turva, tinido, tontura, cefaleia e irritabilidade.

5. O Fígado armazena Sangue e é responsável por fornecer sangue ao Útero. Os Rins são a origem do *Tian Gui*, que é a substância a partir da qual se origina o sangue menstrual. Por essa razão, o funcionamento saudável do Fígado e dos Rins como órgãos é fundamental para assegurar um ciclo menstrual regular e normal.

6. Os canais do Fígado e dos Rins estão diretamente relacionados com os Vasos Concepção e Penetrador (*Ren Mai* e *Chong Mai*).

Baço e Pulmões

1. O Baço extrai a Essência refinada do alimento e a envia para cima aos Pulmões, onde ela é combinada com o ar para formar o *Qi* Torácico.

2. O *Qi* do Pulmão desce. O Baço depende do movimento descendente do *Qi* do Pulmão para facilitar suas funções de transformar e transportar Fluidos Corporais. Quando o Baço não consegue transformar e transportar fluidos, pode haver edema.

3. Quando há deficiência de *Qi* do Baço, o *Qi* do Alimento torna-se deficiente e a formação de *Qi* (especialmente *Qi* do Pulmão) é prejudicada. O paciente pode ter sintomas como dispneia, fadiga e voz fraca. De acordo com a teoria dos Cinco Elementos, essa condição pode ser descrita como "Terra não produzindo Metal".

4. Quando há deficiência de *Qi* do Baço, os fluidos não são transformados e isto resulta na formação de Fleuma. Em geral, a Fleuma acumula-se nos Pulmões, dificultando sua função normal. Por isso, afirma-se que "o Baço é a origem da Fleuma e os Pulmões armazenam Fleuma".

Baço e Rins

1. O *Qi* Pós-Celestial repõe continuamente o *Qi* Pré-Celestial com o *Qi* originado do alimento. O *Qi* Pré-Celestial colabora com a produção do *Qi* Pós-Celestial fornecendo o calor necessário à digestão e à transformação (por meio do Fogo do Portão da Vitalidade).

2. Quando há deficiência de *Qi* do Baço, a quantidade de *Qi* produzido não é suficiente para repor a Essência do Rim e isto provoca seu enfraquecimento. Isso pode causar fadiga, dor lombar, falta de apetite, tinido e tontura.

3. Quando há deficiência de *Yang* do Rim, o Fogo do Portão da Vitalidade não consegue aquecer e ajudar o Baço em sua função de transformar e transportar alimentos e fluidos, resultando em sintomas como fezes amolecidas, diarreia e sensação de frio em geral. A Umidade pode acumular-se e formar edema. De acordo com a teoria dos Cinco Elementos, essa condição pode ser descrita como "Fogo não produzindo Terra".

4. O *Yang* do Rim fornece o calor necessário a que o Baço transforme e transporte os fluidos. Como o *Qi* do Baço transporta e transforma os fluidos, ele ajuda os Rins em sua função de transformar e excretar fluidos. Quando o *Qi* do Baço não consegue transformar e transportar fluidos, eles podem acumular-se e formar Umidade. A formação de Umidade prejudica a função dos Rins de governar a Água; por sua vez, isto agrava ainda mais a condição de Umidade.

Pulmões e Rins

1. Os Pulmões enviam *Qi* e fluidos para baixo até os Rins. Os Rins respondem retendo o *Qi* embaixo, evaporando parte dos fluidos e enviando o vapor resultante de volta aos Pulmões de forma a mantê-los úmidos.

2. O *Qi* Torácico e o *Qi* Original ajudam-se mutuamente. O *Qi* Torácico flui para baixo de forma a ajudar os Rins, enquanto o *Qi* Original do Rim flui para cima para facilitar a respiração.

3. Quando há deficiência de *Qi* do Pulmão, ele não consegue enviar fluidos para baixo e os Pulmões não podem comunicar-se com os Rins e a Bexiga, causando incontinência ou retenção urinária.

4. Quando há deficiência de *Yang* do Rim, que não conseguem transformar e excretar fluidos no Aquecedor Inferior, estes podem acumular-se e formar edema. Isso pode prejudicar as funções dos Pulmões de fazer descer e dispersar, causando sintomas como dispneia ou tosse.

5. A deficiência de *Yin* do Rim causa deficiência de fluidos no Aquecedor Inferior. Os fluidos não conseguem umidificar os Pulmões e isto provoca deficiência de *Yin* deste órgão. Os sintomas resultantes da deficiência de *Yin* do Rim e do Pulmão incluem ressecamento da garganta à noite, tosse seca, sudorese noturna e sensação de calor nas palmas das mãos e plantas dos pés.

Baço e Coração

1. O Baço produz Sangue (porque ele fornece Essência do Alimento, que é a base do Sangue), enquanto o Coração governa o Sangue.

2. Quando o *Qi* do Baço está deficiente e não consegue produzir Sangue suficiente, isto pode causar deficiência de Sangue do Coração, que causa sintomas como tontura, palpitações, memória fraca e insônia.

Capítulo 13

1. Falta de apetite, eructações, náuseas e vômitos indicam enfraquecimento da função do Estômago de "receber".

2. O papel do Estômago na transformação dos alimentos implica que este órgão (e também o Baço) seja a origem de todo o *Qi* e Sangue produzidos depois do nascimento. Por essa razão, "*Qi* do Estômago" tornou-se sinônimo de prognóstico favorável e até mesmo de vitalidade.

3. Saburra branca e fina com raiz.

4. Fadiga e fraqueza dos músculos dos membros.

5. Quando o *Qi* do Estômago não consegue descer, o alimento fica estagnado no Estômago e isto causa sensações de plenitude e distensão, regurgitação ácida, eructações, soluços, náuseas e vômitos.

6. Os Rins transformam fluidos no Aquecedor Inferior. Quando essa função dos Rins é prejudicada, os fluidos ficam estagnados no Aquecedor Inferior e transbordam para cima até o Estômago, dificultando a digestão. A deficiência crônica de fluidos no Estômago (*Yin* do Estômago) quase sempre provoca deficiência de *Yin* do Rim.

7. Fogo de Estômago ou Fleuma Fogo no Estômago.

8. As funções do Estômago de amadurecer e decompor estão diretamente coordenadas com as funções do Baço de transformar e transportar as essências do alimento. O transporte do *Qi* do Alimento pelo Baço a todo o corpo depende do *Qi* do Estômago. A função do Estômago como origem dos fluidos depende da função do Baço de transformar os Fluidos Corporais.

Capítulo 14

1. A parte "pura" é transportada pelo Baço para todas as partes do corpo para nutrir os tecidos. A parte "impura" é transferida ao Intestino Grosso e à Bexiga para ser excretada.

2. Eles são levados ao Intestino Grosso, em parte para reabsorção, em parte para excreção nas fezes.

3. Urina escura e escassa.

4. O Intestino Delgado afeta o raciocínio e a clareza mental e fornece-nos a capacidade de distinguir claramente questões relevantes antes que possamos tomar uma decisão. A Vesícula Biliar fornece-nos coragem para tomar a decisão.

5. Porque o Intestino Delgado e o Coração estão relacionados interior-exteriormente. O Fogo de Coração é transmitido ao Intestino Delgado, que interfere na separação dos fluidos e resulta no extravasamento de Sangue com eliminação de sangue na urina.

Capítulo 15

1. Distensão abdominal, constipação intestinal.

2. O Intestino Grosso reabsorve a quantidade necessária de fluidos, assegurando que os intestinos não fiquem muito secos ou muito úmidos.

3. IG-4 *Hegu*.

4. Quando o *Qi* do Pulmão está deficiente e não desce, o *Qi* do Intestino Grosso pode tornar-se incapaz de descer, causando constipação intestinal. Por outro lado, quando há constipação intestinal, a estagnação no Intestino Grosso pode dificultar a descensão do *Qi* do Pulmão, resultando em dispneia.

Capítulo 16

1. Esse é o único órgão *Yang* que não lida com alimentos, fluidos e seus subprodutos e que não se comunica diretamente com o exterior (por meio da boca, do reto ou da uretra). Como ele armazena uma substância refinada (bile), a Vesícula Biliar é muito semelhante a um órgão *Yin*.

2. A Vesícula Biliar armazena e excreta bile nos Intestinos para facilitar a digestão. Além disso, ela transmite o Fogo Ministerial aos Rins para aquecer o Baço e os Intestinos e facilitar a digestão. O *Qi* da Vesícula Biliar participa do livre fluxo de *Qi* do Fígado, que assegura o livre fluxo da bile até os intestinos. Além disso, o *Qi* da Vesícula Biliar facilita a ascensão e o livre fluxo do *Qi* do Fígado que, em relação com a transformação no Estômago e no Baço, ajuda o *Qi* do Estômago a descer e o *Qi* do Baço a subir.

3. O Fígado nutre os tendões com seu Sangue, enquanto a Vesícula Biliar fornece *Qi* aos tendões para assegurar a mobilidade e a agilidade normais.

4. A deficiência da Vesícula Biliar causa indecisão, timidez e tendência a ficar desanimado frente à mínima adversidade.

5. O *Qi* da Vesícula Biliar facilita a ascensão e o livre fluxo do *Qi* do Fígado no plano mental, estimulando o movimento da Alma Etérea que, por sua vez, confere mobilidade à mente e resulta em inspiração, planejamento, ideias, iniciativa e criatividade.

6. Quando todas as dúvidas estão esclarecidas, a Vesícula Biliar proporciona coragem para agir.

Capítulo 17

1. Do *Yang* do Rim e do Fogo do Portão da Vitalidade.

2. Urina clara e abundante.

3. O *Qi* do Coração desce na direção do Intestino Delgado e da Bexiga, facilitando a excreção da urina. O canal Divergente da Bexiga passa pelo Coração. As desarmonias do Coração podem ser transmitidas à Bexiga por meio do Intestino Delgado, acarretando sintomas urinários.

4. O *Qi* do Pulmão desce aos Rins e à Bexiga para facilitar a transformação e a excreção da urina.

5. Os Rins e a Bexiga estão interior-exteriormente relacionados. O *Yang* do Rim fornece *Qi* e calor para a transformação dos fluidos na Bexiga, enquanto este órgão transforma e excreta os fluidos "impuros" dos Rins.

Capítulo 18

1. (i) O Aquecedor Médio transmite *Qi* Original ao Baço para transformar e transportar a essência do alimento; (ii) o Aquecedor inferior assegura que o *Qi* Original aqueça os Rins para transformar os fluidos; (iii) o Aquecedor Superior facilita a transformação do *Qi* Torácico em *Qi* Verdadeiro; (iv) o Aquecedor Superior facilita a transformação do *Qi* do Alimento em Sangue no Coração.

2. "*O Qi Nutritivo origina-se do Aquecedor Médio; o Qi Defensivo origina-se do Aquecedor Inferior.*"

3. O Capítulo 8 do livro *Questões Simples* afirma que "*O Triplo Aquecedor é o oficial encarregado dos escoadouros*"; aqui, a metáfora é com o sistema de irrigação.

4. Aquecedor Superior: suor; Aquecedor Médio: fluidos do Estômago; Aquecedor Inferior: urina.

5. O Aquecedor Superior deixa sair o *Qi* Defensivo (direcionando-o aos Pulmões); o Aquecedor Médio deixa sair o *Qi* Nutritivo (para todos os órgãos); e o Aquecedor Inferior deixa sair os fluidos refugados (para a Bexiga).

6. O *Qi* Original fornece o calor necessário à transformação do alimento. O Triplo Aquecedor funciona como um intermediário, que transmite esse calor ao Baço.

7. a) "O Aquecedor Superior é como um vapor"; b) "O Aquecedor Médio é como uma câmara de maceração"; c) "O Aquecedor Inferior é como um ralo de drenagem".

8. Aquecedor Superior: *Qi* Torácico (*Zong Qi*); Aquecedor Médio: *Qi* Nutritivo (*Ying Qi*); Aquecedor Inferior: *Qi* Original (*Yuan Qi*).

9. O Triplo Aquecedor controla a entrada e a saída do *Qi* e dos fluidos nas cavidades articulares, que contribuem para lubrificar as membranas sinoviais.

10. O Triplo Aquecedor funciona como uma "dobradiça" no plano físico, estabelecendo o equilíbrio entre o movimento de saída em relação com os demais órgãos e o movimento de entrada em relação consigo próprio.

Capítulo 19

1. Porque, embora sejam ocos como os outros órgãos *Yang*, eles armazenam a essência *Yin*, em vez de excretá-la.

2. Quando a Essência do Rim está fraca, os Vasos Concepção e Penetrador ficam vazios, o Útero não é irrigado adequadamente por Sangue e Essência e o resultado disto é amenorreia.

3. O sangue menstrual (*Tian Gui*) é um líquido precioso originado diretamente da Essência do Rim e, tanto em sua origem quanto em sua natureza, é diferente do Sangue do corpo. Os Rins também são a mãe do Fígado (com base na teoria dos Cinco Elementos), que fornece Sangue ao Útero, mas também estão diretamente relacionados com os Vasos Concepção e Penetrador, que regulam o *Qi* e o Sangue do Útero.

4. (i) O *Qi* e o Sangue do Coração descem ao Útero para facilitar a eliminação do sangue menstrual durante a menstruação e a expulsão dos óvulos durante a ovulação; (ii) O *Qi* e o Sangue do Coração descem para efetuar a transformação do *Yang* em *Yin* no início do período menstrual e do *Yin* em *Yang* durante a ovulação; (iii) o Sangue do Coração nutre o útero; (iv) o *Yang* do Coração desce para encontrar-se com a Essência do Rim para formar o sangue menstrual (*Gian Gui*).

5. O Fígado desempenha a função de armazenar e regular o Sangue e assegurar o livre fluxo de *Qi*. Quando há estagnação de *Qi* do Fígado, isto pode causar estase de Sangue do Fígado, que afeta o Útero e provoca dor e eliminação de sangue coagulado e escuro.

6. Os Rins e o Coração: a Essência do Rim forma Medula, que preenche o Cérebro e a medula espinal. O Sangue do Coração é o responsável pela nutrição do Cérebro.

7. O declínio da Essência do Rinm com o envelhecimento causa deficiência de Medula, que não consegue nutrir os ossos e acarreta osteoporose.

8. Porque são ocos e "abrigam" o Sangue (e também estão relacionados com os Rins por meio da função destes órgãos de facilitar a formação do Sangue).

9. Dispneia e aversão a falar.

10. VG-20 *Baihui* e VG-16 *Fengfu*.

Capítulo 20

1. Raiva provoca ascensão do *Qi*.

2. Medo causa descensão do *Qi*.

3. Todas as emoções afetam o Coração que, em razão de sua função de abrigar a Mente e a consciência, é o único órgão capaz de reconhecer e sentir estresse emocional. Desse modo, as emoções derivadas dos órgãos internos podem causar indiretamente Calor no Coração, que torna a ponta da língua Vermelha.

4. As emoções podem causar estagnação do *Qi*. Quando o *Qi* fica "comprimido" por algum tempo, isto resulta na formação de Calor e depois Fogo.

5. Qualquer um dos seguintes: cefaleia, tontura, tinido, rigidez cervical, manchas no pescoço, rubor facial.

6. Qualquer um dos seguintes: palpitações, insônia, inquietude, verborreia, ponta da língua vermelha.

7. "A tristeza dissolve o *Qi* e afeta o Coração e os Pulmões."

8. Sua preocupação bloqueou seu *Qi* e afetou principalmente o Baço.

9. O medo esgota o *Yin* do Rim, que resulta na formação de Calor-Vazio no Coração e causa sintomas como palpitações, insônia etc.

10. O choque é evidenciado no pulso "móvel": curto, rápido, deslizante, com formato de um caroço de feijão e que parece vibrar à medida que pulsa.

Capítulo 21

1. Quando o clima é especialmente rigoroso, mesmo um indivíduo com *Qi* Defensivo forte poderia ficar relativamente mais fraco e isto poderia causar uma invasão externa. Isso também pode acontecer quando o clima muda rapidamente.

2. Os pulmões e o outono.

3. Os Quatro Níveis são: *Qi* Defensivo (*Wei*), *Qi*, *Qi* Nutritivo (*Ying*) e Sangue (*Xue*). O nível do *Qi* Defensivo está no Exterior, enquanto os outros três estão no Interior.

4. Como tendem a formar Calor, a invasão de Vento provavelmente se combina com eles para manifestar um padrão de Vento-Calor, ainda que esteja no meio do inverno.

5. É comum dizer que Vento-Frio penetra por meio da pele, enquanto Vento-Calor por meio do nariz e da boca.

6. Um padrão externo é definido pela localização do fator patogênico, que pode ser o espaço entre a pele e os músculos e os canais (o "Exterior" do corpo).

7. Aversão ao frio é uma invasão externa que começa repentinamente e não é aliviada pela aplicação de cobertores no corpo. A sensação de frio causada pela deficiência de *Yang* é crônica e pode ser aliviada com a colocação de cobertores no corpo.

8. Por meio da palpação da fronte e do dorso do paciente, que poderiam estar quentes ao toque.

9. Três dos seguintes: aversão ao frio, febre, dor de garganta, espirros, coriza, rigidez na região occipital, pulso Flutuante.

10. Frio invadindo o Estômago, Frio invadindo os Intestinos, Frio invadindo o Útero.

Capítulo 22

1. Uma constituição fraca pode ser causada pelos seguintes fatores: pais em condições precárias de saúde; pais muito idosos; concepção com os pais embriagados; ingestão de álcool, tabagismo ou uso de drogas pela mãe; uso de fármacos durante a gravidez; choque sofrido pela mãe durante a gestação.

2. Orelhas muito pequenas com lobos curtos.

3. Excesso de trabalho causa deficiência de *Yin*, principalmente deficiência de *Yin* do Rim (ou, nos casos extremos, até mesmo deficiência de Essência do Rim).

4. A falta de exercícios causa estagnação do *Qi* e pode resultar na formação de Umidade.

5. O desejo sexual excessivo poderia ser causado pela deficiência de *Yin* do Rim com Calor-Vazio ou Calor-Cheio do Fígado e/ou do Coração. A falta de desejo sexual poderia ser causada pela deficiência de *Yang* do Rim.

6. A ingestão excessiva de saladas e frutas enfraquece o Baço que, então, não consegue transformar e transportar alimentos e fluidos adequadamente, resultando no acúmulo de peso.

7. Os betabloqueadores tendem a tornar o pulso lento e profundo.

8. O uso prolongado de maconha parece causar deficiência dos Rins e enfraquecer o *Zhi*, além de afetar desfavoravelmente o Sangue do Coração.

Capítulo 23

1. Face, orelha, língua e segundo metacarpo.

2. Pele, olhos, estado mental e respiração.

3. Qualquer um dos seguintes: pele avermelhada, dentes largos, cabeça pequena e pontiaguda, músculos dos ombros bem desenvolvidos, cabelos cacheados ou ralos, mãos e pés pequenos, hábito de andar apressadamente.

4. Duas rachaduras transversais pequenas na área dos Pulmões na língua e um pulso que se estende da posição Anterior para cima na direção da região medial do polegar.

5. Deficiência crônica de Sangue ou de *Yin*.

6. Deficiência de *Yin* do Rim com Calor-Vazio.

7. Deficiência de Sangue do Fígado com Vento interno.

8. "Lustro" (pele brilhante, luminosa e lustrosa) para pele que tem "espírito". "Umidade" (pele firme e úmida) para a pele que tem "*Qi* do Estômago".

9. Umidade-Calor com predomínio de Calor tende a causar coloração amarelo-alaranjada e brilhante, enquanto a pele é amarelo-opaca e enfumaçada quando há Umidade.

10. Baço.

11. Calor no Estômago e no Baço.

12. O "edema de água" (*shui zhong*) é causado pela deficiência de *Yang* e a compressão da pele forma cacifo e alterações da cor. O "edema de *Qi*" é causado pela estagnação de *Qi* ou por Umidade e a pele não forma cacifo ou muda de cor quando é pressionada.

13. Vento e Fleuma no Fígado, que afetam os canais e os tendões.
14. Estômago.
15. Estase de Sangue.
16. Calor-Vazio no Estômago.
17. Calor-Cheio ou deficiência de *Yin*.
18. Presença de um fator patogênico.
19. Língua muito úmida indica que o *Yang Qi* deficiente não possa transformar e transportar fluidos, que se acumulam na forma de Umidade.
20. Isso indica uma condição de deficiência, que o canal esteja deficiente de *Qi* e de Sangue.

Capítulo 24

1. Dor; alimento e paladar; fezes e urina; sede e bebida; níveis de energia; calor, face e corpo; tórax e abdome; membros, sono; transpiração, orelhas e olhos; sensação de frio, sensação de calor e febre; sintomas emocionais; sintomas sexuais; sintomas das mulheres; sintomas das crianças.
2. Porque, quando as 10 questões tradicionais foram elaboradas, as doenças febris eram muito comuns na China e provavelmente formavam a parte principal da prática médica da época.
3. Todas as dores causadas por uma condição de Cheio são causadas por obstrução à circulação do *Qi* nos canais.
4. A estase de Sangue causa dor grave em pontadas ou contínua com localização invariável.
5. Isso é uma condição de Cheio.
6. Fogo de Fígado.
7. Um padrão de Vazio.
8. Deficiência de *Qi* do Baço.
9. Deficiência de *Qi* do Rim.
10. Um padrão de Frio (geralmente do Estômago ou do Baço).
11. Estagnação de *Qi* do Fígado.
12. Deficiência de Sangue do Fígado.
13. Umidade Calor no canal do Estômago.
14. Calor ou Calor-Vazio no Estômago.
15. Vento e Fleuma internos.
16. Umidade ou estagnação de *Qi* do Fígado.
17. Deficiência de *Yang* (atenuada por calor), deficiência de Sangue do Coração (com palpitações e tontura), estagnação de *Qi* do Fígado.
18. Deficiência de *Yin* (do Coração, Fígado ou Rim).
19. Os Pulmões ou o Coração.
20. Deficiência do Rim.
21. Qualquer combinação de três dos seguintes: sensação intensa de frio e calafrios; o corpo parece frio e relativamente duro ao toque; pulso cheio; início súbito.
22. "Febre" significa literalmente "emissão de calor" e, consequentemente, indica que o corpo do paciente parece objetivamente quente à palpação.
23. Deficiência de *Yin* do Coração.
24. Os Rins ou o Coração.
25. Deficiência de Sangue.

Capítulo 25

1. *Nível superficial*: *Qi* e órgãos *Yang*; doenças do Exterior; Coração e Pulmões.

Nível médio: Sangue; doenças do Estômago e do Baço; Estômago e Baço.
Nível profundo: *Yin* e órgãos *Yin*; doenças do Interior; Fígado e Rins.
2. Levantar (para cima): para avaliar a força do pulso no nível superficial.
Pressionar (para baixo): para avaliar a força do pulso nos níveis médio e profundo.
Empurrar (nas direções lateral e medial): para avaliar as qualidades do pulso.
Rolar (da parte proximal para a distal): para avaliar a força do pulso (ou das crianças com menos de 1 ano de vida).
3. O pulso do trabalhador braçal tende a parecer consideravelmente mais forte.
4. Que o nível profundo e as posições posteriores podem ser sentidos claramente e, consequentemente, que os Rins são fortes.
5. (1) Sentir o pulso em geral; (2) avaliar se o pulso tem espírito, *Qi* do Estômago e raiz; (3) sentir os três níveis e as três posições; (4) avaliar a força do pulso; (5) avaliar a qualidade geral do pulso; (6) sentir a qualidade do pulso em cada posição.
6. Invasão de Vento-Frio.
7. Deficiências de *Qi* e *Yang*.
8. Lento e Fraco: Frio-Vazio (deficiência de *Yang*); Lento e Cheio: Frio-Cheio.
9. 68 bpm.
10. Pulso Rápido e Flutuante-Vazio.
11. Fleuma, Umidade, retenção de alimento ou gravidez.
12. Deficiência de Sangue ou Umidade com deficiência grave de *Qi*.
13. Desarmonia do Fígado, dor ou Fleuma.
14. O pulso Nodoso é lento e é interrompido a intervalos regulares; isto indica Frio e deficiência de *Yang* do Coração.
15. *Profundidade*: Flutuante – Profundo – Escondido – Firme – em Couro.
Frequência: Lento – Rápido – Retardado– Apressado – Móvel.
Força: Vazio – Cheio – Fraco – Disperso.
Tamanho: Grande – Transbordante – Fino – Mínimo.
Comprimento: Longo – Curto – Móvel.
Formato: Deslizante – Áspero – em Corda – Tenso – Móvel – Oco – Firme.
Ritmo: Nodoso – Acelerado – Intermitente.
16. Deficiências simultâneas de *Yang* do Baço e do Estômago.
17. O frio é mais acentuado nos dedos das mãos e dos pés.
18. A região situada abaixo do processo xifoide reflete a condição do *Qi* do Aquecedor Superior.
19. Estase de Sangue do Coração.
20. Deficiência de *Qi* Original.

Capítulo 26

1. Um padrão de Frio ou deficiência de *Qi* do Pulmão.
2. Uma condição de Vazio.
3. *Qi* do Fígado invadindo o Estômago.
4. Estagnação de *Qi* do Fígado ou do Pulmão.
5. Umidade-Calor.
6. Os órgãos do sistema digestivo, especialmente Estômago ou Intestino Grosso.
7. Umidade-Calor no Intestino Grosso.

Capítulo 27

1. Invasão de Frio no Estômago, invasão de Frio nos Intestinos, invasão de Frio no Útero.
2. Qualquer grupo de três dos seguintes: estagnação de *Qi*, estase de Sangue, Vento interno, Umidade interna, Frio interno, Fleuma, Calor ou Fogo.
3. Isso requer a existência de um fator patogênico combinado com *Qi* Verdadeiro intacto.
4. A dor da condição de Cheio poderia ser grave e intensa. A dor da condição de Vazio é mais branda e tende a ser um desconforto, mais que uma dor.
5. Uma condição mista de Cheio/Vazio requer a existência de um fator patogênico combinado com deficiência de *Qi* Vertical.
6. Essa é uma condição de Cheio/Vazio. Como o *Qi* Vertical está deficiente, as manifestações clínicas são relativamente brandas.
7. Porque o *Qi* Vertical não é suficientemente forte para combater o fator patogênico, neste caso, para transformar a Umidade. Além disso, a Umidade é reconhecidamente "pesada" e "pegajosa" e, consequentemente, difícil de ser eliminada.
8. O calor seca os Fluidos Corporais e causa danos ao *Yin*.

Capítulo 28

1. Excesso de *Yang* = Calor-Cheio; Deficiência de *Yang* = Frio-Vazio; Excesso de *Yin* = Frio-Cheio; Deficiência de *Yin* = Calor-Vazio.
2. "O Frio-Cheio tende a enfraquecer o *Yang Qi*; isto causa deficiência de *Yang* que, por sua vez, resulta em Frio-Vazio."
3. (1) Um fator patogênico *Yang* externo; (2) Calor gerado internamente; (3) Calor originado da transformação de outros fatores patogênicos.
4. Qualquer grupo de três dos seguintes: fatores dietéticos (alimentos frios); trabalho físico excessivo; excesso de trabalho; Frio-Cheio.
5. Excesso de trabalho.
6. Secura (boca, olhos e pele secos etc.).
7. Com o Excesso de *Yang*, eliminar o Calor. Com a Deficiência de *Yang*, tonificar o *Yang*. Com o Excesso de *Yin*, expelir o Frio. Com a Deficiência de *Yin*, nutrir o *Yin*.

Capítulo 29

1. "Os termos fundamentais relativos à patologia do Mecanismo do *Qi* não são 'Deficiência' ou 'Excesso', mas sim 'desarranjo', 'perturbação' e 'obstrução' do *Qi*."
2. Emoções e dieta.
3. O *Qi* do Estômago deve descer. Quando se rebela para cima, ele causa soluços, náuseas, vômitos e eructações.
4. O "ir e vir" da Alma Etérea (abrigada no Fígado) confere à Mente a capacidade de ter relacionamentos, projetar-se externamente e ter ideias, planos, inspiração etc. Quando o *Qi* do Fígado não consegue ascender, o paciente frequentemente tem depressão e falta de sentido de direção.
5. O braço do paciente parece rígido abaixo do cotovelo e macio e mole acima desta articulação.

6. A ascensão do *Qi* traz o *Yang* puro para cima de forma a "iluminar" os orifícios e permitir o funcionamento dos órgãos dos sentidos.
7. O espaço entre a pele e os músculos poderia ficar muito "aberto", o *Qi* Defensivo poderia não circular bem, os poros poderiam ficar muito abertos e o corpo estaria mais suscetível à invasão de fatores patogênicos.
8. O Triplo Aquecedor regula a transformação, o transporte e a excreção dos fluidos. Por essa razão, a entrada/saída normal do *Qi* das cavidades do Triplo Aquecedor é essencial ao metabolismo apropriado dos fluidos.
9. A entrada excessiva da Alma Corpórea pode causar impotência, enquanto a saída excessiva pode causar desejo sexual excessivo.
10. A entrada excessiva de *Qi* poderia causar estagnação nas Membranas, acarretando distensão e dor abdominais.

Capítulo 30

1. O Exterior corresponde ao espaço entre a pele e os músculos (onde estão localizados o *Qi* Defensivo e o suor) e os canais. A expressão "padrão externo" refere-se à localização da doença (no Exterior).
2. Aversão ao frio e febre.
3. Sede (Quente) ou sua ausência (Frio) e pulso Tenso (Frio) ou Rápido (Quente).
4. Três fatores: transpiração (Vazio) ou sua ausência (Cheio); pulso (Lento com Vazio e Tenso com Cheio); gravidade das dores físicas (grave com Cheio, menos intensa com Vazio).
5. A aversão ao frio poderia transformar-se em aversão ao calor.
6. Qualquer grupo de três dos seguintes: sede, sensação de calor, algum grau de inquietude mental, rubor facial, fezes ressecadas, urina escassa e escura, pulso Rápido-Cheio e língua Vermelha com saburra amarela.
7. O Calor-Cheio causa inquietude mental grave, agitação, ansiedade e insônia com sono agitado. O Calor-Vazio causa inquietude mental vaga que piora ao anoitecer, ansiedade com irritação e despertares frequentes durante a noite.
8. Qualquer um dos seguintes: sensação de frio, membros frios, nenhuma sede, palidez facial, dor abdominal agravada pela compressão, vontade de tomar líquidos mornos, fezes amolecidas, urina clara e profusa, pulso Profundo-Cheio-Tenso e língua pálida com saburra branca e espessa.
9. Deficiência de *Yang* do Baço. Esse é um exemplo de Frio-Vazio.
10. Esses sintomas são um exemplo de Calor em cima e Frio embaixo.
11. A condição de *Cheio* caracteriza-se pela existência de algum fator patogênico (no interior ou no exterior) e pelo fato de que o *Qi* do corpo está relativamente intacto. A condição de *Vazio* caracteriza-se por fraqueza do *Qi* do corpo e inexistência de algum fator patogênico.
12. Qualquer grupo de três dos seguintes: voz fraca, dor difusa e persistente, palidez facial acentuada, transpiração suave, agitação, posição enroscada no leito e comportamento tranquilo são sinais de uma condição de Vazio.

13. Qualquer grupo de três dos seguintes: face pálida e opaca, palidez labial, visão turva, cabelos ressecados, fadiga, memória fraca, dormência ou formigamento, insônia, menstruações escassas ou amenorreia, pulso Fino ou Áspero e língua Pálida e fina.

Capítulo 31

1. Deficiência de *Qi*, afundamento do *Qi*, estagnação do *Qi* e *Qi* rebelde.
2. Sensação de distensão, dor em distensão que muda de um lugar para outro, depressão mental, irritabilidade, humor taciturno, oscilações frequentes de humor, suspiros frequentes.
3. Deficiência de Sangue do Coração.
4. Fígado.
5. Doenças cutâneas com prurido, calor e eritema.
6. Ingestão excessiva de alimentos secantes (p. ex., alimentos assados) ou ingestão alimentar irregular.
7. Corpo da língua Edemaciado, saburra da língua pegajosa e pulso Deslizante ou em Corda.
8. Dormência.
9. Pulmões, Estômago ou Coração.
10. Sensação de inchaço na garganta, dificuldade de engolir, sensação de opressão no peito e no diafragma, irritabilidade, mau humor, depressão, pulso em Corda.

Capítulo 32

1. O Coração governa o Sangue, controla os vasos sanguíneos, manifesta-se na pele, abriga a mente, abre-se na língua e controla o suor.
2. Tristeza e mágoa persistentes causam deficiência de *Qi* e, quando se estendem por muito tempo, provocam estagnação de *Qi* que, por sua vez, forma Calor no Coração.
3. Normalmente, o pulso seria Vazio. Nos casos graves, ele poderia ser ligeiramente Transbordante e Vazio.
4. A sensação de entupimento no peito é causada pelo *Yang* do Coração, que não mobiliza o *Qi* no tórax e resulta na estagnação de *Qi* nesta área. Isso é importante, porque pode causar estase de Sangue no Coração, que está associada à angina do peito e à cardiopatia coronariana.
5. Porque o *Qi* Defensivo é perdido com a transpiração, o que significa perda adicional de *Yang*. Além disso, a perda de fluidos pela transpiração provoca deficiência de Sangue, que enfraquece ainda mais o Coração.
6. Tristeza prolongada perturba a Mente, que deprime a função do Coração. Como o Coração governa o Sangue, isso resulta na deficiência de Sangue do Coração.
7. As palpitações causadas pela deficiência de *Qi* do Coração são mais comuns durante o dia; as palpitações associadas à deficiência de Sangue do Coração são mais frequentes à tarde ou ao anoitecer.
8. Normalmente, o pulso é Flutuante-Vazio ou Rápido-Fino quando há Calor-Vazio. Em geral, o pulso é Fraco nas duas posições Posteriores em razão da fraqueza do *Yin* do Rim e pode ser Transbordante nas duas posições Frontais quando o Calor-Vazio está queimando.

9. Vermelha com saburra amarela e ponta vermelha e edemaciada. Possivelmente, uma rachadura na área do Coração.
10. O Baço – incapaz de transformar e transportar fluidos – é responsável pela formação de Fleuma.
11. Isso é encontrado comumente depois de um episódio de AVE causado por Vento, com Fleuma vaporizando a Mente e causando coma e afasia.
12. A língua poderia ser ligeiramente Pálida-Roxa nas laterais da região correspondente ao tórax.
13. Dor torácica, que pode variar de uma sensação branda de picadas até uma dor intensa em pontadas.

Capítulo 33

1. O Pericárdio é o centro do tórax, onde afeta o Coração e os Pulmões e, deste modo, o *Qi* Torácico (*Zong Qi*). O canal do Pericárdio é o agente propulsor do *Qi* e do Sangue do Coração e dos Pulmões.
2. Porque, quando o Calor penetra no nível do *Qi* Nutritivo, ele causa danos ao *Yin*.
3. A patologia do Pericárdio no plano mental-emocional poderia caracterizar-se por problemas relacionados com as outras pessoas, o "movimento" na direção dos demais indivíduos em relacionamentos sociais e as interações familiares e íntimas.
4. Deficiência de Sangue do Pericárdio.
5. Isso se deve à influência do Pericárdio nos Pulmões.
6. A deficiência do Baço poderia resultar na formação de Fleuma. Em razão da condensação dos Fluidos Corporais, o Fogo poderia contribuir para a formação de Fleuma.
7. Todo o corpo da língua poderia ser arroxeado, ou apenas as laterais da área correspondente ao tórax.

Capítulo 34

1. O Fígado armazena Sangue, assegura o livre fluxo do *Qi*, controla os tendões, manifesta-se nas unhas, abre-se nos olhos, controla as lágrimas, abriga a Alma Etérea e é afetado pela raiva.
2. Alterações rápidas (problemas cutâneos); variações para cima e para baixo (níveis de energia, humor); irritabilidade; dor; problemas oculares; distensão; problemas ginecológicos.
3. Sensação de distensão e pulso em Corda.
4. A língua poderia ter laterais vermelhas.
5. *Qi* rebelde do Fígado, com sinais e sintomas como eructações, irritabilidade e pulso em Corda (nas posições do Fígado e do Estômago).
6. F-14 *Qimen*.
7. Sangue menstrual escuro e coagulado e dor.
8. O Fogo seca os Fluidos Corporais, causando ressecamento dos Intestinos.
9. Sensação de plenitude e peso e língua com saburra amarela e pegajosa.
10. Unhas esbranquiçadas e quebradiças em razão da falta de nutrição.
11. Deficiência de *Yin* do Fígado.
12. Controlar o *Yang* do Fígado e nutrir *Yin* ou Sangue.

13. Tremor, tiques, dormência/formigamento, tontura, convulsões e paralisia.
14. VC-10 *Xiawan* e VC-13 *Shangwan*.
15. Deficiências simultâneas de Sangue do Fígado e do Coração.

Capítulo 35

1. Governar o *Qi* e a respiração.
2. Porque eles estão mais sujeitos à invasão por fatores patogênicos externos.
3. Ressecamento artificial encontrado nos ambientes com aquecimento central pode causar Secura dos Pulmões.
4. Alimentos frios, crus, gordurosos e lácteos podem estimular a formação de Fleuma.
5. O pulso geralmente é Fraco nas duas posições Anteriores.
6. Postura inadequada (inclinado sobre uma mesa de trabalho por muitas horas) ou uso excessivo da voz (professores).
7. Aversão ao frio, espirros, febre e pulso Flutuante.
8. A aversão ao frio é devida à obstrução do *Qi* Defensivo pelo Vento localizado no espaço entre a pele e os músculos, de forma que ele não é capaz de aquecer os músculos.
9. A porção do *Qi* Defensivo do Pulmão é obstruída pelo Vento Frio externo, de forma que os Pulmões não conseguem direcionar os fluidos para baixo, causando edema facial.
10. Dieta (alimentos quentes) e tabagismo.
11. Fleuma na garganta e língua Edemaciada.
12. (i) Mucosidade nos Pulmões: escarro profuso, branco e pegajoso; (ii) Fleuma-Frio nos Pulmões: escarro branco e aquoso; (iii) Fleuma-Calor nos Pulmões: escarro amarelo ou verde e pegajoso; (iv) Fleuma-Secura nos Pulmões: escarro escasso e difícil de expectorar; (v) Fleuma obstruindo os Pulmões: escarro espumoso, branco e aquoso.
13. Problemas emocionais como tristeza, mágoa e preocupação.

Capítulo 36

1. Durante a puberdade, durante as menstruações e depois do parto.
2. Ingerir alimentos frios e crus excessivamente, comer a intervalos irregulares, comer exageradamente, comer muito pouco ou manter uma dieta deficiente em proteínas.
3. O Baço transporta o *Qi* do Alimento aos quatro membros e por todo o corpo. Quando há deficiência de *Qi* do Baço, os membros e o corpo ficam privados de nutrição e parecem fracos e esgotados.
4. Por causa da disfunção do Baço em transformar e transportar fluidos.
5. Dieta: ingestão insuficiente de alimentos formadores de Sangue (carnes e grãos).
6. Umidade-Frio invadindo o Baço.
7. Deficiência de *Qi* do Baço e Calor (geralmente no Estômago).
8. Palpitações, insônia, fadiga, fezes amolecidas e menstruações escassas.
9. Quando o Baço está deficiente e não desempenha suas funções de transformar e transportar, os fluidos acumulam-se na forma de Umidade. A Umidade obstrui o fluxo de *Qi* no Aquecedor Médio. Depois de um período longo, a obstrução causada pela Umidade pode gerar Calor.

Capítulo 37

1. "O *Yin* do Rim é a raiz do Fígado, do Coração e do Pulmão; o *Yang* do Rim é a raiz do Baço, do Pulmão e do Coração."
2. A idade e as condições de saúde dos pais no momento da concepção.
3. Embora o medo faça o *Qi* descer, quando é persistente ele faz o *Qi* ascender, causando boca seca, rubor malar, inquietude mental e insônia.
4. Excesso de trabalho: trabalhar muitas horas sem repouso adequado por muitos anos em condições de estresse.
5. Porque o declínio da Essência do Rim e do Fogo do Portão da Vitalidade não permite a nutrição adequada dos órgãos sexuais.
6. Doença crônica, atividade sexual excessiva, atividade física excessiva e dieta.
7. O *Yin* deficiente do Rim não consegue produzir Medula suficiente para preencher o Cérebro, resultando em tontura e vertigem.
8. A transpiração noturna é atribuída ao fato de que o *Yin* deficiente não consegue segurar o *Qi* Defensivo no corpo, de forma que as essências nutritivas *Yin* preciosas são perdidas com o suor.
9. Gotejamento pós-miccional, secreção vaginal e dor lombar.
10. A asma caracteriza-se por dificuldade de inspirar (a dificuldade de expirar é mais comum com um desequilíbrio dos Pulmões).
11. Joelhos fracos, queda dos cabelos e atividade sexual fraca.
12. Palpitações e mãos frias.
13. Insônia: o paciente adormece facilmente, mas acorda várias vezes durante a noite e nas primeiras horas da manhã.
14. Isso é atribuído ao fato de que a deficiência de Sangue do Fígado não consegue nutrir o Útero, enquanto a deficiência de Essência do Rim não pode promover a concepção.
15. Flutuante-Vazio e Rápido ou Profundo-Fraco nas duas posições Posteriores e relativamente transbordante nas duas posições Anteriores.

Capítulo 38

1. A função principal do Estômago é "amadurecer e decompor" o alimento.
2. Em razão de sua posição central no Aquecedor Médio, no centro de todas as vias percorridas pelo *Qi* dos outros órgãos.
3. O Estômago e o Baço são a Raiz do *Qi* Pós-Celestial e isto significa que eles são a fonte de todo o *Qi* produzido pelo corpo depois do nascimento. Quando o Estômago não funciona adequadamente, a quantidade de *Qi* produzido não é suficiente e o paciente sente fadiga.
4. A língua deve ter saburra com raiz. O pulso associado ao *Qi* do Estômago deve ser delicado e relativamente suave.
5. Em geral, o Estômago prefere alimentos úmidos e não muito secos.
6. Em razão do fluxo natural do *Qi* em torno dos diferentes órgãos durante o dia; é importante não comer quando o *Qi* do Estômago está inativo.
7. Fadiga, principalmente de manhã (7:00 às 9:00 da manhã).

8. Em razão da relação entre o Estômago e o Intestino Grosso (*Yang* Brilhante).

9. Isso poderia ser indicado pela inexistência de saburra no centro, ou saburra sem raiz.

10. Hábitos alimentares irregulares e estresse emocional (raiva, frustração, ressentimento).

11. O Calor-Cheio obstrui o Estômago e impede a descensão do seu *Qi*, que se rebela para cima.

12. Quando o Frio não é expelido, ele causa danos ao *Yang* do Estômago. Com o tempo, os sintomas mudam para os que são típicos de Frio-Vazio e deficiência de *Yang*.

13. Esses sinais e sintomas são atribuídos à Umidade-Calor no canal do Estômago na face.

14. A retenção de Alimento no Estômago bloqueia o Aquecedor Médio e impede que o *Qi* do Coração desça, causando perturbação da Mente e insônia.

15. Porque a estase do Sangue pode causar doenças potencialmente graves, por exemplo, câncer, acidente vascular encefálico (AVE) etc.

Capítulo 39

1. "O Intestino Delgado transforma os alimentos em colaboração com o <u>Baço</u>, enquanto ele transforma os fluidos em colaboração com a <u>Bexiga</u> e o <u>*Yang* do Rim</u>."

2. Clareza mental, discriminação e capacidade de raciocinar claramente.

3. Fogo de Coração queimando.

4. Ele poderia sentir aversão à compressão do abdome, porque isto poderia agravar a obstrução causada pela estagnação do *Qi*.

5. Ingestão excessiva de alimentos frios e crus.

6. Uma condição de Frio no Baço e nos Intestinos favorece a infestação por vermes.

7. Borborigmo.

Capítulo 40

1. Controlar a passagem e a condução, transformar as fezes e reabsorver fluidos.

2. Exposição por períodos longos, roupas inadequadas no clima frio/úmido e sentar-se no chão frio/úmido.

3. Tristeza (causa depleção do *Qi* do Pulmão e do Intestino Grosso), preocupação (esgota o *Qi* do Pulmão e causa estagnação no Intestino Grosso) e raiva (provoca estagnação do *Qi*).

4. A retenção de Umidade no Intestino Grosso impede suas funções de absorver fluidos e excretar fezes e, por esta razão, os fluidos não são absorvidos e o paciente tem diarreia.

5. "Calor no Intestino Grosso é um padrão de <u>Excesso</u> com <u>Calor-Cheio</u> e <u>Secura</u>."

6. Calor obstruindo o Intestino Grosso é um padrão agudo que ocorre durante doenças febris e sempre se caracteriza por febre.

7. A dor é grave e do tipo espasmódico, porque o Frio contrai e causa cãibras e espasmos.

8. A estagnação do *Qi* caracteriza-se por distensão e, nesse caso, distensão abdominal.

9. Deficiência de *Yin* do Estômago.

10. Frio no Intestino Grosso caracteriza-se por Frio-Vazio e é uma condição crônica. Frio invadindo o Intestino Grosso é uma condição aguda, que se caracteriza por Frio-Cheio.

11. Deficiência de *Qi* (Baço, Estômago e Intestino Grosso) e afundamento do *Qi* (do Baço).

Capítulo 41

1. Do Fígado, assegurando o livre fluxo do *Qi*.

2. Umidade externa e ingestão excessiva de alimentos gordurosos-oleosos e laticínios.

3. Saburra amarela, espessa e pegajosa bilateralmente em duas faixas, ou unilateralmente.

4. Colelitíase ou cálculos na Vesícula Biliar.

5. Essa é uma pergunta capciosa, porque realmente não existe essa etiologia; pelo contrário, esse padrão descreve determinado caráter pessoal, mais que um conjunto de manifestações clínicas.

Capítulo 42

1. A Bexiga recebe a parte "impura" dos fluidos, depois que são separados no Intestino Delgado.

2. Exposição ao clima úmido, sentar-se em superfícies úmidas, ou viver em locais úmidos.

3. Porque a invasão de Umidade combina-se com Calor nos pacientes com constituição *Yang*. Com o tempo, a Umidade-Frio frequentemente se transforma em Umidade-Calor em todos os casos.

4. Saburra espessa, pegajosa e amarela na base com manchas vermelhas.

5. A Umidade obstrui as passagens de Água do Aquecedor Inferior e interfere na função da Bexiga de transformar o *Qi*.

6. Deficiência de *Yang* do Rim.

Capítulo 44

1. O livro *Discussion of Cold-Induced Diseases* (*Shang Han Lun*) de Zhang Zhong Jing, escrito no terceiro século d.C.

2. Aversão ao frio, cefaleia, rigidez do pescoço e pulso Flutuante.

3. O Vento externo obstrui os canais do *Yang* Maior (Intestino Delgado e Bexiga), que se estendem por essa área.

4. Porque esse padrão caracteriza-se pela deficiência de *Qi* Nutritivo, que não consegue reter o suor no espaço entre a pele e os músculos.

5. Flutuante-Apertado.

6. Isso é causado pelo fator patogênico, que interfere na função da Bexiga de transformar.

7. Porque o fator patogênico afeta o funcionamento da Bexiga e está ao nível do Sangue.

8. Sede, transpiração, febre e pulso "grandes".

9. O pulso associado a um padrão dos canais é Transbordante-Rápido ou Grande-Rápido. O pulso associado a um padrão dos órgãos é Profundo-Cheio-Deslizante-Rápido, porque isto reflete a localização mais profunda do Fogo.

10. Calafrios e febre alternados.

11. Deficiência de *Yang* do Baço.

12. Língua Pálida e Úmida com saburra branca, pulso Profundo-Fraco-Lento.
13. Calor em cima (sede, sensação de energia subindo, dor e sensação de calor na região do coração, fome) e Frio embaixo (nenhuma vontade de comer, membros frios, vômitos).

Capítulo 45

1. No século 18 (1746).
2. Três dos seguintes: todos têm febre; o fator patogênico entra pelo nariz e pela boca; eles são contagiosos; a progressão patológica é rápida; o fator patogênico das Doenças de Calor tem forte tendência a causar danos ao *Yin*.
3. Que os fatores patogênicos podem penetrar pelo nariz e pela boca e são contagiosos.
4. Três dos seguintes sinais e sintomas (de Calor-Cheio no Interior): febre, sede, sensação de calor, inquietude mental, língua Vermelha com saburra amarela e espessa, pulso Rápido-Cheio.
5. Febre noturna, língua Vermelho-Escuro sem saburra.
6. Máculas.
7. Uma mancha sob a pele, que não pode ser percebida por palpação.
8. Porque o Vento obstrui o *Qi* Defensivo no espaço entre a pele e os músculos, de forma que ele não pode aquecer o corpo.
9. Vento externo, Umidade e Calor interno.
10. Que eles têm sede, mas realmente não sentem vontade de beber muito.
11. O Calor impede a descensão do *Qi* do Pulmão.
12. Drenar o Fogo (do Estômago e dos Intestinos).
13. Padrão do *Yang* Menor de acordo com os Seis Estágios.
14. Porque o suor provém do espaço entre a pele e os músculos, enquanto a Umidade está no Interior.
15. Vermelha sem saburra (porque o Calor causou danos ao *Yin*).
16. Febre noturna, sangramento, Vento interno.
17. Deficiência do Rim.
18. Tipo *Yang* Menor (nível do *Qi*), tipo *Yang* Brilhante (nível do *Qi*) e tipo *Yin* Menor (nível do Sangue).

Capítulo 46

1. Os padrões do Aquecedor Médio são essencialmente iguais aos do nível do *Qi*, enquanto os padrões do Aquecedor Inferior são praticamente idênticos aos do nível do Sangue. Os padrões do Aquecedor Superior ocorrem em três profundidades: níveis do *Qi* Defensivo, *Qi* e *Qi* Nutritivo.
2. No nível do *Qi*.
3. Três dos seguintes: febre alta à noite, sensação de ardência no epigástrio, membros frios, *delirium* e afasia.
4. Sim.
5. Língua Vermelho-Escuro sem saburra, pulso Flutuante-Vazio e Rápido.
6. Nutrir o *Yin*, extinguir o Vento e controlar as convulsões.

Capítulo 47

1. Os canais fazem parte do Exterior (planos energéticos superficiais do corpo), os órgãos pertencem ao Interior (plano energético profundo do corpo).

2. Invasão externa, uso excessivo de uma parte do corpo, traumatismo e desarmonia dos Órgãos Internos.
3. O *Qi* e o Sangue reúnem-se nas articulações. As articulações são estruturas nas quais o *Qi* entra e sai e movimenta-se do Interior para o Exterior (ou vice-versa). Além disso, são locais onde os fatores patogênicos facilmente se instalam.
4. Nas condições de cheio, a cor pode ser avermelhada indicando Calor, ou azulada indicando Frio. Com as condições de Vazio, pode haver uma faixa pálida ao longo do trajeto do canal.
5. Palmas quentes.
6. Sensação de frio nos dentes.
7. Fraqueza dos músculos das pernas.
8. Canal do Rim.
9. Canal do Triplo Aquecedor.
10. Prurido na região genital, impotência, edema e dor no testículo, ereção anormal, contração do escroto ou da vagina, ereção persistente.

Capítulo 49

1. Vesícula Biliar deficiente.
2. Muco no tórax, tosse e fadiga causados pela deficiência do Baço, resultando na formação de Fleuma, que obstrui os Pulmões.
3. Água não gerando Madeira.
4. No Elemento Terra (a cor da face geralmente demonstra a origem da desarmonia).
5. Rim e Coração desarmonizados, ou deficiências simultâneas de *Yin* do Coração e do Rim com Calor-Vazio.

Capítulo 50

1. Canal da Vesícula Biliar (onde está o quarto).
2. Ele é superficial, instável, descreve um movimento centrífugo para fora e é facilmente influenciado e alterado.
3. *Qi* Defensivo.
4. Pontos Poço.
5. Pontos Riacho.
6. E-37 para o Intestino Grosso; E-39 para o Intestino Delgado; B-39 para o Triplo Aquecedor.
7. "Os pontos <u>Mar</u> dos canais <u>Yang</u> são usados com frequência para tratar doenças da pele."
8. Quando se administra tratamento sazonal preventivo.
9. "Quando um canal está deficiente, pode-se escolher o ponto deste canal que corresponde ao Elemento '<u>Mãe</u>' para tonificá-lo."
10. Umidade: pontos Terra; Vento: pontos Madeira.

Capítulo 51

1. Órgãos *Yin*.
2. *Qi* Original (*Yuan Qi*).
3. (i) O próprio Canal de Conexão (*Luo*), que é o trajeto que o *Qi* percorre quando parte de cada ponto de conexão. (ii) Área do corpo que está localizada entre o canal principal e a pele.
4. Estagnação de *Qi* e Sangue.
5. B-47 *Hunmen*.

974

6. VC-3 *Zhongji*.

7. F-13 *Zhangmen* (órgãos *Yin*) e VC-12 *Zhongwan* (órgãos *Yang*).

8. Mar de Medula. VG-20 *Baihui* (superior), VG-16 *Fengfu* (inferior).

9. No pescoço (exceto P-3 *Tianfu* e PC-1 *Tianchi*).

10. Bexiga, Estômago, Triplo Aquecedor e Vesícula Biliar.

Capítulo 52

1. Dois dos seguintes: (i) eles não fazem parte do sistema de canais principais; (ii) eles não tem relações entre exterior-interior; e (iii) eles acrescentam alguma coisa ao sistema de canais.

2. O derramamento de *Qi* dos vasos irriga o espaço entre a pele e os músculos. Porque todos os vasos extraordinários originam-se dos Rins; isto explica o papel destes órgãos na resistência aos fatores patogênicos.

3. "Os vasos extraordinários <u>integram</u> os Seis Órgãos *Yang* Extraordinários aos Órgãos Internos."

4. Olhos.

5. Vasos *Yang* e *Yin* do Calcanhar.

6. Canal do Rim.

7. Os dois Vasos de Conexão (*Yin Wei Mai*) ligam os canais *Yin* e *Yang* e harmonizam o <u>Interior-Exterior</u> e o *Qi* Nutritivo-*Qi* Defensivo.

8. Ele divide o corpo em duas metades e harmoniza o que está Em Cima e Embaixo.

9. O Vaso Penetrador.

10. P-7 *Lieque* e R-6 *Zhaohai* – *nesta ordem*.

Capítulo 53

1. Ele origina-se entre os dois Rins, desce até o períneo no ponto VC-1 *Huiyin*, avança até o ponto VG-1 *Changqiang* e flui ao longo da coluna vertebral, sobre a cabeça e, por fim, desce ao lábio superior.

2. "O Vaso Governador é denominado '<u>Mar</u> dos canais *Yang*'', porque influencia todos os canais <u>Yang</u> e pode ser usado para fortalecer o <u>Yang</u> do corpo."

3. O Vaso Concepção (para nutrir o *Yin*).

4. O Vaso Penetrador é descrito como "Mar dos cinco órgãos <u>Yin</u> e dos seis órgãos <u>Yang</u>", [5] "Mar dos <u>12 Canais</u>"[6] e "Mar de <u>Sangue</u>".

5. Todos os pontos do Vaso Penetrador do abdome inferior (E-30 *Qichong* e os pontos abdominais inferiores do Rim) afetam os Rins e o Útero.

6. Ele origina-se entre os Rins, é responsável pelos ciclos de 7 anos nas mulheres e pela transformação da Essência do Rim em sangue menstrual; ele controla todos os canais de Conexão do Sangue; e passa pelo Útero.

7. *Qi* rebelde do Vaso Penetrador.

8. E-30 *Qichong*.

9. "O Vaso Concepção corresponde ao <u>Qi</u>, o Vaso Penetrador ao <u>Sangue</u>."

10. O canal Divergente do Rim (no nível do ponto B-23).

11. R-6 *Zhaohai*.

12. "Nos casos de insônia, o Vaso <u>Yin</u> do Caminhar é tonificado e o Vaso <u>Yang</u> do Caminhar é drenado."

13. Em razão de sua função de absorver o excesso de *Yang* da cabeça, que pode causar mania, agitação, insônia etc.

14. Dois dos seguintes: nutrir o Sangue e o *Yin*; problemas mental-emocionais; cefaleias.

15. Os lados do corpo.

Capítulo 69

1. (i) Raiz é a causa básica da condição, enquanto Manifestação são as manifestações clínicas; (ii) Raiz é o padrão original e Manifestação é o padrão derivado.

2. Quando as manifestações clínicas refletem basicamente a Raiz e são poucas e brandas.

3. Porque, quanto mais ela sangrar, mais isso perpetuará o problema Raiz de deficiência de *Qi*.

4. Em todos os casos nos quais as manifestações clínicas são agudas, graves ou potencialmente fatais.

5. Nesse caso, a Raiz (estagnação de *Qi* e Sangue) e a Manifestação (dor) coincidem.

6. Em geral, mas não sempre. Por exemplo, com Frio invadindo o Útero e causando estase de Sangue (a Raiz e a Manifestação são condições de Cheio).

7. Estase de Sangue causando Secura; Calor causando deficiência de *Yin*.

8. Fitoterapia, exercícios, dieta, *Qi Gong*, meditação e repouso.

9. Não. Por definição, as condições externas são do tipo Excesso, que se caracteriza pela existência de algum fator patogênico.

10. Quando o padrão que você identificou com base nas manifestações clínicas é do tipo Excesso, você deve sedar, apesar da impressão subjetiva sobre o paciente.

11. Não. Com as condições externas, o fator patogênico precisa ser expelido, antes que o *Qi* Verdadeiro seja tonificado.

Índice Alfabético

A

Abdome, 272
Acúmulo
- de Água, 577
- de Sangue, 578
Afeições, 57
Afundamento do *Qi*, 359
- do Baço, 463
Agitação–quietude, 10
Água, 10
- agredindo Terra, 628
- como fundamento, 23
- dominando Fogo, 628
- não gerando Madeira, 628
- Rins governam a, 127
Alegria, 90, 202, 375
Alimentos, 266
- alterações alimentares modernas, 225
- doces e açúcar, 226
- e paladar, 265
- efeitos energéticos, 226
- frios, 226
- gordurosos, 226
- quentes, 226
Alma Corpórea (*Po*), 65, 82, 89
Alma Etérea (*Hun*), 67, 81, 89
- Fígado e, 99
- movimento da, 280
Ansiedade, 281, 282
Antibióticos, 228
Aquecedor
- Inferior, 70, 603
- Médio, 70, 602
- Superior, 69, 601
Áreas da face, 245
Articulações, 66
- Fleuma e, 366
Aspectos espirituais, 81
Ataque
- de Frio, 577
- de Vento, 576
Atitude, 242
Atividade sexual
- efeitos benéficos da, 225
- excessiva, 221
Atrofia dos membros, 273
Audição, 186
- diagnóstico por, 306
Avaliação
- da constituição, 219
- do pulso, 293
- - aplicação dos dedos, 293
- - disposição dos dedos, 294
- - equalização da respiração, 295
- - movimentação dos dedos, 294
- - nivelamento do braço, 293
- - regulação dos dedos, 294
- - utilização dos dedos, 294
Aversão ao frio, 212, 278
- e "febre" simultâneas, 279

B

Baço, 329
- Afundamento do *Qi* do, 463
- ascensão do *Qi*, 118
- boca, 118
- Canal do, 757
- cor do, 120
- Coração e, 144
- Deficiência
- - de *Qi* do, 459
- - de Sangue do, 465
- - de *Yang* do, 461
- - simultânea
- - - de *Qi* do Baço e do Pulmão, 471
- - - de Sangue do Baço e do Coração, 470
- - - de Sangue do Baço e do Fígado, 473
- ditados ou provérbios do, 120
- e ascensão do *Qi*, 116
- Estômago e, 48, 153
- fator climático do, 120
- Fígado, e 141
- Fluidos Corporais e, 53
- funções do, 114, 115
- Intelecto e, 119
- introspecção e, 119
- lábios, 118
- músculos e os quatro membros, 117
- não controlando o Sangue, 464
- Obstrução por Umidade com estagnação de *Qi* do Fígado, 474
- odor do, 120
- padrões
- - dieta, 459
- - dos canais, 610
- - estresse emocional, 459
- - etiologia geral, 458
- - fatores patogênicos externos, 458
- pontos do
- - BP-1 *Yinbai* Branco Escondido, 757
- - BP-2 *Dadu* Capital Grande, 758
- - BP-3 *Taibai* Branco Supremo, 759
- - BP-4 *Gongsun* Colaterais Diminutos, 759
- - BP-5 *Shangqiu* Montículo de Metal, 760
- - BP-6 *Sanyinjiao* Encontro dos Três *Yin*, 761
- - BP-8 *Diji* Pivô da Terra, 762
- - BP-9 *Yinlingquan* Manancial do *Yin*, 762
- - BP-10 *Xuehai* Mar do Sangue, 763
- - BP-12 *Chongmen* Porta Penetrante, 764
- - BP-15 *Daheng* Grande Horizontal, 764
- - BP-21 *Dabao* Controle Geral, 765
- Pulmões e, 143
- *Qi* do, 68
- Rins e, 143
- sabor do, 120
- saliva, 118
- Sangue e, 117
- sonhos do, 120
- transformação, 115
- transporte, 115
- Umidade Externa do, 120

- Umidade-Calor no, 591, 603
- - invadindo o, 468
- Umidade-Frio invadindo o, 467
- Útero e, 183
Bactérias relacionadas com o "Vento", 208
Bafeng Oito Ventos, 892
Baihuanshu Ponto *Shu* do Anel Branco, 798
Baihui Cem Encontros, 882
Baohuang Vitalidade da Bexiga, 805
Batimento apical, 302
Baxie Oito Fatores Patogênicos, 890
Benshen Raiz da Mente, 842
Betabloqueadores, 228
Bexiga
- aspecto mental, 166
- Canal da, 783
- Deficiente e Fria, 549
- Fluidos Corporais e, 54
- padrões
- - atividade sexual excessiva, 546
- - dos canais, 611
- - esforço físico excessivo, 546
- - estresse emocional, 546
- - etiologia geral, 546
- - fatores patogênicos externos, 546
- pontos da
- - B-1 *Jingming* Brilho dos Olhos, 784
- - B-2 *Zanzhu* (ou *Cuanzhu*) União do Bambu, 785
- - B-5 *Wuchu* Quinto Lugar, 785
- - B-7 *Tongtian* Conexão Celestial, 786
- - B-9 *Yuzhen* Travesseiro de Jade, 786
- - B-10 *Tianzhu* Pilar Celestial, 786
- - B-11 *Dazhu* Grande Lançadeira, 787
- - B-12 *Fengmen* Porta do Vento, 788
- - B-13 *Feishu* Ponto *Shu* Dorsal do Pulmão, 789
- - B-14 *Jueyinshu* Ponto *Shu* Dorsal do Terminal *Yin*, 790
- - B-15 *Xinshu* Ponto *Shu* Dorsal do Coração, 790
- - B-16 *Dushu* Ponto *Shu* Dorsal do Vaso Governador, 791
- - B-17 *Geshu* Ponto *Shu* Dorsal do Diafragma, 791
- - B-18 *Ganshu* Ponto *Shu* Dorsal do Fígado, 792
- - B-19 *Danshu* Ponto *Shu* Dorsal da Vesícula Biliar, 792
- - B-20 *Pishu* Ponto *Shu* Dorsal do Baço, 793
- - B-21 *Weishu* Ponto *Shu* Dorsal do Estômago, 794
- - B-22 *Sanjiaoshu* Ponto *Shu* Dorsal do Triplo Aquecedor, 794
- - B-23 *Shenshu* Ponto *Shu* Dorsal do Rim, 795
- - B-24 *Qihaishu* Ponto *Shu* Dorsal do Mar de *Qi*, 796
- - B-25 *Dachangshu* Ponto *Shu* Dorsal do Intestino Grosso, 797
- - B-26 *Guanyuanshu* Ponto *Shu* Dorsal do Portão Original, 797
- - B-27 *Xiaochangshu* Ponto *Shu* Dorsal do Intestino Delgado, 797
- - B-28 *Pangguangshu* Ponto *Shu* Dorsal da Bexiga, 798
- - B-30 *Baihuanshu* Ponto *Shu* do Anel Branco, 798
- - B-32 *Ciliao* Segundo Orifício, 799

- - B-36 *Chengfu* Recebendo Suporte, 799
- - B-37 *Yinmen* Porta Imensa, 799
- - B-39 *Weiyang* Sustentando o *Yang*, 800
- - B-40 *Weizhong* Sustentando o Centro, 800
- - B-42 *Pohu* Janela da Alma Corpórea, 800
- - B-43 *Gaohuangshu* (ou *Gaohuang*) Membrana Grossa Ponto *Shu* da Área entre Coração e Pericárdio, 801
- - B-44 *Shentang* Saguão da Mente, 802
- - B-47 *Hunmen* Portal da Alma Etérea, 802
- - B-49 *Yishe* Residência do Intelecto, 803
- - B-51 *Huangmen* Portal do Gaohuang, 803
- - B-52 *Zhishi* Residência da Força de Vontade, 804
- - B-53 *Baohuang* Vitalidade da Bexiga, 805
- - B-54 *Zhibian* Margem Ínfima, 805
- - B-57 *Chengshan* Sustentando a Montanha, 806
- - B-58 *Feiyang* Voando para Cima, 806
- - B-59 *Fuyang Yang* do Dorso do Pé, 806
- - B-60 *Kunlun* Montanhas Kunlun, 807
- - B-62 *Shenmai* Nono Canal, 807
- - B-63 *Jinmen* Portão de Ouro, 808
- - B-64 *Jinggu* Osso Capital, 808
- - B-65 *Shugu* Osso de Ligação, 809
- - B-66 *Tonggu* Atravessando o Vale, 809
- - B-67 *Zhiyin* Alcançando o *Yin*, 810
- relação com os Rins, 167
- remove Água por transformação do *Qi*, 165
- sonhos, 167
- Umidade-Calor na, 547
- Umidade-Frio na, 548
Biguan Porta da Coxa, 749
Bile, 161
Binao Braço Superior, 737
Bingfeng Guarda-Vento, 779
Bitong Livre Passagem do Nariz, 887
Boca, 247
- Baço e, 118
Bócio, 316
Borborigmos, 307
Brilho da pele, 243
Burong Repleto, 745

C

Cabeça, 243, 269
Cabelos, 243
- Rins e, 127
Calor, 316
- e Fogo, 571
- e Frio, 354
- e Sangue, 52
- - agitando o, 592
- em cima-Frio embaixo, 354
- estagnado nos Vasos Concepção e Penetrador, 621
- exterior, 349
- externo causando danos ao *Yin*, 381
- fetal, 622
- latente, 594
- na Vesícula Biliar, 591
- no Estômago, 509, 590
- no Exterior-Frio no Interior, 354
- no Fígado provocando Vento, 603
- no Intestino Grosso, 529
- no nível do *Qi* Nutritivo, 592
- no Pericárdio, 395, 592, 602
- no Sangue, 363
- no tórax e no diafragma, 590
- no *Yang* Brilhante, 602
- nos Pulmões, 447, 590, 602
- nos Rins, 603
- obstruindo o Intestino Grosso, 530
- Tóxico, 573
- Verdadeiro-Frio Falso, 354
Calor-Cheio, 351
- no Intestino Delgado, 521
- nos Vasos Concepção e Penetrador, 620
Calor-Secura, 589
- nos Intestinos, 591

Calor-Umidade no Fígado, 416
Calor-Vazio, 351, 352, 381
- nos Vasos Concepção e Penetrador, 620
Calor–Frio, 10
Canal(is), 64, 257
- da Bexiga, 783
- da Vesícula Biliar, 838
- do Baço, 757
- do Coração, 766
- do Estômago, 740
- do Fígado, 854
- do Intestino Delgado, 773
- do Intestino Grosso, 731
- do Pericárdio, 134, 823
- do Pulmão, 722
- do Rim, 811
- do Triplo Aquecedor, 829
Canícula, 214, 564, 589
Cápsulas articulares, 66, 334
Carcinoma da mama, 304
Cavidades do Triplo Aquecedor, 65
Cefaleia, 269
- e orgasmo, 284
Cérebro, 185
- audição, 186
- controla a inteligência, 186
- olfato, 186
- paladar, 186
- Rins e, 126
- visão, 186
Changqiang Forte e Longo, 875
Cheio, condições de, 317, 318, 355
Cheio Exterior, 349
Cheio-Quente, 350
Cheio-Vazio, 318, 355
Chengfu Recebendo Suporte, 799
Chengjiang Recebendo a Saliva, 873
Chengling Receptor do Espírito, 844
Chengman Suporte da Plenitude, 745
Chengqi Recipiente das Lágrimas, 741
Chengshan Sustentando a Montanha, 806
Chize Pântano do pé, 725
Chong Mai, 182
Chongmen Porta Penetrante, 764
Chongyang Yang Penetrante, 754
Choque, 205
Ciclo
- Cosmológico, 18, 22
- de Contradominância, 19
- de Controle, 19, 21
- de Dominância, 19
- de Geração, 19, 21
- menstrual, 140
- - Coração e Rins no, 140
Ciliao Segundo Orifício, 799
Cinco Aspectos espirituais, 89
Cinco Elementos, 31
- cores dos, 27, 28
- correspondências dos, 20
- em medicina chinesa, 21
- em patologia, 25
- - ciclo de Contradominância, 26
- - ciclo de Dominância, 25
- - ciclo de Geração, 26
- Emoções dos, 29
- estágios de um ciclo sazonal, 18
- fatores climáticos e os, 30
- identificação dos padrões, 344, 627
- inter-relações dos, 18
- movimentos, 17, 18
- na dietoterapia, 31
- na fisiologia, 21
- na fitoterapia, 31
- natureza dos, 16
- no diagnóstico, 27
- no tratamento com acupuntura, 30

- odores dos, 28
- órgãos dos sentidos e, 29, 30
- qualidades básicas, 17
- sabores dos, 29
- sistema de correspondências na fisiologia dos, 24
- sons dos, 28
- tecidos e os, 29
- teoria dos, 15
Cinco Pontos
- de comando, 662
- de Transporte, 31, 635
Cistite intersticial, 550
Clima(s) como causa de doença, 207
- artificiais, 211
Cocaína, 228
Cognição, 57
Colapso
- de *Yang*, 357, 594
- - do Coração, 378
- de *Yin*, 357, 593
- do Intestino Grosso, 536
Combinação de padrões, 371
- de Calor e Frio, 354
- do Fígado, 434
Combinação de Pontos, princípios da
- aplicação unilateral das agulhas, 920
- equilíbrio
- - as partes superior e inferior do corpo, 918
- - entre as partes anterior e posterior, 922
- - entre esquerda e direita, 919
- - entre os pontos locais e distais, 911
- - entre *Yin* e *Yang*, 921
- problemas
- - dos canais, 915
- - dos órgãos, 918
Constipação, 266
Constituição
- fraca, 216
- hereditária, 217
- pré-natal forte, 217
- pré-natal fraca, 218
Contração dos quatro membros, 250
Cor(es)
- da face, 243
- do Baço, 120
- do Coração, 92
- do Fígado, 100
- dos Cinco Elementos, 27, 28
- dos Pulmões, 112
- dos Rins, 131
- Órgãos Internos e, 83
- patológicas, 244
Coração
- abre-se na língua, 91
- abriga a Mente, 88
- Baço e, 144
- Canal do, 766
- Colapso de *Yang* do, 378
- cor do, 92
- Deficiência
- - de *Qi* do, 375
- - de Sangue do, 379
- - de *Yang* do, 377
- - de *Yin* do, 381
- ditados ou provérbios do, 92
- e alegria, 90
- e Fígado, 138
- e Pulmões, 137
- e Rins, 48, 68, 139
- e Útero, 183
- emoções afetam o, 198
- Estagnação de *Qi* do, 387
- Estase de Sangue do, 390
- fator climático do, 92
- Fogo agitando o, 382
- funções do, 86

977

- governa o Sangue, 86
- manifesta-se na compleição, 87
- no ciclo menstrual, 140
- odor do, 92
- padrões dos canais, 610
- pontos do
- - C-1 *Jiquan* Nascente Suprema, 767
- - C-3 *Shaoshi* Mar do *Yin* Menor, 767
- - C-4 *Lingdao* Caminho da Mente, 767
- - C-5 *Tongli* Comunicação Interior, 768
- - C-6 *Yinxi* Fenda do *Yin*, 768
- - C-7 *Shenmen* Porta da Mente, 769
- - C-8 *Shaofu* Mansão do *Yin* Menor, 770
- - C-9 *Shaochong* Penetração do *Yin* Menor, 771
- sabor do, 92
- som do, 92
- sonhos do, 92
- sudorese e, 91
- vasos sanguíneos e, 87
Corpo, 238
- estruturas do, 8
- - Acima–abaixo da cintura, 8
- - Cabeça–corpo, 8
- - Dorso–frente, 8
- - Exterior–Interior, 8
- - Superfícies posterolaterais e anteromediais dos
membros, 8
Corticoides, 228
Crescimento, Rins e, 124
Crianças, 287

D

Dabao Controle Geral, 765
Dachangshu Ponto *Shu* Dorsal do Intestino Grosso, 797
Dadu Capital Grande, 758
Dadun Grande Monte, 854
Dahe Grande Glória, 817
Daheng Grande Horizontal, 764
Daimai Vaso da Cintura, 847
Daju Grande Gigante, 747
Daling Grande Colina, 827
Dannangxue Ponto da Vesícula Biliar, 891
Danshu Ponto *Shu* Dorsal da Vesícula Biliar, 792
Dazhong Grande Sino, 813
Dazhu Grande Lançadeira, 787
Dazhui Grande Vértebra, 880
Dedos indicadores dos bebês, 251
Deficiência
- de Essência do Rim, 486
- de Fluidos Corporais, 364
- de *Qi*, 359
- - do Baço, 459
- - do Coração, 375, 454
- - do Estômago, 503
- - do Pulmão, 439, 454
- - de Sangue, 361
- - do Baço, 465
- - do Coração, 379
- - do Fígado, 418, 435
- - do Pericárdio, 396
- de *Yang*, 325
- - do Baço, 461
- - do Coração, 377
- - do Rim, 480, 488
- de *Yin*, 325
- - do Coração, 381
- - do Estômago, 506
- - do Fígado, 420
- - do Pulmão, 440
- - do Rim, 481
- - - Calor-Vazio queimando, 490
- simultânea
- - de *Qi* do Baço e do Pulmão, 471
- - de *Qi* do Estômago e *Qi* do Baço, 516
- - de Sangue do Baço e do Coração, 470
- - de Sangue do Baço e do Fígado, 473
- - de Sangue do Fígado e do Coração, 432

- - de *Yang* do Rim e do Baço, 496
- - de *Yin* do Estômago e *Yin* do Baço, 517
- - de *Yin* do Rim e do Pulmão, 495
- - de *Yin* do Rim e *Yin* do Fígado, 491
Dentes, 247
Depressão, 280, 281
Desejo sexual, 224, 225
Desenvolvimento, Rins e, 124
Diafragma, Calor no, 590
Diagnóstico, 232
- Cinco Elementos no, 27
- por audição, 306
- por interrogação, 259
- por meio do pulso, 289
- por observação, 233
- por olfação, 307
Diarreia, 266, 267
Dicang Celeiro da Terra, 742
Dieta, 225
Dietoterapia, Cinco Elementos na, 31
Dificuldade de andar, 273
Diji Pivô da Terra, 762
Dingchuan Parar a Asma, 888
Discernimento, 57
Distensão (*zhang*), 407
Distúrbios urinários, 155
Ditados
- do Baço, 120
- do Coração, 92
- do Fígado, 101
- dos Pulmões, 112
- dos Rins, 131
Doença(s)
- conceito de, 340
- das mulheres, causas sexuais de, 223
- do Calor
- - erupções cutâneas e, 586
- - natureza das, 584
- - Vento-Calor e, 585
- fibrocísticas, 304
- na medicina
- - chinesa, 341
- - ocidental, 341
Dor(es), 264
- articular generalizada, 273
- causas de, 265
- facial, 270
- fatores que afetam a, 265
- localização da, 265
- lombar, 271
- musculares dos membros, 273
- nas articulações, 271
- no corpo inteiro, 271
- no Intestino Delgado decorrente do *Qi*, 522
- ocular, 277
Dormência, 271, 273
12 Canais, identificação dos Padrões, 344, 607
Drogas, 228
Dubi Nariz de Bezerro, 750
Duro–macio, 10
Dushu Ponto *Shu* Dorsal do Vaso Governador, 791

E

Ecstasy, 228
Edema, 365
- das articulações dos quatro membros, 249
- dos quatro membros, 249
Ejaculação precoce, 284
Eminência tenar, 251
Emoções, 375
- afetam o Coração, 198
- como causas de doença, 196
- correspondentes positivos das, 197
- dos Cinco Elementos, 29
- e Órgãos Internos, 80, 197
- efeitos no corpo, 199
- interação da mente com o corpo, 196

Energia, cinco camadas de, 66
Entorpecimento no Coração, Fleuma e, 366
Epigástrio, 272
Erjian Segundo Intervalo, 732
Ermen Porta da Orelha, 837
Eructações, 307
Erupções cutâneas, 586
Escarro, 83, 308
- Rins, 128
Escrófula, 316
Esforço físico excessivo, 220, 221
Espaço entre a pele e os músculos, 65
Espasticidade dos quatro membros, 250
Espírito, 237
- pulso e, 295
Essência (*Jing*), 36, 65, 139
- *Qi*–Mente (*Jing–Qi–Shen*), 24
- como base
- - da força constitucional, 39
- - do *Qi* do Rim, 38
- - dos "Três Tesouros", 39
- do Rim, 38
- Pós-Celestial, 37
- Pré-Celestial, 37
- produz Medula, 39
- Rins e, 124
- Sangue e, 52
Estágio
- do *Yang*
- - Brilhante, 578
- - Maior, 575
- - Menor (*Shao Yang*), 580
- do *Yin*
- - Maior (*Tai Yin*), 581
- - Menor (*Shao Yin*), 581
- - Terminal (*Jue Yin*), 582
Estagnação
- de Frio no canal do Fígado, 417
- de *Qi*, 312, 313, 360
- - do Coração, 387
- - do Estômago, 507
- - do Fígado, 434
- - no Intestino Grosso, 533
Estase de Sangue, 313, 314, 362
- no Estômago, 515
- nos Vasos Concepção e Penetrador, 619
- - e Umidade, 620
Estômago
- aspecto mental, 153
- Baço e, 67
- - como centro, 23
- - como suporte ao Coração, 23
- Calor no, 509
- Canal do, 740
- controla o recebimento, 149
- deficiência
- - de Fluidos Corporais, 364
- - de *Qi* do, 503
- - de *Yin* do, 506
- - simultânea
- - - de *Qi* do Estômago e *Qi* do Baço, 516
- - - de *Yin* do Estômago e *Yin* do Baço, 517
- - Deficiente e Frio, 505
- descensão do *Qi*, 151
- Estagnação de *Qi* do, 507
- Estase de Sangue no, 515
- Fleuma-Calor no, 509
- Fluidos Corporais e, 54
- Frio invadindo o, 510
- maturação e decomposição do alimento, 149
- origem dos líquidos, 152
- padrões
- - dieta, 501
- - dos canais, 609
- - estresse emocional, 502
- - etiologia geral, 501

- - fatores patogênicos externos, 503
- pontos do
- - E-1 *Chengqi* Recipiente das Lágrimas, 741
- - E-2 *Sibai* Quatro Brancos, 742
- - E-3 *Juliao* Grande Fenda, 742
- - E-4 *Dicang* Celeiro da Terra, 742
- - E-6 *Jiache* Carruagem da Mandíbula, 743
- - E-7 *Xiaguan* Portão Inferior, 743
- - E-8 *Touwei* Canto da Cabeça, 743
- - E-9 *Renying* Boas-vindas da Pessoa, 744
- - E-12 *Quepen* Bacia Vazia, 744
- - E-18 *Rugen* Raiz da Mama, 745
- - E-19 *Burong* Repleto, 745
- - E-20 *Chengman* Suporte da Plenitude, 745
- - E-21 *Liangmen* Porta do Feijão, 746
- - E-22 *Guanmen* Porta de Passagem, 746
- - E-25 *Tianshu* Pivô Celestial, 746
- - E-27 *Daju* Grande Gigante, 747
- - E-28 *Shuidao* Passagens da Água, 747
- - E-29 *Guilai* Retorno, 748
- - E-30 *Qichong Qi* Penetrante, 748
- - E-31 *Biguan* Porta da Coxa, 749
- - E-32 *Futu* Coelho Rastejando, 749
- - E-34 *Liangqiu* Montículo da Viga, 750
- - E-35 *Dubi* Nariz de Bezerro, 750
- - E-36 *Zusanli* Três Distâncias do Pé, 750
- - E-37 *Shangjuxu* Grande Vazio Superior, 751
- - E-38 *Tiaokou* Abertura Estreita, 752
- - E-39 *Xiajuxu* Grande Vazio Inferior, 752
- - E-40 *Fenglong* Protuberância Abundante, 753
- - E-41 *Jiexi* Fluxo Disperso, 754
- - E-42 *Chongyang Yang* Penetrante, 754
- - E-43 *Xiangu* Vale Profundo, 754
- - E-44 *Neiting* Pátio Interior, 755
- - E-45 *Lidui* Boca Doente, 755
- *Qi* do Estômago rebelando-se para cima, 511
- relação com o Baço, 153
- retenção de alimento no, 514
- sonhos, 153
- transporte das essências do alimento, 150
- Umidade-Calor no, 512, 591
- Útero e, 184
Estresse emocional, 380, 381
Excesso de trabalho, 219, 381
- em relação a *Qi* e *Yin*, 220
Excitação–inibição, 10
Excreção dos líquidos, 170
Exercícios, falta de, 220, 221
Exterior, 348
Exterior-Interior, 348

F

Face, 243, 269
- microssistema, 233
Fadiga, 269
- depois de ejacular, 284
Faringe, 248
Fator(es) climático(s)
- como padrões de desarmonia, 210
- do Baço, 120
- do Coração, 92
- dos Pulmões, 112
- dos Rins, 131
- e os Cinco Elementos, 30
- Órgãos Internos e, 82
Fator(es) patogênico(s)
- e *Qi* Vertical, 320
- em medicina chinesa, 311
- externos, 311, 312, 437
- - invasões resultando em um padrão externo, 214
- - obstrução nos músculos e nos canais, 215
- - sem um padrão externo, 215
- forte, 319
- fraco, 320
- identificação dos Padrões, 343, 555
- internos, 312
- nenhum, 319

Febre, 213, 277, 278
Feishu Ponto *Shu* Dorsal do Pulmão, 789
Feiyang Voando para Cima, 806
Fengchi Lagoa dos Ventos, 845
Fengfu Palácio do Vento, 881
Fenglong Protuberância Abundante, 753
Fengmen Porta do Vento, 788
Fengshi Mercado do Vento, 848
Fezes, 158, 266, 308
- amolecidas, 267
Fibroadenoma, 304
Fígado
- Alma Etérea e, 99
- ascensão
- - de *Yang* do, 435
- - do *Qi* do, 141
- Baço e, 141
- Calor-Umidade no, 416
- Canal do, 854
- combinações comuns de padrões do, 434
- cor do, 100
- Coração e, 138
- Deficiência
- - de Sangue do, 418, 435
- - de *Yin* do, 420
- ditados ou provérbios do, 101
- Estagnação
- - de Frio no canal do, 417
- - de *Qi* do, 407, 435
- Estase de Sangue do, 412, 435
- Fogo do, 435
- - queimando no, 414
- funções do, 94, 95
- indícios de patologia do, 405
- lágrimas, 99
- livre fluxo do *Qi*, 96, 97
- - digestão, 97
- - estado emocional, 97
- - fluxo da bile, 97
- odor do, 100
- olhos, 98
- padrões dos canais, 613
- pontos
- - F-1 *Dadun* Grande Monte, 854
- - F-2 *Xingjian* Entre Temporário, 855
- - F-3 *Taichong* Penetração Maior, 856
- - F-4 *Zhongfeng* Lacre Médio, 857
- - F-5 *Ligou* Fossa da Cuia, 857
- - F-6 *Zhongdu* Capital Central, 858
- - F-7 *Xiguan* Porta do Joelho, 858
- - F-8 *Ququan* Nascente em Curva, 858
- - F-13 *Zhangmen* Porta da Realização, 859
- - F-14 *Qimen* Porta Cíclica, 859
- Pulmões e, 68, 141
- *Qi* do, 65
- raiva e, 100
- Rins e, 142
- sabor do, 100
- Sangue e, 95, 96
- - olhos, 96
- - tendões, 96
- som do, 101
- sonhos do, 101
- tendões, 98
- unhas, 98
- Útero e, 183
Fitoterapia, Cinco Elementos na, 31
Flacidez dos membros, 249, 273
Fleuma, 315, 365
- danos ao Estômago e ao Baço, 316
- e Umidade, 568
- no Útero, 621
- entorpecendo a Mente, 386
- forma nódulos, 315
- não substancial, 366
- promove estase, 316
- substancial, 366

Fleuma-Calor, 366
- no Estômago, 509
- nos Pulmões, 451
Fleuma-Fluidos, 367
- acima do diafragma, 367
- no Estômago e nos Intestinos, 367
- nos hipocôndrios, 367
- nos membros, 367
- obstruindo os Pulmões, 453
Fleuma-Fogo
- perturbando o Coração, 384
- perturbando o Pericárdio, 399
Fleuma-Seca nos Pulmões, 452
Fluidos (*Jin*), 54
Fluidos corporais, 52
- Baço e, 53
- Bexiga e, 54
- Deficiência de, 364
- difusão do *Qi*, 104
- Estômago e, 54
- Intestino Delgado e, 54
- Órgãos Internos e, 82
- patologia dos, 55, 56
- Pulmões e, 53
- *Qi* e, 55
- Rins e, 54
- Sangue e, 55
- tipos de, 54
Fogo, 214, 317, 570
- agitando o Coração, 382
- agredindo Água, 628
- de Fígado, 435
- de Pericárdio, 398
- dominando Metal, 628
- e Calor, 571
- fisiológico, 10
- manifestações clínicas gerais de, 571
- Ministerial, Pericárdio e, 135
- não gerando Terra, 627
- órgãos afetados pelo, 572
- provocando Vento, 593
- queimando no Fígado, 414
Fogo-Cheio, 573
Fogo-Vazio, 573
Fogo–Água, 11
Força de Vontade (*Zhi*), 82, 90
- Rins do, 128
Força Motriz, 40
Formigamento dos membros, 273
Fraqueza dos membros, 273
Frio, 214, 315, 352, 560
- estagnado no Útero, 622
- exterior, 349
- externo, 562
- Fetal, 622
- interno, 314, 563
- invadindo
- - o Estômago, 510
- - o Intestino Grosso, 532
- no Exterior-Calor no Interior, 354
- no Intestino Grosso, 535
- Verdadeiro-Calor Falso, 354
Frio-Cheio, 277, 352, 353
- nos Vasos Concepção e Penetrador, 621
Frio-Fleuma, 367
- nos Pulmões, 449
Frio-Vazio, 278, 353
Fuliu Corrente de Retorno, 815
Futu Coelho Rastejando, 749
Futu Suporte da Proeminência, 738
Fuyang Yang do Dorso do Pé, 806

G

Ganshu Ponto Shu Dorsal do Fígado, 792
Gaohuangshu (ou *Gaohuang*) Membrana Grossa Ponto *Shu* da Área entre Coração e Pericárdio, 801
Garganta, 248

Gases intestinais, 308
Gengivas, 247
Geshu Ponto *Shu* Dorsal do Diafragma, 791
Gestação, 184
Gongsun Colaterais Diminutos, 759
Gravidez, 286
Guanchong Penetrando o Portão, 829
Guangming Brilho, 850
Guanmen Porta de Passagem, 746
Guanyuan Porta do *Qi* Original, 863
Guanyuanshu Ponto Shu Dorsal do Portão
    Original, 797
Guilai Retorno, 748

H

Hálito, 308
Hanyan Serenidade da Mandíbula, 840
Hegu Vale da Junção, 733
Henggu Osso Púbico, 817
Hipocôndrio, 272
Houding Posterior ao Vértice, 881
Houxi Riacho Posterior, 775
Huangmen Portal do *Gaohuang*, 803
Huangshu Ponto de Transporte das Membranas
    (Huang), 819
Huantiao Salto em Círculo, 848
Huatuojiaji Pontos Paravertebrais de *Hua Tuo*, 889
Huiyin Reunião do *Yin*, 861
Huizong Canais Convergentes, 834
Hunmen Portal da Alma Etérea, 802

I

Ideias, 57
Identificação dos padrões, 340, 342
- 12 Canais, 344, 607
- Aquecedores, 344, 601
- Cinco Elementos, 344
- fatores patogênicos, 343, 555
- Fluidos Corporais, 343, 364
- Oito Princípios, 343, 347
- Oito Vasos Extraordinários, 344, 616
- Órgãos Internos, 343
- *Qi*, 343, 359
- Quatro Níveis, 344, 584
- Sangue, 343, 361
- Seis Estágios, 344, 574
Impotência, 283
Imunizações, 287
Infância, 193
Infestação por vermes, 524
Ingestão alimentar
- excessiva, 226
- insuficiente, 226
Insônia, 274, 275
Intelecto (*Yi*), 82, 90
Inteligência, 57
Interior, 350
Interrogação, 260
- identificação dos padrões e, 261
- problemas de terminologia na, 260
- procedimento da, 261
Intestino Delgado
- aspecto mental, 156
- Calor-Cheio no, 521
- Canal do, 773
- controla o recebimento e a transformação, 155
- Deficiente e Frio, 525
- dor decorrente do *Qi*, 522
- Fluidos Corporais e, 54
- Infestação por vermes, 524
- Obstrução no, 523
- padrões
- - dieta, 520
- - dos canais, 611
- - estresse emocional, 520
- - etiologia geral, 520

- pontos do
- - ID-1 *Shaoze* Pântano Mínimo, 773
- - ID-2 *Qiangu* Vale Frontal, 774
- - ID-3 *Houxi* Riacho Posterior, 775
- - ID-4 *Wangu* Osso do Punho, 776
- - ID-5 *Yanggu* Vale *Yang*, 776
- - ID-6 *Yanglao* Nutrindo o Ancião, 777
- - ID-7 *Zhizheng* Ramificação para o Canal do
      Coração, 777
- - ID-8 *Xiaohai* Mar do Intestino Delgado, 777
- - ID-9 *Jianzhen* Ombro Reto, 778
- - ID-10 *Naoshu* Ponto de Transporte do Úmero, 778
- - ID-11 *Tianzong* Antepassados Celestiais, 778
- - ID-12 *Bingfeng* Guarda-Vento, 779
- - ID-13 *Quyuan* Muro Curvado, 779
- - ID-14 *Jianwaishu* Ponto de Transporte do Lado
      Exterior do Ombro, 779
- - ID-15 *Jianzhongshu* Ponto de Transporte do Centro
      do Ombro, 780
- - ID-16 *Tianchuang* Janela do Céu, 780
- - ID-17 *Tianrong* Aparência Celestial, 781
- - ID-18 *Quanliao* Fenda Zigomática, 781
- - ID-19 *Tinggong* Palácio da Audição, 781
- - relação com o Coração, 156
- separa fluidos, 155
- sonhos, 156
Intestino Grosso
- aspecto mental, 159
- Calor no, 529
- - obstruindo, 530
- Canal do, 731
- colapso do, 536
- controla a passagem e a condução, 158
- deficiência de Fluidos Corporais, 365
- estagnação de *Qi* no, 533
- Frio no, 535
- - invadindo, 532
- padrões
- - dieta, 527
- - dos canais, 609
- - estresse emocional, 527
- - etiologia geral, 527
- - fatores patogênicos externos, 527
- pontos do
- - IG-1 *Shangyang* Yang do Metal, 732
- - IG-2 *Erjian* Segundo Intervalo, 732
- - IG-3 *Sanjian* Terceiro Intervalo, 732
- - IG-4 *Hegu* Vale da Junção, 733
- - IG-5 *Yangxi* Riacho do *Yang*, 734
- - IG-6 *Pianli* Passagem Lateral, 734
- - IG-7 *Wenliu* Acúmulo de Calor, 735
- - IG-10 *Shousanli* Três Distâncias do Braço, 735
- - IG-11 *Quchi* Charco Tortuoso, 736
- - IG-12 *Zhouliao* Fenda do Cotovelo, 736
- - IG-14 *Binao* Braço Superior, 737
- - IG-15 *Jianyu* Osso do Ombro, 737
- - IG-16 *Jugu* Osso Largo, 737
- - IG-17 *Tianding* Tripé Celestial, 738
- - IG-18 *Futu* Suporte da Proeminência, 738
- - IG-20 *Yingxiang* Fragrância Bem-vinda, 738
- reabsorve fluidos, 158
- relação com os Pulmões, 159
- secura no, 534
- sonhos, 159
- transforma as fezes, 158
- Umidade-Calor no, 528
Introspecção, 204
Invasão de Vento-Frio
- com predomínio do Frio, 577
- com predomínio do Vento, 576
Irritabilidade, 282

J

Jiache Carruagem da Mandíbula, 743
Jianjing Poço do Ombro, 846
Jianli Construindo Milhas, 869
Jianliao Fenda do Ombro, 835

Jianneiling Monte Inferior do Ombro, 889
Jianshi Intermediário, 825
Jianwaishu Ponto de Transporte do Lado Exterior do
    Ombro, 779
Jianyu Osso do Ombro, 737
Jianzhen Ombro Reto, 778
Jianzhongshu Ponto de Transporte do Centro do
    Ombro, 780
Jiaoxin Encontrando com o Canal do Baço, 815
Jiexi Fluxo Disperso, 754
Jinggong Palácio da Essência, 888
Jinggu Osso Capital, 808
Jingmen Porta da Capital, 847
Jingming Brilho dos Olhos, 784
Jingqu Ponto do Rio, 727
Jingzhong Meio da Menstruação, 887
Jinmen Portão de Ouro, 808
Jinsuo Espasmo do Tendão, 878
Jiquan Nascente Suprema, 767
Jiuwei Cauda da Pomba, 872
Joelhos fracos, 274
Jueyinshu Ponto *Shu* Dorsal do Terminal *Yin*, 790
Jugu Osso Largo, 737
Juliao Fenda do Agachamento, 847
Juliao Grande Fenda, 742
Juque Grande Palácio, 871

K

Kongzui Orifício de Convergência, 725
Kunlun Montanhas Kunlun, 807

L

Lábios, 247
- Baço e, 118
Lágrimas, 83
- Fígado e, 99
Lanweixue Ponto do Apêndice, 892
Laogong Palácio do Trabalho, 827
Letargia, 275
Leucorreia, 286
Liangmen Porta do Feijão, 746
Liangqiu Montículo da Viga, 750
Lianquan Canto da Nascente, 873
Libido, falta de, 284
Lidui Boca Doente, 755
Lieque Brecha Divergente, 726
Ligou Fossa da Cuia, 857
Lingdao Caminho da Mente, 767
Língua, 251
- clara, 252
- como um microssistema, 234
- cor do corpo da, 252
- curta, 255
- desviada, 256
- edemaciada, 254
- endurecida, 255
- fina, 254
- flácida, 255
- forma do corpo da, 254
- longa, 255
- rachada, 255
- roxa, 254
- saburra da, 256
- tremulante, 256
- vermelha, 253
Lingxu Cemitério do Espírito, 821
Linqi Lágrimas Caindo, 843
Líquidos (*Ye*), 55
Lóquios, 308
LSD, 228

M

Maconha, 228
Madeira
- agredindo Metal, 628
- dominando Terra, 628
- não gerando Fogo, 627

Mágoa, 282, 375, 438
Mãos e pés frios, 302
Mãos frias, 273
Mar
- da Medula, 188
- de Sangue, 188
- do Alimento, 188
- do *Qi*, 188
Massas
- abdominais, 316
- de Pi, 316
Medicamentos, 228
Medo, 205, 281, 282
Medula, 186
- formação do Sangue, 187
- nutre o Cérebro, 187
- preenche os ossos, 186
- Rins e, 126
Membranas (*Huang*), 66
Membros, 248, 272
Memória, 57
Menstruação, 184, 285
- Sangue do Fígado e, 95
Mente (*Shen*), 56, 82, 89, 139
- do Coração, 88
- funções da, 56
Mente-Espírito (*Shen*), 66
- Pericárdio e, 134
Metal
- agredindo Fogo, 628
- dominando Madeira, 628
- não gerando Água, 628
Método(s)
- de avaliação do pulso, 293
- - aplicação dos dedos, 293
- - disposição dos dedos, 294
- - equalização da respiração, 295
- - movimentação dos dedos, 294
- - nivelamento do braço, 293
- - regulação dos dedos, 294
- - utilização dos dedos, 294
- diagnósticos, 232
Micção, 155
Microssistemas, 234
Mingmen Porta da Vida, 877
Movimentos corporais, 242
Muco nasal, 83
Mucosidade, 366
- nos Pulmões, 448

N

Naohu Janela do Cérebro, 881
Naohui Convergência do Ombro, 835
Naokong Cavidade do Cérebro, 844
Naoshu Ponto de Transporte do Úmero, 778
Nariz, 246
Nascimento, Rins e, 124
Neiguan Portão Interno, 825
Neiting Pátio Interior, 755
Nível(is)
- de energia, 263, 268
- do *Qi*, 590
- - Defensivo (*Wei*), 588
- - Nutritivo (*Ying*), 592
- do Sangue, 592
Nódulos mamários, 304, 316

O

Obstrução
- do Baço por Umidade com estagnação de
  Qi do Fígado, 474
- no Canal do Coração, 389
- no Intestino Delgado, 523
Odor(es)
- corporal, 307
- das secreções corporais, 308
- do Baço, 120

- do Coração, 92
- do Fígado, 100
- dos Cinco Elementos, 28
- dos Pulmões, 112
- dos Rins, 130
- Órgãos Internos e, 83
Oito Princípios, 343, 347, 348
Oito Trigramas, 4
Oito Vasos Extraordinários, 344, 616
Olfação, diagnóstico por, 307
Olfato, 186
Olhos, 246, 277
- Fígado, 98
- ressecados, 277
Orelhas, 247, 276
- como um microssistema, 234
- Rins do, 127
Órgão(s)
- dos sentidos
- - e Cinco Elementos, 29, 30
- - e Órgãos Internos e, 80
- função–estrutura dos, 9
- Internos
- - aspectos espirituais, 81
- - cores, 83
- - correspondências dos, 79
- - emoções, 80
- - fatores climáticos, 82
- - fluidos, 82
- - identificação dos padrões, 343
- - manifestações externas, 82
- - odores, 83
- - órgãos dos sentidos, 80
- - sabores, 83
- - sons, 84
- - substâncias fundamentais, 80
- - tecidos, 80
- *versus* canal, 607
- - no diagnóstico por meio do pulso, 292
- *Yang* (*Fu*), 8, 84
- *Yin* (*Zang*), 8, 84
Orifícios inferiores, Rins do, 128
Ossos, 66, 186, 187
- Rins e, 126
Otalgia, 286

P

Padrão(ões)
- conceito de, 340
- da Bexiga
- - atividade sexual excessiva, 546
- - esforço físico excessivo, 546
- - estresse emocional, 546
- - etiologia geral, 546
- - fatores patogênicos externos, 546
- da Vesícula Biliar
- - dieta, 538
- - estresse emocional, 538
- - etiologia geral, 538
- - fatores patogênicos externos, 538
- de deficiência, 375
- - de *Yin*, 372
- de excesso, 382
- de Vazio, 439
- do Baço
- - dieta, 459
- - estresse emocional, 459
- - etiologia geral, 458
- - fatores patogênicos externos, 458
- do ciclo
- - de Contradominância, 628
- - de Dominância, 628
- - de Geração, 627
- do Coração, 374
- - etiologia geral, 374
- - fatores patogênicos externos, 374

- do Estômago
- - dieta, 501
- - estresse emocional, 502
- - etiologia geral, 501
- - fatores patogênicos externos, 503
- do Fígado, 405
- - etiologia geral, 406
- do Intestino Delgado
- - dieta, 520
- - estresse emocional, 520
- - etiologia geral, 520
- do Intestino Grosso
- - dieta, 527
- - estresse emocional, 527
- - etiologia geral, 527
- - fatores patogênicos externos, 527
- do Pericárdio, 394
- dos canais do *Yang* Brilhante (*Yang Ming*), 578
- dos canais, 576
- dos órgãos, 371, 577
- - do *Yang* Brilhante (*Yang Ming*), 579
- dos Pulmões
- - dieta, 438
- - emoções, 438
- - estilo de vida, 439
- - etiologia geral, 437
- dos Rins
- - atividade sexual excessiva, 479
- - doenças crônicas, 479
- - estresse emocional, 479
- - etiologia geral, 478
- - excesso de trabalho, 479
- - fraqueza hereditária, 478
- - idade avançada, 479
- exteriores, 348
- externos, 349
- métodos de identificação dos, 343
Paladar, 186, 266
Palpação
- da área abaixo do processo xifoide, 303
- da mama, 304
- da mão, 301, 302
- da pele, 301
- do abdome, 304
- do batimento apical, 302
- do pulso, 293
- - nível Médio, 293
- - nível Profundo, 293
- - nível Superficial, 293
- do tórax, 302, 303
- dos membros, 301
- dos pés, 301
- dos pontos, 304
- e comparação do dorso e da palma, 302
Palpitações, 376
Pangguangshu Ponto *Shu* Dorsal da Bexiga, 798
Paralisia dos quatro membros, 250
Parasitas, 227
Parto, 286
Patologia da ascensão/descensão do *Qi*, 328
- nos canais, 330
- nos Órgãos Internos, 328
- nos orifícios e órgãos dos sentidos, 332
Patologia da entrada/saída do *Qi*, 332
- na Essência, 335
- na Mente (*Shen*), 335
- nas articulações, 334
- nas cavidades do Triplo Aquecedor, 333
- nas Membranas (*Huang*), 336
- no espaço entre a pele e os músculos, 333
- no Tecido Adiposo (*Gao*), 336
- nos canais, 333
- nos órgãos, 334
- nos orifícios, 335
Pele, 251
- amarela, 244

- azul, 245
- brilho da, 243
- normal, 243
- preta, 245
- umidade da, 243
- verde, 245
- vermelha, 244
Pensar excessivamente, 282
Perda
- de Sangue, 363, 407
- súbita da voz, 306
Perguntas
- certas, 260
- sobre a vida sexual, 263
- sobre o estado emocional, 263
- sobre os níveis de energia, 263
- tradicionais, 262
Pericárdio
- Calor no, 395, 602
- Canal do, 823
- como "centro do tórax", 401
- como "residência" da Mente, 396
- como um canal, 134
- como um órgão, 133
- Deficiência de Sangue do, 396
- Estagnação de *Qi* no, 401
- Estase de Sangue no, 402
- Fogo de, 398
- Fogo Ministerial e, 135
- Mente-Espírito e, 134
- padrões dos canais, 612
- pontos
- - PC-1 *Tianchi* Lago Celestial, 824
- - PC-3 *Quze* Pântano Tortuoso, 824
- - PC-4 *Ximen* Porta da Fenda, 824
- - PC-5 *Jianshi* Intermediário, 825
- - PC-6 *Neiguan* Portão Interno, 825
- - PC-7 *Daling* Grande Colina, 827
- - PC-8 *Laogong* Palácio do Trabalho, 827
- - PC-9 *Zhongchong* Centro do Movimento, 828
- Triplo Aquecedor e, 176
- Útero e, 135
Período pré-natal, 193
Pés frios, 274
Pianli Passagem Lateral, 734
Pishu Ponto *Shu* Dorsal do Baço, 793
Pohu Janela da Alma Corpórea, 800
Ponto(s)
- da Bexiga
- - B-1 *Jingming* Brilho dos Olhos, 784
- - B-2 *Zanzhu* (ou *Cuanzhu*) União do Bambu, 785
- - B-5 *Wuchu* Quinto Lugar, 785
- - B-7 *Tongtian* Conexão Celestial, 786
- - B-9 *Yuzhen* Travesseiro de Jade, 786
- - B-10 *Tianzhu* Pilar Celestial, 786
- - B-11 *Dazhu* Grande Lançadeira, 787
- - B-12 *Fengmen* Porta do Vento, 788
- - B-13 *Feishu* Ponto *Shu* Dorsal do Pulmão, 789
- - B-14 *Jueyinshu* Ponto *Shu* Dorsal do Terminal *Yin*, 790
- - B-15 *Xinshu* Ponto *Shu* Dorsal do Coração, 790
- - B-16 *Dushu* Ponto *Shu* Dorsal do Vaso Governador, 791
- - B-17 *Geshu* Ponto *Shu* Dorsal do Diafragma, 791
- - B-18 *Ganshu* Ponto *Shu* Dorsal do Fígado, 792
- - B-19 *Danshu* Ponto *Shu* Dorsal da Vesícula Biliar, 792
- - B-20 *Pishu* Ponto *Shu* Dorsal do Baço, 793
- - B-21 *Weishu* Ponto *Shu* Dorsal do Estômago, 794
- - B-22 *Sanjiaoshu* Ponto *Shu* Dorsal do Triplo Aquecedor, 794
- - B-23 *Shenshu* Ponto *Shu* Dorsal do Rim, 795
- - B-24 *Qihaishu* Ponto *Shu* Dorsal do Mar de *Qi*, 796
- - B-25 *Dachangshu* Ponto *Shu* Dorsal do Intestino Grosso, 797
- - B-26 *Guanyuanshu* Ponto *Shu* Dorsal do Portão Original, 797

- - B-27 *Xiaochangshu* Ponto *Shu* Dorsal do Intestino Delgado, 797
- - B-28 *Pangguangshu* Ponto *Shu* Dorsal da Bexiga, 798
- - B-30 *Baihuanshu* Ponto *Shu* do Anel Branco, 798
- - B-32 *Ciliao* Segundo Orifício, 799
- - B-36 *Chengfu* Recebendo Suporte, 799
- - B-37 *Yinmen* Porta Imensa, 799
- - B-39 *Weiyang* Sustentando *Yang*, 800
- - B-40 *Weizhong* Sustentando o Centro, 800
- - B-42 *Pohu* Janela da Alma Corpórea, 800
- - B-43 *Gaohuangshu* (ou *Gaohuang*) Membrana Grossa Ponto *Shu* da Área entre Coração e Pericárdio, 801
- - B-44 *Shentang* Saguão da Mente, 802
- - B-47 *Hunmen* Portal da Alma Etérea, 802
- - B-49 *Yishe* Residência do Intelecto, 803
- - B-51 *Huangmen* Portal do Gaohuang, 803
- - B-52 *Zhishi* Residência da Força de Vontade, 804
- - B-53 *Baohuang* Vitalidade da Bexiga, 805
- - B-54 *Zhibian* Margem Ínfima, 805
- - B-57 *Chengshan* Sustentando a Montanha, 806
- - B-58 *Feiyang* Voando para Cima, 806
- - B-59 *Fuyang Yang* do Dorso do Pé, 806
- - B-60 *Kunlun* Montanhas Kunlun, 807
- - B-62 *Shenmai* Nono Canal, 807
- - B-63 *Jinmen* Portão de Ouro, 808
- - B-64 *Jinggu* Osso Capital, 808
- - B-65 *Shugu* Osso de Ligação, 809
- - B-66 *Tonggu* Atravessando o Vale, 809
- - B-67 *Zhiyin* Alcançando o *Yin*, 810
- da Vesícula Biliar
- - VB-1 *Tongziliao* Fenda da Pupila, 839
- - VB-2 *Tinghui* Convergência da Audição, 839
- - VB-4 *Hanyan* Serenidade da Mandíbula, 840
- - VB-5 *Xuanlu* Suspensão do Crânio, 840
- - VB-6 *Xuanli* Desvio da Suspensão do Cabelo, 840
- - VB-8 *Shuaigu* Vale Condutor, 841
- - VB-9 *Tianchong* Penetrando no Céu, 841
- - VB-11 *Touqiaoyin* Orifícios *Yin* da Cabeça, 841
- - VB-12 *Wangu* Osso Inteiro, 842
- - VB-13 *Benshen* Raiz da Mente, 842
- - VB-14 *Yangbai Yang* Branco, 843
- - VB-15 *Linqi* Lágrimas Caindo, 843
- - VB-17 *Zhengying* Convergência do Alto, 844
- - VB-18 *Chengling* Receptor do Espírito, 844
- - VB-19 *Naokong* Cavidade do Cérebro, 844
- - VB-20 *Fengchi* Lagoa dos Ventos, 845
- - VB-21 *Jianjing* Poço do Ombro, 846
- - VB-22 *Yuanye* Depressão da Axila, 846
- - VB-24 *Riyue* Sol e Lua, 846
- - VB-25 *Jingmen* Porta da Capital, 847
- - VB-26 *Daimai* Vaso da Cintura, 847
- - VB-29 *Juliao* Fenda do Agachamento, 847
- - VB-30 *Huantiao* Salto em Círculo, 848
- - VB-31 *Fengshi* Mercado do Vento, 848
- - VB-33 *Xiyangguan* Porta *Yang* do Joelho, 849
- - VB-34 *Yanglingquan* Manancial *Yang* da Colina, 849
- - VB-35 *Yangjiao* Cruzamento do *Yang*, 850
- - VB-36 *Waiqiu* Monte Exterior, 850
- - VB-37 *Guangming* Brilho, 850
- - VB-38 *Yangfu* Auxílio *Yang*, 850
- - VB-39 *Xuanzhong* Sino Suspenso, 851
- - VB-40 *Qiuxu* Monte em Ruínas, 851
- - VB-41 *Zulinqi* Lágrimas Caindo (Pé), 852
- - VB-43 *Xiaxi* Inserção do Riacho, 852
- - VB-44 *Zuqiaoyin* Orifício *Yin* (Pé), 852
- de abertura, 673
- de acúmulo (*Xi*), 657
- de Alarme, 656
- de Conexão (*Luo*), 649
- do Baço
- - BP-1 *Yinbai* Branco Escondido, 757
- - BP-2 *Dadu* Capital Grande, 758
- - BP-3 *Taibai* Branco Supremo, 759
- - BP-4 *Gongsun* Colaterais Diminutos, 759

- - BP-5 *Shangqiu* Montículo de Metal, 760
- - BP-6 *Sanyinjiao* Encontro dos Três *Yin*, 761
- - BP-8 *Diji* Pivô da Terra, 762
- - BP-9 *Yinlingquan* Manancial do *Yin*, 762
- - BP-10 *Xuehai* Mar do Sangue, 763
- - BP-12 *Chongmen* Porta Penetrante, 764
- - BP-15 *Daheng* Grande Horizontal, 764
- - BP-21 *Dabao* Controle Geral, 765
- do Coração
- - C-1 *Jiquan* Nascente Suprema, 767
- - C-3 *Shaoshi* Mar do *Yin* Menor, 767
- - C-4 *Lingdao* Caminho da Mente, 767
- - C-5 *Tongli* Comunicação Interior, 768
- - C-6 *Yinxi* Fenda do *Yin*, 768
- - C-7 *Shenmen* Porta da Mente, 769
- - C-8 *Shaofu* Mansão do *Yin* Menor, 770
- - C-9 *Shaochong* Penetração do *Yin* Menor, 771
- do Estômago
- - E-1 *Chengqi* Recipiente das Lágrimas, 741
- - E-2 *Sibai* Quatro Brancos, 742
- - E-3 *Juliao* Grande Fenda, 742
- - E-4 *Dicang* Celeiro da Terra, 742
- - E-6 *Jiache* Carruagem da Mandíbula, 743
- - E-7 *Xiaguan* Portão Inferior, 743
- - E-8 *Touwei* Canto da Cabeça, 743
- - E-9 *Renying* Boas-vindas da Pessoa, 744
- - E-12 *Quepen* Bacia Vazia, 744
- - E-18 *Rugen* Raiz da Mama, 745
- - E-19 *Burong* Repleto, 745
- - E-20 *Chengman* Suporte da Plenitude, 745
- - E-21 *Liangmen* Porta do Feijão, 746
- - E-22 *Guanmen* Porta de Passagem, 746
- - E-25 *Tianshu* Pivô Celestial, 746
- - E-27 *Daju* Grande Gigante, 747
- - E-28 *Shuidao* Passagens da Água, 747
- - E-29 *Guilai* Retorno, 748
- - E-30 *Qichong Qi* Penetrante, 748
- - E-31 *Biguan* Porta da Coxa, 749
- - E-32 *Futu* Coelho Rastejando, 749
- - E-34 *Liangqiu* Montículo da Viga, 750
- - E-35 *Dubi* Nariz de Bezerro, 750
- - E-36 *Zusanli* Três Distâncias do Pé, 750
- - E-37 *Shangjuxu* Grande Vazio Superior, 751
- - E-38 *Tiaokou* Abertura Estreita, 752
- - E-39 *Xiajuxu* Grande Vazio Inferior, 752
- - E-40 *Fenglong* Protuberância Abundante, 753
- - E-41 *Jiexi* Fluxo Disperso, 754
- - E-42 *Chongyang Yang* Penetrante, 754
- - E-43 *Xiangu* Vale Profundo, 754
- - E-44 *Neiting* Pátio Interior, 755
- - E-45 *Lidui* Boca Doente, 755
- do Fígado
- - F-1 *Dadun* Grande Monte, 854
- - F-2 *Xingjian* Entre Temporário, 855
- - F-3 *Taichong* Penetração Maior, 856
- - F-4 *Zhongfeng* Lacre Médio, 857
- - F-5 *Ligou* Fossa da Cuia, 857
- - F-6 *Zhongdu* Capital Central, 858
- - F-7 *Xiguan* Porta do Joelho, 858
- - F-8 *Ququan* Nascente em Curva, 858
- - F-13 *Zhangmen* Porta da Realização, 859
- - F-14 *Qimen* Porta Cíclica, 859
- do Intestino Delgado
- - ID-1 *Shaoze* Pântano Mínimo, 773
- - ID-2 *Qiangu* Vale Frontal, 774
- - ID-3 *Houxi* Riacho Posterior, 775
- - ID-4 *Wangu* Osso do Punho, 776
- - ID-5 *Yanggu* Vale *Yang*, 776
- - ID-6 *Yanglao* Nutrindo o Ancião, 777
- - ID-7 *Zhizheng* Ramificação para o Canal do Coração, 777
- - ID-8 *Xiaohai* Mar do Intestino Delgado, 777
- - ID-9 *Jianzhen* Ombro Reto, 778
- - ID-10 *Naoshu* Ponto de Transporte do Úmero, 778
- - ID-11 *Tianzong* Antepassados Celestiais, 778
- - ID-12 *Bingfeng* Guarda-Vento, 779

- - ID-13 *Quyuan* Muro Curvado, 779
- - ID-14 *Jianwaishu* Ponto de Transporte do Lado Exterior do Ombro, 779
- - ID-15 *Jianzhongshu* Ponto de Transporte do Centro do Ombro, 780
- - ID-16 *Tianchuang* Janela do Céu, 780
- - ID-17 *Tianrong* Aparência Celestial, 781
- - ID-18 *Quanliao* Fenda Zigomática, 781
- - ID-19 *Tinggong* Palácio da Audição, 781
- do Intestino Grosso
- - IG-1 *Shangyang* Yang do Metal, 732
- - IG-2 *Erjian* Segundo Intervalo, 732
- - IG-3 *Sanjian* Terceiro Intervalo, 732
- - IG-4 *Hegu* Vale da Junção, 733
- - IG-5 *Yangxi* Riacho do Yang, 734
- - IG-6 *Pianli* Passagem Lateral, 734
- - IG-7 *Wenliu* Acúmulo do Calor, 735
- - IG-10 *Shousanli* Três Distâncias do Braço, 735
- - IG-11 *Quchi* Charco Tortuoso, 736
- - IG-12 *Zhouliao* Fenda do Cotovelo, 736
- - IG-14 *Binao* Braço Superior, 737
- - IG-15 *Jianyu* Osso do Ombro, 737
- - IG-16 *Jugu* Osso Largo, 737
- - IG-17 *Tianding* Tripé Celestial, 738
- - IG-18 *Futu* Suporte da Proeminência, 738
- - IG-20 *Yingxiang* Fragrância Bem-vinda, 738
- do Pericárdio
- - PC-1 *Tianchi* Lago Celestial, 824
- - PC-3 *Quze* Pântano Tortuoso, 824
- - PC-4 *Ximen* Porta da Fenda, 824
- - PC-5 *Jianshi* Intermediário, 825
- - PC-6 *Neiguan* Portão Interno, 825
- - PC-7 *Daling* Grande Colina, 827
- - PC-8 *Laogong* Palácio do Trabalho, 827
- - PC-9 *Zhongchong* Centro do Movimento, 828
- do Pulmão
- - P-1 *Zhongfu* Palácio central, 722
- - P-2 *Yunmen* Porta das Nuvens, 723
- - P-3 *Tianfu* Palácio Celestial, 724
- - P-5 *Chize* Pântano do pé, 725
- - P-6 *Kongzui* Orifício de Convergência, 725
- - P-7 *Lieque* Brecha Divergente, 726
- - P-8 *Jingqu* Ponto do Rio, 727
- - P-9 *Taiyuan* Abismo Supremo, 728
- - P-10 *Yuji* Borda do peixe, 729
- - P-11 *Shaoshang* Metal Mínimo, 729
- do Rim
- - R-1 *Yongquan* Fonte Borbulhante, 811
- - R-2 *Rangu* Vale Resplandecente, 812
- - R-3 *Taixi* Riacho Maior, 813
- - R-4 *Dazhong* Grande Sino, 813
- - R-5 *Shuiquan* Fonte da Água, 814
- - R-6 *Zhaohai* Mar Brilhante, 814
- - R-7 *Fuliu* Corrente de Retorno, 815
- - R-8 *Jiaoxin* Encontrando com o Canal do Baço, 815
- - R-9 *Zhubin* Casa do Hóspede, 816
- - R-10 *Yingu* Vale do Yin, 816
- - R-11 *Henggu* Osso Púbico, 817
- - R-12 *Dahe* Grande Glória, 817
- - R-13 *Qixue* Buraco do Qi, 818
- - R-14 *Siman* Quatro Plenitudes, 818
- - R-16 *Huangshu* Ponto de Transporte das Membranas (*Huang*), 819
- - R-17 *Shangqu* Metal Tortuoso, 820
- - R-21 *Youmen* Porta da Escuridão, 820
- - R-23 *Shenfeng* Selo da Mente, 820
- - R-24 *Lingxu* Cemitério do Espírito, 821
- - R-25 *Shencang* Armazém da Mente, 821
- - R-27 *Shufu* Mansão do Ponto de Transporte, 821
- do Sistema dos olhos (*Mu Xi*), 660
- do Triplo Aquecedor
- - TA-1 *Guanchong* Penetrando o Portão, 829
- - TA-2 *Yemen* Porta do Fluido, 831
- - TA-3 *Zhongzhu* Ilha do Meio, 831
- - TA-4 *Yangchi* Lagoa do Yang, 832
- - TA-5 *Waiguan* Porta Externa, 832

- - TA-6 *Zhigou* Ramificação do Fosso, 833
- - TA-7 *Huizong* Canais Convergentes, 834
- - TA-8 *Sanyangluo* União dos Três Colaterais Yang, 834
- - TA-10 *Tianjing* Poço Celestial, 835
- - TA-13 *Naohui* Convergência do Ombro, 835
- - TA-14 *Jianliao* Fenda do Ombro, 835
- - TA-15 *Tianliao* Fenda Celestial, 836
- - TA-16 *Tianyou* Janela do Céu, 836
- - TA-17 *Yifeng* Tela do Vento, 836
- - TA-21 *Ermen* Porta da Orelha, 837
- - TA-23 *Sizhukong* Depressão do Bambu de Seda, 837
- do Vaso Concepção
- - VC-1 *Huiyin* Reunião do Yin, 861
- - VC-2 *Qugu* Osso Curvado, 862
- - VC-3 *Zhongji* Polo Médio, 863
- - VC-4 *Guanyuan* Porta do Qi Original, 863
- - VC-5 *Shimen* Porta da Pedra, 864
- - VC-6 *Qihai* Mar do Qi, 865
- - VC-7 *Yinjiao* Cruzamento do Yin, 866
- - VC-8 *Shenque* Palácio do Espírito, 866
- - VC-9 *Shuifen* Separação da Água, 868
- - VC-10 *Xiawan* Epigástrio Inferior, 868
- - VC-11 *Jianli* Construindo Milhas, 869
- - VC-12 *Zhongwan* Meio do Epigástrio, 869
- - VC-13 *Shangwan* Epigástrio Superior, 870
- - VC-14 *Juque* Grande Palácio, 871
- - VC-15 *Jiuwei* Cauda da Pomba, 872
- - VC-17 *Shanzhong* (ou *Tanzhong*) Meio do Tórax, 872
- - VC-22 *Tiantu* Projeção Celestial, 873
- - VC-23 *Lianquan* Canto da Nascente, 873
- - VC-24 *Chengjiang* Recebendo a Saliva, 873
- do Vaso Governador
- - VG-1 *Changqiang* Forte e Longo, 875
- - VG-2 *Yaoshu* Ponto de Transporte da Região Lombar, 876
- - VG-3 *Yaoyangguan* Porta Yang Lombar, 876
- - VG-4 *Mingmen* Porta da Vida, 877
- - VG-8 *Jinsuo* Espasmo do Tendão, 878
- - VG-9 *Zhiyang* Atingindo o Yang, 878
- - VG-11 *Shendao* Caminho da Mente, 878
- - VG-12 *Shenzhu* Pilar Corpóreo, 879
- - VG-13 *Taodao* Caminho do Forno, 879
- - VG-14 *Dazhui* Grande Vértebra, 880
- - VG-15 *Yamen* Porta da Mudez, 880
- - VG-16 *Fengfu* Palácio do Vento, 881
- - VG-17 *Naohu* Janela do Cérebro, 881
- - VG-19 *Houding* Posterior ao Vértice, 881
- - VG-20 *Baihui* Cem Encontros, 882
- - VG-23 *Shangxing* Estrela Superior, 882
- - VG-24 *Shenting* Pátio da Mente, 883
- - VG-26 *Renzhong* Meio da Pessoa, 883
- dos Quatro Mares, 658
- Extras
- - *Bafeng* Oito Ventos, 892
- - *Baxie* Oito Fatores Patogênicos, 890
- - *Bitong* Livre Passagem do Nariz, 887
- - *Dannangxue* Ponto da Vesícula Biliar, 891
- - *Dingchuan* Parar a Asma, 888
- - *Huatuojiaji* Pontos Paravertebrais de *Hua Tuo*, 889
- - *Jianneiling* Monte Inferior do Ombro, 889
- - *Jinggong* Palácio da Essência, 888
- - *Jingzhong* Meio da Menstruação, 887
- - *Lanweixue* Ponto do Apêndice, 892
- - *Qimen* Porta do Qi, 887
- - *Shiqizhuixia* Abaixo da 17ª Vértebra, 889
- - *Shixuan* Dez Declarações, 891
- - *Sifeng* Quatro Rachaduras, 890
- - *Sishencong* Quatro Cavaleiros da Mente, 885
- - *Taiyang* Grande Yang, 886
- - *Tituo* Levantamento e Suporte, 888
- - *Xiyan* Olhos do Joelho, 891
- - *Yintang* Palácio da Chancela, 885
- - *Yuyao* Espinha de Peixe, 886
- - *Zigong* Palácio do Filho, 887
- Fonte (*Yuan*), 647
- Janela do Céu, 658

- Manancial, 637
- Mar Inferior do Triplo Aquecedor, 166
- Mar, 638
- Mestres (*Hui*), 658
- nos vasos extraordinários, 673
- Poço, 637
- princípios da combinação de
- - aplicação unilateral das agulhas, 920
- - equilíbrio
- - - entre as partes anterior e posterior, 922
- - - entre as partes superior e inferior do corpo, 918
- - - entre esquerda e direita, 919
- - - entre os pontos locais e distais, 911
- - - entre Yin e Yang, 921
- - problemas
- - - dos canais, 915
- - - dos órgãos, 918
- Riacho, 638
- Rio, 638
- *Shu*, 635
- - Dorsais, 653
Portão da Vitalidade (*Ming Men*), Rins do, 128
Posições do pulso, 290, 291
Preocupação, 203, 282, 375, 406, 438
Princípios da Combinação de Pontos
- aplicação unilateral das agulhas, 920
- equilíbrio
- - entre as partes anterior e posterior, 922
- - entre as partes superior e inferior do corpo, 918
- - entre esquerda e direita, 919
- - entre os pontos locais e distais, 911
- - entre Yin e Yang, 921
- problemas
- - dos canais, 915
- - dos órgãos, 918
Princípios de Tratamento
- expelir fatores patogênicos, 902
- Raízes e Manifestações Múltiplas, 900
- tonificar o Qi Verdadeiro (*Zheng Qi*), 902
- - e expelir os fatores patogênicos, 903
- tratar a Raiz e a Manifestação, 898, 899
Provérbios
- do Baço, 120
- do Coração, 92
- do Fígado, 101
- dos Pulmões, 112
- dos Rins, 131
Pulmão
- Alma Corpórea, 110
- atividades fisiológicas, 106
- Baço e, 143
- Calor nos, 447, 602
- canal do, 104, 722
- cor dos, 112
- Coração e, 137
- Deficiência
- - de Fluidos Corporais, 364
- - de Qi do, 439
- - - e Qi do Coração, 454
- - de Yin do, 440
- Descensão do Qi do, 105, 141
- Difusão do Qi do, 105
- ditados ou provérbios dos, 112
- espaço entre a pele e os músculos (espaço Cou li), 108
- fator climático dos, 112
- fatores patogênicos externos, 437
- Fígado e, 141
- Fleuma-Calor nos, 451
- Fleuma-Fluidos obstruindo, 453
- Fleuma-Seca nos, 452
- Fluidos Corporais e, 53
- Frio-Fleuma nos, 449
- Funções dos, 103
- Invasão
- - por Vento-Calor, 445
- - por Vento-Frio, 443
- - por Vento-Água, 446

983

- mágoa, 111
- muco nasal, 110
- mucosidade nos, 448
- nariz, 109
- odor dos, 112
- Padrões
- - de Vazio, 439
- - dieta, 438
- - dos canais, 609
- - emoções, 438
- - estilo de vida, 439
- - etiologia geral, 437
- Passagens de Água, 107
- pele, 108
- pelos do corpo, 109
- pontos do
- - P-1 *Zhongfu* Palácio central, 722
- - P-2 *Yunmen* Porta das Nuvens, 723
- - P-3 *Tianfu* Palácio Celestial, 724
- - P-5 *Chize* Pântano do pé, 725
- - P-6 *Kongzui* Orifício de Convergência, 725
- - P-7 *Lieque* Brecha Divergente, 726
- - P-8 *Jingqu* Ponto do Rio, 727
- - P-9 *Taiyuan* Abismo Supremo, 728
- - P-10 *Yuji* Borda do peixe, 729
- - P-11 *Shaoshang* Metal Mínimo, 729
- preocupação, 111
- *Qi* do, 70
- - respiração e, 103
- Rins e, 143
- - fluidos, 144
- - *Qi*, 144
- sabor dos, 112
- secura nos, 442
- som dos, 112
- sonhos dos, 112
- tristeza, 111
- vasos sanguíneos, 104
Pulso, 289
- acelerado, 300
- áspero, 297
- cheio, 297
- curto, 297
- deslizante, 297
- diagnóstico por meio do, 289
- disperso, 299
- e espírito, 295
- e raiz, 295
- em corda, 298
- em couro, 299
- encharcado, 299
- escondido, 299
- fino, 298
- firme, 299
- flutuante, 296
- fraco, 299
- intermitente, 300
- lento, 296
- longo, 297
- mínimo, 298
- móvel, 299
- nodoso, 300
- normal, 295, 296
- oco, 298
- precipitado, 300
- profundo, 296
- rápido, 296
- retardado, 298
- tenso, 298
- transbordante, 298
- vazio, 297

Q

Qi, 40
- afundamento do, 48
- agregação e dispersão de, 35

- ascensão do, 63
- - do Baço e, 116, 118
- - do Fígado, 141
- Central (*Zhong Qi*), 44, 45
- conceito de, 2
- - na filosofia chinesa, 34, 36
- da Bexiga, 330
- Defensivo (*Wei Qi*), 43, 44
- deficiência de, 48, 359
- - do Baço, 459
- - do Coração, 375, 454
- - do Estômago, 503
- - do Pulmão, 439, 454
- descensão do, 63
- - Estômago e, 151
- - Pulmão, 141
- difusão dos Fluidos Corporais, 104
- direção do movimento do, 46
- do Baço, 68
- do Coração, 329
- do Estômago, 295, 329
- - rebelando-se para cima, 511
- do Fígado, 65, 330
- - estagnado transformando-se em Calor, 409
- - livre fluxo do, 97
- - - estado emocional, 97
- - - digestão, 97
- - - fluxo da bile, 97
- do Intestino Delgado, 330
- do Intestino Grosso, 330
- do Pulmão, 70, 329
- - Descensão do, 105
- - Difusão do, 105
- - e Sangue do Fígado, 141
- do Rim, 330
- - sem Firmeza, 483
- do Triplo Aquecedor, 65
- dos Alimentos (*Gu Qi*), 41, 42
- entrada–saída do, 64
- Estagnação de, 48, 312, 313, 360
- - do Coração, 387
- - do Estômago, 507
- - do Fígado, 434
- - no Intestino Grosso, 533
- Fleuma, 367
- Fluidos Corporais e, 55
- Mecanismo do (*Qi Ji*), 47, 62
- nível do, 590
- - Defensivo (*Wei*), 588
- - - harmonização do, 714
- - Nutritivo (*Ying*), 592
- - - harmonização do, 714
- Nutritivo (*Ying Qi*), 9, 43
- - *versus Qi* Defensivo, 43
- Original (*Yuan Qi*), 40
- patologias do, 48, 49
- Rebelião do, 48, 360
- - do Fígado, 410, 435
- - - invadindo o Baço, 428
- respiração e, 103
- Rins, recepção do, 127
- Sangue e, 9, 51, 52
- teoria do, 2, 3
- Torácico (*Zong Qi*), 42, 43
- Vazio, 356
- Verdadeiro (*Zhen Qi*), 43
- Vertical (*Zheng Qi*), 45
- - deficiente, 319, 320
- - e fatores patogênicos, 320
- - forte, 319, 320
- - normal, 319
Qiangu Vale Frontal, 774
Qichong Qi Penetrante, 748
Qihai Mar do *Qi*, 865
Qihaishu Ponto *Shu* Dorsal do Mar de *Qi*, 796

Qimen Porta Cíclica, 859
Qimen Porta do *Qi*, 887
Qiuxu Monte em Ruínas, 851
Qixue Buraco do *Qi*, 818
Qualidades do pulso, 296
Quanliao Fenda Zigomática, 781
Quatro Mares, 188
Quatro Níveis, 596
- Identificação dos Padrões, 344, 584, 585
Quchi Charco Tortuoso, 736
Quente, 350
Quente-Frio, 350, 354
Quepen Bacia Vazia, 744
Qugu Osso Curvado, 862
Ququan Nascente em Curva, 858
Quyuan Muro Curvado, 779
Quze Pântano Tortuoso, 824

R

Raciocínio, 57
Raiva, 200, 282, 375, 406
- Fígado e, 100
- pulso e, 295
Rangu Vale Resplandecente, 812
Rapidez–lentidão, 10
Rebelião do *Qi*, 48, 360
- do Fígado, 410, 435
- - invadindo o Baço, 428
Reconciliação das contradições, 291
Ren Mai, 182
Renying Boas-vindas da Pessoa, 744
Renzhong Meio da Pessoa, 883
Reprodução, Rins e, 124
Respiração, 306
Rigidez dos quatro membros, 249
Rim(ns)
- Baço e, 143
- cabelos, 127
- Calor nos, 603
- Canal do, 811
- Cérebro, 126
- cor dos, 131
- Coração e, 139
- crescimento, 124
- deficiência
- - de Essência do, 486
- - de Fluidos Corporais, 364
- - de *Yang* dos, 480
- - - fluxo excessivo de Água, 488
- - de *Yin* do, 481
- - - Calor-Vazio queimando, 490
- - simultânea
- - - de *Yang* do Rim e do Baço, 496
- - - de *Yin* do Rim e do Pulmão, 495
- - - de *Yin* do Rim e *Yin* do Fígado, 491
- desenvolvimento, 124
- ditados ou provérbios dos, 131
- e Coração
- - desarmonizados, 493
- - no ciclo menstrual, 140
- - relação entre, 23
- escarro, 128
- essência, 124
- falhando na recepção do *Qi*, 485
- fator climático dos, 131
- Fígado e, 142
- Fleuma, 366
- Fluidos Corporais e, 54
- Força de Vontade, 128
- funções dos, 124
- governam a Água, 127
- Medula, 126
- nascimento, 124
- odor dos, 130
- orelhas, 127
- orifícios inferiores, 128
- ossos, 126

- Padrões
- - atividade sexual excessiva, 479
- - doenças crônicas, 479
- - dos canais, 611
- - estresse emocional, 479
- - etiologia geral, 478
- - excesso de trabalho, 479
- - fraqueza hereditária, 478
- - idade avançada, 479
- pontos
- - R-1 *Yongquan* Fonte Borbulhante, 811
- - R-2 *Rangu* Vale Resplandecente, 812
- - R-3 *Taixi* Riacho Maior, 813
- - R-4 *Dazhong* Grande Sino, 813
- - R-5 *Shuiquan* Fonte da Água, 814
- - R-6 *Zhaohai* Mar Brilhante, 814
- - R-7 *Fuliu* Corrente de Retorno, 815
- - R-8 *Jiaoxin* Encontrando com o Canal do Baço, 815
- - R-9 *Zhubin* Casa do Hóspede, 816
- - R-10 *Yingu* Vale do Yin, 816
- - R-11 *Henggu* Osso Púbico, 817
- - R-12 *Dahe* Grande Glória, 817
- - R-13 *Qixue* Buraco do Qi, 818
- - R-14 *Siman* Quatro Plenitudes, 818
- - R-16 *Huangshu* Ponto de Transporte das Membranas (*Huang*), 819
- - R-17 *Shangqu* Metal Tortuoso, 820
- - R-21 *Youmen* Porta da Escuridão, 820
- - R-23 *Shenfeng* Selo da Mente, 820
- - R-24 *Lingxu* Cemitério do Espírito, 821
- - R-25 *Shencang* Armazém da Mente, 821
- - R-27 *Shufu* Mansão do Ponto de Transporte, 821
- Portão da Vitalidade (*Ming Men*), 128
- Pulmões e, 143
- - em referência com o Qi, 144
- - fluidos e, 144
- Qi do Rim sem Firmeza, 483
- recepção do Qi, 127
- reprodução, 124
- sabor dos, 131
- som dos, 131
- sonhos dos, 131
- Útero e, 183
Riyue Sol e Lua, 846
Rugen Raiz da Mama, 745

S

Sabedoria, 57
Sabor(es)
- do Baço, 120
- do Coração, 92
- do Fígado, 100
- dos Cinco Elementos, 29
- dos Pulmões, 112
- dos Rins, 131
- Órgãos Internos e, 83
Saburra da língua, 150, 151, 256
Saliva, 83
- Baço e, 118
Sangramento
- gengival, 270
- grave, 380
Sangue, 49
- Baço e, 50, 117
- Calor no, 52, 363
- Coração, 50
- Deficiência de, 52, 361
- - do Baço, 465
- - do Coração, 379
- - do Fígado, 418, 435
- - do Pericárdio, 396
- do Fígado, 96
- - e menstruação, 95
- - olhos, 96
- - Qi do Pulmão e, 141
- - tendões, 96
- e Essência, 52

- e Fluidos Corporais, 55
- e Qi, 51, 52
- estase do, 52, 313, 314, 362
- - e Umidade nos Vasos Concepção e Penetrador, 620
- - no Estômago, 515
- - nos Vasos Concepção e Penetrador, 619
- Fígado e, 50, 95
- funções, 49
- nutre Qi, 52
- órgãos internos, 50
- origem, 49
- patologias do, 52
- Pulmões, 51
- rebelado para cima depois do parto, 623
- Rins, 51
- Vazio, 356
Sanjian Terceiro Intervalo, 732
Sanjiaoshu Ponto Shu Dorsal do Triplo Aquecedor, 794
Sanyangluo União dos Três Colaterais *Yang*, 834
Sanyinjiao Encontro dos Três *Yin*, 761
Seco–úmido, 10
Secreção
- nasal, 270
- vaginal, 308
Secura, 214, 438, 569
- externa, 569
- interna, 569
- no Intestino Grosso, 534
- nos Pulmões, 442
Sede e líquidos, 267
Seis Estágios, 596
- identificação dos padrões, 344, 574
Sensação(ões), 57
- de calor, 277, 278
- - com as doenças de origem externa, 279
- - na face, 270
- de frio, 277
- - e calor alternadas, 279
- - membros frios, 278
- - sensação de calor e febre, perguntas sobre, 277
- de peso nos membros, 274
Sentidos, 57
Sexo insuficiente, 224
Sexualidade, 222
Shangjuxu Grande Vazio Superior, 751
Shangqiu Montículo de Metal, 760
Shangqu Metal Tortuoso, 820
Shangwan Epigástrio Superior, 870
Shangxing Estrela Superior, 882
Shangyang Yang do Metal, 732
Shanzhong (ou *Tanzhong*) Meio do Tórax, 872
Shaochong Penetração do *Yin* Menor, 771
Shaofu Mansão do *Yin* Menor, 770
Shaoshang Metal Mínimo, 729
Shaoshi Mar do *Yin* Menor, 767
Shaoze Pântano Mínimo, 773
Shencang Armazém da Mente, 821
Shendao Caminho da Mente, 878
Shenfeng Selo da Mente, 820
Shenmai Nono Canal, 807
Shenmen Porta da Mente, 769
Shenque Palácio do Espírito, 866
Shenshu Ponto Shu Dorsal do Rim, 795
Shentang Saguão da Mente, 802
Shenting Pátio da Mente, 883
Shenzhu Pilar Corpóreo, 879
Shimen Porta da Pedra, 864
Shiqizhuixia Abaixo da 17ª Vértebra, 889
Shixuan Dez Declarações, 891
Shousanli Três Distâncias do Braço, 735
Shuaigu Vale Condutor, 841
Shufu Mansão do Ponto de Transporte, 821
Shugu Osso de Ligação, 809
Shuidao Passagens da Água, 747
Shuifen Separação da Água, 868
Shuiquan Fonte da Água, 814

Sibai Quatro Brancos, 742
Sifeng Quatro Rachaduras, 890
Siman Quatro Plenitudes, 818
Sinal(is), 342
- corporais, 241
- cutâneos, 251
- da boca e dos lábios, 247
- da faringe, 248
- das orelhas, 247
- das tonsilas, 248
- do nariz, 247
- dos dentes e das gengivas, 248
- dos membros, 249
- oculares, 246
Síndrome de Obstrução Dolorosa, 215
Sintomas, 342
- das crianças, 286
- em medicina chinesa, 260
- emocionais, 279
- femininos, 284
- respiratórios, 286
- sexuais, 283
Sishencong Quatro Cavaleiros da Mente, 885
Sizhukong Depressão do Bambu de Seda, 837
Soluços, 307
Som
- do Coração, 92
- do Fígado, 101
- dos Cinco Elementos, 28
- dos Pulmões, 112
- dos Rins, 131
- Órgãos Internos e, 84
Sonhos
- do Baço, 120
- do Coração, 92
- do Fígado, 101
- dos Pulmões, 112
- dos Rins, 131
Sono, 57, 274, 287
Substâncias fundamentais, 34
- Órgãos Internos e, 80
Sudorese, 91
Suor, 83, 276, 308
Surdez, 276, 277
Suspiros, 307

T

Taibai Branco Supremo, 759
Taichong Penetração Maior, 856
Taixi Riacho Maior, 813
Taiyang Grande *Yang*, 886
Taiyuan Abismo Supremo, 728
Taodao Caminho do Forno, 879
Tecido Adiposo (*Gao*), 66
Tecidos
- Cinco Elementos e, 29
- Órgãos Internos e, 80
Temperatura da pele, 301
Tendões, 162
- Fígado, 98
Teoria
- de *Yin-Yang*, 15
- dos Cinco Elementos, 2, 15
- - correspondências de acordo com a, 241
- - tipos corporais de acordo com a, 238
Terra
- agredindo Madeira, 628
- dominando Água, 628
- não gerando Metal, 627
- no ciclo das estações, 23
Tian Gui, 51
Tianchi Lago Celestial, 824
Tianchong Penetrando no Céu, 841
Tianchuang Janela do Céu, 780
Tianding Tripé Celestial, 738
Tianfu Palácio Celestial, 724
Tianjing Poço Celestial, 835

Tianliao Fenda Celestial, 836
Tianrong Aparência Celestial, 781
Tianshu Pivô Celestial, 746
Tiantu Projeção Celestial, 873
Tianyou Janela do Céu, 836
Tianzhu Pilar Celestial, 786
Tianzong Antepassados Celestiais, 778
Tiaokou Abertura Estreita, 752
Tinggong Palácio da Audição, 781
Tinghui Convergência da Audição, 839
Tinido, 276
Tipos corporais
- Tipo Água, 240
- Tipo Fogo, 238
- Tipo Madeira, 238
- Tipo Metal, 239
- Tipo Terra, 239
Tituo Levantamento e Suporte, 888
Tomada de decisões, 162
Tonggu Atravessando o Vale, 809
Tongli Comunicação Interior, 768
Tongtian Conexão Celestial, 786
Tongziliao Fenda da Pupila, 839
Tonsilas, 248
Tontura, 270, 380
- depois de ejacular, 284
Tórax, 272, 304
- Calor no, 590
- e abdome, 272
Tosse, 306
Touqiaoyin Orifícios *Yin* da Cabeça, 841
Touwei Canto da Cabeça, 743
Traços constitucionais, observação dos, 235, 237
Tranquilizantes, 228
Transformação
- do Calor, 582
- do Frio, 581
- do *Qi*, 60
- - dinâmica e fisiologia da, 62
- - e interação entre *Yin* e *Yang*, 324
- - Fogo do Portão da Vitalidade como calor para a, 61
- - no Triplo Aquecedor, 69
- - patologia da, 71
- - - Coração e Rins, 72
- - - Estômago e Baço, 71
- - - Fígado e Pulmões, 71
- - *Qi* Original como Força Motriz para a, 60
Transpiração, 275, 276
Tratamento, princípios de
- expelir fatores patogênicos, 902
- Raízes e Manifestações Múltiplas, 900
- tonificar o *Qi* Verdadeiro (*Zheng Qi*), 902
- - e expelir os fatores patogênicos, 903
- tratar a Raiz e a Manifestação, 898, 899
Tratamento inadequado, 227
Traumatismo, 227
Tremor dos membros, 250, 273
Três Aquecedores, 596
- Aquecedor Inferior, 70, 603
- Aquecedor Médio, 70, 602
- Aquecedor Superior, 69, 601
- Identificação dos Padrões, 344, 601
Treze (13) Pontos do Espírito segundo Sun Si Miao, 660
Triplo Aquecedor, 54, 168
- aspecto emocional, 176
- Canal do, 829
- cavidades do, 65, 173
- mobiliza o *Qi* Original (*Yuan Qi*), 168, 171
- padrões dos canais, 612
- passagens de Água e a excreção dos líquidos, 170
- pontos
- - TA-1 *Guanchong* Penetrando o Portão, 829
- - TA-2 *Yemen* Porta do Fluido, 831
- - TA-3 *Zhongzhu* Ilha do Meio, 831
- - TA-4 *Yangchi* Lagoa do *Yang*, 832
- - TA-5 *Waiguan* Porta Externa, 832

- - TA-6 *Zhigou* Ramificação do Fosso, 833
- - TA-7 *Huizong* Canais Convergentes, 834
- - TA-8 *Sanyangluo* União dos Três Colaterais *Yang*, 834
- - TA-10 *Tianjing* Poço Celestial, 835
- - TA-13 *Naohui* Convergência do Ombro, 835
- - TA-14 *Jianliao* Fenda do Ombro, 835
- - TA-15 *Tianliao* Fenda Celestial, 836
- - TA-16 *Tianyou* Janela do Céu, 836
- - TA-17 *Yifeng* Tela do Vento, 836
- - TA-21 *Ermen* Porta da Orelha, 837
- - TA-23 *Sizhukong* Depressão do Bambu de Seda, 837
- *Qi* do, 65
- quatro conceitos, 171
- relação com o Pericárdio, 176
- sonhos, 176
- transporte e a penetração do *Qi*, 169
- três divisões do corpo, 172
- um dos seis órgãos *Yang*, 171
Tristeza, 202, 282, 283, 375, 406, 438

U

Úlceras
- do frio, 271
- orais, 271
Umidade, 214, 257, 438, 564
- da pele, 243
- e Fleuma, 568
- - no Útero, 621
- e textura, 301
- externa, 566
- - do Baço, 120
- interna, 314, 567
- na Vesícula Biliar, 538
Umidade-Calor, 589
- invadindo o Baço, 468
- na Bexiga, 547
- na Vesícula Biliar, 540, 543
- no Baço, 591, 603
- no Estômago, 512, 591
- no Fígado, 543
- no Intestino Grosso, 528
- nos Vasos Concepção e Penetrador, 620
Umidade-Frio
- invadindo o Baço, 467
- na Bexiga, 548
Unhas, 250
- Fígado e, 98
Urina, 266, 267, 308
Útero, 181
- abriga o feto durante a gestação, 184
- deficiente e frio, 621
- Frio estagnado no, 622
- Homens, 184
- Pericárdio e, 135
- regula a menstruação, 184
- relação com os Órgãos Internos, 183
- relação com os Vasos Concepção e Penetrador, 182
- Umidade e Fleuma no, 621

V

Vaso(s)
- Concepção (*Ren Mai*), 617-619, 668, 683, 861
- - pontos
- - - VC-1 *Huiyin* Reunião do *Yin*, 861
- - - VC-2 *Qugu* Osso Curvado, 862
- - - VC-3 *Zhongji* Polo Médio, 863
- - - VC-4 *Guanyuan* Porta do *Qi* Original, 863
- - - VC-5 *Shimen* Porta da Pedra, 864
- - - VC-6 *Qihai* Mar do *Qi*, 865
- - - VC-7 *Yinjiao* Cruzamento do *Yin*, 866
- - - VC-8 *Shenque* Palácio do Espírito, 866
- - - VC-9 *Shuifen* Separação da Água, 868
- - - VC-10 *Xiawan* Epigástrio Inferior, 868
- - - VC-11 *Jianli* Construindo Milhas, 869
- - - VC-12 *Zhongwan* Meio do Epigástrio, 869
- - - VC-13 *Shangwan* Epigástrio Superior, 870

- - - VC-14 *Juque* Grande Palácio, 871
- - - VC-15 *Jiuwei* Cauda da Pomba, 872
- - - VC-17 *Shanzhong* (ou *Tanzhong*) Meio do Tórax, 872
- - - VC-22 *Tiantu* Projeção Celestial, 873
- - - VC-23 *Lianquan* Canto da Nascente, 873
- - - VC-24 *Chengjiang* Recebendo a Saliva, 873
- da Cintura (*Dai Mai*), 623, 670, 699
- de Ligação
- - *Yang* (*Yang Wei Mai*), 625
- - *Yin* (*Yin Wei Mai*), 625
- extraordinários
- - ciclos de vida e, 666
- - como reservatórios do *Qi*, 664
- - dinâmica energética dos, 668
- - Essência do Rim e, 664
- - função de regulação, equilíbrio e integração dos, 666
- - funções dos, 664
- - orifícios e, 666
- - pontos para abrir, 672
- - *Qi* Defensivo (*Wei Qi*) e, 665
- - quando usar, 676
- - Quatro Mares e, 666
- - Seis Órgãos *Yang* Extraordinários e, 666
- - uso clínico dos, 672
- Governador (*Du Mai*), 616, 668, 679, 875
- - pontos
- - - VG-1 *Changqiang* Forte e Longo, 875
- - - VG-2 *Yaoshu* Ponto de Transporte da Região Lombar, 876
- - - VG-3 *Yaoyangguan* Porta *Yang* Lombar, 876
- - - VG-4 *Mingmen* Porta da Vida, 877
- - - VG-8 *Jinsuo* Espasmo do Tendão, 878
- - - VG-9 *Zhiyang* Atingindo o *Yang*, 878
- - - VG-11 *Shendao* Caminho da Mente, 878
- - - VG-12 *Shenzhu* Pilar Corpóreo, 879
- - - VG-13 *Taodao* Caminho do Forno, 879
- - - VG-14 *Dazhui* Grande Vértebra, 880
- - - VG-15 *Yamen* Porta da Mudez, 880
- - - VG-16 *Fengfu* Palácio do Vento, 881
- - - VG-17 *Naohu* Janela do Cérebro, 881
- - - VG-19 *Houding* Posterior ao Vértice, 881
- - - VG-20 *Baihui* Cem Encontros, 882
- - - VG-23 *Shangxing* Estrela Superior, 882
- - - VG-24 *Shenting* Pátio da Mente, 883
- - - VG-26 *Renzhong* Meio da Pessoa, 883
- Penetrador (*Chong Mai*), 617-619, 668, 687
- Sanguíneos, 187
- *Yang*
- - de Conexão (*Yang Wei Mai*), 712
- - do Calcanhar (*Yang Qiao Mai*), 624
- - do Caminhar (*Yang Qiao Mai*), 705
- *Yin*
- - de Conexão (*Yin Wei Mai*), 710
- - do Calcanhar (*Yin Qiao Mai*), 623
- - do Caminhar (*Yin Qiao Mai*), 702
- *Yin* e *Yang*
- - de Conexão (*Yin* e *Yang Wei Mai*), 670, 714
- - - e a cintura, 714
- - - influenciam a cabeça e o abdome, 714
- - do Caminhar (*Yin* e *Yang Qiao Mai*), 670, 708
Vazio
- condições de, 318, 355
- exterior, 349
Vazio-Frio, 353
Venenos, 227
Vento, 214, 556
- Externo, 557
- Interno, 314, 425, 560
- no Fígado excitando Vento no interior, 424
Vento-Água, Invasões dos Pulmões por, 446
Vento-Calor
- e Doenças do Calor, 585
- Invasão dos Pulmões por, 445
- na porção do *Qi* Defensivo do Pulmão, 601
Vento-Fleuma, 367
Vento-Frio, Invasão dos Pulmões por, 443

- - ID-13 *Quyuan* Muro Curvado, 779
- - ID-14 *Jianwaishu* Ponto de Transporte do Lado Exterior do Ombro, 779
- - ID-15 *Jianzhongshu* Ponto de Transporte do Centro do Ombro, 780
- - ID-16 *Tianchuang* Janela do Céu, 780
- - ID-17 *Tianrong* Aparência Celestial, 781
- - ID-18 *Quanliao* Fenda Zigomática, 781
- - ID-19 *Tinggong* Palácio da Audição, 781
- do Intestino Grosso
- - IG-1 *Shangyang* Yang do Metal, 732
- - IG-2 *Erjian* Segundo Intervalo, 732
- - IG-3 *Sanjian* Terceiro Intervalo, 732
- - IG-4 *Hegu* Vale da Junção, 733
- - IG-5 *Yangxi* Riacho do Yang, 734
- - IG-6 *Pianli* Passagem Lateral, 734
- - IG-7 *Wenliu* Acúmulo do Calor, 735
- - IG-10 *Shousanli* Três Distâncias do Braço, 735
- - IG-11 *Quchi* Charco Tortuoso, 736
- - IG-12 *Zhouliao* Fenda do Cotovelo, 736
- - IG-14 *Binao* Braço Superior, 737
- - IG-15 *Jianyu* Osso do Ombro, 737
- - IG-16 *Jugu* Osso Largo, 737
- - IG-17 *Tianding* Tripé Celestial, 738
- - IG-18 *Futu* Suporte da Proeminência, 738
- - IG-20 *Yingxiang* Fragrância Bem-vinda, 738
- do Pericárdio
- - PC-1 *Tianchi* Lago Celestial, 824
- - PC-3 *Quze* Pântano Tortuoso, 824
- - PC-4 *Ximen* Porta da Fenda, 824
- - PC-5 *Jianshi* Intermediário, 825
- - PC-6 *Neiguan* Portão Interno, 825
- - PC-7 *Daling* Grande Colina, 827
- - PC-8 *Laogong* Palácio do Trabalho, 827
- - PC-9 *Zhongchong* Centro do Movimento, 828
- do Pulmão
- - P-1 *Zhongfu* Palácio central, 722
- - P-2 *Yunmen* Porta das Nuvens, 723
- - P-3 *Tianfu* Palácio Celestial, 724
- - P-5 *Chize* Pântano do pé, 725
- - P-6 *Kongzui* Orifício de Convergência, 725
- - P-7 *Lieque* Brecha Divergente, 726
- - P-8 *Jingqu* Ponto do Rio, 727
- - P-9 *Taiyuan* Abismo Supremo, 728
- - P-10 *Yuji* Borda do peixe, 729
- - P-11 *Shaoshang* Metal Mínimo, 729
- do Rim
- - R-1 *Yongquan* Fonte Borbulhante, 811
- - R-2 *Rangu* Vale Resplandecente, 812
- - R-3 *Taixi* Riacho Maior, 813
- - R-4 *Dazhong* Grande Sino, 813
- - R-5 *Shuiquan* Fonte da Água, 814
- - R-6 *Zhaohai* Mar Brilhante, 814
- - R-7 *Fuliu* Corrente de Retorno, 815
- - R-8 *Jiaoxin* Encontrando com o Canal do Baço, 815
- - R-9 *Zhubin* Casa do Hóspede, 816
- - R-10 *Yingu* Vale do Yin, 816
- - R-11 *Henggu* Osso Púbico, 817
- - R-12 *Dahe* Grande Glória, 817
- - R-13 *Qixue* Buraco do Qi, 818
- - R-14 *Siman* Quatro Plenitudes, 818
- - R-16 *Huangshu* Ponto de Transporte das Membranas (*Huang*), 819
- - R-17 *Shangqu* Metal Tortuoso, 820
- - R-21 *Youmen* Porta da Escuridão, 820
- - R-23 *Shenfeng* Selo da Mente, 820
- - R-24 *Lingxu* Cemitério do Espírito, 821
- - R-25 *Shencang* Armazém da Mente, 821
- - R-27 *Shufu* Mansão do Ponto de Transporte, 821
- do Sistema dos olhos (*Mu Xi*), 660
- do Triplo Aquecedor
- - TA-1 *Guanchong* Penetrando o Portão, 829
- - TA-2 *Yemen* Porta do Fluido, 831
- - TA-3 *Zhongzhu* Ilha do Meio, 831
- - TA-4 *Yangchi* Lagoa do Yang, 832
- - TA-5 *Waiguan* Porta Externa, 832

- - TA-6 *Zhigou* Ramificação do Fosso, 833
- - TA-7 *Huizong* Canais Convergentes, 834
- - TA-8 *Sanyangluo* União dos Três Colaterais Yang, 834
- - TA-10 *Tianjing* Poço Celestial, 835
- - TA-13 *Naohui* Convergência do Ombro, 835
- - TA-14 *Jianliao* Fenda do Ombro, 835
- - TA-15 *Tianliao* Fenda Celestial, 836
- - TA-16 *Tianyou* Janela do Céu, 836
- - TA-17 *Yifeng* Tela do Vento, 836
- - TA-21 *Ermen* Porta da Orelha, 837
- - TA-23 *Sizhukong* Depressão do Bambu de Seda, 837
- do Vaso Concepção
- - VC-1 *Huiyin* Reunião do Yin, 861
- - VC-2 *Qugu* Osso Curvado, 862
- - VC-3 *Zhongji* Polo Médio, 863
- - VC-4 *Guanyuan* Porta do Qi Original, 863
- - VC-5 *Shimen* Porta da Pedra, 864
- - VC-6 *Qihai* Mar do Qi, 865
- - VC-7 *Yinjiao* Cruzamento do Yin, 866
- - VC-8 *Shenque* Palácio do Espírito, 866
- - VC-9 *Shuifen* Separação da Água, 868
- - VC-10 *Xiawan* Epigástrio Inferior, 868
- - VC-11 *Jianli* Construindo Milhas, 869
- - VC-12 *Zhongwan* Meio do Epigástrio, 869
- - VC-13 *Shangwan* Epigástrio Superior, 870
- - VC-14 *Juque* Grande Palácio, 871
- - VC-15 *Jiuwei* Cauda da Pomba, 872
- - VC-17 *Shanzhong* (ou *Tanzhong*) Meio do Tórax, 872
- - VC-22 *Tiantu* Projeção Celestial, 873
- - VC-23 *Lianquan* Canto da Nascente, 873
- - VC-24 *Chengjiang* Recebendo a Saliva, 873
- do Vaso Governador
- - VG-1 *Changqiang* Forte e Longo, 875
- - VG-2 *Yaoshu* Ponto de Transporte da Região Lombar, 876
- - VG-3 *Yaoyangguan* Porta Yang Lombar, 876
- - VG-4 *Mingmen* Porta da Vida, 877
- - VG-8 *Jinsuo* Espasmo do Tendão, 878
- - VG-9 *Zhiyang* Atingindo o Yang, 878
- - VG-11 *Shendao* Caminho da Mente, 878
- - VG-12 *Shenzhu* Pilar Corpóreo, 879
- - VG-13 *Taodao* Caminho do Forno, 879
- - VG-14 *Dazhui* Grande Vértebra, 880
- - VG-15 *Yamen* Porta da Mudez, 880
- - VG-16 *Fengfu* Palácio do Vento, 881
- - VG-17 *Naohu* Janela do Cérebro, 881
- - VG-19 *Houding* Posterior ao Vértice, 881
- - VG-20 *Baihui* Cem Encontros, 882
- - VG-23 *Shangxing* Estrela Superior, 882
- - VG-24 *Shenting* Pátio da Mente, 883
- - VG-26 *Renzhong* Meio da Pessoa, 883
- dos Quatro Mares, 658
- Extras
- - *Bafeng* Oito Ventos, 892
- - *Baxie* Oito Fatores Patogênicos, 890
- - *Bitong* Livre Passagem do Nariz, 887
- - *Dannangxue* Ponto da Vesícula Biliar, 891
- - *Dingchuan* Parar a Asma, 888
- - *Huatuojiaji* Pontos Paravertebrais de *Hua Tuo*, 889
- - *Jianneiling* Monte Inferior do Ombro, 889
- - *Jinggong* Palácio da Essência, 888
- - *Jingzhong* Meio da Menstruação, 887
- - *Lanweixue* Ponto do Apêndice, 892
- - *Qimen* Porta do Qi, 887
- - *Shiqizhuixia* Abaixo da 17ª Vértebra, 889
- - *Shixuan* Dez Declarações, 891
- - *Sifeng* Quatro Rachaduras, 890
- - *Sishencong* Quatro Cavaleiros da Mente, 885
- - *Taiyang* Grande Yang, 886
- - *Tituo* Levantamento e Suporte, 888
- - *Xiyan* Olhos do Joelho, 891
- - *Yintang* Palácio da Chancela, 885
- - *Yuyao* Espinha de Peixe, 886
- - *Zigong* Palácio do Filho, 887
- Fonte (*Yuan*), 647
- Janela do Céu, 658

- Manancial, 637
- Mar Inferior do Triplo Aquecedor, 166
- Mar, 638
- Mestres (*Hui*), 658
- nos vasos extraordinários, 673
- Poço, 637
- princípios da combinação de
- - aplicação unilateral das agulhas, 920
- - equilíbrio
- - - entre as partes anterior e posterior, 922
- - - entre as partes superior e inferior do corpo, 918
- - - entre esquerda e direita, 919
- - - entre os pontos locais e distais, 911
- - - entre *Yin* e *Yang*, 921
- - problemas
- - - dos canais, 915
- - - dos órgãos, 918
- Riacho, 638
- Rio, 638
- *Shu*, 635
- - Dorsais, 653
Portão da Vitalidade (*Ming Men*), Rins do, 128
Posições do pulso, 290, 291
Preocupação, 203, 282, 375, 406, 438
Princípios da Combinação de Pontos
- aplicação unilateral das agulhas, 920
- equilíbrio
- - entre as partes anterior e posterior, 922
- - entre as partes superior e inferior do corpo, 918
- - entre esquerda e direita, 919
- - entre os pontos locais e distais, 911
- - entre *Yin* e *Yang*, 921
- problemas
- - dos canais, 915
- - dos órgãos, 918
Princípios de Tratamento
- expelir fatores patogênicos, 902
- Raízes e Manifestações Múltiplas, 900
- tonificar o Qi Verdadeiro (*Zheng Qi*), 902
- - e expelir os fatores patogênicos, 903
- tratar a Raiz e a Manifestação, 898, 899
Provérbios
- do Baço, 120
- do Coração, 92
- do Fígado, 101
- dos Pulmões, 112
- dos Rins, 131
Pulmão
- Alma Corpórea, 110
- atividades fisiológicas, 106
- Baço e, 143
- Calor nos, 447, 602
- canal do, 104, 722
- cor dos, 112
- Coração e, 137
- Deficiência
- - de Fluidos Corporais, 364
- - de Qi do, 439
- - - e Qi do Coração, 454
- - de Yin do, 440
- Descensão do Qi do, 105, 141
- Difusão do Qi do, 105
- ditados ou provérbios dos, 112
- espaço entre a pele e os músculos (espaço *Cou li*), 108
- fator climático dos, 112
- fatores patogênicos externos, 437
- Fígado e, 141
- Fleuma-Calor nos, 451
- Fleuma-Fluidos obstruindo, 453
- Fleuma-Seca nos, 452
- Fluidos Corporais e, 53
- Frio-Fleuma nos, 449
- Funções dos, 103
- Invasão
- - por Vento-Calor, 445
- - por Vento-Frio, 443
- - por Vento-Água, 446

ÍNDICE ALFABÉTICO

- mágoa, 111
- muco nasal, 110
- mucosidade nos, 448
- nariz, 109
- odor dos, 112
- Padrões
- - de Vazio, 439
- - dieta, 438
- - dos canais, 609
- - emoções, 438
- - estilo de vida, 439
- - etiologia geral, 437
- Passagens de Água, 107
- pele, 108
- pelos do corpo, 109
- pontos do
- - P-1 *Zhongfu* Palácio central, 722
- - P-2 *Yunmen* Porta das Nuvens, 723
- - P-3 *Tianfu* Palácio Celestial, 724
- - P-5 *Chize* Pântano do pé, 725
- - P-6 *Kongzui* Orifício de Convergência, 725
- - P-7 *Lieque* Brecha Divergente, 726
- - P-8 *Jingqu* Ponto do Rio, 727
- - P-9 *Taiyuan* Abismo Supremo, 728
- - P-10 *Yuji* Borda do peixe, 729
- - P-11 *Shaoshang* Metal Mínimo, 729
- preocupação, 111
- *Qi* do, 70
- - respiração e, 103
- Rins e, 143
- - fluidos, 144
- - *Qi*, 144
- sabor dos, 112
- secura nos, 442
- som dos, 112
- sonhos dos, 112
- tristeza, 111
- vasos sanguíneos, 104
Pulso, 289
- acelerado, 300
- áspero, 297
- cheio, 297
- curto, 297
- deslizante, 297
- diagnóstico por meio do, 289
- disperso, 299
- e espírito, 295
- e raiz, 295
- em corda, 298
- em couro, 299
- encharcado, 299
- escondido, 299
- fino, 298
- firme, 299
- flutuante, 296
- fraco, 299
- intermitente, 300
- lento, 296
- longo, 297
- mínimo, 298
- móvel, 299
- nodoso, 300
- normal, 295, 296
- oco, 298
- precipitado, 300
- profundo, 296
- rápido, 296
- retardado, 298
- tenso, 298
- transbordante, 298
- vazio, 297

Q

Qi, 40
- afundamento do, 48
- agregação e dispersão de, 35

- ascensão do, 63
- - do Baço e, 116, 118
- - do Fígado, 141
- Central (*Zhong Qi*), 44, 45
- conceito de, 2
- na filosofia chinesa, 34, 36
- da Bexiga, 330
- Defensivo (*Wei Qi*), 43, 44
- deficiência de, 48, 359
- - do Baço, 459
- - do Coração, 375, 454
- - do Estômago, 503
- - do Pulmão, 439, 454
- descensão do, 63
- Estômago e, 151
- - Pulmão, 141
- difusão dos Fluidos Corporais, 104
- direção do movimento do, 46
- do Baço, 68
- do Coração, 329
- do Estômago, 295, 329
- - rebelando-se para cima, 511
- do Fígado, 65, 330
- - estagnado transformando-se em Calor, 409
- - livre fluxo do, 97
- - - estado emocional, 97
- - - digestão, 97
- - - fluxo da bile, 97
- do Intestino Delgado, 330
- do Intestino Grosso, 330
- do Pulmão, 70, 329
- - Descensão do, 105
- - Difusão do, 105
- - e Sangue do Fígado, 141
- do Rim, 330
- sem Firmeza, 483
- do Triplo Aquecedor, 65
- dos Alimentos (*Gu Qi*), 41, 42
- entrada–saída do, 64
- Estagnação de, 48, 312, 313, 360
- - do Coração, 387
- - do Estômago, 507
- - do Fígado, 434
- - no Intestino Grosso, 533
- Fleuma, 367
- Fluidos Corporais e, 55
- Mecanismo do (*Qi Ji*), 47, 62
- nível do, 590
- - Defensivo (*Wei*), 588
- - - harmonização do, 714
- - Nutritivo (*Ying*), 592
- - harmonização do, 714
- Nutritivo (*Ying Qi*), 9, 43
- - *versus Qi* Defensivo, 43
- Original (*Yuan Qi*), 40
- patologias do, 48, 49
- Rebelião do, 48, 360
- - do Fígado, 410, 435
- - - invadindo o Baço, 428
- respiração e, 103
- Rins, recepção do, 127
- Sangue e, 9, 51, 52
- teoria do, 2, 3
- Torácico (*Zong Qi*), 42, 43
- Vazio, 356
- Verdadeiro (*Zhen Qi*), 43
- Vertical (*Zheng Qi*), 45
- - deficiente, 319, 320
- - e fatores patogênicos, 320
- - forte, 319, 320
- - normal, 319
Qiangu Vale Frontal, 774
Qichong Qi Penetrante, 748
Qihai Mar do *Qi*, 865
Qihaishu Ponto *Shu* Dorsal do Mar de *Qi*, 796

Qimen Porta Cíclica, 859
Qimen Porta do *Qi*, 887
Qiuxu Monte em Ruínas, 851
Qixue Buraco do *Qi*, 818
Qualidades do pulso, 296
Quanliao Fenda Zigomática, 781
Quatro Mares, 188
Quatro Níveis, 596
- Identificação dos Padrões, 344, 584, 585
Quchi Charco Tortuoso, 736
Quente, 350
Quente-Frio, 350, 354
Quepen Bacia Vazia, 744
Qugu Osso Curvado, 862
Ququan Nascente em Curva, 858
Quyuan Muro Curvado, 779
Quze Pântano Tortuoso, 824

R

Raciocínio, 57
Raiva, 200, 282, 375, 406
- Fígado e, 100
- pulso e, 295
Rangu Vale Resplandecente, 812
Rapidez–lentidão, 10
Rebelião do *Qi*, 48, 360
- do Fígado, 410, 435
- - invadindo o Baço, 428
Reconciliação das contradições, 291
Ren Mai, 182
Renying Boas-vindas da Pessoa, 744
Renzhong Meio da Pessoa, 883
Reprodução, Rins e, 124
Respiração, 306
Rigidez dos quatro membros, 249
Rim(ns)
- Baço e, 143
- cabelos, 127
- Calor nos, 603
- Canal do, 811
- Cérebro, 126
- cor dos, 131
- Coração e, 139
- crescimento, 124
- deficiência
- - de Essência do, 486
- - de Fluidos Corporais, 364
- - de *Yang* dos, 480
- - - fluxo excessivo de Água, 488
- - de *Yin* do, 481
- - - Calor-Vazio queimando, 490
- - simultânea
- - - de *Yang* do Rim e do Baço, 496
- - - de *Yin* do Rim e do Pulmão, 495
- - - de *Yin* do Rim e *Yin* do Fígado, 491
- desenvolvimento, 124
- ditados ou provérbios dos, 131
- e Coração
- - desarmonizados, 493
- - no ciclo menstrual, 140
- - relação entre, 23
- escarro, 128
- essência, 124
- falhando na recepção do *Qi*, 485
- fator climático dos, 131
- Fígado e, 142
- Fleuma, 366
- Fluidos Corporais e, 54
- Força de Vontade, 128
- funções dos, 124
- governam a Água, 127
- Medula, 126
- nascimento, 124
- odor dos, 130
- orelhas, 127
- orifícios inferiores, 128
- ossos, 126

984

Vento-Vazio
- agitando o Interior, 593
- no Fígado, 604
Vermelhidão–palidez, 10
Vesícula Biliar, 188
- armazena e excreta bile, 161
- aspecto mental, 162
- Canal da, 838
- deficiente, 542
- Fleuma, 366
- padrões
- - dieta, 538
- - dos canais, 613
- - estresse emocional, 538
- - etiologia geral, 538
- - fatores patogênicos externos, 538
- pontos da
- - VB-1 *Tongziliao* Fenda da Pupila, 839
- - VB-2 *Tinghui* Convergência da Audição, 839
- - VB-4 *Hanyan* Serenidade da Mandíbula, 840
- - VB-5 *Xuanlu* Suspensão do Crânio, 840
- - VB-6 *Xuanli* Desvio da Suspensão do Cabelo, 840
- - VB-8 *Shuaigu* Vale Condutor, 841
- - VB-9 *Tianchong* Penetrando no Céu, 841
- - VB-11 *Touqiaoyin* Orifícios *Yin* da Cabeça, 841
- - VB-12 *Wangu* Osso Inteiro, 842
- - VB-13 *Benshen* Raiz da Mente, 842
- - VB-14 *Yangbai* Yang Branco, 843
- - VB-15 *Linqi* Lágrimas Caindo, 843
- - VB-17 *Zhengying* Convergência do Alto, 844
- - VB-18 *Chengling* Receptor do Espírito, 844
- - VB-19 *Naokong* Cavidade do Cérebro, 844
- - VB-20 *Fengchi* Lagoa dos Ventos, 845
- - VB-21 *Jianjing* Poço do Ombro, 845
- - VB-22 *Yuanye* Depressão da Axila, 846
- - VB-24 *Riyue* Sol e Lua, 846
- - VB-25 *Jingmen* Porta da Capital, 847
- - VB-26 *Daimai* Vaso da Cintura, 847
- - VB-29 *Juliao* Fenda do Agachamento, 847
- - VB-30 *Huantiao* Salto em Círculo, 848
- - VB-31 *Fengshi* Mercado do Vento, 848
- - VB-33 *Xiyangguan* Porta *Yang* do Joelho, 849
- - VB-34 *Yanglingquan* Manancial *Yang* da Colina, 849
- - VB-35 *Yangjiao* Cruzamento do *Yang*, 850
- - VB-36 *Waiqiu* Monte Exterior, 850
- - VB-37 *Guangming* Brilho, 850
- - VB-38 *Yangfu* Auxílio *Yang*, 850
- - VB-39 *Xuanzhong* Sino Suspenso, 851
- - VB-40 *Qiuxu* Monte em Ruínas, 851
- - VB-41 *Zulinqi* Lágrimas Caindo (Pé), 852
- - VB-43 *Xiaxi* Inserção do Riacho, 852
- - VB-44 *Zuqiaoyin* Orifício *Yin* (Pé), 852
- relação com o Fígado, 164
- sonhos, 163
- tendões e, 162
- tomada de decisões e, 162
- Umidade na, 538
- Umidade-Calor, 540, 543
Vida adulta, 193
Vida sexual, 263
- e Essência do Rim, 221
Vírus relacionados com o "Vento", 208
Visão, 186
- turva, 277
Vômito, 266, 306
Voz, 306

W

Waiguan Porta Externa, 832
Waiqiu Monte Exterior, 850
Wangu Osso do Punho, 776
Wangu Osso Inteiro, 842
Weishu Ponto *Shu* Dorsal do Estômago, 794
Weiyang Sustentando *Yang*, 800
Weizhong Sustentando o Centro, 800
Wenliu Acúmulo do Calor, 735
Wuchu Quinto Lugar, 785

X

Xiaguan Portão Inferior, 743
Xiajuxu Grande Vazio Inferior, 752
Xiangu Vale Profundo, 754
Xiaochangshu Ponto Shu Dorsal do Intestino Delgado, 797
Xiaohai Mar do Intestino Delgado, 777
Xiawan Epigástrio Inferior, 868
Xiaxi Inserção do Riacho, 852
Xiguan Porta do Joelho, 858
Ximen Porta da Fenda, 824
Xingjian Entre Temporário, 855
Xinshu Ponto *Shu* Dorsal do Coração, 790
Xiyan Olhos do Joelho, 891
Xiyangguan Porta *Yang* do Joelho, 849
Xuanli Desvio da Suspensão do Cabelo, 840
Xuanlu Suspensão do Crânio, 840
Xuanzhong Sino Suspenso, 851
Xuehai Mar do Sangue, 763

Y

Yamen Porta da Mudez, 880
Yang
- ascensão do Fígado, 435
- consumo de, 13
- deficiência de, 325
- - do Baço, 461
- - do Coração, 377
- - do Rim, 480, 488
- do Fígado ascendendo, 422
- excesso de, 13, 324
- Órgãos, 8
- Vazio, 356
Yangbai Yang Branco, 843
Yangchi Lagoa do Yang, 832
Yangfu Auxílio *Yang*, 850
Yanggu Vale *Yang*, 776
Yangjiao Cruzamento do *Yang*, 850
Yanglao Nutrindo o Ancião, 777
Yanglingquan Manancial *Yang* da Colina, 849
Yangxi Riacho do *Yang*, 734
Yaoshu Ponto de Transporte da Região Lombar, 876
Yaoyangguan Porta *Yang* Lombar, 876
Yemen Porta do Fluido, 831
Yifeng Tela do Vento, 836
Yin
- consumo de, 13
- deficiência de, 325
- - do Coração, 381
- - do Estômago, 506
- - do Fígado, 420
- - do Pulmão, 440
- - do Rim, 481
- - - Calor-Vazio queimando, 490

- excesso de, 12, 325
- Vazio, 356, 357
Yin-Yang, 357
- aplicação à medicina, 7
- - dos quatro princípios, 9
- como dois estados de densidade da matéria, 5
- como duas fases de um movimento cíclico, 4
- conceito de, 3
- consumo mútuo de, 6, 12, 13
- desequilíbrio entre, 323
- - e padrões de Calor e Frio, 324
- equilíbrio de, 12, 921
- estruturas do corpo, 7
- interdependência de, 6, 11
- intertransformação de, 7, 13
- natureza do conceito de, 4
- oposição de, 6, 9
- órgãos, 11
- quatro aspectos da relação, 6
- quatro
- - desequilíbrios de, 323
- - estágios de, 4
- teoria de, 2, 15
Yinbai Branco Escondido, 757
Yingu Vale do *Yin*, 816
Yingxiang Fragrância Bem-vinda, 738
Yinjiao Cruzamento do *Yin*, 866
Yinlingquan Manancial do *Yin*, 762
Yinmen Porta Imensa, 799
Yintang Palácio da Chancela, 885
Yinxi Fenda do *Yin*, 768
Yishe Residência do Intelecto, 803
Yongquan Fonte Borbulhante, 811
Youmen Porta da Escuridão, 820
Yuanye Depressão da Axila, 846
Yuji Borda do peixe, 729
Yunmen Porta das Nuvens, 723
Yuyao Espinha de Peixe, 886
Yuzhen Travesseiro de Jade, 786

Z

Zanzhu (ou *Cuanzhu*) União do Bambu, 785
Zhangmen Porta da Realização, 859
Zhaohai Mar Brilhante, 814
Zhengying Convergência do Alto, 844
Zhibian Margem Ínfima, 805
Zhigou Ramificação do Fosso, 833
Zhishi Residência da Força de Vontade, 804
Zhiyang Atingindo o *Yang*, 878
Zhiyin Alcançando o *Yin*, 810
Zhizheng Ramificação para o Canal do Coração, 777
Zhongchong Centro do Movimento, 828
Zhongdu Capital Central, 858
Zhongfeng Lacre Médio, 857
Zhongfu Palácio central, 722
Zhongji Polo Médio, 863
Zhongwan Meio do Epigástrio, 869
Zhongzhu Ilha do Meio, 831
Zhouliao Fenda do Cotovelo, 736
Zhubin Casa do Hóspede, 816
Zi Bao, 181
Zigong Palácio do Filho, 887
Zulinqi Lágrimas Caindo (Pé), 852
Zuqiaoyin Orifício *Yin* (Pé), 852
Zusanli Três Distâncias do Pé, 750